YEARBOOK OF TRADITIONAL CHINESE MEDICINE OF CHINA

2013

中国中医药年鉴

（行政卷）

周谷城题

国家中医药管理局 主办

中国中医药出版社 承办

《中国中医药年鉴》(行政卷)编委会 编

中国中医药出版社

·北京·

图书在版编目（CIP）数据

中国中医药年鉴. 2013 卷. 行政卷/《中国中医药年鉴》编委会编.
— 北京 ：中国中医药出版社，2013. 12
ISBN 978-7-5132-1644-9

Ⅰ. ①中…　Ⅱ. ①中…　Ⅲ. ①中国医药学－2013－年鉴
Ⅳ. ①R2-54

中国版本图书馆 CIP 数据核字（2013）第 284792 号

责任编辑：芮立新　高　欣

中 国 中 医 药 出 版 社 出 版
北京市朝阳区北三环东路 28 号易亨大厦 16 层
邮政编码　100013
传真　010 64405750
廊坊市祥丰印刷有限公司印刷
各地新华书店经销
*
开本　880 × 1230　1/16　印张 59　彩页 4　字数 2264 千字
2013 年 12 月第 1 版　2013 年 12 月第 1 次印刷
书　号 ISBN 978-7-5132-1644-9
*
定价 298. 00 元
网址　www. cptcm. com

社长热线　010 64405720
购书热线　010 64065415　010 64065413
书店网址　csln. net/qksd/
官方微博　http：//e. weibo. com/cptcm

传承历史，服务现实，开拓创新，续谱华章！

祝贺《中国中医药年鉴》创刊三十周年

王国强

二〇一二年七月三十日

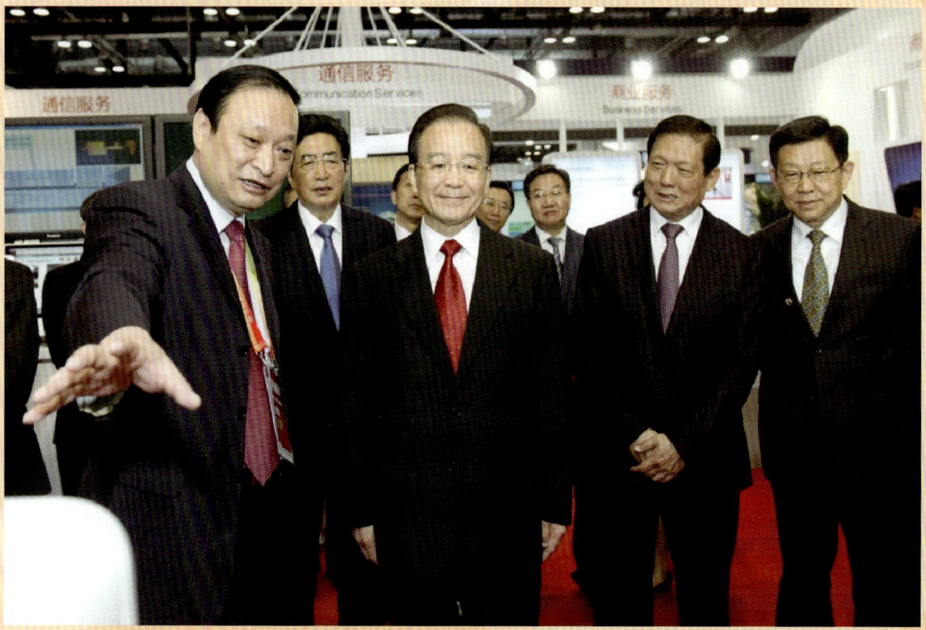

2012年5月28日，卫生部副部长、国家中医药管理局局长王国强陪同国务院总理温家宝参观京交会中医药服务贸易展

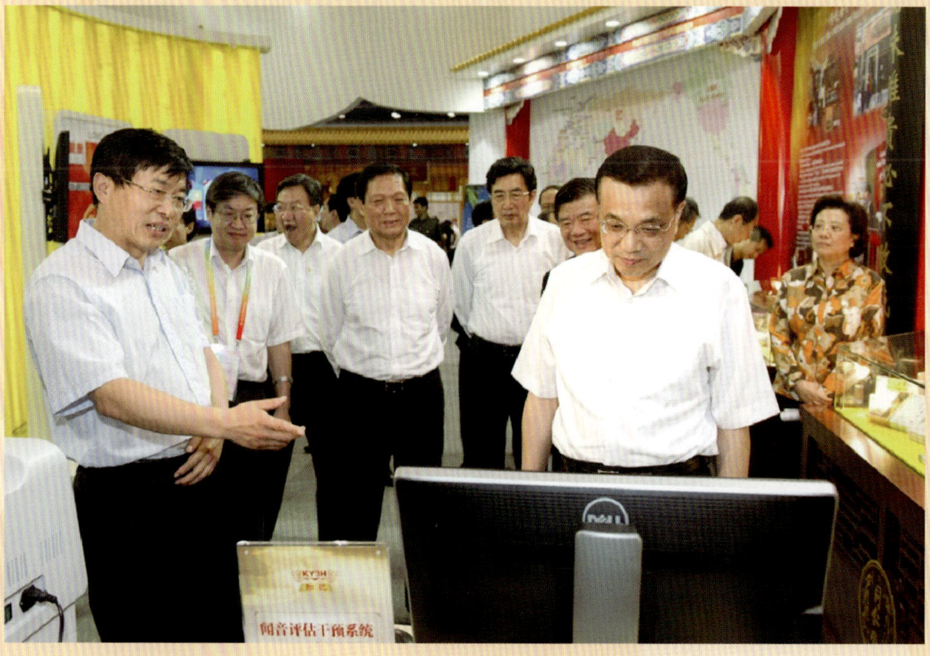

2012年6月1日，国家中医药管理局副局长于文明陪同国务院副总理李克强参观京交会中医药服务贸易展

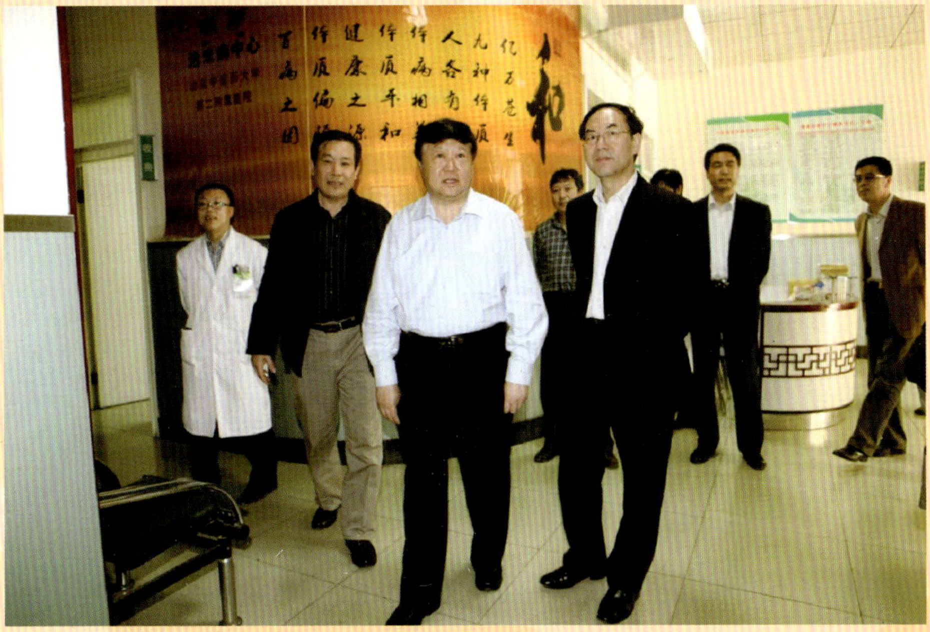

2012年4月28日，国家中医药管理局副局长吴刚赴山东中医药大学第二附属医院调研

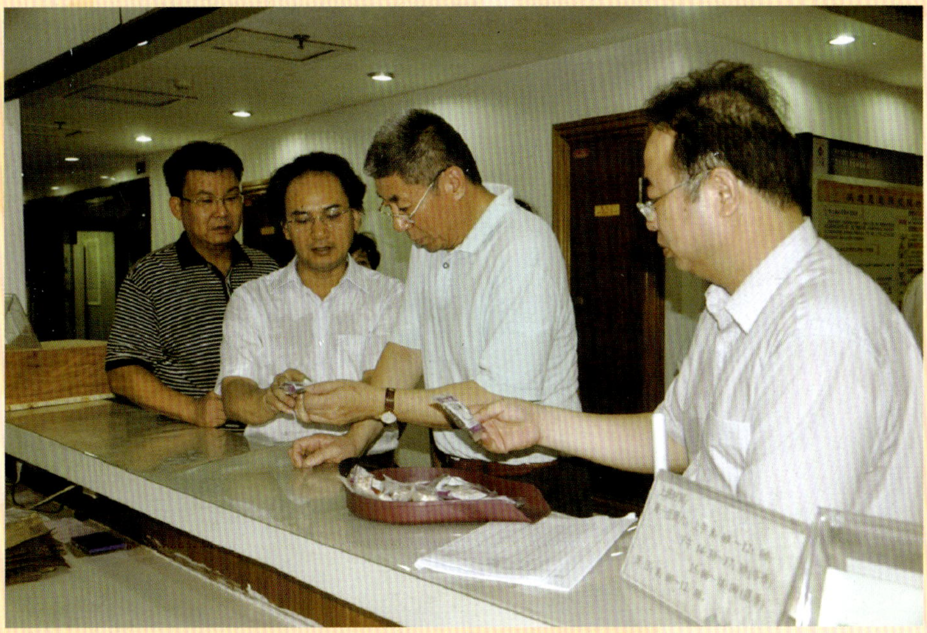

2012年7月14日，国家中医药管理局副局长李大宁赴广西中医药大学第一附属医院调研

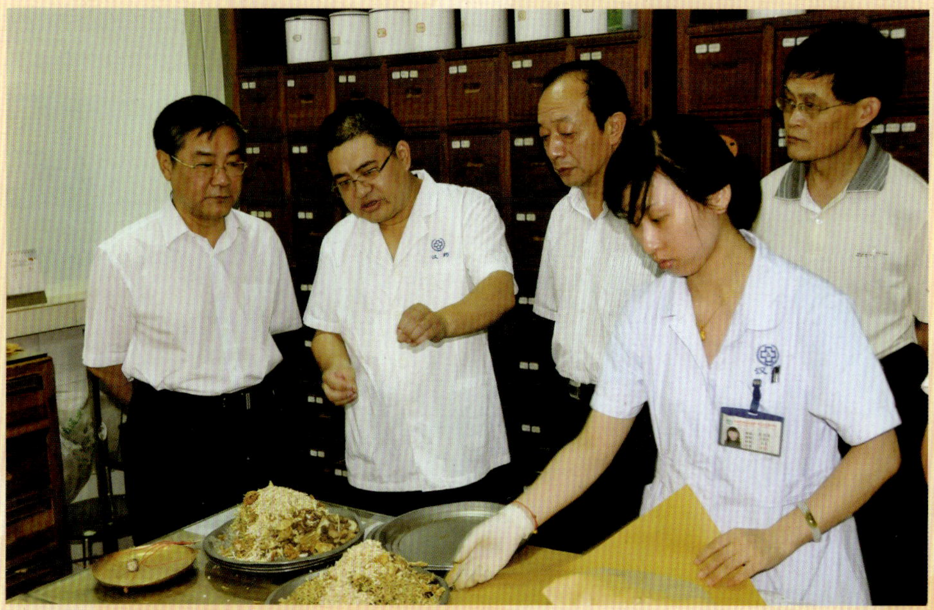

2012年6月，国家中医药管理局副局长马建中赴陕西省基层医院调研

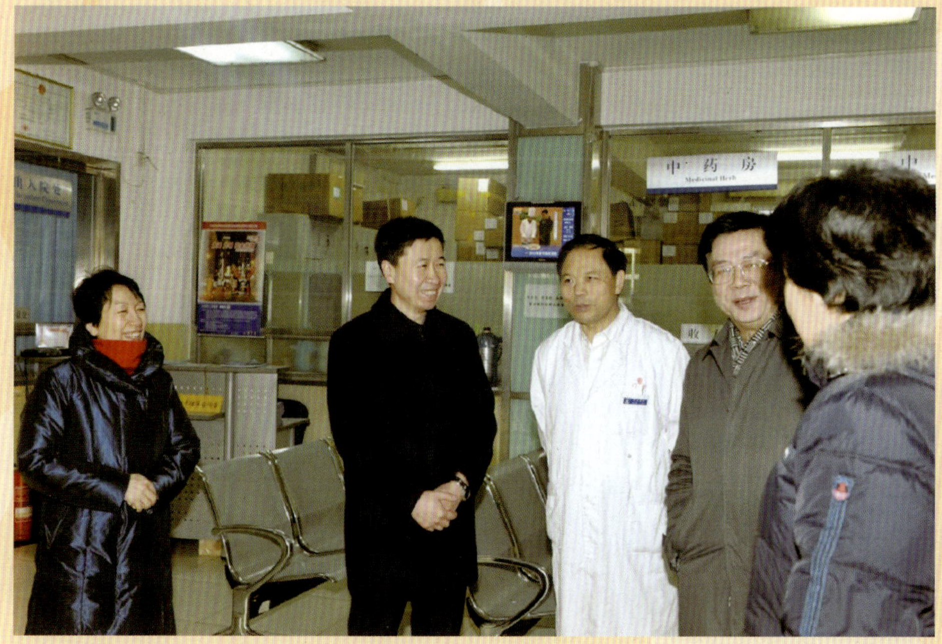

2012年1月，国家中医药管理党组成员、中国中医科学院党委书记王志勇赴基层医院调研

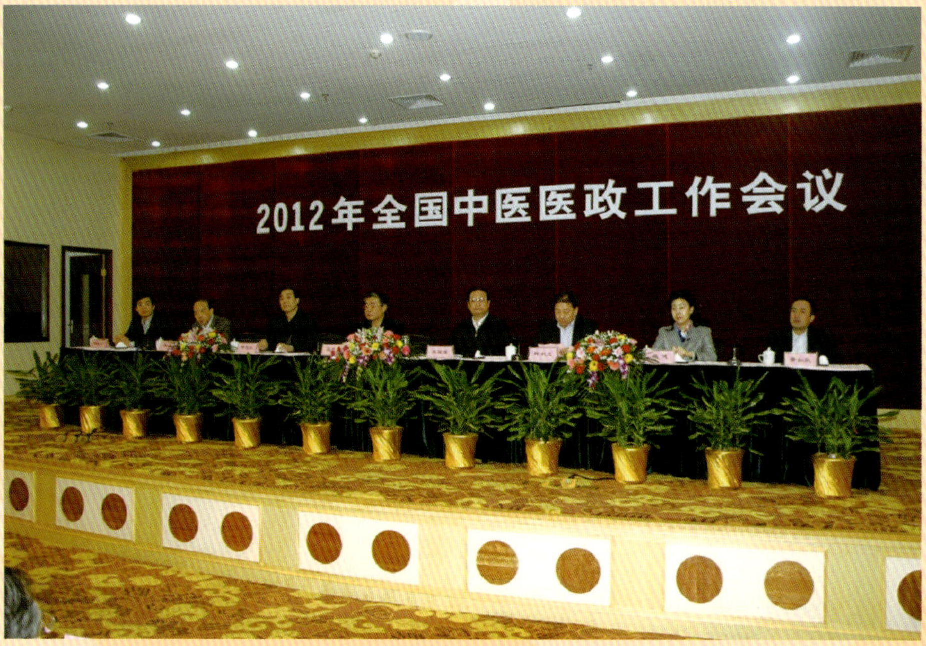

2012年2月8日，2012年全国中医医政工作会议在福建厦门召开

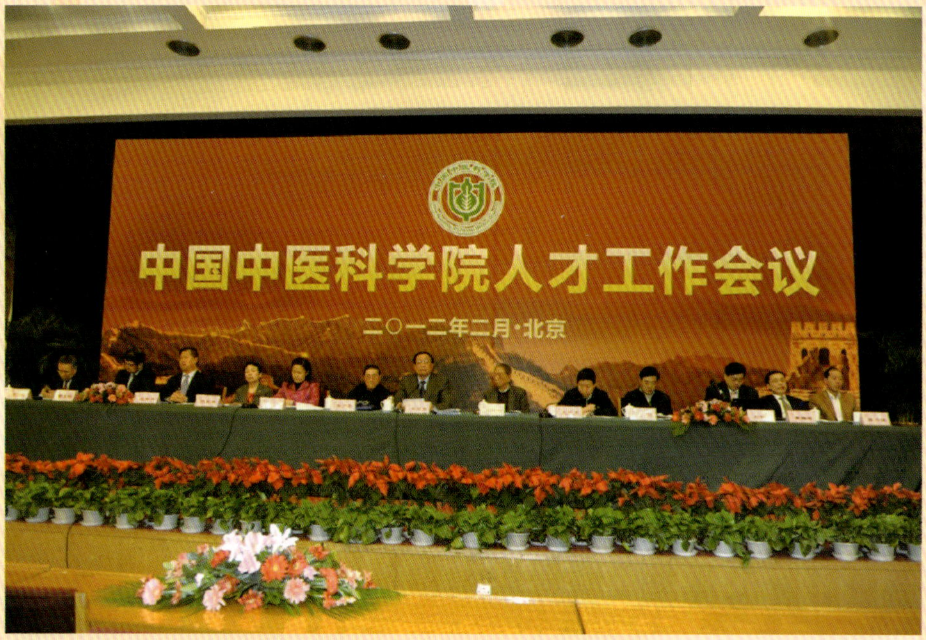

2012年2月10日，中国中医科学院人才工作会议在北京召开

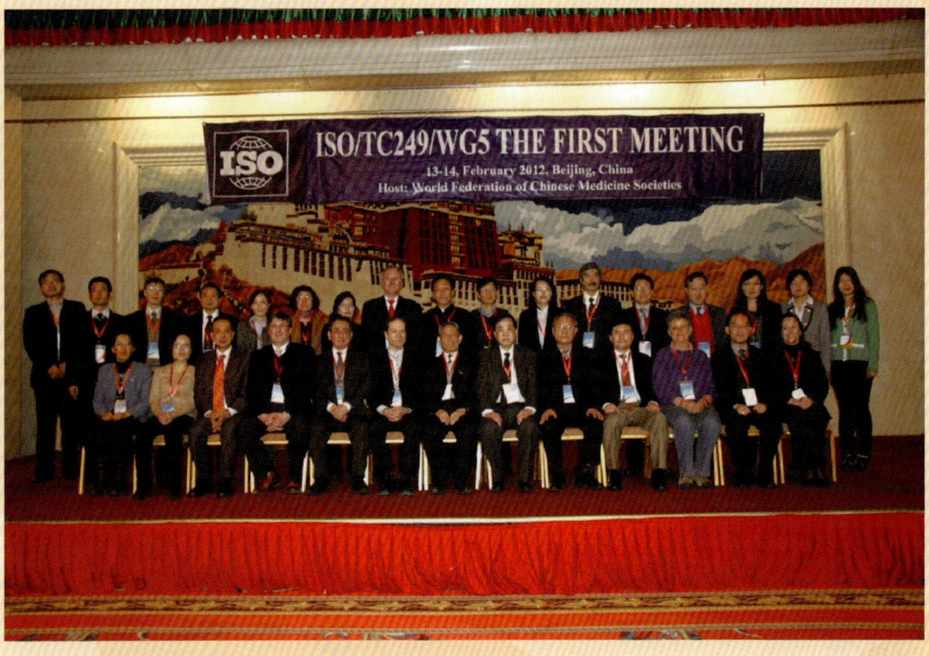
ISO
ISO/TC249/WG5 THE FIRST MEETING
13-14, February 2012, Beijing, China
Host: World Federation of Chinese Medicine Societies

2012年2月13～14日，由世界中医药学会联合会承办的ISO/TC249/WG5第一次工作组会议在北京召开

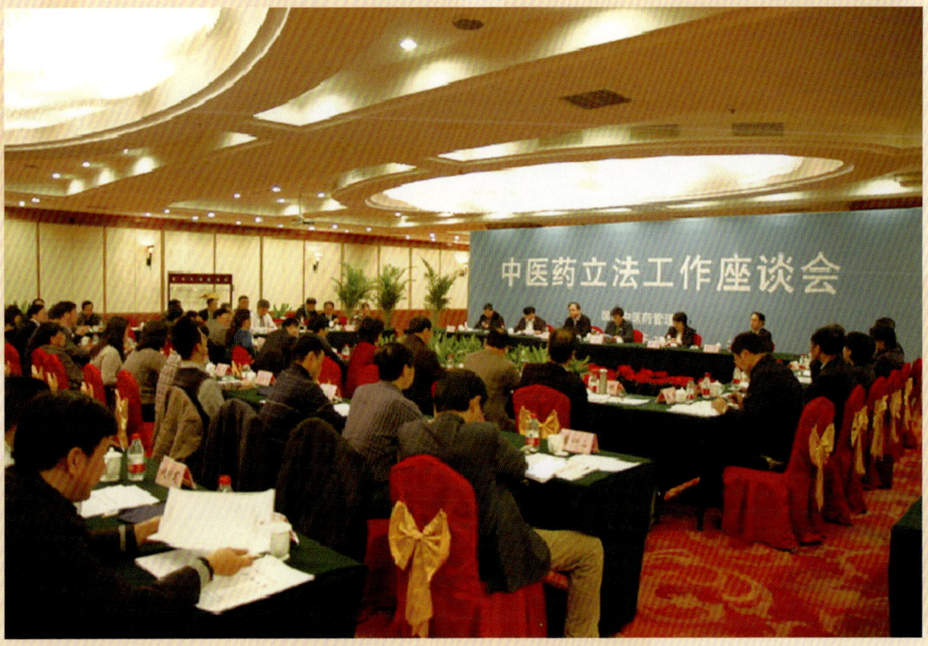
中医药立法工作座谈会

2012年2月13日，国家中医药管理局中医药立法工作座谈会在河北石家庄召开

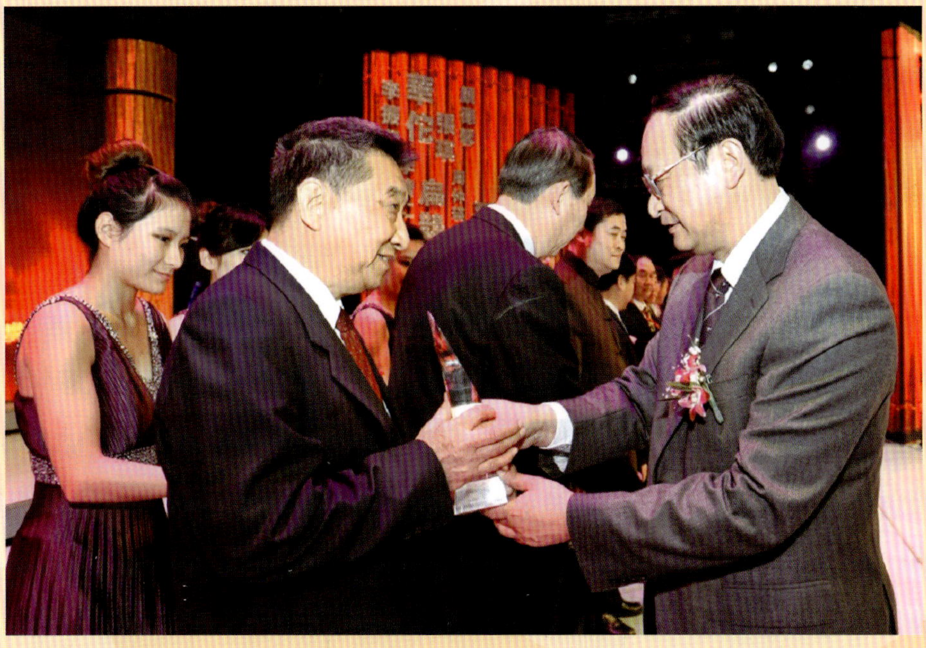

2012年2月24日，全国百名“郭春园式的好医生”颁奖庆典在深圳举办

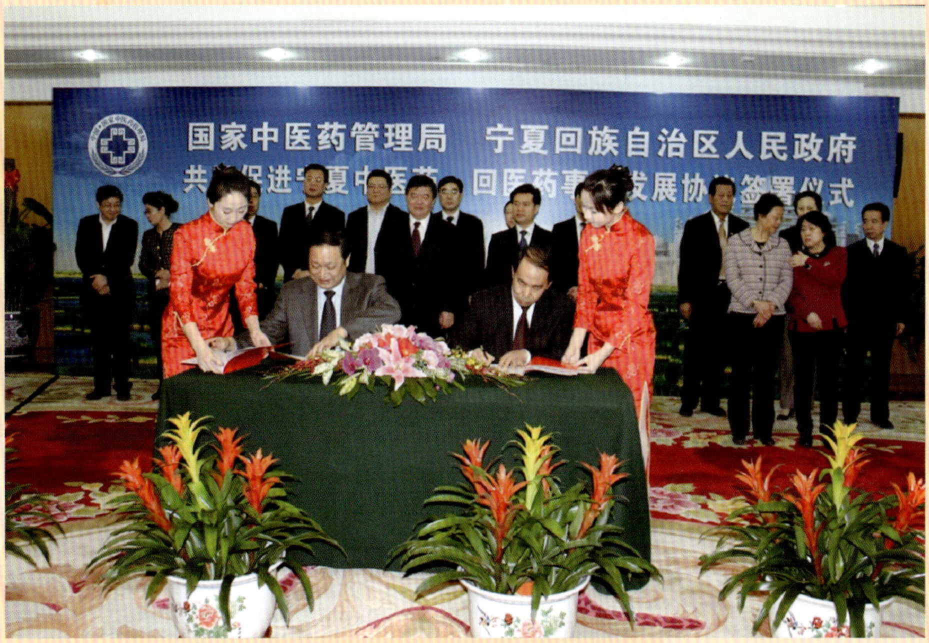

2012年3月11日，卫生部副部长、国家中医药管理局局长王国强与宁夏回族自治区人民政府副主席姚爱兴签署《共同促进宁夏中医药回医药事业发展协议》

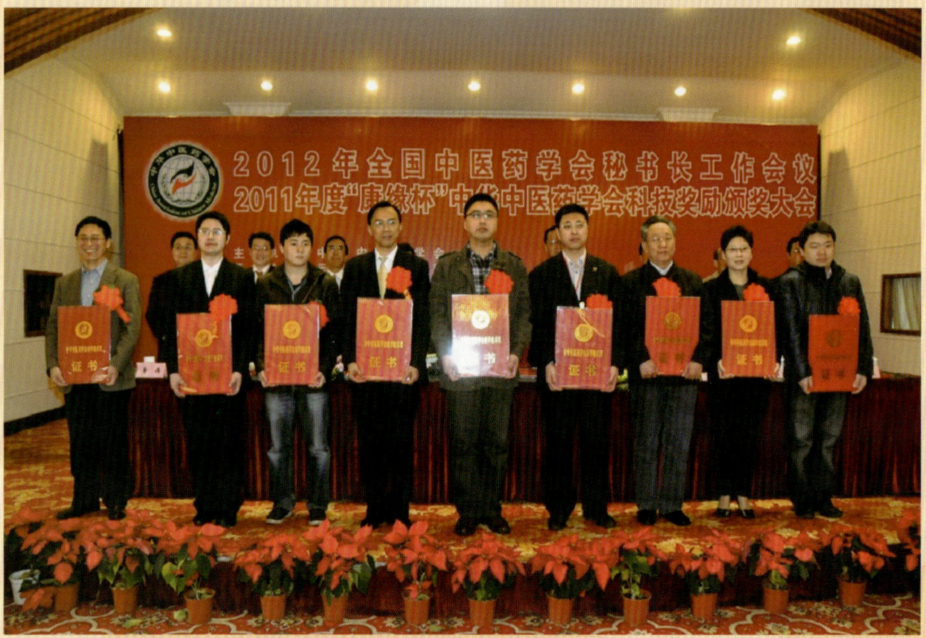

2012年3月17日，2012年度全国中医药学会秘书长工作会议、2011年度"康缘杯"中华中医药学会科技奖励颁奖大会在昆明召开

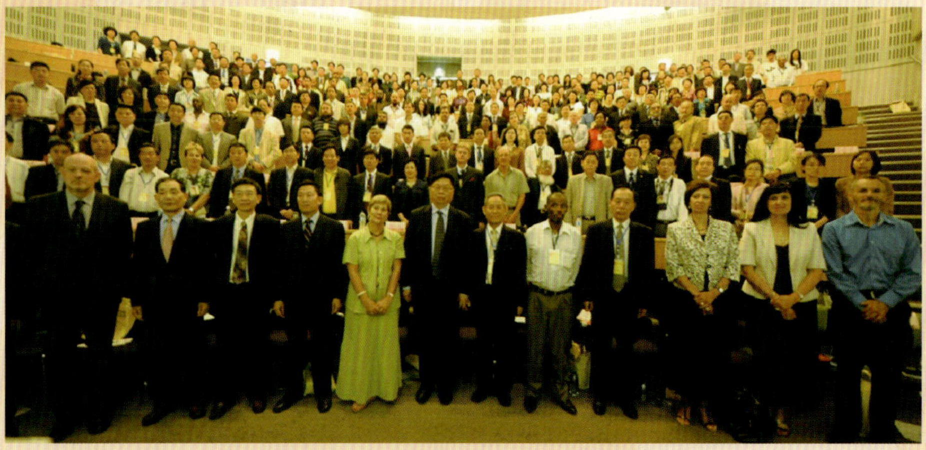

2012年3月24日，首届中医药发展非洲论坛在南非开普敦开幕

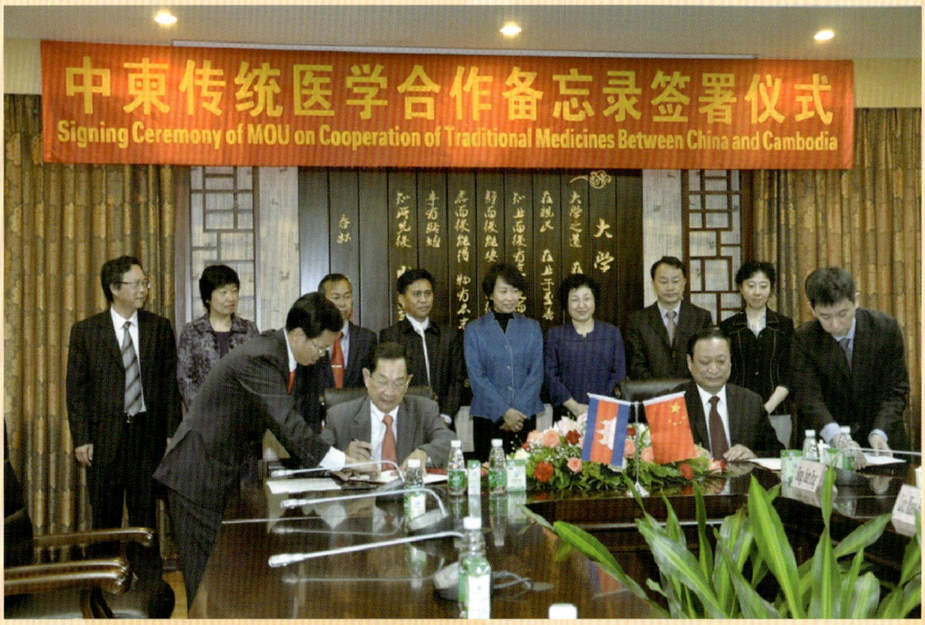
中柬传统医学合作备忘录签署仪式
Signing Ceremony of MOU on Cooperation of Traditional Medicines Between China and Cambodia

2012年4月7日，卫生部副部长、国家中医药管理局局长王国强在广东广州会见柬埔寨王国卫生部国务秘书朱永兴（Chou Yin Sim）代表团一行，并签署中柬传统医学合作备忘录

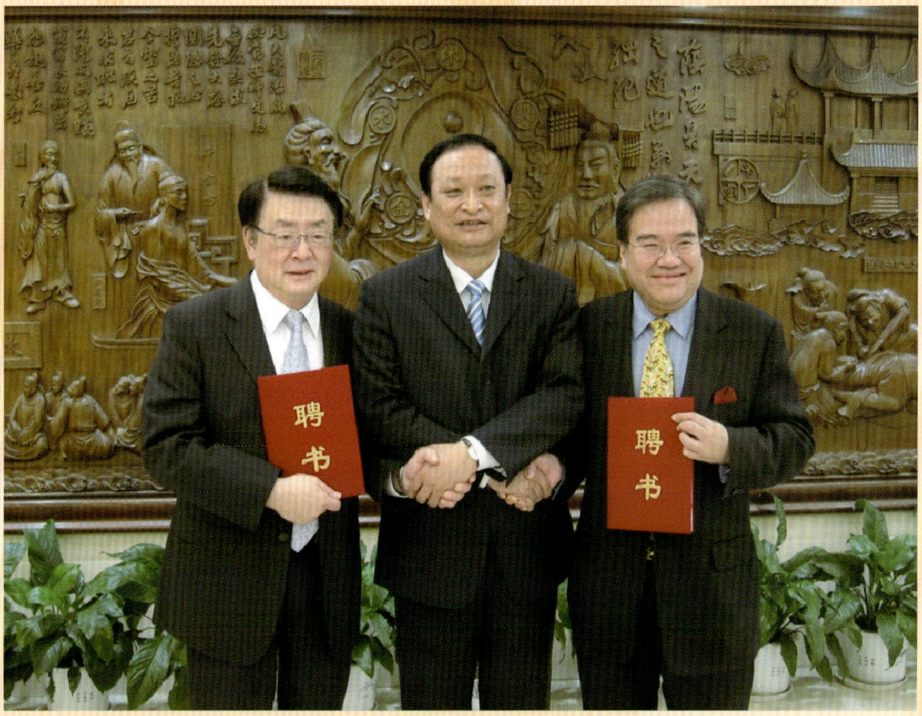
聘书
聘书

2012年4月24日，香港卫生署署长林秉恩、香港医院管理局主席胡定旭被国家中医药管理局聘为国际合作首席顾问

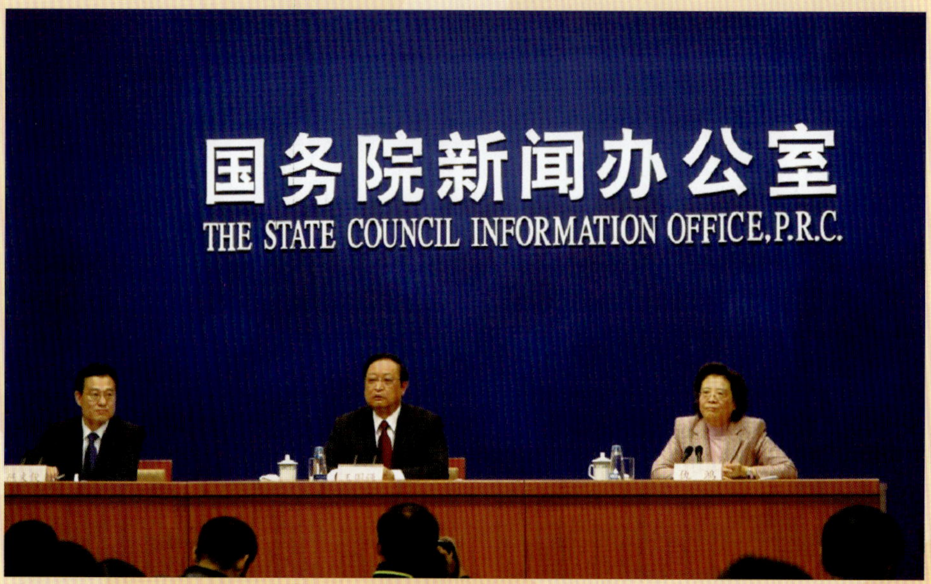

2012年4月26日，国务院新闻办公室举行中医药服务贸易新闻发布会

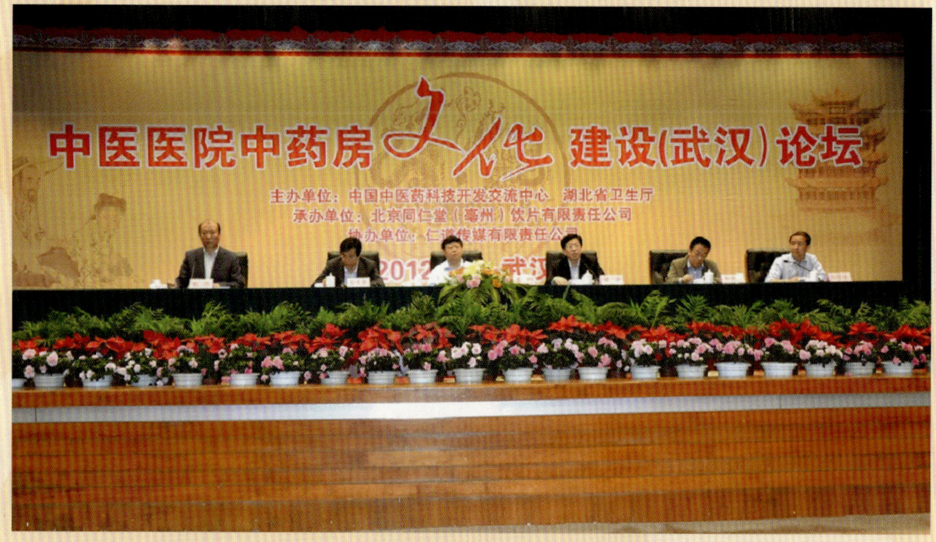

2012年4月26日，中医医院中药房文化建设（武汉）论坛在武昌举办

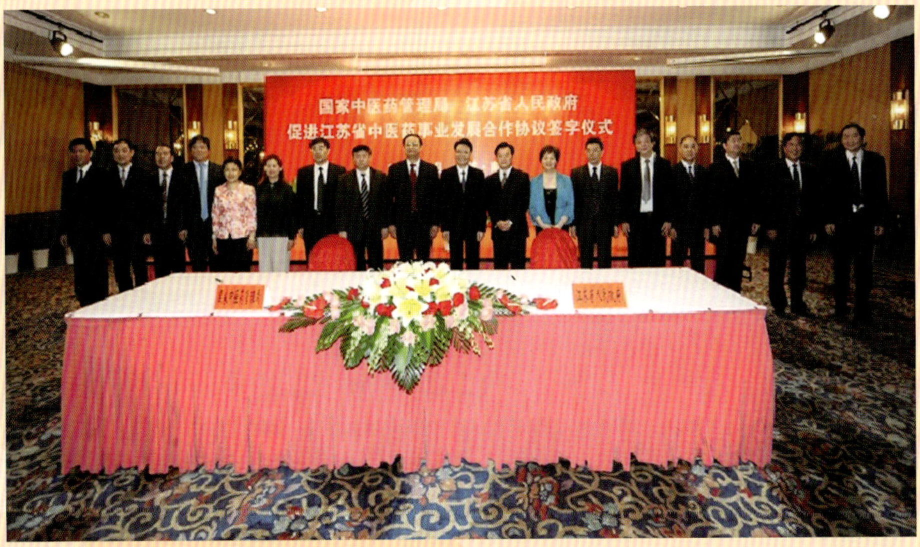

2012年5月10日，国家中医药管理局与江苏省人民政府在南京签署《促进江苏省中医药事业发展合作协议》

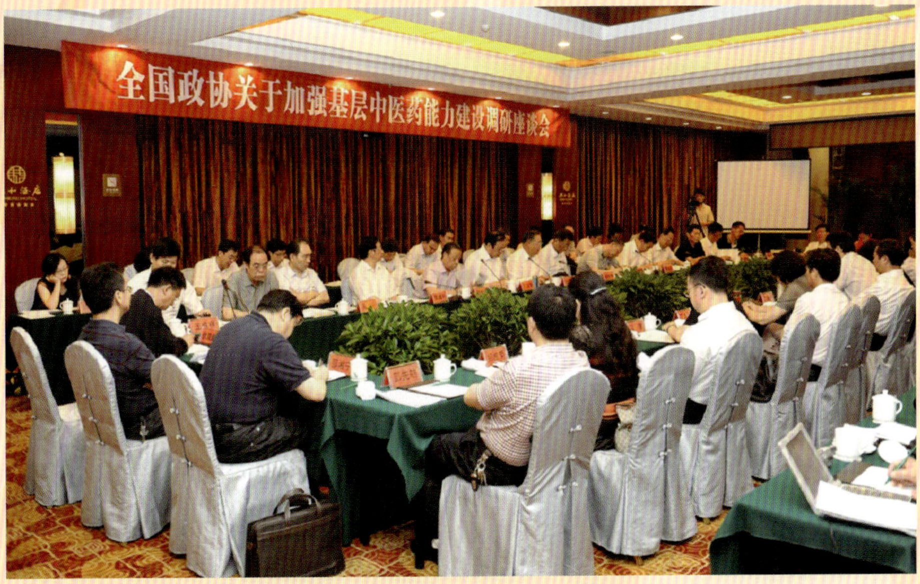

2012年6月11日，全国政协关于加强基层中医药能力建设调研座谈会在长沙召开

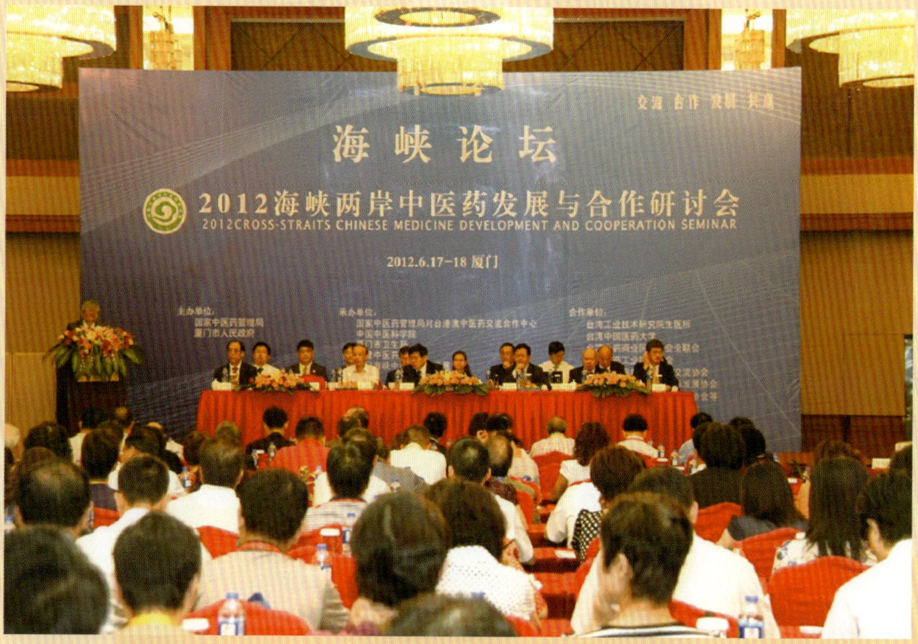

2012年6月17~18日，海峡论坛·2012海峡两岸中医药发展与合作研讨会在厦门召开

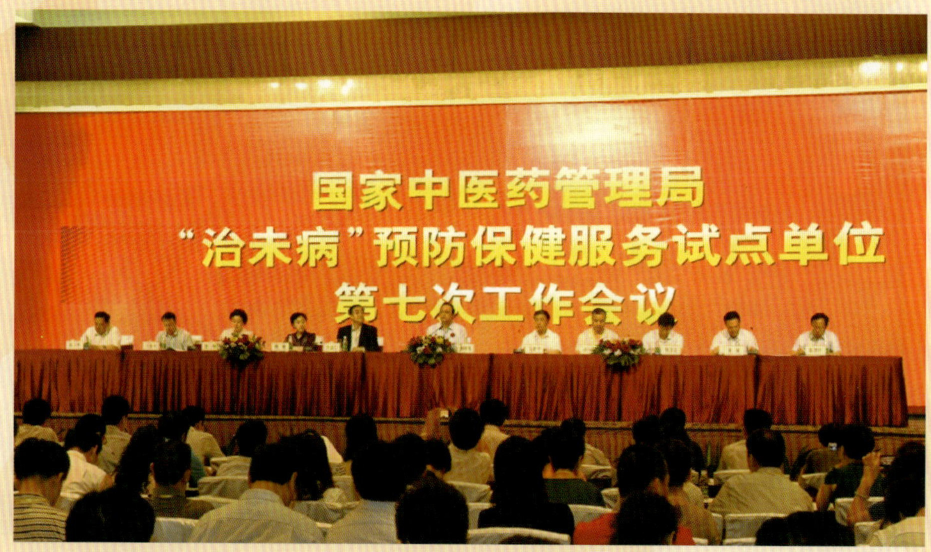

2012年6月19日，国家中医药管理局“治未病”预防保健服务试点单位第七次工作会议在广州召开

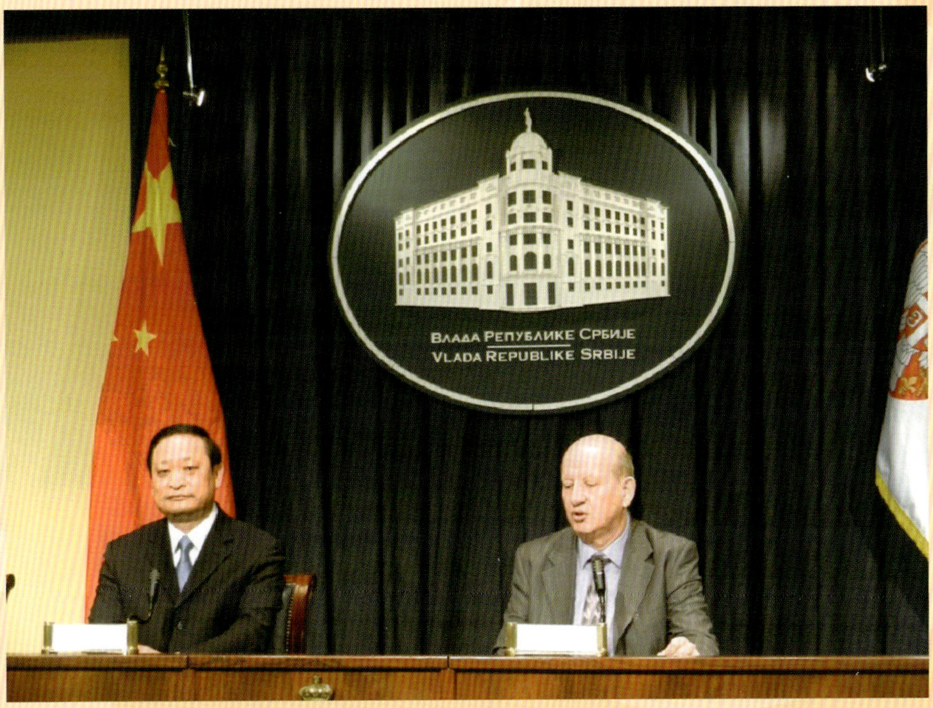

2012年6月25日，卫生部副部长、国家中医药管理局局长王国强访塞期间与塞尔维亚卫生部长共同出席新闻发布会

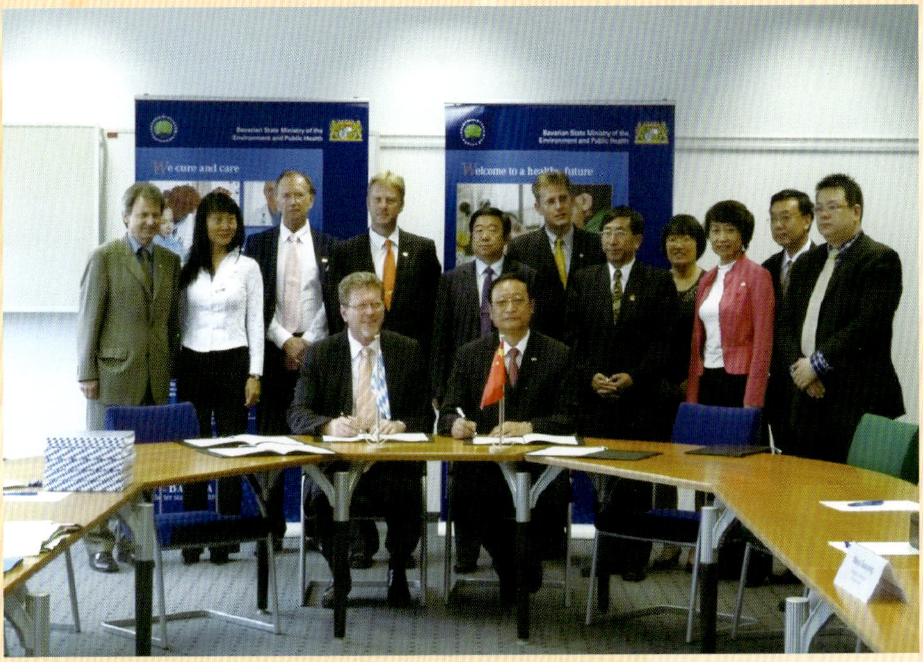

2012年7月2日，卫生部副部长、国家中医药管理局局长王国强与德国巴伐利亚州环境与卫生部负责人签署中医药合作谅解备忘录

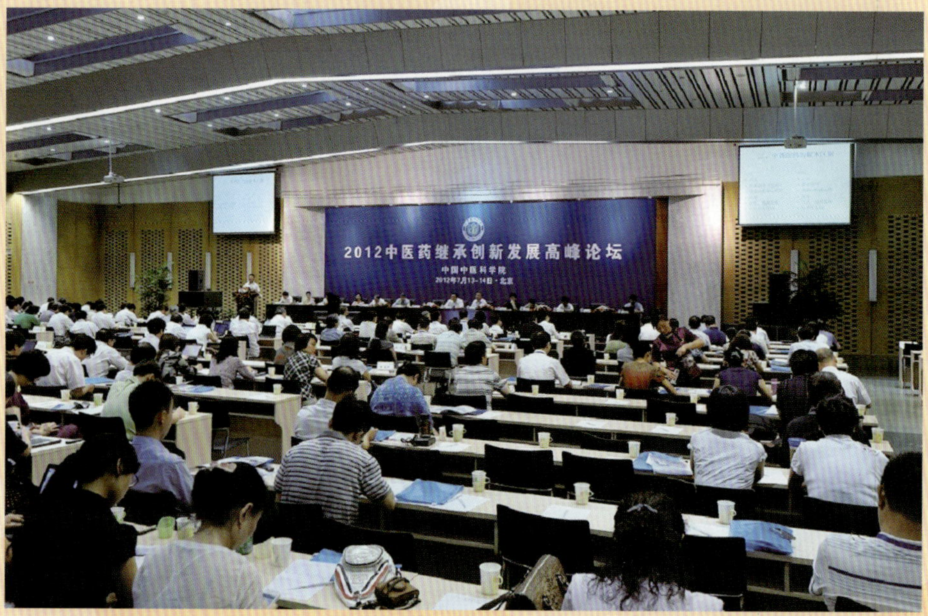

2012年7月13～14日，2012中医药继承创新发展高峰论坛在北京举办

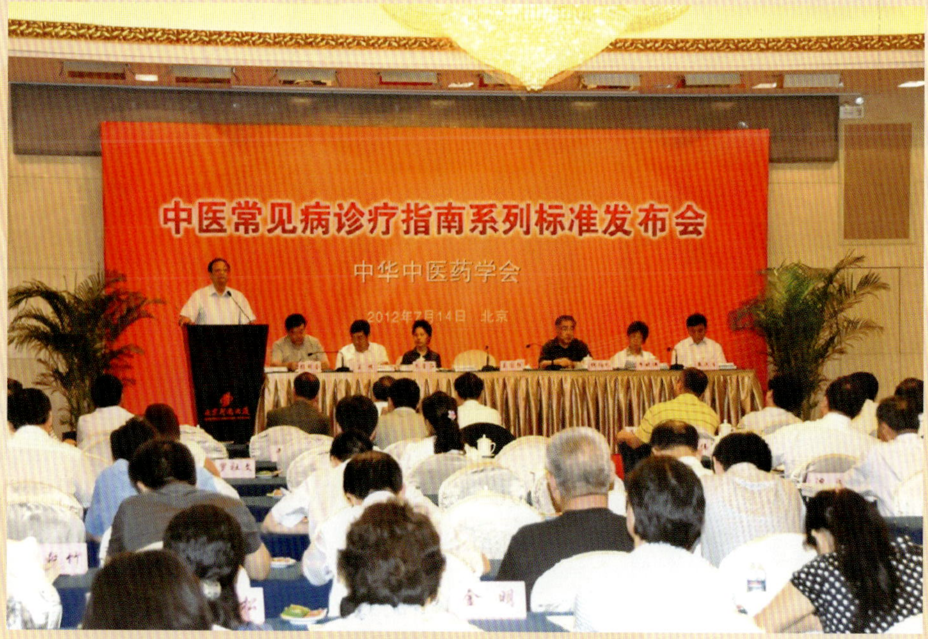

2012年7月14日，中华中医药学会中医常见病诊疗指南系列标准发布会在北京召开

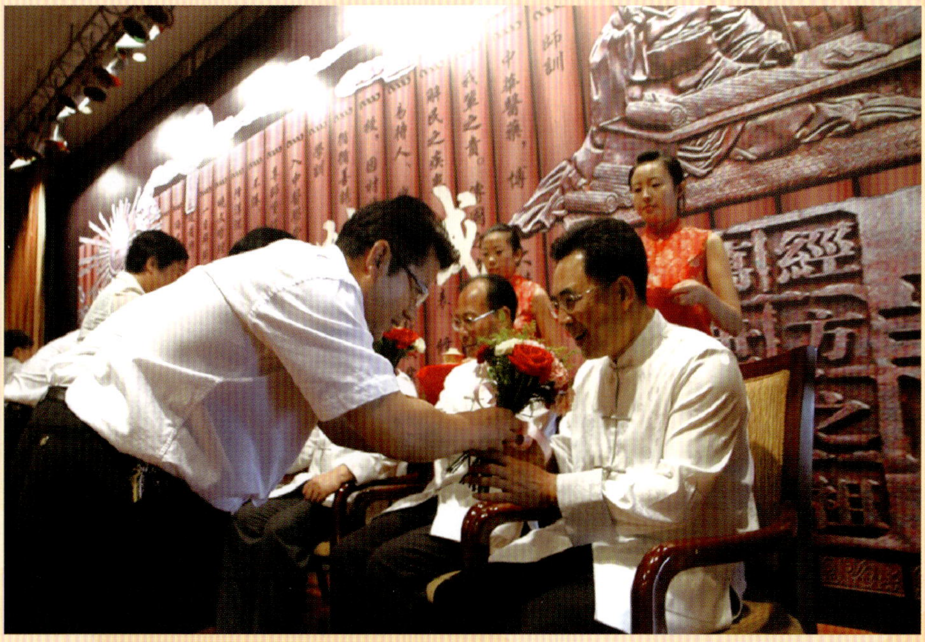

2012年，国家中医药管理局大力推进全国老中医药专家学术经验继承工作。图为宁夏回族自治区中回医药“36331”人才培养、科技成果推广、师承拜师启动仪式

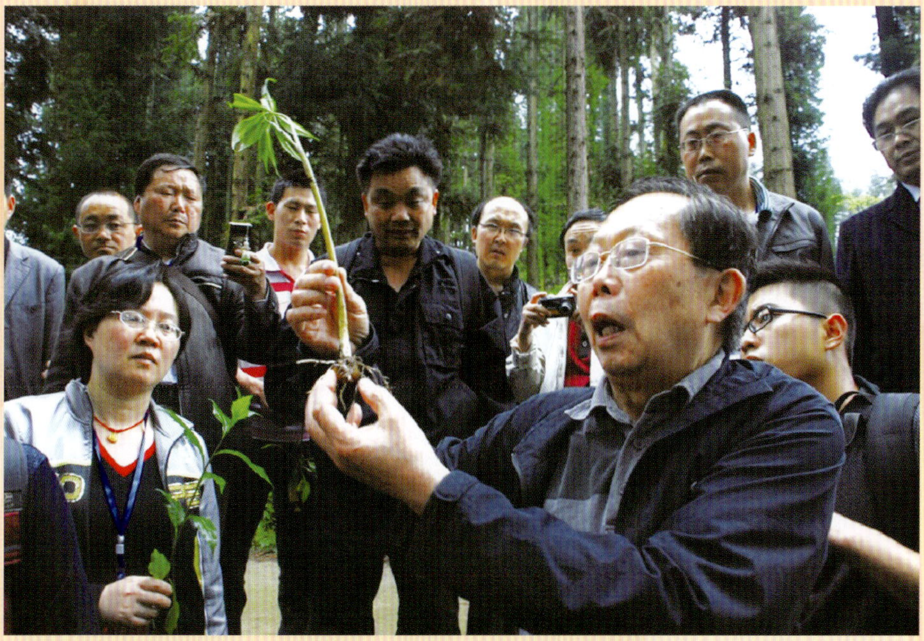

2012年全国中药资源普查试点工作陆续展开。图为专家指导学员在湖北利川福宝山采挖野生中药

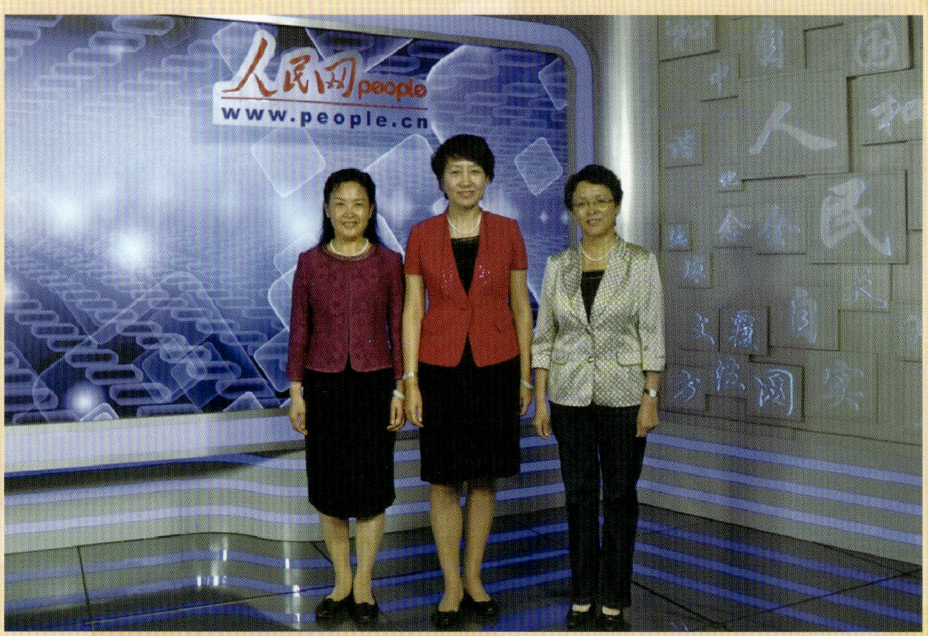

2012年9月4日，国家中医药管理局国际合作司司长王笑频，人事教育司巡视员、副司长洪净，办公室副主任赵明来到人民网，受邀参加中央国家机关女司局长访谈的网络直播

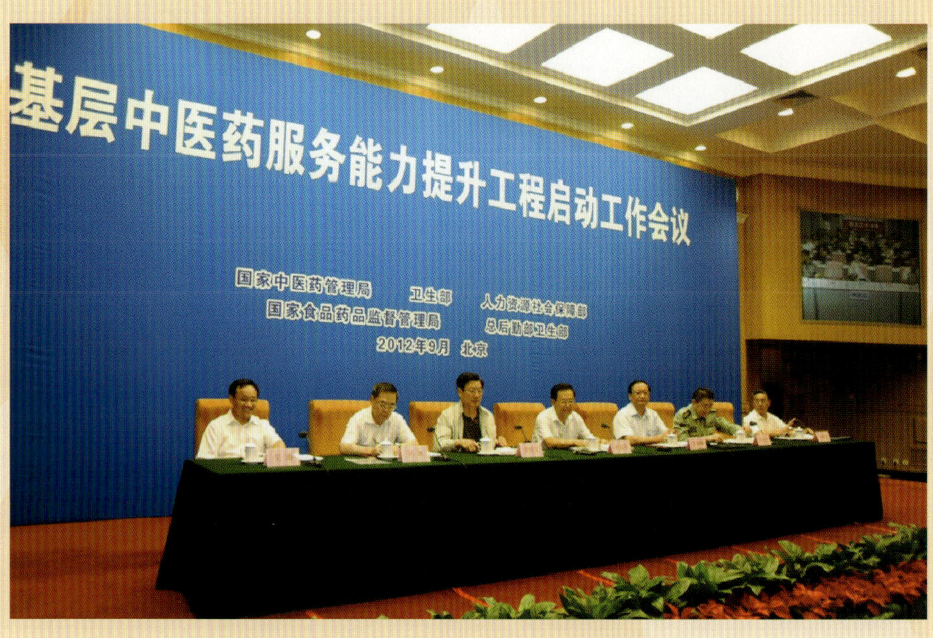

2012年9月11日，国家中医药管理局、卫生部、人力资源和社会保障部、国家食品药品监督管理局、总后勤部卫生部共同组织的基层中医药服务能力提升工程启动工作会议在北京召开

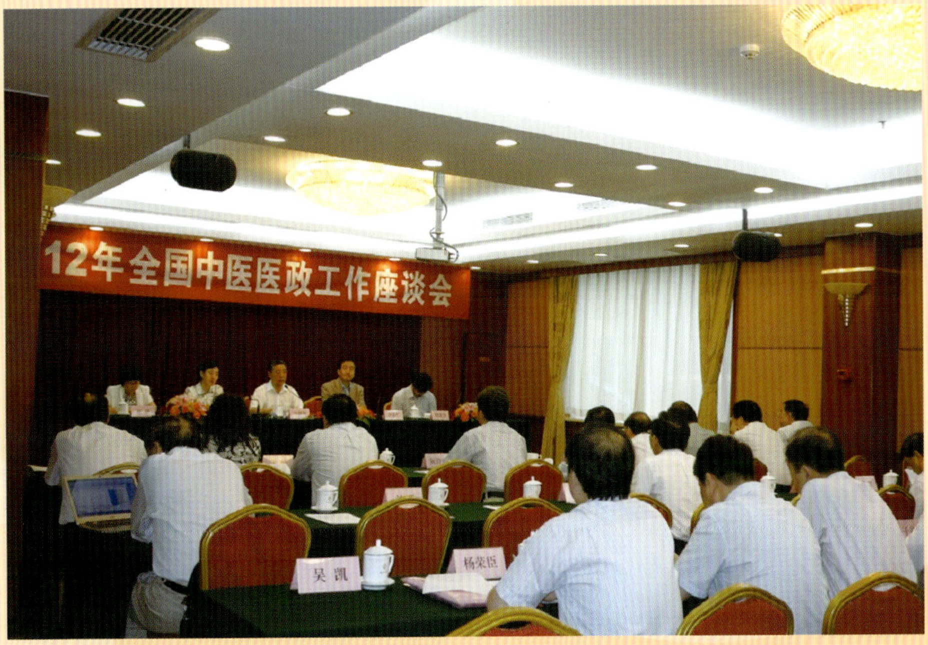

2012年9月11～12日，2012年全国中医医政工作座谈会在北京召开

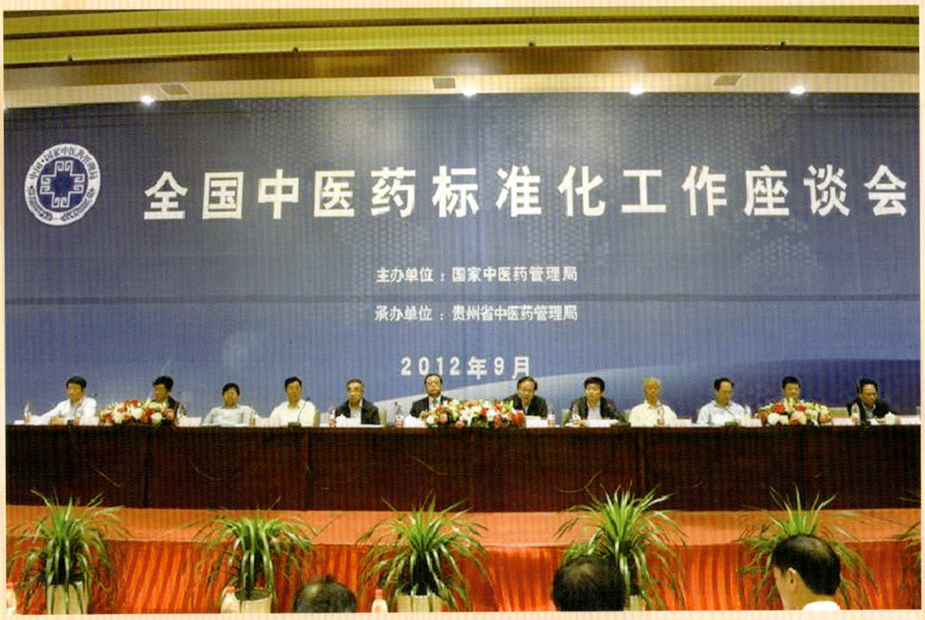

2012年9月27～28日，全国中医药标准化工作座谈会在贵阳召开

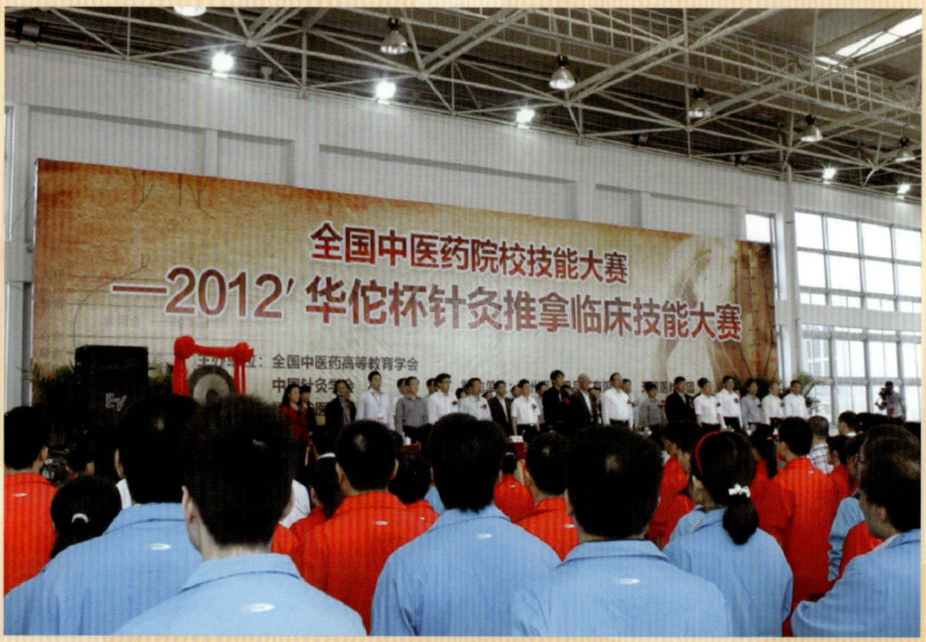

2012年10月26日，全国中医药院校技能大赛——2012′华佗杯针灸推拿临床技能大赛在福建中医药大学举办

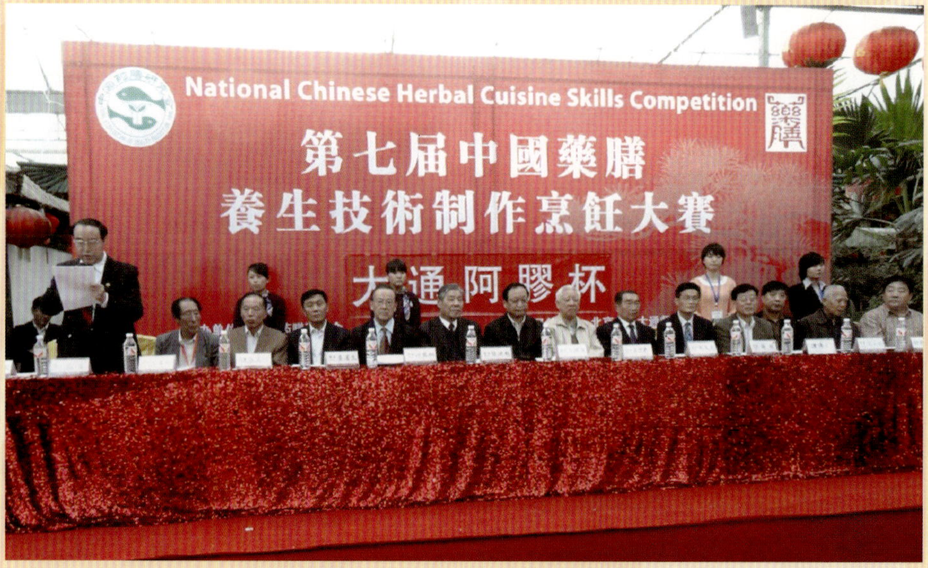

2012年10月26～27日，“大通阿胶杯”第七届中国药膳养生技术制作烹饪大赛在北京举办

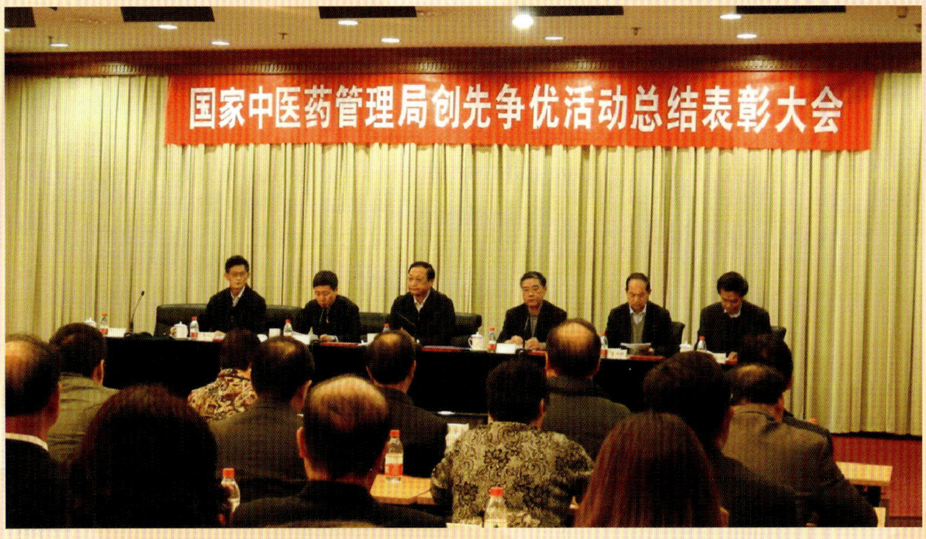

2012年11月6日，国家中医药管理局创先争优活动总结表彰大会在北京召开

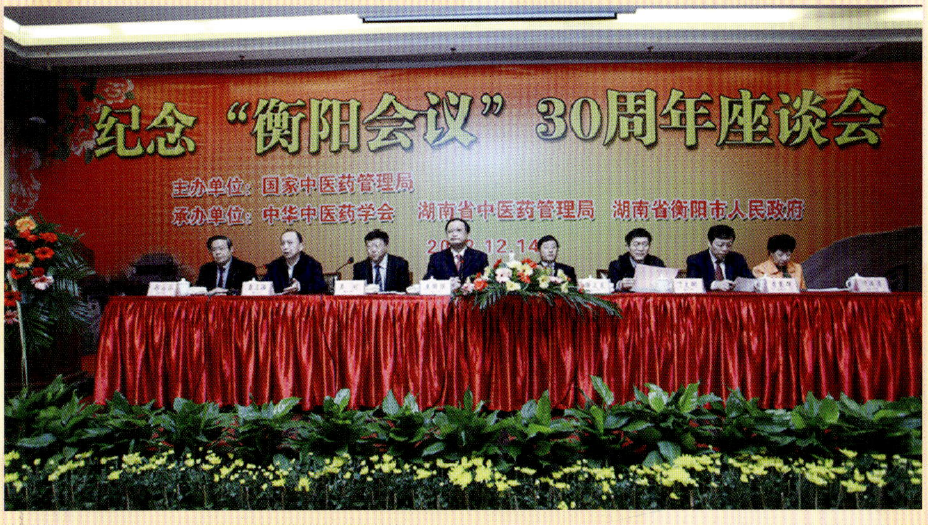

2012年12月14日，国家中医药管理局纪念“衡阳会议”30周年座谈会在衡阳召开

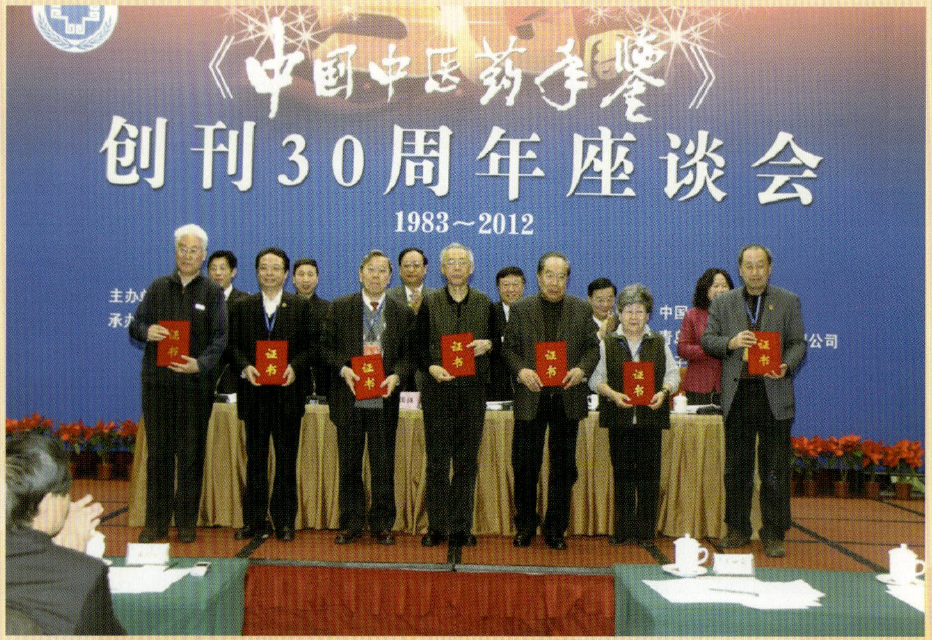

2012年12月17日，国家中医药管理局纪念《中国中医药年鉴》创刊30周年座谈会在北京召开

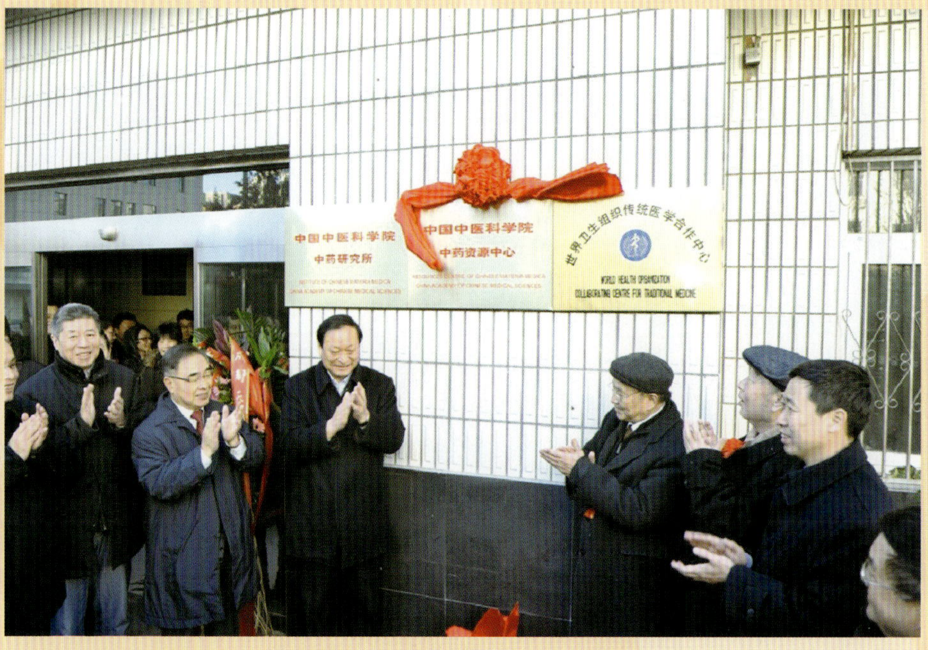

2012年12月18日，中国中医科学院中药资源中心揭牌

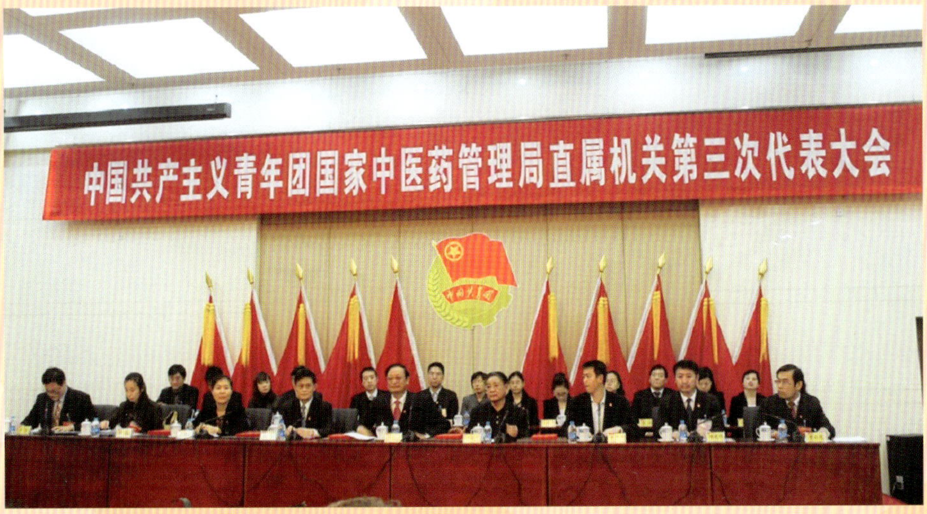

2012年12月25日，中国共产主义青年团国家中医药管理局直属机关第三次代表大会在北京召开

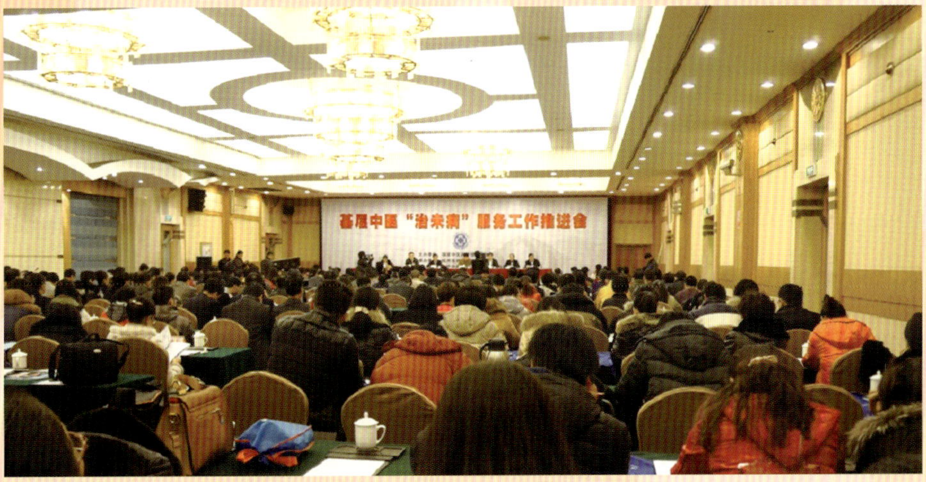

2012年12月26日，国家中医药管理局基层中医“治未病”服务工作推进会在杭州召开

2013卷《中国中医药年鉴》（行政卷）编委会

王　峻　山西卫生厅副厅长
乌　兰　内蒙古自治区卫生厅副厅长、内蒙古自治区蒙中医药管理局局长
董德刚　辽宁省卫生厅副厅长、辽宁省中医药管理局局长
邱德亮　吉林省卫生厅副厅长、吉林省中医药管理局局长
王学军　黑龙江省卫生厅副厅长、黑龙江省中医管理局局长
郑　锦　上海市卫生和计划生育委员会副主任、上海市中医药发展办公室主任
陈亦江　江苏省卫生厅副厅长、江苏省中医药局局长
张　平　浙江省卫生厅副厅长
董明培　安徽省中医药管理局局长
阮诗玮　福建省卫生厅副厅长
程关华　江西省卫生厅副厅长
武继彪　山东省中医药管理局局长
张重刚　河南省卫生厅副厅长、河南省中医管理局局长
刘学安　湖北省中医药管理局局长
邵湘宁　湖南省中医药管理局局长
彭　炜　广东省卫生厅副厅长、广东省中医药局局长
甘　霖　广西壮族自治区卫生厅副厅长、广西壮族自治区中医药管理局局长
吴　明　海南省卫生厅副厅长
方明金　重庆市卫生局副局长
杨殿兴　四川省中医药管理局局长
杨　洪　贵州省中医药管理局局长
郑　进　云南省卫生厅副厅长、云南省中医管理局局长
喜　乐　西藏自治区卫生厅副厅长
范　兵　陕西省卫生厅副厅长、陕西省中医管理局局长
甘培尚　甘肃省中医管理局局长
颉学辉　青海省卫生厅副厅长
田丰年　宁夏回族自治区卫生厅副厅长、宁夏中医药(回医药)管理局局长
帕尔哈提·克力木　新疆维吾尔自治区卫生厅副厅长、新疆维吾尔自治区中医民族医药管理局局长
何　红　新疆生产建设兵团医疗管理局副局长

2013 卷《中国中医药年鉴》（行政卷）特约编辑

曲慧勇　国家中医药管理局人事教育司副处长
孙晓明　国家中医药管理局规划财务司主任科员
黄　莹　国家中医药管理局政策法规与监督司副主任科员
薛静怡　国家中医药管理局医政司主任科员
贺晓路　国家中医药管理局科技司主任科员
徐　晶　国家中医药管理局国际合作司主任科员
刘　灿　国家中医药管理局直属机关党委团委书记
黄　铮　国家中医药管理局机关服务中心干部
周登峰　总后卫生部医疗管理局助理
杨　睿　中国中医科学院办公室主任
孙　浩　中国中医药报社国际部副主任
罗会斌　中国中医药出版社办公室主任
庄乾竹　中华中医药学会办公室副主任
刘　穗　中国中医药科技开发交流中心办公室主任
刘　洋　国家中医药管理局传统医药国际交流中心项目经理助理
张　博　国家中医药管理局对台港澳中医药交流合作中心干部
刘陆阳　国家中医药管理局中医师资格认证中心综合处处长
高　彬　北京市中医管理局办公室主任
马　杰　天津市卫生局中医处科员
王艳波　河北省中医药管理局科员
赵红娟　山西省卫生厅中医药管理局调研员
岳红娟　内蒙古自治区卫生厅中蒙医处科员
刘维雅　辽宁省中医药管理局副主任科员
任丛飞　吉林省中医药管理局副主任科员
许　磊　黑龙江省中医管理局科教处科员
戴宝冬　上海市卫生和计划生育委员会、上海市中医药发展办公室副调研员
张小凡　江苏省中医药局副主任科员
施　翔　浙江省中医药管理局副主任科员
王继学　安徽省中医药管理局主任科员
陈　实　福建省卫生厅中医药管理处科员
郑林华　江西省卫生厅中医处科员
刘　超　山东省中医药管理局科员
樊英戈　河南省中医管理局综合处副处长
芦　妤　湖北省中医管理局副主任科员
熊士敏　湖南省中医药管理局调研员
肖纹绮　广东省中医药局调研员
刘　畅　广西壮族自治区卫生厅中医药管理局主任科员
邢伯茹　海南省卫生厅中医处主任科员
田　波　重庆市中医管理局主任科员
邵志宁　四川省中医药管理局办公室主任
周　茜　贵州省卫生厅助理调研员
张旭芳　云南省卫生厅中医管理局主任科员
德　吉　西藏自治区藏医药管理局副局长
余　晴　陕西省中医管理局副主任科员
崔庆荣　甘肃省中医管理局副局长
华旦诺尔桑　青海省中藏医药管理局主任科员
王孟妍　宁夏回族自治区卫生厅中医药管理局副主任科员
赵新建　新疆维吾尔自治区卫生厅中医民族医药管理局副局长
李　鹏　新疆生产建设兵团卫生局科员
何勇健　长春市中医药管理局科员
刘世斌　哈尔滨市卫生局中医处处长
毕　磊　南京市卫生局中医处副主任科员
罗燕斐　杭州市卫生局中医处副处长
郭通道　济南市中医管理局副处长
黄建昌　武汉市卫生局调研员
肖　枫　广州市卫生局中医处科员
肖泽国　成都中医药学会副会长
刘智敏　西安市中医药管理局副调研员
王金玉　大连市卫生局副主任科员
范存亮　青岛市卫生局主任科员
武肇玲　深圳市卫生和人口计划生育委员会中医处主任科员
柯春海　宁波市卫生局医政与中医处副处长
黄木林　厦门市卫生局科教中医处处长
张　悦　沈阳市中医管理局副主任科员

陕西中医学院附属医院
第一临床医学院

岐黄圣地杏林苑里展宏图　药王故里大师名家显身手

陕西中医学院附属医院（第一临床医学院）座落在渭水河畔、古都咸阳，是国家“七五”期间重点建设的 7 所中医学院附属医院之一。医院成立于 1941 年，是一所中医特色突出，集医疗、教学、科研、预防、保健、康复为一体的大型现代化综合性教学医院。先后被评为国家三级甲等医院、全国示范中医医院、国家药品临床研究基地、国际中医药合作基地。医院积极开展对外交流，先后与美国、韩国、日本、德国、意大利、马来西亚、泰国和我国台湾、香港等国家和地区建立了良好的国际学术交流与合作关系。

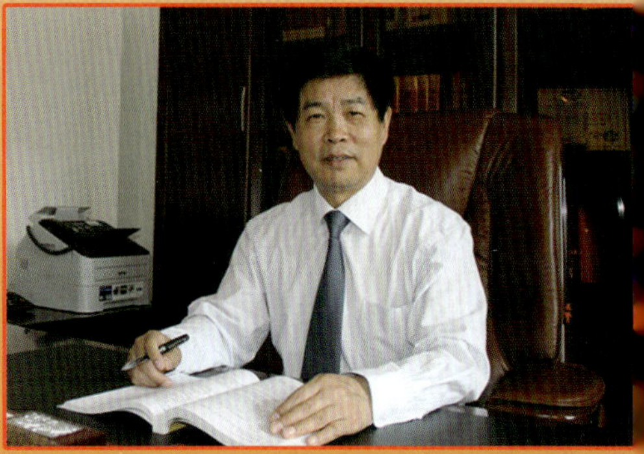

陕西中医学院附属医院院长贺丰杰

医院占地 156 亩，现有建筑面积 11.3 万平方米，新建科教病房大楼即将启用。医院有职工 1300 余人，拥有“国医大师”张学文教授、世界非物质文化遗产传承项目——中国针灸传承专家郭诚杰教授等为代表的国家级、省级名老中医药专家 32 人，有享受国务院特殊津贴人员 14 人，兼职博士生导师 14 人，硕士生导师 195 人，全国名老中医学术经验继承工作指导老师 19 人，陕西省名老中医药专家学术经验继承项目指导老师 18 人。医院开放床位近 1600 张，设有临床科室 36 个，医技科室 19 个，专科专病门诊 53 个。医院名老中医工作室为“全国先进名老中医工作室”。为了给名老中医创造更好的工作平台，为全省、全国各地患者提供优质的服务，医院斥资 2600 余万元建成了陕西省名医馆，集名院、名家、名药三位为一体，以名医馆为窗口和基地，积极发挥优秀的中医人才在重大疾病诊疗和现代疑难病的防治研究中的推动作用，弘扬和展示博大精深的中医药文化。

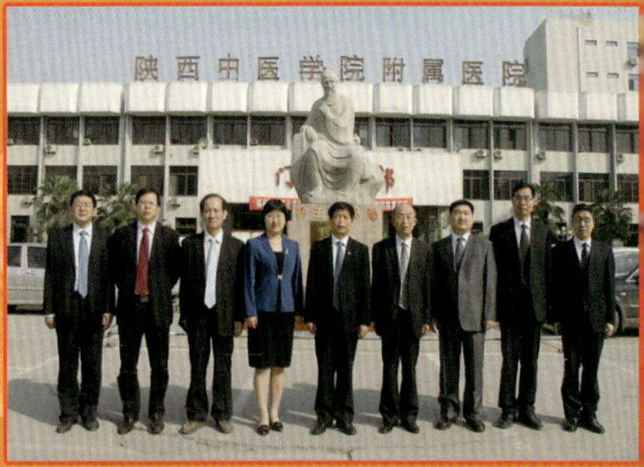

团结奋进、锐意进取的领导班子

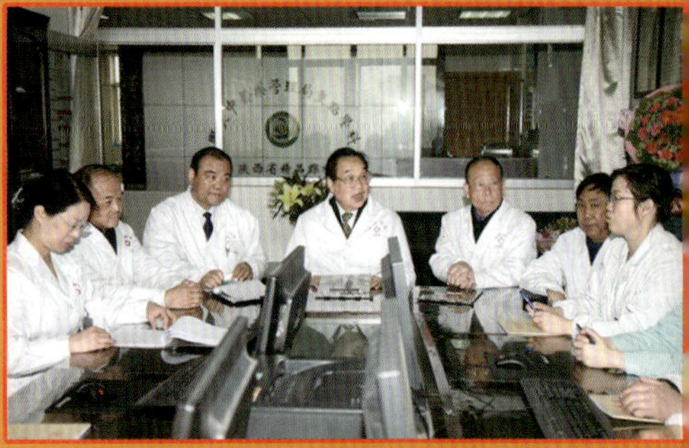

国医大师张学文教授（中）在脑病科指导

医院坚持“质量建院，特色兴院，人才立院，科技强院”的发展战略，加强内涵建设，不断加大中医病种及中医药特色疗法的发掘与应用，提高中医药预防保健、康复服务能力。医院依托名医荟萃、流派云集的学术优势，充分发挥名医在重点学科、专科建设中的重要作用，以脑病科、骨伤科、肿瘤科 3 个国家临床重点专科为龙头，以中医脑病科、中医脾胃病科、中医妇科、针灸科等 12 个国家中医药管理局重点学科、专科，1 个国家传染病研究基地肝病科为支柱，着力打造中医眼科、肛肠科、呼吸科等 14 个省中医药管理局重点学科、专科。一批脑病、妇科、肾病、针灸、骨伤、肿瘤等专业高水平学术团队形成了医院独有的诊疗绝技。以“国医大师”张学文教授为学术带头人的脑病科是国家中医药管理局重点学科、专科，在西北地区乃至全国都有着广远的影响；以郭诚杰教授为学术带头人的针灸科是国家中医药管理局国际中医药合作交流基地、全国针灸临床研究中心陕西省分中心、国际针灸推拿培训基地，长年接纳来自美、日、韩、俄、马来西亚等多个国家留学生及学者的学习访问，为弘扬和传播祖国传统医学发挥着积极的作用；中医妇科历经三代名医大家探索，现在国家自然科学基金主持人、二级教授、陕西省名中医、教学名师贺丰杰教授带领下锐意进取，医、教、研并重，逐渐形成了以人才培养为主线，中医药科研、临床诊疗为主要目标的高水平、高素质师资梯队。其他各重点学、专科在临床诊疗中也注意广泛使用中医特色疗法，应用自主研制的中药特色制剂，临床疗效显著，形成了院有专科、科有专病、病有专术、专药的专科建设新格局。

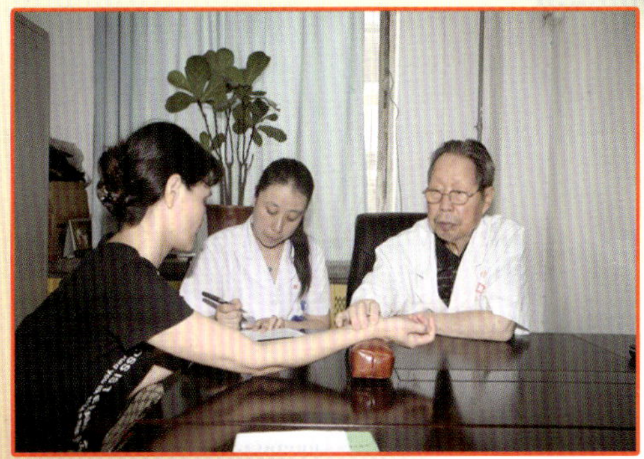

世界非物质文化遗产形象代言人、国家级名老中医郭诚杰教授（右）给病人把脉

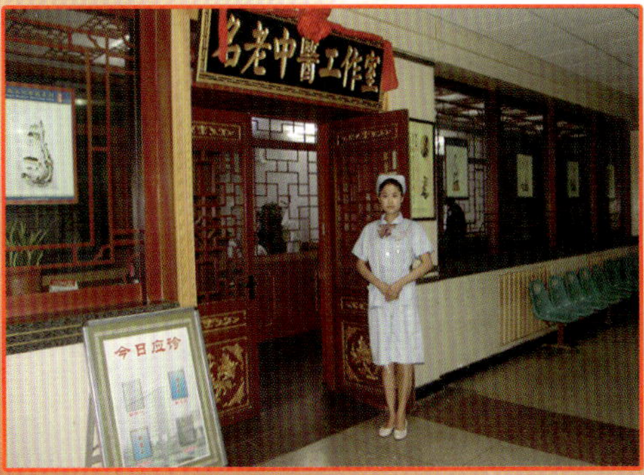
名老中醫工作室
今日应诊

名老中医工作室

医院承担及参与各级各类科研课题 368 项，其中国家自然科学基金课题 12 项，国家级在研课题 11 项，省部级课题 46 项，厅局级课题 299 项；近 3 年获得专利 4 项，获得陕西省高等教育教学成果一等奖 1 项；获得省级科研成果奖 8 项，市级科研成果奖 18 项。

医院秉承以人为本的经营理念，坚持“中医特色突出，医疗水平过硬，就医环境优良，服务水平一流”办院方向；坚持以病人为中心，以提高临床疗效为核心，走科学发展的道路；高度重视中医药文化建设，确立了“文化强院”的战略目标，在培育医院核心价值观念体系、完善医院行为规范体系中充分体现中医药文化，把大医精诚理念、仁心仁术、良好的医德医风融入医院的每一个医疗行为、每一个工作环节中，被国家中医药管理局授予全国中医药文化建设工作先进单位。

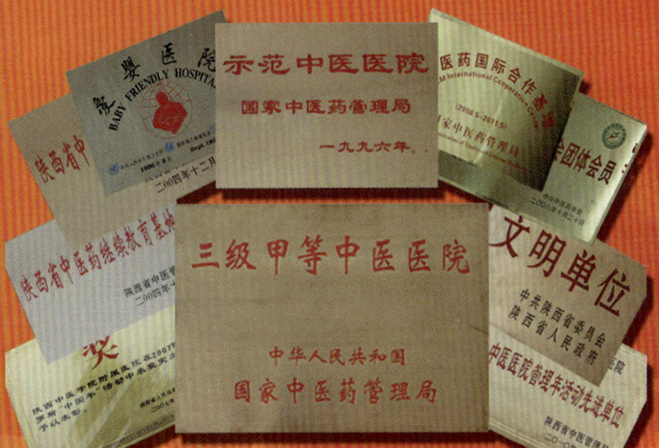

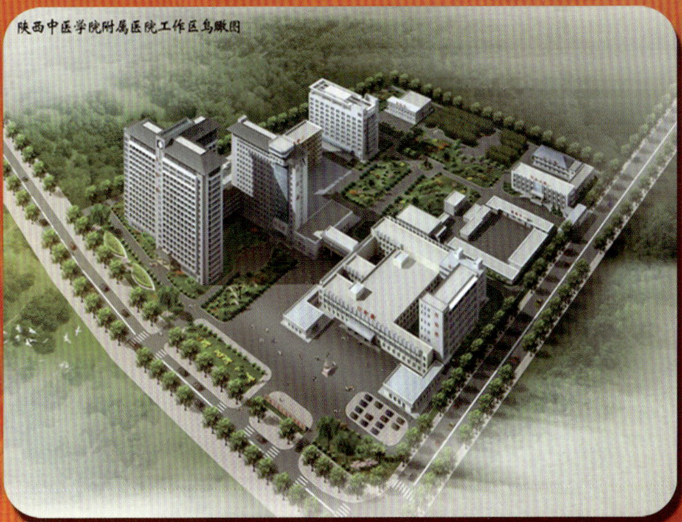
陕西中医学院附属医院工作区鸟瞰图

陕西中医学院附属医院
地址：陕西省咸阳市渭阳西路副 2 号
邮编：712000
电话：029—33320881　传真：029—33313777
陕西中医学院附属医院网址：www.szfy120.com

公司简介

湖南省健缘医疗科技有限公司是专门从事中医诊疗及康复设备研发、生产和销售的医疗器械企业，座落在湖南省国家级娄底经济技术开发区。

公司秉承“诚信、高效、专业、创新”的经营理念，恪守“规范管理、诚实守信、卓越品质、安全有效”的质量方针。拥有先进的制造设备和完整的检测中心，并通过了ISO9001、ISO134852008质量管理体系审核，产品获得产品CE认证，质量稳定可靠；拥有生物工程、信息传输、临床医学等多名教授、专家组成的研发团队，坚持产、学、研相结合，已取得发明专利技术2项，实用新型专利技术10项。拥有自主进出口经营权，生产和销售的中医封包综合治疗仪等系列产品，被广泛应用于各大医院，深受用户信赖。

企业荣誉

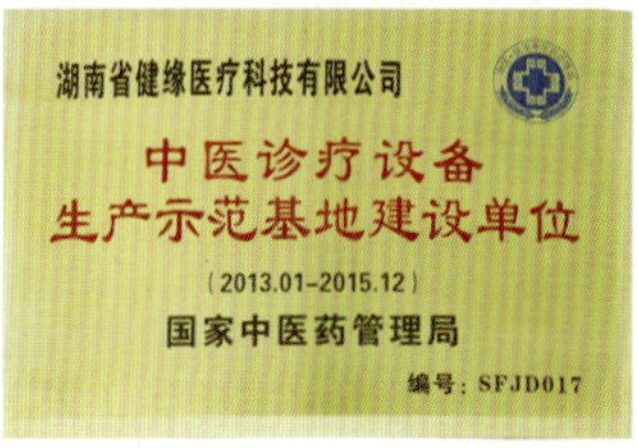
湖南省健缘医疗科技有限公司
中医诊疗设备
生产示范基地建设单位
（2013.01-2015.12）
国家中医药管理局
编号：SFJD017

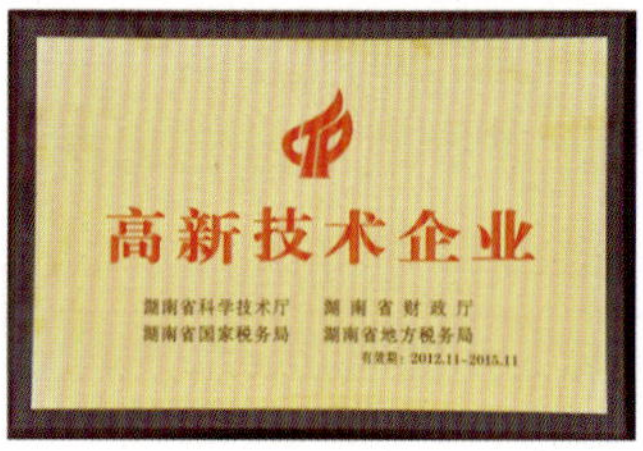
高新技术企业
湖南省科学技术厅 湖南省财政厅
湖南省国家税务局 湖南省地方税务局
有效期：2012.11-2015.11

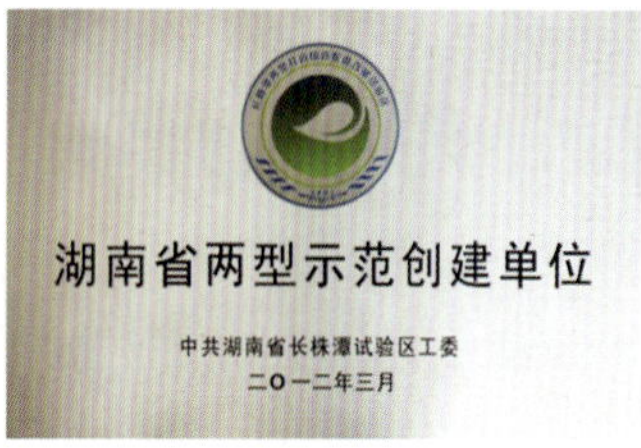
湖南省两型示范创建单位
中共湖南省长株潭试验区工委
二〇一二年三月

厂区掠影

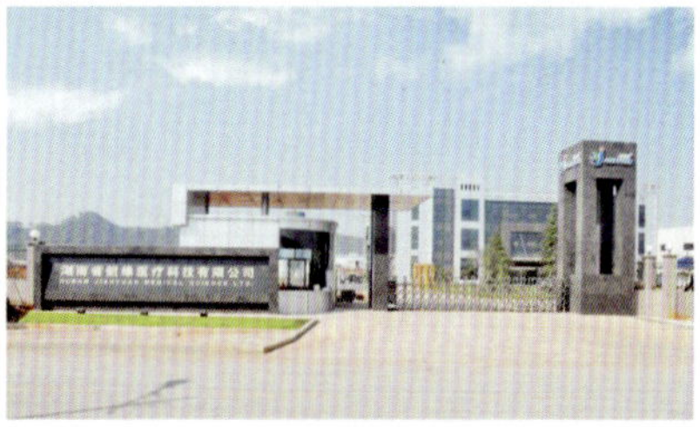

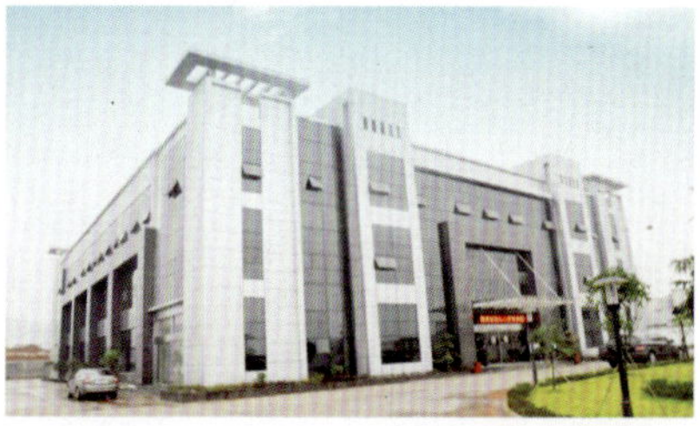

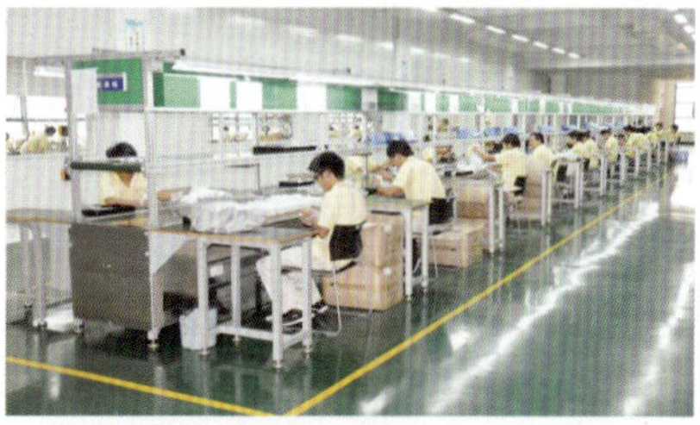

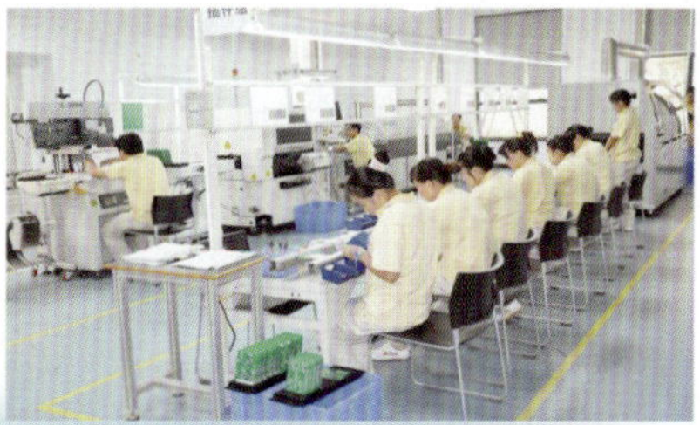

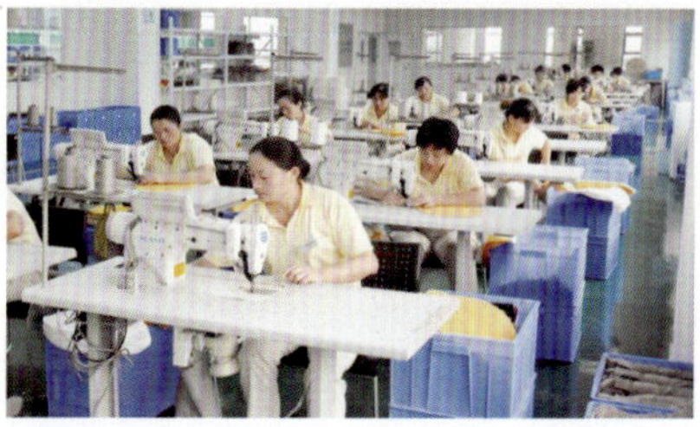

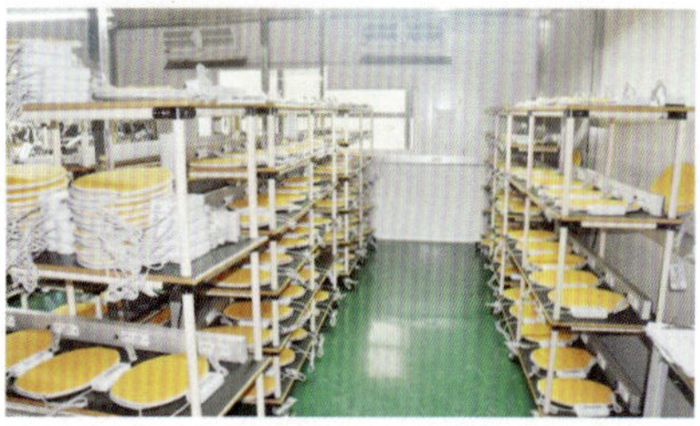

健行天下　缘于自然

系列产品

湘食药监械（准）字2011第2260093号

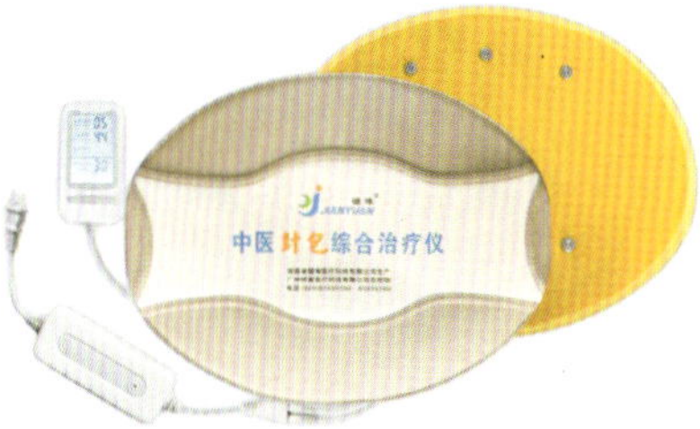

HNJY001A型

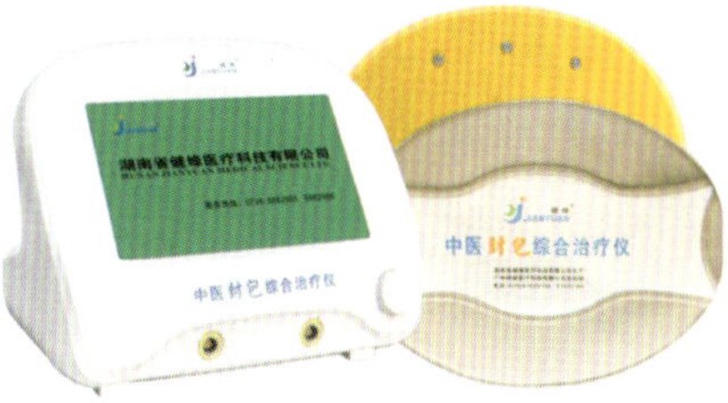

HNJY001B型

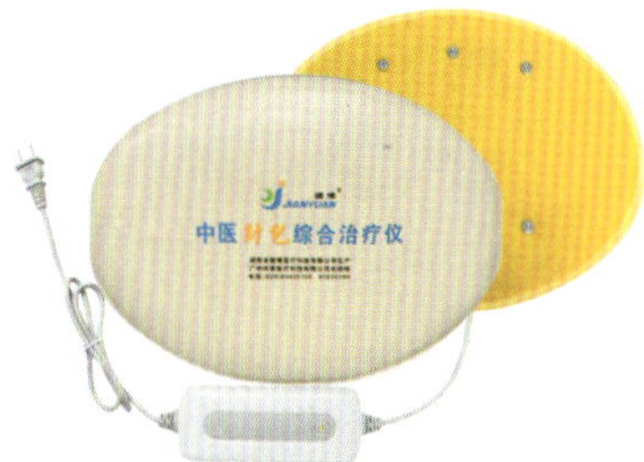

HNJY001C型

产品概述

中医封包综合治疗仪是以传统中医理论为基础，利用现代医疗科技手段，将中医外治与现代康复、亚纳米、智能控制等多项技术相结合，研制而成的智能新型中医治疗仪。它通过远红外线和复合磁场的共同作用，使有效的活化物通透皮肤，直接作用于病灶，充分发挥其活血通络、祛风除湿、消肿止痛、强筋壮骨、降糖消渴、行气消胀、散寒调经等功效。该治疗仪所采用的技术突破了传统中医疗法的局限，真正体现了中医外治简便、安全、有效的优势和特点。

适用范围

本产品适用于颈椎病、肩周炎、腰椎间盘突出、关节炎、外伤肿痛、腰肌劳损、胃脘疼痛、支气管咳喘、糖尿病、月经不调、盆腔炎、乳腺增生、前列腺疾病等病症的治疗与辅助治疗。

推进全面国际化 发展大健康产业

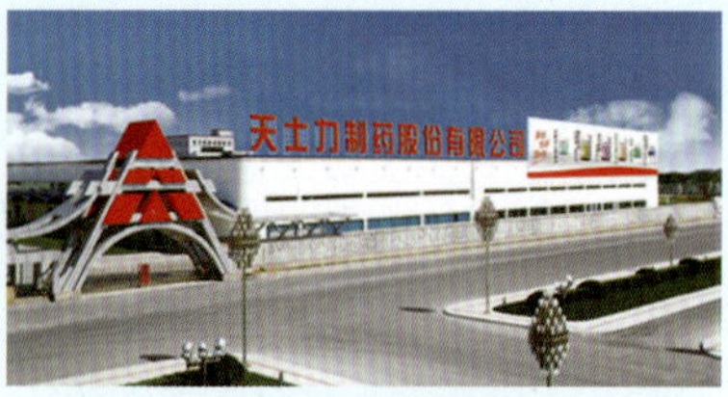

天士力现代中药产业园

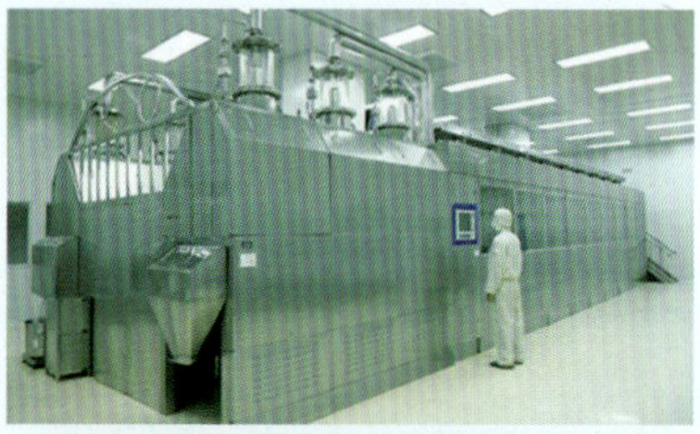

具有自主知识产权的全自动数字化滴丸生产线

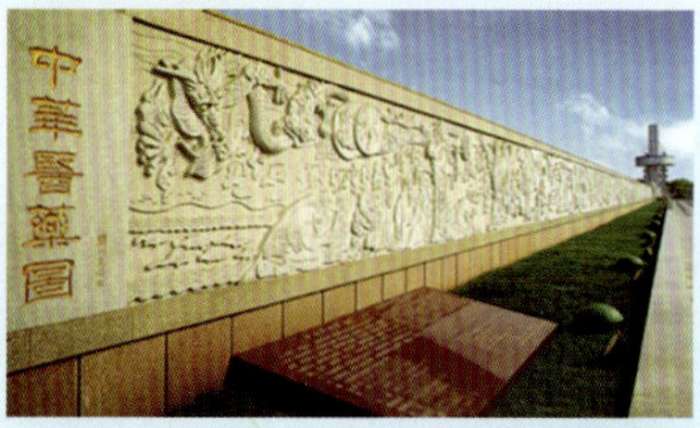

中华医药图

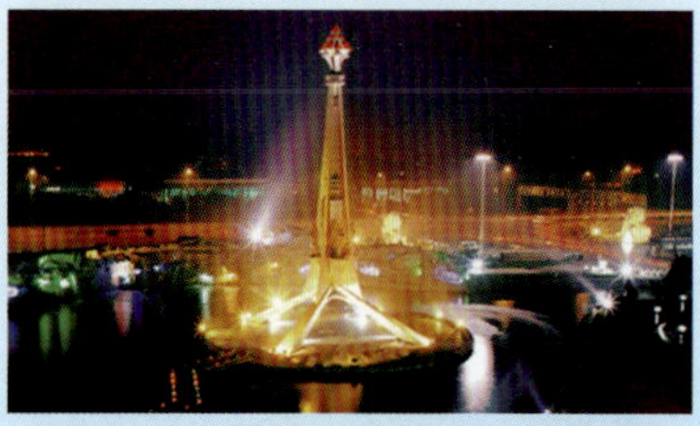

天士力景观之一医药之光

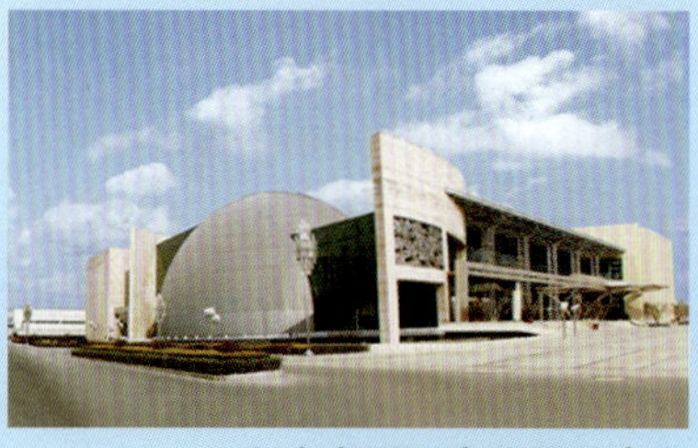

天士力国际交流展示中心

天士力集团秉承"追求天人合一，提高生命质量"的企业理念和"创造健康，人人共享"的企业愿景，着力打造现代中药第一品牌，不断推进大健康产业持续快速发展。目前已成为以大健康产业为主线，以生物医药产业为核心，以生命健康产业、健康管理与服务业为两翼的高科技国际化企业集团。

多年来，天士力集团积极致力于倡导和推动大健康理念体系、大健康教育体系、大健康技术体系、大健康产业体系和大健康服务体系的全面建设和完善，围绕让人们"生得优、活得长、病得晚、走得安"的目标，努力打造"五个一"工程，即设计好一套健康管理方案，做好一盒药、一杯茶、一瓶水、一瓶酒。

天士力集团立足于对传统产业的新型工业化，坚持用现代科技创新传统产业，使传统中药产业、传统茶产业和传统白酒产业发生了根本性的变革，进入了现代先进制造的发展轨道。同时，立足于现代产品理念和消费方式，挖掘产品的核心价值和文化灵魂，提出"水润、茶清、酒通、药和"的全新产品文化内涵，为健康产品注入新的文化活力和价值要素。

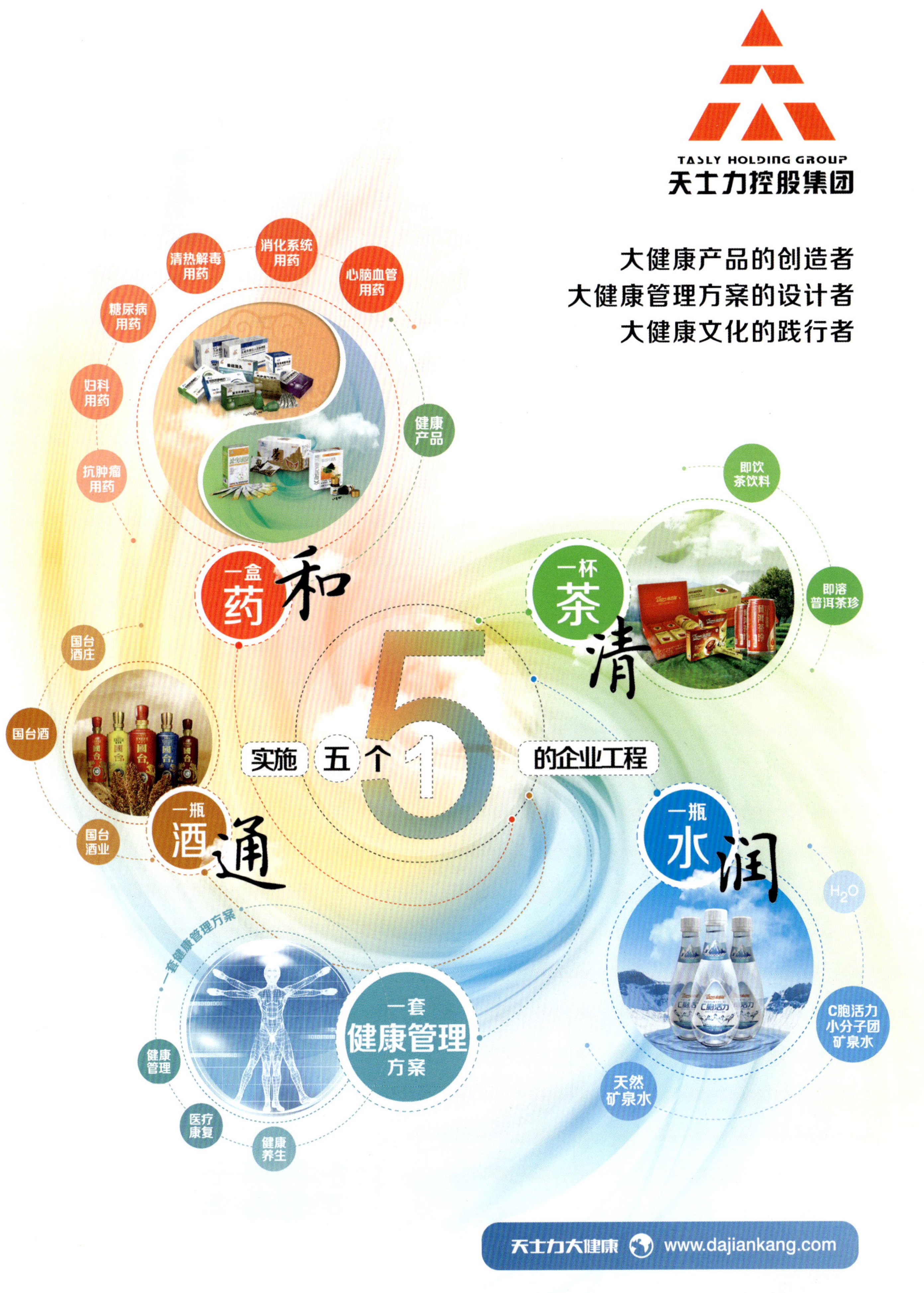
TASLY HOLDING GROUP
天士力控股集团
大健康产品的创造者
大健康管理方案的设计者
大健康文化的践行者
清热解毒用药
消化系统用药
心脑血管用药
糖尿病用药
妇科用药
抗肿瘤用药
健康产品
一盒药 和
即饮茶饮料
即溶普洱茶珍
一杯茶 清
国台酒庄
国台酒
国台酒业
一瓶酒 通
实施 五 个 1 5 的企业工程
一瓶水 润
H_2O
C胞活力小分子团矿泉水
天然矿泉水
一套健康管理方案
一套健康管理方案
健康管理
医疗康复
健康养生
天士力大健康 www.dajiankang.com

数辈耕耘绘蓝图　蒙医实现新跨越

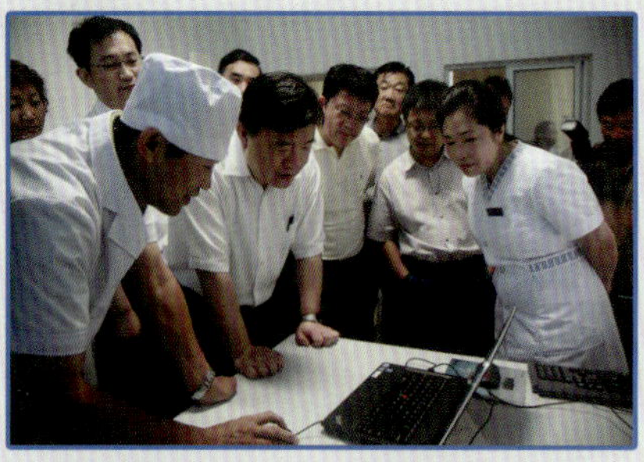

自治区卫生厅厅长毕力夫陪同卫生部部长陈竺考察医院“十二五”重点学科、国家中医药重点专科——蒙医心身医学

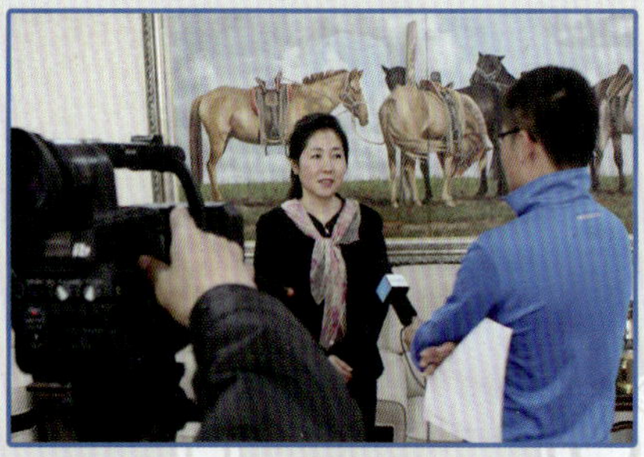

自治区卫生厅副厅长、内蒙古国际蒙医医院院长乌兰在开业当天接受记者采访

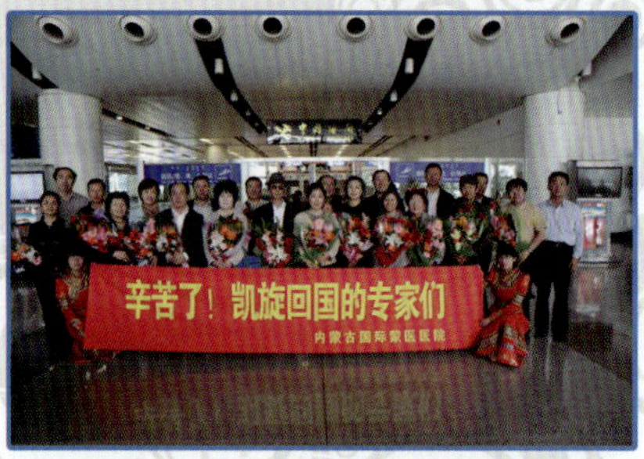
辛苦了！凯旋回国的专家们
内蒙古国际蒙医医院

“乌兰巴托·中国内蒙古”文化周活动中为蒙古国患者义诊的医院医疗专家团队

内蒙古国际蒙医医院是内蒙古自治区政府2006年确定的新建项目，2008年被定为为民办实事十项重点民生工程之一，是国家重点民族医医院建设单位，是我国首家以蒙医药医疗为主，蒙医结合现代医学的集医疗、科研、教学、预防、保健、康复、急救、制剂为一体的现代化三级甲等综合性蒙医医院，是国家蒙医药技术骨干培训基地，国家蒙药制剂中心，八省区蒙医药医疗、科研、教学指导中心及蒙医药国际交流中心，同时也是内蒙古医科大学蒙医药临床医学院、蒙医药附属医院、内蒙古民族大学教学医院。医院建筑面积5.48万平方米，定编床位500张，开放床位920张，设临床、医技、制剂、行政职能等65个科室。

医院拥有职工1026人，设蒙医一级临床科室34个，占医院临床科室比例的82.9%。医院现有2个国家临床重点专科，1个国家中医药重点研究室，9个国家中医药管理局重点专科，1个自治区级领先学科，2个自治区级重点专科。医院拥有国医大师1名，国家及自治区级重点专科、领先学科等学术带头人60余名，自治区名蒙医9名，名老蒙医学术传承人9名，蒙医博士生导师2名，硕士研究生导师20名，引进海外留学医学、生物学等与医疗、科研相关的博士后、博士人员30名，医院现有196名硕士，具有博士、硕士学历以上人员占业务人员的40%以上。

医院开业以来已收治门诊患者近50万余次，住院患者2万余人，定编

——内蒙古国际蒙医医院扬帆起航

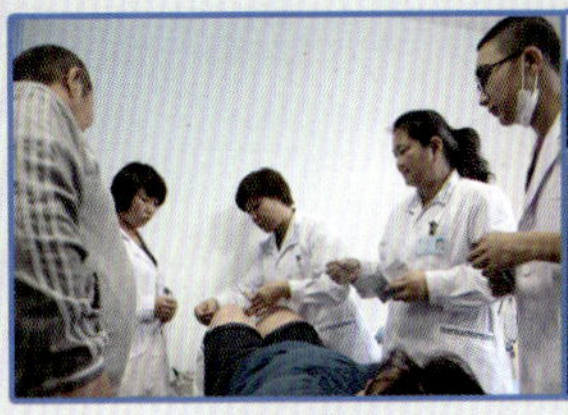

国家临床重点专科、国家重点研究室——蒙医五疗科

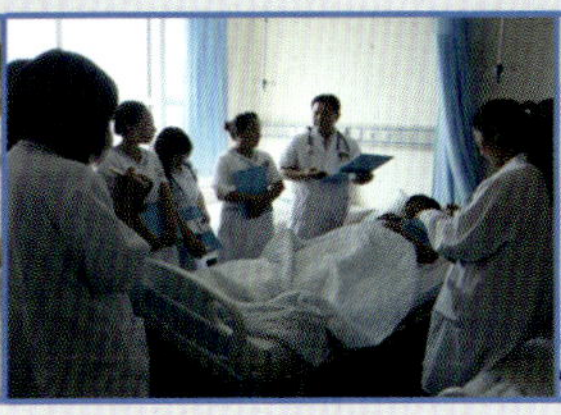

国家中医药管理局“十一五”、“十二五”重点专科、自治区级重点专科——蒙医心病科

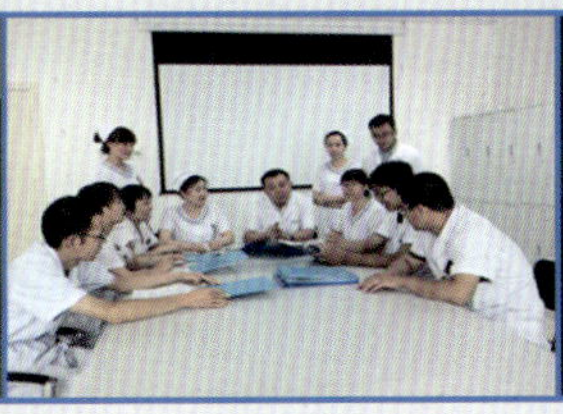

国家临床重点专科、自治区级领先学科——五疗脑病科

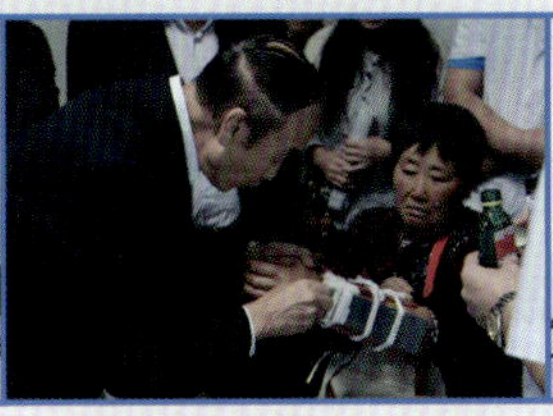

国家中医药管理局“十二五”重点专科——蒙医骨伤科

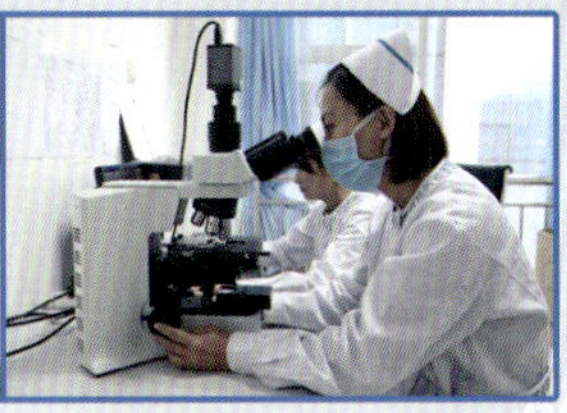

国家中医药管理局“十二五”重点专科建设项目——蒙医皮肤病科

床位使用率已达165%。为区内外广大患者的身体健康，为缓解“看病难”特别是“看病贵”作出突出贡献，为新农合和医保这项惠民政策在自治区的长期稳固发展作出了贡献，尤其是填补了在呼和浩特市新区没有一所综合性医院的空白。

医院设立国家级蒙医药重点实验室，设有蒙药药用植物研究室、分子肿瘤学与细胞生物研究室、生物化学研究室等；拥有药物提取、纯化、分析的完备实验设备；实验室汇聚高层次研究人才，并与美国、日本、印度、蒙古国等国外以及国内几所知名大学、医药研究机构建立了协作关系。此外，自治区党委组织部成功引进南京大学生命科学学院张晨宇“长江学者”科研团队，就蒙医药研发等相关科研项目与国际蒙医医院达成长期合作协议。

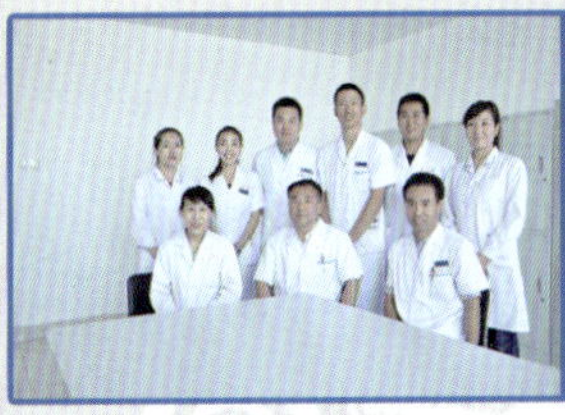

国家中医药管理局“十二五”重点专科建设项目——蒙医脾胃病科

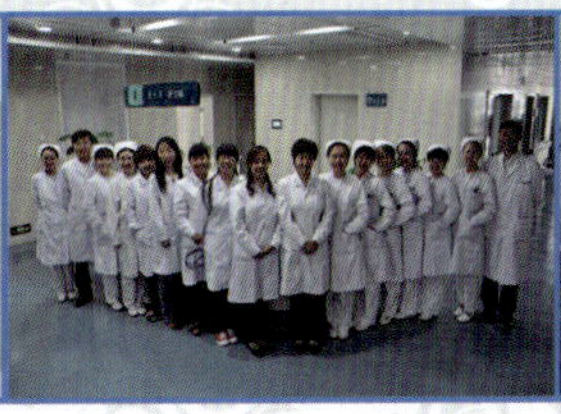

自治区级重点专科——蒙医血液内科

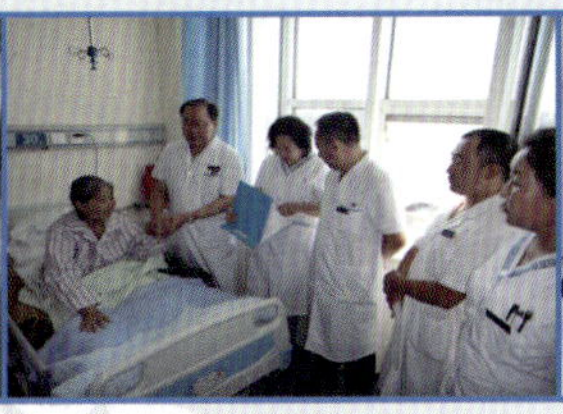

国家中医药管理局“十一五”、“十二五”重点学科、自治区级重点专科——蒙医血液、肿瘤科

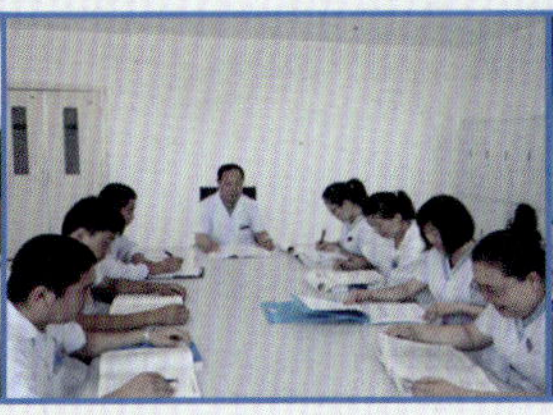

国家中医药管理局“十二五”重点学科——蒙医脑病学

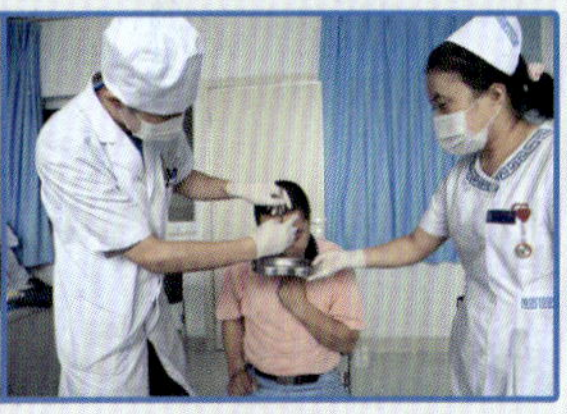

国家临床重点专科、国家重点研究室——蒙医五疗科

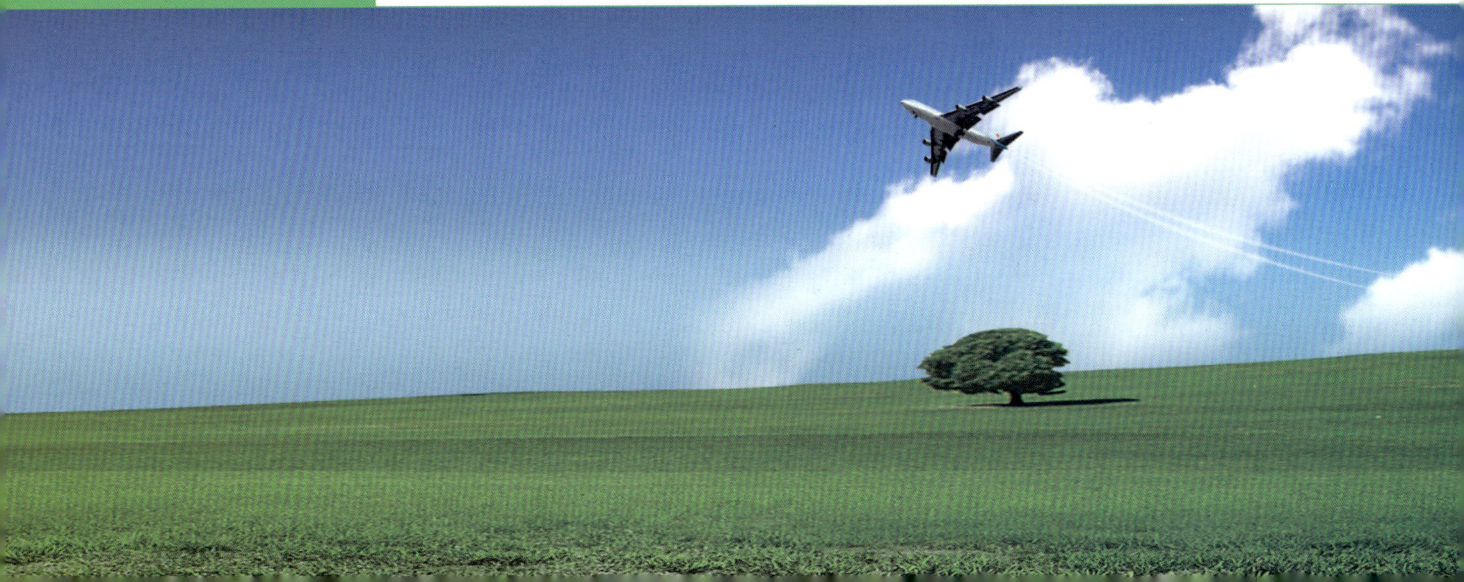

数辈耕耘绘蓝图　蒙医实现新跨越

医院拥有1.5T超导核磁共振成像系统、64排128层螺旋CT、数字剪影心血管照影系统、超高档全身彩色多普勒超声诊断仪、高档心脏彩色多普勒超声诊断系统、数字胃肠机、全身骨密度检测仪、钼靶数字乳腺机、DR、全自动生化分析仪、血液透析系统等世界一流的医疗设备。

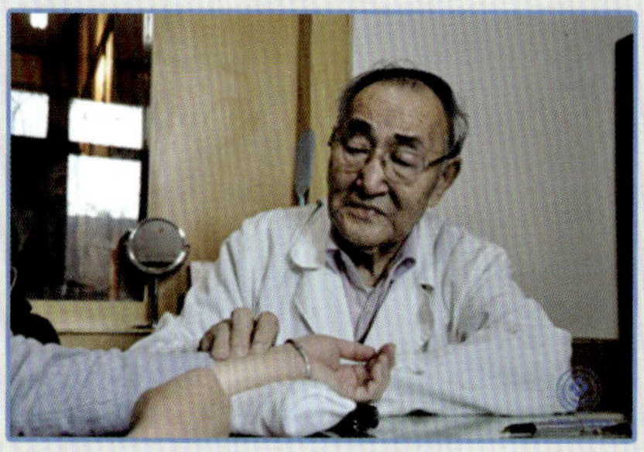

国医大师苏荣扎布脉诊

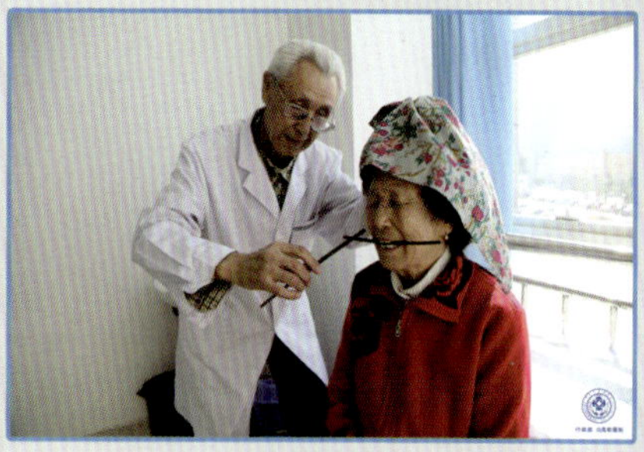

蒙医震脑术

医院在自治区内首次创建蒙医HIS系统即医院信息管理和蒙文电子病历系统。门诊挂号收费、门诊医生工作站、住院收费、住院医生工作站、护士工作站、药房管理、药库管理及财务管理等均实现了蒙医蒙古语信息化管理，建成了覆盖各科的局域网，目前为止已经实现了蒙文电子病历系统。

医院云集了全区众多德高望重、医术精湛的知名专家、学者和一批国内外引进的博士、硕士等中青年专业技术人才。在治疗常见病、多发病、疑难病，特别是蒙医药对心脑血管疾病、消化、呼吸、泌尿、内

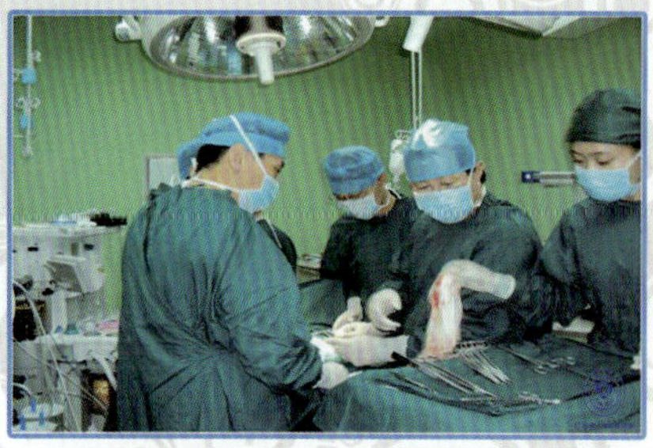

普外、脑外、骨外、妇外、肛肠外手术

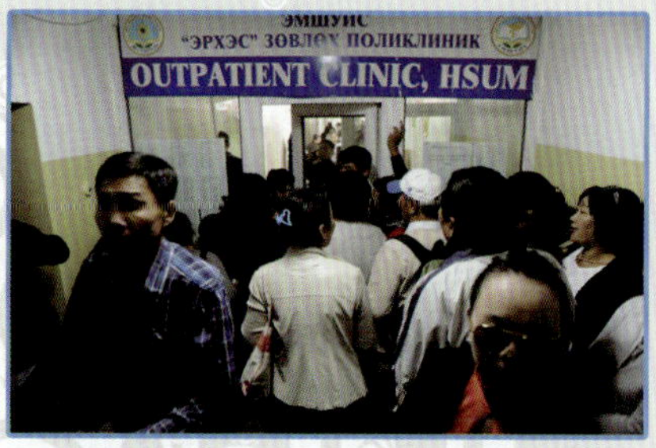

等候医院专家义诊的蒙古国患者

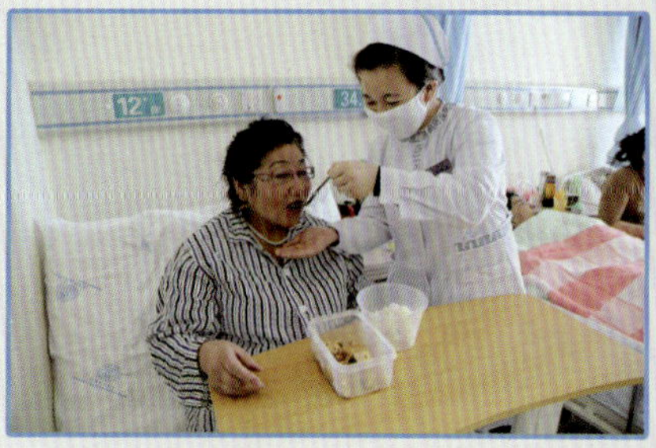

国家中医药管理局“十二五”重点专科——蒙医护理学

——内蒙古国际蒙医医院扬帆起航

分泌系统疾病及妇科、儿科、五官科、皮肤科、肛肠科等疾病治疗具有显著疗效，尤其是蒙医药治疗血液病及传统疗法，如五疗、正骨、点穴治疗、心身医学治疗各种疑难杂症疗效独特而名扬区内外，同时开展急性心脑疾病、创伤急救和手术、心脏介入及血液透析等项目。

医院力争以一流的人才、一流的技术、一流的设备、一流的环境、一流的服务为广大患者提供有效、安全、方便、价廉的医疗、保健、康复服务，同时为蒙古国等邻国患者提供优质、快捷、高效、完善的蒙医药医疗服务。

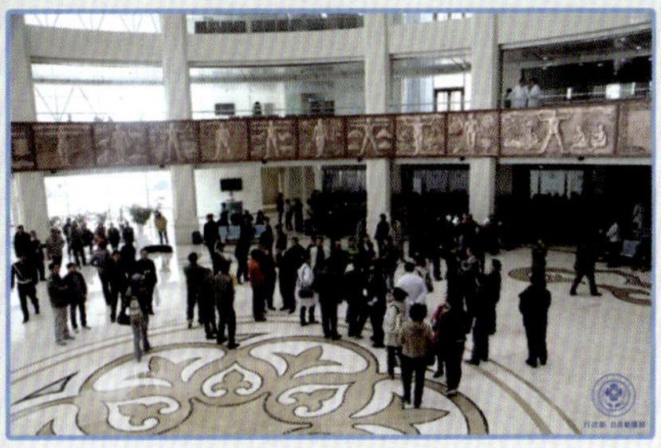

门诊大厅

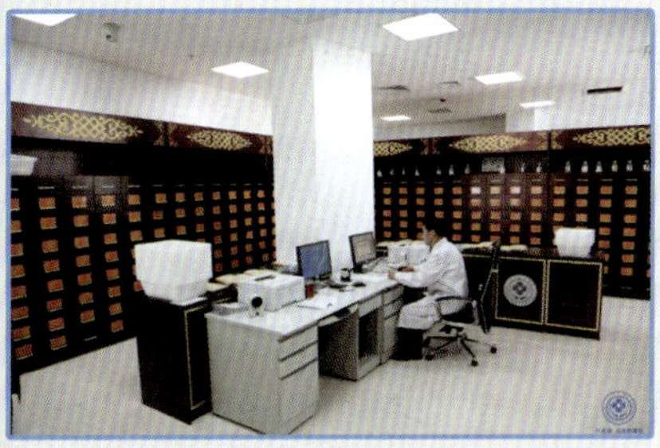

国家中医药管理局“十二五”重点专科——临床蒙药学

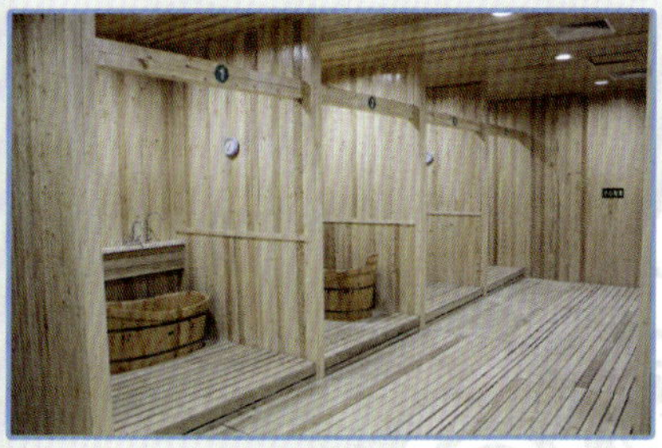

蒙医五疗药浴中心

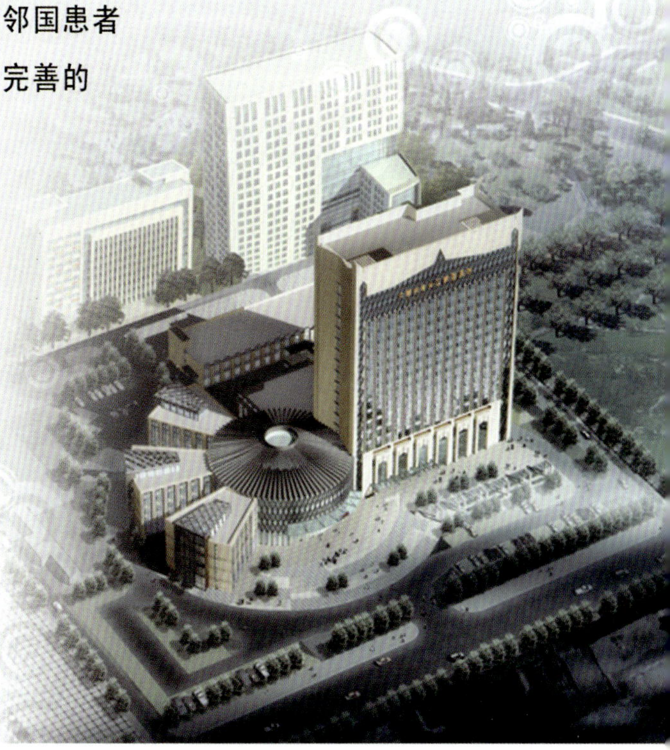

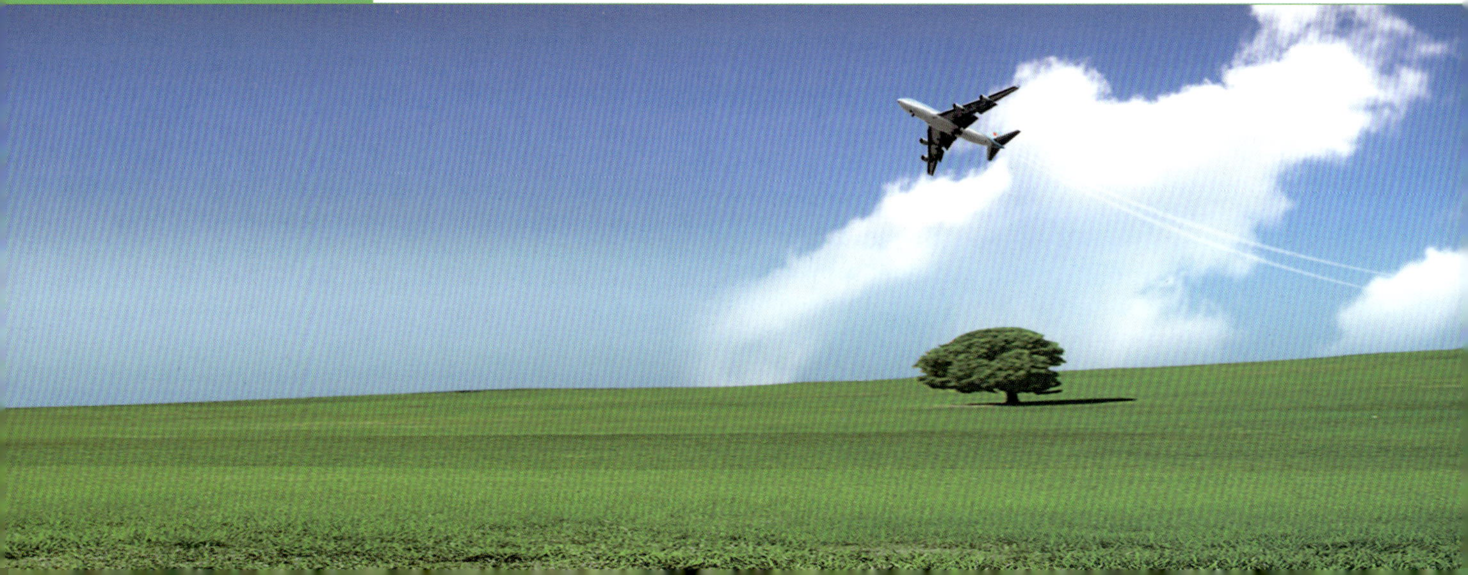

北京藏医院

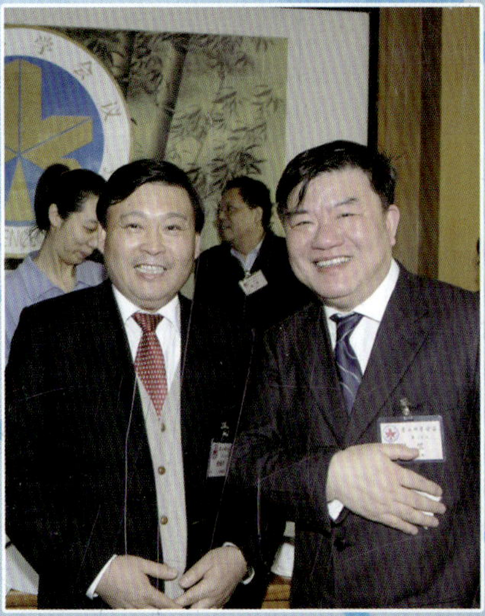

黄福开院长（左）向卫生部陈竺部长（右）汇报北京藏医院发展情况

一、院长介绍

黄福开，教授，研究员，副主任医师，毕业于北京大学医学部医院院长工商管理EMBA高级研修班，美国管理大学硕士；现任中国藏学研究中心北京藏医院暨北京民族医院院长，藏医副主任医师；兼任中国国情研究会研究员，中央民族大学客座教授，中南民族大学、西藏医学院教授，中国民族医药学会常务理事副秘书长，中国中医药学会理事，世界中医药学会联合会亚健康委员会常务理事，中国西藏文化保护与发展协会理事。从事医疗、科研、管理工作30年，主要研究方向为藏医、中西医结合。发表藏医、民族医药研究论著30篇。

自参加工作以来，他承担多项国家级科研课题，目前正在主持“藏医心脑血管国家级专科建设”、“藏药资源保护与可持续性发展研究”和“藏药剂型改革和藏药现代化研究”3项国家级课题。新立项课题“九味防瘟散香囊甲流H1N1流感应急课题”。主持和参与开发成功太子参止咳平喘冲剂等多种中药、藏药制剂。已完成的课题有国家科技支撑计划“民族名老专家医技医术的抢救性传承研究”，国家中医药管理局课题“《蒙药正典》、《甘露四部》等蒙医古文献的翻译注释”（2003年）、“民族医非药物疗法研究”（2004年）；北京市中医药管理局课题“‘蒙医正骨术’和‘蒙医震脑术’研究”（2004年），北京市中医药科技项目“藏药熏剂九味防瘟散预防呼吸道传染病研究”（2012年）；“北京地区藏医药古籍文献抢救性整理研究”（2012年）、“国外藏医药发展现状及对策研究”、“藏药重金属研究”、“藏医医技医法整理与研究”等。

相继发表了《西部开发形势下中国民族医药发展的五大战略》、《西部开发形势下藏医药发展研究报告》、《21世纪藏医药发展战略研究》、《补隆养血和降隆吸血法治疗脑中风后遗症的疗效观察》、《藏药治疗萎缩性胃炎的疗效学观察》、《论藏药浴的学术内涵及其发展》、《中国藏医药发展现状与趋势》 等民族医、藏医方面的学术论文20余篇；在《中国国情研究报告》、《国情内参》发表多篇综述和报告。主持编写《藏医药研究丛书》3种，出版专著《中国藏药浴》、《中国藏医药文献目录索引（1907-2001）》等书，填补了学术研究的空白，被民族大学生命与环境科学学院选为辅助教材。

主编的《中医疫病学》获2005年度中华中医药学会科技进步（著作）三等奖、中国中医药发展大会优秀论文金奖、国际养生大会优秀论文奖、国际首届民族医药学术交流大会优秀论文论著一等奖、全国民族医药学会优秀论文二等奖、《中华儿女》青年杯优秀论文奖等。其研究成果和事迹先后在新华社等上百家媒体报道，《中华英才》、《中国卫生》等数十家杂志先后发表专访文章予以介绍。

近年来，他先后出访日本、德、法、意等国进行学术交流，2005年率领中国藏医药代表团参加联合国和平大会；2004年是第七届中国少数民族科技史暨藏族科技史国际会议分组召集人；还是2004年全国民族医药学会会议主持人，2003年全国藏医药学术研讨会主持人，2001年、2012年北京国际藏学会藏医组主持人。

二、北京藏医院概况

北京藏医院暨北京民族医院是一家以藏医为主、多民族医与中西医相结合的国家级民族医院，是国家中医药管理局批准的重点民族医院建设单位、北京市基本医疗保险定点医院。北京藏医院于

热烈庆祝北京

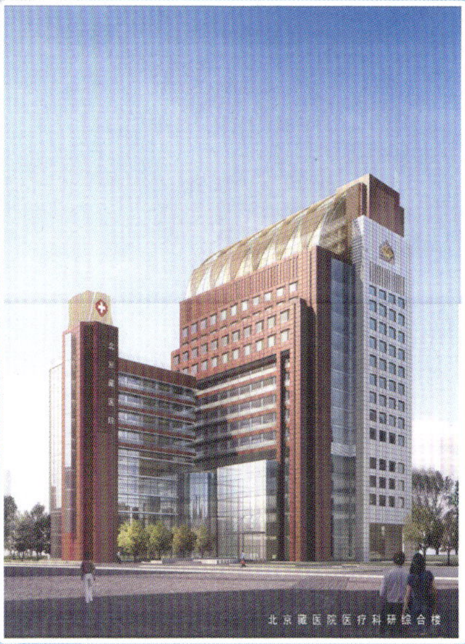

医院二期

1992年成立，由中国藏学研究中心和西藏自治区山南地区联合创建。1998年经中央统战部、国家民委、国家中医药管理局联合发文，决定把北京藏医院扩建为一所“以藏医为主，多民族医为一体，民族医、中西医结合、医教研结合的国家级民族医疗机构”，并于2000年在亚运村异地扩建，2002年竣工迁入现址。2013年10月，二期工程4万平方米的医疗科研楼将正式开工。

北京藏医院建院20年来，在中央统战部、国家民委、国家中医药管理局、中直管理局、西藏自治区、中国藏学研究中心、北京市中医管理局等各部委局的关怀与指导下，不断发展壮大。目前医院规划建筑面积6万平方米，一期工程面积为2万平方米，由门诊楼、住院楼组成，下设藏医心脑血管专科、藏医糖尿病专科、藏医肝胆病专科、藏医风湿（真布）专科4个国家重点建设专科，以及藏医胃肠专科、藏医妇科、藏医传统疗术专科、藏药浴康复中心、藏医住院部等科室；民族医和中西医科室包括北京藏医院与安贞医院联合诊疗中心、神经内科、壮医经筋科、土家医不孕不育科、黄家医圈肿瘤科、朝医重症肌无力科、哮喘病专科、皮肤病专科、乳腺科、内分泌科、泌尿科、妇产科、脑病科、口腔科等20多个特色科室，以及美华妇产、体检中心等综合诊疗机构。并配有现代化的诊疗设备，包括进口MIR、全数字化X线摄像系统、多层螺旋CT、C型臂血管造影机、彩色B超、全自动生化分析仪等。二期科研楼、制剂楼以及辅助配套工程正在筹建中。

北京藏医院在建设与发展中，注重临床、科研、教学的紧密结合，充分利用首都的科技与人才优势，提升民族医药的内涵，先后承担国家、省市级科研课题多项，并与国内外十几家科研机构建立了科研协作关系，在藏医文献研究、临床研究、藏药研究等领域成果显著。同时医院还承担了中央民族大学的临床教学任务，是该校的临床教学医院是国家继续教育基地。

经过20年的建设，一座规模较大、科室齐全、功能完善、设备先进、服务质量好、医教研紧密结合的综合性民族医院已经初具规模，并已成为国家级继续教育基地、国家级中医药国际合作基地，我国传承民族医药技术、弘扬民族医药文化、培养民族医药人才的重要基地。

三、领导关怀

北京藏医院建院二十年来，其建设与发展受到了党和国家领导人的亲切关怀。在中央统战部、国家民委、国家中医药管理局三部委的领导下，在中央编制委员会、国家发改委、科技部、财政部、中直管理局以及西藏自治区、青海省及其他藏区各级政府的大力支持下，在北京市委、市政府及相关职能部门尤其是北京市中医管理局的具体指导下，北京藏医院紧密依靠中国藏学研究中心的领导，稳步发展，逐步壮大，成为藏医药、民族医药在京的窗口单位，是党和国家民族政策的具体体现，凝聚着各级领导的亲切关怀和藏区群众的殷切期望。

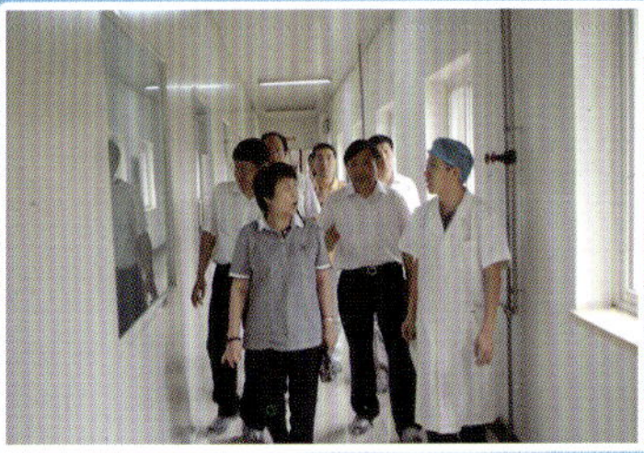

北京市中医局局长赵静视察北京藏医院南口制剂中心

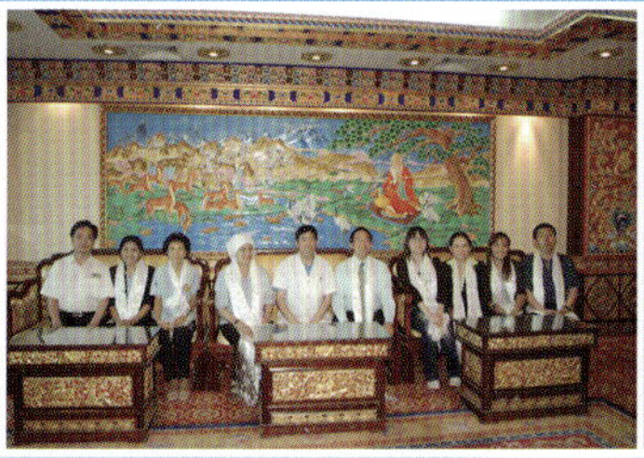

泰国卫生部官员来访

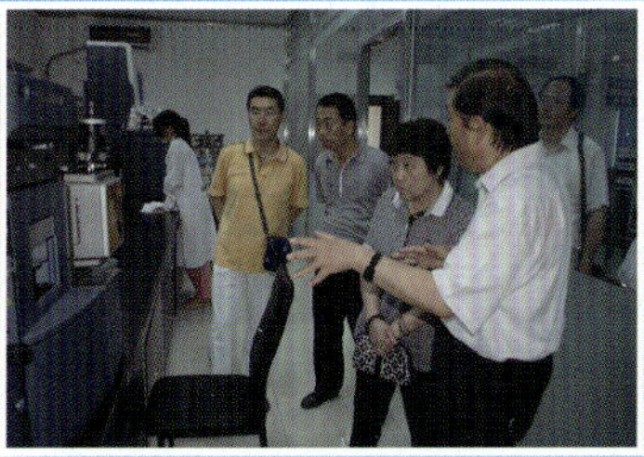

北京市中医管理局领导班子视察南口药物实验室科研设备

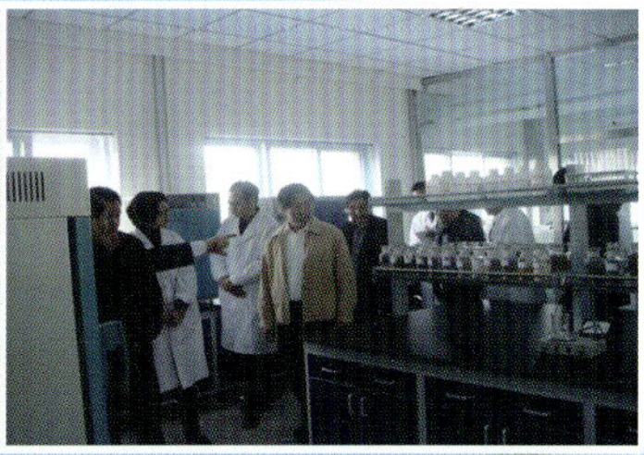

中国藏学研究中心领导视察北京藏医院南口实验室

四、优质医疗服务

北京藏医院环境设计以藏文化为核心理念，处处彰显藏医药文化中的人文关怀思想。合理有序的庭院式规划，古朴神秘的诊疗氛围，简便灵验的诊疗手段，先进高端的现代诊疗设备，温馨周到的医护服务，为患者提供民族医学优秀的诊疗技术。

藏医心脑血管专科是国家中医药管理局“十五”、“十一五”重点专科建设项目之一。藏医以“三因学说”为指导对“脑血瘫”、“脑脉瘫”、“心痛病”有着详实的理论阐释，形成了系统的治疗方案，并具有独特的疗效。心脑血管病专家黄福开、藏医心脑血管专科主任仁旺次仁为主的多位专家在脑供血不足、脑梗死、脑出血性脑卒中、脑外伤脑手术后遗症等疾病治疗领域经验丰富，特别是在颈椎病性眩晕的诊断与治疗上卓有成效，同时在防治高血压、冠心病、脑萎缩、脑发育不全、运动系统创伤、颈腰腿痛及其功能障碍方面也有确切疗效。

国家级藏医肝病重点专科是国家中医药管理局“十一五”重点专科建设项目之一。在藏医“三因”学说指导下，结合现代生物医学技术，特别是运用现代科技手段，开发研制出以青藏高原特有的纯天然藏药材为配方的藏成药品，如“二十五味松石丸”、“七味红花殊胜丸”、“密诀清肝丸”等，标本兼治、综合调整、清热解毒、消炎利胆、清血清肝，通过辨证施治，达到治愈目的，对诊治乙肝、肝硬化、肝癌、急慢性胆囊炎患者，取得良好疗效。

国家级藏医糖尿病重点专科肾病科是国家中医药管理局“十一五”重点专科建设项目之一。藏医把糖尿病分为20种，按照尿色可分为培根型尿频、赤巴型尿频、隆型尿频等三大类型：①培根型尿频症分为水、酒、厚味等十种，其症状不明显时尿色无一定，出现不消化、食欲不振、嗜睡、呕吐等症状。②赤巴型尿频症亦分为墨黑尿、青蓝尿等6种，症状有口干、身体发热、腹泻、男性生殖器及膀胱疼痛等。③隆型尿频症又分为骨髓尿、油尿等4种，基本症状有心悸、呼吸不畅、颤抖、刺痛、贪食、多痰等。在藏医理论指导下综合调理和治疗，能够达到理想的临床疗效。

国家级藏药浴重点建设专科是国家中医药管理局“十二五”重点专科建设项目。藏药浴重点建设专科是以开展藏药浴等外治疗法为主，以口服藏药为辅，集药膳、药茶、药酒等食疗为一体的“治未病”与康复中心，承担国家级藏医风湿（真布）病重点专科建设项目。现已开展藏药浴、涂擦疗法、藏医金针疗法、藏药透皮疗法、拔罐、针灸、正骨推拿、火疗、药油灸等康复保健疗法。专科发挥藏医特色优势，对“真布病”（风湿性关节炎）、类风湿性关节炎、强直性脊柱炎、颈椎病、腰椎增生、骨性关节病、痛风、血液病、肥胖症、顽固性失眠、各种外伤引起的骨及软组织损伤恢复期的康复和“朗西”（牛皮癣）、神经性皮炎、过敏性皮炎、湿疹等各种皮肤病以及萎缩性胃炎、浅表性胃炎、胃溃疡、肝硬化、肝癌、各种“哲占”（肿瘤疾病）有独特的疗效。

藏医风湿、类风湿科：藏医把风湿类风湿疾病称为真布病，通过内服藏药、外用药浴、火灸等方法，达到标本兼治的目的。本科专家对治疗强直性脊柱炎、痛风等骨关节疾病具有丰富经验。

藏医妇科：采用藏、中、西医结合方法治疗各种妇科病，对各种妇科多发病、常见病辨证施治，发挥藏药疗效好、见效快、疗效稳定的优势，对附件炎、盆腔炎、子宫肌瘤、多发性子宫囊肿、尿道炎、妇女更年期综合征等具有独特疗效。

藏医胃肠科：藏医理论认为，肠胃病属藏医“培根”综合征。按病情轻、中、重分类，属“培根联症”、“培根加赤症”、“培根梅尼症”。本科采用纯天然藏药，顺隆升火，调节胃的3种火性和胃中的培根液（酸碱度）及除湿等方法，经临床验证，能迅速改善胃部毛细血管的微循环，营养胃黏膜，调节胃部植物神经功能，增强胃部细胞的再生能力，达到治愈疾病的目的。

藏医传统疗术科：采用藏医传统的外治疗法，包括金针、银针等物理刺激，按揉推拿等通经手法，熨敷疗法，药浴疗法，涂擦疗法，放血疗法，火灸疗法，熏蒸敷等活血方法和雀头器等器械，能够祛除病邪，调节体内隆、赤巴、培根的平衡。

藏药膳是以药物和食物为原料，经过烹饪加工制成的一种具有食疗作用的膳食。它是藏医药知识与烹调经验相结合的产物。它“寓医于食”，既将药物作为食物，又将食物赋以药用，药借食力，食助药威；既具有营养价值，又可防病治病，保健强身，延年益寿。

五、科研教学

北京藏医院建院20年来，始终把科教兴院作为重要的发展战略，并以临床为中心，开展了广泛的科研与教学工作，硕果累累。在教学方面，自2010年被国家中医药管理局评为“国家级继续教育基地”以来，北京藏医院探索了多层次的民族医药人才培养模式，成功举办第三届全国藏医药高级研修班等。在科研方面，自2011年北京藏医院被评为“国家自然科学基金依托单位”、“北京市自然科学基金依托单位”以来，医院以藏区为依托，充分发挥地理优势，先后与国内外十几家科研单位建立了协作关系，承担了“十一五”国家科技支撑计划“民族名老专家医技医术传承研究”；出版了《民族名老专家临床经验集》、《成才之路》、《尼玛次仁临床经验集》、《北京藏医院建院20周年论文集》，正在编著的《藏医放血图说》广泛利用穴位、解剖、筋膜学理念，将填补藏医放血疗法研究的空白。

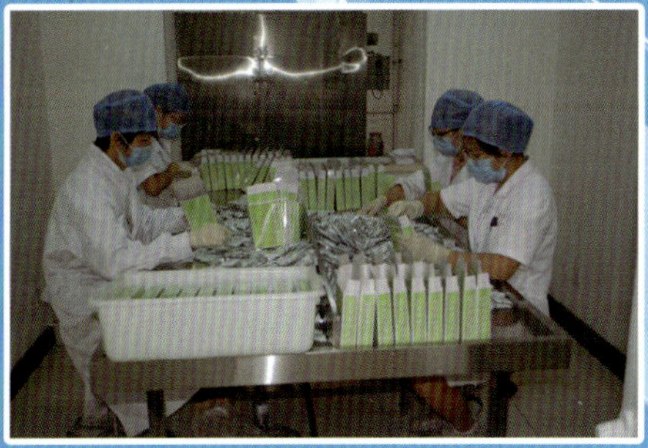

制剂车间

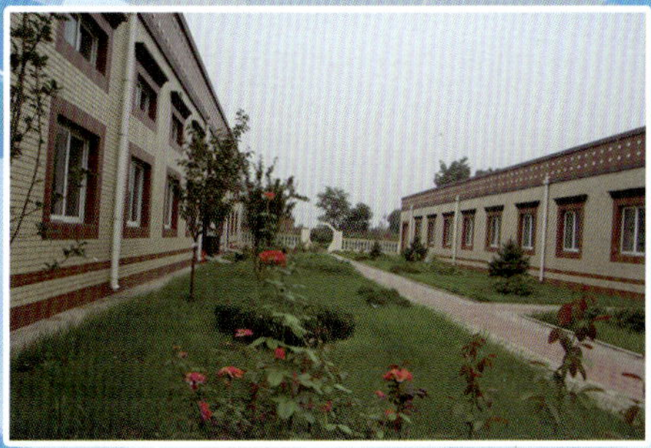

建设中的南口制药制剂中心药物研发、细胞分子、分子生物实验室

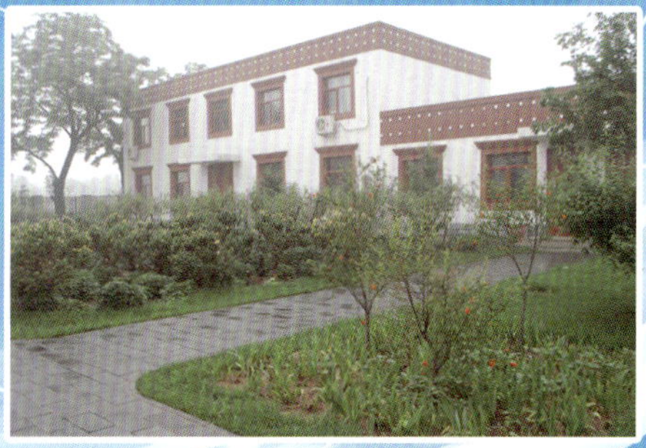

南口实验室专家楼

国家重大财政专项“藏医心脑血管与药物研发课题”2010年正式启动。北京昌平南口药研基地开始建设施工，于2011年10月顺利通过北京市药品监督管理局的验收,取得了《医疗机构制剂生产许可证》。医院现能生产中药制剂8中，在研制剂5种，为临床特色治疗提供了很好的制剂保障，也为今后更好更快地开发使用藏药制剂奠定了坚实的基础。2012年底，细胞分子实验室和生物分子实验室经过建设完工；药物研发实验室和细胞分子实验室、生物分子实验室先后引进国际尖端设备超高效液相飞行时间质谱联用仪等高端实验设备，南口实验室作为北京藏医院的科研平台与全国一流科研院所合作、开展藏医药基础研究，必将在未来北京藏医院医疗科研成果参与国内高新技术研发竞争中发挥重大作用。

六、友好交流

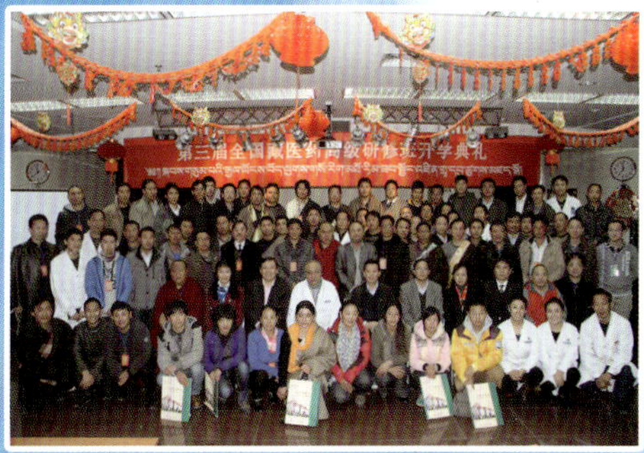

北京藏医院成立以来，与国内外科研院所、学术团体开展了广泛的交流，世界卫生组织总干事中岛宏博士、俄罗斯联邦委员会副主席尼古拉耶夫、哈萨克斯坦总理巴尔金•巴耶夫、加拿大第一民族党主席菲尔方丹、日本替代医学会主席渥美和彦、美国哈佛大学医学院心外科主任斯坦普等政府官员、专家、学者先后到医院参观访问，对于传播藏医、民族医药文化产生了深远的影响。

北京市昌平区中西医结合医院

北京市昌平区中西医结合医院（原北京市昌平区华一医院）始建于1974年，是一所全国集医疗、教学、科研和预防保健于一体的三级甲等中西医结合医院，编制床位2130张，占地面积10.2万平方米，是长春中医药大学教学医院，研究生临床培养基地，全国中医药防治精神病合并躯体病、传染病临床继续教育基地，北京市残联精神残疾康复基地。

1995年，医院被卫生部、联合国儿童基金会、世界卫生组织授予“爱婴医院”称号；2001年，成为北京市首批医保定点单位；2003年，被市政府指定为北京市收治社会救助精神病患者的定点医院；2009年，成为新型农村合作医疗定点医院和北京市“120”急救站；2011年，被指定为北京市危重孕产妇转诊、会诊定点医院。

医院下设内科、外科、创伤骨科、妇（产）科、儿科、针灸科、骨伤科、皮肤科、眼科、监护室、耳鼻喉科、感染性疾病科、急诊科、麻醉科、口腔科、预防保健（“治未病”）科、康复科、京北国医馆、儿科诊疗中心、精神科等共计32个临床科室，药剂科、放射科、检验科、功能科、病理科、血库、消毒供应室、病案室、营养科9个医技科室。未来，医院还将重点发展中医妇科、

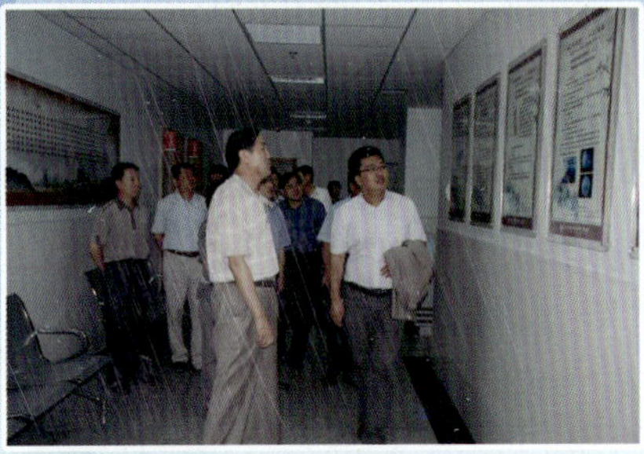

国家中医药管理局医政司司长许志仁来院考察

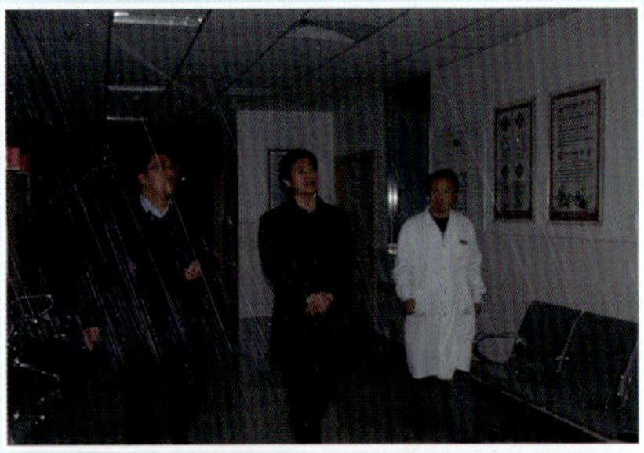

国家中医药管理局医政司副司长杨龙会来院考察

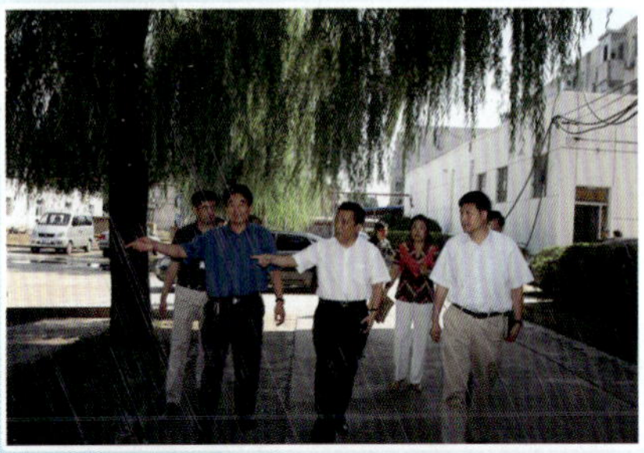

北京市卫生局书记金大鹏来院检查工作

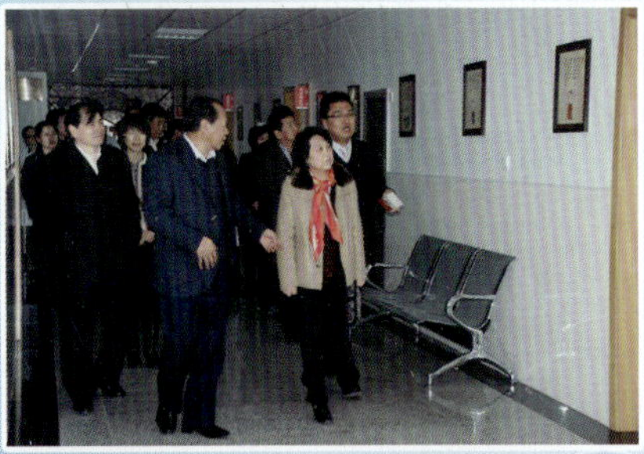

北京市中医管理局局长赵静来院检查工作

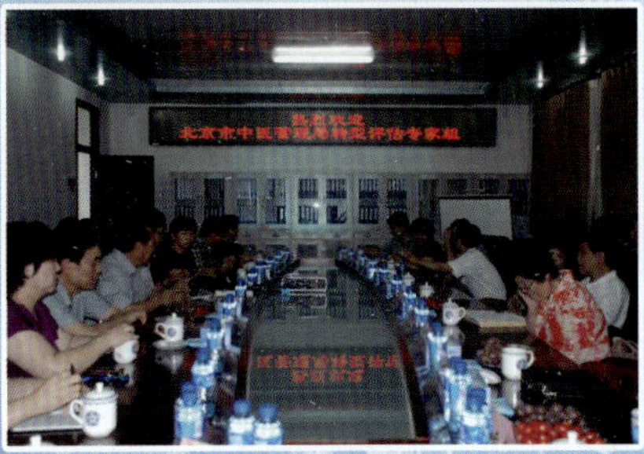

北京市中医管理局领导来院开展转型评估工作

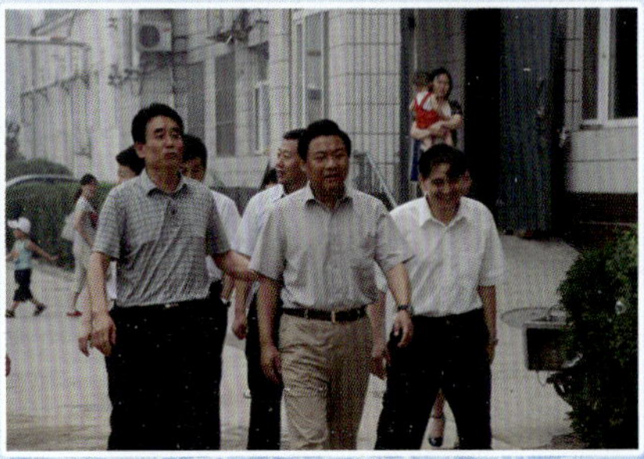

昌平区委书记侯君舒来院检查工作

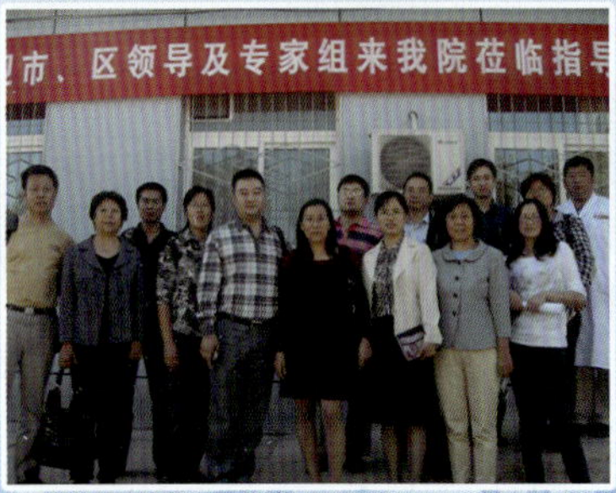

北京市区领导来医院精神分院检查工作

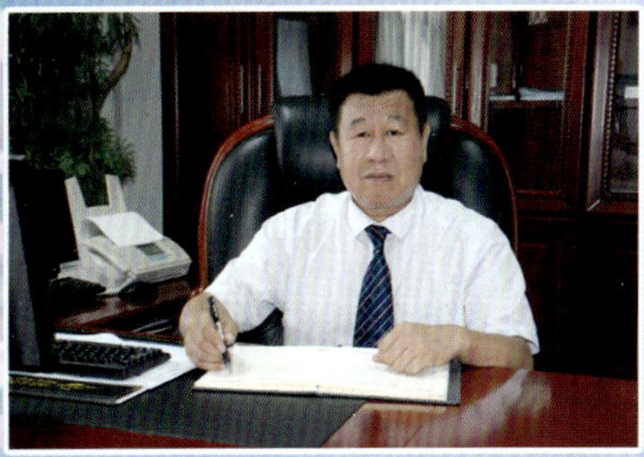

王春生院长

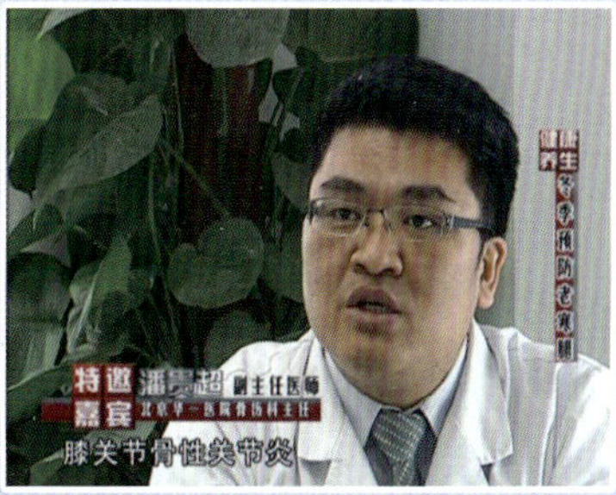

医院潘贵超教授参加科普节目

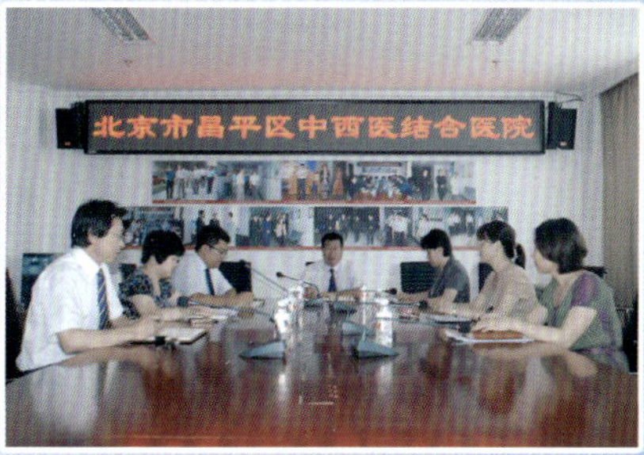

医院领导班子

中医皮科、“治未病”中心等中医特色科室。医院大型医疗设备齐全，拥有1.5T核磁共振、64排螺旋CT、彩超、DR、关节镜、腹腔镜、宫腔镜等大型医疗设备，拥有现代化的层流手术室，具备开展各种手术的条件。

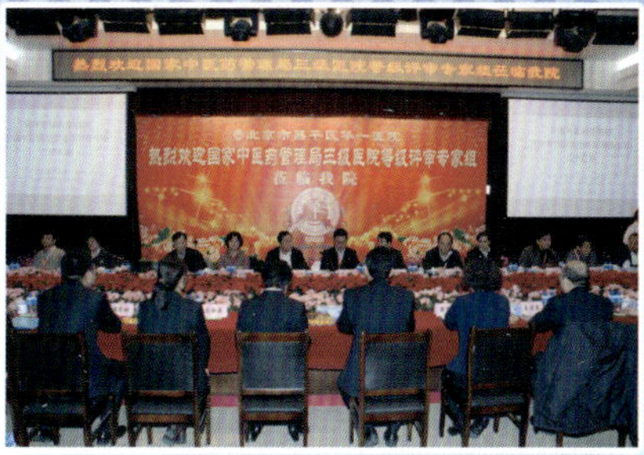

医院参加三级医院等级评审

医院注重学科建设，加强特色专科建立，在全国树立了以中西医结合方法诊治骨伤、脑病、儿科、精神病合并躯体病、精神病合并传染病为特色的专科优势。医院为国家中医药管理局预防保健科（精神卫生组）全国协作组组长单位、国家中医药管理局“十二五”重点专科建设单位（骨伤科）、北京市中医管理局“十二五”重点建设专科（脑病科）、北京市中医管理局“十二五”重点建设专科（精神合并躯体病科）、国家中医药管理局“十二五”重点专科协作组成员单位（精神科）、北京市京北国医馆、北京市中医儿科特色诊疗中心，以多个学科和中心的建设带动全院学科的发展。

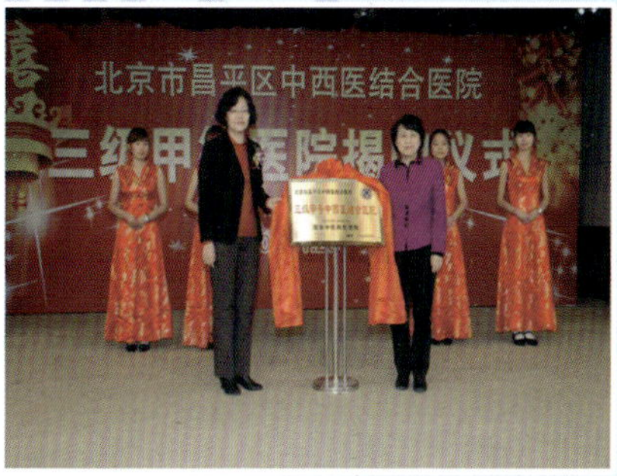

三级甲等中西医结合医院揭牌仪式

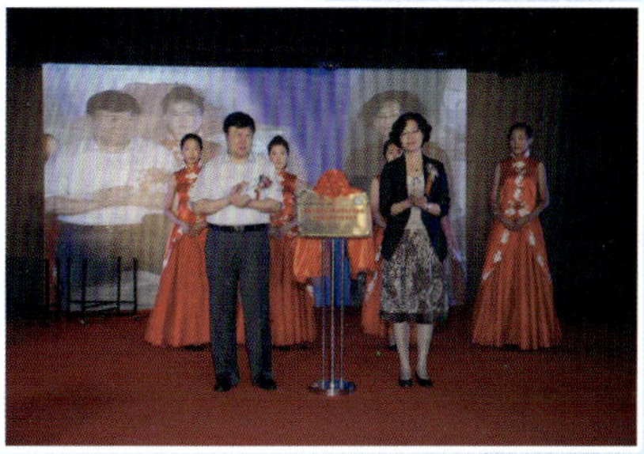

全国中医药防治精神病合并躯体病、传染病临床继续教育基地揭牌仪式

在未来，医院将以提高医疗技术水平和服务质量需求为主体，以骨伤、脑病、精神合并躯体病及传染病、儿科为医院发展的重点学科，中西医并重，突出中医特色，将医院打造成为一所全国知名的三级甲等中西医结合医院。

安徽省芜湖市第三医疗集团市中医医院

安徽省芜湖市第三医疗集团市中医医院始建于1958年，至今有50多年的历史，是安徽省创办最早的中医院之一，在全国中医界素享“江南中医一枝花”的美誉。

在改革开放的30年里，医院积极探索新形势下中医院的发展之路，深入挖掘、整理、弘扬中医药文化的精粹，博彩众长，使医院在平稳健康的快车道上迅猛发展。

医院先后荣获全国示范中医院、三级甲等中医院、全国卫生系统先进集体、省十佳中医医院、省级医德医风示范医院、省级诚信医院等荣誉称号。

目前，医院已发展成为拥有新老两个院区，有床位1760张，城南新院区1200张，老院区560张。汇聚了国内外知名专家，拥有全国领先的现代化医疗设备，是安徽省具有一定规模的融中西医医疗、教学、科研、预防、保健、康复和指导下级中医医院业务技术等为一体大型综合性三级甲等中医院。

全院业务用房面积近110000多平方米。医院设有19个主要临床科室，如心血管科、脾胃病科、肾病科、外科、妇产科、乳腺科、儿科、针灸科、骨伤科、肛肠科、皮肤科、眼科、推拿科、耳鼻喉科、急诊科、肿瘤科、口腔科、麻醉科、老年病科等；有64个具有中医特色的专病门诊，如肾病、肝病、类风湿病、中风、冠心病、小儿外科、男性病、膝关节专科等；有医技科室12个。

医院现有4个国家级重点中医专科专病：骨伤科、急诊科、高血压病、临床药学；5个省级重点中医专科：心血管科、肿瘤科、脾胃病科、骨伤科、急诊科；一个省级重点专病：脊柱病；4个市级重点专科：推拿科、针灸科、肾病科、儿科；两个国家级名老中医工作室：郑梅生中医

芜湖市中医医院新院区景观设计

芜湖市中医医院城南新院区是集医疗、教学、保健、康复、预防为一体的现代化医院，设有病床1000余张。院区位于弋江区高校园区内（市国际会展中心对面地块），北临荆山东路，西临九华南路，南临“汇成名都”小区。总占地面积7.3万平方米；总建筑面积12.7万平方米（地上11.5万平方米，地下1.2万平方米）。住院大楼为21层，建筑面积3万平方米；门急诊和医技大楼为5层建筑，建筑面积3.3万平方米，还建有食堂、锅炉房等配套设施。另建有大型停车场，可停汽车400余辆。

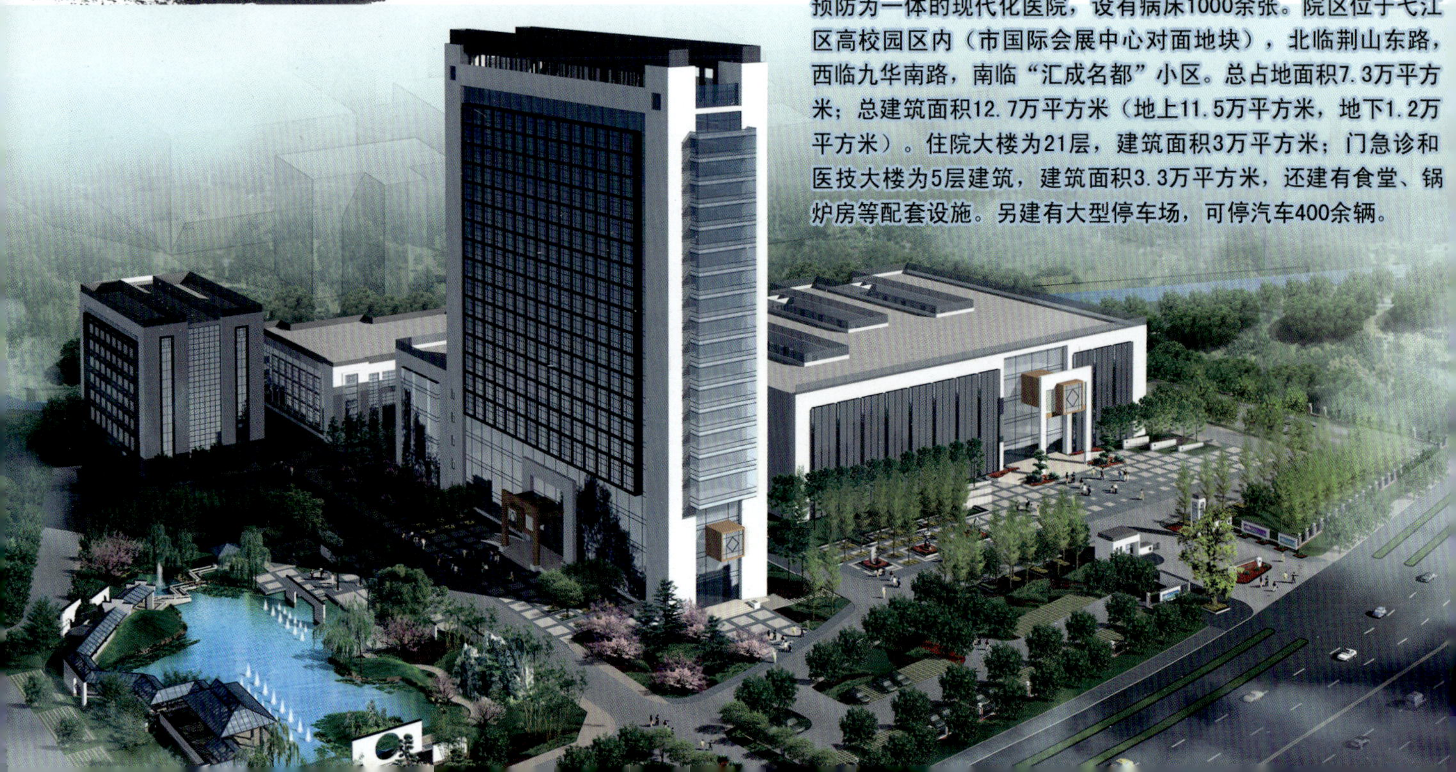

传承工作室、李有伟名老中医工作室；3个省级名老中医工作室：唐喜玉名老中医工作室、郑梅生中医传承工作室、李有伟名老中医工作室，在全省处于领先地位。

医院致力于人才培养，努力把医院建设成为中医药人才汇聚的洼地和名医辈出的摇篮。拥有一批全国名老中医、外籍知名专家、海归博士等高级人才。目前全院职工有1328人，高级职称和知名专家115人，中级职称258人，形成了技术力量雄厚的专业人员梯队。近5年来，省级科研项目12项，市级科研项目11项。在省级以上刊物发表论文110篇，在全国及国际上发表学术论文数篇。

医院现拥有全进口1.5T德国西门子核磁共振、德国西门子双源128排256层CT、全进口大型C臂数字减影X线机（DSA）、主动脉内球囊反搏泵（IABP）、32导联心电生理记录仪、射频消融仪、除颤监护仪、便携式彩超系统、ACT仪、全数字乳腺钼靶机、X线立体定位系统、乳腺磁共振机、高级乳腺超声诊断仪、乳管镜、Mammotome真空活检及良性肿瘤微创切除系统、先进的ICU病房等一大批国内外高精尖医疗设备和先进设施，实现了诊疗和研究手段的现代化。

医院的中药饮片品种有500多种，制剂室根据中医传统有效的协定处方，生产出具有批准文号的自制中成药39种，不仅有传统的丸、散、膏、丹，还有胶囊、冲剂、洗剂、糖浆等新剂型，深受患者欢迎。

医院坚持改革开放的方针政策，多次派医护人员参加卫生部组织的赴瑞士、南也门、阿联酋、坦桑尼亚等国援外医疗队。先后接待了德国、意大利、瑞典、日本、新西兰及我国香港、台湾等十多个国家和地区的医学代表团来院参观访问。

历经50多年的风雨历程和不断发展，时代赋予了医院新的机遇和挑战，广大职工坚持“院兴我荣，院衰我耻”的理念，将病人的满意作为永恒的追求，决心以一流的医疗质量、温馨的医疗服务、高尚的医德医风为广大患者提供优质高效的服务。

我们坚信，在各级领导的关心支持下，在社会各界的爱护帮助下，医院一定会以更加矫健的步伐迈向光辉灿烂的明天。

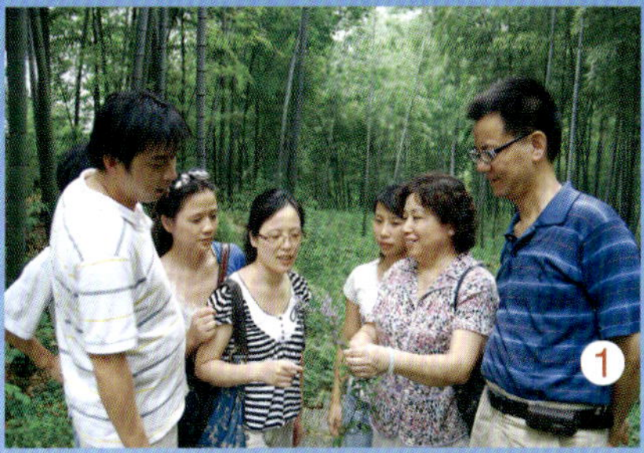
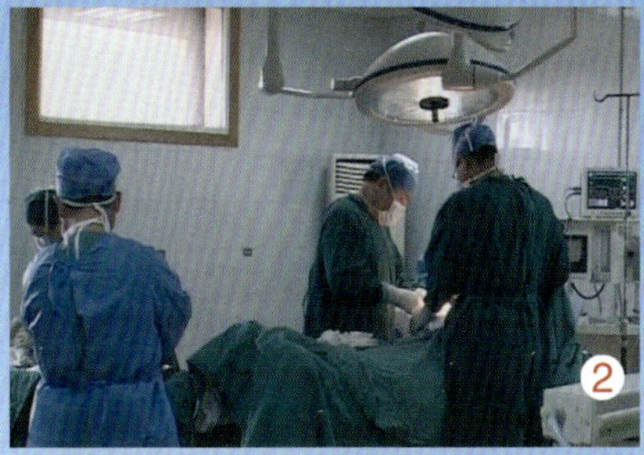
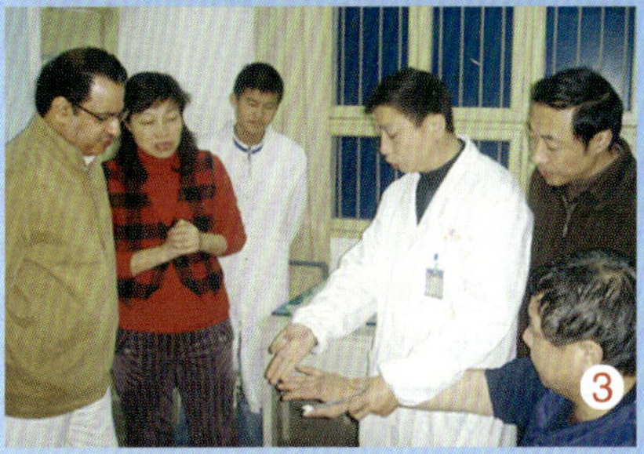
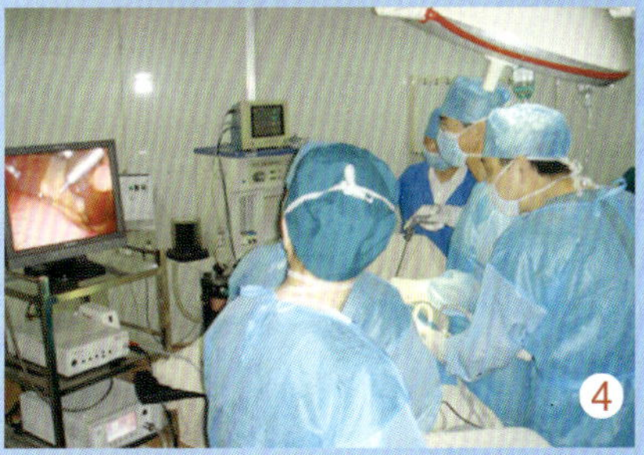
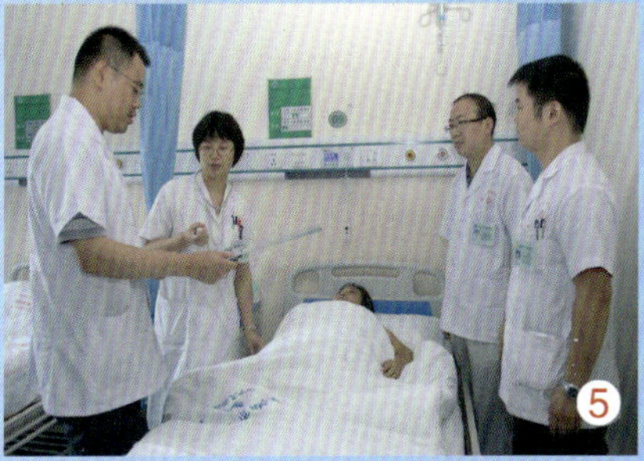

1. 国家级名老中医工作室主任郑梅生带领555中药降压研发创新团队在九华山采药
2. 骨伤科主任为患者做人工关节置换手术
3. 针灸科主任李思康为外国友人示范平衡针灸
4. 外科主任用腹腔镜为患者做胆囊取石手术
5. 国家级重点专科急诊科张荣珍主任带领科室医生查房

老院区：九华中路240号，市内可乘9、10、12、19、26、30、32、33路公交车下车即到。
新院区：九华南路430号，奥体与汇成名郡之间，市内可乘16、18、45、T1、113路公交车直达。
服务热线：0553-3838550

中药质量研究国家重点实验室

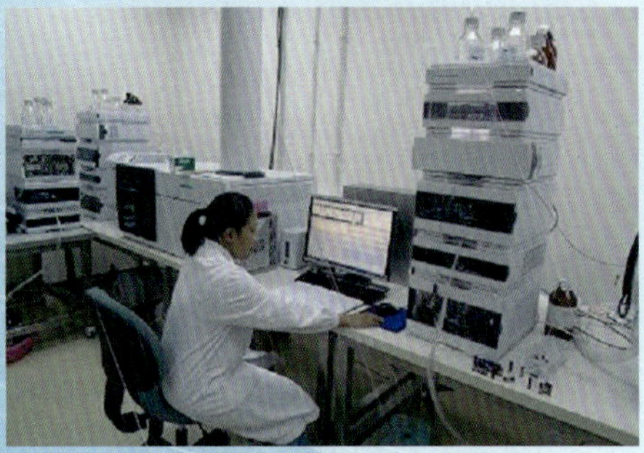

UHPLC-Q-TOF质谱仪

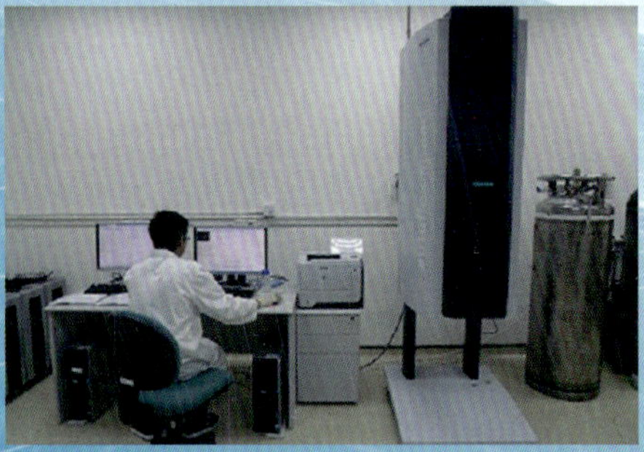

MALDI-TOF-TOF质谱仪

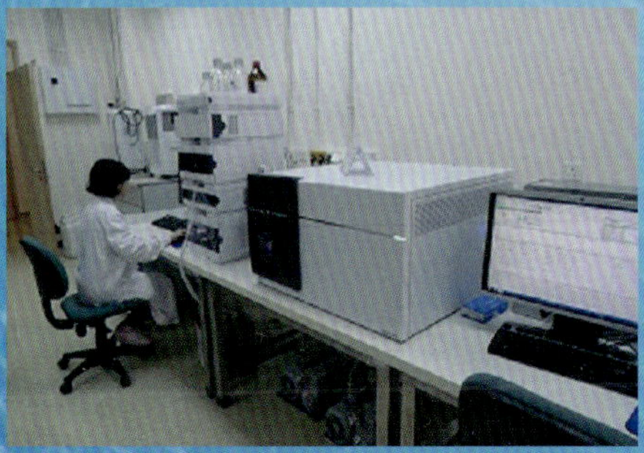

UHPLC-QQQ质谱仪

2011年1月25日，由科技部批准、依托澳门科技大学和澳门大学的中药质量研究国家重点实验室正式挂牌落户于澳门，这是全国中医药研究领域的国家重点实验室。随着国家和地方政府大力支持珠海横琴岛粤澳中医药科技产业园的开发和建设，中药质量研究国家重点实验室和粤澳中医药科技产业园将相得益彰，使中医药成为澳门经济多元发展的一个重要内容。

澳门科技大学中药质量研究国家重点实验室以“建设成为具有国际先进水平的中药质量与创新药物研究机构、汇聚和培育中医药优秀科技人才、开展国际高层次中医药研究合作”为目标，注重集成多学科的前沿技术，建立适合中药质量与创新药物研究的高新技术平台，注重建立中药材及其产品的国际化标准，注重研发中药质量控制的创新技术和创新产品，获取原始创新成果和自主知识产权，建立中医临床安全用药信息库及高技术服务平台，提高中医临床安全与合理用药水平。

国家重点实验室下设中药质量评价与控制技术研究室、中药化学与生物有机化学研究室、中药活性评价及分子药理研究室、中药制剂新技术与新剂型研究室、组学技术与创新药物研究中心、澳门质谱及核磁共振光谱测试中心、中药及食品安全与质量检定中心、中药质量与安全用药信息中心共8个研究单元。

在课题研究方面，澳门科技大学国家重点实验室围绕中药质量控制与评价中药材来源质量不稳定、化学成分与药效具多样性、产品质量的均一性和稳定性差等关键性科学问题，凝炼研究目标，建立适合中药质量控制与评价的多元创新技术、方法和标准，同时研发创新药物，尤其注重以创新驱动研究发展，形成“创新技术-创新方法-创新标准-创新产品”的“创新链”。

在技术服务方面，澳门科技大学国家重点实验室的中药及食品安全与质量检定中心通过了澳洲国家认可处(NATA)的严格审核，并获授予ISO/IEC17025国际实验室认可资格，建立了重金属及农药残留等有害污染物的质谱检测方法及限量标准，为澳门中医药业界的中药饮片或含中药产品和酒店的食品提供重金属、微生物和农残等污染物检测以及中成药检测服务，同时也为政府提供青少年滥用毒品的监测服务。近年来，业务量明显增加，进一步扩大了在政府和社会上的影响力。

澳门科技大学在澳门药物及健康应用研究院的基础上扩建国家重点实验室，面积达5200多平方米，现有全职学术研究专家、学者37人，在读研究生60多人，其中博士生20多名，一批博士后研究员也陆续加入重点实验室的研究团队。澳门科技大学从引进优秀的研究团队入手，带动国家重点实验室建设的快速发展。研究团队包括学术带头人和年轻学者，形成了讲座教授、特聘教授、教授、副教授、助理教授的学术梯队，其中包括中国工程院院士一名，世界高被引科学家4名。这些学者曾在美国哈佛大学、耶鲁大学、哥伦比亚大学、国家卫生研究院(NIH)，英国剑桥大学、德国

——（澳门科技大学）

科学院（马普）、北京大学、清华大学、香港浸会大学、香港大学、香港中文大学等知名的教研机构学习或工作，已经掌握与中医药现代研究相关的技术与方法，通晓中英双语，具有较丰富的研究经验和国际视野。

国家重点实验室根据重点研究领域所需的关键技术，增添了一批高端化学分析和生物学研究仪器设备，包括最新型号和最具各种性能的液相质谱仪6台和液相色谱-质谱-固相萃取-核磁共振联用仪（LC-MS-SPE-NMR）。目前，实验室共有各类液相和气相质谱仪21台，已经成为我国规模最大的中药化学质谱分析中心。在生物活性评价方面，添置了多功能活细胞显微成像系统、流式细胞分选仪、实时聚合酶连锁反应仪、等电聚焦系统、荧光凝胶扫描仪、全自动凝胶斑点切取系统、组织胺测定仪等多种高新技术设备，为研究中药作用的分子机理和筛选创新药物提供了良好条件。重点实验室建立了蛋白质组学、脂组学、糖组学分析、质谱和核磁共振光谱联用分析、基于生物活性的DNA图谱鉴定药材真伪与优劣、在线整体动物和离体活细胞药理活性评价、纳米中药制剂、生物有机化学研究、细胞自体吞噬研究、干细胞研究等一系列高新技术平台。实验室亦与全球最大的测量计量公司安捷伦建立了联合实验室，这是安捷伦公司迄今在港澳和华南地区建立的唯一的联合实验室，将成为中国港澳和华南地区的色谱/质谱仪器分析、人才培训及天然产物结构鉴定中心。实验室还与世界上最大的核磁共振光谱仪生产厂家德国布鲁克公司建立了质谱及其联用技术联合实验室。

国家重点实验室获得澳门科学技术基金会、国家重大新药创制计划、美国国立卫生研究院等多项大型研究课题，还与中国内地制药企业联合开展了中药创新药物攻关研究，提升现有大品种中药产品的质量水平。两年来，重点实验室学术研究人员在国内外学术期刊共发表一大批高水平的学术研究论文，其中包括《Nature》（《自然》）一篇。获美国专利权转让项目1项，通过初步审查专利申请10项（美国2项，中国8项）。获国家科学技术进步二等奖一项，中华中医药学会"李时珍医药创新奖"一项。此外，重点实验室的4名学术研究人员入选国家科技计划专家库。

中药质量研究国家重点实验室肩负着传承和弘扬中医药学术、服务澳门和国家的中医药事业与中药产业的重任。虽然任务艰巨，但有中央政府和澳门特区政府、社会各界以及澳门科技大学的大力支持，实验室的研究团队充满信心。相信在不久的将来，会有更加丰富的科研成果回馈社会。

中药质量研究国家重点实验室（澳门科技大学）/澳门药物及健康应用研究院
地址：中国澳门凼仔伟龙马路澳门科技大学H座7-8楼
电话：+853 88972755；传真：+853 28825886；电邮：miar_enquiry@must.edu.mo
网址：http://www.must.edu.mo/skl/chin/Default.htm

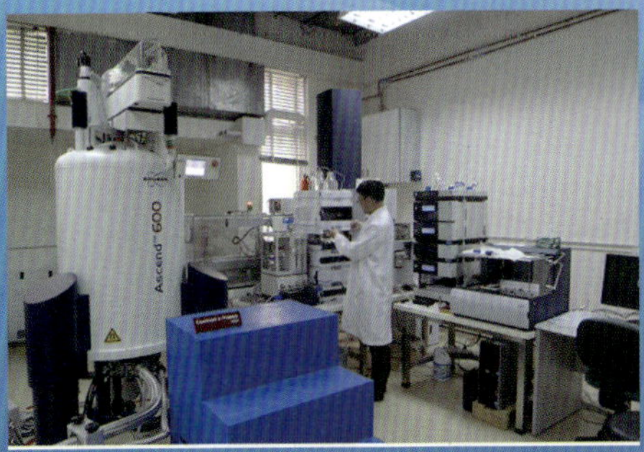

LC-MS-SPE-NMR联用仪

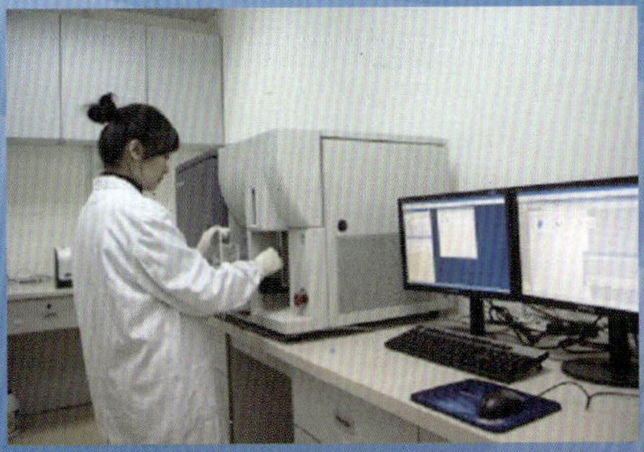

流式细胞分选仪

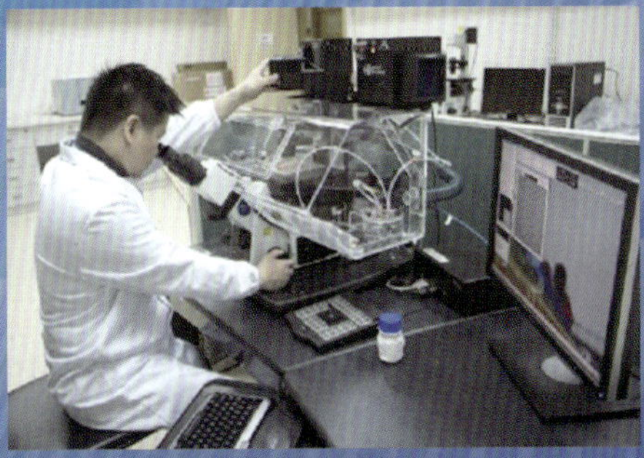

活细胞实时成像系统

中恒集团 | 梧州制药
ZHONGHENG GROUP | WUZHOU PHARM.

弘扬中华医药文化

梧州制药简介

广西梧州制药（集团）股份有限公司由中恒集团（股票代码：600252）控股，有着近90年的发展历史，拥有总占地面积1500多亩中药现代科技工业基地，是一家集生产、销售、研发于一体的现代化综合型高新技术制药企业。

梧州制药丰富的产品资源位居国内前列，拥有11大类剂型217个品种（其中中药制剂135个，化学药制剂82个），拥有药品注册证310个，注射用血栓通等国家专利产品6个，全国独家生产品种21个，收载于《中国药典》品种99个，国家基本药物目录品种36个，其中中成药共入选29品种，化学药共7个品种，拥有“中华”、“晨钟”和“中恒”等知名商标品牌。产品在心脑血管科用药、跌打骨伤科用药、妇儿科用药、中药西制消炎药等治疗领域拥有突出优势。

发展过程中，梧州制药充分发挥自身拥有的先进技术平台及人才等资源优势，成功打造了注射用血栓通、中华跌打丸、妇炎净胶囊、结石通片等一批深受医生和患者喜爱的高科技品牌专利产品。并在此基础上，加快了产品结构优化和产品升级，有效地加强了新产品的研发，推动了原有产品的二次开发。近几年，一直保持快速发展、高效增长，行业影响和地位不断提升，成为中恒集团利税的最大贡献者。

梧州制药将以新基地为坚实平台，以泛北部湾经济区及东盟国家的市场和东盟自由贸易区为基础，强势打造全国中药制造业领军企业、全国医药行业强势品牌，努力为全民众健康造好药。

注射用血栓通（冻干）

国药准字Z20025652
100mg×10支/盒
150mg×10支/盒
250mg×10支/盒

【功能主治】

活血祛瘀，通脉活络。用于瘀血阻络，中风偏瘫，胸痹心痛及视网膜中央静脉阻塞症。

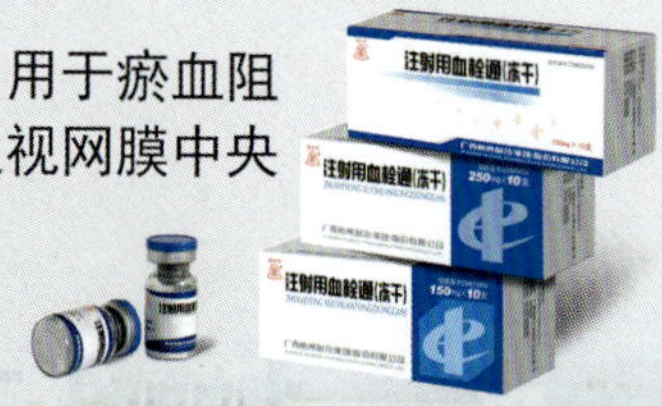

荧光素钠注射液

国药准字H45021477
3ml×5支/盒

【功能主治】

诊断用药。供诊断眼角膜损伤、溃疡和异物，眼底血管造影和循环时间测定。也用于手术中显示胆囊和胆管，以及结合性脑膜炎的辅助诊断等。

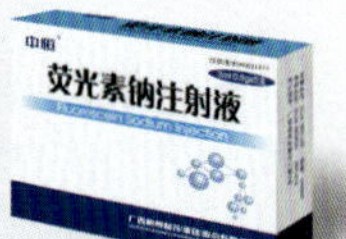

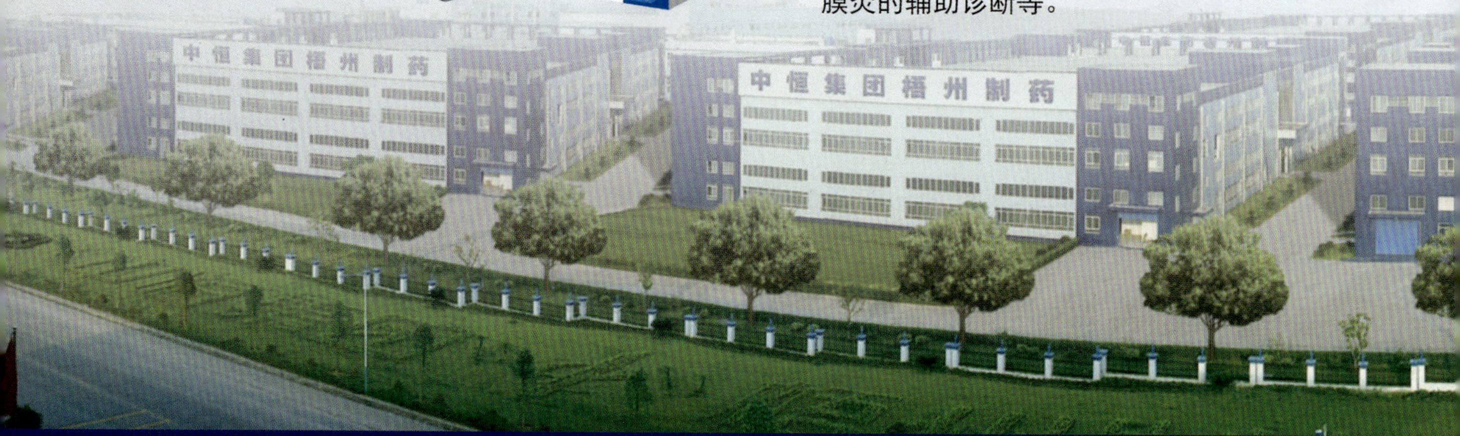

创新发展中药产业

调经种子丸

国药准字Z45020358
4.5g×10丸

【功能主治】

活血调经。用于月经不调，经期腹痛，月经过多，久不受孕。

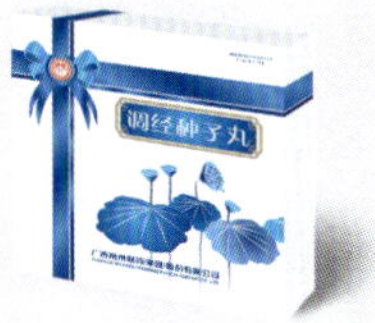

妇炎净胶囊

国药准字Z10880030
0.3g×12粒×2板/盒

【功能主治】

清热祛湿，调经止带。用于湿热蕴结所致的带下病、月经不调，痛经；慢性盆腔炎、附件炎见上述证候者。

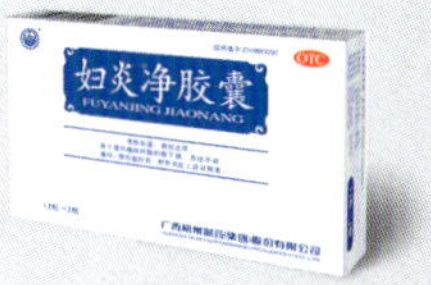

中华跌打丸（小蜜丸）

国药准字Z45020316
6g×8袋/盒

【功能主治】

消肿止痛，舒筋活络，止血生肌，活血祛瘀。用于挫伤筋骨，新旧瘀痛，创伤出血，风湿瘀痛。

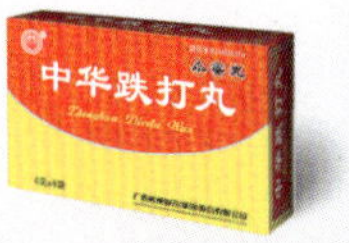

炎见宁片

国药准字Z45020243
0.25g×12片×2板

【功能主治】

清热燥湿解毒，活血消肿止痛。用于湿热瘀毒蕴结引起的上呼吸道感染、咽炎、扁桃体炎、淋巴结炎。

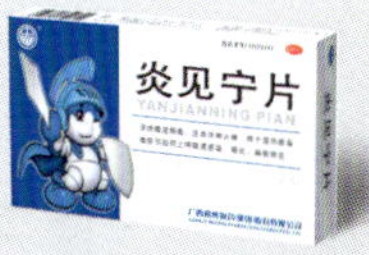

结石通片

国药准字Z45021821
0.5g×12片×3板/盒　　0.3g×100片/盒

【功能主治】

清热利湿，通淋排石，镇痛止血。用于泌尿系统感染，膀胱炎，肾炎水肿，尿路结石，血尿，淋沥混浊，尿道灼痛等。

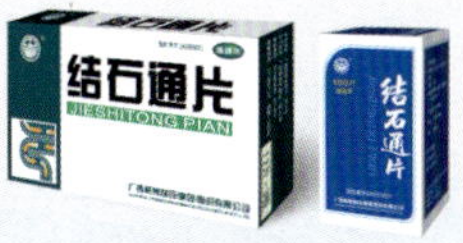

三七养血胶囊

国药准字Z20026209
0.3gx12粒x2板

【功能主治】

补气养血。用于气血两虚所致的虚劳。

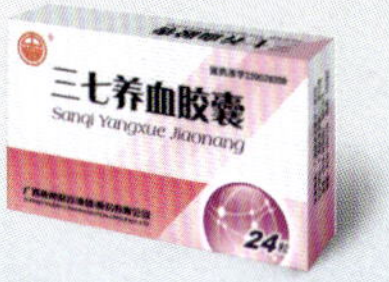

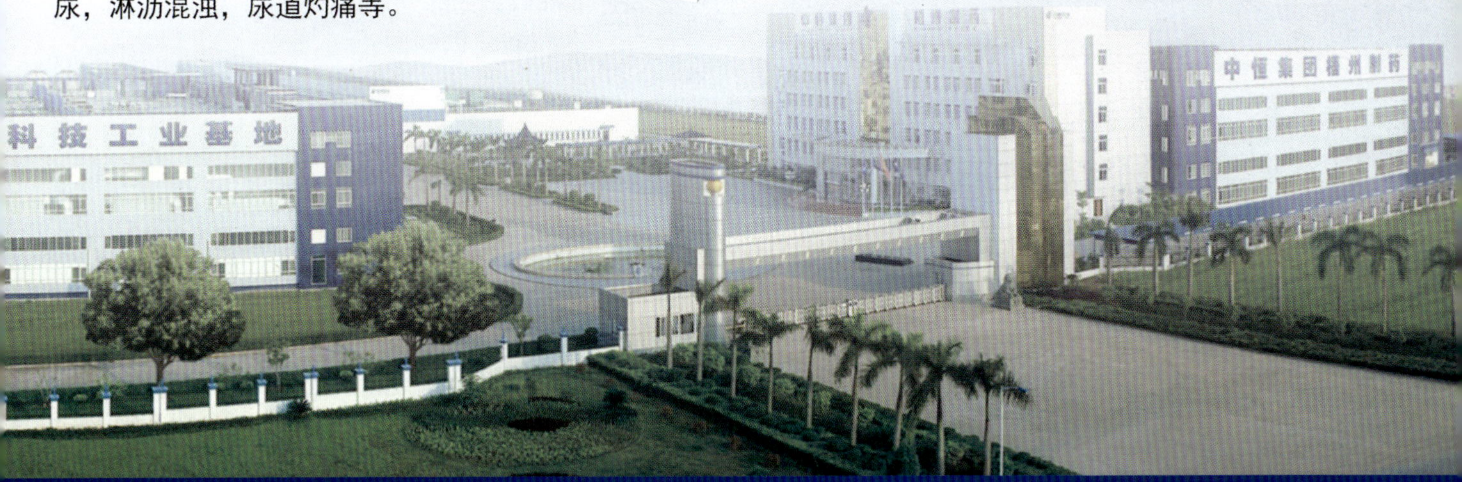

ROAD
Medical Science & Tech. Co., Ltd.
Shanghai

智能药房

上海如德医学科技有限公司

智能药房 Smart Pharmacy System

About 公司简介

上海如德医学科技有限公司是成立于上海理工大学国家大学科技园内的一家高新技术企业，是中国科学院上海微系统与信息技术研究所核心战略合作伙伴。公司聚集了一大批医学、机械、控制、管理等方面的精英人才。自主研发的神手智能药房系统拥有完全的知识产权，达到国际领先水平。公司致力于为医院药房整体解决方案、药房自动化管理系统（MA）领域提供优质的专业化服务。我们的服务涵盖：研发生产具有国际先进水平的药房自动化设备、对药房进行空间规划设计及装饰装修、药房专用设施的设计与制作，以及提供药房管理、经营和服务的专业咨询与人员培训。

Product 产品介绍

神手智能抓药机是与中药饮片小包装同步诞生的，对实现中药房的现代化管理有十分重大的意义。系统能与医院的HIS系统无缝联接，其既可以取代整个医院的中药房管理系统，又可以成为医院药房系统的一个部分，先进的管理软件实现了对药房全方位的管理。系统对药品的发放采用系统调取，人员根据提示按步操作，整个发药流程快速、准确，人员工作效率提高了3倍以上，而劳动强度大幅下降。系统对药房药品信息实施时时管理，药房管理人员随时可以了解所有药品的使用情况，实现了药房管理的数字化，信息化。

Superiority 三大优势

1	免扩建
2	免巡回
3	免寻址

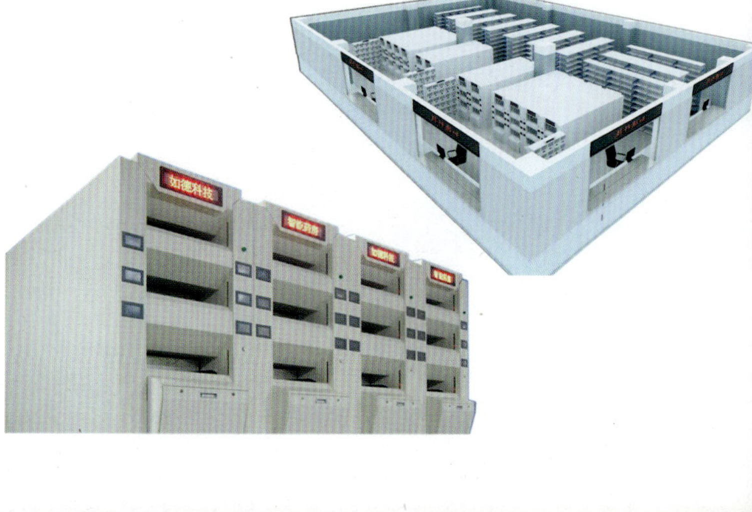

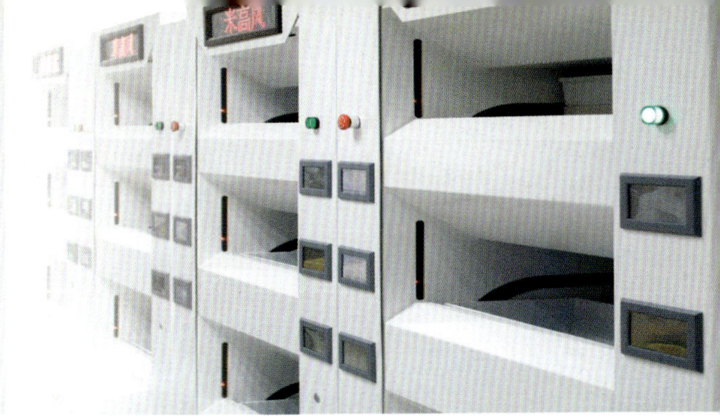

★国内第一台拥有自主知识产权的药房系统产品

★国家中医药管理局立项开发

★国家医改推荐产品

六大特点 Characteristic

1	速度快
2	调配准
3	容量大
4	占地小
5	人员省
6	形象好

占地面积 Area

1 个储配模块占地面积为 3.75 平方米

8 个模块的日常占地面积为 28 平方米

解决方案 Solutions

解决方案		4模块方案	6模块方案	8模块方案
西药	日处方数	2500	4000	5000
	可用仓数	736	1104	1472
	解决储存品规	700	1050	1400
	需工作人员	2	3	4
中药	日处方数	300左右	500左右	500-1000左右
	可用仓数	736	1104	1472
	解决储存品规	500	800	1100
	需工作人员	4	4-8	8-12

西藏日喀则地区藏医医院

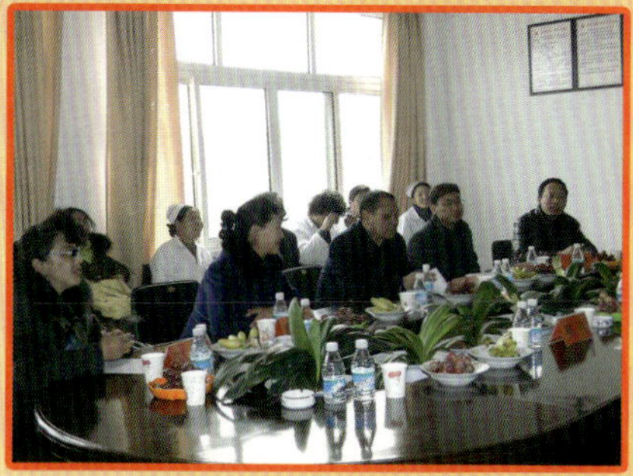

日喀则地区地委书记丹增朗杰、行署副专员欧珠卓玛、地区卫生局局长索多视察该院

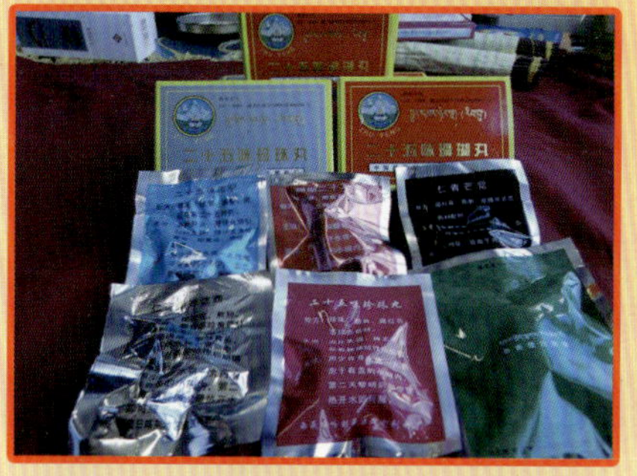

生产的贵重药品

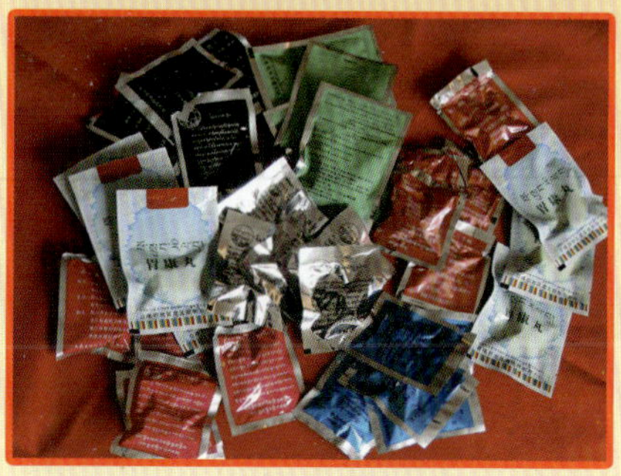

研究药品

日喀则地区藏医院挂牌成立于1982年4月12日，2007年元月，通过西藏自治区医院等级评审委员会批准，正式评定为二级甲等藏医医院。医院是西藏自治区藏医学院教学医院、日喀则地区城镇职工基本医疗保险定点医疗机构。全院占地总面积为11241平方米，建筑面积10583平方米（其中门诊楼建筑面积2546平方米、住院部建筑面积2003平方米、其他建筑面积6034平方米），平均每床建筑面积110.9平方米，每床病室净使用面积33.4平方米。医院现有正式职工123名（全院职工169名），其中卫生技术人员108名，占职工总数的87.8%。医院有高级技术人员5名、中级技术人员40名。医院总编制床位80张，实际开放床位150张，医院开设了内科、外科、骨伤科、心脑血管科、妇科、眼科、急诊等临床一级科室。其中胃肠科为自治区级重点专科；心脑血管科、骨伤科、藏医外治为自治区、院级特色专科。医院配备了放射、B超、检验、心电图、胃镜、手术室、消毒供应室等医技科室及急救车辆；开设藏医藏药天文历算研究中心等研究机构。年门诊人次达到8万余人次，住院1993人次，藏医特色治疗达77464人次，各类手术1000余例；制剂配料260余种，全年生产8000余斤藏成药，产值900万元。

建院30多年以来，该院始终坚持贤正、仁爱、传承、发展的院训和振兴藏医、惠泽民众的宗旨，确立特色兴院、文化塑院、人才强院、科技兴院的发展战略。该院遵循古为今用、藏西医结和的原则，不仅全面恢复和运用藏医传统的专业理论和诊疗技术，同时注重对专科（专病）的研究，以病房为基地，从临床入手，突出重点，选择新病种，开展藏西医结合诊疗，设立辅助科室，提高诊疗技术，把疑难、急诊病例作为藏西医结合的重点对象，作出藏、西医双重诊断，采取西医治标，藏医治本的措施，以达到应急抢救和消除病根的目的。医院始终坚持以“发挥藏医药优势，突出藏医特色”的理念，明确规定特色诊疗技术开展项目，充分利用名老藏医专家的经验优势，门诊设立了藏医外治室和药浴室，开展针灸、放血、火罐、药浴、藏医骨伤手法复位等特色疗法，医院的综合服务功能进一

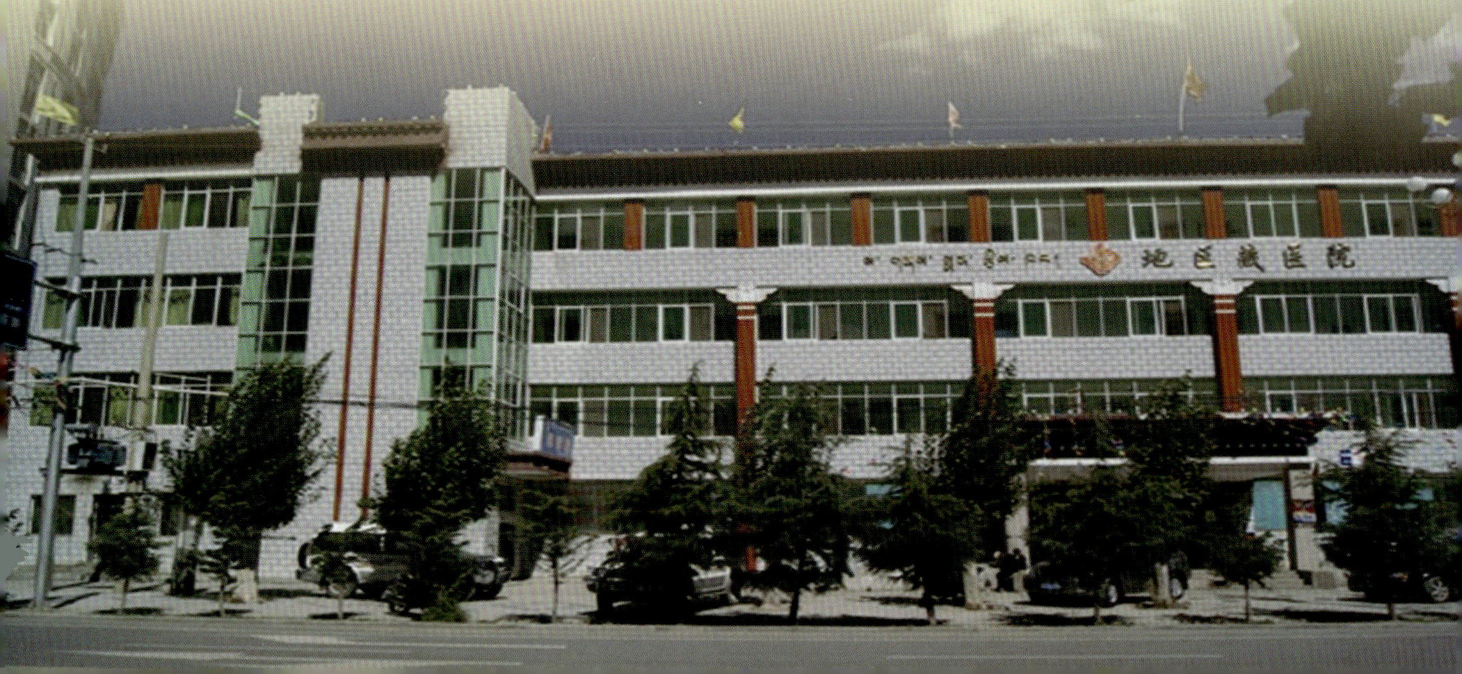

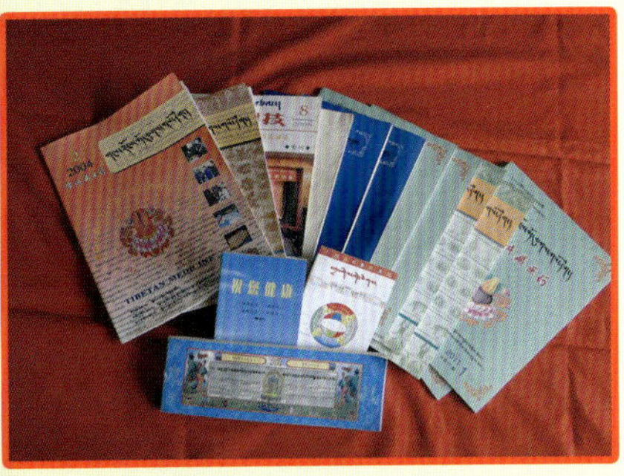

发表的学术论文刊物

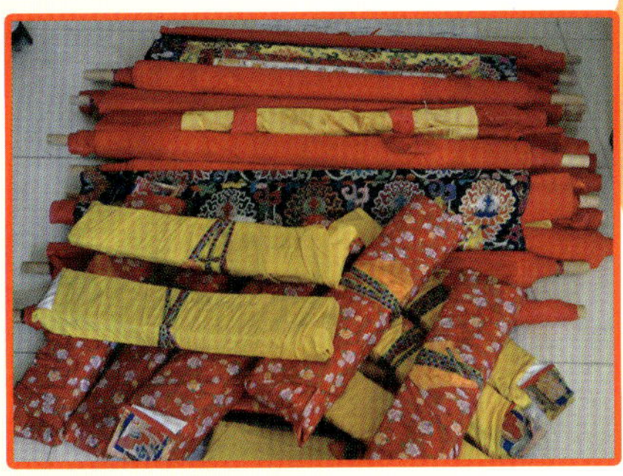

馆藏古典藏药经及唐卡

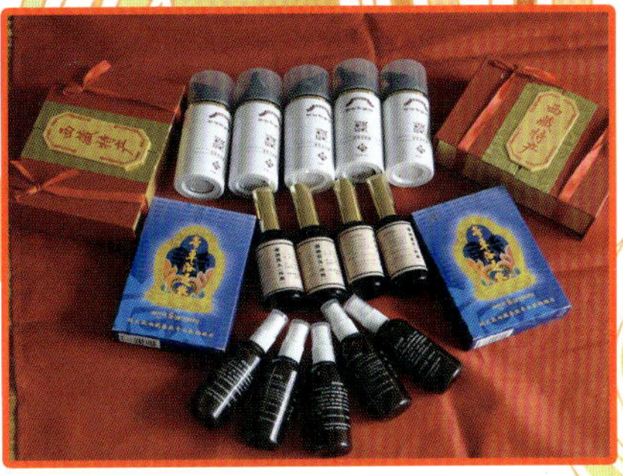

保健药品

步得到加强。该院每年派出医疗队深入地区18个县、市、乡、镇免费开展义诊活动；干部职工（离退休）、僧尼、学生健康体检。同时，积极响应卫生部万名医师支援农村卫生工程，选派1～2名专技人员到对口支援县开展援助；承担全地区18县（市）乡镇卫生院藏医适宜技术推广培训工作。

1985年，该院设立天文历算科，从事藏历、新药的研究及藏医基础理论研究。1985年完成了由卫生部下达的编写《藏医护理操作常规》的科研任务，同年9月在拉萨召开的全国藏医工作会议上得以审议通过，并经卫生部批准在全国藏医院试行。1997年天文历算科更名为“藏医药历算研究中心”。

2003年至2005年，医院对全地区范围内的藏药材资源分布、种类及储量情况进行了实地调研，并撰写了《珠峰藏药本草》一书。研究中心研究员土登朗嘉发表的《略谈四季气象变化》论文，在西藏自治区科学技术协会第二届（1990年至1992年）优秀学术论文评选中，被评为自治区级优秀学术论文。现任副院长、副主任医师扎西编写的《藏医解剖学综合编述》一书，获得日喀则地区科技进步二等奖；《四部医典要注》一书，荣获第四界中国民族图书三等奖；参与编写《藏传历算大全》一书，获自治区科技进步一等奖。医院先后研制出“八味月光丸”、“十三味月光丸”、“十六味月光丸”3种治疗乙肝病新药，“十六味龙胆花粉”、“十六味檀香粉”两种治疗多血病新药，治疗胆结石症的“溶石雪莲胶囊”，治疗骨折的“珊瑚接骨丸”，治疗精神病的“抑风安神丸”，预防传染的“疫病预防汤”、“九味黑药闻气囊”、“藏熏香”，治疗高血压的“降压舒胜丸”，治疗慢性胃炎的“胃康丸”等临床研究药及“莲花生发液”、“美容液”等保健品，取得了较好的经济效益。

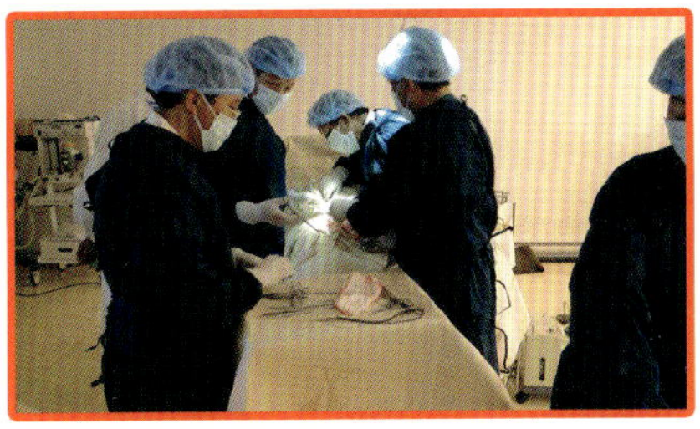

开展手术

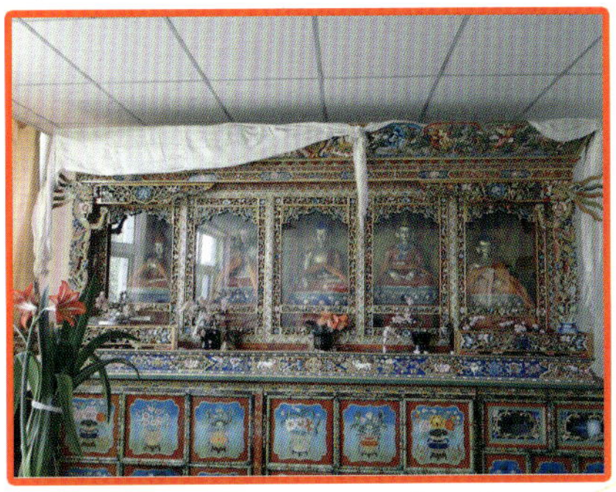

医院供奉着佛像（从右起）：萨迦班知达贡嘎坚赞、藏医创始者玉妥萨玛•云丹贡布、药王、藏医北派强巴•朗加扎桑、藏医南派苏卡•年姆尼多杰

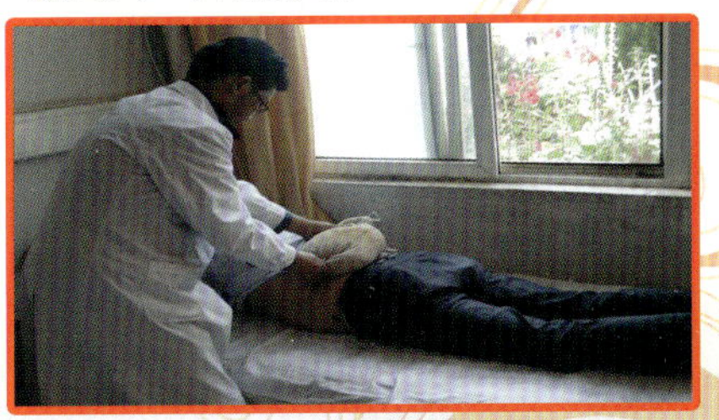

藏医敷疗

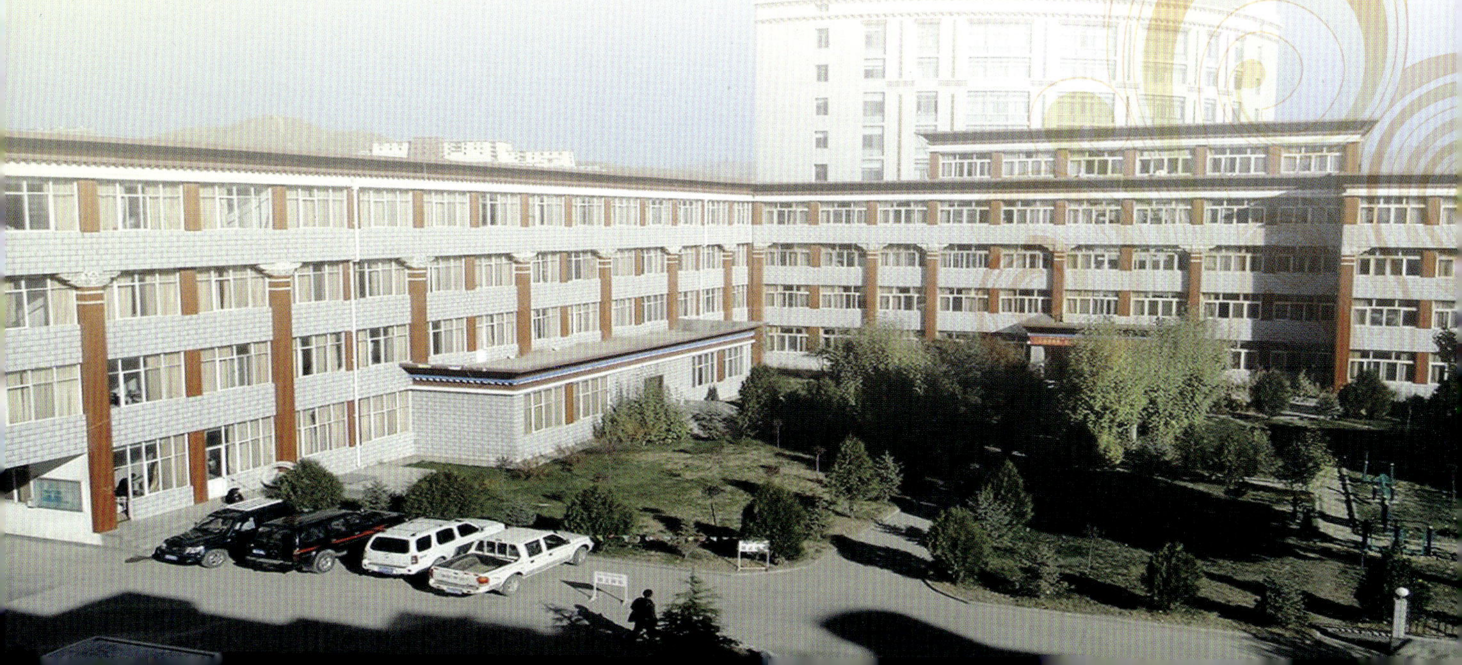

贵阳中医学院第二附属医院

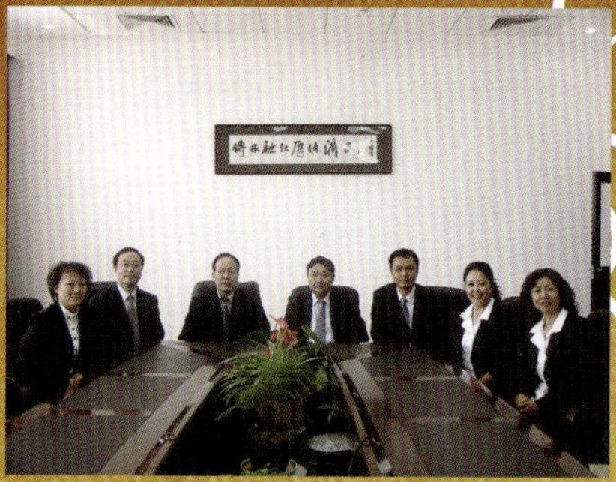

团结奋进的领导班子

贵阳中医学院第二附属医院建于1981年，其前身为贵州省商业医院。医院位于贵阳市中心区域，交通便利，是贵州省培养中西医结合高级医疗人才的基地，直属贵州省卫生厅。医院以“科学发展观”为指导，深刻理解并深入贯彻落实党的十七大精神实质以及党的教育方针。经过30多年的不懈努力，医院现已发展成为学科门类齐全，力量雄厚，设备先进，融医疗、教学、科研、预防和康复为一体的三级甲等中西医结合医院。

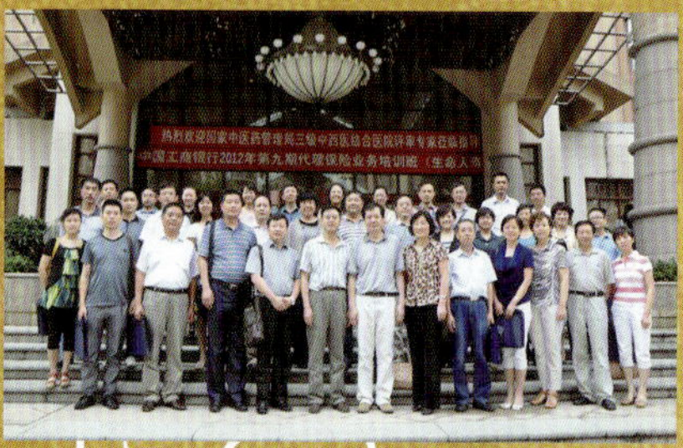

三级中西医结合医院评审专家

医院现在占地面积1.3万平方米，建筑面积5万平方米，编制床位1200张。在职职工1000余人，专业技术人员850余人，博士19人，硕士118人，硕士生导师70余名，已形成博士、硕士、本科学历的合理人才梯队。

一、学科、专科建设成效显著，凸显综合实力

学科建设是医院发展、提高自身综合实力的重要动力。因此，医院结合实际，推进重点学科建设。

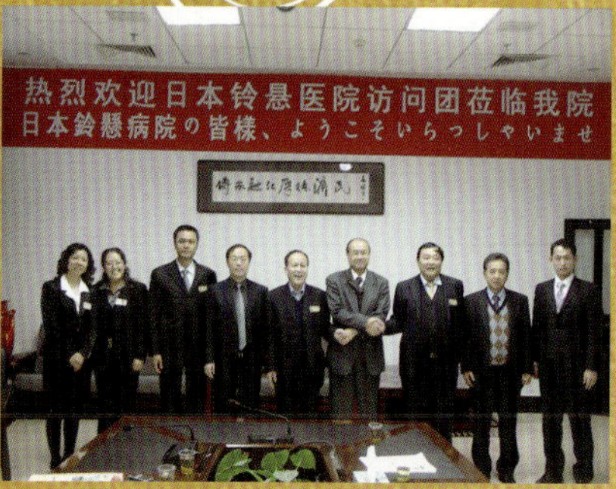
热烈欢迎日本铃悬医院访问团莅临我院
日本鈴懸病院の皆様、ようこそいらっしゃいませ

日本铃悬医院参观访问医院

近年来，医院确立一批重点学科和扶持学科，坚持中西医结合方向，充分发挥自身的优势特色。现有国家级重点专科6个【肺病专科、耳鼻咽喉科、糖尿病专科、风湿病科、妇（产）科、重症医学科】，护理学成为国家级重点专科培育项目，中医血液病获国家中医药管理局重点学科学。同时有省级重点专科10个（针灸科、消化内科、中医妇科、心血管内科、神经内科、肾内科、血液专科、骨伤专科、泌尿外科、风湿免疫科）。

二、医疗特色广泛运用，促进中西医结合发展

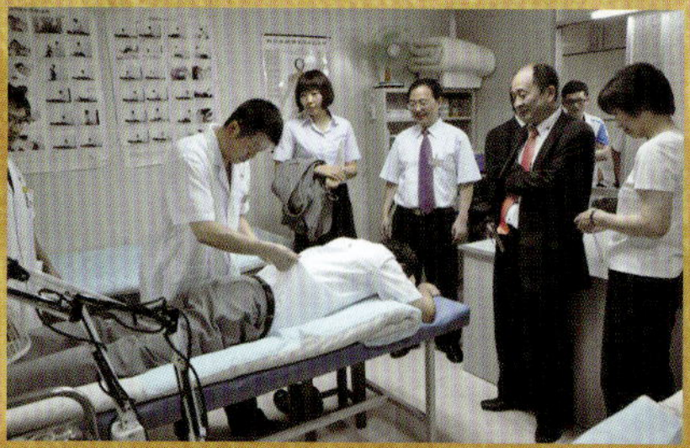

日本铃悬医院参观访问医院

中西医结合深刻而广泛地影响了我国的医学事业，在人民医疗卫生保健中发挥着重要作用。医院结合实际，优化资源配置，吸收现代科技新知的同时汲取中医精华，致力于中西医兼容、互补的探索和实践，成效突出。

中医药是中华民族的宝贵财富，它蕴含着深厚的科学内涵，医院坚持不懈地深挖中医药底蕴，同时在继承发扬中医药优势特色的基础上，继续加大中医药特色创新力度，结合大量临床实践积累的经验，研发了经贵州省食品药品监督管理局审批通过的通脉糖眼明胶囊、吉贝咳喘胶囊，补肺胶囊、小清咽颗粒和运脾颗粒等制剂正在审批。温肺背心、穴位注射、中药雾化、三伏（三九）贴灸等特色疗法临床疗效显著、操作简便安全且收费低廉，得到了患者的广泛认可和好评。

医院“治未病”中心通过传统中医的望、闻、问、切，并结合现代计算机辨识系统进行中医体质的辨识。同时，医院运用针刺、艾灸、火罐、中药熏蒸、腹针、足疗、推拿、药膳等中医传

统疗法进行经络调养、亚健康调理，其中西合璧、各取所长的健康养生指导备受广大患者青睐。

三、教学、科研齐头并进，再谱新乐章

医院坚持以改革为动力推动教学，科研工作不断深入发展，成为贵州省高等医学院校中西医结合医院临床教学基地及教育部特色专业建设点。

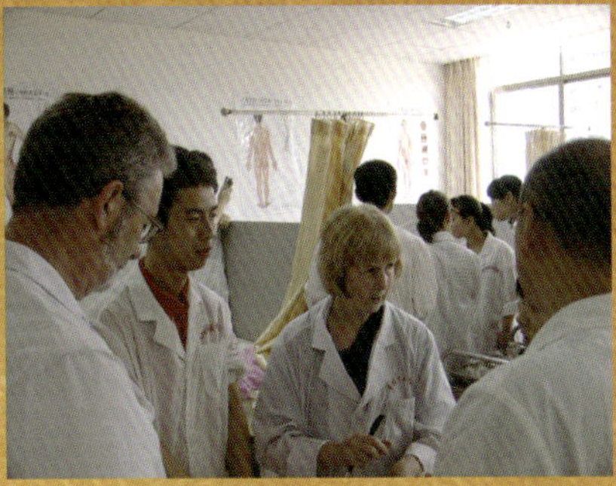

国际交流

近5年来，医院加大科研投入，成果显著。共获立项332项，其中国家课题立项14项，省部级课题106项，厅局级151项，其他课题52项，立项经费1283.9万元。

医院坚持“以病人为中心”和“以培养人才为中心”，一手抓医德医风建设、一手抓人才培养，在完成医疗工作的同时，还承担了学院每年10000学时的理论教学任务和400余人次的临床实习，为国家培养了大批中西医结合人才。

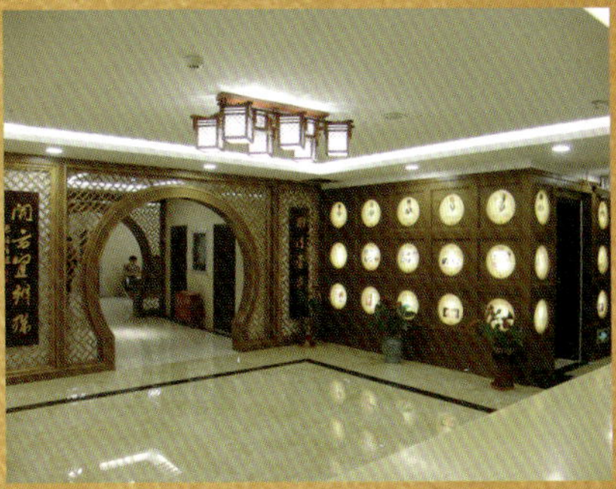

富有浓郁中医特色的名医堂

四、硕果累累彰显核心竞争力

自1995年以来，医院通过国家级爱婴医院、三级甲等中医院的评审；通过贵州省高等医学院校中西医结合医院临床教学基地的评估；挂牌成立贵阳中医学院中西医结合医院；通过国家中医药管理局三级甲等中西医结合医院评估；成为国家中医药管理局全国重点中西医结合医院；获批贵州省全科医师规范化培训基地；成为贵州省省级新农合定点医疗机构；获批国家级名老中医工作室建设项目4个。由于工作突出，成绩显著，医院被人事部、卫生部、国家中医药管理局评为全国卫生系统先进集体，医院内涵建设和质量建设得到进一步提高。

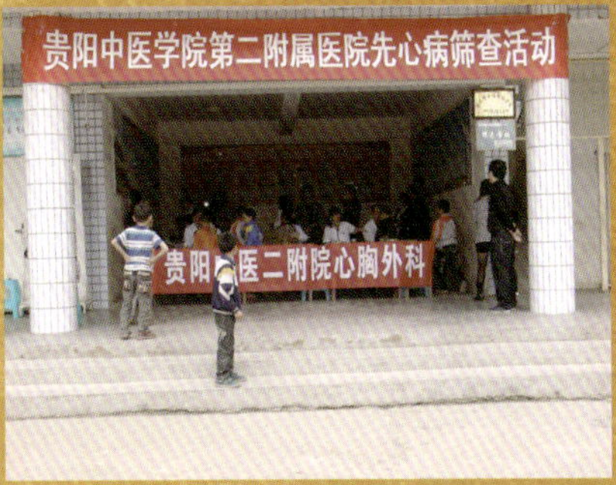

先心病筛查活动

五、中医药文化建设体现内涵，营造浓厚氛围

文化建设是一个医院的精神财富，为营造浓厚的文化氛围，医院确定了“以人为本、患者至上”的宗旨和文化核心，并紧紧围绕这一核心，设计、创作并确定了具有浓厚中医药文化特色的院徽、院训（传承融汇、厚德济民）和院歌，图文并茂刊载中医典故、中药知识、古代文学作品中的中医趣闻等等，不断丰富中医药文化内涵的表现形式，使医院文化建设血肉丰满，自成体系。

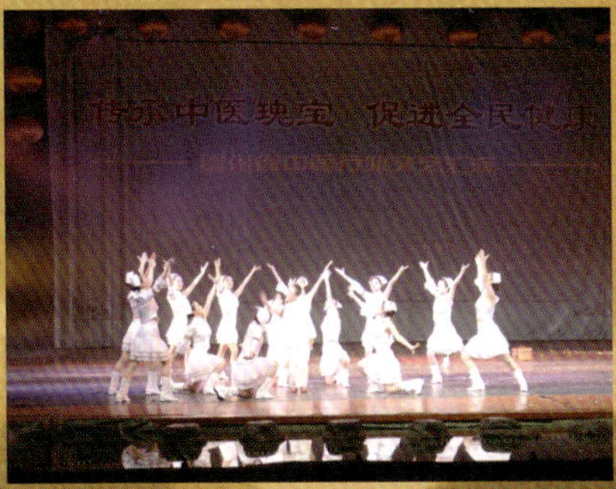

丰富多彩的文化生活

中医二附院人在实践中勇于开拓、大胆创新，把建设大型现代化中西医结合综合医院作为奋斗目标，以一流的质量、一流的人才、一流的管理，为广大患者保驾护航，为中西医结合卫生事业发展作出突出贡献。

上海市普陀区中医医院

肛肠科简介

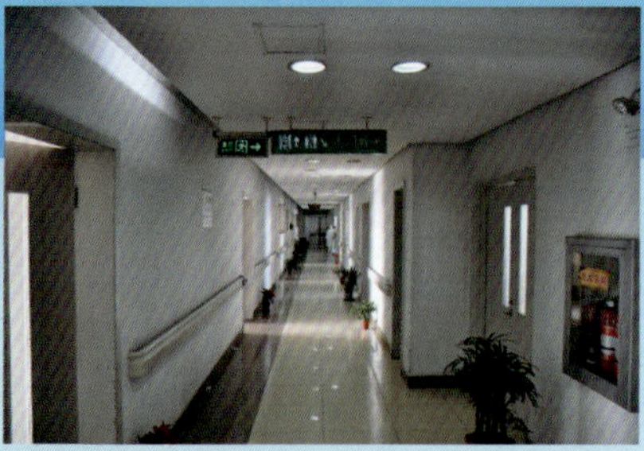

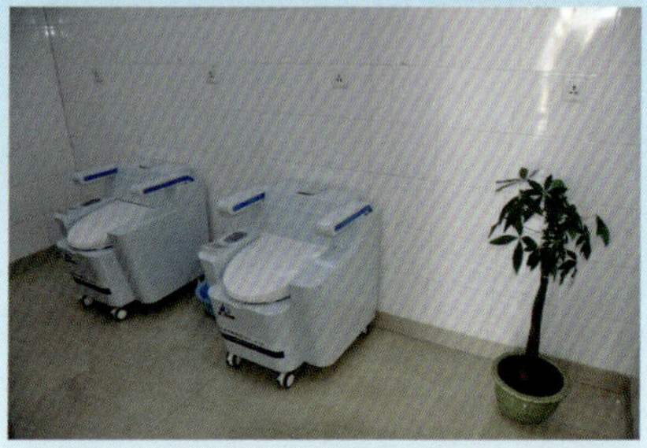

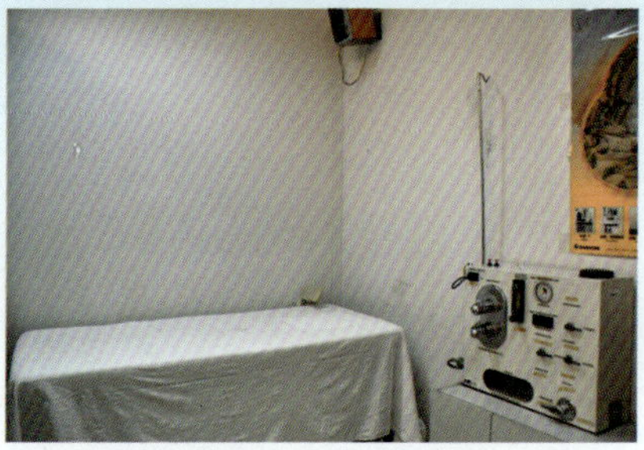

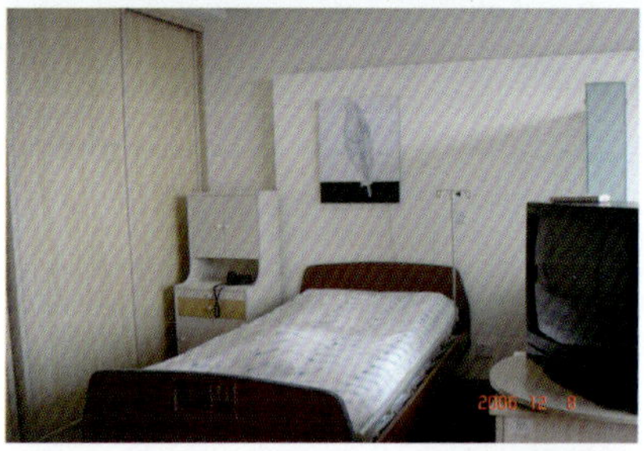

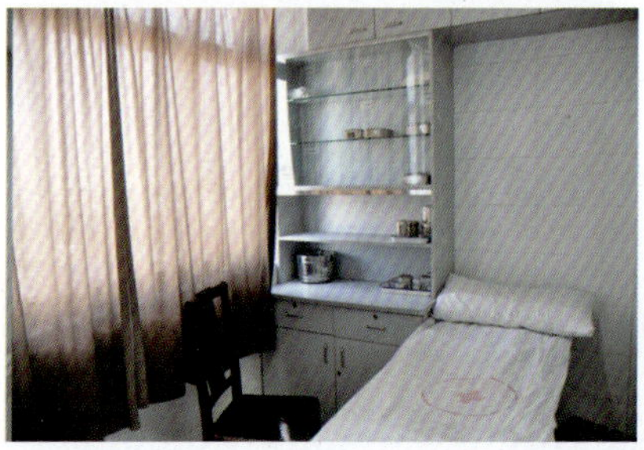

上海市普陀区中医医院肛肠科是国家中医药管理局“十二五”重点专科，是普陀区“肛肠病特色专科”，亦是医院发展的重点专科。肛肠科通过不断完善科室设置、提高科室诊疗水平、重视人才培养等一系列措施，将专科建设带上新台阶，在区域内具有一定影响力。肛肠科拥有独立床位37张，拥有独立的中医综合治疗室、灌肠室、熏洗室；拥有卫生技术人员15人，高级职称2人，中级职称6人；承担多项市局级科研项目，亦是海派中医流派传承研究基地——夏氏外科痔病协作单位。

[特色介绍]

肛肠科创建以来，坚持中医治疗特色，坚持中医理论体系指导，坚持发扬中医优势，在传统基础上，通过引进现代诊疗设备辅助，加以改良、创新，逐渐形成具有专科特色的诊疗技术，尤其在肛肠科常见病及各种疑难杂症方面具有独到之处。

1. 痔病的治疗：微创根治术是在传统外剥内扎术的基础上改进操作、引进现代设备改良而成，不仅保护肛门功能，缩小创面，而且减轻患者痛苦。

2. 肛漏病的治疗：针对高位复杂性肛瘘的病因、发病特点，结合现代诊疗设备的辅助，开展挂线旷置术，力求精益求精，缩小创面，减少术后因疤痕收缩所致的肛门畸形，更有效地保护患者肛门功能。

3. 便秘的治疗：对于顽固性便秘，采用中药辨证、针灸、推拿、结肠水疗等综合手段治疗，获得较好的临床疗效，并且作为操作简便、有效的中医适宜技术项目在上海各大社区进行推广，赢得市民的认可。

4. 其他诊疗特色：对于各类肛肠病常见术后并发症、肛周湿疹、难治性肛门周围皮肤病等，肛肠科采用中药辨证坐浴、熏洗等方式，辨证施治，传统与现代技术相结合，从而使操作更简便，更适合年老、体弱患者。针对各类肠炎采用中药辨证内治结合外治——保留灌肠，双管齐下，提高患者生命质量。

[展望]

未来，我们将在现有基础上进一步引进技术、培养人才，进一步提高科室诊疗水平，充分发挥中医药“简”、“便”、“易”、“廉”、“效”的特色。随着中医药文化在社区内的不断推广、应用，未来我们将在肛肠病的预防上加以宣传，以发扬中医“治未病”的理念，让中医药在肛肠疾病的群众健康、预防保健以及保健康复方面发挥更大的效应。

脑病科简介

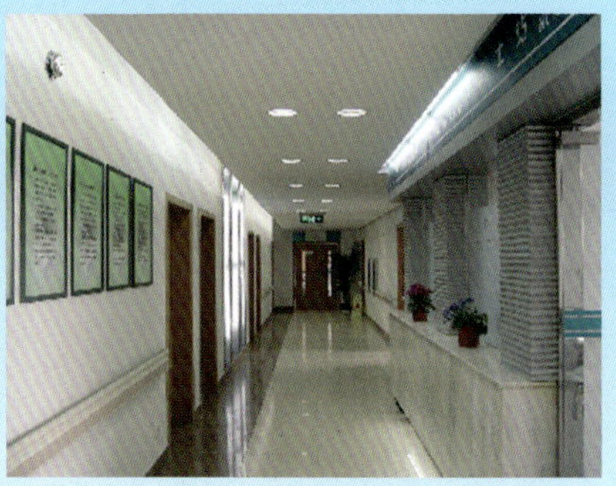

上海市普陀区中医医院的中风专科成立于1994年，是上海市中医中风特色专科、国家中医药管理局“十一五”重点专病（中风病）建设单位，2011年9月通过验收。2012年2月纳入国家中医药管理局“十二五”重点专科（脑病科）项目。

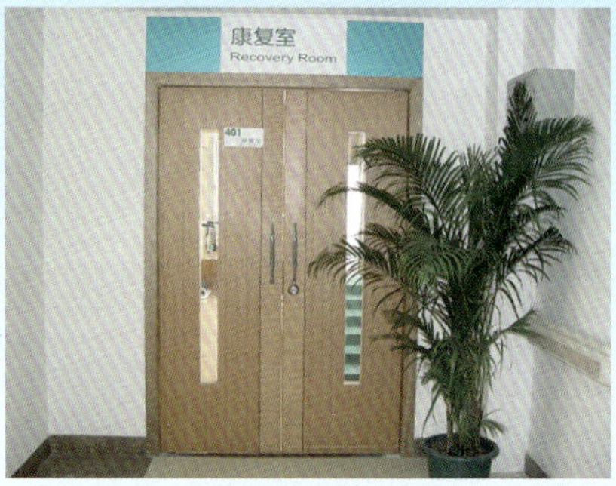

脑病科床位数58张，设有功能康复训练室、语言训练室、心理治疗室、健康教育室等，拥有现代化的医疗仪器及先进的肢体康复设备。其中医生10人，主任医师1名，副主任医师2名，主治医师5名，博士1名，护士11名，本科学历5人，大专学历5名；先后承担市、区级课题8项，是一支医护技术力量较强的队伍；先后被普陀区卫生局评为规范服务示范病区、普陀区工人先锋号、学习型班组等。

脑病科坚持“以人为本、患者至上、疗效第一”的原则，充分发挥中医优势，竭诚为患者服务。

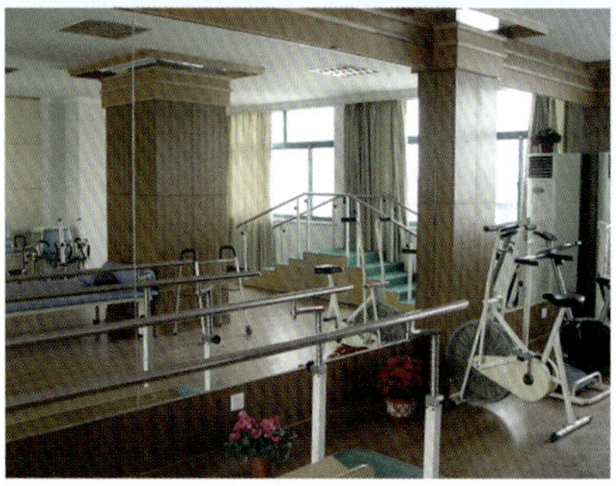

[中医特色疗法]

1. 中医康复卒中单元：对中风急性期病人，把单纯以药物为主体的治疗模式改为将药物治疗与肢体康复、心理康复、语言训练、健康教育和生活护理指导结合起来，建立起一种整体的综合治疗模式。

2. 预防复发：对中风病防复发再中，用天藤降压口服液、星昌防复中口服液、参地防复中口服液3种纯中药自制剂，疗效确切，服用方便。

3. 治疗中风后遗症：对中风后半身不遂、口舌歪斜，运用芪蛭胶囊、山水复元口服液等自制剂，配合针灸、推拿、药熏、理疗、康复训练等。

4. 治疗中风后失语：对中风后失语、言语不利患者，应用自制剂天星开语口服液，配合语言训练，给予针刺百会、哑门、通里、廉泉等。

5. 治疗中风后肩-手综合征：对中风后瘫侧肢体凹陷性水肿、局部肿胀血瘀、皮色紫暗、皮温下降、肢端逆冷，应用中药外洗自拟方芪桂通络泡洗液。

6. 治疗中风后小便失禁：采用温补肾阳、固涩收敛的汤剂为主，或用中药金匮肾气丸合缩泉丸等。

7. 治疗中风后抑郁：对中风后抑郁采用心理干预 。

中国中医科学院广安门医院

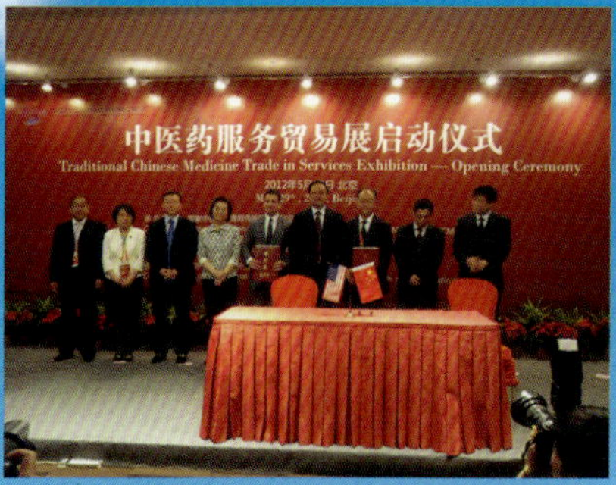

医院与美国最大的保险公司之一的信诺集团签署协议

中国中医科学院广安门医院（暨中国中医科学院第二临床医药研究所）始建于1955年，是国家中医药管理局直属的集医疗、教学、科研和预防保健为一体的三级甲等中医医院、中央干部保健基地、2008年北京奥运会和残奥会定点医院、北京市医疗保险A类定点医院、ISO9001质量管理认证单位。医院始终以服务患者为中心，坚持“人才强业、科技兴院”，实施“十大发展战略”，创建“四满意一和谐”活动，服务水平越来越高，服务半径越来越广。截至2012年底，已开放病床650张，年门诊量339万余人次，日平均门诊量13402人次；获得了全国文明单位、中央国家机关“五一”劳动集体奖、首都卫生系统文明单位标兵等荣誉，已成为北京市业务量最大、知名度最高、口碑最好的三级甲等中医院之一。

目前，医院占地面积41807平方米，建筑面积136181.9平方米，业务用房面积107593平方米。现有职工1384人，卫生技术人员1148人；有国医大师1名，首都国医名师3名；正副主任医师、研究员243人，博士、硕士407名；4位专家荣获“阿尔伯特 · 爱因斯坦”世界科学荣誉证书；2位专家被评为国家级有突出贡献的专家；45位专家享受政府特殊津贴。医院设有29个临床科室，9个医技科室，4个基础研究室，11个临床研究室，1个清洁级实验动物中心；拥有5个国家中医药管理局中医药科研三级实验室。有硕士生导师78名，博士生导师39名；全国老中医药专家学术经验继承导师23名，北京市老中医药专家学术经验继承导师8名，国家中医药管理局全国名老中医传承工作室10个，北京市“3+3”传承工作室站6个。

医院注重发挥6个卫生部重点专科、16个国家中医药管理局重点专科和12个国家中医药管理局重点学科的带动作用，建立了完备的临床诊疗、临床教学及临床科研体系。全院承担各级科研课题287项，其中国家级课题82项，省部级47项，地市级20项，院所级课题138项；已获科研成果奖168项，其中获国家科技进步奖12项，省部级奖62项，研究院级奖94项；科研成果转让近37项，获新药证书9项，获专利10余项；19个临床专业药品临床试验资格，每年为大量新药研制单位提供优质的药品临床试验服务。

广安门医院作为中国首家获得国际著名医疗保险公司——英国保柏和美国信诺签订意向的中医院，在国际交流、科研、教育培训方面一直走在全国同行的最前列，是中国卫生事业对外交流的重要窗口之一。近十年来，医院先后接待来自100个国家的卫生部长来访；代表我国政府部门相继成功举办过7次中俄、中国-东盟、非洲国家、亚洲区域国家等项目的国际研讨会；仅近3年，就接待了130多个医学专业团体，近万人次的专业来访以及超过150名来自多个国家高级卫生管理及医护人员的短期中医培训。

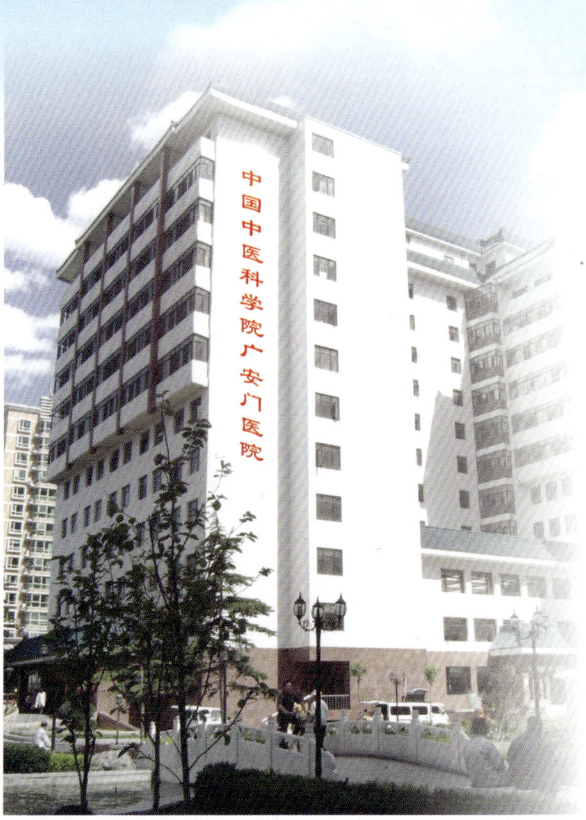

医院认真贯彻《国务院关于扶持和促进中医药事业发展的若干意见》，努力践行新医改精神，落实中医药服务“五进”政策，先后建立驻中央纪委监察部机关、审计署、中国石化、公安部等门诊部，打造“中国科学院、中国工程院院士医疗保健绿色通道”，组织专家赴北京八中、北京小学为教职员工进行健康咨询；托管原为二级医院的大兴中医院，并成立广安门医院南区，通过两年“管理、学科、人才、技术、学术”等多方面的融合，南区整体服务水平迈上了新台阶，各项业务指标创造新高，极大地满足了当地百姓对中医药服务的需求，也吸引了数量可观的本部患者与其他地区的患者前去就医，成为北京市医疗服务能力外延、把中心城区优质医疗资源向郊区辐射转移的典范；开创惠民便民新途径，全面启动自助挂号缴费服务，与工商银行合作推出兼具预约诊疗挂号与诊间缴费功能的“银医卡”，成为京城首家可以使用社保卡自助挂号、缴费的医院，有效促进了医院由传统医疗服务模式向电子化、网络化、社会化医疗服务模式转变。

天津中医药大学第一附属医院

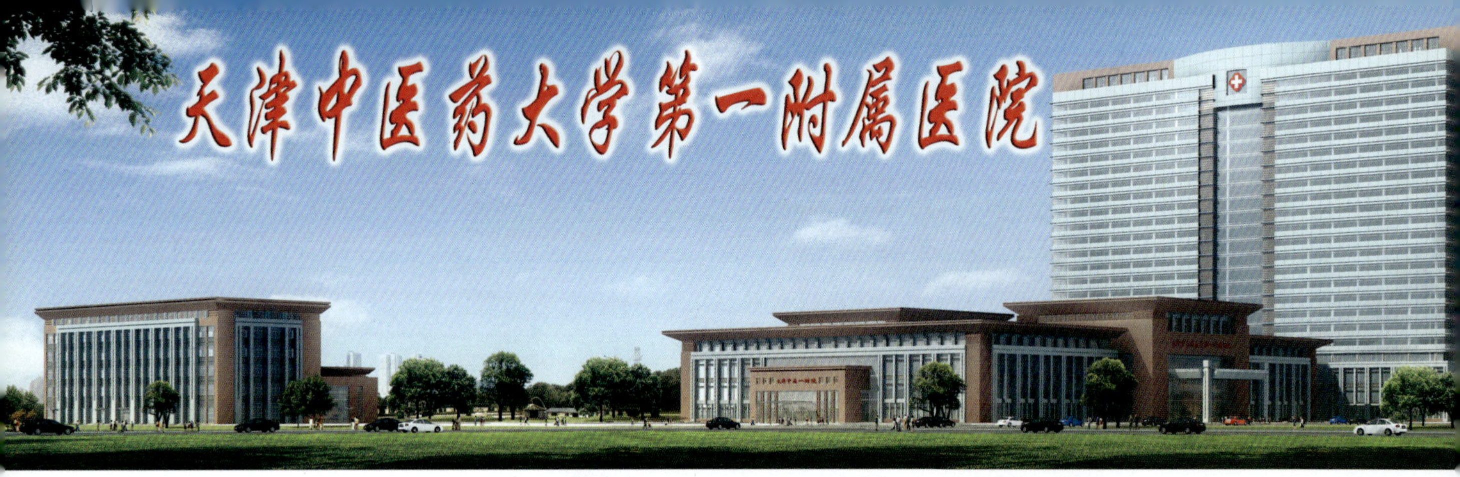

【概况】

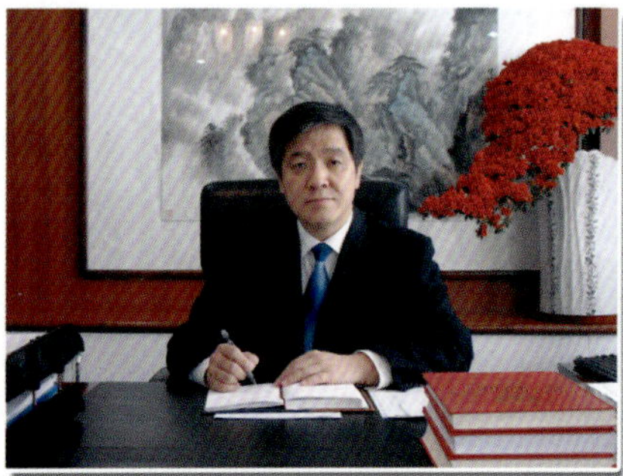

院长马融

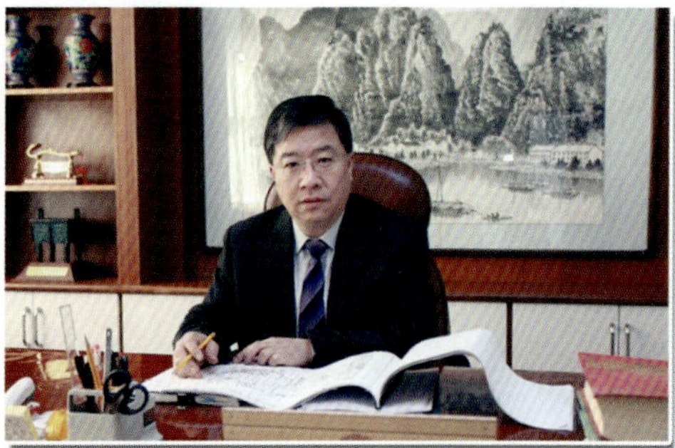

党委书记吴宝新

天津中医药大学第一附属医院始建于1954年，是天津市开设最早、建设规模最大的中医医疗机构。医院是全国省级示范中医院、全国百佳医院、全国百姓放心示范医院、天津市三级甲等医院、天津市十佳医院、天津市中医医学中心。拥有教育部重点学科、卫生部重点专科、国家中医药管理局重点学科、重点专科共计30个。

2012年，天津中医药大学第一附属医院以党的十八大精神为指引，努力践行科学发展观，科学做好医院事业发展的规划，奋力实现“两个转变”(由追求数量向追求质量转变，由临床型医院向研究型医院转变)。新院建设主体建筑已实现顺利封顶，建筑工程全面完成，标志着医院新院建设取得了重大阶段性成果。2012年，该院在医、护、技、药、科研、教学、管理等方面又取得了长足的进步，各项工作指标均创历史最高水平。门诊量完成251万人次，同比增长4.9%；出院病人36717人次，同比增长8.6%。病床使用率为110%，治愈好转率为98.6%；平均住院日13.9天，同比缩短1.2天。

【新院建设】

2012年2月12日，该院在天津市西青区新院址举行了中医临床研究基地迁址新建一期工程主体开工仪式。2012年12月18日，该院举行了新建工程主体封顶庆祝仪式。天津市人大副主任荀利军，天津市卫生局党委书记、局长王贺胜以及天津中医药大学、天津建工集团和该院领导班子成员等共计100余人出席了封顶仪式。

【质量管理】

2012年5月，该院顺利通过国家中医药管理局三级中医院等级评审检查验收，同时又积极做好“三甲回头看”工作。

而后该院顺利通过了世界卫生组织(WHO)下属亚太地区伦理委员会论坛(FERCAP)的SIDCER现场认证检查，并于2012年11月正式成为FERCAP会员单位。

【学科建设】

2012年2月，该院继石学敏、张伯礼、黄文政、韩景献、陈宝义、曹克光之后，阮士怡、金季玲、曹式丽、马融、张庚扬、武连仲6位专家被增补为天津市名中医。

2012年8月，该院急诊科、儿科、风湿病科、肾病科、推拿科、血液病科、针灸科、肿瘤科8个专科通过国家中医药管理局“十一五”重点专科评审验收。2012年9月，该院中医痹病学、中医血液病学、中医疮疡病学、中医护理学、推拿学、中医神志病学6个学科被批准为国家中医药管理局“十二五”中医药重点学科建设点。

【学术活动】

2012年3月17日，该院隆重举行了阮士怡教授学术思想研讨会暨95岁寿辰庆典活动，卫生部副部长、国家中医药管理局局长王国强发来贺信，天津市委常委、教育工委书记荀利军，中国工程院院士、天津中医药大学校长张伯礼教授及来自海内外的中医药专家、学者共200余位嘉宾出席了庆典活动。

2012年10月14日，该院隆重举办了石学敏院士从医50周年学术•管理思想研讨会。卫生部副部长、国家中医药管理局局长王国强，天津市委常委、教育工委书记朱丽萍，天津市卫生局党委书记、局长王贺胜出席并致辞，天津市人大副主任荀利军发来贺信。来自海内外的中医药专家、学者共300余名嘉宾出席了石学敏院士从医50周年学术活动。

【对外交流】

2012年6月，马融院长一行应邀到美国斯坦福大学和美国西北健康科技大学交流访问。

【荣誉】

2012年2月，该院院长马融教授获得全国首届“郭春园式的好医生”荣誉称号。2012年7月，马融院长荣获“2012年度全国优秀医院院长”称号。

2012年9月，该院通过中国医院协会“全国百姓放心示范医院”动态管理第三周期2010～2012考核评价，并获得中国医院协会“全国百姓放心百佳示范医院”称号。

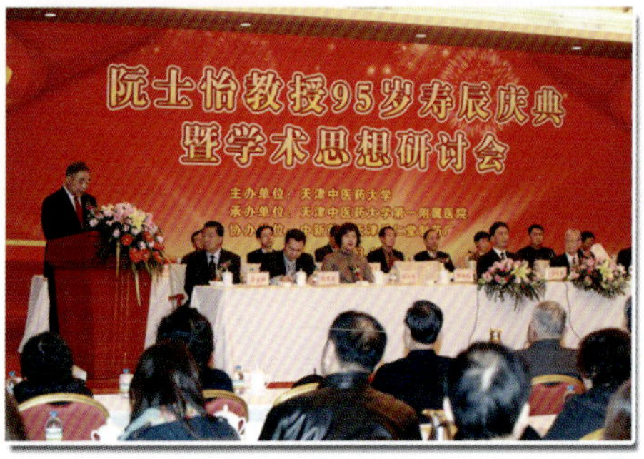

2013年3月17日，阮士怡教授95岁寿辰庆典暨学术思想研讨会现场

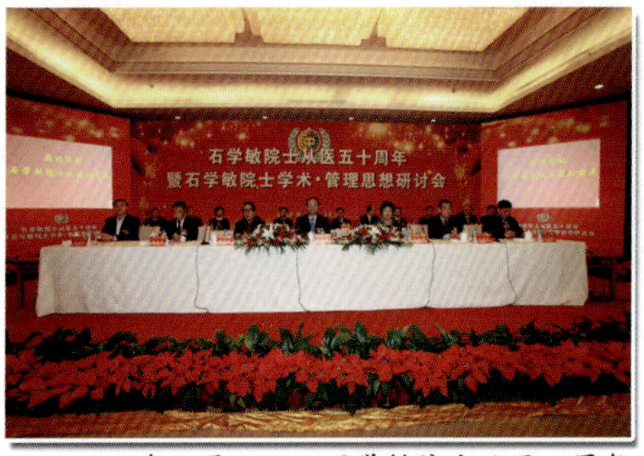

2013年10月14日，石学敏院士从医50周年暨石学敏院士学术•管理思想研讨会现场

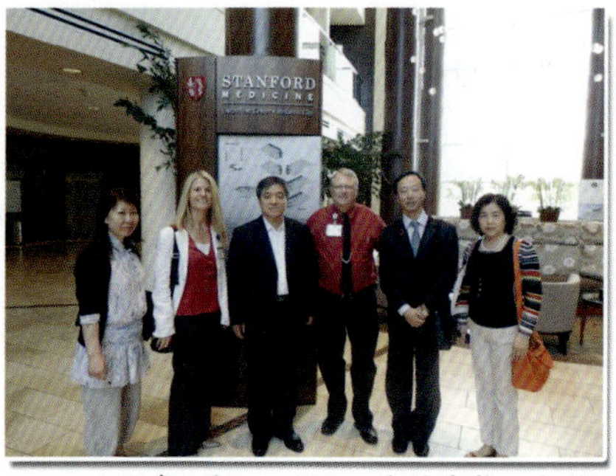

2013年6月3～13日，马融院长一行访问美国斯坦福大学

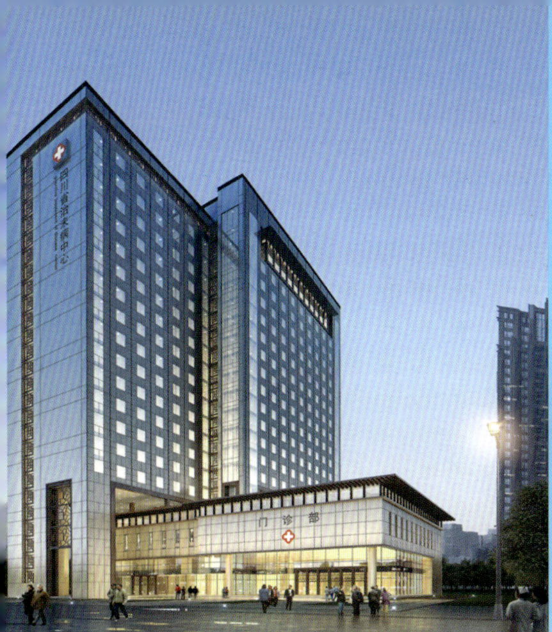

在建中的四川省“治未病”中心大楼

成都中医药大学附属医院（四川省中医院）

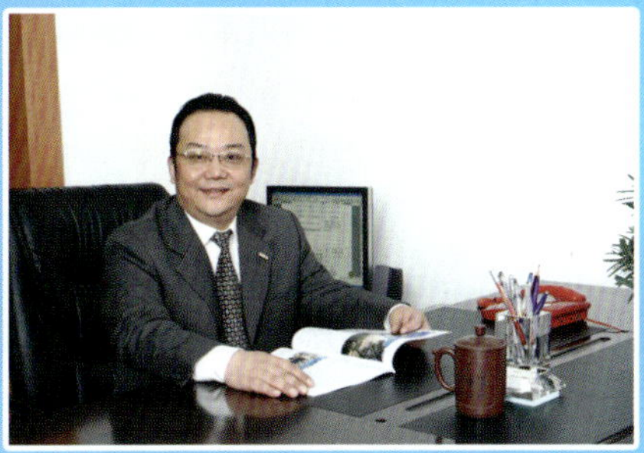

院长钟森

成都中医药大学附属医院(四川省中医院)创建于1957年，是中国最早成立的4所中医药高等院校附属医院之一。50多年来，医院坚持“承岐黄业、立华扁功”的办院宗旨，秉承“大医精诚、和合济世”的医院精神，恪守“勤求博采、厚德精术”的院训，发扬“创造卓越、关爱生命”的办院理念，实施“特色立院、科教兴院、人才强院、文化树院、管理治院”的发展战略，经过几代人的开拓创新、团结奋斗，现已建设成为集医疗、教学、科研、预防、保健、养生康复为一体的三级甲等中医院、全国示范中医院、国家中医临床研究基地、中医药国际合作交流基地、国家中药临床试验研究（GCP）中心、国家药物临床试验机构、全国中医眼病医疗中心、全国中医急症医疗中心和国家中医药管理局中医、中西医结合急诊临床基地与感染病临床基地，是西南地区临床学科门类较全、综合服务水平较高的区域中医医疗中心、科教中心和“治未病”中心。

医院占地面积8万余平方米，建筑面积20万余平方米，编制病床2000张，现有临床科室35个，医技科室9个，中医特色病区8个，医院固定资产总值5.49亿元。2008年，医院被国家发改委与国家中医药管理局确定为国家中医临床研究基地建设单位，主要承担糖尿病的研究。其建设目标是：在中医理论指导下，开展糖尿病及其并发症中医药防治研究，建立糖尿病中医药三级防控体系（三级网络、三级干预、三级防控），探索建立两个模式（团队资源整合模式、糖尿病集约型诊疗模式），打造3个平台（数据收集管理平台、健康教育平台、技术推广平台），建成国际领先、国内一流的高度智能化、信息化，集科研、医疗、教学三位一体的国家中医临床研究（糖尿病）基地。

医院拥有3个国家级重点学科（中医五官科学、中医妇科学、针灸推拿学），2个卫生部重点学科（中医眼科学、中医急诊学），13个国家中医药管理局重点学科（中医眼科学、中医妇科学、中医肝胆病学、针灸学、中医内分泌学、中医急诊学、中医耳鼻喉科学、中医老年病学、中医肛肠病学、推拿学、中医护理学、中医神志病学、中西医结合临床医学），6个卫生部临床重点专科（中医专业）建设项目（眼科、急诊科、传染病科、妇科、内分泌科、临床药学），8个国家中医重点专科项目（眼科、肾病科、妇科、急诊科、耳鼻咽喉科、推拿科、传染病科、脑病科），3个国家中医重点专科建设项目（内分泌科、肛肠科、皮肤科），2个国家中医重点专科培育项目（治未病科、临床药学），2个国家中医药管理局中医、中西医结合临床基地（急诊科、传染病），6个四川省重点学科（中医眼科、中医妇科、中医内科、中医外科、中医骨科、中西医结合内科），1个四川省医学重点学科建设项目（内分泌科），5个省级重大疾病防治中心（中风病防治中心、糖尿病防治中心、眼科防治中心、妇科防治中心、肝病防治中心），1个省级“治未病”中心，12个省级重点专科（肛肠科、针灸科、呼吸科、肝病科、心血管病科、脑病科、骨伤科、皮肤科、肿瘤科、脾胃病科、儿科、重症医学科）。医院现有专科门诊30个，专病门诊35个，常年有300余名专家、教授在门诊为病员服务。为了充分发挥名医名师的作用，更好地为患者服务，医院设有名医馆，常年有名中医60多人在名医馆为病员服务。

医院作为成都中医药大学临床医学院，现有13个教研室，1个模拟医院，2个国家级特色专业（中医学、中西医临床），7个博士学位授位点（中医内科学、中医外科学、中医妇科学、中医儿科学、中医骨伤科学、中医五官科学、中西医结合临床 ），8个硕士学位授位点（中医内科学、中医外科学、中医妇科学、中医儿科学、中医骨伤科学、中医五官科学、中西医结合临床、临床医学）， 2个博士后流动站（中医内科学、中医急诊学），培养了全国第一个中医妇科学博士和中医五官科学博士。在校博士研究生90多名，硕士研究生780余名，七年制和本科生近3000名。同时医院还附设一所省级中医中专学校——针灸学校，在校学生3000多人。

医院作为西部的国家中药GCP中心，现有国家药物临床试验机构专业15个（中医心血管、中医呼吸、中医消化、中医肾病、中医内分泌、中医风湿免疫、中医妇科、中医儿科、中医眼科、中医神经内科、中医耳鼻咽喉、中医皮肤病、中医肛肠、中医骨伤、Ⅰ期临床试验研究室）。医院现有国家中医药管理局重点研究室1个（中医视功能保护重点研究室），财政部中央与地方共建实验室3个（视听生理实验室、中医眼科与视功能保护实验室、中医内科实验室），国家中医药管理局三级科研实验室2个（中医眼科实验室、病理生理实验室）、二级实验室1个（脊柱力学实验室），省级科普基地1个（视力保护科普基地）。近5年来，医院承担国家重大专项、攻关计划、支撑计划、“863”、国家自然科学基金等国家级、省部级、厅局级科研项目300多项， 30余项成果获省、市以上科技进步奖，获专利21项；发表学术论文1093篇，其中SCI收录期刊及核心期刊论文313篇；在国家级、省级学会担任理事、专委会委员239人。医院现有中药小包装饮片470种，免煎颗粒380种，直服饮片30种，中成药380余种。拥有医院制剂15种剂型，84个品种，其中中药特色制剂74个，被患者誉为“信得过”产品。

医院现有医疗设备总值3.12亿元，有MRI、X线C型臂数字化血管造影系统、准分子激光系统（鹰视酷眼）、全身CT、CR、DR、彩色超声波诊断仪、CCU、ICU、TTM、全自动细菌分析仪、全自动生化分析仪、尿沉渣定量分析仪、血细胞分析仪、全自动免疫分析系统、全自动特定蛋白分析仪、流式细胞仪、全能手术系统、腹腔镜、宫腔镜、电子肠镜、电子胃镜、超声外科吸引刀、维支气管内窥镜、全自动数字X线机、人工肾、体外循环机、共焦激光等万元以上医疗设备1730余台件。

医院目前在编职工1176人，其中副高职称以上266人，中级职称334人，博士生导师48人，硕士生导师137人，享受国务院政府特殊津贴专家37人，国务院学位委员会中医中药学科评议组成员1人，国家百千万人才工程国家级人选1人，国家新药评审专家9人，国家有突出贡献中青年专家2人，四川省学术技术带头人11人，国医大师1人，四川省首届十大名中医3人，四川省名中医48人，四川省有突出贡献的优秀中青年专家15人，四川省有突出贡献卫生人才1人，四川省卫生厅有突出贡献中青年专家3人，造就了一支技术力量雄厚、实力强大的医、教、研人才队伍。

随着中医药在国际上的影响不断加深扩大，医院对外交流与合作也有了进一步的发展。在对外教育方面，先后为30多个国家和地区培养了4000多名中医药、针灸、推拿专业人才。近年来，常年在医院短期学习的境外学生保持在300人左右，医院接待了来自美国、德国、新加坡、韩国、葡萄牙、俄罗斯等30多个国家和地区的来访者6000余人次。作为四川省中医药对外交流的重要基地，医院在推动四川中医药走向世界的进程中发挥了重要的作用，医院的国际影响也在不断地扩大。

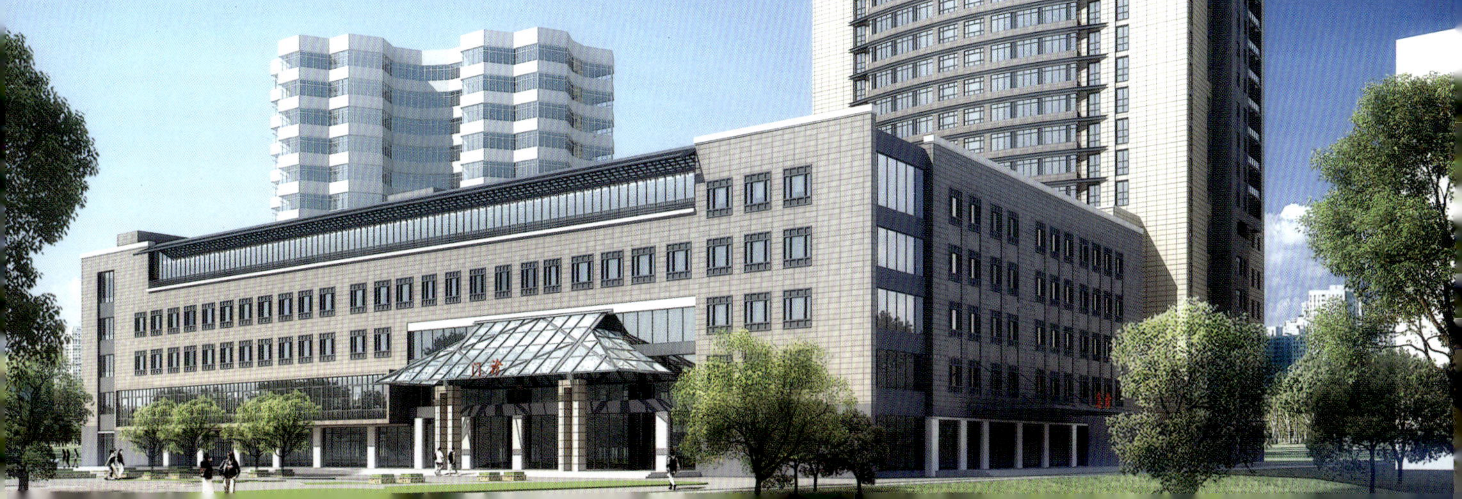

湖北省中医院

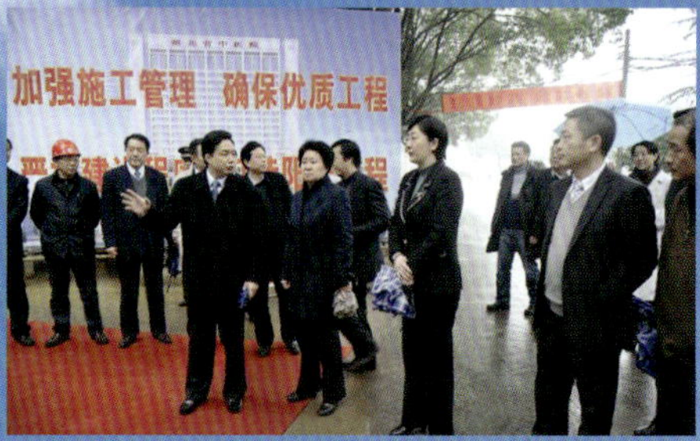

2012年3月15日，湖北省委常委、副省长张岱梨在湖北省卫生厅厅长焦红、副厅长姚云的陪同下，冒雨前来医院光谷院区调研国家中医临床研究基地建设的情况

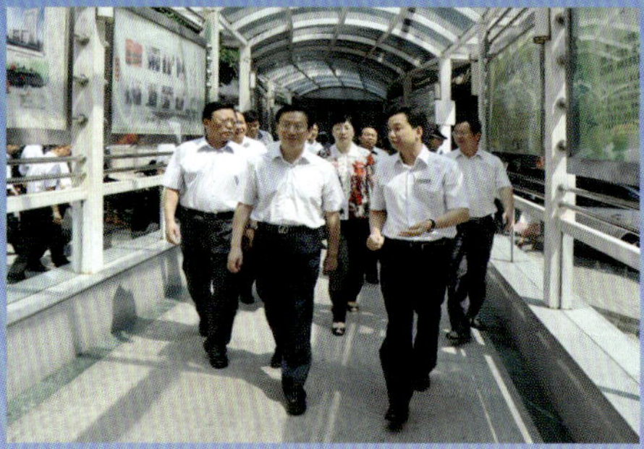

医院邓小川院长陪同湖北省政协主席杨松等领导参观医文化长廊

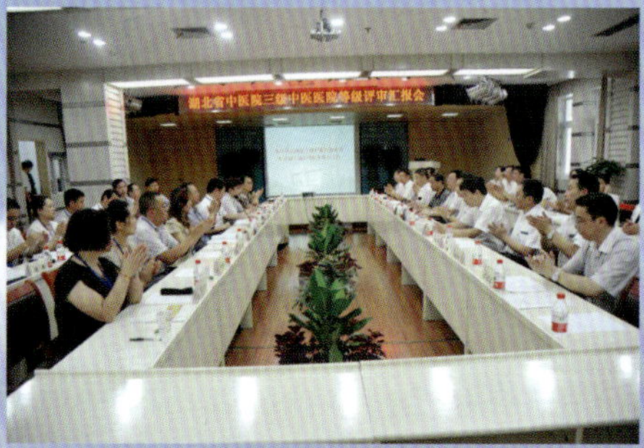

医院三级中医医院通过复评

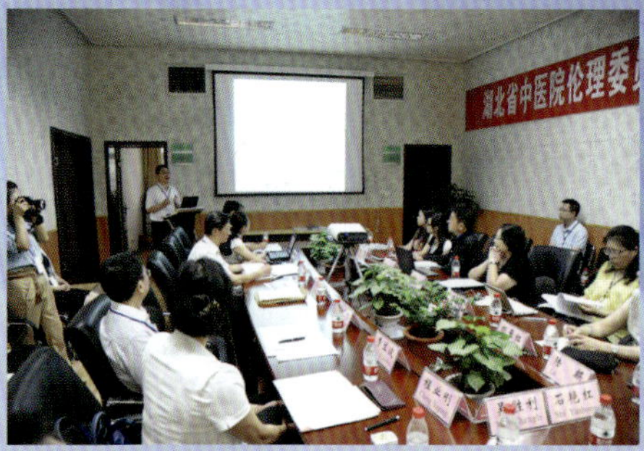

医院书记涂远超在sidcer认证会上介绍医院情况

湖北省中医院位于美丽的长江之滨，始建于1868年(清同治七年)，前身是美国传教士开办的圣约瑟教会医院。经过140余年建设与发展，如今已成为学科齐全、技术力量雄厚、诊疗设备先进、中医特色突出的集医疗、教学、科研为一体的大型综合性教学医院。1965年，医院被卫生部确定为全国九大中医研究基地之一。1994年，被国家中医药管理局命名为首批全国示范中医院、三级甲等中医院,2012年顺利通过三级甲等中医院复评。医院现为国家药物临床试验机构,2012年顺利通过湖北省省级最佳文明单位验收。2008年，被国家发展和改革委员会、国家中医药管理局确定为国家中医临床研究基地建设单位。

目前，医院“一院三址”，即花园山院区、光谷院区、凤凰门诊，占地17余万平方米，开放床位1250张。现有在职职工1973人，副高以上职称专业技术人员484人。现有博士生导师18人、硕士生导师120人，设有12个博士点、23个硕士点。拥有国家级名老中医27名，湖北中医大师3名，湖北中医名师9名，全国优秀中医临床研修人才21名。拥有3个卫生部重点专科，9个国家中医药管理局重点专科，6个国家中医药管理局重点学科，12个省级重点专科，6个省级重点学科，国家级名老中医要专家传承工作室5个，国家级中医学术流派传承工作室1个。医院形成了肝病、肾病、脑病、针灸等重点学科群和一批重点病种特色诊疗规范。医院拥有国家中医药重点研究室和国家中医药管理局科研三级实验室各一个、二级实验室14个，先后主持或参加了国家“六五”至“十五”重大科技攻关项目、“973”及国家自然科学基金项目等部省级科研课题400余项。先后与美国、加拿大、德国、新加坡等25个国家和地区进行了广泛交流与合作。医院秉承“传承中医文化，服务大众健康”服务理念，正以执着的信念、精湛的医术、高尚的医德谱写着中医药事业发展的新辉煌！

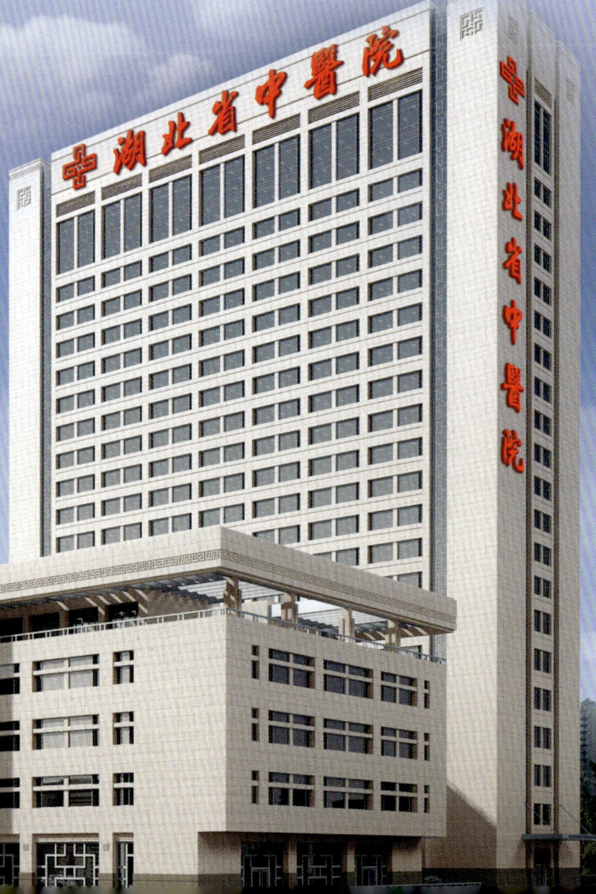

求索进取　护佑众生

——奋进中的扬子江药业集团

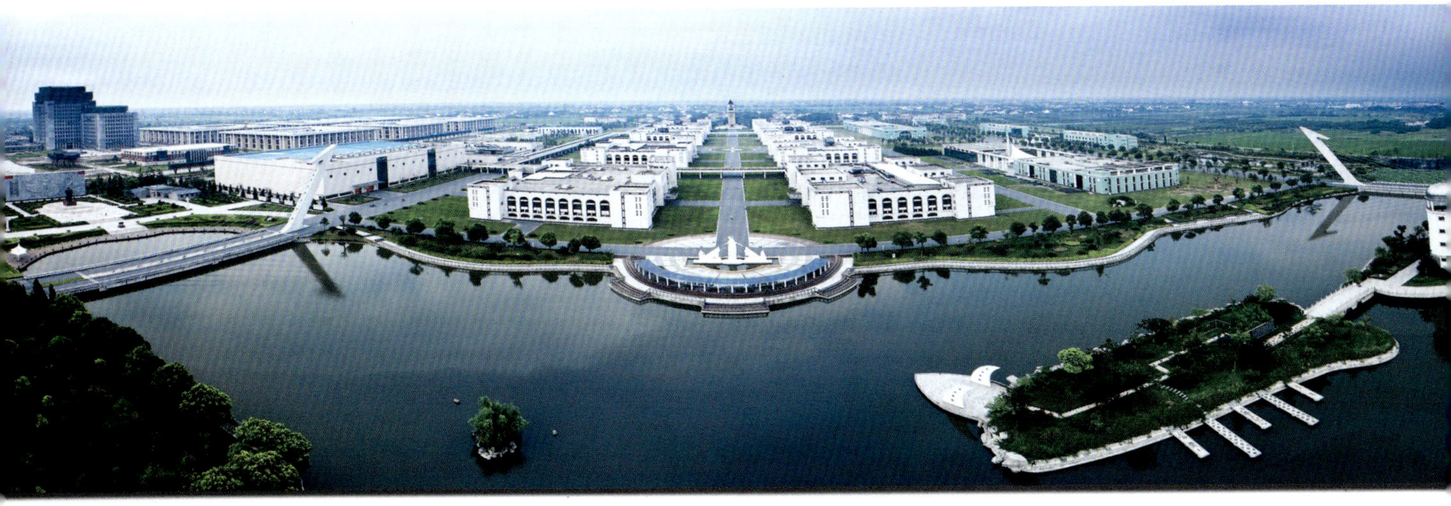

扬子江药业集团创建于1971年，是一家跨地区、产学研相结合、科工贸一体化的国家大型医药企业集团，也是科技部命名的全国首批创新型企业。集团现有员工9000余人，总占地面积200多万平方米。旗下20多家成员公司遍布泰州、北京、上海、广州、南京、成都、常州、苏州等地，主要产品中西药并举，营销网络覆盖全国各省、市、自治区。

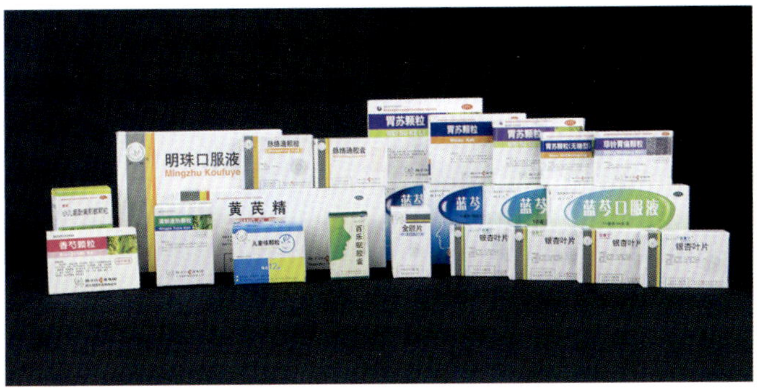

集团有多个质量高、疗效好的中药产品

秉承“求索进取，护佑众生”的理念，扬子江药业集团多年来沿着“创新为民、高质惠民”的道路不懈追求，取得持续、健康、快速发展。自1996年起，集团综合经济效益连续17年排名江苏省医药行业首位，并跻身“中国企业500强”、“全国纳税500强”。2009～2012年，主营业务收入连续4年列工信部发布的中国医药工业百强榜前三甲。企业相继荣获全国五一劳动奖状、全国守合同重信用企业、全国就业与社会保障先进民营企业、全国文明单位等多项殊荣，在行业内和社会上的知名度、美誉度日益提升。

经过40多年的持续积累和创新，扬子江药业集团现已形成中西药并重，处方药和非处方药并举，覆盖10多个领域、20多种剂型、200多个品规的多元化产品体系。扬子江“护佑”商标被认定为“中国驰名商标”，20多个产品被评为“江苏省名牌产品”，11个产品被评为“中国名优产品”，7个产品被列入“国家中药保护品种”，2个产品获国家科技进步二等奖。集团被中国食品药品检定研究院指定为实训基地；现有20多个产品质量达到美国、英国、欧盟和日本药典标准。自2005年以来，扬子江药业蝉联全国医药工业质量管理（QC）成果评比“九连冠”。集团迄今已有3个车间通过欧盟GMP认证，半数以上车间通过新修订药品GMP认证。

扬子江药业集团的发展与中药有着不解之缘，最初以“板蓝根大王”而闻名全国。上个世纪90年代初，扬子江药业以极大的热忱和振兴民族医药的担当，赢得名医董建华老先生的验方，成功开发出纯中药制剂胃苏颗粒，企业发展从此插上腾飞的翅膀。近年来，集团大力引进专业人才，完善中药研发体系，加快新品研发，相继推出苏黄止咳胶囊、双花百合片等独家产品，柴芩清宁胶囊、青乳消颗粒等品种也即将上市。目前，集团拥有胃苏颗粒、百乐眠胶囊、蓝芩口服液等十余个疗效独特的中药独家产品；新建成具国内领先水平的中药提取生产线，提高蓝芩口服液、苏黄止咳胶囊等特色中药品种的产量，使集团中药发展迈上一个新台阶。在加快开发新产品的同时，集团积极响应国家号召，努力将中药推向全球。

为此，集团相继与欧盟药典委员会和荷兰等国开展合作，承担中药出口标准化平台建设工作，探索集团中药品种进入欧盟市场的路径。“十二五”期间，集团将大力推进中药现代化、国际化进程，肩负振兴民族医药产业的重任，向国际一流制药企业的目标奋进。

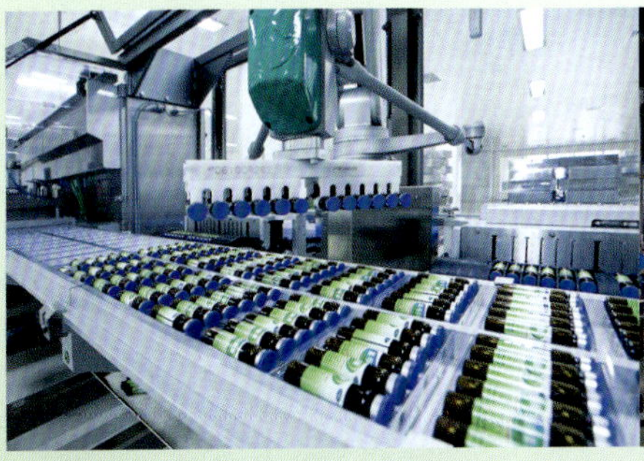

蓝芩口服液是原卫生部推荐治疗儿童手足口病的首选用药， 图为蓝芩口服液包装线

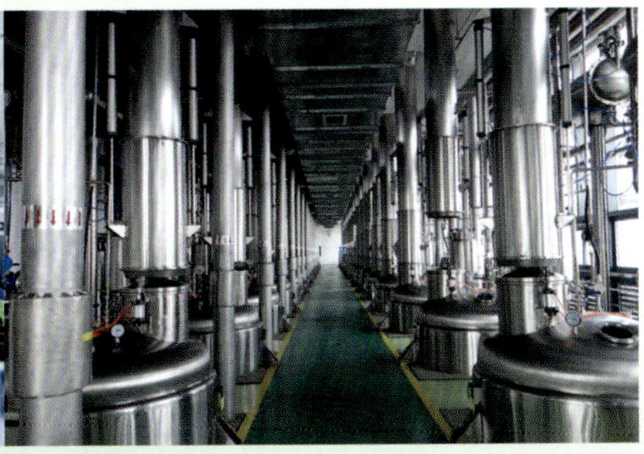

新建的提取二号车间，年提取能力15000吨，能更好地保证银杏叶片、蓝芩口服液、苏黄止咳胶囊等产品的供应

创服务品牌 打造专科名院

——绵阳市骨科医院

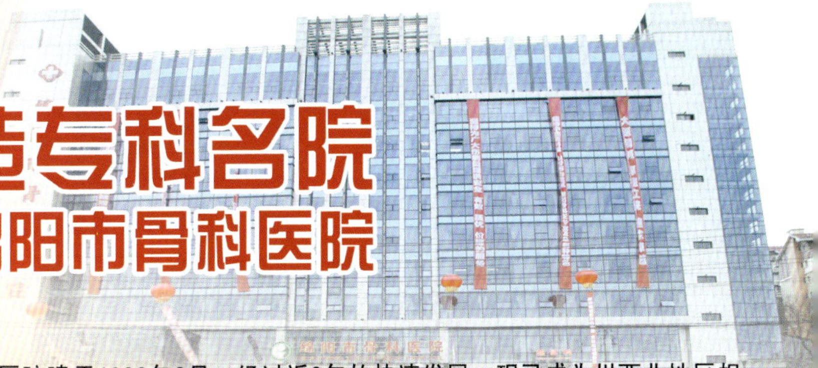

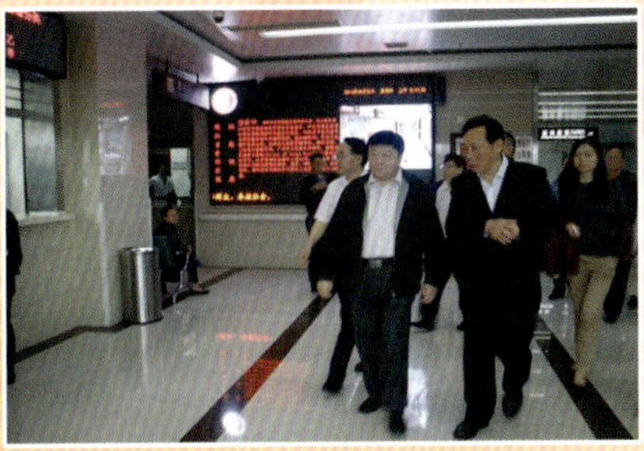

国家中医药管理局副局长吴刚来院视察

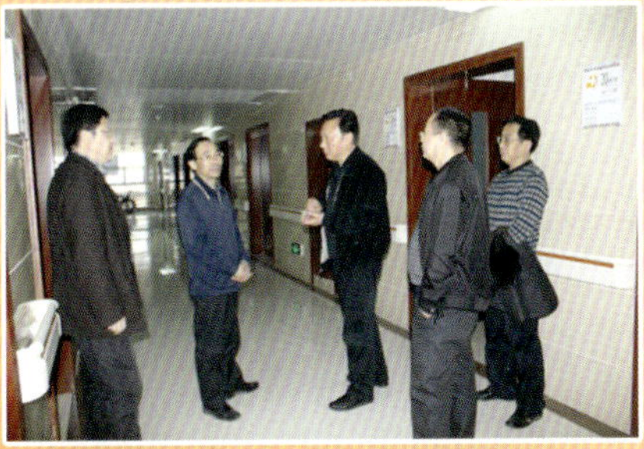

四川省中医药管理局副局长冯殿兴来院视察

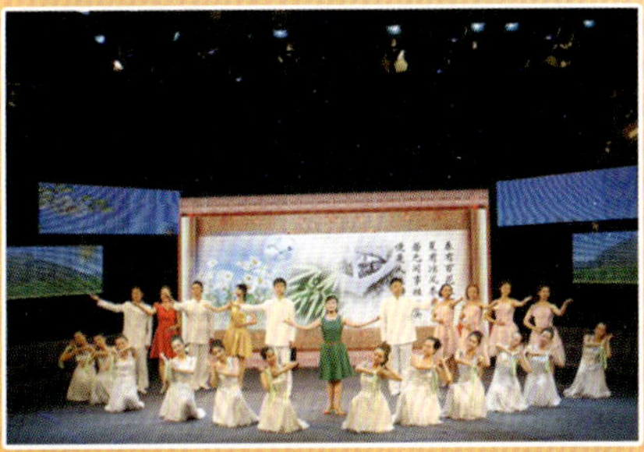

医院参加绵阳市卫生系统中医经典诵读比赛荣获“一等奖”

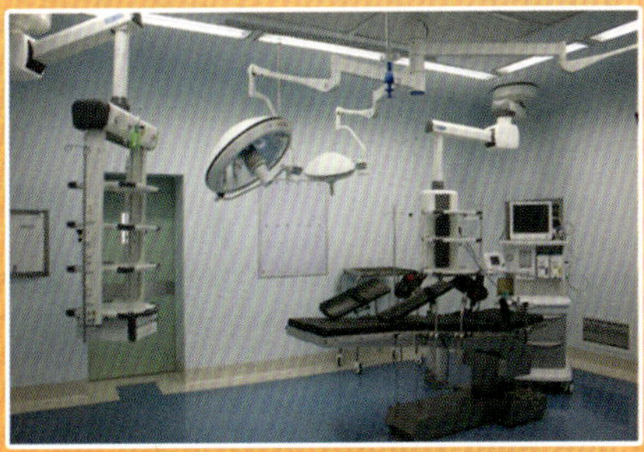

百级层流手术间

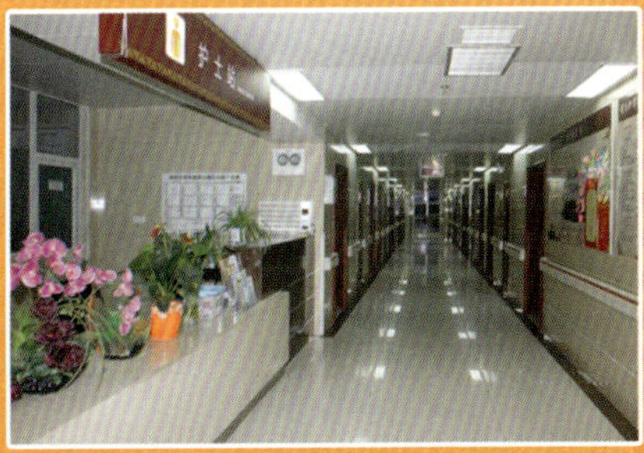

住院病区

绵阳市骨科医院建于1989年2月，经过近8年的快速发展，现已成为川西北地区规模较大、专科功能齐全、诊疗设备先进、技术实力雄厚，集专科急救、医疗、康复、科研、教学为一体的中医骨科专科医院。2013年2月灾后新建医院落成投入使用； 2013年10月顺利通过国家三级乙等中医骨伤医院的评审，并得到了国家专家组的高度评价。是全国骨伤科医院学术研究会理事单位、四川中医药高等专科学校附属医院、《中国骨与关节外科杂志》和《中国矫形外科杂志》理事会成员单位。

建院以来，医院一直坚持中医办院方向，中西医并重，专注于骨伤、骨病治疗，以骨伤为重点，突出骨科亚专业及单病种特色，中医药治疗骨伤、骨病、筋伤的特色优势突出，开发了5种剂型、13个品种的院内中药制剂。

灾后新建医院诊疗环境及设备设施先进，数字化建设功能齐全。编制病床300张，5个病区。配置有1.5T光纤核磁共振、16排CT、固定和移动DR、带数字减影的中型及小型C臂X光机、关节镜、椎间盘镜、椎间孔镜、冲击波治疗仪、神经肌电图仪、双能骨密度测定仪及治疗仪、肢体运动康复器材等先进的专科诊疗设备。

医院科室设置齐全，设有急诊科、重症医学科、创伤骨科、上肢手显微科、脊柱科、膝关节科、髋关节科及关节镜外科、小儿骨科、足踝科、骨肿瘤科、血管外科、骨质疏松科、风湿科、康复科以及设备设施先进的手术室和消毒供应中心等27个临床医技科室。

医院开展了断指再植、拇指再造，全髋、全膝、肩关节置换及关节翻修，脊柱侧弯及后凸畸形矫正，脊柱肿瘤切除，足踝严重畸形和严重损伤的诊疗，小儿骨折微创治疗及先髋治疗等，并开展了膝、肩、肘关节镜手术以及周围血管介入等先进诊疗技术。医院脊柱科、上肢手显微科、足踝科、关节科分别为省、市重点专科。

医院以“大医精诚、厚德立院”为院训！以“创品牌，打造专科名院”为医院愿景！坚持以医院文化建设为引领，以质量管理为核心，以人才管理为根本，以信息化管理为手段，努力打造一支优秀的干部员工队伍，坚持践行优质服务，着力营造以病人为中心的医院文化氛围，不断提高伤病员的就医感受。

灾后大量高起点的专业技术人才培养以及新医院的落成使用，使医院的服务水平及能力得到显著提升，灾后重建成果得到充分展现。为创品牌、打造专科名院奠定了坚实的基础。医院骨科亚专业的发展将为广大骨伤、骨病患者提供更专业化的优质服务。

医院先后荣获功铸医改·荣耀中国“百姓最值得信赖专科医院”称号；被中国医院协会医院文化专业委员会评为第四届全国医院（卫生）文化建设先进单位；被评为绵阳市文明单位、平安单位、绵阳市学习型组织先进单位；抗震救灾工作中，收到卫生部陈竺部长亲笔签名的慰问信；荣获全国总工会、四川省总工会抗震救灾、重建家园“工人先锋号”称号等荣誉30余项。医院编排弘扬抗震救灾精神的舞蹈《生命礼赞》，参加了由中国科协在北京举办的第三届中国国际骨科学术会议开幕式文艺演出，赢得了卫生部、中国科协领导及两院院士、国际与国内骨科专家及参会代表的高度评价。

绵阳市骨科医院院长：陈玉龙
绵阳市骨科医院二门诊部
医院网址：www.mygkyy.com
医院医教部电话：0816-2331818

医院地址：绵阳市长虹大道南段158号
第二门诊部地址：绵阳市剑门路东段17号
医院急诊电话：0816-2321646
医院办公室电话：0816-2335773

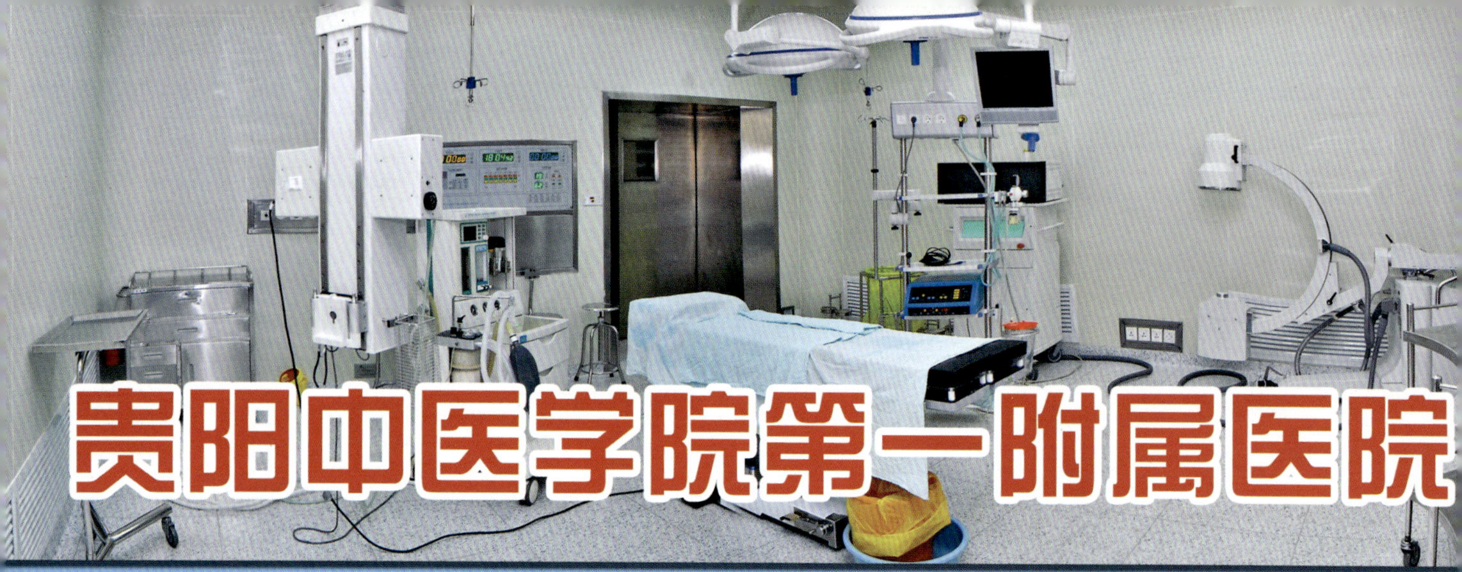

贵阳中医学院第一附属医院

贵阳中医学院第一附属医院成立于1956年，经过50多年的发展，现已成为贵州省规模较大的集医疗、教学、科研为一体的三级甲等中医医院。医院曾荣获全国卫生系统先进集体、全国医院文化建设先进单位、全国中医药文化建设工作先进单位、贵州省医德医风示范医院、贵州省五好基层党组织、贵州省高等教育优秀实习基地、贵州省中医药文化宣传教育基地等荣誉称号。2008年，医院经国家发改委、国家中医药管理局批准，成为全国重点中医院项目建设单位;2010年，被省卫生厅、省人力资源和社会保障厅记集体二等功;2011年，作为省级龙头医院纳入贵州省“十二五”发展规划纲要;2012年,省卫生厅将“贵州省中医医院”牌子授予该院。

医院占地面积26000平方米，总建筑面积近50000平方米。全院在岗职工1108人，拥有专业技术人员960人，其中正高职称44人，副高职称72人，中级职称128人。拥有全国老中医药专家学术经验继承工作指导老师5批共20人，贵州省名中医11名；拥有博士后导师1人、博士生导师6人、硕士生导师50余人、博士16人、硕士155人；全院编制床位1000张，有临床、医技科室32个，年门诊40万余人次，出院病人1.5万余人次，年手术6000余人次。

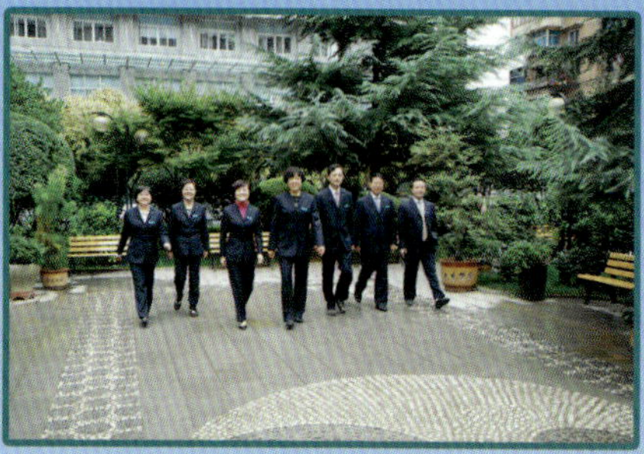

医院领导

医院拥有检测、诊断仪器价值逾亿元。比较先进的设备有西门子多层双螺旋CT、核磁共振、柯达CR数字成像系统、GE胃肠机、奥林巴斯全自动生化分析仪、飞利浦iu-Ⅱ彩超、德国drager麻醉机、德国西门子9000型呼吸机等。

近年来，在国家中医药政策的引领和扶持下，在各级部门的关心和支持下，医院充分发挥中医药特色优势，进一步强化专科(专病)建设，促进了学科的增殖和分化，综合实力逐渐增强。医院现拥有贵州省肛肠病医院、贵州省针推医院、贵州省脑病医院、贵州省骨伤医院、贵州省中医眼底病诊疗中心、贵州省中西医结合内分泌诊疗中心。

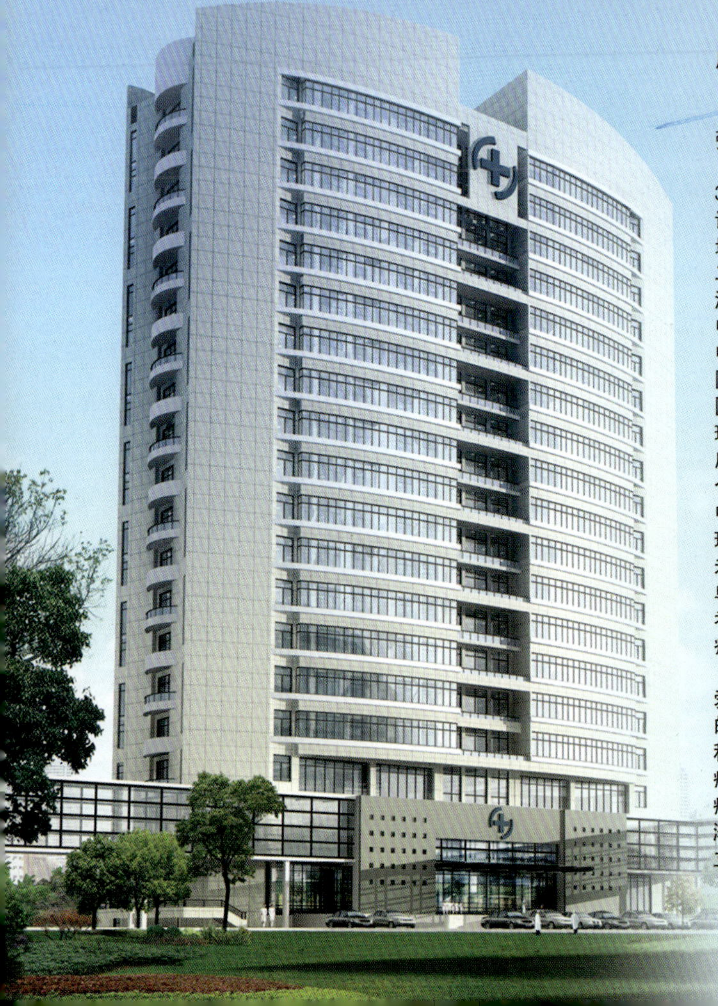

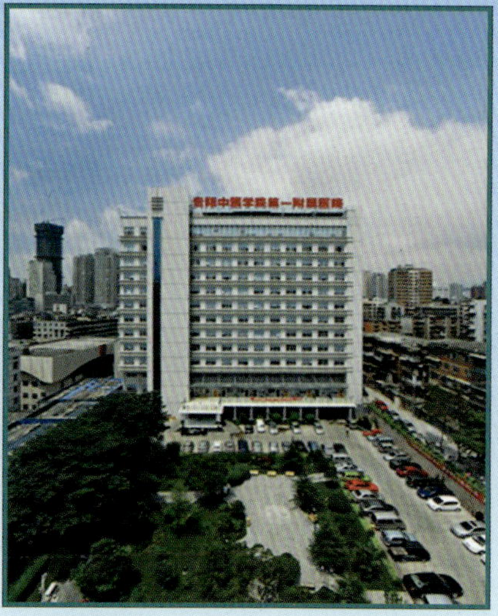

医院环境

医院拥有国家中医药管理局“十一五”重点专病项目3个（糖尿病、脑卒中、眼底病），“十一五”重点专科（专病）强化项目1个（甲状腺专病），“十二五”重点专科建设项目3个（脾胃病科、肛肠科、急诊科），“十二五”重点专科培育项目1个（护理学），“十二五”重点学科9个（中医内分泌病学、中医脑病学、针灸学、中医肛肠病学、中医眼科学、中医护理学、民族医学——苗医学、中医心理学、中医预防医学），卫生部临床重点专科3个（内分泌、脑病、肛肠）；贵州省中医药管理局重点专科建设项目8个（骨伤科、肺病科、脾胃病内科、肛肠科、妇科、皮肤科、肾病内科、急诊科），贵州省第一批中医药民族医药临床重点学科3个（中医肛肠病学、中医皮肤病学、中医肺病学）。目前，医院拥有全国名老中医工作室8个，是国家食品药品监督管理局临床药物试验机构、国家中医药管理局苗医苗药治疗慢性疼痛重点研究室、国家中医药管理局确定的第三批“治未病”预防保健服务试点单位、第一批中医药标准研究推广基地（试点）建设单位和第一批全国中医学术流派传承工作室建设单位、贵州省中医师执业医师考试技能操作考点、贵州省全科医师及中医全科医师培训基地、贵州省中医医疗监测分中心。贵阳中医学院血液病研究所、骨伤研究所也设在医院。

面对中医药事业发展新的机遇和挑战，医院始终以“穷医道精髓，献仁术爱心”为院训，坚持以病人为中心，不断提高医疗服务质量，促进了内涵建设的可持续发展。目前，医院中医药特色优势进一步发挥，特色中医院和重点专科专病建设得到加强，医院学科不断增殖、分化，新成立了体检中心、“治未病”中心、外三科、外四科等新学科，重症医学科、产科也正在试运行之中，病区从2005年的14个增加到25个，新技术、新项目不断开展，收治病种范围逐渐扩大，门诊人次、住院人次以及经济收入持续增长。医院现正在积极着手成立介入科、理疗科、苗医学科、风湿病科。

重庆市中医院

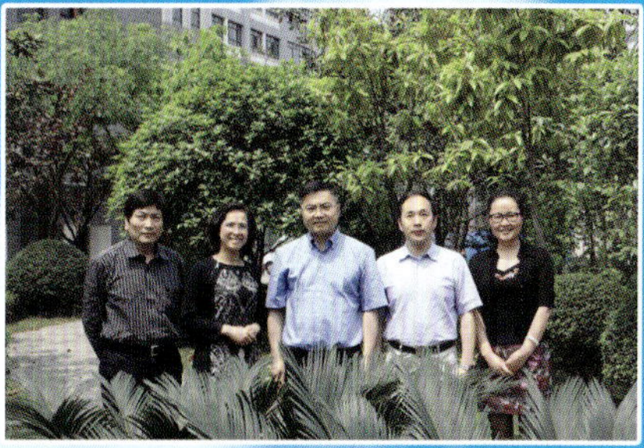

医院领导班子

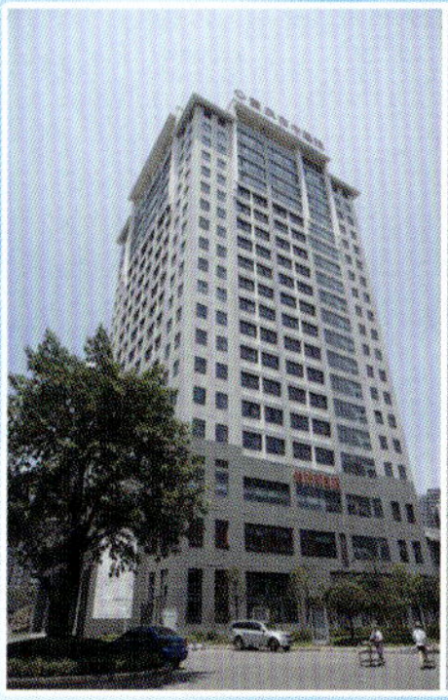

重庆市中医院二期住院部B幢于2013年8月26日正式投入使用

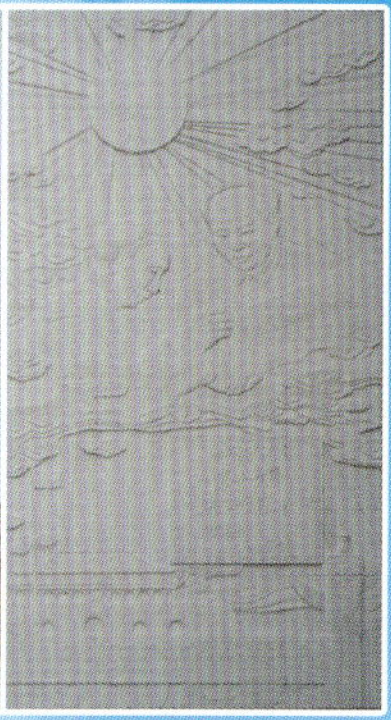

医院汉白玉文化墙（医院第一任院长吴棹仙向毛主席敬献“子午流注环周图”，成为党和国家领导人关心中医药事业发展的象征

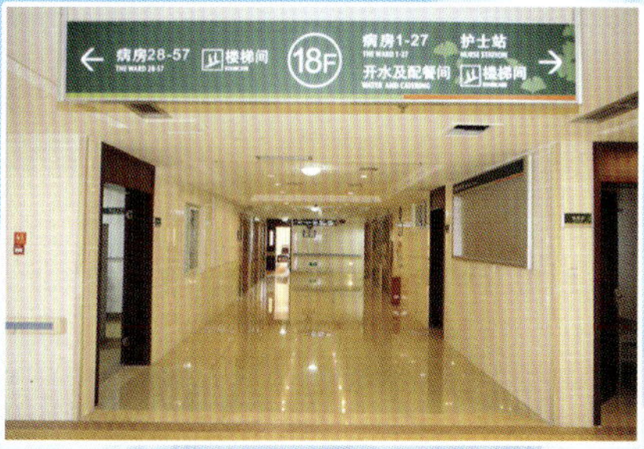

宽敞明亮的走廊

医院是集医疗、教学、科研和预防保健为一体的大型三级甲等中医院，是卫生部国际紧急救援中心网络医院、国家爱婴医院、国家药物临床试验机构和省级重点中医院建设单位。2012年6月21日，医院与北京中医药大学签订合作协议，正式成为北京中医药大学非直属附属医院。2013年8月26日，医院二期住院部B幢正式投入使用，编制床位1800张，医院步入新的发展阶段。

医院现分江北南桥寺院部和渝中区道门口院部，占地163亩，建筑面积6.9万平方米，在建面积5.24万平方米，临床科室32个，医技科室10个。年门诊量130万人次，年出院病人约4万人次。有国家临床重点专科5个，国家中医药管理局重点建设学科1个，重点专科及建设项目、培育项目共10个，重点研究室1个，二级实验室3个；重庆市级医学和中医药重点学（专）科14个，卫生部诊断鉴定机构2个，重庆市级中西医结合医疗中心3个，重庆市级研究院所2个，重庆市医疗质量控制中心2个和院内研究所3个。医院有重庆市中医特色诊疗工程技术中心、院士专家工作站、博士后科研工作站。设有中国中医药文献检索中心重庆分中心、全国针灸临床中心重庆分中心，办有《中国中医急症杂志》。重庆市中医药学会、重庆市中西医结合学会、重庆市针灸学会和重庆市中医药行业协会均挂靠在医院。

医院现有职工2150人，其中高级职称256人，享受国务院特殊津贴专家6人，重庆市级学术技术带头人3人，市级名中医24人，国家和省级师带徒导师16人，医学博士33人，硕士206人，硕士研究生导师39人。

医院拥有大型数控放疗系统、1.5T核磁共振、64排和16排螺旋CT、直接数字化放射成像系统、1000mA多功能数字X光机、乳腺X射线摄影系统、全自动生化、彩超等大型医疗设备200余台，医疗设备总值2.5亿多元。

医院先后获国家各级科技成果奖130多项，其中“一种治疗更年期综合征的中药复方制剂及制备方法”获中华中医药学会科技发明一等奖。医院研制了参麦注射液、丹桃合剂、降糖丸、更年宁心胶囊等多个国家新药。研制了工艺独特、安全有效的院内制剂300余种。目前承担省部级和重庆市卫生局建设项目和科研项目80多个。

医院先后荣获全国创先争优先进基层党组织、全国文明单位、全国精神文明建设先进单位、全国卫生系统先进集体、全国中西医结合先进单位、卫生部抗震救灾先进集体、中华全国总工会工人先锋号、全国中医药应急工作先进集体、全国中医医院优质护理服务先进单位、重庆市群众满意的医疗卫生机构、重庆市白求恩精神示范医院、重庆市园林式单位等荣誉70多项。医院创先争优工作取得了优异的成绩，成为重庆市示范单位和中央创先争优活动办公室信息直报点。中央创先争优活动领导小组办公室傅思和副主任和国家中医药管理局王国强副部长先后到医院视察指导工作。2010年12月6日，中共中央政治局常委、中央书记处书记、国家副主席习近平视察了医院，对医院创先争优活动取得的成绩给予了肯定，希望继续努力，把工作做得更好。

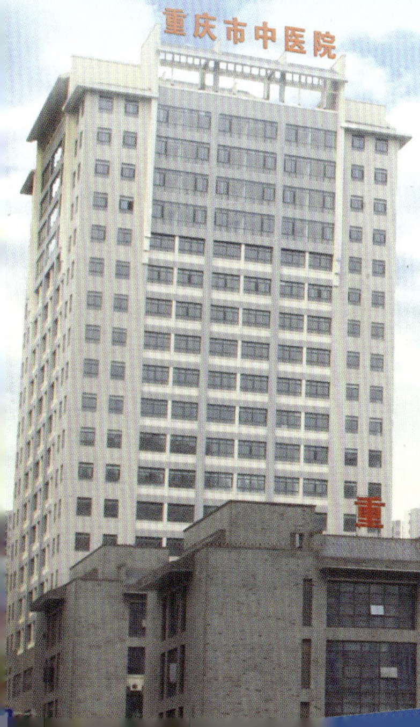

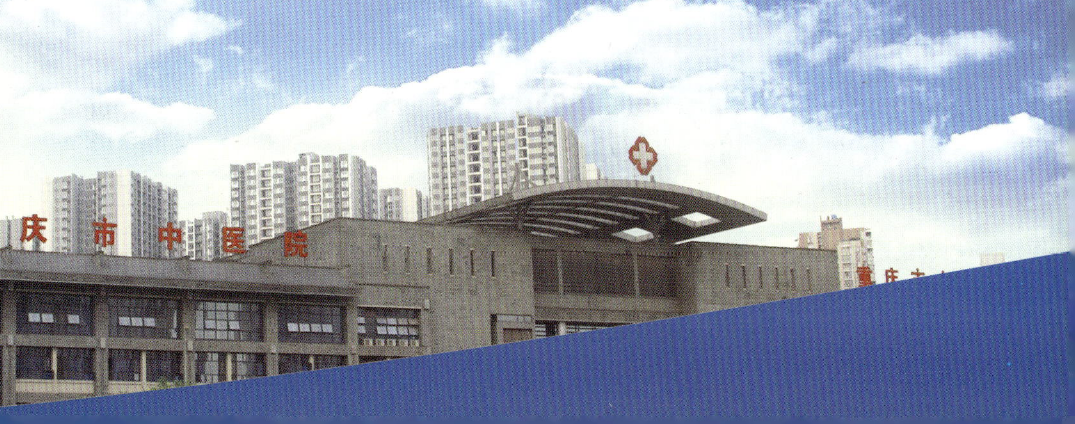

广西中医药大学附属瑞康医院
广西壮族自治区中西医结合医院

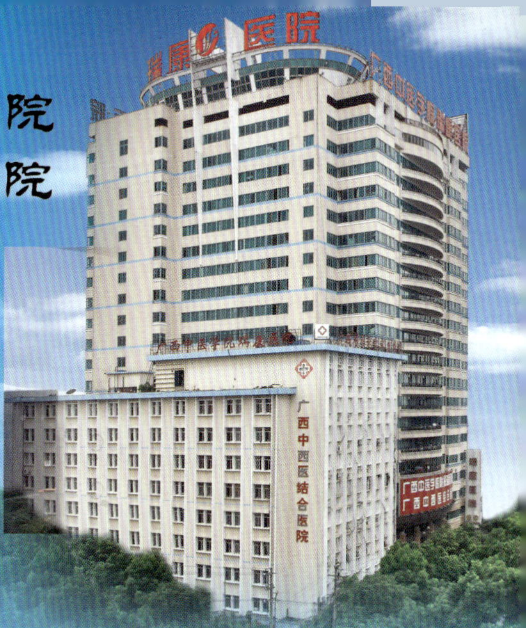

广西中医药大学附属瑞康医院是国家三级甲等医院、广西壮族自治区中西医结合医院、全国百姓放心示范医院、国家重点中西医结合医院、全国爱婴医院、国家中医药管理局国际交流合作基地。医院始建于1951年，历史悠久、专科配备齐全、医疗设备先进、技术力量雄厚、建筑布局合理，是集医疗、科研、教学、预防保健为一体的三级甲等综合性中西医结合医院。医院开设有床位1200张，是东盟博览会的定点医疗机构、广西壮族自治区射波刀治疗中心、广西壮族自治区中西医结合肿瘤治疗中心、卫生部肝胆肠外科研究中心。2011年11月，中西医结合临床获评广西壮族自治区政府人才小高地。2012年2月16日，兼并扶绥中医院，广西中医药大学附属瑞康医院空港院区正式挂牌成立。

医院现有在岗职工2380人，拥有国家特殊津贴专家4名，教授、主任医师81人，副教授、副主任医师168人，博士后3人，博士77名，硕士390多名，国医大师1人，全国名老中医11名，广西名中医及名老中医31名，广西八桂学者1人，八桂名师1人，拥有全区最强大的中西医结合专家阵容。医院已发展成为广西中西医结合医疗中心、全国三大中西医结合医院之一。

医院拥有目前世界上最先进的放疗设备射波刀、美国产高能电子直线加速器、3.0T核磁共振、16排螺旋CT、带数字减影旋转大C臂及小C臂X光机、体外循环机、立体定向导航手术系统、准分子激光近视治疗仪等先进设备，价值达4.5亿元。全院已实现网络信息化管理，建立了现代化的计算机中心，全面实行电子病例管理、电子处方业务，覆盖全院的局域网信息点达2000余个，可以实现医院的信息管理技术现代化。

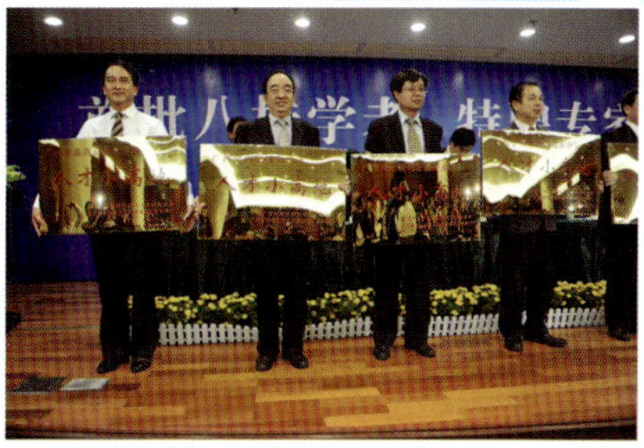

梁健院长领取“自治区人民政府人才小高地”荣誉牌匾（左二）

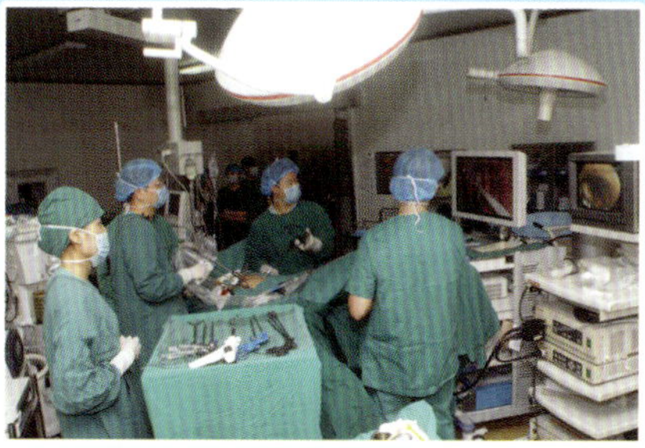

医护人员精益求精进行手术

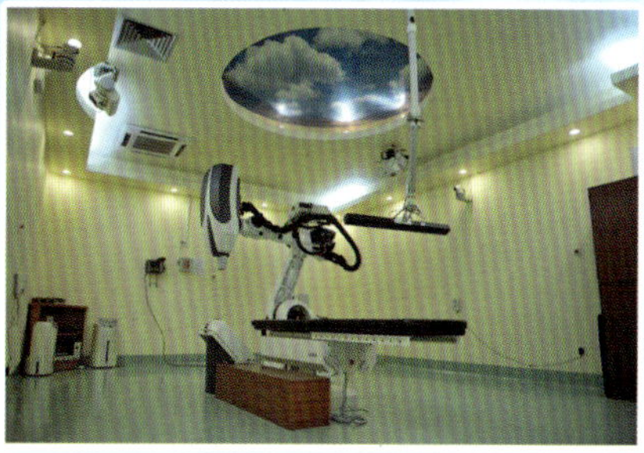

瑞康医院拥有治疗肿瘤的世界顶尖设备射波刀

医院地址：广西南宁市华东路10号
咨询电话：0771—2188018
医院网址：www.gxrkyy.com

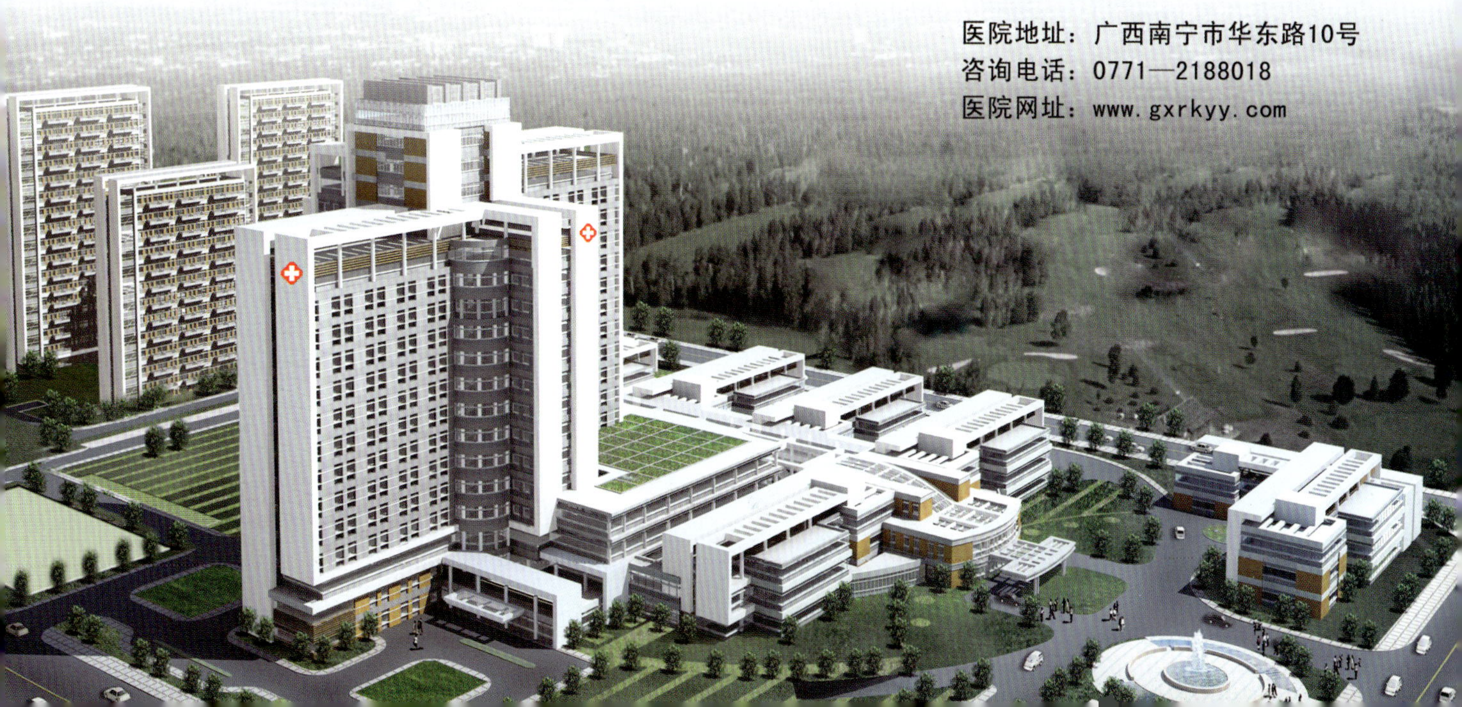

首都医科大学中医药学院

首都医科大学中医药学院是北京市属医科院校中一所培养高级中医药人才的学院。35年来为北京地区培养中医药高级专业人才3000余人，在职培训2000余人，其中相当一部分已经成为北京市中医药行业的骨干。学院建有首都医科大学中医药研究所，内设中医代谢病研究中心、中医脑病研究中心、中医肝病研究中心以及中药新药研发中心。在重大疾病的基础研究与临床防治方面开展研究，研制和开发新药物。2012年与北京市中医管理局共建“首都名医研修院”，成为北京市培养高级中医临床人才的基地。

中医药学院领导班子及党委成员

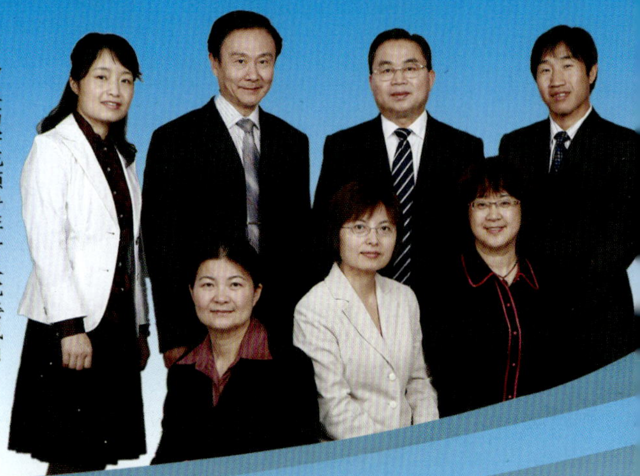

师资队伍

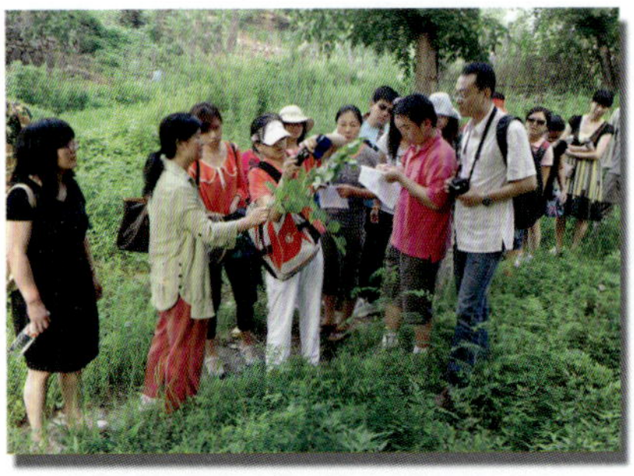

老师、学生在野外采药认药

学院现有教职工70余人，其中专职教师、实验技术人员60余人，教授、副教授占48%，博士学位的教师达到78%。硕士生导师35人（兼职硕士生导师12人），博士生导师5人。近年来引进学科、学术带头人及学术骨干3人，聘请讲座及客座教授2人。拥有9位国家级和市级名老中医，1位全国优秀中医临床人才，北京市教学名师1人，北京市长城学者1人，北京市中青年骨干教师4人，北京市青年拔尖人才、优秀人才9人，师资队伍结构合理、实力雄厚。

教育教学

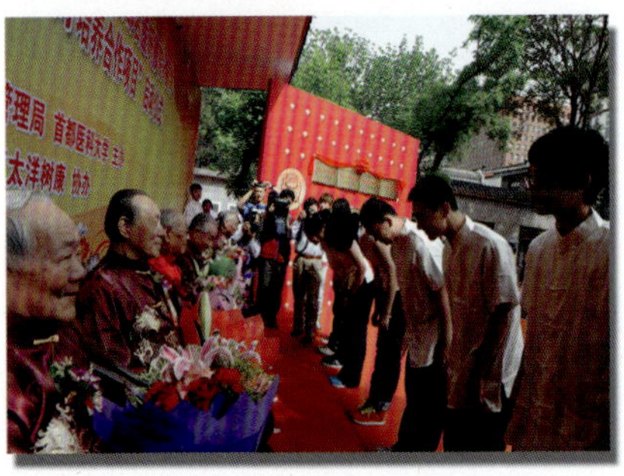

拜师仪式

学院有在读本科生300余人，研究生80余人。学院承担中医学、中药学、药学等专业课程80余门次。设有中医学及中药学2个专业，本科生培养实行本科生导师制和专业精品教育。为强化人才培养质量，学校在东四十条校区建立了首都医科大学中医研修学院，探索中医药师承教育与院校教育的融合模式，试行本科生拜名师培养方式。同时与中国中医科学院中药研究所共同建设“中药专业校外人才培养基地”，提高学生的实践能力和科研素质。目前，中医专业已获批教育部和北京市特色专业。近年来，学院有11门课程为校级精品课程，5部教材获批校级优秀教材，获得校级教育教学成果奖7项，校级优秀教学团队3个。主编及参编“十二五”规划教材38部。

科学研究

“十二五”建设的3年间，学院承担局级以上课题90余项，总经费2300余万元。其中国家“973”课题子课题1项，国家自然基金课题17项，省部级课题15项，局校级课题50项，横向合作课题10项。发表论文300余篇，其中核心期刊269篇，SCI30篇。主编、副主编论著16部。授权专利5项。

合作交流

学院先后与美国西北大学、日本新潟药科大学建立了友好关系，进行合作办学与学术交流；在加拿大开办首都医科大学中医药学院分院；在意大利费拉拉大学举办针灸培训班；与中国中医科学院中药研究所签署了教学科研的合作框架协议，共同培养中药专业研究生。学院多次派专家、学者出国出境参观讲学，为弘扬祖国传统医药文化作出不懈努力。

南方医科大学中西医结合医院

南方医科大学中西医结合医院是南方医科大学（原第一军医大学）附属医院之一，位于海珠区石榴岗路13号大院，地处城市中轴线，占地面积约20万平方米。医院是广东省建设“中医药强省计划”的重点建设项目之一，由南方医科大学整合其下属中医药学院、南方医院和珠江医院的优势学科人才资源共同组建。目前医院开设科室42个，床位600张，是一所以中医为特色、西医为基础、中西医结合为优势、肿瘤学科为龙头、多学科协调发展的教学科研型中西医结合医院。

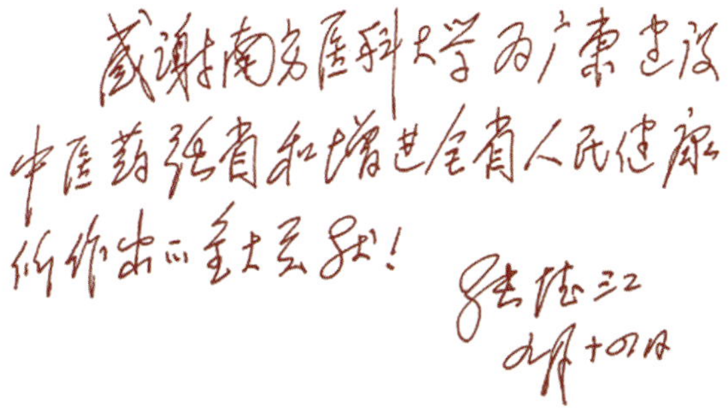

时任广东省省委书记，现任中共中央政治局常委张德江亲笔题词

中西医结合医院拥有两大实力学科群——中西医结合临床学科和肿瘤学科

中西医结合临床学科以南方医科大学中医药学院为支撑，中医药学院前身是中国人民解放军第一军医大学中医系，有近40年的发展历史，曾是全军的中医药、教、医研基地。现拥有国家重点学科中西医结合临床，还有国家中医药管理局重点学科6个（中医脑病学、中医肾病学、中医痹病学、中药药理学、中药制药学、中西医结合基础）、重点专科（病）建设单位4个（中西医结合风湿病、中西医结合慢性头痛病、针灸推拿科、中西医结合心血管病）和广东省中医药局重点专科（病）2个（中西医结合脾胃病、中西医结合肝病）。医院拥有博士学位授权一级学科2个（中西医结合医学和中药学），硕士学位授权一级学科1个（中医学）。由中医药学院和南方医院等单位研制的三九胃泰、壮骨关节丸、正天丸、尿毒清、金关片等中药制剂享誉海内外。

医院在学校“大南医”发展战略的支持下，南方医院肿瘤诊疗团队植入中西医结合医院，并从国内外引进肿瘤学科领军人才，成立南方医科大学中西医结合肿瘤中心。肿瘤学科是国家肿瘤学博士、硕士学位授权点和博士后流动站，国家抗肿瘤药物临床试验机构，中国临床肿瘤学会（CSCO）副主席单位，广东省医学会肿瘤学分会主任委员单位，中华医学会肿瘤学分会委员单位，广东省重点学科，广东省医学重点专科和广东省临床重点专科。

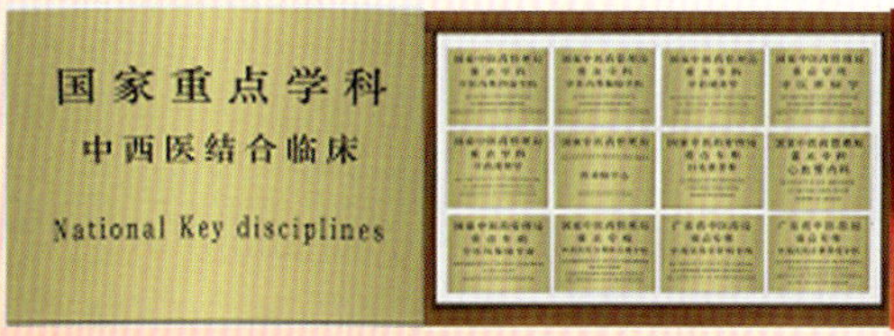

重点学科牌

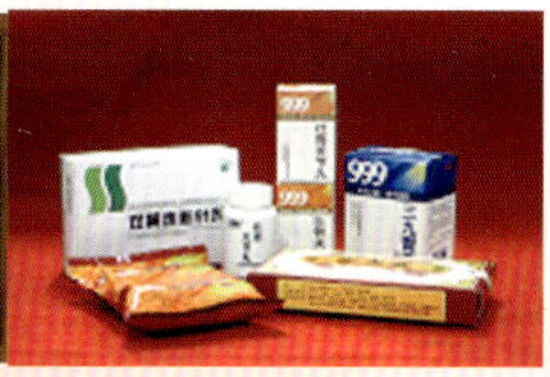

院内制剂

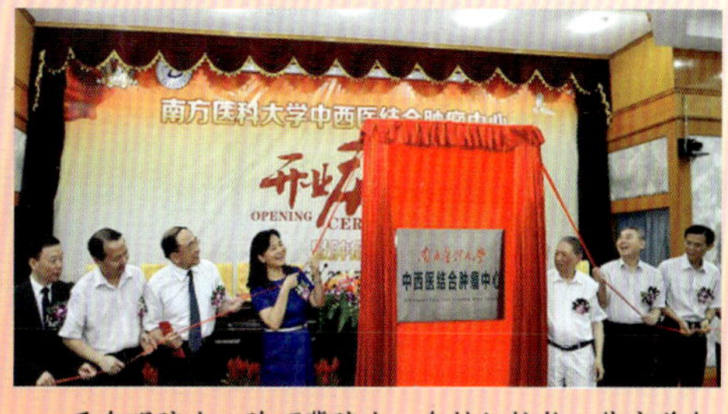

于金明院士、陈可冀院士、余艳红校长、黄庆道会长和李梓廉副局长等嘉宾为南方医科大学肿瘤中心揭牌

南方医科大学中西医结合肿瘤中心是全国较早开展肿瘤放免靶向治疗的单位，也是全国较早开展肿瘤生物治疗与免疫治疗的研究机构之一，形成了以CIK、TIL、DC/CTL细胞等为基础的一套完善的细胞免疫治疗体系；是国内第一家开展肿瘤光动力治疗（PDT）的中心；作为国家抗肿瘤药物临床试验机构，已开展40多项全球多中心新药临床试验，使国内肿瘤患者有机会接受国际最新的药物治疗；积极开展肿瘤分子诊断、现代外科治疗、微创治疗、放射免疫治疗和靶向治疗，大力推广循证医学和个体化医学指导下的多学科规范化诊疗，保证了患者得到周到、合理、特异和有效的治疗。

医院呈现多学科协调发展的学术氛围

医院建设了一批中西医结合医疗特色明显的专科，在肿瘤、心脑血管疾病、肾病、风湿病、肝病、脾胃病等领域已形成特色鲜明的中西医结合诊疗优势，同时建设有中西医联合查体为特色的健康管理中心及国家“治未病”中心、广东省中医药局名中医工作室、传统疗法与康复中心三大中医特色平台。

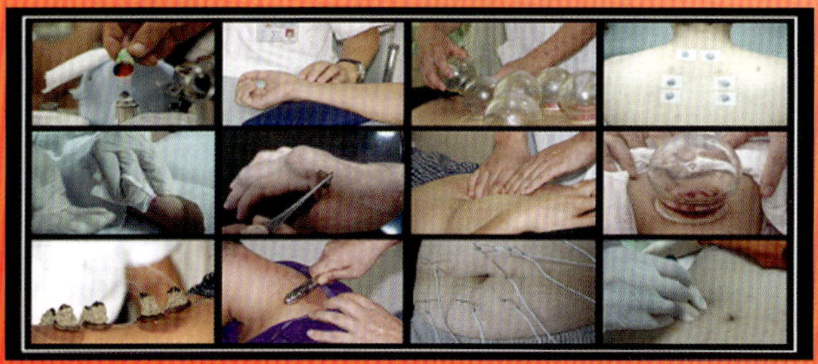

医院以“传承、创新、精诚、仁和”为院训，坚持“博采中西，厚德精医”的办院宗旨，强化“敬畏生命，尊重医者”的服务理念，以一流的人才和团队，一流的设备和技术，一流的质量与效率，竭诚为广大人民群众提供一站式全程优质的医疗服务。

上海光华中西医结合医院

上海光华中西医结合医院成立于1958年，1997年经国家中医药管理局评审，定为二级甲等中西医结合医院；2003年被上海市卫生局又冠名为“上海市光华中西医结合类风关专科医院”；2012年9月经国家中医药管理局评审，定为三级甲等中西医结合专科医院。医院现开放床位数为300张，其中关节病床位255张，占医院总床位数的85%。医院在职职工398人，其中医务人员316人，包括正副主任医师31人，硕、博士学位36人，硕、博导师3名，兼职教授11名，享受国务院特殊津贴专家1人。传承一代代名老中医在关节病诊治方面的独特理念，医院逐渐成为以治疗类风湿关节炎等关节病方面颇具特色的名副其实的中西医结合关节病专科医院，近些年来通过完善科室设置，成为一所涵盖关节内科、关节外科、关节康复科等临床科室，且关节医技科室齐全的特色品牌医院。医院经过多年努力，成为全国重点中西医结合医院建设单位，国家药物临床试验机构，上海中医药大学博、硕士点；成立了上海市中医药研究院中西医结合关节炎病研究所；取得国家自然科学基金项目1项。其学术影响力立足上海、辐射长三角地区乃至全国。

医院于2012年1月被评定为国家中医药管理局第三批重点中西医结合医院建设单位，医院从发展规划、学科建设、人才培养、医疗管理、预防保健、文化建设和信息化建设等方面进行了科学规划，希望通过4年的建设周期，将光华医院建设成为中西医结合特色突出、专科优势明显、临床疗效显著、管理科学规范、具有示范带动作用的全国重点中西医结合关节病专科医院。

“发展是硬道理”，医院将发展战略定位于“建设全国一流的中西医结合关节病专科医院”，本着“我们能够为关节病患者提供一流的中西医结合医疗保健技术和优质服务，我们的服务将使关节病患者、医院员工和整个社会受益”的宗旨和服务理念，将专科医院做“专”、做“精”，把关节病作为医院可持续发展病种，而中西医结合更是实现医院可持续发展战略的手段，在今后的发展道路上，借助三级医院的品牌效应，提升医院内涵，注重人才梯队建设，促进关节病学科发展，缩短与老牌三级医院距离，实现医院能级提升新跨越。

立足专科，

科学规划，

加快三级医院建设步伐

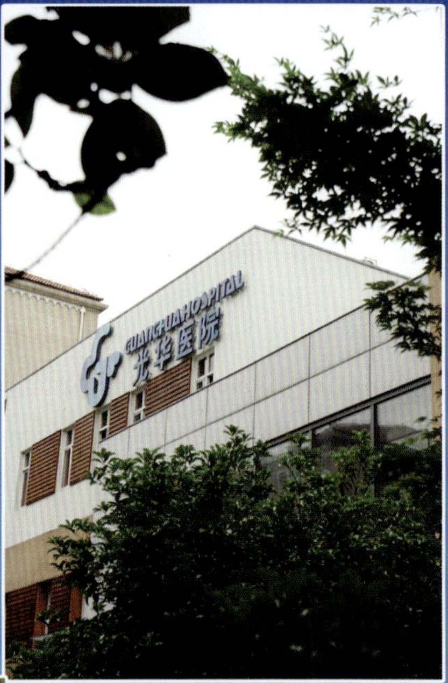

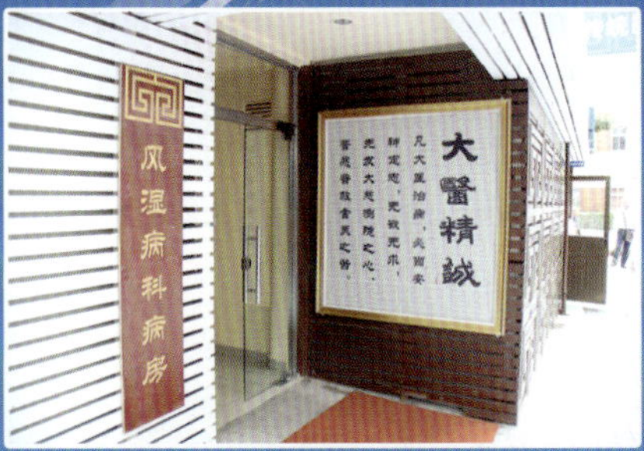

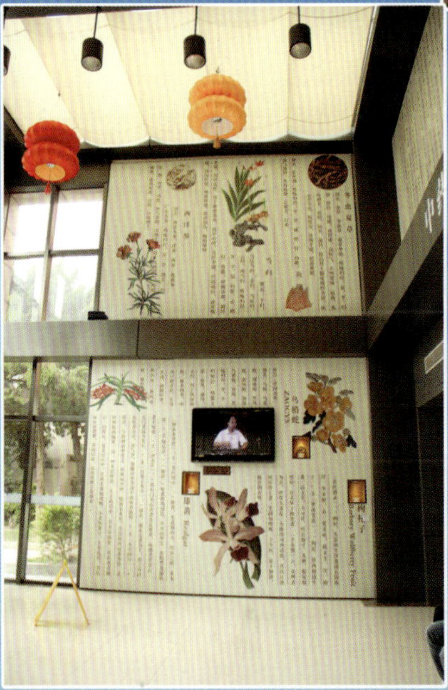

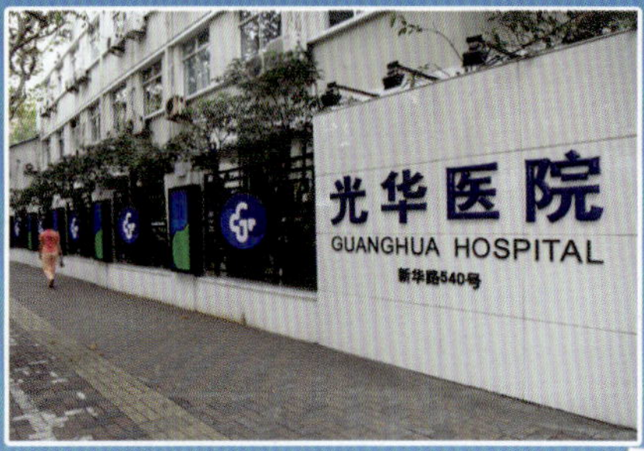

地址：上海市新华路540号 邮编：200052　　联系电话：021-62805833 传真：021-62809946

陕西省中西医结合医院

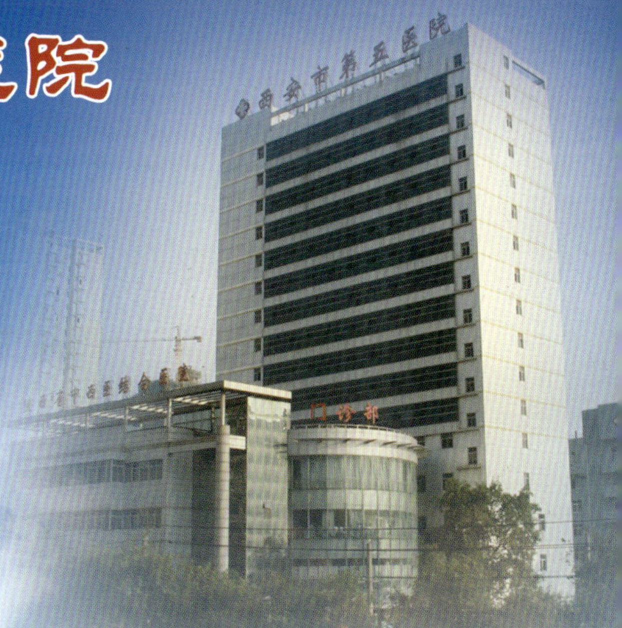

陕西省中西医结合医院暨西安市第五医院始建于1949年，是一所以治疗风湿病为特长，集医疗、保健、教学、科研为一体的三级甲等中西医结合医院；现编制床位700张，在职职工779人，中高级职称人员219人，硕博士研究生71人，名老中医4人；是西安市风湿病医院、西安市风湿病研究所、陕西中医学院附属中西医结合医院、国家中医药管理局第三批重点中西医结合医院建设单位、美国红斑狼疮基金会会员、省级文明单位。

多年来，医院始终坚持“大专科、强综合、中西医互补、中西医结合”的发展之路，在继承和弘扬风湿病诊疗特色的同时，兼顾内、外、妇、儿、骨等多学科全面发展。现有国家中医药管理局重点专科3个，省、市级重点学科2个。医院汇集了一批在风湿病诊疗方面颇具影响、医术精湛的著名专家，并涌现出大批见解独特、富于开拓的学科新锐。经过60年的发展创新，风湿病学科成为医院的重点和支柱学科，设有8个风湿病区，专科床位数300张。患者来自全国各地，域外就诊患者占60%以上。医院采用先进的诊疗手段，结合中医学辨证施治，以中西药及自制药品为主，配以关节腔注射、理疗、封闭、针灸、湿敷、外涂、熏蒸等多种治疗方法，根据病情灵活选用，尤其独创的“脊里针疗法”治疗强直性脊柱炎（大偻）疗效较好。

2011年，医院成立西安市风湿病研究所，主要承担风湿病医、教、研工作及重点学科建设和对外学术交流活动。研究所下设中医传承研究室、大偻研究室等10个分支机构，各研究室均制订年度工作计划，明确研究目标，拟定科研题目100余个，现已完成院内课题7个、综述20篇，为下一步承担陕西中医学院“3+2教学模式”及研究所的发展壮大奠定了基础。

医院率先推行“驻科中医师”制度运行3年来，已经形成了良好的工作势态，既方便了患者对中医中药的需求，同时解决了西医大夫临床工作中的很多棘手难题，更为西医医师的中医学习、中西医结合病历的书写、中西医结合临床及科研工作的深入开展提供了便利条件，取得了很好的社会效应。

医院制剂室成立于1954年，2005年按GMP要求进行改建，次年通过验收并正式运营。大楼建筑面积1721平方米，拥有中草药提取、硬胶囊剂、颗粒剂、片剂和口服合剂5条生产线，整体布局规范合理，人物流分开，操作便利，环境整洁。质量检验室常规仪器齐全，生测室整体万级净化级别，局部采用百级净化工作台，确保药品生产全过程的质量监控。制剂室拥有多名中、高级技术职称的生产和质量管理人员。多年来，制剂室与临床密切合作，博众人之长，集专家之智，生产的治疗风湿病为代表的纯中药制剂深受广大患者喜爱。

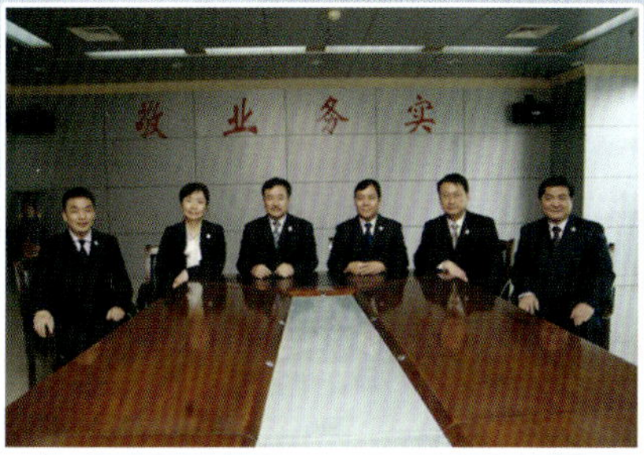

院领导合影

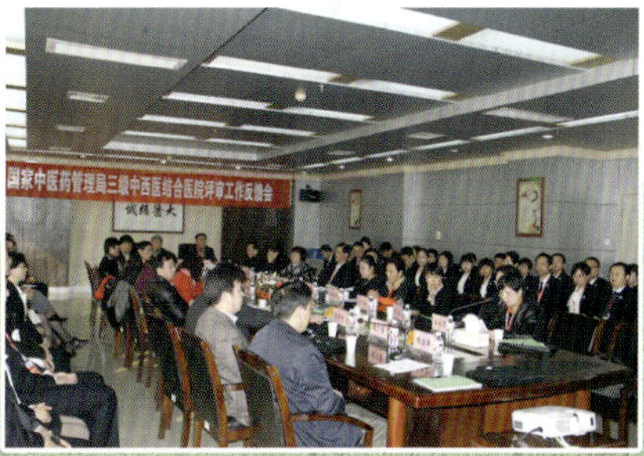

国家评审反馈会

医院自制药品展示

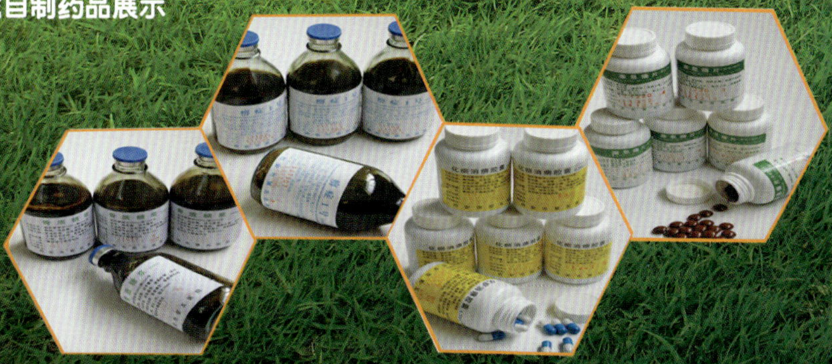

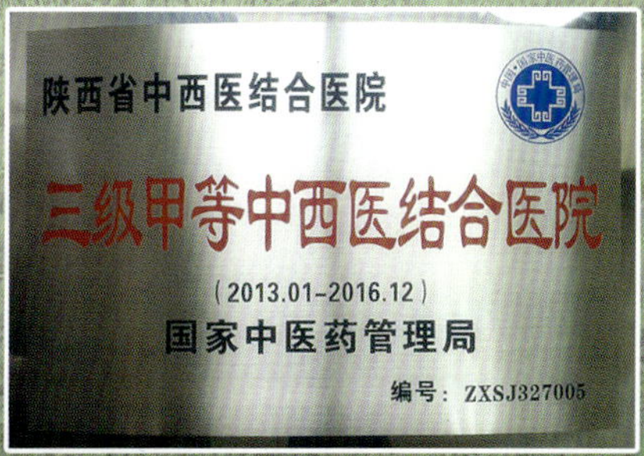

陕西省中西医结合医院

三级甲等中西医结合医院

（2013.01-2016.12）

国家中医药管理局

编号：ZXSJ327005

三级甲等中西医结合医院

陕西省安康市中医医院

医院管理

2012年底，医院顺利通过三级甲等医院评审，2013年1月17日，卫生部副部长、国家中医药管理局局长王国强莅临医院视察，对医院中医药特色建设给予高度评价，并现场为医院进行三级甲等医院授牌。2013年，医院开展“以病人为中心，以发挥中医药特色优势提高临床疗效”为主题的持续改进活动，进一步强化内涵建设，突出中医特色，提高中医临床疗效，提升整体服务和管理水平。同时医院全面启动了国家示范中医院的创建工作，计划用3年时间完成国家示范中医院的创建。

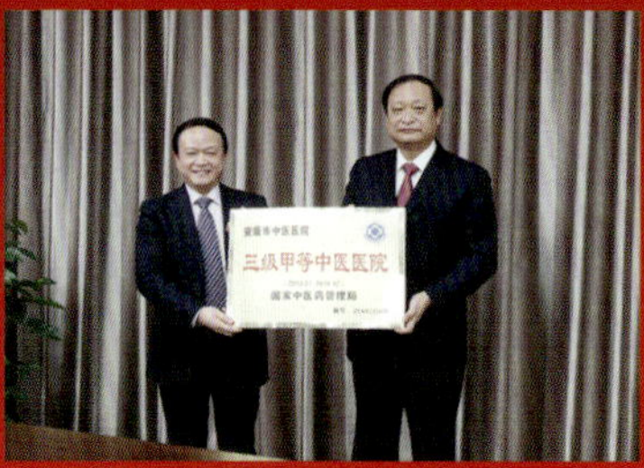

2013年1月17日，卫生部副部长、国家中医药管理局局长王国强为医院授予三级甲等医院牌匾

医疗质量与医疗安全

医院积极开展“诊疗质量安全年”活动，将医疗质量、医疗安全放在首位，加强医疗质量和医疗安全的监管、分析、评价和改进工作，强化住院医师规范化培训、“三基三严”训练力度，切实提高医务人员基础操作技能和业务水平，保障患者安全。加大抗菌药物专项治理工作，将抗菌药物合理应用情况纳入科主任综合目标考核，医院药品收入占业务收入的比例小于40%。医院不断深化优质护理服务，加强护理人员基本理论、技能、操作考核，积极开展中医护理服务和康复指导，全面推进优质护理服务工作。

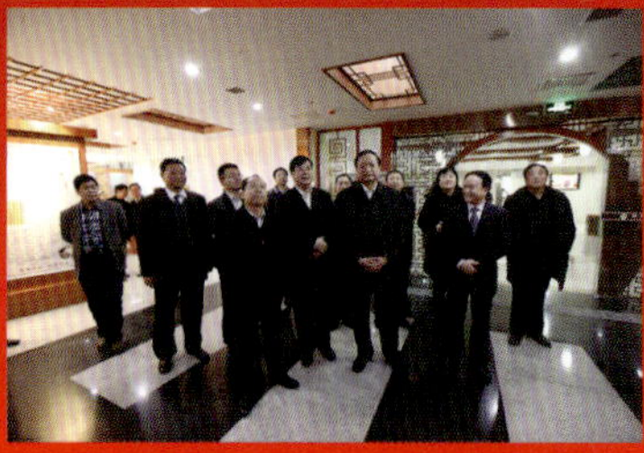

2013年1月17日，卫生部副部长、国家中医药管理局局长王国强莅临医院视察(国医堂)

学科与优势专病建设

医院坚持“完善构架、整合资源、彰显特色、做强优势”的学科建设发展思路，狠抓重点专科建设。2013年初，眼科被确定为国家临床重点专科（中医专业），儿科被确定为陕西省第七批重点专科。

医院积极培育和发展中医优势专病项目，制定并实施《中医优势专病项目申报管理暂行办法》，建设期实施年度考核，建成了一批中医特色明显，临床疗效显著，社会影响较大，具有示范带动作用的中医优势专病。

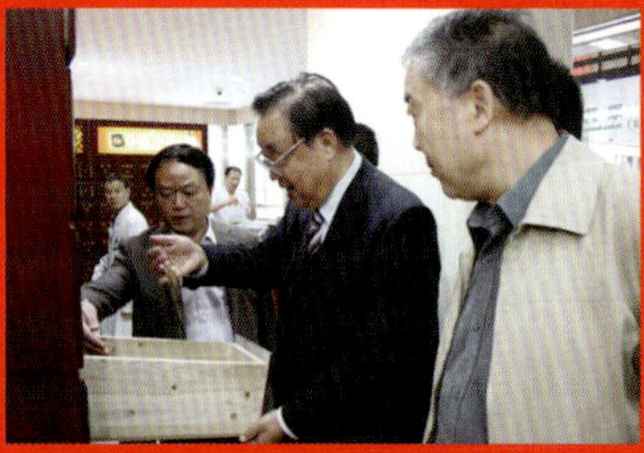

国医大师张学文来院参观指导（门诊中药房）

人才培养与教学工作

在高层次人才引进方面，医院坚持培养与引进并举，继续做好陕西中医学院在职研究生课程班及师承工作，进一步提高中医药队伍的综合素质和学历层次。医院1人被授予享受国务院政府特殊津贴专家，2人被确定为省级名中医，3人被确定为安康市首批有突出贡献专家。医院被授予卫生部医药生物工程技术研究中心安康市中医院临床研究基地、卫生部脑卒中筛查与防治基地、中国肝炎基金会肝病患者基地；被陕西中医学院表彰为优秀实践教学基地。

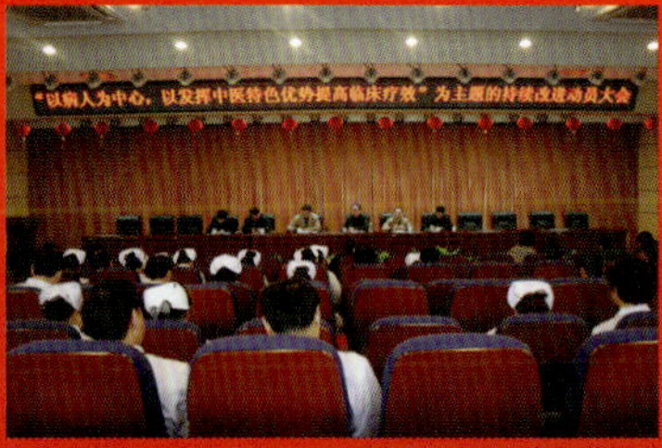

“以病人为中心，以发挥中医药特色优势高临床疗效”为主题的持续改进活动动员大会

科技创新工作

医院相继开展显微镜下颅内动静脉畸形切除术、显微镜下椎管肿瘤切除术、胸腔镜与腹腔镜联合食管癌根治术、心脏冠脉病变内支架植入术、玻璃体切割、白内障超生乳化、中西医结合治疗眼底病、全脑血管造影术、颅内外血管狭窄支架成形术等41项新业务、新技术及多项中医适宜技术。在科研工作方面，获陕西省政府科学技术三等奖2项，安康市科学技术一等奖3项、二等奖3项、三等奖4项。

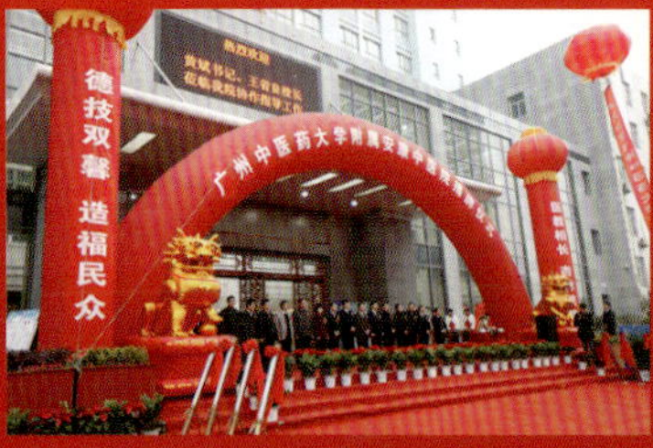

广州中医药大学附属安康医院揭牌仪式

特色建设

医院积极探索国医堂运行机制，建立省内名中医带教及坐诊制度，切实提高了中医药参与治疗率和中医药服务水平，满足了群众对中医药服务的需求。同时建立跨区域医院交流、协作机制，拟举办秦巴中医药发展首届汉江论坛，建立秦巴区域中医院的学习、交流平台，共同推动中医药的传承和创新。

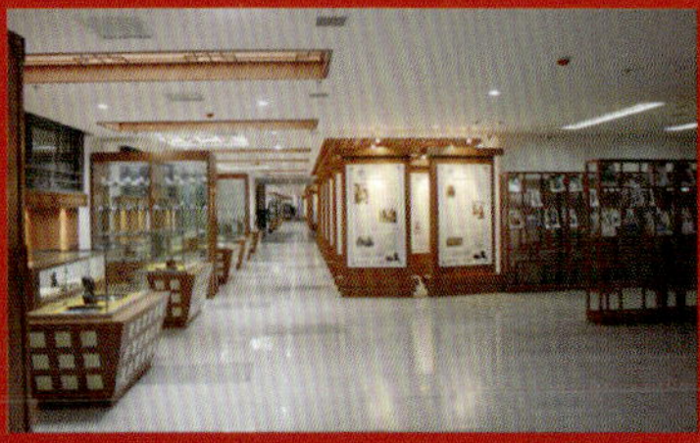

安康市中医医院中医文化展厅

甘肃省第二人民医院

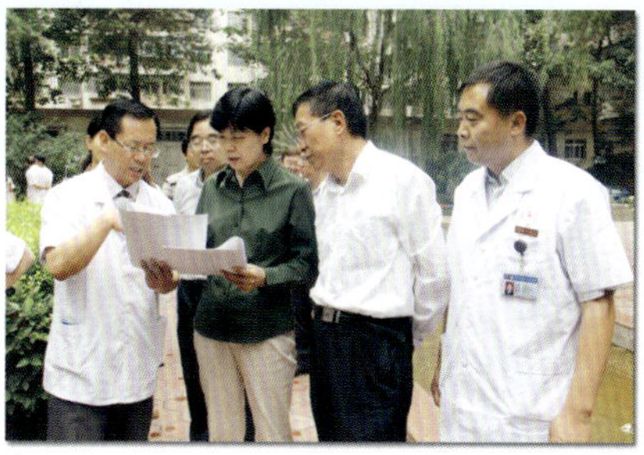

国家卫计委副主任崔丽莅临医院调研

甘肃省第二人民医院始建于1958年，其前身为兰州铁路中心医院。医院现占地面积35040平方米，建筑面积69299.73平方米，为国家三级甲等医院。目前，医院拥有职工1080人，其中卫生技术人员920人，高级职称115人，中级职称260人，享受国务院特殊津贴专家、升级领军人才、省名中医、省中青年学术学科带头人12人，博士11人，硕士110人。医院有床位1010张。2013年，年门诊量达到21万人次，入院1.9万人次，出院1.86万人次。医院设备先进，拥有16排螺旋CT机、核磁共振、数字肠胃机、电子胸腔镜、可弯曲胸腔镜、人工心肺机、高分辨胃肠动力学检测系统、光学相干断层扫描仪、医院信息化管理系统等一大批国内外先进的医疗设备。医院学科齐全，服务设施完善，为省、市医保定点医院和新农合基本医疗定点医院，也是甘肃省紧急医疗救援中心主力分站之一。

在新一轮医改中，甘肃省确立了“用最简单的方法解决最基础的问题，用尽可能少的费用维护人民群众健康，走中医特色的医改之路”的甘肃医改模式。借助全省大力发展中医的历史机遇，甘肃省第二人民医院领导班子审时度势，借势而上，顺势而为，确定了“十二五”期间医院的发展思路，就是“做精做强西医优势学科，发展壮大中医药特色，建设现代化中西医结合精神卫生中心，坚定不移地走中西医结合的发展道路”，将中医药发展纳入医院整体发展规划，确定了中医药发展重点内容，大力发展中医药特色诊疗和中西医结合工作。经过一年的实践和探索，甘肃省第二人民医院领导班子于2012年提出了具有自己特色的“333”诊疗新模式，即在体检、门诊、住院的保健就医三场所，在未病、已病、康复的疾病防治三阶段，用西医+中医+心理的不同疗法三结合，为病人提供中西医结合、身心结合的全面医疗保健服务，有效克服了西医学、中医学、心理医学单打独斗的诊疗行为，使诊疗质量与效率同步提高，医院的综合优势通过“333”诊疗新模式转化为强劲的可持续发展力和竞争力，逐步走出一条符合综合医院发展中医药工作实际的“百姓满意，医院发展”的双赢发展模式。此模式受到国家卫生计生委、国家中医药管理局和省卫生厅、省中医药管理局的充分肯定，省二院成为第一批全国综合医院中医药工作示范单位。

2013年11月15日，由国家中医药管理局、国家卫生计生委、总后勤部卫生部主办，甘肃省卫生厅承办的全国综合医院中医药工作经验交流会现场会在兰州召开。甘肃省第二人民医院负责现场会议、实地观摩等具体会务。

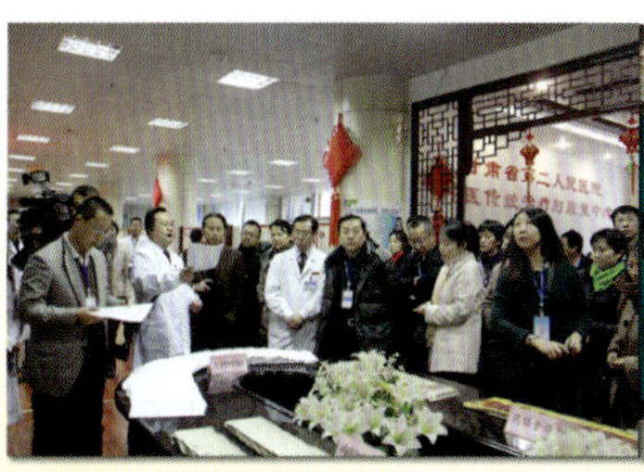

全国综合医院中医药现场会参观医院中医馆

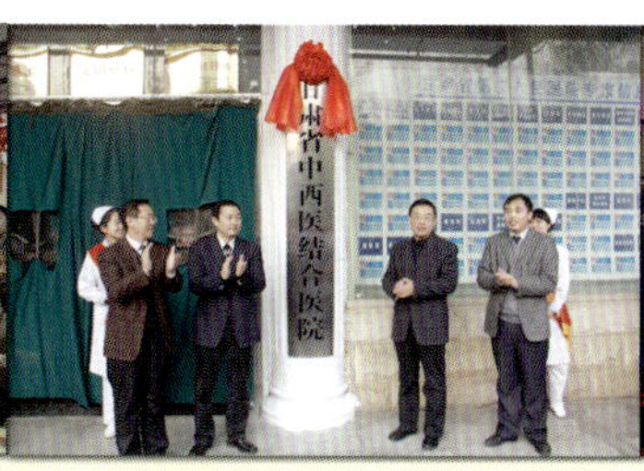

医院挂牌仪式

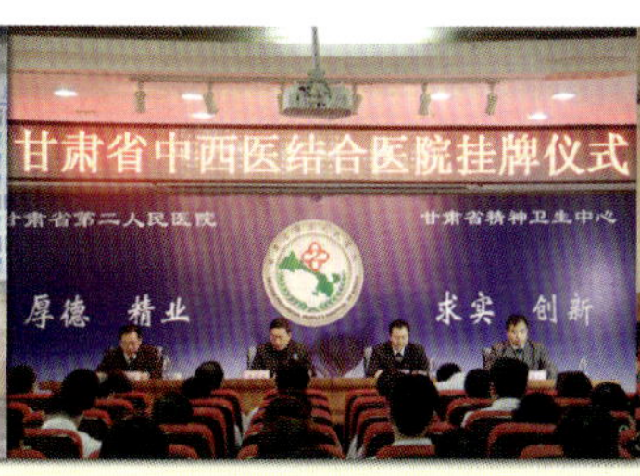

医院挂牌仪式

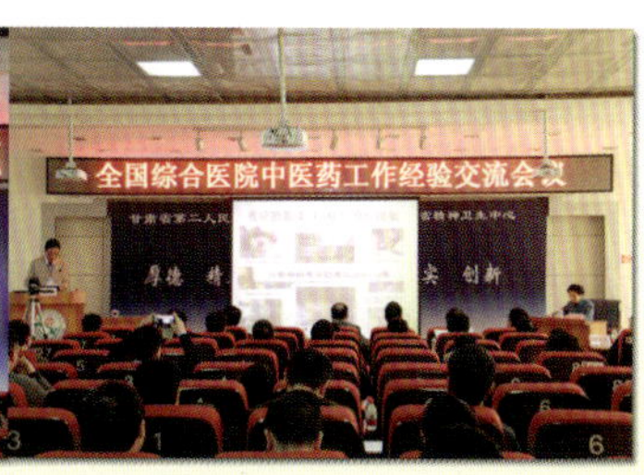

全国综合医院中医药工作经验交流会议

武汉市中西医结合医院（武汉市第一医院）

医院始建于1927年，初名为汉口市立医院。1949年5月更名为武汉市第一医院，1985年由武汉市人民政府命名为武汉市中西医结合医院，是一所集医疗、科研、教学于一体的大型综合性医院。现为华中科技大学同济医学院和湖北中医药大学的附属中西医结合医院，也是全国规模较大的三级甲等中西医结合医院。医院总占地面积175亩，院本部位于武汉市硚口区利济北路，另建有汉西院区、盘龙院区、武昌皮肤病专科门诊、汉阳皮肤病专科门诊和制剂中心。医院编制床位3000张，现开放床位1700张，年门诊量215.6万人次，年住院病人6.2万人次，年手术1.6万台次，病床使用率108.7%，资产总值18.5亿元。

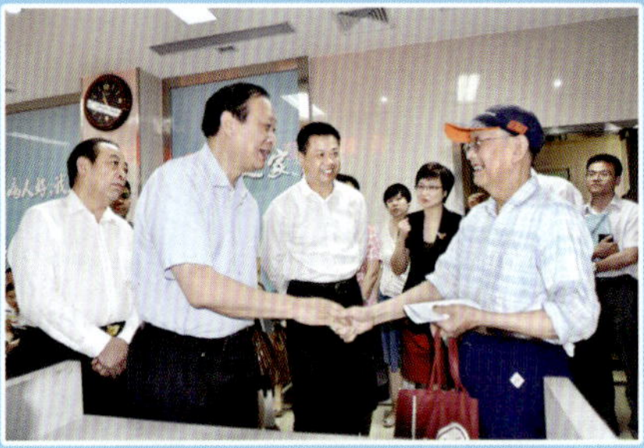

国家卫生和计划生育委员会副主任、国家中医药管理局局长王国强来院视察病员服务中心工作

学科优势。医院学科齐全，技术水平先进。设置临床科室34个，医技科室10个。其中皮肤科、脾胃病科、肾病科、临床护理为国家临床重点专科。中医皮肤病学、中医脾胃病学、中西医结合临床、临床中药学为国家中医药管理局重点学科。脑病科、针灸科、心血管内科、康复医学科、耳鼻喉科为国家中医药管理局重点专科。内分泌科、周围血管病、肺病科、肿瘤科等10个专科为省市级中医、中西医结合重点专科。风湿免疫科、泌尿外科、妇科、超声影像科、急诊科等15个专科为省、市级临床重点专科。武汉市血液透析质量控制中心、护理质量控制中心、脑卒中质量控制中心、湖北省住院医师规范化培训基地等均设置在本院，另建有国家中医药科研三级实验室、SPF级动物室、国家中医药重点研究室、卫生部化妆品不良反应监测中心和省感染性皮肤病临床研究中心。每年完成科研成果鉴定20余项，发表国家级期刊论文200余篇，专科建设和科技创新能力位于全省前列。

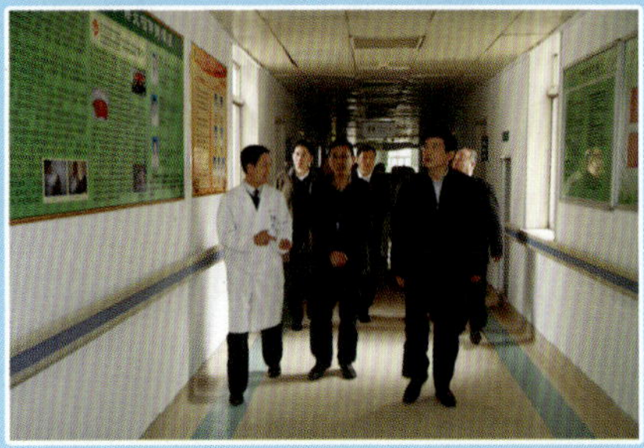

国家中医药管理局副局长于文明来院指导工作

人才优势。医院现有职工2202人，卫技人员比例达86.8%，其中高级专业技术人员251人。拥有享受国务院津贴专家10名、国家中医药管理局师承指导老师4名，省、市政府津贴专家19名，省中医大师1名，省中医名师4名，国家优秀中医人才、省市医学杰出人才、优秀学科带头人等18名，博士、硕士生导师56名。医院制定了《人才建设中长期发展规划》，创造有利条件广纳贤才，鼓励各级专业人才茁壮成长，为打造实力雄厚的人才队伍营造了积极向上、奋发有为的学术氛围。

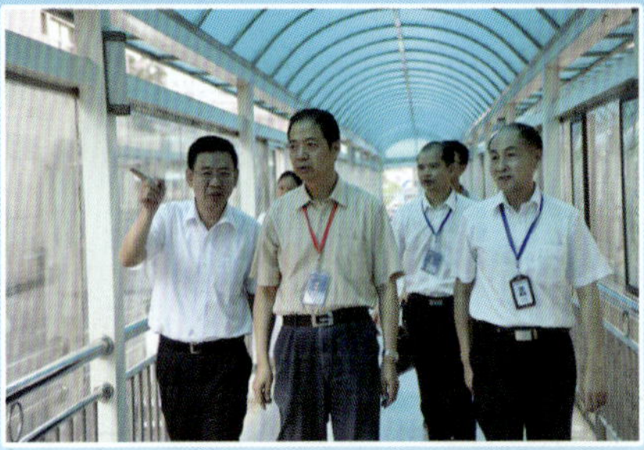

2012年8月2～3日，国家中医药管理局对医院“三甲”建设情况进行了为期两天的评审

设施优势。医院拥有3.0T磁共振成像仪、血管平板机、64排全身螺旋CT、数字化动态DR、直线数字加速器、肿瘤射频热疗机、准分子激光系统、ERCP放射机等当前最先进的大型医疗诊疗设备，设备总值近5亿元。医院致力于建成国内领先的数字化医院，信息化建设日益完善，逐步实现了医疗业务、管理流程全程信息化。

管理优势。医院治院严谨，坚持内涵建设，着力加强全面质量管理，开展了以“比质量，赛管理，为患者提供优质服务”为主题的“文化杯”和“读书年”等系列竞赛活动，提升了服务水平。坚持开展全程优质服务，在全市率先建设“一站式” 服务模式的“病员之家”，积极开展志愿者服务和健康教育服务，深得群众赞誉。积极参与对口帮扶和社区共建，医院支持建设的两个社区均获得全国示范社区卫生服务中心称号。积极投身扶贫、义诊、援外、援疆、援藏、抗震救灾、应急公共卫生事件等各类医疗救助行动，彰显了医院的公益职责和综合实力。在国家三级甲等医院复评、创平安医院、医院管理年、医疗质量荆楚行等系列检查中，医院综合管理和医疗救治水平均得到好评。

大鹏展翅，必造劲风。医院坚持“爱岗敬业、病人至上、融汇中西、永争第一”的服务理念，全院干部职工团结奋进，推进医院各项事业较快发展，业务和经济综合指标持续保持全省前列，为向更高更强发展目标冲击奠定了坚实基础。医院先后荣获全国首批重点中西医结合医院、全国卫生系统卫生文化建设先进单位、湖北省知名中西医结合医院、湖北省五一劳动集体奖、武汉市文明单位、武汉五一劳动奖状等光荣称号。

2012年11月1～4日，全国皮肤科“四强”学术协作会第十五届年会现场

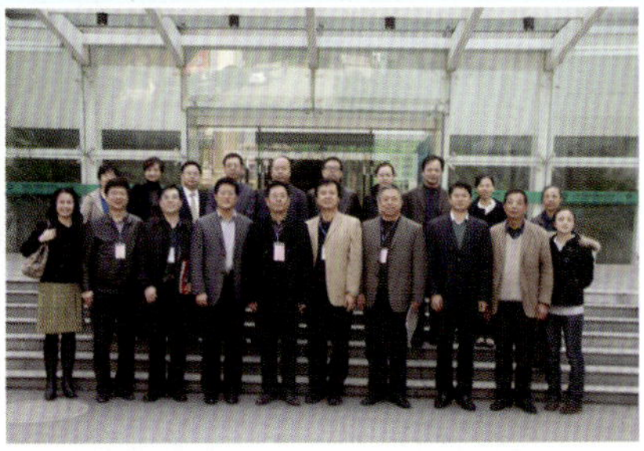

2012年11月18日，中医药重点学科建设中期检查人员合影

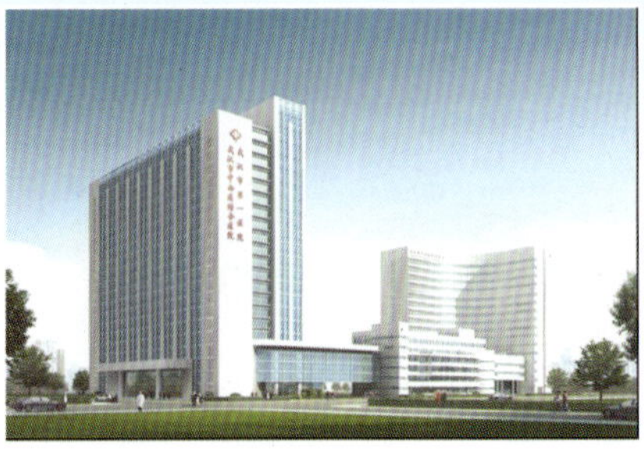

医院外景图

两岸四地中医药科技合作中心携手推动中医药事业发展

两岸四地中医药科技合作中心（以下简称中心）成立于2008年2月，是在澳门特区成立的一个非营利的中医药社团，由来自大陆、港、澳、台132位中医药专家组成，旨在增进两岸四地中医药机构与组织之间的了解与合作，加强学术交流，优势互补，从而推动具有两岸四地特色的中医药科技研究发展。

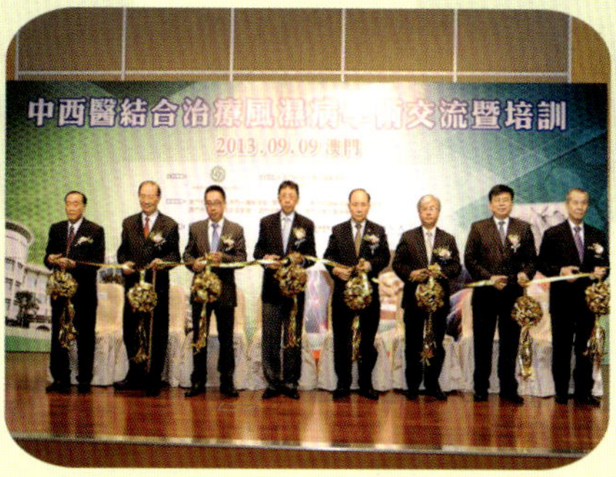

中西医结合治疗风湿病学术交流暨培训开幕礼嘉宾剪彩

2013年，中心在国家中医药管理局、世中联、广东省中医药局和澳门特区政府、澳门基金会、科学技术发展基金等机构和领导的关怀支持下，在两岸四地中医药专家的齐心努力下，在推动中医药事业的发展上取得了一定的成绩。

在加强中心机构自身建设方面，为了进一步提高中心网站作为信息交流平台的功能，扩大宣传作用，中心于2013年4月3日举办了中医药标准信息化服务平台启动仪式，该平台（http://standard.cs-cm.org/）报道各地的制定“中医药标准”的新动态，及时交流情况，方便大家获取标准化方面的新信息，有助于学术工作的开展。

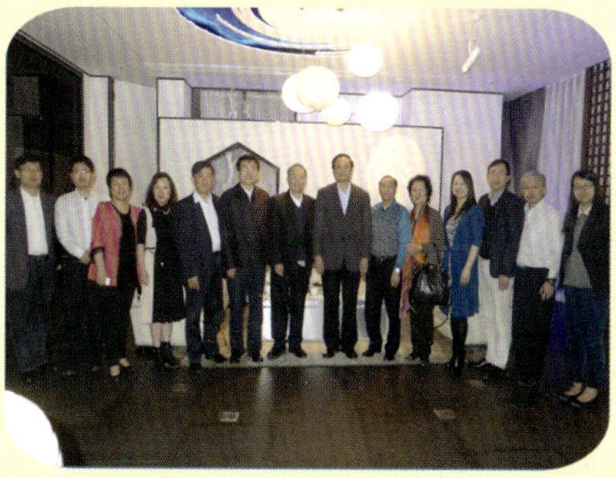

王国强副主任接见澳门中医药界访京团成员合影

为了更系统地总结2012年度工作经验以及做好2013年度的各项工作，2013年4月24日，中心在珠海召开了“2013两岸四地中医药科技合作中心理事长及秘书长会议”。

在科研合作方面，为了推进高新技术在中药研究中的应用，促进中药研究现代化，加强两岸四地在中医药研究领域的交流和合作，2013年4月18～20日主办第二届中药研究高新技术研修班，学员们一致认为收获良多。

在学术交流培训方面，2013年9月9日，中心举办了中西医结合治疗风湿病学术交流暨培训，邀请了内地、澳门专家共7位，吸引了澳门中医药业界人士、科大中医药学院师生共计160余人参会。

中心积极组织对外交往活动，认真听取各方领导对中心发展给予的政策建议。2013年7月18日，由周礼杲理事长率团拜会了中央人民政府驻澳门特别行政区联络办公室，受到新任的中联办仇鸿副主任和经济部王新东部长、徐俊处长等领导的热情接待，仇鸿副主任对中心5年来的工作及取得的成绩给予了充分的肯定，她表示中联办将一如既往地支持中心的各项工作。

为了加强与北京中医药各单位和部门的沟通与学习，2013年11月14～16日，中心组织澳门中医药界访京团，一行13人得到了国家卫生和计划生育委员会副主任、国家中医药管理局局长王国强先生等领导的接见。为加强澳门与内地科研项目的合作与融合，王国强副主任对代表团提出四点建议：①澳门应加强对自身所从事的中医药研究和取得成果的宣传；②挖掘自身的优势，尤其是设备和技术方面的优势，要形成高技术集成、多指标快速检测的技术，争取世界领先；③详细了解国家中医药研究项目的最新进展；④与国内中医药科研机构同行保持密切联系，取得相互了解，形成合作。代表团随后还拜访了中华中医药学会、世中联和中国中医科学院，然后转往保定参观了中药材集散地安国药材市场，受保定市长热情的邀请，明年澳门中医药界与保定合作召开学术论坛。参访活动达到了解国家中医药政策、发展规划、学术研究、行业发展的最新进展和世界中医药的发展现状和趋势以及学习内地的成功经验的目的。

地址：澳门伟龙马路澳门科技大学H座　623办公室电话：（853）88972972　传真：（853）28825123

東華三院
Tung Wah Group of Hospitals

◆医院1870年创办，是香港历史最悠久的慈善机构，提供医疗、教育及社会福利等服务
◆每年为超过180万人次提供中医、西医及牙科门诊服务
◆于香港5间公立西医医院开创中西医结合治疗服务
◆成立以“治未病”为本的中西医结合健康管理服务中心
◆与祖国及世界各地多间中医药大学保持友好的伙伴关系，积极参与香港中医药的发展及培训工作
◆为香港各大学修读中医药及西医相关课程的学生提供临床培训及实习

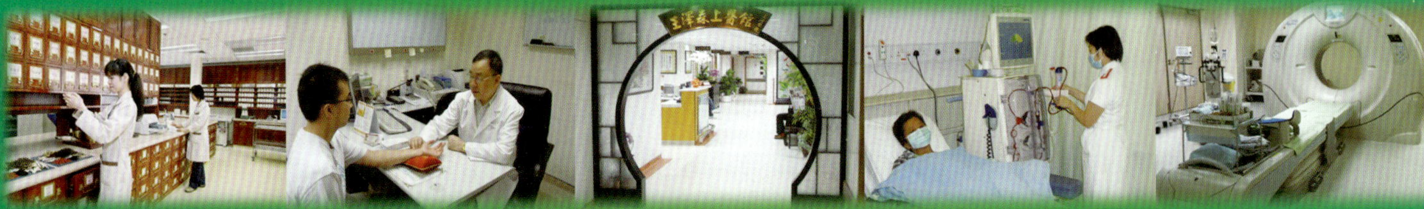

东华三院一直为香港市民提供完备的中西医医疗服务，并积极与特区政府和公、私营机构合作，弥补现存医疗体系的服务空隙。医院设有5所医院及27个医院服务外的医疗服务单位。5所医院提供内、外、妇、儿、老人、骨伤、脑外、耳鼻喉、眼、胸肺、肾、泌尿、糖尿、麻醉、复康科等服务及全科门诊及住院服务。

为配合特区政府发展中医药的政策，东华三院积极在国内外开展各项计划，包括与本地大学合作科研计划，合办研讨会，到国内中医药机构交流探访，成立以教学、科研及服务为宗旨的中医药临床中心，一方面提供优质的中医专科服务，另一方面推动香港中医药现代化和科学化，并培育中医药专业人才。

此外，东华三院积极开设中西医结合治疗服务，为住院病人提供中医药服务，融合中西医治疗，进一步推动本地中西医结合医疗运作模式。

▶原卫生部部长陈竺（前排右四）莅临本院指导

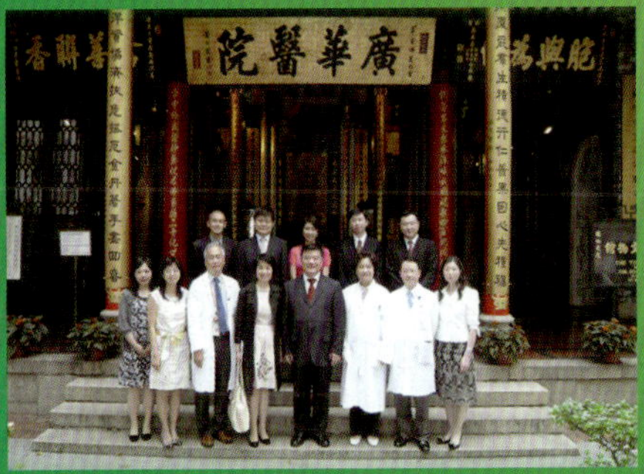

▶卫生和计划生育委员会副主任、国家中医药管理局局长王国强（中）莅临本院

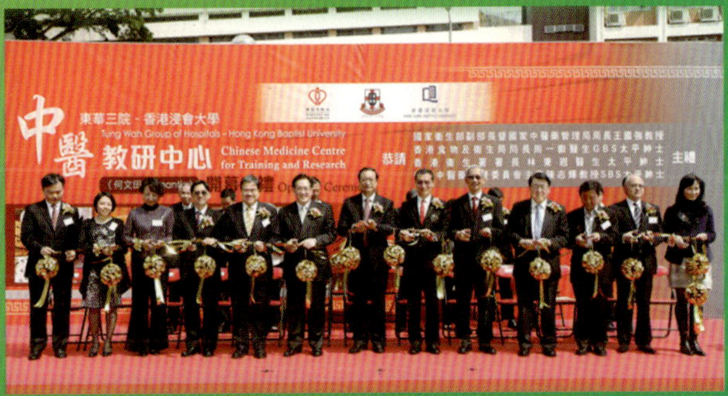

东华三院医疗卫生服务单位名单（全部位于香港）

1. 东华医院
2. 广华医院
3. 东华东院
4. 东华三院黄大仙医院
5. 东华三院冯尧敬医院
6. 广华医院——香港中文大学中医药临床研究服务中心
7. 东华医院——香港大学中医药临床教研中心
8. 东华三院黄大仙医院——香港浸会大学王李名珍中医药临床研究服务中心
9. 东华东院——香港理工大学王泽森中医药临床研究服务中心
10. 东华三院——香港大学中医临床教研中心(东区)
11. 东华三院——香港浸会大学中医教研中心(何文田)
12. 东华三院王泽森中西医药治疗中心
13. 东华三院王李名珍中西医药治疗中心
14. 东华三院黄大仙医院中西医药结合治疗服务
15. 东华东院中西医药结合治疗服务
16. 东华三院王丘玉珊中西医药治疗中心
17. 东华三院王泽森上医馆
18. 东华三院中药检验中心
19. 东华医院中医普通科门诊部
20. 广华医院中医普通科门诊部
21. 东华三院中医流动诊所(一)
22. 东华三院中医流动诊所(二)
23. 广华医院妇女健康普查部
24. 东华东院妇女健康普查部
25. 东华三院综合诊断及医疗中心
26. 东华三院电脑扫描中心
27. 东华三院血液透析中心
28. 东华三院长者家居复康外展服务
29. 东华东院糖尿病中心牙科诊所
30. 东华三院华永会长者牙齿保健及治疗中心
31. 东华三院长者牙科外展服务
32. 东华三院社区牙科诊所

查询电话：00852-28597500
邮箱：md.enquiry@tungwah.org.hk 网址：www.tungwah.org.hk

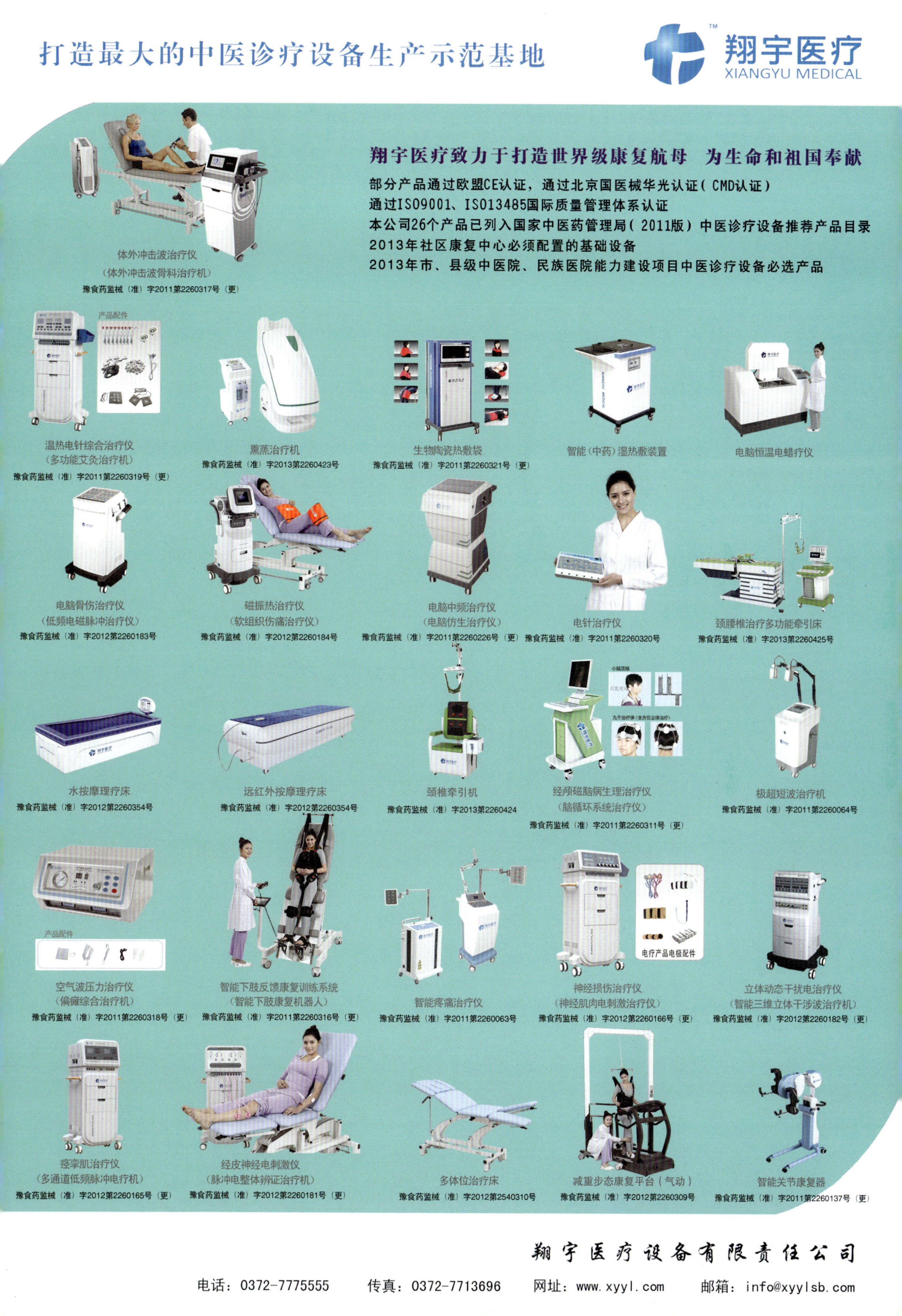

打造最大的中医诊疗设备生产示范基地
翔宇医疗
XIANGYU MEDICAL
翔宇医疗致力于打造世界级康复航母 为生命和祖国奉献
部分产品通过欧盟CE认证，通过北京国医械华光认证（CMD认证）
通过ISO9001、ISO13485国际质量管理体系认证
本公司26个产品已列入国家中医药管理局（2011版）中医诊疗设备推荐产品目录
2013年社区康复中心必须配置的基础设备
2013年市、县级中医院、民族医院能力建设项目中医诊疗设备必选产品
体外冲击波治疗仪
（体外冲击波骨科治疗机）
豫食药监械（准）字2011第2260317号（更）
产品配件
温热电针综合治疗仪
（多功能艾灸治疗机）
豫食药监械（准）字2011第2260319号（更）
熏蒸治疗机
豫食药监械（准）字2013第2260423号
生物陶瓷热敷袋
豫食药监械（准）字2011第2260321号（更）
智能（中药）湿热敷装置
电脑恒温电蜡疗仪
电脑骨伤治疗仪
（低频电磁脉冲治疗仪）
豫食药监械（准）字2012第2260183号
磁振热治疗仪
（软组织伤痛治疗仪）
豫食药监械（准）字2012第2260184号
电脑中频治疗仪
（电脑仿生治疗仪）
豫食药监械（准）字2011第2260226号（更）
电针治疗仪
豫食药监械（准）字2011第2260320号
颈腰椎治疗多功能牵引床
豫食药监械（准）字2013第2260425号
水按摩理疗床
豫食药监械（准）字2012第2260354号
远红外按摩理疗床
豫食药监械（准）字2012第2260354号
颈椎牵引机
豫食药监械（准）字2013第2260424
经颅磁脑病生理治疗仪
（脑循环系统治疗仪）
豫食药监械（准）字2011第2260311号（更）
极超短波治疗机
豫食药监械（准）字2011第2260064号
产品配件
空气波压力治疗仪
（偏瘫综合治疗机）
豫食药监械（准）字2011第2260318号（更）
智能下肢反馈康复训练系统
（智能下肢康复机器人）
豫食药监械（准）字2011第2260316号（更）
智能疼痛治疗仪
豫食药监械（准）字2011第2260063号
电疗产品电极配件
神经损伤治疗仪
（神经肌肉电刺激治疗仪）
豫食药监械（准）字2012第2260166号（更）
立体动态干扰电治疗仪
（智能三维立体干涉波治疗机）
豫食药监械（准）字2012第2260182号（更）
痉挛肌治疗仪
（多通道低频脉冲电疗机）
豫食药监械（准）字2012第2260165号（更）
经皮神经电刺激仪
（脉冲电整体辨证治疗机）
豫食药监械（准）字2012第2260181号（更）
多体位治疗床
豫食药监械（准）字2012第2540310号
减重步态康复平台（气动）
豫食药监械（准）字2012第2260309号
智能关节康复器
豫食药监械（准）字2011第2260137号（更）
翔宇医疗设备有限责任公司
电话：0372-7775555 传真：0372-7713696 网址：www.xyyl.com 邮箱：info@xyylsb.com

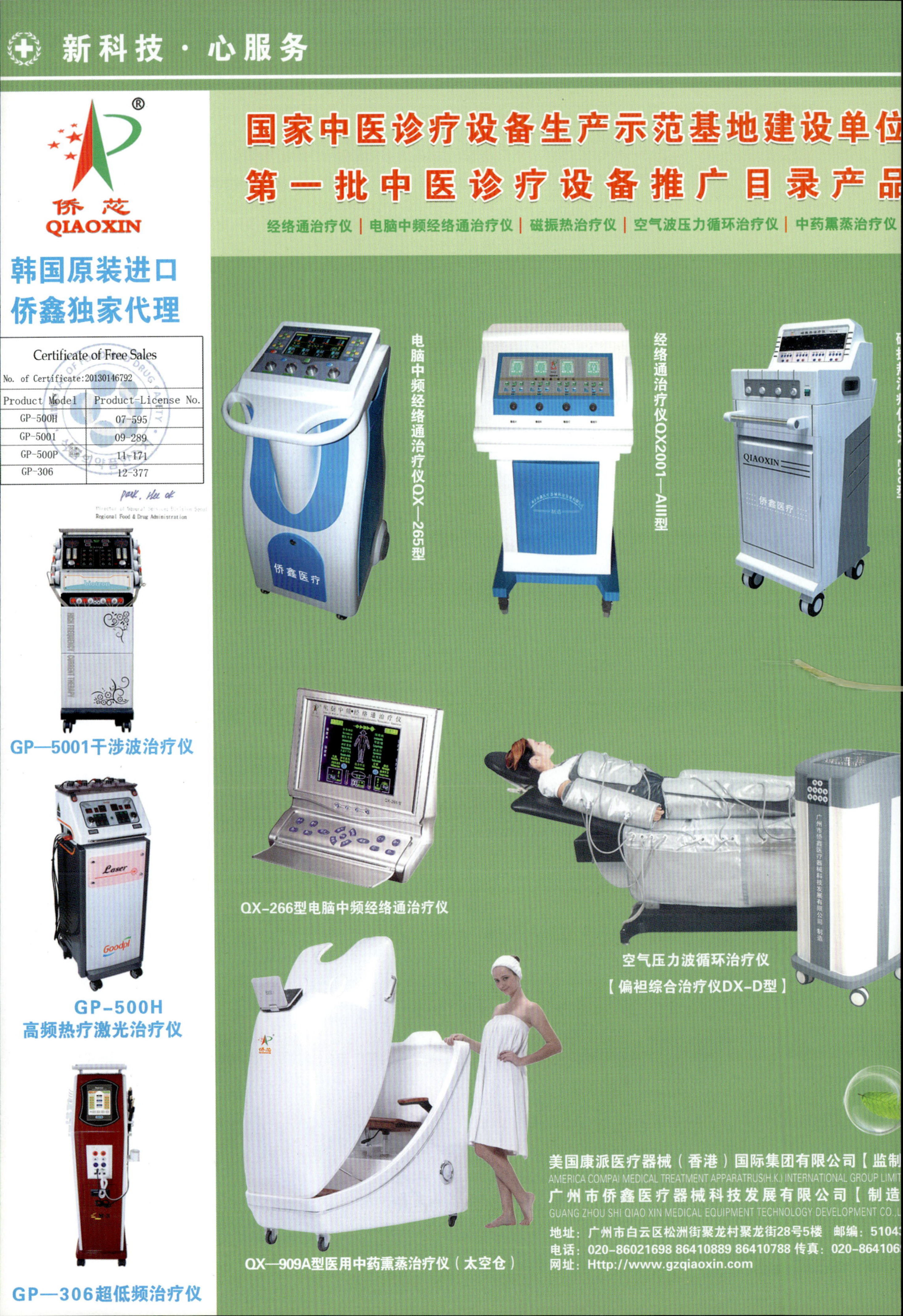

新科技·心服务
侨芯
QIAOXIN
国家中医诊疗设备生产示范基地建设单位
第一批中医诊疗设备推广目录产品
经络通治疗仪｜电脑中频经络通治疗仪｜磁振热治疗仪｜空气波压力循环治疗仪｜中药熏蒸治疗仪
韩国原装进口
侨鑫独家代理
Certificate of Free Sales
No. of Certificate:20130146792
Product Model | Product-License No.
GP-500H | 07-595
GP-5001 | 09-289
GP-500P | 11-171
GP-306 | 12-377
Regional Food & Drug Administration
电脑中频经络通治疗仪QX—265型
侨鑫医疗
经络通治疗仪QX2001—AIII型
QIAOXIN
侨鑫医疗
GP—5001干涉波治疗仪
QX-266型电脑中频经络通治疗仪
空气压力波循环治疗仪
【偏祖综合治疗仪DX-D型】
GP-500H
高频热疗激光治疗仪
QX—909A型医用中药熏蒸治疗仪（太空仓）
GP—306超低频治疗仪
美国康派医疗器械（香港）国际集团有限公司【监制
AMERICA COMPAI MEDICAL TREATMENT APPARATRUS(H.K.) INTERNATIONAL GROUP LIMIT
广州市侨鑫医疗器械科技发展有限公司【制造
GUANG ZHOU SHI QIAO XIN MEDICAL EQUIPMENT TECHNOLOGY DEVELOPMENT CO.,L
地址：广州市白云区松洲街聚龙村聚龙街28号5楼 邮编：5104
电话：020-86021698 86410889 86410788 传真：020-864106
网址：Http://www.gzqiaoxin.com

公司简介

做好人　制好药

Introduction

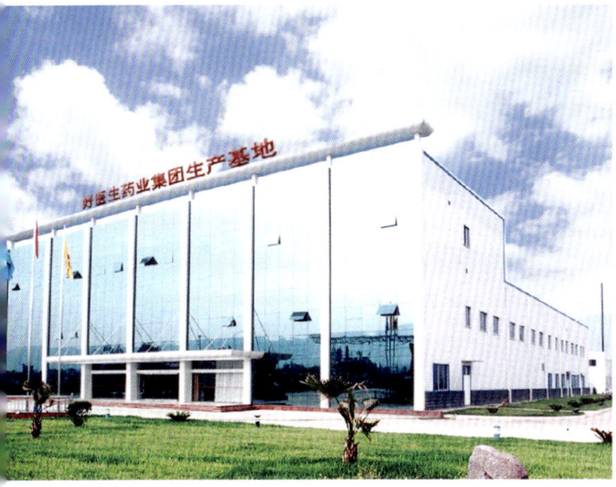

好医生药业集团

GOODDOCTOR PHARMACEUTICAL GROUP

四川好医生药业集团经过二十多年的发展，已成为集科、工、贸为一体，以生物医药为核心的“大健康”产业全面发展的大型企业集团。集团业务分布在医药工业、医药商业、农产品现代加工业和研发体系四个版块，下属有20余家全资子公司。好医生药业集团是国家高新技术企业，四川省企业技术中心，四川省创新型企业。建立了省级院士工作站、博士后工作站、好医生品牌是“中国驰名商标”、“中国著名品牌”。集团公司已成立了好医生德国公司和加拿大J.N.D公司。石榴浓缩汁等产品已进入欧美市场。

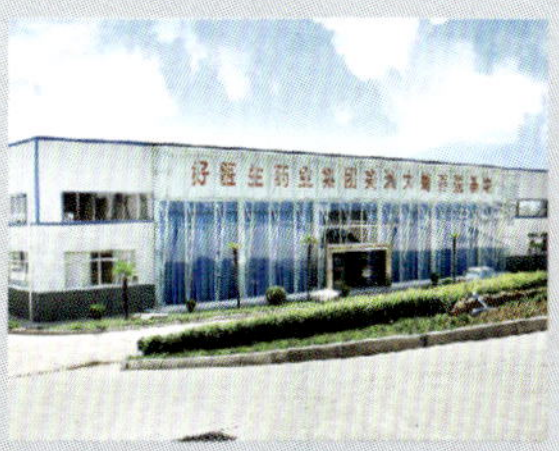

集团下属7家GMP制药工厂，建立了好医生攀西生物药研发中心和成都好医生研发中心；拥有2家大型医药贸易公司和销售办事处2000余个。

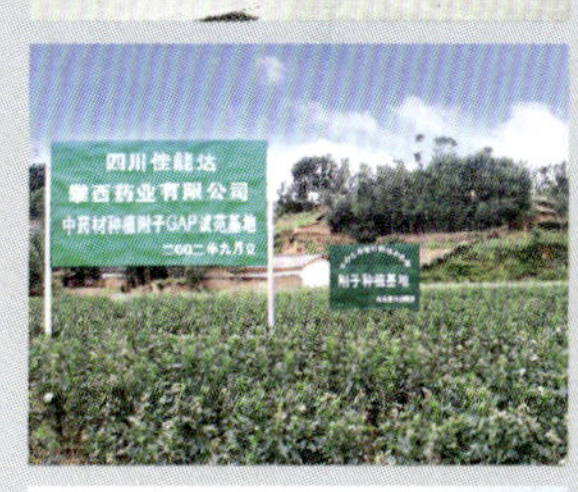

集团拥有符合GAP标准的美洲大蠊、附子、大黄、半夏等中药材种养基地4个。美洲大蠊GAP养殖基地是国内首家通过GAP认证的昆虫类中药材基地，同时是世界上唯一的美洲大蠊GAP养殖基地。附子GAP基地是全国最大的附子种植和附子饮片生产基地。

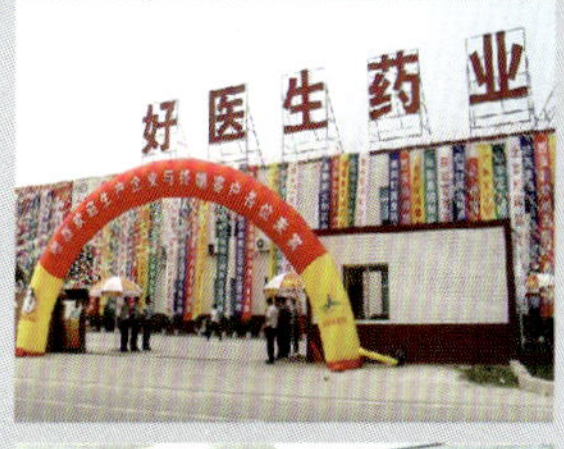

作为制药企业，好医生药业集团深知自己的使命。我们不说那些豪言壮语，只努力遵守和实践那最朴实无华的规则，做有良知的好人，制高疗效的好药，把真真正正的健康带给大众。

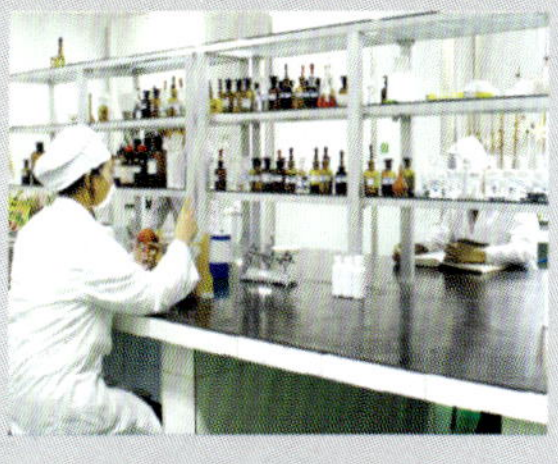

“做好人，制好药”，过去是，现在是，将来更是……

公司地址/ADD：中国 · 成都市营门口路88号四威大厦B座15楼　邮编/P.C：610031
联系电话/TEL：028-87731818　　传真号码/FAX：028-86183158
www.gooddoctor.com.cn

广西药用植物园

广西药用植物园，又名中国医学科学院药用植物研究所广西分所，创建于1959年，占地面积202公顷，是从事药用动、植物保护利用和开发研究的专业性药用植物园，被誉为“立体的《本草纲目》”，并获“最大的药用植物园”吉尼斯世界纪录，也是我国对外开放的21个大型植物园之一，是全国中医药文化宣传教育基地、国家旅游标准化试点单位和国家AAAA级旅游景区。

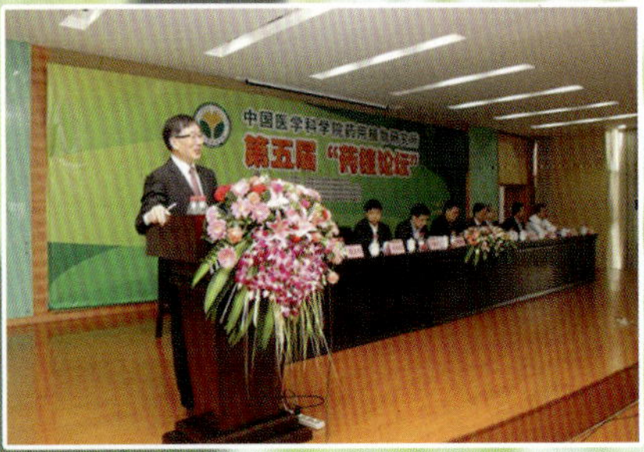

第五届药植论坛在药园隆重举行

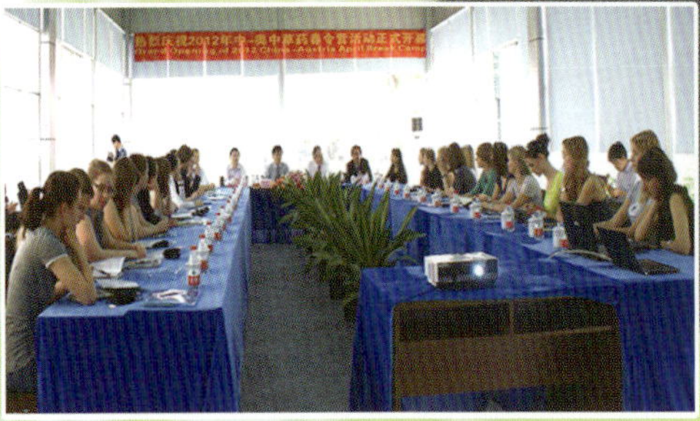

举办中奥春令营

截至2012年年底，药园已保存药用植物品种7400多种，建成10个药用植物功能区和专类园；迄今承担国家级、省部级等科研项目380余项，其中国家级项目36项；培育药用植物新品种30个；制定中药材地方标准66项；获得国家发明专利8项；取得科研成果73项，发表各级论文1073篇；先后承办了第五届药植论坛、第九届国际传统药物学大会、做大做强广西中草药产业对策高峰论坛、中药资源可持续发展高层研讨会以及全国植物园学术年会等40多项国际、国内高水平的学术论坛和研讨交流大会；确立了以植物学、农学、药学和生态学4个学科为重点的学科方向。

近年来，药园先后与湖北十堰市、江苏如皋市签订了共建广西药用植物园分园协议，拓宽了在中药材种植、新药研发、教育和培训等领域。在国际合作方面，药园连续两年成功举办了“中国-奥地利中草药春令营活动”；分别与美国芝加哥植物园、澳大利亚墨尔本皇家植物园、英国爱丁堡皇家植物园、巴厘岛植物园签订了友好植物园协议，广泛开展种质资源交换、技术交流、人员培训等方面的合作与交流。此外，还与越南谅山省、印度尼西亚科学院、马来西亚英迪学院签订了友好协议，推进了中国-东盟科技与人才合作与交流，加速了传统医药教育国际化进程。

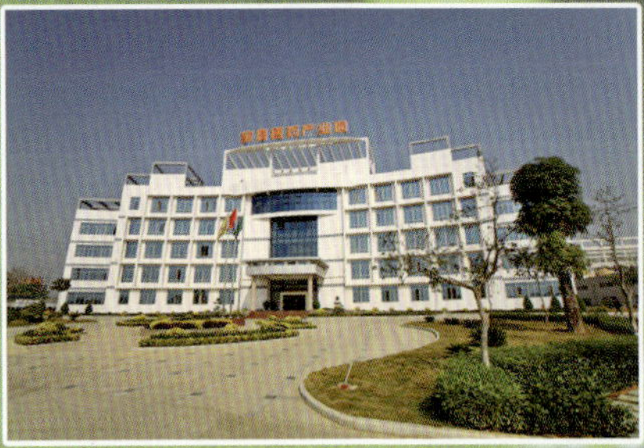

华夏本草——宝塔医药产业园

同时，药园以地方种植业与药用植物产业相结合为契机带动地方经济，通过与广西融安县政府合作，推广了中药材与农作物、与果树、与林木套种以及运行“股田制”的模式，先后建立广豆根、罗汉果等29种中药材规范化生产示范基地31个，共10万多亩，年增收2亿多元，推广中药材70多万亩，带领50多万农民走上致富路。目前，药园正与20多个科研、企业联合，建设1.3万亩中药材GAP种苗和7万亩中药材GAP规范化生产基地，为中药材产业健康发展探索出新的发展思路，加快农民脱贫致富的步伐，促进地方经济的发展，推进了国家基本药物产业化基地建设进程。

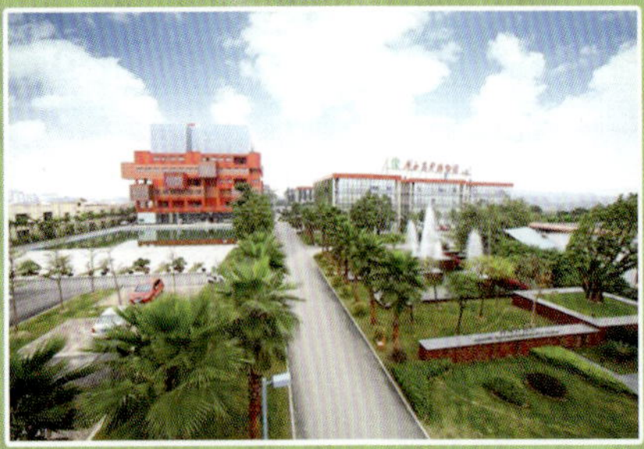

广西药用植物园行政科研区全景图

地址：广西南宁长罡路189号　邮编：530023　电话：0771-5611352
传真：0771-5637328　网址：www.gxyyzwy.com

圣爱中医馆

这里有您寻找已久的老中医，为您调理养生、治病除疾保健康！

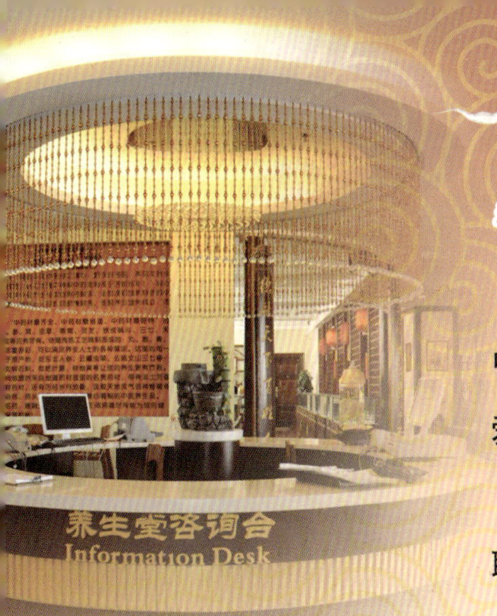

圣爱中医馆成立于2005年1月19日，是一家集中医治病、中医养生、中医教育、中医研究为一体的中医馆。目前，医馆已拥有七家分馆及圣爱学院。

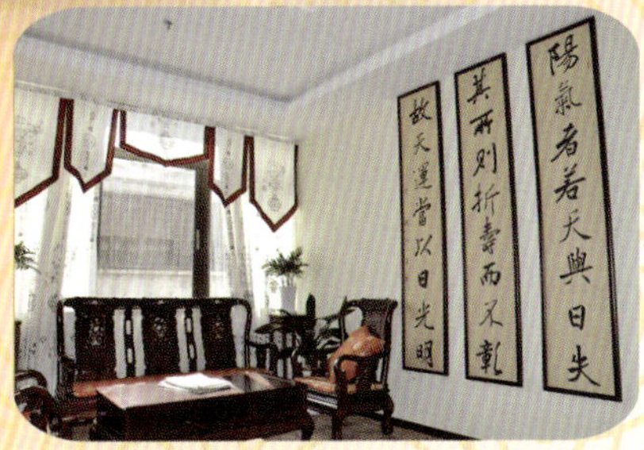

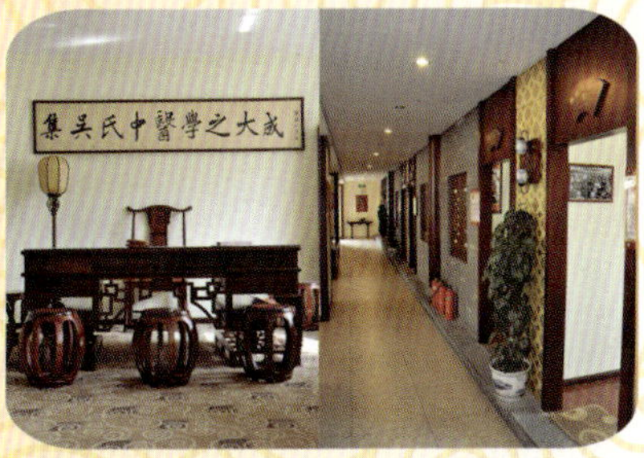

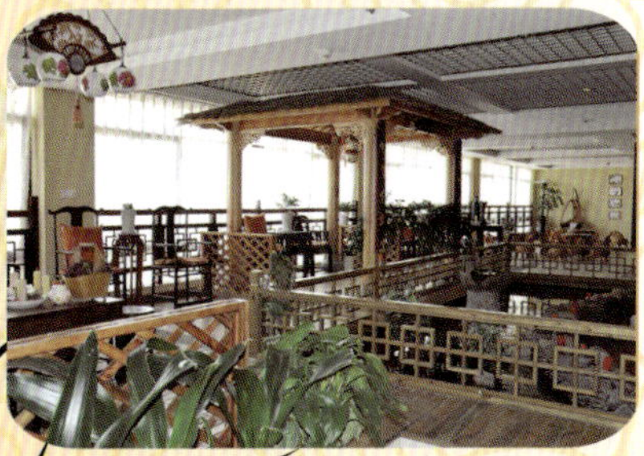

在董事长刘琼的带领下，医馆门诊量持续增长，经营管理各方面均取得了可喜的成绩。医馆馆训“秉承中华中医学之精华，聚今日名医，再现仲景华佗时珍兰茂之风范，研汇地道之神奇中药而利民于济世延年！”、“实实在在做中医，老老实实配好药！把中医药事业进行到底！”的馆训和“仁爱、诚信、负责、共赢”的圣爱核心价值观，以“圣者济世，爱心养生”的精神致力于“提高人类生命质量”的健康事业，立志把圣爱中医馆经营成为“医术精、服务好、价格低、很方便”的老百姓喜爱的名中医馆。现在，圣爱中医馆是国家中医药管理局第一批全国中医学术流派传承工作室建设单位，建设有国家第一批中医学术流派传承工作室“云南昆明姚氏妇科流派传承工作室”，下设一个总基地和6个分基地，并在美国建立了传承工作站。同时，在圣爱中医馆还成立了“吴佩衡学术思想研究工作室”、“李派中医学术研究工作室”、“戴派中医学术研究工作室”和“张氏疏调学派研究工作室”。诚邀五大名医学派传人、中医世家继承人以及12个中医学术传承工作室传承导师和47个名医工作室名老中医等共298名齐聚圣爱中医馆治病救人。有多名国家级、省级中医专家常年坐诊，以其精湛的医术、高尚的医德服务广大百姓。圣爱中医馆还与法国、美国等多个国家和地区在中医药领域开展了深度交流与合作。

医馆雕梁画栋、清香飘逸、古朴典雅的文化气息扑面而来。老中医把脉问诊，就医者络绎不绝、赞不绝口……似乎又回到了一代医圣华佗时代。

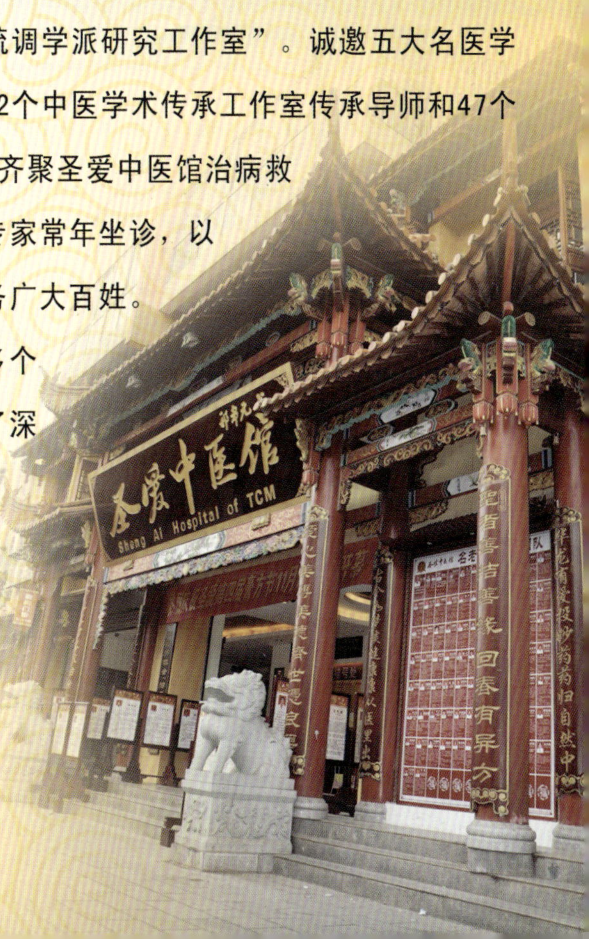

深圳平乐骨伤科医院投资拍摄

首部反映国家级非物质文化遗产项目的电影故事片《正骨》

深圳平乐骨伤科医院创建于1986年9月，是集医疗、教学、科研和预防保健为一体的国有卫生事业单位，是以骨伤科为主的中西医结合二级甲等专科医院，是广州中医药大学附属医院、深圳市社会医疗保险定点单位、深圳市工伤保险定点单位、全市“120”急救网络成员之一。目前，医院拥有1个国家级重点专科、5个省级重点专科、6个市级重点专科。

医院开放床位303张，设有脊柱科、骨关节科、小儿骨科、上肢科、创伤科、老年骨科、筋伤科、康复科、针灸科等临床科室和能够满足临床相应工作任务和功能需要的医技科室，以及适合医疗市场定位、发展、服务的职能科室。“平乐郭氏正骨医术” 是我国正骨医术四大流派之一，也是该院专业技术的一大特色，先后被深圳市、广东省列入非物质文化遗产保护名录，2008年6月，被文化部确定为国家级非物质文化遗产保护名录。

作为“平乐郭氏正骨法”的保护单位，为了更好地挖掘和推广这一珍贵的医学文化遗产，本着弘扬发展祖国医学事业的使命感和责任感，深圳平乐骨伤科医院投资拍摄了首部反映国家级非物质文化遗产项目的电影故事片《正骨》。该片于2011年底投入创作；2012年4月通过了国家广播电影电视总局电影管理局的审核，获得了公映许可证；2012年7月9日，在山西古城正式开拍；2013年7月24日，在全国公映。

电影《正骨》是一部向中医文化的献礼著作，同时也是一部充满浓厚民族情怀的电影。该片得到了国家中医药管理局、卫生部新闻宣传中心、中国中医科学院中国医史文献研究所、广东省中医药局、深圳市委宣传部、深圳市非物质文化遗产保护中心、深圳市文学艺术界联合会等单位的肯定和支持，国家中医药管理局副局长吴刚和广东省中医药局局长彭炜担任该片的总顾问。

电影《正骨》以国家级非物质文化遗产项目——“平乐郭氏正骨医术”为切入点，讲述日本侵华战争时期，平乐郭氏正骨第五代传人“郭春远”亲眼目睹父亲“郭建三”在日本军官“东川失菊”的欺骗下为日本军人疗伤，得知真相愤愤离世，童年记忆中这段刻苦铭心的丧父之痛，在“郭春远”的成长中如影随形……“郭建三”离世后，“李秀芳”带着郭家的祖传“秘方”和年幼的“郭春远”远走洛阳。随后的日子里，这对孤儿寡母历经抗日战争，始终秉承“医者父母心”造福乡里。而“郭春远”在这乱世之中，在母亲的苦心教导下，学习正骨医术，体味着父亲愤然离世时 “己骨不正，何以正他人之骨”的“正骨之道”。

几年后，日本军官“东川失菊”的爱女“由美子”前臂骨折，“东川失菊”在一名有着特殊身份的“战地护士”的建议下，来到“郭春远”的诊所，想用传统医术“平乐郭氏正骨法”为爱女治疗骨折，一场中日文化的较量就此拉开序幕。“战地护士”为了想方设法得到平乐郭氏正骨祖传秘方，故做手脚加重“由美子”病情，逼迫“郭春远”拿出祖传“秘方”，当“秘方”公诸于众的那一刻，日本人明白了日中文化的差异及距离，明白了有五千年文化历史的中华文明是无法吞噬、侵略、占领的。《正骨》从不同的角度带领人们认识“侵华战争”，一场可以在武力上侵略却无法在思想上胜利的战争，思考中带给人们不同的心灵涤荡。

电影《正骨》引领人们用全新的视角思考中国传统文化的内涵。剧中很多特定的中医知识对白，如“熊胆分墨，牛黄透甲”在电影中被引申为精神的注解，极富韵味。电影取名为《正骨》，并不单单是由于该片故事情节是围绕“郭春远”为日本少女断臂正骨展开的，名为正骨，实为正心。

2013年7月7日，由中国电影家协会举办的电影《正骨》专家研讨会在北京举行。 中国电影家协会副会长兼秘书长许柏林，原中国文联副主席李准、仲呈祥，中国影协电影文学创作委员会主任张思涛、副主任赵葆华，中国电影评论学会会长章柏青，国家电影审查委员会副组长高尔纯等著名电影评论界专家及来自全国的近20家媒体，共同出席了电影《正骨》观摩研讨会。专家从思想性、艺术性、故事性等多方面对电影《正骨》发表了独到的见解，称赞该片视角独特，匠心独运，是一部难得的郑重之作、独特之作、提神之作、好看之作，是一部充满正能量的好作品。

2013年7月18日，国家中医药管理局下发了关于组织观看电影《正骨》的通知，要求各省、市、地区中医院要组织中医药医务人员观看该片，并根据实际在中医药行业内开展一次弘扬中医药文化和大医精诚的中医药核心价值观教育。

电影《正骨》如期于7月24日在深圳17家院线和全国其他城市公映，在这个以娱乐为主的电影市场里，这部主旋律影片杀入暑期档实属不易。就如同电影的片名一样——《正骨》以其铮铮铁骨的气势受到了诸多主流媒体及专家的关注和好评。据不完全统计，全国共有49家报纸、多家电视台相继给予报道。全国不同省市地区的报纸电视台，如京华时报、北京青年报、中国中医药报、光明日报、北京娱乐信报、天天新报、广州日报、燕赵都市报、天津日报、南方都市报、深圳商报、深圳特区报、深圳晚报、晶报、都市快报、洛阳晚报、成都晚报、齐鲁晚报、山西晚报、江南都市报、扬子晚报、羊城晚报、柳州日报、潇湘晨报等，均对电影《正骨》给予不同程度的关注。多家媒体从不同角度大篇幅的报道了电影《正骨》的整体情况，对电影《正骨》本身具有的现实意义给予高度肯定。

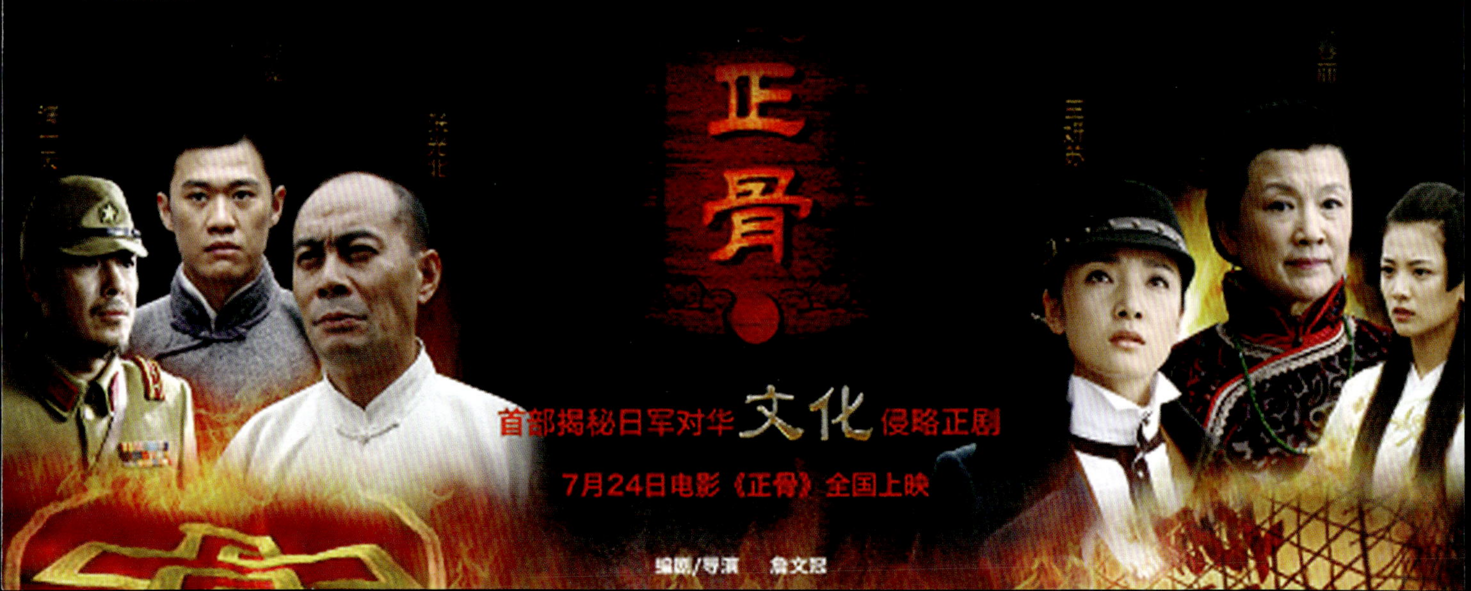

闪光的足迹

——广东省清远市中医院

2012年，清远市中医院为民服务总量大幅度提升。2012年医院确定的工作主题为“传承发展”，并制定了十大工作目标和具体的实施措施。总体来说，医院各项医疗业务工作稳步快速推进，中医药特色得到了进一步发挥，医院综合服务水平得到了进一步提升。

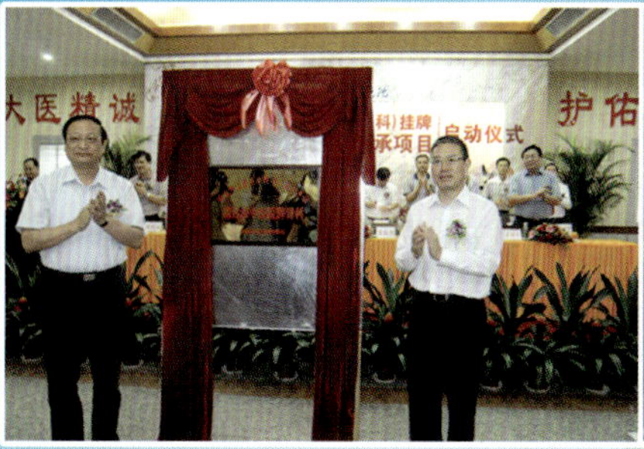

2012年6月，清远市中医院脾胃科创建成为“十二五”国家重点中医专科建设单位，这也是清远首个国家级重点中医建设专科。卫生部副部长、国家中医药管理局局长王国强和清远市委书记葛长伟为清远市中医院国家重点建设专科脾胃科揭牌

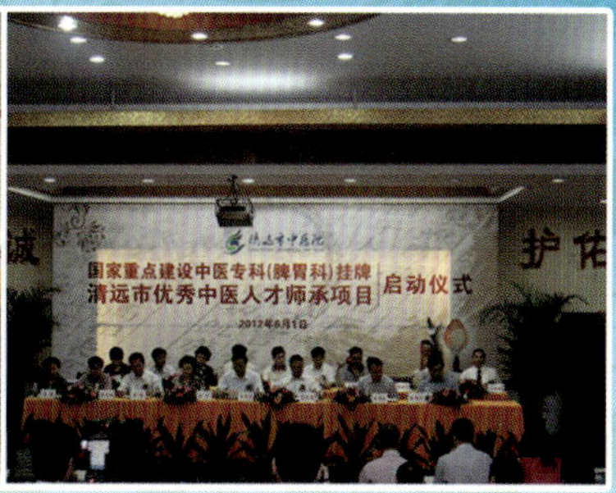

2012年6月1日，国家重点建设中医专科脾胃科揭牌仪式暨清远市优秀中医人才师承项目启动仪式在清远市中医院举行。卫生部副部长、国家中医药管理局局长王国强，清远市委书记葛长伟，广东省卫生厅副厅长、广东省中医药局局长彭炜等各级领导出席了清远市首个国家级重点建设专科、清远市中医院脾胃科揭牌议式

完成了国家中医药管理局组织的三级甲等中医医院的等级评审工作

2012年6月30日，由国家中医药管理局组织的三级医院评审专家组(专家组共18名成员，分别来自湖北省、江苏省及广东省，专家组分成8个小组)，通过查资料、现场访谈、现场考试等形式，对医院中医药特色、医院管理、医疗质量、医疗安全、医院服务、技术水平进行了严格认真的检查平审。在完成了为期两天的评审工作后，反馈会上，专家评审组肯定了中医院的工作。2013年初，卫生部副部长、国家中医药管理局局长王国强亲自给医院颁发了三甲医院牌匾，标志着医院顺利成为全国首批三级甲等中医医院。

专科建设再上新台阶，实现了清远地区国家级重点专科零的突破

医院脾胃科成功创建成为国家重点建设中医专科，并于2012年6月1日举行了隆重的国家重点专科（脾胃科）挂牌及清远优秀中医人才师承项目启动仪式，卫生部副部长、国家中医药管理局局长王国强，广东省中医药局局长彭炜，市委书记葛长伟等出席了仪式。各专科建设再上新台阶，肾病科、妇产科、肛肠科、眼科、耳鼻咽喉科成了广东省重点专科建设单位，骨伤科、颈肩腰腿痛专科、脑血管病科为广东省重点专科，泌尿外科、脊柱外科为清远市重点专科建设单位，妇产科为清远市重点专科。

传承名医带徒，中医人才培养初见成效

聘请全国知名老中医、老教授为师承导师，在医院收徒5人，每月定期到医院指导教学，传授其学术思想。2012年医院与广州中医药大学签订师承协议，遴选出22名弟子与广州中医药大学导师实施一对一的师承学习，师承弟子定期去广州跟师学习。师承班开学后，师承导师隔周到医院开展中医知识讲座，医院骨干医师均参加学习。

首创“六位一体”，成立三大病区中心

整合技术资源，整合设备资源，整合人力资源，提高临床实力，实施“六位一体”的临床创新模式：中医与西医一体，病房与门诊一体，内科与外科一体，诊疗与康复一体，科研与临床一体，临床与教学一体。三大中心运转状况良好。

2012年，清远市中医院医疗质量得到进一步提升，确保了医疗安全；开展了多项新技术，科研水平得到进一步提升；人才队伍得到了进一步殷实；利用信息化手段，服务得到进一步优化；广泛开展公益服务，公立医院公益性得到进一步彰显。

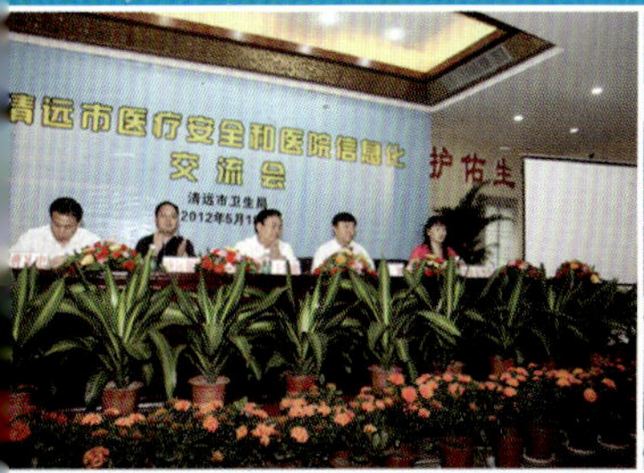

2012年5月18日，由清远市卫生局举办的远市医疗安全和医院信息化现场会在医院开，国家中医药管理局副局长吴刚、广东省医药管理局副局长曹礼忠，市领导王得坤、远强等参加了会议

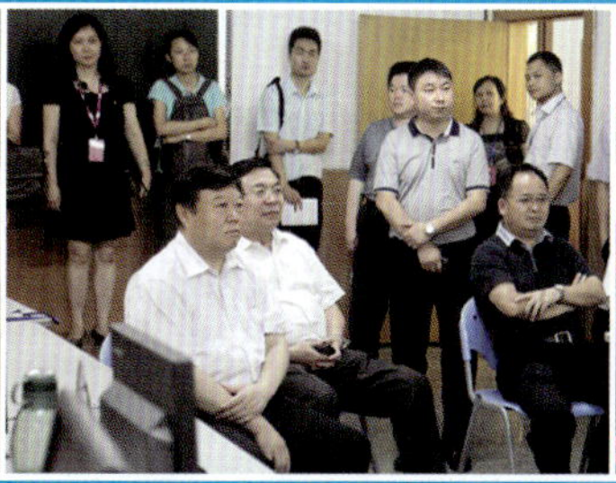

国家中医药管理局副局长吴刚在王得坤副市长、唐远强局长陪同下视察了清远市中医院的信息化建设情况

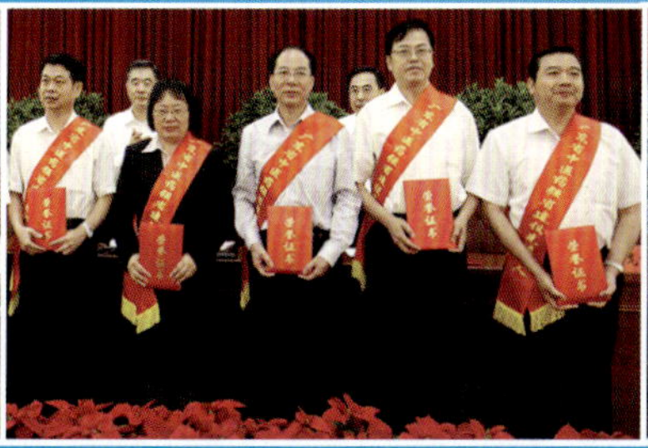

院长冯伟勋荣获广东省中医药强省建设先进个人。广东省委书记汪洋（时任）亲自颁发证书

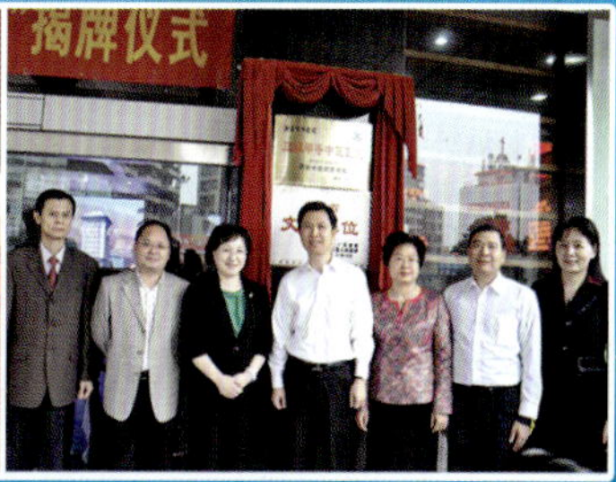

2013年3月22日，清远市长江凌，广东省卫生厅副厅长、广东省中医药局局长彭炜以及市卫生局等领导为清远市中医院“国家三级甲等中医医院”揭牌。

成都市新都区中医医院

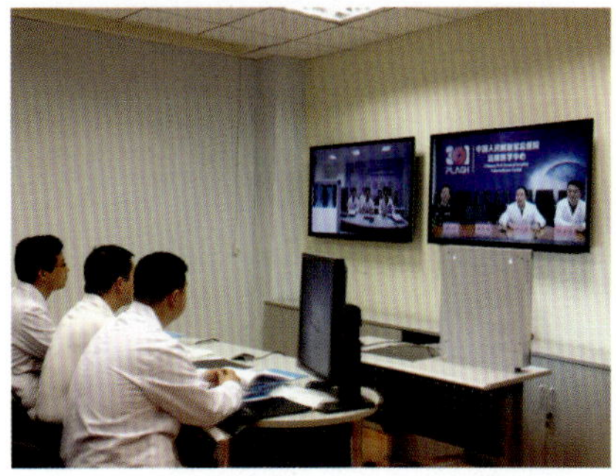

成都市新都区中医医院始建于1956年，1998年全省首批被评为二级甲等中医院；2012年12月，经国家中医药管理局评审批准为国家三级乙等中医医院；是新都区全国农村中医药工作先进单位龙头；是成都市人力资源和社会保障局指定的定点康复医疗机构和工伤鉴定机构，成都市急救指挥中心网络医院，中国人民解放军总医院、中国人民解放军医学院远程会诊和远程教育中心，成都军区总医院、成都市中西医结合医院对口指导医院，成都中医药大学、四川中医药高等专科学校等10余所院校教学实习医院。

医院为中华医院管理协会副理事长单位、中国中医药研究促进会医院科学管理专业委员会常委，《中国医院管理》、《中国卫生事业管理》、《中医杂志》、《中医药管理杂志》等杂志常务理事单位，是四川省医院协会、四川省农村卫生协会县级医院管理委员会理事会常务理事单位。有20余人分别担任国家、省、市学术团体副理事长、常务理事、理事、专委会委员。

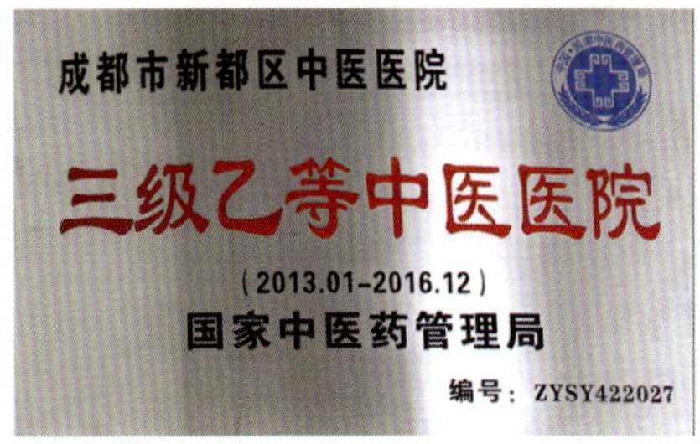

医院占地面积31亩，编制床位400张；现有职工493人，其中正高级职称5人，副高级职称38人，硕士研究生26人。拥有省级名中医1人，市级名中医4人，区级名中医27人。

医院设置骨伤科、外科、内科、针灸科、儿科、老年病科、妇科、肛肠科、急诊科、重症医学科、眼科、口腔科、检验科、医学影像科等临床医技科室，其中骨伤科、儿科为四川省重点中医专科；针灸科、老年病科、肛肠科为成都市重点中医专科；针灸科、肛肠科、护理学科为新都区“十二五”期间创建区级医学重点学科（专科）。

医院制剂室配制有九藿和胃颗粒、活血去痛胶囊、湿热清颗粒、盆炎宁胶囊等5种剂型18个品种制剂。

医院有西门子16排CT、核磁共振成像系统（MRI）、加拿大IDC直接数字化X射线摄影系统（DR）、日本富士计算机X线成像系统（CR）、飞利浦彩色多普勒超声检查系统、日本富士能电子内窥镜胃肠系统、美国LC关节镜系统、电视腹腔镜系统、日本日立全自动生化分析仪、德国理查德前列腺汽化电切镜等现代化大型设备。

地址：四川成都市新都区新都镇香樟路120号
电话：028-83972217　　传真：028-83972291
邮箱：xdqzyyy@163.com　　邮编：610500
网址：www.xdzyy.net

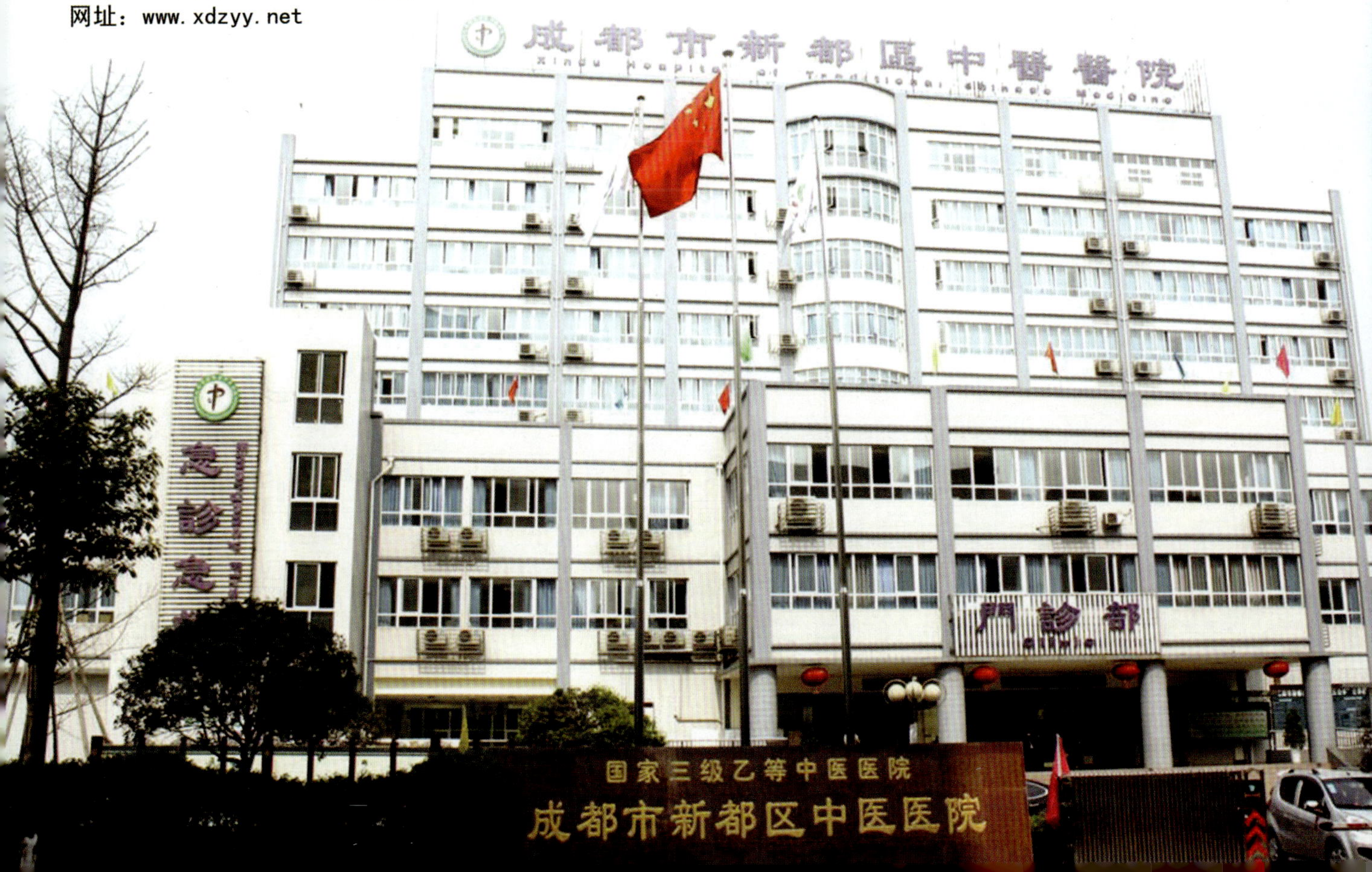

发展中的北碚区中医院

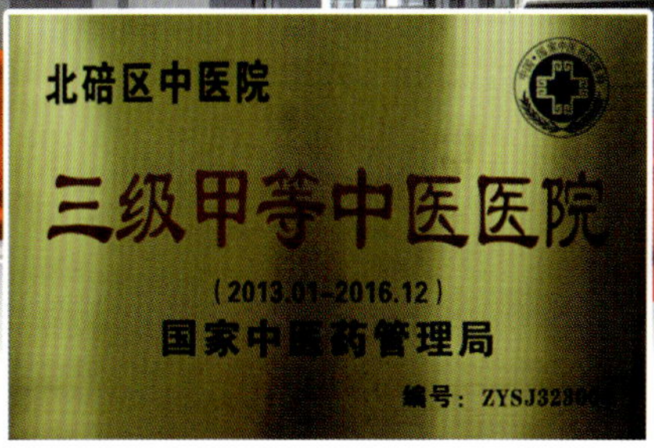

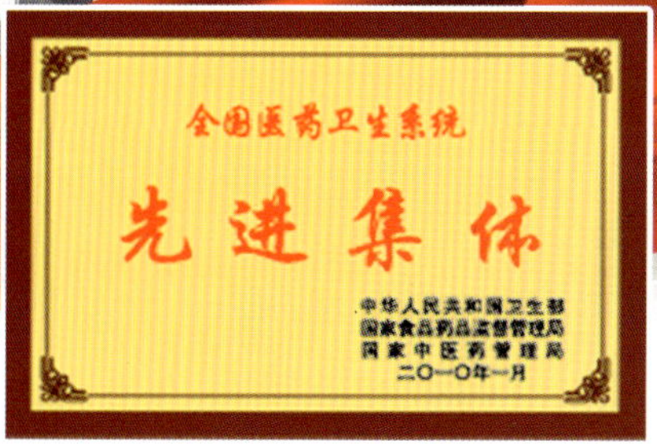

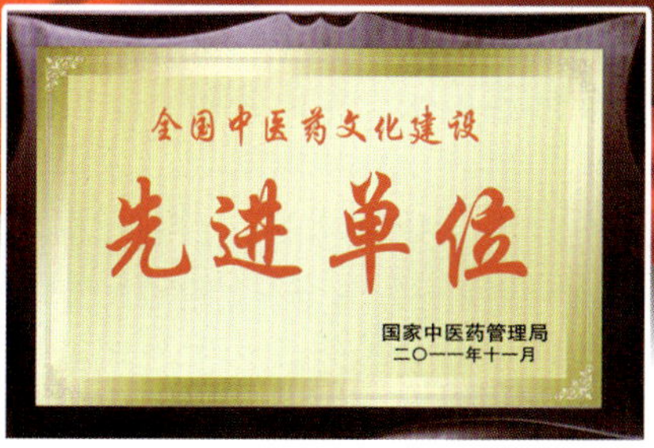

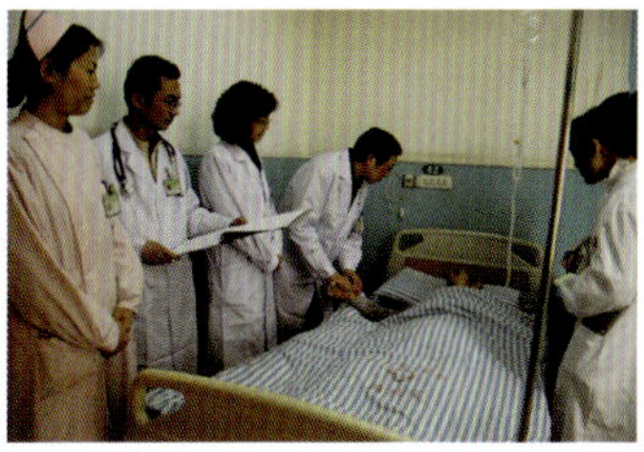

脑病科——国家临床重点专科建设项目科室

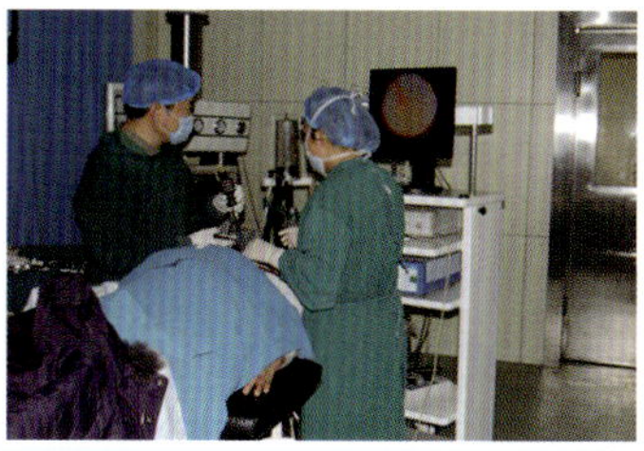

耳鼻喉科——国家临床重点专科建设项目、国家中医药管理局“十二五”重点专科建设项目科室

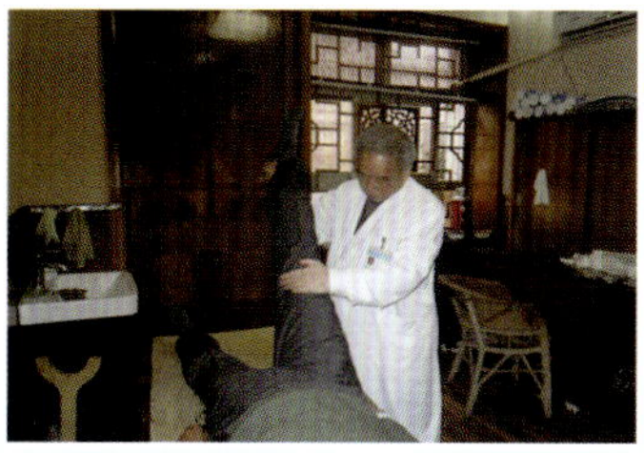

骨伤科——国家中医药特色专科、重庆市重点专科

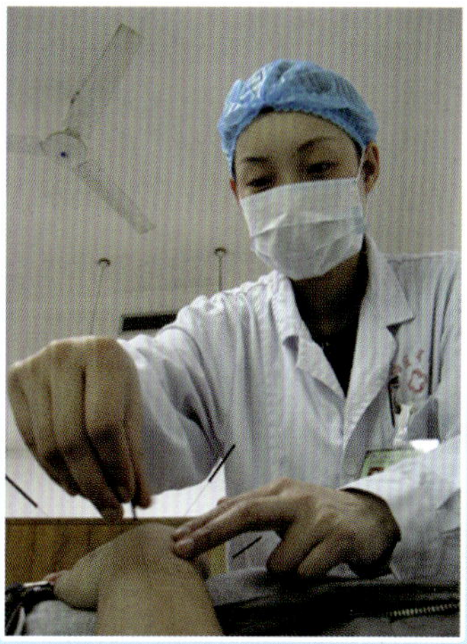

“治未病”科——全国第四批“治未病”预防保健服务试点单位

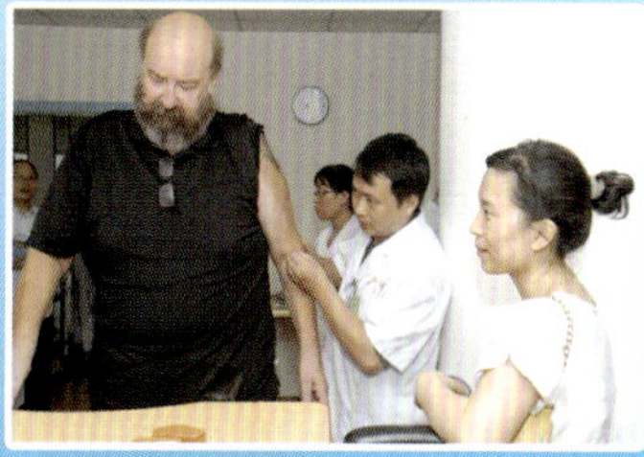

针灸科——国家中医药特色专科、重庆市中医药特色专科

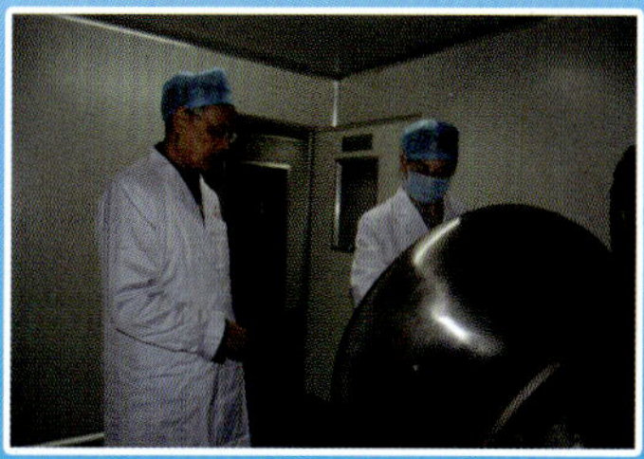

中药制剂室——重庆市中药制剂二级实验室建设单位

重庆市北碚区中医院始建于1953年，是一所学科设置齐全、技术力量雄厚、中医特色突出、设备配套先进，集中医医疗、教学、科研、预防保健和康复于一体的三级甲等中医医院；是广州中医药大学附属医院，成都中医药大学、重庆医科大学、西南大学药学院等多家高校的教学医院，中国中医科学院望京医院的合作指导医院，广东省中医院协作医院；先后荣获全国医药卫生系统先进集体、全国中医药文化建设先进单位、重庆市十佳医院、重庆市文明单位等多项殊荣。

医院占地60亩，业务用房面积4.8万平方米，固定资产总值2.88亿元，在岗职工819人，开放床位750张，开设临床科室28个，医技科室9个。年门诊32万人次，出院1.6万人次。

医院技术力量雄厚。全院在岗职工中，本科及以上学历325人，专业技术人员692人，其中高、中级专业技术人员190人。全国师带徒导师2名、继承人8名，市级师带徒导师2名、继承人4名，广州中医药大学硕士生导师6名，全国优秀基层中医1名，西部之光访问学者1名，跨世纪学科带头人1名，重庆市高级中医药人才2名，重庆市名老中医1名，重庆市优秀青年中医1名，北碚区名中医15名。

医院专科特色突出，拥有国家临床重点专科建设项目2个、国家中医药管理局“十二五”重点专科建设项目1个、国家中医药管理局“十一五”重点专病1个、国家级中医药特色专科4个；重庆市中医重点专科6个；重庆市中医药特色专科1个；“治未病”科纳入全国第四批“治未病”预防保健服务试点建设；中药制剂室是重庆市中药制剂二级实验室建设单位。

医院科研成效显著，作为国家“十一五”科技支撑计划重大项目课题分中心，近3年立项科研课题27项，结题6项，获科研成果9项、国家专利3项，发表论文356篇，参编专著2部。

医院文化氛围浓厚，作为全国中医药文化建设先进单位，全院职工牢固树立大医精诚的核心价值观，悬挂院徽统一形象，高唱院歌凝聚精神，奉行院训规范行为，被誉为“重庆中医的一张名片”。

医院医疗设备先进，拥有1.5T超导型磁共振（MR）、64排128层螺旋CT、彩色B超、全自动生化分析仪等先进诊疗设备。

面对未来，医院将继续秉承“弘扬国粹、自强不息”的医院精神，不断推进继承创新，充分发挥特色优势，努力打造“管理规范化、人才精英化、科室特色化、设备现代化、技术一流化、环境园林化的现代化综合性‘三甲’中医医院”，为人民的健康事业播撒杏林春晖！

佛山市高明区中医院

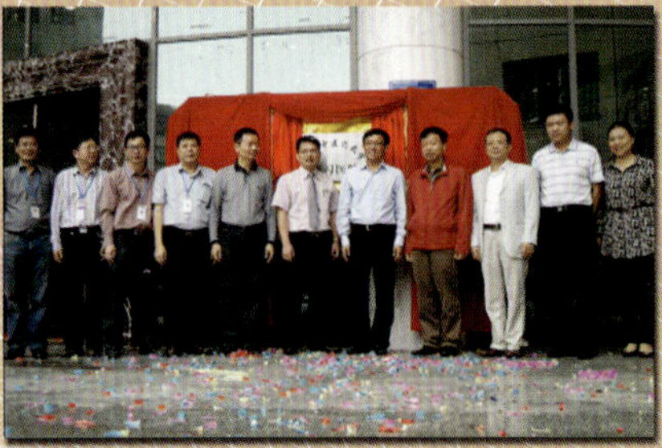

佛山市高明区中医院成为广州中医药大学实习医院授牌仪式

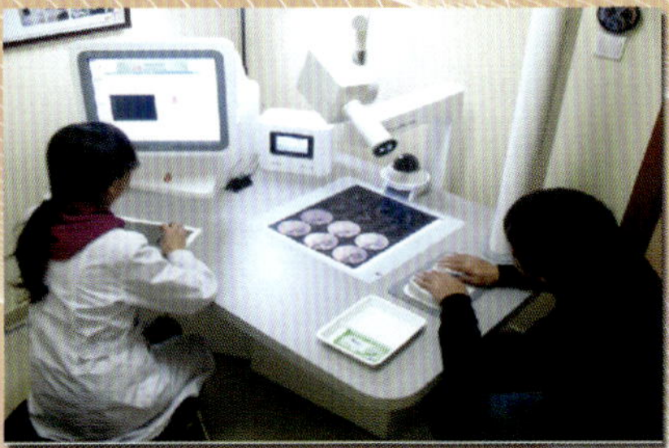

身心康中医经络检测仪（中医界的CT）

一、医院简介

佛山市高明区中医院是一所集医疗、科研、保健、康复为一体，具有鲜明中医特色的综合性中医院。医院始建于1988年。24年来，医院经过一代又一代高明中医人的坚持和努力，从硬件、软件、人才等角度不断调整，实现了从量变到质变的蜕变之路。目前，医院占地8500余平方米，开放病床300张，设置临床科室15个、功能科室6个，拥有一批先进的诊疗设备，固定资产超过1亿元，是一所中医特色突出、专科优势明显、综合服务能力强的现代化中医院。

二、科教工作

医院注重内涵建设，坚持走“人才强院、科教兴院”之路，近三年来获佛山市科技局科研立项6项、市卫生局科研立项3项，组织开展佛山市级继续教育项目10项、省中管局省级教育项目1项。医院积极安排临床教学工作，与佛山市南海职业技术学校、江门职业技术学校等专科院校签订了毕业实习协议，每年承担护理、药剂、针灸推拿等专业学生在院临床实习，并于2013年成为广州中医药大学实习医院，有利于医院全面实现医疗、教学、科研水平的提升。

三、人才培养

医院每年定期派遣医务人员到省内外知名医院学习观摩，掌握疑难病症的核心、关键技术。并先后与南方医院、广东省第二人民医院、广州中医药大学第一附属医院等省内名院建立合作关系，与中山大学附属第三医院签订了对口支援协议，加强业务技术与学术交流。医院同时实施走出去、请进来发展模式，聘请省内知名专家到医院定期坐诊、讲课，提供技术指导，从而成功走出一条培养名医、建设名科、打造名院、实施名牌战略的新路子。

四、综合实力不断增强

2013年，医院先后成立了康复科住院部、手外科住院部、重症监护室3个科室，综合救治能力的不断得到提升，为患者提供了更加全面的服务。医院血液透析室也已基本完工，进入设备安装阶段，计划于2014年投入使用。为进一步加强完善设置配置，医院2013年购置了5台德国贝朗血液透析机、1台北京身心康中医经络检测仪、1台鸟牌呼吸机等设备，有效地提高了医院的诊疗水平及综合实力。

五、中医特色建设

医院坚持特色兴院的理念，全力打造中医特色专科品牌。骨伤科是全国农村医疗机构中医重点专科建设单位；康复理疗科是全国农村医疗机构针灸理疗康复特色专科建设单位；中西医结合肝病专科是全国中医肝病协作单位；肛肠科是医院重点发展专科；医院所管辖的社区卫生服务中心也于2013年成功成为国家中医药管理局基层医疗机构“治未病”服务工作协作组成员单位（第一批），从而逐步形成了院有专科、科有专病、人有专长的发展局面。

佛山市高明区中医院负责人：

院　长：苏伟坚

党总支委副书记：邓文均

副院长：徐国良、谢庆云（女）、李春雨

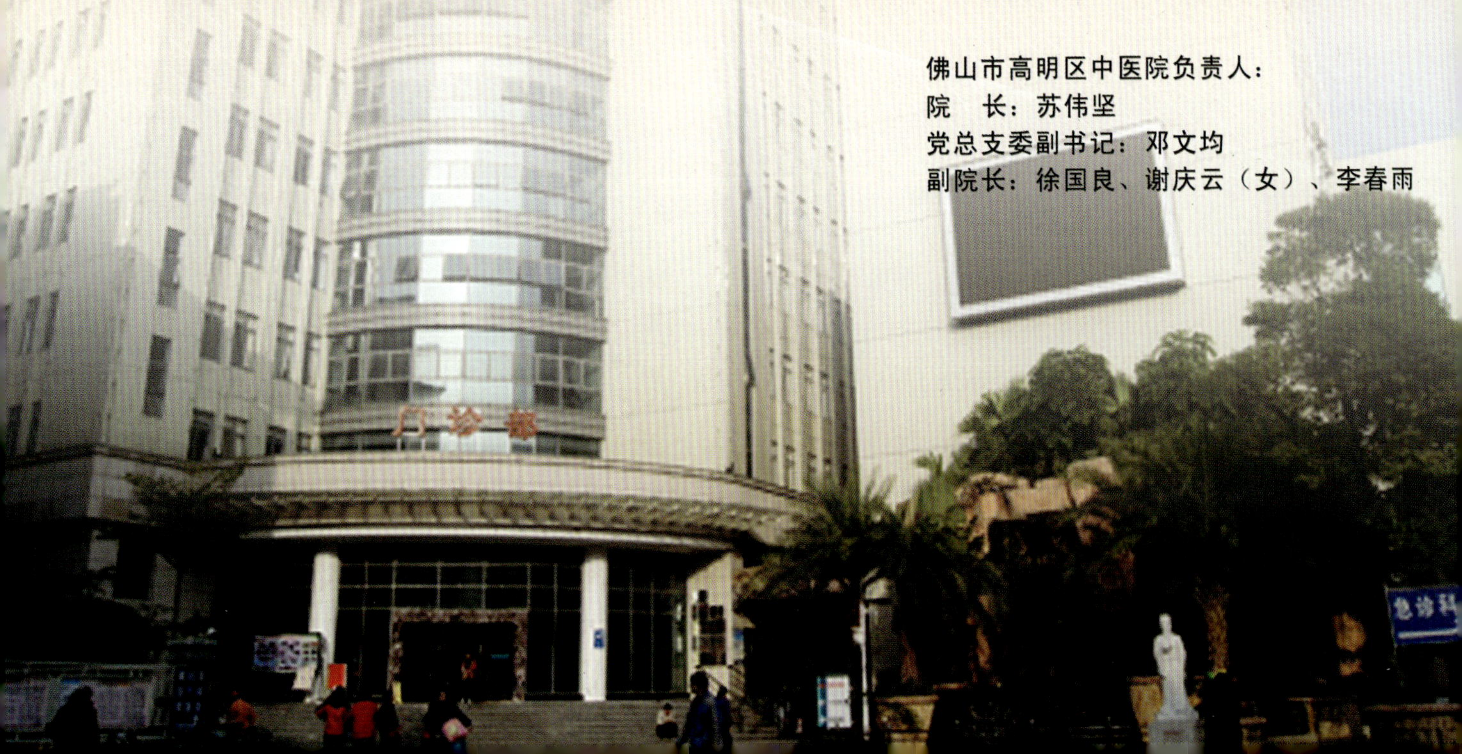

西藏昌都地区藏医医院

西藏昌都地区藏医医院建院于1987年5月，是一所集医疗、预防、保健、教学、科研以及藏药生产、销售为一体的综合性三级乙等民族医医院，也是西藏昌都地区城镇职工医保定点医院、西藏藏医学院临床教学医院和西藏昌都职业技术学校教学实习基地。

医院以藏医诊疗为主，兼顾西医辅助检查治疗。门诊部设有藏医肝病科、内分泌科、心脑血管科、骨伤科、外治科、针灸科、推拿科、药浴药蒸科、预防保健科等藏医特色科室，其中肝病科是国家级“十一五”重点专病专科，内分泌科是国家级“十二五”重点培育专病专科。住院部划分为内科、外科、重点专科3个病区，开设床位168张，并设有贡觉县、芒康县、类乌齐县、昌都县日通乡藏医院4个非直属分院，床位132张。目前住院床位总共300张。医技科设有放射科、检验室、B超室、胃镜室、心脑电图室、CT室等功能科室。院本部现设有19个一级职能科室，职工共240多人，专业技术人员180多人，其中高级职称5人，副高级职称17人，中级职称22人。

院办企业西藏昌都藏药厂可生产藏药制剂250多种，其中国药准字号品种21个（列为国家中药保护品种的4个）。员工70多人，年产值1000多万元。2003年10月，药厂通过国家GMP认证，注册的“仙露”商标为西藏著名商标之一，除了保障医院制剂供应外，药品还畅销全国市场。

2012年度，医院以创建三级藏医医院为抓手，充分发挥藏医药特色优势，不断增强综合服务功能，顺利通过了国家中医药管理局组织的三级民族医医院评审，使医疗服务上了一个新台阶，各方面工作进一步提升。院本部全年门诊量84863人次，住院量2271人次，同比分别增长31.86%、20.61%；所属的昌都藏药厂生产藏药32吨，同比增长8.25%。

由于突出的工作成绩，2012年3月，医院被昌都地区卫生局表彰为“十一五”卫生工作先进集体。医院还被评为2011年度藏医药事业发展先进集体、2011年度“三好一满意”活动先进集体。2012年3月，医院妇委会被西藏自治区人社厅、妇联表彰为自治区三八红旗集体。2012年6月，医院党委被西藏自治区党委表彰为全区创先争优先进基层党组织，2012年7月被昌都地委表彰为地区创先争优先进基层党组织，2012年8月被全国医药卫生系统创先争优活动指导小组表彰为全国医药卫生系统创先争优活动先进集体，2012年9月被昌都地委行署表彰为创先争优强基惠民活动优秀组织单位。在昌都地区2012年度综合考评中，医院还被昌都地委、行署表彰为2012年度地直单位业务工作先进单位。2013年1月，医院第二党支部被昌都地委表彰为基层组织建设突破充实加强年活动先进基层党组织。

今后，我们将深入贯彻落实科学发展观，按照上级的部署要求，坚持“体现特色、发挥优势、打造专科、综合提升”的发展策略，深化改革，加快发展，努力把医院建设成为环境舒适优美、设备设施齐全、人才结构合理、管理科学规范、服务优质高效、藏医特色突出的国家级三级藏医医院，为藏东人民群众提供更加优质便捷的藏医药服务，全力促进西藏经济跨越式发展和社会长治久安。

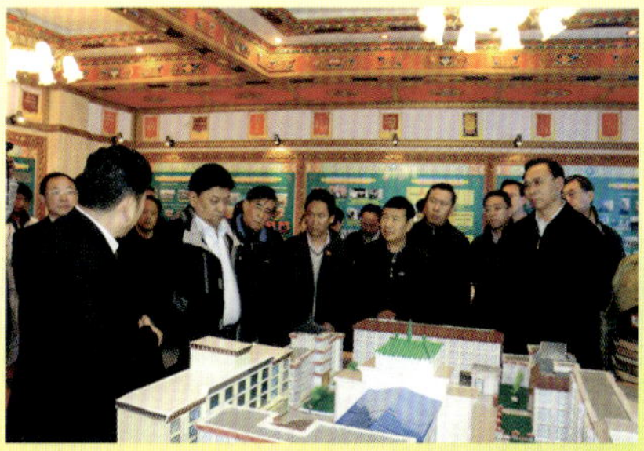

白玛赤烈主席视察医院

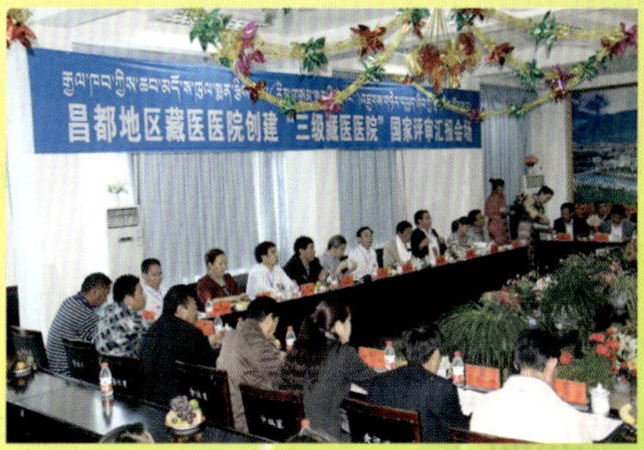
昌都地区藏医医院创建“三级藏医医院”国家评审汇报会场

创三级医院——国家专家评审

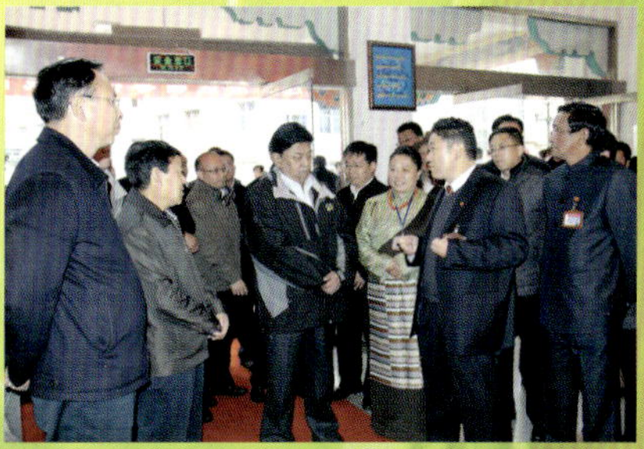

自治区领导视察工作

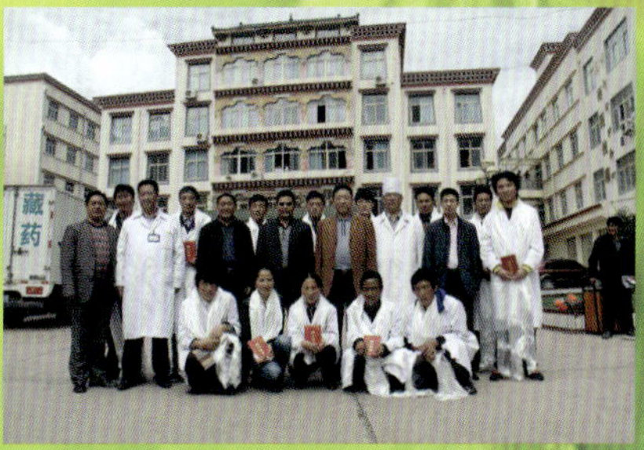

藏医骨干培训班毕业合影留念

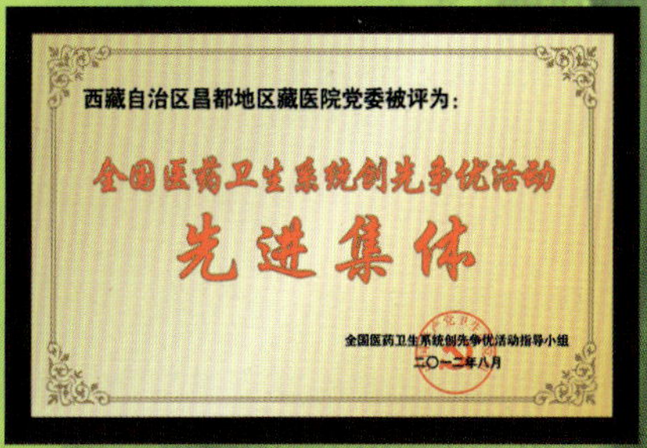
西藏自治区昌都地区藏医院党委被评为：
全国医药卫生系统创先争优活动
先进集体
全国医药卫生系统创先争优活动指导小组
二〇一二年八月

全国医药卫生系统创先争优活动先进集体

鄂尔多斯市研究所（蒙医医院）

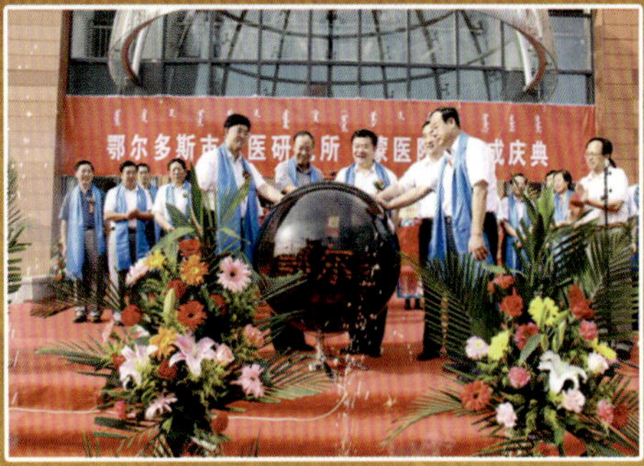

2010年9月蒙医研究所落成

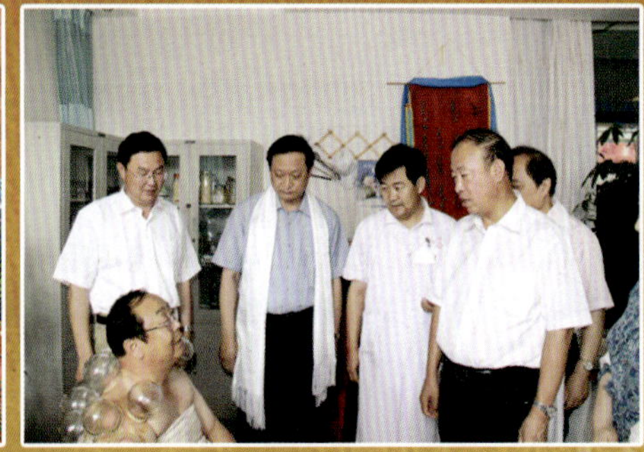

2009年7月19日，卫生部副部长、国家中医药管理局局长王国强来院检查指导工作

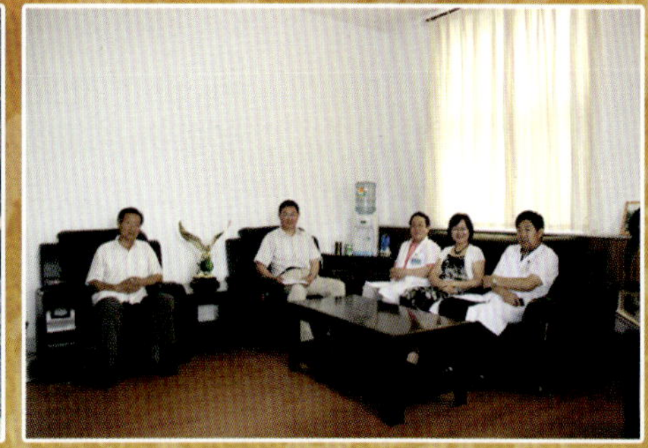

蒙医研究所上届领导班子

一、基本情况

鄂尔多斯市蒙医研究所(蒙医医院)座落于内蒙古鄂尔多斯市康巴什新区。医院成立于1979年，经过30年的不懈努力和艰苦探索，蒙研所现已发展成为该市规模最大、设备较全、人才齐备、特色浓郁、功能齐全的一所民族科研医疗机构，是该市的蒙医医疗、科研、教学、制剂为一体的研究发展中心。

蒙医医院现有职工300人，所级领导5人；专业技术人员175人，其中所正高级职称12 人，副高级职称40人，硕士5人，执业医师79人 ，执业护士 56人，药剂人员 41人，现有离退休人员50名。蒙医药专业技术人才梯队建设初见成效，除医疗工作之外，医院还承担着全市蒙医教学、科研及蒙医执业医师实践技能考试、职称评定等任务。

二、医院规模

蒙医医院从1979年成立以来，医院规模从几百平米的业务用房发展到2800平方米。2008年9月29日，蒙医医院新建门诊病房大楼在康巴什新区按照三级乙等专科医院规模和功能设施建设，医院占地面积21235平方米约31.8亩，建设规模为10层，总建筑面积20800平方米，总投资1.3亿元，拟设床位480张，实际开放床位300张。2010年9月，新建门诊病房楼的落成，大大改善该市人民以及周边群众的就医环境，为广大人民群众健康服务提供了更好的医疗保障，为民族医药事业发展奠定了更坚实的基础。现扩建门诊大楼23000平方米，预计2014年投入使用。

三、医院发展

科研成果及利用：医院把科研如何为临床服务作为科研工作的重点，进一步转变观念，提高认识。建所以来，研究所科研工作取得了丰硕的成果，实施科研项目40项，编写出版医学著作近20部。

蒙医剂型改革：在蒙成药散剂的基础上，研究所对蒙药进行了一系列的剂型改革，现已研制出冲剂、片剂、胶囊、膏剂、水丸、糖衣、口服液等10种新剂型，200多个品种。

医疗技术管理和服务：坚持以病人为中心、以提高医疗服务治疗为核心，不断深化内部运行机制，依法执业、依法行医的法律意识全面增强；医疗质量、服务水平明显改善；专业技术人员基础知识、专业技能、业务素质不断提升；就医环境明显改善，病人满意度逐年提高，医院的综合实力得到了全面提升。

专业技术人才培养：坚持人才培养和科技创新并重的原则，发挥蒙医特色，注重重点专科人才培养，提高科技人员素质，重视人才梯队建设，把好进人关，重视老队伍的培训提高，对年轻队伍按照高起点、高要求、高素质、实用型人才标准建设。

发挥蒙医药特色：在继承传统医学的基础上，不断研究、探索和发展蒙医药事业。在临床治疗上，注重突出蒙医特色，发挥蒙医药优势，采用蒙医或蒙西医结合治疗各种疾病及疑难杂症，均有显著疗效，使蒙医药的特殊作用和优势得到了充分的发挥。

医院文化建设：认真贯彻执行《关于加强中医医院中医药文化建设的指导意见》及相关文件要求，制定医院蒙医药文化建设实施方案，充分体现蒙医药文化，建立并不断完善行为规范体系，形成富含蒙医药文化特色的服务文化和管理文化。

近年来，在全院职工的共同努力下，医院先后被评为全国二级甲等蒙医医院、全国爱国卫生先进集体；2006年10月被国家中医药管理局授予中医药科技管理工作先进集体； 2008年10月，被市人民政府授予鄂尔多斯市蒙中医工作先进集体；2008年12月，被自治区发展和改革委员会等八单位评为民心医院；2009年4月，被中国民族卫生协会授予中国民族卫生医学贡献奖；2010年被市卫生局、2011年被国家中医药管理局评为全国中医药文化建设先进单位、蒙中医院管理年活动先进医院；2013年初，该院被授予全国三级乙等民族医院称号。

重庆医科大学附属第二医院中医科

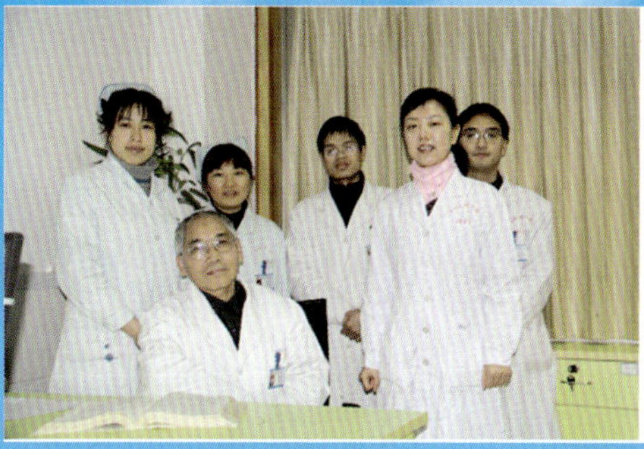

名中医王辉武教授与科室人员合影

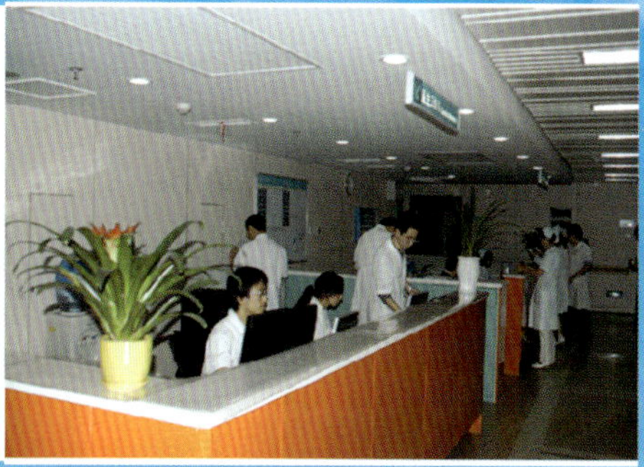

整洁的医护人员办公区

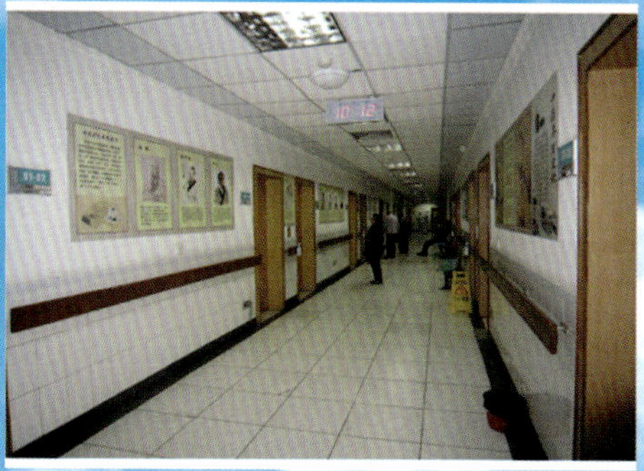

极具传统中医文化特色的中医科病房

医院中医科于20世纪50年代成立，20世纪70年代成立中医教研室并承担重庆医科大学部分专业的《中医学》教学任务，1990年组建康复医学,并开设康复病房，2008年底中医内科病房正式建成并投入使用。2009年，中医科申报重庆市失眠特色专病获得批准，并于2011年6月验收合格。2010年，重庆市卫生局批准康复中心为重庆市医学重点建设学科、重庆市“十一五”重点学科。2011年，中医科协助医院成功申报全国综合性医院中医工作示范单位。2012年，中医科病区获批国家中医药管理局“十二五”重点建设专科——中西医结合康复。2013年中医内科病区获批重庆市卫生局重点专科建设——脾胃病。

科室现有教授2人，副教授5人，主治医师10人；有博士生导师1名，硕士生导师4人；有博士4人，硕士10人；拥有全国第二、三、四批老中医药专家学术继承工作指导教师、优秀学术继承人以及重庆市首届优秀青年中医、全国先进名中医工作室。科室已经形成了中西医结合内科及中西医结合康复两个大的专业方向。在陶红教授主持下，中医内科方向由全国第三、四批老中医药学术继承工作指导教师王辉武教授为学术带头人，下设脾胃病、睡眠障碍、心脑血管疾病3个亚专业组；康复以重庆市康复医学学术技术带头人虞乐华教授为学术带头人，下设神经康复、骨科康复、疼痛康复、产后康复4个亚专业组。目前，全科开放睡眠障碍门诊、脾胃病门诊、心脑血管疾病门诊、康复门诊、骨质疏松门诊、疼痛门诊等。中医内科病房开放床位80张，总面积超过4000平方米，拥有专科设备价值1138余万元，部分设备为国内首次引进。年均接诊4万余人，住院2000余人次。

医院已将本专科建设发展继续纳入“十二五”总体规划中，加大扶持力度，坚持以继承为基础、创新为动力，以疗效为核心、技术为主线，以临床为根本、规范为导向，实施学科品牌战略，在专科影响力与辐射力的作用下，已经成为辐射西南乃至全国的脾胃病及康复医学中心。

重庆三峡医药高等专科学校

重庆三峡医药高等专科学校是教育部批准设置，重庆市人民政府举办，重庆市教育委员会主管的医药卫生类全日制普通高等专科学校，是重庆市示范性高职院校建设单位。学校位于重庆市第二大城市——万州区。

学校占地面积800亩，校舍建筑面积42万平方米，固定资产6亿元。现有各类在校生12300人，教职工838人，专任教师中副教授以上职称145人，博士、硕士学位教师125人，75名教师在国家和市级学术团体任职。学校设有中医系、药学系等8个系部，开设有中医专业及中医专业（中医全科医学方向）、中医专业（中医美容方向）、针灸推拿专业、中医骨伤专业及中医骨伤专业（运动保健方向）、康复治疗技术专业等6大类36个高职高专专业（方向）。其中中医专业、中药专业为重庆市示范院校建设重点专业。现已初步形成了以中医药为主体、中医西医结合、多学科为支撑，共同协调发展的办学格局。

学校中医药学科特色鲜明，优势突出，建有《中医内科学》、《针灸学》等8门校级精品课程，《中药鉴定技术》、《中医内科》2个市级教学团队。学校近年来承担国家、市、区级科技项目100余项，其中中医药科技项目59项（含国家中医药管理局课题1项，市科委资助的中医药课题12项，其中4项为重大或攻关项目）。获地厅级以上中医药教学、科技成果奖共11项（市科技进步三等奖1项，市教学成果三等奖1项，市中医药科技奖二等奖1项和三等奖2项，万州区科技进步奖一等奖2项、三等奖3项）。编著出版《长江三峡中医药文化研究》、《中国百年百名中医临床名家丛书—龚去非》、《中国现代百名中医临床家丛书—李寿彭》等中医学术专著。主编或参编的《中医内科学》、《中医外科学》、《针灸治疗学》、《刺法灸法学》等10部教材被评为普通高等教育"十一五"国家级规划教材。学校办有《三峡中医药》、《重庆三峡医药高等专科学校学报》等学术期刊。

2012年，学校全面推进市级示范院校中医学专业及专业群建设，成功举办"新型师承，分段共育"合力培养中医实用型人才拜师仪式，制订了系统的人才培养模式改革实施性方案《中医学专业"新型师承，分段共育"人才培养模式改革实施方案》，并对2011级中医学专业50名学生和2012级中医学入学新生实施"新型师承，分段共育"人才培养模式；与重庆三峡医药卫生职业教育理事会成员单位合作，完成《中医医史与文化》、《中医养生与保健》、《中医诊断技能实训》、《何氏骨科学》、《正常人体功能》等6门校本教材编写工作。

学校全面实施中医药校院校校合作机制，促进区域卫生事业发展。2013年，学校大力推进与成都军区八一骨科医院、四川仁甫何氏骨科技术研究中心的深度合作；积极推进与重庆市残疾人联合会学生资助、教学资源、教师培训、学术科研、职业培训以及招生就业等方面的深度合作；与万州区残疾康复中心学校合作开展盲人保健按摩师培训、康复训练治疗等。

学校坚持社会主义办学方向，全面贯彻党和国家的教育方针和卫生工作方针，不断提高人才培养质量。"十二五"期间，学校将在重庆市教委的正确领导下，初步建成三峡库区应用型医药卫生类本科院校的基本框架，把学校建成西部领先、国内知名、特色浓郁的西部地区农村基层卫生人才培养示范基地、三峡库区现代医药产业技能型人才培养基地和重庆市中医药应用型人才培养基地。

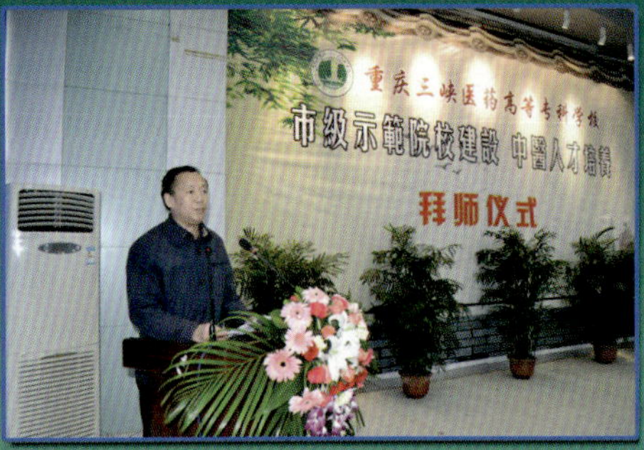

2012年11月6日，学校成功举办"新型师承，分段共育"合力培养中医实用型人才拜师仪式。图为学校党委书记万启蒙在拜师仪式上讲话

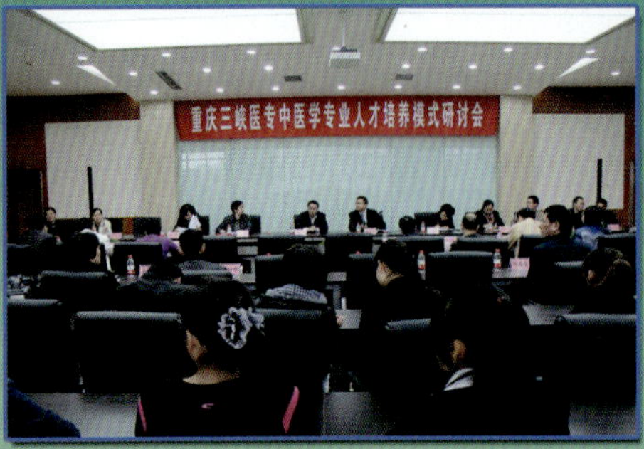

2012年11月，学校召开市级示范院校建设中医学专业人才培养模式改革研讨会，三峡中心医院、万州区中医院等10余所医院的28名临床一线专家与学校教师共同研讨"新型师承，分段共育"中医人才培养模式改革

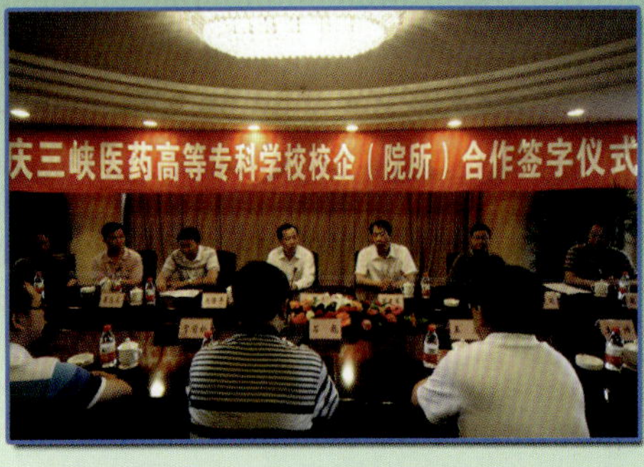

学校与成都军区八一骨科医院、四川仁甫何氏骨科技术研究中心签订中医骨伤专业临床教学、招生就业、教材编写等具体合作项目实施性协议

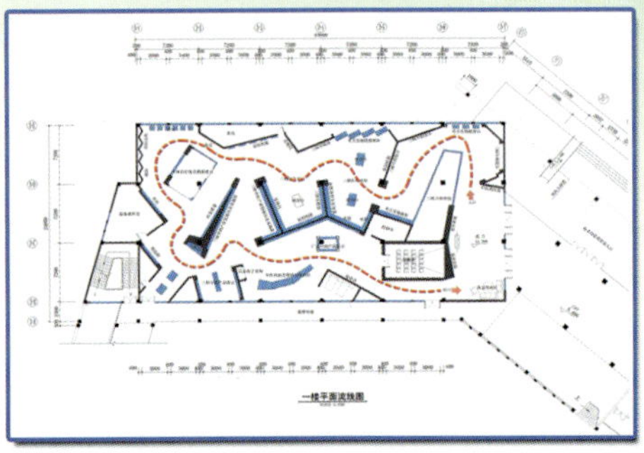
学校高度重视中医药文化传承，稳步推进三峡中医药文化馆建设工作。图为建设中的三峡中医药文化馆设计图

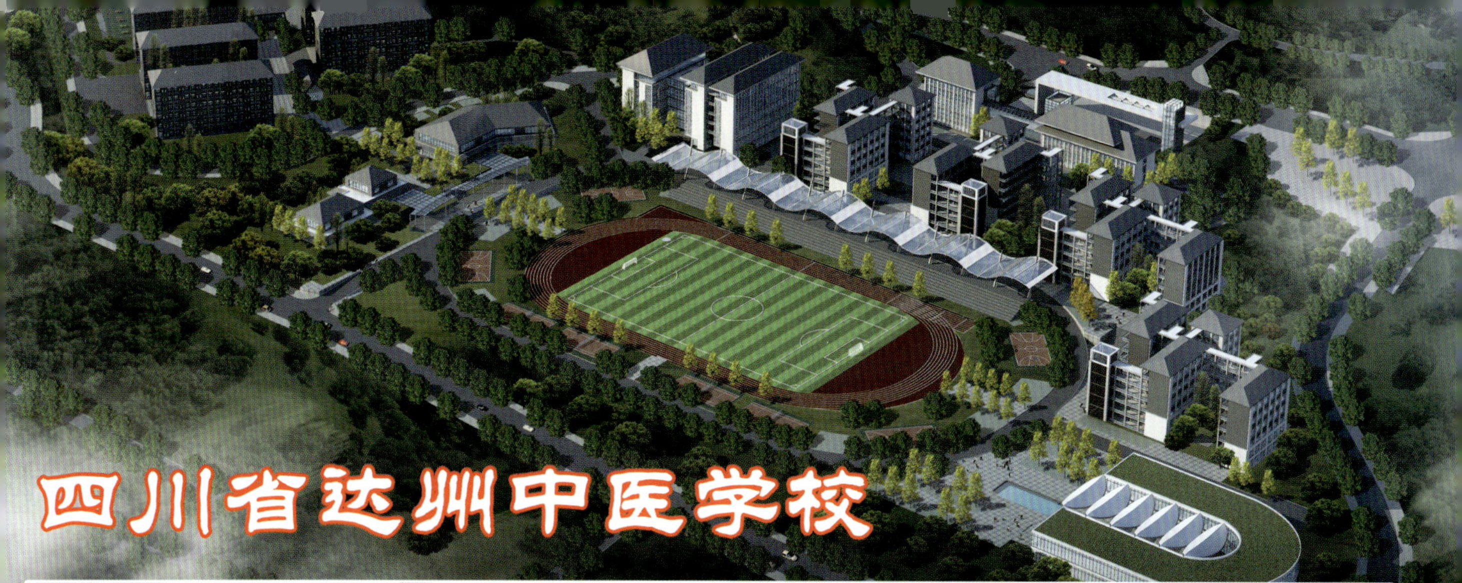

四川省达州中医学校

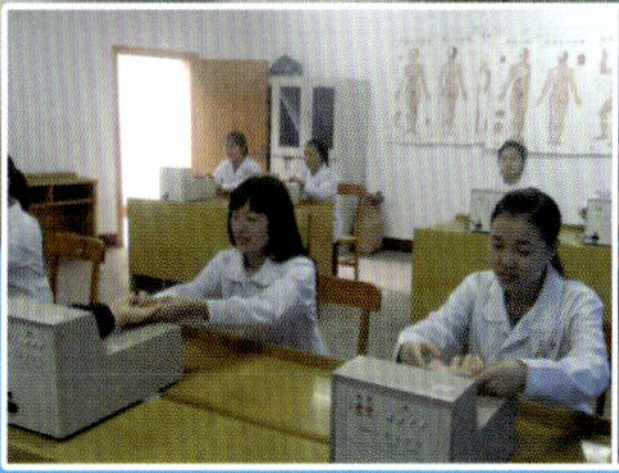

针灸

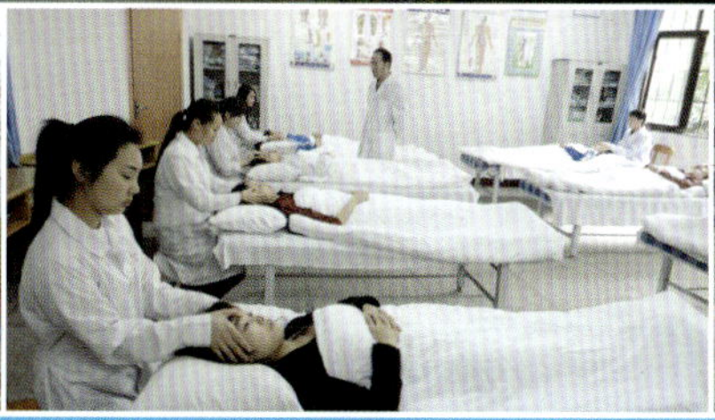

推拿按摩

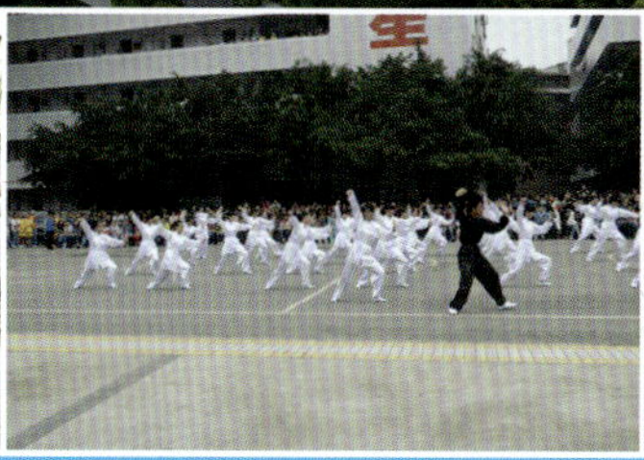

课外太极

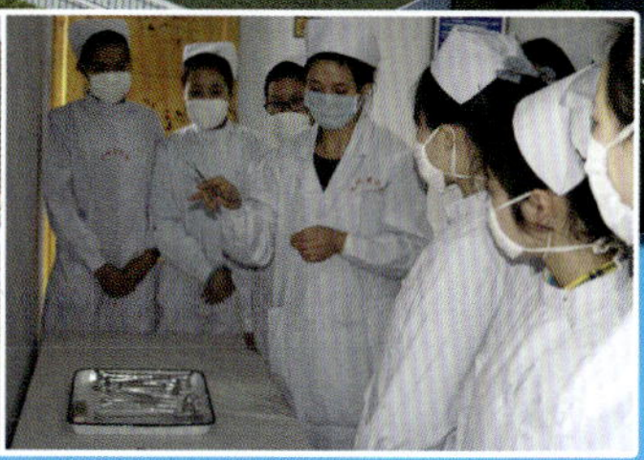

护理

学校概况

四川省达州中医学校创建于1967年，是全国具有招收中医专业资格的少数学校之一。学校现有达州和大竹两个校区，占地面积30.7万余平方米，建筑面积4.1万余平方米，固定资产9350万元。

学校现有在校学生4500人，教职工282人，其中研究生学历36人，其余全部达到本科学历，80%为“双师型”教师，其中正副主任医师、高级讲师50人，主治医师、讲师95余人，共同组成了年龄结构合理、专业门类广泛、教学经验丰富的师资队伍。

学校开设有中医、护理、中药、中药制药、药剂、康复保健、营养保健、农村医学8个专业。

学校按照“三提高”发展战略，不断提高办学质量，提高知名度，提高科学发展能力。一直以来，学校坚持科学发展，不断提高学校核心竞争力，以质量为抓手，注重品牌效益，秉承“求实创新、育人兴业”的校训，在长期发展过程中不断创新办学思路、办学理念，形成了“勤求博采、精诚济世”的校风，“德才并举、为人师表”的教风，办学水平不断提升。

“笃学明志、厚德精术”的学风，办学水平不断提升。学校入驻西南职业教育园区，全面启动新校建设，为加快达州市职业教育改革发展步伐，突破职业教育发展瓶颈，推动职业教育更好地为地方经济社会发展服务，市委、市政府以科教兴市的战略眼光，决定建立西南职业教育园区，并将学校纳入园区总体规划，并首批入驻。园区新校建设占地面积406.3亩，校舍建设面积13万余平方米，总投资4.91亿元，在校学生规模为6000人。

发展才是硬道理，在市委、市政府的领导下，按照“整体规划、分步实施”和“三年初具规模、五年基本建成”的要求，2013年5月，园区新校建设已动工建设。我们坚信，在全校教职工不懈努力之下，一所崭新的达州中医学校必将在园区拔地而起。入驻西南职教园区也将为创建中医药高等专科学校奠定坚实基础。

获奖情况

荣获“中国教育管理创新示范校”荣誉称号。
荣获“AAA级守法诚信单位”荣誉称号。
荣获“中国西部名校”荣誉称号。
荣获省级“守法诚信先进单位”荣誉称号。
荣获省级“文明教学示范学校”荣誉称号。
荣获达州市卫生单位目标管理一等奖。
唐宗琼校长荣获“中国教育改革先锋人物”荣誉称号。

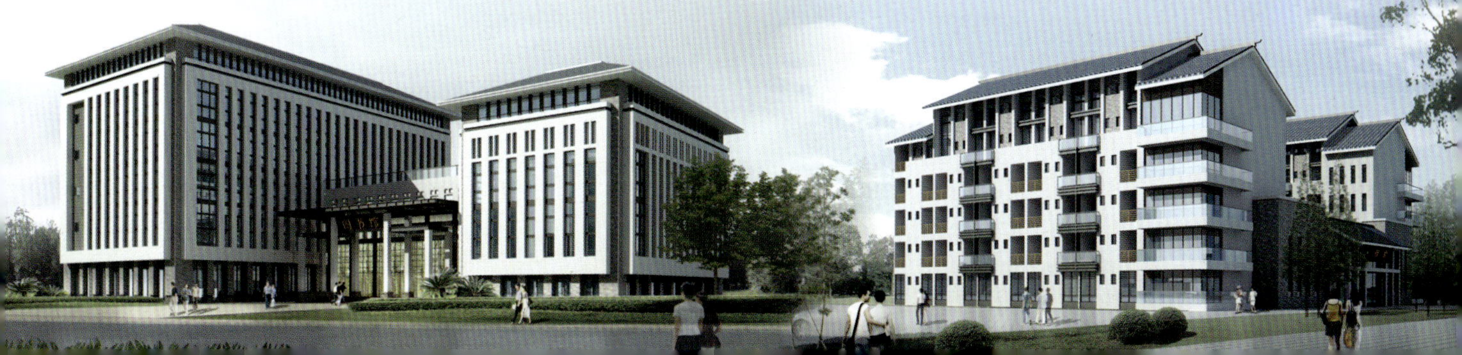

莒县中医医院

莒县中医医院于1984年12月建成开诊，经过20多年的发展，现已发展成为一所基础设施齐全、医疗设备先进、技术力量雄厚、中医特色突出的国家二级甲等中医医院、爱婴医院、山东省重点建设中医医院、山东省示范中医医院，是山东省中医药大学、山东省高等中医专科学校、山东省高等医学专科学校、曲阜中医药学校、日照卫校临床教学医院，是莒县中医、中西医结合的医疗、急救、康复、科研、教学技术中心。

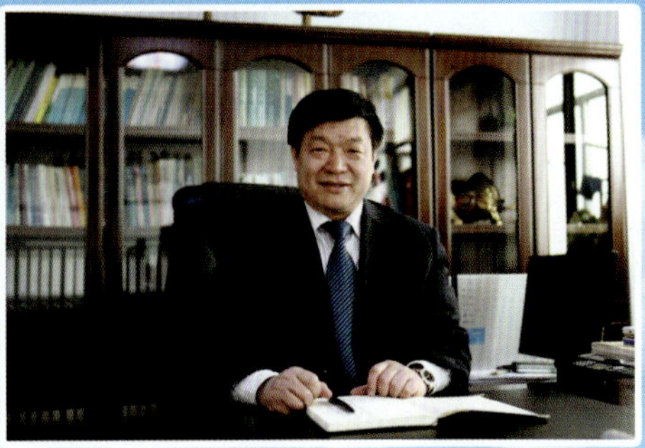

莒县中医医院院长刘新涛

医院占地70亩，建筑面积3.1万平方米，编制床位450张，实际开放床位600张，现有职工824人，其中高级职称74人、中级职称208人。设有58个临床、医技、职能科室和6处社区医疗服务分院、门诊部。成立了脑血管病、不孕不育、骨伤骨病、糖尿病、肝病、颈腰椎病和医学影像7个县级研究所。在加强肿瘤科、针灸科、心病科和骨伤科4个原市级重点专科建设的基础上，心病科、骨伤科评审为市“十二五”中医重点专科，儿科列为市“十二五”中医重点专科建设单位，脑病科被评审为省级中医重点专科，针灸科被国家中医药管理局确定为农村医疗机构中医特色专科建设项目。开展的微创颅内血肿清除术、脑梗死病人尿激酶溶栓治疗术、激光与臭氧合并治疗椎间盘突出症手术、经鼻蝶入路垂体瘤切除术、颅内肿瘤切除术、膀胱肿瘤切除术、食道癌切除术、肺叶切除术及腹腔镜、关节镜、膀胱电切镜手术等技术项目，达到省内先进水平。

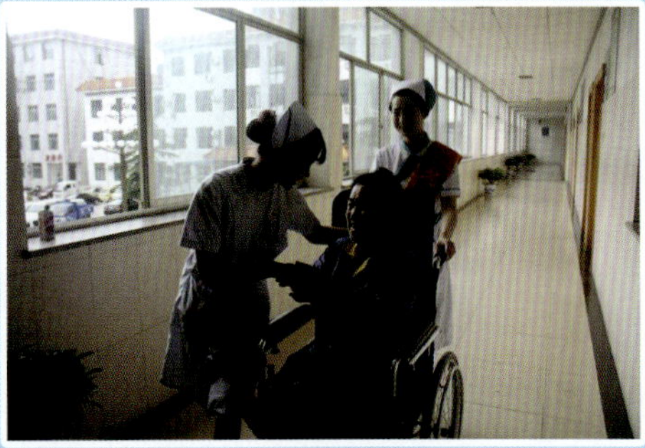

温馨服务

医院拥有16排全身螺旋CT、大型彩超、血液透析机、直线加速器、X-刀、热灌注治疗机、热疗机、免疫治疗机、C型臂、X光机、DR、数字胃肠透视机、电子胃肠镜、腹腔镜、关节镜、宫腔镜、膀胱镜、动脉硬化检测仪等万元以上大型医疗设备400余台（件）。资产总额11300万元，固定资产总值8000万元。有120余项科技成果分别获省、市级科技进步奖。近几年，在国家及省级专业杂志上发表论文800余篇，出版医学专著30多部。

医院坚持以病人为中心，以质量为核心，同时把“中医立院、科技兴院、人才强院、文化塑院”作为医院的根本理念，发扬“团结、务实、特色、关爱”的医院精神，努力创建文明服务示范医院。医院先后被评为全国卫生系统先进集体，全国服务质量满意单位，山东省卫生系统先进集体，全国诚信医院，全省优质服务百佳医院，山东省十大百姓放心医院，日照市文明行业示范点，市、县级文明单位等光荣称号。医院各项业务工作指标创历史最高水平，综合实力跨入省内同级中医医院先进行列。

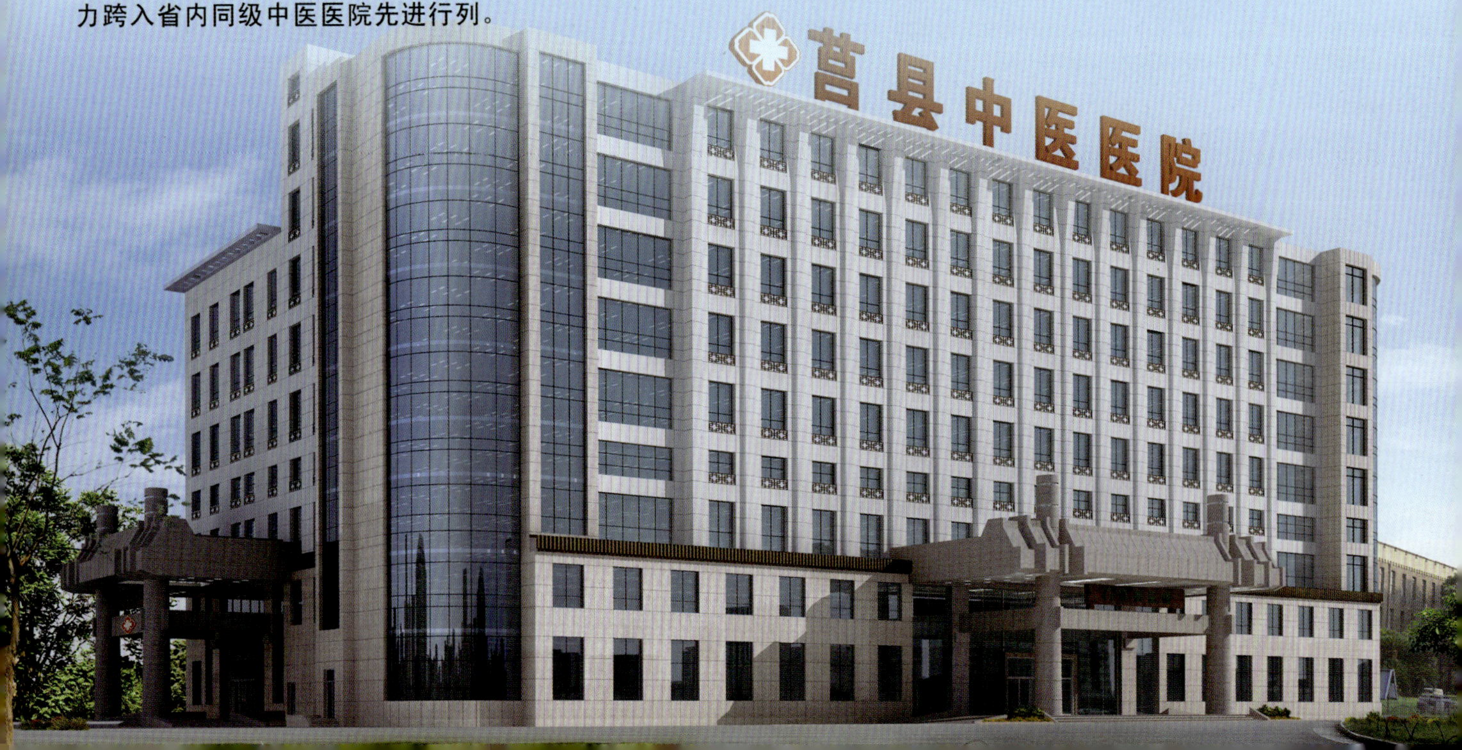

海安县中医院

海安县中医院于1981年选址兴建，1983年4月独立建院。建院初期仅有46名职工、20张床位。建院以来，在党的改革开放政策和新时期卫生工作方针的指引下，在县委、县政府和各级卫生主管部门的正确领导下，在社会各界的关心支持下，医院建设得到了长足的发展，1994年8月成为二级甲等中医院；1997年8月成为国家级爱婴医院；2007年11月成为南京中医药大学教学医院；2009年11月，医院与新疆伊宁市维吾尔医医院缔结为“友好医院”，进行对口支援；2013年1月医院晋级为国家三级乙等中医医院。

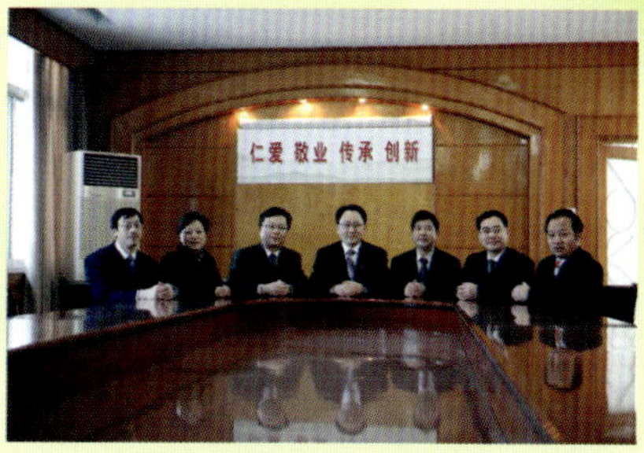

医院领导班子

医院现有占地面积21462平方米，建筑面积29555平方米。其中业务用房建筑面积24392平方米，占82.5%。主要建筑物有门急诊楼、综合病房楼和医技楼。医院现有职工546人，其中卫生技术人员466人，占职工总人数的85%。卫生技术人员中，高级职称87人，中级职称138人。全院从事临床的执业医师136人，其中中医类别执业医师82人，占60.3%。除口腔科、产科、麻醉科执业医师人数，中医类别执业医师占68.3%。医院有享受国务院特殊津贴者1名，省名中医4名，市名中医5名，省“333”工程人才1名，市、县级中青年技术拔尖人才7名，市医学领军人才1名，市医学重点人才1名。

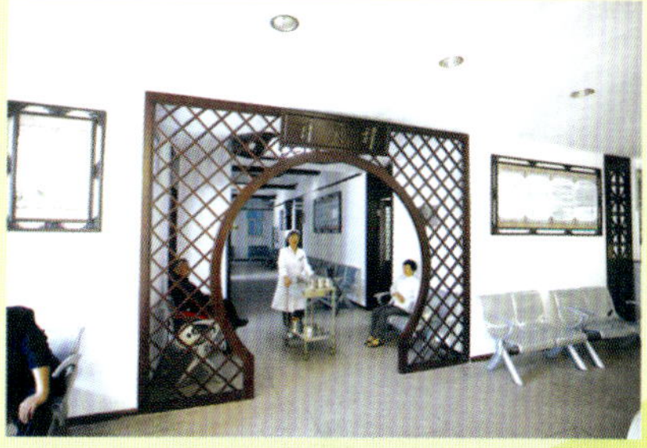

全国第二批农村医疗机构中医特色专科—针灸科

医院开放床位536张，设有11个病区，有17个一级临床科室：内科、外科、骨伤科、妇产科、儿科、针灸科、肛肠科、推拿科（含小儿推拿）、眼科、耳鼻喉科、口腔科、皮肤科、肿瘤科、麻醉科、急诊科、感染性疾病科、重症监护室。其中针灸科为全国第二批农村医疗机构中医特色专科（专病）、江苏省中医重点专科建设单位；骨伤科、针灸康复科、脾胃病科、脑病科为南通市中医重点专科；心病科为南通市中医重点专科建设单位；有肛肠科、中医儿科、中医肾内科等县级中医重点专科9个；有糖尿病、胆石症内病外治、甲状腺病、脾胃病、肝胆病、肾病、椎间盘突出症、男性不育症、风湿病、肛肠疾病等30多个具有中医优势的特色专科、专病；有医技科室8个（药学部、医学影像科、医学检验科、病理科、手术室、输血科、营养科和功能检查科）及一个健康体检中心。医院有东芝核磁共振、瓦里安医用直线加速器、移动式C型X光机、六排螺旋CT、CR、DR、数字胃肠X光机、彩超、电子腹腔镜、电子关节镜、电子胃（肠）镜等大中型医疗设备。

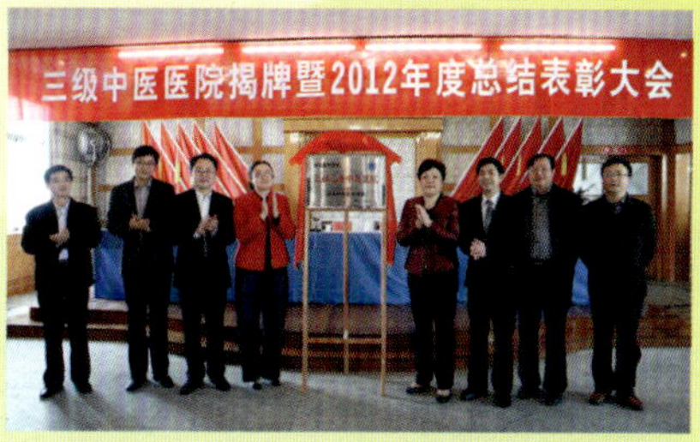

三级乙等中医医院揭牌仪式

2012年，医院完成门急诊28.15万人次，出院1.55万人次，实际占用床日19.15万个，病床周转34.5次，平均住院天数12.3天，完成各类手术6070例。主要医技科室工作量与2011年同期比较均有不同程度的上升，门诊处方合格率97%，门诊病历合格率95%，住院病历甲级率99.2%，无菌手术切口感染率为零。全年医院业务总收入近2亿元，其中药品收入10502万元，药占比53.21%，中药饮片、制剂收入1714.64万元，占药品收入比16.33%；每门诊人次费用与2011年同比下降2.5%。

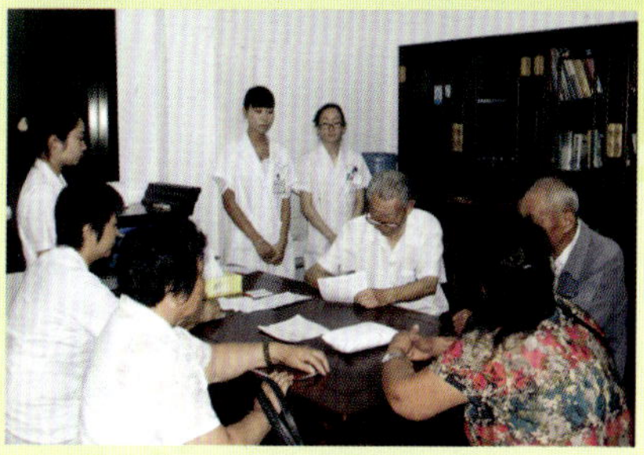

夏治平名中医工作室

建院以来，全院共申报科研课题65项，其中获得省级科研课题立项7项，市级科研课题立项36项，并获省级科技进步奖7项，市级科技进步奖17项，市级新技术引进奖24项，优秀中医药项目奖16项，其中开展的中医中药科研课题占课题项目数的86%。每年在省级及以上医药期刊上发表学术论文50多篇。省名中医、主任中医师夏治平以海安县中医院为基地，先后主编出版了《实用临床针灸推拿学》、《中国推拿全书》（国家“九五”重点图书）等专著。医院自行研制的中药散剂、胶囊剂、膏药、糖浆、合剂、袋泡剂、膜剂等剂型达51个品种，因其简、便、验、廉深受广大患者欢迎。

中西合璧济苍生 德高业精铸辉煌

——黑龙江省嫩江县中医医院

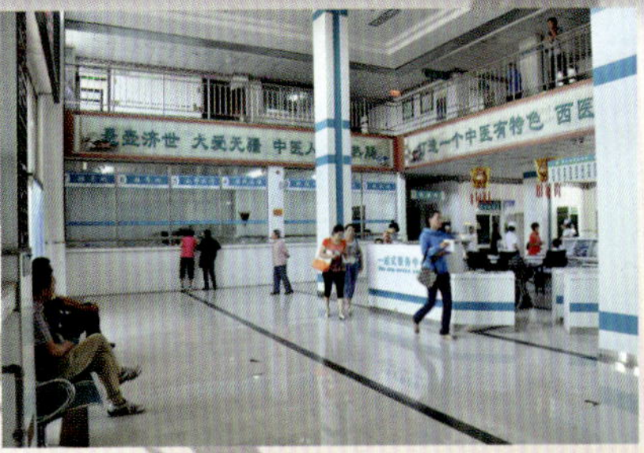

宽敞明亮的门诊大厅

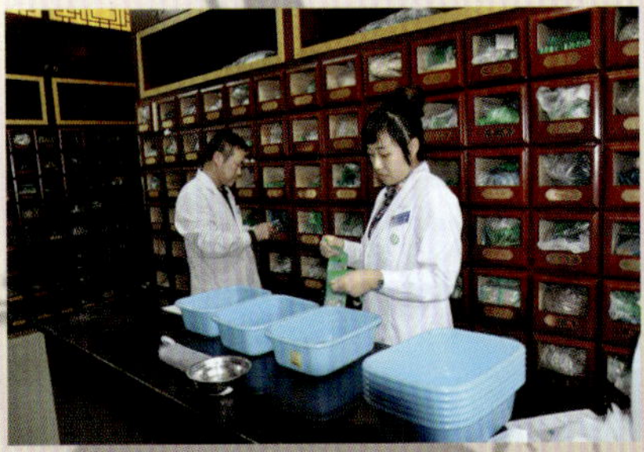

中药局

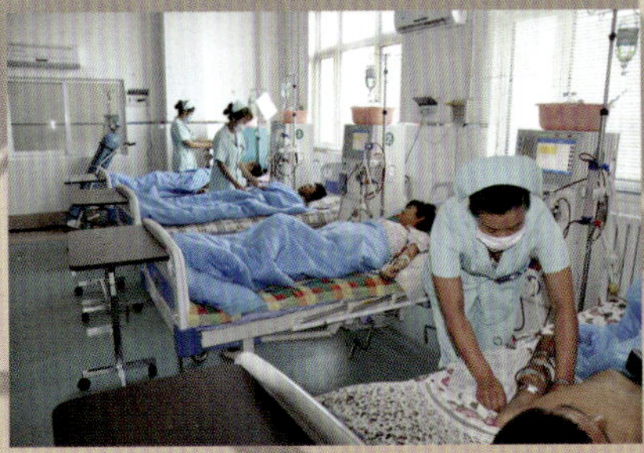

透析科护士为患者做透析

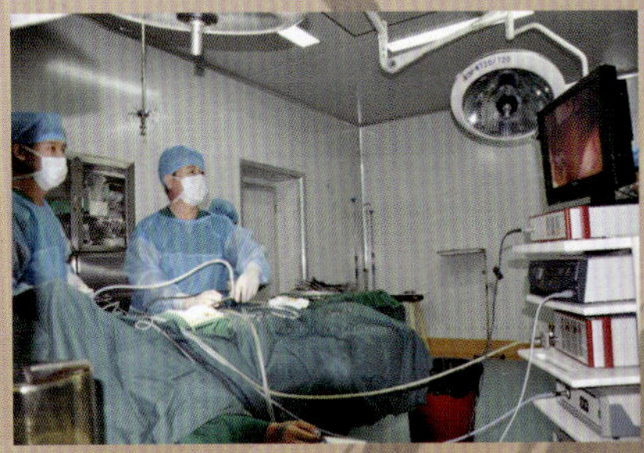

微创学科带头人董学斌院长（右一）
在为患者做腹腔镜阑尾切除术

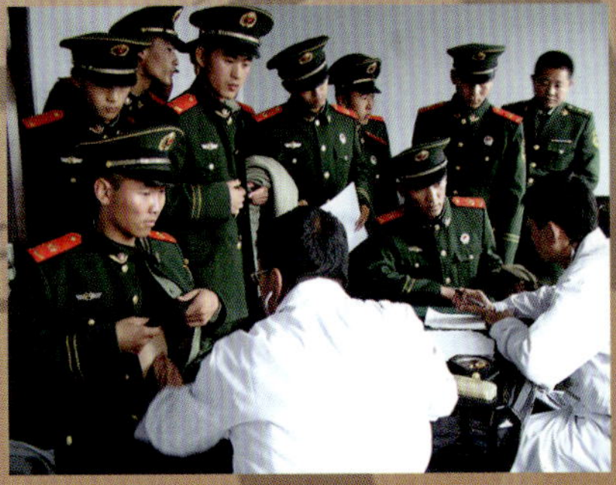

医务人员为林场官兵义诊

嫩江县中医医院始建于1952年，复建于1979年，是一家在区域内有着较大影响的集医疗、教学、科研、保健为一体的公立医疗机构。医院拥有医护人员302人、临床科室17个、医技科室4个，开放床位235张；是省内多家著名医院和县内15家基层医院的协作、指导医院。建院以来，在县委、县政府以及卫生行政部门的高度重视和大力支持下，医院得到了长足发展，实现了8个新飞跃：

一是在办院思想上实现了新飞跃。医院以创建人民满意中医医院为核心；明确了“以传统医学为根基、以现代科技为依托，建设百姓信赖、患者首选、职工热爱的现代化中医医院”的办院目标。紧紧围绕“中医特色、中医疗效、医疗质量、医疗安全、优质服务、精益管理”六大主题开展工作。

二是在突出中医特色上实现了新飞跃。医院把中医特色摆在了医院发展的首位，作为医院的灵魂和根基，开展中医适宜技术20余项。强化落实《中医医院护理工作指南》，积极推广中医护理技术，深入开展中医优质护理服务活动，优质护理服务病区达到100%。

三是在人才队伍建设上实现了新飞跃。医院坚持“重德纳贤，人才立院”战略，不断加大培养过硬技术团队的力度，为百姓健康和医院发展提供有力保障。医院现有国家级名中医，省级名中医1人，市级名中医2人；国家级学科带头人2名；省级学科带头人1名；市级学科带头人4名；县拔尖人才1名。

四是在硬件建设上实现了新飞跃。医院加快基础设施建设。新建了15500平方米的门诊病房楼，改造了2900平方米办公楼，执业和就医环境得到彻底改善。在原有设备基础上引进数字胃肠机、DR、CT、核磁共振、四维彩超和各种中医诊疗设备。在突出中医药优势的同时，医院积极引进现代医学技术，外科、妇科率先在县内开展微创术，填补了嫩江县医学空白。

五是在专科建设上实现了新飞跃。医院建成中医特色重点专科6个，其中，骨伤科为国家级重点专科，糖尿病科为省级重点专科，中医妇科、肛肠、乳腺和肾病为市级重点专科。获批了H型高血压治疗国家“十二五”重点课题1个。重点强化骨伤科和糖尿病专科建设，使医院骨伤科和糖尿病科建设成为县内一流、区域领先的品牌和优势专科。

六是在质量管理上实现了新飞跃。医院秉承“人本管理、同心同德”的理念，进一步强化院科两级管理。及时建立健全安全核查与临床“危机值”报告等制度，创建无假日医院，开辟急诊急救绿色通道。强化“两公开”，实施“阳光”院务。2013年医院将逐步建成全数字化医院。

七是在医院文化内涵建设上实现了新飞跃。医院确立了具有浓厚中医药特色的医院院训、医院宗旨、医院发展战略、医院管理和服务理念等，创作了院歌、院徽；编制发放《员工手册》和《中医传统文化核心价值观》读本；创办了《中医医院院报》、《中医药学会会刊》、《就医咨询》等报刊，在县电视台开办《就医资讯》和《中医大讲堂》栏目；赞助冠名“国医情”、“国医杯”等各项公益活动；创办嫩江县中医药学会，定期开展学术交流。通过多种形式，很好地展示了医院中医药文化建设成果，也使中医药知识得到普及。

八是在医院经营上实现了新飞跃。在全体干部职工共同努力下，医院实现了跨越式发展，综合指标全面大幅提升。2012年业务收入7000多万，2013年1～7月业务收入5000多万，较去年同期增加了400多万元，患者量增加2000多人。人均业务收入跻身黑龙江省县级中医院前列，患者满意度达98%以上，社会对医院的认可度大幅提升。

近年来，医院先后获得省级精神文明单位、全国农村中医工作先进单位、全省卫生系统先进单位、全省中医工作先进集体、全省百姓口碑最佳医院等殊荣；多次获得国家、省、市、县各级表彰奖励。

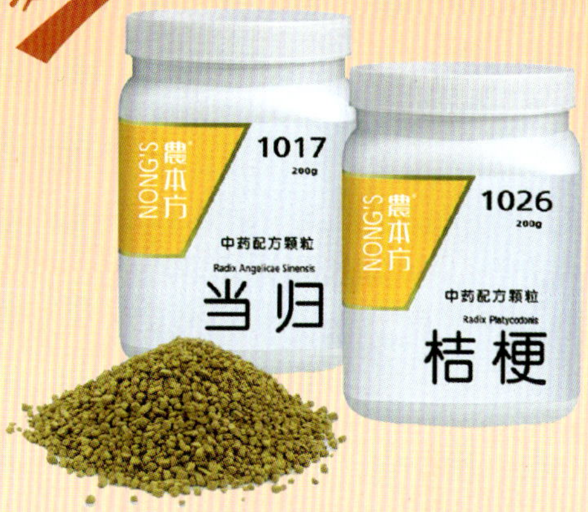

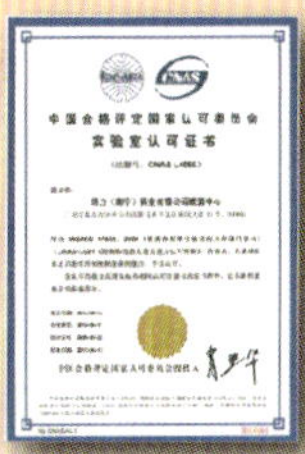
中国CNAS认证

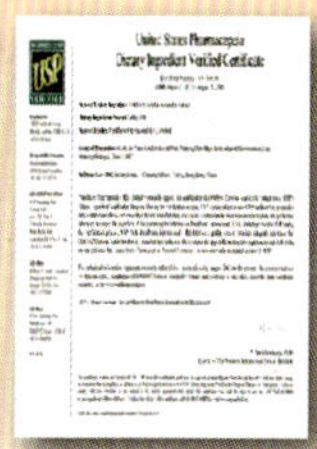
美国USP认证

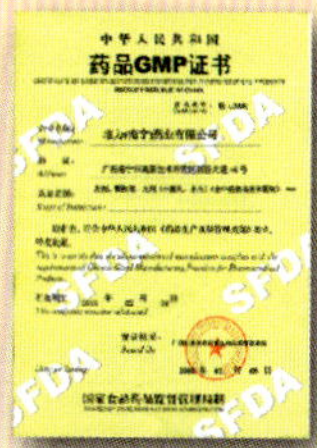
中国GMP认证

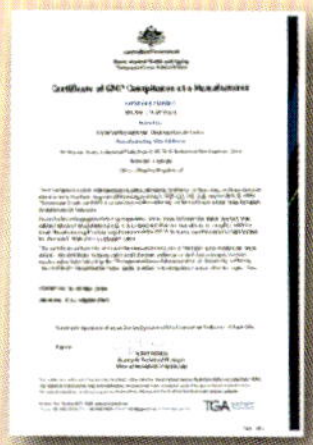
澳大利亚TGA认证

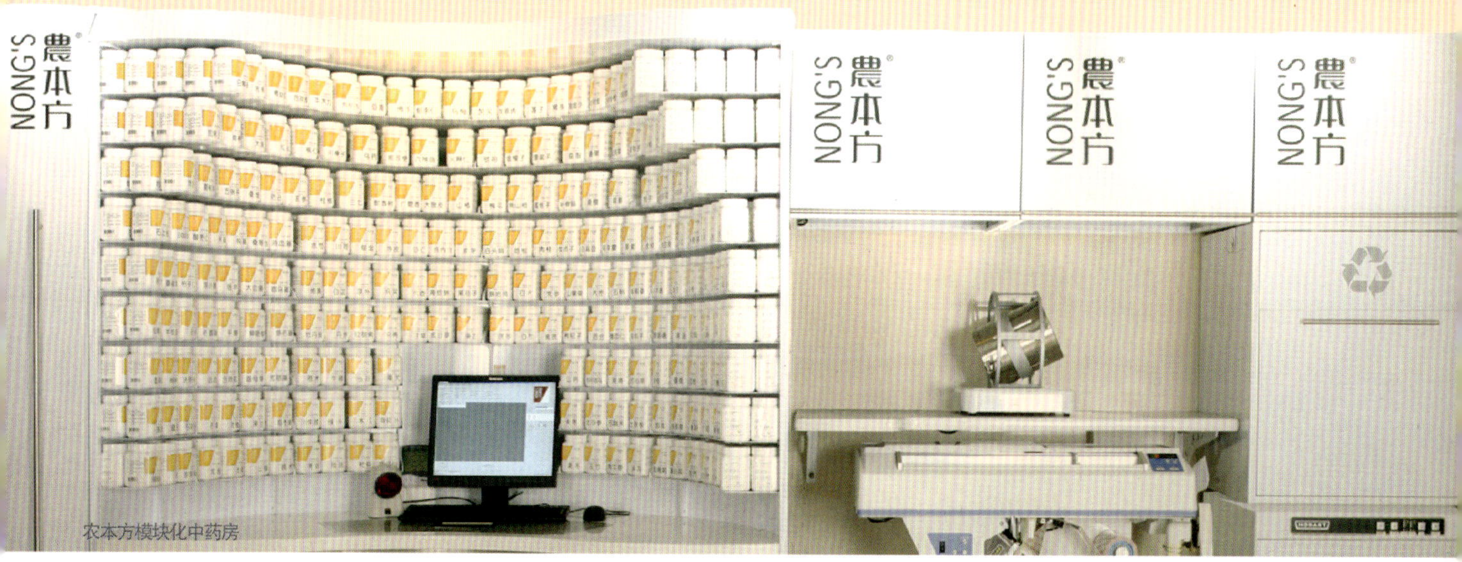

农本方模块化中药房

编写说明

《中国中医药年鉴》是由国家中医药管理局主办，综合反映中国中医药工作各方面情况、进展、成就的史料性工具书。《中国中医药年鉴》前身为《中医年鉴》，1989 年更名为《中国中医药年鉴》，自 1983 年起已连续出版 30 卷。2002 年《中国中医药年鉴》分为行政和学术两卷出版。本卷《中国中医药年鉴》（行政卷）（以下简称《年鉴》）为 2013 卷（总 31 卷），收编内容截至 2012 年底。

2013 卷《年鉴》共 21 个部分：（1）综述篇；（2）文献篇；（3）会议篇；（4）专题工作篇；（5）业务工作篇；（6）直属单位篇；（7）中药篇；（8）地方篇；（9）军队篇；（10）医疗机构篇；（11）科研机构篇；（12）院校篇；（13）社会团体篇；（14）大事记篇；（15）数据篇；（16）荣誉篇；（17）管理干部篇；（18）机构名录篇；（19）港澳台地区篇；（20）国外篇；（21）附录篇。

文献篇下设 5 个专栏：（1）2012 年领导讲话及批示；（2）2013年领导讲话；（3）专论；（4）论坛；（5）重要文件。

会议篇下设 2 个专栏：（1）国内会议；（2）国际会议。

专题工作篇下设 9 个专栏：（1）“十二五”规划发布实施；（2）中医药参与医药卫生体制改革；（3）中医药“治未病”；（4）基层中医药服务能力提升工程；（5）中医药服务贸易；（6）中医药参与重大突发事件和重大传染病防治；（7）中药资源普查；（8）中医药标准化；（9）中医药调研督导。

业务工作篇下设 14 个专栏：（1）政策法规与监督；（2）医政工作；（3）人事与教育工作；（4）科技工作；（5）国际交流与合作；（6）内地与港澳台交流与合作；（7）文化建设；（8）新闻宣传与中医药期刊出版管理工作；（9）规划财务工作；（10）党建工作与群众工作；（11）反腐倡廉工作与行风建设；（12）信息工作；（13）信访、安全保卫、建议与提案办理；（14）其他工作。

医疗机构篇、科研机构篇调整了部分内容，为方便读者查阅，两章均以表格形式收录。

社会团体篇下设 3 个专栏：（1）全国性社会团体；（2）总部设在中国的中医药国际组织；（3）地方性社会团体。

数据篇下设 6 个专栏：（1）中医资源；（2）中医医疗机构运营与服务；（3）中医教育；（4）中医药科研；（5）中医财政拨款；（6）中医药期刊。

管理干部篇只收录 2012 年新任及职务有变化人员的简历，内容未变化者只收载职务、姓名等内容。

附录篇部分包括 2 个专栏：（1）2012 年国家中医药管理局部分工作文件一览表；（2）2012 年国家中医药管理局部分联合印发文件一览表。

医疗机构篇、科研机构篇统计数据由北京中医药大学管理学院提供。科研机构包括中央级、省级、地市级中医、中西医结合、民族医科研机构；医疗机构只收录中央级、省级中医、中西医结合、民族医医疗机构。

数据篇数据来自国家中医药管理局发布的《中医药数据统计摘编》（不包括香港、澳门特别行政区及台湾地区数据）。

《中国中医药年鉴》（行政卷）编辑部

2013 年 10 月

目　录

综 述 篇

文 献 篇

一、2012 年领导讲话及批示

(一) 中共中央、国务院领导讲话、批示

(二) 卫生部、国家中医药管理局领导讲话

（三）其他部委领导讲话

（四）其他重要讲话

二、2013年领导讲话

三、专论

四、论坛

四、重要文件

（一）联合印发文件

（二）国家中医药管理局印发文件

会 议 篇

一、国内会议

二、国际会议

专题工作篇

一、“十二五”规划发布实施

二、中医药参与医药卫生体制改革

三、中医药“治未病”

四、基层中医药服务能力提升工程

五、中医药服务贸易

六、中医药参与重大突发事件和重大传染病防治

七、中药资源普查

八、中医药标准化

九、中医药调研督导

业务工作篇

一、政策法规与监督

二、医政工作

三、人事与教育工作

四、科技工作

五、国际交流与合作

六、内地与港澳台交流与合作

七、文化建设

八、新闻宣传与中医药期刊出版管理工作

九、规划财务工作

十、党建工作与群众工作

十一、反腐倡廉工作与行风建设

十二、信息工作

十三、信访、安全保卫、建议与提案办理

十四、其他工作

直属单位篇

中 药 篇

地 方 篇

军 队 篇

医疗机构篇

科研机构篇

院 校 篇

社会团体篇

一、全国性社会团体

二、总部设在中国的中医药国际组织

三、地方性社会团体

大事记篇

数据篇

一、中医资源

二、中医医疗机构运营与服务

三、中医教育

四、中医药科研

1. 科学研究与技术开发机构

2. 科学技术信息和文献机构

3. R&D 活动单位

4. 县属研究与开发机构

五、中医财政拨款

六、中医药期刊

荣　誉　篇

管理干部篇

机构名录篇

港澳台地区篇

国外篇

附录篇

一、2012年国家中医药管理局部分工作文件一览表

二、2012年国家中医药管理局部分联合印发文件一览表

综述篇

【2012年中医药工作综述】 2012年，中医药系统在党中央、国务院的正确领导下，在卫生部的重视指导下，改革创新，真抓实干，各项工作都取得了显著进展。

一、着力推动《国务院关于扶持和促进中医药事业发展的若干意见》（以下简称《若干意见》）贯彻落实取得新成效

发布和实施《中医药事业发展“十二五”规划》（以下简称《规划》）。《规划》注重与贯彻落实《若干意见》、深化医改紧密结合，在国务院中医药工作部际协调机制成员单位支持下，确定了各项工作的重点任务和项目，而且这些任务和项目正在扎实推进。同时，发布了中医药文化、信息化、标准化建设等相关专项规划。上海、吉林、浙江、福建等9个省、市出台了地方中医药事业发展规划。积极协调在国务院医改规划以及卫生事业发展规划中体现中医药内容。国务院医改“十二五”规划提出，要以城乡基层为重点加强中医医疗服务能力建设，并提出了一批可实现、可量化、可考核的具体指标。卫生事业发展“十二五”规划强调，积极发展中医药事业，坚持中西医并重，充分发挥中医药特色优势。各地也积极争取将中医药纳入本地相关规划，黑龙江、湖北等地的“十二五”卫生事业发展规划都将中医药作为重点的内容列入。积极争取支持，加大资金投入。2012年，中央财政投入约33.46亿元，支持领域进一步扩大，重点向基层和能力建设倾斜。各地财政也进一步加大了投入。

各地继续加大《若干意见》贯彻落实力度，辽宁、四川以省政府名义出台了扶持促进中医药发展的文件，河南、广西以省（区）政府的名义召开了中医药和民族医药发展大会，特别是广东在2006年率先提出建设中医药强省战略并取得了明显成绩之后，2012年又召开了高规格的中医药强省推进大会，总结经验，提出了新的目标任务，继续为全国作出表率。

建立和完善上下联动机制，支持地方中医药发展。国家中医药管理局出台了支持和促进贵州、新疆中医药和民族医药事业发展的意见，与宁夏、江苏签订了促进中医药和民族医药事业发展的协议。着力推动中医药发展综合改革试验区建设。又新增河北石家庄为国家中医药管理局中医药发展综合改革试验市，北京东城、上海浦东、甘肃等试验地区积极探索中医药改革发展的新路径、新举措、新经验、新机制，取得了阶段性成果，发挥了很好的示范作用。

二、着力推动中医药在医改中发挥作用取得新进展

积极参与公立医院改革试点，完善中医药补偿机制。国务院办公厅《关于县级公立医院综合改革试点的意见》明确提出，医保支付政策进一步向基层倾斜，鼓励使用中医药服务。《全国医疗服务价格项目规范（2012年版）》将中医医疗服务价格项目由原来的124项扩大到337项，具有中医技术劳务特点的“中医辨证论治”等项目被纳入其中。加强基本药物目录中中药配备使用的指导，规范基层医务人员科学合理地使用中成药。探索中医药参与基本公共卫生服务的途径和模式。中医药健康管理作为单独的一类被列入了国家基本公共卫生服务项目，这是史无前例的，“中医药应用”作为重要指标列入了国家基本公共卫生服务项目考核范围。

各地积极探索，争取政策支持，积累了一些好的经验和做法。如陕西以县级中医医院为试点，探索建立全额预算管理为主的补偿机制；云南昆明在医保中提高中医药的报销比例，鼓励中医药的提供与利用；山东青岛将体质辨识与调养指导纳入公共卫生服务项目，规定每服务1人由市财政补贴服务机构5元；江苏积极探索创新中医诊疗一体化服务模式，甘肃在中医医院推广建立中医综合治疗室，发挥中医药综合治疗优势来提高临床疗效。

三、着力推动基层中医药服务能力建设迈出新步伐

在国务院医改办大力支持下，国家中医药管理局与卫生部、人社部、国家食品药品监管局和总后卫生部共同启动实施了基层中医药服务能力提升工程，出台了政策文件、确定了目标任务、提出了实施路径。北京、四川、甘肃等地已召开启动工作大会，其他地方也正在抓紧推进。实施了一批提升基层中医药服务能力项目。中央安排专项资金18.71亿多元，支持111所县级中医（民族医）医院基础设施建设；争取到公共卫生专项资金14.75亿元，大部分用于支持基层中医药服务能力建设。中医医疗服务量明显提高，近几年，中医类医院总诊疗人次和出院人数年增长分别达到了10%和15%以上。各地积极探索基层中医药工作新机制。安徽、湖南推行农村中医药工作县乡村一体化管理，四川将基层中医药工作的一些指标纳入政府年度工作目标，有力地推动了基层中医药工作。

充分发挥中医药在应急救治中的作用，召开了新中国成立以来首次全国中医药应急工作会议，总结了经验，明确了目标任务，有力地推动了中医药应急救治工作形成机制。甘肃加强中医药应急体系建设，组建中医药应急队伍。认真组织开展中医（民族医、中西医结合）三级医院评审，中医医院功能定位更加明确，科室建设与管理得到加强，中医药特色优势发挥进一步强化。继续开展优质护理服务。中西医结合与民族医药工作扎实推进，确定了12所重点民族医院和18所重点中西医结合医院建设单位。继续实施中医“治未病”健康工程，扩大试点范围，群众对中医预防保健的认知程度和服务需求不断提高。

四、着力推动中医药继承创新取得新进步

认真贯彻落实全国科技创新大会精神，探索构建中医药科技创新体系，完善中医药科技管理机制，提高中医药科技创新能力。加快推进国家中医临床研究基地的建设并取得新进展。基地建设配套经费和科研编制基本落实，机制逐步完善，围绕重点病种和拓展病种的临床科研能力持续提升。稳步推进全国中药资源普查试点工作，这项工作已在22个省（区、市）655个县展开，受到了各地的高度重视。积极推动中医药科技成果转化与推广，在上海、宁夏等地建立了科技成果转化与推广基地。

五、着力推动中医药人才培养机制有了新突破

完成了与临床医学专业学位衔接为特点的第四批师承工作，创新了师承教育与院校教育相结合的高层次中医药人才培养模式。继续开展全国优秀中医临床人才研修项目，名老中医药专家传承工作室建设取得新成效。启动了中医学术流派传承工作室建设。地方人才培养力度进一步加大，河北、山西、陕西等地召开中医药传承拜师大会，江西、天津等地实施了中医人才培养计划。积极推动中医药院校教育教学改革。与河南签署共建河南中医学院协议，与江苏省人民政府共同启动局省共建南京中医药大学一期项目。继续加强重点学科建设。支持农村订单定向中医类学生免费培养工作。加强中医药毕业后教育和继续教育，推进中医住院医师、全科医生规范化培训。加强中医药职业教育，成功举办2012年全国职业院校技能大赛。

六、着力推动中医药文化建设有了新发展

中医药文化科普宣传进一步规范。联合新闻出版总署向群众推荐了首批优秀中医药文化科普读物，深入推进“中医中药中国行·进乡村、进社区、进家庭”活动，组织开展中医药文化科普巡讲活动，直接受益群众近100万人。山西、山东、湖北、陕西、甘肃等地举办各种形式的中医药文化节，进一步扩大了中医药的群众基础。丰富中医药文化传播方式。与中央电视台联合摄制大型纪录片《中医》，与《北京商报》合作创办《中华医药周刊》，中国中医科学院与多家电视台合作，不断提升宣传普及中医药知识的质量和水平。推动中医药文化国际传播。召开了以“促进人类自然和谐健康发展”为主题的中医药文化发展高级别国际会议，产生了积极而广泛的影响。

七、着力推动中医药法制化、标准化、信息化建设迈上新台阶

加强协调、积极参与，配合国务院法制办推进了中医药立法的进程。加快推进中医药标准化工作。召开了新中国成立以来首次全国中医药标准化工作会议，明确了中医药标准化在中医药事业发展中基础性、战略性、全局性的地位和引领作用，提出了新时期中医药标准化工作总体思路、目标任务，成立了管理协调、专家技术、国际咨询3个中医药标准化委员会。加快中医药标准制修订，组织中华中医药学会制定发布了195项标准。中医药信息化建设得到加强。进一步完善中医药信息统计，在《全国卫生资源与医疗服务调查制度》中增加了中医药统计指标。强化中医药监督工作。通过媒体介绍虚假违法中医医疗广告的特征和危害，提高了人民群众识别虚假违法中医医疗广告的意识，社会反响良好。

八、着力推动中医药对外交流与合作开拓了新领域

2012年，国家中医药管理局联合商务部等十四部委出台关于《促进中医药服务贸易发展的若干意见》，进一步拓宽了中医药国际发展领域。在首届服务贸易“京交会”上成功举办中医药专题活动，受到中央领导的关注和重视。内蒙古、海南等地利用区位优势积极发展中医药服务贸易。加强多边合作。与世界卫生组织和国际标准化组织的合作更加深入，在国际传统医学疾病分类、中医药国际标准制定等方面都取得了积极进展。巩固和发展双边合作，进一步推动与外国政府间的务实合作，与越南等6个国家和地区签署了有关中医药合作的协议、备忘录和会谈纪要。深化两岸四地联系，合作机制更加完善，合作层次不断提升，与香港开展的中医针灸控烟合作取得了较好效果。

2012年，国家中医药管理局扎实开展“为民服务创先争优”和“三好一满意”活动，努力把受人民群众欢迎的中医药工作干得让人民群众更加满意。弘扬“大医精诚”的中医药核心价值理念，强化为民服务和让群众受益。推出并表彰了一批先进集体和先进个人。不断加大治理医药购销领域商业贿赂工作力度，不断地促进医患关系和谐。

（陈　伟）

文献篇

一、2012年领导讲话及批示

（一）中共中央、国务院领导讲话、批示

中共中央政治局常委、国务院总理温家宝在第十一届全国人民代表大会第五次会议上所作政府工作报告中关于中医药的论述

（2012年3月15日）

中共中央政治局常委、国务院总理温家宝所作政府工作报告中关于中医药的论述，就2012年工作总体部署，在“切实保障和改善民生”部分，提出“扶持和促进中医药和民族医药事业发展”。

中共中央政治局常委、国务院总理温家宝在中国科学院第十六次院士大会和中国工程院第十一次院士大会讲话中关于中医药的论述

（2012年6月11日）

当前，我国重大疾病防控任务十分艰巨，公共卫生体系和医学科研能力亟待加强。一是重点研究疾病发生发展规律，基础和临床相结合，预防控制艾滋病、肝炎、结核、血吸虫等传染病，心脑血管病、癌症、糖尿病、精神病等重大慢性疾病。二是重点研究监测、筛选、发现技术，早诊早治技术，疾病模型、数学医疗技术，多技术整合平台等关键技术。三是重点研究医药生物研发技术，后基因组技术，再生医学和替代医学相关技术，生物医学工程及远程技术等生物医药技术相关的高新技术。四是重点研究现代中医诊治技术，中药资源可持续利用技术，中药制药、筛选、评价技术以及中医药信息技术等。总之，科学技术要在维护人民健康和医药产业发展方面发挥更大作用。这需要从事医疗科技工作的同志们不懈努力。

中共中央政治局常委、国务院总理温家宝在考察新疆维吾尔自治区和田地区墨玉县普恰克其乡卫生院和喀什地区第一人民医院的讲话（节录）

（2012年9月3日）

医疗问题关系群众切身利益。办好一个医院甚至比上一个大项目都重要。新疆的基层医院同内地大城市医院结对子，可以学习技术、培训人员等，这项工作要坚持下去。发展民族医药是我们的一项重要方针，民族医药成本低，治疗效果好，深受百姓欢迎。国家和自治区的财政支出，都要向民族医药事业倾斜。

中共中央政治局常委、国务院副总理李克强对2012年全国中医药工作会议作出的重要批示

（2012年1月10日）

中共中央政治局常委、国务院副总理李克强对2012年全国中医药工作会议作出重要批示。批示指出："过去一年，中医药工作在推进继承创新、维护群众健康等方面取得明显成绩。谨向广大中医药工作者表示诚挚问候。2012年是医药卫生体制改革承前启后的关键一年，希望你们深入贯彻落实科学发展观，积极参与和推动医改，弘扬优秀中医药文化，提高中医药疾病防治能力和临床疗效，更好地满足群众多样化的中医药服务需求，为提高全民健康水平、保障和改善民生作出新的贡献。"

中共中央政治局常委、国务院副总理李克强致太湖文化论坛中医药文化发展（南昌）高级别会议的贺信

（2012年5月30日）

中医药是中华优秀文化的瑰宝，为中华民族的繁荣昌盛作出了巨大的贡献，也对世界文明产生了积极的影响，谨对太湖文化论坛中药文化发展高级别会议的召开表示祝贺！当前，全球性的公共卫生安全的挑战日益增多，人类健康面临着新的威胁，中医药大有可为。希望大家继续坚持中西医并重、中西医结合的方针，结合世界各国、各个民族传统医学现代医学之长，传承发展中药文化，为推动医药卫生体制改革的深化和卫生事业的全面进步，提高全民的健康水平，促进人类自然和谐健康发展作出新的贡献。

中共中央政治局常委、国务院副总理李克强参观首届中国（北京）服务贸易交易会展览中医药展区时的讲话

（2012年6月1日）

医疗和健康服务，事关群众切身利益，也是发展潜力巨大的朝阳产业。服务业与保障改善民生密不可分，随着收入水平的提高，群众对中医、健身、养老、文化等生活性服务业的多层次需求日益增长，目前这些服务的供给仍相对短缺，发展服务业大有可为。要面向群众的现实需要，把产业发展同人民生活品质提高紧密结合起来，既弘扬中华优秀传统文化，又推动形成新的发展优势。

（二）卫生部、国家中医药管理局领导讲话

卫生部部长陈竺在2012年全国中医药工作会议上的讲话（节录）

（2012年1月10日）

下面我谈3点意见，供同志们参考。

一、充分肯定2011年全国中医药工作

刚刚过去的一年，在国家中医药局党组的带领下，全国中医药系统围绕卫生工作的总体部署和“十二五”中医药发展目标任务，以维护人民群众健康权益、满足人民群众对中医药服务的需求作为工作的出发点和落脚点，以全面贯彻落实《国务院关于扶持和促进中医药事业发展的若干意见》为主线，服务医改工作大局，改革创新，真抓实干，推动和实现中医药事业科学发展，取得了有目共睹的成绩，有了许多新的特点和亮点。

一是各级党委政府对扶持促进中医药事业发展的认识明显提高，支持力度显著加大，许多省（区、市）出台了落实《若干意见》的专门文件，召开了中医药及民族医药发展大会，还有不少地方的党政主要负责同志关心支持中医药工作，专门作出批示，我在各地的调研中深有感触，特别是不久前参加河北省的振兴中医药事业大会，感受更加真切。

二是全国中医药系统牢牢抓住深化医改这一重大机遇，紧紧围绕医改五项重点工作任务，进一步加强服务能力建设，进一步加强鼓励中医药服务提供和利用的制度建设，中医药服务的覆盖面显著扩大、惠及人群明显增加，在中国特色基本医疗卫生制度构建中的作用更加突出。

三是认真贯彻落实党的十七届六中全会精神，传承中医药文化，弘扬“大医精诚”的理念，发掘中医药文化的价值内涵，开展中医药科普宣传，弘扬富有时代精神的中医药文化。

四是中医药国际影响进一步扩大，中医药成为与各国政府特别是卫生领域交流合作的重要内容，中医药标准国际化进程的加快推进，进一步加强了我国中医药话语权和主导权。继“中国针灸”入选联合国非物质文化遗产名录后，《黄帝内经》、《本草纲目》又成功入选世界记忆名录。中国中医科学院的屠呦呦研究员从传统中药中筛选出抗疟有效物质，荣获2011年美国拉斯克临床医学奖，这是我国专家首次获此殊荣，展现了中国科学家的学术精神和创新能力，证明了中医药在新时期具有巨大开发潜力和广阔发展前景。

五是中医药立法工作的进程加快，在中医药法立法的过程中认真总结经验教训，针对事关事业发展的重大问题深入研究、凝聚共识，紧紧把握保护、扶持、促进、发展的立法宗旨，注重按照中医药自身规律和特点进行制度创新，经过大家的共同努力，《中医药法（草案）》通过卫生部部务会议审议并已上报国务院。

六是切实转变工作作风，积极加强沟通协调，更加注重上下联动，推动建立和完善中医药工作体制机制和政策措施。实践证明，中医药队伍是一支求真务实、作风过硬的队伍，是一支胸怀大局、勇于创新的队伍，是一支大医精诚、值得尊敬的队伍。

总的来说，全国中医药系统积极参与医改实践，充分发挥中医药作用，与西医药优势互补，相互促进，初步形成了中医药医疗、保健、教育、科研、产业、文化“六位一体”全面协调发展的格局，为医改3年重点任务的完成和增进人民健康作出了应有的贡献。在此，我谨代表卫生部向重视支持中医药事业发展的各级党委政府和有关部门，向关心支持中医药工作的社会各界、新闻媒体和广大人民群众，尤其是向广大中医药工作者表示衷心的感谢和崇高的敬意！

二、准确把握卫生改革发展的新形势和新任务

当前，3年医改取得重大进展，未来4年的医改工作启动在即。在党中央、国务院的正确领导下，各级党委、政府及其有关部门精心组织、密切配合，广大医疗卫生工作者发挥主力军作用，医改取得了显著成绩。第一，人民群众得到了实惠，城乡居民享受到了广覆盖的基本医疗保障。特别是在农村和基层，群众就医负担大大减轻，看病就医感受明显改善。第二，中国特色的基本医疗卫生制度框架初步建立，医疗保障体系基本建立，国家基本药物制度初步形成，基层医疗卫生服务体系更加完善，公共卫生体系进一步健全，公立医院改革试点继续推进。第三，卫生事业正在发生结构性变化，主要表现为，一是卫生资源配置发生了较明显的变化，重城市轻农村、重医疗轻预防、重高端轻基本、重西医轻中医的问题正在扭转，公共财政投向基层农村和公共卫生倾斜的导向作用不断增强；二是人民群众卫生服务利用结构开始发生变化，群众认可和信任基层卫生服务，基层卫生的服务利用出现增长趋势；三是城乡和地区间卫生发展差距逐步缩小，长期存在的城乡二元结构和地区间

健康差异正在发生深刻变化；四是卫生总费用发生显著的重大结构性变化，2010年我国政府预算卫生支出和社会卫生支出占卫生总费用比重分别达到28.6%和35.9%，分别比2001年提高了12.6个百分点和11.9个百分点，个人卫生支出占卫生总费用的比重为35.5%，比2001年下降了24.5个百分点，专家预测，2011年政府预算支出在总费用当中比重还会进一步提升，卫生筹资结构趋于合理，公平性显著改善。总之，3年改革和实践充分表明，党中央、国务院确立的医改目标、方向和原则是正确的，政策措施是可行的，是立足我国国情、符合卫生发展规律的，顺应了人民群众的期待。当前，改革进入“深水区”，挑战依然严峻，一方面体制机制性矛盾凸显，卫生资源配置的不平衡在一定程度上依然存在，还不能满足人民群众基本医疗卫生的需求；另一方面，公立医院改革的进展还不平衡，一些关键环节尚未取得突破，所以我们要充分认识到改革的长期性、艰巨性和复杂性。

目前，国务院正在抓紧制定“十二五”医改规划。规划明确了下一步医改的总体思路是，立足于制度建设、制度完善、制度创新，解决好改革面临的深层次问题，解决好改革和发展过程中存在的不协调和不可持续的问题。具体目标和任务有以下6个方面，一是强化体系建设和组织创新，加强不同层级医疗卫生机构之间的协调合作，转变医疗卫生机构服务模式，形成针对每个人和整个生命周期的连续性服务，建立政府负责、部门协作、社会支持、人人参与的全民健康促进模式，应对人口老龄化和疾病模式转变所带来的卫生新挑战。二是继续深化改革，探索建立稳定的筹资增长机制，逐步提高统筹层次，建立重大疾病保障机制，加快推进支付制度改革，积极稳妥整合城乡居民基本医疗保险制度，建立可持续的基本医疗保障体系。三是进一步完善政策，明确基本药物性质、发挥基本药物的保障功能，探索定点生产、政府统一定价和统一采购配送的政策，完善基层医疗卫生机构以实施基本药物制度为核心的综合改革，逐步扩大实施范围，巩固国家基本药物制度。四是完善顶层设计，合理规划公立医院布局和规模，坚持公立医院公益性，落实好政府办医责任，探索医院法人治理结构，完善补偿机制、改革人事管理和收入分配制度，建立严格的监管机制和绩效考核制度，加快推进公立医院改革。五是创新工作方式，推进健康城市创建活动，开展全民健康促进活动，转变服务模式，增加服务项目，扩大服务覆盖面，强化慢性病管理，落实基本公共卫生服务均等化。六是巩固改革成果，进一步完善基层医疗卫生服务体系，强化能力建设，完善服务功能，落实全科医生制度及乡村医生政策，加大基层包括中医药人员在内的卫生人才队伍建设，不断提高基层医疗卫生服务能力。

在刚刚结束的全国卫生工作会议上，我代表卫生部提出，要在“十二五”时期全面推开取消“以药补医”改革，理顺和建立补偿机制，大力推进支付制度改革，以大病保障为突破口，完善新农合制度，以县级医院综合改革为抓手，全面推进公立医院改革，有效缓解“看病难、看病贵”的问题。对此与会代表普遍形成了共识，就是为了维护社会公众利益，为了医疗卫生事业健康发展，也为了我们卫生队伍长远建设，“以药补医”机制早晚要改，现在改、彻底改要比将来改、拖泥带水地改要主动得多、有力得多。会议强调，争取“十二五”期间，在全系统稳妥有序地革除“以药补医”弊端，取消“以药补医”相关政策，理顺补偿机制，相关工作今年将在300个试点县先行推开，取得经验，力争明年即2013年能够普遍推开。同时加快17个国家联系公立医院改革试点城市的工作，争取2015年能够在公立医院全面推开。希望全国中医药系统发挥中医的特色和优势，为“十二五”医改目标的实现贡献力量。

三、再接再厉、勇于创新，进一步做好中医药工作

第一，在深化医改中进一步发挥好中医药作用。中央确定的在医改中坚持中西医并重的方针，发挥中医药作用的原则，必须毫不动摇地坚持下去，而且要花更大的力气、采取更多的措施，利用好中医药的资源，发挥好中医药的作用。前三年出台的一系列医改文件，提出了很多发挥中医药作用的政策措施，特别是去年卫生部与中医药局联合出台的《关于在深化医药卫生体制改革工作中进一步发挥中医药作用的意见》，要切实落实。3年来，各地结合实际，进行了有益探索，取得了很好的效果，如安徽、广西将扶持中医药发展作为医改的重点任务之一，甘肃省充分利用中医药特色优势和资源优势，鼓励中医药服务的提供与利用，发挥中医药在基本公共卫生服务和基本医疗中的作用，探索了一条符合省情、惠及群众的路子。实践证明，在医改中发挥中医药作用，有利于促进医改目标的实现，有利于促进基本医疗卫生制度的构建。各级卫生行政部门在贯彻落实国务院“十二五”医改规划、谋化布局医改工作时，要认真总结发挥中医药作用的好的经验和做法，并吸收到未来医改政策中；在确定医改工作任务时，要时刻想到利用好中医药资源，不能让中医药边缘化。

“十二五”时期医改5项重点任务中，每一项都与中医药工作息息相关，比如今年年底前，我们在农村大病救治保障方面将进一步扩大病种范围，将在全面实施儿童白血病等8类病种保障基础上，在全国三分之一左右的统筹地区把肺癌等12类疾病纳入大病救治保障范围。中医药在重大疾病保障方面具有独特的优势，无论是对肿瘤、还是心脑血管疾病以及自身免疫性疾病，都非常有办法，疗效也很明显，完全可以发挥更大作用。过去几年，我们已经把中医药作为独特手段，逐渐向基本公共卫生服务均等化这个领域发展，现在需要通过临床路径的制定、中西医药联合防治方案的确定、新农合的报销政策等方面创新诊疗模式和管理模式，使中医药在大病保障中发挥重大作用。我们要充分发挥国家中医临床研究基地在大病救治中的作用，不仅把基地列为大病救治保障的定点机构，而且要使其成为示范机构。这样的话，我们不仅在常见病、公共卫生服务当中发挥中医药的作用，同时在重大疾病防治方面提升中医药的作用和水平，创新中医药的服务方式，显示中医药不可替代的优势。希望中医药管理部门把握好这个机遇，根据“十二五”医改规划部署和要求，抓紧谋划，提出切实可行的方案，把中医药更好地融入医改大局之中，力争在全民基本医保、基本药物制度和公立医院改革3个方面实现重点突破。

第二，落实好扶持和促进中医药事业发展的政策措施。《若干意见》发布实施近3年，在各级卫生行政部门和中医药管理部门的共同努力下，各级各类规划更多地将中医药作为重要内容，给予更多支持。今年，“十二五”规划提出的重点任务将全面展开，要将规划中有关中医药的内容形成可实施、可操作、可评估的具体项目。一方面，各级卫生行政部门与中医药管理部门要形成合力，加强与相关部门的协调配合，努力把相关规划中的中医药内容形成重大项目，力争更多的经费支持。另一方面，实施“十二五”卫生事业发展规划和专项卫生规划时，要高度重视中医药项目的安排，给予适当的倾斜，逐步扭转中、西医一条腿短、一条腿长的局面，切实体现扶持和促进的政策要求。同时，要加快扶持和促进中医药事业发展的制度建设，特别是要建立和完善符合中医药特点、反映中医药发展规律的制度体系，避免简单套用西医药的管理方法、手段和标准去管理、去衡量。要继续加快推进中医药法的立法进程，争取尽早实现依法保护、扶持、促进中医药事业发展纳入法制化、制度化的轨道。

第三，发掘传统医学文化内涵，弘扬新时期中医药文化。党的十七届六中全会提出，必须把建设社会主义核心价值体系作为根本任务，融入国民教育、精神文明建设和党的建设全过程，贯穿改革开放和社会主义现代化建设的各领域，使其成为全体人民的自觉追求，在全党全社会形成统一指导思想、共同理想信念、强大精神力量、基本道德规范。刚结束的全国卫生工作会议，要求全国卫生系统结合十七届六中全会精神和卫生行业文化建设，开展体现社会主义核心价值观的医疗卫生职业精神的讨论。中医药作为中华民族的瑰宝，蕴含着丰富的哲学思想和人文精神，是我国优秀传统文化的杰出代表。“大医精诚”是中华文明深邃的哲学思想、高尚的道德情操和卓越的文明智慧在中医药中的集中体现，成为我国卫生文化核心价值的重要渊源，也是我们中医药人始终坚守的职业精神。我认为，中医药文化是建设我国健康文化的深厚基础，也是构建中国特色医疗卫生职业精神的重要内涵。在做好中医药工作的同时，进一步挖掘中医药文化价值，凝练中医药文化的内涵实质，使当代中医药文化能够充分反映中医药文化基本元素，并体现出时代精神，使之成为广大中医药工作者为群众服务的强大精神力量。

第四，以提高服务能力为核心，加快推进中医药学术进步。我从2009年第一次参加全国中医药工作会议以来，非常有幸有更多的机会接触中医药、与中医药专家们进行讨论，深切感受到中医药学是我国乃至世界上一门具有特色和优势的医学科学体系，在甲流感防治中、在汶川地震和舟曲泥石流等重大突发事件应急救治中，中医药都发挥了独特作用；根据中医药理论，从传统中药中筛选出的青蒿素，挽救了世界各地特别是非洲数以百万计的恶性疟疾患者的生命，得到了国际社会的认可和信任，充分体现了中医药的科学价值和广阔的发展前景。但是在现代医学十分发达的今天，中医药的特色优势也受到了严峻的挑战，中医“治未病”的理念，其技术方法和服务手段相对来说还存在不足，要使之成为公共卫生服务的主要内容，还需要作出极大的努力；实现我国医学模式的转变、应对人口老年化和疾病变化，迫切需要中医药能够提供技术支持；许多扶持和促进中医药事业发展的政策制定和完善，还需要在技术层面提供更充足的依据。我们必须把推进学术发展和科技进步、提高服务能力，摆在更加突出、更加重要的位置。要坚持中医药学原创思维，立足中医药防病治病的实践依据，通过解决实践中遇到的新现象、新问题，强化中医药对维护健康、治疗疾病的作用，进一步丰富和发展中医药理论。要鼓励多学科、多部门的联合攻关，积极利用现代科学技术并充分运用中医药传统研究方法，力争在中医药学科学内涵的诠释、中医药技术和方法的创新、特别是中医药标准规范的建立等方面有所突破。要整合资源，打造体系，开放平台，把国内的各种优势资源集中起来，建立紧密协作的大兵团作战模式，发挥多中心临床研究的优势，打造中医药科技创新体系，充分建设和利用好国家中医临床研究基地这个平台，向海内外中医药科技工作者开放，促进多学科融合，向具有优势的病种聚焦，力争在一些重大疾病防治方面有所突破。要重视理论和实践的“互动”特别是“转化”，将已有的研究成果及时有效地转化成指导实践的理论方法、用于临床的技术手段。要加强对重大科技项目的管理和指导，推进医、产、学、研的有机结合，促进集成升华，推动跨越发展。

卫生部副部长、国家中医药管理局局长王国强在全国突发事件中医药应急专家委员会成立暨中医药防治传染病临床科研体系建设汇报会上的讲话（节录）

（2011年12月27日）

下面我讲3点意见，供大家参考。

一、提高认识，深入分析，认真总结中医药在防治传染病临床科研工作中取得的成绩

（一）中医药在新发、突发传染病防治中发挥了重要作用

一是中医药在非典型性肺炎（以下简称非典）救治中作出了重要贡献。2003年初非典疫情暴发后，中医药系统积极承担了救治任务，在全国195家收治非典病例的定点医院中，102家定点医院有中医药专业技术人员参与救治工作，占到定点医院总数的52.3%；有96所中医医院向93所定点医院派出医护人员共计2163人次。在全国内地5327例非典确诊病例中，中医药参与治疗的3104例，即58%的非典病人接受了中医药救治。中医药的积极参与，取得了良好的临床实际效果，为救治患者作出了重要贡献，中西医结合治疗方法，引起了国内外的广泛关注。

二是中医药在甲型H1N1流感防控中显示了不可替代的作用。2009年甲型H1N1流感爆发时，国家中医药管理局第一时间成立了甲型H1N1流感防治中医药专家组，先后根据实际情况和研究结果，制订了五版中医药防治方案、诊疗方案，并针对不同中医体质类别人群拟定了中药预防处方，发布了《甲型H1N1流感中医药预防方案》。同时积极协调有国家关部门和省级中医药管理部门，指导各地开展甲型H1N1流感中医药治疗工作。据不完全统计，2009年甲型H1N1流感疫情期间，绝大部分患者应用了中成药或中药饮片，其中还有部分病例，单纯只应用中医药进行了治疗。中医药的治疗，提高了临床疗效、降低了病死率、缩短了病程，取得了良好的效果。

三是中医药在不断出现的新发、突发传染病防治中作用凸显。2005年人禽流感疫情期间，国家中医药管理局及时设立专项，组织名老中医远程会诊，临床科研同步实施，取得了较好的效果。2010年9月，针对新发蜱传疾病人感染新型布尼亚病毒病的传播，国家中医药管理局组织推出“人感染新型布尼亚病毒病中医诊疗草案”，为各地的中医药防控提供了参考。2011年以来，针对欧洲爆发的由肠出血性大肠杆菌感染所致的出血性肠炎疫情，专家组及时召开会议，研究提出中医药应对方案，形成中医药诊疗原则。就近年出现的超级细菌泛耐药问题，专家组提出中医药防治的独特思路，并制订了应对和研究方案，组织开展了多学科研究。此外，国家中医药管理局还组织发布了“洪涝灾害、泥石流灾害多发疾病中医药防治技术方案（2010年版）”，指导全国中医药及时参与烂裆、湿疮、腹泻、感冒等灾害多发疾病的防治，发挥了积极作用。

（二）中医药防治新发、突发传染病科学研究取得世界公认的成果

首先，中医药治疗非典的研究得到世界卫生组织的认可。非典疫情结束后，在2003年12月国家中医药管理局与世界卫生组织联合召开的国际学术会议上，专家们一致认为，中西医结合治疗非典是安全的，具有潜在的效益，并建议将这一方法推荐给各成员国。

其次，中医药防治甲型H1N1流感的效果得到国际社会的广泛肯定。2010年10月，在甲型H1N1流感应对与准备国际科学研讨会上，《中国中医药治疗甲型H1N1流感报告》得到高度评价，世界卫生组织总干事陈冯富珍女士专门致信祝贺，并希望全世界分享中医药防治甲型H1N1流感的经验和成果。2011年8月，以北京朝阳医院王辰教授、北京中医药大学东直门医院刘清泉主任为代表的专家组在美国《内科学年鉴》发表了应用中医药治疗甲型H1N1流感的临床研究报告，引起了世界医学界的广泛重视，展现了中国医学界防治甲型H1N1流感工作的特色与成就。

（三）中医药防治传染病专家队伍日益壮大

2003年以来，国家中医药管理局高度重视传染病防治专家队伍的建设。2009年成立了防治甲型H1N1流感专家委员会，并在全国确定了63名中医药防治传染病专家。2010年正式成立了国家中医药管理局中医药防治传染病工作专家委员会，为传染病中医药临床与科研工作的顶层设计、宏观指导和技术咨询提供了有力保障。

各地中医药防治传染病临床科研人才队伍也在不断壮大。据不完全统计，2009年全国26个省级卫生行政部门成立的专家组中有中医药专家，27个省份单独成立了中医药防治甲型H1N1流感专家组，31个省级中医药管理部门均开展了中药

储备和人员培训工作，23个省份组建了中医医疗队。

2010年以来，在专家委员会指导下，国家中医药管理局还多次组织培训工作，设立专项课题，在全国范围内选择优秀人才进行系统培养，初步建立了一支稳定的能打硬仗的中医药防治传染病人才队伍。

（四）中医药防治传染病临床科研体系初步构建

按照立足当前、着眼长远的基本思路，国家中医药管理局积极推动了新发、突发传染病中医药临床科研体系建设。通过一年多的建设，目前体系的框架已经基本成熟，整个体系主要由3部分组成：决策调控系统以国家中医药管理局及地方各级中医药主管部门为主，并加强与卫生部和地方卫生行政部门的联系沟通；专家保障系统以国家及地方传染病中医、中西医结合临床科研专家组为主；临床科研系统以国家中医药管理局中医药防治新发、突发传染病临床科研中心，中医、中西医结合传染病临床基地及中医药防治传染病重点研究室为主。

（五）中医药防治传染病的临床研究不断深化

2009年9月，我局启动了中医药行业科研专项——中医药防治甲型H1N1流感、手足口病与流行性乙型脑炎的临床方案与诊疗规律研究，系统开展甲型H1N1流感等传染病的中医药临床与基础研究。

2010年2月，国家中医药管理局确定了北京地坛医院、广东省中医院等41家中医药防治传染病重点研究室（临床基地），初步建立起覆盖全国的中医药防治传染病临床科研网络，进一步推进了中医药防治传染病临床科研体系建设，从政策保障、硬件条件、人员、诊疗水平与科研能力等方面加强了中医药防治传染病力量的建设。

这些成绩的取得，是党中央、国务院和卫生部、国家中医药管理局坚强领导的结果，是专家组和广大一线医护人员共同努力的结果，也是各部门各地方支持保障的结果。在这些工作中，我们有以下几点深刻体会。

一是有效的工作机制是有力的组织保障。管理部门高度重视、有力指挥，专家群体倾力行动，临床科研紧密结合，形成有效的工作机制，是我国中医药参与卫生应急的特色，也是成功所在。

二是临床科研体系建设使中医药防控传染病形成网络。各级领导小组是防控指挥部，引导、协调专家和医院统一作战；西医传染病医院建立临床基地和传染病重点研究室，是防控网络的“前沿阵地”，既发挥救治作用，又积累临床观察的第一手资料；研究中心是联络行政指挥和专家的智库，分析研究信息，把来自实践的防控认识、经验和成果及时分享。这一运行体系使防控工作更加科学有效。

三是专家队伍提供了有力的技术保障。由多学科专家组成的国家中医药管理局专家组，具有高度的责任感和使命感，在思想上始终与国家防控任务要求保持一致，在技术上始终把握疾病演变趋势和瞄准国际研究动态，在行动上深入临床一线，无私奉献。

四是早参与、早治疗能更好地发挥中医药作用。历史经验和研究证据提示我们，中医药第一时间接触病人，早期介入治疗，一方面能够进一步提高临床疗效、降低病死率、缩短病程；另一方面，可及时认识新环境下的出现的新病情，为发布中医药预防和诊疗的《诊疗方案》提供依据；并对于指导社会公众科学预防、稳定社会情绪、降低发病率有重要意义。

五是临床科研相结合的模式能够不断提高中医药防治水平。坚持以临床为基础、临床科研相结合的模式，探索新出现疾病的发生、发展规律及防治方法，推动临床诊疗技术的更新和发展，不断地优化诊疗方案，包括药物的筛选，能够不断提高临床疗效，使科学研究的最新成果及时应用于临床实践，更加惠及人民群众。

六是临床疗效评价必须坚持实事求是的原则。此次中医药防治甲流的研究，能够发表在国际高水平杂志，而且得到了广泛的关注，就是严谨的科学设计和严格的科学实施，提供了高水平的循证医学证据。中医必须也应该运用科学的评价方法，证实中医药的疗效，提高中医药的影响力。

七是主动把中医药方案纳入整体应急方案。这次中医药防治甲型流感一个很成功的经验就是将中医药的方案纳入了卫生部整体应急方案当中，所有应急方案都是由卫生部和国家中医药管理局联合发布，使各地卫生厅局组织全国临床一线专家都能够应用中医药。

二、高度重视，完善机制，充分发挥全国突发公共事件中医药应急专家委员会的作用

第一，要充分认识专家委员会的重要使命。一是参与研究制定中医药应急体系建设与发展有关规划及实施方案，作为体系建设的主体队伍，做好顶层设计与组织实施；二是制订各类突发公共事件中医药应急防治方案，并提供技术指导；三是参与突发公共事件中医药救治工作，建立行动小分队，第一时间参与救治工作；四是对中医药应急领域重大项目的立项和评审提供意见和建议；五是承担国家中医药管理局委托的其他工作。

第二，要尽快根据职能定位开展工作。一是尽快组织开展相关战略和预案研究。根据既往我国发生的各类突发公共事件，研究可能会引发的疾病或传染病，结合中医药特点，明确中医药有优势参与的病证并提出预案；二是做好人才梯队建设和人才保障。结合国家中医药管理局重点专科和重点专病等工作，做好顶层设计，逐步建立委员会宏观指导，地方专家组具体实施，各地一线专家队伍水平不断提高的合理人才梯队和良性运行机制；三是进一步组织深化中医药防治传染病科研工作。按照中医药防治传染性疾病的自身规律和特点，充分发挥中医“五运六气”理论优势，进一步明确中医药治疗传染性疾病的临床作用，深入开展基础研究，提升中医药在诊断、治疗、愈后康复等方面的临床疗效。

第三，要建立健全突发事件中医药应急专家委员会的运行机制和模式。一是充分发挥主任委员的职责。委员会要在主任委员的领导下，以全国相关重点专科专病为基础，开展工作。二是要采取中西医结合的基本模式，以疾病为单元，明确分工，平时结合日常的中医医疗服务，总结中西医结合的治疗经验，战时可迅速提出切实有效可行的方案。三是加强与地方的协作。国家中医药管理局也将动员各地中医药管理部门在机制、体制和经费上给予支持。

三、坚定信心，立足长远，进一步加强中医药防治新发突发传染病科研体系建设

（一）要进一步明确中医药防治传染病临床科研体系建设的总体目标

临床科研体系建设要立足当前、着眼长远，遵循“转观念、建体系、创机制、育队伍、升能力、见实效”的基本思路，以提高中医药应对传染病的临床防治能力为核心，促进临床与科研工作同步展开，促进中医药学与西医学有机结合，为中医药应对传染病的科学防控提供技术方法、人才队伍、平台基地和模式机制保障，进一步发挥中医药防治传染病的特色和优势，提高对人民健康的贡献度。

临床科研体系建设的总体目标是通过5～10年建设和发展，建立和培育一批稳定的、能够运用中医药理论和技术快速反应、高效应对传染病的临床科研人才队伍、专家保障队伍和组织管理队伍；形成有效整合资源、促进临床科研结合、推动成果应用，有利于中医药传承、知识和技术创新的中医药防治传染病的临床科研组织模式和机制；围绕中医药应对传染病理论和实践发展的关键重大科学技术问题，研究产出一批成果，为中医药防治传染病提供有效技术方法和科学证据，丰富理论体系，促进学术发展；及时了解掌握传染病发生发展动态，不断探索和总结中医药防治传染病的方法和规律，有效应对新发突发传染病，努力提高中医药应对传染病临床防治能力和水平。

2012年的主要任务是，初步建立中医药参与传染病防治的组织机制和科研组织模式，搭建形成信息平台和基本数据库，产生一批中医药防治传染病的技术成果，形成若干临床实践性强、效果稳定可靠的中医诊疗方案，初步形成临床科研结合的中医药防治传染病人才队伍，初步建立临床科研结合、信息交流及时、研究方法规范、科学支撑有力的中医药防治传染病临床科研体系。

（二）要进一步加强中医药防治床染病临床科研体系建设内涵

一是要进一步完善组织管理工作。各级中医药管理部门要健全中医药防治传染病组织领导机制，确保与相关部门的协调沟通顺畅；不断完善各级专家委员会及其工作制度；完善中医药参与传染病临床应急救治保障机制，确保中医药第一时间介入开展临床科研工作。

二是要积极建立临床与科研结合的运行机制。各级中医药管理部门要建立“临床与科研结合、中西医结合、平战结合、继承创新结合、管产学研用结合”的临床科研体系建设和运行机制，按照“国家部署、省局协调、专家指导、中心组织、单位负责”的职责进行组织管理。

三是要建立畅通的信息交流渠道。相关部门和单位要协调建立中医药防治传染病信息沟通方式和机制，及时汇总全国各地区有关临床科研信息，形成数据库和信息服务平台，实现应急信息快速传递、研究数据详实有据、体系各方资源共享。

四是要积极开展科学研究。重点研究室建设单位要按照肯定疗效、规范标准、发现机理的重点任务，明确优势领域，开展相关临床、药物筛选等研究，解决临床防治中的关键科学问题和技术难题，为中医药防治传染病临床一线救治和预防提供科技支撑，深入开展高水平的多中心研究，提供中医药防治传染病的高级别循证医学证据。同时系统梳理各地中医药防治传染病的经验和理论，开展基础性、培育性研究；在临床实践和科学研究基础上总结提炼，进一步丰富中医药防治传染病理论。

五是要大力开展临床救治工作。临床基地建设单位要在中医药理论指导下，充分发挥中医药防治传染病的特色和优势，开展医疗救治，制订实施中医药诊疗方案，并定期对实施情况进行总结评估，不断修订优化诊疗方案，不断提高救治水平。

（三）要进一步加强中医药防治传染病体系建设的保障

一是要加强组织保障。加强对中医药防治传染病临床科研工作的组织领导，地方各级卫生行政部门要将中医药纳入卫生应急体系总体规划；中医药管理部门要建立本地区中医药防治传染病领导管理机制；相关建设单位要完善中医药参与传染病的应急救治和科研组织机制。二是要加强人员保障。各地中医药管理局部门要制定相关措施，积极吸纳各方面专家参与本地区传染病防治临床和科研各环节工作；各重点研究室和临床基地建设单位要制定鼓励临床及多学科人员开展科学研究的制度。三是要加强经费保障。体系建设和运行资金由中央和地方、依托单位共同承担。中央经费主要为引导性经费，保障基本科研活动的开展。各地在制定卫生应急体系建设等相关规划、安排信息系统和机构建设、组织人员培训及安排卫生应急经费和物资储备时，要提供必要的支持和保证。相关建设单位要为开展中医药防治传染病和科学研究提供必要的基础设施、仪器设备、物资储备等财力物力保障。四是要加强制度保障。各地中医药管理部门要建立健全本地区中医药应对传染病联合工作机制，研究制定出台促进临床科研体系有效运作的相关政策，逐步建立临床科研协作制度、信息沟通制度、人员培训制度、成果推广制度等。

服务大局 奋发有为 努力开创中医药事业科学发展的新局面

——卫生部副部长、国家中医药管理局局长王国强在2012年全国中医药工作会议上的报告（节录）

（2012年1月10日）

下面，我讲3个方面的内容，供大家讨论。

一、2011年工作回顾

（一）中医药在经济社会发展中的地位得到进一步提升

我们在认真做好《中医药事业发展“十二五”规划》编制实施的同时，积极加强协调，努力将中医药纳入相关规划之中，进一步提升中医药在经济社会发展中的地位和作用。一是在《中华人民共和国国民经济和社会发展第十二个五年规划纲要》（以下简称国家“十二五”规划纲要）中，将支持中医药发展作为单节列出，成为“完善基本医疗卫生制度”6项重点任务之一，同时在“优化对外贸易结构”、“保持香港澳门长期繁荣稳定”等部分也列入了中医药内容。二是在相关领域的国家专项规划中，如《国家“十二五”科学与技术发展规划》、《医学科技发展“十二五”规划》都将中医药作为大力加强民生科技的重要方面，《医药卫生中长期人才发展规划（2011～2020年）》把中医药继承与创新人才工程作为5项重大工程之一。同时，积极协调相关部门，力争将中医药纳入其他相关行业规划中。三是在中医药工作部际联席会议成员单位积极支持下，完成了《中医药事业发展“十二五”规划》的编制并开始组织实施，规划中的中医（民族医）医院服务能力建设等重点项目已经落实。另外，中医药信息化、标准化、科技创新、文化建设以及对外交流与合作等专项规划已经完成或正在抓紧制定。四是各地中医药发展“十二五”规划编制与实施顺利推进，不少地方中医药规划编制层级明显提升，对中医药发展支持力度显著加大，如上海等地将中医药发展规划首次列入省市级专项规划，内蒙古将全部盟市和旗县蒙医中医医院基本建设列入自治区“十二五”规划，辽宁去年安排4500万元专项支持中医药发展并计划在“十二五”期间持续投入，湖北加强了全省中医医院基础设施建设。将中医药内容在国家“十二五”规划纲要中单节列出并作为完善基本医疗卫生制度的6项重点任务之一，以及将中医药内容列入相关国家专项规划之中，不仅充分体现了党和政府对中医药的高度重视，也进一步彰显了中医药在国家发展战略中日益重要的地位和作用，展示了中医药未来发展的巨大潜力和光明前景。需要指出的是，中医基本现状调查的圆满完成，为国家和各地准确把握发展现状、科学提出规划目标任务等，提供了有力支撑。

（二）中医药在深化医改中的作用得到进一步发挥

2011年，卫生部和国家中医药管理局联合出台了《关于在深化医药卫生体制改革工作中进一步发挥中医药作用的意见》（以下简称《意见》），对深化医改5项重点工作中如何发挥中医药作用以及加强中医药人才培养等进行了全面部署。这是卫生部、国家中医药管理局贯彻落实中央深化医改精神和国务院《若干意见》的具体体现，是构建我国基本医疗卫生制度的重大举措。

3年来，我们在深化医改5项重点工作中，持续推动中医药主动参与并取得积极进展。一是在基本医疗保障制度建设中，更加注重鼓励中医药服务的提供和利用。新型农村合作医疗制度要求提高对中医药的补偿比例，进一步调动了农民使用中医药的积极性并从中受益。河南印发了《关于城镇基本医疗保险引导和鼓励使用中医药服务有关问题的通知》。纳入医保支付范围的中医医疗服务项目和中药品种数量不断增加，2009版国家基本医疗保险、工伤保险和生育保险药品目录列入中成药987种，比上一版增加164种，大多数省（区、市）明确将医疗机构中药制剂纳入医保支付范围。二是在基本药物制度建设中，坚持中西药并重原则，注重鼓励中药的使用。102种中成药和颁布了国家标准的中药饮片被纳入《国家基本药物目录（基层医疗卫生机构配备使用部分）》，各地积极推动中药品种纳入增补目录，不少地方增加的品种数超过了西药，贵州增加比例达到近62%，西藏等民族地区增补的品种以民族药为主。三是在公共卫生服务逐步均等化工作中，积极推进中医药预防保健技术和方法的应用。《国家基本公共卫生服务规范(2011 年版)》，新增了儿童保健的中医药服务要求，细化了高血压、2型糖尿病患者健康管理中医药服务要求，制定了儿童、孕产妇、老年人及高血压、糖尿病患者中医健康管理技术规范，同时启动了基本公共卫生服务中医药服务项目试点工作。甘肃在全省疾病预防控制机构设置中医科，并将中医“治未病”内容纳入基本公共卫生服务项目，要求中医药内容在居民健康档案和健康教育中分别不少于 20% 和 30%。山东青岛按照人均 10 元标准安排专项资金用于 55 岁以上老年人中医体质辨识，河北石家庄要求不低于 10% 的公共卫生服务项目经费用于中医药，浙江杭州拱墅区将每人 25 元公共卫生费用中的 10 元用于中医药服务项目。四是在城乡基层医疗卫生服务体系建设中，注重提高中医药服务的可及性。382 所县级中医医院得到改造，一大批社区卫生服务中心和乡镇卫生院中医科、中药房进行了标准化建设。北京、天津、上海、杭州等 13 个地市级以上城市和 139 个县（市、区）荣获全国基层（农村、社区）中医药工作先进单位荣誉称号，有力地调动了地方政府及全社会支持和关注基层中医药发展的积极性。安徽、广西及内蒙古、黑龙江开展的农村中医药（民族医药）工作县乡村一体化管理探索取得成效；云南投入1230万元为4100所村卫生室配备中医诊疗设备；湖北在全省所有乡镇卫生院开展“三堂一室”（国医堂、名医堂、中医养生堂和知名中医工作室）建设；天津在社区卫生服务中心和乡镇卫生院全面推进“国医堂”建设，并探索了中医全科综合服务模式；宁夏针对基层 4 种常见病，制定并推广 10 个中药饮片处方和 10 项中医适宜技术，都有力地促进了基层中医药服务能力提升。五是积极推进公立中医医院改革试点，注重中医药特色优势发挥。各地积极探索有利于中医药特色优势发挥的投入机制和补偿机制，北京、内蒙古、陕西等省（区、市）对公立中医（民族医）医院人员工资实行全额预算管理，浙江宁波对政府办医院的中医门诊和住院分别按每人次 8 元和每床日 15 元的标准给予财政补助，山东济宁、江西萍乡等地探索公立中医医院中医药服务的补偿机制。许多中医医院不断完善绩效考核制度，积极探索鼓励运用中医药诊疗技术和方法的激励机制。县级中医医院综合改革试点工作有序推进。中医临床路径的制定与实施试点逐步展开，中医临床路径总数达到 210 个，“以病人为中心、以发挥中医药特色优势为主题”的中医医院管理年活动更加深入，落实便民惠民举措、优化诊疗流程、规范诊疗行为，实施中医诊疗设备促进工程，推广使用小包装中药饮片，加强对临床科室建设与管理的指导，有序推进重点专科建设，强化了中医医院内涵建设，促进了中医药特色优势的保持和发挥，病人的就医感受和就医环境明显改善。同时，中西医结合与民族医药工作不断加强，对 9 所重点中西医结合医院项目建设单位进行评估验收，在总结经验基础上制定了中西医结合医院工作指南。完成了对 10 所重点民族医医院项目建设单位验收，开展了民族医医师资格考试开考标准调研。综合医院中医药工作继续推进，93 所综合医院创建为中医药工作示范单位。印发了加强民间医药工作意见，进一步推动民间医药发掘整理工作。

（三）《若干意见》确定的政策措施得到进一步落实

国务院《若干意见》颁布近 3 年来，我们始终围绕“发展”这一主题，紧紧抓住“扶持和促进”这一核心，切实抓好《若干意见》提出的各项政策措施的贯彻落实。一是加大推动力度，促进《若干意见》在各地的贯彻落实。各级党委政府对中医药事业发展的重视程度和推动力度明显提高，进一步加强了对中医药工作的组织领导，加大了政策支持和财政投入力度，采取措施推动解决中医药发展中的困难和问题，有力地促进了当地中医药事业发展。去年，又有辽宁、黑龙江、湖南、陕西、河北 5 省出台了扶持和促进中医药发展的实施意见或加快中医药发展的行动计划，特别是广西一揽子出台了加快中医药民族医药发展的决定、壮瑶医药振兴计划和中医药民族医药发展十大重点工程实施方案等，四川、新疆等地已完成贯彻国务院《若干意见》实施意见稿正待完善后发布，长春等不少地市也出台了专门文件。吉林、陕西、河北、贵州、湖南 5 省还以省政府名义召开了中医药、中药产业发展大会，西藏等地正在加紧筹备中医药民族医药发展大会。另外，河北、山西、吉林等不少省（区、市）的党政主要负责同志，就加快中医药发展作出批示、提出要求。《若干意见》发布以来，已有 19 个省（区、市）出台了贯彻落实的实施意见或扶持促进中医药事业发展的专门文件，11 个省（区、市）以党委或政府名义召开了中医药民族医药会议。二是加强上下联动，创新促进中医药事业科学发展工作机制。我们在上海浦东新区、北京东城区开展中医药发展综合改革试点的基础上，去年又与甘肃省人民政府签署了建设中医药发展综合改革试点示范省的协议，与海南省人民政府签署了促进中医药事业发展合作协议，与重庆市人民政府签署了促进统筹城乡中医药事业发展合作协议，就支持西藏藏医药事业发展、新疆生产建设兵团中医药事业跨越式发展出台了具体意见，将“促进中医药事业发展”纳入了卫生部与上海市人民政府进一步深化部市合作协议中，另外还分别与江苏、河南省人民政府签署了共建南京中医药大学、河南中医学院的协议，支持中国中医科学院与青海藏医药研究所签署合作推进藏医药传承与创新研究的协议。三是积极争取支持，进一步加大对中医药发展的投入。2011 年中央财政投入近 60 亿元，其中新增投资 42.12 亿元，支持 1814 所县级中医（民族医）医院、58 个地市级民族医医院和88个西部地区地市级中医医院的服务能力建设；安排资金10.14亿元，支持70所县级中医医院建设；新增投资3亿元，支持国家临床重点专科建设项目中的88个中医专科建设；安排资金4.12亿元，支持全国老中医传承工作室等项目建设。3年多来，中央财政共投入173亿多元，其中安排专项资金45.3亿元，用于支持16所国家中医临床研究基地建设和313所地市级以上重点中医医院建设，顺利完成《重点中医医院建设与发展规划》中央投资任务；安排专项资金56.7亿元，支持了382所县级中医医院建设；安排专项资金71.43亿元，用于组织实施县级中医医院急诊急救能力与中药房建设、中医类别全科医生培训、中医重点学科和重点专科建设、基层常见病多发病中医药适宜技术推广、市县中医（民族医）医院能力建设等中医药服务能力建设项目。与此同时，各级政府对中医药发展的投入大幅增长。四是加强沟通协调，进一步细化实化扶持和促进中医药发展的政策措施。如在《国务院关于建立全科医生制度的指导意见》中体现了中医药内容，为中医类别全科医生规范化培训、准入及使用提供政策保障；在《国务院办公厅关于进一步加强乡村医生队伍建设的指导意见》中，明确了乡村医生使用中医药方法为农村居民提供常见病、多发病一般诊治的职责要求；去年农村订单定向医学生免费培养计划，新增并招收中医学本科生1093名；启动了中医临床型人才“院校—师承”相结合培养模式的课程改革试点，推进中医药院校教育教学改革；开展了首届“国医大师”评选，调整了中医药人员专业技术职务评审办法，探索建立中医药人才激励机制；实施了中医药防治传染病临床科研体系建设，在“973”计划、国家科技支撑计划、公益类行业科研专项、传染病防治和新药创制科技重大专项中设立了中医药专项或专题；完善了中药新药注册制度，研究制定了加强医疗机构中药制剂管理意见；提出了加强中医药知识产权工作的措施，明确了促进中医药服务贸易发展的政策；出台了全国民族医药近期重点工作实施方案，加快推动民族医药发展。另外，我们还同解放军总后勤部卫生部密切合作，积极推动军地中医药资源的融合，充分发挥军队中医药工作走在社会前列的重大影响。

（四）《中医药法》立法和标准化信息化工作实现了新进展

《中华人民共和国中医药法（草案）》（以下简称“草案”）已经卫生部部务会议审议通过，并于去年底上报国务院。草案在总体思路上把握了以下几点，一是突出保护、扶持、促进中医药发展的立法宗旨；二是遵循中医药发展规律，体现中医药自身特点，注重制度创新，力求有所突破；三是立足中医药服务，突出中医药特色优势，满足人民群众对中医药服务的需求；四是突出重点，统筹兼顾，促进中医药全面、协调、可持续发展。草案着重在突出中医药特色、发挥中医药作用、加强中医药传承、鼓励中医药创新、促进中医中药协调发展等方面，作出了相应的制度安排。近年来中医药立法进程的加快，主要得益于几个方面：首先，立法基础更加扎实，国务院《若干意见》的出台，为立法奠定了坚实的政策和保障基础；中医药改革创新的成功探索和各地实践，为立法提供了深厚的实践和群众基础；《中医药条例》和各地中医药法规的陆续发布实施，为立法提供了有力的法制和执法基础。其次，与相关部门的沟通协调更加有效，积极争取全国人大、国务院法制办、卫生部的大力支持，充分发挥中医药工作部际协调机制的作用，认真听取各方面的意见建议，尤其注重与卫生部相关司局、食品药品监管局的协调，统一思想、形成共识。再次，针对立法涉及的重点难点问题研究更加深入，组织开展的系列专题研究，凝聚了行业内外的智慧和经验，为立法提供了有力支撑。这些经验，应当在今后的中医药立法工作中继续坚持，也应在其他中医药工作中积极加以借鉴。

另外，中医药标准化工作全面推进，深化中医药标准化发展战略研究，加强中医药标准体系的顶层设计，加快了中医药标准的制修订，加大了中医药标准化工作支撑能力建设，广东率先成立了中医、中药标准化技术委员会，深圳等地推进地方中医药标准建设。切实加强中医药信息化基础工作，中医医院信息化建设步伐加快，中医药管理部门网站建设得到加强，政务信息公开不断推进。中医药监督工作进一步加强，对虚假违法中医医疗广告的监测和查处力度进一步加大。

（五）中医药文化建设开创了新局面

我们认真学习贯彻落实党的十七届六中全会精神，召开全国中医药文化建设工作会议，全面总结中医药系统开展文化建设的经验和成果，进一步明确了中医药文化建设的重大意义，提出了中医药文化发展繁荣的目标任务，部署了加快中医药文化建设的工作措施。一是大力弘扬中医药核心价值观，通过举办张仲景医药科技文化节、李时珍医药节，特别是首届孙思邈中医药文化节等活动，研讨中医药文化实质内涵和中医药的核心价值体系，弘扬“大医精诚”的价值理念，传承中医药文化精神，树立良好医德医风，促进医患关系和谐。二是进一步加大中医药科普宣传力度，宣传形式更加多样、内容更加丰富、平台更加广泛，“中医中药中国行·进乡村、进社区、进家庭”活动深受广大群众欢迎，一些媒体的中医养生保健栏目成为品牌，值得一提的是，与中央电视台合作的大型纪录片《中医》开机拍摄，面向驻华使节的中医养生保健科普讲座，都产生了积极反响。三是积极探索中医药文化建设与养生保健等相融合的机制，北京、广东等地推出了中医药文化养生旅游示范基地，海南将中医药文化及养生保健纳入国际旅游岛建设。中医药文化教育宣传基地建设不断加强，中医医院中医药文化建设持续推进。中医药新闻宣传工作进一步加强，为事业发展营造了良好舆论氛围。

（六）中医药继承创新取得了新成果

去年9月，中国中医科学院屠呦呦研究员因“发现青蒿素——一种用于治疗疟疾的药物”，荣获2011年美国拉斯克临床医学奖，充分展示了中国科学家的学术精神和创新能力，体现了中医药的巨大开发潜力和广阔发展前景。这是我国医药卫生界的骄傲，更是我们中医药的骄傲。中医药科技工作更加突出“自主创新、重点前移、重心下移、加强转化、系统整合”的原则，更加注重继承与创新紧密结合，更加注重成果转化与推广，更加注重整合资源、协同研究的组织模式。一是以加快推进国家中医临床研究基地建设为重点，加强临床科研体系建设，提出了基地业务建设以重点疾病研究为根本、临床科研信息共享系统建设为主体、规范临床科研和培养骨干人才为两翼的工作思路，制定了基地临床科研信息共享系统建设指南和临床科研规范指导意见，加强了基地科研骨干培训，初步建立了以研究联盟为主体的协作机制。二是充分发挥中医药防治传染病临床科研体系作用，针对流感等外感病，从理论、临床、药物等方面进行系统研究并取得积极进展，其中奥司他韦与中国传统方剂麻杏石甘——银翘散治疗甲型H1N1流感的对比研究，证明了中医药的效果，研究成果的发布，引起国际广泛关注。三是中医药传承研究得到加强，名老中医研究型继承取得新成果，“名老中医学术思想临证经验综合信息服务平台”、“中医处方分析系统”等成果为提高传承研究效率提供了手段，第三批400本中医古籍整理进展顺利，民族医药文献整理及适宜技术筛选推广项目工作指南的制定与实施，规范了民族医药的文献整理和适宜技术筛选。四是加强“十一五”时期在重大疑难疾病和常见病防治、针灸特色疗法、技术标准、中药关键技术等方面研究成果的转化利用，为医疗服务、基本药物制度建设、适宜技术推广及基层人才培训等提供了科技支撑。五是中药资源普查试点在安徽、四川、新疆等6省（区），按照统一的技术规范和任务要求，正有序、有力地加以推进。我们还认真落实李克强副总理的重要批示，对中药材价格上涨的原因进行了调研，向国务院提出了对策建议。

（七）中医药人才队伍建设开拓了新模式

我们认真贯彻落实李克强副总理、刘延东国务委员对中医药教育工作的重要批示，按照《医药卫生中长期人才发展规划(2011～2020年)》的要求，启动了“中医药继承与创新人才工程”项目。一是稳步推进以培养高层次人才为目的的老中医药专家学术经验继承、优秀中医临床人才研修、学科带头人培养等项目，加强了师承工作与专业学位衔接的管理，建立了226个全国名老中医药专家传承工作室，探索了“中医大师班”培养高层次人才的经验。二是加强基层人才培养，培训县级中医临床技术骨干2375名。大力推进中医类别全科医生培养和住院医师规范化培训，启动了中医类别全科医生转岗培训，2200余名基层医疗卫生机构中医人员进岗学习，开展了中医类别全科医生培训基地建设，实施了中医住院医师规范化培训试点工作。三是通过省部局共建，在推动高等中医药院校内涵建设的同时，努力促进中医药院校教育教学改革。积极推进中医药重点学科建设，明确了323个重点学科建设点的建设规划。四是加快推进职业教育，成立了全国中医药职业教育教学指导委员会，举办了第一届全国中医药职业教育技能比赛，启动了中药调剂员等5个中医药行业特有工种职业技能鉴定师资培训和中医刮痧师等3个职业技能人员鉴定。五是强化继续教育，发挥中医药优势学科继续教育基地、城市社区和农村中医药知识与技能培训示范基地作用，继续教育质量和覆盖率都得到提高。

（八）中医药对外交流与合作形成了新格局

去年初召开的全国中医药对外交流与合作工作会议，明确了新时期对外交流与合作的指导思想、基本原则，提出了推动中医药更广泛走向世界的主要任务和具体措施。过去一年中，一是利用多边平台，发挥我国传统医药大国作用，进一步推动落实世界卫生大会通过的《传统医学决议》，积极参与世界卫生组织(WHO)国际疾病分类与代码传统医学部分的制定，积极推动WHO西太区制定实施《传统医学地区战略(2011～2020)》；促成国际标准化组织中医药技术委员会（暂定名）第二次会议成立5个工作组，并且我国专家担任3个组的召集人；《黄帝内经》、《本草纲目》经联合国教科文组织审议，列入了世界记忆名录；及时推动中国与欧盟建立推进中药注册工作机制，进一步促进了中国与东盟高水平合作平台的构建。二是巩固和发展双边合作，以落实政府间协议为重点，进一步拓展合作领域，“中美中医药学术研讨会”，“中俄中医工作组第一次会议”，“中韩传统医学合作协调委员会”成果丰富；与马来西亚、越南、新西兰、澳大利亚的合作得到加强。黑龙江、福建、广西、云南等地发挥区位优势，积极发展中医药服务贸易。三是两岸四地联系更加密切，联合厦门市人民政府成功举办海峡两岸中医药论坛，特别是包括院士、国医大师在内的大陆中医药界知名人士前往台湾，参加第三届两岸中草药合作及技术交流论坛等活动，在岛内外产生了积极影响，堪称是一次成功的中医药台湾健康之旅、文化之旅。

（九）创先争优活动创造了新经验

按照中央部署要求，我们认真学习贯彻胡锦涛总书记“七一”重要讲话精神，结合在深化医改中全面贯彻落实《若干意见》，深入开展创先争优活动，涌现出了中国中医科学院广安门医院、广东省中医院、重庆市中医院和天津张伯礼、吉林陈祥义、陕西鲁有强等一批先进集体和优秀共产党员，营造了广大党员干部比学习、比工作、比奉献和学先进、赶先进、当先进的良好氛围，促进了中医药行业广大党员领导干部以人为本、执政为民能力和水平的提高。扎实推进“三好一满意”活动，广大中医医院把活动与创先争优、中医药文化建设以及医院的内涵建设、促进中医药特色优势发挥的机制建设等紧密结合起来，创造了如山西中医学院附属医院的“有钱无钱、救命第一”，山东兖州市中医院的“先看病、后付费、让人人享有生命绿色通道”，江西景德镇市中医院化解医患矛盾纠纷、构建和谐医患关系，北京房山区中医医院的中医流动服务车走遍全区山村等做法和经验，有力地促进了活动载体的创新和内容形式的丰富，推动了和谐医患关系的构建和服务质量的提升，受到了广大人民群众的欢迎。

同志们，2011 年中医药各项工作取得的新进展，是党中央、国务院正确领导和地方各级党委、政府关心扶持的结果，是各有关部门特别是中医药工作部际联席会议成员单位和社会各界、新闻媒体大力支持的结果，是各级卫生行政部门、中医药管理部门和广大中医药工作者团结协作、扎实苦干的结果。在此，我代表国家中医药管理局，向各级党委、政府和各有关部门，向关心支持中医药发展的社会各界和新闻媒体，向各级卫生行政部门、中医药管理部门和广大中医药工作者，表示衷心的感谢并致以崇高的敬意！

在肯定成绩的同时，我们也必须清醒地认识到，中医药工作仍然面临诸多困难、存在不少问题。如医疗、保健、教育、科研、文化、产业之间的发展还不够协调，在深化医改中发挥中医药作用的政策措施和《若干意见》确定的扶持促进中医药事业发展的各项任务还需进一步完善和落实，中医医疗服务体系特别是城乡基层的服务网络有待完善，预防保健服务急需加强，领军人才不足和基层人员缺乏的状况没有根本改变，学术发展滞后的问题仍然突出，中医药管理部门的行政能力、管理水平特别是执行力还需进一步提高。这些困难和问题，有的是由于体制机制等原因长期存在的，有的是中医药事业发展过程中新出现的，特别是由于中医药自身发展规律和特点在现有制度体系下难以得到充分体现而产生的一些困难和问题，已经引起了行业内外的关注和担忧。对此，我们要保持清醒头脑，在抢抓发展机遇的同时，更要有危机意识、忧患意识，要以无愧于祖先、无愧于子孙、无愧于广大人民群众的使命感和责任感，直面前进道路上的各种困难和问题，准确研判、超前谋划、科学决策、全力化解，不断推进中医药改革与发展。

二、深刻把握中医药改革发展面临的新形势，扎实推进中医药学术进步，发展繁荣中医药文化，着力推动和实现中医药事业科学发展

（一）研判形势，服务大局，扎实推进中医药改革发展

中医药改革发展，必须服从和服务于国家经济社会发展大局。改革开放以来尤其是经过“十一五”时期极不平凡的 5 年，我国经济社会快速发展，人均国内生产总值已近5000美元，达到中等收入国家水平。在这个阶段，广大人民群众越来越重视健康问题，对提高健康水平和生活质量有了更多期待，对包括中医药在内的多层次、多样化的医疗卫生服务有了更多需求，这为中医药事业发展提供了更加广阔的空间。“十二五”时期，我国进入了全面建设小康社会的关键时期和深化改革开放、加快转变经济发展方式的攻坚时期，更加注重以人为本，更加注重保障和改善民生，国家“十二五”规划纲要提出把基本医疗卫生制度作为公共产品向全民提供，并将支持中医药事业发展作为完善基本医疗卫生制度的重要内容，体现了中医药在发展全局中的重要地位，这为中医药事业发展注入了新的动力。去年中央经济工作会议明确“稳中求进”是当前经济社会发展的工作总基调，特别强调要继续抓住科学发展这个主题和加快转变经济发展方式这条主线，牢牢把握扩大内需这一战略基点，牢牢把握发展实体经济这一坚实基础，牢牢把握加快改革创新这一强大动力，牢牢把握保障和改善民生这一根本目的。中医药不仅是重要的医疗保健资源，也是我国重要的经济资源和自主创新资源，对于推动战略性新兴产业发展、创造更多就业岗位和机会、拉动居民医疗养生保健等健康消费、促进农业结构调整和农民创收、推动服务贸易发展等具有独特作用。把中医药的资源优势和知识优势转化为产业优势和经济优势，把中医药所具有的原始创新潜力转化为自主创新能力，对于实现中央确定的稳增长、控物价、调结构、惠民生、抓改革、促和谐的任务要求，推动我国经济发展，促进经济发展方式转变，提高人民群众健康水平，构建社会主义和谐社会具有重要意义。

中医药改革发展，必须服从和服务于国家医药卫生改革发展大局。当前，我国医药卫生已经进入了全面快速发展的新阶段，特别是深化医改以来，基本医疗保障面大幅扩大，包括中医药在内的基层医疗卫生服务能力明显增强，公共卫生服务受惠面明显扩大，基本药物制度建立和公立医院改革试点有序推进，群众就医负担有了初步减轻。通过近 3 年的医改实践探索，坚定了改革的方向，明确了改革的思路。现在医改已进入深水区，将面临更多的困难和问题，只有持续前行，才能巩固和发展已有成果，要求我们必须进一步提高对深入推进医改重要性和紧迫性的认识，充分认识到深入推进医改是保障和改善民生的迫切需要，是加快转变经济发展方式的重大举措，是我国经济社会领域的重要变革。必须坚持把基本医疗卫生制度作为公共产品向全民提供的基本理念，必须坚持保基本、强基层、建机制的基本原则，必须坚持统筹安排、突出重点、循序推进的基本路径。去年的中央经济工作会议，提出要继续深化医药卫生体制改革，明确要制定和实施医改“十二五”规划，强调要抓住关键、突出重点难点，建立健全覆盖全民的基本医疗卫生制度。中医药是我国重要的医疗卫生资源，临床疗效确切、预防保健作用独特、治疗方式灵活、费用比较低廉。充分利用中医药资源，充分发挥中医药作用，充分彰显中医药优势，有利于建立健全覆盖城乡的基本医疗卫生制度，有利于开辟一条供得起、重预防、可持续的中国特色医药卫生发展道路。

我们要充分认识经济社会大环境和卫生改革发展变化的新形势，紧紧抓住中医药事业发展的难得机遇，深刻理解新形势下中医药工作的新要求新任务，牢牢把握满足人民群众中医药服务需求这一根本目的，牢牢把握发展中医医疗预防保健服务这一坚实基础，牢牢把握加快改革创新这一强大动力，牢牢把握“六位一体”全面协调发展这一战略格局，着力推动和实现中医药事业科学发展。

（二）应对挑战，有所作为，加快推进中医药学术发展

经济社会深刻变化，科学技术日新月异，现代医学突飞猛进，中医药学术发展面临许多新情况、新问题。从外部环境看，随着在深化医改中贯彻落实国务院《若干意见》的不断深入，各级政府对中医药越来越重视，中医药发展的政策环境越来越好，人民群众对中医药的期待越来越迫切，对中医药学术发展提出了更高要求。中医药能否切实发挥作用、真正赢得信任，关键在于临床疗效的不断提高，在于对维护和增进人们健康所作的贡献。与此同时，国际社会对传统医药有了新的认识，对中医药的态度发生了新的变化，许多国家正利用其资金、技术等方面的优势，积极开展中医药的研究和利用，使我国中医药的原创优势和资源优势受到威胁。我们还应当看到，在现代医学快速发展的当今时代，中医药一些传统的优势领域受到了严峻挑战，新的服务领域还需要加快拓展。这些都无疑对我国的中医药发展形成了“倒逼态势”。

从自身发展看，中医药学原创思维的内涵挖掘、全面继承不够，以中医药学原创思维为基础的理论和技术方法创新也不够；中医药发展中遵循自身规律、保持自身特色面临许多挑战，在利用现代科学技术进行创新中遵循中医药原创思维、把握中医药本质特征还不够；适合中医药特点的研究和评价方法及其标准规范体系还未建立，适应时代要求的中医药自主创新体系尚未形成。同时，由于历史背景、文化底蕴和思维方式的差异，中医药学所认识的生命与疾病的复杂现象、用传统概念表达的科学内涵等还难以被现代社会普遍理解和接受。当前，中医药学术发展缓慢的问题，已经引起了社会的普遍关注和忧虑。中医药如果在疾病防治技术上没有新的发展，在临床疗效上没有新的提高，在维护和增进人们健康上没有新的作为，就如逆水行舟，不进则退，政策制定就缺乏有力依据，事业进步就缺乏强力支撑，生存发展就面临严峻挑战。对于这些问题，是躲不过绕不开的，我们必须勇敢面对、认真对待，提高紧迫感和危机感，增强预见性和前瞻性，切实把加快推进中医药学术发展，作为政策扶持和事业发展的战略重点。

加快推进中医药学术发展，首先要理清思路。要进一步解放思想、实事求是，准确把握中医药乃至科学技术的发展趋势，深刻分析中医药学术进步的制约因素，找准中医药传承创新的切入点和突破口，明确中医药学术进步的目标任务。其次要坚持继承创新。创新是学术发展的不竭动力，加快中医药学术发展必须将在继承基础上的自主创新作为战略基点，在创新中必须坚持中医药学的原创思维，并始终把其作为理论创新、技术创新的前提，不断取得原创性成果、形成原创性优势。第三要注重实效。努力争取在基础研究、临床研究、中药研究等方面取得实质进展和重点突破，理论创新成果能够指导临床实践，临床创新成果能够提高防病治病能力，中药创新成果能够满足临床和生产需求，方法学创新成果能够为中医药实践所用，归根结底，就是要使人民群众真切感受到中医药学术发展带来的好处。第四要创新机制。围绕中医药学术发展的重点难点问题，围绕人民群众最关心、最直接、最现实的健康需求，凝练大项目；以开放的胸怀、海纳百川的气度，凝聚优势力量，搭建大平台；重视系统整合，形成上下联动、内外结合，实现大联合。第五要加强转化。中医药学术发展的根本落脚点是有效解决临床实际问题和切实提高公众健康水平，要尽快将学术发展的成果，转化为有疗效可应用的技术、产品、方法、方案或指南，并应用到实践中去，服务于广大民众。

（三）抓住机遇，传承创新，着力推进中医药文化建设

党的十七届六中全会通过的《中共中央关于深化文化体制改革、推动社会主义文化大发展大繁荣若干重大问题的决定》（以下简称《决定》）强调，要建设优秀传统文化体系。要全面认识祖国传统文化，传承中华优秀传统文化，使之与当代社会相适应、与现代文明相协调，保持民族性，体现时代性。《决定》指出，优秀传统文化凝聚着中华民族自强不息的精神追求和历久弥新的精神财富，是发展社会主义先进文化的深厚基础，是建设中华民族共有精神家园的重要支撑。《决定》提出，要加强对优秀传统文化思想价值的挖掘和阐发，维护民族文化基本元素，使优秀传统文化成为新时代鼓舞人民前进的精神力量。

中医药学包括各民族医学，是我国优秀传统文化的重要组成部分和杰出代表，是我国劳动人民在几千年生产生活实践和与疾病做斗争中，逐步形成并不断丰富发展的医学科学，蕴含着丰富的哲学思想和人文精神，是医学与文化的完美结合。其天地一体、天人合一、天地人和、和而不同的思想基础，崇尚和谐、追求平衡的思维方式，以人

为本、大医精诚的道德准则，深刻地体现了中华民族的认知方式和价值取向，蕴含着丰富的中华民族优秀传统文化精髓，是我国文化软实力的重要体现。正如习近平副主席曾经指出的那样：中医药学凝聚着深邃的哲学智慧和中华民族几千年的健康养生理念及其实践经验，是中国古代科学的瑰宝，也是打开中华文明宝库的钥匙。

当前，中医药文化发展繁荣迎来了难得的战略机遇，我们一定要从发展繁荣社会主义文化的大局，来认识和把握加强中医药文化建设的重大意义，充分认识加强中医药文化建设，是推动社会主义文化大发展大繁荣，努力建设社会主义文化强国的根本要求；是建设社会主义核心价值体系，建立中华民族共有精神家园的重要内容；是提高我国文化软实力，推动中华文化走向世界的有效途径。我们一定要从中医药事业发展的全局，来认识和把握加强中医药文化建设的重大意义，充分认识到中医药文化是中医药的灵魂和根基，是中医药事业持续发展的内在动力，是中医药学术创新进步的不竭源泉，也是中医药行业凝聚力量、彰显形象的重要抓手。加强中医药文化建设，是促进中医药事业科学发展的重要措施，是满足人民群众健康和文化需求的必然选择。加快推进中医药文化建设，要准确把握中医药文化发展的自身规律，深刻理解中医药文化的内涵实质，深入研讨“大医精诚”等核心价值理念，构建富有时代特征的中医药核心价值体系和医疗卫生职业精神；要加强中医药文化发展战略研究，探索建立中医药文化传承、保护、发扬的体制机制；要全面传承中医药文化精神，深入挖掘中医药文化价值，创新传播形式和手段，推动中医药文化丰厚资源的开发利用；要加强中医药文化、科学知识的宣传普及，构建富有中医药文化元素的我国健康文化，提高人民群众的健康素养；要统筹好中医药文化发展与中医药医疗、保健、教育、科研、产业发展和走向世界的关系，使之成为中医药全面协调发展的重要支撑，为促进社会主义文化大发展大繁荣，提高民族思想文化素质，弘扬中华优秀文化，增强中华民族凝聚力，提高中华文化国际影响力作出贡献。

三、2012 年主要任务

（一）着力推动“十二五”规划的贯彻落实

“十二五”时期是中医药实现跨越式发展十分重要的时期，关键要切实抓好“十二五”规划的贯彻落实。一是要紧紧把握国家“十二五”规划纲要的引领作用，按照规划纲要提出的支持中医药事业发展的重点任务，制订切实可行的实施方案，协调落实好重大项目。二是对纳入科技、人才、教育、服务贸易、标准化，特别是医改、卫生、医药产业等相关专项规划的中医药内容，要研究提出具体的、切实可行的行动计划或工作方案，并着力抓好计划方案的启动实施。三是全面实施《中医药事业发展“十二五”规划》和各地的中医药发展规划，要切实抓好规划确定的重点任务落实，做好任务分解，细化行动方案，明确工作责任；要认真抓好县级中医（民族医）医院标准化建设、中医临床重点专科建设等重大项目的实施，做好项目预算编制，切实加快预算执行进度，把项目资金管好用好，把项目做实做好。四是进一步加强与相关部门的沟通协调，落实项目安排，争取扶持政策，把规划确定的任务落到实处。

（二）着力推进深化医改中发挥中医药作用的各项政策和规定的贯彻落实

今年是深化医改承上启下的关键之年。要按照中央确定的“十二五”时期深化医改的总体要求和重点任务，认真贯彻落实全国卫生工作会议精神，以切实发挥中医药在深化医改中的作用为核心，总结经验，抓住关键，创新机制，切实抓好卫生部、国家中医药管理局《关于在深化医药卫生体制改革中进一步发挥中医药作用的意见》的全面落实，重点抓好 5 个方面工作。一是以县级公立中医医院为重点，全面推进公立中医医院改革。各地要以保持发挥中医药特色优势为着力点，以完善投入补偿机制为切入点，主动争取政府领导和卫生厅局的支持，努力创造条件，落实取消“以药补医”的相关政策并形成机制。要积极推进体现中医特点和规律的中医药服务价格形成机制改革。要明确各级公立中医医院的功能定位，合理确定公立中医医院的布局规划和设置标准，努力探索公立中医医院发展的新模式。继续落实好各项便民惠民服务措施，进一步提高中医医院的科学化管理水平。二是要进一步落实好新型农村合作医疗、城镇职工基本医疗保险、城镇居民基本医疗保险制度中鼓励提供和利用中医中药的政策，积极探索和推进符合中医药服务特点的付费方式和支付制度改革。要继续推进中医临床路径制定和试点工作，努力探索有利于发挥中医药特色优势的总额预付、按病种、按服务单元等支付方式。把支付制度改革与取消“以药补医”同步推进。三是在完善基本药物制度中，要按照中西药并重的原则，进一步做好 2012 版国家基本药物目录中药的遴选；加强指导和培训，促进合理用药；探索建立符合中药特点的中药饮片生产供应、采购配送、配备使用、价格形成等制度，健全鼓励配制、使用医疗机构中药制剂的政策。四是在推进基本公共卫生服务均等化工作中，要以充分发挥中医“治未病”预防保健的特色优势为目标，继续开展和全面总结基本公共卫生服务中医药服务项目试点工作，形成服务项目，明确服务内容，统一服务标准，完善相关政策。五是在加快推进县级中医医院建设的同时，继续推动各地开展中医药基层先进单位创建活动，进一步加强乡镇卫生院和社区卫生服务中心中医药特色服务能力建设，实施基层中医药服务能力推进工程，健全城乡基层中医药服务网络，增强中医药服务能力。

（三）着力推进《若干意见》各项政策措施的贯彻落实

《国务院关于扶持和促进中医药

事业发展的若干意见》已实施近3年，各项工作取得了积极进展，但从总体上看，面上情况掌握不够全面，点上经验总结不够深入，整体效果缺乏系统评估。为了深化《若干意见》的贯彻落实，今年我们要在进一步推进扶持促进中医药事业发展政策的细化实化、各项措施的全面实施的基础上，继续做好综合调研督导服务工作，重点组织好《若干意见》实施情况的评估和推动工作。一是要把握好评估目标，通过评估，总结效果、发现不足、凝练经验；通过评估，完善政策、强化措施、促进落实。二是要确定好评估内容，重点评估哪些政策落到了实处，哪些工作取得了实效，哪些经验值得总结推广，另外还有哪些任务需要抓紧落实，哪些措施应当进一步加强。三是要制订好评估方案，重点把评估指标设计好，体现科学性、合理性，注重可操作、可量化，使评估结果系统、客观、公正。四是要组织好评估实施，切实加强领导，统筹安排，周密部署，做到上下联动、横向配合，增强评估力度，扩大评估影响，确保评估取得实效。通过督导评估，要在总结推广成功经验的同时，针对各地的实际困难和问题，强化为基层服务的意识，强化为广大群众提供更加良好的中医药服务的理念，总结和推广各地创造的发挥中医药工作部门协调机制和上下联动作用的工作方法和经验，进一步完善政策措施并切实落到实处。

（四）着力推进中医药文化建设各项任务的贯彻落实

我们要进一步贯彻落实中央《决定》，按照全国中医药文化建设工作会议精神以及关于加强中医药文化建设指导意见确定的目标任务和工作部署，重点做好以下工作。一是要深化中医药文化研究，深入挖掘中医药的文化价值，加强中医药非物质文化遗产保护与利用，紧紧围绕核心价值体系构建，进一步揭示中医药文化的实质，丰富中医药文化的内涵。二是要加强中医药文化传播平台建设，在继续打造“中医中药中国行”活动品牌、加强中医药文化宣传教育基地建设、发挥中医医院等中医药机构窗口作用的同时，更加注重利用报刊、广播、电视、互联网等社会资源，搭建传播中医药文化的公共平台，增强传播的广泛性。三是要丰富中医药文化产品，加快以中医药为主题的文化产品创作，推出一批充分体现中医药核心价值理念的精品佳作，同时要更加注重产品形式的创新，更好地利用互联网等新兴媒体的特色优势，更好地满足广大受众的不同需求，增强传播的有效性。四是要加快中医药文化专业队伍建设，把系统培养培训与传播平台打造、文化产品创作等紧密结合起来，建设一支专业结构合理、业务素质较高、思想作风过硬的人才队伍，造就一批人民群众喜爱、有广泛社会影响的中医药文化科普名家大师。

（五）着力提高中医医疗预防保健服务和应急救治能力

近年来，我们围绕中医医疗服务能力建设，开展了许多工作，采取了很多措施，取得了一定成效。但应当看到，预防保健服务仍然是中医药服务的薄弱领域，应急救治还是中医药服务的“短板”。因此，今年我们在继续提升中医医疗服务能力的同时，要针对上述薄弱领域和服务“短板”多花力气。一是进一步提高中医医疗服务水平。推进国家临床重点专科建设，抓好局级“十二五”重点专科项目，开展中医优势病种临床诊疗协作中心建设。加强中医医疗技术临床应用管理。组织开展中医医院评审，巩固中医医院管理年活动成果，促进医院内涵建设，推动科学化、精细化管理。继续做好基层中医药适宜技术推广，抓好社区、农村中医药工作先进单位建设。进一步推动综合医院中医药工作，统筹做好中西医结合、民族医药以及民间医药工作。二是加快发展中医预防保健服务。切实提高对发展中医预防保健服务战略意义的认识，统一思想，凝聚力量。坚持发扬“治未病”健康工程实施以来取得的经验，在宗旨上坚持以人为本、服务群众，在理念上坚持以“治未病”为核心，在方法上坚持中医理论指导下的技术创新，在机制上坚持政府引导、市场主导、多方参与，在措施上坚持高起点规范化、试点先行。稳步扩大服务覆盖面，加快各级中医医院和具备条件的其他医疗卫生机构中医预防保健服务平台的规范化建设，初步构建服务提供体系框架。切实提高服务水平，进一步加快服务技术方法及相关产品研究开发，丰富服务内容，建立服务规范，形成服务项目；加快服务队伍建设，切实提高综合素质和技术能力；加大服务质量监控力度，组织开展服务质量评价。三是着力提高中医药应急救治能力。全面总结近年来中医药参与突发公共事件应急救治取得的成效和积累的经验，进一步完善工作机制。针对突发公共事件应急救治的常见情形，完善中医药应急救治技术方案。加强中医药应急救治队伍建设，建立一支中医药基本功扎实、临床经验丰富、掌握应急救治技能的专业技术队伍，并加强中医药应急救治基地的建设。

（六）着力加强中医药人才队伍建设和专门人才培养

一是加快基层中医药人才和技术骨干的培养，继续开展县级中医临床技术骨干培训和中医全科医生转岗培训，抓好基层老中医药专家临床经验继承项目。二是进一步加强高层次人才培养，重点抓好老中医药专家学术经验继承、优秀中医临床人才研修、学科带头人培养、名老中医药专家传承工作室和中医学术流派传承工作室建设。三是加强与教育部协商合作，进一步推进中医药院校教育教学改革。落实好高等中医药院校的省部局共建协议。四是继续加强中医药重点学科建设，抓好新一轮建设项目，推动共享管理平台建设。五是加快推进中医药职业教育，加强高素质技能型人才培养，做好中医药行业特有工种职业技能人员培训和鉴定工作。六是探索建立中医住院医师规范化培训制度，进一步推进中医类别全科医生培训基地建设，加快中医类别全科医生培养。

（七）着力推动中医药科技体制建设和重大项目实施取得新成果

一是扎实推进国家中医临床研究基地建设。深化重点病种研究，不断创新技术方法、解决临床难题。力争在16家基地初步建立临床科研信息共享系统，促进临床和科研的进一步结合。落实基地科研相关管理和操作规范，推进临床科研规范体系建设。通过专题培训、短期进修、高层论坛等方式，开展人才培养，提升基地临床科研团队能力。继续推进基地联盟和科研大平台建设，充分发挥中国中医科学院等单位的作用，共同促进基地临床研究方法学、伦理审查等平台建设。研究制定基地业务建设阶段验收评估要点和指标体系，做好阶段总结。二是推进中医预防保健服务（“治未病”）的研究开发。要制定研发纲要，引导多方力量，紧密联系服务模式和技术产品开发的需要，坚持以中医理论为指导，通过科技进步引领和支撑服务发展，提高服务质量和效果，在民众养生保健、重大疾病防控和康复等方面加快研究步伐，取得更多成果。三是认真做好中药资源普查试点。要按照统一的技术要求、确定的工作方案，加快进度，保证质量，为开展全面普查提供经验。同时，要为建立中药资源动态监测体系开展实践探索。四是积极推动中医药科技成果转化。完善科技成果登记制度，建立成果库。开展“十一五”科技成果包推广试点，探索成果转化推广平台建设。建立应用导向机制，引导科研人员将研究成果转化为临床适宜技术、生产实用技术。推动中医药综合改革试验区建立转化基地，探索产学研用联动机制。五是认真做好国家重大中医药科技项目的组织实施。发挥行业主管部门作用，建立完善绩效评估制度，培养一支高水平、专业化的重大项目管理队伍，提高重大项目管理的科学化、规范化水平。做好项目筛选，建立项目库，体现加强中医药继承创新、推进学术进步的总体思路和基本原则，体现国家各类规划中有关中医药的科技任务，体现中医药发展的迫切需求。完善专家咨询体系建设，发挥专家在战略指导、领域咨询、监督评议中的作用，确保重大中医药科技项目组织实施的民主性、科学性、公正性。改进局级重点科研项目组织机制，重点围绕解决制约行业发展的特殊性问题，引导社会资源，探索建立多方的投入机制和协同研究的组织模式，形成一批促进企业技术研发、推动中医药走向世界的成果。六是进一步明确中医理论建设与研究的思路和方法，面对新问题，探索新规律，把理论建设与研究和中医药事业发展、学术进步的根本问题结合起来加快推进。

（八）着力推动中医药法立法进程中重点、难点问题的解决

《中医药法（草案）》已经上报国务院，要力争早日出台，仍然有很多艰巨的工作要做，仍然需要着力加快推动进程。一是继续加大力度，对立法中涉及的一些重点、难点问题组织开展深入研究。如对于法律名称、中医药传统知识保护、中西医结合等问题，目前还存在不同的意见，还有草案中提出的一些制度安排，目前还缺乏具体的操作方案，这些都需要我们配合相关部门进行更加深入的研究，为立法进程的推进提供基础。二是组织开展专题调研。要主动配合相关部门开展系列专题调研，总结梳理地方的成功探索和立法实践，学习其他国家和地区传统医药乃至中医药立法的经验，为中医药立法提供借鉴。三是进一步加强协调、争取支持。推进立法的过程，在很大程度上也是一个协调过程，要继续加大协调力度，争取更多共识。同时，要加快推进中医药系统法治政府建设，扎实做好“六五”普法工作。继续加强中医药监督工作，完善监督机制。四是扎实推进标准化工作。加快中医药标准体系的构建，加紧制定发布中医药标准体系表，重点围绕基础通用、中医诊疗、中药资源等方面，加快推进中医药标准的制修订。加强中医药标准化工作支撑体系建设，完善中医药标准管理制度，健全组织领导和技术管理体系；开展中医药标准研究基地建设，加强中医药标准理论和关键技术研究；推进中医药标准推广基地建设，加强中医药标准的宣贯和应用评价。五是加快推进中医药信息化。以中医药信息平台建设和应用系统建设为重点，推动中医药信息资源共享和利用，进一步加强行业政府网站建设，强化政务公开，保障群众权益。

（九）着力推动中医药对外交流与合作规划纲要的全面落实

中医药对外交流与合作，应遵循“先内后外、先文后理、先民后官、先药后医、先易后难、先点后面”的原则，紧紧抓住国际上有利于中医药发展的历史机遇，围绕全国中医药对外交流与合作工作会议所确定的指导思想、工作目标、主要任务，统筹协调，有序推进《中医药对外交流与合作规划纲要》的贯彻落实。一是积极落实政府间合作协议，以落实和美国、俄罗斯、马来西亚等国家的合作协议为重点，创建高水平的工作协调机制和产学研合作平台，引领合作方向，创新合作方式。二是强化多边合作，进一步响应WHO《传统医学决议》，贯彻实施《传统医学地区战略（2011～2020）》，筹备召开“世界传统医药论坛”，重点做好国际疾病分类与代码传统医学部分的制定，充分利用国际标准化组织中医药技术委员会的平台和工作机制，为中医药国际交流与合作创造有利氛围和环境。三是深入探索推动中医药文化国际传播的方式和途径，借助海外孔子学院、中国文化交流中心以及中外互办“国家年”等平台，开展中医药文化和知识的海外宣传。四是深化中医药服务贸易战略研究，协调有关部门，完善政策措施，制定发展规划和行动计划，探索模式方法，促进中医药服务贸易发展。五是进一步深化两岸四地联系，充分发挥各自优势，推动产学研务实合作。六是围绕我国发展需

求，加强智力引进，实施海外交流、培训项目。推进交流合作基地建设，开展外向型人才培养，进一步提升中医药对外交流合作的能力和水平。七是支持民间中医药对外交流与合作，有序引导，形成合力，共同提升中医药国际形象和影响力。

（十）着力推进创先争优和“三好一满意”活动的深入开展，为民办实事

今年要对创先争优活动进行总结表彰，我们要努力探索和建立创先争优的长效机制。一是继续围绕中心工作，深入开展创先争优活动，把“三好一满意”活动作为“为民服务创先争优”的重要载体和抓手，突出为人民群众提供好中医药服务的主题，办好便民利民实事，改进服务作风，改善服务质量，把受人民群众欢迎的中医药工作干得让人民群众更加满意，让人民群众真切感受到创先争优活动带来的变化和实惠。二是按照中央工作部署和要求，设计看得见、有动力、好参加、能评价的活动内容和形式，推进活动开展得深入扎实。三是进一步发现、树立、宣传先进典型，认真抓好总结表彰，努力营造学习先进、崇尚先进、争当先进、赶超先进的“为民服务创先争优”良好氛围。四是以创先争优活动为契机，促进中医药行业职业精神的提升，推进中医药行业文化建设和精神文明建设，为推动中医药事业科学发展、实现中医药事业“十二五”发展目标提供强大动力和保证。五是继续加强中医药系统惩治和预防腐败体系建设，进一步落实纠正行业不正之风的工作责任制和医德考评制度，加大治理医药购销领域商业贿赂工作力度，严厉查处损害群众利益的违法违纪行为，加强公立中医医院廉洁风险防控工作，建立患者满意度评价机制。

卫生部副部长、国家中医药管理局局长王国强在2012年全国中医药工作会议上的总结讲话（节录）

（2012年1月11日）

下面我对会议主要情况作一小结，并围绕深化医改、统筹做好今年中医药工作再强调几点。

一、会议主要收获

（一）总结了工作，交流了经验

大家普遍认为，过去的一年，中医药系统紧紧抓住推动和实现中医药事业科学发展的这个主题，牢牢把握在深化医改中全面贯彻落实《若干意见》这条主线，更加注重服务和服从于经济社会发展大局，更加注重服务和服从于卫生改革发展全局，更加体现服务基层、服务人民群众的理念，各项工作取得了新成绩。特别是深化医改启动和《若干意见》发布实施近3年来，中医药系统积极主动参与医改五项重点工作，着力推动《若干意见》重点任务的贯彻落实，中医药医疗、保健、教育、科研、产业、文化各个方面都取得积极进展，中医药的特色优势得到进一步发挥，在推动我国基本医疗卫生制度构建中发挥了重要和独特的作用，中医药在经济社会发展中的地位和作用进一步得到了提升。大家认为，大会交流的17个单位中，既有地方政府和中医药管理部门也有医疗机构，既有来自东部地区的也有来自中西部地区的，具有广泛的代表性。交流内容非常丰富，这些单位从不同的角度介绍了他们结合本地实际，在深化医改中贯彻落实《若干意见》的成功做法和经验，既有面上的推动，也有点上的落实，做法各有特色，经验十分鲜活。一是更加注重发挥政府主导作用，优化中医药事业发展的政策环境。这次我们邀请了天津、河北石家庄、吉林长春、浙江杭州4家政府部门来向大家交流，他们坚持政府主导，为中医药事业发展环境的改善提供了根本保障，大力推动了中医药工作。二是更加注重加强协调，积极争取支持。如湖南借力政府做文章的做法，营造了领导重视、部门支持、形成合力的中医药发展氛围；湖北争取财政投入，加强了全省中医医院基础设施建设，取得了显著成效。三是更加注重统筹协调，加强顶层设计。如黑龙江从规划入手，着力推进中医药事业的全面发展；北京统筹中医药资源促进军民融合，发挥两个优势，实现共赢，初步形成了多元化集群化的发展格局；广西发挥地缘和丰富的民族医药资源优势，利用各种平台探索建立合作长效机制，推进与东盟国家传统医药领域合作向广度、深度、高度发展，打造全国中医药民族医药面向东盟对外合作交流的新高地；西藏全方位、多举措统筹推动藏医药工作，古老的藏医药取得了新成效、新发展。四是更加注重强基层、建机制、打基础。如天津在基层医疗机构建“国医堂”，发展中医综合服务模式的做法，长春着力推进社区中医药工作的经验，杭州“强龙头、壮枢纽、固网底”的思路，安徽实施的农村中医药工作县乡村一体化管理的探索，有效解决了基层中医药人才匮乏问题，走出了一条符合实际的基层中医药发展之路。五是更加注重改革创新，以改革促发展。如甘肃、广东等将中医药融入深化医改大局，

在深化医改中推进中医药事业发展；再如山东济宁注重中医药补偿长效机制的探索，改革付费方式，不仅有效地激励了中医药服务的提供和利用，也受到了人民群众的欢迎。六是更加注重内涵建设，突出特色优势。如海南省中医院、江西景德镇中医院加强医院内涵建设，树立以人为本的服务理念，促进了和谐医患关系的建立，提高了患者的满意度。另外，上海、广西等地，在搭建平台，促进中医药更广泛地走向世界进行了有益的探索。希望大家从中吸取有益经验，结合本地实际情况积极加以借鉴。

（二）认清了形势，统一了思想

大家一致认为，中医药发展迎来了难得的战略机遇期，发展环境越来越好，发展空间更加广阔，社会期待越来越迫切，群众需求更加强烈。特别是国家“十二五”规划纲要提出把基本医疗卫生制度作为公共产品向全民提供，并将支持中医药事业发展作为完善基本医疗卫生制度的重要内容，为中医药事业发展注入了新的动力。同时，大家还认为，中医药事业发展还面临着许多困难和问题，特别是由于中医药自身发展规律和特点在现有制度体系下难以得到充分体现而产生的一些困难和问题，必须引起我们的高度重视，进一步强化危机意识和忧患意识；必须勇敢面对，进一步增强责任感和使命感，把握难得的发展机遇，着力化解各种困难，全力推动中医药事业的科学发展。

（三）理清了思路，明确了任务

大家一致认为，本次会议紧紧抓住推动和实现中医药事业科学发展这个主题和在深化医改中全面贯彻落实《若干意见》这条主线，提出的各项工作任务思路清晰、重点突出、措施明确、切实可行。大家一致表示，做好今年及今后一个时期中医药工作，必须紧紧抓住和利用好当前中医药事业发展的战略机遇期，按照会议报告提出的4个“牢牢把握”的总体工作思路和要求，牢固树立满足人民群众中医药服务需求的宗旨意识，解放思想，改革创新，服务大局，奋发有为，进一步夯实中医医疗预防保健服务的基础，着力推动中医药医疗、保健、科研、教育、产业、文化“六位一体”全面协调发展，为促进经济社会发展、构建社会主义和谐社会、提高人民群众健康水平作出贡献。

二、以在深化医改中进一步发挥中医药作用为核心，全面推进《若干意见》贯彻落实

一要着力抓好现有政策措施的贯彻落实。前3年出台的系列医改文件，提出了很多发挥中医药作用的政策措施，特别是去年卫生部与中医药局联合出台的《关于在深化医药卫生体制改革中进一步发挥中医药作用的意见》，涉及医改的方方面面，要进一步结合当地实际，细化和实化政策措施，制订和实施相应的工作方案。二要着力抓好相关政策的调整完善。随着医改的不断深入，一些制度安排也作出了相应的调整，中医药要及时跟上，如今年的全国卫生工作会议提出要全面推进医疗保险支付制度改革，并率先推进新农合的支付制度改革，确定适应不同层次医疗机构、不同类型服务的支付方式，用总额预付、按病种、按服务单元、按人头等支付方式替代按项目付费，把临床路径与付费制度改革结合起来。这就需要我们在总结各地探索经验的基础上，加强研究，及时提出既能够鼓励广大群众利用中医药服务的积极性，又能激励医疗卫生机构提供中医药适宜技术、发挥中医药价格相对低廉优势的积极性，同时又符合中医药服务特点的付费方式和支付制度。三要着力推进制度创新。如在公立中医医院改革中，要围绕取消“以药补医”这个关键问题，思考在相关政策中如何体现公立中医医院的特点，建立有利于中医药特色优势发挥的投入补偿机制和收入分配制度、符合中医药服务特点的价格机制，一并解决“以西补中”的问题；围绕完善基层医疗卫生机构运行新机制，促进中医药科室的规范化建设，健全基层中医药人才队伍，推进基本药物中药品种的合理应用，强化基层中医药服务网络建设；围绕国家基本药物制度建设，探索中药饮片生产供应、采购配送、配备使用、价格形成等制度，等等。四要着力加强技术支撑。中医药在深化医改中发挥作用，离不开政策的支持，但更重要的是能够提供有效的技术和方法，真正解决老百姓的健康问题。一方面，要围绕医改的主要目标和重点任务，按照使中医药适宜技术成为基本诊疗技术重要内容的总体目标，结合中医药服务的特点和要求，将其研究开发成具体的服务项目，或者纳入基本公共卫生服务等相关项目中。另一方面，要针对大病保障的20个病种，发挥国家中医临床研究基地、国家临床重点专科以及局级重点专科（专病）的作用，加强联合攻关，明确中医药治疗的效果及其优势所在，形成规范化的诊疗方案或临床路径，发挥中医药在大病防治中的作用。

在深化医改中发挥中医药作用，必然要求中医药事业得到相应发展，可以说，发挥中医药作用和发展中医药事业是相辅相成的。《若干意见》的核心是“发展”，是指导当前及今后一个时期中医药事业科学发展的纲领性文件，同时《若干意见》也是深化医改的重要配套文件，强调要在深化医改中充分发挥中医药作用，与深化医改的精神紧密衔接，涵盖了基本医疗保障制度建设、国家基本药物制度建设、基层卫生服务体系建设、促进基本公共卫生服务逐步均等化和公立医院改革试点等各个方面。因此，在深化医改中充分发挥中医药作用与贯彻落实《若干意见》，必须紧密结合，共同推进，通过改革，建立健全体制机制，推动中医药事业科学发展。通过发展，使我们中医药服务体系更加健全，服务设施条件更加改善，服务技术质量更加提高，服务队伍更加壮大，为中医药在深化医改中发挥更大作用提供保障，更好地促进医改任务的落实。

三、做好当前及今后一个时期中医药工作应当把握好的几个重要问题

首先，要坚持解放思想，以改革促发展。解放思想是中医药工作应对前进道路上各种新情况与新问题、不断开创事业发展新局面的一大法宝。推动中医药事业科学发展，必须以解放思想为先导，从那些不符合、不适应中医药事业科学发展的观念、做法和体制中解放出来，切实把思想统一到中央关于深化医改的重大决策和部署上来，统一到中央扶持促进中医药事业发展的总体要求和主要任务上来。着力深化改革是发展中医药事业的强大动力。制约中医药事业科学发展的体制机制障碍是躲不开、绕不过的，必须通过深化改革加以解决。要按照中央的决策和部署，以更大的决心和气力推进中医药改革发展，坚持以改革总揽全局，以改革促进发展，努力在中医药事业发展理念、发展思路、发展方式上实现深刻转变；要通过改革，加快解决影响中医药事业长期健康发展的体制性、结构性矛盾，构建有利于中医药科学发展的体制机制。

其次，要在促进中医药事业外延发展的同时，更加注重内涵建设。近几年来，党和政府高度重视中医药事业，增加了资金投入，改善了各级中医医疗机构的基础设施和医疗设备配置，提高了人民群众享受中医药服务的公平性和可及性。从当前发展的情况来看，发展的质量、效益还不高，中医药特色优势没有充分发挥，尤其是部分地区、部分中医医院，注重扩大建设规模、配置高端技术、配备豪华设施、提供高端服务，而对中医药服务的特点、利用中医药适宜技术和提供基本医疗服务重视不够，对主动改善医疗服务质量安全、降低成本、控制费用等内涵建设重视不够，必须引起我们的重视，并采取措施予以纠正，下大力气加强内涵建设。要更加注重发扬中医药特色优势，充分发挥中医药在预防、保健、养生、康复等方面的独特作用；要更加注重推动中医药学术发展，提高疗效；要更加注重创新中医药服务模式，满足群众对中医药多元化的服务需求；要更加注重加强中医药应急能力建设，提高中医药的社会贡献率；要更加注重内部管理，提升服务质量，提高服务效率。

第三，要大力弘扬“大医精诚”，进一步加强行业医德医风建设。克强副总理在《求是》杂志发表的《不断深化医改　推动建立符合国情惠及全民的医药卫生体制》文章中指出，要加强医德修养和医风建设，不断提高医务人员的素质和专业技能，并使医务人员收入水平随着经济社会和卫生事业发展而逐步提高，以充分调动医务人员参与医改的积极性。“大医精诚”是我们中医药行业的优良传统，应当成为广大中医药人员的终身信条和职业操守。医疗卫生服务是关系健康和生命的劳动，是高要求、高风险、高强度的劳动。要通过体制、机制改革，在收入分配中充分体现中医药人员的技术价值，增加他们的收入，改善工作生活条件，通过必要的物质激励来保护好、调动好、发挥好广大中医药人员参与医改、支持医改、推动医改的积极性。同时，我们更要树立和践行社会主义核心价值体系，大力弘扬“大医精诚”，进一步加强行业医德医风建设，深入开展“三好一满意”活动，教育引导广大中医药人员不断增强职业荣誉感和社会责任感，端正服务理念，提升专业技术水平和服务能力，全心全意投入为人民健康服务之中去。

第四，要更加注重实效，扎实推进政策落实和项目实施的绩效评估。近年来，特别是随着《若干意见》贯彻落实的不断深入，中医药事业的投入力度不断加大，安排了一批重大项目，也制定出台不少扶持促进政策，取得了明显的成效。但从总体上看，《若干意见》贯彻落实的情况如何，相关政策措施的实施效果怎样，项目建设的目标实现得怎样，我们还缺乏全面的评估，这是我们工作中的薄弱环节，应当高度重视。我们要从中医药事业科学发展的战略高度，充分认识抓好政策落实和项目实施绩效评估的重要性。要抓紧研究制定科学的绩效评估体系和具体评估办法，在健全工作机制、设计评估制度、强化结果运用、创新工作方法等方面进行积极探索，突出考核重点任务的落实情况，以进一步推动中医药事业科学发展。

四、关于做好今年工作的几点要求

（一）进一步强化大局意识

中医药工作是党和国家总体工作的一个组成部分，也是我国医药卫生事业不可或缺的重要组成部分，中医药的发展离不开经济社会发展的大局，离不开卫生改革发展的全局。我们在工作中发现，一些地方、一些单位和一些同志片面强调中医药的特殊性，而忽视卫生发展的一般规律，不从大局去思考问题、开展工作。我们讲中医药事业实现科学发展，必须坚持中医药发展规律，体现中医药自身特点，但这绝不意味着脱离经济社会发展的大局、卫生事业发展的全局，这样很容易把自己置身于边缘化的位置。因此，我们要进一步强化大局意识，把中医药发展放到经济社会大局、卫生改革发展全局中去考量，立足中医药特色优势，着眼全方位、立体化、有作为，准确把握中医药服务经济社会发展、卫生改革发展的思路要求，在为经济社会发展、医疗卫生改革发展作出贡献的同时，实现中医药事业与经济社会的协调发展、与医药卫生事业的协调发展。

（二）进一步强化危机意识

近年来，按照党中央、国务院总体部署和要求，中医药系统紧紧抓住发展战略机遇期，推动中医药事业发展有了新突破，取得了显著成绩。历史经验表明，越是形势好的时候、越是事业发展顺利的时候，越要强化危机意识。我们必须清醒地认识到，目前的中医药工作离党中央、国务院的要求还有差距，还不能满足人民群众日益增长的中医药服务需求，对经济社会发展的贡献率还不高。并且，随着经济全球化、科技进步和现代医学的快速发展，中医药发展环境又面临许多新情况、新问题。我常讲中医药事业发展正面临着两个倒逼态势：一是中医药发展政策环境越来越好，投入也越来越多，但如果在学术发展上没有新突破，在疾病防治技术上没有新发展，在临床疗效上没有新提高，中医药服务领域必然出现萎缩，甚至有失去服务领域的危险和可能。二是随着国际社会对中医药的价值和作用的关注，一些发达国家利用其科技、资金等优势，加强在中医药领域的科学研究，有可能抢占中医药发展的制高点。中医药在国际上的快速发展对我国中医药发展形成了倒逼态势。此外，诸如中医药特色优势的保持和发挥、人才培养、中药资源的保护和可持续利用等等，也迫切需要我们努力破解难题。我们一定要居安思危，进一步强化危机意识，正视问题和挑战，发现差距、唤起警觉，增强预见性和紧迫感，在不断创新中加以解决。

（三）进一步强化创新意识

实践证明，加快推进中医药事业发展，关键是靠创新，要用新思路、新体制、新机制、新方式，走出新路子。要进一步强化创新意识，多一些积极创新的精神，多一些敢于创新的勇气，多一些推进创新的举措。首先，要重视制度创新。要始终把遵循中医药发展规律、保持和发扬中医药特色与优势，作为制度创新的着力点，在突出中医药特色优势、拓展中医药服务领域、提高服务能力和水平等方面加强制度创新，从根本上解决长期以来制约中医药发展的一些体制性、机制性问题。要高度重视基层的创新实践。改革发展的历次突破和经验都来自地方的实践。地方出经验，中央总结规范，这是我们制度创新的一大特色。《若干意见》就充分借鉴和吸纳了各地探索创新的有益经验。这几年，各地进一步解放思想，开拓创新，进行了大量行之有效的探索并取得了实效，为制度创新奠定了坚实的实践基础。要尊重地方的首创精神，以创新的意识和理念去研究总结这些好经验、好做法，使之制度化，不断丰富和完善有利于中医药科学发展的制度体系。其次，要进一步加强工作方式方法创新。这几年，我们确立了“三观互动”的思维方法和工作方法，在上下联动、横向协调、内部协作的工作协调推进机制方面，进行了探索和创新，形成了推动工作落实的合力，切实解决了事业发展中的一些困难和问题。当前扶持和促进中医药事业发展的大政方针已定，目标任务已明确，“工欲善其事，必先利其器”，我们要抓好落实，做好工作，就必须坚持认识论和方法论相统一的原则，一切从实际出发，进一步加强工作方式方法的创新，进一步健全完善上下联动、横向协调、内部协作的工作推进机制，充分发挥沟通协调作用，调动各方面的积极性，整合力量，形成条块结合、上下联动、齐抓共管的工作格局，确保扶持促进中医药事业发展的各项政策措施能落到实处。

（四）进一步转变工作作风

工作作风直接关系事业的发展，直接影响《若干意见》的落实和中医药在医改中作用的发挥。我们必须不断强化服务意识，进一步转变工作作风。首先，要牢固树立以人为本、执政为民的理念。要始终把实现好、维护好、发展好人民群众的健康权益作为中医药工作的奋斗目标，始终把满足人民群众对中医药服务的需求作为中医药工作的出发点和落脚点，始终把维护和增进人民群众健康水平作为中医药工作的检验标准，牢固树立以人为本的服务理念，努力形成以人为本的服务模式，不断提升服务能力和水平，不断扩大服务覆盖面，不断提高服务可及性，保证人人享有包括中医药服务在内的基本医疗卫生服务。其次，要加强调查研究。实践的观点是马克思主义认识论的第一的和基本的观点。如果我们长期待在机关，不深入实际，不调查研究，就会脱离实际，产生官僚主义，逐渐丧失对工作的发言权、决策权和领导权。我们各级中医药管理部门的同志特别是领导同志都要带头加强调查研究，真正沉下去，深入基层，深入工作实际中去，努力掌握第一手材料，总结推广基层在实践中创造的好经验、好做法，帮助基层解决制约发展的各种困难和问题，使各项政策和工作部署更加符合客观实际，更能体现群众意愿。

（五）进一步提升领导能力

近年来，党和政府有关中医药工作的决策部署越来越多、重大项目安排也越来越多，要确保既定的目标任务顺利完成，就必须提高我们中医药管理部门的领导能力，这既是挑战也是必然要求。我们要不断增强政治鉴别能力、战略思维能力、学习调研能力、组织领导能力、综合协调能力、工作推动能力和执行问责能力。今天我要着重要讲一下加强执行能力建设，要以加强预算执行工作为切入点，全面提高领导能力。

目前，中医药事业正处于大投入、大建设、大发展的关键时期。在中央极为关心、社会极为关注、群众极为关切的大好形势下，能否如期完成预算执行任务，不仅事关中医药改革发展的大局，也直接影响党和国家中医药政策的落实；不仅对中医药已有政策和项目的落实产生直接影响，也对争取新的项目和政策产生重大影响。从去年的预算执行情况来看，突出问题是预算执行进度缓慢。截至去年11月，在中央转移支付中医药三类项目经费中，医改补助资金项目的预算执行率平均为52.94%，中医药部门公共卫生专项资金项目的预算执行率平均为57.87%，国家临床重点专科建设项目补助资金项目的预算执行率平均为47.05%，各省（区、市）的执行进度也极不均衡，其中约有一半的执行率不足30%，有几个省（区、市）低于10%，更有极个别的甚至没有进展。对此我们必须高度重视，以更大的决心、更有力的措施、更严明的纪律抓好预算执行工作。一要进一步提高认识。要从保证中医药政策有效落实的大局出发，从提高国家财政资金使用效益、为争取中医药投入创造有利条件的高度，来认识预算执行工作的重要性，切实改变过去“重预算争取，轻预算执行”的思想观念，建立健全加强预算执行的长效机制。二要进一步加强领导。预算执行工作涉及方方面面，主要负责人要负总责、亲自抓，分管领导要负直接责任、具体抓，在保证资金安全、规范、高效使用的基础上加快预算执行进度。三要牢牢把握及时、均衡、安全、有效的预算执行基本要求。要以工作进度或项目实施的进度促预算执行进度，前期工作必须做深做细做实，计划和预算安排必须考虑预算执行的可能，项目建设要严格按照批复组织实施。四要建立通报约谈制度。及时了解和掌握各单位各个项目预算执行情况，定期对预算执行情况进行通报，对进展慢的单位和项目，分管领导要及时约谈。五要严格预算奖惩措施。要将预算执行进度与下一年度的投资计划和预算安排挂钩，凡总体支付进度和分科目支付进度达不到要求的，要相应调减下一年的预算安排。国家中医药管理局对各司办和直属单位要严格落实关于将预算执行进度纳入干部考核管理相关规定，对预算执行进度明显滞后、达不到要求，确属执行不力的，要对领导干部的年度考核实行一票否决。

五、做好会议精神的贯彻落实

一是做好汇报，争取支持。本次会议内容丰富，既有李克强副总理的重要批示，又有卫生部领导的讲话，还有我们的工作报告以及各有关单位的经验介绍。希望同志们回去后及时向省政府汇报，重点是要向卫生厅局党组汇报，争取政府和卫生厅局领导的重视和支持，更好地推动中医药工作。

二是认真传达，统一思想。要尽早召开本省（区、市）的中医药工作会议，结合部署2012年中医药工作，向各级卫生、中医药行政管理部门和中医医疗机构传达本次会议精神，要通过多种形式的宣传发动，把全行业的思想进一步统一到这次会议精神上。

三是突出重点，狠抓落实。各地在安排部署工作时，要根据工作报告的精神和今年的工作要点，制订好工作方案，做好今年的工作安排。要深入基层，加强指导，开展检查监督，加大督导力度，切实抓好各项工作部署的落实。

着眼大局　围绕中心　全面推进中医医政工作

——卫生部副部长、国家中医药管理局局长王国强在2012年全国中医医政工作会议上的讲话（节录）

（2012年2月8日）

借此机会，我着重讲3个问题，供大家讨论。

一、充分认识中医医政工作面临的新形势、新任务和医政工作的重要性，把中医医政工作放在更加突出的位置

第一，党和政府对中医药事业的支持为中医医政工作提供了强有力的保障。党中央、国务院高度重视中医药工作，中医药在经济社会发展中的地位得到进一步提升。党的十七大报告中历史性地提出要“坚持中西医并重”、“扶持中医药和民族医药事业发展”；正式出台《国务院关于扶持和促进中医药事业发展的若干意见》；在深化医药卫生体制改革中提出要充分发挥中医药的作用，在医改政策和文件中都明确提出中医药的相关要求；在《中华人民共和国国民经济和社会发展第十二个五年规划纲要》中，将支持中医药发展作为单节列出，成为“完善基本医疗卫生制度”6项重点任务之一，这是国家五年规划当中第一次作出这样的安排，充分体现了国家对中医药发展的重视及中医药在社会经济发展中的地位；同时，在相关领域的国家专项规划中纳入中医药内容。各级党委政府对中医药事业发展的重视程度和推动力度明显提高，进一步加强了对中医药工作的组织领导，加大了政策支持和财政投入力度，采取措施推动解决中医药发展中的困难和问题，有力地促进了当地中医药事业发展。特别是“十一五”期间，各级政府对中医医疗机构和发展中医医疗服务的资金投入大幅增加，去年中央财政投入59亿，近3年累计投入170亿，支持中医医院基本建设、中医重点专科建设、中医适宜技术推广、中医服务能力建设和基层医疗机构的中医药工作，为发展中医医疗保健服务提供支撑。这些政策措施的制定和落实，为中医医疗保健服务的发展提供了必要的条件和有力的保障，也为中医医政工作的开展奠定了良好的基础。另一方面，国家及各级政府的重视和支持，投入和建设力度的加大和社会舆论的宣传，也抬升了人民群众对中医医疗保健服务的期望值和需求量，中医医政工作需要以更高的标准要求和更显著的成效来回报党和政府的重视和扶持，不辜负人民群众对中医药的信任和支持。

第二，深化医药卫生体制改革对中医医政工作提出了新要求。目前，我国正处在深化医药卫生体制改革的重要时期，改革的重点是医疗服务相关体系和机制的调整和完善，目的是建立健全覆盖城乡的基本医疗卫生制度，以最小的成本取得最大的健康服务效益，更好地满足人民群众的健康需求。经过几年的推进，医改5项重点任务取得了阶段性成果，全民基本医保制度框架初步形成；国家基本药物制度初步建立，在政府办基层医疗卫生机构基本实现全覆盖；基层医疗卫生服务体系初步健全，覆盖城乡的基层医疗卫生服务网络基本形成；基本公共卫生服务均等化水平明显提高；公立医院改革试点积极推进。人民群众看病就医方便、可及程度得到明显改善，“看病难、看病贵”问题有所缓解，初步形成中国特色的医保制度体系，向着人人享有基本医疗卫生服务目标迈出了关键性步伐。但随着医改的不断深入，改革难点问题将集中显现，体制性矛盾将集中暴露。“十二五”期间，医改将重点推动基本医保由“扩大范围”转向“提升质量”，基层医疗卫生机构由“强筋健骨”转向“全面发展”，公立医院改革由“局部试点”转向“全面推进”，医疗卫生体系建设由“重硬件”转向“重服务”，不断筑强城乡居民看病就医的保障网。

医政工作是医改的主战场，也是医改取得成效的主要方面。医改任务的落实最终体现在医疗服务上，评判医改成功与否关键要看是否解决了群众看得上病、看得起病、看得好病的问题。看得上病要靠我们完善医疗服务体系，合理布局医疗服务网络，实施分级诊疗；看得起病取决于医保的覆盖程度、医保的筹资水平，要逐步降低群众的支付比例；看得好病关键要提高医疗服务水准、提高疗效。发挥中医药的特色优势，为人民群众提供满意的、有效的中医医疗保健服务，是我国医疗服务体系建设的重要任务，是建立中国特色医药卫生制度不可缺少的重要内容。医改的不断推进，要求中医医政工作紧紧围绕医改的中心任务，确定中医医政工作的目标和主要任务，充分发挥中医药在维护和增进群众健康中的作用，与大卫生的医政工作共同推动医改目标的实现。

第三，人民群众对中医药服务的新需求对中医医政工作提出了新任务。中医药在我国具有深厚的群众基础，广大人民群众历来信中医、用中药。全民基本医保制度的初步建立，保障水平的不断提高以及在医保政策中发挥中医药特色优势相关政策的提出，进一步释放了人民群众对中医药服务的需求。同时，随着我国进入全面建设小康社会的新阶段，人民生活水平不断提高，健康意识和理念不断增强，人民群众对中医药服务提出了更高的要求，既期望得到优质的中医医疗服务，又期望能获得形式多样的中医预防保健服务。中医医政工作直接面对群众，直接服务社会和大众，满足人民群众对中医药服务的需求是中医医政工作最为基础、最为关键的保障环节。人民群众的中医药服务需求能否得到充分的满足，对中医药服务是否满意，取决于中医医疗保健服务的提供能否达到安全、有效、方便、价廉的要求，而这些都需要中医医政工作来提供合理的制度安排和政策设计。从这个角度讲，中医医政工作的成效，关系人民群众对中医药的认可和信任，从而关系中医药发展的根基和土壤。目前，中医医疗服务体系还有待进一步加强，中医预防保健服务体系还未真正建立，中医医疗机构的发展还很不平衡，全国一半以上的中医医院的床位数在100张以下，规模较小，中医药服务还不能适应经济发展和人民群众的需求，中医医政工作的任务还很艰巨，需要研究的问题、制定的政策还很多。

第四，中医药事业全面统筹协调发展对中医医政工作提出了新目标。当前，中医药事业正向纵深发展，对系统均衡发展的要求越来越迫切。中医药事业的健康发展，应该是医疗、保健、科研、教育、产业、文化“六位一体”统筹协调发展，中医药任何一个环节发展的迟滞，都会制约中医药事业的整体跃升，但最重要的是医疗和保健的发展。“六位一体”是中医药系统以科学发展观为指导对中医药发展规律的深刻把握，坚持“六位一体，科学发展”是中医药事业持续健康发展的必由之路，这种发展思路和模式对中医医政工作提出了新的目标。医疗、保健、科研、教育、产业、文化虽各有其发展规律，但最终的目标都是为人民提供满意的中医药医疗保健服务，特别是在医改不断推进的新形势下，在强调充分发挥中医药特色优势、中医药要按自身规律发展成为行业和社会共识的大环境下，中医医疗保健服务的政策措施将会发挥更强的导向作用，科学合理的中医医疗保健服务的制度安排和政策设计不但可以保障中医药医疗保健服务的健康发展，还可以引导中医药科研、教育的发展方向，带动和促进中医药文化和健康产业的发展。

中医医政工作的职责范围和目标要求，决定了中医医政工作的任务重、责任大。在大家的辛勤工作、共同努力下，中医医政工作取得了显著的成绩。中医医政工作的思路方向进一步清晰，目标任务进一步明确；中医医政管理更加注重规范，对行业的指导作用不断强化；中医医疗服务体系不断完善，服务能力不断提高；中医的特色优势以及中医药在医改的作用不断发挥，人民群众的中医药需求进一步得到了满足。

随着医改的进一步推进，面对中医药事业的振兴发展的要求，中医医政工作将面临更加艰巨的工作任务，希望大家提高认识，增强信心，以更强的使命感和责任感，以更饱满的工作热情做好中医医政管理工作。

二、以增强中医服务能力为核心，突出重点，全面提升中医医政工作能力与水平

（一）全力落实好医改方面中医药的各项工作任务，推动中医药在医改中发挥更大的作用

一是要以县级中医医院综合改革为重点，稳步推进公立中医医院改革试点工作。今年国家将把推动县级医院综合改革作为公立医院改革工作的重点，有关工作意见即将出台，其中，已经明确将30个县级公立中医医院作为改革试点单位，我们要做好协调，确保县级公立中医医院改革按照整体改革框架同步推进，确保在区域卫生规划、以“四分开”推动资源优化重组、县乡医疗机构一体化管理、双向转诊、医院基本建设、服务项目价格调整、纳入医保报销的服务项目目录调整、医保支付方式改革、推进医保门诊统筹、公立医院补偿机制改革、绩效考核、人才培养、适宜技术培训等方面，全面落实中西医并重的政策，合理体现中医药的特点，同时落实好有关文件中对于中医药的各项优惠政策，尤其是各省已经制定出台的扶持发展中医药的具体政策。希望大家牢牢把握国务院22号文件精神，把政策用足、用透。

二是要以提高中医药自身服务能力为重点，进一步加强基层中医药服务体系建设。要进一步加强县中医医院基本建设和服务能力建设，积极争取在国家“十二五”期间继续开展县级中医医院建设项目，各地认真做好沟通协调、调研论证等工作，同时要进一步加强对去年已经下达的市县级中医医院、民族医医院能力建设项目的执行与管理，充分发挥好相关设备在提高中医药服务能力中的作用。要进一步加强乡镇卫生院、社区卫生服务中心中医药服务能力建设，继续推进乡镇卫生院和社区卫生服务中心中医药综合服务区建设，更好地提供中医药综合服务。

三是要以鼓励中医医院和基层医疗卫生机构提供和利用中医药服务为重点，努力推进医保政策落实和支付方式改革。要积极协调相关部门，努力推动医保和新农合制度中关于提高中医药报销和补偿比例政策的落实。探索启动中医单病种付费改革试点，积极探索适合中医药服务特点的支付方式和制度；更好地落实使用医疗机构中药制剂的政策，明确将其纳入医保报销范围。

四是要以促进中医药特色与优势的发挥为重点，加快推进基本药物制度在各级中医医疗机构的实施。今年国家将启动基本药物目录调整工作并推动公立医院改革试点单位实施基本药物制度。我局将坚持按照中西药并重的原则，努力做好国家基本药物目录中药的遴选工作，积极参与《基本药物目录》和相关配套政策调整修订工作，合理增补中成药品种，争取在国家基本医疗保险药品目录中增加民族药品种。各地要积极协调有关部门，探索建立符合中药特点和有利于中医临床应用的中药饮片生产供应、采购配送、配备使用、价格形成和药品零差率补偿等制度；健全鼓励配制、使用医疗机构中药制剂的政策；加强对基本药物使用的指导和培训，促进合理用药；加强综合医院中成药应用管理，引导临床医师合理规范使用中成药。

五是要以继续推进基本公共卫生服务中医药服务项目试点工作为重点，进一步发挥中医药在基本公共卫生服务中的作用。要及时加强对试点工作的总结，推广成功有效的经验，适时扩大试点覆盖地区，增加试点地区的数量。适时修订现有技术规范，加强工作指导。选择部分地区开展中医药重大公共卫生项目试点，探索将中医药防治在校学生和老年人等易感和聚集人群呼吸道和肠道传染病列入重大公共卫生服务项目。

六是要重视引入社会资本多元办医，形成中医药服务竞争态势。我们不仅要办好管好公立中医院，还要制定更加具体的政策措施吸引、鼓励社会资本多元办医，满足民众多样化的中医药服务需求。要注意挖掘中医药的优势和潜力，满腔热情地支持民间和民营医疗机构行之有效的中医药适宜技术运用、评价、推广。

（二）以中医特色优势为核心，持续推进中医医院内涵建设

我局一直把推动中医医院发挥中医药特色优势作为一项重要任务来抓，特别是近几年，我局从人员管理、临床科室、重点专科、药事管理、中医护理管理、中医预防保健、中医药文化建设等多个方面出台了几十个文件、指南和规范，明确了中医医院发展方向。同时，加强指导、督导和检查，狠抓文件精神的贯彻落实，使中医医院强行“入轨”。从2009年开始，国家中医药局在全国范围内深入开展以发挥中医药特色优势为主题的中医医院管理年活动，对各级中医医院进行了检查评估，并不断加大督导检查和整改力度。管理年活动的开展，使中医药特色优势淡化的状况得到初步改善。

去年开展的2010年中医医院管理年活动检查评估显示，中医药特色优势不突出甚至淡化的现象在部分中医医院仍然比较突出，我们设定的检查评估关键性指标达标率仍然不容乐观，警钟持续在敲响，告诫我们不可掉以轻心，不可有一丝一毫的懈怠，要紧紧抓住中医药特色优势这个关键环节不放松。为了建立中医医院发挥中医药特色优势的长效机制，在总结中医医院管理年活动经验的基础上，国家中医药管理局启动了中医医院评审标准及细则的制定工作。新的中医医院评审标准与中医医院管理年的要求一脉相承、有机衔接，中医药服务功能部分的检查重点仍然是中医医院管理年活动的8项重点工作，以期通过评审促进中医医院突出特色、提高疗效、促进发展、深化改革、加强管理。根据工作安排，今年上半年我们将全面铺开中医院评审工作。希望大家统一思想，提高认识，精心组织，认真准备，在切实抓好管理年活动整改工作的基础上，抓好评审的前期准备工作，推动中医药特色优势进一步发挥。

（三）以重点专科建设为中心，不断提高中医临床疗效

近年来，我局以重点专科建设为抓手，多措并举，促进中医临床疗效的提高。以重点专科为依托，在全国范围内组建协作组，汇集全国力量对各地各单位的有效临床经验和技术手段进行梳理和总结，形成了近200个中医优势病种临床诊疗方案和中医临床路径，以规范临床治疗，提高整体的临床疗效。除在国家层次开展重点专科建设外，各省也组织开展了本辖区的重点专科建设，加强重点专科内涵建设，提高医疗质量和水平。同时，注重加强重点专科的交流，开展了中医重点专科视频网络平台建设，为开展远程培训、会诊等工作奠定了基础。此外，筛选拟定了10类100项中医医疗技术目录。在2009年第一批推荐中医诊疗设备的基础上，遴选确定了《中医诊疗设备评估选型推荐品目（2011版）》。这些工作的开展为促进中医临床疗效的提高提供了有效的技术保障。

今后，我们将分3个层次，继续在重点专科建设上加大工作力度。一是以优势病种为单位，形成300个左右中医临床诊疗协作中心，继续开展中医诊疗方案和临床路径的梳理总结、完善提高和推广应用工作。二是继续抓好国家中医药管理局重点专科的建设工作，制定重点专科管理办法，实行动态管理，完善激励机制，建立退出机制。目前，我局已新遴选确定了500多个“十二五”重点专科建设单位。三是对遴选出的近300个重点专科培育单位加强指导和建设，通过参加协作组活动、对口帮扶、技术指导等多种形式，逐步提高这些专科的业务水平。

中医重点专科建设的中心任务是充分发挥中医特色优势，提高中医临床疗效，运用中医药思维和方法解决临床问题，治愈疾病，增进健康。各重点专科建设单位应紧紧围绕“中医”和“疗效”两个重点加强建设。各省级中医药管理局要切实履行管理职能，按照有关要求抓好本省建设项目的建设，指导和帮助重点专科按照管理方案完成建设任务。各重点专科所在单位和各省级中医药管理部门要安排专科建设专门经费，国家中医药管理局也将积极争取国家财政经费支持。

（四）以基层中医药服务能力推进工程为抓手，进一步提高基层中医药服务可及性和可得性

基层中医药工作一直是整个中医药工作的重点和基础。国家中医药管理局高度重视基层中医药工作，着力从6个方面整体推进基层中医药工作。一是抓政策引导，通过标准和考核带动基层卫生行政部门和医疗卫生机构开展中医药工作的自觉性和积极性。二是抓典型示范，通过全国基层中医药工作先进单位创建活动带动地方党委政府发展中医药事业的积极性。2011年共有13个地市级以上地区和139个县（市、区）被命名为先进单位。创建活动的开展有力地营造了全社会共同关心支持、政府及相关部门大力扶持中医药事业发展的良好氛围。三是抓县级中医医院龙头建设，通过项目投入和建设带动基层中医药人员的积极性。四是抓监测评价，通过排队通报调动省级中医药管理部门抓基层中医药工作的积极性。五是抓技术推广，通过中医药适宜技术推广提高中医药服务的可及性。六是抓经验交流，通过农村和社区中医药工作指南，培训提升基层中医药工作水平。

2012年开始，我局将启动实施“基层中医药服务能力推进工程”，用4年的时间，大力推进基层中医药服务能力建设，不断提高基层中医药服务的可及性和可得性。和中医医院管理年活动一样，我局将把“推进工程”作为加强基层中医药工作的主要抓手，集中力量，下大力气，“不见成效不收兵，不达目的不罢休”。2012年，“推进工程”将从落实已有政策、开展先进单位创建、开展项目建设与督导检查、监测约谈、中医药适宜技术推广、开展典型经验交流等6个方面整体推进基层中医药工作。医政司和规划财务司将在最近开始着手对中央转移支付有关基层中医药项目执行情况进行督导检查及绩效评估。到年底，我局将对各省（区、市）“推进工程”开展情况及取得的成绩进行综合评价，评价结果将作为下一年度基层中医药服务能力项目安排的重要依据，我局也将对评价落后的地区进行专项督导和通报。

（五）以中医预防保健服务体系建设为重点，进一步提高中医预防保健服务能力和水平

近年来，我们积极推进实施“治未病”健康工程，中医“治未病”预防保健工作取得明显成效。一是广泛开展了一系列的宣传推广工作。推动了中医预防保健理念及知识的传播，使得中医预防保健意识逐步深入人心。二是加强了中医预防保健服务提供体系建设。先后确定了173家“治未病”预防保健服务试点单位，中医医院、社区卫生服务机构、疾控机构、妇幼保健机构及疗养院等均不同程度地开展了中医“治未病”工作。总的来说，“治未病”预防保健服务提供体系的框架已初步形成。三是积极开展中医预防保健技术体系建设工作。制定了膏方等12个中医养生保健技术操作规范和高血压等11个常见疾病高危人群中医预防保健服务技术指南，研发了一批如体质、五音辨识等健康状态测评设备及经络、音乐调理等干预技术，进一步丰富了中医预防保健服务的内容和手段。四是探索开展中医预防保健保障体系建设工作。开展了中医预防保健调理师认证试点工作。各地先试先行，在“治未病”服务收费项目设立及收费标准、纳入医保的范围及报销政策等方面积极探索，用政策保障“治未病”工作的贯彻落实。五是积极推进区域“治未病”预防保健服务试点工作。先后确定了56个地区为“治未病”预防保健服务试点地区，探索以区域为单位开展中医预防保健服务工作的模式。六是开展了中医“治未病”服务效果评价工作。对4336位系统接受“治未病”

预防保健服务的人群进行分析，取得了令人满意的效果。

目前，中医预防保健仍然是中医药服务领域的薄弱环节，我们要切实提高对发展中医预防保健服务重大意义的认识，加快构建中医预防保健服务体系。一是深入开展“治未病”科普知识宣传普及活动。充分利用中医中药中国行“三进”活动的工作平台，大力推进中医预防保健进农村、进社区、进家庭服务；同时，与国家新闻出版总署合作加强对养生保健类出版物的管理，开展优秀中医药文化科普图书推荐活动，不断满足群众对养生保健知识的需求。二是逐步完善中医预防保健服务提供体系建设。加强基层中医预防保健服务平台建设，增强服务可及性，满足不同人群、不同层次的服务需求；联合卫生、工商、公安等部门推进中医养生保健服务机构准入试点工作；对中医“治未病”工作实施情况进行全面总结，梳理工作成效，宣传推广经验，加强示范引领。三是进一步加强中医预防保健服务技术体系建设。积极推广应用中医养生保健技术操作规范和常见疾病高危人群中医预防保健服务技术指南，加快中医健康评估和干预的技术产品的研发，丰富服务内容，提高服务水平。四是加强中医预防保健保障体系建设工作。制定中医预防保健服务人员认证标准并开展试点；加强部门协调，在“治未病”服务的报销政策、服务收费项目设立及收费标准等方面力争能够取得政策突破；同时，加快推进“治未病”研究工作，切实组织好“治未病”科研规划的实施。五是推进区域中医预防保健服务体系建设。深入开展区域中医预防保健服务试点工作，探索其工作机制和模式，制定区域中医预防保健服务体系指南，指导区域“治未病”工作的开展。六是建立科学合理的效果评价体系。在居民健康水平、疾病负担、社会负担、国家受益等方面加强评价，建立被学术界普遍接受的“治未病”预防保健效果评价方法和体系。

（六）以筑实中医药发展的群众基础，发展中医服务为目标，大力加强中医医院中医药文化建设

近年来，国家中医药管理局高度重视中医医院中医药文化建设工作，采取了一系列措施积极加以推动。制定印发了《关于加强中医医院中医药文化建设的指导意见》和《中医医院中医药文化建设指南》，组织编写了《中医医院环境形象建设范例》；在中医医院管理年活动和中医医院评审标准中将加强中医医院中医药文化建设作为重要任务予以强调；在局政府网站开设了“中医医院中医药文化建设专栏”，交流各地建设经验；组织开展中医医院中医药文化建设试点工作并召开交流会等。各地中医药管理部门认真贯彻落实有关要求，积极推动，加强指导和督导。许多中医医院结合自身实际，认真研究，精心组织，积极开展中医药文化建设，取得了可喜的成效。

但由于种种原因，中医医院中医药文化建设还存在进展不平衡、内容与医疗保健服务结合不够紧密等问题。各地中医药管理部门要充分认识中医医院中医药文化建设的重要意义，准确把握中医药文化的内涵和实质，加快推进中医医院的中医药文化建设。要深入研讨“大医精诚”等核心价值理念，构建富有时代特征的中医药核心价值体系和医疗卫生职业精神；要探索践行体现中医药文化的行为规范，形成富有中医药文化特色的服务和管理风格；要充分展示具有中医药文化特征的环境形象，不断提高环境形象体系建设水平，不断丰富其内涵。

三、开拓创新，勇于承担，认真做好中医医政管理工作

（一）加强学习，注重对中医医疗服务发展的体制、机制、模式等政策和理论问题研究

医政工作涉及面广，政策性强，又直接关系人民群众的健康安全，要实现依法行政，科学管理，就必须加强学习，善于学习，了解和掌握卫生相关的管理政策，跟踪和把握医药卫生发展的趋势，全面了解基层，深入了解中医药服务的规律和特殊要求，才能做好中医医政管理工作。

同时要善于思考，加强研究，针对目前以及长期以来影响和制约中医医疗保健服务发展的体制性、机制性的问题，加强对中医药发展的规律性、理论性问题的研究，争取不断取得新的突破，形成系统认识和政策依据。虽然经过多年的实践和近些年的改革创新，我们对保持和发挥中医药特色优势，加强中医药医疗服务的发展，提出了一系列新的管理思路，形成了一系列行之有效的政策措施和具体规定，也取得了较大的成效，但在医改不断深化推进、现代医学迅猛发展和医疗管理日趋规范化、精细化的背景下，中医药服务的发展不断面临新的问题，需要我们去认真研究解决，比如：中医医院的功能定位和发展模式，中医医疗服务的方式，中医医师的执业范围，中西医结合的学科特点及医院发展模式，民族医药的现代发展路径，中医“治未病”服务的发展思路和管理政策，以及有利于中医和民族医服务发展的价格形成、补偿机制、医保支付方式等等。对于这些关键的问题，由于我们系统目前没有专门的研究机构，在理论研究和实践经验的归纳总结上都很不足。由于中医药的显著特点，现代医疗服务管理的研究成果不可能针对中医药的特殊性，必须依靠我们自己加强研究，这样的任务不仅是政策法规部门的职责，也是我们中医医政管理工作者的重要任务。如果这些根本性的基本问题不解决，理论没有搞清，我们的制度设计和政策制定就缺乏有力的依据，争取政策和项目就缺乏说服力，如果这些问题不能得到尽可能快的解决，中医药事业和学术发展就会受到很大的影响。所以希望大家在医政工作中进一步加大这方面的理论研究和实践探索。

（二）强化责任，扎实推动对已形成的文件和工作部署的落实

近几年，中医药事业发展态势很好，中央和各地制定出台了一些

支持和促进中医药事业发展的文件，中央给予中医药前所未有的经费和项目支持，相关部门制定出台了一系列配套的政策，这些都为中医药医疗保健的发展提供了良好的发展条件。

特别是在医改配套文件中，我们争取到一系列鼓励中医药服务提供和使用的政策。这些政策的落实，需要我们管理部门更加主动工作，加强沟通协调，充分用好政策，使这些政策真正发挥作用。

为了发挥中医药的特色优势，充实中医药的服务内涵，提高服务能力，国家中医药管理局也制定了一系列的管理工作文件，这些文件是在总结以往的经验和做法基础上形成的，是我们大家共同在实践中创造积累的成效行之有效的共识。我们与有关部门积极沟通协商争取到的诸如临床重点专科建设、医疗机构能力建设、重点中西医结合和民族医医院建设等重点项目，非常来之不易。这些文件和项目的贯彻和实施必将对中医药医疗保健服务机构及其内涵建设产生积极作用和深远影响。

因此，希望大家按照文件和项目要求，本着为中医药事业和老百姓健康高度负责的态度，强化任务和计划落实，加强督导检查和指导帮助，要注意了解和及时反映文件实施和项目执行过程中出现的主要问题，立足实践，共同研究，提出建设性意见和解决对策，同时要注意政策落实和项目实施的成效总结，推动事业不断发展。

（三）加大力度，积极推进中医药系统医改工作任务的落实

深化医改是目前医疗卫生的首要任务，也是医政工作的重要任务。中医医政管理部门要进一步关心医改、重视医改，积极参与医改、推进医改，加大力度，尽职尽责，积极推进中医药医改各项工作任务的落实。

要完善组织机构，充实工作人员，明确职责任务，确保医改日常工作高效运转起来。为了更好地落实医改任务，推动中医药作用的发挥，我局在去年调整充实了局医改办公室的人员，进一步明确了职责任务，完善了组织管理结构，进一步强化了中医药医改工作力度。希望各级中医药管理部门也都要有明确的医改办事机构，配备相应的专职或兼职工作人员，确保医改有关工作落到实处。

要加强督导检查、信息报送和舆论宣传工作。要建立健全中医医改工作督查制度、信息报送制度和重大问题及时沟通协调制度，确保有利于中医药事业发展的重大政策精神得到全面贯彻落实，确保影响中医药工作开展的各类重大问题能够及时、客观地上传到决策部门，做到上下联动，努力争取在最短的时间内妥善解决。要切实加强舆论宣传工作，坚持正确的舆论导向，广泛宣传医改中充分发挥中医药作用的重大意义和主要政策措施，正确合理引导社会预期，增强改革信心，使这项惠及广大人民群众的重大改革深入人心，为深化改革营造良好的舆论环境。

（四）善用抓手，促进中医医政工作的再上新台阶

深入开展“三好一满意”活动是中医药系统推动创先争优活动深入开展的重要载体。2012 年，全国中医医政管理部门要认真学习贯彻胡锦涛同志的“七一”讲话和党的十七届六中全会精神，学习李源潮同志对医药卫生系统为民服务创先争优的要求，贯彻落实中央的部署要求，切实充分调动和激发广大中医医务工作者的积极性和主动性，把开展“三好一满意”活动与落实医改任务、加强中医药文化建设、发展中医医疗保健服务等相结合，把为民服务创先争优落实在具体工作中，体现在岗位行动上，切实提高中医药临床疗效，着力解决人民群众关心的看病就医问题，把受人民群众欢迎的中医药工作干得让人民群众更满意。

做好中医医政工作，要深入基层，深入医疗服务的一线，能够静下心、舍得花时间进行有计划、有目的的调查研究，要保持高度的敏锐性和洞察力，善于从基层和一线发现典型，要加强对典型人物和事物的剖析，总结经验，提炼规律，加强推广。要尊重基层同志们的首创精神，依靠基层，问计于基层，对基层的创造和探索，不论是管理方面和技术方面的，都要积极鼓励，认真对待，形成上下同心、齐心协力、团结一致促发展的工作局面，努力营造全社会共同关心、理解、支持和信任中医药的良好氛围。

要进一步加强中医医政管理队伍建设。要关心医政管理人员的学习、工作和生活，加强对他们的培训、锻炼和成长，不断提高医政管理干部的自身素养，提高理论水平、政策水平和管理水平。要加强对中医药系统不同岗位参与医改人员的培训，促进他们全面了解医改的总体要求和政策措施、发展趋势，深刻了解医改方面中医药的政策要求，用好用足政策。要开展中医医院院长的职业培训，促进院长职业化和专业化，推行持证上岗，提高中医医院的科学化、规范化管理水平，不断适应现代医疗发展的趋势和要求，更好地发展中医医疗保健服务。要抓紧修改完善中医医院工作制度和人员职责，弘扬大医精诚的医德风范，规范服务行为，改进行业作风，树立良好形象，促进医患和谐，创造中医医疗保健服务的良好环境。

全面实施《中医药事业发展“十二五”规划》开创中医药事业发展新局面

——卫生部副部长、国家中医药管理局局长王国强在全面贯彻落实《中医药事业发展“十二五”规划》视频会议上的讲话(节录)

(2012年6月5日)

《中医药事业发展“十二五”规划》(以下简称《规划》)已于不久前印发全国各地贯彻落实。召开这次专题会议，主要任务是提高认识，领会精神，统一思想，狠抓《规划》落实，推动“十二五”时期中医药事业又好又快发展。下面，我讲4点意见。

一、充分认识贯彻落实《规划》的重要性

第一，落实《规划》是实施国家经济社会发展战略的重要内容。中医药作为我国独具特色优势的卫生资源、文化资源和科技资源，在我国经济社会发展中的地位不断提升，影响日益扩大。党的十七大报告提出要“坚持中西医并重”、“扶持中医药和民族医药事业发展”。《中华人民共和国国民经济和社会发展第十二个五年规划纲要》将“支持中医药事业发展”作为“十二五”重要内容和“完善基本医疗卫生制度”的重点任务。《国务院关于扶持和促进中医药事业发展的若干意见》(以下简称《若干意见》)明确指出要“加强对中医药工作的组织领导。根据国民经济和社会发展总体规划和医疗卫生事业、医药产业发展要求，编制实施国家中医药中长期发展专项规划”。编制实施“十二五”《规划》，是认真贯彻落实党中央、国务院扶持促进中医药事业发展的方针政策，继续抓住和用好我国发展的重要战略机遇期，开创中医药事业持续健康发展新局面，更好地为人民健康服务，为促进社会主义文化大发展大繁荣服务，为发展战略性新兴产业服务，为全面建设小康社会服务的战略举措和具体体现。对此我们应当统一思想，提高认识。

第二，落实《规划》是积极推动深化医改的重要举措。中央关于深化医改的意见强调要充分发挥中医药(民族医药)作用。作为深化医改第一个配套文件，《若干意见》明确提出了促进中医药医疗、保健、教育、科研、产业、文化全面发展的任务，是当前和今后一个时期指导我国中医药事业发展的纲领性文件。《规划》以在深化医改中全面贯彻落实《若干意见》为主线，明确了“十二五”中医药事业发展的指导思想、基本原则、发展目标、重点任务、重大项目和保障措施，系统总结了中医药参与医改的成功经验，对中医药更加全面深入地参与医改5项重点工作提出了明确要求，是“十二五”时期落实深化医改要求和《若干意见》的具体体现。对此我们应当高度重视，深刻领会。

第三，落实《规划》是推动中医药事业在“十二五”时期又好又快发展的重要保障。《规划》是在全面分析当前中医药发展面临形势、机遇与挑战、存在问题基础上，根据党中央、国务院发展中医药事业的方针政策和《中华人民共和国国民经济和社会发展第十二个五年规划纲要》、《卫生事业发展“十二五”规划纲要》编制而成的，阐述了“十二五”期间国家中医药事业发展的总体思路和工作重点，是政府履行制度、规划、筹资、服务、监管等方面职责的重要依据，是“十二五”我国中医药事业发展的重要指导文件。全面贯彻落实《规划》，对于推动解决当前制约中医药发展的困难和问题，进一步彰显中医药在深化医改、维护民众健康中的特色和优势，进一步提高中医药在经济社会发展中的显示度和贡献率具有重大意义。对此我们应当牢牢把握，坚决执行。

二、准确把握《规划》精神实质和主要内容

(一)准确把握《规划》的实施背景

“十二五”时期中医药事业发展环境发生了深刻变化。各级党委、政府对中医药事业发展的重视程度和推动力度不断加大，进一步加强了对中医药工作的领导和体制、机制建设，出台了许多扶持促进中医药发展的政策措施，加大了对中医药的投入，为中医药事业发展营造了良好的环境。广大人民群众信中医、用中药，对中医药知识和服务的需求日益增长。在深化医改中，中医药作为我国医药卫生事业重要特征和显著优势，发挥着越来越重要的作用。国际社会、现代医学模式越来越重视和关注中医药，为中医药提供了更加广阔的发展空间。从中医药自身特点出发提出的“整体思维、系统运行、三观互动、六位一体、统筹协调、科学发展”的思路创新了中医药工作的理念和方法。中医药呈现了良好的发展态势，

受到了社会和广大人民群众的欢迎。但我们也必须看到，中医药仍然存在着理论和技术方法缺乏创新，中医药学术水平和防病治病能力亟待提高等问题，在一定程度上形成了“倒逼机制”。因此，要充分认识到“十二五”是“创造发展条件，巩固发展模式”的关键时期，要按照《规划》总体部署和要求，保持清醒头脑，准确把握形势，珍惜发展机遇，真抓实干，进一步推动中医药“六位一体”全面协调发展。

（二）准确把握《规划》主题和主线

《规划》明确提出“十二五”时期，中医药事业发展“以推动和实现中医药事业科学发展为主题，以在深化医药卫生体制改革中全面贯彻落实《若干意见》为主线”。把握“中医药事业科学发展”这个主题，就是要进一步以人为本，把满足人民群众对中医药服务的需求作为中医药工作的出发点和落脚点，统筹兼顾，推动中医药医疗、保健、教育、科研、产业、文化“六位一体”全面协调发展；把握“全面贯彻落实《若干意见》”这个主线，就是要把贯彻落实好《若干意见》作为“十二五”时期中医药工作的重中之重，将党中央、国务院扶持和促进中医药事业发展的方针、政策和任务，通过《规划》的实施来实现好。

（三）深刻领会并努力实践“3个转变”

《规划》强调，“十二五”期间“坚持转变发展方式，突出特色与优势”，要“从单一的疾病治疗模式，转变为既重视疾病治疗，又重视预防保健、养生康复并融合一体的综合防治模式；从注重中医医院发展，转变为既重视医院发展，又注重门诊部、诊所等中医药服务的多种组织形态共同发展；从注重中医医院的规模扩张，转变为在继续扩大规模的同时更加注重特色优势建设和服务功能完善”。这是针对“中医药特色优势淡化，服务领域趋于萎缩”的问题，解决当前中医药生存与发展价值的战略选择，必须高度重视并在工作中努力加以实践。“综合防治模式”既是拓展中医药服务领域，充分发挥中医药优势的重要体现，也是以人为本，满足广大人民群众日益增长的医疗保健服务需求的必然要求，“中医药服务多种组织形态共同发展”要求我们以开放的心态发展中医药，“不求所有，但求所用”，鼓励和支持一切社会力量来发展中医药，为中医药赢得更广泛的社会基础和群众基础；“在继续扩大规模的同时更加注重特色优势建设和服务功能完善”，要求我们对中医医院建设与发展必须坚持“两手抓，两手都要硬”，仅强调特色优势而不顾医院发展的现实条件，不是实事求是，也不能正确指导实践，但一味强调经济因素而忽略发挥中医药作用，那么中医医院将逐渐失去本质特征和存在的价值，最终影响民众健康需求与中医药事业发展。

（四）准确把握和科学实践《规划》发展目标

《规划》提出的“十二五”中医药发展总体目标和主要任务指标，是在综合分析全国各省、自治区、直辖市中医药发展现状以及近十年来发展趋势基础上，科学论证后确定的。一些指标，如“95%以上的社区卫生服务中心和90%乡镇卫生院设立中医科、中药房，70%以上的社区卫生服务站和65%以上的村卫生室能够提供中医药服务”任务指标已经纳入国家“十二五”期间深化医药卫生体制改革规划。由于《规划》提出的是全国发展水平指标，因此在贯彻落实时要坚持因地制宜，分类指导，不能搞“一刀切”。每个省份的实际情况不同，部分省份已经达到《规划》提出的某些任务指标，有的省份离任务指标差距还较大，在“十二五”完成有较大的困难。要充分认识《规划》确定的指标任务在事业发展中的关键、引领性作用，紧紧围绕《规划》确定的指标任务加倍努力。已达标的，要进一步巩固并提出更高的标准，在全国发挥好示范和带动作用；差距不大的，要在“十二五”期末争取达标；差距确实较大的，要仔细分析原因，找准关键问题，突出工作重点，努力实现发展目标。

（五）全面组织实施重点任务和重大项目

《规划》明确了“十二五”中医药事业发展的11项重点任务，分别是：①以城乡基层为重点，加强中医医疗服务体系建设（7项重点项目）；②积极发展中医预防保健服务（3项重点项目）；③加强中医药卫生应急和重大疾病防治网络建设（5项重点项目）；④推进中医药科技继承与创新（3项重点项目）；⑤加强中医药人才队伍建设（9项重点项目）；⑥提升中药产业发展水平（4项重点项目）；⑦加快民族医药事业和中西医结合发展（5项重点项目）；⑧繁荣发展中医药文化（7项重点项目）；⑨加强中医药法制和标准化、信息化建设（5项重点项目）；⑩积极开展中医药对外交流与合作（5项重点项目）；⑪促进中医药服务贸易发展（3项重点项目）。与以往相比，《规划》首次将“中医预防保健服务”和“中医药服务贸易发展”作为重点任务单独列出，并且对“十一五”时期提出的“加强中医药重大疾病防治”、“加强中医药文化建设”任务在《规划》中予以强化，要求建设形成重大疾病防治网络，促进中医药文化繁荣发展，这些都是新时期、新阶段对中医药事业发展的新要求，具有鲜明的时代特征。为确保每项任务有抓手，见成效，《规划》针对每项任务都设置了重点专栏，明确了重大项目（工程）。根据《规划》，“十二五”将陆续组织实施包括中医医院标准化建设工程、市县级中医医院能力建设项目、中医重点专科（专病）建设项目、中医药优势特色教育培训基地建设工程、全国中药资源普查及试点项目、中医药标准支撑体系建设工程、中医药国际合作平台建设工程等在内的共计56个项目（工程）。这些项目已基本完成实施方案编制并形成了规划项目库，我局正在抓紧与财政部、国家发展改革委、卫生部等各有关部门沟通和协调，争取早日组织实施。在财政部、国家发展改革委等中医药工作部际联席会议成员单位大力支持下，截至目前，“十二五”期间中央财政已安排专项资金逾90亿元，用于《规划》重点项目实施。各地要精心组织，紧密配合，确保重点任务和重大项目在本地区得到有效执行和落实，取得推进本地区中医药事业发展的最大效益。

三、全面推进《规划》贯彻落实

（一）切实加强对《规划》贯彻落实的组织领导

各地中医药管理部门要把贯彻落实《规划》摆在重中之重的位置，由一把手亲自负责，并落实到专门机构和专门人员，及时制订工作方案，及时研究解决《规划》执行中的问题，认真落实各项政策措施。要充分发挥省级中医药工作协调机制组成单位的作用，加强落实《规划》的统筹协调。及时召开本省贯彻落实《规划》会议，形成推动中医药事业发展的良好氛围。

（二）认真做好《规划》与本省相关规划衔接落实工作

各省级中医药管理部门要高度重视将《规划》纳入本省总体规划和相关专项规划中执行和落实，善于借势，趁势发展。已经颁布实施规划的省份，要积极争取将国家《规划》有关内容纳入每年具体工作中安排落实；正在研究制定规划的省份，要以国家《规划》为依据，在规划中对“十二五”中医药事业发展提出相应的任务和要求。

（三）及时分解《规划》指标任务，分年度分领域逐步落实

各省级中医药管理部门要按照《规划》的总体部署和要求，结合本省中医药工作实际，提出本省贯彻落实《规划》的细化工作方案，对一些指标任务的落实要进行认真分析，按照不同年度，并分成中医药医疗、保健、教育、科研、文化、产业等不同领域，明确工作目标和具体措施，因地制宜，分类指导，逐年逐项贯彻落实。

（四）加大投入力度，创新落实《规划》的体制机制

“十二五”期间，中央财政将进一步加大投入力度，支持《规划》落实。各省级中医药管理部门也要积极争取政府逐步增加对中医药事业投入，为《规划》落实提供应有的物质保障与条件。各地要注重发挥自身优势，与其他地区优势互补，在贯彻落实《规划》中力争出亮点、出典型、出经验，努力形成“十二五”中医药事业发展“百花齐放”局面，使各地中医药发展更富有创造性，充满生命力，让行业内外和广大人民群众切实体会和感受到中医药的发展和进步带来的好处。

（五）科学管理，不断提高《规划》执行能力与水平

各地中医药管理部门要将《规划》执行纳入常态化工作管理，分解落实方案要明确工作职责、时间进度和质量要求。加强与地方规划、年度计划衔接，充分体现规划发展目标和重点任务。实行规划年度监督、中期评估和终期检查制度。建立动态评估机制，强化规划实施情况的动态跟踪分析，并依照相关程序适时对规划内容进行调整。加强《规划》学习与宣传，充分发挥新闻媒体作用。不断完善和优化规划实施方案和实施手段，促进规划目标顺利实现。

四、切实提高中医药预算执行能力和水平

一是认清形势，高度重视。据财政部国库数据显示，2012年1～4月，全国中医药科目执行额度仅为上年同期的89%，部分地区执行额度低于上年同期的50%，排名靠后的6个省份：山西（13%），吉林（24%），内蒙古（25%），山东（26%），福建（37%），云南（38%）。对比财政序时进度要求，当前中医药科目的预算执行进度严重滞后，和卫生等其他科目的平均预算执行进度的差距很大，中医药财政预算执行面临着非常严峻的形势。截至目前，财政部已多次对中医药预算执行工作提出了严厉的批评，中医药预算执行已在一定程度上影响了中央财政对中医药的投入。

二是提早谋划，抓好重点。各地中医药管理部门要早打算、早动手，把相关工作尽量往前移，提前做好预算执行的前期准备工作，在严格履行有关程序的前提下，尽量督促有政府采购项目的承担单位最大限度提前开展工作，细化预算执行方案，尽早开展标书编写、市场调研和招标代理机构选择等前期工作，提高各环节的工作效率。

三是完善制度，创新机制。首先要建章立制，形成预算执行长效机制。包括将年度预算执行情况纳入年终考核指标，切实加强考核机制建设；狠抓落实，切实强化预算执行责任制；进一步强化预算执行与预算统筹安排相挂钩的工作机制；继续按月通报执行情况；进一步加强预算执行约谈制度等。2011年我局建立了面向中央转移支付中医项目预算经费监控通报平台，取得积极效果；2012年各地要更好地利用这个平台，继续强化中央转移支付中医药项目经费监控。其次要重视人才培训，提升预算执行管理水平。各省中医药管理部门要有专门负责中医药预算执行的业务人员，要继续在创新方法、创新机制上下工夫，多思考，多研究，提出一些建设性的管理思路和意见，在此基础上完善预算执行管理工作机制，同时高度重视财务人员培训，充实财务人员队伍，不断提高财务人员队伍的业务素质和工作能力。

四是明确责任，形成合力。预算执行管理工作是一项系统工程，不仅涉及中医药管理部门和财政部门之间的关系，还涉及项目主管部门和项目承担单位以及项目具体承担主体之间的关系。预算执行是一盘棋，各地中医药管理部门要加强与当地财政部门的沟通协调，主动反映情况，听取意见，争取指导，密切合作；要将预算执行的责任要进一步分解到每一个预算执行的主体，并督促其分解到项目，做到各司其职、各负其责，明确责任，抓好落实，加强考核。

五是加强考核，突出绩效。中

医药事业事关民生，社会关注度高，近年来财政投入力度不断加大，我们花钱不仅要花得及时，还要花出效益。推进预算支出绩效评价工作，是下一步深化预算改革的重要内容。要逐步建立健全绩效目标设定、绩效跟踪、绩效评价及结果运用有机结合的预算管理机制，实现全过程预算绩效管理。下一步，我局将建立绩效考评结果与资金分配挂钩的机制，制定考评工作规划，按规划完成考评工作，在安排财政预算时充分考虑绩效考评因素。

六是在保证资金安全、规范、高效使用的基础上加快预算执行进度，杜绝“突击花钱”。各地中医药管理部门在认真开展组织管理，保障财政预算执行工作机制有效畅通的同时，一定要杜绝突击花钱、违规支出等行为。坚持把提高资金使用效益作为加快预算执行进度的落脚点，防止简单的库款“搬家”，防止“以拨代支”、虚列支出等违规行为，做到资金管理与提高效益相统一。各地中医药管理部门一定要常抓不懈、营造氛围，注重日常支出行为的规范管理、制度制约，不断提高财务管理水平。

为确保政策和措施落实到位，我局将对各地预算执行采取激励和制约措施：一是将中医药财政预算执行作为评价各省中医药管理工作的一项硬指标，实行“一票否决制”；二是认真执行通报制度。会后我局将按季度通报各省执行情况并排名，对达不到国家执行进度要求、排名靠后的省份将通报批评；三是坚决将预算执行与预算安排挂钩。对预算执行不到位但有一定改进的省份，将在明年核减30%～50%正常预算资金，对预算执行不到位并且没有明显改进的省份，将在明年核减50%以上正常预算资金；四是对部分预算执行不好省份的项目资金回收并统筹安排。近期我局将会同财政部对各省预算执行情况进行督导检查。按照财政部考核时限要求，对截至今年9月底预算执行进度在全国排名后10位的省份，我局将会同财政部按照《中央部门财政拨款结转和结余资金管理办法》核减其低于序时进度的当年项目资金，并和以前年度结余项目资金一起回收，重新进行统筹安排，优先安排预算执行进度快、资金使用效益好的省份。

卫生部副部长、国家中医药管理局局长王国强在全国“治未病”预防保健服务试点单位第七次会议上的讲话（节录）

（2012年6月19日）

一、试点先行，稳步推进，“治未病”工作取得明显成效

（一）“治未病”理念逐步深入人心，认识不断深化

“治未病”工作是一项需要全社会参与的开放性工作，认识“治未病”、了解“治未病”，是社会接受“治未病”、欢迎“治未病”的前提。为了营造有利于“治未病”发展的社会环境，推动试点工作，国家中医药管理局围绕“治未病”主题开展了一系列富有成效的宣传推广工作，成功举办了3届“治未病”高峰论坛和6期“治未病”系列专题讲坛，利用中医中药中国行和进社区、进乡村、进家庭“三进”活动的工作平台，大力推进中医预防保健服务进社区、进乡村、进家庭，宣传“治未病”理念，普及“治未病”知识；与国家新闻出版总署合作加强对养生保健类出版物的管理，开展优秀中医药文化科普图书推荐活动，向社会推出优秀的养生保健科普图书，不断满足群众对养生保健知识的需求。北京、辽宁、安徽、河南、广西等省份中医药管理部门还专门组织编写出版了《中医养生保健手册》等书籍。各“治未病”试点单位也采取各种群众喜闻乐见的方式宣传中医药养生防病知识，介绍中医药养生保健适宜技术和方法。另外，无论在中央媒体还是在各地方媒体都采取不同的形式举办了中医养生保健讲座、讲堂，推动了中医“治未病”科普知识的宣传和普及。

通过各种形式的宣传推广，“治未病”的理念得到广泛传播，社会对“治未病”的认知度、认同性和欢迎程度不断提高，社会影响明显扩大。与此同时，群众对中医“治未病”知识、技术、方法的需求进一步扩大，各类服务提供机构“治未病”的服务量明显增大，社会中医养生保健机构数量明显增多，中医预防保健产品不断涌现，中医药养生保健旅游这一新兴产业也伴随中医“治未病”的发展而取得新的进展。

通过几年的实践，各级党政领导对中医“治未病”工作的支持力度和重视程度进一步提高，中医“治未病”已作为重要内容列入了各地中医药服务体系建设规划之中，甚至投入了专项资金。行业内机构和人员对“治未病”重要作用和意义的认识逐步加深，思想观念有了较大转变，开展“治未病”工作的信心明显增强，积极性不断提高。

（二）“治未病”服务提供平台建设逐步加强，服务网络逐步形成

加强“治未病”服务提供平台建设，规范开展“治未病”服务是

构建中医预防保健服务体系的重要任务。5年来，“治未病”预防保健服务试点范围不断扩大，覆盖面逐步扩展，服务的可及性不断提高。截至目前，我局共遴选确定了4批、173家“治未病”预防保健服务试点单位，涉及全国31个省（区、市）、局直属直管医院和部队系统。既有中医医院、中西医结合医院、民族医医院、综合医院、专科医院，也有社区卫生服务中心、乡镇卫生院、疾病预防控制机构、妇幼保健机构和疗养院，还有社会独立中医养生保健机构；既有政府举办的，也有非政府举办的。各试点单位不断加强内涵建设，普遍建立“治未病”科室（中心），从科室规划布局到设备配备，从队伍建设到服务内容，都在不断完善和提高，大多数试点单位结合本地和自身实际，充分发挥中医预防保健特色优势，积极开展以中医体质辨识为基础的规范化“治未病”服务，在服务理念、思路、方法、机制以及模式等方面积极探索和总结，服务方式和内容不断拓展和丰富，服务技术和流程逐步规范，服务水平明显提升，服务对象的满意度不断提高，初步搭建了中医特色明显、技术适宜、形式多样、服务规范的“治未病”服务提供平台。

同时，社会独立养生保健机构也得到了快速发展，据《中国保健服务产业发展蓝皮书》统计，目前，我国大大小小的保健服务企业总数已达140余万家。为规范中医养生保健服务市场，加强社会中医养生保健服务机构管理，促进中医养生保健事业的健康发展，我局在全国21个地区开展了中医养生保健服务机构准入试点工作，探索开展中医养生保健服务机构准入管理的方法、途径、机制和模式。河北省保定市联合工商、公安、社保、物价、广电等部门整顿规范中医养生保健和中医美容市场，全力打造中医药养生保健准入示范区。北京市东城区和上海浦东新区制定管理办法，加强辖区内中医养生保健服务机构负责人和从业人员培训，并成立了中医药养生保健协会，在规范服务标准、促进行业健康发展方面进行了积极的探索。

另外，我局积极推进区域“治未病”预防保健服务试点工作，先后在全国确定了57个地区，探索区域中医预防保健服务工作的机制和模式，目前，在总结各地工作经验的基础上组织起草了《区域中医预防保健服务工作指南》，以指导各地区域“治未病”试点工作。一些地区注重区域内不同机构之间的协调与合作，通过资源共享、优势互补，推进了区域中医预防保健服务体系建设。上海市长宁区按照“一个借助、两个依托、两个中心、十个基础、横向联合”的思路，对区域内“治未病”服务提供机构统一设计规划。上海市闸北区提出“关口前移治未病，重心下沉到社区”，形成了“1+3+3+9”的“治未病”服务网络。

除此之外，一些省市还积极开展了省级“治未病”试点工作，一些没有纳入试点范围的单位也在积极开展“治未病”工作。

总体来讲，通过5年试点工作，“治未病”服务范围由点到面，不断扩大，“治未病”服务提供体系逐步形成，区域性“治未病”服务网络构建取得初步进展。

（三）坚持高起点、规范化，探索中医特色健康保障服务模式

这几年来，我们一直强调中医“治未病”要坚持高起点、规范化，古人云“上工治未病”，要做好“治未病”相关工作，要求是很高的，就要从一开始防止“治未病”的庸俗化、低俗化，因此要制定规范，探索经验，通过试点，不断推出典型，形成示范。建立中医特色预防保健服务体系，开展“治未病”服务，是一项创新型的健康保障服务，没有现成的模式可以借鉴，必须创新模式，否则难以做到高起点、规范化，难以实现可持续发展。以“治未病”为核心理念，以个体人健康状态为中心，融健康文化、健康管理、健康保险为一体的中医特色健康保障服务模式（KY3H模式）是许多专家智慧和实践经验的结晶，是通过结构化设计、规范化模块的系列服务，全面防范疾病发生、发展、变化，并在经济上实现可持续的健康保障服务模式，是一种先进的健康保障服务模式，为“治未病”理念落实于社会实践开辟了道路，为建立既能满足当代人健康保障需求又在经济上可持续的社会健康保障体系提供了示范，为实现高起点、科学规范管理和服务奠定了基础。

上海长宁区、杭州拱墅区积极实践这一先进的模式，取得了可喜的成绩。一些KY3H“治未病”中心，在“治未病”试点工作中，按照中医特色健康保障服务模式下统一的服务准则、规范的服务流程、服务内容及有关技术操作要求，认真开展“治未病”服务，努力将高起点、规范化的原则落实在具体工作当中，服务的能力和水平不断提高，取得了宝贵的试点工作经验。

（四）强化“治未病”科学研究与技术开发，服务内容和手段日益丰富

“治未病”服务的开展需要坚实的理论和技术支撑。在科技部、财政部等有关部门支持下，“基于原创思维的中医健康状态认知理论与健康状态辨识研究”列入2010年“973”中医专项，国家投入1000万元；“十一五”支撑计划和行业专项课题，通过名老中医学术思想及古籍整理研究，发掘“治未病”相关内涵，目前已形成《中医养生学古籍整理丛书》、《中医养生学各家学说》《中医养生理论研究》及《名老中医养生保健经验研究》等书籍初稿，对今后的“治未病”服务发展及技术研究奠定了理论基础。

“治未病”服务的生命力，在于其服务的效果，这又取决于服务技术和产品的提供。随着“治未病”工作的不断推进，中医预防保健技术和产品的研发与推广工作不断加强，“治未病”服务的技术支撑能力进一步增强。

通过这几年有关科研项目的支持和“治未病”工作实践，传统的

服务技术和方法正在得到进一步的挖掘和推广，现代服务内容有了创新和发展。推拿、膏方、贴敷、艾灸、拔罐、刮痧、药浴、药膳、茶饮等传统养生保健方法运用进一步规范，体质辨识、经络调理、音乐治疗等新型服务手段广泛开展。太极拳、五禽戏、八段锦等强身健体的养生功法在群众中也得到进一步推广。“治未病”服务形式也由试点初期简单地将一种或几种中医预防保健技术方法的应用逐步转变为以个体人的健康状态为中心，充分体现个性化、系统化、全程化的服务。在技术产品不断丰富的前提下，一些地区和单位还积极探索了针对妇女、儿童、老年人、中年人的不同人群、不同健康状态的模式化干预方式，并取得了初步的效果。广东省佛山市南海妇幼保健院创新性地提出了女性孕前、男性育前、儿童等中医体质辨识调养，并通俗易懂地形容为“沃土、松土、育种、护苗”综合干预服务方案。

试点单位和有关机构加强合作，积极创新，以中医学为主体，融合现代科学技术方法，紧紧围绕健康状态辨识、评估、干预各个方面，整理挖掘、发展创制了体质辨识仪、五脏相音辨识仪、证素辨识仪、经络诊断仪、舌象仪、脉象仪等中医“治未病”服务产品和设备。这些设备在“治未病”服务中发挥了重要的作用，极大地增加了“治未病”服务的技术含量，丰富了“治未病”服务的手段和内容，在为“治未病”服务提供技术支撑的同时，也带来了良好的社会效益和经济效益。在首届北京国际服务贸易交易会期间，“海上中医”国际（远程）会诊平台、五音辨识仪、中医四诊仪等作为中医重大技术创新成果在核心展区展出，成为亮眼的内容。

为指导各地更好地开展“治未病”服务工作，我局组织制定了膏方、艾灸、穴位贴敷等12个中医养生保健技术操作规范，同时，着手开展了规范管理膏方、贴敷等中医养生保健技术服务工作。起草制定了高血压、高血脂、高血糖等11个常见疾病高危人群中医预防保健服务技术指南，根据不同类型人群的体质及辨证分型，形成系统的、多样化的辨识干预方案，初步建立了个体化和区域性效果评价指标体系，目前已广泛应用于各级各类中医医疗机构和社区卫生服务中心等基层医疗机构，并指导人民群众的自我养生保健。研究制定了中医预防保健服务人员准入标准，并开展了中医预防保健调理师考试试点工作。

与此同时，民族医药养生保健工作也得到了发展。中国民族医药学会藏医药分会成立了藏医药养生分会，开展藏医养生保健技术的挖掘整理和研究工作，宁夏也积极研究推广汤瓶八诊等回医保健调理技术。

（五）加强政策协调，“治未病”保障措施不断完善

中医“治未病”预防保健服务体系的建设，是一项开创性的工作，涉及现有医疗卫生政策的调整以及新的政策措施的制定。只有配套的政策保障措施，才能有力促进中医“治未病”工作的顺利开展和健康发展。我局和一些试点地区积极探索，推进政策保障体系建设工作，努力将“治未病”工作与现有政策有效衔接，逐步将“治未病”服务纳入现有的政策框架体系，同时也积极研究出台新的政策。

通过协调，《国家基本公共卫生服务规范（2011年版）》新增了儿童保健的中医药服务要求，细化了高血压、2型糖尿病患者健康管理中医药服务要求，制定了儿童、孕产妇、老年人及高血压、糖尿病患者中医健康管理技术规范，同时启动了基本公共卫生服务中医药服务项目试点工作。各地将普及中医药文化、推广应用中医药预防保健方法和技术作为促进公共卫生服务均等化的重要措施，研究探索将中医药服务纳入基本公共卫生服务项目的有效途径，发挥中医药在健康促进中的优势和作用。

甘肃在全省疾病预防控制机构设置中医科，并将中医“治未病”内容纳入基本公共卫生服务项目，要求中医药内容在居民健康档案和健康教育中分别不少于20%和30%；山东青岛按照人均10元标准安排专项资金用于55岁以上老年人中医体质辨识；河北石家庄要求不低于10%的公共卫生服务项目经费用于中医药；浙江杭州拱墅区将每人25元公共卫生费用中的10元用于中医药服务项目。

上海市长宁、闸北、浦东新区建立了政府对“治未病”试点工作的引导投入机制，整合多方资源，加大对中医药的投入力度，将中医预防保健服务体系建设纳入区域公共卫生服务体系，有力保证了区域内中医预防保健服务的经费投入。

广东省积极推动政策和制度创新。2007年11月，我局确定广东为中医特色预防保健服务体系建设试点省，广东省委、省政府从全局和战略高度，做好政策衔接，推动政策突破，将“治未病”健康工程作为推进中医药强省建设的重要工作来抓，明确提出要“率先建立健全中医‘治未病’预防保健服务网络”。同时，积极探索价格政策在引导资源配置和调节利益关系方面的独特功能，出台了《关于中医“治未病”试点单位试行医疗服务收费的通知》，明确了中医体质辨识、中医健康调养咨询、中医经络检测等12项“治未病”服务项目价格，率先在全国开展了“治未病”服务的收费试点，并将“治未病”纳入了医保门诊报销范围，保证了“治未病”健康工程的可持续发展。

“治未病”试点工作开展5年以来，在大家的努力下，在有关部门的支持下，取得了很大的成绩，但我们也清楚地认识到，中医“治未病”是一个非常复杂的系统工程，有关工作才刚刚起步，还存在着一些突出的问题。比如，我们对中医“治未病”的理论研究和学术讨论还十分欠缺，没有理论和学术的引领，中医“治未病”是走不远、不深入的，中医“治未病”理论的研究应该比中医“治已病”理论的研究更深入，才能更好地指导“治未病”工作的开展。又如，我们对中医“治

未病”的方法、技术、产品、路径等方面的研究、总结还不够，对中医“治未病”的适宜人群、适宜技术以及疗效评价等方面的研究、总结还不够，对各地包括公立中医医院等机构的“治未病”试点和民营社会机构开展中医预防保健服务的模式的探索、总结还不够，推出的典型还很少。另外，保障“治未病”工作开展的相关政策措施还不够健全，“治未病”服务机构、人员以及技术、服务的规范管理还比较滞后，在一些地区和一定程度上存在着“治未病”泛化、庸俗化的现象。

1. 坚持将满足人们的健康需求作为开展“治未病”工作的出发点和落脚点。

“治未病”试点工作是在人们健康观念发生转变，健康意识不断增强，对保障健康、预防疾病、提高生活质量乃至生命质量的需求日益增长的背景下启动的。在现代医学技术已经十分发达的今天，单纯依靠医疗还不能完全解决人们的健康问题，我们的医院更不可能包治百病，我们的医疗保障体系还不能保障人们个性化、多样化的医疗需求。人们多样化的健康需求就是我们工作的立足之处。“治未病”工作之所以取得如此快速的发展，就是因为我们始终坚持以满足人们的健康需求、维护和促进健康为宗旨，坚持从群众的切身利益出发，注重发挥中医药简、便、廉、验的优势，花小钱而为人们谋取更大的健康效益，从而受到了广大人民群众的欢迎和信赖。在此基础上，我们又以“治未病”的理念引导了人们的需求，促进人们逐步建立正确的健康观念和健康意识。5年来的工作实践证明：坚持将满足人民群众的健康需求作为开展“治未病”工作的出发点和落脚点，是我们取得成绩的根本原因。

2. 坚持以现有医疗卫生服务体系为依托是现阶段开展“治未病”工作的重要形式。

“治未病”工作的开展需要借助一定的服务载体，依托现有医疗卫生服务体系是目前开展“治未病”工作的重要形式。一方面要依托现有医疗卫生机构，通过建立“治未病”科室或“治未病”中心等方式逐步构建起“治未病”服务平台，利用现有的医疗服务政策和医保政策，将“治未病”服务在医疗服务体系框架下作为医疗服务功能的延伸，发展“治未病”服务；另一方面要与基本公共卫生服务紧密结合，将“治未病”纳入公共卫生工作范围，依托专业公共卫生机构和社区卫生服务机构以及乡镇卫生机构，以公共卫生服务的政策和项目为保障，促进“治未病”服务向基层和不同领域渗透。同时，依托社会中医养生保健机构，通过个人消费，以个性化、多样化、便捷化的服务满足不同人群的“治未病”需求已成为越来越重要的服务形式。

3. 坚持发挥医疗机构的智力资源和技术资源优势是支撑“治未病”服务的关键。

中医学是整体医学，历史上中医医疗、保健、预防没有明确界限，传统中医师同时承担着医疗、保健、预防等多项职责，同时“治未病”思想又贯穿于中医诊疗活动始终。目前医疗机构拥有着雄厚的医疗技术资源和智力资源，中医的保健技术许多同时又是医疗技术，开展“治未病”服务离不开医疗机构在人员和技术方面的有力支撑。要进一步彰显“治未病”服务的效果，需要依托现有医疗机构尤其是中医医院和中医医师在中医诊疗技术操作规范、技术培训推广和产品研发等方面发挥主要的“主力军”作用。只有充分发挥了他们的技术支撑作用，才能不断提升“治未病”服务能力和水平。

4. 坚持“高起点、规范化”是推动“治未病”工作持续健康发展的根本要求。

“治未病”不仅是一种理念，一种方法和技术，更是一个需要不断构建完善的完整体系，是一项开创性的工作。试点初期，我局就明确提出要坚持“高起点、规范化”的基本原则，使“治未病”工作从起步就站在新的高度，以较高的认识水平、全新的理念和较强的全局意识不断推进试点工作，尽量避免出现泛化、庸俗化的倾向。5年来，中医“治未病”的实践证明：坚持“高起点、规范化”的基本原则，有利于在当前的经济社会和医疗环境下，通过规范化、高水平的服务更好地满足人民群众的需求，促进“治未病”工作的持续健康发展。虽然目前的实际工作距离这样的要求还有一定差距，但坚持“高起点、规范化”推动“治未病”可持续发展已经成为越来越多人的共识。

二、统一思想，坚定信心，深化对“治未病”的再认识

（一）充分认识“治未病”对未来医学发展的引领作用

“治未病”是一个既古老又前沿的命题。作为中医药的基本法则与核心理念之一，“治未病”体现了中医药学先进的医学思想、鲜明的特色优势。从“治病”到“治未病”，一字之差，蕴涵着深刻的变革，其核心是理念的变革。即坚持以人为本，从以疾病为中心，转向以人为中心；从以疾病的诊断、治疗为中心，转向以维持、促进人的健康为中心。“治未病”又是一个现代的世界性课题。它适应现代医学模式转变和医学目的调整的趋势，符合中医自身发展的实际需要，满足了人民群众预防疾病、追求健康的现实需求。从这个意义上讲，“治未病”引领人类健康的发展方向。

“治未病”是一种积极主动的生命观、健康观和方法论，在医学模式转变和医学目的调整的形势下，极具先进性和超前性。“治未病”内涵丰富而深刻，既包括了现代预防保健的内涵，又不完全等同于现代医学意义的预防保健。

“治未病”在方式和思路上，追求向“内”求效果，注重正气在健康维护中的作用，即“正气存内，邪不可干”，强调通过外在的辅助手段，激发人体的自我调节、自我平衡能力，以达到祛除疾病、恢复健康的目的；同时还十分注重人与自然、与社会的和谐统一，要求主动适应环境，维护整体平衡。这种理念与现代医学注重预防接种、清除和控制自然环境中的不良因素的方式思路完全不同，因而在具体的方法手段上也有着很大的区别。

此外，医疗机构“治未病”科室（或中心）的功能定位和任务，也与基层医院所设立的预防保健科完全不同。

积极推进“治未病”健康工程，对发展中医药事业具有重大的战略意义。积极发展“治未病”服务，是中医药事业又好又快发展的重要内容。随着“治未病”相关理论、技术及产品在实践中的不断应用，将会进一步促进中医药的继承与创新。以“治未病”为核心理念指导的中医养生理论和技术方法，是中华民族独特的健康文化，开展中医“治未病”服务，已成为传播中医药文化的特殊载体。

（二）充分认识“治未病”对深化医药卫生体制改革的重要作用

目前，我国正处于深化医药卫生体制改革的重要时期，改革的重点是医疗服务相关体制和机制的调整和完善，目的是建立健全覆盖城乡的基本医疗卫生制度，以最小的成本取得最大的健康服务效益，更好地满足人民群众的健康需求。我国作为经济欠发达国家不可能在医疗保健体系建设上走西方发达国家高投入的路子。充分利用中医药资源，充分发挥中医药作用，充分彰显中医药优势，有利于建立健全覆盖城乡的基本医疗卫生制度，有利于开辟一条供得起、重预防、可持续的中国特色医药卫生发展道路。陈竺部长在今年的全国医改工作会议上指出：“深化医改为中医药发展带来契机，中医药发展为医改提供重要动力”，对中医药参与医改并发挥的作用给予了充分肯定，也对在今后深化医药卫生体制改革中继续发挥好中医药的作用寄予了希望。

要实现医改的目标，也决定了我们不能继续走重医疗轻预防的路子。进一步贯彻落实预防为主的卫生工作方针，充分发挥中医“治未病”的作用，将健康促进和健康维护放在卫生工作的重要位置，将有限的卫生资源和卫生费用投入到养生保健、重大疾病的预防、慢病的早期干预和健康管理，促进医药卫生工作关口前移，使人们不得病、少得病、晚得病、不得大病，是我国唯一可行的医改道路。

实践也证明，“治未病”服务以其“简、便、验、廉”的独特优势，可以减轻全民的医疗卫生负担，降低国家的医疗卫生费用支出，符合医改的目标要求，其作用也越来越得到各级卫生及有关管理部门的认可。

当前，正值深化医药卫生体制改革的关键时期，贯彻落实《国务院关于扶持和促进中医药事业发展的若干意见》，继续推进“治未病”健康工程，发展“治未病”服务，必将对我国医改任务的完成和医改目标的实现发挥更大的作用。

（三）充分认识“治未病”对我国经济社会发展的独特作用

“十二五”时期，我国进入了全面建设小康社会的关键时期和深化改革开放、加快转变经济发展方式的攻坚时期，更加注重以人为本，更加注重保障和改善民生。国家“十二五”规划纲要提出把基本医疗卫生制度作为公共产品向全民提供，并将支持中医药事业发展作为完善基本医疗卫生制度的重要内容，反映了中医药在发展全局中的地位不断提升。中医药养生保健不仅是重要的卫生资源，也是我国重要的经济资源，对于推动健康产业发展、创造更多就业岗位和机会、促进农业结构调整和农民创收、推动服务贸易发展都具有独特作用。

今年的4月26日，商务部、外交部和我局等14个部门共同发布了《关于促进中医药服务贸易发展的若干意见》，表明中医药服务贸易已正式纳入国家服务贸易总体战略框架，成为重要的组成部分。随着医学模式的转变和人们健康观念的变化，中医药的服务需求不断增加，中医药已成为国际医疗保健市场上的一个重要选择。“治未病”作为中医学伟大宝库中的奇葩，独具特色和优势，“治未病”的相关技术、产品和服务，在近年的中医药服务贸易中的独特地位不断得以体现，已成为中医药服务贸易产业链中不可或缺的一环。更主要的是“治未病”的理念及其先进、精深的内涵，将随着中医药服务贸易的发展得到更大范围的传播，这种贸易的发展，传播的不仅是中医理论、知识和服务，是中华优秀文化，而且传播的是一种健康的生活方式、一种强调平衡而非对抗的生活态度。我们有理由相信，中医药“治未病”服务作为在国际服务贸易领域具有独特比较优势的行业，在今后的服务贸易领域必将大有作为。

三、突出重点，凝聚力量，加快发展中医预防保健服务

（一）继续推动试点，加强分类指导

今年，国家中医药管理局又确定了70家机构为第四批“治未病”预防保健服务试点单位，加上前三批，“治未病”预防保健服务试点单位已达173家，范围涉及各个层级、各种类别的医院和各种性质的机构；新确定了52个地区为第二批“治未病”预防保健服务试点地区；选择了21个地区开展社会独立中医养生保健服务机构准入管理试点地区。如何保证这些试点真正出经验、出典型、出模式、出成效，除了鼓励各地方、各单位积极创新、探索，同时要加强经验总结，加强分类指导。

在今年启动的中医医院等级评审工作中，我们要求全国二级以上的中医医院必须建立“治未病”中心（中医预防保健科）。为加强对中医医院“治未病”工作的指导，医政司正在组织制定各级中医医院（含中西医结合医院、民族医医院）《中医医院“治未病”科建设与管理指南》；同时，为加强对城市社区卫生服务中心（站）、乡镇卫生院中医预防保健工作的指导和推动，正在组织制定《基层医疗机构“治未病”服务工作指南》；此外也在考虑制定《其他医疗机构“治未病”服务工作指南》，加强对各级妇幼保健机构、疾病预防控制机构、精神卫生机构、疗养院等机构的指导。另外，还组织制定了《区域中医预防保健服务工作指南》。这几个指南在这次会上讨论修改后，将分别在各个试点地区和单位试行，希望大家积极实践，同时也能不断创造和贡献新的经验。

为了增进各类试点单位之间的交流协作，医政司还决定成立“治未病”协作组，以加强联系，沟通信息，相互学习、交流经验，希望医政司完善组织管理，确定好牵头单位，明确协作任务，也希望大家积极参与协作组的活动，利用协作组这种好的方式，深入探索新的管理机制和工作模式，积极推进试点工作，取得更好的实效。

（二）加强研究创新，探索建立中医预防保健服务新机制和新模式

发展“治未病”，除了要依靠医疗机构，打造平台，提供服务，从长远发展趋势看，还要进一步发挥市场的主导作用，要大力发展社会非医疗性质养生保健机构，或医疗性质（营利性）的独立养生保健机构，以更好地满足不同人群、多层次、多样化的中医预防保健需求。

一是积极探索对社会养生保健机构管理的新机制。“治未病”健康工程实施以来，涌现出了一大批社会独立养生保健机构，成为中医预防保健服务提供平台的重要组成部分。如何加强这类机构的准入管理和服务运营，需要卫生、中医药管理部门与相关部门共同配合，采取切实可行的管理措施，加以规范、引导和扶持。医政司已组织制定了社会非医疗性质中医养生保健服务机构基本标准，并确定了21个地区进行准入管理试点，也制订了工作方案，希望加强跟踪，及时指导，取得经验。同时，要积极探讨和促进医疗机构设立或合作设立的独立中医预防保健服务机构的管理，研究政策，加强指导，促进发展。

二是加强中医预防保健服务的队伍建设和管理。人才队伍是发展“治未病”的基础，这方面需要进一步加大工作力度，一是要加强医院原有临床医生的转岗培训，提高中医养生保健的技能，同时要对他们的收入分配、职称晋升等制定适应的配套管理政策，保障他们从事“治未病”工作的积极性。二是要加强社会独立养生保健机构人员队伍的能力建设，主要是加强中医基本理论、基础知识和养生保健方法技能等方面的培训，以提供规范服务，提高服务水平，医政司与国家中医药局职业技能鉴定指导中心已制订了有关工作方案，并开展了试点工作，希望能够加快试点步伐，逐步建立中医预防保健服务人员准入管理制度。

三是积极探索建立有利于推动中医养生保健服务发展的新模式。按照以企业为主体、市场为主导、政府为引导、科技为支持、政策为保障、服务为目的的总体要求，积极探索中医养生保健发展的新模式。要继续支持“KY3H”服务模式的总结和推广，积极鼓励各地探索新的模式，为“治未病”的发展增添新的活力。

（三）进一步加强对“治未病”的理论和学术研究，进一步加大服务技术和服务产品的研发力度

一是对“治未病”的方法、技术等从理论和学术上加以总结和提高，与有关部门密切合作，落实好相关规划任务，实施好相关项目。要认真落实《国家“十二五”科学和技术发展规划》提出的“加强中医‘治未病’研究，促进中医药优势特色的发挥”的任务。落实《医药科技发展“十二五”规划》提出的大力发展健康状态辨识技术、健康管理及亚健康干预技术，重视公众健康知识普及，从“治已病”为主前移到“治未病”和养生保健，从“被动医疗”转向“主动健康”的原则和任务，争取重大科技项目，促进“治未病”理论和实践的科学发展。在此基础上，继续组织完善并尽快实施《中医“治未病”服务“十二五”研究开发纲要》。

继续认真实施好“973”计划项目“基于原创思维的中医健康状态认知理论与健康状态辨识研究”，组织落实好“十二五”国家科技支撑计划新增项目“中医预防保健（治未病）服务包制定和应用示范研究”的研究。

二是加快推进“治未病”产品和技术研发。要从民众的养生保健需求出发，发挥中医医疗保健技术手段多样化的优势，借助现代服务理念和科学技术，研究新的服务产品，发展个性化、系统性、配套性的服务产品，提高服务的技术含量，尽快发展形成中医健康体检。要进一步提高现有养生保健技术的运用和操作规范性，保证技术运用的效果。要加强已发布的12项中医养生保健技术操作规范的推广使用，加强对膏方、贴敷的规范管理。要根据中医气血经络理论和原理，研究开发中医健康状态辨识和干预的仪器设备，特别是家庭用的养生保健仪器和用品开发，丰富中医“治未病”服务手段。

三是要充分发挥“治未病”重点专科的作用，加强对“治未病”科室的服务人群、服务内涵、服务内容、服务技术等协作研究；继续研究完善并实施常见疾病高危人群中医预防保健服务技术指南；围绕“治未病”服务中遇到的现实问题，通过研究和实践，形成一致的认识，探索形成医疗机构“治未病”服务科室的服务模式，体现“治未病”重点专科的作用和价值。

（四）加快建立“治未病”工作评价体系

对中医预防保健服务效果进行评价，是检验工作成效的重要手段，也是进行科学决策的重要依据。要根据“治未病”服务的特点建立科学的评价方法和体系。各地的“治未病”中心已规范积累了数万例的体质辨识及干预效果跟踪数据，要加强阶段的总结和效果评价。不仅要评价个体和群体的干预效果，也要以区域为单位，从社会的角度评价健康效益和管理绩效。评价方法要注意体现科学性和可行性。可以建立“治未病”服务监测网络，通过长期、系统地信息搜集进行综合评价。医政司已初步制定了11类高危人群个体和群体效果评价指标，希望大家在实际工作中参照应用并

不断加以完善。各地中医药管理部门要加强对试点单位的工作开展情况和成效的评估，对工作开展效果好的要给予表扬鼓励，对不按照试点要求开展工作，甚至以试点单位之名，不行中医“治未病”之实的单位要坚决取消试点资格。

（五）加强宣传引导，促进规范发展

一提到养生保健，人们自然而然就会想到中医药。近几年来，中医“治未病”的理念不断深入，影响不断扩大，形成了“治未病”发展的有利氛围。但是，也出现了一些不容忽视的问题，一是养生保健广告、书籍、产品泛滥，夸大效果和不科学的宣传较多；二是养生保健技术应用不当，甚至有人员超范围执业、违规行医的现象；三是不少非中医养生保健产品和服务，假冒中医之名，混淆视听，造成一定的市场乱象，损害了中医的形象。这些现象的出现，一方面说明中医药养生保健市场需求巨大，另一方面也说明民众的中医基础知识缺乏。因此，我们要进一步加大宣传普及力度，充分发挥“治未病”服务机构的窗口作用，充分利用报刊、广播、电视、互联网等社会资源，采取各种群众喜闻乐见的方式，面向老百姓，宣传中医药健康养生的知识，介绍中医药适宜技术和养生保健方法。要充分利用中医中药中国行“三进”活动工作平台，大力推进“治未病”服务进农村、进社区、进家庭，让“治未病”服务真正惠及千家万户。

（六）加强政策研究，健全保障措施

发展中医预防保健已经列入我局中医药“十二五”事业发展规划，“治未病”工作的顺利开展，离不开必要的政策保障，因此要大力加强相关政策的研究，进一步发挥政策的保障和推动作用。目前“治未病”服务工作遇到的需要尽快协调制定的主要政策包括：有关服务项目纳入医保和公共卫生服务的政策；“治未病”服务的收费项目及收费标准；社会养生保健机构的市场准入标准、市场监管办法；“治未病”服务人员的准入标准；“治未病”服务技术的监管规范等。这些政策的研究制定包括两个方面，一个方面是我们要靠实实在在的工作和成效赢得支持，另一个方面是需要各有关部门高度的重视和积极支持。各级中医药管理部门要进一步提高对“治未病”工作的认识，切实履行政府部门的责任，发挥主要作用，积极加强与卫生、工商、发改、财政、人保、科技等有关部门的协调和合作，根据“治未病”服务开展的需求，结合本地区实际情况，研究制定有利于“治未病”工作的相关政策。

卫生部副部长、国家中医药管理局局长王国强在中国中医科学院2012中医药继承创新发展高峰论坛上的讲话（节录）

（2012年7月13日）

下面，我就贯彻落实全国科技创新大会精神、推进中医药继承创新、推进科技体制改革谈几点意见，供同志们参考。

一、提高认识、统一思想，进一步以全国科技创新大会精神统领中医药科技创新

7月6日，全国科技创新大会在北京召开，这是我国在新世纪召开的第一次全国科技创新大会，是十八大前召开的一次重要会议，是科技界的一大盛事。大会进一步明确了科技与经济社会发展的关系，明确了从体制、机制上保障创新型国家建设的总体思路，对把我国从科技大国建设成为科技强国具有十分重要的意义。

胡锦涛总书记、温家宝总理发表重要讲话，刘延东国务委员对贯彻科技大会精神，深化科技体制改革提出了明确要求，进一步统一了思想，明确了任务。大会提出了“进一步推动科技发展更多依靠创新驱动，进一步提高创新能力，进一步深化科技体制改革，进一步完善人才发展机制，进一步优化创新环境，进一步扩大开放合作”的任务和目标。

会议强调，作为一个拥有13亿人口的发展中大国，我国在迈向现代化的进程中遇到的矛盾和问题无论规模还是复杂性都世所罕见，任务之繁重前所未有。加快科技创新，推动我国经济发展，更多依靠科技创新驱动，是解决这些问题的根本途径。科技竞争在综合国力竞争中的地位更加突出，科学技术日益成为经济社会发展的主要内在驱动力。

中央在文件中特别指出：“我国自主创新能力还不够强，科技体制机制与经济社会发展和国际竞争的要求还不相适应，突出表现为企业技术创新主体地位没有真正的确立，产、学、研结合不够紧密，科研与经济结合问题没有从根本上予以解决，原创性的科技成果比较少，关键性技术自给率比较低，分散、重合、封闭、低效等问题十分突出，科技项目及经费管理不尽合理，研发和成果的转移转化效率不高，科技的评价导向不够合理，科研诚信和创新文化建设薄弱，科技人员的积极性、创新性没有得到充分发挥，这些问题已经成为制约科技创新的重要因素，影响我国综合实力和国际竞争力的提升。”中央指出的科技体制和科技创新中遇到的问题，对我们中医药界的科技创新发展同样振聋发聩，因为这些问题跟我们都有联系。

实现创新驱动发展，最关键是要促进科技与经济社会紧密结合，既要从经济社会发展需求中找准科技创新主攻方向，又要把科技成果迅速转化为生产力。要牢固树立服务发展意识，更加积极地投身经济社会发展主战场。要面向重点产业转型升级，加强系统集成创新，推进信息化与工业化融合，实现关键工艺技术、高端产品研发重大突破，从根本上扭转重点产业关键核心技术严重依赖国外的局面。要面向培育发展高新技术产业和新兴产业，加快科技成果转移转化，促进高技术产业向技术创新引领型转变，从产业链低端向产业链高端延伸，力争在战略性新兴产业若干方面引领世界技术和产业发展方向。

实现驱动发展，必须坚持把“以人为本”贯穿科技工作始终，让广大人民群众共享科技创新成果，让广大人民生活得更健康、更舒适、更安全、更幸福。要面向民生重大需求，加强关系人民群众衣、食、住、行的科技创新，努力解决人民群众高度关注的食品安全、饮水安全、空气质量的科技问题，努力解决多发病、常见病、急性传染病诊断和治疗药物问题，发展早期监测、早期干预技术，努力攻克对人民群众有严重危害的主要慢性疾病医疗技术难题，发展应对人口老龄化的科学技术。要面向生态环境保护重大需求，发展城乡环境保护、治理、修复技术，着力解决环境污染、垃圾处理等突出问题，开展示范和推广应用，促进城镇化健康发展和新农村建设，提高灾害监测预报和防灾减灾能力。要自觉弘扬科学精神、传播科学知识，努力提高全民科学素养和全社会创新意识，激发全社会创造活力。要运用先进科学技术手段，创新文化载体，促进现代文化产业发展，满足人民群众多样化文化需求。

会议强调，科技体制改革的关键就是建立以企业为主体，市场为导向，产、学、研相结合的技术创新体系，企业不仅要成为科技成果产业化的主体，更要成为技术研发和创新的主体。要鼓励企业设立研发中心，鼓励科研机构、高校、企业共建工程实验室和技术研发平台，鼓励广大科技人员以多种形式与企业合作，开展技术研发创新，科研院所和高校是解决国民经济和社会发展重大科学问题、提高我国原始创新能力的战略力量，要发挥在科技创新中的基础和生力军作用，提高自身的创新能力和服务社会经济发展的水平。

全国科技创新大会是在我国全面建设小康社会和建设创新型国家进入关键阶段召开的重要会议，对于准确把握科技发展新形势、明确科技改革发展的重点任务、加快推进创新型国家建设具有重要意义。大会作出的深化科技体制改革决定，标志着我国新一轮科技体制改革全面启动，《中共中央、国务院关于深化科技体制改革、加快国家创新体系建设的意见》是指导当前和今后一个时期我国科技体制改革和发展的纲领性文件。

建设创新型国家是党中央、国务院作出的重大战略决策，是时代赋予我们的神圣使命。作为我国最具有原创优势的中医药学如何加强自主创新，满足服务需求，在建设创新型国家中发挥重要作用，为中华民族的伟大复兴，为人类健康事业作出更大贡献，是广大中医药工作者和行业内外相关方面所共同面临的历史重任。国家中医药管理局将把学习贯彻大会精神作为当前和今后一段时期科技工作的重中之重，采取切实有力措施推进科技体制改革，推动中医药科技创新发展。一是深刻领会大会精神，准确把握中央对科技创新工作的新部署、新要求。国家中医药管理局各司办、中国中医科学院要及时贯彻全国科技创新大会精神，各级领导班子要带头学习，吃透精神，把握实质，武装头脑，转变观念，不断增强责任感、紧迫感，切实把深化科技体制改革、加快创新体系建设摆上重要议事日程，推动中医药事业发展。二是进一步加强组织领导，加大宣传力度，营造良好环境。国家中医药管理局将围绕推动科技体制改革、加快创新体系建设，组织学习并深入基层开展调研，进一步提高对科技创新必要性和紧迫性的认识。中国中医科学院要总结前一阶段科技体制改革的成绩、经验和不足，提出进一步推进科技体制改革的具体措施，大力推进改革意见任务的落实。三是加强统筹协调，联系实际，形成推进科技改革与发展的合力。国家中医药管理局将抓紧制定配套政策和具体措施，切实把大会精神和科技体制改革各项任务落到实处，全面推动中医药科技体制改革，促进中医药科技创新。

二、对新形势下中医药科技创新的几点思考和认识

近年来，在党中央、国务院的高度重视和支持下，中医药事业服从和服务于国家经济社会发展大局，以维护人民群众健康权益、满足人民群众对中医药服务的需求作为工作的出发点和落脚点，以全面贯彻落实《国务院关于扶持和促进中医药事业发展的若干意见》为主线，坚持“整体思维、系统运行、三观互动、六位一体、统筹协调、科学发展”的工作理念和思维方式，改革创新，真抓实干，主动服务医改大局，充分发挥中医药作用，大力推动和实现中医药事业科学发展，初步形成了中医药医疗、保健、教育、科研、产业、文化、对外交流与合作全面协调发展的格局，为增进人民健康作出了应有的贡献。

当前中医药事业面临的形势发生深刻变化，正处于发展的重要战略机遇期，中医药科技作为中医药事业的重要组成部分，也同样站在了新的历史起点上。一是党和国家更加重视中医药事业发展。中央关于深化医改的意见强调要充分发挥中医药作用。国务院的《若干意见》明确了扶持和促进中医药事业“六位一体”全面协调发展的主要任务和政策措施。国家“十二五”规划把“支持中医药事业发展”单节列出，作为“完善基本医疗卫生制度”6项重点任务之一，这在国家规划中还是首次出现，进一步彰显了中医药在国家发展战略中日益重要的地位和作用。温家宝总理在中国科学院和中国工程院两院院士大会上的重要讲话当中特别强调，要重点研究现代中医诊治技术，中药资源可持续利用技术，中药制药、筛选、评价技术，以及中医药的信息技术。总之，科学技术要在维护人民健康和中医药产业发展方面发挥重要作用，需要从事医疗科技工作的同志们不懈努力。二是我国经济社会的快速发展，为中医药事业发展提供了经济保障。近年来，我国综合国力持续增强，财政收入不断增加，对中医药的投入也大幅上升，各地财政投入也大幅增加。随着我国经济平稳快速增长，社会保障体系逐步健全，更加注重保障和改善民生，必将为中医药又好又快发展提供更加有力的支撑。三是随着我国经济社会发展，人民健康意识不断增强，广大群众对中医药服务的需求日益增长，为中医药事业的发展奠定了坚实的社会基础和群众基础。四是现代科学技术的迅速发展，多学科技术和团队的迅速交融和相互促进，为中医药事业的发展提供了新的方法和途径。五是国际社会对中医药的认识发生了积极变化，我国与国际组织和有关国家的交流与合作快速发展，为中医药事业的发展开拓了更加广阔的空间。

今年4月26日，商务部、科技部、国家中医药管理局等14个部门联合发布了《关于促进中医药服务贸易的若干意见》（简称《意见》）。《意见》提出，我国将用5年左右的时间，建立完善的中医药服务贸易管理体制，基本建立起以国际市场需求为导向的中医药服务贸易促进体系和国际营销体系。前不久，首届中国（北京）国际服务贸易交易会（京交会）在北京举行。在5月28日的开幕式前，中共中央政治局常委、国务院总理温家宝参观了主题核心展区健康与社会服务中的中医药展区，我向温总理汇报了中医药事业发展和中医药服务贸易等情况，得到了总理的高度重视。6月1日，李克强副总理也到中医药展区同大家亲切交流。他指出，服务业与保障改善民生密不可分，群众对中医、健身、养老、文化等日常服务业的多层次需求日益增长，要面向群众的现实需要，把产业发展同人民生活品质提高紧密结合起来，既弘扬中华优秀传统文化，也推动形成新的发展优势。6月初，李克强副总理在致太湖文化论坛中医药文化发展高级别会议的贺信中又明确指出：当前，全球公共卫生安全挑战日益增多，人类健康面临新的威胁，中医药大有可为。要求继续坚持中西医并重、中西医结合的方针，博采世界各国各民族传统医学以及现代医学之长，传承发展中医药文化，为推动医药卫生体制改革和深化卫生事业全面进步、提高全民健康水平、促进人类自然和谐健康发展作出新贡献。党和国家领导人高度重视中医药事业发展，是对我们广大中医药工作者的极大鼓舞和鞭策。

中医药事业在面临难得发展机遇的同时，也面临许多困难和挑战。特别是当前已形成两个“倒逼机制”。首先，党中央、国务院的重视，各级党委、政府的支持，包括各相关部门的协调配合，以及社会各界和人民群众的需求和期盼，都对中医药工作特别是对中医药管理部门提出了更高要求，这对中医药工作既是压力，也是动力。中医药系统要处理好“有为”和“有位”的关系，有作为，才能有地位；有了地位，就要有更大的作为。其次是国外中医药发展对国内形成的“倒逼机制”。目前，越来越多的国家和地区更加关注和重视中医药，中医药国际交流与合作广泛开展，中医药走向世界的步伐不断加快。世界上发展中医药的需求和热情，对我国中医药发展带来挑战。

科技创新是中医药发展的核心驱动力，而科技创新根本上要靠广大科技工作者的努力和奉献。因此，中国中医科学院和全国广大中医药科技工作者要自觉站在国家发展、中医药事业发展的高度上，认清科技形势、了解科技需求、承担发展中医药的历史任务，切实增强大局意识、创新意识、责任意识和危机意识，使中医药科技融入大科技，产出大成果，实现大发展，为我国在世界科技前沿占有一席之地贡献聪明才智。当前和今后一个时期，做好中医药科技创新工作，我认为要把握以下几点。

第一，面向需求，体现中医药科技创新的主要目标。要把满足人民群众多样化的中医药服务需求作为中医药科技工作的出发点和落脚点。当前，我国正面临着疾病谱的重要改变，慢性非传染性疾病已经成为威胁人民健康的主要因素，突发、新生的传染性疾病对社会构成重大威胁，环境污染、职业危害、食品药品安全问题等进一步突出，群众对健康的期待、对包括中医药在内的卫生服务的期望越来越高；我国进入全面建设小康社会的新阶段，人民生活水平不断提高，健康意识和理念不断增强，对中医药知识和服务的需求日益增长；医药卫生体制改革进一步深入，对疗效确切的中医药需求越来越大；健康观念的变化和医学模式的转变，中医整体思维、辨证论治以及“治未病”保健方法的优势进一步凸显，国际社会与当代生命科学越来越重视和关注中医药，都对中医药服务提出了更高的要求和更广泛的需求。因此，中医药科技创新只有真正面对这些变化，充分发挥优势和特色，进一步提升综合服务能力，使科技创新面向经济社会发展的重要需求，才能真正体现科技对事业的支撑价值。特别是将中医药原创思维和先进技术方法结合，将中医药深厚的文化底蕴与健康保障的理念与方法转化为自主创新能力，将中医药的资源和知识优势转化为产业和经济优势，有利于促进中医药产业发展成为战略性新兴产业，成为我国新的经济增长点，为产业结构调整和经济发展方式转变作出重要贡献。

第二，遵循规律，把中医药特色优势作为科技创新的主要内容。首先，要始终坚持中医药理论指导下的科研方向。中医药是在整体观、系统论、辨证论治原则指导下源于临床实践的医学科学，其理论和诊疗技术都是从临床而来，中药也都是在临床处方、院内制剂的基础上研制的，中医名医都是在临床实践中培养出来的，这是中医药发展的基本特点。中医药科技创新必须坚持理论和实践相结合，坚持基础和临床相结合，坚持中药和中医相结合。其次，要努力推动建立符合中医药实践特点的科研方法学体系。建立与中医药理论和临床诊疗特色相适应的方法学体系是中医药科技创新的瓶颈问题，要根据中医药的整体观念、辨证论治、复方用药等认识论和方法论，集成生物医学、信息科学、系统科学、复杂科学等研究方法，丰富和发展生命科学的认识论和方法论，从而指导中医药的各类科学实践。再次，中医药科技创新也要高度重视继承。充分继承是坚持中医药规律的前提，也是中医药科技创新的源泉，中医药科技创新就是在继承基础上的创新，而中医药的继承也要求不断推陈出新，才能取得更好的发展。这是我们中医科技创新的一个显著特点。

第三，打破壁垒，把多学科融合作为科技创新的必然途径。随着大科学时代的到来，科学发展有了一个新的飞跃，科学研究呈现出科学高度综合与学科间交叉融合、系统集成的趋势，研究领域不断扩大，研究规模不断增大，研究人员众多，传统的依靠个体的力量完成一项重大的创新成果已变得非常困难。人们进一步从整体上认识世界，包括对自然、社会、人类自我的综合认识，从而使得各学科领域的联系越来越紧密，科学研究体现出越来越明显的系统性、综合性。此外，科学研究还具有合作性的特点，随着科学技术的发展，科学研究日益呈现出产、学、研交融的特点，脱离产业部门的支持，传统的依靠高校和科研院所完成具有创新价值和社会意义的科技成果已变得十分困难。因此，多学科融合已成为科技创新的必然趋势。近年来，国家重大基础研究发展计划（即“973”计划）中医理论专题在科技部的支持下，采取开放协作的基本指导思想，吸纳了多学科的优秀团队参与中医药研究，借鉴了多学科的技术成果开展中医药研究，显示了多学科相互促进协同创新的良好势头，得到了各方面的一致认可，这种做法应该引起高度重视并积极推广。

第四，分类指导，明确不同领域科技创新的多元化成果。一是理论研究成果要能够为指导实践所用。中医基础理论是中医药学的核心内容，以中医基础理论的创新发展带动中医药学的发展是学科自身发展的需要，也是历史发展的需要。要充分运用中医药学的历史积累、实践经验和现代系统科学、复杂科学的思想方法与技术手段开展研究。一方面挖掘和阐明中医药理论的科学内涵，揭示中医药学认识自然、人体、生命、疾病现象及其相互关系的规律；另一方面坚持传统的思路方法，不断丰富发展中医药理论体系和内涵，以中医理论指导人们的健康行为和医疗实践。二是临床研究要以中医医疗机构为主体，以解决临床实际问题为核心，吸引多学科团队集中攻关，评价成果的标准就是要能够提高中医药防病治病能力。科研必须和临床紧密结合，从临床实践中发现并提出问题，根据临床需求有针对性地开展科学研究，重点解决制约中医药在防治重大疾病、常见病、疑难病中特色优势发挥的关键问题，提高重大疾病的防治水平。中医药科技工作者尤其要在整体观理论指导下的预防保健、疾病治疗、康复、科普知识、健康管理等方面的技术方法上有新的突破，在重大优势病种研究、提高临床疗效、拓展服务领域、提升疾病防治能力和学术水平方面作出示范。三是中药研究成果要能够满足临床和生产。中药是中医治疗疾病的重要手段，要坚持以临床疗效为前提，深入研究中药药性理论、四气五味、归经理论、方剂配伍理论、中药复方药效物质基础和作用机理，为临床合理用药、证病结合及其联合用药等提供科学依据。结合全国中药资源普查，研究中药资源保护与合理利用的技术方法，为资源动态监测和宏观调控重要的、有限的中药野生动植物资源提供技术保障。中药研究机构要根据临床需要，研究开发以中医理论为指导的中药新药，丰富中医治疗的手段。加强制剂工艺、有关工程技术研究，积极开发临床和社会急需的中药产品。

第五，创造条件，把中药企业作为技术创新的主体。推动中药企业成为技术创新主体，增强企业创新能力，事关经济发展全局，事关国家长远发展。一是要强化政府引导，营造有利于中药企业创新的良好环境。要鼓励和引导实力强、有条件的企业参与基础前沿研究，支持行业龙头企业牵头组建重点实验室和工程中心等，为我国基础前沿研究和原始创新增添新的动力。鼓励中药企业共同出资，联合开展前沿技术、关键共性技术研发攻关，共担风险，共享成果。对于符合国家战略方向的政府应从政策和投入给予支持，解决企业投入不足和重复研发问题。二是突出项目引领，不断提升中药企业创新能力和水平。支持中药企业和科研院所、高等院校联合组建技术研发平台和产业技术创新战略联盟，合作开展关键技术研发和相关基础研究，重点解决关键技术和重大科学问题，提高我国中药企业和产业技术素质和产品质量。国家重大科技项目凡是产业目标明确，要由有条件的中药企业牵头组织实施，项目资金要向中药企业倾斜，力争搞一个项目就要突破一个关键领域的关键技术，带动一批具有国际竞争力的创新型中药企业。三是国家投资建设的科研设施，包括重点实验室、重点研究室、工程中心等不管建在哪里，都要向中药企业开放，作为技术研发的公共平台。

第六，提高效率，建立和完善符合中医药特点的科研评价体系。中医药科技活动在知识创新、技术创新的同时，对人才培养创新、管理制度创新和文化建设创新也具有引领和带动作用。随着中医药科技不断发展，科研管理工作越来越复杂化、综合化。科学合理和有效可行的评估评价体系，是保证中医药科技创新方向、提高中医药科技创新效率、保障中医药科技创新质量的重要前提和途径。要通过建立专业化评估队伍，根据中医药特点，在科技立项、进度评估、结题验收、成果评定中，建立和完善中医药科技评估指标体系，坚持把科技效率、效果和对中医药发展产生的近期和远期影响作为考核的重点，加强成果导向，增强科技创新对临床和产业发展具体问题的解决能力，通过同行评议和引进第三方评估，提高项目管理水平和研究效率。同时，要努力探索创新中医药科技服务模式，大力发展中医药技术服务，不断提高中医药成果转化的效率，切实提高中医药科研在解决实际问题方面的作用，使中医药科技创新在经济社会发展中的贡献进一步凸显。

第七，整合资源，加强中医药科技创新基地平台建设。中医药科技发展水平深刻反映了中医药事业的整体水平和核心竞争力，提升科技创新能力必须建立一批能够长期稳定提供不同方面科技支撑的基地平台。一是依托国家、省部级重点学科、国家中医临床研究基地、国家重点研究室，以项目为纽带，加强资源整合，面向社会，开放共享，从源头提高中医药的自主创新能力，提高承担国家重大科研任务的能力和水平。二是进一步整合资源，优化布局，盘活存量，强化公共服务，在重点学科、关键领域，完善基础设施和条件平台，扩大开放共享，提高科技资源的使用效率。三是面向基础研究和前沿技术领域，前瞻性地部署一批重大科技基础设施和研究实验基地，围绕国家重大科技专项、培育发展战略性新兴产业和区域创新发展的重大需求，进一步增强科研条件的支撑服务能力。四是把科研条件自主研发作为自主创新的重要任务，着力开发具有自主知识产权的诊疗设备和创新中药，为提升中医药原始创新能力和中药产业核心竞争力提供重要保障。

第八，善于借鉴，加强中医药科技国际交流与合作。世界是平的，在科技迅猛发展和经济全球化的今天，必须具有全球视野。中医药科技创新要坚持政府引导、社会参与，以内促外、以外强内，突出特色，互利共赢，因地制宜的基本原则，着眼于创新合作方式、拓展合作领域、提高合作效益，充分利用国内国外两种资源、两个市场，服从服务于国家总体外交需要和中医药事业发展需要，积极通过开展国际科技合作，积极引进国外先进科学技术、科研方法、管理理念和资金，攻克制约中医药发展的重大科技难题，带动中医药科技的创新，发展具有自主知识产权的中药产业，通过许可认证、标准化和法律法规等方面的国际合作，扩大中医药国际影响和应用，推进中医药的继承与创新。

第九，依托市场，培育一批中医药科技中介服务机构。中介机构是科技创新辅助体系中的重要组成部分，培育一批成熟的科技中介机构，是中医药科技创新的内在需求，是中医药科技和市场结果的重要桥梁，也是中医药科技和事业更加紧密结合的有效枢纽。要培育一批面向社会开展科技技术扩散、成果转化、科技评估、创新资源配置、创新决策与管理咨询等不同类别专业化服务的科技中介机构；推动一些符合要求的科研机构整建制转为科技中介机构；组织有条件的科研单位、高等院校立足于科研设备和人才优势，兴办各类科技中介机构；鼓励国有中药企业、民营中药企业与科研单位联合兴办科技企业孵化器或生产力促进中心，盘活存量资产；继续支持科技人员创办科技类民办非企业单位，结合市场发展需要，加强中医药科技中介服务。

第十，深化改革，探索不同领域产、学、研用协同创新的新机制。当前，科技组织模式的创新已为深化中医药科技体制改革、实施重大中医药科技项目创造了条件，科学研究已经远远超越了学科、行业和区域，交叉融合正成为科技发展新的增长点，多领域、大规模、系统性的科学研究已经成为完成重大科技任务的必然选择。研发活动的组织形式不断丰富，有机整合行业内外科技资源，进行联合攻关，已成为当今几乎所有重大项目的组织模式。同时，科技研发全球化趋势也在迅速拓展，跨国科技合作成为趋势，区域化、集群化、网络化等创新模式日益受到重视。在这种形势下，中医药科研更需要在组织上“打破围墙”，中国中医科学院和各地中医药大学、科研院所作为我国中医药科技创新的战略力量，要充分发挥其基础和生力军作用，积极探索建立现代科研院所制度，优化各类人才、项目和基地运行机制，建立符合不同科研活动特点的管理机制，建设一流科研院所，真正成为中医药科技创新的技术支撑和主要阵地。同时要加强省部合作、院省合作等各种协同创新的新机制，加强中央各部门之间、中央与地方之间、军民之间合作，建立各类科研计划攻关、技术创新服务平台、产学研技术创新联盟以及区域特色产业创新集群，促进科研院所更加紧密地融入区域创新体系。

三、做好中医药科技创新工作的几点要求

最后，我对做好中医药创新工作提几点要求。

第一，更加注重责任意识。创新已成为社会的主旋律，成为一个民族自立自强的不竭动力，创新能力已经成为一个国家实力的象征。中医药科技发展根本上要依靠广大科技工作人员，而科技创新也是广大科技工作人员永恒的追求。我们要深刻地认识中医药事业所面临的两个“倒逼机制”，增强责任感和使命感。要清醒地看到，面对新的机遇和挑战，中医药科技自主创新能力还不强，整体发展水平还不平衡，科技体制、机制与事业发展的要求还不适应，部分中医药科技成果和提升服务能力之间尚有距离，科技创新对我国在国际竞争中主导权的支撑作用还不够，这些问题的解决，最根本的是要靠科技的力量，最关键的是要大幅度提升自主创新能力，最核心的是我们广大科技工作人员的努力和奋斗。

第二，更加注重自主创新。只有具备强大自主创新能力，才能在全球日益激烈的竞争中牢牢把握发展主动权，才能真正建成创新型国家，进而向世界科技强国进军。要坚持把中医药科技摆在优先发展的战略地位，坚持把增强自主创新能力作为战略基点，把中医药科技进步和国家发展战略、满足人民健康需求结合起来，下大力气解决影响中医药发展的重大科学问题和技术问题。只有坚持自主创新，促进中医药与时俱进，丰富中医药理论，促进中医药知识创新和技术创新，进一步发挥中医药优势和特色，提高中医药临床防病治病能力，大力培育和发展中医药产业，充分发挥市场需求对中药产业发展方向选择的基础性作用，大力运用现代高新技术加快改造提升中药传统产业，大力支持和推进中医理论基础研究，才能为中医药事业的发展提供不竭动力，才能满足人们日益增长的健康需求。

第三，更加注重探索实践。科技创新离不开不断探索，进一步深化中医药科技体制、机制改革离不开不断实践。推动中医药企业成为技术创新主体，建立产、学、研、用紧密结合的技术创新体系，健全社会主义市场经济条件下基础原创研究的举国体制，解决基础研究、应用研究、成果转化和产业化协调发展的突出问题，都需要我们在实践中不断总结、不断提升，都需要通过创新驱动发展。中国中医科学院作为我国中医药科技创新的国家队，要进一步解放思想，打破常规，敢于突破，大胆创新，先行先试，积极探索科研协作、资源共享、人才培养、开放流动的科技运行机制，围绕解决中医药发展最急需、最紧迫的重大技术需求，建立跨地区、跨行业和跨学科的科技创新团队，开展中医药的联合攻关。积极通过建立中国中医科学院分院，最大程度地聚集国内科技创新优势资源，促进各地改善条件、增加投入，扩大规模，提高实力，带动区域中医药科技发展，为中医药科技体制改革探索新经验。

第四，更加注重科学精神。要进一步解放思想，转变观念，大力弘扬中医药文化和科学精神，营造科学、民主、和谐的科技发展氛围。用良好的文化氛围来激发大家追求卓越、不怕失败、耐得住寂寞、求真务实的精神；用良好的文化氛围激励大家积极奋进、继承创新、敢为人先的勇气；用良好的文化氛围提倡富有生气、不受约束、敢于质疑、敢于发明和创造的学术自由。一项科学研究成果常常是长期研究的结果，具有积累性和长期性的特征，科学家要耐得住长期默默无闻的研究。许多科学发现往往是经过无数次失败后才获得的，而且还有许多科学研究经过无数次失败却仍然没有获得成功的。各级管理者要建立健全各类科研活动行为准则和规范，加强科研诚信和科学伦理教育，不能急功近利，要宽容失败，坚决反对各种学术不端行为。要注重培养不同领域稳定的专家队伍，也要坚决避免造成个别学术权威的垄断，让一切创新活力竞相迸发，让一切智慧源泉竞相涌流。

第五，更加注重人才培养。人才是科技创新中最具能动性的要素。要坚持尊重劳动、尊重知识、尊重人才、尊重创造的方针；坚持在创新实践中发现人才，在创新活动中培养人才，在创新事业中凝聚人才的基本策略；按照促进人才全面发展的要求，完善落实科技人员成果转化的激励和奖励机制，加快造就一流的科学家和学科带头人，统筹各类人才发展，特别是要为青年人才、紧缺人才和优秀创新创业团队脱颖而出创造良好条件，要让优秀青年科技人才能够承担更多的科研项目，为那些有真才实学的科技人才干事业和实现价值提供机会、创造条件。同时，广大科技人员要大力倡导老一辈科技工作者刻苦钻研、无私奉献的精神，胸怀开阔、海纳百川，百家争鸣、百花齐放，团结和谐、奋发有为，在中医药事业的创新发展中努力实现自己的人生价值。

第六，更加注重学习包容。继承和创新都离不开学习，要进一步提高学习意识，建立终身学习的工作和生活方式。做好从古籍挖掘、整理、利用到现代中医药重大关键科学问题的研究，从名老中医经验的继承、整理到重大疑难疾病的联合攻关，从传统的中药膏、丸、散、丹、汤到中药的滴丸、颗粒剂、注射液等现代制剂，都需要认真的学习。不仅要认真学习，还要善于学习，善于借鉴现代科学研究的新思路、新方法、新技术和新成果，学习借鉴一切有利于中医药发展的自然科学、社会科学的相关知识，不断提高中医药科研水平，保持我国在传统医药领域的优势地位。

卫生部副部长、国家中医药管理局局长王国强在2012年全国中医药工作厅局长座谈会上的讲话（节录）

（2012年8月14日）

在科学发展观指导下，我们运用中医药整体观、系统论的理论，学习借鉴现代管理理念和方法，提出了“整体思维、系统运行、三观互动、六位一体、统筹协调、科学发展”的中医药工作系统和运行机制。在这个理念和方法的指导下，紧紧抓住推动中医药事业科学发展、全面贯彻落实国务院《若干意见》的主题主线，重点围绕做好《中医药事业发展“十二五”规划》的编制实施，以及在深化医改中进一步发挥中医药作用，统筹协调推进各项中医药工作，年初全国中医药工作会议确定的各项重点任务正在有序、有力、有效地推进，取得了积极进展。

宏观层面：一是积极推动《中医药事业发展“十二五”规划》发布实施。经过大家不懈努力，《规划》终于在今年的6月正式印发，产生了很大的影响。这个《规划》凝聚了全行业的智慧，体现了各部门的支持，反映了近年来中医药事业改革发展的经验总结。《规划》始终以国务院《若干意见》为指导，注重中医药医疗、保健、教育、科研、产业、文化“六位一体”全面协调发展，注重与深化医改紧密结合、充分发挥中医药作用，不仅重视宏观层面的整体把握，而且还十分重视中观层面的重点任务安排，特别是设置了一些具体指标、项目，保证了《规划》在微观层面的落实。特别值得一提的是，我们十分注重将《规划》编制与重大项目同步推进，不仅保证了《规划》编制的科学性，又促进了《规划》的及时实施。前不久，我们召开了贯彻落实《规划》的专题会议，各地也正在积极部署，贯彻落实。如江苏专门召开会议，组织全省中医药部门认真学习《规划》内容，围绕建设中医药强省的目标，对贯彻落实《规划》进行了动员部署。同时，各地也在抓紧编制本地区的中医药事业发展“十二五”规划，如北京、吉林、山东、上海等地出台了本地区的中医药事业“十二五”规划，这些规划各有特点，但都围绕着推动中医药事业科学发展，贯彻落实《若干意见》、在医改中发挥中医药作用的主题主线，都能够紧密结合当地的实际。上海市的规划首次作为省市级专项规划发布，提高了规划编制的层级，进一步凸显了中医药在经济社会发展中地位的提升。特别值得一提的是，一些地市级城市也编制实施了本地区的中医药事业发展规划，如河南南阳印发了《南阳市中医药事业发展“十二五”规划》。

二是主动协调在医改规划和相关规划中体现中医药内容、发挥中医药作用。在认真总结中医药参与医改3年来的经验基础上，积极主动与相关部门协调，在《“十二五”期间深化医药卫生体制改革规划暨实施方案》中对如何扶持促进中医药发展、发挥中医药作用明确了更加具体的目标任务和政策措施。如规划强调以城乡基层为重点加强中医医疗服务能力建设，要求到2015年，力争95%以上的社区卫生服务中心和90%的乡镇卫生院、70%以上的社区卫生服务站和65%以上的村卫生室能够提供中医药服务。在卫生部和财政部对国家基本公共卫生服务项目考核工作中，将“中医药应用”作为重要指标列入考核范围。各地也加强沟通协调，积极争取在本地规划中加大扶持中医药的政策措施，如黑龙江、安徽等地的“十二五”卫生事业发展规划中都将中医药作为重点内容列入。

三是加快中医药相关专项规划的制定实施。《中医药对外交流与合作中长期规划纲要（2011～2020）》、《中医药文化建设“十二五”规划》、《中医药信息化建设“十二五”规划》已经发布实施，《中医药标准化中长期发展规划纲要（2011～2020年）》等有关规划的编制工作也已完成，将在近期内陆续发布实施。同时，还在抓紧做好其他中医药相关国家规划的项目对接和组织实施工作。

四是继续推动各地贯彻落实《若干意见》。不断完善上下联动机制，继续加大对各地贯彻落实《若干意见》的支持和指导力度，出台了《国家中医药管理局关于支持和促进贵州省中医药、民族医药事业又好又快发展的实施意见》，与宁夏签订《共同促进宁夏中医药、回医药事业发展的协议》，与江苏签订了《促进江苏省中医药事业发展合作协议》。各地继续加大对《若干意见》贯彻落实的推动力度，今年上半年，辽宁、四川以省政府的名义出台了扶持促进中医药发展的文件。河南、广西以省（区）政府的名义召开了中医药发展大会，河南提出了依托中医药优势资源，打造中医药强省的目标；广西强调要推动壮瑶医又好又快发展，加快西部中医药民族医药强区建设。

五是推动中医药发展综合改革实验区建设，探索中医药改革发展的新路径、新举措、新机制。继北京东城区、上海浦东新区、甘肃省成为我局中医药发展综合改革实验区之后，今年又有河北石家庄市成为我局中医药发展综合改革试验区。北京东城区、上海浦东新区、甘肃省抓住机遇，积极组织，深入调研，精心设计，因地制宜，大胆探索，开展了大量卓有成效的工作，各有特色。河北石家庄也于近期召开了建设启动大会，提出了“四个一”和“五个全覆盖”的建设目标。不久前，我们和上海市人民政府共同举办了国家中医药发展综合改革论坛，对前期的工作进行了总结，对下一步工作提出了要求。

中观层面：一是积极推动基层中医药服务能力提升工程的实施。从我们的调研，特别是近几年中医药工作综合调研督导中发现，基层中医药服务网络不健全、基础设施条件差，人才匮乏、素质不高，服务能力不强等问题仍很突出，基层中医药服务能力与城乡居民的要求还有很大差距，是中医药事业发展的短板，也可以说是一个“瓶颈”，直接影响着中医药在深化医改中更好地发挥作用。为此，我们将联合卫生部、国家食品药品监管局、人力资源社会保障部和总后卫生部共同启动基层中医药服务能力提升工程。目前，在抓紧协调出台相关文件及实施方案的同时，推进实施了一批项目，今年争取到专项资金18.8亿元，支持111所县级中医（民族医）医院基础设施建设；争取到的公共卫生专项资金12.0227亿元，相当一部分用于基层中医药适宜技术服务能力建设、基层中医医院信息化服务保障能力建设、基本公共卫生服务中医药服务和预防保健试点等新增项目；在2011年基础上安排专项资金3550万元，培养县级中医临床技术骨干3550名；将中医医院纳入全科医生培训基地建设项目。各地也十分重视基层中医药工作，采取各种措施提升基层中医药服务能力。如上海出台了关于进一步加强本市基层中医药服务工作的意见，提出要通过调整中医药资源配置、加快基层中医药人才队伍建设、健全基层中医药服务评价指标体系等举措，提升基层中医药服务能力、质量和内涵；山西实施了基层中医药服务能力推进工程，提出通过基层中医药工作先进单位创建活动、重点专科建设、中医药适宜技术推广等多项措施，提升基层中医药服务能力；湖南启动了基层中医药适宜技术服务能力建设项目，并与各县市签订了目标责任书。吉林、江西、湖北等地还通过加大投入等手段，强化基层中医药服务网络建设、加强基层中医药人才培养培训等。

二是以落实医改“十二五”规划暨实施方案为契机，进一步推动在医改中发挥中医药作用。按照国务院医改领导小组和卫生部医改工作部署，结合中医药工作实际，制定印发了《国家中医药管理局深化医药卫生体制改革2012年主要工作及分工安排》等4个医改文件。继续推进公立中医医院改革试点，推动中医药服务项目和收费价格改革，国家发展改革委、卫生部和我局联合印发了《关于规范医疗服务价格管理及有关问题的通知》，特别是《全国医疗服务价格项目规范（2012年版）》将中医医疗服务价格项目由原来的124项增加到了337项，充分体现中医药技术劳务特点的“中医辨证论治”等有关项目纳入其中，有利于激励中医医疗机构发挥中医药特色优势。对试点结束的95个病种中医临床路径试点工作进行总结，对2011年印发的105个病种中医临床路径开展试点工作。加强国家基本药物目录中的中医药配备使用的指导，规范基层医务人员合理使用基本药物。为保证临床用药安全，出台了关于进一步加强中药饮片管理保证用药安全的通知。继续探索中医药服务项目、人均经费标准、服务流程等中医药参与基本公共卫生服务的有效途径和模式。扩大试点范围，对中西部地区130个试点地区给予专项补助。加快发展中医预防保健服务，扩大试点范围，新增52个地区为第二批试点地区，确定70家单位为第四批试点单位，选择了21个地区为中医养生保健服务机构准入试点地区。召开中医“治未病”预防保健服务试点单位第七次会议，总结了5年试点工作的成效和经验，明确了下一阶段的目标任务、工作重点。各地加大探索力度，完善体制机制，强化政策措施，努力推动中医药在医改中发挥更重要作用。如在公立医院改革试点工作中，陕西出台的《关于推进县级公立医院医疗服务价格改革的实施意见》，提出要提高中医及民族医诊疗服务的收费标准，并明确了上调幅度标准。在医疗保障制度建设中，云南省昆明市降低医保中医自付费用比例，参保人员在县级和市级中医医院住院费用的自费部分，由各统筹基金再支付20%，使患者自付费用降低两成；宁夏积极探索中医医院支付制度改革，目前正在抓紧测算、制订方案。在推进基本公共卫生服务均等化中，山东省青岛市将体质量化辨识与调养指导纳入公共卫生服务项目，确定了项目目标人群，并明确了每服务1人，市财政补贴服务机构5元，有力地促进了医疗卫生机构在疾病预防和控制中运用中医药技术；广东加快预防保健服务网络建设，提出到2015年在珠江三角洲率先建成“治未病”服务网络。甘肃着力建设中医药应急体系，要求县级以上中医医疗机构都成立应急办公室，组建中医药卫生应急队伍，发挥中医药在卫生应急工作中的特色优势。

三是以医院评审为抓手，进一步加强中医医院管理。出台了《中医（民族医、中西医结合）医院评审暂行办法》、《三级中医（民族医、中西医结合）医院评审标准（2012年版）》等评审文件。先行启动了三级中医医院评审工作，目前，评审工作正在全国全面展开。继续做好中医医院中医药文化建设相关工作，组织编印了4批28个中医医院环境形象建设范例。继续开展优质护理服务，转变护理模式，提高护理水平。各级各类中医医疗机构加强内涵建设，创新服务模式，完善服务措施，提高服务水平。如江苏省完善中医诊疗服务模式，在中医医院专科内推广建立中医综合治疗室，集中提供以非药物疗法为主的中医综合诊疗服务，不仅发挥了中医药综合治疗的优势，而且还提高了临床疗效，深受广大患者的欢迎。

四是以积极推进中医药传承与创新人才工程为重点，加快中医药人才队伍的建设。完成了第四批全国老中医药专家学术经验继承工作，1021名继承人结业考核合格，合格率达97%，其中593名申请临床专业学位资格的继承人通过了论文答辩，将实现与临床专业学位的衔接，创新了中医药人才培养模式。启动了第五批全国老中医药专家学术经验继承工作。完成了第二批全国优秀中医临床人才研修项目学员的考核，启动了第三批全国优秀中医临床人才研修项目。继续推进名老中医药专家传承工作室建设。积极探索中医药院校教育教学改革，与河南省人民政府签署共建河南中医学院协议，与江苏省人民政府共同启动了局省共建南京中医药大学一期项目。继续强化中医住院医师、全科医师规范化培训和继续教育工作。加强中医药职业教育，成功举办了2012年全国职业院校技能大赛——“同仁堂杯”中药传统技能大赛。河北加强名老中医的学术经验传承，召开了全省中医药传承拜师大会，222名中医骨干分别拜82名老中医为师。江西省启动高层次中医临床人才培养计划，面向全省择优选拔符合条件的高层次中医药临床人才。

五是以国家中医临床研究基地业务建设、全国中药资源普查试点工作为抓手，推进中医药科技创新。国家中医临床研究基地业务建设加快推进，基地建设配套经费和科研编制基本得到落实，基地建设的效应不断凸显，信息化、网络化水平明显提高，基地单位内涵建设不断丰富，带动辐射作用不断增强，围绕重点病种和拓展病种的临床科研能力水平也持续提升。全国中药资源普查试点工作是探索解决制约行业发展关键问题的重要举措。上半年，我们明确了“一次普查、多项成果；统筹设计、专题实施；交汇综合、分享使用；边普查、边建设”的工作思路，确立了普查试点工作应坚持“普查与解决药材产业发展中的关键问题相结合、与建立长效机制相结合、与资源基础条件建设相结合”的工作原则。目前，普查试点工作已在新疆、海南、贵州等22个省（区、市）全面推进。为贯彻全国科技创新大会精神，理清中医药科技创新的主攻方向、创新主体、完善体制机制，中国中医科学院及时举办了中医药继承创新发展高峰论坛。我们还在广州召开了中医药发展第六届“珠江论坛”，集中探讨针灸临床应用和存在主要问题、针灸临床研究的问题及对策。

六是以“中医中药中国行·进乡村、进社区、进家庭”活动为平台，深入开展中医药文化建设。组织开展文化科普宣传周活动，向基层送政策、送知识、送文化、送信息。与新闻出版总署联合开展首届全国优秀中医药文化科普图书推荐活动，向广大人民群众推荐15种优秀中医药文化科普读物，传播科学准确的中医药养生保健知识和方法。深入开展中医药文化科普巡讲活动，成立中医药文化科普专家巡讲团，在5省市的12个地区开展专场讲座和培训，直接受益群众近10万。中国中医科学院与北京卫视《养生堂》栏目签署合作协议，并与中央电视台多个栏目开展合作，发挥国家队在科普宣传和文化建设方面的作用。加强舆论引导，与中央电视台联合摄制大型电视纪录片《中医》，与《北京商报》合作创办《中华医药周刊》。围绕“促进人类自然和谐健康发展”的主题，召开了太湖文化论坛中医药文化发展高级别会议，多国政要和多个重要国际组织派代表出席，李克强副总理以及世界卫生组织总干事陈冯富珍和联合国教科文组织总干事伊琳娜·博科娃专门发来贺电，推动了中医药文化国际传播。

七是以推进中医药立法和中医药标准化工作为基础，全面推进中医药制度化和规范化建设。积极推进中医药立法进程，配合国务院法制办完成《中医药法（草案）》征求意见工作，针对征求意见反馈情况及立法中存在的重点、难点问题，开展专题研究。与此同时，积极协调全国人大先期介入中医药法起草调研工作，推进立法进程。着力推进中医药标准化建设，加快中医药标准研究编制，组织中华中医药学会完成了中医外科、妇科、儿科、眼科、耳鼻喉科、皮肤科、肛肠科常见病诊疗指南及中医古籍整理规范等195项的制定并发布，完成《针灸学通用术语》、《腹针技术操作规范》等6项国家标准的申报工作。广东省深圳市推动建立符合中医药特点的标准与规范，发布了《深圳经济特区中医药系列标准与规范》，特别是《中药饮片与方剂编码规则及其应用》，使1298味中药饮片和703首方剂各自有了“身份证代码”，保障了调剂的质量。强化中医药监督工作，对虚假违法中医医疗广告特点进行深入剖析，通过中央电视台专题采访报道后，给予广大人民群众警示与指导，社会反响良好。

八是以中医药服务贸易为新起点，更广泛地推动中医药走向世界。促进中医药服务贸易发展，推动出台《商务部等十四部委关于促进中医药服务贸易发展的若干意见》，明确了今后一个时期中医药服务贸易发展的总体目标、重点任务和政策措施，对于深入推动中医药服务整体、有序、规范地走向世界具有深远意义。在首届服务贸易“京交会”上成功举办了中医药专题活动，特别是温家宝总理、李克强副总理亲临中医药展区，充分体现了党和国家领导人对中医药工作的高度重视。积极参与我国与相关国家自贸区谈判，推动相关国家对中医药服务的开放。加强多边合作，进一步构建话语权和主导权，充分利用 WHO 和 ISO 两个平台，加快推进中医药标准国际化进程。巩固和发展双边合作，进一步推动与外国政府间的务实合作。深化两岸四地联系，合作机制更加完善，合作领域更加宽泛。

微观层面：以让人民群众看中医更方便、看中医更便宜、看中医更有效、看中医有保障、看中医“治未病”为目标，努力提高中医药服务的可及性和覆盖面，积极提升中医药服务的能力和水平。坚持以病人为中心，扎实开展“为民服务创先争优”和“三好一满意”活动，大力弘扬“大医精诚”的中医药核心价值，加大为民服务力度，着力规范临床诊疗行为和合理用药，推动和谐医患关系，人民群众受益面不断扩大，接受中医药服务的人群不断增长。据我局中医医院医疗质量监测中心的监测报告，2011年，乡镇卫生院已设立中医科的占78.87%，与上年相比增长幅度为3.29%；乡镇卫生院一周平均门诊中医类处方数156.76张，与上年相比增长幅度达到9.68%；社区卫生服务中心中医类处方数占总处方数比例42.23%，与上年相比增长幅度为3.71%；社区卫生服务站中医类处方数占总处方数比例39.41%，与上年相比增长幅度为1.42%。另据卫生部统计中心发布的统计摘要显示，2011年，全年医院门急诊人数达22.1亿，其中中医门急诊4.2亿人次，占19.1%；全年医院出院人次为1.076亿，其中中医出院人次1410万，占13.1%。

关于下半年工作，我着重强调几个方面：

1. 细化、实化中医药“十二五”规划，切实抓好《规划》的全面落实。

一要明确分工，强化责任。明确落实《规划》的任务分工，局机关要尽快明确各司办任务分工，责任落实到人；各地中医药管理部门要明确专门的机构或部门，具体负责《规划》实施的协调、督促和评估。二要做好方案，细化任务。在中央层面，要积极争取国家发展改革委、财政部安排专项资金组织实施；在各地落实中，各级中医药管理部门要把《规划》实施摆在重中之重的位置，及时制订工作方案、计划、项目，特别要发挥省级中医药工作协调机制成员单位的作用，加强落实《规划》的统筹协调，研究解决《规划》执行中的问题，把《规划》真正落到实处。三要结合实际，做好衔接。已经颁布地方“十二五”规划的省份，要积极争取将国家《规划》有关内容纳入每年具体工作中安排落实；正在研究制定规划的省份，要以国家《规划》为依据，做好项目论证和安排，保证国家《规划》提出的主要任务、重点项目，能在地方规划中得到体现，有机结合。四要加强宣传，营造氛围。要充分发挥各级各类新闻宣传平台，加强《规划》背景、内容和主要政策措施的宣传，努力形成推动中医药事业发展的良好氛围。五要督促检查，加强指导。要完善评估机制，制定绩效考评办法，加强对贯彻落实《规划》的督导检查力度，确保《规划》落到实处。

2. 紧紧抓住医改“十二五”规划的全面启动，进一步发挥中医药在医改中的作用和优势。

一要围绕“十二五”医改规划的重点任务，突出3个重点，因地制宜地制订具体实施方案，在加快全民医保体系建设、巩固完善基本药物和基层运行新机制、促进公立医院改革3项重点任务中充分发挥中医药作用。二要配合相关部门做好基本药物目录调整工作，要继续坚持中西药并重的原则，加强与相关部门沟通协调，努力使目录中的中药品种数量能够更好满足群众基本用药需求。三要加强对改革特别是县级公立医院综合改革试点地区的联系与指导，推动县级中医医院与县级综合医院改革同研究、同实施、同监督检查。特别是要就中医医院补偿机制以及支付方式改革等重点、难点问题组织开展专题研究，加强探索，完善政策。四要加强研究，做好论证，推动更多的中医药服务项目纳入基本公共卫生服务项目，支持各地试点探索将中医药纳入重大公共卫生服务项目。

3. 大力推进实施基层中医药服务能力提升工程，全面提升中医药服务的可及性和水平。

基层是中医药服务的主阵地，也是中医药赖以生存发展的根基。提升基层中医药服务能力，不仅是落实深化医改“强基层”的基本要求，也是在医改中发挥好中医药作用的必要前提和重要抓手。实施基层中医药服务能力提升工程，不是否定过去或另起炉灶，而是在总结以往工作经验、找出薄弱点的基础上，进一步理清思路、统筹规划，强化政策措施落实，加大投入力度，加强中医药条件、特色优势和人才队伍建设。就是让我们基层中医药工作真正做到“五行”(理念行、维权行、能力行、方法行、效果行)，真正让人民群众享受到并受益于中医药服务。这项工作社会关注、群众期盼、事业需要，我们必须认真抓好。一要加强与有关部门协调，尽快印发《关于实施基层中医药服务能力提升工程的意见》及实施方案。二要积极争取中央财政支持基层中医药服务能力提升项目，强化中医药功能建设，使基层医疗卫生机构具备开展中医药服务的基本条件和能力。各地也要加强与有关部门的协调，将其纳入医改重点工作，争取配套资金支持。三要及时推动提升工程启动实施，国家中医药管理局要与各省（区、市）签订目标责任书，明确目标任务、责任义务。各地区要尽早谋划，提前安排，做好启动提升工程的准备工作，并与已经开展的相关工作做好衔接。四要加大对实施提升工程的宣传力度，营造全社会共同支持提升工程的良好氛围。

4. 以改革和完善体制、机制为突破点，努力形成推进中医药继承创新发展合力。

不久前，全国科技创新大会在北京召开，这是新世纪召开的第一次全国科技创新大会，也是十八大前召开的一次重要会议。大会进一步明确了科技与经济社会发展的关系，明确了从体制、机制上保障创新型国家建设的总体思路，对把我国从科技大国建设成为科技强国具有十分重要的意义。建设创新型国家是党中央、国务院作出的重大战略决策，是时代赋予我们的神圣使命。作为我国最具有原创优势的中医药学如何服务于创新型国家建设，为中华民族的伟大复兴、为人类健康事业作出更大贡献，是广大中医药工作者和相关方面所共同面临的历史重任。关于如何做好中医药科技创新工作，我在中国中医科学院举办的中医药继承创新发展高峰论坛提出了10点思考，这里不再重复，我想就如何做好中医药科技创新工作再着重强调几点：一要充分认识中医药科技创新在中医药发展中的战略地位。科技创新是中医药发展的核心驱动力，是解决中医药发展中的各种困难和问题的根本途径，大家要自觉站在国家发展、中医药事业发展的高度上，认清科技形势、把握科技需求、明确科技改革发展的重点任务。二要围绕解决影响人民群众健康的重大问题，加强研究、梳理、论证，找准中医药科技创新的主攻方向，制定好科技创新的规划方案，设计好实施计划和项目安排。三要加快探索建立有利于中医药科技创新的运行机制。中医药科技创新机制要有利于促进中医药科技资源的整合，要有利于促进多学科、多领域的融合，要有利于促进中医药科技创新与学科建设和专科建设的有机结合，中国中医科学院、国家中医临床研究基地等中医药科研机构要真正打破堡垒，形成开放共享的科技创新平台。四要创造条件使中医药企业成为中医药技术创新的主力。要牢固树立大局观，从政策扶持上、条件建设上、项目安排上为中医药企业创造条件，挖掘中医药企业的科技创新潜力，使他们成为中医药技术创新的主力军。五要探索建立符合中医药特点的科研评价体系，建立中医药科技工作的激励和约束机制，促使中医药科技早出成果、出真成果、出好成果，并及时将这些成果转移转化。

对做好下半年工作我再提几点要求：

第一，解放思想，改革创新。解放思想始终是推动中医药事业发展的强大思想武器，改革创新始终是推动中医药事业发展的强大动力，解放思想、改革创新是中医药事业发展永恒的主题。有学者说，创新风险高但收益大，不创新没风险也没出路。近年来，我们勇于在理念思路进行解放，敢于在方法路径上进行创新，提出了中医药医疗、保健、科研、教育、产业、文化“六位一体”全面协调发展的思路，创建了“整体思维、系统运行、三观互动、六位一体、统筹协调、科学发展”的中医药系统和运行机制。实践证明，这些都有力地推进了中医药事业的发展。当前，我们面临加快转变经济发展方式、建设创新型国家、深化医改、创新社会管理、发展社会主义文化等一系列新形势，同时中医药事业发展也进入了一个新的历史阶段，将面临着许多新情况、新问题，我们必须进一步解放思想，必须锐意改革，永不僵化、永不停滞。要创新中医药服务模式，不断满足人民群众多样化的中医药服务需求；要创新管理方法，加强制度建设，不断提高中医药管理部门以及领导干部的决策力与执行力；要创新公立医院的运行机制，不断促进中医药特色优势的发挥；要创新人才培养模式，不断营造有利于中医药人才脱颖而出的环境；要创新中医药科技体制、机制，加快创新体系建设，不断推动中医药继承创新发展。

第二，加强学习，提高能力。大量的事实证明，能力决定着事业的发展，决定着事业的兴衰成败。提高中医药管理部门的执政能力特别是执行力，是党和政府有关中医药工作决策部署得以有效落实的根本保证，也是对我们中医药系统工作能力和成效的重要检验。当前，我们面临的机遇十分有利，面对的挑战十分严峻，担当的任务也十分繁重，对我们的能力特别是宏观的把握能力、中观的推动能力、微观的服务能力是极大的考验。需要我们加强学习，储备知识，不断提高理论水平、政策水平，不断提高政治鉴别能力，增强对国内外复杂多变的经济社会发展新形势的研判能力、新情况新要求的把握能力。需要我们不断实践，积累经验，从感性认识上升到理性认识，不断提高战略思维能力、组织领导能力、综合协调能力、应急管理能力、发现问题解决问题能力和执行问责能力，提高工作的预见性和主动性，增强决策的系统性和协调性。

第三，狠抓落实，务求实效。抓落实，作为我们中医药管理部门来讲，就是要把党和国家各项方针政策、工作部署和措施要求落实到实践中去，落实到基层中去，落实到群众中去，以确保党和国家确定的目标任务顺利实现，让人民群众切身感受到经济社会发展的成果。当前，中医药“十二五”规划以及与中医药相关的“十二五”规划，已经明确了今后一个时期中医药改革发展的目标任务，能否完成目标任务，取得实效，关键在于抓落实。要围绕各项目标任务，紧贴中心谋发展，服务大局抓落实，找准着力点，寻求突破口，细化任务，量化指标，具体到人。领导干部要带头抓落实，各级干部是抓好落实的核心力量，敢于抓落实、善于抓落实，是干部的基本功，也是良好工作作风的重要体现。要牢固树立宗旨意识和正确政绩观，大力弘扬知难而进、锲而不舍的奋斗精神，坚持求真务实、真抓实干的优良作风，进一步完善目标管理考核体系，确保各项工作落到实处，见到成效。

第四，转变作风，服务基层。实事求是是我们党一贯坚持的思想路线，也是我们每一位党员领导干部要坚持的工作作风。毛泽东同志曾指出：“‘实事’就是客观存在着的一切事物，‘是’就是客观事物的内部联系，即规律性，‘求’就是我们去研究。”过去我们老说要遵循中医药发展规律，还经常给其他部门提意见，要求他们遵循中医药发展规律，但中医药发展规律有哪些，我们自己又不能完全说清楚，所以说做好中医药工作，“求是”十分重要。要做到"实事求是"，就要求我们必须深入基层，加强调研，才能发现新情况、反映新问题；要建立一种真正的上下联通的信息渠道，使基层的实情能够反映上来，才能使我们设身处地地为基层着想。还要求我们要善于观察、勤于思考，加强重大问题的理论研究和实践探索，才能发现规律、找出思路、提出举措。要牢固树立服务意识，在安排工作时要考虑基层的实际，考虑可能会遇到的问题和困难。不能只部署，不指导；只检查，不协调；只验收，不帮助。要深入开展"为民服务创先争优"和"三好一满意"活动，努力把受人民群众欢迎的中医药工作干得让人民群众更加满意。

卫生部副部长、国家中医药管理局局长王国强在《中华医藏》编纂工作会议上的讲话（节录）

(2012年8月24日)

下面，我想就《中华医藏》编纂的意义以及中医药文化建设浅谈几点感想和体会。

一、把握推进社会主义文化大发展大繁荣的重要机遇，深刻认识《中华医藏》编纂工作的重要意义

"十二五"时期是我国全面建设小康社会的关键时期，是深化改革开放、加快转变经济发展方式的攻坚时期，也是推动社会主义文化大发展大繁荣的重要时期。党的十七届六中全会全面部署了文化改革发展的工作任务，要求坚持中国特色社会主义文化发展道路，努力建设社会主义文化强国，明确指出优秀传统文化凝聚着中华民族自强不息的精神追求和历久弥新的精神财富，是发展社会主义先进文化的深厚基础，是建设中华民族共有精神家园的重要支撑，要建设优秀传统文化传承体系。

作为中国优秀传统文化的重要组成部分，中医药文化是中医药事业的根基和灵魂，中医药文化建设成为新时期中医药事业发展的一项重要而紧迫的任务。与时俱进，大力发展中医药文化，是促进中医药事业科学发展的重要举措，也是弘扬中华优秀传统文化的重要任务。《中华医藏》编纂工作有利于完整保护与保存中华各民族优秀传统医药文化，对于充分挖掘中华医学宝库中的科学和人文精神，保持中华文化的完整性具有重大历史价值和现实意义；有利于向世界各国完整、真实地介绍中华传统文化中所包含的医药学理论和技能的精髓；有利于促进我国传统医学与现代医学的发展交流，共同促进人类健康与社会和谐发展。

二、充分发挥古籍保护研究专家作用，高质量完成《中华医藏》编纂工作，培育中华古籍保护人才

近年来，在文化部等部委的大力支持下，在全国古籍保护专家的共同努力下，中医药古籍保护与利用工作初见成效，陆续启动推进中医药古籍普查编目、中医药古籍海外回归、中医药古籍孤本调研出版、中医药古籍数字化建设、中医药古籍保护与利用能力建设项目等一系列工作，这些基础性工作为《中华医藏》的编纂工作奠定了基础。

这些阶段性成果的取得离不开全国古籍保护工作的大平台，离不开全国古籍保护专家长期的贡献，离不开历史文献学、古籍版本学、科技史学、中医文献学、文物保护等相关领域专家们常年累月、默默无私地工作。在《中华医藏》的编纂工作中，我们将进一步依靠各领域专家的配合协作，科学客观地细化编纂工作实施方案，以专家的学识素养严格把好《中华医藏》编纂质量关，高标准，严要求，整理出版中医药古籍的典藏示范版本，让《中华医藏》真正发挥利于当代、功在千秋的作用；同时，也希望各领域专家们在推进工作过程中，锻炼出一支专精于中华古籍保护利用和整理研究的新队伍，培育出中医药古籍保护和中华传统文化继承发展的优秀传人。

三、进一步加强行业古籍保护中心建设，全力保障《中华医藏》编纂工作顺利实施

自2007年文化部"中华古籍保护计划"全面实施以来，中医药古籍保护工作得到进一步加强。2008年，在文化部的支持下，依托中国中医科学院图书馆，成立了全国唯一的"行业古籍保护中心"；2010年，中国中医科学院图书馆还被国务院批准为首批"国家级古籍修复中心"；目前，共有218部中医古籍入选《国家珍贵古籍名录》，4家中医藏书机构被评为"国家古籍重点保护单位"。这些工作为中医药古籍保护起到了积极的作用。

今后，国家中医药管理局将继续加强"全国中医行业古籍保护中心"建设，建立有效工作机制，逐步形成全国中医行业"古籍资源普查调研－原生性保护－再生性保护－深度挖掘－研究利用"的继承创新工程体系，对接《中华医藏》编纂工作，从组织、人员、经费等各方面切实保障《中华医藏》编纂工作顺利开展，从而促进中医传统学术的传承与发展，促进中华文化的发扬与传播。

四、以《中华医藏》编纂工作为契机，全面推进中医药文化建设，将中医药文化建设纳入国家文化发展规划

《国务院关于扶持和促进中医药事业发展的若干意见》中对中医药文化建设提出明确要求，要“繁荣发展中医药文化，将中医药文化建设纳入国家文化发展规划。”十一五期间，中医药文化建设工作被纳入全局工作重点任务并得到快速发展，目前已逐步建立了促进中医药文化传承发展的良性运行机制，初步形成了中医药文化与医疗、保健、教育、科研、产业以及对外合作交流全面发展的新格局。在全国范围内开展了“中医中药中国行”大型科普宣传活动，创建了一批特色鲜明的中医药文化宣传教育基地，推进以中医医院为切入点的中医药机构文化建设，“中医针灸”被联合国教科文组织列入人类非物质文化遗产代表作名录，41 项中医药项目列入国家非物质文化遗产名录，中医药文化在国内外的作用与影响显著增强，中医药文化建设工作呈现出良好的发展态势。

卫生部副部长、国家中医药管理局局长王国强在基层中医药服务能力提升工程启动工作会议上的讲话（节录）

（2012 年 9 月 11 日）

下面，我就做好提升工程实施工作先谈几点意见。

一、充分认识中医药事业发展面临的形势

中医药是中国特色医药卫生事业的重要组成部分，长期以来与西医药一道，为维护人民健康作出了重要贡献。近年来，在党中央、国务院和卫生部的正确领导下，中医药工作认真贯彻落实科学发展观，大力推进继承与创新，努力发挥优势与特色，在医疗、保健、教育、科研、产业、文化、对外交流与合作等各方面都取得了显著成绩，进入了前所未有的发展战略机遇期。一是党中央、国务院更加重视中医药工作，为中医药事业发展创造了良好的环境。党的十七大报告提出要坚持中西医并重，扶持中医药和民族医药事业发展。中央在深化医改的意见中明确指出要发挥中医药作用。国务院专门出台了《关于扶持和促进中医药事业发展的若干意见》，对中医药工作进行了全面部署。国家“十二五”规划将支持中医药发展作为单节列出，作为完善基本医疗卫生制度的 6 项重点任务之一。国务院各相关部门大力支持中医药工作，出台了一系列符合中医药特点、有利于中医药特色优势发挥的政策措施。中央财政和地方各级财政对中医药的投入大幅度增加。二是地方各级党委政府认真落实中央关于中医药工作的指示和部署，大力推动中医药事业发展。全国各地高度重视中医药对于促进经济社会发展、改善民生、弘扬中华文化的重要作用，进一步加强了对中医药工作的领导和体制机制建设。绝大部分省份党委政府出台了加强中医药事业发展的决定或意见，召开了振兴中医药大会，制定实施了扶持政策，在深化医改中发挥了中医药的优势和作用。三是广大人民群众对中医药知识和服务的需求日益增长。随着人民生活水平不断提高，健康意识不断增强，医疗保障制度不断完善，城乡居民对中医药服务提出了新的更高的要求。近年一项专门调查结果显示，90% 的民众关注中医药，88% 的民众用过中医药，53% 的民众看病首选中医药，表明了当今时代广大人民群众相信中医药、需要中医药，中医药发展有着良好的社会基础。四是中医药理论和方法受到了国际社会和现代医学的重视。随着疾病谱的变化和医学模式的转变，中医药的整体观理论思维、个性化辨证论治以及预防保健“治未病”的优势与生命力越来越凸显，受到了越来越多国家和地区民众的欢迎，也受到了当今医学科学的关注和重视，中医药走向世界的步伐越来越快。可以说，中医药发展态势良好，前景广阔，生机无限。

与此同时，我们也要清醒地看到，中医药事业发展还存在不少困难和问题。特别是基层中医药工作还存在服务网络不健全，基础设施条件差，人才匮乏、素质不高，中医特色不明显、优势不突出，服务能力不强等问题，与城乡居民对中医药服务的需求相比还有较大差距，人民群众和社会各界对此反映强烈、充满期待。对此，我们要高度重视，增强使命感和责任感，紧紧抓住当前有利时期，切实采取有力措施，大力提升基层中医药服务能力，不断推动中医药事业科学发展。

二、深刻领会实施提升工程的重大意义

第一，实施提升工程是落实以人为本的科学发展观的重要体现。中医药作为我国重要的医疗卫生资源，与西医药优势互补，相互促进，共同维护和增进人民健康，已经成为中国特色医药卫生事业的重要特征和显著优势。中医药临床疗效确切、预防保健作用独特、治疗方式灵活多样、费用较为低廉，具有广泛的群众基础，深受广大城乡居民和部队官兵的欢迎。实施提升工程，不断提升中医药服务能力和水平，不断扩大中医药服务覆盖面，不断提高中医药服务可及性，有利于充分尊重和实现人民群众对中医药服务的知情权、选择权、参与权和获得权，促进人人享有包括中医药服务在内的基本医疗卫生服务，是中医药工作贯彻落实科学发展观的实际行动。

第二，实施提升工程是深化医改的重要内容。深化医改以来，中央明确将“保基本、强基层、建机制”作为推进各项改革的主要着力点，特别强调要重视发挥中医药作用，在医疗保障、医疗服务、公共卫生、药品供应、公立医院改革等改革中，都将中医药作为重要内容进行部署和要求。各地都创造了在深化医改中发挥中医药作用的好经验、好做法。实施提升工程，就是将基层作为推进中医药改革与发展的主要着力点，重心下移，进一步强化基层的责任和作用，在基层统筹协调和整体推进落实深化医改中医药各项任务，对于完善基层医疗卫生服务体系、不断缩小城乡居民公共卫生服务差距、巩固和完善基本医疗保障制度、更好地推行基本药物制度、推进县级公立医院改革，对于建立预防为主、防治结合、中西医并重、优势互补以及政府承受得了、群众支付得起、财政可持续的中国特色医药卫生体制都具有重要意义。

第三，实施提升工程是扶持和促进中医药事业发展的重要举措。基层是中医药服务的主阵地，也是中医药赖以生存发展的根基。中医药对许多常见病、多发病、慢性病、老年病等更多需要在基层治疗的疾病很有效果，其预防、保健、养生、康复的方法和技术广受欢迎。没有基层中医药的发展，就谈不上中医药事业的科学发展，更谈不上满足广大人民群众对中医药服务的需求。当前，尽管75.6%的社区卫生服务中心、66.5%的乡镇卫生院、51.6%的社区卫生服务站、57.5%的村卫生室能够提供中医药服务，但是服务覆盖面还不够大，服务质量和水平还不够高，基层中医药工作仍然比较薄弱。扶持和促进中医药事业发展，必须真正把重点放在基层，进一步加大投入，强化政策措施的落实，切实夯实基础，推动基层中医药工作健康发展。

三、全面把握实施提升工程的目标任务

实施提升工程的指导思想是：以科学发展观为指导，坚持中西医并重，按照“保基本、强基层、建机制”的基本原则，根据“整体思维、系统运行、三观互动、六位一体、统筹协调、科学发展”的中医药工作系统和运行机制，紧紧围绕“服务更可及、能力有提高、群众得实惠”的工作宗旨，贯彻落实基层中医药工作的各项部署和要求，充分调动地方各级政府和中医药、卫生、人力资源社会保障、食品药品监管等部门、军队各级卫生部门以及中医医院、基层医疗卫生机构的积极性，投入建设与督导实施并举，落实政策与推进改革并重，通过基层中医药服务网络的建设与完善，可及性和可得性的不断提高，充分发挥中医药“简、便、验、廉”的特色和优势，构建中西医优势互补、广泛应用、相互学习、共同提高的可持续发展的中国特色基本医疗卫生制度，更好地满足城乡居民日益增长的医疗保健服务需求。

实施提升工程的主要目标是：到2015年，以基层医疗卫生机构为主体、中医医院（民族医医院、中西医结合医院）为龙头和支撑、社会资本举办的中医医疗机构为补充的基层中医药服务网络基本建立，中医药服务设施设备基本齐全，人员配备较为合理，素质进一步提高，中医药服务能力进一步提升。力争使95%以上的社区卫生服务中心、90%以上的乡镇卫生院、70%以上的社区卫生服务站、65%以上的村卫生室能够提供中医药服务，每个县（市、区）基层医疗卫生机构中医药服务量达到总服务量一定比例，并在“十二五”期间有明显上升，基本满足城乡居民对中医药医疗保健服务需求。

实施提升工程的主要任务是：

第一，推动基层中医药各项政策贯彻落实。在健全全民医保体系中发挥中医药优势和作用，在巩固完善基本药物制度中体现中医药特点，在基层医疗卫生机构绩效考核和评审中将中医药作为重要内容。

第二，加强基层中医药服务网络建设。在社区卫生服务中心和乡镇卫生院设置中医科、中药房，在社区卫生服务站和村卫生室配备中医诊疗设备，加强县级中医医院建设，发挥龙头作用。

第三，加强基层中医药人才培养和队伍建设。为基层医疗卫生机构配备中医药人员，将农村具有中医药一技之长人员纳入乡村医生管理，开展各类培训，提高人员素质。

第四，加强中医药特色优势建设。在社区卫生服务中心和乡镇卫生院建设中医药综合服务区，建立中医医院对基层医疗卫生机构指导帮扶机制。

第五，推广基层常见病、多发病中医药适宜技术，开展基层中医药适宜技术推广能力建设。

第六，推动基层开展中医预防保健服务。逐步提高居民健康档案中医体质辨识比例和重点人群、慢病患者中医药健康管理比率，加强中医健康教育。

第七，鼓励社会力量在基层举办中医医疗机构，鼓励开设中医诊所或个体行医，鼓励零售药店提供中医坐堂诊疗服务。

第八，加强基层中医药服务质量监管，加强中药使用管理和质量监管。

第九，推进“中医中药中国行·进乡村、进社区、进家庭、进军营”活动深入开展。

实施提升工程要坚持的主要原则是：

第一，以人为本，服务群众。以提高群众的健康水平为核心，以城乡居民通过中医预防保健不生病、少生病、延缓生病为出发点，以看中医更安全、更有效、更方便、更便宜为立足点，确保实施工作各个环节都真正从人民群众的需求出发。在提升工程的启动和宣传发动时，要结合义诊和科普宣传活动，使群众共同参与进来，了解和接受中医药；在细化和落实各项任务时，要以能否解决好群众看病就医问题作为基本原则；在督导检查和考核时，要以群众是否满意作为评价标准。

第二，政府主导，行业落实。国家中医药管理局将会同卫生部、人力资源社会保障部、国家食品药品监督管理局与省级人民政府签订目标责任书，并推动省级人民政府与地市级人民政府、地市级人民政府与县级人民政府层层签订目标责任书，层层分解任务、层层落实责任。各地方部门在实施提升工程时，要积极争取政府加强领导和支持，形成政府主导、行业落实的工作格局。

第三，部门配合，上下联动。实施提升工程横向涉及中医药、卫生、人力资源社会保障、食品药品监管、发展改革、财政等多个部门职责，纵向涉及国家、省、市、县多级多部门工作，只有部门配合、上下联动，才能使提升工程各项政策措施政令畅通、协调一致，才能使各项任务落到实处。

第四，因地制宜，分类指导。实施提升工程必须坚持实事求是，在部署工作上做到全国一盘棋，在确定各地区工作目标和任务时，要充分考虑地区差异和城乡差异。对已经基本达到全国目标的发达地区，要注重内涵建设，不断提高发展质量，对工作基础较差的地区，要合理设定通过努力能够实现的目标，量力而行，稳步提高。

四、切实加强实施提升工程的组织领导

第一，要强化职责。会后，国家5个部门将共同成立提升工程领导小组，负责实施工作的指导和督导检查，研究解决实施工作中的困难和问题。各省（区、市）要积极争取政府的支持，尽快成立由中医药、卫生、人力资源社会保障、食品药品监管、军队卫生等部门参加的提升工程领导小组。省级中医药管理部门要把实施提升工程作为当前中医药工作的主要任务之一，摆上重要议事日程，集全局之力抓好抓实。要充分发挥领导小组作用，主动向党委、政府汇报，主动到相关部门协调，主动与基层政府沟通，积极争取他们的理解和支持。要通过领导小组，沟通协调政策措施、部署安排工作任务、督导评估工作成效。其他部门也要结合部门职责对实施提升工程各项目标和任务进行细化分解，明确各项任务的具体负责部门和责任人。

第二，要加强督导。国家5个部门将组织对各省（区、市）目标责任书年度目标完成情况和重点项目执行情况适时开展督促检查，开展基层中医药服务情况信息统计和动态监测，及时掌握各地区实施进度，督促指导做好实施工作。我们将建立奖惩机制，将目标责任书年度目标完成情况作为基层中医药服务能力项目安排的重要依据；对目标责任书落实不力的地区，进行督导、约谈和通报批评。特别是现在距离2015年底只有3年多的时间了，时间非常紧，希望会后大家不要等待，立即按照工程实施要求开展相关工作，力争到2013年3月底前完成所有的目标责任书签署和组织实施工作。省级中医药管理部门要把督导检查作为抓好落实的重要手段，每年度至少要会同其他部门组织一次省级检查评估工作。

第三，要加大投入。启动实施提升工程，得到了国家发展改革委、财政部的大力支持。目前，根据《中医药事业发展“十二五”规划》，国家中医药管理局设计了实施提升工程的7个重点项目，内容包括加强基层医疗卫生机构中医药科室建设、中医药设备配置、中医药人员配备和培训、中医药适宜技术推广以及县级中医医院基本条件建设、中医重点（特色）专科建设和信息化建设等。在国家和地方共同实施的村卫生室、乡镇卫生院、社区卫生服务机构标准化建设中，我们也强调要进一步强化中医药功能建设，使基层医疗卫生机构具备开展中医药服务的基本条件。各地要围绕提升工程明确的工作任务和国家实施的建设项目，积极争取地方财政支持，形成上下联动、共同投入、地方为主、相互配合的投入机制，确保各项工作任务顺利完成。

第四，要抓好示范。基层中医药工作中还有不少长期制约发展的难点问题没有得到根本解决，一些扶持促进中医药事业发展的政策还缺乏具体落实的措施方法，同时还面临许多新情况、新问题。要切实转变工作作风，眼睛向下，沉到基层，尊重基层，从基层发现和总结先进经验，树立典型，加以推广，从基层中找思路、找办法、找规律。要把实施提升工程与开展全国基层中医药工作先进单位创建活动结合起来，使更多地区在实施提升工程的同时，成为全国基层中医药工作先进单位。要加强宣传工作，大力宣传提升工程有关政策措施，大力宣传典型经验和进展成效，大力宣传中医药文化科普知识，营造全社会“学中医、信中医、用中医、爱中医”的良好氛围。

卫生部副部长、国家中医药管理局局长王国强在全国中医药标准化工作座谈会上的讲话（节录）

（2012年9月27日）

下面，我就进一步提高认识、统一思想、明确任务，做好新时期中医药标准化工作讲几点意见。

一、充分认识中医药标准化工作的重要意义

（一）标准化是推动中医药学术发展的必然要求

标准是衡量学科成熟度的重要标志，是体现学术发展和技术水平的重要方面，也是推动中医药学术进步的有效方式。中医药标准的制修订，体现了最新的学术进展，集中了行业专家的智慧，形成了广泛的共识，能够从整体上提高中医药的学术水平。中医药标准的研究制定、实施、修订、再实施、再修订的不断循环的过程，就是不断推动中医药继承创新、学术进步的过程。如果没有标准化的引领，没有把学术成果以标准的形式固定下来，中医药发展和创新将无从谈起。

（二）标准化是保持和发挥中医药特色优势的有效载体

标准是技术整合凝聚的结晶，通过对中医药的科学属性、理论体系、防治原则、技术方法等进行梳理，运用现代标准化的形式，将中医药已有的理论成果和诊疗方法系统、完整地保存固定下来，加以大力推广，并形成制度机制，不仅可以将中医药的特色通过标准这个载体固定下来，还能更好地促进中医药特色优势的发挥，将中医药的特色优势推广应用到实践中去。

（三）标准化是规范中医药行业管理的重要手段

标准是对法律法规的完善和补充，具有很强的规范性，是政府推进依法行政、履行管理职能、加强市场监管、强化行业管理、提供优质高效的公共服务的必要手段。标准化作为一项重要的技术制度，通过制定、实施中医药标准并对实施情况进行监督，能够紧密贴近发展实际，遵循中医药自身发展规律，使中医药的管理更加科学、公开、公正、透明，进一步提高政府公信力，为中医药事业提供良好的发展环境。加强监管，必须要加强中医药技术标准规范的研究制定，只有在中医药标准化的基础上，才能实现有效的监管。

（四）标准化是保障中医药质量安全的基本依据

标准是质量安全的前提和基础，质量的根本是标准，提升中医药服务质量是推进标准化工作的根本出发点和落脚点。中医药标准是指导中医药服务的基础依据，是规范中医药服务行为的基本准则。中医医疗服务作为涉及人体生命健康的技术服务，每一个环节都有保障质量安全的技术要求。中医药医疗质量相关标准的制定实施，能够促进中医诊疗活动更加规范，维护医患双方的合法权益。中药产品质量安全标准的实施，能够保障广大人民群众的用药安全，进一步提高中医药医疗服务水平。

（五）标准化是中医药成果推广与传播的重要形式

中医药标准是通过对中医药的实践经验、科研成果进行系统整理的基础上，用标准规范形式呈现的技术规定，是中医药技术积累、技术创新与技术传播的平台。标准具有权威性、共识性、制度性，一旦发布，易被广泛传播和应用。随着中医药标准的研究制定和中医药标准体系的系统性建设，越来越多的中医药成果将通过中医药标准应用推广，被广泛传播。

（六）标准化是推进中医药现代化的重要途径

标准化是现代化的重要标志和表现形式。中医药标准化符合时代发展趋势，在事业方面，中医医、教、研、产等各领域的发展，离不开标准化的支撑；在学术方面，只有用标准化、规范化的形式承载中医理论和医疗技术，中医药学才能与时俱进，有更加广阔的发展空间。运用现代科学理论和技术手段，制定科学评价方法和标准，以标准化带动现代化，才能更好地适应时代需求，促进中医药现代化发展。

（七）标准化是促进中医药国际传播的迫切需要

标准是现代国际贸易的基本规则。通过中医药标准化，使中医药服务和产品达到国际技术交流合作与贸易的条件要求，符合国际惯例，促进中医药更好地走向世界，进一步推动中医药资源优势转化为产业、文化和经济优势，保持我国中医药在国际传统医学领域的话语权和应有地位。同时，标准也是国际贸易壁垒的重要措施和手段，各国通过制定实施符合国际贸易规则的技术标准，来限制不符合本国标准服务和产品的进口，保护本国的利益。

二、准确把握中医药标准化工作面临的形势

（一）中医药标准化工作得到了党和政府的高度重视

近年来，党中央、国务院更加重视中医药工作，作出了一系列重要部署和举措，强调要在深化医药卫生体制改革中充分发挥中医药的

作用，国务院专门颁布了《关于扶持和促进中医药事业发展的若干意见》，为中医药发展创造了良好的外部环境。国务院有关部门和地方各级党委政府都加强了对中医药工作的支持，政策措施不断出台，投入力度明显加大，中医药事业在医疗、保健、教育、科研、产业、文化、对外交流与合作等方面都得到了前所未有的发展。

在新的形势下，中医药标准化工作也受到了党和国家的高度重视。胡锦涛总书记2006年在中央政治局第三十五次集体学习发表重要讲话时指出，“要推进中医药和民族医药标准化、规范化、现代化”。2011年，国务院总理温家宝同志在主持召开国务院常务会议研究《国家药品安全“十二五”规划》时指出，“力争中药标准主导国际标准制定”。国务院副总理李克强同志在对2011年全国中医药工作会议的批示中强调，“遵循中医药发展规律，突出特色优势，加快传承创新，强化标准化建设，为提高全民健康水平而努力奋斗”。2009年，国务委员刘延东同志在《关于中国传统医药申报人类非物质文化遗产代表名录有关工作进展情况的报告》上批示，“关键是加强中医国际标准化，掌握我主动权、话语权。”国务院原副总理吴仪同志在2004年全国中医药工作会议上曾指出，要“重点抓好中医药标准化、规范化研究，抓紧制定一批国家标准和行业标准，以标准化带动现代化”；在2007年全国中医药工作会议上吴仪同志再次强调，“把中医药特色优势以标准、规范的形式固定下来，在此基础上推广开去”。中央领导同志的一系列指示，既为新时期我国中医药标准化发展指明了方向，也对中医药标准化工作提出了迫切要求。

近年来，国务院有关部门对中医药标准化工作给予了大力的支持。国家标准化管理委员会将中医药作为国际突破的重点领域给予支持，并在全国服务标准发展规划中安排中医药标准项目近百项。国家发改委在国民经济和社会发展“十一五”、“十二五”规划纲要中，都将“推进中医药标准化、规范化”纳入新时期的重点任务。科技部《中医药创新发展规划纲要（2006～2020年)》将中医药标准化作为优先领域，列入国家科技支撑计划重点项目。财政部自2003年始，每年安排财政专项经费对中医药标准化予以支持。教育部与我局共同制定发布了一系列高等本科、专科教育中医学、中药学专业设置等标准。

今年4月，我局与商务部、外交部等14个部门联合印发《关于促进中医药服务贸易发展的若干意见》，进一步明确了中医药服务贸易发展的目标和任务，特别是关于技术贸易措施体系建设方面，对相关中医药标准的研究制定提出了更加迫切的要求。

（二）中医药标准化工作取得显著进展

“十一五”以来，国家中医药管理局紧密结合国家标准化发展形势与要求，坚持服务于中医药工作全局，全面推进中医药标准化战略，一是制定实施了《中医药标准化发展规划（2006～2010年)》。围绕中医药标准体系建设和中医药标准化支撑体系建设两大目标任务，加强宏观规划，不断完善管理体制和运行机制，大力推进中医药标准化进程。二是加快了中医药标准制修订步伐。在中医基础、技术和管理等领域，围绕中医药事业发展需求，制修订了一批国家标准和行业标准。到目前为止，共制修订国家标准27项，行业及行业组织标准450多项。通过各方面的积极努力，初步形成了相对独立、完整的中医药标准体系框架。三是加强了标准化技术组织机构建设。经我局充分酝酿和筹建，国家标准化管理委员会批准，在中医药行业成立了中医、中药、针灸、中西医结合、中药材种子种苗5个全国标准化技术委员会。全国涌现出一批能够承担中医药标准化研究制定的学术组织和机构。四是加强了中医药标准化人才队伍建设。通过中医药标准研究制定、中医药标准化专项培训，锻炼和凝聚了一支能够基本承担中医药标准化工作，医、教、研、产相互配合，精通中医专业技术，熟悉标准管理知识的复合型专家队伍。五是加强了中医药标准的推广应用。紧密结合中医药各项重点工作的开展，以全国第一批42家中医药标准研究推广基地（试点）建设为抓手，通过项目带动和加强宣传，大力推动中医药标准的广泛应用。六是加强了中医药标准化工作的组织领导和管理，初步形成了政府主导、行业参与、统筹规划、分工负责的中医药标准化管理体制和运行机制，提升了中医药标准化工作的管理水平。七是地方和行业中医药标准化工作蓬勃兴起。各地都将中医药标准化作为推动地方中医药事业发展的重要举措。内蒙古、新疆、深圳等地积极开展中医药地方标准的研究制定，出台了一批民族医药标准和有地方特点的中医药标准；广东省成立了中医、中药地方标准化技术委员会；上海积极承担国际标准化组织中医药技术委员会秘书处工作，开展中医药国内及国际标准的制定；陕西、湖北等地加强了中医药标准化人员培训；广东省中医院专门成立了标准化研究机构，通过标准化不断提升自身发展水平；北京东直门医院积极探索中医药标准的制修订方法和技术，提高标准制修订质量和水平；天津天士力、广东康美药业、江苏苏州医疗用品厂等企业，通过推进标准化工作，不断提升产品质量，开拓国内和国际市场；中华中医药学会、中国针灸学会等学术组织近年来积极组织专家，紧紧围绕学术发展和临床诊疗需要，开展中医药国家和学会组织标准的研究制定，发布实施了一大批中医药标准，取得了很好的实效，形成了中医药专家广泛参与，全行业关注支持和参与中医药标准化的良好氛围。

在国际层面，我们把握机遇，争取主动，积极应对中医药国际标准化严峻形势形成的“倒逼”态势，推动中医药国际标准化工作取得了新的进展，话语权和影响力不断增强。一方面，在国际标准化组织

(ISO)这个平台上，于2009年推动成立了“中医药（暂定名）技术委员会”（ISO/TC 249），并将秘书处设在我国，实现了历史性突破。ISO/TC 249成立3年来，我们积极提出10项国际标准提案，促成了5个工作组（WG）的建立，并由我国专家担任3个工作组的召集人，进一步掌握主动权和话语权。另一方面，我们在世界卫生组织（WHO）这个平台上，抓住国际疾病分类代码（ICD—11）的有利时机，推动WHO将传统医学纳入国际疾病分类体系，积极组织国内专家提出中医药病证分类代码技术方案。这些进展，体现了我们实质性参与ISO和WHO国际标准化活动的能力不断提升，为增强我国中医药国际标准化综合竞争力，促进中医药更好地走向世界，开辟了前所未有的广阔空间。此外，秘书处设在我国的世界中医药学会联合会制定发布了中医基本名词术语中英、中法、中意对照国际标准和世界中医学本科教育标准、世界中医诊所设置与服务标准等国际组织标准，世界针灸学会联合会也开展了针灸针等国际组织标准的研究制定，实质性地推动了中医药标准国际化进展。

（三）中医药标准化工作面临的困难和问题

在中医药标准化取得成绩的同时，我们应当清醒地认识到，中医药标准化工作还存在许多困难和问题。一是标准化的意识不强。由于传统发展思维模式的局限，目前中医药行业内对中医药标准化的意识还不强，认识还不一致，对中医药标准化在推动中医药事业和学术发展方面的意义和作用还没有引起足够的重视。二是技术难度较大。由于中医药发展历史的原因及自身学科的特点，我们对中医个性化辨证论治的共性规律总结不够，科学研究、成果转化、经验总结等标准化前期基础工作的支持带动不足，中医药标准化理论、方法等关键技术问题研究不够，缺乏国外先进经验成果的吸收借鉴，使得中医药标准化工作较其他领域难度要大很多。三是发展相对滞后。与其他行业相比，中医药标准化工作还处于起步阶段，整体发展水平还不高，标准体系还不健全，标准化支撑体系有待加强，还不能满足中医药事业发展的需求。四是基础薄弱，人才缺乏。中医药标准化工作还没有专门的机构，人才缺乏，从事中医药标准研究制定的人员经验不足，能力水平亟须提高。五是推广应用不够。标准与中医医疗、保健、教育、科研等协调不足，在实践中的主动采用标准程度不高，应用推广不够。

与此同时，中医药标准化面临严峻的国际形势。一是周边一些国家频频在传统文化和传统医学领域，特别是在传统医药国际标准化领域，有意淡化中医学起源和发展于中国的历史，用所谓的“东亚医学”（TEAM）概念取代“中医药”（TCM），有意混淆我国中医药的知识产权。二是通过在国际标准化组织（ISO）竞争设立机构或担任职务，与我抢占中医药国际标准化的制高点。三是通过国际标准提案，与我争夺传统医药标准制定的话语权、主导权。四是加快实施标准化战略，加大对传统医药标准化的支持，抢占先机。

对此，我们必须要有清醒的认识，提高忧患意识、风险意识，增强使命感和责任感，站在国家战略的高度，紧紧抓住历史性机遇，瞄准国际标准制定的主导权，努力把中医药标准制定好、修订好、执行好、推广好，为有效参与国际合作和竞争赢得优势。

三、今后一个时期中医药标准化工作的目标和任务

（一）进一步理清思路，明确中医药标准化工作的指导思想和总体目标

中医药标准化工作的指导思想是，要以邓小平理论和“三个代表”重要思想为指导，深入贯彻落实科学发展观，紧紧围绕保障和改善民生及深化医药卫生体制改革总体目标，着眼于为人民群众提供安全、有效、方便、价廉的中医药服务，更好地发挥中医药在维护和增进人民群众健康素质中的作用。着眼于推进中医药继承创新，发挥和突出中医药特色优势，提高中医药服务能力和学术水平。立足国内、面向国际，为促进中医药全面发展提供技术保障，全面发挥中医药标准化在中医药事业发展中的引领作用。

中医药标准化工作的思路是，紧紧抓住“十二五”中医药事业发展的战略机遇期，以健全中医药标准体系、强化中医药标准化支撑体系为主要任务，以提高中医药标准质量和中医标准化水平为核心，以进一步理顺中医药标准化管理体制和运行机制为重点，以解决影响和制约中医药标准化发展的关键问题、进一步夯实中医药标准化工作基础为着力点，以在中医药标准化发展战略研究基础上制定并实施中医药标准化发展规划为抓手，整合优势资源，系统转化医疗、教育、科研成果，全面推进中医药标准化工作在新时期的新发展。

今后一个时期中医药标准化工作的目标是：到2020年，基本建立适应事业发展需要、结构比较合理的中医药标准体系，中医药标准化支撑体系进一步完善，基本满足中医药标准化工作的需求，中医药标准推广应用和监测评价体系初步建立，中医药标准化人才队伍建设明显加强，中医药标准化管理体制和运行机制更加完善，我国实质性参与中医药国际标准化活动的能力有显著提升。

（二）以中医药发展需求为导向，加快推进中医药标准体系建设

中医药标准体系是中医药标准化建设的核心，决定着标准化对中医药事业发展的支撑能力和保障水平。要着眼于当前深化医药卫生体制改革目标和人民群众健康需求，重点围绕中医药“七位一体”全面发展，继续充实和完善中医药标准体系建设。一是扩展领域和范围，加快基础标准和技术标准的制修订。基础标准方面，重点围绕中医药名词术语、中医药信息等领域开展标准的制定，在以前工作基础上，进一步提高和完善，这是中医药标准

的基石，也是做好中医药标准的基础。技术标准方面，在修订完善已发布的中医各科常见病诊疗指南、针灸技术操作规范的基础上，进一步开展其他科系指南和规范的制修订工作。同时，要不断扩展标准化工作领域，着眼于中医药管理的薄弱和空缺领域，加强标准的制修订工作，如开展中医养生保健、道地药材、中药配方颗粒等标准的研究制定等，以适应事业发展的新需求。二是突出重点，加强中医药管理标准的制定。管理标准是强化中医药管理的重要依据，是政府转变职能的重要体现。当前，要重点加强中医医疗保健机构、中医药从业人员、中医医疗服务质量安全等领域标准的研究制定，切实制定一批具有中医药特色、反映中医药特点的管理标准。同时，中医药医疗科研教育机构要在贯彻落实国家标准、行业标准的同时，研究制定适应实际需求的工作标准，进一步提高工作效率和管理水平。三是提高标准制修订质量。一方面要加强标准制修订的管理，严格制修订程序，严把审核质量关。这次会上也提交了《中医药标准制定管理办法（讨论稿）》，供大家审议。另一方面，要加强中医药标准制修订技术的研究，这是我们行业的弱项，也是制约中医药标准质量的关键环节，这次会来了许多行业的权威专家，希望大家给予关注，加强研究，提出适合中医药标准制修订特点的技术方法，不断提高标准制修订水平。四是统筹兼顾，实现标准数量、质量、结构、效益均衡发展，加快形成覆盖面广、结构层次合理、质量较高的中医药标准体系。总之，就是要在整体推进的基础上，进一步突出重点，加快建立适应事业发展需要的中医药标准体系。

（三）以提高能力和强化基础为着眼点，切实加强中医药标准化支撑体系建设

中医药标准化支撑体系建设是保障中医药标准化工作顺利实施的基础性工作，必须与标准体系建设同步推进。要以保障中医药标准化工作顺利实施为宗旨，以科技支撑、人才保障、体制创新、协调发展为基本原则，全方位、多角度开展中医药标准化支撑体系建设。一是健全中医药标准化技术组织。在这次会上，我们成立的国家中医药管理局中医药标准化专家技术委员会和国际咨询委员会，是综合性、权威性的技术组织。同时，还要继续加强已经成立的中医、中药、针灸、中西医结合等全国标准化技术委员会的建设，发挥在相关领域标准化建设中的技术支持和指导作用，提高标准化技术服务工作的能力和水平。继续推动民族医药、中医药信息标准化技术委员会的筹建。二是加强中医药标准化研究机构建设。一方面要加强专门的中医药标准研究机构，中国中医科学院正在筹建中医药标准化研究中心；同时，还要在全国高等院校、科研院所、医疗机构中，遴选具有中医药标准化工作基础，并有组织开展中医药标准化研究能力的单位，成立若干中医药标准化技术研究中心，针对性解决影响中医药标准化发展的共性技术问题和关键问题。三是加强中医药标准化人才培养，建立中医药标准化专业人才队伍。今年，财政部安排了中医药标准化培训项目，计划在全国培训 3 万多人，平均每省培训 1000 多人。要加强与有关部门的协调配合，落实好中医药标准化培训项目任务，以项目实施带动人才培养，以人才培养促进中医药标准化发展。

（四）以中医药标准研究推广基地建设为抓手，加强中医药标准的推广应用

中医药标准的实施是中医药标准化活动最重要的环节。标准制定的目的在于应用，取得最大社会效益。一是继续加强中医药标准研究推广基地建设。这是近年来我局开展的中医药标准化建设的重大项目，目的是建立中医药标准研究制定、应用推广、评价反馈相结合的工作机制，目前已经开展的第一批 42 家基地建设工作得到了中央财政的项目支持。下一步，我局将继续加强中医药标准研究推广基地建设，扩大建设单位范围和规模，使之向基层延伸，发挥示范带动作用。二是要形成中医药标准的应用推广机制。要将中医药标准作为重大项目立项、实施建设和评估、验收评审的基本要求，加强标准的执行，形成中医药标准应用推广的工作机制和激励机制。要建立中医药标准实施推广监测体系，探索中医药标准实施动态监测机制，为标准制定、实施、反馈、修订的良性循环提供保障。三是要加强中医药标准的宣传。加强对中医药标准化的舆论引导，树立正确的舆论导向，促进中医药行业进一步统一思想，提高对中医药标准化的认识，在全行业营造学标准、懂标准、用标准的良好氛围。

（五）以加强建立协调机制为切入点，理顺中医药标准化管理体制和运行机制

中医药标准化工作是一项复杂的系统工作，涉及多个领域，牵涉多个部门，既要有政府的引导和政策的保障，又要有行业团体的参与及专家的指导。只有建立科学合理、高效有序、职责明晰的工作机制，才能确保各方面行动一致、协调配合、相互促进，才能实现健康、有序、可持续发展。中医药标准化管理协调委员会成立后，要在有关部门的指导下，广泛调动行业学术团体和医疗、教育、科研机构以及企业的积极性，建立良好的协调沟通平台，逐步建立起政府规划、统筹协调、专家指导、学会为主、基地参与、相关单位实施推广、属地管理的管理体制和运行机制。要进一步明确中医药标准化工作不同主体的定位，明确各自职责任务和工作分工。国家中医药管理局将大力加强行业标准的制修订工作，抓好国家标准的归口管理和组织制定工作，做好协调和服务；国家中医药管理局各业务部门要在各自的职能范围内参与中医药标准制定工作，负责相关领域中医药标准的推广应用等工作；地方中医药管理部门要组织好中医药标准宣传贯彻与实施，着眼于发展新兴领域、填补空白领域、提高技术指标水平、体现地方特点的实际需求，先行先试，组织制定好地方标准，将技术成熟的地方标准上升为行业标准、国家标准，甚至国际标准；全国性各中医药学会、协会等行业组织要发挥组织平台作用，发挥专家技术优势，开展好行业组织标准的制定发布。全国中医、中西医结合、针灸、中药、中药材种子种苗5个标准化技术委员会，作为标准化工作的技术组织，要严格审核审查中医药标准，做好中医药标准的技术管理工作。中医药标准研究推广基地（试点）建设单位，要发挥带动示范作用，积极参与中医药标准的研究制定，开展中医药标准应用评价和实施推广，加强中医药标准化人员培训，推动建立中医药标准研究制定、应用推广、评价反馈相结合的工作机制。

（六）以ISO/TC249和WHO为平台，扎实推进中医药标准国际化工作

根据国际需求，抓紧制定一批高质量的中医药国家标准，充分利用国际标准化组织ISO/TC249及WHO的平台，推动国家标准转化为国际标准。发挥技术对口单位作用，有目的地组织一批国际标准提案的制定工作，建立国际标准项目库。加强对中医药标准国际化专家的培训，做好中医药标准国际化人才储备。加强ISO/TC249国内秘书处承担单位和技术对口单位的组织管理，发挥其利用国际组织规则为我国服务的目的。积极争取ISO/TC249成员国的支持，通过各种渠道做好各个层面的国际协调工作，积极争取中医药国际标准制定的话语权和主导权，确保我国在中医药国际标准化领域的领先地位。充分发挥秘书处设在我国的世界中医药学会联合会、世界针灸学会联合会的平台作用，多途径、多渠道、多层面推进中医药标准国际化进程。

四、做好中医药标准化工作的有关要求

（一）提高对中医药标准化工作的认识

要深刻认识标准化在中医药事业发展中基础性、战略性和全局性地位，深刻理解标准化在新时期引领中医药事业发展和学术发展的重要意义，深刻理解标准化是中医药事业继往开来、顺应时代潮流、不断创新发展的重要途径，是中医药不断提升自身水平、推动学术进步、实现历史性变革和跨越式发展的重要方式。要深刻认识中医药标准化服务深化医药卫生体制改革大局的重要作用，深刻理解标准化围绕深化医改目标，着眼于为人民群众提供安全、有效、方便、价廉的中医药服务，在提高中医药医疗保健服务能力和服务水平、体现中医药特色、突出中医药优势等方面所发挥的技术支撑作用。一定要提高对中医药标准化的认识，形成全行业的共识。

（二）把握好中医药标准化工作的原则和策略

一是要整体思维、统筹规划，做好顶层设计，加强战略研究，制定实施发展规划和计划，全面推进中医药标准体系和标准化支撑体系建设，分阶段、有计划、有步骤统筹推进。二是要循序渐进、系统推进、突出重点。要先易后难，从简单的做起，从基础的做起，从容易形成共识的标准做起，稳步推进中医药标准化工作。同时，抓住关键环节，选择重点领域重点项目，重点推进，解决中医药发展中急需和关键的问题。三是要坚持立足需求，注重实用。坚持以中医药事业发展对标准化的需求为导向，以破解发展难题、引领和支撑科学发展为目标，坚持中医药标准化与中医药发展实际问题和实际需求的紧密结合。四是要坚持整合资源，注重协调。坚持中医药标准化与中医药事业发展的协调，充分吸收中医药科研、中医临床研究基地、重点专科专病、重点学科的研究和实践成果，及时转化为标准。注重将中医药标准研究制定、应用推广、评价反馈和支撑条件建设与中医药医疗、保健、科研、教育、产业、文化发展紧密结合。五是要坚持先内后外、以外促内。坚持国内中医药标准化工作与国际中医药标准化工作统筹，以国内发展为前提，服务和支撑国际化需求与发展，以增强国际标准化话语权和影响力为目标，把握中医药国际标准化发展的契机和形式，扎扎实实做好国内标准化基础工作，奠定中医药国际标准化的坚实基础。六是要坚持政府主导，多方参与。明确政府部门在中医药标准化工作组织协调、宏观规划、政策指引、制度建设等方面的基本定位，鼓励中医药行业及社会各界广泛参与，通过多种渠道和多种方式，凝聚力量，形成全行业、全社会共同参与，全面推进中医药标准化发展的良好格局。

（三）处理好中医药标准化工作中的几个关系

一是要处理好中医个性化与标准化的关系。中医的个性化特点与标准化是辩证统一的，既有关联又有矛盾，但总体上是一致的。不能因为个性化的中医诊疗原则而否定走标准化路子，但是也要防止因为简单片面的标准化、规范化而扼杀了中医的个性化精髓。个性化与标准化是特殊性与普遍性的关系，要在对个体现象进行总结的基础上形成普遍的规律。比如张仲景的《伤寒杂病论》就是一部很好的中医辨证论治的诊疗规范，既强调了中医辨证论治、个性化的诊疗特点，也对中医诊疗原则方案进行了统一和规范，在勤求古训、博采众方的基础上进一步简化、优化，既开创了中医辨证论治的先河，也成了中医药标准化的实践先驱。历代医学大家们都在做总结、提升、标准化工作，如果没有这个过程的话，中医就不会传到今天。

二是要处理好中医药国家标准、行业标准及行业学会、协会标准之间的关系。国家标准和行业标准以及行业学会、协会标准属于不同层级的标准，适用范围也有差异。行业标准是形成国家标准的基础，与国家标准相辅相成，互为补充。对于具有基础性、广泛性、较成熟、易规范、共识性强领域的标准，要开展国家标准制定。对于行业特点

明显，应用性强，技术难度大，使用范围基本在业内领域的标准，要加强行业标准的制定。对于那些条件不太成熟、还存在一些争议、有待进一步形成共识的领域的标准，可先制定行业学会、协会标准来先行先试，探索总结经验，成熟后再上升为行业标准及国家标准。

三是要处理好中医药标准化与中医药各项工作的关系。中医药标准化工作不仅是标准化部门的事，也是中医药工作各个部门的事，更是全行业的事。中医药各项工作要与标准化与紧密结合、统筹协调。中医药行业各级管理部门、各中医药单位要将标准化融入中医药各项工作之中。要将推进中医药标准化作为本部门行政管理体制改革、转变政府职能重要途径，作为依法行政、依法管理的基本依据，要将标准作为加强中医药管理工作的重要手段，不断提高中医药的管理和服务水平。要积极参与中医药标准的研究制定，将工作成果转化成标准，把形成标准作为工作目标，将中医临床研究基地、中医重点专科（专病）、重点学科、重点研究室等最新成果和进展，转化为中医药标准相关技术内容。要积极推进中医药标准应用和实施。要将标准作为加强中医药管理工作的重要考核内容，形成中医药标准推广应用的工作机制和激励机制，切实推动中医药标准在中医医疗、保健、科研、教育等领域得到广泛应用。

四是要处理好国内标准化工作与国际标准化工作的关系。国内标准化工作是做好中医药国际标准化工作的前提和基础，开展中医药国际标准化工作，首先要从国内工作基础扎实、具有一定实践和研究积累的领域做起，进一步将技术资源和优势，转化为国际标准化的竞争实力，实现中医药标准国际化。同时，要发挥国际标准化带动引领的积极作用，通过中医药国际标准化工作，敏锐把握国际发展动态趋势，加强前沿领域、新兴领域和薄弱领域的研究，有针对性地加强国内基础工作，促进中医药标准化全面健康发展。

（四）加大对中医药标准化工作的统筹协调和保障支持力度

中医药标准化工作总体开展较晚，基础条件还比较薄弱，需要各地方各部门从政策、制度、人才、技术、研究、经费上给予全方位保障和支持。各级中医药管理部门要加强对中医药标准化工作的组织领导，积极争取各相关部门的大力支持，将中医药标准化工作纳入各级中医药事业发展规划，在重大项目、重点工作中将中医药标准化作为重要内容，要加强政策支持与制度建设，研究制定支持中医药标准制定的倾斜政策，出台促进中医药标准推广应用政策措施，建立中医药标准化人才激励政策以及中医药标准化技术专家和工作团队奖励机制。要将中医药标准化人员培训纳入中医药继续教育管理，给予相应的教育学分。将中医药标准制修订等工作纳入科研管理，等同科研活动，享有科研课题和评审成果奖励的待遇。各部门、各单位都要为中医药标准化工作、人才培训提供必要工作条件，支持标准化活动的开展。要进一步加大中医药标准化工作经费投入，建立持续稳定的中医药标准化经费保障机制，逐步加大财政投入力度。建立和完善多元化投入机制，引导和鼓励有条件的医疗机构、中药企业等加大标准化活动的投入。

五、充分发挥中医药标准化管理协调、专家技术和国际咨询委员会智囊团作用

中医药标准化管理协调、专家技术和国际咨询委员会是中医药标准化工作的最高技术咨询部门，负责管理层面的统筹协调、技术层面的引领指导、国际标准化工作的建议和咨询，肩负着战略研究、统筹规划、技术支撑的重要职责。希望各位委员肩负起自己的使命和责任，积极投身到中医药标准化建设的工作中来。一要服务发展，以专业技术服务中医药标准化事业。要牢固树立服务发展的意识，更加积极地投身中医药标准化发展主战场，充分发挥技术特长和专业优势，以专业技能服务于中医药标准化发展的大局。二要建言献策，积极发挥决策咨询重要作用。充分发挥思想库作用，针对我国中医药标准化发展中的瓶颈问题和重大问题，深入研究，贡献智慧，建言献策，坦率真诚提出意见建议。要时刻关注国际传统医学领域标准化动态，前瞻国际传统医学领域的发展方向，敏锐把握从中医药事业发展战略需求，引导我国中医药标准化工作的发展。三要举贤荐能，提携培养中医药标准化人才。委员会的各位委员都是有建树的学术带头人、知名学者、技术骨干，发现、培养、提携青年人才是大家的一项重任，要重视中医药标准化工作人才培养和队伍建设，慧眼识才，举贤荐能，广揽英才，使更多的优秀人才加入到中医药标准化队伍中来。四要认真履责，齐心协力推进中医药标准化工作发展。担任委员不仅仅是一种荣誉，更是一种使命、一种责任。希望各位委员各司其职，各尽其责，认真开展各项工作，发扬无私奉献的精神，为中医药标准化的发展不断作出新的更大贡献。

同志们，这次全国中医药标准化工作座谈会的召开，对于我们做好“十二五”时期及今后一个时期的中医药标准化工作，促进中医药科学发展，意义重大。中医药标准化工作使命光荣，任务艰巨，责任重大。让我们以邓小平理论和“三个代表”重要思想为指导，深入贯彻落实科学发展观，以改革创新的精神和求真务实的作风，抓住机遇、迎接挑战，振奋精神、坚定信心，扎实工作、务求实效，努力开创中医药标准化工作新局面，以优异的成绩迎接党的十八大的胜利召开。

卫生部副部长，国家中医药管理局党组书记、局长王国强在国家中医药管理局创先争优活动总结表彰大会上的讲话（节录）

（2012年11月6日）

下面，我代表局党组和局创先争优活动领导小组，从3个方面对局创先争优活动进行总结。

一、创先争优活动取得显著成效，为推动中医药事业发展和满足人民群众对中医药服务需求提供了强大动力

两年多来，我们着力在以下6个方面开展创先争优活动并取得显著成绩。

在坚持以人为本、服务群众、发展事业中创先争优。中医药行业更加自觉地按照局党组提出的“整体思维、系统运行，三观互动、六位一体，统筹协调、科学发展”的工作理念和运行机制，推动中医药事业发展，满足人民群众需求。中医药工作“三观互动”，就是运用马克思主义的世界观、方法论，把微观、中观、宏观的中医药工作，看成是一个系统运行的有机整体，辩证地、科学地认识各个层面和各项工作之间相互联系、协同发展的客观规律，从而更好地推动中医药医疗、保健、教育、科研、产业、文化“六位一体”全面协调可持续发展。创先争优活动中，我们始终坚持以人为本，把服务人民群众、维护人民健康、满足人民群众对中医药服务的需求，作为创先争优活动和中医药工作的根本出发点和落脚点，通过创先争优活动加快中医药事业发展步伐，不断为人民群众提供更多更好的中医药医疗保健服务。

在全面贯彻落实国务院《若干意见》、发挥中医药在医改中的重要作用中创先争优。中医药行业各级党组织以创先争优活动为契机和推动力，全面贯彻落实《国务院关于扶持和促进中医药事业发展的若干意见》和《卫生部、国家中医药管理局关于在深化医药卫生体制改革工作中进一步发挥中医药作用的意见》等文件确立的方针、政策，积极发挥中医药在深化医改中的重要作用。近年来，全国中医类医院诊疗人次、出院人数持续稳步增长，2011年占比分别达到17.6%和13.7%，有效缓解了群众看病就医问题。中医药在满足治病用药需求、减缓医药费用上涨、减轻患者和医保负担等方面发挥了很好的作用，在公共卫生、新发突发疾病防治、重大灾害和活动的医疗服务保障、群众养生保健等方面，展示了特色和优势，在丰富基本医疗卫生制度内涵、放大医改惠民效果、扩大内需和促进结构调整等方面，为全面完成3年医改目标任务作出了重要贡献。今年还启动了基层中医药服务能力提升工程，推动医改不断深化。通过在创先争优活动中全面贯彻落实国务院《若干意见》，争取各方面的大力支持，为中医药事业发展创造了良好的环境。近两年，中央有关部门和各地都出台了一系列扶持发展中医药事业的政策措施，加大了对中医药工作的投入，仅中央财政对中医药事业的投入就达145.5亿元，推动中医药继承与发展和中医药医疗、保健、教育、科研、产业、文化等各个方面工作都取得了长足进展。

在积极开展为民服务、便民利民活动中创先争优。各地按照局创先争优活动领导小组印发的《关于在全国中医药系统深入开展“为民服务创先争优”活动的指导意见》要求，不断创新服务理念和服务模式、创新便民利民载体平台，广泛开展为民服务创先争优活动。一是着力树立新理念，如山东兖州市中医院率先提出“先看病、后付费”，让人人享有生命绿色通道，受到好评和推广；山西中医学院附属医院坚持“以德立院，优质服务”的发展思路，在为百姓提供优质服务中，使医院焕发了勃勃生机；黑龙江中医药大学二附院坚持发挥中医药特色优势和“人无我有，人有我精”的办院理念，在周边综合医院林立的处境中，树立了中医药品牌，赢得了群众满意的口碑。二是积极探索新模式，如中国中医科学院广安门医院通过开展“五进”服务（进社区、进家庭、进机关、进企业、进学校）、托管联办，努力扩大服务领域，取得社会效益、经济效益双丰收；南京市中医院积极创新医疗服务模式，探索建立“医生围着病人转”、“临床科室围着疾病转”的多学科一体化临床诊疗平台。三是推出便民新举措，如北京房山区中医医院投资改造大客车建立流动中医医院，把城市专家的高水平医疗服务送到农村、大山的百姓身边，还让他们足不出村就能办理农合报销，医院业务也从中得到有效扩大；上海市中医医院以信息技术为支撑，建成集预约、挂号、充值、缴费、查询、打印报告6项功能于一体的“门诊一站式”自助服务平台，方便了群众就医。四是廉洁服务树形象，如内蒙古凉城县中蒙医院从认真解决群众不放心的“回扣药”、不满意的“大处方”、不情愿的“收红包”等具体问题入手，努力构建和谐医患关系。这些好做法使创先争优活动成为群众满意工程，受到群众广泛好评。

在认真做好公开承诺践诺评诺工作中创先争优。各级各类中医医院党组织和广大党员按照局创争办和医政司联合印发的《关于在各级各类中医医院广泛开展公开承诺活动的通知》要求，坚持以医德医风建设为主要内容，突出以人为本、医乃仁术、大医精诚的中医药核心价值观，坚持开门承诺、有诺必行、承诺必果的基本原则，在落实惠民政策、办好利民实事、解决群众实际困难等方面，立足本职岗位，把自身创先争优的目标要求具体化、公开化，采取多种方式，向社会和群众作出公开承诺，接受群众监督。一是领导带头进行承诺，各级领导以身作则，带头围绕"密切联系群众"、"不以权谋私"等内容进行承诺。二是突出特色进行承诺，医院科室围绕"坚持公益性"、"突出中医药特色"、"提供优质中医药服务"等内容进行承诺。三是结合岗位进行承诺，如医生围绕"不开大处方"、"不做大检查"、"不开单提成"等内容进行承诺；护士围绕"病人至上"、"辨证施护"、"三查七对"等内容进行承诺；采购人员围绕"规范程序"、"保证质量"、"不收红包"、"不拿回扣"等内容进行承诺；药剂人员围绕"加强处方核查"、"降低调剂误差"、"缩短等候时间"等内容进行承诺。通过公开承诺、践诺、评诺，保证了各项便民惠民利民措施落到实处、优质高效和方便满意。

在着力加强宣传和营造良好氛围中创先争优。我们运用多种媒体、多种形式加大宣传力度，营造良好氛围。一是加强各类简报宣传，两年多来，局创争办共编发290多期简报，中国共产党新闻网、人民网、中央创争办简报、《紫光阁》杂志、卫生部创争办简报等主渠道，先后对中医药行业的49个先进集体和26名先进个人的优秀事迹进行了总计103次简报或专题报导。二是加强报刊互联网宣传，国家中医药管理局政府网站、中央国家机关《紫光阁》网站和《中国中医药报》的创先争优活动专栏分别刊登了四五百篇局机关、局直属单位和行业开展活动的报导。三是加强会议交流宣传，国家中医药管理局两次召开了全国中医药系统创先争优活动工作交流视频会议和全国中医医院"三好一满意"工作经验交流会，一批典型经验得到交流和推广。四是结合业务开展宣传，在创先争优活动中，积极开展"中医中药中国行"活动，向群众宣传正确的中医药知识，帮助他们掌握正确的中医药防治疾病方法。这些宣传报道交流了活动情况，介绍了工作方法，推广了成功经验，宣传了先进典型，百姓得到了实惠，对创先争优活动的深入开展起到了积极的促进作用。

在坚持典型引路和树立行业形象中创先争优。坚持把典型引路贯穿活动始终，坚持近期与长期、老典型与新典型、全国典型与身边典型相结合的原则，积极做好先进典型的发现、培养、树立工作。一是学习全国典型，局人事教育司、直属机关党委、创争办及时转发中央创争办关于学习杨善洲、李林森同志的文件，号召各部门、各单位认真学习先进、对照先进、查找差距、改进提高。二是发现行业典型，活动中中医药行业涌现出一大批先进基层党组织和优秀党员，如建党90周年时，天津中医药大学党委副书记、校长、中国工程院院士张伯礼同志获得"全国优秀共产党员"荣誉称号；广东省和黄中药有限公司党委获得"全国先进基层党组织"荣誉称号；中国中医科学院广安门医院党委书记、院长王阶同志获得中央国家机关"优秀党务工作者"荣誉称号等。三是树立身边典型，在这次创先争优活动中，山西中医学院附属医院党委、山东兖州市中医院党总支、广东省中医院党委、重庆市中医院党委和天津中医药大学党委、辽宁中医药大学党委6个基层党组织荣获"全国创先争优先进基层党组织"荣誉称号；中医药行业还有25个基层党组织、53名党员和15名党务工作者分别获得全国医药卫生系统创先争优活动先进集体、先进个人、指导工作先进个人荣誉称号。还有刚才大会宣布的全国中医药系统创先争优活动先进集体和优秀个人。这些荣誉的取得和事迹的弘扬，不仅树立了身边的学习榜样，展现了中医药行业创先争优活动的丰硕成果，还向社会很好地宣传和树立了行业风采和形象，对加强职业道德建设和行业作风建设，起到了重要的推动作用。

二、认真做好创先争优活动总结，为进一步加强党的建设积累宝贵经验

在两年多的创先争优活动中，中医药行业各级党组织和广大党员始终坚持"为民服务创先争优"和"把工作干得让人民群众更加满意"的正确方向，积极实践，勇于探索，积累了宝贵的体会和经验。

必须把思想理论建设作为党的根本性建设贯穿始终。创先争优活动中，中医药行业各级党组织始终坚持把理论武装摆在首位，坚持思想先进与行动先进的高度统一，努力学习和把握中国特色社会主义理论体系，不断用马克思主义中国化最新成果武装头脑、指导实践、解决问题、推动工作，紧紧围绕学习实践科学发展观和为民服务创先争优的活动总主题，不断增强广大党员干部职工贯彻落实科学发展观的自觉性和坚定性，引导大家通过科学发展把为民服务落到实处。

必须围绕中心服务大局开展党的建设。中医药行业的创先争优活动，始终坚持围绕中央及局党组的工作大局和中医药事业的中心任务来部署和推进，坚持以服务人民群众、惠及社会百姓的实际成效来贯彻和落实。各级党组织广泛凝聚广大党员干部职工的智慧和力量，在争科学发展之先、创社会和谐之优中，不断提高党的建设科学化水平，为全面完成本地本单位事业发展的各项目标任务，提供了坚强的政治保证、思想保证和组织保证。

必须始终坚持全心全意为人民服务的根本宗旨。全心全意为人民服务是我们党的根本宗旨，中医药工作与人民群众息息相关。各级党组织和广大党员始终坚持党的根本宗旨和为民服务的活动主题主线，始终坚持想百姓之所想、急百姓之所急、办百姓之所需，始终坚持用群众满意不满意作为衡量活动是否取得实效的检验标准，充分发挥中医药"简、便、验、廉"的特色优势，千方百计便民利民，在实现和维护人民利益的同时，有效地优化有限的医疗卫生资源和医疗保险资源，使为民服务成为广大党员干部职工的自觉行动，通过做好中医药工作，努力密切党同人民群众的血肉联系。

必须善于开展宣传和发挥典型引路的榜样作用。中医药行业是服务行业、窗口单位，选树典型、表彰先进、鼓舞士气、营造氛围的工作非常重要，还能起到树立和彰显行业形象的作用。创先争优活动中，各级党组织高度重视发挥先进典型和党员干部的模范带动作用，通过典型引路带动广大群众，在行业上下形成了发现先进、宣传先进，学习先进、崇尚先进，争当先进、赶超先进的创先争优局面，收到了较好的效果。

必须让人民群众切实感受到创先争优带来的变化和好处。创先争优活动是否取得成效，归根到底要用服务人民、满足需求、群众满意来衡量和评判。局机关和直属单位在创先争优活动中继续深入开展学习型组织、服务型机关（单位）、和谐团队“三项建设”，进一步内增素质、外树形象，面向基层、服务基层，转变观念、改进作风，工作中的服务意识和服务水平都有新的提高。各地中医医疗机构也通过“为民服务创先争优”、“服务好、质量好、医德好，群众满意”的“三好一满意”活动等载体和平台，进一步加强行业作风建设，改进和提高服务质量和水平，让人民群众实实在在感受到创先争优活动带来的新的变化和好处，全行业的创先争优活动受到人民群众普遍好评。

以上这些做法和经验，来源于实践，深化了我们对创先争优活动规律性的认识，要很好地坚持下去，并不断完善和发展，进一步提高中医药行业党的建设科学化水平。

三、继续巩固扩大创先争优活动成果，扎实推进创先争优常态化长效化

今天的总结表彰大会后，国家中医药管理局集中开展的创先争优活动就基本告一段落，转入基层党组织和广大党员的经常性创先争优。中医药行业各级党组织要深入学习贯彻胡锦涛总书记在省部级主要领导干部专题研讨班上的重要讲话精神和胡锦涛总书记、习近平同志关于创先争优工作的重要批示精神，坚持党要管党、从严治党，把创先争优作为重要载体，努力实现常态化长效化，并更好地体现在党的建设经常性工作中，落实到党员干部的实际行动上。要充分发挥党的理论优势、政治优势、组织优势、制度优势和密切联系群众的优势，经受“四大考验”，化解“四大危险”，保持党的先进性和纯洁性，不断开创中医药事业改革发展稳定的新局面。

进一步牢固树立和践行创先争优价值理念。要大力宣传创先争优活动的丰硕成果、成功经验和先进典型，加强创先争优理论和实践问题的研究，牢固树立创先争优的理念，把创先争优作为一种追求、一种动力、一种价值，切实增强各级党组织和广大党员创先争优的意识和本领。要教育引导广大党员干部职工深入学习实践中国特色社会主义理论体系特别是科学发展观，深刻理解和把握创先争优的理论依据和实践需要，明确开展创先争优活动的目标和方向。要充分发挥各级领导干部的表率作用，带头创先争优，影响和带动广大党员职工创先争优秀，努力在全行业形成创先争优的浓厚氛围和自觉追求。

进一步建立完善和落实创先争优长效机制。要在总结创先争优活动好经验、好做法的基础上，按照务实管用、简便易行的原则，建立健全基层党组织晋位升级，党员公开承诺、践诺、评诺、党组织和党员联系服务群众，党群共建创先争优，群众监督评判，表彰先进典型等创争机制，形成科学规范的创先争优制度体系，促进创先争优常态化、长效化。要以创先争优的精神面貌，进一步做好抓基层打基础、书记抓抓书记、系统抓抓系统等工作，充分激发基层党组织和广大党员争创先进、争做优秀的内生动力。要坚持党内带党外、党员带群众，充分发挥工会、共青团、妇女组织等群众组织的作用，共同营造积极向上的创先争优局面，不断扩大创先争优的社会凝聚力、影响力和带动力。

进一步用创先争优推动日常工作和事业发展。创先争优要坚持创在平时、争在本职。中医药行业各级党组织都要从本地本单位的实际出发，立足党员和群众的各自岗位，推动创先争优融入中心任务、融入岗位职责、融入日常工作和生活，使创先争优成为广大党员干部职工的普遍自觉行动。要结合深化医药卫生体制改革，继续全面贯彻落实国务院《若干意见》，按照“三观互动”的工作理念和运行机制要求，扎实推进中医药医疗、保健、教育、科研、产业、文化“六位一体”协调发展，在深化医改中积极主动地发挥中医药作用，不断满足人民群众日益增长的中医药医疗保健服务需求。

中医药事业发展的形势与任务

——卫生部副部长、国家中医药管理局局长王国强在第七届庞鼎元国际中医药研讨会暨香港大学中医药学院新院成立十周年纪念大会上的报告（节录）

（2012年12月1日）

很高兴能在大会期间与各位来宾、专家、学者和各界代表欢聚一堂，共同探讨中医药发展问题。根据大会安排，下面我就中医药事业发展的形势与任务介绍3个方面的情况。

一、当前中医药事业发展面临的形势

（一）中央和地方政府的重视与支持是中医药事业发展的重要保障

近年来，中央对中医药工作作出了一系列重要部署，更加注重扶持和促进中医药事业发展。刚刚闭幕的中国共产党第十八次全国代表大会重申了要“坚持中西医并重”、“扶持中医药和民族医药事业发展”，表明了中央对中医药事业发展的高度重视和大力支持。国务院专门颁布了《关于扶持和促进中医药事业发展的若干意见》，明确了推动中医药全面发展的任务。国家“十二五”规划将支持中医药发展作为单节列出，作为完善基本医疗卫生制度的6项重点任务之一。国务院各相关部门大力支持中医药工作，出台了一系列符合中医药特点、有利于中医药特色优势发挥的政策措施。中央财政和地方各级财政对中医药的投入大幅度增加。各地方高度重视中医药对于促进经济社会发展、改善民生、弘扬中华文化的重要作用，认真落实中央关于中医药工作的部署，进一步加强了对中医药工作的领导和体制、机制建设，绝大部分省份出台了加强中医药事业发展的决定或意见，召开了振兴中医药大会，制定实施了扶持政策。这些都为中医药事业发展创造了良好的环境。

（二）人民群众的需求与信赖是中医药事业发展的重要动力

几千年来，中医药作为抵御疾病、维护健康的主要手段，为中华民族的繁衍昌盛作出了不可磨灭的贡献。时至今日，中医药与西医药优势互补，相互促进，共同维护和增进人民健康，已经成为中国特色医药卫生事业的重要特征和显著优势。中医药使中国人民世代受益，中国的老百姓对中医药感情深厚、高度信赖，中医药作为一种文化已经深深地渗入中国百姓的日常生活当中。中医的一些干预方法特别是非药物方法，普通百姓易于接受也易于掌握使用，可获得性强，适用于广大人民群众的养生保健和疾病治疗，很多人自觉不自觉地运用中医药的理念和方法进行养身健体、防治疾病。随着生活水平不断提高，健康意识不断增强，医疗保障制度不断完善，广大人民群众对中医药知识和服务的需求日益增长。据一项专门调查结果显示，90%的民众关注中医药，88%的民众用过中医药，53%的民众看病首选中医药。这充分表明了当今时代广大人民群众相信中医药、需要中医药，中医药在中国有着良好的社会基础。

（三）中医药的特色与优势是中医药事业发展的重要基础

随着经济社会的发展，人们生活水平的提高，人类生存环境的变化以及疾病谱的改变和老龄化社会的到来，健康观念和医学模式正在发生转变，医学目的也在作出调整，总的趋势是更加注重预防、自我保健和生态环境改善，更加注重综合治疗和个体化治疗，从以疾病为中心向以病人为中心发展，从以治病为目的的对高科技的无限追求转向预防疾病与损伤，维持和提高健康。中医药注重社会环境、心理因素及生活方式对人体健康状况与疾病发生发展的影响，注重从人的整体功能状态来判断健康状况和疾病的发生、发展，注重实施个体化辨证论治，注重“以人为本”而选择人性化的治疗方式，注重以未病先防、已病防变、愈后防复发的“治未病”理念为核心，强调个人的养生保健，这些都与转变了的医学模式相吻合，与调整了的医学目的相一致，完全符合当今医学发展方向，越来越显示出独特优势和旺盛生命力。

（四）深化医改的实施与深入是中医药事业发展的重要载体

中医药是我国重要的医疗卫生资源，临床疗效确切、预防保健作用独特、治疗方式灵活、费用比较低廉。充分利用中医药资源，充分发挥中医药作用，充分彰显中医药优势，有利于建立健全覆盖城乡的基本医疗卫生制度，有利于开辟一条供得起、重预防、可持续的中国特色医药卫生发展道路。深化医改的实施，为中医药发展带来了全新的机遇。中央关于深化医改的文件强调要充分发挥中医药的作用，卫生部和国家中医药管理局联合出台了《关于在深化医药卫生体制改革工作中进一步发挥中医药作用的意

见》。3年多来，在深化医改5项重点工作中，中医药充分发挥了特色和优势，为实现医改3年阶段性目标作出了积极贡献。在基本医疗保障制度建设中，更加注重鼓励中医药服务的提供和利用；在基本药物制度建设中，坚持中西药并重原则，注重鼓励中药的使用；在公共卫生服务逐步均等化工作中，积极推进中医药预防保健技术和方法的应用；在城乡基层医疗卫生服务体系建设中，注重提高中医药服务的可及性；积极推进公立中医医院改革试点。“十二五”期间，中医药紧紧抓住医保、医药、医疗3个重点环节，继续在为深化医改作贡献中实现自身更大的发展。

（五）国际社会的关注与应用是中医药事业发展的重要条件

近年来，以中医药为代表的传统医学发展得到世界卫生组织的大力倡导与推崇。世界卫生组织认为21世纪的医学将从疾病医学向健康医学发展，从重治疗向重预防发展，从对病源的对抗治疗向整体治疗发展，从对病灶的改善向重视生态环境的改善发展，从群体治疗向个体治疗发展，从生物治疗向心身综合治疗发展，从强调医生的作用向重视病人的自我保健作用发展，从以疾病为中心向以病人为中心发展。在这种趋势下，以中医药为代表的传统医学受到世界卫生组织的重视与支持。世卫组织在第62届世界卫生大会通过了《传统医学决议》，敦促各国将传统医学纳入卫生体系。2010年，世卫组织首次将以中医药为代表的传统医学纳入国际疾病分类（ICD—11）。2009年，国际标准化组织成立了中医药技术委员会（暂定名），为中医药更高水平地走向世界提供了平台。2010年，“中医针灸”成功入选“人类非物质文化遗产代表作名录”，2011年，《本草纲目》和《黄帝内经》成功入选联合国教科文组织《世界记忆名录》。目前，中医药已经传播到世界上160多个国家。中医药走向世界的步伐越来越快。

与此同时，我们也清醒地看到，随着经济社会深刻变化，科学技术日新月异，现代医学快速发展，中医药发展面临许多新情况、新问题。主要是：中医药学原创思维的内涵挖掘和丰富发展不够，以中医药学原创思维为基础的理论和技术方法创新不够，没有取得重大突破；中医药学在强调遵循自身规律、保持自身特色的同时，学术发展滞后，利用现代科学技术成果进行创新发展不够，即使利用了一些现代科学技术，但遵循中医药原创思维、把握中医药本质特征也不够；适合中医药特点的研究和评价方法及其标准规范体系尚未建立，适应时代要求的中医药自主创新体系尚未形成，中医药继承创新高级人才十分匮乏。同时，由于历史背景、文化底蕴和思维方式的差异，中医药所认识的生命与疾病的复杂现象，用传统概念表达的科学内涵还难以被现代社会普遍理解和接受。

二、中医药事业发展的现状和主要任务

进入21世纪特别是“十一五”以来，中医药事业发展取得了显著成就，为维护人民健康、促进经济社会发展作出了积极贡献。一是基本建立起覆盖城乡的中医医疗服务体系并发挥了重要作用。目前，全国有中医类别医院3232所，75.6%的社区卫生服务中心、51.6%的社区卫生服务站、66.5%的乡镇卫生院、57.5%的村卫生室能够为群众提供中医药服务。从医疗服务人次看，占全国卫生机构4.01%的中医机构、占全国卫生技术人员6.79%的中医药人员提供了占全国门急诊总人次的15.38%以及占全国出院总人数的12.61%的中医诊疗服务，全国接受中医诊疗人次增加到2011年的4亿人次；从医疗费用上看，2011年全国综合医院人均住院费用为7030元，而中医医院仅为5210元。中医药为缓解看病就医问题、抑制医药卫生费用过快上涨、减轻人民群众就医负担有明显效果。二是中医药继承与创新取得积极进展。加强了中医药传承研究，开展了老中医药专家学术思想和经验继承工作。围绕重大疾病防治，推进中医药科技创新体系建设，启动了16家国家中医（民族医）临床研究基地建设，开展了中医药防治传染性疾病和慢性非传染性疾病的临床科研体系建设。开展了中药资源普查试点，努力做好中药资源的保护与利用。坚持多学科、多部门参与，中医药科学研究取得一系列新成果。近年来，获国家科技进步二等奖24项及技术发明二等奖3项，因在青蒿素领域的贡献，中国中医科学院屠呦呦研究员荣获2011年美国拉斯克临床医学奖。积极参加突发公共卫生事件的救治，中医药在艾滋病、甲型H1N1流感以及四川汶川特大地震、青海玉树地震、甘肃舟曲泥石流灾害等突发公共事件和重大传染病防治中发挥了独特作用，成效显著。三是中医药人才队伍建设进一步加强。初步建立起了院校教育、继续教育、师承教育的中医药教育体系，初步建立起了社区、农村基层中医药实用型人才的培养机制。开展了首届“国医大师”评选活动。目前，全国有中医类别执业（助理）医师29.4万人，占医师队伍的比重达12.2%，10万余名乡村医生参加了乡村医生中医专业中专学历教育。四是中医药文化建设开创崭新局面。“中医中药中国行”活动走遍全国，普及了中医药知识，弘扬了中医药文化。41项中医药项目列入国家非物质文化遗产名录。五是中医药法制化和标准化进程加快。《中医药法》列入十一届全国人大常委会5年立法规划，草案文本已上报国务院。目前，全国中医药地方性法规已增加到26个，发布了国家标准27项、行业标准460项，成立了5个全国中医药标准化技术委员会，初步形成了中医药标准体系框架。六是民族医药事业得到长足发展。目前，全国有民族医院203所，开展民族医教育的院校有14所，民族药产业发展迅速，品种达906个，为民族地区人民群众健康和经济发展作出了积极贡献。七是中医药产业不断发展壮大。城乡居民对中医药服务需求的快速增长，有效带动了

健康服务业和中药产业的发展。目前，中医按摩、理疗、保健业发展方兴未艾，中药产业规模年规模已达2500亿元左右，占国内医药市场的4成以上。中药产品和服务贸易稳步发展，中药出口已达23.32亿美元，显示出巨大的市场发展潜力。八是中医药国际影响力进一步提升。中国已经与其他国家和地区签订含有中医药内容的政府协议96个，专门的中医药合作协议49个。可以说，中医药事业初步形成了全面协调发展的新格局。

当前和今后一个时期，我们将认真贯彻落实《国务院关于扶持和促进中医药事业发展的若干意见》，深入实施中医药事业发展“十二五”规划，牢牢把握推动和实现中医药事业科学发展这个主题，抓住机遇，改革创新，推进中医药医疗、保健、科研、教育、产业、文化、对外交流与合作全面协调发展，在深化医改中充分发挥中医药作用，努力开创中医药事业发展新局面。

第一，积极发展中医医疗预防保健服务，不断提高中医药服务的可及性和覆盖面。一是要加强县级中医医院建设，充分发挥县级中医医院在农村中医药工作中的龙头作用。二是完善乡、村和城市社区中医药服务体系，推动中医药进乡村、进社区、进家庭。三是大力加强重点专科（专病）建设，积极开展培养名医、创建名科、建设名院工作。四是充分发挥中医药在预防、保健、养生、康复等方面的重要作用，推动中医医院和基层医疗卫生机构开展中医预防保健服务。五是在其他医疗卫生服务机构中大力推广中医药适宜技术。六是完善中医药参与重大疾病防治与突发公共卫生事件应急工作的机制，提高中医药应急能力和水平。

第二，扎实推进中医药的继承与创新，充分保持和发挥中医药特色优势。一是要系统阐明中医药的科学内涵。充分运用中医药学的历史积累、实践经验，积极利用现代科学，对中医药学的本质特征、核心理论进行现代阐述与诠释，赋予时代的特征。二是要创新发展中医药理论。以中医药防病治病实践为基础，通过解释新现象、解决新问题，深化对人与自然及社会关系、健康与疾病动态演变规律、维护健康与防治疾病规律的认识，完善原有理论并提出新的理论，丰富中医药学的理论体系。三是要创新发展中医药技术。以提高中医药服务能力和临床疗效为核心，加快中医临床优势病种的研究，加快中医药预防保健、疾病诊疗技术的创新，加快中医诊疗仪器设备、中药新药的研制，加快中药材生产、中药工业关键技术的开发。四是要建立适合中医药学术发展的方法学。根据中医药的整体观念、辨证论治、复方用药等认识论和方法论特色，积极运用现代研究方法，建立与中医药理论和临床诊疗特色相适应的方法学体系。五是要建立中医药标准规范体系，把中医药的特色优势用标准规范的形式固定下来、推广开去。

第三，加强中医药人才队伍建设，不断提高中医药服务能力和水平。一是改革中医药院校教育，调整中医药高等教育结构和规模，按照中医药人才成长规律施教。二是完善中医药师承教育制度，探索不同层次、不同类型的师承教育模式，丰富中医药人才培养方式和途径。三是加快中医药基层人才和技术骨干的培养，造就新一代中医药领军人才和一大批中青年名中医。四是完善中医药人才培养和使用机制，营造有利于中医药人才脱颖而出的环境。

第四，着力提高中药产业发展水平，推进中医中药协调发展。一是加强对中药资源的保护、研究开发和合理利用，促进中药资源的可持续发展。二是加强中药产业发展的统筹规划，建设现代中药工业和商业体系。三是加强中药材和中药饮片生产、流通的监管，保证中药材、中药饮片和中药制剂产品质量。四是鼓励和支持医疗机构研制和应用特色中药制剂，促进医疗机构中医药特色优势的发挥。

第五，繁荣发展中医药文化，切实巩固和扩大中医药的社会基础。一是积极推进中医药机构文化建设，弘扬中医药文化大医精诚的核心价值和行业传统职业道德。二是开展中医药科学文化普及教育，满足民众对中医药科学知识的需求，提高人民群众的健康素养。三是加大对列入国家级非物质文化遗产名录项目的保护力度，做好中医药非物质文化遗产保护传承工作。四是加强舆论引导，营造全社会尊重、保护中医药传统知识和关心、支持中医药事业发展的良好氛围。

第六，加强中医药对外交流与合作，推动中医药走向世界。一是更好地利用国际科学技术资源，促进中医药理论和技术的创新发展，推进中医药理论和实践在世界范围进一步得到丰富和发展。二是做好中医药国际标准化工作。三是积极拓展中医药服务贸易。四是加强中医药知识和文化的对外宣传。

三、努力推动香港中医药更好地发展

第一，积极探索中医药服务贸易发展的模式与途径。香港位于东西方文化交汇之处，作为我国全球化金融与贸易平台，其社会运作准则一直依循国际惯例，与国际社会接轨程度较高，在服务贸易领域积累了成熟的经验。要充分发挥“桥头堡”的优势，积极探索完善中医药服务贸易的发展模式和发展途径，加快发展中医药服务贸易，并为内地中医药服务贸易发展提供借鉴。这是香港落实“十二五”规划中关于加快发展中医药产业的重要方面。

第二，积极探索中医药国际标准化、规范化发展的模式与途径。香港科技进步，资讯发达，资金充裕，卫生和社会事业发展成熟，人才国际化程度高，通过充分利用现代科学技术方法和手段，在丰富中医药学术理论和实践，推动中医药的标准化、规范化、现代化和走向世界方面具有独特优势。要积极配合国家中医药标准化战略和中医药走出去战略，继续积累经验，发挥示范带动作用。

第三，积极探索将中医药纳入公共医疗体系的模式与途径。依据香港医疗改革咨询文件，有关部门将推动中医药纳入公共医疗体系，计划分阶段开设18家中医诊所，在公立医院架构内提供中医门诊服务。要以世界的眼光、创新的精神，积极探索具有香港特色的中医医疗机构发展模式，促进临床与科研相结合，在为香港民众提供优质中医药服务的同时，为世界上重视中医药价值的国家和地区发展中医医疗保健服务提供模板和借鉴，

卫生部和国家中医药管理局将一如既往高度重视、大力支持香港中医药事业发展，在借鉴香港中医药发展经验的同时，积极响应香港的需求，通过技术支持、项目合作等方式，促进中医药在香港获得更大发展。

卫生部副部长、国家中医药管理局局长王国强在纪念“衡阳会议”30周年座谈会上的讲话（节录）

（2012年12月14日）

30年来，我国中医药事业在党中央和国务院的领导下，以邓小平理论、“三个代表”重要思想和科学发展观为指导，始终把满足人民群众对中医药服务需求作为工作的出发点和落脚点，遵循中医药发展规律，保持发挥中医药特色优势，抓住机遇、服务大局、奋发有为，开创了中医药事业发展的新局面。

中医药事业在经济社会发展格局中的地位日益突出。党中央、国务院高度重视中医药工作，大力扶持促进中医药事业发展，1982年，我国宪法规定：发展现代医药和我国传统医药；1986年，国务院召开常务会议专门研究中医中药问题，同年成立了相对独立的国家中医药管理局，各地也相继成立了中医药管理部门；2003年，国务院颁布实施《中医药条例》；2007年，党的十七大报告强调“坚持中西医并重”、“扶持中医药和民族医药事业发展”；2008年，第十一届全国人大将《中医药法》列入五年立法规划；2009年，国务院印发《关于扶持和促进中医药事业发展的若干意见》（以后简称《若干意见》），这些都为中医药发展提供了有力的组织和制度保障。国务院有关部门将中医药发展列入了国民经济和社会发展规划，特别是国家“十二五”规划中首次将“支持中医药事业发展”单列一节。同时，地方党委、政府也加大对中医药工作的支持力度，将中医药发展列入了本地国民经济和社会发展规划。特别是《若干意见》颁布以来，已有15个省（区、市）以党委或政府名义召开了中医药、民族医药发展会议，21个省（区、市）出台了扶持促进中医药事业发展的文件，各地不同程度地加大了对中医药的投入，普遍设立了中医药发展专项资金，并逐年增加。

中医药事业发展取得了新成就，形成了新格局。一是中医药事业发展方向更加明确、思路更加清晰。在总结新中国成立特别是改革开放以来我国发展中医药事业有益经验和成功探索的基础上，确定了中医药医疗、保健、科研、教育、产业、文化“六位一体”全面协调发展的基本思路。运用中医药整体观、系统论的理论，学习借鉴现代管理理念和方法，提出了“整体思维、系统运行、三观互动、科学发展”的中医药工作系统和运行机制。着力转变中医药事业发展方式，从单一的疾病治疗模式，转变为既重视疾病治疗，又重视预防保健、养生康复并融合一体的综合防治模式；从注重中医医院发展，转变为既重视医院发展，又注重门诊部、诊所等中医药服务的多种组织形态共同发展；从注重中医医院的规模扩张，转变为在保持适度规模的同时更加注重特色优势建设和服务功能完善。二是基本建立起覆盖城乡的中医医疗服务体系。目前，中医类别医院3232所，是30年前的4倍多，75.6%的社区卫生服务中心、51.6%的社区卫生服务站、66.5%的乡镇卫生院、57.5%的村卫生室能够为群众提供中医药服务。另外，中医药重视“治未病”，把预防放在优先位置，有力地推动了卫生发展模式从重疾病治疗向全面健康管理转变，中医药预防保健服务初显成效。三是中医药继承与创新取得积极进展。加强中医药传承研究，开展了老中医药专家学术思想和经验继承工作。围绕重大疾病防治，推进中医药科技创新体系建设，启动16家国家中医（民族医）临床研究基地建设，开展中医药防治传染性疾病和慢性非传染性疾病的临床科研体系建设。坚持多学科、多部门参与，中医药科学研究取得新成果。近年来，获国家科技进步二等奖24项及技术发明二等奖3项，因“发现青蒿素——一种用于治疗疟疾的药物”，中国中医科学院屠呦呦研究员荣获2011年美国拉斯克临床医学奖。积极参加突发公共卫生事件的救治，中医药在艾滋病、甲型H1N1流感以及四川汶川特大地震等突发公共事件和重大传染病防治中发挥了独特作

用，成效显著。开展中药资源普查试点，了解中药材资源情况，以更好地做到中药资源的保护与利用。四是中医药人才队伍建设进一步加强。初步建立起了院校教育、继续教育、师承教育的中医药教育体系，初步建立起了社区、农村基层中医药实用型人才的培养机制。开展了新中国成立以来的首次“国医大师”评选活动，通过对30名医术精湛、医德高尚的名医表彰，凝聚了行业力量、树立了行业形象，形成了尊重、关心、重视中医药人才的氛围。据统计，中医类别执业（助理）医师29.4万人，占医师队伍的比重达12.2%，10万余名乡村医生参加了乡村医生中医专业中专学历教育。五是中医药文化建设开创崭新局面，“中医中药中国行”活动深入开展，普及了中医药知识，弘扬了中医药文化。41项中医药项目列入国家非物质文化遗产名录，“中医针灸”列入人类非物质文化遗产代表作名录。六是中医药法制化和标准化进程加快。《中医药法》列入十一届全国人大常委会五年立法规划，草案文本已上报国务院。目前，全国中医药地方性法规已增加到26个，发布了国家标准27项、行业标准460项，成立了5个全国中医药标准化技术委员会，初步形成了中医药标准体系框架。国际标准化组织成立中医药技术委员会（暂定名）并将秘书处设在我国，国际疾病分类与代码（ICD—11）首次将中医药等传统医学纳入。七是民族医药事业得到长足发展。目前，全国有民族医院203所，开展民族医教育的院校有14所，民族药产业发展迅速，品种达906个，为民族地区人民群众健康和经济发展作出了积极贡献。八是中医药国际影响力进一步提升。与我国签订含有中医药合作的政府协议96个，专门的中医药合作协议49个。可以说，中医药事业发展初步形成了医疗、保健、科研、教育、产业、文化全面协调发展的新格局。

中医药事业发展丰富了中国特色基本医疗卫生制度。中医药与西医药互相补充、协调发展，共同担负着维护和增进人民健康任务，已成为我国医药卫生事业的重要特征和显著优势。尤其是深化医改以来，中医药积极参与，充分发挥中医药临床疗效确切、预防保健作用独特、治疗方式灵活、费用比较低廉的优势，为减轻群众看病就医负担、控制医药费用过快上涨、提高基层医疗卫生服务可及性作出了独特的贡献，推动了中国特色医药卫生体制建设。一是在全民医保制度建设方面，中医药价格相对低廉，通过提高基本医保报销比例，鼓励中医药服务的提供和利用，使全民医保的效用得到放大。二是在基本药物制度建设方面，国家将102种中成药和符合标准的中药饮片纳入了基本药物目录，较好地满足了基层群众的用药需求。三是在基本公共卫生服务均等化方面，积极宣传推广中医药科普文化和养生保健知识，既普及了健康保健知识，也扩大了中医药影响力，很受老百姓欢迎。四是在中医院改革试点特别是在基层医疗卫生服务体系建设方面，医改实施以来，中央投资75.5亿元支持了近500所县级中医医院建设，安排医改资金42.1亿元支持了1960所市县级中医院、民族医院能力建设。一大批社区卫生服务中心和乡镇卫生院中医科、中药房也进行了标准化建设。经过3年建设，覆盖城乡的基层中医药服务网络基本建成，中医药服务的可及性明显提高。从医疗服务人次看，占全国卫生机构4.01%的中医机构、占全国卫生技术人员6.79%的中医药人员提供了占全国门急诊总人次的15.38%以及占全国出院总人数的12.61%的中医诊疗服务，全国接受中医诊疗人次从2008年的3亿人次增加到2011年的4亿人次；从医疗费用上看，中医药服务价格低廉，广泛推广使用，对于抑制医药卫生费用过快上涨，减轻人民群众就医负担有明显的效果；2011年全国综合医院人均住院费用为7030元，而中医医院仅为5210元。

中医药事业发展对扩大内需、促进结构调整发挥了积极作用。近年来，国家更加重视民生，特别是医改以来，改善了城乡居民消费预期，卫生需求得到释放，卫生投资规模扩大，带动了制药、医疗器械以及健康照料、物流、信息化等相关产业发展，为扩大内需、促进经济发展创造了有利条件。这种作用在中医药改革发展中也同样得到印证。城乡居民对中医药服务需求的快速增长，有效带动了健康服务业和中药产业的发展。现在中医按摩、理疗、保健业发展方兴未艾，在许多城市甚至成为促进服务业发展的重要动力。由于中药材使用量急剧增加，许多地方将中药材的种植和加工纳入地区发展战略，作为推动地方经济发展、促进农民增收和调整产业结构的重要途径，建立了一批现代中药产业制造基地，打造了一批知名中药生产和流通企业，发展势头强劲。中药产业规模年规模已达2500亿元以上，占国内医药市场的4成以上。与此同时，中药企业走向国际市场的步伐加快，中药产品和服务贸易稳步发展，中药出口已达23.32亿美元，显示出巨大的市场发展潜力。目前中医药已传播到160多个国家和地区，成为我国服务贸易的重要组成部分。

中医药事业发展为提高国家文化软实力作出了贡献。中医药天地一体、天人合一、天地人和、和而不同的思想基础，以人为本、大医精诚的行为准则，深刻体现了中华民族的认知方式和价值取向，蕴含着丰富的哲学思想和人文精神，是中华民族优秀传统文化的重要组成部分，是我国文化软实力的重要体现。中医药不仅为中华民族的繁衍昌盛作出了重要贡献，而且对人类健康和世界文明也产生了积极影响。我们充分发挥中医药传统文化在弘扬中华文化、增强中华文化国际影响力中的重要作用，大力推进中医药文化建设，把中医药文化建设作为新时期中医药事业发展的一项重要而紧迫的任务，大力实施“中医中药中国行”活动，深入挖掘中医药文化价值，构建“大医精诚”是中医药文化的核心价值理念，积极推动中医药文化走出去，使中华文化得以传承、发扬和发展，为提高国家文化软实力做出应有的贡献。

在30年的创造性实践中，我们经过艰辛探索，积累了宝贵经验。归结起来就是：一以贯之的牢牢把握中医药自身发展规律，围绕发挥中医药特色优势，与时俱进，不断推进继承与创新。概括起来说，就是着力处理好以下8个方面的关系。

必须处理好中医药与经济社会发展的关系。坚持融入大局，服务全局。30年来，我们始终围绕经济社会发展，紧紧抓住保障和改善民生的根本目的，不断推进中医药事业的发展。积极加强协调，努力将中医药纳入国家相关规划之中，进一步提升了中医药在经济社会上的地位和作用；积极争取支持，进一步加大对中医药发展的投入，中医药的发展得到了有力的资金保障；积极加强沟通，上下联动，进一步增强地方各级党委政府对中医药事业发展的重视程度，推动了中医药各项政策措施的贯彻落实。随着经济社会全面发展，中医药得到了快速健康的发展，中医药的特色优势的不断凸显，服务能力不断提高，人民群众不断增长的中医药服务需求得到了较大程度的满足，为保障和改善民生作出了积极的贡献。

中医药发展依赖经济社会的发展。经济社会快速发展，人民群众生活水平日益提高，对提高健康水平和生活质量有了更多需求，拓宽了中医药事业发展空间。当前，我国已进入全面建成小康社会的关键时期，国家更加注重调整经济结构、转变经济发展方式，更加注重保障和改善民生，这为中医药事业发展注入了新的动力。中医药要紧紧抓住和利用好这一重要的战略机遇期，与时俱进，不断发挥中医药在经济社会中的重要作用，为推动我国经济发展，促进经济发展方式转变，提高人民群众健康水平，构建社会主义和谐社会作出贡献。

必须处理好中医药与卫生改革发展之间的关系。坚持深化改革，以改革促发展。30年来，特别是医改以来，我们积极推动中医药主动参与医改，充分发挥中医药在医改中的作用。积极与相关部门协调，努力争取在相关医改配套文件中体现中医药内容和政策；为进一步贯彻落实中央深化医改精神，联合卫生部出台了《关于在深化医药卫生体制改革工作中进一步发挥中医药作用的意见》，全方位地对充分发挥中医药在医改工作中的作用提出了明确要求；为改善中医药基层服务网络薄弱的现状，按照医改“保基本”的原则，主动沟通，联合5个部委共同实施的基层中医药能力提升工程。随着中医药不断深入参与医改，中医药服务体系更加完善，服务能力不断提高，中医药在医疗保健方面的独特优势更加明显，中医药的可及性、可得性得到进一步提高。

中医药的发展必须紧紧抓住医改这一历史机遇。深化医改是贯彻落实科学发展观的重大实践行动，是我国经济社会领域的重要变革，也是维护13亿中国人民健康福祉的重大民生工程。3年医改起步稳健、进展顺利、成效显著，基本医疗卫生制度建设取得重大进展。当前，医改已经进入深水区，改革面临一系列重大挑战，任务依然艰巨而繁重。我们必须进一步提高对深入推进医改重要性和紧迫性的认识，我们只有抓住医改这一历史机遇，才能逐步解决制约和影响中医药事业发展的体制、机制问题；只有抓住医改这一历史机遇，才能更加凸显中医药在保障人民群众健康发面的特色优势；只有抓住医改这一历史机遇，才能更加有利于推动建立中国特色的基本医疗卫生制度。

必须处理好中医药继承与创新的关系。坚持在继承中创新，在创新中发展。30年来，我们遵循中医药自身规律，面向群众，适应健康需求，积极推进中医药继承与创新。我们不断加强中医药传承应用研究和中医药传统知识保护，组织古籍文献整理、研究和出版，做好名老中医临床经验、学术思想传承研究；着力构建中医药继承创新体系，着力解决制约中医药学术发展的科学问题和提高临床疗效的关键问题，不断推进中医药学术和临床进步。中医药的继承与创新，与时俱进，在新时期赋予了新的内涵，中医药的特色优势在继承中得到了保持和延续，在创新中得到了丰富和发展。

继承是中医药发展的基础，创新是中医药发展的动力，继承创新是解决中医药发展中的各种困难和问题的根本途径。中医药创新要在继承基础上创新，中医药继承创新要面对健康观念的变化，适应医学发展的新趋势，始终把满足民众多样化的中医药服务需求作为出发点和落脚点。要在继承的基础上，用创新精神来统领中医药事业发展，只有依靠创新，才能提高中医药临床疗效，提升临床水平和服务能力；只有依靠创新，才能提高中医药自主创新能力和中医药科研学术水平；只有依靠创新，才能促进中医药产业产品转型升级，提升中药产业研发和生产制造技术水平，提高国际竞争力；只有依靠创新，才能弘扬中医药文化，促进中医药文化的传承；只有依靠创新，才能推动中医药医疗、保健、科研、教育、产业、文化“六位一体”全面发展。

必须处理好城乡、区域中医药发展之间的关系。坚持统筹城乡，重心下移。30年来，我们不断加强中医医疗服务体系和服务能力建设，完善基层中医药服务网路。安排专项资金加强中医医院硬件建设，组织实施县级中医医院急诊急救能力与中药房建设、中医重点学科和重点专科建设等中医药服务能力建设项目；加强中医医院管理，发挥中医药特色优势，通过医院管理年活动、医院评审等手段，不断提高医疗质量和水平。积极推广基层常见病、多发病中医药适宜技术，加大基层中医药人才的培养力度，不断完善基层中医药服务网络。初步形成了以中医医院为主体，社区、农村卫生机构中医药服务为基础的多层次、多形式中医医疗服务体系。

我们还十分注重中西部地区，特别是少数民族地区中（民族）医药服务体系建设，从政策、资金、项目等给予倾斜，区域间差距在逐步缩小，甚至一些指标已经超过东部地区。

中医医院在中医药服务体系中具有重要而关键的位置，特别是县级中医医院在农村中医药服务网络中起到龙头的作用。城乡基层中医药服务网络在中医药服务体系乃至中医药发展中具有基础性地位，是中医药生存和发展的根基。目前，城乡基层中医药服务阵地正在逐步萎缩，人民群众对中医药服务的需求得不到满足，已成为中医药事业发展的瓶颈。针对这些问题，我们抓住医改机遇，已经启动了基层中医药服务能力提升工程，不断提高基层中医药服务的可及性和可得性。中医医院特别是县级中医医院不仅要以开展常见病、多发病和急危重症中医药防治工作为主，更重要的是要成为基层中医药机构的培训和推广医药适宜技术基地、指导示范中心基地、人才轮训基地，真正成为基层中医药机构生存的龙头。城乡基层医疗卫生服务机构要充分发挥中医药特色优势，利用掌握的中医药适宜技术为人民群众提供基本医疗卫生服务。

必须处理好发挥中医药特色优势和中医医院发展之间的关系。坚持特色兴院，优势强院。30年来，我们始终把发挥中医药特色优势作为医院发展生存的根本，注重医院中医重点专科建设和提高临床疗效，注重挖掘运用中医药特色技术和方法，注重院内中药制剂研发和应用，注重现代诊疗技术与中医药理论实践的结合，在一些重要病种上形成了中医药治疗特色优势，医院因“特色优势”得到了很好的发展。

中医药特色优势是中医医院发展的“灵魂”。中医药特色优势是中医医院的立院之本，发展之魂。应当认识到，在现代医学高度发达的今天，中医药只有坚持特色，发挥优势，才能获得更大发展。要转变观念，纠正一定程度上存在的坚持中医特色就没有效益，就不能生存发展的不正确认识，要做到坚持特色与促进发展的辩证统一。要调整中医医院发展思路，加强对各级中医医院发展模式和规律的探索。不但要注重数量的扩张和综合能力的提高、“做大做强”，也要注重重点专科专病建设，“做精做细”，对“大专科”、“小综合”的中医医院发展模式进行探索。不但要注重病房数量的增多和规模的扩大，也要注重有利于中医药特色优势发挥的门诊建设，对“大门诊”、“小病房”的中医医院发展模式进行探索。不但要注重提高中医医院疾病诊疗的能力和水平，也要注重将治疗和预防、养生、保健、康复服务结合起来，努力形成中医特色的多元化综合服务模式。

必须处理好中医与中药协调发展的关系。坚持以医带药，以药促医。30年来，中医与中药发展不协调，一直是中医药发展的“短板”，制约和影响着中医药事业健康发展。我们不断扭转中医与中药发展不协调的局面，提高中医药对维护健康和促进经济社会发展的贡献率，积极保持中药传统特色，充分利用本身优势，积极大胆地吸收现代科技的优秀成果，发展创新，推动构建“以医带药、以药促医、医药互动、协调发展”的工作格局，促进中医中药的统筹协调发展。

中医是中药应用的指针和开发的源泉，中药是中医医疗保健的主要手段，是中医治病的主要物质基础，直接影响中医临床治疗的效果。在中药研制方面，要注重加强以临床疗效为基础的中药基础和应用研究，注重从确有疗效的院内制剂中开发中药新药，鼓励和支持医疗机构使用院内中药制剂。在中药产业发展方面，要大力推进生产名药、创办名店、建设名厂和保证中药材、中药饮片与炮制、中药产品与制剂质量的“三名三保”工程，不断提高和增强中药产业发展能力和水平。要加强对中药资源的保护、研究开发和合理利用，推进中药材规模化、规范化种植生产，保障中药产业可持续发展。

必须处理好事业发展与弘扬中医药文化之间的关系。坚持文化引领，促进发展。30年来，尤其是近年来，我们大力发展中医药文化，组织开展“中医中药中国行”活动，牢固树立“以人为本”、“大医精诚”的职业精神，不仅有力地增强了行业的凝聚力，提高了中医药队伍的精神状态，促进了医患关系的和谐，更是提升了全社会对中医药的认识和理解，全社会对中医药的关注程度越来越高，信中医、看中医、用中药的人群越来越多，中医药事业发展的社会氛围越来越好。

文化是民族的血脉，是人民的精神家园。一个民族的复兴，伴随着文化的繁荣，一个国家的强盛离不开文化的支撑。振兴中医药发展，必须推动中医药文化大发展大繁荣，兴起中医药文化建设新高潮，发挥文化引领风尚、凝聚力量、服务社会、推动发展的作用。全面传承中医药文化精神，深入挖掘中医药文化价值，推动中医药文化内容形式、传播手段的创新，推动中医药文化丰厚资源的开发利用，加快中医药文化的繁荣发展，为促进社会主义文化大发展大繁荣，提高民族思想文化素质，弘扬中华优秀文化，增强中华民族凝聚力，提高中华文化国际影响力作出贡献。

必须处理好中医药国内发展与国际发展的关系。坚持“先内后外，以内促外，以外强内”的原则。30年来，我们积极推动中医药的国际交流与合作，利用多边平台，发挥我国传统医药大国作用，提高我国在国际领域的话语权；巩固和发展双边合作，以落实政府间协议为重点，进一步拓展合作领域，加强在医疗、教育、科技等方面的合作；通过中医孔子学院、中医孔子课堂，有力地推动了中医药文化的海外传播。中医药的国际影响力日益提升，中医药走向世界的步伐加快，对外交流与合作的水平和层次不断提高。随着健康观念的变化和医学模式的转变，中医药的科学和文化价值逐渐得到认可和认同，中医药受到了国际社会的广泛关注和重视。

中医药走向世界要立足于并服务于国内发展，中医药事业的发展是中医药健康有序走向世界的扎实基础。我们要优先完成国内中医药发展任务，为中医药国际发展创造条件。虚心学习国际经验，依靠中医药事业发展和对国际规则的尊重与把握，引领并推进中医药国际化工作。不断总结和建立科学的国际交流与合作模式，并且最终要以中医药的突出疗效来说明问题。由于中外文化差异和外国对中医药科学理论的不接受，要在科研领域探索与现代医学对接的有效途径，阐述和弘扬中医药的安全、质量和疗效，使循证医学研究为中医药哲学思维和医学理论的国际传播提供强有力的支撑。中医药国际化要稳步推进，不能急功近利，要适应对象国的需要，不能一厢情愿，我们既要有远大目标，又要讲究节奏，分清步骤，不要引起外界误解。要正确理解、科学运用"中医药国际化"概念，把中医药"走出去"作为一个系统工程来考虑，做好顶层设计，人类的文明成果由人类共享，不管是哪个国家发明的，只要对人类健康有益的，都应该走向世界，都应该服务全人类。

同志们！30年来，我们中医药事业得到了快速发展，得益于我们始终把中医药发展服从和服务于到经济社会发展全局和医药卫生改革大局，紧紧抓住满足广大人民群众对中医药服务的需求这一根本目标，不断推进中医药全面协调发展。当前，中医药事业面临着前所未有的发展战略机遇期。一是国家高度重视和改善民生，注重保障人民身体健康，为中医药的发展指明了方向。改革开放30年，就是不断解放和发展社会生产力，增强综合国力，提高人民生活水平，无论是制定"十二五"规划时明确的"顺应各族人民过上更好生活新期待"，还是强调坚持科学发展要"更加注重以人为本"、"更加注重保障和改善民生"，以及坚持把"保障和改善民生"作为加快转变经济发展方式的根本出发点和落脚点，十八大报告提出要"改善民生和创新管理中加强社会建设"、"提高人民健康水平"。二是中央经济工作方针政策，为中医药拓展了发展的空间。当前及今后一个时期，中央经济工作把"稳中求进"是当前经济社会发展的工作总基调，特别强调加快转变经济发展方式，努力保持经济平稳较快发展，保持社会和谐稳定。中医药不仅是重要的医疗保健资源，也是我国重要的经济资源和自主创新资源，把中医药的资源优势和知识优势转化为产业优势和经济优势，推动我国经济发展，促进经济发展方式转变，有利于对于调整经济结构、转变经济发展方式具有独特作用，为经济发展作出贡献。三是深化医药卫生体制改革，为中医药发展注入了新动力。中医药事业是我国医药卫生事业的重要组成部分，是我国重要的医疗卫生资源，中医药积极参与医改，充分发挥中医药特色优势和作用，有利于建立健全覆盖城乡的基本医疗卫生制度，有利于开辟一条政府承受得了、群众能够负担、财政可持续保障的、中西医并重、具有中国特色的医疗保障制度。我们要充分认识经济社会大环境和卫生改革发展变化的新形势，紧紧抓住中医药事业发展的难得历史机遇，深刻理解新形势下中医药工作的新要求新任务，着力推动和实现中医药事业科学发展。四是科技进步和现代医学的快速发展，为中医药发展提供了技术支撑，促进了医学模式的转变和医学目的实现。科技进步大大促进中医药的发展，以科学技术研究为支撑，中医药的临床疗效得到提高，教育质量明显改善，中药产业有了长足的发展。现代医学更加注重预防、自我保健和生态环境改善，更加注重综合治疗和个体化治疗，从以疾病为中心向以病人为中心发展。中医药学注重社会环境、心理因素对人体健康状况及疾病发生发展的影响，强调人与自然的和谐；注重"治未病"，强调个人的养生保健；注重从人的整体角度，实施个体化辨证论治，"以人为本"的人性化治疗方式，与转变了的医学模式相吻合，与调整了的医学目的相一致，完全符合当今医学发展方向，越来越显示出独特的优势和旺盛的生命力。五是经济全球化和人类健康理念的转变，推动了中医药走向世界。近年来，在世界范围内回归自然、重视传统医药已经成为重要趋势，传统医药在全球受到更多关注。不仅是亚洲国家对传统医药的接受程度较高，欧美等发达国家的接受程度也在不断提高。特别是随着疾病谱变化以及健康观念的转变，中医药的整体观理论思维、个性化辨证论治以及"治未病"预防保健的优势和生命力受到了越来越多的国家和地区民众的欢迎，也越来越受到当今医学科学的关注和重视，中医药走向世界的步伐越来越快。

看到有利的机遇和条件的同时，我们也必须清醒地看到，中医药工作仍然面临诸多困难、存在不少问题。中医药特色优势尚未充分发挥，服务领域还需进一步拓展，在预防、养生、保健、康复领域的发展还不能满足人民群众健康服务的新需求，城乡基层的中医药服务网络有待完善，领军人才不足和基层人员缺乏的状况没有根本改变，学术发展滞后的问题仍然突出。在前进的发展道路上，我们还会遇到这样那样的困难和问题，中医药事业发展任重道远，我们一定要更加兢兢业业地工作，永远保持和发扬自强不息的改革进取精神，不断推进中医药事业健康快速发展。

在新的国际国内形势下和新的历史起点上，我们要倍加珍惜中医药这一中华民族的"瑰宝"，勇于创新，永不僵化、永不停滞，不被任何干扰所惑，不断推进中医药的继承创新，推动中医药事业的科学发展，促进中华民族文化的伟大复兴。

我们一定要坚持以科学发展观为指导，推动中医药"六位一体"全面协调发展。科学发展观是马克思主义关于发展的世界观和方法论的集中体现，其第一要义是发展，核心是以人为本，基本要求是全面协调可持续，根本方法是统筹兼顾。

我们要始终坚持以科学发展观统领中医药各项工作。要把科学发展观的科学内涵、精神实质、基本要求、根本方法同中医药工作的实践紧密结合起来，真正指导中医药实际工作。要把发展作为正确认识和切实落实中医药工作的第一要务，一心一意谋发展，着力把握发展规律，创新发展理念，有效破解发展难题。必须进一步发展中医医疗预防保健服务，不断提高中医药服务的可及性和覆盖面；必须进一步推进中医药继承创新，不断推进中医药学术发展和疗效提高；必须进一步加强中医药人才队伍建设，不断提高中医药服务能力和水平；必须进一步提高中药产业发展水平，推进中医中药协调发展；必须进一步繁荣发展中医药文化，切实巩固和扩大中医药的社会基础；必须进一步推动中医药更广泛地走向世界，提升中医药对人类健康的贡献率，不断推进中医医疗、保健，教育、科研，产业和文化“六位一体”全面发展。要正确认识和切实落实以人为本是中医药工作的核心，要始终把握人民群众对中医药服务的基本要求，作为一切工作的出发点和落脚点；要坚持全面协调可持续发展的要求，正确处理和协调好中医药事业发展中的各种关系；要正确认识和切实落实统筹兼顾是中医药发展的根本方法。要求我们科学谋划全局，找好找准着力点、突破口，实现有计划、有步骤的整体推进，统筹好中医药城乡发展、区域发展，统筹好中医药与卫生事业发展、中医药与经济社会发展、国内和中医药走向世界。

我们一定要坚持把提高人民群众健康水平作为中医药发展的根本目的。健康既是发展中国特色社会主义伟大事业的目标，又是全面建设小康社会的重要条件。贯彻“以人为本”的科学发展观就是要重视和发展人的权利，不仅包括生存权、自由权和发展权，而且包括健康权，健康是促进人的全面发展的必然要求，没有健康就没有一切。我们要把保障和增进健康作为促进中医药科学发展的战略目标，把实现好、维护好、发展好最广大人群健康权益作为中医药工作的根本目的，始终把满足人民群众对中医药服务的需求放在一切中医药工作目标的优先位置，努力把人民群众喜爱的中医药工作做得让人民群众更加满意，真正能够让人民群众享受到并受益于中医药服务，不断提高人民群众的健康水平。

我们一定要坚持把不断推进中医药学术进步、提高疗效作为中医药发展的根本任务。学术是中医药发展的标志，是中医药发展的内在动力；疗效是中医药的生命，极大程度上决定着中医药存在的价值。当前，我国中医药的原创优势和资源优势受到了“倒逼”机制的威胁，中医药学原创思维的内涵挖掘、全面继承不够，以中医药学原创思维为基础的理论和技术方法创新也不够，适应时代要求的中医药自主创新体系尚未形成。我们要深刻分析中医药学术进步的制约因素，找准中医药传承创新的切入点和突破口，把在继承基础上的自主创新作为战略基点，在创新中必须坚持中医药学的原创思维，并始终把其作为理论创新、技术创新的前提，不断取得原创性成果，形成原创性优势。要努力争取在基础研究、临床研究、中药研究等方面取得实质进展和重点突破，理论创新成果能够指导临床实践，临床创新成果能够提高防病治病能力，使人民群众真切感受到中医药学术发展带来的好处。要创新机制，围绕中医药学术发展的重点、难点问题，围绕健康需求，凝练大项目，搭建大平台；要重视系统整合，形成上下联动、内外结合，实现大联合；要加强转化，要尽快将学术发展的成果，转化为有疗效可应用的技术、产品、方法、方案或指南，并应用到实践中去，服务于广大民众。

我们一定要坚持把保持特色、发挥优势作为中医药发展的根本要求。特色是事业赖以生存的核心所在，优势是事业发展的强大动力。中医药以整体观念为核心，融合了科学与人文，体现了天人合一、身心合一的理念，从整体联系的角度、功能的角度、运动变化的角度来把握人的健康与疾病的规律，反映了中华民族文化的底蕴和思维，具有重视整体、注重平和、强调预防、关注个体、突出简便的鲜明特点，这与转变了的医学模式相吻合，这也是中医药的优势所在，我们必须努力保持并加以发扬光大。当前，尤其要准确分析和全面把握新形势下影响城乡居民健康的各种因素和主要健康问题，不断推动中医药继承创新，不断培育新的特色，不断形成新的优势，更好地为群众提供安全有效、方便快捷、价廉优质的中医药服务，切实让中医药特色优势服务人民，造福人民，为人民群众的健康福祉作出更大贡献。

我们一定要坚持把加强中医药标准化，作为中医药事业发展的技术支撑。标准化是经济社会发展的技术支撑，是构成国家核心竞争力的基本要素，是国家综合实力的集中体现。中医药标准化是中医药事业发展的重要组成部分，是推动中医药发展的重要途径，保持和发挥中医药特色优势的有效载体，规范中医药行业管理的重要手段。中医药标准化是一项基础性、战略性、全局性工作，对引领和支撑中医药事业发展具有重要意义。我们要进一步理顺中医药标准化管理体制和运行机制，以健全中医药标准体系、强化中医药标准化支撑体系为主要任务，不断提高中医药标准质量和中医标准化水平，着力解决影响和制约中医药标准化发展的关键问题，进一步夯实中医药标准化工作基础，整合优势资源，系统转化医疗、教育、科研成果，全面推进中医药标准化工作在新时期的新发展，充分发挥中医药标准化在中医药发展中的技术支撑作用。

我们一定要坚持把推动建立符合中医药特点的法律制度体系，作为中医药事业发展的根本保障。中医药事业要实现健康持续发展，制度是保障。随着中医药事业的快速发展，相关法律制度不适应、不协调的问题日益显现，特别是由于中医药自身发展规律和特点在现有制度体系下难以得到充分体现而产生的一些困难和问题，在一定程度上影响和制约着中医药事业的发展，我们必须着力推动解决。一方面，我们要进一步加强重大问题的理论研究和实践探索，认识和把握好中医药发展的自身特点和发展规律，推动建立有利于中医药特色优势发挥的体制机制；一方面，我们要进一步加快推动中医药法制化进程，建立既体现现代管理理念，又符合中医药自身特点的法律法规体系和标准规范体系，切实保障中医药发展既不走封闭僵化的老路，更不走西化的邪路，真正走出一条具有中医药特色的发展道路。

卫生部副部长、国家中医药管理局局长王国强在纪念《中国中医药年鉴》创刊30周年座谈会上的讲话（节录）

（2012年12月17日）

下面，我就进一步做好中医药《中国中医药年鉴》（简称《年鉴》）工作谈几点意见。

一、充分认识《年鉴》工作的重要意义，进一步增强做好《年鉴》工作的责任感和使命感

《年鉴》是全面系统记述我国中医药事业发展历程和传承先进文化的重要载体，是传承中医药历史、进行学术和文化积淀的重要手段，是承上启下、继往开来、服务当代、有益后世的文化基础性工程，在“存史、资治、教化”等方面具有不可替代的作用，对于社会各界了解中医药，展现中医药发展成就，传承中医药学术，教育后代，传承民族优秀文化，积累史志资料等，都具有重要的参考和借鉴价值。《年鉴》是综合反映我国中医药事业进展的权威性工具书。因此，认真做好《年鉴》的编纂出版工作，具有十分重要的历史意义和现实意义。

当前，中医药系统正在认真学习贯彻党的十八大精神，坚定走中国特色医药卫生事业发展道路的信心，根据十八大提出的全面建成小康社会的宏伟目标，按照国家中医药管理局党组确定的“整体思维，系统运行，三观互动，六位一体，统筹协调，科学发展”工作思路和方法，全面实施《中医药事业发展“十二五”规划》，扎实推进《若干意见》的贯彻落实。新一届党中央改进了工作作风，收到了很好的社会反响，今年的中央经济工作会俭朴实际，有许多革新，新时期从领导讲话到会风文风犹如清风扑面。《年鉴》工作也要紧跟党中央扎实开展，编撰才有根基。需要强调的是，《年鉴》不是凭空写出来的，是根据中医药工作者的实际工作经认真整理总结出来的。因此要把《年鉴》的编撰与实际工作相结合，精力和重点放在落实十八大精神上，将医改的要求和落实《若干意见》结合，把满足老百姓看病治病的需求作为我们工作的出发点。只有基础工作做好了，《年鉴》才有鲜活内容，历史才不会忘记，这既是根本，也是原点。

在当前新的形势下，中医药工作者要本着对历史负责、为人民办事的求实态度，脚踏实地工作，牢记实干兴邦、空谈误国。《年鉴》工作者要进一步增强责任心和使命感，重点围绕中医药行业的中心工作和总体部署，进一步拓宽编撰的领域和群体，充分利用《年鉴》资源为促进中医药事业发展服务。

二、明确《年鉴》编纂的指导思想，抓好各项重点任务的落实

《年鉴》工作的指导思想是：高举中国特色社会主义伟大旗帜，以邓小平理论和“三个代表”重要思想为指导，深入贯彻落实科学发展观和十八大精神，解放思想，实事求是，开拓创新，弘扬中医药文化精髓和核心价值观，以记录、传播、指导、借鉴为己任，以记载中医药事业发展为重点，创新编辑模式，推动中医药事业科学发展。

《年鉴》的主要任务包括3个方面：一是紧跟中医药中心工作和目标，加强《年鉴》编辑工作引导，加大《年鉴》资源的开发利用，打造《年鉴》文化品牌，拓宽《年鉴》的发展空间。二是紧紧抓住围绕中心、服务大局这一主题，不断优化框架结构和收录内容，创新编撰方法和载体形式，创新读鉴用鉴手段和传播途径，为机关、单位和社会提供高质量的中医药信息服务，满足不同层次中医药部门多方面、多样化的中医药信息需求。三是紧密贴近实际、贴近生活、贴近群众，以服务人民群众为目的，紧紧依靠基层工作者谋划《年鉴》编辑思路，提高发行能力，让《年鉴》惠及百姓。

十八大精神为中医药事业发展提供了理论基础、指导思想，也为《年鉴》工作指明了方向，我们要以农村为重点，坚持中西医并重、预防和治疗并重方向，促进民族医药发展，努力提高人民健康水平，在推动中国优秀文化传承体系建设方面发挥重要作用。十八大报告提出，要促进人民身心健康。说明党中央特别关注人民健康身心合一的问题。新时期，整个社会要注重人文关怀、心理疏导，培育自尊、自信、理性、平和、积极向上的社会心态。中医认为社会心态和人的心态是一体的，浮躁、不理性、不平和的心态就要生病，情志不正常也可能导致疾病的发生，甚至社会的不稳定、不和谐。良好的社会心态是维护身心健康的重要基础。所以中医药工作不仅仅是郎中看病，也要防病，中医不仅仅是传统医学，还是生物、心理、社会、环境等综合性的现代科学。我们领会十八大精神不能单纯看有没有“中医药”3个字，社会的发展，经济的发展，文化的发展，生态文明的发展，都为中医药的发展创造了很好的社会基础和环境。中医人要勤奋努力，弘扬祖先留下的瑰宝，满足现代人的需要，维护现代人的健康，这是我们一直在努力并且付诸实施的事业目标。

习近平总书记在今年的中央经济工作会上做了非常重要的报告，报告里处处体现了中医的精神。在讲国际、国内的形势，讲发展思路与当前面临的困难和问题的时候，明确提出要讲整体，强调整体和局部的关系，讲究治本和治标的关系，讲究普遍问题和重点问题的关系，特别要求广大干部一定要提起精、气、神。精、气、神是中医的概念，做好《年鉴》工作也需要精、气、神！古人说治国和治病是一个道理，我们要运用辩证唯物主义和历史唯物主义观点，加快推动中医药事业的发展，用整体的、系统的、为民服务的理念编好《年鉴》，不断探索新思路，推出新举措。

三、坚持实事求是，进一步提高中医药《年鉴》的编纂质量

首先，充实《年鉴》内容。《年鉴》目前局限于纪实性查阅，缺少总结性、思考性、凝练性的内容。1983卷的《年鉴》有中医专论专栏，专论切中实际。而如今《年鉴》专论少、纪实性内容较多。今后《年鉴》的发展应该既记录史实，又记载体会和收获，以便后人能够更好地借鉴。“专论”不是专为《年鉴》而写，而是要将平时发表的专论文章收集起来，经过加工和提炼，收录在《年鉴》里，以体现某个时期我们对某个问题的看法和研究进展。这方面我们做得还不够，欠缺理性思考和总结，对于中医药发展中的关键性问题，缺乏思考性、启迪性、建设性的调查报告。中医药发展的任务艰巨而繁重，如何在深入推进医改中发挥中医药的作用，对影响中医药发展的机制、体制和政策问题怎样破解，需要我们深入思考，并且提炼成内涵丰富、理论深邃、有实有据的内容。

其次，坚持实事求是的原则。既要继承和发扬优良传统、遵循《年鉴》编纂规律；又要坚持与时俱进、勇于改革创新、适应时代发展的需要。特别是要坚持实事求是的思想路线，既要在内容和形式上不断创新，突出时代性，充分反映中医药事业发展所取得的成绩和经验；同时也要以对历史高度负责的态度，如实记述发展中的各种问题和教训，不溢美，不诿过，存真求实，去伪存真。力求史料翔实，文字精练，文风端正，使《年鉴》成为“自治之书、教化之篇、存世之册”，经得住历史和实践的检验。

第三，牢固树立精品意识和品牌意识。坚持精益求精，一是要精选，选取中医药工作的要点、新点、亮点、特点、资料，还要注重记载的连续性；二是要精编。要注重收载资料的准确性、真实性、科学性、严肃性；三是要精审，做好审查、审稿、审核三方面工作，每一位参编人员都要以严肃的态度、严谨的作风，注重编修过程中的每个细节，实事求是，叙事从实，做到“严、细、实”；四是要精印，加强出版质量控制，将中医药《年鉴》做成一部精品。始终把质量意识贯穿于《年鉴》工作的全过程，规范编鉴流程，严格遵循编鉴工作的基本规律。注重提高资料的时效性、准确性和权威性，使《年鉴》做到可信可用，经得起历史和实践的检验，努力把《年鉴》打造成中医药文化建设的精品和知名品牌，使之成为各级领导、业内人士、社会各界获取中医药信息、了解中医药发展的必备工具书，成为提升中医药文化软实力的重要载体、反映中医药实情的百科全书、展示中医药发展成就的重要窗口、服务当代和惠及后代的珍贵史册。

四、进一步增强《年鉴》的实用性和可读性，适应时代发展需求，提高《年鉴》的社会效益

《年鉴》是一个团队共同参与完成的一项中医药科研成果。“编以致用”是《年鉴》工作的出发点和落脚点。发挥《年鉴》的社会效益，不仅是《年鉴》服务当代、惠及后世的重要任务，也是《年鉴》工作能够不断发展的内在动力。作为中医药行业的综合性资料文献，《年鉴》是全国中医药领域最新的信息载体，能够提供全面、系统、准确的综合信息，为广大读者特别是为各级领导干部科学决策提供借鉴。同时，《年鉴》在积累先进文化成果，传播中医药科学文化知识和信息，提高广大干部和群众的科学文化素质，开阔视野，启发思维等方面也发挥着重要的作用。各级领导干部要带头用好《年鉴》，提高科学决策的能力和水平。要不断创新思维方式和工作方式。在创新中求活力、求发展。不断拓宽信息收集渠道，深入挖掘和整理原始资料，增强《年鉴》的可读性，为各部门读鉴用鉴奠定良好的基础。要充分运用现代科学技术手段，引入互联网、多媒体技术，推动传统《年鉴》应用升级，实现《年鉴》的网络化、数字化。

由于历史原因，1950～1982卷《年鉴》至今空白，为了真正做到以史为鉴，使中医药记录不中断，中医药传承不扭曲，中医药资料不缺失，经我局组织多方论证，2011年，已正式启动了1950～1982年卷《年鉴》回溯编撰研究项目。我们只有自觉地认识到读鉴用鉴工作的重要性，开创性地做好读鉴用鉴工作，才能切实有效地发挥《年鉴》的服务功能。

要进一步增强《年鉴》的实用性、可读性。突出时代特征和中医药优势特色，紧紧抓住中医药事业发展的特点，全面系统地反映中医药的新变化、新进展和新问题。要适应改革开放和经济社会发展的需要，扩大视野，延伸触角，优化框架结构，创新《年鉴》编纂内容和选题，切实做到贴近实际、贴近生活、贴近群众。

五、切实把《年鉴》工作纳入政府职责，进一步加强对《年鉴》工作的领导和组织协调

编好《年鉴》，保证《年鉴》内容准确、真实、全面，仅靠一两个人、一个编辑部是完成不了的，这是一项长期的系统工程。《年鉴》行政卷和学术卷均组建了编委员会，由历届局领导担任主任委员，各级中医药管理部门主要领导和中医药各学科领域的著名专家担任编委。这种领导主抓、政府主办、各业务部门分管的办鉴格局，实践证明有利于《年鉴》工作的顺利开展和编辑质量的提高。重视《年鉴》工作，以史为鉴，既是对历史的尊重，也是对党和人民的事业负责。

一要加强组织领导。要继续发挥《年鉴》行政卷和学术卷编委会成员作用，局办公室作为具体的业务指导部门，要继续发挥好组织协调作用，组织开展各部门、各单位之间的相互学习和交流，及时发现问题、提出建议、解决困难。近年来，中国中医药出版社和上海中医药大学成立了《年鉴》编撰专门机构，建立了两个编辑部定期联络交流机制，统筹协调，充分调动了发挥了各编委、特约编辑职能，这是很好的组织形式。各地中医药管理部门要根据实际情况建立相应工作机制，提出相关要求和措施，切实加强对这项工作的领导，把《年鉴》工作列入议事日程，明确具体分管领导，确定具体负责部门。加强《年鉴》编纂队伍建设，注意吸收政治素质好、业务能力强、对工作情况掌握全面、写作水平高的同志参与《年鉴》工作，加大经费保障力度，要为保障《年鉴》编纂工作的开展创造条件。

六、坚持改革创新，不断增强《年鉴》发展动力

十八大报告中提出了实施创新驱动发展战略。《年鉴》作为传承传统医学与宣传优秀文化的载体，工作方式方法和内容形式也要与时俱进、不断创新。

一是创新出版方式。《年鉴》是史志，太厚意味着使用不便。当今社会，信息电子化是一种趋势，要顺应时代和人民的需求，将纸质信息转化成为可供网上传输和阅览的电子版本，方便大家的阅读。《年鉴》电子版的检索，要实现快速查找和阅读。30卷《年鉴》不可能人手一套，尤其是出版年代较远的《年鉴》已经成为历史文物，收集很困难！但是图书馆和医疗、科研单位应该订阅和保存，能够满足人们查阅的需求。

二是创新内容版块。《年鉴》行政卷和学术卷体现的都是中医药特色，要更好地衔接、拓展编撰内容，改革创新框架设置、栏目设定、条目提炼、内容编写等，同时站在读者的立场上提高查询阅读的条理性和便捷性。

三是完善收录内容。党和国家领导人对中医药的发展越来越重视，国际医学界对中医理论越来越关注，老百姓对中医药治病防病越来越感兴趣，因此《年鉴》既要反映中医药产业和企业的发展，又要展现医疗、保健、教育、科研、产业、文化、对外合作与交流的成果，整体推进、协调发展。学术卷要及时收录优秀的专业学术文章，不断提升《年鉴》品质。

卫生部副部长，国家中医药管理局党组书记、局长王国强在共青团国家中医药管理局直属机关第三次代表大会上的讲话（节录）

（2012年12月25日）

局党组始终非常关心和高度重视青年工作，对局机关和直属单位团员青年们充满信任和期待。借此机会，我代表党组提6点希望。

一、认真学习，深刻领会，自觉宣传、贯彻、落实党的十八大精神

前不久胜利闭幕的党的十八大，是在我国进入全面建设小康社会决定性阶段召开的一次十分重要的大会，是一次高举旗帜、继往开来、团结奋进的大会。认真学习宣传贯彻党的十八大精神，是当前和今后一个时期我们的首要政治任务。党组专门印发了《中共国家中医药管理局党组关于认真学习宣传贯彻党的十八大精神的通知》，要求在局机关和直属单位迅速兴起学习宣传贯彻党的十八大精神的热潮，切实把局机关和直属单位党员干部职工的思想和行动统一到党的十八大精神上来，把智慧和力量凝聚到实现党的十八大确定的宏伟目标和各项任务上来，进一步推动中医药事业持续健康科学发展。局机关和直属单位各级团组织和广大团员青年要以党的十八大精神作为工作和行动的指南，充分认识学习宣传贯彻党的十八大精神的重大意义，全面把握和积极宣传党的十八大提出的重大思想、战略举措和目标任务，以及对卫生和中医药工作提出的各项任务部署，自觉用党的十八大精神统领共青团建设和中医药各项工作，在以习近平同志为总书记的党中央坚强领导下，高举中国特色社会主义伟大旗帜，坚定走中国特色社会主义道路的自信，以更高标准、更严要求和更加奋发有为的精神状态，投身于中医药事业改革发展的伟大实践，为深化医改，维护人民健康，发挥更大的作用，作出更大的贡献。

二、胸怀理想，坚定信念，牢固树立正确的世界观、人生观、价值观

今年5月，胡锦涛同志在共青团成立90周年大会上，对中国青年运动总结了5条宝贵经验，即必须始终坚持共产党的领导、始终弘扬爱国主义精神、始终走在时代前列、始终投身人民伟大实践、始终尊重青年主体地位；还对青年提出了5点希望，即坚持远大理想、坚持刻苦学习、坚持艰苦奋斗、坚持开拓创新、坚持高尚品行。我们要深刻领会，认真贯彻落实胡锦涛同志的重要指示并把它落实在共青团工作中。增强政治意识、胸怀理想、坚定信念，是青年同志们健康成长的必然要求。青年同志们正处在世界观、人生观、价值观的形成时期，处在选择生活道路、人生方向的关键时刻，树立正确的人生观、世界观、价值观至关重要。局机关和直属单位广大团员青年一定要讲政治，把坚定正确的政治方向摆在首要位置，自觉树立马克思主义的世界观、人生观、事业观、价值观，牢固树立全心全意为人民服务的宗旨，时刻牢记中医药工作者的神圣使命，自觉践行以人为本、大医精诚的中医药核心价值观。特别是青年人在成长过程中不会一帆风顺，遇到各种风浪很正常，这是人生接受磨炼的必修课程，青年同志们应当有这方面思想准备，自觉树立坚定的政治信念，在政治修养、政治立场、政治观点、政治纪律、政治鉴别力、政治敏锐性等方面不断磨炼和提高自己，要自觉学习和运用中国特色社会主义理论武装头脑，在深刻领会中国特色社会主义理论的基础上，努力在理论联系实际上下工夫，用科学发展观指导工作实践和指引自己的人生道路，把个人奋斗目标融汇到做好中医药本职工作中去，努力把自己锻炼成德才兼备的党的事业和中医药事业的合格接班人。

三、刻苦学习，勤奋工作，着力在实践中修养品德、锤炼作风，增长才干

青年同志们要干成一番事业，必须不畏艰难、矢志奋斗，甘于吃苦、勇挑重担。一是要刻苦学习，要不断学习、善于学习，把学习作为一种精神追求和政治责任，既要学习理论又要学习业务，既要向书本学习又要向实践学习，既要向人民群众学习又要向身边同志特别是老同志学习，不断充实自己、提高自己、丰富自己。要结合本职工作，努力学习把握在科学发展观指导下“整体思维、系统运行，三观互动、六位一体，统筹协调、科学发展”的中医药工作理念和方法，学以立德、学以增智、学以创业，自觉地把知识和实践紧密结合，与服务人民群众紧密结合，努力成为中医药管理、临床、教研、教育、产业等方面的行家里手和栋梁之材。二是要勤奋工作，牢记“天下大事、必作于细”的道理，勤勉敬业，注重从小事做起、从基础做起，不沉湎幻想、不好高骛远，用埋头苦干的行动创造实实在在的业绩。三是要勇于创新，充分发挥青年人思维敏捷、精力充沛、敢想敢为的优势，大力弘扬改革创新、创先争优精神，始终保持勇立潮头的浩气、超越前人的勇气和与时俱进的朝气，努力为推进中医药事业的改革与发展献计献策，在平凡的中医药事业和岗位上作出优异的成绩。四是要修养品德，要自觉践行社会主义核心价值体系，不断加强中医药大医精诚行业和职业道德修养，始终保持进取向上的精神状态，正确对待困难、挫折、压力，正确对待名利、权力、地位，用高尚的道德行为和良好的工作作风促进学习型组织、服务型机关、和谐团队3项建设的不断深入。

四、了解基层，心系百姓，始终把人民放在心中最高位置

我们党的一切奋斗和工作，中医药事业的一切改革和发展，都是为了更好地造福人民。要强化群众意识，坚持群众路线，始终把人民放在心中最高位置，始终与人民心连心、同呼吸、共命运。青年同志由于年纪轻、阅历浅，多数缺乏基层工作经历，对国情社情和基层工作往往了解不够。因此，继承和发扬党的优良传统，坚持走群众路线，保持同人民群众的血肉联系，对共青团工作就显得尤为重要。青年同志们一定要按照十八大的要求和新一届党的中央领导集体关于改进作风，密切联系群众的规定不断的改进作风，在想问题、办事情时，始终把满足人民群众对中医药服务的需求作为我们工作根本出发点和落脚点。要坚持察实情、重实际、说实话、办实事、求实效，认真总结局机关青年公务员参加中央国家机关青年百村调研活动的经验，望青年同志们深入基层一线，到艰苦环境中去，增进对基层工作的了解，培养与群众的深厚感情，要学会从群众中来、到群众中去的工作方法，善于从基层和群众中汲取智慧和力量，了解群众对中医药服务的需求，发现基层中医药工作存在的困难和问题，努力发现基层中医药工作中的好经验、好做法、好典型，使辅助决策落实政策等工作更加符合实际和科学合理，努力提高分析、研究、解决问题的能力，不断把工作干得让人民群众更加满意。

五、加强建设，当好纽带，不断提高新一届团委会的工作能力和水平

新一届团委会的产生为局机关和直属单位共青团工作提供了重要的组织保证。打铁还须自身硬，希望新一届团委会不辜负全体团员青年的信任和期待，在各方面率先垂范、以身作则，密切联系和全心全意为广大团员青年服务，做广大团员青年的领路人和排头兵，团结带领大家为完成党组中心任务和推动中医药事业科学发展而共同努力。一是要加强思想建设，使团委一班人统一思想，形成合力，提高工作效率，增强工作效果，展示蓬勃向上的精神风貌。二是要广泛开展活动，注重通过开展形式多样、青年喜闻乐见的活动，努力为广大团员青年提供增长才干的平台，创造实践锻炼的机会，使广大青年在参与各种活动中接受教育、增长才干。三是要热情服务青年，始终尊重青年主体地位，积极反映青年心声和愿望，代表和维护青年权益，努力成为广大青年的知心朋友，努力当好党联系广大青年的桥梁纽带。四是要切实加强基层团组织建设，不断增强团组织的凝聚力和战斗力，提高团干部的工作能力和服务水平，注意把能力强、素质高的青年干部吸收到各级团组织中来，及时为党输送新鲜血液。

六、高度重视，加强领导，各级党组织要为共青团工作创造良好条件和环境

推动中医药事业科学发展，需要一代又一代青年人贡献才智、接力推进。局机关和直属单位各级党组织要从中医药事业改革承前启后、事业薪火相传、发展后继有人的高度，充分认识做好新形势下共青团工作的重大意义，热忱关心青年、充分信任青年、积极引导青年、严格要求青年，倾听青年呼声、关注青年愿望、关心青年疾苦、鼓励青年成长，积极为青年成长成才、建功立业提供良好的条件和环境。一是要切实加强对共青团工作和青年工作的领导，坚持党建带团建工作责任制，从思想上、组织上、作风上落实党建带团建，把团的工作和青年工作作为党建工作重要内容，纳入工作规划，摆上议事日程，完善工作机制，定期听取共青团工作汇报，及时研究解决共青团工作中的实际问题，促进党建工作和团建工作同步推进。二是要支持共青团组织开展工作，积极为各级团组织履行职能、发挥作用创造良好的条件和环境，提供必要的活动场所、设备和必要的经费，保证必要的活动时间。三是要给团组织出点子、压担子，鼓励各级团组织依照法律和章程，独立自主、开拓创新地开展工作。四是要加强团干部队伍建设，把共青团工作作为培养锻炼干部的重要渠道，有意识地把优秀的青年干部选拔到团的工作岗位上来，加强团干部的教育培养、实践锻炼，建设一支高素质的团干部队伍。

卫生部副部长刘谦在基层中医药服务能力提升工程启动工作会议上的讲话（节录）

（2012年9月11日）

今天，5个部门联合召开启动工作视频会议。下面，我代表卫生部，就推动落实提升工程讲3个点意见。

一、充分认识提高基层医疗卫生机构中医药服务能力的重要意义

经过长期的发展，中医药已经成为人民群众生活中不可或缺的部分。积极推动中医药服务进社区、进农村、进家庭，在人民群众中深入普及中医药科普文化知识，能够使中医药真正成为医务人员积极参与、人民群众喜闻乐见的医疗服务手段，满足人民群众多元化的医疗卫生需求。充分利用中医药具有简、便、验、廉的特点，引导基层医疗卫生机构广泛开展中医药服务，对降低医疗成本，控制卫生费用，减轻城乡居民的就医负担具有重要的现实意义。

二、深化基层医改为提高基层中医药服务能力奠定了坚实基础

一是加强基层医疗卫生服务体系建设为提高基层中医药服务能力奠定了基础。深化医改以来，中央投资720多亿元支持县乡村三级医疗卫生机构业务用房建设、设备购置和全国基层医疗卫生机构管理信息系统建设。投入17.3亿元开展城乡基层卫生人员岗位培训、全科医生转岗培训和二级以上医疗卫生机构对口支援乡镇卫生院工作，分别培训基层卫生人员191万人次、全科医生转岗人员3.5万人。经过努力，基层医疗卫生服务网络基本建成，为提高基层中医药服务能力创造了有力的硬件条件，奠定了坚实的智力基础。

二是规范基层医疗卫生机构管理为提高基层中医药服务能力优化了运行环境。近年来，卫生部与有关部门联合出台有关措施，规范基层医疗卫生机构内部管理，同时对中医药在基层的科室设置、人员配备、服务内容等方面作出了明确规定。2011年，出台文件将提供中医药服务纳入基层医疗卫生机构绩效考核，进一步激发了基层提高中医药服务能力的内在动力。卫生部启动实施了示范社区卫生服务中心创建活动，各地也结合实际开展了乡镇卫生院管理年等活动。这些措施有力推动了基层医疗卫生机构加强内涵建设，提高运行效率，为基层提高中医药服务能力优化了实施环境，也推动了基层各项中医药政策的贯彻落实。

三是推进基层医疗卫生机构综合改革为提高基层中医药服务能力提供了机制性保障。深化医改以来，为转变基层医疗卫生机构的运行机制，充分调动医务人员的积极性，推行了基层医疗卫生机构综合改革。明确了政府办基层医疗卫生机构为公益性事业单位；逐步建立了“能上能下、能进能出”的用人新机制；在政府办基层医疗卫生机构实施了综合量化绩效考核和绩效工资制度；基层医疗卫生机构初步建立了以财政投入和医保支付等为主的补偿渠道。同时，逐步落实了乡村医生公共卫生服务补助政策，有序推动了村卫生室实施基本药物制度。新的管理体制和运行机制的建立，为提高基层中医药服务能力提供了机制性保障。

三、发挥行业优势保障中医药事业在基层的可持续发展

一是提高思想认识，加强部门配合。各级卫生行政部门要科学认识实施提升工程与加强基层医疗卫生服务体系建设之间的辩证关系，明确部门责任，加强部门间的协调配合，完善政策措施，指导基层医疗卫生机构提高中医药服务能力。

二是完善服务网络，搭建发展平台。各级卫生行政部门要进一步加强基层中医药服务网络建设，完善基层中医科室设置和人员设备配备。要会同中医药部门依法依规做好一技之长人员纳入乡村医生管理的相关工作。鼓励基层卫生技术人员通过学历教育、继续教育、师承教育、实用岗位技能培训等多种方式，提高中医药服务能力。

三是发挥部门优势，实行政策引导。充分发挥卫生部门既管医疗服务又管新农合保障的优势，将符合条件的中药纳入新农合报销范围，并适当提高报销比例；将针灸等中医非药物诊疗技术纳入新农合报销范围，引导应用中医药适宜技术；在制定新农合报销目录时，将符合条件的医疗机构中药制剂纳入目录。在新农合支付方式改革中，要完善差别支付政策，将报销比例进一步向基层倾斜，鼓励基层使用中医药服务。

四是创新服务模式，提升服务能力。基层医疗卫生机构要大力推广中医药适宜技术，鼓励推广使用具有区域特征的中医验方，创新服务模式，提升中医药服务能力。充分利用实施国家基本公共卫生服务项目等的机会，发挥中医药服务在预防、保健、健康教育等公共卫生服务和常见病、多发病诊治中的作用。

强化措施　落实责任
争取2012财政预算执行有大改观

——国家中医药管理局副局长吴刚在国家中医药管理局2012年财政预算执行管理工作会议上的讲话（节录）

（2012年4月6日）

下面，我就2011年预算执行管理工作情况和做好2012年预算执行管理工作谈几点意见：

一、肯定成绩，看到差距

2011年，局规财司和局机关各业务司部门，局直属（管）各预算单位，在强化预算执行管理方面动了很多脑筋，想了很多办法，下了很大力气，也取得了一些成效，我局部门预算执行进度明显加快，年度预算执行进度为88.41%，比2010年提高了20.38个百分点，在160个部门中我局名列131名，比2010年提高了21名；除基建项目外，我局的预算执行进度为98.53%，高于财政部的有关要求。这个成绩来之不易，凝聚了在座同志们的心血和汗水，应给予充分肯定。在此，我代表局党组向我局预算执行管理工作取得的成绩和进步表示祝贺，向负责财政预算执行管理工作的同志们表示衷心的感谢！

同时，大家还要清醒地看到，尽管成绩很大，但是差距也不小。2011年我局预算执行进度同中央部门整体水平相比，仍然偏慢：比中央部门平均执行进度（98.20%）低9.79个百分点，比中央社会保障部门平均执行进度（96.40%）低7.99个百分点。因此，我们面前还有很艰巨的任务，还有较大的努力空间，需要同志们加倍努力和奉献，必须下大力气打一个“翻身仗”。

二、2011年预算执行管理工作存在的问题与不足

经开展分析、调研、约谈等工作，我们认为我局2011年预算执行较慢的主要原因是基建项目执行不力、严重滞后，并影响我局总体预算执行。2011年我局预算总额度8.47亿元，除基建项目外，我局的预算执行进度为98.53%，高于财政部的有关要求；但预算总额高达2.39亿元基建项目的执行率仅为62.63%，成为影响我局当年预算执行水平的最主要因素。针对这个问题，局规财司做了大量工作，深入挖掘，经分析主要是以下两方面的原因：

一是基建项目审批环节多、履行政府相关招投标等程序时间长。如中国中医科学院中医药信息研究所图书馆加层工程项目，执行进度缓慢的原因主要是规划方案进行多次调整和相关证明文件及资料补充。如国管局出具“土地使用证明”和“房产证明”用时两个多月，因“中医科学院大院总体规划”已获市规划委批准，需按要求重新对原规划进行调整，其间，因控高、微循环道路变更、配套人防建设等因素，多次与市规划委沟通协商，基本达成一致意见，待国管局人防办批复“配套人防建设方案”后，方可申报“规划许可证”。

二是基建项目在具体执行中突发情况较多，不可预见因素较多，影响着预算执行进度。如广安门医院扩建门诊楼工程项目在施工过程中发现，西侧10kV高压电缆隧道影响施工现场打护坡桩，而且南侧部分电缆已进入用地红线，因此该隧道内十几条高压电缆需外移，需与北京市城区供电局、北京市规划委协调，并办理相关手续后才能继续施工；广安宾馆雨污水管线、燃气箱在施工场地内，还需与排水集团、燃气公司协调办理完毕相关迁移手续后继续施工。

基建项目存在的上述问题，既有主观问题也有客观问题；既有制度不完善造成的，又有落实不到位造成的；既有各单位自身的原因，也有财政部门的原因（如年中追加较多，影响当年预算执行）。各个基建项目的项目单位要认真总结分析，影响2011年预算执行的问题不要再带到2012年；2012年新增基建项目的项目单位，也要提早谋划，防患于未然。

三、再接再厉做好2012年预算执行管理工作

去年我局提出的目标到年底最后关头没能实现，今年仍要重申这两大目标：我局预算执行进度不低于中央本级平均预算执行进度；在年终中央部门总排名进入前80名。为实现这一目标，结合刚才大家的意见，现提出以下工作要求：

（一）认清形势，高度重视

一是要提高认识。我局要通过加快预算执行，将财政投入及时转化到中医药服务对象身上，及时转化为中医药政策的有效落实。财政预算执行的快慢，从某种意义上讲是一个政治问题，要形成谁不重视预算执行工作，谁就不重视中医药事业发展的共识。二是要认清形势。我局领导高度重视预算执行工作，局领导对2011年每一期部门预算、中医药全国性专款、中央转移支付中医药项目预算执行情况月报上都做重要批示。2011年全国中医药工作会议上王部长对2011年度中央转移支付中医药项目预算执行进度进行了督促并做了重要指示。2012年我局财政预算执行面临着严峻的形势：第一，2011年我局在7个中央社会保障部门中居于末尾，和中央部门平均预算执行进度的差距较大，财政部社会保障司对我局预算执行工作施加了很大压力；第二，按照财政部的要求，各中央部门都把加强财政预算执行管理作为今年工作的重中之重。如果今年我局松懈了，与其他部门的差距会进一步拉大，我局预算执行进度不低于中央本级平均预算执行进度的目标就会落空；第三，审计署在王部长经济责任审计的《审计报告》中也将重点中医医院建设项目、中医药全国性专款、西苑医院基本建设项目的预算执行进度缓慢作为审计问题提出，虽然以上问题都已经得到有效整改，但采取积极有效措施，加强管理，才能避免类似问题再次出现。三是要务求实效。局机关各部门、局直属（管）各预算单位必须高度重视，同舟共济，及早行动起来，下更大决心，花更大力气，狠抓预算执行不放松，务求取得实实在在的效果，一定要实现今年我局确定的预算执行管理工作目标。

（二）细化预算，强化管理

一是要做好年初预算执行计划，在与具体项目承担单位充分协商、细化责任的前提下，以序时进度为基础，结合本单位业务工作计划、项目实施进度，认真编制年度分月预算执行计划，将预算执行计划与工作任务挂钩，并加强考核，强化预算执行计划的约束力。

二是2012年度部门预算即将批复，在预算执行过程中，各项目如果存在预算调整事项，必须规范预算调整工作程序；2012年度中医药全国性专款预算的细化方案即将印发。各部门要严格按照细化工作方案执行，切实减少项目的明细支出事项的预算金额调整，避免出现在执行过程中调整项目支出方式的情况。预算一经确定，原则上不得调整。

（三）提早谋划，抓好重点

局机关各部门、局直属（管）各预算单位要早打算、早动手，把相关工作尽量往前移，提前做好项目规划的前期论证和评审评估等项目的前期准备工作。在严格履行有关程序的前提下，尽量督促有政府采购、基本建设等项目的单位最大限度提前开展工作，细化预算执行方案，尽早开展标书编写、市场调研和招标代理机构选择等前期工作，提高各环节的工作效率。

（四）完善制度，创新机制

一是建章立制，形成预算执行长效机制。我局已经建立的机制包括将年度预算执行情况纳入年终考核指标，切实加强考核机制建设；狠抓落实，切实强化预算执行责任制；进一步强化预算执行与预算统筹安排相挂钩的工作机制；继续加强我局部门预算、中医药全国性专款预算、中央转移支付中医药项目预算执行情况的按月通报；进一步加强预算执行约谈制度；抓好预算执行工作的同时，不放松财务纪律和规范工作等。2011年我局自主创建了面向各省（自治区、直辖市）的中央转移支付中医项目预算经费监控通报平台，强化中央转移支付中医药项目经费监控。下一步，我局将制定出台《国家中医药管理局预算执行管理暂行办法》，建章立制，强化预算执行工作。

二是创新机制，提升预算执行管理水平。要继续在创新方法、创新机制上下工夫，多思考，多研究，提出一些建设性的管理思路和意见，在此基础上完善预算执行管理工作机制。

（五）明确责任，形成合力

预算执行管理工作是一个系统工程，不仅涉及规财司和局机关各业务部门、局直属（管）各预算单位之间的关系，还涉及各部门、各单位之间的关系及各部门、各单位内部各项目具体承担主体之间的关系；不仅涉及预算执行环节，还涉及预算编制环节。由此可见，预算执行是一盘棋，不是规财司一家能够协调、统筹、推动起来的，需要全局加强沟通、密切合作，各部门、各单位各司其职、各负其责，齐抓共管、形成合力。预算执行的责任要进一步分解到每一个预算执行的主体，并督促其分解到项目，明确责任，抓好落实，加强考核。在年度预算执行中，规财司要与各部门、各单位积极沟通，充分发挥协调和督促作用，通过推动业务工作开展，提高预算执行的效率和均衡性。只有这样，我局的预算执行工作才会向前迈出一大步。

（六）抓好"两基"，夯实基础

预算管理、项目管理和执行管理都要以信息化管理和人员队伍为支撑。因此，一是要充分利用预算管理信息系统，加强项目库建设，做好基础数据管理。通过及时掌握各项目的预算执行情况，有针对性地督促所属单位加快预算执行进度，逐步实现预算执行的动态监控管理。同时，要建立和完善预算执行动态监管的反馈制度，要求项目负责人随时关注项目动态，根据项目执行情况及时作出调整，以保证项目进度。二是进一步加强学习培训。加强财务人员培训，充实财务人员队伍，特别是要提高我局财务人员业务素质和工作能力，不断提升我局的预算、财务和资产管理水平。

（七）加强考核，突出绩效

中医药事业事关民生，社会关注度很高，近年来财政投入力度不断加大，我们花钱不仅要花得及时，还要花出效益。推进预算支出绩效评价工作，是下一步深化预算改革的重要内容。要逐步建立健全绩效目标设定、绩效跟踪、绩效评价及结果运用有机结合的预算管理机制，实现全过程预算绩效管理。下一步，我局将建立绩效考评结果与资金分配挂钩的机制，将与各部门、各单位主要业务相关的项目列为绩效考评试点，制定考评工作规划，按规划完成考评工作，在安排财政预算时充分考虑绩效考评因素。

（八）在保证资金安全、规范、高效使用的基础上加快预算执行进度，杜绝"突击花钱"

局机关各业务部门、局直属（管）各单位在认真开展组织管理，保障财政预算执行工作机制有效畅通的同时，一定要杜绝突击花钱、违规支出等行为。坚持把提高资金使用效益作为加快预算执行进度的落脚点，防止简单的库款"搬家"，防止"以拨代支"、虚列支出等违规行为，做到资金管理与提高效益相统一。局各部门一定要常抓不懈、营造氛围，注重日常支出行为的规范管理、制度制约，不断提高财务管理水平。

开拓思路　打造品牌　大力推进中医药文化宣传教育基地建设工作

——国家中医药管理局副局长吴刚在全国中医药文化宣传教育基地工作座谈会上的讲话（节录）

（2012年7月19日）

根据会议安排，下面我就近年来中医药文化宣传教育基地建设工作讲几点意见，供大家参考。

一、中医药文化建设是中医药事业发展的基础

（一）党中央、国务院高度重视中医药事业发展

"十一五"以来，党中央、国务院高度重视中医药事业发展，逐步形成了各级党委政府、社会以及广大人民群众越来越关心、越来越支持中医药事业发展的良好环境。党的十七大明确提出：扶持中医药和民族医药发展。《国务院关于扶持和促进中医药事业发展的若干意见》的印发，为中医药事业发展指明了方向。《中华人民共和国国民经济和社会发展第十二个五年规划纲要》将"支持中医药事业发展"作为"完善基本医疗卫生制度"的6项重点任务之一，力度前所未有。各级党委和政府认真贯彻落实十七大精神，研究制定了一系列扶持、促进、加强中医药工作的政策文件以及在深化医药卫生体制改革中充分发挥中医药特色优势的配套措施，有力地推动了中医药事业改革与发展，中医药事业显现出全面振兴、蓬勃发展的良好态势。

（二）广大人民群众对中医药服务的需求与日俱增

随着社会经济稳步发展、人民群众生活水平日益提高和中医药文化建设不断推进，广大人民群众对中医药服务的需求不断增长，中医药独特的医疗保健模式受到社会各界热切关注，整体观理论思维、个性化辨证论治以及"治未病"预防保健方法的优势和生命力得到进一步凸显。零点公司中医药民众认知

度调查显示，中医药在民众心目中已有了相当稳固的地位，近90%受访民众关注中医药信息的传播；民众对中医药的特点和作用认知比较全面，超过40%的受访民众将中医药理解为传统医学和中草药治疗，有34.7%的受访民众认为是中国传统文化的组成部分；民众对中医药的接受程度较高，88%的受访民众都有过中医药接触经历，超过30%的受访群众生病后会首选中医作为治疗方式，并且这个比例随着年龄的增加而增大。伴随着中医药文化的进一步传播，服务可及性的进一步提高，简、便、验、廉的特色优势的进一步发挥，民众对中医药的认知、信赖、使用程度也将进一步提高。

（三）中医药文化建设全面推进，成果惠及百姓

《国务院关于扶持和促进中医药事业发展的若干意见》指出，中医药作为中华民族的瑰宝，蕴含着丰富的哲学思想和人文精神，是我国文化软实力的重要体现，并对繁荣发展中医药文化提出了具体要求。在文件精神的指引下，国家中医药管理局党组把中医药文化建设列入中医药事业发展的重要内容，作出了促进中医药医疗、保健、教育、科研、产业、文化“六位一体”全面发展的战略决策，并在近年来开展中医药文化建设工作的基础上，研究制定了《中医药文化建设“十二五”规划》，进一步明确中医药文化建设工作的指导思想、基本原则和主要目标。

2007年，国家中医药管理局联合22个部门共同主办了“中医中药中国行”活动，3年间走遍了全国31个省、区、市和新疆生产建设兵团，走进了香港、澳门特区和军营。共举办各类活动366场，参加现场活动的群众达160多万人，组织文化科普讲座324场，现场受益者5万余人，中医大篷车行程10万公里，为人民群众送医、送药、送健康。组织实施了中医药知识宣传普及项目，编写出版了大量中医药文化科普宣传册、光盘、展板、图书等，向群众免费发放近2亿人次，向社会各界和广大人民群众宣传中医药知识，传播中医药文化，进一步增进了民众对中医药的了解和认同。组织开展了中医药文化科普巡讲活动，选拔组建了70人的中医药科普专家队伍，深入农村、牧区、厂矿、学校、部队、机关、社区等基层单位，为广大人民群众提供了科学、实用、方便的养生保健、适宜技术、科普咨询等中医药文化知识和健康服务，让民众更进一步信赖中医药。

二、中医药文化宣传教育基地建设有力地促进了中医药文化建设

（一）中医药文化宣传教育基地已成为传承、凸显中医药文化的平台

为更好地传承和发扬中医药优秀文化，促进中医药事业的继承与发展，国家中医药管理局在全国范围内遴选了一批有较好基础的名人遗迹或中医药文化展示场所，建设成为中医药文化宣传教育基地。如北京御生堂中医药博物馆、上海中医药博物馆、青海藏医药文化博物馆，馆内珍藏了大量中医药、民族医药文物，不乏艺术真品甚至孤品，对研究中医药以及民族医药的传承、发展具有极大意义。河北保定刘守真祠堂、常州中医医院、广东中医药博物馆、广州白云山和记黄埔中药有限公司神农草堂等，结合刘守真学术思想、孟河医派、岭南学派的学术发展史，整理、提炼中医名家学术思想和医德医风，传承、保护中医文化精髓。一些基地将本地中医药文化特色资源融入自身发展建设中，打造了独具一格的中医药文化品牌。如河南宛西制药股份有限公司挖掘医圣仲景的文化内涵，提出“药材好，药才好”的企业理念。山东东阿阿胶股份有限公司、天津达仁堂京万红药业等中药企业，在沿袭古方珍贵技艺的同时，将蕴含其中的中医药文化内涵与企业文化建设相结合，形成了极具竞争力的品牌优势。几年来，全国中医药文化宣传教育基地共编印各类中医药文化书刊300余种，对传承中医药文化，普及中医药科普知识发挥了巨大的作用。

（二）中医药文化宣传教育基地已成为宣传、展示中医药特色的窗口

在中医药文化宣传教育基地建设中，各地注重突出区域中医药文化资源的特色和优势，采取多种形式宣传、展示中医药文化，扩大中医药影响。2008年北京奥运会期间，御生堂中医药博物馆组织开展了“领略中医文化，体验中医风采”展示活动，向国外奥运代表团成员、媒体记者等展示中医药几千年的发展历史和文化精髓，得到了国际奥委会的肯定。2010年上海世博会期间，上海市中医药博物馆以“服务世博、弘扬国粹、走进生活、惠及民生”为主题，开展形式多样的中医药知识宣传普及活动，让中医药融入世博。湖北蕲春李时珍陵园定期在央视、湖北电视台、蕲春电视台等媒体宣传当地中医药文化特色。天津市中医药研究院“津门医粹”中医药文化博物馆、广东中医药博物馆、青海藏医药博物馆以本地区独特的中医药或民族医药文化资源为内容，制作了一批形象生动的科普宣传片和中医药读物，宣传普及中医药知识，让健康的生活理念深入人心。山东东阿阿胶中医药博物馆每逢节假日邀请著名中医药专家坐诊，让群众直接感受中医药的魅力。河南南阳医圣祠等基地通过网站建设，为参观者提供便利快捷的网络服务，同时也以现代手段传播中医药文化，扩大宣传效果。据统计，全国中医药文化宣传教育基地年接待人次达100万，影响力极为可观。

（三）中医药文化宣传教育基地已成为孕育、培养中医药文化人才的摇篮

发展繁荣中医药文化，人才是关键。各基地均设有专门负责中医药文化基地组织管理的部门，配备专职管理人员，有健全规范的管理制度和工作职责，定期组织开展中医药文化科普宣传专题培训和交流，提高基地工作人员素质。如广州白

云山和记黄埔中药有限公司神农草堂经常组织讲解员参加培训，提升讲解员旅游服务能力和科普宣传水平。广西药用植物园是人事部博士后科研工作站设站单位和广西首批13家人才小高地建设单位，拥有一支高水平科研团队，培养了一支长年活跃在科普一线的科技辅导员队伍，为基地的发展壮大提供了有力的人才保障。各基地积极开展青少年中医药文化科普实践活动，河南宛西制药股份有限公司中华医圣苑每年都接待来自北京大学、上海交通大学等百余所国内知名高校的大学生和20多个省、市、区的中小学生参观学习。

（四）中医药文化宣传教育基地已成为树立、强化中医药行业职业道德的阵地

弘扬“大医精诚”的中医药传统职业道德，构建和谐的、具有中华文化特色的医患关系，必须把中医药文化建设工作与中医药基础建设、临床实践、人才培养、科技创新、产品研发等具体的业务工作结合起来。基地肩负着中医药工作者、中医药院校学生接受中医药文化和医德医风教育的职责，在树立职业道德，培养高尚情操方面，发挥了积极的作用。常州中医医院以孟河医派核心价值观建设为抓手，凝练了“精诚守和”的院训，编印了《医德古训》、《孟河医派医家轶事》读本，向全院职工发放。山东东阿阿胶股份有限公司中医药博物馆、上海中医药博物馆、广东中医药博物馆等充分发挥育人作用，对职工及在校大学生进行中医药文化教育，通过举办各类中医药文化专题讲座、交流活动的形式，坚定中医药人对事业发展的信心、修德敬业的恒心和奉献中医药事业的决心。

（五）各地中医药管理部门中医药文化宣传教育基地建设工作成绩斐然

作为中医药文化宣传的阵地，各基地充分展示了中医药文化的独特魅力，使社会各界对我国传统医药的起源和发展有了深入的了解，对中医药的特色优势有了切身的体会。这离不开各省、区、市中医药管理部门的重视与支持。2008年以来，中央财政每年安排中医药文化建设和科学普及专项资金3100万元，在全国范围内组织实施了中医药知识宣传普及项目，其中中医药文化宣传教育基地建设经费达到620万元。北京、天津、内蒙古、江苏、湖南、广东、重庆等省、市也安排了配套经费，据统计，3年来各地仅该项目投入配套资金共计9000万元。北京、广东将中医药文化宣传教育基地建设与当地的旅游开发工作结合起来，打造了一批极具特色的中医药文化旅游示范基地。北京东城区打造地坛中医药文化主题公园，向社区居民传播中医药文化。江苏根据本省具体情况，研究制定了《江苏省中医药文化宣传教育基地建设标准》，极大地推动了当地的基地建设工作。天津等地也积极开展了省级中医药文化宣传教育基地建设工作。

从中医药文化宣传教育基地建设工作的成绩可以看出，各地中医药文化宣传教育基地的定位更加准确，活动内容更加丰富，宣传形式更加多样，社会影响日益扩大。通过近几年的中医药文化宣传基地建设工作，群众对中医药文化的理解进一步加深，政府对中医药文化宣传机构的管理进一步规范，中医药人对弘扬中医药文化的决心进一步增强，在工作中积累的经验和体会将成为我们继续做好中医药文化宣传教育基地建设工作的基础和动力。

在全面总结中医药文化宣传教育基地取得成绩的同时，我们对目前存在的主要问题和困难也进行了认真的分析和梳理，归纳起来主要表现为：一是对中医药文化宣传教育基地建设的特点和规律有待进一步探索，高效顺畅的工作机制尚未完全建立；二是中医药文化宣传教育基地的示范窗口、交流平台、人才摇篮的作用有待加强，宣传途径需要进一步创新；三是中医药文化宣传教育基地工作的投入需要继续加大，基础设施建设还需进一步加强。

三、开拓创新，推动中医药文化宣传教育基地建设工作迈上新台阶

（一）高度重视，进一步明确中医药文化宣传教育基地建设的意义

中医药文化宣传教育基地是加强中医药文化建设工作的积极探索，是中医药文化建设的重要内容和长期任务。建设中医药文化宣传教育基地，有利于弘扬中华民族优秀传统文化，增强我国文化软实力；有利于保护传承中医药文化，建设中医药核心价值体系；有利于塑造中医药行业特有的文化氛围，提高中医药人员的人文素养；有利于加大中医药文化与科普知识的传播与普及，形成有利于中医药事业发展的良好氛围。

（二）增加投入，进一步夯实中医药文化宣传教育基地建设基础

中医药文化宣传教育基地建设要善于整合资源，充分利用已有的文物、古迹、文化、教育、林业、旅游、企业等各行业的有利条件，积极拓宽融投资渠道，加强中医药文化的基础设施建设。各省级中医药管理部门要进一步加大对中医药文化宣传教育基地的投入，积极扩大省级中医药文化宣传教育基地在宣传普及中医药文化科普知识方面的影响；中医药文化宣传教育基地所在单位要深刻认识基地建设的重大意义，主要领导亲自抓，进一步扩大规模，提升影响；中医药文化宣传教育基地建设单位要对照《全国中医药文化宣传教育基地建设标准》，加强自身建设，提高宣教能力。

（三）因地制宜，进一步凸显各地中医药文化宣传教育基地建设的特色

各地在中医药文化宣传教育基地建设中，要注重突出本地中医药文化资源的特色和优势，利用当地有一定社会影响的典故、传说、事迹等中医药文化资源，选取在传承中医药文化方面作用突出，具有影响较大的中医药历史遗迹、文物古迹（省级以上文物保护单位优先考

虑），有悠久历史的中药“老字号”企业，有较大规模且在展示中医药优秀文化方面有突出表现的中医药博物馆，以及医德医风等方面有典型意义并具有一定规模的中医药文化专题展示场所的现代化中医院，打造成为行业特征突出、地域色彩浓厚、品牌优势明显的宣传展示中医药文化的窗口。

（四）创新形式，进一步发挥中医药文化宣传教育基地科普功能

中医药文化宣传教育基地要通过开展内涵丰富、形式多样的中医药文化宣传活动，从理念文化、行为文化、形象文化等不同层面充分彰显中医药文化特色，普及中医药文化知识。要组织举办中医药文化研究、交流等学术活动，传承中医药文化，挖掘、整理中医药原创思维及文化内涵，推动中医药事业可持续发展。要积极承担政府部门委托的有关中医药文化科普的公益性活动，展现中医药的特色优势，传播中医药健康理念。要通过建设网站、在新闻媒体开设专栏、制作专题节目、发放中医药文化科普宣传资料等形式，拓展中医药文化宣传渠道，扩大中医药的社会影响力。

（五）加强培训，进一步培养中医药文化科普人才

提升中医药队伍的政治素质和文化素养，汇聚高水平的中医药文化专家群体，造就一大批中医药文化专业人才，是中医药文化建设工作的首要任务。各地区要以中医药文化宣传教育基地为载体，通过举办培训以及宣教活动，加强中医药文化科普人才队伍建设，完善中医药文化宣传教育基地讲解员队伍，不断提高中医药文化科普人才的素质。

为了做好这几项工作，我再提几点要求：

第一，提高认识，统筹规划。各省中医药管理部门以及基地所在单位要认真学习，深刻理解十七届六中全会精神，站在推动社会主义文化大发展大繁荣的全局战略高度，把握中医药文化建设的发展态势，使中医药文化宣传教育基地建设工作更好地服务于社会主义文化的发展与繁荣。要围绕基地建设的重点任务，制订工作计划，采取有力措施，狠抓落实。

第二，加强领导，完善机制。中医药文化宣传教育基地建设工作尚处在起步阶段，许多工作还需要深入研讨、探索。因此，各地各单位要进一步解放思想、改革创新，认真总结近年来取得的成功经验，加以提炼和升华，形成一些有指导性、可借鉴的工作原则和方法，进一步建立完善的中医药文化宣传教育基地建设工作机制和管理模式。

第三，真抓实干，注重效果。要进一步加强中医药文化宣传教育基地的基础设施建设。在大家的共同努力下，最近几年中央财政每年都安排了中医药文化宣传教育基地建设的专项经费，我们要集中有限的财力、物力，研究解决一些制约基地建设的突出问题，使争取的资金发挥更好的效益。要有重点地建设一批高质量、有影响的中医药文化宣传教育基地，充分展示中医药文化的丰富内涵和博大精深的中华文化，并努力建成爱国主义教育的示范基地，切实起到带动和辐射作用。

国家中医药管理局副局长于文明在中医药标准应用评价和标准化培训项目启动会上的总结讲话（节录）

（2012 年 7 月 5 日）

下面，我结合大家的发言，谈几点意见。

一、中医药标准化工作面临的良好机遇和严峻形势

当今社会，标准是经济和社会发展的技术基础，是学科发展到一定水平的必然表现，是学术成熟的标志，是现代化大生产和市场经济的必然要求，是国家行业核心竞争力和综合发展水平的集中体现。标准化的意义，就在于能够在一定范围内持续获得最佳秩序和效益，从而不断推动经济发展和社会进步。在经济全球化的条件下，标准已经成为经济、科技竞争的制高点，成为企业、社会、政府进行质量管理，保障产品质量安全的技术依据，成为促进国际贸易和实施贸易技术堡垒，保护本国产业及安全的重要工具。可以说，标准化已涉及经济社会生活各个领域，深刻影响着经济、社会、政治、文化发展，也深刻影响着中医药的发展。

近年来，随着科学发展观的贯彻落实和我国深化医药卫生体制改革的深入开展，党中央、国务院更加重视中医药工作，中医药发展迎来了难得的发展战略机遇，在医疗、保健、科研、教育、产业、文化等方面得到了前所未有的发展。中医药标准化工作也受到了中央领导同志的高度关注和重视，胡锦涛总书记等中央领导同志都对中医药标准化工作作出了一系列重要指示，既为新时期我国中医药标准化发展指明了方向，也是对中医药标准化工作提出的迫切要求。国家发改委、财政部、科技部、国家标准委等部门对中医药标准化工作给予了大力

的支持。"十一五"期间，国家中医药管理局全面推进中医药标准化战略，制定实施了《中医药标准化发展规划（2006～2010年）》，在中医基础、技术和管理等领域，形成了一批国家标准和行业标准，初步形成了相对独立、完整的中医药标准体系框架。同时，我们筹建成立了全国中医、中药、针灸、中西医结合、中药材种子种苗5个标准化技术委员会，加强了标准化技术组织机构建设。在全国遴选建设了第一批42家中医药标准研究推广基地，推动了中医药标准的推广应用。通过加强人才培训，凝聚起一支医、教、研、产相互配合，精通中医专业技术，熟悉标准管理知识、复合型专家队伍。通过努力，初步形成了政府主导、行业参与、统筹规划、分工负责的中医药标准化管理体制和运行机制，逐步形成了中医药专家广泛参与，全行业关注、支持和参与标准化的良好氛围。

在国际层面，我们把握机遇，争取主动，积极应对中医药国际标准化严峻形势形成的"倒逼"态势，推动中医药国际标准化工作取得了新的进展，话语权和影响力不断增强。主要体现在几个方面，一方面，我们在国际标准化组织（ISO）这个平台上，通过努力，于2009年推动成立了中医药（暂定名）技术委员会（ISO/TC 249），并将秘书处设在我国，实现了历史性的突破。ISO/TC 249成立3年来，我们积极提出10项国际标准提案，促成了5个工作组（WG）的建立，并由我国专家担任3个工作组的召集人，进一步掌握主动权和话语权。另一方面，我们在世界卫生组织（WHO）这个平台上，抓住国际疾病分类代码（ICD—11）的有利时机，推动WHO将传统医学纳入国际疾病分类体系，积极组织国内专家提出中医药病证分类代码技术方案。我们实质性参与ISO和WHO国际标准化活动的能力不断提升，为增强我国中医药国际标准化综合竞争力开辟了前所未有的广阔空间。

当前中医药标准化工作面临新的机遇。随着深化医药卫生体制改革的不断推进、随着中医药服务贸易的发展，中医药事业迎来一个崭新的发展时机，这些都对中医药标准化工作提出了新要求。当前深化医药卫生体制改革进入关键时期，基本医疗保障制度建设、健全基层医疗卫生服务体系等5项重点工作正在整体推进。特别是在提高基层医疗卫生机构服务能力方面，如何发挥中医药这一我国特有的医药卫生资源的作用，对中医药标准化工作提出了新要求。今年4月，商务部、外交部、我局等14个部门联合印发《关于促进中医药服务贸易发展的若干意见》，进一步明确了中医药服务贸易发展的目标和8项任务，特别是关于技术贸易措施体系建设方面，对相关中医药标准的研究制定提出了更加明确和更加迫切的要求。

但是，我们也要看到中医药标准化工作还面临着诸多困难和问题。行业内对中医药标准化认识还不一致，还没有引起足够的重视。缺乏专门机构和专业人才，经验不足，数量、能力水平亟须提高，基础条件需要进一步加强。各相关方参与中医药标准制修订不够，中医药标准应用推广不足，标准与中医医疗保健、教育、科研等协调不够，未形成工作协作机制，标准化对中医药全局工作的推动作用还没有充分显现。

与此同时，中医药国际标准化竞争非常激烈。随着传统医药价值日益受到重视，传统医药国际标准化成为国际竞争的新领域，日本、韩国及欧美等国家通过各种形式和途径争取国际标准制定的主导权，对我形成"倒逼"态势。特别是在ISO/TC 249的名称上，到目前为止"中医药"还只是一个"暂定名"，日本、韩国至今仍围绕名称问题做文章，一直坚持要修改名称，反对用"中医药"作为技术委员会名称。我们这3年在名称问题上竭尽全力保住了"中医药"这个暂定名，但是面临形势依然严峻，不容乐观。

可以说，当前中医药标准化工作，既面临难得的机遇，又面对困难与挑战。要抓好标准化工作，就需要我们抓住机遇，不断开拓，勇于进取，大胆实践，不断推进中医药标准化取得更大的发展。

二、今后一个时期中医药标准化工作的思路与思考

去年8月，在国家中医药管理局与国家标准化管理委员会于北戴河联合主办的中医药标准化战略研讨会上，卫生部副部长、国家中医药管理局局长王国强同志作了重要讲话，指出中医药标准化是一个综合的、整体推进的、多部门参与的重要工作，要充分认识当前推进中医药标准化工作的背景，坚持服从服务于人民群众健康的基本原则，整体思维、系统运行、做好顶层设计。具体步骤上要先内后外、以外促内，做好国内基础工作。要坚持突出特色，提升疗效，规范中医诊疗服务。要结合文化建设和国际交流合作，推动中医药标准化工作。要先易后难，要从简单的做起，稳步推进中医药标准化工作。要先在学术团体内、行业内充分酝酿讨论，再形成政府管理的规范标准要求，着力抓好中医药行业组织开展标准化工作。

今年5月，国家中医药管理局局长会议专题研究了中医药标准化工作，听取了法监司关于标准化工作的汇报，审议并原则通过了中医药标准化中长期发展规划纲要、中医药标准制定管理办法、关于加强中医药标准化工作的指导意见等文件。局长会议充分肯定了我们既往标准化工作取得的成绩，强调中医药标准化工作是中医药事业发展的基础性、全局性、战略性工作，也是一项探索性工作，过程复杂、任务艰巨，要循序渐进、系统推进。加强中医药标准化工作，要注重规划，做好顶层设计。在中医药标准制定过程中，要特别注重标准的实用性，特别注重与中医药科研工作、学科建设、人才培养及临床诊疗服务的结合；要从基础做起，从容易形成共识的标准做起，先易后难，循序渐进；要抓住关键关节，分类指导，突出重点；要先试点后推广，先国内后国外，分阶段、有计划、有步骤统筹推进。这些都为我们把握机遇、迎接挑战、推进中医药标准化不断发展指明了方向。

关于今后一个时期的中医药标准化工作，我们必须要充分认识中医药标准化工作的时代背景、科学价值、独特作用和战略意义，深刻理解标准化在中医药事业发展中基础性、战略性和全局性的地位和作用，树立做好中医药标准化工作的全局意识和历史责任意识。要服务于当前深化医药卫生体制改革大局，根据深化医改的总体要求，围绕“保基本、强基层、建机制”目标任务，着眼于为人民群众提供安全、有效、方便、价廉的中医药服务，在提高中医药医疗保健服务能力和服务水平上下工夫，在体现中医药特色、突出中医药优势上下工夫，促进中医药在深化医改中发挥重要作用。要善于把握中医药发展的时代脉搏，着眼于当前中医药服务贸易发展带来的新的战略机遇，发挥标准化支撑和引领中医药事业发展的基础作用。

由此，我局今后一个时期中医药标准化工作的总体思路是，以健全中医药标准体系、强化中医药标准化支撑体系为主要任务，以进一步理顺中医药标准化管理体制和运行机制为重点，以解决影响和制约中医药标准化发展的关键问题，进一步夯实中医药标准化工作基础为着力点，以实施中医药标准化发展规划为抓手，全面发挥中医药标准化在中医药事业发展中的引领和支撑作用。

一是按照政府规划、统筹协调，专家为主、业内互动，学会牵头、各司指导，地方支持、基地参与的思路，理顺中医药标准化管理体制和运行机制。二是以实施“十二五”规划为契机，做好顶层设计，将中医药标准化发展融入经济社会发展、中医药事业发展的大格局、大背景下去谋划，按照立足需求、强化应用、统筹规划、分步实施、整体推进、重点突出、注重协调、完善机制、政府主导、广泛参与的原则，确定中医药标准化发展的战略目标和主要任务。三是以中医药发展需求为导向，加快推进中医药标准体系建设。明确框架，突出重点、确定优先，扩大领域、提高质量，加快形成覆盖面广、结构层次合理、质量水平较高的中医药标准体系。四是以提高能力和强化基础为着眼点，以保障中医药标准化工作顺利实施为宗旨，强化组织协调体系、技术支撑体系、人才培养体系和制度保障体系建设。五是加强标准推广应用和评价反馈，建立中医药标准研究制定、应用推广、评价反馈相结合的工作机制。

三、关于中医药标准化工作要把握好的几个关系

在明确了今后一个时期中药标准化工作的思路、目标和任务的同时，我认为，做好中医药标准化工作，还要把握好几个关系。

要把握好标准化与中医药全局工作的关系，明确中医药标准化在全局工作中的定位，自觉服从和服务于中医药事业发展的大局，与中医药事业发展的目标任务相一致，与中医药事业发展相协调，主动适应中医药事业发展提出的新需求。以促进中医药事业健康可持续发展为出发点和落脚点，紧紧围绕中医药医疗、保健、教育、科研、产业、文化、国际交流合作等中心工作，发挥好标准化的基础性作用，履行好为中医药全局工作提供技术支撑这一根本任务，引领中医药事业健康发展，不断提高对中医药事业发展的贡献率。

要把握好标准化工作中不同主体之间的分工协作的关系，提升不同主体中医药标准制修订的参与度。标准制定要公开、透明，要让利益相关方广泛参与，要建立政府规划、统筹协调、专家为主、业内互动、学会牵头、各司指导、地方支持、基地参与的标准化管理体制和运行机制，理顺中医药标准化工作不同主体的职责任务和工作分工，明确了国家中医药管理局各业务部门、中医药标准化委员会、中医药标准化工作办公室、中医药各专业标准化技术委员会、中医药行业学会协会、地方中医药管理部门等工作主体的职责分工，强化对标准制定程序的监督管理，明确了在中医药标准立项、起草、审查、发布等环节的程序要求。要充分调动中医药各专业标准化技术委员会、行业学会协会积极性，明确其在标准化工作中的地位作用，为其创造良好的环境和条件。发挥地方中医药管理部门在标准化工作中的组织管理作用，协调有关部门加大对地方开展中医药标准化工作的支持力度，在标准制修订、标准研究推广基地建设、标准实施推广等方面给予重点支持。研究建立激励措施与机制，将中医药标准制修订与科研课题、成果管理结合起来，给予标准制修订人员相应的表彰和奖励，激发其工作热情；将标准化培训与继续教育管理、学分授予结合起来，带动中医药标准研究推广基地等中医药单位和人员积极参与。

要把握好标准化与中医药重点工作的关系，加强标准化与中医药各项重点工作紧密结合、统筹协调。标准的研究制定，要充分吸收汲取国家中医临床研究基地、中医重点专科（专病）、重点学科、重点研究室的研究成果，充分体现工作进展。中医药标准相关研究，要与国家科技“973”计划、科技支撑计划、国家自然科学基金项目等重大项目密切结合，以科研带动标准研究，让标准作为科研成果的综合集成，做到科研与标准化同步推进。中医药标准的应用推广和中医药标准研究推广基地的建设要依靠中医药重点学科、中医重点专科（专病）、中医临床研究基地单位。中医药标准化的支撑体系建设，要与中医药重点学科、中医重点专科（专病）、重点学科、重点研究室、中医临床研究基地建设工作进行资源整合。中医药标准化人员培训，要与中医药人才培养、中医药继续教育等项目的开展紧密结合，相互促进。

四、关于项目实施工作的有关要求

今天的会议，大家在讨论中医

药标准应用评价和标准化培训这两个项目实施方案的同时，可以明确地感受到中央对中医标准化发展的重视和支持。中央财政在中医药部门公共卫生专项资金中安排专项4000多万资金，用于支持开展中医药标准应用评价和标准化培训工作，这还是第一次。我们一定要利用好这个有利条件，全面推动中医药标准化工作上台阶、上水平。

在这里，我还想谈一下中医药标准应用评价和标准化培训这两个项目的立项背景和思路。2010年12月，我局开始了第一批42家中医药标准研究推广基地试点建设工作，建设任务中包括中医药标准应用评价和标准化培训。今年一季度，我们结合中央转移支付资金申报的时机，着眼于深化医药卫生体制改革和中医药发展对标准化工作提出的新要求，着眼于中医药标准化发展的关键问题，着眼于“十二五”时期中医药标准体系和标准化支撑体系两大建设任务核心，法监司与规划财务司通过反复研究、论证，一起向财政部申报了中医药标准应用评价和标准化培训，得到了立项支持。

这两个项目的立项，对于提升中医药标准化发展水平是一个有力地推动，具有十分重要的作用，一是促进中医药标准的广泛应用和推广普及，让全行业的单位和专家参与到标准化工作中来。二是整合标准化资源，将医疗实践、科研成果和重点专科、重点学科、中医临床研究基地等建设成果归纳整合起来，充分体现到标准化工作中来。三是建立中医药标准研究制定、应用推广和评价反馈相结合的工作机制，提高中医药标准的研究制定的水平和中医药标准的质量。四是整体提升中医药标准化基础条件，带动中医药标准化机构建设和人才队伍建设，解决中医药标准化工作投入不足的问题。

中医药标准应用评价项目，主要以基地建设单位为主体，根据《第一批中医药标准研究推广基地（试点）建设方案》确定的标准化工作领域，开展中医临床各科常见病诊疗指南的临床评价，将中医药标准应用于临床实践，对中医临床诊疗指南的技术水平、协调配套性、结构和内容、应用程度和作用进行评价，分析查找中医临床诊疗指南中的不足，提出评价意见及建议，为中医临床诊疗指南的实施推广和修订完善提供依据，使中医药标准更好地体现中医临床诊疗水平。

中医药标准化培训项目，主要是围绕中医药标准化人才培养，以开展中医药标准化技术骨干培训，建立并形成中医药标准化专业人才队伍；以开展针灸技术操作规范系列国家标准、中医临床各科诊疗指南等技术标准的应用推广，建立中医药标准实施推广网络。

做好中医药标准应用评价和标准化培训这两个项目实施工作，实施方案的研究、制订非常重要，这也是一项重要的顶层设计工作。在制定过程中我们非常重视对各地方和各基地建设单位意见的听取，多次召开各种规模的会议听取意见，目的就是让各个方面参与进来，集思广益，只有这样才能使各地方、各基地建设单位真正领会理解项目实施的目标任务，准确把握项目工作要求，将项目实施工作做好。实施方案在今天的会议上充分听取了大家的意见，会后我们将根据意见进一步修改完善。

各地省级中医药管理部门要重视项目实施的组织管理，一要加强组织领导，指导基地建设单位确定专门机构承担，安排专人负责管理，并提供相应的条件支持，保障工作的顺利进行。二要组织基地建设单位做好具体实施方案的制订，落实好各项工作要求。注重整合优势资源，将项目实施、基地建设与专科专病建设、重点学科建设、临床研究基地建设等紧密结合。三要严格按照国家财政专项资金管理的规定要求加强项目经费管理，提高资金使用效益。四要加强沟通协调，建立上下联动的工作机制，在不断总结建设工作经验的基础上，解放思想，敢于创新，大胆实践，因地制宜，创造性地开展工作。在工作中有什么新情况、新问题要及时反映给我们，有什么好的经验、好的做法也要提供给我们。

国家中医药管理局副局长于文明在全国中医药标准化工作座谈会上的总结讲话（节录）

（2012年9月28日）

下面，我对本次会议作一个小结。

一、会议的主要成果

（一）认清了形势，深化了认识

此次会议，大家对开展中医药标准化工作的形势背景、科学价值、独特作用和战略意义有了充分认识，对标准化在中医药事业发展中基础性、战略性和全局性的地位和作用有了深刻理解，提升了做好中医药标准化工作的全局意识和责任意识。

大家一致认为，标准化对新时期中医药发展具有重要意义，是中医药事业发展的内在要求。标准化对中医药事业发展发挥着重要技术支撑和引领作用，是一个学科成熟度的重要体现。中医药标准化符合国际发展趋势，是加强中医学内涵建设的重要内容之一，只有用标准化、规范化的形式再现中医理论和医疗技术，吸收借鉴当今科学技术先进成果，中医药学才能与时俱进。标准化作为现代科学的技术方法和手段，在提高中医药服务能力和水平，满足人民群众不断增长的中医药服务需求，实现中医药事业的全面协调可持续发展方面具有重要意义。

大家还认识到，深化医药卫生体制改革对中医药提出的标准化规范化的任务要求非常紧迫，中医药事业发展对标准化的内在需求越来越迫切。同时，中医药标准化面临的国际形势仍然十分严峻，尽管我们推动在国际标准化组织成立了中医药技术委员会，但是"中医药"这个名称至今还是暂定名，激烈的国际竞争对国内工作形成"倒逼"态势。此外，中医药标准化工作还面临着许多困难和问题，特别是由于中医药自身发展规律和特点在现有制度体系下难以得到充分体现而产生的一些困难和问题，必须引起高度重视。这些都要求我们必须进一步强化危机意识和忧患意识，增强责任感和使命感，把握住难得的发展机遇，着力化解各种困难，推动中医药标准化发展。

（二）交流了经验，理清了思路

大会交流单位的介绍很具有代表性，从交流单位来看，既有地方中医药管理部门，也有医疗机构和行业学会，还有企业单位。从地域分布来看，有来自东部地区的，也有来自西部地区的，特别是还有来自民族地区的。交流的内容也非常丰富，既有宏观的战略思考，也有中观层面的积极推动，更有微观层面的具体落实，向大家充分展示了近年来各地、各有关单位解放思想、改革创新、不断探索、不断实践所取得的成果、创造的经验。可以说，大家介绍的做法各具特色，经验十分鲜活，成效非常明显，也带给了我们一些启示。归纳起来，我认为，一是理清思路，明确目标，统筹规划是前提；二是理顺关系，完善机制，有序推进是保障；三是建设队伍，构建平台，依托科研是基础；四是坚持原创思维，保持特色，立足质量是根本；五是突出重点，先内后外，以外促内是策略。希望大家认真思考研究，从中汲取有益经验，结合本地区、本单位以及本学科专业的实际情况，贯彻落实到具体工作中去。

（三）明确了目标，坚定了信心

大家一致认为，此次会议进一步明确了今后一个时期中医药标准化工作的发展思路和基本原则，提出了具体目标和主要任务，思路清晰、重点突出、措施明确、切实可行，进一步坚定了全行业做好中医药标准化工作，推动中医药标准化发展的信心。大家一致表示，按照规划纲要的指导思想、基本原则和总体目标，落实好加强中医药标准体系建设、加强中医药标准化支撑体系建设、加强中医药标准推广与应用、进一步推进中医药标准国际化等重点任务，充分发挥好中医药标准化支撑和引领作用，促进中医医疗、保健、科研、教育、产业、文化全面协调发展，为在深化医药卫生体制中发挥作用，不断提高中医药为人民群众健康服务的贡献率。

二、认真做好会议精神的贯彻落实

（一）要抓好会议精神的学习领会，提高认识

此次会议是国家中医药管理局全局工作中的一次重要会议，各省级中医药管理部门、中医药标准研究推广基地建设单位及标准制修订相关单位，要认真学习领会本次会议的精神，深刻分析中医药标准化面临的形势和任务，提高对标准化在中医药全局工作中的地位和作用的认识。通过多种形式的宣传发动，把思想统一到本次会议精神上来，结合此次会议精神的贯彻，部署落实到本地区、本单位中医药标准化工作中去。

（二）要抓好会议情况的汇报，做好协调

此次会议内容丰富，既有工作情况汇报，又有规划纲要、指导意见、管理办法等工作文件制定颁发，还有有关部门单位的经验介绍。希望各省中医药管理部门的同志回去之后，及时将会议有关情况向本地党委、政府汇报，重点是向卫生厅局党组汇报，积极争取党委政府和卫生厅局领导的重视和支持，协调有关部门，更好地推进中医药标准化工作。

（三）要抓好会议精神的传达，狠抓落实

国家中医药管理局法监司要认真研究大家对中医药标准化工作所提出的意见建议，抓紧修改完善《中医药标准化中长期发展规划纲要》、《加强中医药标准化工作的指导意见》、《中医药标准制定管理办法》等文件，尽快按程序发布实施。

省级中医药管理部门的同志回去之后，在向上级领导汇报的同时，要做好本次会议精神的传达，制订好工作方案，安排部署好相关工作。一是要围绕国家规划纲要确定的中医药标准化发展目标任务，理清思路，把握方法，结合本地实际，加以细化实化，做好任务分解，明确责任，层层落实到单位和个人。二是要以解决影响和制约中医药标准化发展的关键问题、进一步夯实中医药标准化工作基础为着力点，研究制定相关政策措施，全面部署、重点推进。特别是要做好中医药标准应用评价和标准化培训两个项目的实施工作，指导各中医药标准研究推广基地建设单位按照国家局的统一部署，将项目实施方案的任务要求落到实处。通过项目实施，促进中医药标准的实施推广，加强中医药标准化人才队伍建设。三是要加强指导，开展监督检查，加大督导力度，切实抓好各项工作部署的落实，借助中医药标准化工作实施，推动中医药事业在今后一个时期更好更快的发展。

新成立的3个委员会要根据委员会的章程，抓紧制订工作计划，尽快开展工作，切实发挥科学决策思想库和智囊团的作用，真正成为中医药标准化发展坚强有力的工作

团队和技术支撑。

中医药标准研究推广基地建设单位以及标准制修订相关单位是具体项目的承担单位，要结合本地区、本专业学科、本单位实际，切实将基地建设和中医药标准应用评价、实施推广项目工作任务细化实化，要加大执行力，大胆探索实践，认真落实好项目具体工作要求，同时做好项目经费使用的管理。

标准的制修订和推广应用是事关中医药全局的一项重要工作，各学会、专业委员会及参与标准制定的专家是这项工作的主体，也是主力。希望各学会、专业委员会，尤其是参与标准制定的学会、专业委员会及各位专家，一定要认真学习领会会议精神，结合工作实际情况，抓好落实工作。

国家中医药管理局副局长李大宁在“973”计划中医理论专题2011年度交流会上的讲话（节录）

（2012年3月1日）

借这个机会，我谈几点意见，供大家参考。

一、中医理论基础研究对于推动中医药事业健康持续发展具有非常重大的意义

“973”计划中医理论专题的实施，对中医药事业的可持续发展具有重要的战略意义和现实意义。一是推动了中医药理论的创新和发展。中医专题的实施，使我们能够有条件、有机会，在当今的科技发展背景、现代医学发展基础和社会发展环境下，对中医的理论体系进行系统的整理研究和创新发展。通过对实践中新现象、新问题的解释和解决，深化了中医学对人与自然及社会关系、健康与疾病动态演变规律、维护健康与防治疾病规律的认识，丰富和发展了中医药学的理论体系。

二是推动了对中医药科学内涵的系统阐明。专题针对中医药领域一系列具有原创优势和突破潜力的关键理论问题进行系统地深入研究，吸引行业内外科学家，在充分运用中医药学的历史积累和实践经验，积极利用现代系统科学、复杂科学的思想方法和技术手段的基础上，对中医药学的本质特征、核心理论进行现代阐述与诠释，赋予他们鲜明的时代特征，必将有利于进一步揭示中医药的科学价值和科学内涵。

三是推动了中医药技术的创新发展。“方剂配伍规律研究”、“若干中药成方的现代临床与实验研究”等一批项目的部署，以中医药理论为指导，积极利用现代科学技术方法，促进了中医药预防保健、疾病诊疗技术的创新，促进了中医诊疗仪器设备、中药新药的研制，促进了中药材生产、中药工业关键技术的开发。

四是推动了适合中医药学术研究方法学的建立。“中医辨证论治疗效评价方法基础理论研究”等项目的实施，根据中医药的整体观念、辨证论治、复方用药等认识论和方法论特色，集成生物医学、信息科学、系统科学、复杂科学等若干研究方法，为建立与中医药理论和临床诊疗特色相适应的方法学体系，丰富和发展生命科学的认识论和方法论作出了积极贡献。

二、认真分析，理清思路，准确把握中医理论基础研究面临的机遇和挑战

一是中医药在经济社会发展中的地位得到进一步提升。近年来，中医药在经济建设、社会发展中的地位得到进一步提升，为中医药科研特别是中医理论研究和学术发展提供了良好的政策支撑。在《中华人民共和国国民经济和社会发展第十二个五年规划纲要》中，已将支持中医药发展单节列出，成为“完善基本医疗卫生制度”6项重点任务之一。在《国家“十二五”科学与技术发展规划》、《医学科技发展“十二五”规划》中，也都将中医药作为大力加强民生科技的重要方面，把充分发挥中医原创优势作为我国医学科技发展指导思想。同时，各地有关部门也非常重视中医药的发展，出台了一系列有利于发挥中医药特色优势的政策措施，加大了项目和资金的支持力度。另外，我们也高兴地看到，中医药科技国际合作，特别是在理论研究方面，合作日益广泛、层次明显提升、内容逐渐丰富、人群正在扩大，这些都为我们深入开展中医理论基础研究创造了良好的环境。

二是中医理论基础研究对事业发展的推动作用得到共识。“973”计划是以国家重大需求为导向，对我国未来发展和科学技术进步具有战略性、前瞻性、全局性和带动性的国家科技计划。基础研究所起到的对应用研究的支撑、对事业发展的强大的推动作用已经得到大家的共识。尤其在中医药领域，对中医理论体系进行系统的整理研究和创新发展，对一系列具有原创优势和突破潜力的关键理论问题进行系统地深入研究，取得的成效得到行业内外的广泛认同，为中医理论基础研究营造了良好的学术氛围。

三是中医理论基础研究具备了较好的科研和人才基础。通过这些年的实践，我们积累了许多组织和实施重大项目的经验，培养了一批有较高学术水平和科研能力的中青年领军人才。据初步统计，2000～2011专题实施7年来，参研人员2081人，参研单位81个，其中项目承担单位行业外的占14%，课题承担单位行业外的占54%。这些人才队伍的培养及凝聚，以及通过“973”计划中医理论专题构建的多学科、多领域联合攻关的平台，为中医理论基础研究的发展奠定了坚实的基础。

四是要清醒地认识到中医理论基础研究还面临艰巨的挑战，要有长期努力奋斗的准备。一方面，中医理论基础研究的难度很大，中医以整体、动态和辩证地认识生命与疾病复杂现象的思维方式，以及中医药理论用古代哲学的概念所表达的科学内涵，这都难以被现代社会普遍理解和接受，现代科学研究的基础还很薄弱，如何在坚持中医自身特点和规律的同时，进一步揭示中医药理论自身科学内涵，需要历史的过程，需要长期的积累和不断探索和总结。特别是理论和认知体系的研究，难度更大。另一方面，在“973”专题设立以前，中医理论基础研究方面没有提升到国家科技战略层次、研究工作也比较零散、投入不足，研究涉及的面比较窄，深度也不够。所以制约中医药学术发展的一些关键性基础性研究还相对滞后。因此，对一些有好苗头的项目和成果，要继续下大力扶持、投入和研究，不可急功近利，急于求成，半途而废。希望能够为科学家们提供一个宽松的环境和稳定的支持，我们特别需要一批领军人物，稳定的核心骨干，明确的顶层设计，清晰的研究方向，潜心研究，形成探索科学规律基础研究的稳定队伍。

三、中医理论基础研究必须遵循中医理论发展的基本规律和特点

一是要进一步统一思想。坚持中医理论的基本原理，遵循中医药自身发展规律，开展中医理论建设与研究。坚持充分继承基础上的自主创新，保持中医药学术的优势与特色。坚持以中医理论指导临床实践，基于临床实践发展中医理论。要解放思想，实事求是；更新观念、完善思路；面对新问题，探索新规律，本着对民族负责、对学术负责、对社会负责、对历史负责的精神，通过开展理论研究，解决中医药学术与事业发展中的现实问题。

二是要加强人才队伍建设。加强中医理论建设与研究，人才是根本。当前和未来一个时期，要加大对高素质中医理论人才和中医理论大家的培养，要造就一批有志于从事中医理论建设与研究的优秀人才和领军人物，要有一批知识结构、年龄结构合理的学贯古今，学术上有影响的中医理论大家；整合全国最优秀的科技资源和研究团队，构建中医理论研究基地。

三是要抓好中医理论体系研究。中医理论体系起源于中国原创思维，奠基于长期临床实践，建构于《黄帝内经》，发展于历代的学术创新，充分展现了中华民族的自然观、生命观、健康观、疾病观，具体地回答了人类养生保健、防病治病等一系列基本问题，并有效地指导了历代医家的临床实践。今天，如何全面而系统地把握中医理论体系，准确而深刻地认识中医理论体系的丰富内涵和实践规律，促进其正确认知与应用、健康传承与发展，是中医理论体系建设与研究要面对的重大问题。

四是要以临床实践为基础。从中医学术发展史来看，中医理论体系的建构，是以临床实践为基础的；中医理论的创新发展，是以临床实践为动力的；中医理论的价值判定，是以解决临床实践问题为标准的。在新的时代里继承和发展中医理论，关键是要从中医理论的基本原理出发，认真地继承和发展中医理论的思维方式，认识和解决临床的现实问题，才能把中医药防病治病的特点和优势所实践的效果向前推进。因此，临床实践基础上的理论创新，是中医学理论发展和变革的先导。

五是要着眼中医药发展重大理论问题。当前，中医药学术与中医药事业的发展正处于关键阶段，新情况、新问题层出不穷，一系列新的实践经验需要进行理论提炼和理论概括，一系列热点、难点问题需要从理论研究上解疑释惑。因此，中医理论研究，要把研究回答重大现实问题作为主攻方向之一，充分发挥中医理论指导发展实践，回答时代发展难题的作用。要通过全面、系统、深入的中医理论研究，不断推出有深度、有价值、对实践有指导意义的中医理论研究成果。

四、对“973”计划中医理论专题组织实施的几点希望

一是中医理论专题的实施要瞄准国家重大战略需求。“择需、择重、择优”是“973”计划的基本原则，中医理论专题也要以国家目标、行业发展需求为导向，今后一段时间我们要有意识地整合资源，组建一支国家级的研究团队，搞好顶层设计、选准突破口、主攻方向，重点研究“973”计划中医理论专题的着力点和突破点在哪里，集中力量，联合攻关。要争取在影响和制约我们中医药发展的一些基础性、理论性的问题上能够取得重点突破，着力解决一批制约中医药创新发展的重大理论问题和关键科学问题。

二是中医理论专题的实施要遵循中医药发展创新的4项基本原则。即坚持中医药学的原创思维、坚持继承与创新的辩证统一、坚持以临床实践和疗效为创新基础、坚持利用现代科技。要在尊重中医理论自身特点和基本规律的基础上，探索完善中医理论基础研究的新方法、新技术和新模式，凸显中医的特色与优势。要理论联系实践，加强中医理论对中医临床的指导作用，中医理论研究不能和中医临床脱节，要从临床中来，再到临床中去。另外，要处理好现代科学技术为中医服务的关系，吸纳相关学科的最新研究成果为我所用。

三是要注意总结中医理论专题的组织和管理经验。经过几年的探索，中医理论专题的管理逐渐规范，专题的实施做到了在科技部领导、严格遵循“973”计划管理办法要求的前提下，突出国家中医药管理局作为行业主管部门的引导和服务作用，推动多学科的合作，注重项目、人才和基地的统筹。几年来，"973"计划中医理论专题的管理能力和水平得到了不断提高。专题办公室要善于总结各方面管理经验，进一步提高专题的管理效率。

四是要更好地发挥专题专家组对中医理论专题实施的主导作用。专题的实施要在"973"计划专家顾问组的指导下，充分发挥"973"计划中医理论专题专家组的宏观规划和学术咨询的作用，做好战略规划和顶层设计，追踪指导、督查项目的执行情况，指导和帮助项目首席科学家做好项目总结和成果提炼的工作，保障专题的健康和谐、可持续发展，高质量地完成。

五是做好成果梳理推广工作。要注重及时发现和总结立项项目、课题在研究过程中取得的有价值的成果和研究内容，要站在全行业的高度上，筛选学术和科研的闪亮点，必要时可以进行重新组合，提升新的研究方向，加强不同学科和优势团队的协作交流，争取更大的突破。"十二五"期间，中医药事业和我国基础研究都有了新的战略规划，希望中医理论专题按照"十二五"事业发展的需求和规划要求，扎实工作，努力拼搏，争取更多更大的突破，使专题为中医药学术和事业的发展提供可持续的动力，为我国创新型国家的建设原创贡献更多原创性成果，也为我国和世界人民健康保障作出更大的贡献。

国家中医药管理局副局长李大宁在2012年基地业务建设工作会议上的讲话（节录）

（2012年3月29日）

下面我讲几点意见，供大家参考。

一、发扬成绩，正视不足，客观分析基地业务建设的现状

2012年是基地业务建设关键的一年，各基地要深化基地业务建设的基本思路，细化落实重点任务，解放思想，转变观念，探索中医临床科研的机制和模式。今年和明年上半年，基地业务建设工作力度要大幅度提升，工作进展要有比较大的阶段性成果。

基地业务建设"打基础、建机制、谋长远、见成效"的基本思路要坚定不移地做下去，在此思路上强调两点：一是要巩固成绩，二是正视不足。

基地建设的重点任务是组织框架的建立、业务方案的审查、运行机制的建设，研究能力的提升。2011年，围绕"一个核心，一体两翼"的指导思想，突出了基地病种研究这个核心工作，进一步优化病种研究的切入点，提升病种研究水平；同时以基地临床科研信息共享系统建设为主体，以实施国家中医临床研究基地科研规范和基地高水平骨干人才培养为两翼，不断加强能力建设。在机制上，采取科技资源联盟、整合的方式与临床科研紧密结合的模式，这是立足长远的体现。特别是局里最近发了关于建立基地协作单位和科研专项的文件通知，促进了长效机制建立，为我们资源的组合，开放性的合作提供了政策的支持。在两年实践的基础上，基地业务建设的总体思路、结构和布局、临床科研重点和关键问题的选择等均要进一步做好、做实、做精，可以适当地进行开拓性工作，要有一些经验的总结、示范的总结、创新的总结。

关于基地业务建设中的问题和不足，各单位要分析原因、拿出措施、可以向我局和督导组专家提出，对督导组的意见要有回应和反馈，加大对困难工作解决的力度。此外，督导工作今年需要进一步加强，督导组是代表国家局开展工作，提出的督导意见具有权威性，各基地要虚心接受，针对相关内容采取措施认真整改。

二、提升能力，探索创新，重点把握中医临床科研的内涵和方向

首先，现在所有工作要解决的目标就是中医临床科研的问题，是中医医疗水平和疗效的问题，是我们医疗服务能力和作用的问题，也是中医对医疗发展贡献率的问题。其次是中医临床科研指导思想的把握问题，把握的方向还得回归到中医药的继承和创新上。科研要注意中医临床科研思想理念的形成，注重中医临床思路、方法、手段、路径中的规律探讨，强调和深化基地临床科研思想理念的形成。中医的临床科研是比较薄弱的环节，也是我们在医疗实践中亟待需要用科技去解决的问题，临床要靠科研提升质量，临床上重大疾病的防治必须依靠重大科研的进展和科研团队的贡献，建设基地的目的正在于此。临床科研工作以国家中医临床研究基地为抓手，系统地考虑中医临床科研体系能力的提升，这是探索性和创造性都很强的工作，也是基地建设任务的根本。

经过两年多的建设，基地业务建设目标从探索到清晰，病种方案逐步凝练规范，科研从构想走向成熟，每一步都不容易，充满了探索与实践，思考与认知。如何统领和把握临床基地思想层面的问题，要注意以下几件事：中医的临床科研要体现中医药重大疾病的思想和传承与创新，体现中医学的原创思维与优势，要体现临床疗效的提高为价值取向，要体现开放、包容与现代科学优势的思考，挖掘理论的优势资源，从而形成当代中医临床的优势方法和模式。中医临床科研必须是整体、系统的，要体现理论联系实践，加强中医理论对中医临床的指导作用，中医注重从临床中提炼、总结成理论，这是中医临床科研的思路，我们要把握此内涵和方向，在下一步工作中完成好基地业务建设任务。

三、提高认识，完善机制，理清基地业务建设工作中的几个关系

一是医院和基地的关系问题。国家中医临床研究基地建设是国家发展中医药事业的重大战略举措，是迄今为止国家投入最大的中医专项，在中医药临床科研发展史上具有重大意义。把基地平台选择在省级大型综合型医院的考虑是深层次的，反映了以临床为主、解决临床问题的思路和高起点解决临床重大疾病的目标。基地应该成为一个相对独立、系统、占领资源的临床科研平台，成为医院的名牌。它的基础是医院的综合条件、综合实力，基地与医院之间相互依存、相互促进，医院必须为基地研究提供临床科研条件和智力支持，基地发展也必须稳定、持久的发展，不断丰富重点学科、重点专科（专病）的临床科研成果，带动整个医院发展。同时，医院也要通过基地建设，改善科研条件，培养人才，建立开放合作机制，使本院临床科研系统整体提升，在重点病种研究方面取得重大进展。通过16家基地建设带动和促进中医药医疗水平和科研能力的提高，这一点是国家中医临床研究基地始建的初衷，我们一定要牢牢把握这条主线，围绕这条主线纲举目张。

二是科研阶段性成果与立足长远、建立可持续的科研组织管理模式和运行机制的关系问题。验证基地建设的成果，不能仅满足阶段性的工作，应更加注重建立良好的、可持续的中医临床科研组织管理模式和运行机制，立足基地业务建设持续发展，给行业留下宝贵资产和经验，这是基地业务建设取得实效的核心问题。围绕基地业务建设探索中医临床科研的组织管理模式和运行机制，一是国家中医临床研究基地首先要为本省科研释放能量，提供支撑，发挥中坚作用；二是保证长期、稳定的研究队伍，落实科研人员编制和必需的经费投入，完善激励机制，建立反映科研工作实绩的综合考评制度，调动临床科研人员的积极性和创造力；三是促进科技资源共享，吸引各学科人才参与中医临床研究，形成开放、流动、竞争、协作的运行机制和高层次、高水平、大课题、大协作的临床研究组织模式，进入国家临床科研的第一团队；四是增加全院的科研实力，基地建设单位要依据基础设施建设和管理创新，围绕本单位的临床研究基础和优势，充分利用基地建设的成果和建立的条件，进一步审视全院的临床科研问题和不足，进一步审视学术发展要解决的主要问题，从医疗型医院向研究型医院提升，通过科研实力不断增强和医疗业务水平大步提升，发挥基地业务建设对整个行业的带动作用。

三是阶段性成果、验收与我们现阶段成绩、不足之间的关系问题。首先要避免形式主义，要对这项工作有约束和标准，过高的要求不利于探索和实践，过低的要求也不利于基地目标任务的完成。既要符合实际，也不能要求太高。一是实事求是分析现状，正视成果，制定科学合理的考核指标，承认差距性；二是今年和明年上半年工作重点要努力做好验收，进行阶段成果的总结，标准要有约束；三是鼓励总结经验，改进工作。

国家中医药管理局副局长马建中在基层中医药服务能力提升工程启动工作会议上的主持讲话（节录）

（2012年9月11日）

基层中医药服务能力提升工程是为贯彻落实国务院《“十二五”期间深化医药卫生体制改革规划暨实施方案》、《国务院关于扶持和促进中医药事业发展的若干意见》等文件对中医药工作的部署和要求，经国务院医改领导小组同意，5个部门共同组织实施的一项保障人民群众健康的民生工程，十分重要。刚才6位领导从不同方面、不同角度都作了重要讲话。他们的讲话对于推动提升工程扎实开展具有非常重要的作用。让我们再次以热烈的掌声对他们表示感谢。各地要认真做好6位领导讲话和会议精神的贯彻落实。一是要尽快将会议情况和提升工程有关要求向当地党委、政府汇报，积极争取他们的大力支持和直接领导。二是要在各系统内进一步传达会议精神，学习好领导讲话和相关文件，加强动员部署，使各级中医药、卫生、人力资源社会保障、食品药品监管等部门和基层医疗卫生机构充分认识开展提升工程的重要意义，增强实施提升工程的积极性和主动性。天津、广西等地区省级分会场在主会场会议结束后，由卫生厅局主要领导马上主持召开贯彻落实会议，我认为这种形式很好，抓得很及时。三是要尽快开展各项工作。本次会议代表着基层中医药服务能力提升工程正式启动了，各地不能“等、靠、要”，不要等到目标责任书签署后再开展实施工作，目标责任书内容基本确定后，大家就要“动”起来，确保到“十二五”期末能够完成各项任务。

最后，我代表国家中医药管理局对国务院医改办、国家发展改革委、财政部、卫生部、人力资源社会保障部、国家食品药品监督管理局、总后卫生部以及地方各级政府、相关部门和军队卫生部门长期以来对中医药事业发展的大力支持和帮助表示衷心的感谢，希望今后继续得到你们的关心、支持和帮助。同时，也对参加会议的各级卫生、中医药行政管理部门、各级中医医院和基层医疗卫生机构的代表们，并通过你们向全国中医药工作者表示衷心的感谢，正是因为你们的辛勤劳动和不懈努力，中医药工作才取得今天的成绩。

围绕中心　突出特色　深入推进中医医政工作

——国家中医药管理局副局长马建中在2012年全国中医医政工作座谈会上的讲话（节录）

（2012年9月11日）

今天我们在北京召开2012年全国中医医政工作座谈会，这次会议的主要任务是：深入贯彻落实2012年全国中医药工作会议和全国中医医政工作会议精神，回顾总结2012年上半年中医医政工作进展，研究部署2012年下半年中医医政工作。下面，我讲两点意见，供大家讨论。

一、2012年上半年中医医政主要工作回顾

（一）中医药在深化医改中的作用得到进一步发挥

根据国务院《“十二五”期间深化医药卫生体制改革规划暨实施方案》、《深化医药卫生体制改革2012年主要工作安排》和卫生部的统一安排，我局制定印发了《国家中医药管理局深化医药卫生体制改革2012年主要工作及分工安排》和《国家中医药管理局各部门深化医药卫生体制改革职责分工》，明确了任务目标和责任分工，切实把中医药系统医改工作当做中医医政工作的重点抓紧抓好，确保中医药工作在医改中不缺位、有特色、见成效，有效组织和引导全行业在自觉推进医改实践的过程中更好地促进行业自身发展。

一是加快推进公立中医医院改革试点。继续做好县级中医医院改革试点工作，及时研究解决试点工作中存在的问题，总结试点工作经验。继续开展中医临床路径试点工作，对95个病种中医临床路径试点工作进行总结，并在试点的基础上对中医临床路径进行修订；对2011年印发的105个病种中医临床路径开展了试点工作；开展了实施临床路径的部分中、西医单病种费用测算与比较分析研究。与卫生部联合实施2012年万名医师支援农村卫生工程项目，在项目中保证一定比例的中医院接受支援，提高农村中医药服务水平。

二是抓好基本公共卫生服务中医药服务项目试点工作。推动第一批30个省（区、市）76个试点地区开展基本公共卫生服务中医药服务项目试点工作，探索中医药服务项目、人均经费标准、服务流程等中医药参与基本公共卫生服务的有效途径和模式。在中央财政支持下，扩大试点范围，对其中的中西部地区的130个试点地区给予专项补助。会同卫生部妇社司共同制定《国家基本公共卫生服务技术规范（2012年版）》，其中儿童等3个重点人群和高血压等2个慢病患者中医健康管理技术规范单独成章，共同出版。在卫生部和财政部对2011年度国家基本公共卫生服务项目考核工作中，将“中医药应用”作为重要指标列入考核范围。开展中医药服务项目纳入国家基本公共卫生服务可行性分析工作，为下一步基本公共卫生服务人均经费提高过程中纳入中医药服务项目做好准备。

三是做好国家基本药物制度实施工作。制作完成了国家基本药物临床应用指南（中成药）视频资料，并通过中国中医药报社网站等进行推广，指导基层医务人员合理使用基本药物。对各省实施基本药物制度中增补中成药特别是中药独家品种情况进行摸底，初步掌握了基本情况，配合卫生部做好2012版国家基本药物目录的遴选调整工作。

四是筹划落实中医药医改信息监测和统计方案。信息统计工作是中医药行业多年来没有解决好的一个难点问题。为了加强中医医改监测统计工作，及时反映中医药在医改中发挥的作用，局医改办与卫生部信息统计中心进行了沟通协调，充分利用卫生部现有的医改监测、卫生资源调查制度、卫生统计月报和年报制度中能够反映中医药内容的相关数据，建立包括中医医改信息监测统计在内的中医药信息监测统计工作长效机制。目前，信息监测指标体系已形成初稿。

五是加强对各地医改工作的调研和督导。局领导和各部门重视加强对试点地区的联系与指导，充分利用各种调研、会议机会督导各省区积极推动中医医改工作，促进各地正确理解和有效贯彻落实医改政策和配套文件精神，引导各省区之间加强交流探讨、现场考察，促进相互学习借鉴。同时，起草了部分医改专题调研工作方案，拟在进一步论证后组织落实。

六是加强与相关部委的沟通协调与配合协作。重点就基层中医药服务能力提升工程、县级公立医院综合改革试点、基本药物目录调整、鼓励和促进使用中医药服务的相关政策等方面与有关部委进行了多次协调沟通，得到了各部门的大力支持。

不少地方从不同的侧面积极探索，形成了许多亮点。如安徽稳步推行农村中医药工作县、乡、村一体化管理；北京继续重视加强区（县）级中医医院建设、探索与三级中医医院的合作整合；天津大力促进中医药服务进社区、进农村；上海试点探索将国家基本公共卫生服务项目中涉及中医药服务的要求融入相应建设标准，并作为重要考核指标；陕西鼓励各地在医改中充分发挥中医药特色优势，形成了中医药“简、便、廉、验”优势明显的“麟游模式”、农村中医药服务能力得到较快提升的“太白模式”、促进基层中医药服务全面发展的“阎良模式”、将中医药事业发展推向更高水平的“宝鸡模式”。

（二）中医药特色优势得到进一步强化

一是通过医院评审工作，加强医院管理，突出中医药特色优势。从上一轮医院等级评审工作开展至今，已有近 20 年的时间。中医医院面临的内外环境都发展了很大变化，中医医院在自身不断发展的过程中也暴露出了一些新的问题。如何利用中医医院评审这一强有力的手段，进一步规范中医医院建设，促进中医医院发展，我们进行了认真思考、深入研讨和精心设计。在总结中医医院管理年活动经验以及多次召开会议、广泛征求意见和开展试评的基础上，制定印发了《中医医院评审暂行办法》、三级中医医院评审标准及实施细则、三级中医专科医院评审标准及实施细则等系列文件。新一轮中医医院评审工作总体思路是：紧紧围绕中医医院的功能定位和以中医为主的发展方向，结合深化医药卫生体制改革的重点任务，充分反映近几年国家中医药管理局的相关要求，并与中医医院管理年活动和卫生部有关要求相衔接，通过评审促进中医医院突出特色、提高疗效、促进发展、深化改革、加强管理。具体来说，有五大目标和重点。第一，突出中医药特色优势。将发挥中医药特色优势的具体要求作为重点内容，从框架和指标设计以及权重分配上都予以强调，期望通过医院评审引导中医医院树立以中医为主的发展方向，使中医医院“姓中”。第二，把提高中医临床疗效作为重点。中医医院的诊疗活动应主要在中医思维指导下，着眼于提高中医临床疗效，用中医的手段解决临床问题，因此，评审标准及评审细则从人员能力到科室建设都强调这一点。第三，强调促进中医医院发展。中医医院基础差，底子薄，规模普遍较小，加强基础设施建设，加快中医医院发展仍是当前一项重点任务。中医医院评审把中医医院基本标准等作为检查重点内容，以促进中医医院发展。第四，突出医改重点工作。医改是目前医疗卫生行业一项重点任务和工作，对医院建设和发展提出了新的要求。中医医院评审紧密结合医改 5 项重点工作，特别是结合公立医院改革，提出了具体要求。如在评审标准中，强调坚持医院公益性、推进规范诊疗和单病种费用控制、基本药物制度实施、城乡对口支援、便民惠民措施、优质护理服务等医改重点工作。第五，突出加强中医医院管理。加强医院管理是促进医院良性发展的重要保障。在评审标准中，强调落实医院管理任务，重点加强科室管理等医院日常监管，达到持续改进医疗质量和服务等目的。

为做好中医医院评审工作，使中医医院评审能够扎实、稳定地开展，真正做到以评促改、以评促建，我局先后举办了 10 期中医医院院长培训班，从中医医院评审工作思路、评审工作部署、评审标准和实施细则等几个方面，对中医医院院长和有关工作人员进行了系统培训，王国强副部长亲自到班并做了重要讲话。我们先后多次组织召开视频会议，对中医医院评审工作进行了部署，对各省评审专家骨干进行了培训，并于 6 月份印发了《国家中医药管理局办公室关于开展三级中医医院评审工作的通知》，全面启动了三级中医医院的评审工作。目前，三级中医医院评审工作顺利进行，大部分省份已经结束。

同时，组织开展了二级中医医院评审标准等相关文件的制定工作，目前已多次在二级中医医院院长培训班上广泛征求意见，并征求了局机关各部门和全国中医药管理部门的意见，待进一步修改完善后将正式印发。

二是通过制定印发各类医院管理文件突出中医药特色优势。在已经印发的两批 21 个临床科室建设与管理指南的基础上，继续印发了肝病科等 5 个中医医院临床科室建设与管理指南，指导中医医院加强科室建设与管理。制定印发了《国家中医药管理局办公室关于进一步加强中药饮片管理保证用药安全的通知》，进一步加强中医医院中药饮片管理；围绕饮片调剂规范统一、中成药合理应用、小包装中药饮片推广等中药管理的关键环节和问题开展临床药学专科协作，提高中药药事管理质量。组织起草加强中医护理工作的意见，对中医护理工作情况进行总结，分析存在的问题，并提出进一步加强中医护理工作的相关意见；同时，会同卫生部继续开展优质护理服务，转变护理模式，提高护理水平。组织编印了4批28个中医医院环境形象建设范例，为中医医院临床科室、医技科室、门诊大厅、住院大厅、庭院等如何开展中医医院环境形象建设提供了参考范例。制订了《中医医院非中医类别医师系统培训中医药知识和技能工作方案》，在北京、吉林、上海、江苏、山东、河南、湖南、广东、四川、陕西、甘肃11个省（市）开展试点工作，要求中医医院非中医类别医师采取多种形式系统学习中医药知识和技能，普及中医药基础理论、基本知识和基本技能。组织制定《中医医院工作制度与人员岗位职责》，加强中医医院制度建设。配合卫生部修订《电子病历基本架构与数据标准》，并组织起草了《中医住院病案首页数据集》。

三是通过加强重点专科建设突出中医药特色优势。确定了572个国家中医药管理局“十二五”重点专科建设项目和283个国家中医药管理局“十二五”重点专科培育项目单位，并组织开展项目建设工作。组织开展了2012年国家临床重点专科（中医专业）的遴选评估工作，确定了113个2012年国家临床重点专科（中医专业）入选项目。继续加强国家中医重点专科协作组管理，组建了临床药学、护理学、预防保健、重症医学4个新的协作组，明确了重点专科协作组组长单位和优势病种协作组组长单位，制订了《国家中医重点专科协作组管理工作方案》、《国家中医重点专科协作组2012年工作安排》和《国家中医重点专科协作组2012年工作绩效考核细则》，规范协作组管理，加强协作组建设。组织对第一批中医诊疗方案进行修改、完善，形成优势病种中医诊疗方案（修订版）；确定了第三批中医优势病种，并组建了第三批优势病种协作组，开展了中医临床诊疗方案的梳理、验证工作。

四是通过提高中医药应急服务能力突出中医药特色优势。完善中医药应急工作机制，修订《关于突发事件中医药应急工作的意见》和《中医医院应急工作预案》，并筹备召开全国中医药应急工作会议，对全国中医药应急工作进行总结，组织开展全国中医药应急工作先进集体和先进个人报送工作。健全中医药防治传染病体系，开展国家中医药管理局中医、中西医结合防治传染病临床基地建设。制订印发了《2012年乙型流感中医药证治试行方案》和《中医药治疗手足口病临床技术指南（2012年版）》，指导开展乙型流感和手足口病的中医药治疗工作。继续开展中医药治疗艾滋病试点项目，进一步扩大救治规模。

（三）基层中医药工作力度进一步加大

基层中医药工作是整个中医药工作的重点和基础，今年上半年我局着力从以下3个方面整体推进基层中医药工作。

一是筹备开展基层中医药服务能力提升工程。根据国务院《“十二五”期间深化医药卫生体制改革规划暨实施方案》等深化医改对中医药工作的部署和要求，我局拟与卫生部、人力资源和社会保障部、国家食品药品监督管理局和总后卫生部共同开展基层中医药服务能力提升工程。在广泛征求相关部局、局机关各司办、各级卫生行政部门、中医药管理部门、基层医疗机构代表意见的基础上起草了五部门《关于大力实施基层中医药服务能力提升工程的意见》及其实施方案，并提请卫生部部长办公会和国家中医药管理局局长会议专题审议。为做好提升工程实施工作，我们专程赴国务院医改办、国家发改委、财政部和人力资源和社会保障部等有关部门汇报工程有关情况，争取支持。同时，充分做好工程实施的准备工作，组织召开专题视频会议，或利用其他会议宣传、解读提升工程的意义、目标和主要任务等，请各省级中医药管理部门提前做好调查摸底工作，为下一步我局与地方共同签订目标责任书奠定基础。

二是配合全国政协开展基层中医药能力建设调研。全国政协十一届五次会议期间，农工党中央等民主党派和近200位全国政协委员围绕加强基层中医药能力建设提出多件提案。全国政协将“加强基层中医药能力建设”作为重点提案，组成了由全国政协李兆焯副主席任顾问，全国政协委员、提案委员会副主任王瑞祥任组长，农工党中央、部分全国政协委员和国家发改委、教育部、财政部、卫生部、国家食品药品监督管理局、国家中医药管理局等6个提案承办单位参加的调研组，于今年6月赴湖南和内蒙古两地进行调研，重点考察了乡镇卫生院、社区卫生服务中心、村卫生室和社区卫生服务站等基层医疗卫生机构，听取了地方党委和政府及相关部门、基层医疗卫生机构以及医务人员的意见。调研表明，地方各级党委、政府高度重视中医药事业发展，中医药确切的疗效和低廉的费用等优势深受广大城乡居民信赖和欢迎，提高中医药服务能力及其可及性对于缓解基层群众“看病难、看病贵”问题具有非常重要的意义。但目前基层中医药服务能力不能满足实际需求是一个非常突出的问题，因此有必要把实施基层中医药服务能力提升工程、扩大基层中医药服务覆盖面、有效提升中医药服务能力和水平作为巩固完善基层医疗卫生机构运行新机制的一项重要内容抓紧抓好。目前，调研报告基本形成，即将报送全国政协，由全国政协修改后报送党中央和国务院。

三是继续开展全国基层中医药工作先进单位创建活动。在多次征求意见并进行试检查评估的基础上，修订并印发了全国基层中医药工作先进单位的管理办法、建设标准、检查评估细则和方案以及专家手册。组织召开了地市级以上地区创建全国基层中医药工作先进单位工作座谈会和地级市卫生局局长中医药工作培训班，宣传解读全国基层中医药工作先进单位申请政策和要求，并交流了创建经验。委托省级中医药管理部门对143个农村地区和21个社区地区开展全国基层中医药工作先进单位期满复核工作。

(四) 中医“治未病”工作取得新进展

加快发展中医“治未病”服务，是一项开拓性工作，是顺应医学发展趋势、引领人类健康发展方向、满足人民群众健康需求、减轻医药卫生费用负担的需要。

一是进一步加强中医预防保健服务提供平台建设。扩大了“治未病”服务试点范围，稳步推进“治未病”服务试点单位和试点地区试点工作，初步构建服务提供体系网络。确定了70家单位为第四批“治未病”预防保健服务试点单位，范围涉及县级中医医院、各级疾病预防控制机构、各级妇幼保健机构、乡镇卫生院、社会养生保健机构等；确定了52个地区为第二批“治未病”预防保健服务试点地区；确定了21个地区为中医养生保健服务机构准入试点地区。召开了第二批“治未病”预防保健服务试点地区试点工作启动会和中医养生保健服务机构准入试点工作启动会，安排部署相关试点工作。总结以区域为单位开展中医预防保健服务工作的方法、途径、机制和模式，制定了《区域中医预防保健服务工作指南(讨论稿)》，推动区域中医预防保健服务体系建设。制定了《中医养生保健服务机构准入试点工作实施方案（讨论稿)》，探索对社会中医养生保健服务机构准入管理的方法和途径，并开展了对全国独立中医预防保健服务机构的调查分析工作。

二是进一步加强中医“治未病”技术体系建设。组织有关专家制定了高血压、高血脂、高血糖等11个常见疾病高危人群中医预防保健服务技术指南，根据不同类型人群的体质及辨证分型，形成系统的、多样化的辨识干预方案，初步建立了个体化和区域性效果评价指标体系，已试用于各级各类中医医疗机构和社区卫生服务中心等基层医疗机构，并指导人民群众的自我养生保健。同时，推广应用膏方、艾灸、穴位贴敷等12个中医养生保健技术操作规范，并着手开展了规范管理膏方、贴敷等中医养生保健技术服务工作。

三是开展中医预防保健服务能力建设项目试点工作。为积极推进区域中医预防保健服务体系建设，中央财政安排专项资金1040万元用于支持52个第二批“治未病”预防保健服务试点地区开展中医预防保健服务能力建设项目试点工作，通过项目建设，完善区域中医预防保健服务平台建设，加快中医预防保健人才队伍建设，积极为居民提供中医预防保健服务。

四是召开“治未病”预防保健服务试点单位第七次工作会议。全国各省、区、市中医药管理部门负责同志、各“治未病”预防保健服务试点单位相关负责同志、“治未病”预防保健服务试点地区相关负责同志、中医养生保健服务机构准入试点地区相关负责同志及国家中医药管理局预防保健重点专科培育单位和成员单位相关负责同志近500人参加了会议。王部长亲自出席会议并作了重要讲话，他对5年“治未病”工作进行了全面总结，对取得的成效给予充分肯定，并对今后“治未病”工作的开展提出了具体要求。会议对《中医医院“治未病”科建设与管理指南》、《基层医疗机构“治未病”服务工作指南》等文件进行了讨论，广东省中医院、杭州拱墅区和睦街道社区卫生服务中心等单位在会上进行了经验交流。

(五) 中医药综合服务能力进一步提高

中医临床疗效是人民群众接受、认可、支持中医药的关键，多措并举，提升中医药综合服务能力是促进中医临床疗效提高的重要手段。

一是继续实施中医诊疗设备促进工程。分3批公布了《中医诊疗设备评估选型推荐品目（2011版)》，共包括208个中医诊疗设备，涉及生产企业100余家，覆盖全国东中西部20个省（区、市)，涵盖了中医诊断、治疗、中药等临床各个领域，既有针刺、艾灸、拔罐、刮痧等中医传统技术，也有声、光、电、磁等现代科学技术，引导中医医院配备中医诊疗设备。组织开展了第二批中医诊疗设备提升、改造、开发项目的申报和评审工作，确定了71个中医诊疗设备提升、改造、开发项目。制定印发了《中医诊疗设备生产示范基地申报标准》，组织开展了中医诊疗设备生产示范基地的申报工作。

二是开展了中医医疗技术管理工作。对中医医疗技术目录进一步梳理，筛选拟定了针、灸、罐、痧、针刀、推拿、骨伤、敷熨、熏洗及其他等十类百项中医医疗技术，目前正在组织专家审定各类中医医疗技术适宜技术操作方案，将以《基层中医药适宜技术手册》第三系列分册的形式陆续印发。

三是开展了现代医疗技术整理工作。启动了现代医疗技术筛选工作，初步确定筛选原则，拟筛选一批中西医共用的现代技术，形成供中医医院使用的现代技术参考目录，总数计划达到300项。

(六) 中西医结合和民族医药工作取得明显成效

中西医结合和民族医药工作是中医药工作的重要组成部分，加强中西医结合和民族医药工作对鼓励中西医相互学习、相互补充、共同提高，挖掘和继承民族医药独特诊疗技术，促进中医药多元化发展具有重要意义。

一是开展三级中西医结合医院和民族医医院评审工作。为加强中西医结合医院和民族医医院内涵建设，充分发挥特色优势，提高临床疗效和管理水平，制定印发了三级中西医结合医院评审标准及实施细则、三级民族医医院评审标准及实施细则等评审系列文件，成立了三级民族医医院等级评审专家库，组织开展了三级中西医结合医院和三级民族医医院评审工作。同时，起草了二级中西医结合医院评审标准和二级民族医医院评审标准等文件，目前正在征求全国意见。

二是开展第三批重点中西医结合医院和第二批重点民族医医院项目建设工作。为提高中西医结合医院和民族医医院的服务能力和水平，评审确定了18家中西医结合医院为第三批国家中医药管理局重点中西医结合医院建设单位，12家民族医医院为第三批国家中医药管理局重点民族医医院建设单位，并召开了项目单位建设工作启动会，安排部署项目建设工作。

三是开展省级民族医特色医疗服务能力建设项目工作。中央财政安排专项资金4800万元用于支持西藏自治区藏医院、青海省藏医院、新疆维吾尔自治区维吾尔医医院、内蒙古国际蒙医医院、广西壮族自治区壮医医院、北京藏医院6家民族医医院开展省级民族医特色医疗服务能力建设项目工作，将这6家省级民族医医院建设成为设备齐全、功能完善、特色明显、服务能力突出的民族医医疗特色服务中心，为民族地区广大人民群众提供民族医特色诊疗服务，为基层民族医医疗机构提供技术指导和咨询，同时为基层民族医医疗人员提供临床进修学习基地。

四是开展了民族医优势病种诊疗方案、临床路径制定和民族医医疗技术整理与规范工作。优化完善"十一五"部分特色优势明显、疗效突出的民族医优势病种诊疗方案，组织制定民族医临床路径；遴选新增民族医优势病种，以提高临床疗效为核心，组织制订优势病种诊疗方案。组织专家开展了民族医医疗技术的整理工作，对各民族医医疗技术进行系统梳理和分类，筛选安全、有效、规范、经济、符合伦理的民族医医疗技术形成目录。

五是做好民族医医师资格考试开考标准制定工作。继续开展民族医医师资格考试开考调研及论证工作，对理论体系尚不完善但实践经验较为丰富的民族医纳入医师资格考试的途径和方式进行研究和探索，制定民族医纳入国家医师资格考试的标准和程序，进一步推动除藏、蒙、维、傣、朝、壮外其他民族医开设国家医师资格考试工作。

（七）其他中医医政工作稳步推进

一是系统总结了《传统医学师承和确有专长人员医师资格考核考试办法》（卫生部令第52号）在全国各省（区、市）的贯彻落实情况，分析了执行过程中存在的问题及给行业管理和发展带来的可能影响，并提出了下一步工作建议，起草了进一步贯彻落实52号令的补充通知，对52号令的有关条款进行调整充实。配合卫生部修订《2006版医师资格考试报名资格规定》，顺利完成2012年中医类别医师资格实践技能考试工作。

二是推进综合医院中医药和民间医药工作。与卫生部办公厅、总后卫生部医疗局共同印发《关于做好2012年全国综合医院中医药工作示范单位创建活动的通知》。制订了《民间医药近期重点工作实施方案》，明确局各司办及有关单位当前及今后一段时期民间医药工作的主要任务。

三是制订印发了《全国中医药系统"三好一满意"活动2012年工作方案》，组织全国中医药系统深入开展"三好一满意"活动，推进各项便民惠民措施，服务广大患者。

四是开展第四期"慈善医疗济困行动"捐助医疗设备工作，向全国中医医院捐助捐赠远程移动监护诊断系统、CT、DR、彩超、救护车、血液透析机等大型医疗设备。共捐助685台医疗设备，总价值2.5亿元，减免金额总计1.6亿元。

同志们，今年上半年中医医政工作取得的这些成绩，是局党组正确领导的结果，是各级中医药管理部门高度重视的结果，是全体中医医政工作者辛勤努力的结果，是各有关部门和单位以及社会各界关心支持的结果，在此，我代表国家中医药管理局，也代表王国强副部长对大家付出的辛勤劳动和取得的成绩表示崇高的敬意和衷心的感谢！

二、统筹做好2012年下半年各项中医医政工作

（一）以3项重点任务为抓手，加强政策协调，做好深化医药卫生体制改革5项重点工作

一是以县级中医医院综合改革为重点，全面推进公立中医医院改革。要服从和服务于公立医院改革试点工作的总体方向，按照中医药自身发展规律，充分发挥中医药特色优势，稳步推进公立中医医院改革试点工作。在推动县级中医医院综合改革过程中，大力、快速推进中医药服务能力建设，提高基层医疗卫生机构中医药服务水平，及时研究解决试点工作中存在的问题，总结和推广好的做法和成熟经验。就公立中医医院改革、中医医院诊疗费用支付方式改革、中医医院补偿机制等问题组织专题调研。继续开展中医临床路径试点工作，制定印发100个病种的中医临床路径。继续做好城市三级医院对口支援县级医院工作和县中医医院对口支援乡镇卫生院工作，提高基层医疗卫生机构的中医药诊疗水平、服务能力和管理能力。在中医医院继续开展"三好一满意"活动，加强舆论引导和典型宣传，总结推广先进经验，推进各项便民惠民措施，服务广大患者。

二是以推进基本公共卫生服务中医药服务项目试点工作为重点，发挥中医药在促进基本公共卫生服务均等化中的作用。继续推进基本公共卫生服务中医药服务项目试点工作，确定第二批基本公共卫生服务中医药服务项目试点地区名单，并召开工作部署会。选择部分地区开展中医药参与重大公共卫生服务试点，探索将中医药防治在校学生和老年人等易感和聚集人群呼吸道和肠道传染病列入重大公共卫生项目。修订儿童等3个重点人群和高血压等2个慢病患者中医健康管理技术规范，起草制定中医药健康教育基本内容及范本。做好中医药服务项目纳入国家基本公共卫生服务可行性分析工作，及时向卫生部和财政部提出分析报告，力争在2013年人均经费提高过程中纳入中医药服务项目和内容。

三是以国家基本药物目录调整为重点，做好基本药物制度实施工作。配合卫生部，做好《国家基本药物目录（2012版）》和相关配套政策的调整修订工作，保证一定比

例的中成药进入国家基本药物目录，合理增加民族药品种。

（二）以中医医院评审为抓手，加强医院管理和内涵建设，进一步保持和发挥中医药特色优势

一是继续开展中医医院评审工作。目前，三级中医医院评审工作进展顺利，大部分省份已经结束，下半年重点是要组织开展好二级中医医院的评审。在近两年开展的中医医院管理年活动基础上，绝大多数医院对发挥中医药特色优势的要求有了充分认识，但仍有个别医院认识不到位，对某些要求思想不统一，对整改工作不重视。希望各省级中医药管理部门要精心组织，做好指导、培训、组织、督查等工作，使大家把思想统一到国家局的统一部署和要求上来，把发挥中医药特色优势的各项工作作为核心。要按照有关要求，认真做好二级中医医院评审的前期准备工作。

二是围绕提高中医疗效加强重点专科建设。组织开展国家中医药管理局"十二五"重点专科建设工作，制定项目建设目标与要求，对未通过"十一五"评审验收的项目进行复核。继续加强国家中医重点专科协作组管理，依据《国家中医重点专科协作组2012年工作安排》和《国家中医重点专科协作组2012年工作绩效考核细则》，督促各协作组开展工作并对工作完成情况进行考核。组织对第二批中医诊疗方案进行修改、完善，开展第三批中医优势病种诊疗方案的梳理、验证工作。

三是继续加强中医医疗机构药事管理。结合中医医院评审等活动，继续推进《关于加强医疗机构中药制剂管理的意见》、《中药处方格式及书写规范》的落实，继续推广使用小包装中药饮片和新型煎药机。

四是加强中医医院中医护理工作。落实好《中医医院中医护理工作指南》，继续在中医医院开展优质护理服务示范工程，推行优质护理服务工作，转变护理模式，拓展中医护理服务领域，提高护理质量和水平。起草印发加强中医护理工作的意见，召开全国中医护理工作会议。

五是继续做好中医医院中医药文化建设工作。开展中医药文化建设经验交流活动，在医疗服务中大力弘扬"大医精诚"核心价值理念，并把其体现在中医医院内涵建设上，转化为服务群众的理念、方式和方法，坚持以人为本，践行仁心仁术，营造特色鲜明、内涵丰富的中医药文化氛围，构建和谐医患关系。

六是继续实施中医诊疗设备促进工程。继续实施中医诊疗设备提升、改造、开发项目，引导中医医院结合科室建设和业务开展，积极配备应用中医诊疗设备。组织遴选中医诊疗设备生产示范基地，开展中医诊疗设备生产示范基地建设。组织制定中医诊疗设备审批标准。

（三）以基层中医药服务能力推进工程为抓手，加强典型示范，巩固和发展城乡基层中医药服务

一是启动实施基层中医药服务能力提升工程。与卫生部、人力资源和社会保障部、国家食品药品监督管理局、总后卫生部联合印发《关于大力实施基层中医药服务能力提升工程的意见》及实施方案，共同召开提升工程启动部署视频会，大力推进基层中医药服务能力建设，不断提高基层中医药服务的可及性和可得性。推动各省（区、市）启动提升工程实施工作，并根据准备工作情况，分省签订目标责任书。

二是继续开展全国基层中医药工作先进单位创建活动。对各省（区、市）申报的全国基层中医药工作先进单位候选地区进行检查评估。对符合条件全国基层中医药工作先进单位条件的地级市以上地区开展间接评估、召开座谈会等确认工作。推动各地开展全国基层中医药工作先进单位期满复核工作。

（四）以中医"治未病"试点工作为重点，加强服务体系建设，进一步提高中医"治未病"服务水平

一是继续推进"治未病"预防保健服务试点单位试点工作。按照"高起点、规范化"的要求，进一步加强中医预防保健服务提供平台建设，增强服务可及性，满足不同人群、不同层次的服务需求。联合卫生、工商等部门推进中医养生保健服务机构准入试点工作。完成中医医院"治未病"科建设与管理指南，制订各类医疗机构"治未病"服务工作指南。

二是深入推进区域中医预防保健服务体系建设。深入开展区域中医预防保健服务试点工作，探索其工作机制和模式，印发《区域中医预防保健服务工作指南》，指导区域"治未病"工作的开展。

三是进一步加强中医"治未病"技术体系建设。积极推广应用中医养生保健技术操作规范，完成加强中医膏方管理的相关文件，起草规范管理贴敷的相关文件。进一步完善常见疾病高危人群中医预防保健服务技术指南并逐步推广应用。

四是加强中医"治未病"保障体系建设工作。制定中医预防保健服务人员认证标准并开展试点。加强部门协调，在"治未病"服务的报销政策、服务收费项目设立及收费标准等方面力争能够取得政策突破。

（五）以完善中医药应急工作机制为核心，加强队伍建设，提高中医药应急救治能力

一是进一步完善中医药应急和防治新发传染病工作机制。印发《关于突发事件中医药应急工作的意见》和《中医医院应急工作预案》。召开全国中医药应急工作会议，总结交流中医药应急工作经验，部署下一步工作，并对全国中医药应急工作先进集体和先进个人进行表彰。

二是继续开展传染病中医药防治工作。继续做好新发突发传染病中医药防治工作。继续开展中医药治疗艾滋病试点项目，开展技术培训工作，对中医药治疗艾滋病诊疗方案进行修订、完善。

（六）以重点中西医结合医院和民族医医院为龙头，多措并举，进一步提升中西医结合和民族医药服务水平

一是继续开展中西医结合医院

和民族医医院等级评审工作。完成三级中西医结合医院和三级民族医医院评审工作，通过等级评审，加强对医院的监督管理，发挥其特色优势，提高临床疗效，规范医疗服务，保证医疗安全。完成二级中西医结合医院和二级民族医医院评审标准等系列文件的制定工作，开展二级中西医结合医院和二级民族医医院评审工作。

二是做好第三批重点中西医结合医院和第二批重点民族医医院项目建设工作。采取措施，加强指导和支持，力争通过4年的建设，进一步提高其服务能力和管理水平，发挥特色优势，在全国范围内起到引领和示范作用。

三是做好其他民族医药工作。以提高民族医临床疗效为中心，做好“十二五”民族医重点专科（专病）建设工作，进一步完善民族医优势病种诊疗方案和临床路径。继续做好民族医医疗技术的整理和规范，制定民族医医疗技术目录和操作规范。开展民族医特色诊疗设备现状调查工作。

（七）统筹做好其他中医医政工作

一是继续完善中医民族医执业医师准入制度。配合卫生部做好2012年全国中医类别医师资格综合笔试考试工作。完成进一步贯彻落实卫生部52号令的补充通知。完成民族医医师资格考试开考标准的研究论证工作。

二是进一步推进综合医院中医药工作。继续与卫生部、总后卫生部联合开展全国综合医院中医药工作示范单位创建活动。举办培训班，培训推广《综合医院中医药工作指南（试行）》。

三是继续推进民间医药工作。落实《民间医药近期重点工作实施方案》。对各地贯彻落实“将农村具有中医药一技之长的人员纳入乡村医生管理”工作情况进行总结，适时召开经验交流会议予以推进。

同志们，今年下半年的中医医政工作任务非常繁重，而且只有短短的4个月时间了。时间紧，任务重，责任大，希望大家能够紧跟形势，围绕中心，明确职责，真抓实干，按照这次会议的整体部署和工作安排，突出工作重点，抓住关键环节，采取有效措施，抓好工作落实，力争中医医政各项工作有新进展、新突破、新成效，以优异的成绩迎接党的十八大胜利召开！

服务发展　高端引领　开放合作　创新机制
加快构建中医药科技创新国家队人才体系

——国家中医药管理局党组成员、中国中医科学院党委书记王志勇在中国中医科学院人才工作会议上的讲话（节录）

（2012年2月10日）

一、中国中医科学院人才工作简要回顾与现状

中国中医科学院是在老一辈党和国家领导人的亲切关怀和指导下建立起来的，已经走过了56年的历程。1954年，毛泽东同志指示：“及时成立中医研究机构，组织好的中医进行研究，派好的西医学习中医，共同参加研究工作。”建院初期一大批全国最为知名的中医药学家怀着对党的深厚感情和献身中医药事业的坚定理想汇聚到一起，真可谓南北鸿儒荟萃、四方俊秀云集，群贤毕至；此后，通过跟师学习、举办西医学习中医研究班、中医学习西医、陆续调入知名专家，为中医科学院的建立、发展和壮大奠定了坚实的人才基础，相继取得了一系列重大科研成果。抗疟新药青蒿素与双氢青蒿素的研究分别在1979年、1992年获得国家发明奖和全国十大科技成就奖，活血化瘀的研究在2004年获得国家科技进步一等奖，在抗击非典、防治禽流感、抗震救灾和保障奥运会等重大工作中积极参与，充分发挥科研攻关和临床优势，作出了重要贡献。建院以来共取得各类科技成果1100多项，特别是屠呦呦研究员，因为在抗疟药物青蒿素研究方面的杰出贡献，荣获2011年美国拉斯克临床医学研究奖，让世人再一次认识到中医药学是一个伟大的宝库，具有巨大的创新潜力和发展前景，也再一次体现了社会主义能够集中力量办大事的优越制度，为国家争了光，为中医药事业赢得了荣誉。回顾50多年的历程使我们深刻认识到，发展是第一要务，人才是第一资源，中医科学院要发展成为名副其实的“国家队”，切实发挥全国中医药研究中心的作用，人才是关键。

从2000年开始，深入落实中共中央、国务院《关于加强技术创新、发展高科技、实现产业化的决定》，根据国务院办公厅转发的《关于深

化科研机构管理体制改革实施意见》及《关于非营利性科研机构管理的若干意见（试行）》，开始了自80年代以来的又一轮改革，为促进中医科学院的发展注入了新的动力，人才工作取得新的进展。主要表现在：一是对人才资源是第一资源的认识不断深入，抓人才工作的主动性增强。认真贯彻党的十六大以来相继召开的全国科学技术大会、全国人才工作会议、全国教育工作会议以及全国人才工作座谈会、全国卫生人才工作会议精神，学习领会党和国家领导人关于加强人才工作的一系列重要论述，人才优先发展的理念日益深入人心，“十五”以来的3个五年发展规划都列出了人才工作任务并逐步推进，各单位对人才工作更加重视，成效逐步显现。二是竞争性的选人用人机制不断推进，人才资源配置得到初步优化。院（所）领导干部由任命制向公开招聘、按照干部管理权限聘用和委任等多种任用形式转变。坚持按需设岗、按岗聘用、公开招聘、竞争上岗，在职人员实行岗位考核与动态管理结合，新进人员实行按照岗位任职要求考核与聘用管理结合，改进了专业技术职务资格评审和岗位聘任办法，促进了人才资源的合理流动与科学配置。三是专业技术人才规模不断扩大，队伍整体素质逐步提高。截至去年年底，全院专业技术人员总数达到3337人，占职工总数的92%。专业技术人员中，具有高级技术职务资格的1079人占32.4%；具有本科以上学历的占72.3%，45岁以下的占64.9%。目前，共有博士生导师112人、硕士生导师180人，博士后科研人员每年保持在200人左右。高层次专业技术人才队伍初具规模，可持续发展能力得到增强。四是以创新学术为目标的人才结构不断完善，人才队伍体系初步形成。制定了首席研究员、学科带头人遴选和管理办法，以院士、国医大师为引领，由首席研究员、学科带头人、学科骨干共同组成的学术人才队伍初步形成，现有两院院士、国医大师8人，中医科学院首席研究员26人、学科带头人63人；还有享受政府特殊津贴的在职专家64人，百千万人才工程国家级人选6人，卫生部有突出贡献的中青年专家12人。适合事业发展需要的人才结构日趋科学和完善，促进了人才专业化发展。

在看到这些成绩的同时，我们也清醒地认识到，中医科学院作为国家中医药管理局直属的唯一的国家级中医药科研机构，在中医药事业发展中承担着重要的责任和使命，正处在重要的发展阶段。在建院50周年庆典暨更名大会上，吴仪同志要求我们发挥全国中医药研究中心的作用。近年来，王国强副部长和局党组进一步提出了建设名副其实的“国家队”5个方面的目标。用“国家队”的标准和全国中医药研究中心的作用来衡量，中医科学院的人才工作还存在明显差距：一是创新体系规模有限、体量偏小，中央编办核定的创新体系编制只有795人，其中包括了不低于20%的流动岗位；医疗机构作为临床研究基地目前没有科研人员编制，难以承担日益繁重的科研任务，也难以发挥科研支撑临床服务能力建设的作用。二是高层次领军人才缺乏，特别是缺乏道德素质过硬、专业贡献度大、团队效应突出、引领作用显著、发展潜力大的领军人才团队，缺乏对国家发展重大需求和国际科技发展趋势有把握能力的战略科学家。三是吸引高层次人才、充分发挥现有人才作用的机制不完善、措施不得力，致使国内外高层次人才聚集不够，现有人才的积极性和创造性也没有能够充分发挥，“各自为战”、“资源分散”、“开放不够”的现状成为制约当前研究工作向更大范围、更高层次推进的重要障碍。因此，在全面落实“十二五”规划承上启下的重要一年召开这样一次重要会议，本身就是整合中医药科技资源在机制上的一次转变和创新，顺应了中医药行业和热爱中医药的有识之士共同参与推动中医药事业发展的强烈愿望，表明了中医科学院坚持解放思想、深化改革、开拓创新的目标和信心，这个目标就是：坚持服务发展、高端引领、开放合作、创新机制，加快构建中医药科技创新国家队人才体系，共同推动中医药科技创新取得重大突破。

二、构建中医药科技创新国家队人才体系的工作思路

中医药科技创新国家队人才体系建设，应当充分体现尊重劳动、尊重知识、尊重人才、尊重创造，开发利用国内国际人才资源，以高层次人才、高技能人才为重点统筹推进各类人才队伍建设的基本要求，充分体现国家中医药管理局提出的创新大思路、凝练大项目、实现大联合、搭建大平台、取得大成果、开拓大市场的建设思路，充分体现全国中医药科研院所科技创新工作座谈会达成的推倒围墙、携手共进、和合共赢，优势互补、资源共享、形成合力的发展共识，符合当前中医药科技创新需要和中医药人才队伍建设实际。这样的人才体系建设，主要由5个方面构成：一是由两院院士、国医大师为引领，首席研究员、学科带头人、学科骨干共同组成的高水平学术人才队伍；二是由客座研究员、访问学者、博士后科研人员等各方面学者共同组成的海内外人才队伍；三是由中医药科学研究共同体的高层次人才共同组成的区域人才队伍；四是由多学科人才共同组成的处于技术创新领先地位和完整稳定的创新团队。五是由科研人才队伍、临床人才队伍、技术人才队伍、服务人才队伍、管理人才队伍共同组成的职业（专业）人才队伍。

加快构建中医药科技创新国家队人才体系，是充分发挥人才作为科学发展第一资源的作用，以整合人才资源、促进人才流动、优化人才结构为牵引，探索在社会主义市场经济条件下发挥举国体制优势、构建中医药科技创新模式的重要举措，具有探索性和创新性，对于推动中医药科技工作变革思想观念、组织方式和体制机制具有重大的现实和长远意义。我们要高举中国特色社会主义伟大旗帜，坚持以邓小平理论和“三个代表”重要思想为指导，深入贯彻落实科学发展观，树立科学人才观理念，落实“自主创新、重点跨越、支撑发展、引领未来”的科技工作方针，遵循社会主义市场经济规律和中医药科技发展规律，以改革促发展、以传承促创新，把深化科技体制改革和医药卫生体制改革作为动力，努力构建“开放、流动、竞争、协作”的运行机制，充分发挥推动中医药科技创新的人才资源优势，大力加强原始创新、集成创新、引进消化吸收再创新，努力把中医药的原始创新潜力转化为自主创新能力，更好地服务经济社会发展和人民群众健康。

在加快构建中医药科技创新国家队人才体系的工作中，要着重把握“四个坚持”。一是坚持以用为本、服务发展。把支撑和引领中医药科技发展、促进和实现中医药科技重大突破作为构建“国家队”人才体系的根本出发点和落脚点，在科技创新实践中吸引、培养、锻炼和造就人才。二是坚持优化结构、高端引领。围绕完成国家重大任务和发展中医药自主创新重点学科，培养和引进满足需要的战略科学家、创新型科技领军人才和复合型科技管理人才，带动形成科学合理的人才结构和分布，实现人才资源效益最大化。三是坚持开放合作、建立联盟。中医科学院率先“推倒围墙”，建立院所、区域人才开放合作的交流服务平台，形成以人才资源为基础、科研项目为纽带的合作联盟和科研共同体，促进科技资源高效配置，扩大中医药创新的人才资源总量。四是坚持完善制度、创新机制。协商制定和落实责权利明确、确保各方利益的有效制度，创新和构建有利于发挥国家科研机构的骨干和引领作用、带动区域中医药科研事业互动发展、吸引不同行业（单位）和不同学科人员广泛参与的体制、机制，凝聚全国最优秀的人才、聚集全国最优势的资源，集中力量办大事，确保构建国家队人才体系取得成效。

三、重点任务

（一）建立中国中医科学院分院

中国中医科学院分院，是通过整合优质中医药科研资源，本着优势互补、资源共享、互利互惠而形成的科学研究分支机构，通俗说就是中医科学院非直属的科研单位（机构），是中医药科学研究共同体的成员。去年以来，中医科学院的领导和学习观摩的同志普遍感受到了各地建立分院的迫切愿望和热情，也充分认识到许多地方中医药的科研水平和实力在很多方面已经走在中医科学研究的前列，建立分院的时机已经成熟。建立分院，并不是单纯的挂牌，而是为了团结中医药行业以及各方面的科技资源和力量共同解决中医药发展所面对的共性和瓶颈问题，以便更好地服务和支持当地的科技发展，进一步促进整个中医药行业建设水平和实力的大幅度提升。这就需要大家共同努力，探索和建立能够充分发挥中央、地方和科研院所积极性和作用的机制。从这个角度考虑，提交本次会议讨论修改和完善后的《中国中医科学院分院章程》，将报请国家中医药管理局审定，由中国中医科学院组织落实，以增强地方政府的责任和协调力度，促进各地把分院建设纳入到区域科技规划、卫生发展规划和中医药发展规划之中，争取在人才、经费、设备、编制和政策等各方面得到实际的大力扶持。因此，建设分院的机制应当更加灵活，而标准应当略高，这些思路请大家在讨论时充分考虑。

建设中国中医科学院分院的模式在取得经验后，还将在更大范围推广，与更多的科研机构、院校和企业建立合作关系，使中医药科学研究共同体不断发展壮大。

（二）建设中医药科技创新团队

《国家中长期人才发展规划纲要（2010～2020年）》把依托一批国家重大科研项目、建设若干重点领域创新团队列为重大人才工程，提出对高水平创新团队给予长期稳定支持。《医药卫生中长期人才发展规划（2011～2020年）》确定：“在国家优先发展学科和国际科技前沿领域，重点支持100个优秀创新团队。”培育优秀科技创新团队，是组织跨学科、跨单位、跨地域、开放式、多领域、大规模、系统性开展中医药科学研究的必然选择，已经成为自主创新人才队伍建设的核心任务。建设中医药科技创新团队，初步按照10～20个团队的规模进行规划和遴选，建设初期给予经费等各方面的保障，支持走上凭借实力承担任务、依靠任务推动建设的发展轨道，大幅度提升科技创新效率和整体竞争实力。当前的重点是努力争取10个以上的团队进入国家政策长期稳定支持的行列，在国家重点实验室建设上取得重大突破，能够承担国家持续性的委托计划任务，为中医药行业提供重大科技创新支撑。

（三）探索和构建客座研究员长效制度

今天将要聘任的首批63名客座研究员，都是各自领域高层次、高水平、具有广泛影响力的骨干专家，对中医科学院非常关心、非常支持，有过不同形式的合作，这是开展这项工作非常好的基础。设立客座研究员制度，是中医科学院落实“扩大人才工作对外开放”要求、采取引进人才与引进智力并举、坚持开门办院，长期和广泛吸引国内外优秀人才参与建设而采取的一项重要举措，也是一项长期的任务。聘任客座研究员，以“需要和自愿”为基础，以推动重点学科、新兴学科和交叉学科、重大项目、重点实验室以及重大任务对高层次人才的需求为着眼点，根据《中国中医科学院客座研究员聘任管理暂行办法》落实具体单位、具体项目、具体任务，为聘请专家发挥作用提供充分的平台和保障条件。我们将积极顺应经济全球化、人才智力资源流动与配置国际化、市场化潮流，把客座研究员作为高层次人才队伍的重要组成部分，融入科技创新的各方面，加强人才智力的开放合作、互利共赢；充分挥发客座研究员在学术、技术、管理等各方面的思想库作用，构建高层次人才队伍建设长效机制，加强人才智力资源的共同开发、成果共享，促进共同发展。

（四）完善学术人才队伍建设

近年来，逐步遴选了中医科学院首席研究员和学科带头人，还要继续遴选学科骨干，完善荣誉研究员和终身研究员制度。学科建设是中医科学院最基础，也是最重要的业务建设，要进一步稳定传统学科、巩固基础学科、扶持弱势学科、做强优势学科、发展交叉和新兴学科，不断完善学科体系，不断创新学术思想和科研方法。实践证明，引领学科发展的关键是学术创新，保障学科建设的关键是人才队伍。建设以两院院士、国医大师为引领，由首席研究员、学科带头人、学科骨干共同组成的学术人才队伍，能够形成科学合理的学术人才梯队，遵循了中医药继承创新的学术发展规律和人才成长规律，突出了中医科学院的中心任务，是在多年不断探索的基础上逐步形成的，得到了专家和广大科研人员的认可。当前，还要按照“规模适宜、梯次合理、动态管理、有序竞争”的思路，以学术进步为根本尺度，完善考核标准和办法，并根据学科建设和人才队伍实际及时做好后续遴选工作，不断提高学术人才队伍建设水平，实现学科和人才相互促进的可持续发展局面。

（五）制定和实施中国中医科学院中长期人才发展规划

构建中医药科技创新国家队人才体系，首先要大力加强中医科学院自身的人才队伍建设。我们将研究制定从现在起到2020年的中长期人才发展规划，发挥规划的纲领性、综合性作用，把这次人才工作会议的成果以及近年来人才工作的经验制度化、规范化，保证人才工作的连续性和稳定性。中医科学院的人才工作，在建设中医药科技创新团队、完善学术人才队伍、落实中医药传承与创新人才工程的同时，还要紧跟国家重大人才工程，统筹推进科研、临床、技术、服务、管理5支人才队伍建设。科研和临床人才队伍是主体，重在形成具有原始创新能力的科学家队伍和解决临床重大问题的医学家队伍。技术人才队伍主要由从事实验设备仪器管理和实验方法研究的科研辅助人员组成，重在形成高技能实验人才队伍。服务人才队伍是从事科技成果推广转化的重要专业人才队伍。管理人才队伍重在形成管理能力和服务意识强、具有现代科学素养和战略眼光、善于协调落实和推动科学发展的复合型管理专家队伍。大力促进各类人才队伍协调发展，为贯彻“引领、攻坚、整合、转化”的科研工作思路和全面完成“十二五”发展规划提供可靠的人才保障。

四、主要措施

（一）拓宽人才工作的经费保障渠道

人才投入是赢得未来的战略性投入，要不断扩大对人才发展和人才工作的投入。积极推进产、学、研结合，深化与现有合作企业的合作关系，扩大与其他企业的合作，以共建培养高层次人才和创新团队平台为基础，建立产、学、研合作基金，探索建立人才发展基金的制度，形成稳定的人才培养和人才引进的经费来源，支持“人才规划”重点任务的落实。增强自主选题对团队建设的支持力度，扩大支持范围，形成科研与人才的良性互动发展。在安排年度工作时优先安排人才工作与人员培训经费，形成主要依靠提高队伍素质保证工作质量和效率的工作局面。积极吸引社会资金支持人才培养，形成多元化人才发展投入机制。院属各单位要继续加大人才培养投入力度，优先保证人才工作经费，同时，要加强人才经费的使用和管理，管好用好各方面的人才经费，突出重点，保证人才投入资金效益的最大化。

（二）建设终身专业化职业教育制度

我们所处的时代是需要终身学习的时代，我们从事的事业是需要终身学习的事业。开展体现中医药特点的教育培训，是提高创新能力的重要保障措施。实施“名医传承”项目，开展名老中医药专家学术思想传承工作，召开传承工作会议，建设“名医名家学术馆”，出版“名医学术思想”丛书，全面挖掘、系统整理和深入研究全院名老中医药专家的临床经验与学术思想；同时，实施传承博士后多导师指导计划，聘请行业高水平中医药专家与院内导师联合指导，拓展中医药传承的范围与专业领域，以传承促创新，以创新促发展。实施领军人才培训计划，切实加强对科技和管理高层次人才的教育培训力度，着力提升对科技发展的引领能力和组织能力；办好“中医医院现代职业化管理素质提升高级研修班”，不断总结经验，为首先在医疗机构的领导班子层面实行“持证上岗”积累经验、探索制度，不断推进管理职业化发展。实施优秀青年科技人才培训计划和百名青年名中医培养选拔工作，形成鼓励青年成才、支持青年干事业的良好氛围。实施护理人才学历教育计划，到“十二五”末使护理人员本科学历比例由目前的23%提高到50%；同时，积极创造条件解决优秀护理人员的编制和待遇等实际问题，激励提升素质、提供优质护理服务。实施多层次专业化继续教育，积极与研究机构、院校、企业联合，并充分发挥研究生院的作用，开办多种类型的培训班，为中医药发展培养职业需要的专业化和高层次人才，形成人才辈出的良好局面。

（三）改进各类人才的使用评价机制

科学的人才使用评价机制，具有重要的发现人才和引导成才的价值功能。要根据各类人才的工作特性，制定和完善以岗位职责要求为基础，以品德、能力和业绩为导向的人才分类评价体系，形成动态管理、有压力有动力、最大限度激发创新潜质的人才评价机制。对科研人才，强化创新能力，鼓励潜心研究；对临床人才，强化实践能力，淡化论文要求；对技术人才，强化实验技能，鼓励实验方法研究与创新；对服务人才，强化科技成果推广转化的经济和社会效益；对管理人才，强化服务意识和管理能力，把履行管理职责放在第一位。继续完善向科研和临床等一线倾斜的专业技术职务资格评审和岗位聘任办法。完善绩效考核制度，强化考核激励措施。完善有突出贡献中青年专家选拔制度，形成一批具有国内领先、国际前沿水平的中青年创新型专业技术人才队伍。科学的人才评价以科学的人才分类为基础。不断健全科学的职业分类体系和各类人才的能力素质标准，建立起突出能力、注重实践和实际贡献的评价发现机制，注重在实践中发现、培养和造就人才，努力体现科学人才观的要求。

（四）广泛开展人才国际交流与合作

中医药事业发展的难得机遇和前景，为人才“引进来”、“走出去”提供了难得的机遇和条件。紧紧抓住经济全球化时代人才资源在全球范围流动的有利时机，加强人才和人才开发国际交流合作，是提高中医科学院人才竞争力的有效途径。紧密结合学科建设和事业发展需要，开展选派优秀科研、临床、护理和管理人才到国外、境外接受培训工作，探索与国际著名科研机构、大学、企业双向培养高层次中医药创新人才的途径和方式，注重在推进中医药国际合作项目中培养高层次的国际交流人才，以国际化人才带动中医药国际化进程。积极建设更加开放的吸引海外高层次科研人员参与研究的平台，逐步增加海外客座研究员。以加快建立人才发展基金为保障，积极创造条件，用好国家深入实施“千人计划”的各项政策，引进一批具有国际影响力的科学家、领军人才和创新团队。

（五）着力营造创新文化环境

“创新文化孕育创新事业，创新事业激励创新文化。”中医科学院的发展比以往更加需要兼容并蓄、海纳百川的文化心胸，尊重个性、团队协作的开阔气度，崇尚创造、宽容失误的创新环境和科学民主的学术氛围，着力为构建国家队人才体系营造激励创新的文化环境，提供凝聚力量的精神纽带。深入开展创先争优活动，切实发挥各级领导干部在服务基层一线、引领道德风尚、带动资源流动、促进团结和谐中的重要作用，特别强调领导干部高风亮节、严于律己，不与基层和一线人员争课题、争名利，努力保持蓬勃朝气、昂扬锐气和浩然正气。建设院史陈列室，启动百年中医史研究和中国中医科学院院史研究与编修，重视加强中医药博物馆建设，更好地服务当代、启发后学、继往开来，为努力践行中医药文化核心价值体系提供生动直观的教育资源。加强科研道德委员会和医学伦理委员会的建设，完善学风建设与监督保障机制，自觉遵守《科技工作者科学道德规范》，维护学术尊严，为中医药科技创新和人才成长营造良好的文化环境。

国家中医药管理局党组成员、中国中医科学院党委书记王志勇在中国中医科学院党的工作会议上的讲话（节录）

（2013 年 3 月 27 日）

一、2012 年工作总结

（一）深入学习贯彻党的十八大精神，理论武装工作得到加强

深入学习贯彻党的十八大精神，把全院广大党员干部和职工的思想统一到党的十八大精神上来，把力量凝聚到实现我院“十二五”发展规划确定的各项任务上来，关系中医药事业发展大局，关系中国中医科学院发展的正确方向。院党委高度重视党的十八大精神的学习宣传和贯彻落实。在十八大将要开幕之际，就提前发出了关于组织收看收听大会实况、及时通过报刊网络等媒体学习大会精神，以及随时收集党员干部和职工思想反映的通知。大会闭幕后，根据中央和国家中医药管理局党组学习中心组扩大会议的部署要求，院党委常委在抓好自身学习的基础上，认真研究了我院的学习贯彻工作，作出了《关于深入学习贯彻落实党的十八大精神的通知》，对学习宣传和贯彻落实作出全面部署。组织了学习宣传贯彻党的十八大精神报告会，院及二级单位领导干部、支部书记参加了局直属机关党委举办的学习十八大精神培训班，开展了学习十八大报告答题活动，并通过网站、院报和橱窗及时宣传了学习贯彻的进展情况，有效提高了对十八大精神的准确理解和把握。

学习贯彻中，着力把十八大精神贯穿到领导干部民主生活会之中，坚持讲政治、顾大局、守纪律，自觉坚定政治信仰、增强大局意识、遵守党的纪律、维护良好形象，增强了政治敏锐性和政治鉴别力，促进了领导班子和领导干部的思想和作风建设；着力把十八大精神贯穿到推进年度工作开展和总结之中，坚持以科学发展观为指导，对照十八大提出的任务，认真总结年度工作经验并认真谋划新一年的重点任务，推进院“十二五”发展规划的深入落实，切实做到武装头脑、指导实践、解决问题、推动工作，为开创我院改革发展新局面提供了科学的理论指导。

（二）完成创先争优集中教育活动，党的先进性建设得到加强

以国家中医药管理局召开创先

争优活动总结表彰大会为标志，从2010年上半年开始的创先争优集中教育活动基本告一段落，转入基层党组织和广大党员的经常性创先争优。活动开展以来，各级党组织把开展创先争优活动作为提高中医药继承创新和发展能力的重要契机，切实加强了组织领导，各单位都成立了领导和办事机构，并根据院（所）领导和职能部门负责人的变化及时调整，研究决定活动的重大工作和落实中的具体工作，从组织和制度上保证了活动的持续推进和顺利完成；紧紧围绕落实“五个好”“五带头”的基本要求，充实丰富创争内容，以积极参与深化医药卫生体制改革和深入贯彻落实《若干意见》为重点，不断增强继承创新能力，赋予了时代内涵：广泛开展“向创新添彩、让群众满意、为党旗增辉”作贡献活动，不断创新活动载体，注重发挥群团组织作用，采取多种形式加强典型宣传和舆论引导，促进了活动不断深入发展。

2012年，创先争优活动着力推动学习实践科学发展观向深度和广度发展，完成学习实践科学发展观期间尚未完成的整改任务51个，解决影响和制约科学发展突出问题54个，基层党组织和党员共化解矛盾纠纷26件、调处信访积案10起，解决了群众反映强烈的65个突出问题，各级党组织和党员与群众结成165个帮扶对子、为群众办实事好事612件，共落实帮扶资金67.07万元，有1201名党员参加志愿服务活动，组织党员开展志愿服务2355人次，建立98个创先争优长效机制，突出了实效性。广泛开展了学先进见行动作贡献活动，涌现和表彰了一批先进典型。全国医药卫生系统创先争优活动领导小组授予中国中医科学院党委、广安门医院党委“全国医药卫生系统创先争优活动先进集体”称号；授予王志勇同志“全国医药卫生系统创先争优活动指导工作先进个人”称号；授予王永炎、屠呦呦、林洪生3位同志“全国医药卫生系统创先争优活动先进个人”称号；有42个基层党组织、70名党员、42名党务工作者受到国家中医药管理局创先争优领导小组的表彰；同时，广安门医院内分泌科、国医大师路志正分别获得卫生系统先进集体和先进工作者称号，掀起了比学习、比工作、比奉献，学先进、赶先进、当先进的热潮，为促进中医药科研事业发展提供了良好的思想基础和精神动力。

（三）落实民主集中制，领导班子和干部队伍建设得到加强

院党委始终把坚持民主集中制作为加强领导班子建设的关键环节来抓。坚持把思想政治建设作为贯彻民主集中制的基础，以学习胡锦涛同志“7·23”重要讲话和党的十八大报告为重点，学习贯彻王国强副部长对加强领导班子建设的一系列要求，组织局管干部参加了国家中医药管理局党组学习中心组（扩大）学习会，增强了全局意识和科学决策的前瞻性。坚持“三重一大”集体领导、民主集中、个别酝酿、会议决定，共召开16次党委常委会议，对学习贯彻党和国家以及局党组的重大工作部署，研究我院党团建设、机构设置、干部人事、教育人才、评选先进、对外合作等44项议题及时作出决策，保证了重大工作的顺利推进。

以“学习贯彻党的十八大精神，改进工作作风，密切联系群众”为主题召开了2012年民主生活会。领导班子始终牢记局党组的要求和全院干部职工的期望，继续深入调查研究，重视听取各方意见，充分发挥专家作用，切实加强协调沟通，真正关切职工利益，始终保持廉洁自律，更加促进团结和谐，全面调动积极因素。围绕干部职工提出的9个方面的意见和建议，坚持解放思想、深化改革、推动创新，着力解决问题，赢得了全院职工的理解、信赖和支持。

坚持德才兼备、以德为先，教育培训与考核监督结合，民主推荐与竞争性选拔任用结合，不断加强干部队伍建设。根据《中国中医科学院局管干部和院直机关处级干部2011~2015年党校脱产进修培训计划》，落实4名同志脱产到党校进修，鼓励干部积极参加中医医院职业化管理培训班及其他各类学习。通过干部述职、民主测评的方式对干部履行岗位职责和完成年度工作目标的情况进行年度考核，协助国家中医药管理局完成对22名局管干部的年度考核，组织完成了对院管干部中36名二级单位领导班子成员和34名院直机关处级干部的年度考核，督促各级干部认真履行岗位职责。制定了《关于院本部科以下管理人员任用暂行办法》，为形成科学的干部培养、选拔、任用机制提供了制度保障。坚持公开、公平、公正、择优选拔干部，以好的作风选作风好的人，全年推荐提任局管干部6人，任命正处级干部14人、副处级干部9人；调整充实了7个单位的领导班子，为事业发展提供了有力的组织保证。

（四）重视抓基层打基础工作，党的基层组织建设得到加强

落实抓基层打基础的工作要求，一是开展基层组织建设年活动，组织参加了中央国家机关工委主办的“走进基层党支部”、支部书记轮训和征文，加强对基层党支部书记的培训；完成基层党组织分类定级，156个基层党组织中被评为“好”和“较好”的分别为86.5%和13.5%。二是完成民主评议党员工作，2258名在职党员对照6条标准评议，增强了党员党的意识和模范意识。三是加强党员服务管理和组织发展工作，组织了党员发展情况调研和60人参加的入党积极分子培训，培训的入党积极分子中本科以上学历占77%；工作在一线的业务骨干占58%，为优化党员结构打下了良好基础。注重在青年和高知群体中发展党员，全年发展党员58人，组织东直门大院各单位新党员举行了入党宣誓仪式。四是加强党建研究工作，通过协商确定课题和召开中期推进会、交流预备会以及首次给予经费资助等多种形式保证研究深度，完成15篇研究课题，成果质量有了明显提升。五是完成各级党代会代表推荐和选举工作，在

推荐和选举党的十八大、中央国家机关党代会、国家中医药管理局直属机关党代会代表的过程中，坚持标准和程序，使广大党员受到了生动的民主集中制实践的教育。

各二级单位党组织以迎接党的十八大召开为主题开展了丰富多彩的活动。西苑医院继续配合施工，开展了“为医院发展作贡献、共产党员在行动”为主题的活动；广安门医院把“四满意一和谐”贯彻到加强党员经常性教育管理之中，持续开展了“支部专题讲座与讨论”活动；望京医院和中药所都加强了对支部书记和委员的培训；眼科医院组织党团员和入党积极分子走进社区和郊区（县）服务群众；针灸研究所加强了对党支部工作的考评；基础所重视抓好支部的时事政策学习；信息所、研究生院组织党团员和入党积极分子到红色教育基地接受党的光荣传统教育；医史所围绕建所30周年开展了丰富的文化活动；临床所充分发挥专家作用加强对党的路线方针政策的学习宣传；实验中心加强了支部工作制度的建设。丰富的党日主题活动拓展了党员教育和党性锻炼的渠道，增强了党的活动的吸引力和感染力。

（五）落实反腐倡廉各项制度，党风廉政和行风建设得到加强

一是加强党的纯洁性教育。认真学习贯彻十七届中纪委七次全会精神和国务院第五次廉政工作会议精神，采取观看录像教育片、开展廉政党课和提供学习书籍等形式，保持经常性的教育；各二级单位不断创新思路，加强廉政教育，共同筑牢党员领导干部拒腐防变的思想道德防线。

二是统筹推进惩防体系建设。深入落实《建立健全惩治和预防腐败体系2008～2012年工作规划》，根据《中国中医科学院党风廉政建设责任制实施办法》及工作实际，进一步细化分工，明确职责，增强了针对性和可操作性。惩防体系建设工作接受了驻卫生部纪检组、监察局及国家中医药管理局直属机关纪委采取听汇报、召开座谈会、问卷调查以及查看相关处室规章制度等形式的联合检查，受到好评，促进了党风廉政建设。

三是加强监督制约和规范权力运行。以加强廉洁风险防控，规范权力运行为重点，成立了廉洁风险防控工作领导小组和办事机构；制定了《中国中医科学院关于廉洁风险防控工作的实施意见》，提出了明确的实施步骤和具体的工作要求。院本部及医疗机构率先开展清权和确权，梳理了风险点，其他二级单位正在推进。着力加强对基建工程、招标采购、财务管理和人事管理等的监督，突出了关键环节和防控重点。

四是不断加强行业作风建设。贯彻2012年全国卫生系统纪检监察暨纠风工作会议精神，按照“谁主管、谁负责”和“管行业必须管行风”的要求，进一步明确和完善了纠风工作责任制。眼科医院在2013年全国卫生系统纪检监察暨纠风工作会议上作了经验交流。各医疗单位结合医院管理年、“三好一满意”、“一和三同”以及医院等级评审，不断强化“以病人为中心”的服务理念，共收到表扬信537封、锦旗360面、牌匾3块，拒收红包197人次，退还钱款197800余元。

同时，重视加强信访举报工作，对收到的39封举报信件和来电按照分级负责的原则进行了调查和处理。纪检监察队伍加强业务培训和观摩学习，4所医院均有专职纪检监察干部，为履行职责提供了保障。

（六）拓宽媒体渠道展示发展形象，宣传工作得到加强

加强与主流媒体的合作，与北京电视台卫视节目中心《养生堂》栏目开展合作，签订了战略合作框架协议；与中央电视台新闻中心、科教频道《健康之路》、《读书》、《走进科学》等栏目，中央人民广播电台《乡村之声》、北京人民广播电台《健康在线》、陕西电视台《健康第一线》栏目，人民日报、新华社、健康报、人民网、新华网等各大媒体建立起了良好的互动关系，积极宣传正确的养生保健和中医药科普知识、中医药科技创新和医疗服务成果及我院改革发展的成就，塑造“国家队”的良好形象。全年分别在中央电视台《健康之路》制作节目31期、已播出28期，《天涯共此时》制作并播出8期，《读书》栏目制作并播出14期，央视新闻新闻播出30余次，北京电视台《养生堂》栏目制作48期、已播出38期，北京电视台各新闻栏目播出80余次，通过宣传科学的养生保健知识扩大了中医科学院在社会的影响力。

紧密配合中心工作加强宣传教育。组织了学习党的十八大报告、学习胡锦涛总书记“7·23”重要讲话、学习温家宝总理《政府工作报告》、学习《中国中医科学院发展“十二五”规划》问答题活动。组织了“弘扬中医药文化”征文和报告会。召开通讯员工作会议，认真做好院报编辑工作，出版院报31期，对重要会议和活动以专刊形式编发，及时宣传报道了工作动态和良好精神风貌，为各项工作的有效开展营造了良好的舆论氛围。

（七）充分调动各方面的积极因素，群团和统战工作得到加强

工会认真履行维护、建设、参与和教育职能，自身建设得到加强，召开了一届七次职代会，组织了职工游泳比赛，以“运动、健康、快乐、和谐”为主题召开了2012年职工运动会。参与赴海南三沙市慰问驻岛官兵，组织参加中央国家机关首届公文写作技能大赛，以及中央国家机关、国家中医药管理局、北新桥地区举办的桥牌、书法绘画、摄影、赛诗会、太极拳、保龄球、群众运动会等比赛，并取得了较好成绩。及时慰问困难职工，组织从事有毒有害作业的155名职工健康休假。积极开展创先争优，中药所屠呦呦同志获“全国三八红旗手标兵和全国妇女创先争优先进个人”，院党委常务副书记、工会主席仇芙林同志获“全国教科文卫体系统先进女职工工作者”，广安门医院心内科获“全国工人先锋号”等荣誉称号，充分展示了蓬勃向上的精神风貌。

共青团召开第九次代表大会，完成了改造换届；继续开展青年文明号和青年文明岗位能手创建活动；以品牌活动为载体，引导和服务青年成长成才；组织开展了适合青年特点的各类活动，团组织工作的覆盖面和影响力不断扩大。西苑医院以"中医药文化进校园"为主题的活动荣获海淀区十大明星志愿服务项目。

认真做好离退休干部工作，坚持走访慰问，落实相关待遇，通过组织召开座谈会、专题会、节日团拜会等方式，加强沟通交流，认真听取老干部的意见建议；不断丰富老干部的文化生活，开展困难帮扶，努力解决他们的实际困难，赢得了离退休同志的满意，形成了老同志身体力行关心和支持改革发展的良好局面。

认真做好人大代表、政协委员服务工作；坚持教育、引导、服务相结合，充分发挥党外优秀人才的作用，为我院事业发展营造了良好的环境。

重视做好综合治理和稳定工作。开展了综合治理督导；全年 9 次重点落实了节假日和"两会"、十八大召开期间的"零报告"制度，保持了安全稳定。

不断推进精神文明建设，组织了精神文明创建工作培训；2011 年底广安门医院通过了全国文明单位复查，评为首都文明单位标兵；西苑医院、望京医院、眼科医院被评为首都文明单位；2012 年我院 4 所医院在首都卫生系统精神文明创建工作中取得明显进步。

回顾过去的一年，虽然做了大量卓有成效的工作，但还存在一些不足：一是党的工作服务业务工作的方式还需要进一步探索；二是领导班子贯彻落实民主集中制的质量还需要进一步提高；三是干部队伍结构还需要进一步优化。这些不足和问题，要不断解放思想、群策群力，用改革的办法在今后的工作中加以改进和解决。

二、2013 年的主要任务

（一）深入学习宣传贯彻落实党的十八大精神

坚持党委中心组理论学习制度，领导干部带头，深入学习领会十八大报告、新党章和习近平总书记一系列重要讲话精神，深入学习党的基本理论、基本路线、基本纲领、基本经验和基本要求，深入学习习近平同志关于中国梦的重要论述和丰富内涵，不断弘扬中国精神，坚定广大党员干部和职工对中国特色社会主义的道路自信、理论自信、制度自信。坚持理论联系实际、学以致用、用以促学的良好学风，按照"围绕中心、服务大局"的要求，自觉把中医药科技创新工作放到十八大总布局和坚持发展中国特色医药卫生事业大局中去谋划、贯彻和落实，着力把十八大提出的关于卫生、中医药工作以及科技创新的部署和要求转化为工作的思路和措施，按照建设"国家队"的目标抓好各项工作落实。要广泛运用网络、报刊、宣传栏等方式大力宣传十八大精神以及中医药科技和医疗服务工作取得的成就，交流学习贯彻十八大精神的好做法、好经验。国家中医药管理局直属机关党委将组织理论学习交流活动，我院要及早安排和积极参加，促进深化理论武装工作。

（二）加强领导班子和干部人才队伍建设

把加强思想政治建设作为领导班子和干部队伍建设的重点，继续落实《中国中医科学院局管干部和院直机关处级干部 2011～2015 年党校脱产进修培训计划》，探索选送干部委托培训的途径和方式，鼓励各级干部积极参加中医医院管理培训及各类形式的培训，把学习培训与深入基层和重点单位调查研究、帮助解决问题结合起来，与强化整体思维、系统运行、三观互动、六位一体、统筹协调、科学发展的工作理念和方法结合起来，加强理论学习、能力培训和实践锻炼。

认真坚持"集体领导、民主集中、个别酝酿、会议决定"的议事决策原则和程序；完善和执行《中国中医科学院关于重大事项必须经集体讨论决定的实施办法（试行）》等相关制度，进一步明确和规范决策的内容、程序；落实重大决策报告制度；加强对贯彻民主集中制和各项制度落实的监督检查，认真落实民主集中制。落实党员领导干部民主生活会制度和党员领导干部要双重组织生活制度，带头讲党性、重品行、作表率。

深化干部人事制度改革，重视后备干部选拔和培养；继续开展干部交流轮岗，加强院直机关与二级单位的干部双向交流；落实中办《关于在推进事业单位改革中加强和改进党的建设工作的意见》，党组织书记和行政主要领导分开任职的，党组织书记一般应兼任行政副职，党员行政主要领导人一般应进入党组织领导班子；党组织书记和行政主要领导由同一人担任的，一般应配备 1 名专职副书记。完善局管干部管理制度，按照配强配齐的目标加强二级单位领导班子建设；改进和完善对领导干部的考核方式和评价机制；逐步扩大公开选拔、竞争上岗范围；加强干部教育管理，督促各级领导干部认真履行职责，建设高素质干部队伍。

（三）不断加强党的基层组织建设

加强党员发展和管理工作。重视在青年、高知群体和各方面优秀职工中培养入党积极分子和发展党员工作；切实做好流动党员的教育、管理、服务工作；完善中药资源中心党组织建设。开展党员评议，落实"三会一课"制度，开展好以"五个日常五个一"为主要内容的基层党组织活动，继续推进"三项建设"，健全党员立足岗位创先争优长效机制，鼓励基层党建工作创新，增强基层党组织的生机与活力。

扩大党内民主，做好党员服务工作。认真做好参加国家中医药管理局第三次直属机关党代表大会的各项工作，落实好工作部署和任务。重视发挥基层党组织和党员在做好新形势下思想政治工作中的作用，加强思想引导；完善党内激励关怀帮扶机制，积极为生活困难党员和老党员排忧解难，体现组织的关怀和温暖。

加强党建研究工作。参照全国党建研究会科研院所专委会、中央国家机关党建研究会的研究课题，结合我院实际确定重点课题和子课题，扩大课题承担范围，对有基础的课题继续给予适当经费资助；组织党建课题成果交流；完成全国党建研究会科研院所专委会赋予的研究任务，为提高基层党的建设科学化水平提供理论借鉴和指导。

（四）加强党风廉政和行业作风建设

加强廉洁勤政教育。深刻认识十八大对党风廉政建设和反腐败斗争提出的新部署、新要求，以学习贯彻党章为重点，不断探索廉政教育的有效途径和方式方法；加强政治品质和道德品行教育、岗位廉政教育和警示教育；认真做好以为民务实清廉为主要内容的党的群众路线教育实践活动的前期调研工作和深入开展教育实践活动，引导广大党员干部增强政治意识、群众意识和廉洁勤政意识。

加强廉洁风险防控，规范权力运行。认真落实党内监督条例，深入开展廉洁风险防控工作，建立廉洁风险防控长效机制。贯彻中央改进工作作风的“八项规定”和国家中医药管理局党组的《实施办法》，制定我院具体贯彻落实措施，不断改进工作作风，密切各级领导班子和领导干部与职工的联系。

加强对重大事项和制度落实情况的监督检查。重点加强对领导干部、重点岗位和关键环节的监督。加强对“三重一大”经集体讨论决定、党政领导干部选拔任用工作以及落实中央“八项规定”实施意见等工作的监督。督促各级领导干部严格遵守《中国共产党党员领导干部廉洁从政若干准则》和领导干部报告个人有关事项制度，不断推进党风廉政建设取得新进步。

（五）加强和改进新闻宣传工作

以学习宣传党的十八大精神为主线，紧紧围绕全院中心工作，深入挖掘和宣传广大干部职工立足岗位自觉奉献的典型，系统宣传院士、国医大师及其他科研人员的创新精神和风貌，及时宣传落实“十二五”发展规划以及科研和医疗等工作取得的重大进展和成就，切实加强对热点问题的引导，不断探索、创新宣传教育工作的方式方法，增强宣传工作的主动性、系统性、前瞻性，弘扬时代主旋律。

加强职工思想政治教育，通过开展学习交流活动，进行爱国主义教育、革命传统教育和“三观”教育，不断提高广大职工的思想素质。

加强与各大媒体的沟通与联系，不断拓展和深化与中央、地方媒体相关频道、栏目的合作，深入研究社会和群众对养生保健知识的需求，提高中医药科普和养生保健讲座的针对性；高度重视对突发和重大卫生事件的研究和及时的权威解读，牢牢把握舆论导向，不断提高舆论引导能力，充分体现“国家队”的社会责任。

（六）加强群团建设和统战工作

认真做好工会、青年、妇女等工作，加强工、青、妇等群团组织建设，充分发挥各自特点，广泛动员和组织干部职工建功立业。进一步完善职代会制度，推进院所务公开，畅通职工民主参与、民主监督、民主管理渠道。深入研究群众工作的特点规律，进一步提高做好新形势下群众工作的能力。做好老干部工作，加强服务与沟通。加强人文关怀和心理疏导，搞好职工心理健康服务，做好困难职工帮扶工作。开展丰富多彩的群众性文体活动，促进和谐团队建设。

统战工作要不断拓展建言献策渠道，做好信息收集和反馈工作，努力推动建言献策工作进入良性互动轨道。

积极开展精神文明创建活动，努力推进社会主义核心价值体系、中医药文化核心价值观建设，争创首都文明单位和文明单位标兵，大力提升我院的社会美誉度和影响力。

继续做好综合治理和维护稳定工作，确保全院安全稳定，营造良好发展环境。

三、抓好2013年党的工作落实应当着力把握的几个问题

（一）要在不断改进工作作风中抓好党的工作落实

今年是中医科学院的作风建设年。不断改进工作作风，既是党的工作的重要任务，也是党的工作能够有效落实的重要保证。新一届中央政治局关于改进工作作风的《八项规定》，国家中医药管理局党组制定的贯彻落实《实施办法》，为我们加强新形势下党的作风建设提出了具体要求；中医科学院紧密结合自身实际也制定了《实施细则》。各单位要组织认真学习，进一步提高认识，增强作风建设的自觉性和使命感；要严格执行，各级领导干部率先垂范，把党要管党、从严治党的要求体现到严格执行加强作风建设的各项规定之中，自我约束、自我规范，在发扬求真务实好传统、培育健康向上好院风、营造干事创业好环境、开创科学发展新局面中体现成效。要坚持调查研究，落实领导干部联系基层制度，善于发现和着力解决存在的不足和问题；要切实改进文风和会风，进一步精简文件和会议；要厉行勤俭节约，保持艰苦奋斗，切实把党的优良作风和光荣传统转化为推进改革发展的重要力量和保证。

（二）要在服务和保障中心工作中抓好党的工作落实

今年是落实“十二五”发展规划承前启后的关键之年，各项工作的成效直接关系到能否按期高质量完成“十二五”规划确定的各项任务。切实加强和有效提高中医药自主创新能力，做出代表国家水平的科研成果，充分发挥中医药科研对推进中医药事业和经济社会发展的支撑作用，是党和人民赋予我们光荣和神圣的使命，是我们建设“国家队”必须担当的重大责任和追求的崇高事业，也是局党组和中医药行业寄予我们的殷切期望。王国强副部长对我院2013年工作会议的重要批示强调，在新的一年里要全面贯彻落实党的十八大精神和全国中医药工作会议精神，全力推进中医科学院发展“十二五”规划的落实，进一步深化科技体制改革和推进继承创新，不断提高中医药学术水平和中医药防病治病能力，继续推进科研、医疗、保健、教育、产业、文化、对外合作交流以及党的建设工作的全面协调发展，为促进和维护人民健康作出新的更大的贡献。党的工作从来都是为完成党的政治任务和中心工作服务的。要通过加强领导班子和干部队伍建设、深入开展思想文化建设和精神文明创建活动等各方面卓有成效的工作，充分调动和发挥各方面的积极性、创造性，不断形成和巩固团结和谐共谋发展、科学求实锐意进取的良好局面，为完成今年的中心任务提供精神动力和支持。

（三）要在严明党的纪律保持团结统一中抓好党的工作落实

党的十八大报告特别强调，“党面临的形势越复杂，肩负的任务越艰巨，就越要加强党的纪律建设，越要维护党的集中统一。”要“严肃党的纪律特别是政治纪律，形成全党上下步调一致、奋发进取的强大力量”。在中央国家机关第27次党的工作会议暨第25次纪检工作会议上，马凯同志在讲话中阐述了遵守和维护党的政治纪律、组织纪律、廉政纪律三大重点，要求我们做严明党的纪律的模范。严明党的纪律，就要坚决遵守党章，自觉以党章规范自己的言行；就要在政治方向、政治立场、政治言论、政治行为等方面明是非、守规矩，对违背党性的言行有鲜明态度；就要严格遵守民主集中制，做好涉及“三重一大”决策事项会议纪要的上报备案工作；就要切实增强廉政意识，时刻牢记为人民服务、对群众负责和自觉接受职工监督，树立风清气正、勤政廉政的良好形象。当前还要特别强调，各级领导班子和领导干部要重视和善于听取各方面的意见和建议，及时反思和改进自身工作中的问题和不足；同时也要强调对工作中的建议和意见要通过正确的渠道和方式积极咨询、反映、提出和协商，绝不能不负责任地发牢骚、乱议论而混淆视听，对工作造成负面影响。要努力营造既有集中又有民主，既有纪律又有自由，既有统一意志又有个人心情舒畅、生动活泼的发展局面。

（三）其他部委领导讲话

中华全国妇女联合会副主席张梅颖在太湖文化论坛中医药文化发展（南昌）高级别会议上的致辞

（2012年5月30日，录音整理稿）

很高兴出席太湖文化论坛中医药文化发展高级别会议，我谨代表中国政府对会议的召开表示热烈的祝贺！对下面各位贵宾、各位代表表示诚挚的欢迎！

南昌是一座历史文化名城，素有文化物华天宝、人杰地灵之美誉。四百多年前有一位出生在南昌的中医学家余加言，不仅医术高超，而且医德高尚，他说的指法料人、著书教人。当今世界处在大发展、大变革、大调整之中，世界多极化、经济全球化深入发展，科技进步日新月异，各国人民生活水平和健康福祉普遍提高，人类社会面临发展新的历史机遇，同时传统工业文明的深层次问题不断显现，就有发展模式的不协调、不平衡、不可持续日益突出，气候变化、环境保护、疾病防控等全球性挑战更加严峻，探索人类科学发展道路，重建人与自然和谐关系已经成为世界各国面临的共同课题，本次会议以促进人类自然和谐健康发展为主题，具有重要的现实意义。希望大家通过研讨，不仅有助于中医药的提升，而且可以指明健康发展的方向。

女士们、先生们，中医药是中国独具特色的科学，是中国古代劳动人民在长期生产生活实践与自然做斗争中发展起来的学问，它承载着中国民族对人类生命规律的探索，从被誉为自尊之道的《黄帝内经》到东方经典《本草纲目》，从流传的麻醉技术，中医药历经几千年积淀，从历史深处走来，为中华民族的繁衍昌盛作为了不可磨灭的贡献。

中国文化是中华瑰宝，中医药文化蕴含着丰富的哲理，深刻影响着中华民族的价值取向和行为方式，并对解决当前人类发展问题提供了有益的启示，而天行健君子以自强不息的拼搏精神，君子厚德载物的文化修养，和而不同的包容理念，为中医药文化的孕育成长提供了肥沃的土壤，可以说中医药既是打开中华医药的宝库的钥匙，也为中国文化的传承提供了载体。

中医药文化是远古的奇葩，17世纪被引入欧洲，本草纲目在明朝已经译成多种文字，现在世界上三分之一人口使用中药，130多个国家和地区使用中药，140多个地区使用针灸，中国科学家从中药植物中提取的青蒿素，以低廉的成本和可靠的疗效帮助大量热带、亚热带地区的群众治愈了疟疾，中医药的发展史就是一部厚重的传播史、交流史。中医药以宽阔的胸怀、多元共生的气度对世界的医学发展和进步起了巨大的推动作用，中华民族愿意将自身的文明成果与世界分享，同时借鉴其他民族的优秀文化。

人类已经进入了21世纪第二个十年，中医药文化发展面临新的机遇和挑战，我们以什么样的态度对待中医药文化，体现着人类对发展方向的认识，在此我愿提出4点倡议：

第一，促进中医药文化的传承。中医药文化是中华民族奉献给全人类的宝贵财富，是当代医学发展的深厚基础。随着人类生存环境、发展理念和医学模式的转变，中医药的影响将会继续提升，从维护人类健康的高度出发，加强中医药科学价值、思想价值的挖掘，积极建设中医药传承体系，本着保护与弘扬并重的方针，加强中医典籍的整理，深化基础理论的研究，使优秀中医药文化成为提高中国和世界人民健康水平的重要力量。

第二，推动中医药领域的创新。创新是中医药文化进步的力量、源泉，历史告诉我们，传统在传信中得以传承，文化在变革中得以广大，问渠哪得清如许，为有源头活水来。时代在发展，人类在进步，中医药需要与时俱进，吐故纳新，不断总结医疗实践，同时注重吸收现代医学发展的成果，利用现代科技手段提高标准体系及制作工艺，推进中医药的现代化。

第三，加强中医药文化同其他医学文化的交流。中医药文化、西医文化以及其他文化具有独特的科学价值和自身优势，都为人类生存和发展作出历史性的贡献。在差异中求和谐是人类应有的文明观，当前的历史条件下各类医药文化要有开阔的视野和包容精神，相互借鉴取长补短，要充分考虑各国国情和民族体征的差异，尊重彼此选择医疗制度的自主权，在平等和相互尊重的基础上开展世界医药文化的对话，维护医药文化的多样性。

第四，推进中医药文化国际化。中医药作为中华民族繁衍昌盛的重要贡献，也对世界文明进步产生了积极影响。它是中国的，也是世界的。它承载了历史也孕育着未来，中药发展要顺应全球化的要求，积极探索走向世界的新途径，要用国际社会容易接受的方式展示中医药的科学性、有效性和安全性，使更多的国家和人民了解中医、热爱中医，中医药还要发挥整体理念、均衡理念、辩证理念等哲学内涵，为推动世界文明转型和人类可持续发展提供助力。

女士们、先生们，中国政府历来高度重视中医药的发展。当前中国改革开放处于攻坚阶段，深化医疗体制改革是其中的重要方面。要实现13亿人都享有基本医疗服务的目标，就必须立足国情，坚持中西药并重的方针，努力发挥中医药的作用，不仅是中医药在中国有广泛的群众基础，而且顺应了当代医学发展的方向，符合中国政府以人为本的执政理念，支持中医药事业发展，推进中医药传承与创新，已经作为“十二五”规划的重要内容。中国政府将努力推动中医药事业更好、更快地发展，并继续使其造福于世界各国人民。

女士们、先生们，太湖文化论坛提供了中医药文化交流的国际平台。相信大家通过研讨，能够分享智慧、相互启迪、凝聚共识，同时希望大家利用这个机会多走一走、看一看，全方位感知一个发展的中国、开放的中国、致力于追求和谐的中国，祝本次会议取得圆满成功！

文化部党组副书记、副部长赵少华在《中华医藏》编纂工作会议上的讲话（节录）

（2012年8月24日）

我国是一个传统医药学发达的大国，在长期实践中，中华民族不但出现了扁鹊、华佗、张仲景、孙思邈等中医药学名家，还产生了《黄帝内经》、《伤寒论》、《本草纲目》等弥足珍贵的中医药学文献，形成了理论体系完整、临床经验丰富的中医药学体系。中国各少数民族医药学也很发达，留下了许多重要典籍和文化遗产。据统计，我国现存中华古籍医药典籍大约有13000余种。这些中医药典籍是中华古籍文献的重要组成部分，记载着中华传统医学数千年来积累的丰富的理论知识和临床经验，是历代中医药专家学者的经验总结和智慧结晶，为中华民族的繁荣昌盛和人类健康作出了重要贡献，至今仍在造福人类，普惠民生，展示出中国传统文化历久弥新的魅力和活力。

“中华古籍保护计划”实施以来，中医药典籍的保护、利用工作取得了可喜的成绩。国务院颁布的3批《国家珍贵古籍名录》中，收录了医药古籍289种；“全国古籍重点保护单位”中，有中医药专业单位4家；在已编纂出版的《中华再造善本》内收录中医古籍31部；在《中华再造善本续编》中又有10部中医药典籍入选。这次我们将通过开展《中华医藏》编纂工作，将卷帙浩繁的中医药典籍全面汇集、梳理和总结，不仅有利于保护好、利用好珍贵文化遗产，传承和弘扬中华民族先进文化，而且将为当代中医药工作提供宝贵的历史借鉴，为开展中医药科学研究提供深厚的文献基础，对于加快推进我国中医药事业，实现新的创新，具有十分重要的意义。

作为全国古籍保护工作的重点项目，《中华医藏》编纂工作得到了中央领导同志的高度重视和支持。2010年，中国社会科学院中医药事业国情调研组提出了编纂《中华医藏》的建议，刘延东同志批示指出："整理出版《中华医藏》意义深远"，并明确要求"应尽快组织和落实《中华医藏》的整理出版工作"。按照中央领导同志要求，文化部在古籍保护部际联席会议各成员单位的积极协助下，特别是在国家中医药管理局的大力支持下，牵头组织落实工作，取得了初步进展。一是开展了广泛的中医药古籍调研。两年来，国家古籍保护中心和全国中医行业古籍保护中心组织图书馆界、中医界的古籍文献专家就《中华医藏》编纂工作指导思想、内容范围、组织机构、运作机制等核心问题进行了认真广泛的调研与论证。二是拟定工作方案。组织召开《中华医藏》编纂出版工作专家会议，并多次召开项目论证会，研究提出了实施《中华医藏》编纂项目的整体框架，包括收书范围及原则、编纂体例、经费规划和阶段性目标等。三是整理出版书目。组织召开《中华医藏（中医古籍）》选目专家论证会、《中华医藏（少数民族卷）》初选目录专家讨论会。邀请相关专家完成2289种中医古籍选目及224种少数民族文字医书选目工作。四是举办《中华珍贵医药典籍展》。展览全面反映了党和国家对中医古籍保护工作的高度重视和中医药古籍整理抢救取得的成就，引起了强烈的社会反响。今天我们又召开这次会议，正式成立了《中华医藏》规划指导委员会、编纂委员会、专家委员会，明确和完善了工作架构和机制，对进一步推进《中华医藏》编纂工作将起到重要作用。这些都为下阶段《中华医藏》的编纂工作打下了坚实的基础。

下面，我就进一步加强古籍保护工作，做好《中华医藏》编纂工作谈几点意见：

第一，要切实加强领导。古籍保护工作涉及面广，工作量大，质量要求高，需要精心组织，周密实施。《中华医藏》是新中国成立以来规模最大、最为系统的一部专科古籍编纂项目，工程浩大，涉及面广，必须加强领导，建立科学有效的工作机制。《中华医藏》规划指导委员会负责组织、协调工作。各省、自治区、直辖市要根据实际情况建立相应机构和工作机制。文化部已在中央财政2011、2012年度古籍保护经费中列支专项资金用于《中华医藏》项目。今后，文化部将在中央财政的支持下，会继续加大投入力度，用于支持《中华医藏》编纂工作。各地也要积极争取各级财政加大支持力度，确保所需经费。

第二，要选好配强队伍。人才是事业发展的关键，人才匮乏是制约我国古籍保护工作全面开展的瓶颈。近年来，我们加大了古籍保护人才培训的力度，但由于古籍保护工作任务繁重，人才成长周期长的特点，古籍保护队伍建设将是一项长期的工作。为保证《中华医藏》编纂工作顺利开展，建立一支专业素质高、工作责任心强的队伍，可以从以下几个方面入手：一是要选择图书馆领域里专业知识丰富、文献整理功底深厚的专业人员，参与整理编纂工作。二是要充分发挥中医药界专家作用，组织一批具有较高学术水平的中医药典籍专家参与到工作中来。三是要在少数民族地区古籍工作人员中选拔优秀人才参与编纂工作。四是与国家中医药管理局一起积极开展专业人员培训工作，在适当的专业学校设立培训中心，根据工作需要，招收具备一定工作经验的学员，培养中医药古籍编目、整理等方面的专业人才。通过这些措施，组织起一支精干高效的编纂队伍，保证编纂工作顺利进行。

第三，要保证成果质量。古籍保护工作是一项泽被后世的民心工程。每位从事古籍保护工作的同志，都要树立对历史负责、对人民负责的意识，切实保证古籍保护工作的质量。要进一步建立健全各项制度。在全面总结古籍保护工作实践的基础上，研究制定《古籍保护条例》，为古籍保护工作的全面、深入开展提供法规保障。继续推进有关标准、规范的建设，提高古籍保护、古籍修复工作的标准化、规范化水平，切实保证成果质量。《中华医藏》编纂工作要努力做到：系统全面、选目精良和便于利用。系统全面就是要通过深入细致的工作厘清典籍的传承脉络，保证《中华医藏》在体系上的完整性和科学性，科学分类，编排得当。选目精良就是要做好版本遴选工作，选择在中华医药典籍史上的经典之作和具有传承意义的医药典籍。便于利用就是要通过编写《中华医藏总目提要》，既反映中医古籍全貌，又方便检索利用，使《中华医藏》成为内容完整，体例规范，科学严谨，检索方便的当代名山之作。

第四，要重视服务社会。古籍作为中华民族的优秀文化遗产，应当服务于当代，成为全社会能够共同享有的文化资源。因此，古籍保护工作必须要在加强保护的基础上，做好对社会公众的服务工作。要实现古籍服务社会的作用，影印出版是一种必要的有效的方式，数字化也是一种有效的方式。在当前高速发展的信息时代，必须高度重视文化和科技的融合，善于利用新技术、新手段来推进文化遗产的保护和利用。因此，要探索开展古籍数字化建设，做到统一规划、统一标准、合作共建、资源共享，并实现边建设、边服务，使普通的社会大众也能便捷地利用优秀的文化成果。要加强宣传普及工作。各级公共图书馆要发挥特有的资源优势，通过举办古籍展览、讲座等各种形式，向社会公众大力宣传保护古籍的重要意义，普及相关知识，增强全社会保护古籍的观念和意识，充分调动社会力量的参与，大力营造全社会共同关注、参与和支持古籍保护事业的良好氛围。

国家发展改革委副主任、国务院医改办公室主任孙志刚在基层中医药服务能力提升工程启动工作会议上的讲话（节录）

（2012年9月11日）

中医药事业是我国医药卫生事业的重要组成部分，对保障人民群众健康水平具有重要意义。党中央、国务院高度重视中医药事业，医改的一些重大文件都对中医药事业的改革与发展作出了重要部署。今天，有关部门联合召开基层中医药服务能力提升工程启动工作会议，是全面推动中医药卫生事业发展和深化医改的重要举措。刚才，王国强同志就工程的启动实施作了全面部署，卫生部、人力资源社会保障部、国家食品药品监督管理局、总后勤部卫生部等部门负责同志结合本系统职能，就做好实施工作也提出了具体要求。借此机会，我讲两点意见。

一、充分肯定中医药在深化医改中的重要作用

新医改实施3年多来，在党中央、国务院的坚强领导下，各地区、各部门认真贯彻落实中央的决策部署，克难攻坚、锐意进取，取得了重大阶段性成效，人民群众得到了很大的实惠。与此同时，各级党委政府高度重视中医药事业的发展，支持力度显著加大。全国中医药系统在国家中医药管理局的带领下，积极参与改革实践，与西医西药优势互补、相互促进，为全面完成3年医改目标任务作出了重要贡献。

中医药的改革与发展丰富了中国特色基本医疗卫生制度的内涵。一是在全民医保制度建设方面，中医药价格相对低廉，通过提高基本医保报销比例，鼓励中医药服务的提供和利用，使全民医保的效用得到放大。二是在基本药物制度建设方面，国家将102种中成药和符合标准的中药饮片纳入了基本药物目录，各地也积极推动中药品种纳入增补目录，更好地符合和满足了基层群众的用药需求。三是在基本公共卫生服务均等化方面，积极宣传推广中医药科普文化和养生保健知识，一些地方电视台开设了“中医大讲堂”栏目，这些举措既普及了健康保健知识，也扩大了中医药影响力，很受老百姓欢迎。四是在基层医疗卫生服务体系建设方面，医改实施以来，中央投资75.5亿元支持了近500所县级中医医院建设，安排医改资金42.1亿元支持了1960所市县级中医院、民族医院能力建设。一大批社区卫生服务中心和乡镇卫生院中医科、中药房也进行了标准化建设。经过3年建设，覆盖城乡的基层中医药服务网络基本建成，中医药服务的可及性明显提高。五是中医院改革试点按照国家总体部署有序推进，便民惠民举措逐步推开，改善了病人就医感受和环境。

中医药的改革与发展放大了医改的惠民效果。中医药具有简、便、验、廉的独特优势，医改3年多来，通过采取加大政府投入、加强政策扶持、强化能力建设、扩大宣传普及等综合举措，使中医药独特优势不断扩大、能力不断提升，让老百姓更加信赖和喜爱，从而放大了惠民效果，对有效缓解人民群众看病难、看病贵问题发挥了积极作用。从服务人次看，随着基层中医药服务网络的不断健全，显著扩大了医疗卫生服务的覆盖面，接受中医药服务的患者大幅增加。目前，75.6%的社区卫生服务中心、66.5%的乡镇卫生服务站、57.5%村卫生室开展了中医药服务。2008年到2011年，全国接受中医诊疗人次从3亿人次增加到4亿人次。从医疗费用上看，中医药和在少数民族地区备受欢迎的藏医药、蒙医药、维医药、傣医药等，服务价格低廉，广泛推广使用，对于抑制医药卫生费用过快上涨，减轻人民群众就医负担有明显的效果。2011年全国综合医院人均住院费用为7030元，而中医医院仅为5210元，开展中医药治疗比西医治疗节省费用约1820元。另外，中医药重视“治未病”，把预防放在优先位置，充分体现了预防为主的卫生工作方针，有力地推动了卫生发展模式从重疾病治疗向全面健康管理转变，对保障群众不生病、少生病正在发挥出积极的效应。

中医药的改革与发展对扩大内需、促进结构调整发挥了积极作用。3年医改，改善了城乡居民消费预期，卫生需求得到释放，卫生投资规模扩大，带动了制药、医疗器械以及健康照料、物流、信息化等相关产业发展，为扩大内需、促进经济发展创造了好的条件。这种作用在中医药改革发展中也同样得到印证。城乡居民对中医药服务需求的快速增长，有效带动了健康服务业和中药材产业的发展。现在中医按摩、理疗、保健业发展方兴未艾，在许多城市甚至成为促进服务业发展的重要动力。由于中药材使用量急剧增加，许多地方将中药材的种植和加工纳入地区发展战略，作为推动地方经济发展、促进农民增收和调整产业结构的重要途径，建立了一批现代中药产业制造基地，打造了一批知名中药生产和流通企业，发展势头强劲。

总之，中医药事业取得了重大

成就，对保障人民群众健康、提高中华民族健康素质发挥了重要作用。同时也要看到，随着经济社会快速发展，特别是科技进步日新月异，现代医学技术不断创新，中医药发展的环境正在发生深刻变化，面临诸多挑战。必须适应新形势、新变化，切实转变观念，坚持中西医并重方针，充分依靠现代科学技术的进步，加快推进中医药继承与创新，促进中西医有机融合、兼容并蓄、共同发展，逐步建立中国特色的现代医药卫生服务体系，推动中医药更加健康可持续发展，更好地服务广大人民群众。

二、以实施基层中医药服务能力提升工程为抓手，推动医改不断深化

“十二五”时期是深化医改的关键时期。突出抓好健全全民医保体系、巩固完善基本药物制度和基层运行新机制、积极推进公立医院改革3项重点改革任务，对于医改全局意义重大。“十二五”医改规划进一步强调了“中西医并重”的方针，对中医药改革与发展的任务作出了明确部署：要求医保支付政策要鼓励使用中医药服务；以城乡基层为重点加强中医医疗服务能力建设，加强县级中医院建设；充分发挥中医药在疾病预防控制和医疗服务中的作用；鼓励零售药店提供中医坐堂医诊疗服务；积极推广中医适宜技术；加强中药资源保护、研究开发和合理利用。这些改革任务与3项重点改革都密切相关，也事关“十二五”医改目标任务能否实现。因此，中医药一定要按照医改的统一部署，进一步突出特色和优势，切实融入医改全局，与医改各项工作统筹推进、互联互动，为实现人人享有基本医疗卫生服务夯实基础。

启动实施基层中医药服务能力提升工程，加快提升基层中医药服务能力和水平，是确保2020年实现人人享有基本医疗卫生服务目标的重要举措。这项工作已纳入下半年医改重点工作安排。发展改革部门和医改办系统要充分认识实施这一工程的重要性，切实加大支持力度，全力配合国家中医药管理局等部门推动工程顺利实施。

一是加大政策扶持力度。在制定医改政策中突出向基层中医药倾斜。将一些符合条件的中医诊疗项目纳入基本医保支付范围，逐步提高中医诊疗项目收费标准和报销比例，研究鼓励中医药提供和使用的医保付费方式，合理体现中医药人员技术劳务价值。将适宜的中医药预防保健服务纳入基本公共卫生服务项目。要加强对县级中医院改革的指导，推动破除“以药补医”机制，统筹推进管理体制、补偿机制、人事分配、采购机制、价格机制等综合改革，特别是要理顺中医医疗服务价格，取消药品加成，建立符合中医医院建设与发展要求的长效性多渠道补偿机制。

二是加大投资扶持力度。继续加强以县级中医院（民族医院）为龙头的基层中医药服务能力建设，改善基层中医医疗卫生机构基础设施条件，逐步扭转中西医一条腿短、一条腿长的局面，努力实现到2015年，95%以上的社区卫生服务中心和90%的乡镇卫生院、70%以上的社区卫生服务站和65%以上的村卫生室能够提供中医药服务。

三是加大人才扶持力度。这是提升基层中医药服务能力的关键环节。要积极开展中医类别全科医生规范化培训和转岗培训。制定优惠政策，鼓励中医师到基层特别是农村开办个体诊所。创新培养方式，建立适应中医特点的临床培养培训模式，开展师承教育，鼓励老中医师带徒。力争到2015年，能够提供中医药服务的社区卫生服务中心和乡镇卫生院中医类别医师占比达到20%以上，社区卫生服务站至少配备1名中医类别医师或能够提供中医药服务的临床类别医师，村卫生室至少配备1名以上中医药服务为主的乡村医生。

人力资源与社会保障部副部长胡晓义在基层中医药服务能力提升工程启动工作会议上的讲话（节录）

（2012年9月11日）

为贯彻落实党中央、国务院对中医药工作的部署和要求，切实提高基层中医药服务能力，近日，国家中医药管理局、卫生部、人力资源社会保障部、国家食品药品监督管理局联合印发了《关于实施基层中医药服务能力提升工程的意见》（国中医药医政发〔2012〕31号），明确了实施提升工程的指导思想、基本原则和主要目标，提出了各项任务要求。各级人力资源社会保障部门要认真学习《意见》和本次会议精神，把这项工作落到实处。下面，结合我部职能，我讲3点意见。

一、高度重视，充分认识实施基层中医药服务能力提升工程的重要意义

提升基层中医药服务能力是贯彻“保基本、强基层、建机制”的指导思想，推进深化医药卫生体制改革的一项重要工作。国务院2009年出台的《国务院关于扶持和促进中医药事业发展的若干意见》（国发〔2009〕22号），要求在深化医药卫生体制改革中充分发挥中医药的作用，医改“十二五”规划、中医药事业发展“十二五”规划和今年开展的县级公立医院改革试点也对中医药工作进行了部署提出了要求。

我部在各项工作推进过程中，一直十分重视支持和保护传统医药，鼓励中医药服务的提供和使用，对促进中医药事业发展发挥了重要作用。医疗服务范围管理方面，现行的基本医疗保险药品目录中，中成药和民族药占到了品种总数的47%，除一些主要起营养滋补作用、价格昂贵的以及动物或动物脏器、干（水）果类的饮片以外，其余中药饮片均纳入了基金支付范围。在诊疗项目范围管理中，对中西医诊疗技术采取了相同的管理方式和要求，符合条件的治疗性中医诊疗技术均可纳入基金支付范围。定点医疗机构管理方面，将符合条件的设有中医专科的综合性医疗机构以及中医专科医疗机构纳入了定点范围。同时规定获得定点资格的中医医疗机构不受参保人选择数量的限制，可作为统筹地区全体参保人员的定点医疗机构。为促进参保人员充分利用社区卫生服务，还明确要求参保人员自主选择的3～5家定点医疗机构中至少应包括1～2家基层和社区医疗机构。支付政策方面，通过在支付标准上向社区倾斜，拉开支付比例档次，引导参保人员基层就医。我部2011年在《关于做好人社系统承担的2011年度医药卫生体制改革工作的通知》(人社部发〔2011〕22号）中明确提出对基层医疗机构及二级和三级医院政策规定的支付比例差距要进一步加大到10%以上。中医药人才培养方面，为进一步做好全国老中医药专家学术经验继承工作，2008年，原人事部、国务院学位委员会、教育部等部门联合下发了《全国老中医药专家学术经验继承工作管理规定（试行）》(国人部发〔2008〕32号），有效加快了中医药人才培养，推进了中医药学术的研究、传承与发展。

随着新医改的不断深化，中医药事业的快速发展，我们应更加重视中医药工作，充分认识中医药服务能力提升对促进医疗保险制度平稳发展的重要意义。一是中医药具有“临床疗效确切、用药相对安全、服务方式灵活、费用相对低廉”等特点，对缓解群众“看病难、看病贵”的问题有着积极的作用。二是中医药服务是基本医疗卫生服务的重要内容，是我国人民群众医疗服务需求的重要组成部分。据统计，2010年参保住院患者对中成药的使用率达到了71.33%，有18.78%的参保住院患者曾使用了至少一种中医及民族医诊疗类项目。适应人民群众对中医药的医疗服务需求，是医疗保险发挥基本医疗保障功能的重要体现。三是医疗保险基金对中医药医疗费用的支出比重逐年加大，引导中医药医疗费用合理增长对维护基金安全、提高基金使用效率有着重要意义。2010年，参保住院患者内科中成药使用费用达到201.1亿元，比2009年增长了25.99%。

当前，按照国家发展中医药的总体部署，多部门整合资源，形成合力，依托基层医疗实施中医药服务能力提升工程，对进一步促进中医药事业的发展，适应人民群众对医疗服务的多层次、多元化需求，提高人民群众获得中医药服务的可及性和便利性具有重要意义。各级人力资源社会保障部门要从保障人民群众健康、改善民生的高度，充分认识实施基层中医药服务能力提升工程的重要意义，把此项工作与系统内推进各项改革任务紧密结合，按照文件要求，切实履行职责，协同有关部门做好落实工作。

二、进一步推进医疗保险制度建设，加大对基层中医药服务的支持力度

进一步扩大定点社区及基层医疗卫生机构范围。要适应全民医保制度的实现和居民医保门诊统筹的普遍开展，积极开展基本医疗保险定点医疗机构认定工作，将符合条件的社区及基层医疗卫生机构纳入定点范围。在定点认定过程中，要贯彻落实国务院《关于进一步鼓励和引导社会资本举办医疗机构意见的通知》（国办发〔2010〕58号）精神，对由社会力量在基层举办的中医医疗机构，凡能够统一执行政府规定的医疗服务和药品价格政策，且自愿承担医疗保险定点服务的，要采取与公立医疗机构一视同仁的定点管理政策。

进一步完善医疗保险支付政策。一是结合付费方式改革的推进，积极探索按人头、按病种等付费方式，研究完善参保人员定点医疗机构就医选择机制，落实社区及基层医疗机构的首诊责任，促进医疗保险参保人员合理利用医疗服务资源。二是结合全科医生服务模式的改革与探索，配合相关部门确定全科医生签约的基本医疗服务内容和服务费标准。三是适当拉大医疗保险基金对社区基层与医院的支付比例档次，在鼓励居民充分利用基层医疗卫生服务的同时，积极引导参保人员“小病在社区、大病到医院”，促进分级医疗体系和双向转诊制度的建立，形成有序就医格局。

坚持中西医并重原则，合理确定基本医疗保险医疗服务范围和标准。各地在实施药品和诊疗项目范围管理时，要重视中药制剂和治疗性中医非药物疗法的临床应用和参保人员对中医药的医疗服务需求，认真听取医学专家意见，将符合临床必需、安全有效、价格合理等条件的中药医院制剂和治疗性中医诊疗项目纳入医保支付范围。

进一步完善服务协议管理，适应全科医生制度的建立以及医师多点执业等执业方式和服务模式的改变。各地医疗保险经办机构要重点研究如何落实全科医生和纳入定点管理的个体行医诊所的医务人员的医保责任，加强对医疗服务行为的监督管理，规范其医疗服务行为，确保参保人员获得安全有效的基层医疗服务，也促进基层中医药服务健康发展。

三、按照分类推进事业单位改革总体部署，大力支持中医药人才培养和使用

完善人员管理办法。适应全科医生多种方式执业的新形势，即可以在基层医疗机构全职或兼职工作，也可以独立或与他人联合开办诊所，健全基层医疗卫生机构对全科医生的人力资源管理办法，进一步完善聘用制度。依法规范私人诊所雇佣人员的劳动关系管理。

为加强对医疗卫生行业人才队伍建设的支持，鼓励中医药类大学毕业生到基层工作，根据《国务院关于建立全科医生制度的指导意见》的有关精神，人力资源社会保障部将会同有关部门共同研究制订国家全科医生特设岗位实施方案。全科医生特设岗位是为了满足基层医疗卫生事业单位聘用急需的高层次人才等特殊需求而设立的，主要目的是引导和鼓励优秀全科医疗卫生人才到基层医疗卫生机构从事医疗工作，提高基层医疗卫生队伍整体素质。这项制度也适用于中医药卫生人才政策，目前，实施方案正在制定中。

此外，文件还对开展全国基层中医药工作先进单位创建活动提出了要求，我部将按照国家有关规定对评选表彰工作予以支持和配合。

国家食品药品监督管理局副局长吴浈在基层中医药服务能力提升工程启动工作会议上的讲话（节录）

（2012 年 9 月 11 日）

下面，我代表国家食品药品监督管理局就加强基层中药监督管理，提高中药产品质量方面谈两点意见。

一、采取切实的措施加强中药的监管

中药是药品重要的组成部分，在保障全国人民群众生命健康利益方面发挥着积极作用，具有突出地位。国家历来重视中药的监督管理，近年来，各级食品药品监管部门不断加大中药生产流通监管力度，努力保持中药质量总体稳定。但随着市场竞争日趋激烈，中药材产量与需求矛盾加剧，价格剧烈波动，流通秩序不够规范，出现了一些制假售假、掺杂使假、以次充好、增重染色、非法途径购销使用等现象，中药领域中的质量安全问题仍然表现得非常突出。（不久前，国家食品药品监督管理局组织相关机构和专家进行了专项检查和专题调研，发现了不少问题，存在摊位展示、场外交易，超范围经营，贵细、紧俏药材掺杂增重，个别品种价格悬殊，而摊主还明确告诉我们的调研人员，区别主要在于有没有加重，价格低的通常是私人诊所或基层机构指明要的，行内俗称“诊所货”，也有一些药品生产企业、提取物生产企业购买使用了此类产品。）已严重影响了中药的品种质量，严重危害了人民群众的生命健康利益。

今年，我局发布了《关于规范中药生产经营秩序　严厉查处违法违规行为的通知》，从规范和打击两个层面来加强对中药的质量监管，并期望借此建立长效机制，保障用药安全。有以下的措施：

在规范中药生产、流通管理方面提出了以下要求。第一，要求严格监管中药提取物投料。明确要求，“使用中药提取物投料的生产企业，应切实加强对提取物生产企业的质量审计，固定提取物来源，并将提取物供应商等信息报送省级食品药品监管局药品注册部门备案。”原料提取物的质量对中成药的质量至关重要，随意变更提取物来源，哪家便宜就采购哪家的产品，是导致中药产品质量不稳定的重要原因之一。因此，国家局要求中药生产企业高度重视中药提取车间的建设，应该具备与生产品种相适应的中药前处理和提取能力。第二，要求生产企业必须严把中药材、中药饮片采购关。应保证其使用的中药材来源、产地稳定，推进中药材基地建设，积极引导中药材规范化、规模化种植。加大对重金属及有害元素、农药残留、黄曲霉毒素等安全性指标的检测和控制，切实保证中药材质量和安全。再次，也希望药品经营企业、医疗机构从正规的饮片生产企业或饮片经营企业采购中药饮片，并索取合法票据。严格执行药品 GSP 和《医院中药饮片管理规范》有关规定，完善购进记录、验收、储存、运输、调剂、临方炮制等过程的管理制度和措施。第三，要求严把中药材、中药饮片、中成药的检验关。近些年我们推行药品 GMP，推行全过程质量管理，有一种弱化药品检验的倾向，引起了我们的高度警惕。此次明确提出，中药饮片生产企业应具备与生产品种相适应的检验设备和能力，严把质量检验关，对每批购进的中药材和所生产饮片进行检验，保证饮片质量；中成药生产企业应具备对购入原料、中间产品、出厂产品进行全项检验的设备和能力。各地要把提高企业检验能力作为当前和今后一个时期的一项重要措施来抓。

在打击制假售假方面，明确要重点查处 4 种行为。第一，严厉查处中药材专业市场违法违规行为。要彻查假劣中药材源头，打击并捣毁与中药材专业市场勾结的制售假劣中药材、中药饮片的“黑窝点”。第二，严厉查处中成药生产过程中的违法违规行为。第三，严厉查处中药饮片生产过程中的违法违规行为。第四，严厉查处中药饮片流通使用环节的违法违规行为。

二、配合国家中医药管理局做好提升工程相关工作

提升工程是一项复杂艰巨的系统工程，需要各部门通力合作，建立部门配合、上下联动的工作机制，才能使各项任务落到实处，才能使各项政策措施政令畅通、协调一致。各级药监部门作为本地区提升工程实施部门之一，应做好以下几方面的工作。

一是积极主动地参与到实施工作中。本次会后，各省级药监部门要根据五部门《关于实施基层中医药服务能力提升工程的意见》对本地区中药情况进行调查，摸清家底后研究提出工作目标和分年度目标，纳入五部门与省级政府、省级政府与市（地）政府、市（地）政府与县（市、区）政府共同签署的目标责任书中。

二是要把实施工作与中药监管工作有机地结合起来。要加强动员部署，基层中药能力的提高有利于中药的监督管理，中药的监管促进和服务基层中药监管能力的提高，二者相辅相成，各级药监部门的人员要明白这个道理，充分认识开展提升工程的重要意义，增强实施提升工程的积极性和主动性。

三是要讲求实效。国家食品药品监督管理局将配合国家中医药管理局等部门对各省（区、市）目标责任书年度目标完成情况和重点项目执行情况适时开展督促检查，及时掌握各地区实施进度，督促指导做好实施工作。省级药监部门要配合省级中医药管理部门组织好每年一次省级检查评估工作，督促各市（地）、县（市、区）完成各项工作任务。

总后勤部卫生部副部长李清杰在基层中医药服务能力提升工程启动工作会议上的讲话（节录）

（2012年9月11日）

基层是部队建设与发展的主体，是部队全部工作和战斗力的基础，基层强则军队强，基层稳则全局稳。军委胡主席明确指出“要为基层办实事、解难事、做好事，认真研究解决影响基层建设的突出矛盾和问题”，为我们保障基层官兵健康水平和体能素质，推进加强基层部队中医药服务能力建设提供了根本遵循。当前，正处于“十二五”承上启下的关键时期。国家医改不断深化、中医药事业深入发展、军队全面建设现代后勤持续推进、部队官兵健康需求日益增长，都为军队加强基层部队中医药服务能力建设带来了新的形势、任务和要求。借此机会，我讲4点意见。

一、充分认识加强基层部队中医药服务能力建设的重要意义

中医药是军队卫生工作的重要组成部分，是我军医疗卫生事业的重要特征。近年来，在军委、总部首长的关心支持下，在国家中医药管理局等多部门的指导帮助下，军队中医药“十百千万”人才战略工程、全军中医药技术大比武、“中医中药中国行·军营行”等活动深入持续开展，基层部队中医药工作形成了良好的发展态势。但是，军队中医药工作与保障加快战斗力生成模式转变要求、满足部队官兵健康服务需求相比还有不小差距，主要表现在基层部队中医药服务能力总体还比较弱，能力建设还没有形成系统完善的体制、机制，基层官兵还没有从中医药预防医疗保健中充分受益。军队各级卫生部门和医疗机构要深刻认识到，加强中医药服务能力建设是健全基层部队卫生服务保障体系的重要内容，是发挥中医药服务保障效益的根本途径，是推进部队卫生工作拓展和深化的有益实践，对贯彻主题主线重大战略思想，加快全面建设现代后勤步伐，提高部队训练、作业保障效益，增强部队凝聚力战斗力，都具有十分重要的现实作用和深远意义。必须高度重视，主动作为，真抓实干，推进实现基层部队中医药服务能力的整体跃升，使广大官兵充分享受到全程全方位、完善有效的中医药服务保障。

二、正确把握加强基层部队中医药服务能力建设的内涵要义

在国家中医药管理局的主导下，总后卫生部与相关部门联合下发了《关于实施基层中医药服务能力提升工程的意见》。近期我部还将印发《关于加强基层部队中医药服务能力建设的通知》。全军医疗卫生系统一定要深入学习好、贯彻好、落实好。一是正确把握好加强建设的总体思路。坚持以科学发展观为指导，以能力建设为抓手，以提高基层官兵中医药预防医疗保健水平为目标，注重培训与服务相同步、普及与提高相结合、阶段性与长期性相统一，科学统筹，认真组织，扎实推进，逐级落实，持续掀起“信中医、学中医、用中医”热潮，努力开创中医药为部队服务工作新局面。二是正确把握好加强建设的预期目标。到2015年底，部队卫生机构中医药服务功能比较完备，部队卫生人员熟练掌握满足官兵基本需求的中医药知识和技能，基层官兵中医药自助互助保健广泛开展，服务能力较强、结构合理、运行顺畅的基层部队中医药预防医疗保健体系基本建立。三是正确把握好加强建设的4个关系。统筹协调全面推进与突出重点的关系，坚持有限资源、集中使用，有限目标、重点突破；统筹协调统一组织与分类指导的关系，坚持面向基层、立足实际，需求牵引、通专结合；统筹协调加快进度和保证质量的关系，坚持在扩大覆盖面、提高普及率的同时，保持服务标准优先、培训质量优先、能力水平优先；统筹协调服务水平与能力建设的关系，坚持能力增强保障服务水平的提高，服务水平提高促进能力建设的增强。

三、扎实抓好加强基层部队中医药服务能力建设的各项工作

“十二五”期间，加强基层部队中医药服务能力建设要紧密结合实际，分单位、分步骤、分阶段着力抓好以下工作：一是夯实基层部队中医药支撑条件基础。组织开展部队卫生机构中医药工作达标创先活动。逐级组织中医药工作达标检查验收，通过加大扶持力度、开展业务帮建、建立激励警示机制等，推进基层部队中医药服务保障条件和能力建设达到相应水平。二是实施基层部队中医药“百千万”培育计划。充分发挥全军中医药技能培训基地、培训中心和培训站的职能作用，广泛开展基层卫生人员中医药技能培训、部队官兵中医药知识普及和自助互助保健培训等活动，逐步实现“百名技术能手、千名技术骨干、万名技术人员”的目标。三是推进基层部队中医药预防医疗保健一体化。建立完善基层官兵中医药服务保障体系和机制，加快中医药预防医疗保健融合步伐，实现中医药全程服务、全程指导、全程管理、全程保障，全面提升中医药服务保障效益。四是探索开展中草药种植工作。积极创造条件，因地制宜，协调利用部队闲置土地组织开展中草药种植试点，逐步形成成熟完善的军队中草药种植模式、方案和机制，奠定进一步推广基础，努力满足基层官兵疾病防治需要。

四、统筹推进基层中医药服务能力建设的军民融合发展

近年来，中医中药军营行、首都中医药工作军民融合发展战略合作等活动在军地产生了广泛影响。实践证明，坚持军民融合、相互支持、共同提高的模式和机制，是提高军地中医药发展水平和管理效益，实现互利共赢，促进共同发展的重要途径。实施基层中医药服务能力提升工程正是对这一模式和机制的进一步丰富和发展。希望在军地携手推进提升基层中医药服务能力的进程中，一要充分发挥各自优势，切实增强融合发展的生命力。军地双方充分发挥管理、资源和“双拥”优势，通过人员培训、技术推广、预防保健、科普宣传等方面协作，取长补短、互惠互利，推进资源聚焦，拓展合作领域，激发内在动力，使军地协作提升基层中医药服务能力始终充满活力，富有成效。二要不断丰富合作内涵，切实增强机制创新的驱动力。在以往工作基础上，紧紧围绕提升基层中医药服务能力这一主题，进一步更新思想观念，创新合作模式，建立完善军地沟通协调、协作交流、激励约束、扶持保障等有效机制，走出一条投入较少、效益较高的基层中医药服务能力提升合作发展路子。三要牢固树立“精品”意识，切实增强引领带动的影响力。军地双方共同努力，加强组织领导，探索特点规律，跟踪总结经验，力争把这项工作打造为军地卫生合作的精品和典范。充分发挥合作共赢的辐射和放大效应，引领和带动军地中医药事业协同发展，共同进步，促进中医药服务保障能力的整体跃升。

国家图书馆馆长、国家古籍保护中心主任周和平在《中华医藏》编纂工作会议上的讲话（节录）

（2012年8月24日）

下面，我就如何扎实开展《中华医藏》编纂工作谈几点建议：

第一，做好选目工作。选目是《中华医藏》编纂的第一步，也是决定编纂水平的重要环节。对《中华医藏》的选目，要坚持全面性、系统性、经典性和开放性原则，既能体现中医药的脉络和全貌，也要突显中医药的精髓，同时要为今后的珍贵文献发现、发掘留出足够的展示空间。

第二，规划好成果利用。无论是“中华古籍保护计划”，还是《中华医藏》编纂专项工作，都是为了更好地保护、利用珍贵古籍。在《中华医藏》编纂中，一方面要充分利用已有的古籍保护成果，另一方面也要充分考虑《中华医藏》的利用问题，真正发挥编纂成果的应有作用。

第三，建立科学高效的工作机制。要在已有的组织机构框架下，切实加强领导和组织协调，充分用好全国古籍保护工作部际联席会议机制，加强国家古籍保护中心、全国中医行业古籍保护中心和各省级古籍保护中心相互间的配合，发挥全国古籍保护工作专家委员会和《中华医藏》3个委员会的作用。要明确分工，密切配合，形成科学决策、精心组织、高效工作的局面。

第四，制订严谨的、可操作性强的工作计划。要按照中央领导和文化部、国家中医药管理局的要求，制订切实可行的工作计划，并逐步扎扎实实推进落实，使《中华医藏》编纂工作真正成为优质文化建设项目。

（四）其他重要讲话

世界卫生组织总干事陈冯富珍致太湖文化论坛中医药文化发展（南昌）高级别会议的贺信

（2012年5月18日）

太湖文化论坛中医药文化发展（南昌）高级别会议：

值此太湖文化论坛文化发展（南昌）高级别会议召开之际，我谨代表世界卫生组织，并以我个人名义，向会议致以热烈的祝贺。

中医药文化博大精深，是中华民族中药瑰宝。本次会议对推动中医药创新发展、加强东西方医药文化交流、促进人类自然和谐健康发展具有积极意义。世界卫生组织重视中医药的作用和影响。2009年世界卫生大会通过了关于传统医学的决议，主张尊重、保护和传播传统医学知识与实践，呼吁将传统医学纳入国家卫生系统。世界卫生组织将继续提供技术指导以支持各国确保传统医药的质量、安全与有效，并愿在推动中医药等传统医学发展方面发挥积极作用。

祝本次会议圆满成功！

陈冯富珍

世界卫生组织总干事

2012年5月18日

联合国教科文组织总干事伊琳娜·博科娃致太湖文化论坛中医药文化发展（南昌）高级别会议的贺信

（2012年5月18日）

我谨祝贺太湖文化论坛组织召开了此次中医药文化发展（南昌）高级别会议。

传统中医药的重要性无可辩驳。它在中国医疗服务中的比例约为40%。世界已逐步承认中医药为生物医学的替代或补充。传统中医药关注人体内部器官及外部世界的和谐与互动，所以能教给我们大量关于人类和自然界如何自然、和谐及健康发展的知识。

传统中医药也为世界文化遗产作出了独特的贡献。这一点于2010年中医中的针灸被列入联合国教科文组织的人类非物质文化遗产名录时获得认可。

对于联合国教科文组织而言，传统医学体系并不是受拘束、静止和孤立的，而是在与其他医学和文化体系相互作用中演化而来的。传统中医药与包括生物医学内的其他医学体系间的长期对话丰富并强化了传统中医药和世界上的其他医学体系。基于所有这些，我们一定要记住在保护文化多样性的同时，也需要保护世界生物多样性。

比如，我们看到，在印度洋的马斯克林岛上，一次次的移民潮带来了欧洲、马达加斯加、印度、非洲和中国的医学传统，这些传统之后又适应当地情况满足了岛上妇女的需求。联合国教科文组织出版的《妇女的学识：传统医药与大自然（毛里求斯、留尼旺岛和罗得里格斯岛）》为这一迷人的过程提供了佐证。

感谢太湖文化论坛构建的平台，使我们得以探求这一切并且更好地理解传统中医药文化蕴含的财富。

伊琳娜博科娃

联合国教科文组织总干事

2012年5月18日

土库曼斯坦副总理萨帕尔杜尔德托伊利耶夫在太湖文化论坛中医药文化发展（南昌）高级别会议上的致辞

（2012年5月30日）

我谨代表土库曼斯坦总统表达对大家的谢意！我们希望在太湖文化论坛框架下举行的高端会取得圆满的成功！感谢中国人民热情的招待，并举办了规格如此高的会议。

根据中土睦邻友好条约，我们是友好的国家。我们双方都对健康问题非常重视，对人民健康的重视是每一个国家都应尽的责任。每一个国家都有将人们的健康事业向前推进的义务，对医疗体系不断创新，并使医疗体系最终致力于改善人民的健康生活。同时发展医疗卫生事业，为了使世界卫生事业提高到更高的层次，发展医疗卫生事业是为了让人民有一个更好的生活医疗条件，并且同时保护我们周边的自然环境，使人们有一个更长的寿命、更幸福的生活。

发展健康卫生事业需要各个国家政府的共同努力，中医在这方面表现得尤为突出。中医帮助我们国家改善人民的健康状况，并且治愈了很多难以治愈的病症。近几年，中医在世界上推广非常有成效。在土库曼斯坦，我们在医疗卫生领域也取得了非常显著的成就。

土库曼斯坦总统非常注重中土双方在医疗健康领域的合作，在健康医疗卫生领域的合作给我们以新的平台。我们双方要共同致力于在医疗领域的进一步合作。所以我想对参加今天大会的各位代表说，我们非常欢迎中国在土库曼斯坦推广中医，并且鼓励对中文的学习。众所周知，中国作为世界上具有悠久文明的国家，土库曼斯坦与中国同属亚洲国家，土库曼斯坦在医学领域有很多需要向中国学习的，中国的中医给世界文明作出了卓越的贡献，中国在医学领域的改革为我们提供了可以借鉴的经验。

中医中药原料都是天然的，没有副作用，这不同于西医，也不同于其他一些传统医学，所以中医保健在医学领域占有一个非常独特的位置。土库曼斯坦在近几年致力于改善自己本国的医疗卫生条件，科学研究证明土库曼斯坦的医疗卫生条件已经得到了非常好的改善，居民人均寿命得到了非常大的提升，这里面就有中医的贡献。

尊敬的各位来宾，我们中土两国有传统的友谊，我们致力于建立两国之间更紧密的联系。土库曼斯坦在欧亚之间占据着一个独特的地理位置，我们将加强双方在人文科学社会领域以及医学领域的合作。中土双方的友好关系有一个良好的过去，有一个非常好的现在，我们也希冀有一个光明的未来。我们现在进入了一个双边关系的新时代。在2007年中土双方签订了非常重要的条约。以后在我们土库曼斯坦有很多中国的企业和专家，其中就有中医医学领域造福人民的中医。土库曼斯坦和中国两国有一个非常广阔的合作前景，不仅在社会、政治，还有在医学经济方面，在友好的双边关系当中，我们双方还致力于联合培养优秀的人才，我们派遣了很多留学生到中国学习，其中就包括学习中医当中的推拿。中国取得了非常令人瞩目的成就，为了改善我们国家的社会发展状况，我们有必要向中国学习。

尊敬的各位来宾，中土双边关系对世界政治格局有非常重要的影响。中国作为一个文明古国，有非常悠久的历史、非常强大的经济，还有非常丰富的资源，而土库曼斯坦作为一个具有非常重要悠久历史地位的中亚国家，是有很大潜力合作的。同时我也想说，土库曼斯坦的传统医学也是有独到之处的，土库曼斯坦医学也是世界医学体系当中一个重要的分支，并且我们所有的传统医学都为造福人类健康作出了应有的贡献。因此，发展传统医学对于世界将来的发展具有重要的意义，我们相信今天的论坛将会在发展传统医学领域作出自己应有的贡献。

尊敬的论坛秘书长、尊敬的各位来宾，最后我想感谢本次国际会谈的组织者，在这片友好的土地上，让我祝愿友善的中国人民和中国有一个更好的发展前景！

越南前国家主席陈德良在太湖文化论坛中医药文化发展（南昌）高级别会议上的致辞

（2012 年 5 月 30 日）

今天我很高兴来到美丽好客的南昌市出席太湖文化论坛中药文化发展高级别会议开幕式并致辞。首先我向会议表示最热烈的祝贺！

各位嘉宾，越南与中国是山水相连的邻国，两国有悠久的传统友谊，胡志明主席与毛泽东主席以及历代领导人精心缔造的中越友好关系是两党与两国人民的宝贵财富，我此次来华访问也是为了进一步深化两国的友谊。这些年来在双方的共同努力下，按照“长期稳定、面向未来、睦邻友好、全面合作”的十六字方针，以好朋友、好邻居、好伙伴的四好精神，两国的战略合作关系不断巩固发展，两国高层互访频繁，经济贸易、投资、文化、教育、旅游等各领域的合作成效显著，两党、两国各部门的交流与合作不断深化，两国各个地方的往来频繁，各组织人民团体的交流不断增加，给两国人民带来实实在在的利益。越南与中国不仅有共同的边界，都坚持社会主义制度而且文化相通，这为越中关系发展奠定了基础。

各位嘉宾，以促进人类自然和谐健康发展的太湖文化论坛中医药文化发展高级别会议意义重大，我对此予以高度评价。中医注重自然，利用自然服务人类健康是一门充满哲理、以人为本具有东方特色的学问。中医以促进人类自然和谐健康发展为目标，将人与自然相结合，顺应自然规律，是中华民族文化的精美，为世界医学发展作出了巨大贡献，对人类文明产生积极影响。因此中国传统医学的影响力意义广泛，对世界很多国家具有很大的吸引力，成为世界各国尤其是亚洲人民调养身体的选择之一。

各位嘉宾，越南传统医学也有着深厚的越南民族特色。越南传统医学具有悠久的历史，诞生了很多蜚声海内外的名医。比如海上懒翁李友哲、阮财秋教授的很多药方针灸治病方法，受到很多国家的认可和赞赏。越南传统医学以天然植物为药材，很贴近人民群众的生活，因此在越南各个地方对越南人民生活的各个方面具有很大的影响力。可以说越南的传统医学与中医是咱们两个民族文化上的共同点之一，两国在这一领域的合作空间还很大，希望两国有关部门进一步加强这个领域的交流与合作，为两国人民的健康与幸福服务。

祝此次会议圆满成功，祝各位身体健康、万事如意！

世界卫生组织驻华代表蓝睿明在太湖文化论坛中医药文化发展（南昌）高级别会议上的致辞

（2012 年 5 月 30 日）

我非常高兴地参加这场高级别的文化论坛，这次会议是在非常美丽并具有历史意义的南昌举办的。我们总干事陈冯富珍女士发来贺信，接下来我宣读陈冯富珍女士的致词（略）。

在全球范围内传统医学绵延了几千年，为人类的健康作出了贡献，尤其是那些初级医疗从业人员对人类健康也作出了贡献。在中国过去三千年的历史当中，传统中医在膳食、健康和环境的影响方面都有着深刻的了解，并且对健康的影响有着非常深刻的认识。中医已经成为了一个历史遗产，它能够帮助面对一些疾病，比如心脏病、癌症、糖尿病和精神类的疾病。副部长先生刚才也提到，中医在世界各国得到了高度的认可，中国现在也正在进行医疗改革，从 2009 年 4 月就已经开始了。世卫组织会继续支持中医的发展。我们也会进一步地帮助中国保证其药品的质量、疗效和安全。

传统医学是一个珍贵的资源，中医能够与西医互补，我们也能够看到现如今对中医的需求是越来越大。我们对于学界研究人员、从业人员包括制造商表示感谢，感谢你们对于传统医药作出的贡献，对保证药品的疗效和质量作出的贡献。世卫组织继续支持发展传统医药中医，并且将中医的服务纳入到公共服务的体系当中。

代表世卫组织，我希望这次会议取得巨大成功！

联合国教科文组织科学顾问韩群力在太湖文化论坛中医药文化发展（南昌）高级别会议上的致辞

（2012年5月30日）

我非常荣幸有机会在美丽的南昌参加太湖文化论坛中医药文化发展高级别会议。作为联合国在教育科学文化方面的组织，联合国教科文组织致力于全球的文化多样性的保护与传承、传统知识的保护、发掘和创新，致力于全球范围内的文化发展合作，特别是不同文化间的对话、交流和交融。教科文组织充分肯定和支持赞赏本次会议提倡的和谐健康发展的理念。对于这次会议，教科文组织总干事女士委托我转达对大家的问候，贺信如下：（略，见前）

二、2013年领导讲话

贯彻落实党的十八大精神　全力推进中医药事业科学发展

——卫生部副部长、国家中医药管理局局长王国强在2013年全国中医药工作会议上的报告（节录）

（2013年1月10日）

下面我就2012年工作总结、中医药系统贯彻落实十八大精神以及2013年的主要工作任务和切实改进工作作风4个方面讲几点意见，供大家讨论。

一、2012年中医药工作总结

（一）着力推动《国务院关于扶持和促进中医药事业发展的若干意见》（以下简称《若干意见》）贯彻落实取得新成效

一是发布和实施《中医药事业发展“十二五”规划》（以下简称《规划》）。《规划》注重与贯彻落实《若干意见》、深化医改紧密结合，在国务院中医药工作部际协调机制成员单位支持下，确定了各项工作的重点任务和项目，而且这些任务和项目正在扎实推进。同时，发布了中医药文化、信息化、标准化建设等相关专项规划。上海、吉林、浙江、福建等9个省、市出台了地方中医药事业发展规划。二是积极协调在国务院医改规划以及卫生事业发展规划中体现中医药内容。国务院医改“十二五”规划提出，要以城乡基层为重点加强中医医疗服务能力建设，并提出了一批可实现、可量化、可考核的具体指标。卫生事业发展“十二五”规划强调，积极发展中医药事业，坚持中西医并重，充分发挥中医药特色优势。各地也积极争取将中医药纳入本地相关规划，黑龙江、湖北等地的“十二五”卫生事业发展规划都将中医药作为重点的内容列入。三是积极争取支持，加大资金投入。去年，中央财政投入约33.46亿元，支持领域进一步扩大，重点向基层和能力建设倾斜。各地财政也进一步加大了投入。四是各地继续加大《若干意见》贯彻落实力度，辽宁、四川以省政府名义出台了扶持促进中医药发展的文件，河南、广西以省（区）政府的名义召开了中医药和民族医药发展大会，特别是广东在2006年率先提出建设中医药强省战略并取得了明显成绩之后，去年又召开了高规格的中医药强省推进大会，总结经验，提出了新的目标任务，继续为全国作出表率。五是建立和完善上下联动机制，支持地方中医药发展。我局出台了支持和促进贵州、新疆中医药和民族医药事业发展的意见，与宁夏、江苏签订了促进中医药和民族医药事业发展的协议。六是着力推动中医药发展综合改革试验区建设。又新增河北石家庄为我局中医药发展综合改革试验市，北京东城、上海浦东、甘肃等试验地区积极探索中医药改革发展的新路径、新举措、新经验、新机制，取得了阶段性成果，发挥了很好的示范作用。

（二）着力推动中医药在医改中发挥作用取得新进展

一是积极参与公立医院改革试

点，完善中医药补偿机制。国务院办公厅《关于县级公立医院综合改革试点的意见》明确提出，医保支付政策进一步向基层倾斜，鼓励使用中医药服务。《全国医疗服务价格项目规范（2012 年版）》将中医医疗服务价格项目由原来的 124 项扩大到 337 项，具有中医技术劳务特点的“中医辨证论治”等项目被纳入其中。二是加强基本药物目录中中药配备使用的指导，规范基层医务人员科学合理地使用中成药。三是探索中医药参与基本公共卫生服务的途径和模式。中医药健康管理作为单独的一类被列入了国家基本公共卫生服务项目，这是史无前例的，“中医药应用”作为重要指标列入了国家基本公共卫生服务项目考核范围。四是各地积极探索，争取政策支持，积累了一些好的经验和做法。如陕西以县级中医医院为试点，探索建立全额预算管理为主的补偿机制；云南昆明在医保中提高中医药的报销比例，鼓励中医药的提供与利用；山东青岛将体质辨识与调养指导纳入公共卫生服务项目，规定每服务 1 人由市财政补贴服务机构 5 元；江苏积极探索创新中医诊疗一体化服务模式，甘肃在中医医院推广建立中医综合治疗室，发挥中医药综合治疗优势，来提高临床疗效。

（三）着力推动基层中医药服务能力建设迈出新步伐

一是在国务院医改办大力支持下，我局与卫生部、人社部、国家食品药品监管局和总后卫生部共同启动实施了基层中医药服务能力提升工程，出台了政策文件、确定了目标任务、提出了实施路径。北京、四川、甘肃等地已召开启动工作大会，其他地方也正在抓紧推进。二是实施了一批提升基层中医药服务能力项目。中央安排专项资金 18.71 亿多元，支持 111 所县级中医（民族医）医院基础设施建设；争取到公共卫生专项资金 14.75 亿元，大部分用于支持基层中医药服务能力建设。中医医疗服务量明显提高，近几年，中医类医院总诊疗人次和出院人数年增长分别达到了 10% 和 15% 以上。三是各地积极探索基层中医药工作新机制。安徽、湖南推行农村中医药工作县乡村一体化管理，四川将基层中医药工作的一些指标纳入政府年度工作目标，有力地推动了基层中医药工作。

充分发挥中医药在应急救治中的作用，召开了新中国成立以来首次全国中医药应急工作会议，总结了经验，明确了目标任务，有力地推动了中医药应急救治工作形成机制。甘肃加强中医药应急体系建设，组建中医药应急队伍。认真组织开展中医（民族医、中西医结合）三级医院评审，中医医院功能定位更加明确，科室建设与管理得到加强，中医药特色优势发挥进一步强化。继续开展优质护理服务。中西医结合与民族医药工作扎实推进，确定了 12 所重点民族医和 18 所重点中西医结合医院建设单位。继续实施中医“治未病”健康工程，扩大试点范围，群众对中医预防保健的认知程度和服务需求不断提高。

（四）着力推动中医药继承创新取得新进步

一是认真贯彻落实全国科技创新大会精神，探索构建中医药科技创新体系，完善中医药科技管理机制，提高中医药科技创新能力。二是加快推进国家中医临床研究基地的建设并取得新进展。基地建设配套经费和科研编制基本落实，机制逐步完善，围绕重点病种和拓展病种的临床科研能力持续提升。三是稳步推进全国中药资源普查试点工作，这项工作已在 22 个省（区、市）655 个县展开，受到了各地的高度重视。四是积极推动中医药科技成果转化与推广，在上海、宁夏等地建立了科技成果转化与推广基地。

（五）着力推动中医药人才培养机制有了新突破

一是完成了与临床医学专业学位衔接为特点的第四批继承工作，创新了师承教育与院校教育相结合的高层次中医药人才培养模式。二是继续开展全国优秀中医临床人才研修项目和名老中医药专家传承工作室建设取得新成效。启动了中医学术流派传承工作室建设。地方人才培养力度进一步加大，河北、山西、陕西等地召开中医药传承拜师大会，江西、天津等地实施了中医人才培养计划。三是积极推动中医药院校教育教学改革。与河南签署共建河南中医学院协议，与江苏省人民政府共同启动局省共建南京中医药大学一期项目。继续加强重点学科建设。支持农村订单定向中医类学生免费培养工作。四是加强中医药毕业后教育和继续教育，推进中医住院医师、全科医生规范化培训。五是加强中医药职业教育，成功举办 2012 年全国职业院校技能大赛。

（六）着力推动中医药文化建设有了新发展

一是中医药文化科普宣传进一步规范。联合新闻出版总署向群众推荐了首批优秀中医药文化科普读物，深入推进“中医中药中国行·进乡村、进社区、进家庭”活动，组织开展中医药文化科普巡讲活动，直接受益群众近 100 万人。山西、山东、湖北、陕西、甘肃等地举办各种形式的中医药文化节，进一步扩大了中医药的群众基础。二是丰富中医药文化传播方式。与中央电视台联合摄制大型纪录片《中医》，与《北京商报》合作创办《中华医药周刊》，中国中医科学院与多家电视台合作，不断提升宣传普及中医药知识的质量和水平。三是推动中医药文化国际传播。召开了以“促进人类自然和谐健康发展”为主题的中医药文化发展高级别国际会议，产生了积极而广泛的影响。

（七）着力推动中医药法制化、标准化、信息化建设迈上新台阶

一是加强协调、积极参与，配合国务院法制办推进了中医药立法的进程。二是加快推进中医药标准化工作。召开了新中国成立以来首次全国中医药标准化工作会议，明

确了中医药标准化在中医药事业发展中基础性、战略性、全局性的地位和引领作用，提出了新时期中医药标准化工作总体思路、目标任务，成立了管理协调、专家技术、国际咨询等3个中医药标准化委员会。加快中医药标准制修订，组织中华中医药学会制定发布了195项标准。三是中医药信息化建设得到加强。进一步完善中医药信息统计，在《全国卫生资源与医疗服务调查制度》中增加了中医药统计指标。四是强化中医药监督工作。通过媒体介绍虚假违法中医医疗广告的特征和危害，提高了人民群众识别虚假违法中医医疗广告的意识，社会反响良好。

（八）*着力推动中医药对外交流与合作开拓了新领域*

一是去年我局联合商务部等14个部委出台关于《促进中医药服务贸易发展的若干意见》，进一步拓宽了中医药国际发展领域。在首届服务贸易“京交会”上成功举办中医药专题活动，受到中央领导的关注和重视。内蒙古、海南等地利用区位优势积极发展中医药服务贸易。二是加强多边合作。与世界卫生组织和国际标准化组织的合作更加深入，在国际传统医学疾病分类、中医药国际标准制定等方面都取得了积极进展。三是巩固和发展双边合作，进一步推动与外国政府间的务实合作，与越南等6个国家和地区签署了有关中医药合作的协议、备忘录和会谈纪要。四是深化两岸四地联系，合作机制更加完善，合作层次不断提升，与香港开展的中医针灸控烟合作取得了较好效果。

2012年，我局扎实开展“为民服务创先争优”和“三好一满意”活动，努力把受人民群众喜欢、欢迎的中医药工作干得让人民群众更加满意。弘扬“大医精诚”的中医药核心价值理念，强化为民服务和让群众受益。推出并表彰了一批先进集体和先进个人，健全立足岗位创先争优的长效机制。不断加大治理医药购销领域商业贿赂工作力度，着力规范临床诊疗行为，不断地促进医患关系和谐。

2012年各项工作的成绩，是近5年特别是贯彻落实《若干意见》和深化医改的基础上所取得的。回顾这5年，最显著的特点就是我们认真贯彻落实科学发展观，提出了中医药医疗、保健、科研、教育、产业、文化“六位一体”全面协调发展的新思路，形成了“整体思维、系统运行、三观互动、六位一体、统筹协调、科学发展”的中医药工作新机制，中医医疗服务迈上了新台阶，预防保健服务迈出了新步伐，继承创新取得了新进展，文化建设开创了新局面，产业发展取得了新进步，对外交流与合作有了新突破，初步形成了中医药科学发展的新格局。中医药改革发展丰富了中国特色基本医疗卫生制度，放大了医改的惠民效果，缓解了群众看病就医的困难，彰显了传统中医药文化的软实力，提升了中医药在经济社会发展中的地位和作用。

在肯定成绩的同时，也必须清醒地看到，工作中还面临许多困难和问题。主要是：中医药发展不平衡、不协调的问题依然突出；制约中医药科学发展的体制、机制障碍还没有根本消除，转变中医药的发展方式的任务艰巨；继承不够、创新不足、特色优势不突出、基层服务能力不强，中医药管理部门领导科学发展的能力和水平还有待进一步提高。必须高度重视，不断增强忧患意识、使命意识、宗旨意识，不回避矛盾、不掩盖问题、不屈服困难，深入研判，采取措施，认真解决。

二、贯彻落实党的十八大精神，为建设中国特色社会主义作出贡献

（一）*充分认识和把握中医药在建设中国特色社会主义中的地位和作用，为全面建成小康社会作贡献*

十八大报告要求建设中国特色社会主义，要全面落实经济建设、政治建设、文化建设、社会建设、生态文明建设“五位一体”总体布局，提出了2020年全面建成小康社会的宏伟目标。我们要按照“两点论”的辩证思维，既要看到，“五位一体”的总布局为中医药事业发展创造了更多有利的机会、条件和环境，又要看到，新形势、新要求给中医药事业发展带来的新任务和新挑战；既要认识到，作为独特的卫生资源，重要的经济、科技、文化和生态资源，中医药应该也能够为全面建成小康社会作出贡献；又要充分认识到，必须以改革创新的精神，着力解决好影响和制约中医药事业科学发展的关键矛盾和体制、机制问题。

将中医药融入经济建设大局，积极为加快转变经济发展方式、推动经济发展作贡献。十八大报告提出经济持续健康发展，加快转变经济发展方式，“实施创新驱动发展战略”、“推动战略性新兴产业发展”，必将为中医药发展带来良好的机遇、创造更大的空间、提供更好的物质基础和财政保障，创新驱动发展带动相关领域科技进步也为中医药创新发展创造了条件和可能。同时，中医药作为我国最具原始创新潜力的资源，有助于我国实施创新驱动发展战略，形成新的经济增长点。中医药是发展潜力巨大的重要战略性新兴产业，有助于推进经济结构调整，提升经济发展水平。中医药相关健康产业，具有涉及领域广、吸纳就业人数多、拉动消费作用大的特点。此外，随着中医药不断走向世界，国际需求日益增长，有助于提高开放型经济和服务贸易水平。

将中医药融入文化建设大局，积极为扎实推进社会主义文化强国建设作贡献。十八大报告提出建设社会主义文化强国，强调“全面提高公民道德素质”、“建设优秀传统文化传承体系，弘扬中华优秀传统文化”、“增强文化整体实力和竞争力”，必将为中医药事业发展营造更加良好的社会氛围和群众基础，提升中医药文化的软实力，增强中医药文化的影响力。同时，中医药是中华民族优秀传统文化，正如习近平总书记所指出的，中医药学凝聚着深邃的哲学智慧和中华民族几千年的健康养生理念及其实践经验，是中国古代科学的瑰宝，也是打开中华文明宝库的钥匙。中医药以人为本，崇尚和谐，注重人文关怀和心理疏导，倡导大医精诚的职业道德，深刻体现了中华民族的认知方式和价值取向，是我国文化软实力的重要体现。繁荣发展中医药文化，有助于构建中国特色医药卫生职业精神，促进职业道德的提升；有助于建立中国特色健康文化，培育积极向上、理性平和的社会心态，全面提高公民道德素质；有助于建设优秀传统文化传承体系，弘扬中华优秀传统文化；有助于增强中华文化国际影响力和竞争力，使中华文化得以传承、发扬和发展。

将中医药融入社会建设大局，积极为改善民生和加强社会建设作贡献。十八大报告提出要“提高人民健康水平”、“促进人民身心健康”、“提高医疗卫生队伍服务能力”、实现“人人享有基本医疗卫生服务”的小康社会奋斗目标。这不仅对中医药发展提出了新的更高要求，也为中医药特色优势发挥创造了有利条件。同时，中医药作为我国重要的医药卫生资源，具有临床疗效确切、预防保健作用独特、治疗方式灵活、费用比较低廉的特色和优势，十分符合基本医疗卫生服务的要求。发展中医药事业，推进中医药继承创新，发挥中医药特色优势，有助于提高医疗卫生服务可及性，维护和增进人民健康水平，控制医药费用过快上涨，建立政府承受得了、群众负担得起、财政可持续保障、中西医并重的中国特色医疗保障制度和医疗卫生发展模式，实现人人享有基本医疗卫生服务。

将中医药融入生态文明建设大局，积极为大力推进生态文明建设作贡献。十八大报告提出“建设生态文明，是关系人民福祉、关乎民族未来的长远大计”、“坚持节约资源和保护环境的基本国策”。中医药源于自然，资源消耗低，环境污染少，是典型的绿色产业、生态产业、节约型产业。加强中药资源保护和合理利用，有助于保护生物多样性，保护自然生态环境；推动中药材规范化、规模化种植，有助于生态修复、治理水土流失；发展中药产业，有助于推进绿色发展、低碳发展；发展中医非药物疗法，有助于减少药物带来的负面影响，节约资源，为人民创造良好生产生活环境。

（二）推动中医药事业科学发展，为提高人民群众健康水平作贡献

十八大报告提出要“坚持为人民健康服务的方向，坚持预防为主、以农村为重点、中西医并重”，再次重申：“扶持中医药和民族医药事业发展”。这不仅为我们勾画了中国特色社会主义卫生发展道路的宏伟蓝图，也从根本上确立了中医药在中国特色社会主义卫生发展道路中的地位和作用，为新形势下中医药事业的科学发展指明了方向，明确了目标，提出了新的更高要求。

近年来，我们把科学发展观的科学内涵、精神实质、基本要求、根本方法同中医药发展的理论与实践紧密结合，进一步明确了发展思路、目标任务和工作方法，推动中医药事业发展取得了显著成就，开创了新局面。我们必须认真贯彻十八大精神，坚定不移地把科学发展观贯彻到中医药事业发展的全过程，落实到中医药工作的各个方面。

必须更加自觉地把服务经济社会发展以及提高人民健康水平作为推动中医药事业科学发展的第一要义。中医药工作要服从服务于经济建设这个中心，服从服务于卫生改革发展全局，服从服务于人民群众对中医药服务的需求。必须加快中医药事业的科学发展，只有科学发展，才能有条件和有能力实现与西医药并重，才能保住在中国特色卫生发展道路中的地位和作用不受到动摇。只有科学发展，才能履行好中医医疗公共卫生服务的职责，不断满足人民群众日益增长的多层次、多样化中医医疗保健服务需求。要坚持发展不动摇，一心一意谋发展，着力把握中医药发展规律、创新发展理念、转变发展方式、破解发展难题、提高发展质量。要努力争取将中医药纳入国家发展战略，加快形成符合中医药科学发展要求的发展方式和体制、机制。要积极借鉴和吸取现代科技、现代医药的新理念、新经验、新成果，不断丰富和发展中医药理论和实践，在保持民族性、继承传统性、体现时代性、富有创造性中永葆中医药生机和活力。

必须更加自觉地把以人为本作为推动中医药事业科学发展的核心立场。健康是促进人的全面发展的必然要求，与人民群众的利益和家庭幸福息息相关。必须始终把实现好、维护好、发展好人民群众的健康权益作为中医药事业的奋斗目标，始终把维护和增进人民群众健康水平作为中医药工作的检验标准，大力弘扬“大医精诚”、“仁心仁术”的医德医风，充分尊重和实现人民群众对中医药服务的知情权、选择权、参与权和获得权，努力形成以人为本的服务模式，不断提升服务能力和水平，不断提高服务可及性，保证人人享有包括中医药服务在内的基本医疗卫生服务，努力实现中医药发展的成果由人民共享。

必须更加自觉地把全面协调、可持续作为推动中医药事业科学发展的基本要求。全面协调、可持续是实现中医药科学发展的基本要求。只有推进全面协调、可持续发展，才能化解制约中医药事业发展的各种不利因素，调动有利于中医药事业发展的各种积极因素，促进中医药各方面相互协调，实现中医药科学发展。要积极推进中医药医疗、保健、科研、教育、产业、文化“六位一体”相互协调，相互促进，相得益彰。要大力推进继承与创新，保持和发挥中医药特色与优势，使中医药形成更广泛、更深厚

的群众基础，获得更广阔的发展空间。要加强中药资源保护，实现有限资源的可持续利用。要加强中医药传统知识和技能的保护与发掘，防止传统知识和技能的流失与消亡。

必须更加自觉地把统筹兼顾作为推动中医药事业科学发展的根本方法。实践证明，统筹兼顾是实现科学发展的根本方法。要坚持一切从实际出发，正确认识和统筹兼顾中医药事业发展中的一些重大关系。要进一步统筹好中医药发展与卫生事业发展的关系；进一步统筹好中医药、民族医药、中西医结合共同发展的关系；进一步统筹好城乡、区域中医药发展的关系；进一步统筹好国内中医药发展和中医药走向世界的关系。不但要总揽中医药发展的全局问题，还要解决影响和制约中医药发展的关键问题，既保证做到整体统筹兼顾，又能够实现重点有所突破。

必须更加自觉地把解放思想、实事求是、与时俱进、改革创新作为推动中医药事业科学发展的精神实质。解放思想始终是推动中医药事业发展的强大思想武器，改革创新始终是推动中医药事业发展的强大动力。当前，中医药事业发展面临着许多新形势、新期盼、新要求，我们必须进一步解放思想，改革创新。要围绕深化改革成效，改进和创新发展理念。要运用中医整体观、系统论、辨证论治、"治未病"的精髓，加强中医药改革发展的宏观思考和顶层设计，注重改革的系统性、整体性、协调性和前瞻性，要坚持全局与局部相配套，治本与治标相结合，整体推进和重点推进相结合。鼓励大胆探索，勇于开拓，允许摸着石头过河，多做少说，务求实效。要围绕提高发展质量，改进和创新发展方式。要从注重中医医院发展，转变为既重视医院发展，又注重门诊部、诊所等中医药服务的多种组织形态共同发展；从注重中医医院的规模扩张，转变为既保持适度规模发展的同时，又更加注重特色优势建设和服务功能完善；从注重公立中医药机构发展，转变为既注重政府投入，又注重多元投资机制发展中医药事业。要围绕满足服务需求，改进和创新诊疗模式。要改进和创新中医医院办院模式，努力探索体现疾病发生发展规律的综合诊疗方法，要从单一的疾病治疗模式，转变为既重视疾病治疗，又重视预防保健、养生康复并融合一体的综合防治模式。要注重中医药理论实践与现代诊疗技术的结合，注重中医重点专科和学科建设，注重建立体现中医精髓的综合诊疗和一体化服务模式，注重院内中药制剂研发和应用，不断培育新的特色，不断形成新的优势，着力提高诊疗能力水平和临床疗效。要围绕完善发展环境，改进和创新体制、机制。科学合理的管理体制和工作机制是中医药工作有效运行的保障。坚持和完善在科学发展观指导下形成的"整体思维、系统运行、三观互动、六位一体、统筹协调、科学发展"的中医药工作系统及其运行机制；不断完善和运用科学的思维方式、思想方法和工作机制；不断完善和运用好中医药工作部门协调机制和上下联动机制，着力推进管理制度和管理方法创新，努力构建有利于中医药特色优势发挥的体制、机制。

三、2013年主要任务

（一）全力推进国务院《若干意见》贯彻落实，全面实施中医药事业发展"十二五"规划

《若干意见》是指导中医药发展的纲领性文件，《规划》进一步科学化、精细化了中医药事业发展的目标任务，必须更加深入、更加全面地贯彻落实。一要明确职责，抓好《规划》落实。在中央层面，做到任务明确到部门，责任落实到人，继续争取相关部门安排专项资金。在各地落实中，要明确专门的机构或部门，制订相应工作方案、计划、项目，特别要发挥省级中医药工作协调机制成员单位的作用，加强《规划》落实的统筹协调。二要结合实际，做好《规划》衔接。已经颁布地方规划的省份，要将国家层面规划有关内容纳入年度工作中安排落实；还在制定规划的省份，要以国家层面规划为依据，做好项目论证和安排，保证国家层面规划提出的主要任务、重点项目，能在地方规划中得到体现。三要督促检查，加强指导。要完善评估机制，制定绩效考评办法，开展对《规划》贯彻落实的督导检查。四要加强探索，完善政策。要进一步把《若干意见》确定的大政方针、目标任务细化实化，并转化为行之有效的政策措施和实施办法。

（二）全力推动中医药在深化医改中发挥作用，大力实施基层中医药服务能力提升工程

基层中医药服务能力提升工程是促进中医药在深化医改中发挥作用的重要抓手，要把其作为医改工作中的一项重点任务加以推进。一是加快推进基层中医药服务能力提升工程实施。还没有启动的省份，要加紧协调，完善方案，尽快启动实施。已经启动的，要按照目标任务加快推进，切实抓好落实。二是做好项目安排，争取资金保障。要做好项目安排及测算，积极争取财政投入。各地也要加强与有关部门协调，争取配套资金支持。三是巩固完善基本药物和基层运行新机制。要继续加强与相关部门协调，做好基本药物目录中药品种调整工作，各地要做好本地基本用药目录的增补工作，满足群众基本用药需求。要总结各地在基层中医药服务运行机制上的探索经验，逐步推行县乡村中医药人员一体化管理和柔性流动政策。落实鼓励使用中医药服务的医保支付政策。四是加强对公立医院特别是县级公立医院综合改革试点地区的联系与指导，推动中医医院与综合医院改革同研究、同实施、同监督检查。要就中医医院补偿机制以及支付方式改革等重点、难点问题组织开展专题研究，加强探索，完善政策。加强医院内涵建设，开展"以病人为中心，以发挥中医药特色优势提高中医临床疗效"为主题的持续改进活动。五是推动中医药在公共卫生发挥作用。一方

面，要落实好已列入国家基本公共卫生服务项目中的中医药健康管理项目，制定技术规范，加强考核评估。另一方面，要推动更多中医药项目纳入基本公共卫生服务项目，支持各地探索将中医药纳入重大公共卫生服务项目。继续推进“治未病”健康工程，强化技术指导和规范管理。进一步完善中医药参与重大疾病防治与突发公共事件应急工作的机制，推进中医医疗机构应急能力以及中医药防治新发突发传染病应急体系建设。

加强民族医药和中西医结合工作。开展重点中西医结合医院和重点民族医医院项目建设中期评估。加强民族医重点专科（专病）建设，制订民族医优势病种诊疗方案和临床路径。制定民族医纳入国家医师资格考试的标准和程序，推动符合条件的民族医纳入国家医师资格考试体系。继续开展全国综合医院中医药工作示范单位创建活动。

（三）全力推进中医药继承创新，努力实现创新驱动发展

创新驱动发展，是提高中医药综合能力和竞争力的战略支撑，要切实组织实施好中医药科技创新发展相关规划。一是推动中医药科技体制改革，构建中医药科技创新体系。做好国家中医药科技创新体系规划布局，以中医药服务需求为导向，促进产、学、研用结合，培育以企业为创新主体的产、学、研技术联盟，促进中医药创新资源高效配置和综合集成。二是完善中医药科技评估和成果转化机制。制定中医药科技绩效评价标准，建设中医药科技成果信息平台，推进成果转化基地建设，开展中医药转化医学研究。推进国家、省中医药特色技术和方药筛选评价中心建设，搞好抢救、普查、筛选、推广的工作。三是加快国家中医临床研究基地建设，抓好重点病种研究、信息共享系统、良性运行机制、临床科研规范和相关科研平台建设。四是推进中药资源普查试点工作。建设国家中药资源中心，加强中药资源动态监测和信息服务体系建设，探索中药材种子种苗和道地药材生产基地认证制度。

（四）全力推进中医药人才培养工程，不断提高中医药人才队伍素质

人才培养和提高队伍素质始终是中医药工作必须高度重视、常抓不懈的重要任务，要切实组织实施好中医药传承与创新人才工程。一是创新师承教育模式。抓好全国老中医药专家学术经验继承、优秀中医临床人才研修项目，加强名老中医药专家传承工作室和中医学术流派传承工作室建设。开展第二届“国医大师”评选表彰。二是推进中医药院校教育教学改革。继续开展教育教学改革试点，落实中医药高等院校省部局共建协议。做好农村订单定向中医类学生免费培养工作。三是继续开展中医住院医师、中医类别全科医生规范化培训试点工作，推进中医药职业教育和中医药行业特有工种职业技能鉴定工作。

（五）全力推进中医药文化建设，探索构建中医药传统文化传承体系

中医药文化是中医药事业发展的根基和灵魂，要切实组织实施好《中医药文化建设“十二五”规划》。一是探索构建中医药核心价值体系。挖掘、整理和研究中医药文化内涵、核心理念，凝练中医药核心价值理念和职业精神。二是推进中医药文化宣传普及。深入开展“中医中药中国行·进乡村、进社区、进家庭”活动，创新活动形式和内容，推进中医药深入基层、惠及百姓。三是推进中医药传统文化传承体系建设。加强中医药非物质文化遗产保护，加快中医药文化宣传教育基地和人才队伍建设。四是加强舆论引导。组织编写发布中国中医药事业发展白皮书。要完善新闻宣传制度，宣传中医药工作中的好做法、好经验、好典型，要自觉接受社会和媒体的监督，不断改进和完善工作，为中医药事业发展营造良好的舆论环境。

（六）全力推进中医药法制化、标准化、信息化建设，为中医药发展提供支撑

中医药法制化、标准化、信息化是中医药事业发展重要的基础性建设，要协调相关部门大力推进，取得实效。一是加快推进《中医药法》立法进程，力争尽快提交全国人大审议。二是全面贯彻落实《关于加强中医药标准化工作的指导意见》，实施《中医药标准化中长期发展规划纲要（2011～2020年）》，扎实推进中医药标准体系和支撑体系建设，加快中医药标准制修订步伐，不断提升标准制修订质量，加强标准推广应用和宣贯。三是组织实施好《中医药信息化建设“十二五”规划》，建设中医药综合管理信息平台。四是以规范中医医疗预防保健服务市场为目标，加强制度建设，完善工作机制，强化中医药监督能力建设，针对群众反映的突出问题，深入开展打击非法行医、整治虚假违法广告的活动，维护中医医疗预防保健服务秩序。

（七）全力推进中医药走向世界，积极发展中医药服务贸易

中医药走向世界是提升中医药国际影响力和贡献率的必然趋势，要组织落实好《中医药对外交流与合作中长期规划纲要（2011～2020）》。一是深化多边合作，密切与世界卫生组织的联系，推动签署战略合作协议；继续加强与欧盟、东盟、上合组织等组织的交流合作；利用多边平台，扎实推进中医药国际标准工作。二是拓展双边合作，重点加强与大国、周边以及发展中国家的交流与合作，建立高层次稳定合作平台。三是研究落实促进中医药服务贸易发展的政策措施，积极参与中外贸易谈判和贸易政策评议，开展服务贸易标准体系制订、人才培养、示范机构建设。四是指导和推动地方、学术团体等开展中医药国际合作，促进中医药文化国际传播。五是继续加强两岸四地联系，完善合作机制，拓宽合作领域，提升合作水平。

四、改进工作作风，提高中医药工作的科学化水平

当前，中医药事业发展进入了新的历史阶段，形势的发展、事业的开拓、人民的期待，都要求我们

以更加振奋的精神、更加优良的作风全面提高中医药工作的科学化水平。

作风正则人心齐，人心齐则事业兴。作风建设，关系党和人民事业的成败。十八大刚刚结束不久，新一届中央政治局就作出了改进工作作风、密切联系群众的八项规定，从制度上为改进工作作风、密切党同人民群众的血肉联系提供了保障。中医药系统改进作风，就要在坚定信念、振奋精神上下工夫，坚守中医药人的信念追求，牢固树立中医药的核心价值理念；就要在坚持以人为本、执政为民上下工夫，始终把提高人民群众的健康水平作为中医药改革发展的根本目的，多办顺民意、解民忧、惠民生的实事好事。就要在真抓实干、务求实效上下工夫，定下来的事情抓紧实施，部署了的工作一抓到底，确保各项工作落到实处，见到成效；就要在立足实际、实事求是上下工夫，坚持从实际出发，加强调查研究，善于观察、勤于思考，努力发现和把握规律。

这里，我着重就加强调查研究谈点意见。调查研究是做好领导工作的一项基本功，调查研究能力是领导干部整体素质和能力的一个重要组成部分。党的实事求是的思想路线，党的从群众中来、到群众中去的根本工作路线，都要求始终坚持和不断加强调查研究。

中医药部门始终坚持和不断加强调查研究，一要改进作风，经常深入实际，开展多层次、多方位、多渠道的调查研究，总结推广基层在实践中创造的好经验、好做法，帮助基层特别是帮助艰苦、贫困、边远、民族等地区基层解决制约发展的各种困难和问题，分类指导，使各项政策和工作部署更加符合客观实际，更能体现群众意愿。二要深入研究中医药事业发展面临的重大理论和实践问题，要开展好综合调研督导，注重调研效果；要开展一些针对性的专题调研，解剖典型，发现新情况、反映新问题，提出新思路。三要改进和完善调查研究方法，多与基层同志和群众交流沟通，听取意见，努力掌握第一手材料，重视基础数据的收集、甄别和分析，充分发挥和依靠专家的作用，传统手段与现代技术相结合，提高调研效率和科学性。四要重视调研成果运用，调查研究的根本目的是解决问题，要及时将调查反映上来的问题进行系统梳理、深入研究、探索规律、提出解决办法。五要建立顺畅的上下连通渠道，使基层的实情能够反映上来，中央层面的工作思路、部署、决策能够落实下去。

三、专论

深化医药卫生体制改革　促进卫生事业科学发展（节选）

卫生部党组书记、副部长张茅

（《求是》2012年15期）

四、坚持发挥中医药特色优势，统筹中西医协调发展

中医药是中华民族的瑰宝。实践证明，中医与西医优势互补、相互促进，共同维护和增进人民健康，已经成为中国特色医疗卫生事业的显著特征和独特优势。但是，目前中医也面临着扶持力度不够、服务领域缩小、优势特色淡化等困难和问题。

作为深化医改的重要配套文件，2009年出台了《国务院关于扶持和促进中医药事业发展的若干意见》，系统提出了中医药事业发展的指导思想、基本原则和主要任务。各级党委政府对扶持促进中医药事业发展的认识明显提高，对中医药工作的支持力度进一步加大，中医药服务越来越受到广大群众的欢迎和认可，中医药在防治疾病、促进健康方面的作用明显增强。

新医改注重中医药基础设施、人才培养、特色优势、学科发展等方面建设，初步形成了中医药医疗、保健、教育、科研、产业、文化"六位一体"全面协调发展的格局。注重发挥医保政策的引导作用，提高中医药报销比例，促进中医药服务利用。在2009年颁布的国家基本药物目录中，中成药所占比例达到1/3，中药饮片也首次纳入其中。加快基层中医药服务网络建设，重点抓好县级公立中医医院改造和乡镇卫生院、社区卫生服务中心的中医科、中药房建设。3年来，中央安排专项资金56.7亿元，完成382所县级中医医院建设项目投资计划，安排42.1亿元支持1960所市县级中医医院、民族医医院建设。中医药预防保健服务和健康管理内容已纳入国家基本公共卫生服务项目范围，推动中医药“进乡村、进社区、进家庭”，大力实施中医“三名”（名医、名科、名院）工程。过去5年，中医师占医师队伍的比重从10.3%提高到12.2%。

卫生部部长陈竺三论中医药发展

（《中国中医药报》）

一、如何在医改中体现中西医并重

医改应充分发挥中医药作用，深化医改为中医药发展带来契机，中医药发展为医改提供重要动力

中西医并重是我国卫生工作长期坚持的基本方针。中医药在我国具有独特优势，具有不可替代性。无论在理念上还是实践上，中医药对于疾病的预防、治疗、康复以及健康促进都发挥了很大作用。在当前深化医改工作中，应充分发挥中医药作用，深化医改为中医药带来契机，中医药的发展也为医改提供了重要动力。

中西医并重的方针要渗透到医改的方方面面。医保制度的建立，要制定更加有利于中医药的报销政策；基本药物制度方面，中医药应占有重要的位置、合适的比例；基层医疗机构的建设要有利于中医药进社区、进农村、进家庭，要培养能中会西的基层人才队伍，加强活跃在基层的中医专业队伍建设；促进基本公共卫生均等化，要纳入中医“治未病”的服务内容；公立医院改革方面，要重视中医医院发展和能力的提升，在县级公立医院改革中，有条件的地方要把中医医院改革列入。

二、中医药对我国医药创新价值何在

中医药作为医药创新源头的作用十分显著，现代科技和传统医药的融汇是中国医药学持续进步的力量

越是民族的，越是世界的。我国卫生事业发展不能离开基本国情，医药科技创新总要植根于这块土地。中医药是几千年临床实践中积淀起来的、有丰富遗产的传统医学体系，对中国医药的创新发挥了很大作用。屠呦呦因为发现青蒿素获得美国拉斯克临床医学奖。葛洪《肘后备急方》对青蒿治疗热病作用的描述，成为她当时重大发现的源泉。后来她应用化学方法，用乙醚使提取青蒿素的效率大为提高，并进一步证实了药物的作用。

王振义先生和我刚刚领取了美国全国癌症基金会的圣捷尔吉癌症研究创新成就奖。其中关于砷化合物的实验和应用成果，也是与中国传统医药紧密相关，是中西医汇聚的果实。可见中医药作为医药创新源头的作用十分显著。我国还有许多药物，如一些抗癌、抗白血病、治疗心血管病和免疫性疾病的药物，开发的根基都是传统中药。因此，中国医药的创新，不应该忘记中医药的贡献。

当前中医药的传承和创新，既有传统中医药工作者的贡献，因为他们是基础理论的继承者、发扬者，也有现代医学科技工作者的贡献，比如屠呦呦、王振义，他们都是学现代医学的，但后来都对传统中药产生兴趣，还有哈尔滨医科大学张亭栋教授，出身也是“西学中”。所以，现代科技和传统医药的汇聚融合，实际上也是中国医药学持续进步的力量。

现代信息技术，既不姓西也不姓中，在中医药科研中广泛应用于典籍归纳、大量复方记录和名老中医实践记录。这种现代科学与古老中医与时俱进的、有活力的聚合，应该大力提倡。

研究发展中医药，要坚持从“实践是检验真理的唯一标准”出发，进一步在确定和验证疗效上下工夫。最近有一些中医专家，运用现代科学的方法，做多中心、大样本的疗法和药物验证工作，这是个趋势性的方法。一个有效的疗法和药物，背后总有医理、药理的作用，其物质基础总可以被揭示。也许中医药的整体论思维以及用药上的复方组合，使得研究难度加大，但随着科学思维和技术方法的创新进步，逐渐会得到破解。

三、中医药如何更好走向世界

中医药从临床到科研，要更多纳入法制化、规范化和标准化范畴，获得广泛认可，加快走向世界步伐

对中医药物质基础的研究、作用机理的阐明，有利于中医药包括针灸等走向世界，因为这样我们跟西方医学的对接才有共同语言。中医药的发展，从临床到科研，要更多纳入法制化、规范化和标准化范畴。对有效中药要确保有效成分的存在，就要发展能够验证产品有效成分的标准化体系。无论是药品、治疗方法和技术，都要建立一个标准化平台，对疗效评估也要有标准。

王振义先生和我获得第七届圣捷尔吉癌症研究创新成就奖，这是该奖项首次颁发给美国本土以外的科学家。如果作为一个案例来分析，这说明对中医药的研究需要从三方面关注：一是砷剂在白血病治疗中的确切疗效，是经过多中心对照、反复验证过的；二是运用现代科技理念阐明了药物有效性的作用机理和物质基础；三是实现了标准化。通过研究开发标准化方案，与化疗相结合，并应用中西医都可以接受的现代指标来验证治疗效果。这项

成果使疗效、作用、机理都得到了充分体现，获得广泛认可。

另外，由于中药材取自自然界的药用植物、动物和矿物，因此对中医药的发展还要考虑生物多样性保护和可持续利用。随着一些品种因过度开发进入濒危状态，应更多考虑采用人工驯化的方法。比如，药用植物可人工栽培，对动物资源保护，可以开展人工养殖，而对能通过化学合成的制备药物原料，可充分发挥科技的作用进行合成。在这些问题上，我们应该统筹兼顾，促进人与自然的和谐共处。

（任　壮、巨　锋整理）

在创先争优活动中把中医药工作干得让人民群众更加满意

中共国家中医药管理局党组

（2011年9月30日）

党的十七大对以改革创新精神推进党的建设新的伟大工程作出了全面部署，明确提出在全党开展深入学习实践科学发展观活动和深入开展创先争优活动。根据中央办公厅转发的《中央组织部、中央宣传部关于在党的基层组织和党员中深入开展创先争优活动的意见》，国家中医药管理局党组制定印发了《关于在国家中医药管理局机关和直属单位基层党组织和党员中深入开展创先争优活动的实施意见》和《关于在全国中医药系统深入开展"为民服务创先争优"活动的指导意见》，明确提出以"为民服务"为主题，以深入开展"三好一满意"（服务好、质量好、医德好，群众满意）活动为载体，以发挥中医药作用为重点，以"把受人民群众欢迎的中医药工作干得让人民群众更加满意"为目标，深入开展创先争优活动，努力实现推动科学发展、促进社会和谐、服务人民群众、加强基层组织的总的目标任务。

一、中医药行业开展创先争优活动的重要意义

在党的基层组织和党员中深入开展创建先进基层党组织、争做优秀共产党员活动，是党的十七大部署的以改革创新精神加强和改进党的建设的重要活动之一，是巩固和拓展全党深入学习实践科学发展观活动成果的重要举措，是党的建设的一项重要的经常性工作。中医药行业各级党组织和广大共产党员站在开创中医药事业改革发展新局面、推动经济社会又好又快发展、建设社会主义和谐社会的高度，充分认识开展创先争优活动的重大意义。

1. 开展创先争优活动是巩固和拓展学习实践活动成果的需要。

这次创先争优活动，是在前一段深入学习实践科学发展观活动的基础上开展的，是与学习实践科学发展观活动紧密衔接的。学习实践活动是集中性主题教育活动，创先争优活动是推动基层党组织和党员立足本职发挥先锋模范作用的经常性工作，是学习实践科学发展观活动的延展和深入，对于巩固和扩大学习实践活动成果、进一步解决存在的突出问题、推动学习贯彻落实科学发展观向深度和广度发展，具有十分重要的意义。

2. 开展创先争优活动是在深化医改中全面贯彻落实两个《意见》的需要。

2009年3月，深化医药卫生体制改革全面启动。4月份，作为医改重要配套文件，国务院印发了《国务院关于扶持和促进中医药事业发展的若干意见》（简称《若干意见》）。2011年6月，卫生部和国家中医药管理局联合印发了《卫生部、国家中医药管理局关于在深化医药卫生体制改革工作中进一步发挥中医药作用的意见》。认真贯彻落实国务院和两部局的两个《意见》，在深化医改中努力发挥中医药特色优势和作用，为人民群众提供安全、有效、方便、价廉的中医医疗和预防保健服务，推动中医药事业持续健康、又好又快的科学发展，是当前和今后一个时期中医药工作的中心任务。围绕中心、服务大局，是对中医药行业各级党组织的根本要求，也是加强和改进基层党组织建设的重要任务。深入开展创先争优活动，必将进一步统一思想、振奋精神，坚定信心、攻坚克难，为全面贯彻落实两个《意见》、促进中医药事业科学发展提供强大动力。

3. 开展创先争优活动是进一步加强基层单位党建工作的需要。

党的基层组织是党全部工作和战斗力的基础，是落实党的路线方针政策和各项工作的战斗堡垒，做好抓基层打基础工作，对于夯实党执政的组织基础意义重大。多年来，局机关和直属单位基层党组织和党员队伍建设不断发展，为中医药事业改革发展提供了坚强的政治保证和组织保证。深入开展创先争优活动，必将有利于各级党组织按照党的十七届四中全会的要求，扎实做好抓基层打基础工作，促进基层党组织建设的内容形式、方法手段、体制与机制创新，教育引导基层党组织和广大党员从大局出发，深刻认识肩负的重大历史使命。

二、中医药行业开展创先争优活动的工作结合点

中医药行业开展创先争优活动

必须结合行业特点，找准切入点和结合点，才能深入持久、富有成效。

1. 坚持以人为本、为民服务，牢牢把握创先争优活动的出发点和落脚点。

中医药行业是直接面向群众、服务群众的服务行业和窗口单位，做好中医药工作说到底，就是要坚持党的根本宗旨和群众观点、群众路线，坚持以人为本，为人民群众提供安全、有效、方便、价廉的中医药医疗保健服务，这是全部中医药工作的根本出发点和落脚点，也应当是中医药行业开展创先争优活动的出发点和落脚点。要按照以人为本的要求，通过创先争优活动，着力解决好中医药服务特色优势还不明显、能力和水平还不高、覆盖面和可及性还较低，特别是在广大农村和基层社区缺乏中医药服务的问题，切实解决中医药工作在更新服务理念、增强服务意识、创新服务模式、拓宽服务领域、满足服务需求、弘扬大医精诚的医德医风等方面存在的问题。

2. 坚持在深化医改中全面贯彻落实两个《意见》，更好地发挥中医药在促进人民健康中的作用。

2009年3月印发的《中共中央、国务院关于深化医药卫生体制改革的意见》中提出，要“坚持中西医并重的方针，充分发挥中医药作用”。随后印发的国务院《若干意见》，包括了充分认识扶持和促进中医药事业发展的重要性和紧迫性、发展中医药事业的指导思想和基本原则、发展中医医疗和预防保健服务、推进中医药继承与创新、加强中医药人才队伍建设、提升中药产业发展水平、加快民族医药发展、繁荣发展中医药文化、推动中医药走向世界和完善中医药事业发展保障措施等10个部分内容，充分肯定了中医药学的重要贡献、科学地位、特色优势以及在保护人民群众健康中的现实作用，明确提出当前和今后一个时期发展中医药事业的指导思想、基本原则、发展目标、主要任务和保障措施，回答了长期以来困扰和制约中医药事业发展的一些重大理论认识和实践原则问题，为中医药事业发展开辟了广阔的空间，是指导中医药事业持续健康、又好又快科学发展的纲领性文件，也是深化医药卫生体制改革的战略性决策。前不久印发的两部局《发挥作用意见》，也从统筹做好公立中医医院改革试点工作、贯彻落实基本医疗保障制度中鼓励利用中医药服务政策、进一步加强基层中医药服务网络建设、在基本公共卫生服务中进一步发挥中医药作用、在建立国家基本药物制度中体现中药特点、加强中医药人才培养6个方面，提出了进一步发挥中医药在深化医改、促进人民健康中的优势和作用的目标任务。全行业正在结合深入开展创先争优活动，为完成这些目标任务而努力奋斗。

3. 坚持三观互动、系统运行，促进中医药事业全面协调可持续发展。

在深入学习实践科学发展观活动中，党组和全行业取得了“整体思维、系统运行、三观互动、科学发展”的共识，并取得初步成效。当前全行业继续坚持三观互动、系统运行的工作理念，推动创先争优活动不断深入。党组提出，中医药工作要做到“三观互动”，就是要按照马克思主义的世界观、方法论，把微观、中观、宏观的中医药工作，看成是一个系统运行的有机整体，并辩证地、科学地认识各个层面工作相互联系、不断发展的工作规律，推动中医药医疗、保健、教育、科研、产业、文化、对外交流与合作“七位一体”的全面协调可持续发展。

在宏观层面，要积极争取有利于中医药发展的外部环境，从推动建立中医药党政领导科学决策机制、推动建立和完善中医药法律法规体系、推动贯彻落实中西医并重深化医药卫生体制改革、推动建立中医药相关部门协调机制、促进形成中医药财政投入保障机制、推动制定和实施中医药继承创新科技发展规划、推动制定和实施中药科研产业发展规划、推动制定和实施中医药传统文化发展规划、推动制定和实施中医药政策研究与标准化建设规划、推动制定和实施中医药社会团体学术组织建设规划等10个方面解放思想、下真工夫，综合协调、统筹发展，努力形成体制、机制和战略规划。

在中观层面，要着力在加强中医药行政管理体制建设、积极转变政府职能、加强中医药服务体系和网络建设、加强中医药科研与服务能力建设、实施中医药发展战略促进中医中药统筹协调发展、努力提高中医药人才培养质量、推进中医药文化建设和科普知识宣传、加强中医药信息与统计规范化科学化建设、推进中医药国际交流与合作、加强中医药队伍自身建设等10个方面解放思想、真抓实干，解决问题、促进发展，努力形成体制、机制和战略规划。

在微观方面，必须坚持以人为本，始终牢记把人民群众放在心上、把人民群众当亲人，始终把满足人民群众对中医药服务的需求、不断提高人民健康水平作为中医药工作的出发点和落脚点，通过创先争优活动，不断把受人民群众欢迎的中医药工作干得让人民群众更加满意。

4. 坚持创新载体、改进方式，不断为创先争优活动注入新的活力。

创先争优活动一开始，就明确了创先争优活动要与参与和促进深化医药卫生体制改革、深入贯彻落实国务院《若干意见》结合起来，与进一步落实和巩固学习实践活动整改任务结合起来，与抓好医院管理年活动和行业纠风工作结合起来，与局机关和直属单位正在开展的推进学习型党组织建设和学习型组织、服务型机关、和谐团队“三项建设”、“讲党性、重品行、作表率”、“创建文明机关、争做人民满意公务员”和“基层满意公务员”等活动结合起来，将这些工作和活动作为创先争优活动的重要载体。以后又不断运用新的载体，如进行领导点评、开展公开承诺、加强宣传引导、表彰学习先进、实现“十二五”良好开局等，努力使载体有动力、好参加、能评价、见实效，不断调动广大党员围绕中心、立足岗位、创先争优的热情和积极性，不断营造学习先进、崇尚先进、争当先进、赶超先进的创先争优良好氛围和局面。

这次创先争优活动还高度重视加强中医药系统创先争优活动的行业指导工作，活动一开始就成立了全国中医药行业创先争优活动指导机构，与各地建立了专门的工作联络机制，加强日常工作联系、沟通和指导。党组多次在全国中医药工作会议、医政工作会议上，与业务工作一并明确提出行业开展创先争优活动的工作部署和要求。局领导和局各部门领导及局活动办领导到基层调研督导工作时，注意加强对行业创先争优活动情况的了解、点评和指导，注意发现、推荐创先争优先进典型和先进事迹，努力推动所到地方行业创先争优活动的深入开展。今年5月份，国家中医药管理局召开全国中医药系统创先争优活动工作交流视频会议，交流了重庆市中医院、广东省中医院、中国中医科学院广安门医院、云南省彝医医院、广西中医学院附属瑞康医院、吉林省中医管理局、国家中医药管理局医政司开展创先争优活动的经验。在最近召开的全国中医医院为民服务创先争优经验交流会上，又对北京房山区中医院、河北迁安市中医医院、山西中医学院附属医院、黑龙江中医药大学二附院、上海市中医医院、南京市中医院、山东兖州市中医院、郑州市大肠肛门病医院便民利民、为民服务的情况和经验进行了交流，有力地指导行业创先争优活动不断推向深入。

三、中医药行业开展创先争优活动的成效特点

中医药行业紧密结合在医改中全面贯彻落实两个《意见》、结合医院管理年活动和行业纠风工作、结合落实学习实践活动整改任务、结合推进学习型党组织建设等一系列活动，创先争优活动取得了较好的成效，展示出以下4个特点。

1. 紧紧围绕让人民群众更加满意推进活动。

党组深刻认识创先争优活动是推动科学发展、服务人民群众、树立行业形象、彰显队伍风采的一个非常好的工作契机和实践平台。“简、便、验、廉”的中医药服务在维护人民健康、缓解群众看病贵等方面发挥着重要作用，也优化着有限的卫生资源和医保资源。在推进创先争优活动中，党组将局创先争优活动的目标进一步具体化为“把受人民群众欢迎的中医药工作干得让人民群众更加满意”，强调党组关于“整体思维、系统运行、三观互动、科学发展”工作理念和运行机制的根本核心是“以人为本”，要求局机关和直属单位的每一个基层党组织、每一名党员和每一个岗位的同志们，做每一项工作都要时刻把人民放在心上，都要把本职工作做得让人民群众更加满意，真正让人民群众感受到创先争优活动带来的变化和实惠。目前，把受人民群众欢迎的中医药工作干得让人民群众更加满意，已经成为中医药系统创先争优活动的共识和行动。

2. 紧紧围绕贯彻落实两个《意见》推进活动。

国家中医药管理局紧密结合在医改中全面贯彻落实两个《意见》，围绕中心、立足岗位、创先争优。在创先争优活动的激励和推动下，全行业努力把自身工作干得更好，干得让人民群众更加满意，中医药事业取得新的进展和成绩。全国中医医院床位增加到约48万张，年门急诊人次增加到3.5亿左右，服务能力明显增强。开展中医“治未病”服务试点的医疗机构已达103家，评价结果显示接受“治未病”服务人群的健康状况得到改善，受到群众欢迎。加强中医药继承与创新工作，争取到投资30多亿元，启动了16个国家中医（民族医）临床研究基地建设，建立了108个重点研究室和388个三级实验室，取得一批科研成果。评选出首批30位“国医大师”，建立了323个重点学科建设点，近2万名中医师接受了中医全科医师岗位的规范化培训，近10万名乡村医生参加了中医专业中专教育。这些成绩有效地提高了中医药临床疗效和服务水平，更好地满足了人民群众日益增长的中医药医疗保健服务需求。

3. 紧紧围绕发现树立和宣传典型推进活动。

创先争优活动开展以来，国家中医药管理局重视发现、树立和宣传先进典型的工作，努力把学习全国重大典型与学习身边典型结合起来，力求用身边的事教育、感召和激励身边的人。中医药行业已经先后推出30多个先进集体和10多名先进个人，并将他们的先进事迹刊登在局政府网创先争优专栏中，号召全行业向他们学习。《中国中医药报》也陆续刊登了部分先进典型的专题报导。

4. 紧紧围绕深入开展“三项建设”推进活动。

国家中医药管理局坚持以人为本、执政为民，结合近年开展的学习型党组织建设和学习型组织、服务型机关（单位）、和谐团队“三项建设”，促进创先争优活动不断深入。党组高度重视领导干部学习提高工作，在通过多种学习方式提高大家学习力的同时，坚持按照中央关于大规模培训干部的要求，扎实做好2006～2010年5年脱产进修规划收官之年的落实工作，局机关和直属单位的89名局管司处级党员领导干部脱产进修率达到91.3%，其中43名处级领导干部脱产进修率达到100%。各级领导干部带头深入基层调查研究，满腔热情地与基层同志一起研究问题、解决问题，局机关面向基层、局属医院面向社会，服务能力、服务水平、服务质量都有很大提高，受到基层和社会的广泛好评。各级党组织通过开展丰富多彩、形式多样的主题党日、主题实践、主题报告、文体活动等，内增素质、外树形象，努力打造和谐团队，有效地增强了各部门各单位的凝聚力和战斗力，为全面完成党组中心任务，提供了坚强的政治动力和组织保证。

四、中医药行业开展创先争优活动的主要体会

通过一年多的创先争优活动，我们有5点主要工作体会。

1. 深入开展创先争优活动必须坚持围绕中心、服务大局。

要坚持把创先争优活动放到深化医药卫生体制改革、落实两个《意见》、促进中医药事业发展的大局中去谋划、去部署、去推进，突出行业特色，带动业务工作，使创先争优活动成为推动业务工作更有力、活动成效更明显、人民群众更满意的经常性动力。

2. 深入开展创先争优活动必须坚持立足本职、建功立业。

要充分利用好创先争优活动这个载体，调动和激发广大党员岗位成才的主动性和积极性，努力增强业务能力，不断提高自身素质，立足本职岗位创先进、争优秀，使创先争优成为广大基层党组织和党员的价值取向。

3. 深入开展创先争优活动必须坚持可近可信、可比可学。

要更加注重典型引路，突出示范带动作用，注意发现身边的先进典型，用身边事教育身边人，使广大基层党组织和党员学有榜样、赶有目标，带动全行业的创先争优。

4. 深入开展创先争优活动必须坚持注重树立、善于宣传。

坚持将树立先进、宣传先进贯穿创先争优活动全过程，及时宣传、表彰创先争优活动中涌现出来的先进典型，弘扬良好的医德医风和行业正气，营造学习先进、崇尚先进、争当先进、赶超先进的良好氛围。

5. 深入开展创先争优活动必须坚持解决问题、务求实效。

为人民群众提供优质价廉的中医药医疗保健服务，是中医药行业一切工作的出发点和落脚点，要使创先争优活动成为学习实践活动成果的巩固和延展，千方百计地解决影响行业发展与和谐的实际困难和问题，才能真正达到预期目标，取得实实在在的成效。

科学选定中医发展道路

山西省政协副主席周然

（《中国中医药报》）

科学技术的发展与提升是一个动态的过程，其发展道路必然会随着社会的进步与时代的变迁，不断对其进行选定、调整和再调整，只有这样，才能使科学技术成为社会进步的动力和时代发展的推手，并使自身在社会变革中不断发展壮大，反之就会被社会和时代所淘汰。中医学作为最具我国原创特色的人体生命科学，其在当今科技及社会条件下的生存与发展又到了一个重要的转折关头，现就当代中医发展道路的选定与调整问题直陈己见，以就正于贤哲。

一、中医发展道路的基本要义

关于中医发展道路这一命题，“发展”是问题的核心，“道路”是问题的关键。按照唯物辩证法的原理，所谓“发展”一说，就是指事物由弱小到强大，由低级到高级，由落后到先进，由陈旧到崭新而不断运动变化的趋势与过程，而所谓“道路”则是指事物实现运动变化的最佳路径及其速度。即使仅从字面解读，“道”从首从车，强调的是智慧和速度，“路”从足从各，重视的是行进和力量，就此而言，中医发展道路的基本要义，就是研究和探索中医如何实现不断进步、提升、壮大、创新而必须遵循的客观规律及其采取的正确途径，并具有发展速度和力量的含义，也就是要从根本上解答中医“要不要发展”、“向何处发展”、“如何发展”等关键问题。简而言之，对于中医发展道路基本要义的求证，应当牢牢掌握3个重要特征：

追求发展的必然性。运动是任何事物存在的基础，发展是科学技术存在的前提。纵观人类创造科学（包括医学），并将其作为认识和利用自然（包括生命）的有效工具的历史，本身就是一部不断探索、不断完善、不断发展的历史，没有一气呵成、一蹴而就、一成不变的科学。换言之，科学的生命力取决于自身的发展力，当某种所谓科学失去了发展的动力之时，也就失去了存在的合理性和必要性。中医学从诞生之日起，一直以其旺盛的发展动力长期立足于各学科前沿，并引领各学科发展的方向和潮流，不仅为民众的健康和民族的繁衍作出了不可磨灭的贡献，而且为科技发展提供了一个足资借鉴的成功范式，如果没有持续的发展，也就不会有今天的中医学，正是追求发展的必然性，决定了中医学存在的合理性，这一点是毋庸置疑的。

发展道路的时代性。任何一门科学发展道路的选定，从来就不是孤立的，而是与不同时期社会文化和生产力水平密切相关的，学科之间也总是相互启发、优势互补、广泛联系的。中医学的历代先驱，总是能够不断汲取、吸收各个时代科技文化发展的先进元素，并将其内化为自身发展的动力和源泉。先秦两汉以前，正是由于广泛吸纳当时科技文化的成果，始能成就了中医理论体系和独特诊疗方法的建立；唐宋金元以后，正是由于不断借鉴不同时代科技文化的精华，从而造就了中医学独领前沿、超常繁荣、历久弥新的辉煌成就；及至明清两代，正是由于成功汲取历代科技文化的成就，从而促成了温病学等重要医学理论的创立……我们今天强调的所谓“继承中医特色”，首先应当注重继承的精髓就是中医所固有的开放理念、借力智慧和融合技能。

发展道路的延展性。科学的发展，总是围绕特定目标和方向而前行和推进的，这就要求发展道路也必须是根据既定目标和方向不断延伸和拓展的，这就是发展道路的延展性。任何一门科学在选定和调整发展道路之时，必然会将直指发展目标的延展性放在突出位置。中医学发展的目标由两个要素决定，一是满足社会需求，二是不断壮大自我，满足需求是自我壮大的动因，自我壮大是满足需求的条件，二者相辅相成，缺一不可，只有发展道路的不断延展，才能最大程度地满足社会需求，才能增强自身发展的速度与能力。反之，当其对社会需求的满足程度弱化和自身发展速度滞缓之时，就是发展道路偏离目标或失去了应有的延展性，就应当深刻反思“过去时”、准确把握“当前时”、合理研判“未来时”，从而选定正确的发展道路。

二、当代中医发展道路的历史机遇

发展道路的时代性特征告诉我们，选择与调整发展道路，很大程度上取决于机遇自身的成熟度、捕捉机遇的敏锐性和把握机遇的准确性。就当前中医发展的时代机遇而言，突出表现在“3个强力”方面：

国家政策的强力保证。在和平稳定繁荣进步的发展时代，国家政策在选择发展道路中的作用十分重要。新中国成立伊始，党和政府迅速把中医发展问题提上了重要议事日程，果断终结耗时费力、空泛无物的所谓“存废之争”乃或“体用之争”，高瞻远瞩地作出“中国医药学是一个伟大的宝库”的科学判断，将“团结中西医”纳入国家的大政方针，特别是在国民经济尚未完全恢复的情况下，将中医人才培养纳入现代教育体系，建设了一大批各级各类中医院校和医疗机构，广大中医药工作者在疾病防治和养生康复方面的重要作用得到了有效发挥。改革开放以来，国家确立“中西医并重”的方针，创造性地将“发展现代医药和我国传统医药”纳入了宪法规定，并颁布实施了《中医药条例》，明确了中医的法律地位，组建了国家中医药管理局，形成了科学有效的中医药事业管理体制。尤其是近年来，中医更是遇到了一个空前良好的政策环境，党的十七大报告历史性地提出“坚持中西医并重”、“扶持中医药和民族医药事业发展”，出台了《国务院关于扶持和促进中医药事业发展的若干意见》，“十二五”规划中将支持中医药事业发展列为完善基本医疗卫生制度的6项重点任务之一，随着经济社会的发展，中医药事业投入持续增长，不断创造历史水平，中医医疗、教育、科研系统的基础设施、技术装备显著改善，发展条件与实力不断充实壮大，中医药服务项目纳入了全民医保和新农合统筹范围，形成了法律法规、行政管理、经济投入、科技教育、临床医疗等全方位的保障网络和医疗、保健、科研、教育、产业、文化“六位一体”的发展格局。

当代科技的强力召唤。人类认识物质世界乃至生命的基本原理是互通的，基本成果是共享的，发展进程是相互激励、相互感召的。在千百年的发展历程中，中医既是所有科学进步过程的参与人和贡献者，也是各种科技进步成果的受益者或共享人。目前，当代科技发展进入了一个全新的时期，物理科学、化学科学、生命科学、天文科学、地质科学以及人文社会科学的发展日新月异，已经远远超过了当初西方科学刚刚引进中国之时的水平，或者说已经不再是我们所熟知的原貌。这些成果一次次对中医产生震撼和召唤，不断对中医再度崛起产生激励和鞭策，又以他们的突破为中医提供灵感和养份，更为中医的发展提供手段和工具，从而使中医固有的敢为人先、不居人后的天然本能被激发起来，使本来就是科技发展生力军的作用充分发挥出来，进而开创持续发展的崭新局面。

同时，半个多世纪的中医高等教育，使中医的人才结构发生了巨大的变化，一批批具有扎实中医理论功底和现代科技素养的人才，逐步成为中医队伍的主体，博士、硕士成为中医研究的骨干。知识结构的多元化和发展理念的科学化，为中医的再度崛起注入了新的活力。新型人才体系的最大优势在于，坚信中医能通过变革图新实现对主流医学地位的回归，坚信中医对生命本质认识的科学性和对疾病本质把握的合理性，坚信中医与现代科学在本质上能够实现互融互通，坚信任何科学的发展成就都可能成为中医发展借鉴的元素。先进的人才必将引入先进的理念，不断整合先进的资源，不断借鉴先进的手段，进而为中医复兴之路提供巨大的新型动力。

公众健康的强力需求。人民群众的健康需求是随着经济社会发展和生活水平改善而不断变化和提升的过程，从而也决定了中医学也必须是不断进步、持续发展的学科。中医药作为几千年中华民族防病治病的重要手段，在我国人民群众中扎下了深根，不仅具有直接的服务需求，更具有深厚的文化认同和情感依赖，这也正是近代以来有人多次鼓噪“取缔”、“废止”而未能得逞的根本原因。然而，社会的需求是动态变化的过程，随着人民群众生活水平和健康理念的不断提升，必然会不断提出新的更大的需求，要求中医不断主动适应社会变化，始终保持持续发展的强大生命力，进而对发展道路不断作出科学审视和战略调整。

令人欣慰的是，在当代中医界，发展愿望正在持续涌动、发展优势正在持续发酵、发展前景正在持续吸引，进而聚合成为足够的发展动力。翻开现代众多中医理论著作与学术期刊，给人的第一印象就是人人都在探索求新，尽管由于各种各样的原因，使得这种探索从一开始就充满了艰难，但总体而言，研究的触角已不再停留于一方一药的验证，不再停留于经验论证或直观分析，现代科学方法渐成主流，进而使国家科技部门设立重大专项、自然科学基金乃至“973”计划等高端研究成为现实，先行先试，众行众试的格局已现雏形。探索已经开始，突破必将不远，这正是中医赖以发展的基本动力。

三、中医发展道路的规划设计

如前所述，中医发展新的历史机遇已经到来，中医发展的动力源泉始终不竭，接下来的关键就是如何发展、怎样实现可持续发展的问题，也就是中医发展道路科学抉择的问题。

继承是决定发展道路的前提。中医的历史是传承的历史，离开中医自身的优势谈发展，是毫无意义的。立足于研究生命、探索健康、防控疾病这一本体，中医的优势集中体现在对生命实质及生命现象的整体认识，对疾病发生发展不同环境、不同时段、不同个体的具体把握，也就是整体观念和辨证理论，这是中医的核心，在此基础上，以人体为主要观察对象，以临床为主要研究平台，以脉证为主要研究参数，以转归为主要判定指标，是中医千年发展的最有效途径。只有遵循中医自身的规律，保持中医自身的优势，突出生命信息的整体，把握疾病转归的“关键”，立足辨证论治的特色，谨守临床研究的路径，才能使中医发展道路不会偏离中医的核心目标与方向。

开放是决定发展道路的关键。开放是中医的固有传统，正是由这种开放的精神所决定，《黄帝内经》才能吸收当时几乎所有科学的精华而成为不朽的百科全书，吸收先进的冶铁制陶技术成就了中医的针灸拔罐技术，借鉴唐宋学科分化及学科分类的模式形成了内、外、妇、儿的专业学科，引进大量外来动植物内化同化为许多名贵中药材，借助宋明时期的学术开放与学术争鸣的社会大势，推动了金元医学的百家争鸣，凡此种种，不胜枚举，可以说没有开放就没有中医。今天当我们再度审视中医发展道路之时，必须把开放作为一个决定性因素，不论是生命科学、基础科学、应用科学、新兴科学、人文科学，只要其研究成果有利于中医的发展，都应当吸纳进而内化为中医的元素，努力实现中医与各学科的有机互动，优势互补，走出一条开放兼容、整合同化的发展道路。

创新是决定发展道路的根本发展的核心是创新，没有创新就没有发展。历史把我们推到了新的起点，正是凝聚创新意识、展示创新能力的大好时机。我们的古人从来就不乏创新的理念，当医学术语体系尚不健全之时，大胆借用哲学术语作为表达医学内涵的工具，形成了全新的古代医学体系；当观察人体的手段严重缺乏和落后之时，仅凭目测耳听指压手摸的原始方法，把人体所有的外在表现如面色、神态、脉象、舌苔等几乎所有细节掌握得淋漓尽致；当给药途径限制疗效之时，天才地将水煎酒浸等化学提取技术引入，有效地保证了药效的发挥。当下，我们创新的着力点同样可以从 3 个方面探索，一是按照综合—分化—再综合—再分化的发展轨迹，积极推进中药学内部学科的分化，使生命科学内涵剥离出来，自成体系，不属于生命科学范畴的内容分化后交由专人研究，并使其研究与生命科学的研究相互支持、相互促进，而不是相互替代，以此为基础，促进中医自有术语体系的建立和完善；二是从根本上理解古人之所以仅用目测实属技术局限，只要有可能，完全可以使望诊延伸到肉眼不可见的所有需要观察的部位，以此采集信息实现辨证论治，其他如闻诊、切诊同样能够如此，所以，创新的思路就可以把诊断技术的创新放在突出位置；三是口服、外敷等给药途经虽然科学，但原生态药物的特性决定了吸收的缓慢，而材料科学的进步为我们提供了先进的武器，借助材料工程、制药工程和其他生物工程的手段，为中药从根本上变革提供了可能。

总而言之，机遇已经到来，动力正在聚合，走出一条着眼中医优势、遵循中医规律的继承之路、开放之路、创新之路，一定是一条灿烂光明永续发展的道路。

医院要以“基地”建设为契机加快发展 学校要为附属医院的发展提供强大的母体支撑

——安徽省委常委、常务副省长詹夏来在安徽省中医院慰问住院老红军、老干部时关于中医药的论述

（《中国中医药报》）

中医临床研究基地建设是国家发改委和国家中医药管理局一项重点建设项目，省委、省政府高度重视，项目建设已列为省政府重点工作内容之一。安徽既是中草药资源大省，也是南新安、北华佗两大中医学术流派的发源地和汇聚地，还有一批德高望重、医术精湛的名老中医，学术优势和人才优势是我省发展中医药事业的有力支撑。国家有关部门对我省中医药事业的发展给予很高的关注，省委、省政府也出台了一系列发展政策和建设举措，医院要以“基地”建设为契机，进一步加快发展，在“基地”规划上要高起点，在建设上要有前瞻性。

学校和医院的发展是相辅相成的，学校要在博士点建设上取得突破，增加硕士点的覆盖面，争取早日建设成为安徽中医药大学，为附属医院的发展提供强大的母体支撑，医院在加强自身发展的同时，要加大对基层中医院的扶持力度，为群众提供更多、更好的中医药医疗卫生服务。

（殷玉磊、陈小飞整理）

定西市要千方百计做大做强　成为名副其实的“中国药都”

——甘肃省省长刘伟平在甘肃定西调研时关于中医药的论述

（《中国中医药报》）

中药材是定西的特色优势产业，在面临全国同类地区竞相发展的形势下，定西市要千方百计做大做强，在竞争中将优势进一步扩大，使定西成为名副其实的“中国药都”。要科学建设中医药产业园区，形成园区内产业循环发展的格局。要引进有实力的知名企业入驻产业园，集中提供优惠政策和优质服务，把园区建成全国一流的中药材生产基地。要依托有实力的企业，强化科技创新，大力支持企业研究开发具有自主知识产权的新产品，提升产品科技含量。要高度重视品牌效应，增强品牌意识，实施品牌战略，支持企业创造和培育自己的知名品牌，提高产品的加工档次和水平，提升市场影响力和竞争力。省政府各有关部门和定西市要加强市场秩序管理，打击假冒伪劣等影响市场的违法行为，为企业发展创造良好的环境。

（白德斌、杨敬科、乔建安整理）

充分发挥陇药独特优势　做大做强陇药产业

——甘肃省委副书记、甘肃省陇药产业发展协调领导小组组长欧阳坚在甘肃中医学院附属医院等地调研时关于陇药产业发展有关问题的论述

（《中国中医药报》）

要充分发挥陇药独特优势，坚持走产、学、研结合的路子，加强新技术新产品研发创新，加大扶持推进力度，进行产业化系列开发，推动陇药产业做大做强。

要加强陇药加工应用企业与种植基地的结合，大力推广陇药标准化种植技术，合理规划布局陇药种植区域，从源头上确保陇药的优质品质。要把产、学、研紧密结合起来，加强创新研发、生产加工和医疗应用等环节的协作配合，不断推进陇药产业实现新的突破。要积极研究解决陇药产业发展中的突出问题，完善扶持政策，推动陇药产业转型跨越发展。

甘肃中医学院附属医院要发挥自身优势，加强对陇药的研发使用，加快转化陇药研究开发成果，把优质陇药更多地投入中医治疗中，推出更多甘肃特色中医治疗项目，培养更多中医药特色人才。

（杨敬科、田文华整理）

四、论坛

中医发展应“改革开放”

国医大师邓铁涛

（《中国中医药报》）

2012年5月23日《中国中医药报》第3版刊发一文《扬长避短是中医的长生之道》，文中称中医应“扬长避短”，怎么扬长？扬什么长？怎么避短？避什么短？长短由谁来做判官呢？就此，我也谈点自己的看法。

如何评判中医的长短

孰为长，孰为短？谁能评判何病为中医所长，何病为中医所短？恐怕全中国也找不到这样一个人。

2002年，我曾就《中医优势病种专家调查及其理论探源》（《江苏中医》2011年第9期）一文在《新中医》发表评论（《〈中医优势病种专家调查及其理论探源〉读后》），该文对中医、西学中、西医三类专家各35、36、34人进行中医优势病种调查，其中调查对象中医年资短者占大多数，这样得出的结果没有可比性。因为根据学术素养，西医是百分之百为西医学，西学中有百分之六七十为西医学，中医也百分之五十为西医学，被调查者不具有代表性，反馈的信息没有说服力。文中还举例白内障为中医的劣势病种之一，岂不知当年毛泽东患的白内障是由中医眼科专家唐由之做的手术。显然绝对化地将白内障归为中医所短就错了。

又比如冠心病，西医有心脏搭桥手术、支架介入疗法，一个西医高校附属医院心血管病科的科主任就说他们的病房已经把中医开除了。这也是当法官，判断冠心病不是中医所长，是中医所短了。这个说法也是错的！广东省中医院有从美国回来的擅长搭桥手术的心脏外科博士生导师，另外还有一位支架介入疗法的能手、西医博导，因为看到了中医的疗效，结果这两位专家都提出拜中医为师，要学习中医。谁对谁错，事实就摆在那里。

中医长在哪里

《扬长避短是中医的长生之道》文中提到西医手术治疗急性阑尾炎、急性梗阻性胆管炎有很大的优势，治疗急症即是中医所短。对此，我

要讲段历史，广州中医药大学曾开展第3期高级西医学习中医班，简称95高研班，实行新的教育方法，即在临床中搞科研，在实践中学习。当时由学校组织了十来个老师，带着70多位讲师、主治以上西医学员到部队的157医院搞科研，重心是脾胃学说研究。

1960年，因经济困难很多战士吃瓜菜代替粮食，患肠梗阻的病人不少，之前肠梗阻病人是肯定要开刀治疗的，纳入脾胃学说研究课题后，开不开刀先请中医会诊再决定。举其中两个例子：有一位肠梗阻战士腹痛剧烈难忍，铁床架都掰弯了，学校针灸科主任司徒龄教授会诊后，用耳针在耳朵上扎了几针疼痛就缓解了。还有一例也是肠梗阻病人，收住院后，主管医生报告说该战士肠鸣音突然消失了，问我是不是需要马上开刀。我去看后，发现患者舌头上有剥苔，剥苔处产生了新苔，凭这一点诊断肠鸣音消失是病情的转机，无需开刀，于是予大承气汤灌肠，免除了患者开刀之苦。还有一个婴幼儿患肠套叠，也采用中医的办法治好了。

上世纪60年代，广州市某西医院接诊一误吞螺丝钉的男婴，患者才出生10个月，六角螺丝钉长约4厘米，院方和家属希望螺丝钉能自行排出，但治疗观察两天没效，第三天病孩开始高热、抽搐，院内会诊认为患者年纪太小难以忍受全麻手术，只有请中医会诊。广州中医药大学第一附属医院外科教研室张景述主任诊查后，用骨炭粉调米粥给病孩喂食，稍后予服适量蓖麻油。约十小时后，螺丝钉自肛门顺利排出，表面如电镀一般沾满了骨炭粉，病孩诸症状随之缓解，继服退热中药方而愈。

又比如航天运动病，发病率是50%，防治航天运动病是世界的前沿、尖端课题，中医是短还是长呢？航天部把北京中医药大学方剂学的学科带头人王绵之国医大师请去给航天员调理身体，而且带中药上太空。结果，我国航天员无一人发作航天运动病。还有，2003年SARS暴发，这是中西医都没看过的病，这能说是中医所长还是所短呢？

中医发挥长处需要舞台

邓小平同志一再强调检验真理的唯一标准是实践，这对于中医也同样适用。下面举两个实践的例子。

甘肃舟曲特大山洪泥石流灾后，一位姑娘失去了双亲，自己的双下肢也严重受伤，甘肃省的西医专家和北京来的专家一致认为要实行截肢以保命。甘肃省卫生厅厅长请来中医专家会诊，提出用中医方法可以不用截肢。刘厅长决定采用中医专家的意见，结果把姑娘的双腿保住了。

印尼苏加诺总统患病，请西方名医会诊，也请中国名中医共同会诊，当时周总理委派西医吴阶平先生和中医岳美中先生参加。西方的名医主张把苏加诺的一只肾切除，岳美中却认为用中药加针灸可以不切肾，苏加诺最终采用了中医的方案。据说，西方名医不以为然，特意留下不走要看中国的笑话。其结果，果如岳老所言，无需切肾，苏加诺病愈了。

上两例我都没有亲眼目睹，但都是事实。中医要自强，还要有舞台，假如没有卫生厅厅长的支持，没有为外国元首会诊的机会，便不会有上述实践的例子。但归根结底，中医药学术的过硬与不断提高才是中医药学长生之道。

中医发展应“改革开放”

中医学越来越萎缩，而西医学越来越扩张，面对这一现状，中医退缩了，这不是进取的战略，而是退却的战略。

中医发展战略应该是什么呢？我认为是自信自强，改革开放！首先，对有五千年文化历史的伟大的中医学要有自信心。毛泽东说：“中国医药学是一个伟大的宝库，应当努力发掘，加以提高。”这为中医药发展指明了方向，中医要自信、自强，积极发展，不断创新，不然怎么能够“长生不老”？

此外，中医学应当改革开放。改革，就是中医药教育、医疗体系要中国化，按照符合自身发展规律去改革。当前教育出来的学生对中医的信心不足，医院里大量的医生不姓中。譬如说小夹板技术，世界公认是个好方法，但是有几个中医院接骨不选择开刀？这关系医院的经营、生存问题。因此，如何能实现中医药的简、便、廉、验，又能使中医医院生存和发展，这不仅仅是中医院的改革发展问题，也是整个卫生体制的改革发展问题，所以医改最主要的是发展中医，发挥中医的最大作用。广州中医药大学一附院曾接收一位孕妇患者，因骨折要求用纯中医的方法，不要麻醉，不要开刀，最后请老中医手法复位，处理好骨折让孕妇顺利生产。

诸如此类的病例很多。上世纪五六十年代，中西医结合研究非手术治疗急腹症取得了不少成果，但是最后没有推广应用，可能问题就出在经济效益上面。

开放，就是放开中医的手脚，所有束缚中医的都要放开。像2003年5月中医参与治疗SARS，取得了效果，这就是最典型的例子。所以，开放是要让中医实践平台越来越多，而不是越来越少。对于采取手术的病人，中医也要插一手。比如北京的一个病人，肝置换手术后出现严重的排斥反应，西医抗排斥的方法用尽无效，病人危在旦夕，后来请了中医樊正伦用中药才解决问题。

有了舞台，中医就要参加，这样长处也就显现出来了。如果反过来，在参与前问中医对换肝以后的问题是长还是短？肯定没有答案。中医被压迫和排斥近一百年了，直到现在还没有完全解放，所以必须开放。

总之，我认为中医发展战略，是自信自强，改革开放！这才是光明大道。

（广州中医药大学邓铁涛研究所
陈坚雄记录并整理）

从存废之争到走向复兴

新中国成立初期中国共产党发展中医药事业述论

中央文献研究室韩洪洪

（《中国中医药报》）

一、近现代历史上中医存废之争

鸦片战争之后，西方医学传入中国，中医药学在中国的统治地位受到挑战，虽然仍在国家的卫生保健系统中占有主导地位，但却失去历史上一统天下的优越感。在医学界开始出现一种崇新排旧的倾向，著名中医何廉臣曾评价说："现在政府及各社会渐有扬西抑中之概，故东西接踵而至，留学欧美日本医科之学生源源回国，将来新旧激战，必然之势，政府已有整顿太医院改用西医之说，中医岌岌可危已可概见。"

辛亥革命之后，北洋政府大力推行西方医学。北洋政府教育部于1912年11月颁布"医学专门学校规程"和"药学专门学校规程"，医学科目48种，药学科目31种，均无中医药学内容，完全将中医药学排斥在医学教育系统之外，由此引发了中医药界争取教育合法化的抗争，各地舆论反应强烈。1913年，教育部公布"大学规程"、"医学专门学校规程"和"药学专门学校规程"，中医药学仍被排斥在国家正规教育之外。

1928年11月，国民党政府卫生部成立。在1929年召开的第一届中央卫生委员会议，通过了余云岫等人提出的"废止旧医以及扫除医药卫生之障碍案"，另拟"请明令废止旧医学校案"呈教育部，要求在全国禁止中医中药开业，禁止中医办医院、办学校，取缔中医书刊。这就是历史上著名的"废止中医案"。此案一出，迅速在全国引起了声势浩大的反废止请愿运动。虽然这次斗争取得了胜利，但国民党政府反中医药的基本政策却没有改变。

1933年6月，在国民党中央政治会议上，国民党中央委员石瑛等人提出制订《中医条例》（草案），但是行政院长汪精卫却反对该提案，认为"中医言阴阳五行，不懂解剖，在科学上实无根据；至国药全无分析，治病效能渺茫"，主张"凡属中医应一律不许开业，全国中药店也应限令歇业。以现在提倡国医，等于用刀剑去挡坦克车"，致使该提案被压制两年之久。直到1935年，经过冯玉祥等人的再次呼吁，《中医条例》才于1936年1月颁布。但是，《中医条例》中仍然存在许多歧视、排斥中医药的内容，并没有从根本上解决中医药的发展问题。

抗战胜利后，在抗战中曾发挥巨大作用的中医药学受压迫的状况仍无改观。各省的救济物资不发给中医药业；一批中医学校被勒令停办；卫生行政会议决议严禁中医使用西药；设立审查国医资格委员会，在不公正的审查制度下，绝大部分中医无法继续营业；规定中医大夫一律称"医士"不得再称"医师"，种种限制中医药发展的手段，不一而足。

可见，在新中国成立前，中医药事业一直处于备受政府歧视和排斥的地位，中西医之间的隔阂、重西抑中的矛盾不断激化。之所以会对中医药学是否属于科学，该不该保护、继承和发展的问题进行社会大争论，是因为中国在近现代社会发展中一直积贫积弱，一批具有西学背景、崇尚科学的医生、知识分子和执政者认为中医药学缺乏科学依据，属于封建医药，为了彻底地否定旧传统、旧文化，就应该否定、批判中医药学，并通过在学校体制、国家医疗体制等领域驱除中医药学的影响和作用来达到让中医药学逐渐消亡并为西医所取代的目的。但历史却证明，这些做法超越了时代和传统，脱离了中国的现实和国情，从而陷入了民族虚无主义和全盘西化的泥淖。其直接后果就是压制了中医药学的健康、良性发展，延滞了国家卫生保障体系的完善和健全，影响了人民大众健康水平的提高。

二、中国共产党发展中医药事业的政策路径

与国民党政府歧视、排斥中医药的状况恰恰相反，早在革命年代，中国共产党就高度评价中医药事业的现实价值，重视发展、开拓中医药事业。对于如何对待中医药学的问题，毛泽东就曾多次作出重要指示，强调必须团结中医，发挥中医的作用。中共领导的革命根据地不仅积极用中医药为军民疗伤，而且还开办中医师培训班，组建保健药社，制定"国医优待条例"，成立中西医药研究总会，倡导加强中西医团结合作。从客观角度讲，这是因为在革命年代，中共及其所领导的革命军队极度缺乏西医西药，而中草药却漫山遍野，随手可取；从主观角度讲，这是因为以毛泽东为首的共产党人能够根据中国的国情、民情作出实事求是的科学判断，能够正确对待中医药在中国社会中的作用和地位，正确认识中医药的科学价值。这就为新中国成立后，中国共产党重视发展中医药事业打下了坚实的思想基础。

（一）客观、科学审视中医药学的历史地位和现实价值

新中国成立之初，我国的卫生工作面临疾病丛生、缺医少药的严峻局面。据1949年统计，全国中西医药卫生技术人员只有50.5万人，其中高级技术人员（即高等医学院校毕业的医药人员）仅有38875人，而且绝大部分在大城市工作。全国有医院2600所，病床8万张。根据当时乡村的一般调查，全国约有80%的病人未得到正规的医疗服务，其原因是几十万人的中医没有发挥其应有的作用。但是，由于历史的原因，中西医之间的隔膜依然存在，甚至在新中国成立前后还有进一步加深加大的趋势。

为了尽快改变这种严峻局面，毛泽东、刘少奇、周恩来等中央领导同志对中医药学的历史地位和现实价值进行了科学、实事求是的审视。1949年9月，新中国成立前夕，毛泽东在接见全国卫生行政人员代表时，从保护和发展中医药的角度着重指出，只有很好地团结中医，提高中医，搞好中医工作，才能担负起几亿人口艰巨的卫生工作任务。他还进一步强调指出："卫生工作方针问题……要以预防为主，发挥中西医药人员的作用，这个方针是对的。"1953年12月，毛泽东发表对卫生工作的意见：我认为中国对世界上的大贡献，中医是其中的一项。中医是在农业、手工业的基础上发展起来的。中医宝贵的经验必须加以继承和发扬。他还指出："中国对世界有三大贡献，第一是中医"，将中医的历史地位提高到中国对世界的一大贡献的高度，足以说明毛泽东对中医药学的重视。1958年，毛泽东同志亲自批转了卫生部党组《关于西医离职学习中医班总结报告》指出："中国医药学是一个伟大的宝库，应当努力发掘，加以提高。"刘少奇也曾高度评价中医药的历史地位。1951年6月，他在给成秉真的信中指出："中医是中国数千年来一种伟大发明，解决了人民中许多疾病痛苦，是我们祖国的一种宝贵的遗产。"在一次谈话中，刘少奇还高度评价了中医在历史上的重大贡献。他说："中医在中国有几千年的历史，西医只有几百年，如果没有中医，中国几亿人口怎样延续下来。"1955年，中国中医研究院建院，周恩来亲自为其题词："发扬祖国医药遗产，为社会主义建设服务。"可以说，这一题词激励了新中国几代中医工作者。

正是由于党中央对中医药学的关心和重视，党和政府很快就制定了一系列促进中医药事业发展的政策，才使中医药事业的政治地位和学术地位较之新中国成立前发生了根本变化。

（二）及时纠正限制中医发展的错误主张，引导中医药事业走上健康发展轨道

新中国成立伊始，卫生部的个别领导并没有对毛泽东"团结中医，提高中医，搞好中医工作"的指示进行认真领会和执行，认为中医"落后"、"不科学"，片面地提出"中医是封建医，是封建社会的产物，应该随封建社会的消灭而消灭"的错误主张。这一错误观点在当时流传甚广，并得到一些人的支持，成为有些卫生行政部门的干部实行排挤和逐步消灭中医的理论依据。

在这种错误观点的指引下，在许多方面开始对中医进行限制发展，从而引起广大的中医师和人民群众的不满。例如，卫生部于1951年公布的《中医师暂行条例》、《中医师暂行条例实施细则》和1952年公布的《医师、中医师、牙医师、药师考试暂行办法》，对中医师的入职条件进行了苛刻的界定，规定只有持有公私立4年学制以上之中医学校毕业证书者、经中央卫生部或中央卫生部授权大行政区卫生部考试及格者、经省和直辖市以上人民政府卫生主管机关发给中医师证书或考试及格文件者，才能经大行政区卫生部审核并转呈中央卫生部核发中医师证书。此外，中医师的资格考试内容必试科包括生理解剖学概要、细菌学概要、传染病概要等，选试科包括如内科（包括妇科、儿科）、外科、眼科、针灸科、正骨科、按摩科等。这些考试内容完全超出了传统中医所掌握的医学知识，将绝大多数中医师挡在了国家许可行医的大门之外。以江西省为例，1950~1951年，江西省卫生厅先后进行了两次全省中医师登记审查换发执照工作，总登记人数为8728人，而被承认为正式中医师的仅424人，审定为临时中医师的3648人，其余实际上被取消了行医资格。1950年曾将审查不及格的1355人通知由专署考试，由于没有充分考虑许多中医提出的"缓期考试"的要求，结果报考者仅727人，有327人没有通过。在医疗政策制定方面，也对中医药事业的发展处处进行限制。例如，未将中医纳入公费医疗范畴，吃中药不予报销；大医院不吸收中医参加工作；片面鼓励中医改学西医；对中药的产销无人管理等等。1953年3月7日，四川老中医李仲愚给彭真写信说：师徒授受之途久绝。因师徒授受，其子虽受师业，而非正式学校毕业，政府不准予行医；国家举办西医院校占多，中医院校占少，每年招生数字大为悬殊，故西医日多，中医日少。

这些片面甚至错误对待中医药发展的思想和做法，引起了毛泽东、刘少奇等中央领导同志的警惕和批评。1953年，毛泽东在对卫生工作的指示中指出："看不起中医是不对的，把中医说得都好太好，也是错误的"，"我们对中医须有全面的正确的认识。必须批判地接受这份遗产。必须把一切积极因素保存和发扬"。1954年6月底7月初，毛泽东对中医药工作发表讲话，指出，"中西医比较起来，中医有几千年的历史，而西医传入中国不过几十年，直到今天我国人民疾病诊疗仍靠中医的仍占五万万以上，依靠西医的则仅数千万（而且多半在城市里）。因此，若就中国有史以来的卫生教育事业来说，中医的贡献与功劳是很大的。祖国医学遗产若干年来，不仅未被发扬，反而受到轻视与排斥，对中央关于团结中西医的指示未贯彻，中西医的真正团结还未解决，这是错误的，这个问题一定要

解决，错误一定要纠正。首先各级卫生行政部门思想上要改变。”

1954年7月，刘少奇专门召集卫生部司局长及各大区医学工作者代表座谈中医工作。他严厉批评了医疗界歧视和排斥中医的错误做法，指出“看不起中医，是奴颜婢膝奴才式的资产阶级思想；歧视、排斥中医是一种极端卑鄙的恶劣的资产阶级心理的表现，这种状况，极大地阻碍了我国医药学遗产的研究和发扬”。他还在不同场合要求给予中医以应有的地位。例如，他要求卫生部“要主动团结中医，欢迎他们，给他们以应有的地位”，“对中医和西医要一视同仁”，“不能鄙视、歧视中医，要尊重中医，国家要给中医以帮助”。

为了全面纠正影响中西医团结的错误倾向，毛泽东和党中央采取了一系列重大措施。1954年7月，成立了由中宣部、文化中央教育委员会、卫生部指定人员组成的中医问题临时工作组，向各地卫生行政负责人和北京、天津的中西医传达中共中央关于中医问题的指示；召开了中共中央、华北和北京市各有关部门的中西医座谈会，反复讨论了关于学习和研究中医、扩大中医业务、出版中医书籍等问题。1954年10月20日，《人民日报》发表了题为《贯彻对待中医的正确政策》的社论，认为发展中医就是“如何通过认真的学习、研究和实践，逐渐使它和现代科学理论相结合的问题，就是要根据现代科学的理论，用科学方法来整理中医学的学理和总结它的临床经验，吸取它的精华，去掉它的糟粕，使它逐渐和现代医学科学合流，成为现代医学科学的重要组成部分”。1954年11月，中共中央批转国务院文委党组《关于改进中医工作的报告》，进一步阐明了党的中医政策，提出了改进中医工作的具体措施。卫生部对自身不能正确对待中医的思想和做法进行了反省和检查，并于1955年2月2日发出《关于取消禁止中医使用白纸处方规定的通知》，旨在取消对中医行医的限制。1956年11月27日，卫生部发布了《关于废除中医师暂行条例的通令》。至此，中医药事业开始走上稳步发展的轨道。

（三）提倡中西医结合，为中西医的团结合作指明方向

早在延安时期，毛泽东就谈过“中西医结合”的问题。1944年5月24日，他在延安大学的开学典礼上就讲到：“我们边区政府的副主席李鼎铭同志是中医，还有些人学的是西医，这两种医生历来就不大讲统一战线。我们大家来研究一下，到底要不要讲统一战线？我不懂中医，也不懂西医，不管是中医还是西医，作用都是要治好病。治不好病还有医术问题，不能因为治不好病就不赞成中医或者不赞成西医。能把娃娃养大，把生病的人治好，中医我们奖励，西医我们也奖励。我们提出这样的口号：这两种医生要合作。”

新中国成立后，毛泽东更加重视“中西医结合”、“团结中西医”这一问题。1950年8月7日，第一次全国卫生会议在北京召开，会议提出了“面向工农兵”、“预防为主”、“团结中西医”三大卫生工作方针，毛泽东亲自为会议题词：“团结新老中西各部分医药卫生人员，组成巩固的统一战线，为开展伟大的人民卫生工作而奋斗。”毛泽东的这一指示为中西医结合、彼此间团结合作指明了方向。1951年6月，刘少奇也表示：“政府目前的政策是团结中医西医，共同为人民服务，同时设法提高中医……使他们能更多的解决人民疾病问题。”

1956年8月，毛泽东在《同音乐工作者的谈话》中更加详细、全面地阐述了“中西医结合”思想。他指出，“要以西方的近代科学来研究中国传统医学的规律，发展中国新医药学。”“要把外国的好东西都学到。比如学医，细菌学、生物化学、解剖学、病理学，这些都要学。也要把中国的好东西都学到。要重视中国的东西，否则很多研究就没有对象了。”

1959年11月，刘少奇再次谈到中西医结合问题。他说：“中医是我们的传统医学，是我们民族文化的瑰宝，已有几千年的历史了，而且造就过许多医术高明的杰出人物。西医没有传入我国以前，我们中国人还不是全靠中医药治病。将来，我们的中医中药也会在西方推广开来，到那时他们就可以叫西中医结合了，就像我们现在叫中西医结合一样。”不难看出，刘少奇不仅肯定了中医应有的历史地位，而且还预言中医药学必将会走出中国，走向世界，为世界医学的发展作出应有的贡献。正是在毛泽东、刘少奇等中央领导同志的关怀和指导下，我国的中西医结合工作起步迅速，创新了一批行之有效的具体措施，有力推动了我国医疗卫生事业向前发展。

可以说，新中国成立后，党中央对中医药事业发展问题的重视，对相关政策的选择和制定，为新中国的卫生事业的发展奠定了基础。几十年后，一位老中医在评价当年新中国的中医政策时感慨地说，新中国卫生工作方针的制定，使广大“中医获得了新生的希望”。

三、中国共产党发展中医药事业的具体措施

虽然在新中国成立伊始，卫生行政部门曾出现过限制中医发展的思想和措施，但在党中央的高度关注和引导下，全社会正本清源，逐渐统一了要重视、发展中医药的思想认识，党和国家也采取了一系列行之有效的具体措施，中医药事业开始走出争论，迎来了较大的发展机遇。

（一）成立机构，建章立制，加强对中医药事业的管理和规范

为了加强对中医药工作的领导，促进发展，党和政府十分重视中医管理机构的建设。1952年，在卫生部医政局内设立了管理中医的行政机构中医科；1954年，卫生部设立了中医司。各省、市、自治区卫生厅（局），相应地设立了中医处，地、市卫生局设立了中医科，有些县卫生局还设立了中医股。

为了给发展中医药事业提供法律保障，新中国成立初期，就开始了相关建章立制工作，制定和通过

了一系列法令、条规。1951年5月，卫生部发布了《中医师暂行条例》和《中医师暂行条例施行细则》，11月，分别发布了《中医诊所管理暂行条例》和《中医诊所管理条例施行细则》，下达了《关于组织中医学会的指示》和《关于组织中医进修学校及进修班的规定》；1954年7月，卫生部向中央递交了《关于加强中医工作的请示报告》；1956年3月，卫生部发布了《关于改进中医工作的报告》，同年4月，下达了《关于开展中医带徒工作的指示》；1958年，卫生部印发了《关于改进中医工作的报告》、《关于组织西医离职学习中医班总结报告》、《关于继承发扬民族医药学的意见》。可以说，虽然最初有的法规有限制中医发展之嫌，但经过党和政府的及时干预和引导，后来的法规在很大程度上有力保障了中医药事业的健康、科学、快速发展。

（二）整合力量，壮大队伍，造就中医药人才培养、诊疗科研新气象

新中国成立前，中医药人才的培养主要靠家传、师授、私人办学、自学成才等途径。国民党政府统治时期，还一直采取消灭中医的举措，中医药人才的培养工作岌岌可危。新中国成立后，党和政府通过多种渠道来巩固、发展中医药人才队伍。

1. 有步骤、有计划地整合中医药人才队伍。

为适应国家大规模建设的需要，国家逐步组织、吸收28万余名中医分别参加了全民和集体所有制医疗机构的工作，1952年登记在册的中医有30.6万人。根据卫生部中医司的报告，到1957年3月，全国有20万中医参加了联合中医医院、联合诊所，农业合作社的保健站等单位的疫病防治工作，并有29000余位中医参加了各公立医疗机构工作，中医的社会地位和学术地位得到了大规模的提高。同时，国家还积极壮大、发展中医学术团体，各地纷纷成立以中医为主的“卫生工作者协会”，大部分省、市、区的中医学会陆续开展活动。1955年，中华医学会吸收了第一批中医会员。

2. 多种途径、有效培养中医药人才。

首先，国家开办了不同层次的中医学校。自1949～1955年，全国共创办20所中医进修学校和143个中医进修班，并采取函授教育的形式对在职中医进行培训提高。①1956年，周恩来在谈到发展我国中医药事业时，提出必须加强中医队伍建设：“光带徒是不够的，还得办中医学院，先在东西南北各办一所”。②随后，中央决定在上海、北京、广州和成都各建一所中医大学。针对各地中医学院初创时期的实际困难，1957年2月刘少奇指示卫生部“要赶快整顿中医学院，首先要解决教材问题”。③卫生部在1958年组织编写了全国中医学院统一教材，并先后进行过4次修订。1959年制定了全国统一的教学计创，明确规定了中医院校的培养目标和课程设置。其次，尊重和提倡中医授徒这一特殊的人才培养方式，对此不加限制。1956年初全国卫生工作会议决定，允许中医药师采取传统的带徒方式培养人才，特别鼓励中医药师多带自己的子女为徒。1956年4月，卫生部颁布了《1956至1962年全国中医带徒弟的规划》，计划在7年内以带徒弟的方式培养新中医48万。1958年2月卫生部指示各级卫生行政部门立即着手为各自地区的名老中医安排青壮年中西医做徒弟。1957～1958年，刘少奇在对卫生部的有关指示中两次肯定了中医授徒人才培养方式。他指出：“凡是有本事的中医，都要让他们带徒弟。你们要搞一个中医带徒弟的办法，师徒关系、师傅收益、什么人可以带徒弟、带徒弟要具备哪些条件等等，都要详细规定”。中医带徒工作开展起来之后发展非常迅速。据统计，到1958年底全国已有52000多名中医学徒随师学习。④到1960年，全国中医学徒已达8万多人，前两年出师的已有14500多人。

3. 大规模创办和发展中医药诊疗和科研机构。

新中国成立后，在经历过短暂波折之后，国家开始鼓励并创办大量中医药诊疗和科研机构。自1955年卫生部取消禁止中医用白纸处方和1956年宣布废除《中医诊所管理条例》及《中医诊所管理条例实施细则》等对中医机构规定的不合理限制后，全国农村乡镇，城市街道迅速组织起数万个联合诊所，有的进而发展为中医医院或中医门诊部。到1960年，中医医院已从新中国成立初期的寥寥数所发展到330所，中医病床增至14199张。1955年12月，卫生部中国中医研究院宣布成立。1956年，一些省、市、区也相继成立了中医研究所。到1958年，全国共建有中医研究院、所17所。

（三）打破界限，开展中西医互学运动，走出一条中国医学文化新道路

在“中西医结合”、“团结中西医”指导方针的引导下，新中国成立后，很快在医疗界兴起了中西医互学运动。

关于中西医互相学习的重要性，刘少奇曾一语中的地指出：“只有这样，才能把一切积极因素调动起来，为广大人民的健康服务；也只有这样，才能利于祖国医学、现代医学在发展过程中互相渗透，相互结合，取长补短，不断创新，发展具有我国特点的新医学，为人类作出较大贡献”。1959年4月，周恩来在第二届全国人民代表大会第一次会议上的政治报告中指出：“应当团结中西医，组织他们共同为人民卫生事业服务，共同发扬祖国医学遗产和发展医药科学”。

1951年5月，中央人民政府卫生部发出关于医药界团结互助学习的决定。主要内容包括：中医西医均应加强政治与业务学习；中央卫生部应设立中医、中药的研究机构，用科学方法来整理、研究中国医疗方法及中国药物；各地卫生机构应动员经过进修与训练的中医参加预防工作，各地县以下的卫生机构吸收经过进修与训练的中医参加诊疗工作，使中西医在实际工作中互相学习，以收取长补短之效；对于私人开办中医学校（或带徒弟），可不

加限制，但这些学校课程中应加基础的医药科学课目；全国各地得根据需要和可能成立医药界联合会或医药界座谈会，作为中西医的共同组织；在省级以上的卫生行政机构中，根据需要可设立处理中医事务的机构，担任关于中医的登记、团结、进修、训练等事宜。

关于中西医互相学习的问题，毛泽东不仅从宏观上积极倡导，而且提出了许多具体措施。毛泽东认为，中西医互相学习的中心环节首先应该是西医学习中医。他认为，西医学习中医是光荣的，因为经过学习与提高，就可以把中西医界限取消，成为中国统一的医学，以贡献于世界。1954 年，毛泽东发出了“西医学习中医”的号召并提出具体措施。例如，要抽调 100 名至 200 名医科大学或医学院的毕业生交给有名的中医，去学他们的临床经验，而学习就应当抱着虚心的态度。1956 年 3 月，刘少奇在听取卫生部工作汇报时感慨地说：“中西医互相都不懂，盲目反对就好似自己人打自己人。目前不要互相批评。要大力开展西医学中医的运动，在全国应组织 3000 名青年医师在职学习中医。”1956 年 8 月，毛泽东在《同音乐工作者的谈话》再次谈到“西医学习中医”的问题。他指出：“如果先学了西医，先学了解剖学、药物学等等，再来研究中医、中药，是可以快一点把中国的东西搞好的。”“你们是‘西医’，但是要中国化，要学到一套以后来研究中国的东西，把学的东西中国化。”1958 年 10 月 11 日，毛泽东在给杨尚昆的信中还谈到西医离职学习中医的问题，“我看如能在 1958 年每个省、市、自治区办一个 70 ~ 80 人的西医离职学习班，以两年为期，则在 1960 年冬或 1961 年春，我们就有大约2000名这样的中西医结合的高级医生”。

毛泽东对“西医学习中医”的重视，在当时鼓舞了一大批西医投身到学习中医的浪潮之中。1955 年 12 月，在中医研究院成立的同时，全国第一届西医离职学习中医研究班开学，从全国调来 76 名有经验的西医脱产两年半学习中医。从 1955 年底到 1956 年初，卫生部在北京、上海、广州、武汉、成都、天津等地举办了 6 期西医离职学习中医班，从全国范围内抽调部分医学院校毕业生及有一定临床经验的西医参加，系统学习中医理论和治疗技术两年半，参加学习的共有 300 多人。1958 年 11 月 18 日，毛泽东在该班总结报告上作了重要批示，肯定了这一做法，说举办西医离职学习中医班“是一件大事，不可等闲视之”，并预言“其中可能出几个高明的理论家”。据统计，1960 年，全国范围内西医在职学习中医的约有 3.6 万多人，一些高中级医药院校出现了一批认真学习中医的积极分子，并已有一些一流的西医专家开始钻进中医药学的伟大宝库，着手进行了一些理论探索，从而有力地促进了中医药事业的发展和繁荣。

关于中医学习西医，李德全在 1950 年 2 月卫生部召开的中医座谈会上号召广大中医要抛弃成见，接受新的东西，学习科学知识，利用科学方法；并与西医合作，努力充实自己，改造自己，忠实地为人民服务。刘少奇在 1951 年 6 月也曾指出：中医有一些办法原来就是不好的，特别是由阴阳和金、木、水、火、土所说明的一些理论，绝大部分是无根据的，而西医的理论则大部分是科学的，因此他主张要“使中医逐步学习一些近代医学知识……用西医来改造和提高中医”。他还认为“没有西医的帮助，中医就不能改造与提高，祖国的这部分遗产也就不能发扬光大，行之长久”。1959 年 11 月，刘少奇还说到“传统的中医药学要与近现代科学相结合，才能得到发展”。

在当时，中医学习西医的主要途径就是举办各类中医进修学校或中医训练班。例如，1950 年 7 月，吉林省长春市立中医进修学校正式创办，至 1951 年 12 月，共招收了两期、167 名中医进修，除开设针灸学、中药学和方剂学 3 门中医学课程外，进修学校主要开设了解剖学、生理学、卫生学、病理学、诊断学等大量的西医课程。到 1951 年底，各地人民政府卫生机关共建立中医进修学校 17 处，不同名称的中医进修班 101 处，1953 年发展为中医进修学校 27 处，中医进修班 131 处。可以说，开展中医向西医学习的活动对提高广大中医的政治思想认识、促进中西医之间的团结、促使广大中医行医方式和组织形式的变化等方面发挥了重要作用。

（四）整理中医典籍，采集民间药方，发掘中医宝藏

毛泽东十分重视有代表性的中医典籍的整理工作，他还希望知名老中医能够将中医理论和临床经验传授下来，并严肃地指出，如果做不好这方面的工作，将是我们的罪过。他还和老中医刘惠民讨论过组织有学问的老中医，有计划重点地将某些有用的中医典籍从古文译成现代文。为此，中国中医研究院一成立就组织专家整理中医典籍，并编写中医教材 9 种。在此基础上，1960 年，卫生部组织北京、上海、广州等 5 所中医学院，又编写了《中国医学史讲义》、《医古文讲义》、《中医诊断学讲义》、《中药学讲义》、《中医方剂学讲义》、《中医内科学讲义》、《针灸学讲义》、《中医妇科学讲义》、《中医儿科学讲义》等。1958 年 2 月，卫生部发出《关于继承老中医学术经验》的通知后，各地组织大批中医工作者对古典医籍和老中医的经验进行了整理、总结、研究工作。为了切实整理民间秘方、验方和认真推广应用，《人民日报》还发表了《采集民间药方，发掘中医宝藏》的社论。于是在全国范围内，收集到大量的秘方、验方、单方。例如，河北省为配合 1958 年在保定召开的全国中医中药工作会议，特在保定市举办了“河北省中医中药展览会”，共展出实物1388件，家传秘方、验方163754个，著作 73 部。此外，各地还抓了对中医各科民间疗法的发掘、继承与研究工作。为继承和研究平乐郭氏正骨术，1956 年后陆续成立了正骨医院、正骨学院和研究

所，有近500名医务工作者从事科研、诊疗工作，还编写出《郭氏正骨学》等专著。

（五）产需结合，教研结合，加强中药的科学研发与中药学教育

中药是中医师治疗疾病的主要药物，中药学亦是祖国医学不可分割的组成部分。新中国成立后，党中央十分重视中药的生产经营、科学研发与传统中药学知识的发掘整理。1950～1954年，药材的收购和批发，私营商业起主要作用，国营商业只有土产公司和供销合作社参与，国家对中药的产销经营缺乏统一领导与管理，中药材生产恢复比较慢，供不应求的状况逐渐突出，已不适应国家医疗卫生事业发展的需要。为了改变这种现状，1954年，中财委批转了中央商业部党组和全国供销社党组《关于中药材经营问题的报告》，决定成立中国药材公司，加强中药经营，统一中药的领导与管理，有重点地设立中药制药厂，试办中药的加工、提炼和改进剂型的工作。为了便于协调工作，国家还成立了中药管理委员会，由卫生部负主要责任。1955年3月，商业部成立了中国药材公司，从此结束了中药材分散经营和私营商业起主要作用的局面。

药材公司成立不久，就抓住了中药经营的基础——中药材生产。党中央、国务院十分重视中药材生产，1956年中共中央颁发的《全国农业发展纲要（草案）》第17条提出，“发展药材生产，注意保护野生药材，并且根据可能条件，逐步进行人工栽培。”1958年，国务院发出了《关于发展中药材生产问题的指示》，并逐步将中药材生产纳入国家计划指导的轨道，改变了千百年来中药材盲目生产的局面。

与此同时，国家开始建立中药工业体系，逐渐改变了中成药传统的前店后场的生产形式，将店场分开，集中组建药厂。1955年以后，建厂工作进一步广泛展开，部分大、中城市相继建立了中成药加工厂和饮片切制厂。

在中药科学研究与教育方面，国家先后建立了一批中药研究机构，这些机构在本草学、中药栽培及饲养、中药鉴定、中药方剂、中成药新品种等方面的研究得了较大的成绩。同时，国家还在中医学院中普遍开设了中药系或中药专业。

四、结语

在医疗卫生条件还不是很发达的新中国成立初期，重视发展中医药事业的成效很快就显露了出来，最终得实惠的还是广大人民群众。据统计，新中国成立初期，农村几乎全部是由中医来进行疾病预防和诊治的，城市约占一半。使用中药治病的人数，约占全国总人口的80%。又如，1954年新华社曾报道，四川省自贡、长寿等36个县、市组织的779个巡回医疗组中，中医占总人数的85%以上。他们深入偏远山村为农民治病，仅仅陇、洪雅等17个县的200多个农村巡回医疗组在约两个月内治疗的病人就达3万多名。可以说，中医在预防接种、医疗预防、妇幼卫生、防汛救灾等方方面面都发挥了重要作用，这也说明中医药并不是走向灭亡的封建事物，只要辩证对待、科学利用，完全可以发挥其独特的作用；这也证明了新中国成立初期所制定的中医药政策及措施，符合中国国情和民情，代表了人民群众的根本利益。

回溯新中国成立前国民党政府对中医药事业的歧视和排挤，再回顾新中国成立初期前十年中国共产党重视发展中医药事业的历程，新旧对比，我们不难看出，只有中国共产党及其领导下的新中国能够从保护人民健康的角度出发，辩证地继承和发扬祖国医药学遗产，为社会主义建设服务。虽然这个过程并不是一帆风顺的，但是以毛泽东为核心的党的第一代中央领导集体能够及时纠正一些卫生行政部门走过的弯路，制定科学、长远的中医药政策，系统地构建起中医药医疗、教育、科研机构，并使中医药事业能够保持和发扬自己的特色，形成独特、完整的理论体系，更加有效地保障了人民群众的身体健康，有力地促进了我国社会主义医学文化的诞生，稳步推进我国社会主义卫生事业不断向前发展。

我国中医药政策概述

江西省中医管理局局长程兆盛、重庆市卫生局副局长方明金

（《中国中医药报》）

发掘整理继承，发扬和发展，坚持中西医并重、中医中药并重的方针，保护人民健康是中医药政策的重点和要点。

一、制定中医药政策的依据与原则

中医药的地位和作用。中医药是中华民族优秀传统文化的重要组成部分，是近代以前世界医学中最先进的医学，为中华民族的繁衍昌盛作出了重要贡献。我国卫生事业客观现实是西医和中医两个医学体

系并存，传统中医药与现代西医药相互补充，共同发展，共同承担和增进人民健康的任务，具有相当大的市场需求。

卫生事业和中医药的客观实际。20世纪50年代前期，根据我国卫生任务繁重，客观上存在中医和西医两支力量，而且中西医之间存在鸿沟的实际情况，制定了团结中西医的政策。20世纪80年代中期，针对中西医发展差距拉大，中医药事业发展相对滞后的实际，制定了中西医并重的方针。20世纪90年代又把发展中医药与农村卫生、预防保健并列，制定了战略重点政策。

同时，根据中医药事业客观实际制定中医药政策。20世纪50年代后期，针对中医药队伍数量严重不足的现状，制定了壮大中医药队伍的政策。20世纪70年代中期，根据中药品种短缺，药价过快上涨的实际，制定了发展中药材生产的政策。新世纪初，针对中医西化较严重的倾向，制定了保持发挥中医药特色优势的政策。

中医药学术的本质特征。继承性是其基本特征，许多中医药政策是根据这一特征制定的，如发掘整理提高，中医药师带徒，名老中医师承，老中医药专家经验传承及中医药古籍整理出版等政策。

传统医学还需要多学科渗透。创新发展，其相关政策包括如西医学习中医、中西医结合，三支力量长期并存共同发展，积极利用现代科学，努力实现中医中药现代化等政策。

此外，天然药物是中医治疗疾病的主要手段。中药生产与西药生产相比，中药更依赖于原药材，中药材原药的产地、品种、数量、直接决定中药生产的质量和供应，这是中药生产的重要本质特征，如中医中药并重、中药资源和品种保护、中药现代化等政策是其具体体现。

弘扬民族传统优秀文化。中医药是中华民族优秀的传统文化，20世纪50年代毛泽东主席响亮提出："中国医药学是一个伟大的宝库，应当努力发掘，加以提高"，充分肯定了民族医药深刻的科学内涵和广泛的实用价值。

同时，当今社会由于过度竞争，压力过大，营养过剩等导致多因素、慢性非传染性疾病不断增多。而中医药"治未病"理念，饮食起居调理，天然药物和非药物治疗手段具有明显的预防和治疗作用。中医药"治未病"参与预防保健、调理亚健康等服务政策就是针对这种现状制定的。

中医药也是中华传统文化的重要内容，尤其是天人一体、天然自然的独特诊疗和养生保健方法，深受世人欢迎。支持中医药对外交流与合作，推进中医药国际传播，鼓励中医药对外服务等政策，对弘扬民族文化起到了积极作用。

国家法律和方针政策。国家法律法规和方针政策，是我国中医药政策制定的法律依据，是国家法律法规和方针政策在中医药领域的反映，如：《宪法》、1978年中发56号文件和中央书记处《关于卫生工作的决定》、2003年全国人大颁布的《中医药条例》、2009年国务院下发的《国务院关于扶持和促进中医药事业发展的若干意见》等，对中医药政策具有指导、展开、制约作用。

二、中医药的纲领性政策

发掘继承和发扬发展中医药事业，中医西医并重，中医中药并重，充分发挥中医药特色优势为保护提高人民健康水平服务，是党和国家关于中医药事业的总态度、总立场、总原则、总任务和总的行动准则，当然也就是纲领性的政策。

《宪法》规定国家发展现代医药和传统医药。这是我国制定中医药政策的重要法律依据。如中医药的继承发展、保护和扶持中医药发展、中医西医并重、中医中药并重、为人民健康服务等政策，都是依据这条法律制定的。

1978年中发56号文件和中央书记处《关于卫生工作的决定》。1978年，中央转发了卫生部党组《关于认真贯彻党的中医政策，解决中医队伍后继乏人问题的报告》，是中医药行业划时代的文件。1985年中央书记处强调要中西医并重，对中医药发展具有重大的影响。是八九十年代建立健全中医药医、教、研体系，设立中医药管理机构，增加中医药财政投入，设立中医药发展专款等政策的依据。

《中医药条例》（简称《条例》）和国务院22号文件。2003年全国人大颁布了《中医药条例》。2009年国务院下发了《国务院关于扶持和促进中医药事业发展的若干意见》（简称《意见》）。《条例》是新中国成立以来第一个系统总结和全面规定了中医药政策，将原有中医药政策用法规形式确定下来，并增加了许多新的内容。《意见》是我国第一个以国务院层面颁发的综合性中医药文件，继承和肯定了新中国成立以来形成的中医药基本政策，系统制定了新时期中医药的政策。上述两个重要文件，对中医药事业的发展具有划时代意义，必将产生深远的历史影响。

三、中医药的基本政策

继承和发扬祖国医学遗产政策。这一政策是20世纪50年代提出的，1954年卫生部党组《关于加强中医工作的请示报告》中指出："目前存在的问题，首先是要发动新医学习研究，发掘祖国医学的宝藏，抽调若干有研究能力的新医人员学习研究发掘祖国医学的精华，以丰富新医学，并对世界医学有所贡献"。1958年10月11日，毛泽东主席批示"中国医药学是一个伟大的宝库，应当努力发掘，加以提高"。

坚持中西医并重政策。1985年，中央书记处在《关于卫生工作的决定》中提出"要把中医和西医摆在同等重要的地位"。1991年，国家《国民经济和社会发展十年规划和第十一个五年计划纲要》中，将"中西医并重列为新时期卫生工作的五大方针之一"。中西医并重的实质是要求正确处理现代医学和中医药学的关系。

保护和扶持中医药发展政策。2003年《中医药条例》第三条规定"国家保护、扶持、发展中医药事业"。第二十六条规定"国家保护野生中药材资源，扶持濒危动植物中药材人工代用品的研究和开发利用"。2006年《中共中央关于构建社会主义和谐社会若干重大问题的决定》强调要“大力扶持中医药和民族医药发展”。这是保障中医药事业发展的政策。

中医药与社会经济协调发展政策。1980年经党中央、国务院批转下发的《关于加强中医和西医结合工作的报告》中指出“要有计划按比例地发展中医和中西医结合事业，并为其发展与提高创造良好的物质条件。社会主义的卫生事业，必须同经济建设相协调，有计划按比例的发展。中医和中西医结合事业要得到发展，必须在整个卫生事业中保持一个适当的比例”。

中医药战略重点发展政策。1991年《卫生事业“八五”计划和十年规划设想》，提出加强农村卫生、加强预防保健、加强中医药3个战略重点。1997年中共中央、国务院《关于卫生改革与发展的决定》指出“发展卫生事业要从国情出发，合理配置资源，注重提高质量与效率。重点加强农村卫生、预防保健和中医药”。

促进中西医结合政策。关于中西医结合政策，早在20世纪50年代初就已涉及。1956年毛泽东主席：“把中医中药的知识和西医西药知识结合起来，创造统一的新医学、新药学”的指示，是中西医结合政策的早期体现。1985年，中央书记处在《关于卫生工作的决定》中指出：“要坚持中西医结合的方针，中医、西医互相配合，取长补短，努力发挥各自的优势”。2003年《中医药条例》第三条规定“推动中医、西医两种医学体系的有机结合”。

推进中医药现代化政策。中医药现代化政策的基本内涵是积极利用现代科学技术，促进中医药事业的发展。1980年，经党中央、国务院同意的《关于加强中医和中西医结合工作的报告》中明确：“采用先进科学技术，实现中医现代化”。1985年，中央书记强调：“积极利用先进的科学技术和现代化手段，促进中医药事业的发展”。2003年，《中医药条则》规定：“积极利用现代科学技术，促进中医药理论和实践的发展，推进中医药现代化”。

健全完善中医药服务体系政策。加强中医药服务体系建设，是中医药事业发展的组织基础。1956年卫生部、国家高教部决定在北京、上海、广州、成都筹备成立4所中医学院。1978年，中发56号文件较系统地提出“以中医药队伍、机构为重点的中医药体系建设”政策。1986年，卫生部《关于加强县级中医院建设的意见》中提出县县都要建立中医院的要求。2006年，卫生部、国家中医药管理局《关于在城市社区卫生服务中充分发挥中医药作用的意见》中提出“建立健全社区中医药服务网络，完善社区中医药服务功能”。

保持发挥中医药特色优势政策。1982年衡阳会议提出要按照中医药的规律和方向办好中医药机构。1986年，卫生部《关于加强县级中医医院建设的意见》提出“坚持突出中医特色的办院方向”。1988年9月，国家中医药管理局《关于加强和深化中医医院改革的若干意见》中强调“要发挥中医的特色和优势，不断提高中医临床疗效”。2003年《中医药条例》第四条规定“发展中医药事业应当遵循继承与创新相结合的原则，保持和发扬中医药特色和优势”。

农村基层中医药政策。1986年卫生部《关于加强县级中医医院建设的意见》中第一次系统提出农村县级中医医院建设的政策。1997年，中共中央、国务院《关于卫生改革与发展的决定》中强调“注重发挥中医药在农村卫生工作中的优势和作用”。2002年，中共中央、国务院《关于进一步加强农村卫生工作的决定》和2003年卫生部、国家中医药管理局《关于进一步加强农村中医药工作的意见》等一系列文件中，系统地制定了农村中医药政策。

积极扩大中医药服务政策。2002年，卫生部等7部门在《中国农村初级卫生保健发展纲要（2001～2010）年》中提出中医药参与农村初级卫生保健的政策。2004年，国务院办公厅批转卫生部等十部门《关于进一步做好新型农村合作医疗试点工作指导意见的通知》中，对中医药参与合作医疗作出了政策规定，与此同时还制定了中医药社区卫生服务和参与公共卫生服务等政策。

中医药预防保健政策。吴仪副总理在2004年提出：上工治未病，强调要重视中医药预防保健，也就是防患于未然。近年来国家中医药管理局颁布了一系列积极实施中医药预防保健的措施。2009年《国务院关于扶持和促进中医药事业发展的若干意见》中，强调要发展中医预防保健。

繁荣发展中医药文化政策。2009年下发的《国务院关于扶持和促进中医药事业发展的若干意见》中，将繁荣发展中医药文化列为重要内容之一。国家中医药管理局2009年颁布了《中医医院中医药文化建设指南》。2011年又颁布了《关于加强中医药文化建设的指导意见》，提出了一系列加强中医药文化建设的政策措施。

中医药教育和人才培养政策。1951年，卫生部下发《关于组织中医进修学校及进修班的规定》，1956年，卫生部和高教部决定在北京、上海、广州、成都成立4所中医学院。1978年，中发56号文件强调：“认真办好中医院校，积极培养中医中药的新生力量。”上世纪80年代后，关于中医教育和人才培养下发了一系列文件。2003年《中医药条例》对中医药教育和人才培养作了明确规定。

中医药科学研究和学术创新政策。1950年，全国卫生大会总结报告指出“走中西医合作的路程上，必须解决中医进修和研究中医的经验和中药的药理”。1978年，中发56号文件强调“加强中医药研究机构的建设”。2003年《中医药条例》和2006年国家中医药管理局《中医药科学研究发展纲要》等文件，都对中医药科学研究政策作了明确规定。

民族医药政策。1958年，全国中医中药工作会议强调“对多民族（蒙医、藏医等）也应予以尊重和重视，做认真的发掘和发扬工作”。1983年卫生部、国家民委印发《关于继承发扬民族医药学的意见》。

1997 年，国家中医药管理局、国家民委印发《关于进一步加强民族医药工作的意见》等文件，均系统地制定了我国民族医药政策。

中医中药并重政策。1954 年，中共中央批转中央文委党组《关于改进中医工作问题的报告》中把“加强中药产销的管理”列为重要的政策内容，明确了针对中药的若干政策。1984 年颁布的《药品管理法》、1992 年颁布的《中药品种保护条例》、2002 年国务院办公厅转发科技部《中药现代化发展纲要》及 2003 年颁布的《中医药条例》等文件，制定了一系列中药政策。

保护扶持中药产业发展政策。中药是中医防治疾病的基础，中药质量、价格和供应直接关系中医的生存和发展。自 20 世纪 50 年代以来，一直受到国家相关部门的重视，《药品管理法》、《中药品种保护条例》、《中药现代化发展纲要》及《中医药条例》等文件，提出了一系列保护扶持中药发展的政策。

中药产业现代化政策。2002 年，科技部等印发《医药科学技术政策》明确提出“大力加强中药创新研究，加速中药现代化”。并把中药现代化列入我国医药科学技术政策的重点。2002 年，国务院办公厅批转科技部等八部委《中药现代化发展纲要》等文件，全面阐述了我国中药现代化政策。

中医药国际交流与合作政策。1997 年，中共中央、国务院《关于卫生改革与发展的决定》强调“积极创造条件，使中医药走向世界”。2003 年《中医药条例》第二十四条规定“国家支持中医药的对外交流与合作，推进中医药的国际传播”。上述文件是我国中医药对外交流与合作的主要政策来源。

坚持中医特色优势的实践与反思

河南省卫生厅副厅长、河南省中医管理局局长张重刚

（《中国中医药报》）

最近，我们系统回顾了 30 年来河南中医事业发展历程，总结了各个历史阶段坚持中医特色的工作思路、措施和成效，愈加体会到衡阳会议精神的科学性、正确性，愈加感到正确的指导思想对保证中医事业科学发展的重要性。

一、“衡阳会议”精神推动了河南中医专科建设的实践，专科建设的实践也丰富了坚持中医发展方向的内涵

衡阳会议后，河南省于 1982 年 9 月召开了全省中医医院工作会议，贯彻落实会议精神。在其后的工作中，我们认识到加强中医专科专病建设是坚持和发挥中医特色优势的有效手段和切入点，并先后提出了“院有重点专科，科有专科优势”、“院有专科、科有专病、病有专方、方有专药”等口号，一批优势专科专病逐步建成，河南省洛阳正骨医院、郑州市大肠肛门病医院等一批专科医院形成了品牌优势。2000 年，国家中医药管理局在郑州召开了专题会议，研究部署了全国的专科建设工作。到 2012 年为止，河南已拥有国家临床重点专科建设单位 14 个、国家中医药管理局重点专科（含建设单位，下同）64 个、省级重点专科 81 个、省特色中医专科 54 个。重点专科建设不仅为全省中医药服务能力的提高和中医医院综合服务能力的提升作出了贡献，也为中医院科研、学科建设和学术发展提供了临床基础。加强专科建设已经成为行业共识，专科建设行为也已从少数医院的自主自发行为发展为有计划的业务建设项目，建设内容也从单纯的临床业务发展为临床服务、人才培养和科学研究并重。我们在实践中逐步总结出专科建设的成功经验和模式，在推进专科建设的同时，探索和深化了针对优势病种的特色病证管理，制定了符合实际的《河南省重点专科建设验收标准》，对专科建设的方向、内容和验收的核心指标体系作出了明确规定，有效地引导和指导了全省中医医院业务发展。

河南中医专科建设的历程，是一个立足实践、理性思考、循序渐进、不断完善的过程，正确的方向和正确的思路措施成就了我们目前的成绩。回顾这一历史，我们有以下经验和体会：

第一，特色优势不是空中楼阁，必须紧密结合当地疾病谱、医院基础条件、人才和技术实际，才能真正找到专科建设的切入点、突破口和持续发展模式。第二，专科建设要持续发展，就必须打破墨守成规的理念，不断与时俱进，在中医理论指导下，汲取现代科技成果，不断总结和完善专科诊疗技术，持续优化诊疗方案，提高临床疗效。第三，专科建设不能停留在传统的一人、一招、一方、一药的层次，必须向团队化、学术化方向发展，形成结构合理的人才梯队，在专科之下形成若干相互平行又渗透融合的专业方向，合理分工，相互配合，在良性竞争中共同发展。第四，重点专科是中医医院核心竞争力的主要组成部分，也是医院业务发展的重点领域，必须坚持有所为有所不

为，集中有限的人力、物力、财力扶持其重点发展，并给予政策支持。第五，专科建设必须注重中医学术实践性强的特殊属性，重点专科是中医临床重点领域，也是中医临床优势所在，必须充分利用这一临床优势资源，高度重视临床研究能力和人才队伍素质的提升，形成临床、科研、人才培养相互配合、同步发展、共同提高的良性机制。

二、"衡阳会议"精神有效指导了河南中医医院管理的实践，医院发展的成就更加坚定了我们坚持中医特色发展方向的信心

衡阳会议召开之时，河南仅有46所中医院，3992张病床。不仅规模有限，而且在基础条件、人员配备、领导体制和管理制度方面存在很多问题，综合服务能力不强，中医特色优势的发挥受到诸多限制。经过30年发展，我们在全国较早实现了"县县有中医院"的目标，现设有中医医院269所，其中三级甲等中医院19家、二级甲等中医院78家。截至2011年底，全省中医医院设置床位3.6万张，年门急诊总量2280万人次、出院病人110万人次，约占全省医院门急诊和出院人次的20%和15%。全省中医院床位使用率、床位周转次数、平均住院日和经济效益指标都处于良性状态。中医特色指标逐步改善，特色优势淡化的趋势得到遏制，核心特色指标逐年提升。之所以有这些显著的变化，除党委、政府的正确领导和全省中医工作者的共同努力外，得益于我们坚持了中医特色办院方向，并紧密结合实践，在管理上进行了持续的创新。

近年来，河南根据国家中医药管理局的统一部署，在不断推进中医医院管理科学化、规范化的同时，凝聚行业智慧，借鉴吸收先进管理理念，逐步改变单纯以西医模式管理中医的现状，探索符合中医自身规律的中医医院管理模式和政策措施，为中医医院进一步发挥特色优势，完善服务功能，全面提升中医药服务能力创造良好政策环境。在医院建设方面，我们调整了全省三级中医医院的规划设置，制定了《河南省县级中医医院基本标准》，指导全省中医药服务体系的进一步完善和提升。在医院评审评价方面，我们出台了以"依法执业、基础管理、特色优势、优质服务"为基本框架的《河南省中医医院管理评价标准》，对全省中医医院进行定期考核评价，探索对全省中医医院业务管理重点指标进行定期考核。在医师管理方面，我们出台了《河南省中医类别医师执业管理办法（实行）》、《河南省基层医疗机构中医执业科目和人员注册暂行规定》和一系列配套文件，有效解决了《执业医师法》实施后基层卫生监督部门随意干涉中医医师临床诊疗行为的问题，促进了基层中医药服务的发展。在机构执业管理方面，我们定期开展全省中医医院业务信息总结分析，出台了关于医疗机构注册和校验现场评估的相关标准和制度，通过机构执业管理发现和解决制约中医特色优势发挥的共性问题，随时采取相应管理措施予以解决。在技术准入方面，我们出台了相关政策，积极鼓励中医医院引进开展新技术、新业务，组建中西医专家组成的技术委员会和质控中心，确保中医医院开展高新技术服务的质量和安全。在创造环境方面，我们针对医院业务发展需求，积极协调发改委、财政厅、卫生厅，在大型设备配置、基本建设投资、重大项目立项等方面给中医医院以支持，一大批医院迁建、改扩建，诊疗环境和装备水平有了显著提高。在管理体制建设方面，河南18个省辖市卫生局均设有中医科，部分还成立了副处级的中医药局，南阳市成立了正处级、独立设置的中医药管理局，中药种植、科研等职能划归该局统一管理。

回顾这些年的实践，我们切实体会到坚持正确办院方向的重要性。要把这一原则落到实处，必须有持之以恒发展中医事业的信心和决心，必须有求真务实不断创新的勇气。由于建院历史短，基础设施薄弱，服务功能不健全和制度建设滞后等原因，中医医院长期面临生存发展和规范管理的双重压力，中医管理部门也相应承担着建设和管理中医医院的双重任务。化解双重压力，完成双重任务，需要理性和智慧，而要摒弃片面的指责和理想化的空谈。中医管理部门更要实事求是，在现实基础上分析和讨论中医医院的生存和发展问题，坚持发展才是硬道理的理念，坚持服务、指导和监管并重，通过政策引导和项目资金扶持帮助中医院解决实际问题，促进其健康发展。指导中医医院坚持正确办院方向，为医院提供明确的政策服务比笼统的号召更有效，指导解决具体问题比形式上的评审检查更有效，凝聚行业力量共同克难攻坚比单纯的批评指责更有效，形成坚持中医特色的行业共识比泛泛的要求更有效。

三、"衡阳会议"精神有效推动了河南中医文化建设的实践，证明了坚持中医特色是中医文化的核心内涵

30年前，当全社会、全行业对中医药工作尚未形成共识的情况下，衡阳会议以超前的眼光确立了"坚持中医特色"这一正确方向。我们回顾河南中医文化建设和传播历程，更加深刻地认识到中医正确方向恰恰就是中医文化的核心内涵。

中医药学不仅是源自实践的医学科学，更蕴含着丰富的哲学思想和人文精神，凝聚着深邃的哲学智慧和科学理念，深刻地体现了中华民族的认知方式和价值取向，是中华民族优秀传统文化的精髓。文化的核心是价值观。振兴中医事业，弘扬中医文化，最根本的是把中医的基本理念传授给大众，拨去中医神秘的面纱，让被现代文明包围的现代人了解中医认识自然界、人、健康和疾病的基本方法和基本观点，提高人民大众对中医药的认知度、认可度、接受度。

近年来，我们高度重视文化传承和中医药文化建设，推动中医药进社区、进农村、进家庭，促进中医药走向民众，深入民众。成功举办了“中医中药中国行”活动；支持南阳市连续举办10届张仲景医药文化节；南阳医圣祠、宛西制药“中华医圣苑”被命名为全国中医药文化宣传教育基地；组织拍摄反映河南中医名家和中医药文化的电影《苍生大医》、《精诚大医》和电视连续剧《大国医》，引起社会广泛关注和赞誉。同时，我们在医院基本建设、诊疗环境、服务理念和服务内容上，充分体现中医药文化元素，鼓励各级医疗机构广泛开展“治未病”健康服务，恢复和发展中医传统诊疗模式和治疗手段，中医药服务的特异性优势正在逐步增强。我们还把中医文化的核心理念延伸到教育领域，支持河南中医学院举办了“仲景学术传承实验班”、“平乐正骨传承实验班”，在教学目的、课程设置、教学方法和学生管理等方面坚持中医传统的人才培养理念，强化中国传统文化课程和经典文献教学，注重师承授受和临证解惑式教学，努力提高学生的国学修养和中医理论素养。我们所做的一切，从根本上讲就是用中医的理念教育大众，用具体的实践不断地丰富和注解着中医文化的内涵。

衡阳会议距今已30年了，当年与会的前辈们大多已步入老年，有的已离开了我们。在衡阳会议精神指导下，中医事业发展的环境正在日益改善，中医医院已有了翻天覆地的发展，中医学院已培养出一批又一批高层次中医人才。但我们还要清醒地看到，当年会议提出的一些问题还没有得到根本解决，中医事业发展依然存在很多困难。

“空谈误国，实干兴邦”，我们纪念衡阳会议，不仅要更加坚持衡阳会议所倡导的“坚持中医特色发展方向”，更要时刻用前辈们求真务实的科学精神、勇于开拓的敬业精神和忠诚于中医事业的精神激励自己，静下心来，扑下身子，不动摇，不懈怠，不折腾，求中医事业发展规律之真，务中医事业振兴之实，认真研究制约中医事业发展的关键问题，不断探索解决这些问题的有效措施，推动中医事业在为全面建成小康社会服务的进程中不断发展。如此才能无愧于先贤、无愧于事业、无愧于人民。

四、重要文件

（一）联合印发文件

全科医生执业方式和服务模式改革试点工作方案

发改社会〔2012〕287号

为深入贯彻落实《国务院关于建立全科医生制度的指导意见》（国发〔2011〕23号，以下简称《指导意见》），推进全科医生（含中医类别全科医生，下同）执业方式和服务模式改革试点工作，现提出如下方案。

一、试点目标

在试点地区探索改革全科医生执业方式，引导全科医生以多种方式到基层执业，推行基层医疗卫生机构或全科医生与城乡居民建立契约服务关系。合理确定全科医生服务保障范围和服务费标准，加强全科医生服务质量监管，并与医保支付、基本公共卫生服务经费拨付等挂钩，逐步建立以按签约居民数获得服务费为基础的新激励机制。总结试点经验，为在全国推广建立全科医生首诊制度和以家庭为单位的全科医生签约服务模式奠定实践基础。

二、试点内容

根据《指导意见》的第五部分“改革全科医生执业方式”和第六部分“建立全医生的激励机制”主要内容进行试点，具体为：

（一）引导全科医生以多种方式执业。取得执业资格的全科医生一般注册1个执业地点，也可以根据需要多点注册执业。根据区域卫生规划，全科医生可以在基层医疗卫生机构（或医院）全职或兼职工作，也可以独立开办个体诊所或与他人联合开办合伙制诊所。鼓励组建由全科医生和社区护士、公共卫生医生或乡村医生等人员组成的全科医生团队，划片为居民提供服务。健全基层医疗卫生机构对全科医生的人力资源管理办法，规范私人诊所雇佣人员的劳动关系管理。

（二）政府为全科医生提供服务平台。对到基层工作的全科医生（包括大医院专科医生），政府举办的基层医疗卫生机构通过签订协议的方式为其提供服务平台。充分依托现有资源组建区域性医学检查、检验中心，鼓励和规范社会零售药店发展，为全科医生执业提供条件。

（三）推行全科医生与居民建立契约服务关系。基层医疗卫生机构或全科医生与居民签订一定期限的服务协议，建立相对稳定的契约服务关系，服务责任落实到全科医生个人。参保人员可在本县（市、区）医保定点服务机构或全科医生范围内自主选择签约医生，期满后可续约或另选签约医生。试点地区卫生行政部门和医保经办机构根据参保人员的自主选择与定点服务机构或医生签订协议，确保全科医生与居民服务协议的落实。逐步将每名全科医生（服务团队）的签订服务人数控制在2000人左右，其中老年人、慢性病、残疾人等特殊人群要有一定比例。

（四）按签约服务人数收取服务费。全科医生为签约居民提供约定的基本医疗卫生服务，按年收取服务费。服务费由医保基金、基本卫生服务经费和签约居民个人分担，具体标准和保障范围由试点地区发展改革、卫生、人力资源社会保障、财政部门根据当地医疗卫生服务水平、签约人群结构以及基本医保基金和公共卫生经费承受能力等因素确定。在充分考虑居民接受程度的基础上，可对不同的人群实行不同的服务费标准。确定全科医生签约服务内容和服务费标准要与医保门诊统筹和付费方式改革相结合。

（五）规范全科医生其他诊疗收费。全科医生向签约居民提供约定的基本医疗卫生服务，除按规定收取签约服务费外，不得另行收取其他费用。全科医生可根据签约居民申请提供非约定的医疗卫生服务，按规定收取一般诊疗费等服务费用。参保人员政策范围内的门诊费用可按医保规定支付。逐步调整诊疗服务收费标准，合理体现全科医生技术劳务价值。

（六）合理确定全科医生的劳动报酬。全科医生及其团队成员属于政府举办的基层医疗卫生机构正式工作人员的，执行国家规定的工资待遇；其他在基层工作的全科医生按照与基层医疗卫生机构签订的服务合同和居民签订的服务协议获得报酬，也可通过向非签约居民提供医疗卫生服务获得报酬。基层医疗卫生机构内部绩效工资分配可采取设立全科医生津贴等方式，向全科医生等承担临床一线任务的人员倾斜。绩效考核要充分考虑全科医生的签约居民数量和构成、门诊工作量、服务质量、居民满意度以及居民医药费用控制情况等因素。

（七）加强全科医生服务质量监管。试点地区卫生行政部门（含中医药管理部门）加强对全科医生执业注册管理和服务质量监管。试点地区卫生部门和医保经办机构建立以服务数量、服务质量、居民满意度等为主要指标的考核体系，对全科医生进行严格考核，考核结果定期公布并与医保支付、基本卫生服务经费拨付挂钩。

（八）探索建立分级医疗和双向转诊机制。逐步建立基层首诊和分级医疗管理制度，明确出入院标准和双向转诊机制。先行开展全科医生首诊试点。试点地区人力资源社会保障、卫生部门制定鼓励双向转诊的政策措施，将医保定点机构执行双向转诊和分级医疗情况列为考核指标，并将考核结果与医保支付挂钩。

三、试点地区遴选

试点地区原则上以地市为单位，由当地人民政府自愿申报，经省级人民政府深化医药卫生体制改革领导小组（以下简称省级医改领导小组）审定后上报。

（一）拟申请试点的地区按照本试点工作方案要求，以市人民政府的名义，向所在地省级医改领导小组提出进行试点的申请并提交有关材料（包括医药卫生体制改革基础；万人口全科医生数、人均基本公共卫生服务经费、人均城市居民基本医保乔迁资、医保门诊统筹、人均新农合筹资、医保城乡统筹等基本情况；全科医生的培养、使用和激励等相关工作基础；党委、政府重视医改工作情况；以及对开展本项试点的初步工作方案等情况）。

（二）省级医改领导小组在收到试点申请后，进行认真审核并最多确定2个基础条件好的地区，推荐申报国家试点，于2012年3月15日前向国务院医改办报送名单并附审核意见和有关材料。

（三）国务院医改办会同有关部门对申报地区进行综合评价，并确定10个左右领导重视，全科医生数量较多，执业和服务以及公共卫生、医保工作基础较好的试点地区作为国家全科医生执业方式和服务模式改革试点地区。

四、实施步骤

全科医生执业方式和服务模式改革试点工作具体实施步骤如下：

（一）试点准备阶段（2012年2月～4月）

1. 各省级医改领导小组组织试点地区申报工作。

2. 国务院医改办会同有关部门对试点地区进行遴选和确认。

（二）试点启动阶段（2012年5月）

1. 国务院医改办会同有关部门召开全科医生执业方式和服务模式改革试点工作会议并开展相关培训。

2. 各试点地区制订、印发具体试点实施方案并报国务院医改办备案。

（三）组织实施阶段（2012年5月～2013年5月）

1. 各试点地区开展试点工作。

2. 各试点地区医改办公室每季度组织对本地试点工作开展情况进行分析评估，并及时上报试点工作中遇到的问题、困难和经验。

3. 省级医改办公室会同有关部门每半年对试点地区的试点工作开展情况进行分析评估，并及时将分析评估材料报国务院医改办。

4. 国务院医改办公室会同有关部门不定期对各地试点工作开展情况进行督导检查和阶段性评估。

（四）评估总结阶段（2013年5月）

国务院医改办公室会同有关部门对全科医生执业方式和服务模式改革试点工作进行总结评估；组织召开改革试点工作经验交流会，宣传、推广好的做法和经验；研究部署下一步全科医生执业方式和服务模式改革相关工作。

五、工作要求

（一）提高认识，加强领导。地方各级政府要深刻领会改革全科医生执业方式和服务模式的重大意义，特别是试点地区党委、政府要充分认识到试点工作的重要性、复杂性、艰巨性和紧迫性，明确任务，落实责任，切实加强组织领导和统筹协调，以高度负责的态度组织实施，确保试点工作的顺利开展。国务院各有关部门按照《国务院办公厅关于贯彻落实〈国务院关于建立全科医生制度的指导意见〉主要任务分工的通知》（国办函〔2011〕153号）明确的分工要求，加强协调，密切配合，积极给予试点地区宏观指导和政策支持。

（二）加大支持，保障有力。要大力支持试点地区在引导全科医生和医院医生到基层执业注册、人力资源管理、劳动合同管理、签约服务收费、医保支付方式、双向转诊标准、绩效工资分配等方面先行先试，进行改革创新。同时，各级政府要在基本医保和基本公共卫生经费政府补助、艰苦边远地区独立执业的全科医生补助、全科医生培养基础建设、全科医学师资培训、全科医生转岗培训、全科医生规范化培养、全科医生高级岗位结构和特岗项目、基层医疗卫生信息化等方面，给予试点地区倾斜优惠政策。

（三）探索创新，务求实效。试点工作关系城乡居民的切身利益和全科医生制度的可持续发展，创新性强，试点地区既要解放思想，大胆探索，又要准确把握签约服务的深刻内涵，不搞形式主义，制定切实可行的政策措施，切实以全科医生签约服务为切入点，推动全科医生执业方式、支付方式、服务模式和诊疗制度的重大改革。要坚持“保基本、强基层、建机制”的基本原则，做好试点工作与健全基层医疗卫生服务体系、促进基本公共卫生服务均等化、实施基本药物制度和基层医疗卫生机构综合改革等之间的衔接，积极稳妥推进试点工作。

（四）定期督导，及时总结。国务院医改办会同有关部门建立定期督导评估和联系人机制，成立专家组进行指导和评估，及时总结试点经验，加强试点地区交流。各试点地区要定期督导，并对试点过程集中反映的问题和困难进行及时研究和探索解决。

商务部等十四部门关于促进中医药服务贸易发展的若干意见

商服贸发〔2012〕64号

各省、自治区、直辖市、计划单列市及新疆生产建设兵团商务、外交、教育、科技、财政、文化、卫生、海关、税务、质检、林业、知识产权、中医药、外汇主管部门：

党中央、国务院高度重视中医药事业发展，2009年3月，《中共中央、国务院关于深化医药卫生体制改革的意见》（中发〔2009〕6号）提出要充分发挥中医药作用，扶持和促进中医药事业发展。2009年4月，《国务院关于扶持和促进中医药事业发展的若干意见》（国发〔2009〕22号）明确了新时期发展中医药事业的主要任务和政策措施，强调要完善相关政策，积极拓展中医药服务贸易。为加快中医药服务贸易发展，发挥中医药在推动我国服务贸易中的独特作用，现提出以下意见：

一、发展中医药服务贸易的指导思想、原则和目标

（一）指导思想。以邓小平理论和“三个代表”重要思想为指导，深入贯彻落实科学发展观，以国际市场需求为导向，以健全中医药服务产业体系为保障，以建立并完善中医药服务促进体系为支撑，坚持政府引导与市场调节相结合，创新体制、机制，鼓励社会参与，实施企业化运作，构建适合中医药特点的国际营销体系，积极、稳妥、有序地发展中医药服务贸易，不断提高中医药服务的国际影响力，为日益增长的国际医疗保健需求提供服务，有效发挥服务出口对我国中医药事业发展的拉动作用，创造良好的经济效益和社会效益。

（二）基本原则。

1. 加强政府指导，发挥市场机制作用。政府制定总体发展规划，加强对中医药服务贸易的组织、引导、规范。遵循市场经济规律，企业自主和政府支持相结合，鼓励社会参与，促进有序竞争机制的形成。充分协调和发挥政府、企业、科研机构、中介组织和行业协会等各方面的积极性和创造性，为扩大中医药服务出口创造良好环境。

2. 发挥特色优势，实施品牌战略。中医药服务贸易要以品牌树形象，扶持发展一批新兴品牌。同时，挖掘中医药服务的特色和优势，继续发挥传统老字号的品牌效应，并不断赋予新的内涵。

3. 有效整合资源，规范有序推进。整合国内中医药行业医、教、研、产等各种资源，对中医药服务贸易企业加强分类指导和宏观调控，促进形成中医药事业与中医药服务贸易良性互动的格局。加快中医药行业相关标准建设，推进中医药服务体系国际化，促进国际标准的建立。加强宣传，树立资源保护与可持续发展理念。整合市场资源，针对不同国家或地区需求，整体推进与重点突破相结合，努力扩大我国中医药服务出口。

（三）总体目标。用5年左右的时间，建立完善的中医药服务贸易管理体制，基本建立起以国际市场需求为导向的中医药服务贸易促进体系和国际营销体系。制定促进中医药服务贸易的政策法规，完善技术性贸易措施，建立中医药服务标准，并力争取得国际共识。积极开展中医药服务贸易人才相关法律法规政策和业务培训，培养壮大中医药服务贸易人才队伍。建设境内外中医药服务贸易示范机构，加强中医药服务贸易的宣传和推广。通过重点扶持、分类指导，打造一批具有国际影响力的知名品牌，培育一批中医药服务贸易骨干企业，扶持大型中医药服务贸易企业，为组建集团打好基础。统筹规划国际市场布局，大力推动中医药服务贸易企业“走出去”，不断提高中医药服务出口的质量、档次和附加值，促进中医药服务出口的全面增长。

二、发展中医药服务贸易的重点任务

（四）实施中医药服务贸易多元化战略。构建梯次推进的中医药国际市场格局，巩固传统的亚洲市场，进一步开拓欧美市场，积极拓展中东、拉美市场，稳步扩大非洲市场。根据不同市场特点，逐步建立全方位、多层次的市场推进模式：在传统市场，可多渠道全面推进，构建涵盖科研、培训、医疗、康复和养生的中医药服务产业链；在新兴市场，可根据基础条件分步实施，逐步打开局面、扩大影响。

（五）建设一批中医药服务贸易示范机构。统筹国际市场开拓行动，予以政策支持，鼓励有条件的中医药服务机构或企业集团，根据区域规划布局，在一些条件较好的国家或地区，以合资合作方式建设一批境外中医药服务贸易示范机构，力争到2015年建成10家，涵盖东南亚、欧洲、北美、中东等主要市场，并结合驻外中国文化中心开展会展、培训、医疗、科研、养生保健、技术推广、药品器械营销、文化及濒危物种保护与可持续发展理念传播等活动，推广中医药文化。支持建设一批国内中医药服务贸易示范机构，完善服务功能，吸引更多的境外消费者。

（六）支持建设中医药物流配送中心和经济联盟。加快建立以国际市场需求为基础的中药供应保障体系，规范中药生产流通，发展中药现代物流和连锁经营，促进中药生产、流通企业的整合，支持在中医药基础条件较好的国家或地区建立若干物流配送中心，重点保障该地区的中医药服务贸易机构，做好中药、中药保健品、中医医疗和保健器材以及中医药图书音像制品等配送，逐步树立品牌。支持境内外企业建立战略协作关系，组建中医药经济联盟，加强管理与协调，形成内外信息互联、质量保证有效、品牌标识统一的物流服务体系。

（七）加强技术性贸易措施体系建设。加强中医药标准化和中西医结合标准化建设，健全中医药服务标准体系，强化中医药科研成果向标准转化，重点围绕中医药基础通用标准、中医药临床诊疗、中药资源等领域，加快标准制修订。逐步建立中医药服务认证体系，制定统一的服务认证标准和认证规则，由具备资质的认证机构和人员开展统一的中医药服务认证。开展多渠道、多层次、全方位的国际合作与交流，争取与部分重点国家或地区在中医药服务认证和相关中医药检测等方面达成互认协议。加强中药产品技术性贸易措施体系的建设，尽快完善中药相关原材料种植、产品质量和标准，促进中药产品出口。加强对境外中医服务及中药产品相关技术壁垒的交涉，确保中医药服务贸易的顺利发展。

（八）加快培养中医药服务贸易专业人才。根据国际市场需求，加快培养外向型中医药服务人才，提高中医药服务人才的外语水平，培养壮大中医药人才队伍。鼓励涉医高等学校和中等职业学校加强中医药专业外语教育教学，创新人才培养模式，提高人才培养质量，有针对性地加强中医药服务贸易经营管理人才的培养。支持国内中医医疗机构或科研院所，结合中医药特种行业职业技能工作开展形式多样的医疗、养生、保健等中医药对外教学与培训，加快形成我国中医药国际服务从业人员职业技能鉴定体系。

（九）发挥科技创新在推进中医药服务贸易中的作用。要加强中医药服务贸易的科技扶持，将中医药科技创新列入国家科技发展的重点领域，组织开展中医药防治疑难疾病的联合攻关，在中医和中西医结合研究、高技术研究等方面力求新的突破。加强技术创新和新产品开发，在中药出口方面，逐步扭转以资源或原料为主的产品出口方式。进一步提高企业自主创新能力，加大中医药科研投入，整合优势中医药科研资源，以多种形式促进医、教、研、产合作，鼓励科研教育机构参与中医药服务贸易，采取多种方式加快中医药科技成果转化，提高整体科技含量，进而提高中医药服务贸易的质量和附加值。相关部门加强协作，促进科技信息资源的共享与利用，使中医药科技开发创新水平的提升与服务贸易的做大做强形成相互促进、相互支持的良性格局。

（十）建设中医药服务贸易信息平台。加强中医药服务贸易公共信息平台建设，依托行业商协会等中介组织，建设中医药服务网站等中英文的信息服务平台，逐步实现政府机构、中介组织和咨询公司涉及中医药领域的信息互联互通，资源共享。充分发挥驻外经济商务机构的优势，收集、整理、完善国外中医药服务和传统医疗业的市场需求、市场准入、政策法规、人员交流等方面信息，为企业提供技术、人才、市场、投资及政策等咨询服务，同时向国外宣传、推广中医药知识和成果。

（十一）建立和完善中医药服务贸易统计体系。针对中医药服务贸易特点，研究制定适用的统计方式和统计体系，细化统计口径，确定统计标准。加强对统计数据的系统分析，建立部门间数据信息交流制度，为管理和决策提供数据支持。定期发布中医药服务贸易统计分析数据，提供相关信息服务。

三、促进中医药服务贸易发展的政策措施

（十二）鼓励中医药服务贸易企业“走出去”。鼓励中医药服务贸易企业以新设、参股控股、并购、租赁等方式到海外开办中医药服务机构，建立和完善境外营销网络，符合条件的企业，享受国家“走出去”相关政策。制定中医药服务贸易出口骨干企业认定标准，逐渐培养一批国际市场开拓能力强的中医药服务企业或企业集团。

（十三）以对外援助方式促进中医药服务贸易出口。根据受援国需求，视情加大在受援国注册的中国品牌的中医药产品和服务的援助力度，开展中医药援外培训，在援外医疗队内增派中医医师。探索利用援外资金支持在具备条件的发展中国家合作开展中医药教育、合作办医院，提高国外对中医药的认知度。

（十四）完善促进中医药服务贸易发展的财税优惠政策。通过现有资金渠道，加大对中医药服务贸易的资金投入，并根据发展情况逐年增加。充分利用中央财政有关扶持政策，对于企业参加境外展览会、国际认证、国际市场宣传推介、开拓新兴市场、境外投资等方面，在符合中小企业国际市场开拓资金和对外经济技术合作专项资金等办法规定的条件下，予以资金支持。对中医药骨干企业符合高新技术企业条件并认定为高新技术企业的，可按税收法律法规规定减按15%的税率征收企业所得税；对企业中药材的种植、牧畜、家禽的饲养等项目所得，可按税收法律法规规定减免企业所得税。

（十五）为中医药服务贸易提供有效金融支持。鼓励国家政策性银行为中医药服务出口项目提供信贷支持，并针对中医药服务企业特点给予扶持。鼓励中国出口信用保险公司为企业提供出口收汇保障、商账追收服务。帮助重点企业以抵押、质押和定金等多种担保方式获得出口信贷。便利中医药服务贸易企业办理外汇收支。

（十六）继续鼓励外商投资中医药领域。逐步放宽中医药领域对外商投资的限制。结合国民经济产业结构优化调整，适时修订《外商投资产业指导目录》。

（十七）规范中医药服务及相关产品出口管理程序。商务、银行、保险、海关、质检、外汇、税务等部门加强合作，完善对中医药服务及相关产品出口的优惠措施，进一步加大综合支持力度，为企业发展提供便利。野生动植物行政主管部门按照相关法律法规政策和公约的规定，进一步完善并逐步推行野生动植物经营专用标识制度，为含野生动植物成分药品的贸易流通提供高效便捷的服务。

（十八）为中医药服务人员出入境提供便利。对于从事中医药服务贸易的人员因公出国，有关部门根据人员隶属关系按规定审批，简化程序，提高效率，依法为参与中医药服务贸易领域重大国际交流合作活动的中医药专业人员提供进出境通关便利。

四、营造良好的中医药服务贸易发展环境

（十九）加强对中医药服务贸易发展的组织与管理。充分发挥国务院中医药工作部际联席会议和行业管理部门的作用，加强部门间的沟通，协调解决中医药服务贸易中的重大问题，督促有关政策措施的落实。中医药局作为行业主管部门配合商务部做好中医药服务贸易的规划和管理工作。地方政府要切实加强对中医药服务贸易的领导，及时研究解决中医药服务贸易中的问题。

（二十）通过政府多双边谈判创造良好外部环境。结合不同市场特点，与条件较好的重点国家或地区在多、双边联（混）委会机制下成立中医药服务贸易工作组，推动我国中医药服务进入当地市场。将扩大中医药服务贸易列入我国多双边自贸区谈判议题，利用多双边合作机制扩大国外对中医药服务贸易的准入范围及降低其准入门槛，争取国外对中医药服务贸易开放市场。推动认可中医医师、中药的合法地位及将中医中药纳入当地医疗保障体系，扩大在境外提供中医药服务的范围。优先推动内地与香港、澳门《关于建立更紧密经贸关系的安排（CEPA）》项下中医药服务贸易合作。充分发挥港澳开展国际服务贸易成熟的商业、物流、金融、保险、会展、旅游等方面的优势，拓宽中医药对外服务渠道，推动不同体制的衔接，积极开展与特区政府、商会、中医药机构的合作，实现优势互补、资源及成果共享，共同开发中医药服务贸易国际市场。

（二十一）发挥中介机构和行业协会作用，营造规范、自律的市场环境。按照市场经济要求，加快培育社会化、市场化、专业化的中介组织和行业协会；支持中介组织和行业协会整合行业资源，加强对外宣传，提升行业整体形象；深入开展行业调查研究，参与相关法律法规和产业政策的研究、制定，参与制修订行业标准和行业发展规划、行业准入条件；围绕规范市场秩序，健全各项自律性管理制度，制定并组织实施行业职业道德准则，推进行业诚信建设，建立完善行业自律性管理约束机制，维护公平竞争的市场环境。

（二十二）加强中国传统医药领域的知识产权创造、运用、保护和管理。深入研究境外相关领域知识产权保护法律法规，结合我国传统医药产业发展实际，积极参与相关领域的国际谈判，加强对我国传统医药的知识产权保护，不断创新保护措施和手段。积极探索国际合作中的惠益分享机制，建立健全传统医药生物遗传资源和传统知识的知识产权保护制度。提高创新层次，促进核心专利的创造，支持在境外申请和运用专利，做好专利国际申请的资助。积极支持服务商标注册，努力创建具有中医药特色的医疗、教育、科研、养生等中医药服务贸易品牌，加强商标注册监测工作，制定统一的行业标志和等级标志，通过各种方式向国际推出，形成具有完整体系、体现国家权威性的中医药服务贸易品牌标识，以确保中医药海外品牌战略顺利实施。

（二十三）促进中医药文化的国际宣传和普及。挖掘中医药的文化内涵，开发中医药文化资源，推进中医药及相关领域音像、出版、演出等行业的发展，支持翻译出版中医古籍。相关媒体要开展中医药文化的公益性宣传。支持在境外组织中医药文化等宣传、培训活动，在海外中国文化中心及孔子学院传播中医药知识。支持相关广告、会展业的发展，扶持有一定规模的中医药国际展览，逐步形成国际知名展会。积极支持国家级非物质文化遗产名录传统医药类项目在国外传播中医药文化。要将中医药服务贸易与中医药文化传播相结合，形成良性互动的格局。

商务部
外交部
教育部
科学技术部
财政部
文化部
卫生部
海关总署
国家税务总局
国家质量监督检验检疫总局
国家林业局
国家知识产权局
国家中医药管理局
国家外汇管理局
2012年3月5日

2012年推广优质护理服务工作方案

卫办医政发〔2012〕47号

为贯彻落实《“十二五”期间深化医药卫生体制改革规划暨实施方案》及2012年全国卫生工作会议精神，在总结2011年优质护理服务开展情况的基础上，进一步推广优质护理服务，制订本工作方案。

一、指导思想

贯彻落实《“十二五”期间深化医药卫生体制改革规划暨实施方案》，结合全国卫生系统创先争优和“三好一满意”活动，以加强护理内涵建设和提高技术水平为核心，按照《医院实施优质护理服务工作标准（试行）》和《临床护理实践指南（2011版）》，扎实推进优质护理服务，努力为人民群众提供安全、优质、满意的护理服务。

二、工作原则和目标

坚持以改革护理服务模式为切入点，实施临床护士对患者的责任制整体护理；坚持以全面履行护理职责为落脚点，深化专业内涵建设，提升临床护理质量；坚持以加强科学管理为关键点，充分调动护士队伍积极性，建立推进优质护理服务的长效机制。按照“改模式、重临床、建机制”的工作原则，促进护理工作适应公立医院改革与发展的需要，适应人民群众健康需求日益增长的需要。

2012年，全国所有三级医院优质护理覆盖60%以上的病房，并在门（急）诊、手术室等部门开展优质护理服务，其中三级甲等医院在全院推广；60%的地（市）级二级医院和30%的县级医院开展优质护理服务；公立医院改革试点医院要率先垂范，在全院推广优质护理服务。

三、工作任务

（一）卫生行政部门工作任务。

1. 认真组织实施。地方各级卫生、中医药行政管理部门要按照2012年推广优质护理服务的工作原则和目标，对辖区内医院实施目标化管理。要深入基层开展调研，掌握医院工作的实际情况，分析存在的问题，采取有针对性的解决措施，推动体制、机制创新，营造良好的政策环境。要注重各项措施的可持续性和实效性，确保工作任务落到实处。

2. 加强检查指导。按照优质护理服务工作标准，采取暗访、不定期检查、现场点评、回访患者、第三方满意度调查等多种形式开展检查，并与医院评审评价、临床重点专科评估相结合，客观评价医院开展优质护理的实际效果，注重患者和社会的反映。加强对医院开展优质护理服务的指导，纠正工作偏差，及时总结和推广好的作法和经验。

3. 强化对口帮扶。指导三级医院帮扶县级医院推广优质护理服务，通过城乡医院对口支援工作，推动县级医院改革护理模式、加强护理科学管理、提高护士服务意识和专业技术水平。加强县级医院护士队伍建设，落实护士配置标准，充实临床一线护士数量，切实维护护士合法权益，确保优质护理服务顺利推进。

4. 开展宣传培训。坚持正确的舆论导向，及时总结优质护理服务的工作进展和成效，广泛宣传工作中涌现出来的先进事迹和优秀典型，鼓励各医院进行改革创新，积累有益经验，营造推动护理工作发展的良好氛围。同时，加大对各级医院管理者和护理管理者的培训，统一思想认识，领会工作实质，掌握实践方法，提高护理科学化管理水平。

5. 发挥质控中心作用。加强各省级护理质量控制中心能力建设，指导质控中心切实履行工作职责，制定和完善护理质量考核标准，收集、统计和分析护理质量和优质护理服务信息，并对信息进行抽查复核，组织开展护理专业人员培训，通过发挥护理质控中心的作用，督促工作有效落实。

（二）医院工作任务。

1. 改善临床护理服务。

（1）深化护理模式改革。继续推行责任制整体护理工作模式，为患者提供全面、全程、专业、人性化的护理服务。在门（急）诊、手术室等部门探索优质护理的实践形式，优化门（急）诊服务流程，推行“一站式服务”，做好对患者的健康教育和指导，为手术患者提供规范的围手术期护理，保障患者安全，体现人文关怀。

（2）全面履行护理职责。责任护士全面履行护理职责，关注患者身心健康，做好专业照顾、病情观察、治疗处置、心理支持、沟通和健康指导等任务，为患者提供整体护理服务。工作过程中，不依赖患者家属或家属自聘护工护理患者。

（3）加强护理内涵建设。认真落实临床护理实践指南和护理技术规范，细化工作标准，规范护理行为。责任护士能够正确实施治疗处置，密切观察、评估患者病情并及时与医师沟通，配合医师共同完成诊疗计划，同时，加强与患者的交流，尊重关心爱护患者，增进护患信任。中医医院、中西医结合医院和民族医医院要按照《中医医院中医护理工作指南》的要求开展临床护理服务，充分体现中医和民族医护理特色优势。

（4）提高专科护理水平。临床护理服务充分突出专科特色，责任护士运用专业技术知识，对患者开展个性化的健康教育，指导进行康复锻炼，促进患者功能恢复，解决护理疑难问题，提高专科护理水平，保障患者安全，提高医疗质量和效率。

（5）积极开展延伸服务。鼓励对出院患者进行随访，将常规随访、专科随访和专病随访相结合，在医院层面建立多部门合作机制。有条件的医院可以与社区卫生服务机构建立合作关系，为社区急危重症患者转入医院开辟“绿色通道”，将康复期住院患者转至社区卫生服务机构，逐步实现双向转诊，满足患者就医需求，提高医疗资源利用效率。

2. 加强护士科学管理。

（1）保证临床护士配备。按照责任制整体护理的要求配备护士，临床护理岗位护士占全院护士比例不低于95%。普通病房实际护床比不低于0.4∶1，每名护士平均负责的患者不超过8个，重症监护病房护患比为2.5～3∶1，新生儿监护病房护患比为1.5～1.8∶1。门（急）诊、手术室等部门根据门（急）诊量、治疗量、手术量等综合因素合理配置护士。

（2）合理调整护理人力。根据工作量、技术难度等因素合理调整护理人力，加床或者危重症患者较多时，及时增加护士数量；制订护士人力紧急调配预案，遇有突发事件和特殊情况时，保证护士的应急调配。护士排班兼顾临床需要和护士意愿，体现对患者的连续、全程、人性化护理。

（3）完善绩效考核制度。护士的绩效考核以护理服务质量、数量、技术风险和患者满意度为重点，注重临床表现和工作业绩，将绩效考核结果与护士的收入分配、职称晋升、学习进修、奖励评优等挂钩，向工作量大、技术性难度高的临床护理岗位倾斜，体现同工同酬、多劳多得、优绩优酬。

（4）加大护理培训力度。医院制订并实施护士的在职培训计划，根据实际需要开展新护士规范化培训、专科培训和管理培训等，创新培训的方式方法，深化“以病人为中心”的理念，注重人文精神和职业素养的培养，提高服务能力和专业技术水平。

（5）探索实施岗位管理。结合公立医院人事制度改革，探索实施护士的岗位设置管理，科学设置护理岗位，制定岗位目录、职责和任职条件，建立岗位责任制度，实行按需设岗、竞聘上岗、按岗聘用，逐步将护士按身份管理转变为按岗位管理。

3. 保障护士合法权益。

（1）切实落实护士编制。医院根据核定的人员编制标准，落实护士编制，不得随意减少编制内护士职数，不得随意增加编外聘用合同制护士。医院的服务规模、床位数量等发生变化时，应当合理调整护士配置数量并保证编制的落实。

（2）保证护士福利待遇。医院执行国家有关工资、岗位津贴、福利待遇、职称晋升的规定，提高临床一线护士的工资待遇水平。医院聘用的合同制护士与编制内护士享有同等待遇，做到同工同酬、公平公正。

（3）落实支持保障措施。关心护士的身心健康，改善护士的工作条件，建立健全支持保障系统，减少病房护士从事非护理工作，形成全院各部门服务于临床的格局，提高护理工作效率。

四、有关工作要求

（一）强化组织领导。各省级卫生、中医药行政管理部门和医院要进一步加强对推广优质护理的组织领导，根据本方案要求，结合两年来的实施经验，制订本辖区、本医院2012年具体方案，细化工作目标，明确主要措施，落实工作任务。各省级卫生、中医药行政管理部门制订的2012年推广优质护理服务工作方案于5月20日前分别报送卫生部医政司和国家中医药管理局医政司。

（二）加强部门协调。各省级卫生、中医药行政管理部门要主动协调、组织相关部门，研究制定有利于推广优质护理服务的政策措施，积极争取新闻媒体支持和参与，采取多种方式推广交流，为优质护理服务的发展营造良好社会氛围。医院要加强各部门之间的分工协作、密切配合，形成合力推进工作。

（三）建立长效机制。各省级卫生、中医药行政管理部门要按照卫生部和国家中医药管理局工作部署，在改革临床护理模式和护理管理方式方面勇于实践，重视护理服务内涵建设，加强护士队伍科学管理，逐步建立调动护士积极性、提高护理质量的长效机制，促进优质护理服务深入、持续、健康发展。

国家发展改革委、卫生部、国家中医药管理局关于规范医疗服务价格管理及有关问题的通知

发改价格〔2012〕1170号

各省、自治区、直辖市发展改革委、物价局、卫生厅（局）、中医药管理局：

为贯彻落实中共中央、国务院《关于深化医药卫生体制改革的意见》（中发〔2009〕6号）和国家发展改革委等三部委《关于改革药品和医疗服务价格形成机制的意见》（发改价格〔2009〕2844号）的有关精神，我们组织修订了《全国医疗服务价格项目规范（2012年版）》（以下简称新版项目规范），现印发你们，并就规范医疗服务价格管理及有关问题通知如下：

一、充分认识规范医疗服务价格管理工作的重要意义。规范医疗服务价格管理是贯彻落实深化医药卫生体制改革的重要内容，是推进医疗服务价格改革、规范医疗机构价格行为、维护患者合法权益的重要措施，对完善医疗机构补偿机制、减轻患者医疗费用负担具有十分重要的意义。各省、自治区、直辖市价格、卫生和中医药管理部门要加强领导，密切配合，切实做好规范医疗服务价格管理的各项工作。

二、全面规范医疗服务价格项目。新版项目规范公布的医疗服务价格项目是各级各类非营利性医疗卫生机构提供医疗服务收取费用的项目依据，各地不得以任何形式进行分解。需合并、组合项目收费的，须经省级价格主管部门会同同级卫生行政主管部门按照有利于减轻患者费用负担的原则从严审批。未列入新版项目规范的，原则上应公布取消；确需保留的，要于2013年5月底前报国家发展改革委、卫生部审核，审核期间可继续执行。各地要在2013年年底前完成本地区已实施的医疗服务价格项目清理规范工作，并向社会公布允许在本地区实施的医疗服务项目和价格等具体实施意见。本地区尚无条件实施的新版项目规范中的其他项目，不得向社会公布。

严格控制单独收费耗材的品种和数量。明确为可以单独收费的医用耗材，要同时明确相应的具体医疗服务价格项目。制定规范后的检验类项目价格不得区分试剂或方法，要充分考虑当地医疗机构主流检验方法和社会承受能力等因素，以鼓励适宜技术的使用。

三、从严控制新增医疗服务价格项目。省级价格主管部门会同同级卫生行政等部门负责新增医疗服务价格项目审核并在本地试行，试行期不超过2年。试行期后需继续实施的，应在试行期结束半年前报国家发展改革委、卫生部审核；试行期结束后，没有明文规定可以继续执行的，要停止收费。各地要加强前期审核，不得以新设备、新试剂、新方法等名义新增医疗服务价格项目。清理规范期间，各地不得审核新增医疗服务价格项目。

四、认真做好相关政策的衔接。各地在规范医疗服务价格管理工作中，要加强地区间沟通和协调，认真做好新旧项目价格水平衔接。要做好与公立医院改革、医保支付方式改革和基层医疗卫生机构综合改革的衔接。落实基层医疗卫生机构一般诊疗费政策。开展按病种收费方式改革试点的地区，应结合新版项目规范的实施，进一步完善病种服务内容，逐步将疗效可靠、价格合理的新技术、新方法应用到按病种收费的服务包中，不断提高服务质量。开展公立医院改革试点的地区，取消药品加成政策，在不增加群众负担的前提下，提高诊疗费、手术费、护理费等医疗技术服务价格，降低大型设备检查价格，并做好与相关医改政策衔接。

各地在贯彻落实过程中出现的新情况、新问题，要及时报告国家发展改革委（价格司）、卫生部（规划财务司）、国家中医药管理局（规划财务司）。

附：全国医疗服务价格项目规范（2012年版）（略）

国家发展改革委

卫生部

国家中医药管理局

2012年5月4日

卫生部、国家中医药管理局关于加强卫生信息化建设的指导意见

卫办发〔2012〕38号

各省、自治区、直辖市卫生厅局，中医药管理局，新疆生产建设兵团卫生局：

为贯彻落实《中共中央、国务院关于深化医药卫生体制改革的意见》（以下简称《意见》），建设适应卫生改革与发展需求的信息化体系，提高卫生服务与管理水平，现就加强卫生（含中医药，下同）信息化建设提出如下意见：

一、卫生信息化建设的重要性

近年来，我国卫生信息化建设步伐加快，按照卫生部制定的标准和规范，以医院管理和临床医疗服务为重点的医院信息化建设取得重要进展；以提高公共卫生服务能力和卫生应急管理水平为主要目标的信息化建设取得长足进步；以居民电子健康档案和中西医电子病历为基础的区域卫生信息化建设获得有益经验，信息化为群众服务、为管理和决策服务的效果逐步显现。但长期以来，卫生信息化建设缺乏顶层设计与规划，标准和规范应用滞后，导致信息不能互联互通，信息资源共享程度较低；居民电子健康档案和电子病历数据资源库建设滞后，难以适应当前深化医药卫生体制改革的需要，不能有效满足人民群众的健康保障需求。同时，卫生信息化管理和专业人才缺乏，卫生信息化对卫生事业改革发展的技术支撑作用难以得到充分发挥。

《意见》要求把卫生信息化建设作为保障医药卫生体系有效规范运转的8项措施之一，建立实用共享的医药卫生信息系统，大力推进医药卫生信息化建设，以推进公共卫生、医疗、医保、药品、财务监管信息化建设为着力点，整合资源，加强信息标准化和公共服务信息平台建设，逐步实现统一高效、互联互通。加快推进卫生信息化建设，对于有效落实医改措施，提高医疗卫生服务质量和效率，降低医药费用，促进人人享有基本医疗卫生服务目标的实现具有重要的战略意义。

二、总体框架、基本原则和工作目标

（一）卫生信息化建设的总体框架。建设国家、省、区域（地市或县级）三级卫生信息平台，加强公共卫生、医疗服务、医疗保障、药品供应保障和综合管理5项业务应用系统，建设居民电子健康档案、电子病历等两个基础数据库和一个业务网络，将三级卫生信息平台作为横向联系的枢纽，整合5项业务的纵向功能和应用，以居民健康卡为联结介质，促进互联互通，实现资源共享。到2015年，初步建立全国卫生信息化基本框架。到2020年，建立完善实用共享、覆盖城乡的全国卫生信息化网络和应用系统，为实现人人享有基本医疗卫生服务目标提供有力的技术支撑。

（二）卫生信息化建设的基本原则。

惠及居民，服务应用。把以人为本、服务群众作为卫生信息化建设的出发点和落脚点，优化医疗卫生工作流程，促进业务融合，方便居民获得优质、高效、便捷的医疗卫生服务。

统筹规划，资源共享。以居民电子健康档案、电子病历和远程会诊系统，区域卫生信息平台和居民健康卡发放为建设重点，统筹规划，整合现有的医疗卫生业务信息系统和信息资源，完善区域之间、医疗卫生机构与社会保障系统之间的信息共享措施，实现互联互通、资源信息共享。

政府主导，多方参与。政府履行对卫生信息化规划、标准规范、投入、管理、绩效考核等方面的行政职能。充分发挥信息技术企业和科研学术机构等社会力量的优势和作用，合力推进卫生信息化建设。

（三）工作目标。优化公共卫生、医疗服务、医疗保障、药品供应保障等工作流程，通过居民健康卡和互联互通、信息共享的卫生信息网络，动态更新居民电子健康档案和电子病历，满足居民预约挂号，享受连续的预防、保健、医疗、康复等一系列服务，并参与个人健康管理的需要；规范医疗卫生服务行为，提高服务质量和效率，提高基层尤其是边远地区的医疗卫生服务水平；建立信息共享的疫情报告、医疗服务、血液保障、卫生应急、卫生监督、卫生统计等信息系统，实时生成汇总数据，实现对卫生工作的实时监督、动态管理、科学决策。

三、重点任务

（一）建立卫生信息标准体系和安全体系。加强卫生信息标准开发的组织保障，支持基础性卫生信息标准研发和应用，统一卫生领域各种术语信息标准和代码标准，完善相应的交换标准和技术标准。加强卫生相关部门信息标准协同与合作，开发医疗保障、药品购销、中医药信息交换标准，建立中医药信息标准体系。

加强卫生信息安全保障体系建

设，落实国家信息安全等级保护制度。加强卫生信息系统安全风险评估工作，确保信息安全和系统运行安全。继续完善居民电子健康档案、电子病历等涉及居民隐私的信息安全体系建设，建设以密码技术为基础的信息安全保障和网络信任体系，推广数字证书和电子签名应用，实现信息共享与隐私保护同步发展。

（二）建立国家、省、区域（地市或县级）三级卫生信息平台。建设国家级、省级卫生综合管理信息平台，实现跨省或跨地区信息共享及业务协同，实时采集生成汇总数据，主要为决策者、管理者提供信息服务。国家级信息平台要统筹卫生综合管理以及疾病预防控制、卫生监督、新农合等现有信息系统，整合功能，共享信息。建设区域（地市级）卫生信息平台，与上级信息平台互联互通，实现区域内公共卫生、医疗服务、医疗保障、药品供应保障和综合管理等应用系统互联互通和信息共享，以及与其他相关部门的信息共享；面向区域内居民提供基本医疗卫生信息服务，支持远程会诊、预约挂号、双向转诊、健康咨询、健康教育等服务，支持传染病防控、慢病防治与居民个人健康管理，实现患者电子病历与居民电子健康档案信息共享。各地可以根据人口数量和地域特点，因地制宜建立县级卫生信息平台（或数据中心）。

（三）完善五大业务应用系统建设。加强公共卫生应用信息系统建设，完善疾病防控、妇幼保健、食品安全、血液管理、卫生监督、卫生应急决策信息系统，提高业务能力，加快12320卫生热线建设，实现公共卫生服务均等化；加强医疗服务应用信息系统建设，推进电子病历应用，优化医疗服务流程，规范医疗服务行为，提高医疗服务质量和效率，保障医疗安全，用信息化手段方便群众看病就医；完善医疗保障应用信息系统，提高新农合基金监管水平和使用效率，方便参合农民异地就医和即时结报；完善药品供应保障应用信息系统，支持基本药物管理和使用，支持药品、医疗器械招标采购、物流配送、临床使用管理，造福人民群众，强化政府监管；完善综合管理应用信息系统，提高卫生信息数据采集的及时性和准确性，提高卫生信息数据统计分析和应用能力，实现对各级各类医疗卫生机构业务工作、资金使用、内部运行的精细化管理，服务于卫生管理和科学决策。

（四）建立居民电子健康档案和电子病历基本数据库。推进居民电子健康档案数据库建设和应用，基于区域卫生信息平台为各业务系统服务，实现基层医疗卫生机构业务协同及信息共享，提升公共卫生和基层卫生服务水平，满足居民使用健康档案信息、识别健康危险因素、改变不良健康行为、增强自我保健和健康管理的能力，提高全民健康水平。

推进电子病历的建设和应用，提高医疗服务效率和质量，实现医疗服务精细化管理。建立和完善以电子病历为核心的医院信息系统，通过区域卫生信息平台逐步实现医院之间检验结果、医学影像、用药记录以及患者基本健康信息的交换与共享。利用区域卫生信息平台，实现居民电子健康档案与电子病历动态融合，促进信息交换与业务协同。

（五）健全覆盖全行业的卫生信息网络。遵循网络建设服务于信息互联互通和平台建设的原则，依托国家电子政务网和公用网络，建立三级平台之间、平台与医疗卫生服务机构之间的信息网络，服务于卫生全行业信息交换，保障卫生信息高效、快捷和安全传输。

（六）建立居民健康卡。结合新农合一卡通和居民电子健康档案建设工作，加快推进居民健康卡建设和应用工作，用居民健康卡有效共享居民电子健康档案、电子病历，以及国家、省、区域（地市或县）三级卫生信息平台的信息，实现医疗卫生服务活动中居民身份识别，个人基本健康信息与主要诊疗信息记录，跨区域、跨机构数据交换和费用结算，实现居民个人电子健康档案、电子病历等医疗卫生信息共享和动态更新，进一步规范医疗服务行为，方便居民享受医疗卫生服务和进行个人健康管理。以参加新农合人员、新生儿、职业病高危人群等重点群体和大型医疗机构为突破口，分类指导，分步实施，加快推进居民健康卡的发行与应用工作。

（七）完善中医药信息系统建设。中医药信息系统是卫生信息化建设的重要组成部分。建设中医药电子政务管理系统，构建中医药专项、转移支付等预算管理监控平台，开展满足中医药需求的综合统计管理信息系统，实现中医药数据的实时采集、整理、汇总和分析功能。建设中医药公共信息服务系统、中医医疗服务及预防保健信息系统，继续推进基于中医电子病历的医院信息平台建设，全面提升中医医疗服务质量。继续开展国家临床研究基地信息共享与利用技术平台、科研信息平台以及基于地理信息系统的重要中药资源的网络化共享平台建设，提高中医药科技信息服务应用能力。加强中医药教育、文化、对外交流等信息化建设。开展中医药信息标准体系建设，制（修）订中医药数据元、基础数据标准等标准规范，建立和完善中医药资源数据库。

四、保障措施

（一）加强领导，落实责任。各级卫生行政部门要充分认识卫生信息化是深化医改的一项重要内容，将卫生信息化建设作为“一把手工程”，列入重要议事日程。各级卫生行政部门要加强组织领导，整合各方面资源和需求，统筹部署和开展卫生信息化工作。省级卫生行政部门要建立完善信息技术管理机构，配备专职人员；地市级、县级卫生行政部门要明确具体负责部门，落实专兼职人员，切实履行职责，落实责任。各级卫生行政部门要加强与本地相关部门的沟通协调，争取政策、资金等方面的支持，为卫生信息化工作提供坚实保障。各级各类医疗卫生机构要按照统一规划和要求建立单位内部业务和管理应用系统，并将信息化建设和业务系统应用情况列入绩效考核指标，推动工作深入开展。

（二）完善制度，加强管理。各级卫生行政部门要研究完善卫生信息化有关管理制度。结合本地实际，研究落实电子健康档案、电子病历数据标准的机制，细化居民健康卡的信息采集工作流程和管理工作制度，同步推进电子健康档案和居民健康卡的建设工作。研究制定区域卫生信息平台建设技术方案及保障措施。落实信息安全、信息公开等方面的管理制度。制定完善适应电子签名、远程会诊应用和隐私保护的相关工作制度，保障工作正常开展。研究制定医疗卫生信息系统产品和服务相关管理制度，促进卫生信息化建设可持续发展。

（三）加大投入，注重效益。要会同财政、发展改革部门把卫生信息平台建设、应用系统运行维护和卫生信息化管理经费纳入各级财政预算，重点支持卫生信息平台、卫生信息化基础设施、基本医疗卫生服务信息系统建设，推进区域卫生信息平台和基础数据资源库建设。鼓励社会资金参与，积极探索区域卫生信息平台的管理和运行模式。各级各类医疗卫生机构要加大信息系统建设和运行维护经费投入力度，完善信息系统建设与运行维护工作机制。

（四）制定规划，整合资源。各地要以互联互通、资源共享为目标，按照国家统一规划和卫生信息化建设总体框架，制定本地区卫生信息化建设规划，分清轻重缓急，逐项建设，分步实施。要整合本地区已有的信息系统和数据资源，统筹使用应用软件和网络基础设施，提高卫生信息资源共享和利用效率，逐步建成系统互联互通、信息资源共享的区域卫生信息网络。

（五）培养人才，提高能力。要研究制定本地区的卫生信息化人才培养规划，完善卫生信息化人才的引进、培养、使用和激励机制，重点培养具有医学和信息学双重背景的复合型人才和服务于技术、应用的实用型专门人才。扶持一些有条件的院校或单位建设医学信息学人才培养基地。加大在岗培训力度，建立业务培训考核和职称评聘制度，提高信息化专业人才的能力。要支持行业协会、学会等机构承担卫生信息化知识普及、技能培训，开展继续教育等工作，提高卫生行政管理人员和医疗卫生工作者利用信息技术开展工作的能力。

卫生部
国家中医药管理局
2012 年 6 月 6 日

教育部办公厅、国家中医药管理局办公室关于公布 2012 年中等职业教育中医类专业点备案结果的通知

教职成厅〔2012〕2 号

各省、自治区、直辖市教育厅（教委）、招生委员会办公室、中医药管理局，有关部门（单位）教育（人事）司（局）：

根据《国家中医药管理局办公室、教育部办公厅关于进一步做好中等中医类专业招生工作的通知》（国中医药办人教发〔2011〕8 号）规定，教育部、国家中医药管理局就各地申报备案的 2012 年中等职业教育中医类专业点进行了审核，现将备案结果印发给你们。

本次经备案的中等职业教育中医类专业点共 32 个，可按公布的招生规模安排招生。未经备案的专业点，不得安排招生。各地、各有关学校要按照有关文件要求，进一步规范中医类专业办学，加强专业建设，控制招生规模，切实保证教育质量。

附件：2012 年经备案的中等职业教育中医类专业点名单

教育部办公厅
国家中医药管理局办公室
2012 年 6 月 21 日

附件　2012 年经备案的中等职业教育中医类专业点名单

省份	学校名称	2012 年招生规模（人）
河北	衡水卫生学校	500
	秦皇岛卫生学校	100

（续表）

省份	学校名称	2012 年招生规模（人）
山西	山西省中医学校	200
	晋中市卫生学校	200
内蒙古	呼和浩特市卫生学校	250
	鄂尔多斯市卫生学校	500
吉林	吉林卫生学校	240
	长春中医药大学中专部	200
黑龙江	黑龙江省中医药学校	400
安徽	阜阳卫生学校	300
山东	曲阜中医药学校	500
河南	安阳中医药学校	500
	洛阳中医药学校	500
湖北	湖北省黄冈卫生学校	300
	武汉市第二卫生学校	300
湖南	湖南中医药高等专科学校	200
广东	湛江中医学院	400
	广东省新兴中药学校	250
	广东省江门中医药学校	150
广西	广西中医学校	500
	玉林市卫生学校	200
海南	海口市中医药学校	50
四川	成都中医药大学附属医院针灸学校	500
	达州中医学校	800
重庆	重庆市医药卫生学校	50
贵州	遵义医药高等专科学校	200
	毕节地区卫生学校	300
云南	大理卫生学校	300
	保山中医药高等专科学校	200
甘肃	甘肃省中医学校	500
	庆阳市卫生学校	100
青海	西宁卫生职业技术学校	500
合计	32 所学校	10190

县级医院骨干医师培训项目管理办法（试行）

卫办医管发〔2012〕76号

第一章 总 则

第一条 为贯彻深化医药卫生体制改革和公立医院改革精神，加强县级医院人才队伍建设，组织实施好县级医院骨干医师培训项目，制定本办法。

第二条 本办法适用于中央财政支持、卫生部和中医药管理局组织实施的县级医院骨干医师培训项目。

第三条 本办法所称骨干医师是指县级医院主治医师或从事本专业3年以上的注册执业医师。根据需要可以适当安排少量护理、医技人员。

第四条 县级医院骨干医师培训项目的任务是：对县级医院骨干医师进行培训，培养一支留得住、用得上，临床医疗技术基本功扎实，掌握相关专科临床适宜技术和临床路径，保证医疗安全，满足当地患者基本医疗服务需求的医疗队伍。

第五条 县级医院骨干医师培训项目要与万名医师支援农村卫生工程、城乡医院对口支援、东西部医院省际对口支援等工作结合起来，做到相互协调，密切配合，形成合力，争取效益最大化。

第二章 卫生行政部门职责

第六条 县级医院骨干医师培训项目实行分级管理的原则。

卫生部、国家中医药管理局会同财政部负责编制并下达县级医院骨干医师培训项目规划和年度工作任务，建立县级医院骨干医师培训信息管理系统，对各地的工作进行指导、监督和评估。

省级卫生行政部门、中医药管理部门按照卫生部、国家中医药管理局下达的培训任务，负责制订本地区县级医院骨干医师培训项目实施方案；确定或协调地市级、县级卫生行政部门确定参与县级医院骨干医师培训项目工作的三级医院（以下简称培训医院）、选派骨干医师的县级医院（以下简称选派医院）；部署和组织实施本地区县级医院骨干医师培训项目工作，进行监督指导和考核评估；对参加培训的骨干医师（以下简称参训医师）培训结束后的工作情况进行跟踪了解；可以和行业协（学）会合作，落实县级医院骨干医师培训任务。

市、县级卫生行政部门负责指导选派医院确定培训方向，落实参训人员。

第七条 各省级卫生行政部门、中医药管理部门应当在年度项目工作实施前，将本年度工作安排或实施方案报送卫生部、国家中医药管理局备案，并通过县级医院骨干医师培训信息管理系统报送相关信息。

第八条 各省级卫生行政部门、中医药管理部门应当在年度项目工作结束后，及时向卫生部、国家中医药局报送执行情况总结，包括实施情况、项目成效、存在问题和资金使用等。

第九条 省级卫生行政部门、中医药管理部门应当根据培训医院提供的考核意见，为参训医师出具培训结业证书。

第三章 选派医院和培训医院职责

第十条 选派医院和培训医院应当按照卫生行政部门的要求，加强项目的组织管理，确定负责工作的机构和人员。

第十一条 选派医院应当建立骨干医师选派制度。根据当地的疾病谱和群众医疗服务需求，结合本院专科建设计划，按照分配的名额与条件，在与培训医院充分沟通的基础上，选送骨干医师参加培训。

第十二条 选派医院应当确保参训医师在培训期间的职务、工资、福利待遇等保持不变。

第十三条 选派医院应当把骨干医师培训考核意见和结业证书纳入个人档案，作为年度考核和职称晋升等的重要依据。

第十四条 培训医院应当制定县级医院骨干医师培训项目管理制度，对参训医师开展岗前教育，介绍医院基本情况、管理制度、教学计划等，进行必要的法律法规、规章制度和人文医学培训，负责参训医师的日常管理，做好记录。

第十五条 培训医院应当按照实施方案的要求，制订本医院县级医院骨干医师培训方案，包括带教师资、培训方式、培训内容、培训目标等。培训期间每周至少安排6学时的理论授课时间，同时安排好临床培训，保证培训效果。

第十六条 培训医院要针对性地制定各专业培训考核办法，对参训医师进行考勤、阶段考核和结业考核，出具书面考核意见，考核内容包括理论考试和临床实践技能考核。

第十七条 培训医院要为参训医师指定带教导师，原则上要求由副高以上职称人员担任，并为参训医师工作与生活提供必要的便利条件。

第四章 参训医师和带教导师的职责

第十八条 参训医师应当按照

所在医院的派遣和当地卫生行政部门的安排，参加培训工作。

第十九条　参训医师在培训期间由培训医院管理，选派医院协助管理。

第二十条　参训医师应当自觉接受培训医院和选派医院的管理，自觉遵守有关法律法规和培训医院的规章制度。

第二十一条　参训医师应当根据自己的专业特长，在培训医院的安排下努力学习，提高服务能力和水平。

第二十二条　带教导师应当采取"一对一"的临床培训方式，结合参训医师的具体情况因材施教。

第二十三条　带教导师要重点培养参训医师临床思维、临床技术操作能力和医患沟通技能，帮助参训医师熟练掌握临床常见病、多发病的适宜诊疗技术，熟悉部分疑难重症疾病的诊断、鉴别诊断和治疗。

第二十四条　参训医师应当与选派医院签订协议，规定双方的权利义务。协议中应当明确培训期满后，参训医师返回选派医院工作的最低年限。

第五章　经费管理

第二十五条　中央财政按照一定标准对中西部地区开展县级医院骨干医师培训进行补助，省级卫生行政部门、中医药管理部门要会同省级财政部门，统筹落实培训所需补助经费，及时将资金分配到实施单位，保障培训工作顺利实施。

第二十六条　各有关单位要按照国家有关法律、法规和财务规章，加强培训资金的管理，做到专账管理、专项核算、专款专用。任何单位和个人不得以任何形式滞留或挪用。

第二十七条　中央财政补助资金主要用于培训医院的培训工作支出，以及改善参训医师培训期间的生活、住宿条件。

第六章　监督管理

第二十八条　卫生部、国家中医药管理局会同财政部对各地培训工作进行考核。对没有正当理由，未能完成县级医院骨干医师年度培训任务的单位和个人，将在全国范围内通报批评，情节严重的追究单位主要负责人的责任。中央财政在分配下年度补助资金时相应核减补助资金。

第二十九条　对于违反培训医院规章制度的参训医师，由培训医院向选派医院提出处理意见，选派医院应当予以处理。处理结果报省级卫生、中医药管理部门备案，并在相关政府网站上公开。涉及违法违规的，按照有关法律法规处理。

第三十条　参训医师在培训期间造成医疗事故的，按照有关法律法规处理。

第七章　附　则

第三十一条　本办法由卫生部负责解释。

第三十二条　本办法自印发之日起施行。

关于实施 2012 年度万名医师支援农村卫生工程项目和县级医师骨干医师培训项目的通知

卫办医管发〔2012〕91 号

各省、自治区、直辖市卫生厅局、中医药管理局，新疆生产建设兵团卫生局：

为贯彻落实深化医药卫生体制改革和公立医院改革精神，根据卫生部、财政部《关于下达 2012 年重大公共卫生项目补助资金的通知》（财发〔2012〕64 号）、《城乡医院对口支援工作管理办法（试行）》（卫医管发〔2009〕72 号）、《县级医院骨干医师培训项目管理办法（试行）》（卫办医管发〔2012〕76 号），现就实施 2012 年度万名医师支援农村卫生工程项目和县级医院骨干医师培训项目有关事项通知如下：

一、任务内容

（一）工作目标。紧紧围绕受援县级医院整体达到二级甲等的工作目标，针对当地疾病谱和县外就诊率较高的病种，结合终末期肾病等新农合大病保障病种，对受援医院的血液透析、重症监护、妇产科、儿科、急诊科等科室重点帮扶，加强人才培养和专科建设，提高医院服务能力和管理水平，使农村常见病、多发病、危急重症和部分疑难复杂疾病在县域能够得到基本解决。

（二）工作要求。

1. 万名医师支援农村卫生工程项目。省级卫生行政部门、中医药管理部门组织本行政区域内三级医院（以综合医院为主）开展对口帮扶县级医院工作。重点帮扶国家扶贫开发工作重点县、陆路边境县、民族自治县和中西部地区省定扶贫开发工作重点县的县级医院，以及新疆生产建设兵团团场医院。要向每所受援医院派驻 5 名（中医院派驻 3 名）高年资主治医师以上人员工作 1 年，根据受援医院的条件和要求，可以选派有管理经验的业务骨干，推荐担任院长、副院长或科主任。派驻人员连续工作至少 6 个月可以轮换。

2. 县级医院骨干医师培训项目。按照中西部省份每县3人，东部省份每县2人的标准，选派县级医院骨干医师到三级医院进修培训，培训时间不少于1年。要与万名医师支援农村卫生工程、城乡医院对口支援、东西部医院省际对口支援等工作结合起来，做到相互协调，密切配合，形成合力，争取效益最大化。

（三）工作内容。

1. 万名医师支援农村卫生工程项目。派驻人员在受援医院积极开展日常诊疗工作，参与门诊与病房排/值班，为受援医院所在地区群众提供诊疗服务；开展临床教学和技术培训，通过组织查房、手术示教、疑难病例和死亡病例讨论等形式，培训受援医院医务人员，提高其业务素质和技术水平；支援医院结合自身优势，针对受援医院所在地区疾病谱和县外就诊率较高的病种，本年度重点帮扶1~2个专科，采取“团队帮扶”的模式，明确年度任务目标，培育有自我发展能力的优势专科，以优势专科带动其他专科发展；以医院等级评审/复审为契机，加强支援医院管理输出力度，鼓励支援医院、受援医院管理人员相互挂职，引进支援医院成熟管理经验，建立健全各项技术规范和管理制度，切实提高受援医院的管理水平，提升医疗服务量和医疗新技术的承接能力；对口支援医院间开展远程会诊，利用现代信息技术进步成果，充分发挥优质医疗资源的辐射作用；发挥中医药特色与优势，提高农村中医药服务水平。

2. 县级医院骨干医师培训项目。县级医院骨干医师培训采取“导师制”，由培训医院确定对应的二级专科，指定专人承担“一对一”指导和临床技能培训任务。重点培训骨干医师临床思维、临床技术操作能力和医患关系有效沟通，帮助骨干医师熟练掌握临床常见病、多发病的诊治和适宜技术。熟悉部分疑难重症疾病的诊断、鉴别诊断及治疗知识，了解县级医院专科建设和管理基本知识。

二、组织实施

（一）卫生部、国家中医药管理局对项目实施进行指导和监督。地方各级卫生行政部门按照有关规定拨付中央补助经费，积极协调财政部门保障项目实施所需工作经费。

（二）省级卫生行政部门、中医药管理部门负责制订执行方案并组织实施，定期或不定期开展督导检查，及时挖掘典型，推广经验，研究解决存在的问题。2012年12月底前派驻受援医院的人员和受训骨干医师要全部到位。

三、项目管理

地方各级卫生行政部门、中医药管理部门和有关医院要按照《城乡医院对口支援工作管理办法（试行）》、《关于加强“万名医师支援农村卫生工程”项目管理工作的通知》（卫办医管发〔2011〕30号）和《县级医院骨干医师培训管理办法（试行）》，做好组织实施工作。要完善管理制度和考核办法。开展督导检查，对项目实施情况进行绩效评价并与奖惩挂钩。要加强信息公开，组织辖区内有关医院按时通过城乡医院对口支援信息管理系统和县级医院骨干医师培训信息管理系统开展日常考核、报送工作进展。

卫生部办公厅
国家中医药管理局办公室
2012年7月17日

（二）国家中医药管理局印发文件

中医药事业发展“十二五”规划

国中医药规财发〔2011〕49号

“十二五”时期是我国全面建设小康社会的关键时期，是深化改革开放、加快转变经济发展方式的攻坚时期。为认真贯彻落实党中央、国务院扶持中医药事业发展的方针政策，继续抓住和用好我国发展的重要战略机遇期，进一步促进中医药（民族医药）事业发展，开创中医药事业持续健康发展新局面，更好地为人民健康服务，为全面建设小康社会服务，根据《中华人民共和国国民经济和社会发展第十二个五年规划纲要》和《卫生事业发展“十二五”规划纲要》，制定本规划。

一、中医药事业面临的形势

“十一五”时期是中医药发展史上具有重要意义的5年。按照党中央、国务院总体部署和要求，在卫生部领导下，国家中医药管理局团结带领中医药行业广大干部职工，紧紧抓住发展战略机遇期，认真贯彻落实科学发展观，认真落实《国务院关于扶持和促进中医药事业发展的若干意见》（以下简称《若干意见》），更加注重以人为本、满足群众需求，更加注重统筹规划、协调发展，更加注重机制创新、转变理念方法，推动中医药事业发展有了新突破，取得了显著成绩。中医药全面参与深化医药卫生体制改革，特色与优势在基本医疗卫生制度建设中得到发挥。新中国成立以来的第一个重点中医医院建设与发展专项规划顺利实施。中医医疗服务体系不断完善，中医医疗机构基础设施条件明显改善，中医药服务能力显著增强。中医预防保健服务取得进展，其优势在公共卫生服务中得到发挥。中医药应对突发公共卫生事件和防治重大疾病能力进一步提高，在汶川特大地震、北京奥运会、上海世博会等重大事件和手足口病、甲型H1N1流感等传染病疫情的应对中发挥出独特而重要的作用。农村和社区中医药工作基础进一步夯实，中医药适宜技术应用更加广泛。中医药学术继承与创新取得新成果，《中华本草》编纂完成，一批中医古籍得到整理研究，老中医药专家学术思想和临证经验传承得到加强，中医药重点学科和重点专科建设成效显现。开展国家中医临床研究基地建设，中医药科技创新体系初步形成。中医药人才队伍素质进一步提高，中医药院校教育教学改革取得初步成效，中医药继续教育覆盖率进一步扩大，农村和社区中医药人才培养不断加强，评选出全国首批“国医大师”。中医药法制化、标准化建设取得新成效，《中（传统）医药法》列入十一届全国人大常委会立法规划，发布中医药地方性法规的省（区、市）达到26个，中医药监督工作得到加强，中医药标准体系框架初步建立，中医药国际标准化工作取得进展，国际标准化组织中医药标准化技术委员会（暂定名）正式成立。中药产业水平进一步提升，中药资源保护、开发和可持续利用得到重视。中医药文化建设新局面初步形成，“中医中药中国行”大型科普宣传活动产生广泛社会影响，中医针灸列入人类非物质文化遗产代表作名录，《黄帝内经》和《本草纲目》列入世界记忆名录。民族医药和中西医结合工作稳步推进。中医药国际影响进一步扩大，中医药已传播到160多个国家和地区，我国已与世界上近半数的国家和地区建立了中医药或传统医药政府间交流合作机制，第62届“世界卫生大会”通过了《传统医学决议》，敦促成员国将传统医学纳入国家卫生服务体系。中医药投入力度不断加大，管理体制建设得到加强，发展环境明显改善。中医药事业发展“十一五”规划确定的目标基本实现，形成了中医药医疗、保健、科研、教育、产业、文化“六位一体”全面发展的新格局。

专栏1 “十一五”规划主要指标实现情况

指标类别	具体指标	2005年	实现情况	
			2010年	年均增长(%)
中医医疗	中医医院（所）	3009	3232	1
	中医医院床位数（万张）	31.5	47.1	8
	中医医院病床使用率（%）	65.0	83.7	5
	中医医院诊疗人次数（亿人次）	2.34	3.60	9
	中医医院诊疗人次占医院诊疗人次比重（%）	16.8	17.6	1
	中医医院出院人数（万人）	611.5	1275.7	16
	中医医院出院人数占医院出院人数比重（%）	12.1	13.5	2
	卫生机构中医类别执业（助理）医师（万人）	23.5	29.4	5
	卫生机构中药师（士）（万人）	2.0	9.7	38
中医预防保健	“治未病”服务试点单位（个）	—	103	—
中医药科研	中医药科研机构从业人员（人）	13221	17049	5
	中医药三级科研实验室（个）	161	388	19
	核心期刊中医药论文数（篇）*	51671	60535	3
	中药发明专利授权数（件）*	8355	23348	23
	国家科学技术奖励数（个）*	18	28	9
中药产业	中药工业总产值（亿元）	1192	3172	22
中医药教育	高等中医药院校（所）	45	46	—
	高等院校中医药类专业在校生人数（万人）	38.5	55.3	8
中医药法制建设	地方性中医药法规数（个）	22	26	3
中医药标准化	中医药国家标准（个）	6	27	35
中医药文化建设	申报国家和世界非物质文化遗产数（个）	—	41	—
	中医药文化宣传教育基地数（个）	—	10	—

注：①核心期刊中医药论文数：2005年数为“十五”期间累计数，2010年数为“十一五”期间累计数；②中药发明专利授权数：2005年数为截至2005年底国家知识产权局授权累计涉及中药发明专利数，2010年数为截至2010年底国家知识产权局授权累计涉及中药发明专利数；③国家科学技术奖励数：2005年数为“十五”期间累计数，2010年数为“十一五”期间累计数。

“十二五”时期，中医药迎来了前所未有的发展战略机遇期。党中央、国务院高度重视中医药工作，党的十七大报告提出要“坚持中西医并重”、“扶持中医药和民族医药事业发展”，在深化医药卫生体制改革中强调要充分发挥中医药作用，国务院出台《若干意见》为建设中国特色医药卫生体制和中医药在新时期、新阶段的科学发展指明了方向。《中华人民共和国国民经济和社会发展第十二个五年规划纲要》将“支持中医药事业发展”作为“完善基本医疗卫生制度”的6项重点任务之一，力度前所未有。各地党委、政府对中医药事业发展的重视程度和推动力度不断加大，加强了对中医药工作的领导和体制、机制建设，加大对中医药的投入，为中医药事业发展营造了良好的环境。随着我国进入全面建设小康社会的新阶段，人民生活水平不断提高，健康意识和理念不断增强，广大人民群众信中医、用中药，对中医药知识和服务的需求日益增长。随着医药卫生体制改革进一步深入，疗效确切和费用低廉的中医药必将发挥更大的作用。随着健康观念的改变和医学模式的转变，中医药整体观理论思维、个性化辨证论治以及“治未病”健康保健方法的优势进一步凸显，国际社会、现代医学越来越重视和关注中医药，为中医药提供了更加广阔的发展空间和强有力的技术支撑。随着中医药事业步入快速发展轨道，中医药行业以科学发展观为指导，按照“整体思维、系统运行、三观互动、科学发展”的理念和方法，振奋精神，奋发有为，凝聚力和自信心显著增强，为新时期推进中医药事业新发展提供了强劲动力。

同时，中医药发展也面临许多新情况、新问题。中医药特色优势尚未充分发挥，服务领域还需进一步拓展，在预防、养生、保健、康复领域的发展还不能满足人民群众健康服务的新需求。中医药在防治重大、疑难、传染性疾病等方面的科技攻关成效还不显著。继承不足、创新不够的问题还依然存在，一些特色诊疗技术、方法濒临失传，一些重大理论和关键技术尚未取得突破性进展。中医药文化传承有待加强，社会认知度还需提高。中医中药发展缺乏统筹规划，中医与中药发展不协调。中医药人才队伍还不能满足事业发展的需要，高层次中医药人才不足，基层中医药人员严重短缺。中医药基础差、底子薄的现状仍没有得到根本改善，城乡之间、区域之间中医药发展不平衡，中西部地区和广大农村基层中医药工作基础还很薄弱。中药资源保护与利用矛盾突出，产业低水平重复建设严重。中医药管理体制尚不健全，与中医药事业发展的要求还不相适应。

二、中医药事业发展指导思想、基本原则和发展目标

（一）指导思想

高举中国特色社会主义伟大旗帜，坚持以邓小平理论和“三个代表”重要思想为指导，深入贯彻落实科学发展观，紧紧抓住我国经济发展方式转变的重要战略机遇，以推动和实现中医药事业科学发展为主题，以在深化医药卫生体制改革中全面贯彻落实《若干意见》为主线，把满足人民群众对中医药服务的需求作为中医药工作的出发点和落脚点，遵循中医药发展规律，保持和发扬中医药特色优势，推动继承与创新，丰富和发展中医药理论与实践，促进中医中药协调发展，为提高全民健康水平服务，为全面建设小康社会服务。

（二）基本原则

——坚持统筹协调，科学发展。坚持中西医并重方针，把中医药与西医药摆在同等重要的位置。中医与西医要相互取长补短、发挥各自优势，促进中西医结合。大力推进中医药医疗、保健、科研、教育、产业、文化全面协调发展。统筹城乡、区域中医药协调发展。统筹国内和国际中医药发展，相互促进，实现共赢。

——坚持转变发展方式，突出特色与优势。从单一的疾病治疗模式，转变为既重视疾病治疗，又重视预防保健、养生康复并融合一体的综合防治模式；从注重中医医院发展，转变为既重视医院发展，又注重门诊部、诊所等中医药服务的多种组织形态共同发展；从注重中医医院的规模扩张，转变为在继续扩大规模的同时更加注重特色优势建设和服务功能完善；坚持发挥政府扶持作用，鼓励、引导社会力量积极参与，多渠道发展中医药事业。

——坚持继承创新和科技进步，提高学术水平和防病治病能力。中医药发展既要保持特色优势又要积极利用现代科技。通过知识创新不断丰富和发展中医药理论体系，通过技术创新不断提高中医药服务能力和技术水平，不断提高科技进步对事业发展的支撑作用。

——坚持以改革促发展，加强体制、机制建设。积极参与深化医药卫生体制改革，进一步解放思想，更新发展理念，破解发展难题，着力推动体制、机制创新，在管理体制、投入补偿机制、公立中医医院改革、中医药服务模式、临床型中医药人才培养、重大疾病防治攻关、中药管理与安全等方面加强研究，边推边试，边试边改，更好地体现中医药自身特点，符合中医药发展规律，反映中医药发展趋势，适应中医药发展需求。

（三）发展目标

1. 总体目标。

到2015年，建立起适应中医药事业发展的管理体制和运行机制，基本实现中医药医疗、保健、科研、教育、产业、文化全面协调发展，中医药对我国经济和社会发展的贡献率进一步提高。

——中医医疗服务体系基本健全，中医预防保健服务网络初步构建，中医药服务能力显著增强，中医药特色优势更加突出，在基本医疗卫生制度建设中发挥越来越重要的作用。

——中医药应对突发公共事件卫生应急能力显著提高，重大疾病防治能力明显增强，潜力得到发掘。

——中医药人才素质明显提高，结构更趋合理，基本适应和满足事业发展的需要。

——中医药继承创新体系基本

建立，科技对中医药服务能力提升和中药产业发展的贡献率进一步提高，传承研究取得显著成效。

——中药产业发展水平得到进一步提升，中药质量标准和规范体系逐步完善，野生中药资源培育、研究开发和合理利用能力不断提高，中药材生产综合能力稳步提高，现代中药工业体系建设和产业创新能力得到加强，中药产业国际市场竞争力显著提高。

——中医药法制、标准化、信息化建设明显加强，实现中医药立法，中医药监督管理体系初步建立，中医药传统知识保护专门制度建设取得进展，中医药标准体系和支撑体系进一步健全，全国中医药信息系统基本架构初步建立。

——中医药文化业态更加丰富，中医药文化资源得以有效开发利用，中医药文化进一步繁荣发展。

——中医药国际交流与合作成效更加显著，中医药在国际传统医药领域优势地位进一步巩固和加强，国际影响力进一步提升。

2. 主要任务指标。

中医药医疗资源：到2015年，力争100%的地市建有地市级中医医院，70%的县中医医院达到二级甲等中医医院水平，95%以上的社区卫生服务中心和90%乡镇卫生院设立中医科、中药房，70%以上的社区卫生服务站和65%以上的村卫生室能够提供中医药服务，每万人口中医床位数力争达到4.78张，每万人口卫生机构中医执业（助理）医师数力争达到2.4人。

中医药服务：到2015年，中医医院总诊疗人次争取超过5.5亿人次，中医医院总诊疗人次占医院总诊疗人次比重力争达到18.5%；中医医院出院总人数争取超过2000万人，中医医院出院人数占医院出院人数比重力争达到15%。

中医药人力资源：到2015年，中医药人员增量占全国卫生人员增量的比重争取达到18%，中医类别全科医生占基层全科医生的比重争取达到20%，中医医院中医类别执业医师占执业医师比重超过60%。

中医药科技：到2015年，初步建立中医药防治慢病临床科研体系，完善中医药防治传染病临床科研体系，重大科技项目实施取得重要进展和成果，改革和创新科研项目组织管理模式。

中医药文化科普：到2015年，中医药科普知识宣传普及覆盖全国80%以上行政村、85%以上社区、80%以上家庭。

中药发展：到2015年，完成第四次全国中药资源普查，初步建成中药资源动态监测与预警网络体系。

专栏2 “十二五”时期中医药发展主要指标简表

具体指标	2010年	2015年	年均增长（%）	属性
中医医院（所）	3232	3397	1	预期性
中医医院床位数（万张）	47.1	69.2	8	预期性
中医医院病床使用率（%）	84	94	—	预期性
中医医院诊疗人次数（亿人次）	3.6	5.5	9	预期性
中医医院诊疗人次占医院诊疗人次比重（%）	17.6	18.5	1	预期性
中医医院出院人数（万人）	1275.7	2248.2	12	预期性
中医医院出院人数占医院出院人数比重（%）	13.5	15.0	2	预期性
卫生机构中医类别执业（助理）医师（万人）	29.4	37.5	5	预期性
卫生机构中药师（士）（万人）	9.7	14.2	8	预期性
中药工业总产值（亿元）	3172	5590	12	预期性
高等院校中医药类专业在校生人数（万人）	55.3	70.6	5	预期性

三、重点任务

（一）以城乡基层为重点，加强中医医疗服务体系建设

县级以上地方人民政府要在区域卫生规划中合理规划和配置中医医疗资源。省（区、市）要建设好省级中医医院，形成区域中医药诊疗中心，每个地（市）至少建设好一所地（市）中医医院。进一步巩固和加强县中医医院建设，充分发挥县中医医院在农村中医药工作的龙头作用。加强中医专科医院和综合医院中医临床科室建设，积极发展社区中医药服务。在乡镇卫生院设置中医科和中药房，为村卫生室配备中医药人员或能够提供规范中医药服务的乡村医生。加强中医医院服务能力建设，研究制定中医诊疗和护理常规、出入院标准、用药指南、临床路径、医疗服务质量评价标准等技术标准和规范，促进中医医院因病施治、规范诊疗、合理用药，提高医疗服务质量。培育、培养一批名院、名科、名医。加强基层中医药适宜技术推广能力建设，建立长效机制，积极向基层医疗卫生机构推广中医药适宜技术。推动中医药进乡村、进社区、进家庭。鼓励社会资本举办中医医疗机构，积极推动中医门诊部、中医诊所规范建设和连锁发展，鼓励中医专业技术人员开办中医诊所或个体行医，允许药品零售企业举办中医坐堂医诊所，探索中医执业医师多点执业的方法和形式。非公立中医医疗机构在医保定点、科研立项、职称评定和继续教育等方面，与公立中医医疗机构享受同等待遇，对其在服务准入、监督管理等方面一视同仁。

专栏3 中医医疗服务体系建设重点

01 中医医院标准化建设工程
依据《中医医院建设标准》，对全国未达标的政府举办的中医医院（重点是县级中医医院）进行业务用房改扩建和配置基本医疗设备，改善服务条件，提高服务能力，在"十二五"期末力争使公立中医医院基础设施条件基本达到国家标准。

02 市县级中医医院能力建设
到2015年，力争完成中西部地区、新疆生产建设兵团以及东部地区边境县、少数民族县、扶贫县和部分革命老区、原中央苏区县级中医医院，西部地区地市级中医医院设备维修改造和更新任务。

03 农村医疗机构特色中医专科（专病）建设
到2015年，再建一批农村医疗机构特色中医专科（专病），力争每个县级中医医院都有特色中医专科（专病）。

04 基层医疗卫生机构中医药服务能力示范建设
"十二五"期间，结合基层医疗卫生服务体系建设项目，在乡镇卫生院和社区卫生服务中心建设一批标准化中医药综合服务区和标准化中医科中药房。

05 全国基层中医药工作先进单位建设
到2015年，全国农村中医工作先进单位达到全国县（市）行政区划总数的30%，全国社区中医药工作先进单位达到全国市辖区总数的30%。

06 基层常见病、多发病中医药适宜技术推广能力建设
到2015年，依托现有中医药资源，每个省（区、市）建好至少1个省级中医药适宜技术推广基地，每个县（市、区）建好1个县级基层常见病、多发病中医药适宜技术推广基地。

07 综合医院中医药服务能力示范建设
"十二五"期间，筛选一批综合医院开展中医药服务能力示范建设。

（二）积极发展中医预防保健服务

充分发挥中医预防保健特色优势，将中医药服务纳入国家基本公共卫生服务项目，在疾病预防与控制、妇幼保健中积极运用中医药方法和技术。构建中医预防保健服务网络，政府举办的中医医院均设立中医预防保健服务科室，有条件的政府举办的综合医院、妇幼保健院、城乡基层医疗卫生机构配置中医预防保健的必要人员、设备和技术，提供中医预防保健服务。鼓励社会资本举办中医预防保健机构，规范服务行为。制定中医预防保健服务机构、人员准入条件和服务规范，加强引导和管理。加强中医预防保健知识宣传与教育。

专栏4 中医预防保健服务发展重点

01 中医预防保健服务能力建设
"十二五"期间，在中医医院及有条件的综合医院、妇幼保健院建设中医预防保健服务科室（"治未病"中心），整体提升中医预防保健服务能力。

02 中医药预防保健服务网络试点建设
"十二五"期间，在全国选择代表性区域试点开展中医药预防保健服务网络建设，提供方便可及的中医药预防保健服务。

03 中医药基本公共服务试点
"十二五"期间，选择中医药资源丰富的市辖区开展基本公共服务中医药服务试点工作。

（三）加强中医药卫生应急和重大疾病防治网络建设

将中医药纳入卫生应急体系总体规划，进一步完善中医药参与突发公共事件应急网络，建立和完善中医药参与突发公共事件卫生应急工作协调机制，进一步加强中医医院急诊科建设，建立充分发挥中医药特色与优势的卫生应急方案并加

强演练，培养和建设一支中医药卫生应急队伍，储备中医药卫生应急物资，提高中医药参与突发事件卫生应急能力。加强中医药防治传染病能力建设，建好全国中医药防治传染病临床研究中心，在传染病医院设立中医药科室，依托中医医院和传染病医院建设一批省级中医药防治传染病临床研究基地，力争每个地市都有一个中医药防治传染病临床基地。以国家中医临床研究基地和重点研究室为主体，结合重点学科、重点专科开展中医药防治临床科研体系建设，重点加强心脑血管病、糖尿病、恶性肿瘤、慢性呼吸系统疾病、肾病等重大慢病和艾滋病、病毒性肝炎、新发传染病以及妇女儿童健康问题等的中医药防治临床研究，建立有中医药特点的疗效评价标准，形成具有国内外公认循证证据的高水平综合防治方案。

专栏5　重大疾病中医药防治和应急能力建设重点

01　现代重大疑难疾病中医药防治攻关
以国家中医临床研究基地为基础平台，遴选确定10余种现代重大疑难疾病进行中医药防治研究攻关，以提高现代重大疑难疾病防治方案的实用性和有效性为目标，开展临床验证与评价研究，实现防治方案的优化和推广应用。到2015年，力争有3个现代重大疑难疾病防治达到国际领先水平。

02　常见病中医药防治规范推广
选择中医药具有疗效优势的30种常见病，对其病证结合诊断标准、辨证规范、临床实用技术操作规范、中医药诊疗手段和方法等进行系统整理研究，形成规范并加以推广。

03　中医重点专科（专病）建设
到2015年，继续建设一批中医重点专科（专病），在全国形成完整的中医重点专科（专病）网络。

04　中医优势病种临床诊疗协作中心建设
"十二五"期间，以重点专科（专病）为基础，建设一批中医优势病种的临床诊疗协作中心，全面、系统地梳理和临床验证中医优势病种，优化形成中医临床诊疗方案和临床路径。

05　中医药应急能力建设
到2015年，以中医药防治传染病临床基地为依托，加强中医药卫生应急能力建设。

（四）推进中医药科技继承与创新

进一步开展中医药基础理论、诊疗技术、疗效评价及标准等系统研究，推动中药新药和中医诊疗仪器、设备的研制与开发。对中医药理论的科学内涵进行现代诠释。系统整理和挖掘中医古籍文献，实现重要中医古籍文献的数字化。开展名老中医药专家学术思想及临床诊疗经验的传承研究。挖掘、整理、总结和利用民间医药知识与技术。加强国家中医药科研机构建设，推进中医药科研基地特别是国家和省级中医临床研究基地建设，争取将基地建设项目覆盖到全国各省（区、市）。加强中医临床研究数据库建设，在全国范围形成网络化、智能化的中医药临床数据支撑平台与管理服务共享体系，实现中医临床科研信息共享。继续加强重点研究室和三级实验室建设，争取建设1～2个国家重点实验室。建立符合中医药特点的科技创新体系、评价体系和管理体制，整合中医药科技资源。推行中医药科研课题立项、科技成果评审同行评议制度。

专栏6　中医药科技继承与创新专项

01　中医理论基础研究
"十二五"期间，重点开展中医原创思维、中药方剂基础、针灸经络基础研究。

02　中医药现代传承
对老中医药专家的学术思想、临床经验和辨证论治方法运用信息技术和数据挖掘技术开展总结研究，建立一批中医古籍保护与利用中心。

03　中医诊疗技术研究
开展中医诊疗技术的熟化研究，开发研制一批符合中医医理和临床规律的诊疗仪器设备，加强面向农村基层的中医药适宜技术筛选，筛选、评价一批民间医药验方及诊疗技术。

（五）加强中医药人才队伍建设

积极推动中医药院校教育改革，构建中医药院校教育质量评价体系，推进中医临床类本科生招生与培养改革试点。建设中医临床教学基地，加强中医药重点学科、专业和课程建设，加强中医药职业教育和毕业后教育，开展中医住院医师、中医类别全科医生规范化培训。完善中医药师承教育制度，探索不同层次、不同类型的师承教育模式，进一步落实全国老中医药专家学术经验继承工作与临床医学专业学位教育相衔接的政策，加强优秀中医临床人才研修工作，造就新一代中医药领军人才和一大批中青年名中医。建设一批名老中医药专家传承工作室及中医药学术流派传承基地（工作室）。加强中医药继续教育基地建设，健全中医药继续教育实施网络。加强基层中医药人才队伍建设，开展农村中医药人才定向培养工作，组织基层中医药人员参加学历教育，实施基层老中医药专家师带徒工作，将农村具有中医药一技之长的人员纳入乡村医生管理。加强中医类别全科医生岗位、转岗培训，开展乡村医生和社区卫生服务人员中医药知识与技能培训。加强中医医疗机构护士中医护理知识与技能培训，加强各类中药技术人员培养与培训。加强中医药职业设置研究和人员培训，加快技能型人才培养。制定体现中医药特点的中医药专业技术人员水平能力评价标准，开展中医药行业特有工种技能鉴定工作。按照国家有关规定开展“国医大师”评选工作，推动省级名中医评选活动，逐步建立政府表彰和社会褒奖相结合的中医药人才激励机制。推行以聘用制度和岗位管理制度为主要内容的公立中医医院人事制度改革，为中医药人才队伍建设提供制度保障。

专栏7　中医药人才队伍建设专项

01　中医药优势特色教育培训基地建设
到2015年，依托现有资源，建设一批中医临床教学（实训）基地、中药特色技术实训基地、中医住院医师规范化培训基地（含中医类别全科医生培训基地）、中医药继续教育基地、中医药预防保健人才规范化培养基地，整体提高中医药培训能力和水平。

02　基层中医药人才培养
到2015年，为县级医疗机构培养1.5万名中医临床技术骨干（含500名民族医药人员），对5万名符合条件的乡村医生和乡镇卫生院中医人员进行中医药（含民族医药）专业大专学历教育，对乡村医生进行中医药（含民族医药）基本知识与技能培训（含基层民族医药人员），为城乡基层培养3万名中医类别全科医生，遴选8000名老中医药专家为县、乡、村和社区卫生服务机构培养一批基层中医药人才，培训一批中医药预防保健人才。

03　高层次中医药人才培养
继续开展全国老中医药专家学术经验继承工作，落实完善与临床医学专业学位授予相衔接的政策，遴选700名老中医药专家为指导教师，配备1400名继承人；开展全国优秀中医临床人才培养工作，遴选1000名优秀中青年中医临床人才进行培养；造就一批国家中医中青年领军人才和创新团队。

04　传承工作室建设
到2015年，建成1000个名老中医药专家传承工作室和100个中医药学术流派传承基地（工作室）。

05　中医住院医师规范化培训
到2015年，对4万名中医住院医师开展规范化培训，探索建立中医住院医师规范化培训制度。

06　中药（含民族药）人才培养
“十二五”期间，遴选培养一批中药炮制、栽培、鉴定、传统制药工艺等传承技术人才，中药资源学、中药材良种繁育、中药材植保和中药炮制专业技术人才，中医药市场经营、中医药国际注册和贸易、中医药知识产权和中医药企业管理人才。

07　中医药重点学科建设
到2015年，中医药重点学科建设点达到500个（含民族医药重点学科建设点），培养1500名优秀学科带头人，整体提升中医药临床、教育、科研和产业服务能力。

08　中医护理知识与技能培训
“十二五”期间，在全国中医医疗机构遴选一批护士进行中医护理知识与技能培训，提高中医护理能力与水平。

09　中医药职业技能培训能力建设
研究中医药职业设置，制定各类别各层次中医药职业技能人员培训标准及培训基地设置标准，建设一批中医药职业技能培训示范基地，不断提高中医药职业技能培训能力。

（六）提升中药产业发展水平

加强中药（民族药）资源保护、研究开发和合理利用，推进质量认证和标准建设。开展全国中药资源普查，建立工作制度及技术规范，加快种质资源库建设。加强野生中药资源培育基地建设，强化对重要、资源有限的野生中药原材料的宏观调控。加强对医疗机构使用中药饮片和配制中药制剂的管理，鼓励和支持医疗机构研制和应用特色中药制剂。完善中药注册管理，充分体现中药特点，提高中药新药的质量和临床疗效。推进实施中药材生产质量管理规范，加强对中药饮片生产质量和中药材、中药饮片流通监管。推动中药现代化科技产业基地建设，鼓励具有优势科技资源和特色技术领域的企业建设重点研究室。继续实施现代中药高技术产业发展专项。支持中药材种植（养殖）标准化、规模化、专业化、区域化生产，加强中药生产关键技术应用与提高，培育龙头企业，发展一批聚集效应突出的现代中药产业基地。大力发展中医药相关健康产业。鼓励和支持产、学、研结合和建立产业技术联盟，提高我国中药产业的国际竞争能力。

专栏8 中药可持续发展专项

01 全国中药资源普查及试点项目
对全国药用动物、植物和矿物资源进行普遍调查，明确种类和分布范围，以及中药野生资源蕴藏量、质量和市场供求等相关情况，提出中药资源管理、保护及开发利用的规划建议，建立全国中药资源普查数据库和中药资源动态监测机制。

02 中药生产关键技术继承创新研究
开展以道地药材为代表的中药材生产、加工关键技术的系统研究，从源头上保障中药的质量。支持中药工业生产技术、装备的研发与应用，开展以中药为基础的相关产品的研发，构建体现中药特点的生产、研发技术平台，建设野生中药资源培育基地。

03 现代中药高技术产业发展
推动我国自主知识产权、技术先进、成熟度高的中药产业化，支持疗效确切、可供临床选择的中药新产品走向市场，支持紧缺、用量大、有较好种养基础的野生药材品种人工种植（养殖），支持中药生产关键技术成果的应用，打造一批知名中药企业。

04 中医“传统名方”系统研究
开展中医经典著作中的传统名方组方规律研究，基于传统名方研发新药，对已上市的传统名方中成药进行二次开发、技术改造和临床应用再评价研究，研究创新传统特殊制药工艺。

（七）加快民族医药事业和中西医结合发展

加强民族医医院基础设施和内涵建设，不断提高服务能力。加强基层医疗卫生机构民族医临床科室建设，配备基层民族医药人员，筛选和推广民族医药适宜技术，发挥民族医药在基层医疗卫生服务中的优势与作用。鼓励民族地区举办高等民族医药教育，建立一批民族医药继续教育基地，加强高层次民族医药人才培养和基层民族医药人才队伍建设。加强民族医药挖掘继承和科研工作。加强民族医药标准化和中西医结合标准化建设。建立和完善民族医药从业人员执业准入制度，积极落实民族医药医疗保障优惠政策，扶持民族药的开发与使用。加强中西医结合医院基础设施和内涵建设。鼓励和组织西医人员学习中医，坚持中医与西医相互取长补短，发挥各自优势，促进中西医结合。

专栏9 民族医药和中西医结合建设重点

01 民族医医院和中西医结合医院标准化建设工程
在中医医院标准化建设工程中，将民族医医院和中西医结合医院纳入统筹考虑，力争“十二五”期末基本完成未达标的民族医医院和中西医结合医院的房屋设备建设和改造任务。

02 重点中西医结合医院建设
“十二五”期间，再筛选10个以上中西医结合医院进行重点支持，提高中西医结合医院服务能力与水平。

03 重点民族医医院建设
“十二五”期间，再筛选10个民族医医院进行重点支持，提高民族医医院服务能力与水平。

04 民族医药和中西医结合特色与优势建设
将民族医药和中西医结合建设与发展纳入中医药重点项目统筹考虑并予以适当照顾和倾斜，重点加强民族医药和中西医结合专科（专病）建设、诊疗技术研究与推广、标准化建设、信息化建设、民族药研发等，充分发挥特色与优势。

05 民族医药和中西医结合人才队伍建设
将民族医药和中西医结合人才队伍建设纳入“十二五”中医药人才队伍建设专项规划一并安排实施，进一步加大对民族医药和中西医结合人才队伍建设的扶持力度。

（八）繁荣发展中医药文化

推进中医药机构文化建设，弘扬行业传统职业道德。加强中医药文化资源的保护和开发利用，打造中医药文化品牌。加强中医药宣传普及，大力推进中医药科普“进乡村、进社区、进家庭”，正确引导群众认识中医药，满足群众对中医药知识的需求。加强中医药知识及文化传播网络建设，培育中医药文化科普专家队伍，建设一批中医药文化宣传教育基地，开发一批中医药文化科普创意产品。建设国家中医药博物馆。加强中医药文物、古迹保护，做好中医药非物质文化遗产保护传承工作，加大对列入非物质文化遗产名录项目和代表性传承人的保护力度。加强中医药文化机构建设。

专栏10　中医药文化建设专项

01　中医药文化内涵挖掘、整理与研究

开展中医药文化内涵和原创思维的挖掘、整理和研究，从精神、行为、物质3个层面提炼中医药文化核心价值和精神实质，探索和创新中医药文化传承方法和路径。

02　中医药文化教育宣传基地建设

到2015年，继续遴选一批中医药文化教育宣传基地。

03　“中医中药中国行·进乡村、进社区、进家庭”项目

全面开展“中医中药中国行·进乡村、进社区、进家庭”活动，中医药文化知识普及全国80%以上行政村、85%以上社区和80%以上家庭。

04　中医药文化科普巡讲活动

建立一支包括国家级和省级的中医药科普专家队伍，在全国开展中医药知识科普讲座，让广大人民群众接受中医药文化知识科普教育。

05　中医药文化传播精品项目

创作一批科学准确、通俗易懂、形式多样、体裁丰富、贴近生活的中医药文化系列科普图书、影视、音像、网络、动漫等多种形式的中医药文化精品，使广大人民群众能够科学准确地了解和掌握中医药文化与养生保健方法。

06　中医药非物质文化遗产保护

开展中医药非物质文化遗产普查，为国家级非物质文化遗产中医药项目代表性传承人创造良好传习条件，推动中医药项目申请列入国家级非物质文化遗产名录，推动完成2～3项中医药项目列入“人类非物质文化遗产代表作名录”和“世界记忆名录”。

07　中医医院中医药文化建设

在全国所有中医医院从核心价值、行为规范、环境形象3个方面开展中医药文化建设。

（九）加强中医药法制和标准化、信息化建设

加快中医药立法步伐，推动中医药法颁布实施，推进中医药法规体系建设。继续加强中医药标准制修订工作，初步建立中医药标准体系。加强中医药标准化支撑体系建设，完善中医药标准化管理体制和运行机制，建立中医药标准化专家委员会，依托现有中医药机构加强中医药标准化研究能力建设，培养一批中医药标准化人才。加强国际标准化组织中医药标准化技术委员会国内技术支撑能力建设，推进一批中医药国家标准向国际标准转化。充分利用国家三级卫生信息平台，建立中医药三级综合业务管理信息平台，支持跨省、地市（区域）中医药业务协同，制定重点业务信息系统技术规范，完善中医药信息标准体系建设，推进中医医院信息化建设，基本实现中医药信息与医药卫生信息互联互通、资源共享。

专栏11　中医药标准化信息化建设重点

01　中医药标准体系建设

加快中医药标准制修订，到2015年发布实施中医药国家标准和行业标准300项。

02　中医药标准支撑体系建设

培养一批中医药标准化专家，培训一批中医药标准化制修订研究人员。依托现有中医药机构，加强中医药标准化技术研究能力建设。

（续表）

03 中医药国际标准化项目

加强国际标准化组织中医药标准化技术委员会国内技术支撑能力建设，推进10～15项中医药国家标准向国际标准转化。加强与世界卫生组织、国际标准化组织以及世界中医药学会联合会、世界针灸学会联合会等各类国际组织或机构合作，促进3～5项中医药国际标准的制定与发布。

04 中医药综合管理信息网络建设

利用国家三级卫生信息平台，建立中医药政务信息管理系统、中医药综合统计信息系统、中医医疗服务信息系统、中医药公共信息服务系统、中医药预防保健信息系统，构建国家中医药数据资源库及信息中心，建设与国家卫生信息专网相融合的中医药信息网络。

05 中医医院信息化建设

支持中医医院信息化建设，开展远程医疗信息系统建设试点，实现远程会诊、远程咨询、远程教育等功能。

（十）积极开展中医药对外交流与合作

巩固和发展与外国政府及国际组织的中医药交流与合作。推动中医药文化对外交流，促进国际社会认知和应用中医药。落实卫生部和国家中医药管理局《中医药对外交流与合作中长期规划纲要（2011～2020）》，加强高层引领，积极与境外高水平学术机构合作，为中医药国际发展提供科技支撑。继续建设一批中医药国际合作基地，推出一批示范项目，培养一批国际型人才。进一步鼓励和支持中医药民间交流与合作。继续加强与港澳台地区的中医药交流与合作。

专栏12 中医药对外交流与合作专项

01 中医药国际政府间合作

落实国家领导人讲话和对外承诺，执行与外国政府或部门间中医药合作协议，深化与国际组织合作；与更多国家建立并完善政府间中医药交流与合作工作机制；加强与外国政府间交流与合作，为中医药医疗、教学、科研机构和企业开展对外交流与合作搭建政府平台。

02 中医药国际合作平台建设

在“十一五”期间已建立的41个国家级中医药国际交流与合作基地基础上，再建立一批基地，促成我国中医药医疗机构、高等院校、科研院所及企业与国外知名医疗、教学和科研机构、医药企业及跨国投资机构等建立合作关系，实施一批中医药国际交流与合作示范项目。

03 中医药国际型人才培养

遴选中医药学科带头人，培养成为具有国际影响力的知名中医药学科带头人；培养一批具有国际视野、善于开展中医药国际交流与合作的中医药医、教、研、产机构高级管理人才；开展中医药对外交流与合作队伍培训；引进相关领域的国际知名专家来华指导、讲学和交流。

04 中医药文化国际传播

组织制作和出版一批适宜的中医药文化宣传与知识普及图书和视频等资料；利用政府间“国家年”、“中医药周”等平台，组织名中医开展中医药文化、养生保健知识等讲座活动；配合国家“孔子学院”建设，推广和普及中医药文化、科普知识；在欧美发达国家主要城市开展中医药文化和科普知识巡回展览活动。

05 与港澳台地区交流合作

完善两岸四地中医药交流合作机制，针对两岸四地中医药发展需求，每年举办不同专题的高水平中医药交流活动，支持两岸四地中医药医疗、教育、科研、产业等机构开展合作项目，共同推进两岸四地中医药发展。

（十一）促进中医药服务贸易发展

中医药服务贸易是我国特有的、具有巨大发展潜力的新兴产业，抓住经济结构调整和外贸增长方式转变的机遇，进一步开展中医药服务贸易发展战略研究，制定和推广一批中医药服务贸易相关标准。建立一支中医药服务贸易人才队伍。培育中医药服务贸易产业，扶持和促进中医药服务贸易发展。

专栏13 促进中医药服务贸易行动专项

01 中医药服务贸易标准制定和推广
支持制定一批中医药服务贸易相关标准和规范，依托多边、双边政府和行业组织平台进行推广和应用，支持成立中医药服务贸易协会和中介机构，建立中医药服务贸易信息统计和服务中心。

02 中医药服务贸易人才培养
分层次开展中医药服务贸易培训，重点培养面向国际市场的中医药服务贸易管理、市场营销以及中医药保健服务、教育培训、科研开发、文化普及以及产业推广等方面的服务贸易人才，逐步形成中医药服务贸易专业人才队伍。

03 中医药服务贸易示范机构建设
鼓励具备条件的中医药服务机构或企业，以合资合作等方式在国内或境外建设具有较高水准的中医药服务贸易示范机构，开展医疗、培训、科研、保健、会展、技术推广、产品营销和文化传播等中医药服务贸易业务。扶持知名度高的中医药服务品牌"走出去"。

四、保障政策和措施

（一）加强对中医药工作的组织领导

充分发挥中医药工作部际协调机制作用，加强对中医药工作的统筹协调。地方各级人民政府应建立相应的中医药工作协调机制，切实加强对中医药工作的领导，及时研究解决中医药事业发展中的问题，认真落实各项政策措施。编制实施中医药发展专项规划。

（二）加大投入，建立和完善中医药投入保障机制

各级政府要逐步增加投入，切实落实对中医药的补助政策。合理确定中医医疗服务收费项目和价格，充分体现服务成本和技术劳务价值。制定优惠政策，鼓励企事业单位、社会团体和个人捐资支持中医药事业。在医疗保障政策中，将符合条件的中医医疗机构纳入城镇职工基本医疗保险、城镇居民基本医疗保险和新型农村合作医疗的定点机构范围，将符合条件的中医诊疗项目、中药品种和医疗机构中药制剂纳入报销范围。在基本药物实施过程中，调整国家基本药物目录、保障药品供应、完善定价报销、加强宣传培训、规范临床应用等工作要按照中西药并重的原则，充分考虑中药特色，促进中药的合理使用。落实国家西部大开发、援藏、援疆、扶贫等战略部署和要求，推进全国中医药区域协调发展。

（三）健全中医药管理体制

各省（区、市）应参照国家中医药管理局模式建立健全中医药管理体系，各地（市）应设立中医药管理机构或在卫生行政部门设置中医科，各县要有机构和专人负责中医药工作，强化管理职能，提高管理水平。积极探索和推进县、乡、村一体化管理模式，切实加强对农村中医药工作的管理，保证中医药的方针、政策在基层得到顺利贯彻和落实。

（四）加强中医药改革发展战略和重大理论问题研究

加强中医药发展重大理论和实践问题的研究，开展中医药发展规律、发挥中医药特色与优势、中医药相关卫生经济学、深化医药卫生体制改革中发挥中医药作用、中医药走向世界等重大问题研究，及时发现和研究中医药事业发展中出现的新情况、新问题，进一步加强对中医药发展综合改革实验省、区中医药发展体制、机制和政策试点探索的指导和研究，为新形势下中医药发展提供理论支撑和实践指导。

（五）加强中医药知识产权保护

国家切实加强中医药知识产权保护和利用，完善中医药专利审查标准和中药品种保护制度，研究制定中医药传统知识保护名录，明确中医药传统知识权利主体，逐步建立有利于中医药传统知识保护、使用、管理和传承的专门保护制度。加强中药道地药材原产地保护工作，将道地药材优势转化为知识产权优势。

（六）加强中医药行业自身建设与管理

加快中医药管理部门职能转变，履行政府社会管理和公共服务的职能，健全科学决策、民主决策、依法决策机制，推进政务公开，增强中医药政策制定透明度和公众参与度，不断提高行业管理能力和水平。切实加强思想道德教育、职业道德教育和思想政治工作，弘扬"大医精诚"的医德医风，树立既体现中医药传统优秀品德又符合新时代要求的服务理念。大力开展创先争优活动，大力宣传先进典型事迹，树立行业良好社会形象。围绕缓解群众看病难、看病贵问题，深化体制改革，强化行业监管，整顿服务秩序，规范从业行为，深入开展"三好一满意"活动。建立中医药监督管理体系，加强对中医医疗机构和中医医疗服务质量安全的监管，规范执业行为。严厉打击假冒中医名义的非法行医行为，加强中医医疗广告的审查、监测工作。

（七）抓好规划贯彻落实

各级政府和有关部门要切实加强规划的组织实施，形成政策合力，积极采取措施，扎实推进规划各项任务的落实。制订分解落实方案，明确工作职责、时间进度和质量要求。加强地方规划、年度计划与本规划衔接，注重短期政策和长期政策配合，对主要指标要设置年度目标，充分体现本规划的发展目标和重点任务。实行规划年度

监督、中期评估和终期检查制度。建立动态评估机制，强化规划实施情况的动态跟踪分析，并依照相关程序适时对规划内容进行调整。不断完善和优化规划实施方案和实施手段，促进规划目标顺利实现。

国家中医药管理局2012年党风廉政建设和纠风工作任务分工意见

国中医药党〔2012〕10号

2012年国家中医药管理局直属机关纪委工作的总体要求是：深入学习贯彻落实中央纪委七次全会和国务院第五次廉政工作会议精神，紧密结合深化医改工作，坚持标本兼治、综合治理、惩防并举、注意预防的方针，严明党的纪律，加强作风建设，扎实推进局机关和直属单位惩治和预防腐败体系建设，为深入落实《国务院关于扶持和促进中医药事业发展的若干意见》，全面实施中医药事业发展"十二五"规划，努力开创中医药事业科学发展新局面提供有力保证，以优异成绩迎接党的十八大胜利召开。

根据党风廉政建设责任制的规定，为进一步明确责任和要求，确保今年中央部署的党风廉政建设和反腐败工作的各项任务落到实处，深入推进和加强局机关及直属单位党风廉政建设和纠风工作，结合局机关各部门及各直属（管）单位职能，现对国家中医药管理局2012年党风廉政建设和纠风工作任务提出如下分工意见（列在首位的为牵头单位，其他为主要协办单位）。

一、深入发展贯彻落实中央纪委七次全会和国务院第五次廉政工作会议精神

（一）认真抓好中央纪委七次全会和国务院第五次廉政工作会议的贯彻落实。组织党员干部和纪检干部深入学习胡锦涛同志在中央纪委七次全会上的讲话和贺国强同志的工作报告，深入学习温家宝同志在国务院第五次廉政工作会议上的重要讲话，统一思想认识，明确任务要求，加强监督检查，推动党风廉政建设和反腐败工作深入开展。（机关党纪委、驻部组局）

（二）严明党的纪律，为党的十八大召开营造良好氛围。严格执行党的政治纪律，把严明党的政治纪律作为贯彻执行党风廉政建设责任制的重要内容。加强政治教育和加强对党的政治纪律执行情况的监督，引导和督促党员干部自觉同以胡锦涛同志为总书记的党中央在政治上思想上行动上保持高度一致，坚决维护党的团结统一，对违反政治纪律的行为，要坚决严肃查处。（机关党纪委、人教司、驻部组局）

二、继续深入推进专项治理工作

（三）继续深化庆典、研讨会、论坛过多过滥问题专项治理。以严格审批程序和经费管理为重点，加强对举办节庆活动和国家中医药管理局主管的社会组织举办研讨会、论坛活动的管理，大幅度精简举办数量，特别是要坚决制止和取消增加基层负担、形式重于内容的活动。对经过批准举办的活动要严格控制规模，厉行节约。（局办公室、机关各司、驻部组局）

（四）继续深化公务用车专项治理。要认真贯彻落实公务用车管理规定，规范局机关和直属单位用车的配备使用，落实公务用车使用管理和经费管理制度，切实加强日常监管。（局办公室、机关服务中心、机关纪委、驻部组局）

（五）继续深化工程建设领域突出问题专项治理。继续抓好项目决策、投资招标、资金管理等关键环节，加大监督检查力度，严肃查处违纪违规问题，同时推进工程建设项目信息公开和诚信体系建设，着力健全长效机制。（规财司、机关纪委、驻部组局）

（六）进一步加大治理医药购销领域商业贿赂工作力度。今年要抓好以下几项工作：一是要切实加大纪律法制教育和警示教育力度。切实做到"人人参加学习，人人接受教育、人人提高思想认识"，教育覆盖面要达到100%，坚决不留死角。要注重利用发生在本单位的案例开展警示教育，增强教育的针对性和震撼力。二要切实加强公立医院反腐倡廉建设。对涉及基建、招投标、药品采购等方面的重大决策和大额度资金使用事项，必须由领导班子集体讨论决定。重点加强对财务、基建、药剂、信息、采购等部门负责人的监督，建立定期轮岗交流制度。三要加强对医生处方权的监督。要严格落实按药品通用名开具处方制度、药品用量动态监测和超常预警制度、不当处方院内公示和点评制度，促进阳光用药、合理用药。四要进一步加强医疗机构统方管理，严格统方权限和审批程序，严禁为商业目的统方。五要推行医药购销廉洁协议制度。医疗机构与药品企业签订购销合同，必须同时签订洁协议，明确不得收、送商业贿赂，一旦违反协议严格按照合同约定和有关规定处理。六要认真落实医药购销领域商业贿赂不良记录制度，对

经执法执纪机关认定存在行贿行为的企业或个人，必须及时列入不良记录，从源头上防治商业贿赂。既要对医疗卫生违纪人员作出严肃处理，又要坚决打击行贿者，有效震慑商业贿赂行为。（机关纪委、医政司、规财司、驻部组局）

（七）努力取得药品器材集中采购工作新成效。认真研究解决当前药品集中采购工作面临的部分药品中标价格虚高问题。切实加强对局直属医疗机构药品集中采购工作的监督，扎实开展廉政风险防控工作，防止发生腐败问题。（机关纪委、驻部组局、医政司、规财司）

对已经取得阶段性成果的公款出国（境）旅游、“小金库”等专项治理，要抓好巩固成果、建章立制等工作。（规财司、国合司、机关纪委、驻部组局）

三、大力加强监督和反腐倡廉制度建设

（八）认真落实惩防体系建设任务。各单位要对照《建立健全惩治和预防腐败体系2008~2012年工作规划》认真进行梳理，确保各项任务落到实处。要建立惩防体系建设监督检查长效机制，每两年对机关、直属单位检查一遍，促进工作落实。（机关党纪委、局办公室、驻部组局）

（九）加强对权力运行的监督制约。要全面推行廉政风险防控工作，局机关各司办、直属单位要扎实推进这项工作，摸清权力底数，确定风险等级，健全监督制度，实施全过程动态监控和公开透明运行，保证权力规范运行。要进一步深化政务公开，扎实开展制度廉洁性评估工作。（机关党纪委、局办公室、人教司、驻部组局）

（十）要认真贯彻民主集中制。严格执行“三重一大”事项集体讨论决定制度，议定事项要形成会议纪要并上报上级党组织和纪检监察机构。要认真落实领导干部述职述谦、诫勉谈话、函询以及民主生活会等制度，严格执行领导干部问责制，积极开展经济责任审计，切实加强对领导干部的监督。（机关党纪委、人教司、驻部组局）

（十一）要加强对干部选拔作用工作的监督。要认真落实干部选拔作用监督工作有关规定，认真执行拟提拔作用干部人选在党组（党委）讨论决定前书面征求纪检监察机构意见的制度和新任职干部廉政谈话制度。加强对干部选拔作用工作全过程的监督。（人教司、机关党纪委、驻部组局）

（十二）加强对资金和项目的监督。要会同有关部门切实加强对医改资金，特别是新农合基金以及公共卫生、重大专项等资金的监管，确保资金安全、项目安全、人员安全。要研究制定项目资金监督管理办法，健全资金使用管理和加强监督制度，完善政府采购和工程建设招投制度。（规财司、医政司、科技司、机关纪委、驻部组局）

四、进一步做好行风建设和纠正不正之风工作

（十三）推动“三好一满意”活动再上新台阶。要加强宣传引导，大力宣传医疗机构在开展“三好一满意”活动中取得的新进展、新成效和涌现出的先进典型、先进事迹，树立行业良好形象；要着力查找问题，对照工作任务分解量化指标，认真查找工作中存在的问题和不足；要切实整改提高，针对查找发现的问题制定切实可行的措施，努力解决问题、提升水平；要抓好检查指导，在卫生部纪检组的统一领导下组织开展“三好一满意”活动专项督查指导，切实加强工作指导和督促检查，促进任务落实。在医疗服务方面，要切实改善服务态度，优化就医流程，扩大预约诊疗服务实施范围，积极开展中医预防保健服务，推进和深化优质护理服务。在医疗质量方面，启动中医医院评审工作，继续加强中医医院内涵建设，保持发挥中医药特色优势。在医德医风方面，积极开展中医药文化建设，严肃行业纪律，切实加强职业道德教育。在群众满意方面，要切实加强医患沟通，认真开展患者满意度调查和出院患者回访活动。（医政司、局办公室、机关纪委、驻部组局）

（十四）要扎实开展民主评议行风活动。要扎实开展民主评议行风活动，并积极探索建立卫生行风第三方评价机制，深入开展创建“平安医院”活动，努力构建和谐医患关系。（医政司、局办公室、机关纪委、驻部组局）

五、切实加大查办案件工作力度

（十五）要把办案工作摆在更加重要的位置。查办案件是震慑违纪违法行为最有效的手段。驻部纪检组下发了《关于印发〈医疗机构从业人员违纪违规问题调查处理暂行办法〉的通知》（驻卫纪发〔2011〕22号），明确了案件的管辖权限和办案的基本程序，各医疗机构要严格执行。（机关纪委、医政司、驻部组局）

（十六）进一步明确办案职责，不断健全办案工作制度。查办案件是各级纪检监察机构的一项法宝职责。上下级纪检监察机构既要加强工作指导和联系沟通，又要明确职责，各尽其职，各负其责，必须认真组织调查处理，不得敷衍推诿。要改进信访举报工作，畅通举报渠道，扩大案件线索来源，并严格按照有关规定和程序办理。要建立办案工作责任制，健全内部监督制约机制，严格依法依纪办案。（机关纪委、局办公室、驻部组局）

六、加强纪检监察组织机构和队伍自身建设

（十七）要加强纪检监察组织机构建设。认真落实《中共中央办公厅、国务院办公厅印发〈关于加强和改进中央和国家机关纪检监察组织建设的意见〉的通知》（中办发〔2012〕10号）文件精神，切实加强局机关和直属单位纪检监察组织机构建设，确保工作有机构，干事有队伍。按照党章和有关规定认真改选监督检查、组织协调、查办案件、制度建设和反腐倡廉教育等职责。要坚持突出重点、统筹兼顾，全面履行各项职责，做到既不缺位、又不越位。（人教司、规财司、机关

党纪委、驻部组局）

（十八）要加强自身能力和作风建设。纪检监察专兼职干部要坚持自学和组织培训相结合，深入开展政治理论和业务知识学习，自觉加强实践锻炼，不断提高理论水平和业务能力。要坚持高标准、严要求，牢固树立监督者更带头接受监督的意识，自觉接受党组织、党员干部和群众的监督，模范遵守各项纪律，维护纪检监察干部可亲、可信、可敬的良好形象。各级党组织和行政领导班子要旗帜鲜明地支持纪检监察干部依法履行职责，政治上信任、工作上支持、生活上关心，从办公经费、设备条件等各方面提供有力保障，切实帮助纪检监察干部解决实际困难和问题，为他们开展工作创造良好条件。（机关纪委、局办公室、规财司、驻部组局）

关于深化改革提高干部人事工作满意度的意见

国中医药党〔2012〕12号

局机关各部门，局各直属单位：

为深入贯彻落实《2010～2020年深化干部人事制度改革规划纲要》，按照中央组织部关于做好提高选人用人公信度和组织工作满意度的工作要求，就我局进一步深化干部人事制度改革、保持和提高干部人事工作满意度提出以下意见：

一、指导思想

以邓小平理论和“三个代表”重要思想为指导，深入贯彻落实科学发展观，坚持围绕中心，服务大局，以人为本，深化改革，以建设高素质干部队伍为目标，以制度和机制建设为重点，着力解决干部队伍建设中的关键问题、干部人事工作中的重点难点问题和干部群众反映强烈的突出问题，不断提高干部人事工作科学化水平，提高选人用人的公信度和干部人事工作的满意度，为中医药事业发展提供组织和人才保障。

二、加大竞争性选拔干部工作力度

1. 推行干部竞争上岗。认真总结我局干部选拔作用中两推一述、竞争上岗工作，逐步扩大竞争上岗适用岗位和选拔范围，进一步规范程序，完善制度，形成机制，使竞争上岗成为我局干部选拔作用的主要方式之一。

2. 探索干部公开选拔。从我局机关和直属单位干部队伍建设的实际出发，根据完善干部队伍的经历结构、来源结构及专业结构等需求，探索面向中医药系统或面向社会公开选拔领导干部，以广泛吸收各方面优秀人才，进一步提高我局干部队伍的整体实力。

三、推动干部轮岗交流

3. 促进干部轮岗。修订完善机关干部轮岗交流具体规定，进一步明确机关干部必须交流、应当交流和可以交流的具体情形和条件，结合干部选拔作用工作，采取有针对性的措施，推动机关干部形成机制。扩大干部轮岗渠道，推动机关部门之间、机关与直属单位以及直属单位之间的干部轮岗，形成局机关与直属单位干部选拔作用的整体格局。推动有条件和意愿的干部到外单位任职，吸纳外单位的优秀人才到局机关和直属单位工作。

4. 完善干部挂职锻炼。依托京内外卫生和中医药行政管理部门、科研教育机构、医疗机构、相关部门等单位建立我局干部交流挂职锻炼基地，开展多渠道、多形式的挂职锻炼。根据干部成长需要，分期分批选派司、处级干部和后备干部到地方挂职锻炼，帮助干部丰富基层领导工作经历，提高服务基层的能力。有计划地选拔基层干部到局机关挂职，促进干部双向挂职交流。

四、完善干部教育培训

5. 拓宽培训内容。总结“十一五”期间我局处级以上干部参训率达到100%的经验做法，采取多种措施，抓好我局《2011～2015年公务员教育培训实施方案》的贯彻落实，提高干部教育培训的针对性，满足干部的多样性需求。制定“十二五”期间机关处以上干部和直属单位局管干部参加党校学习培训计划，加强干部政治理论培训。依托国家行政学院和有关干部学院，完善干部任职培训、初任培训和专项业务培训，强化不同层级干部的履职能力。继续组织开展中医药专业知识培训，适时开展传统文化、心理健康等方面的讲座，提高干部人文素养和心理素质。

6. 丰富培训形式。定期开展“我请局长（司长）讲一课”活动，促进干部交流。依托局机关内网，建立干部学习专栏，搭建干部学习交流平台。落实经费保障，鼓励干部参加学历教育和与工作相关的社会培训。探索建立干部成长“导航计划”，试点确立不同层次、不同岗位干部能力指标体系，建立干部成长档案，制定干部培养规划，全程关心和引导干部成长。

五、加强直属单位领导班子建设

7. 做好领导班子配备工作。认真贯彻落实中央规定，及时做好任期届满和到龄退休人员的调整配备。扩大视野，广开渠道，竞争择优，选好配强一把手。按照优化班子年龄、来源、专业、经历结构的要求，配齐配强领导班子。加强直属单位领导班子后备干部队伍建设。

8. 加强领导班子政治建设。坚持不懈抓好以中国特色社会主义理论体系教育为核心的政治理论学习，引导干部牢固树立正确的政绩观，切实加强党性建设。围绕科学发展主题和转变经济发展方式主线，加强任职和业务培训，提高领导班子和领导干部推动事业发展、驾驭复杂局面、化解突出矛盾的能力。弘扬求真务实之风、艰苦奋斗之风、密切联系群众之风，引导干部深入基层、深入一线，加强班子作风建设。健全班子集体领导和分工负责制，完善领导班子议事规则和决策程序，加强民主集中制建设。

9. 规范直属单位干部人事管理。根据中央关于深化事业单位人事制度改革的要求，逐步规范完善直属单位机构编制、工资福利、考核晋升、调配任用、专技人才、表彰奖励、档案管理等干部人事管理制度。指导转制单位建立完善符合现代企业制度的领导体制和管理体制。

六、加强干部监督管理

10. 坚持谈心谈话制度。继续坚持干部试用期满集体谈心、任职谈话、交流谈话、退休谈话制度，建立经常性谈心谈话制度，在干部成长关键阶段、思想出现波动时或有群众反映时适时进行谈心谈话，体现组织关心，做好思想引导。

11. 落实监督制度。继续坚持干部提拔作用前听取纪检监察部门意见、新提任干部廉政报告和廉政承诺制度、在干部民主推荐中坚持治理拉票行为测评、在年度考核中深入贯彻落实四项监督制度、在直属单位开展“一报告两评议”、开展处级以上领导干部个人有关事项报告、组织进行离任李代桃僵做经济责任审计等做法，落实好干部监督各项工作制度。

七、推进干部工作信息公开

12. 建立信息通报制度。每半年由局领导或人教司召开通报会，向机关和直属单位干部集中通报干部人事工作整体情况，听取意见建议。在竞争上岗后、领导班子配备后或其他重大人事事项结束后，根据情况由局领导或人教司向有关当事人或单位进行专门通报，以增进交流沟通，做好思想引导工作。

13. 在机关内网人事工作专栏和《机关工作信息》中及时发布干部人事工作信息。探索丰富信息发布内容，除干部任免、干部人事工作有关规定外，适时发布干部挂职锻炼总结、试用期满总结、年度总结等内容，以促进部门及干部之间的工作交流。

八、夯实干部人事工作基础

14. 完善制度体系。按照中央《2010~2020年深化干部人事制度改革规划纲要》要求，深入研究“十二五”期间中医药事业发展对人才人事工作的整体需求，认真抓好《国家中医药管理局关于贯彻落实〈2010~2020年深化干部人事制度改革规划纲要〉的实施意见》的落实。根据党政机关深化干部人事制度改革重点工作任务和事业单位分类改革要求，深入了解情况，加强政策研究，及时修订完善干部人事管理相关规定，建立完善符合我局干部队伍实际、具有操作性和实效性、科学规范的干部人事工作制度体系。

15. 加强人事干部队伍建设。深入开展以“迎接党的十八大、争当‘三服务’优秀标兵、争创‘两满意’模范部门”为主题的讲党性、重品行、作表率活动，加强对人事干部的党性教育，弘扬组织人事部门政治坚定、公道正派、求实创新、清正廉洁的优良作风，把人事部门建设成为干部之家和人才之家。加强对人事干部的政策理论和业务培训，提高人事干部的创新能力和政策水平，提高干部人事工作的科学化水平。

中国共产党国家中医药管理局党组
2012年5月30日

国家中医药管理局关于公布“十二五”重点专科建设项目和培育项目名单的通知

国中医药医政发〔2012〕2号

各省、自治区、直辖市卫生厅局、中医药管理局，新疆生产建设兵团卫生局，中国中医科学院，北京中医药大学：

根据《中医药事业发展“十二五”规划》，国家中医药管理局“十二五”重点专科建设项目（以下简称“重点专科项目”）是我局组织实施的重点项目之一。依据工作程序，我局确定了北京市通州区中医医院肺病科等572个国家中医药管理局“十二五”重点专科建设项目（具体名单见附件1）和首都医科大学附属北京中医医院护理学等283个国家中医药管理局“十二五”重点专科培育项目（具体名单见附件2），现予公布，并就有关事宜通知如下：

1. 重点专科项目的管理参照《国家中医药管理局“十二五”重点专科项目建设管理办法》执行，通过建设，应达到《国家中医药管理局“十二五”重点专科项目建设目标与要求》的要求。

《国家中医药管理局“十二五”重点专科项目建设管理办法》和《国家中医药管理局“十二五”重点专科项目建设目标与要求》另行制定印发。

2. 各重点专科所在机构要高度重视项目建设工作，为重点专科建设给予充分的财力、人力、场地等方面的支持。各级中医药管理部门要积极与财政、发改等有关部门协调，争取经费支持，保证重点专科建设任务顺利完成，确保取得实效。

3. 重点专科项目建设周期为自文件印发之日起至2015年12月。

附件：1. 国家中医药管理局“十二五”重点专科建设项目名单

2. 国家中医药管理局“十二五”重点专科培育项目名单

国家中医药管理局

2012年2月9日

附件1　国家中医药管理局“十二五”重点专科建设项目名单

序号	单位名称	省份	专业名称
1	北京市通州区中医医院	北京	肺病科
2	北京二七机车厂医院	北京	肺病科
3	北京广阳博海医院	北京	肺病科
4	北京康益德中西医结合医院	北京	肺病科
5	衡水市中医院	河北	肺病科
6	山西中医学院中西医结合医院	山西	肺病科
7	太原市中医院	山西	肺病科
8	辽宁中医药大学附属医院	辽宁	肺病科
9	长春中医药大学附属医院	吉林	肺病科
10	黑龙江省中医研究院	黑龙江	肺病科
11	上海中医药大学附属曙光医院	上海	肺病科
12	江苏省第二中医院	江苏	肺病科
13	浙江中医药大学附属第二医院	浙江	肺病科
14	丽水市中医院	浙江	肺病科
15	山东中医药大学附属医院	山东	肺病科
16	山东省中西医结合医院	山东	肺病科
17	泰安市中医医院	山东	肺病科
18	湖南中医药高等专科学校附属第一医院	湖南	肺病科
19	长沙市中心医院	湖南	肺病科
20	广东省中西医结合医院	广东	肺病科
21	四川大学华西医院	四川	肺病科
22	泸州市中医医院	四川	肺病科
23	昆明市中医医院	云南	肺病科
24	陕西省中医医院	陕西	肺病科
25	新疆医科大学附属中医医院	新疆	肺病科
26	望京医院	局直属	肺病科
27	中日友好医院	北京	脾胃病科
28	北京市大兴区中医医院	北京	脾胃病科
29	天津中医药大学第二附属医院	天津	脾胃病科
30	保定市第一中医院	河北	脾胃病科
31	山西中医学院附属医院	山西	脾胃病科
32	山西中医学院中西医结合医院	山西	脾胃病科
33	辽宁中医药大学附属四院	辽宁	脾胃病科
34	辽源市中医院	吉林	脾胃病科
35	黑龙江中医药大学附属一院	黑龙江	脾胃病科
36	黑龙江省中医研究院	黑龙江	脾胃病科
37	上海中医药大学附属龙华医院	上海	脾胃病科

（续表）

序号	单位名称	省份	专业名称
38	江苏省中西医结合医院	江苏	脾胃病科
39	南通市中医院	江苏	脾胃病科
40	镇江市中医院	江苏	脾胃病科
41	无锡市中西医结合医院	江苏	脾胃病科
42	昆山市中医院	江苏	脾胃病科
43	浙江省立同德医院	浙江	脾胃病科
44	安徽中医学院附属针灸医院	安徽	脾胃病科
45	江西中医学院附属医院	江西	脾胃病科
46	武汉市中医医院	湖北	脾胃病科
47	宜昌市中医医院	湖北	脾胃病科
48	湖南中医药大学第二附属医院	湖南	脾胃病科
49	广州中医药大学第一附属医院	广东	脾胃病科
50	清远市中医院	广东	脾胃病科
51	深圳市中医院	广东	脾胃病科
52	肇庆市中医院	广东	脾胃病科
53	广西中医学院第一附属医院	广西	脾胃病科
54	广西医科大学第一附属医院	广西	脾胃病科
55	绵阳市中医医院	四川	脾胃病科
56	乐山市中医医院	四川	脾胃病科
57	贵阳中医学院一附院	贵州	脾胃病科
58	西安市中医医院	陕西	脾胃病科
59	宁夏回族自治区人民医院	宁夏	脾胃病科
60	宁夏医科大学附属回医中医医院	宁夏	脾胃病科
61	望京医院	局直属	脾胃病科
62	北京中医药大学东方医院	局直管	脾胃病科
63	北京中医药大学第三附属医院	局直管	脾胃病科
64	首都医科大学附属宣武医院	北京	脑病科
65	石家庄市中医院	河北	脑病科
66	迁安市中医院	河北	脑病科
67	山西中医学院附属医院	山西	脑病科
68	呼伦贝尔市中蒙医医院	内蒙古	脑病科
69	鸡西市中医院	黑龙江	脑病科
70	上海市中医医院	上海	脑病科
71	泰州市中医院	江苏	脑病科
72	泉州市中医院	福建	脑病科
73	淄博市中医医院	山东	脑病科
74	焦作市中医院	河南	脑病科
75	湖南中医药大学第二附属医院	湖南	脑病科
76	广东省中医院	广东	脑病科
77	广州中医药大学第一附属医院	广东	脑病科
78	广州市中医院	广东	脑病科
79	柳州市中医医院	广西	脑病科
80	海南省中医院	海南	脑病科
81	泸州医学院附属中医医院	四川	脑病科
82	安康市中医医院	陕西	脑病科
83	西苑医院	局直属	脑病科
84	中日友好医院	北京	心血管科

（续表）

序号	单位名称	省份	专业名称
85	北京市通州区中医医院	北京	心血管科
86	天津中医药大学第一附属医院	天津	心血管科
87	天津中医药大学第二附属医院	天津	心血管科
88	石家庄长城中西医结合医院	河北	心血管科
89	山西省中医院	山西	心血管科
90	辽宁中医药大学附属二院	辽宁	心血管科
91	辽宁中医药大学附属四院	辽宁	心血管科
92	长春市中医院	吉林	心血管科
93	哈尔滨市中医院	黑龙江	心血管科
94	鸡西市中医院	黑龙江	心血管科
95	南京市中医院	江苏	心血管科
96	六安市中医院	安徽	心血管科
97	福建中医药大学附属人民医院	福建	心血管科
98	江西中医学院附属医院	江西	心血管科
99	山东省中西医结合医院	山东	心血管科
100	青岛市中医医院	山东	心血管科
101	河南中医学院第三附属医院	河南	心血管科
102	郑州市中医院	河南	心血管科
103	洛阳市第一中医院	河南	心血管科
104	武汉市中西医结合医院	湖北	心血管科
105	襄阳市中医医院	湖北	心血管科
106	湖南省中医药研究院附属医院	湖南	心血管科
107	湖南中医药大学第二附属医院	湖南	心血管科
108	广东省第二中医院	广东	心血管科
109	南方医科大学中西医结合医院	广东	心血管科
110	广西中医学院附属瑞康医院	广西	心血管科
111	陕西中医学院附属医院	陕西	心血管科
112	陕西中医学院第二附属医院	陕西	心血管科
113	甘肃中医学院附属医院	甘肃	心血管科
114	石嘴山市中医医院	宁夏	心血管科
115	中卫市中医医院	宁夏	心血管科
116	北京中医药大学第三附属医院	局直管	心血管科
117	北京市中西医结合医院	北京	肾病科
118	河北省中医院	河北	肾病科
119	河北医科大学第三医院	河北	肾病科
120	张家口市中医院	河北	肾病科
121	唐山市中医院	河北	肾病科
122	保定市中西医结合医院	河北	肾病科
123	内蒙古中蒙医医院	内蒙古	肾病科
124	辽宁中医药大学附属二院	辽宁	肾病科
125	长春中医药大学附属医院	吉林	肾病科
126	吉林省中医药科学院	吉林	肾病科
127	哈尔滨市中医院	黑龙江	肾病科
128	齐齐哈尔市中医院	黑龙江	肾病科
129	上海中医药大学附属岳阳中西医结合医院	上海	肾病科
130	上海市浦东新区第七人民医院	上海	肾病科
131	浙江省立同德医院	浙江	肾病科

（续表）

序号	单位名称	省份	专业名称
132	温州市中医院	浙江	肾病科
133	福建中医药大学附属第二人民医院	福建	肾病科
134	山东省立医院	山东	肾病科
135	驻马店市中医院	河南	肾病科
136	衡阳市中医医院	湖南	肾病科
137	中山市中医院	广东	肾病科
138	广西中医学院第一附属医院	广西	肾病科
139	柳州市中医医院	广西	肾病科
140	四川省第二中医医院	四川	肾病科
141	泸州医学院附属中医医院	四川	肾病科
142	陕西中医学院附属医院	陕西	肾病科
143	西苑医院	局直属	肾病科
144	广安门医院	局直属	肾病科
145	首都医科大学附属北京世纪坛医院	北京	内分泌科
146	天津中医药大学第一附属医院	天津	内分泌科
147	河北以岭医院	河北	内分泌科
148	石家庄糖尿病医院	河北	内分泌科
149	山西省中医院	山西	内分泌科
150	山西中医学院附属医院	山西	内分泌科
151	内蒙古中蒙医医院	内蒙古	内分泌科
152	沈阳市第二中医院	辽宁	内分泌科
153	长春中医药大学附属医院	吉林	内分泌科
154	黑龙江中医药大学附属一院	黑龙江	内分泌科
155	黑龙江省中医研究院	黑龙江	内分泌科
156	浙江省中西医结合医院	浙江	内分泌科
157	福建中医药大学附属人民医院	福建	内分泌科
158	德州市中医院	山东	内分泌科
159	泰安市中医医院	山东	内分泌科
160	菏泽市中医医院	山东	内分泌科
161	华中科技大学同济医学院附属同济医院	湖北	内分泌科
162	岳阳市中医医院	湖南	内分泌科
163	广东省中医院	广东	内分泌科
164	深圳市中医院	广东	内分泌科
165	湛江市第一中医院	广东	内分泌科
166	桂林市中医医院	广西	内分泌科
167	成都中医药大学附属医院	四川	内分泌科
168	成都市中西医结合医院	四川	内分泌科
169	陕西省中医医院	陕西	内分泌科
170	甘肃省中医院	甘肃	内分泌科
171	武威市凉州区中医医院	甘肃	内分泌科
172	银川市中医医院	宁夏	内分泌科
173	北京顺天德中医医院	北京	风湿病科
174	石家庄平安医院	河北	风湿病科
175	石家庄大正中医蜂疗医院	河北	风湿病科
176	山西省中医院	山西	风湿病科
177	吉林省中医药科学院	吉林	风湿病科
178	上海市中西医结合医院	上海	风湿病科

（续表）

序号	单位名称	省份	专业名称
179	江苏省中医院	江苏	风湿病科
180	安徽中医学院第一附属医院	安徽	风湿病科
181	厦门市中医院	福建	风湿病科
182	河南省洛阳正骨医院	河南	风湿病科
183	武汉市中医医院	湖北	风湿病科
184	湖南中医药大学第一附属医院	湖南	风湿病科
185	广州中医药大学第一附属医院	广东	风湿病科
186	重庆市垫江县中医院	重庆	风湿病科
187	贵阳中医学院二附院	贵州	风湿病科
188	昆明医学院第一附属医院	云南	风湿病科
189	陕西省人民医院	陕西	风湿病科
190	酒泉市中医医院	甘肃	风湿病科
191	首都医科大学附属北京地坛医院	北京	肝病科
192	天津市传染病院	天津	肝病科
193	松原市中医院	吉林	肝病科
194	铜陵市中医院	安徽	肝病科
195	太和县中医院	安徽	肝病科
196	南昌市第九医院	江西	肝病科
197	九江市中医院	江西	肝病科
198	山东中医药大学附属医院	山东	肝病科
199	青岛市传染病医院	山东	肝病科
200	日照市中医医院	山东	肝病科
201	河南省中医院	河南	肝病科
202	河南省中医药研究院附属医院	河南	肝病科
203	河南中医学院第三附属医院	河南	肝病科
204	濮阳市中医院	河南	肝病科
205	开封市中医院	河南	肝病科
206	广州市第八人民医院	广东	肝病科
207	广西中医学院附属瑞康医院	广西	肝病科
208	桂林医学院附属医院	广西	肝病科
209	泸州医学院附属中医医院	四川	肝病科
210	重庆市中医院	重庆	肝病科
211	西安市中医医院	陕西	肝病科
212	榆林市中医医院	陕西	肝病科
213	西苑医院	局直属	肝病科
214	广安门医院	局直属	肝病科
215	首都医科大学附属北京中医医院	北京	外科
216	北京市宣武中医医院	北京	外科
217	天津中医药大学第二附属医院	天津	外科
218	天津中医药研究院附属医院	天津	外科
219	山西中医学院中西医结合医院	山西	外科
220	大庆市中医院	黑龙江	外科
221	常州市中医院	江苏	外科
222	浙江省中医院	浙江	外科
223	浙江中医药大学附属第二医院	浙江	外科
224	安徽中医学院第一附属医院	安徽	外科
225	潍坊市中医院	山东	外科

（续表）

序号	单位名称	省份	专业名称
226	河南省中医院	河南	外科
227	湖南中医药大学第一附属医院	湖南	外科
228	湖南中医药大学附属第二中西医结合医院	湖南	外科
229	广东省中医院芳村医院	广东	外科
230	首都医科大学附属北京中医医院	北京	妇（产）科
231	天津市南开医院	天津	妇（产）科
232	晋中市中医院	山西	妇（产）科
233	黑龙江中医药大学附属二院	黑龙江	妇（产）科
234	上海中医药大学附属曙光医院	上海	妇（产）科
235	复旦大学附属妇产科医院	上海	妇（产）科
236	苏州市中医院	江苏	妇（产）科
237	温州市中西医结合医院	浙江	妇（产）科
238	安徽中医学院第一附属医院	安徽	妇（产）科
239	福建省南平市人民医院	福建	妇（产）科
240	山东中医药大学附属医院	山东	妇（产）科
241	泰安市中心医院	山东	妇（产）科
242	河南省中医院	河南	妇（产）科
243	河南中医学院第一附属医院	河南	妇（产）科
244	湖北省中医院	湖北	妇（产）科
245	湖南中医药大学第一附属医院	湖南	妇（产）科
246	江门市五邑中医院	广东	妇（产）科
247	茂名市中医院	广东	妇（产）科
248	广西中医学院附属瑞康医院	广西	妇（产）科
249	海南省中医院	海南	妇（产）科
250	四川省中西医结合医院	四川	妇（产）科
251	遂宁市中医医院	四川	妇（产）科
252	贵阳中医学院二附院	贵州	妇（产）科
253	延安市中医医院	陕西	妇（产）科
254	青海省中医院	青海	妇（产）科
255	宁夏回族自治区中医医院暨中医研究院	宁夏	妇（产）科
256	广安门医院	局直属	妇（产）科
257	北京中医药大学东直门医院	局直管	妇（产）科
258	上海中医药大学附属龙华医院	上海	儿科
259	上海交通大学医学院附属新华医院	上海	儿科
260	南京市中西医结合医院	江苏	儿科
261	盐城市中医院	江苏	儿科
262	济宁市第一人民医院	山东	儿科
263	菏泽市中医医院	山东	儿科
264	郑州市中医院	河南	儿科
265	武汉市儿童医院	湖北	儿科
266	荆州市中医医院	湖北	儿科
267	襄阳市中医医院	湖北	儿科
268	广东省中医院	广东	儿科
269	广州中医药大学祈福医院	广东	儿科
270	北京中医药大学东方医院	局直管	儿科
271	北京市中西医结合医院	北京	皮肤科
272	河北工程大学附属医院	河北	皮肤科

（续表）

序号	单位名称	省份	专业名称
273	运城市中医医院	山西	皮肤科
274	沈阳市奉天中医院	辽宁	皮肤科
275	黑龙江中医药大学附属一院	黑龙江	皮肤科
276	上海中医药大学附属岳阳中西医结合医院	上海	皮肤科
277	徐州市中医院	江苏	皮肤科
278	江阴市中医院	江苏	皮肤科
279	浙江省中医院	浙江	皮肤科
280	海南省皮肤病医院	海南	皮肤科
281	成都中医药大学附属医院	四川	皮肤科
282	陕西省中医医院	陕西	皮肤科
283	北京中医药大学东方医院	局直管	皮肤科
284	威海市中医院	山东	眼科
285	宜昌市中医医院	湖北	眼科
286	广东省中医院珠海医院	广东	眼科
287	绵阳市中医医院	四川	眼科
288	昭通市中医医院	云南	眼科
289	安康市中医医院	陕西	眼科
290	眼科医院	局直属	眼科
291	眼科医院	局直属	眼科
292	河北省中医院	河北	耳鼻喉科
293	辽宁中医药大学附属二院	辽宁	耳鼻喉科
294	长春中医药大学附属医院	吉林	耳鼻喉科
295	黑龙江中医药大学附属一院	黑龙江	耳鼻喉科
296	上海中医药大学附属岳阳中西医结合医院	上海	耳鼻喉科
297	上海市中医医院	上海	耳鼻喉科
298	张家港市中医医院	江苏	耳鼻喉科
299	浙江省中医院	浙江	耳鼻喉科
300	诸暨市中医院	浙江	耳鼻喉科
301	江西中医学院附属医院	江西	耳鼻喉科
302	山东中医药大学附属医院	山东	耳鼻喉科
303	威海市中医院	山东	耳鼻喉科
304	河南中医学院第一附属医院	河南	耳鼻喉科
305	武汉市中西医结合医院	湖北	耳鼻喉科
306	湖南中医药大学第一附属医院	湖南	耳鼻喉科
307	湖南中医药大学第二附属医院	湖南	耳鼻喉科
308	中山市中医院	广东	耳鼻喉科
309	广西中医学院第一附属医院	广西	耳鼻喉科
310	四川省中西医结合医院	四川	耳鼻喉科
311	攀枝花中西医结合医院	四川	耳鼻喉科
312	重庆市北碚区中医院	重庆	耳鼻喉科
313	云南省中医医院	云南	耳鼻喉科
314	陕西中医学院附属医院	陕西	耳鼻喉科
315	西苑医院	局直属	耳鼻喉科
316	北京中医药大学东方医院	局直管	耳鼻喉科
317	常州市中医院	江苏	口腔科
318	秦皇岛市中医院	河北	肿瘤科
319	辽宁中医药大学附属医院	辽宁	肿瘤科

（续表）

序号	单位名称	省份	专业名称
320	大连市中医医院	辽宁	肿瘤科
321	复旦大学附属中山医院	上海	肿瘤科
322	上海交通大学医学院附属瑞金医院	上海	肿瘤科
323	上海市中医医院	上海	肿瘤科
324	上海市胸科医院	上海	肿瘤科
325	江苏省中医院	江苏	肿瘤科
326	南京市中医院	江苏	肿瘤科
327	常州市中医院	江苏	肿瘤科
328	无锡市中医院	江苏	肿瘤科
329	丹阳市中医院	江苏	肿瘤科
330	浙江省立同德医院	浙江	肿瘤科
331	宁波市中医院	浙江	肿瘤科
332	六安市中医院	安徽	肿瘤科
333	九江市中医院	江西	肿瘤科
334	潍坊市中医院	山东	肿瘤科
335	河南省中医药研究院附属医院	河南	肿瘤科
336	河南中医学院第三附属医院	河南	肿瘤科
337	河南省肿瘤医院	河南	肿瘤科
338	河南省洛阳正骨医院	河南	肿瘤科
339	湖南中医药高等专科学校附属第一医院	湖南	肿瘤科
340	岳阳市中医医院	湖南	肿瘤科
341	广东省第二中医院	广东	肿瘤科
342	广州市中西医结合医院	广东	肿瘤科
343	佛山市中医院	广东	肿瘤科
344	重庆市肿瘤医院	重庆	肿瘤科
345	望京医院	局直属	肿瘤科
346	北京中医药大学东方医院	局直管	肿瘤科
347	北京中医药大学第三附属医院	局直管	肿瘤科
348	首都医科大学附属北京中医医院	北京	骨伤科
349	北京昌平华一医院	北京	骨伤科
350	北京市丰盛中医骨伤专科医院	北京	骨伤科
351	天津中医药大学第一附属医院	天津	骨伤科
352	沧州市中西医结合医院	河北	骨伤科
353	沈阳市中西医结合骨科医院	辽宁	骨伤科
354	黑龙江中医药大学附属二院	黑龙江	骨伤科
355	上海市中医医院	上海	骨伤科
356	杭州市萧山区中医院	浙江	骨伤科
357	芜湖市中医院	安徽	骨伤科
358	厦门市中医院	福建	骨伤科
359	福建省漳州市中医院	福建	骨伤科
360	聊城市中医医院	山东	骨伤科
361	河南中医学院第一附属医院	河南	骨伤科
362	湖北省中医院	湖北	骨伤科
363	黄冈市中医医院	湖北	骨伤科
364	株洲市中医伤科医院	湖南	骨伤科
365	广东省第二中医院	广东	骨伤科
366	东莞市中医院	广东	骨伤科

（续表）

序号	单位名称	省份	专业名称
367	中山市中医院	广东	骨伤科
368	桂林市中医医院	广西	骨伤科
369	四川省骨科医院	四川	骨伤科
370	重庆市中医院	重庆	骨伤科
371	云南省中医医院	云南	骨伤科
372	宝鸡市中医医院	陕西	骨伤科
373	甘肃中医学院附属医院	甘肃	骨伤科
374	中日友好医院	北京	肛肠科
375	河北省中医院	河北	肛肠科
376	石家庄市中医院	河北	肛肠科
377	保定市第一中医院	河北	肛肠科
378	山西省肛肠医院	山西	肛肠科
379	长治市中医医院	山西	肛肠科
380	沈阳市中西医结合肛肠病医院	辽宁	肛肠科
381	大庆肛肠病医院	黑龙江	肛肠科
382	上海中医药大学附属龙华医院	上海	肛肠科
383	上海中医药大学附属曙光医院	上海	肛肠科
384	上海市嘉定区中医医院	上海	肛肠科
385	上海市普陀区中医医院	上海	肛肠科
386	宿迁市中医院	江苏	肛肠科
387	淮安市中医院	江苏	肛肠科
388	常熟市中医院	江苏	肛肠科
389	无锡市中医院	江苏	肛肠科
390	杭州市第三人民医院	浙江	肛肠科
391	嘉兴市中医院	浙江	肛肠科
392	阜阳中西医结合肛肠医院	安徽	肛肠科
393	福建中医药大学附属第二人民医院	福建	肛肠科
394	江西中医学院附属医院	江西	肛肠科
395	聊城市人民医院	山东	肛肠科
396	烟台白石肛肠医院	山东	肛肠科
397	常德市第一中医医院	湖南	肛肠科
398	成都中医药大学附属医院	四川	肛肠科
399	四川省中西医结合医院	四川	肛肠科
400	泸州市人民医院	四川	肛肠科
401	成都肛肠专科医院	四川	肛肠科
402	重庆市中医院	重庆	肛肠科
403	贵阳中医学院一附院	贵州	肛肠科
404	云南省中医彝医医院	云南	肛肠科
405	曲靖市中医医院	云南	肛肠科
406	玉溪市中医医院	云南	肛肠科
407	文山州中医医院	云南	肛肠科
408	庆阳市中医医院	甘肃	肛肠科
409	河北大学附属医院	河北	老年病科
410	上海华东医院	上海	老年病科
411	上海市普陀区中心医院	上海	老年病科
412	浙江中医药大学附属第三医院	浙江	老年病科
413	安徽中医学院附属针灸医院	安徽	老年病科

（续表）

序号	单位名称	省份	专业名称
414	湖南省中医药研究院附属医院	湖南	老年病科
415	广东省人民医院	广东	老年病科
416	海南省中医院	海南	老年病科
417	云南省中医医院	云南	老年病科
418	大理州中医医院	云南	老年病科
419	甘肃省中医院	甘肃	老年病科
420	北京中医药大学东直门医院	局直管	老年病科
421	北京中医药大学附属护国寺中医医院	北京	针灸科
422	北京黄枢中医医院	北京	针灸科
423	滨海新区塘沽中医医院	天津	针灸科
424	廊坊市中医院	河北	针灸科
425	山西省针灸研究所	山西	针灸科
426	辽宁中医药大学附属医院	辽宁	针灸科
427	沈阳市中医院	辽宁	针灸科
428	延吉市中医院	吉林	针灸科
429	黑龙江中医药大学附属二院	黑龙江	针灸科
430	上海市静安区中心医院	上海	针灸科
431	上海市徐汇区中心医院	上海	针灸科
432	江苏省中医院	江苏	针灸科
433	徐州市中医院	江苏	针灸科
434	连云港市中医院	江苏	针灸科
435	浙江省中西医结合医院	浙江	针灸科
436	杭州市中医院	浙江	针灸科
437	淮北市中医院	安徽	针灸科
438	泉州市中医院	福建	针灸科
439	济南市中医医院	山东	针灸科
440	枣庄市中医医院	山东	针灸科
441	济宁市中医医院	山东	针灸科
442	湖北医药学院附属太和医院	湖北	针灸科
443	黄石市中医医院	湖北	针灸科
444	鄂州市中医医院	湖北	针灸科
445	广州市中医院	广东	针灸科
446	四川省第二中医医院	四川	针灸科
447	广元市中医医院	四川	针灸科
448	遂宁市中医医院	四川	针灸科
449	自贡市中医医院	四川	针灸科
450	资阳市中医医院	四川	针灸科
451	云南省中医医院	云南	针灸科
452	昆明市中医医院	云南	针灸科
453	陕西中医学院附属医院	陕西	针灸科
454	宁夏回族自治区中医医院暨中医研究院	宁夏	针灸科
455	石嘴山市中医医院	宁夏	针灸科
456	新疆医科大学附属中医医院	新疆	针灸科
457	广安门医院	局直属	针灸科
458	北京中医药大学东直门医院	局直管	针灸科
459	天津中医药研究院附属医院	天津	推拿科
460	湖州市中医院	浙江	推拿科

（续表）

序号	单位名称	省份	专业名称
461	温岭市中医院	浙江	推拿科
462	安徽中医学院中西医结合医院	安徽	推拿科
463	泉州市正骨医院	福建	推拿科
464	湖北省中医院	湖北	推拿科
465	邵阳市中西医结合医院	湖南	推拿科
466	湘西自治州民族中医医院	湖南	推拿科
467	玉林市中医医院	广西	推拿科
468	海口市中医院	海南	推拿科
469	昭通市中医医院	云南	推拿科
470	中卫市中医医院	宁夏	推拿科
471	北京中医药大学东直门医院	局直管	推拿科
472	河北省中医药研究院医院	河北	康复科
473	辽宁中医药大学附属二院	辽宁	康复科
474	沈阳市儿童医院	辽宁	康复科
475	吉林省中医药科学院	吉林	康复科
476	长春市中医院	吉林	康复科
477	哈尔滨市骨伤科医院	黑龙江	康复科
478	上海市长宁区天山中医医院	上海	康复科
479	浙江中医药大学附属第三医院	浙江	康复科
480	温州医学院附属第二医院	浙江	康复科
481	温州市中医院	浙江	康复科
482	安徽中医学院附属针灸医院	安徽	康复科
483	马鞍山市中医院	安徽	康复科
484	福建中医药大学附属人民医院	福建	康复科
485	福建省漳州市中医院	福建	康复科
486	山东省中西医结合医院	山东	康复科
487	河南中医学院第一附属医院	河南	康复科
488	河南省洛阳正骨医院	河南	康复科
489	新乡医学院第一附属医院	河南	康复科
490	武汉市中西医结合医院	湖北	康复科
491	广西壮族自治区人民医院	广西	康复科
492	广西骨伤医院	广西	康复科
493	成都市中西医结合医院	四川	康复科
494	重庆医科大学附属第二医院	重庆	康复科
495	重庆市綦江区中医院	重庆	康复科
496	重庆万州区中医院	重庆	康复科
497	西安市红会医院	陕西	康复科
498	西安中医脑病医院	陕西	康复科
499	银川市中医医院	宁夏	康复科
500	昌吉州中医医院	新疆	康复科
501	首都医科大学附属北京中医医院	北京	神志病科
502	首都医科大学附属北京安定医院	北京	神志病科
503	北京回龙观医院	北京	神志病科
504	天津中医药大学第一附属医院	天津	神志病科
505	山西省中医院	山西	神志病科
506	山西省脑瘫康复医院	山西	神志病科
507	上海市中医医院	上海	神志病科

（续表）

序号	单位名称	省份	专业名称
508	无锡市精神卫生中心	江苏	神志病科
509	金华市中医院	浙江	神志病科
510	温州市中医院	浙江	神志病科
511	安徽中医学院附属针灸医院	安徽	神志病科
512	福建中医药大学附属第二人民医院	福建	神志病科
513	威海市中医院	山东	神志病科
514	青岛洪强骨科医院	山东	神志病科
515	广东省中医院	广东	神志病科
516	广州中医药大学祈福医院	广东	神志病科
517	广州市精神病医院	广东	神志病科
518	深圳市中医院	广东	神志病科
519	陕西省中医医院	陕西	神志病科
520	广安门医院	局直属	神志病科
521	长春市传染病医院	吉林	传染病科
522	上海市公共卫生中心	上海	传染病科
523	福州市传染病医院	福建	传染病科
524	成都市传染病医院	四川	传染病科
525	新疆生产建设兵团中医医院	兵团	传染病科
526	首都医科大学附属北京友谊医院	北京	急诊科
527	天津市第一中心医院	天津	急诊科
528	河北省中医院	河北	急诊科
529	上海中医药大学附属岳阳中西医结合医院	上海	急诊科
530	芜湖市中医院	安徽	急诊科
531	贵阳中医学院一附院	贵州	急诊科
532	中国藏学研究中心北京藏医院	北京	藏医真布病科
533	甘南州藏医药研究院	甘肃	藏医风湿病科
534	甘孜藏族自治州藏医院	四川	藏医内分泌科
535	久美藏医院	青海	藏医内分泌科
536	西藏自治区藏医院	西藏	藏医脾胃病科
537	山南地区藏医院	西藏	藏医脾胃病科
538	青海省藏医院	青海	藏医脾胃病科
539	青海省藏医院	青海	藏医神志病科
540	阿坝州藏医医院	四川	藏医外治科
541	青海省藏医院	青海	藏医外治科
542	海北州藏医院	青海	藏医外治科
543	海南州藏医院	青海	藏医药浴专科
544	内蒙古民族大学附属医院	内蒙古	蒙医传统疗术科
545	鄂尔多斯市蒙医医院	内蒙古	蒙医传统疗术科
546	赤峰克什克腾旗中蒙医医院	内蒙古	蒙医传统疗术科
547	乌海市蒙中医医院	内蒙古	蒙医风湿病科
548	内蒙古国际蒙医医院	内蒙古	蒙医骨伤科
549	通辽市蒙医整骨医院	内蒙古	蒙医骨伤科
550	内蒙古民族大学附属医院	内蒙古	蒙医脑病科
551	阿拉善盟蒙医医院	内蒙古	蒙医内分泌科
552	内蒙古国际蒙医医院	内蒙古	蒙医皮肤科
553	内蒙古国际蒙医医院	内蒙古	蒙医脾胃病科
554	内蒙古医学院附属医院	内蒙古	蒙医脾胃病科

（续表）

序号	单位名称	省份	专业名称
555	兴安盟蒙医医院	内蒙古	蒙医肾病科
556	呼和浩特市中蒙医医院	内蒙古	蒙医五疗科
557	呼伦贝尔市中蒙医医院	内蒙古	蒙医五疗科
558	内蒙古民族大学附属医院	内蒙古	蒙医心血管科
559	阜新蒙古族自治县蒙医医院	辽宁	蒙医康复科
560	海西州蒙藏医院	青海	蒙医五疗科
561	新疆维吾尔自治区维吾尔医医院	新疆	维医肺病科
562	和田地区维吾尔医医院	新疆	维医妇科
563	和田地区维吾尔医医院	新疆	维医骨伤科
564	新疆维吾尔自治区维吾尔医医院	新疆	维医密杂吉科
565	喀什地区维吾尔医院	新疆	维医密杂吉科
566	新疆维吾尔自治区维吾尔医医院	新疆	维医脾胃病科
567	喀什地区维吾尔医院	新疆	维医心血管科
568	西双版纳州傣医医院	云南	傣医风湿病科
569	广西壮医医院	广西	壮医肿瘤科
570	张氏回医正骨专科医院	宁夏	回医骨伤科
571	宁夏医科大学第二附属医院	宁夏	回医脑病科
572	恩施州宣恩县民族医院	湖北	土家康复科

附件2　国家中医药管理局“十二五”重点专科培育项目名单

序号	单位名称	省份	专业名称
1	首都医科大学附属北京中医医院	北京	护理学
2	天津中医药大学第一附属医院	天津	护理学
3	天津市南开医院	天津	护理学
4	河北省中医院	河北	护理学
5	石家庄市中医院	河北	护理学
6	山西医科大学第一医院	山西	护理学
7	太原市中医院	山西	护理学
8	辽宁中医药大学附属医院	辽宁	护理学
9	大连市中医医院	辽宁	护理学
10	黑龙江中医药大学附属一院	黑龙江	护理学
11	上海中医药大学附属龙华医院	上海	护理学
12	上海中医药大学附属曙光医院	上海	护理学
13	上海中医药大学附属岳阳中西医结合医院	上海	护理学
14	江苏省中医院	江苏	护理学
15	南京市中医院	江苏	护理学
16	徐州市中医院	江苏	护理学
17	浙江省中医院	浙江	护理学
18	浙江中医药大学附属第二医院	浙江	护理学
19	杭州市中医院	浙江	护理学
20	安徽中医学院第一附属医院	安徽	护理学
21	安徽中医学院附属针灸医院	安徽	护理学
22	六安市中医院	安徽	护理学
23	福建中医药大学附属人民医院	福建	护理学

（续表）

序号	单位名称	省份	专业名称
24	福建中医药大学附属第二人民医院	福建	护理学
25	江西中医学院附属医院	江西	护理学
26	山东中医药大学附属医院	山东	护理学
27	淄博市中医医院	山东	护理学
28	青岛市中医医院	山东	护理学
29	河南省中医院	河南	护理学
30	河南中医学院第一附属医院	河南	护理学
31	河南省洛阳正骨医院	河南	护理学
32	湖北省中医院	湖北	护理学
33	武汉市中西医结合医院	湖北	护理学
34	湖南中医药大学第一附属医院	湖南	护理学
35	湖南省中医药研究院附属医院	湖南	护理学
36	广州中医药大学第一附属医院	广东	护理学
37	广东省第二中医院	广东	护理学
38	广东省中医院二沙岛分院	广东	护理学
39	广西中医学院第一附属医院	广西	护理学
40	广西中医学院附属瑞康医院	广西	护理学
41	海南省中医院	海南	护理学
42	自贡市中医医院	四川	护理学
43	重庆市中医院	重庆	护理学
44	贵阳中医学院一附院	贵州	护理学
45	贵阳中医学院二附院	贵州	护理学
46	云南省中医医院	云南	护理学
47	陕西省中医医院	陕西	护理学
48	西安市中医医院	陕西	护理学
49	甘肃省中医院	甘肃	护理学
50	新疆医科大学附属中医医院	新疆	护理学
51	兵团中医医院	兵团	护理学
52	新疆生产建设兵团医院	兵团	护理学
53	西苑医院	局直属	护理学
54	广安门医院	局直属	护理学
55	北京中医药大学东方医院	局直管	护理学
56	北京中医药大学第三附属医院	局直管	护理学
57	首都医科大学附属北京中医医院	北京	临床药学
58	天津中医药大学第二附属医院	天津	临床药学
59	天津中医药研究院附属医院	天津	临床药学
60	山西省中医院	山西	临床药学
61	辽宁中医药大学附属二院	辽宁	临床药学
62	黑龙江中医药大学附属二院	黑龙江	临床药学
63	黑龙江省中医研究院	黑龙江	临床药学
64	上海中医药大学附属曙光医院	上海	临床药学
65	南京市中医院	江苏	临床药学
66	苏州市中医院	江苏	临床药学
67	安徽中医学院第一附属医院	安徽	临床药学
68	芜湖市中医院	安徽	临床药学
69	山东中医药大学附属医院	山东	临床药学
70	济南市中医医院	山东	临床药学

（续表）

序号	单位名称	省份	专业名称
71	河南中医学院第一附属医院	河南	临床药学
72	湖北省中医院	湖北	临床药学
73	湖南中医药高等专科学校附属第一医院	湖南	临床药学
74	长沙市中医医院	湖南	临床药学
75	广州中医药大学第一附属医院	广东	临床药学
76	广东省中医院大学城医院	广东	临床药学
77	广东省第二中医院	广东	临床药学
78	成都中医药大学附属医院	四川	临床药学
79	甘肃省中医院	甘肃	临床药学
80	新疆医科大学附属中医医院	新疆	临床药学
81	望京医院	局直属	临床药学
82	北京中医药大学东直门医院	局直管	临床药学
83	武清区中医医院	天津	预防保健科
84	河北省沧州市中西医结合医院	河北	预防保健科
85	秦皇岛市中医医院	河北	预防保健科
86	山西中医学院中西医结合医院	山西	预防保健科
87	长春中医药大学附属医院	吉林	预防保健科
88	黑龙江中医药大学附属一院	黑龙江	预防保健科
89	齐齐哈尔市中医院	黑龙江	预防保健科
90	南京市中西医结合医院	江苏	预防保健科
91	无锡市中医院	江苏	预防保健科
92	上海中医药大学附属龙华医院	上海	预防保健科
93	上海中医药大学附属岳阳中西医结合医院	上海	预防保健科
94	浙江中医药大学附属第三医院	浙江	预防保健科
95	嘉兴市中医院	浙江	预防保健科
96	福建中医药大学附属第二人民医院	福建	预防保健科
97	山东省中西医结合医院	山东	预防保健科
98	泰安市中医医院	山东	预防保健科
99	河南省中医院	河南	预防保健科
100	武汉市中医医院	湖北	预防保健科
101	湖南中医药大学第二附属医院	湖南	预防保健科
102	广东省中医院	广东	预防保健科
103	柳州市中医医院	广西	预防保健科
104	成都中医药大学附属医院	四川	预防保健科
105	四川省中西医结合医院	四川	预防保健科
106	重庆市三峡中心医院	重庆	预防保健科
107	陕西中医学院第二附属医院	陕西	预防保健科
108	西苑医院	局直属	预防保健科
109	广安门医院	局直属	预防保健科
110	北京中医药大学东直门医院	局直管	预防保健科
111	北京中医药大学东方医院	局直管	预防保健科
112	天津中医药大学第二附属医院	天津	重症医学科
113	河北省沧州市中西医结合医院	河北	重症医学科
114	山西中医学院中西医结合医院	山西	重症医学科
115	辽宁中医药大学附属医院	辽宁	重症医学科
116	吉林中西医结合医院	吉林	重症医学科
117	黑龙江中医药大学附属二院	黑龙江	重症医学科

（续表）

序号	单位名称	省份	专业名称
118	上海中医药大学附属龙华医院	上海	重症医学科
119	上海中医药大学附属曙光医院	上海	重症医学科
120	江苏省中医院	江苏	重症医学科
121	江苏省中西医结合医院	江苏	重症医学科
122	浙江省中医院	浙江	重症医学科
123	浙江省立同德医院	浙江	重症医学科
124	福建中医药大学附属人民医院	福建	重症医学科
125	福州中西医结合医院	福建	重症医学科
126	山东省中西医结合医院	山东	重症医学科
127	武汉市中医医院	湖北	重症医学科
128	湖南中医药大学第一附属医院	湖南	重症医学科
129	广东省中医院	广东	重症医学科
130	广州中医药大学第一附属医院	广东	重症医学科
131	广西中医学院第一附属医院	广西	重症医学科
132	广西中医学院附属瑞康医院	广西	重症医学科
133	泸州医学院附属中医医院	四川	重症医学科
134	泸州市中医医院	四川	重症医学科
135	贵阳中医学院二附院	贵州	重症医学科
136	昆明市中医医院	云南	重症医学科
137	陕西中医学院第二附属医院	陕西	重症医学科
138	新疆医科大学附属中医医院	新疆	重症医学科
139	西苑医院	局直属	重症医学科
140	望京医院	局直属	重症医学科
141	曲靖市中医医院	云南	肺病科
142	杭州市中医院	浙江	脾胃病科
143	龙岩市中医院	福建	脾胃病科
144	宁德市中医院	福建	脾胃病科
145	新余市中医院	江西	脾胃病科
146	烟台市中医医院	山东	脾胃病科
147	安阳市中医院	河南	脾胃病科
148	广东省中西医结合医院	广东	脾胃病科
149	三亚市中医院	海南	脾胃病科
150	达州市中西医结合医院	四川	脾胃病科
151	长治市中医研究所附属医院	山西	脑病科
152	丹东市中医院	辽宁	脑病科
153	营口市中医院	辽宁	脑病科
154	固原市中医医院	宁夏	脑病科
155	吉林中西医结合医院	吉林	心血管科
156	七台河市中医院	黑龙江	心血管科
157	蚌埠市中医院	安徽	心血管科
158	滁州市中西医结合医院	安徽	心血管科
159	临沂市中医医院	山东	心血管科
160	恩施州利川市民族中医院	湖北	心血管科
161	陕西省中西医结合医院	陕西	心血管科
162	宝鸡市中医医院	陕西	心血管科
163	商洛市中医医院	陕西	心血管科
164	天水市中医医院	甘肃	心血管科

（续表）

序号	单位名称	省份	专业名称
165	巴彦淖尔市中医院	内蒙古	血液病科
166	鞍山市中医院	辽宁	肾病科
167	吉林省人民医院	吉林	肾病科
168	周口市中医院	河南	肾病科
169	随州市中医医院	湖北	肾病科
170	重庆市万州区中西医结合医院	重庆	肾病科
171	兰州市第二人民医院	甘肃	肾病科
172	南开区中医医院	天津	内分泌科
173	本溪市中医院	辽宁	内分泌科
174	德宏州中医医院	云南	风湿病科
175	包头市蒙医中医医院	内蒙古	肝病科
176	泰和县中医院	江西	肝病科
177	榆林市中医医院	陕西	外科
178	上海市奉贤区中医医院	上海	妇（产）科
179	湖北省妇幼保健院	湖北	妇（产）科
180	沅陵县中医医院	湖南	妇（产）科
181	温州市中西医结合医院	浙江	儿科
182	西安市儿童医院	陕西	儿科
183	忻州市中医院	山西	皮肤科
184	白城中医院	吉林	皮肤科
185	平凉市中医医院	甘肃	皮肤科
186	昌吉州中医医院	新疆	眼科
187	首都医科大学附属北京同仁医院	北京	耳鼻喉科
188	三明市中西医结合医院	福建	耳鼻喉科
189	肥城市中医医院	山东	耳鼻喉科
190	三门峡市中医院	河南	耳鼻喉科
191	安康市中医医院	陕西	耳鼻喉科
192	海宁市中医院	浙江	肿瘤科
193	安庆市中医院	安徽	肿瘤科
194	湖北省肿瘤医院	湖北	肿瘤科
195	湖南省肿瘤医院	湖南	肿瘤科
196	攀枝花中西医结合医院	四川	肿瘤科
197	奎屯中医院	兵团	肿瘤科
198	常州市武进中医院	江苏	骨伤科
199	南昌市中西医结合医院	江西	骨伤科
200	黔西南州中医院	贵州	骨伤科
201	保山市中医医院	云南	骨伤科
202	抚顺市中医院	辽宁	肛肠科
203	上海市青浦区中医医院	上海	肛肠科
204	赣州市中医院	江西	肛肠科
205	平顶山市中医院	河南	肛肠科
206	汉中市中医医院	陕西	肛肠科
207	河北省老年病医院	河北	老年病科
208	承德市中医院	河北	老年病科
209	山西省人民医院	山西	老年病科
210	南阳市中医院	河南	老年病科
211	湘潭市中医医院	湖南	老年病科

（续表）

序号	单位名称	省份	专业名称
212	普洱市中医医院	云南	老年病科
213	西安交通大学第一附属医院	陕西	老年病科
214	张掖市人民医院	甘肃	老年病科
215	北辰区中医医院	天津	针灸科
216	邯郸市中医院	河北	针灸科
217	吉林市中医院	吉林	针灸科
218	宜春市中医院	江西	针灸科
219	郴州市中医医院	湖南	针灸科
220	怀化市中医医院	湖南	针灸科
221	防城港市中医医院	广西	针灸科
222	海南医学院附属医院	海南	针灸科
223	重庆市江津区中医院	重庆	针灸科
224	重庆市永川区中医院	重庆	针灸科
225	重庆市长寿区中医院	重庆	针灸科
226	黔东南州中医院	贵州	针灸科
227	伊犁州中医医院	新疆	针灸科
228	景德镇市中医院	江西	推拿科
229	临洮县中医医院	甘肃	推拿科
230	北京市平谷区中医医院	北京	康复科
231	秦皇岛市军工医院	河北	康复科
232	大连中西医结合医院	辽宁	康复科
233	锦州市中医院	辽宁	康复科
234	大庆市中医院	黑龙江	康复科
235	鹤岗市中医院	黑龙江	康复科
236	蚌埠医学院附属医院	安徽	康复科
237	南平市第一医院	福建	康复科
238	南昌市洪都中医院	江西	康复科
239	天门市中医医院	湖北	康复科
240	咸宁市中医医院	湖北	康复科
241	益阳市第一中医医院	湖南	康复科
242	张家界市中医医院	湖南	康复科
243	内江市中医医院	四川	康复科
244	天水市中西医结合医院	甘肃	康复科
245	南京市脑科医院	江苏	神志病科
246	福州市中医院	福建	神志病科
247	龙海市中医院	福建	神志病科
248	萍乡市中医院	江西	神志病科
249	淄博市第八人民医院	山东	神志病科
250	青岛中西医结合医院	山东	神志病科
251	驻马店市精神病院	河南	神志病科
252	湖南省脑科医院	湖南	神志病科
253	城固县中医医院	陕西	神志病科
254	邵阳市中医医院	湖南	急诊科
255	贺州市中医医院	广西	急诊科
256	林芝地区藏医院	西藏	藏药浴科
257	河南县蒙藏医院	青海	藏药浴科
258	阿里地区藏医院	西藏	藏医风湿病科

（续表）

序号	单位名称	省份	专业名称
259	玉树州藏医院	青海	藏医肝胆科
260	日喀则地区藏医院	西藏	藏医骨伤科
261	西藏自治区藏医院	西藏	藏医护理学
262	青海省藏医院	青海	藏医护理学
263	昌都地区藏医院	西藏	藏医内分泌科
264	那曲地区藏医院	西藏	藏医心血管科
265	西藏自治区藏医院	西藏	藏医眼科
266	山南地区藏医院	西藏	藏医预防保健科
267	青海省藏医院	青海	藏医预防保健科
268	西藏自治区藏医院	西藏	藏医重症医学科
269	那曲地区嘉黎县藏医院	西藏	临床藏药学
270	海西州蒙藏医院	青海	蒙藏医预防保健科
271	内蒙古国际蒙医医院	内蒙古	蒙医护理学
272	包头市蒙医中医医院	内蒙古	蒙医护理学
273	乌海市蒙中医医院	内蒙古	蒙医护理学
274	科右中旗蒙医院	内蒙古	蒙医五疗科
275	博尔塔拉州蒙医医院	新疆	蒙医五疗科
276	内蒙古国际蒙医医院	内蒙古	蒙医心身医学科
277	内蒙古国际蒙医医院	内蒙古	临床蒙药学
278	内蒙古民族大学附属医院	内蒙古	临床蒙药学
279	新疆维吾尔自治区维吾尔医医院	新疆	临床维药学
280	墨玉县维吾尔医医院	新疆	维医康复科
281	武鸣县中医医院	广西	壮医推拿科
282	阿勒泰地区哈萨克医医院	新疆	哈医骨伤科
283	阿勒泰地区哈萨克医医院	新疆	哈医护理学

关于命名北京大学第一医院等93家单位为全国综合医院中医药工作示范单位的决定

国中医药医政发〔2012〕3号

各省、自治区、直辖市卫生厅局、中医药管理局，新疆生产建设兵团卫生局，各军区联勤部卫生部，海军后勤部卫生部，总装后勤部卫生局，总后直属卫生单位：

为贯彻落实《国务院关于扶持和促进中医药事业发展的若干意见》，进一步推动综合医院（含专科医院，下同）中医药工作，根据国家中医药管理局、卫生部、总后勤部卫生部《关于切实加强综合医院中医药工作的意见》和2007年全国综合医院中医药工作会议的部署，卫生部、国家中医药管理局、总后勤部卫生部联合开展了全国综合医院中医药工作示范单位创建活动。经过创建单位自评，省级中医药管理部门、卫生行政部门和军队各大单位卫生部门、总后直属卫生单位评估推荐，专家审核，社会公示等程序，卫生部、国家中医药管理局、总后勤部卫生部决定命名北京大学第一医院等93家单位为“全国综合医院中医药工作示范单位”（名单见附件）。示范单位称号自发文之日起生效，有效期5年。

希望被命名的示范单位进一步贯彻《国务院关于扶持和促进中医药事业发展的若干意见》精神，落实《关于切实加强综合医院中医药工作的意见》提出的各项任务，认真总结经验，巩固创建成果，提高建设水平与质量，为保障人民群众健康，促进中医药事业的发展作出新贡献。

有关省级中医药管理部门、卫生行政部门和军队卫生部门要加强对示范单位的指导，注重推广示范单位的工作经验，发挥其典型示范带动作用，以点带面，进一步推动综合医院中医药工作的开展。

附件：全国综合医院中医药工作示范单位名单

卫生部
国家中医药管理局
总后勤部卫生部
2012年2月3日

附件 全国综合医院中医药工作示范单位名单

北京市（4）
北京大学第一医院
首都医科大学附属北京世纪坛医院
首都医科大学附属北京同仁医院
北京市第二医院
天津市（1）
天津市蓟县人民医院
河北省（3）
石家庄市第二医院
三河市医院
清河县中心医院
山西省（7）
山西医科大学第一医院
山西医科大学第二医院
太原市第三人民医院
运城市中心医院
吕梁市人民医院
晋中市第二人民医院
长治医学院附属和平医院
吉林省（4）
吉林省人民医院
一汽总医院
长春市人民医院
长春市传染病医院
上海市（3）
上海市公共卫生临床中心
上海市徐汇区中心医院
上海市徐汇区大华医院
江苏省（5）
苏州大学附属第一医院
常熟市第一人民医院
无锡市第五人民医院
连云港市东方医院
东台市人民医院
浙江省（4）
杭州市余杭区第一人民医院
湖州市第一人民医院
金华市中心医院
海宁市人民医院
安徽省（2）
芜湖市第一人民医院
涡阳县人民医院
福建省（4）
福州市第一医院
三明市第一医院
莆田市第一医院
惠安县医院
江西省（3）
南昌市第三医院
九江市第三人民医院
萍矿总医院
山东省（4）
青岛市传染病医院
聊城市人民医院
威海市文登中心医院
潍坊市益都中心医院
河南省（3）
郑州大学第一附属医院
漯河市第二人民医院
焦作市第三人民医院
湖北省（5）
华中科技大学同济医学院附属同济医院
武汉大学中南医院
武汉市第三医院
武汉市黄陂区人民医院
宜昌市中心人民医院
湖南省（3）
湖南省肿瘤医院
长沙市中心医院
湘潭县人民医院
广东省（6）
广州医学院第一附属医院
广州医学院荔湾医院
暨南大学附属第一医院
深圳市第二人民医院
韶关市粤北人民医院
肇庆市高要市人民医院
广西壮族自治区（3）
玉林市红十字会医院
百色市右江区人民医院
贺州市人民医院
四川省（3）
达州市中心医院
南充市中心医院
眉山市人民医院
重庆市（2）
重庆医科大学附属第二医院
重庆市肿瘤医院
贵州省（2）
首钢水钢总医院
凤冈县人民医院
陕西省（3）
西安市红十字会医院
延安大学附属医院
城固县医院
甘肃（4）
甘肃省第二人民医院
庆阳市人民医院
秦安县人民医院
临夏县第二人民医院
宁夏回族自治区（4）
宁夏回族自治区第三人民医院
银川市第一人民医院
石嘴山市第二人民医院
固原市原州区人民医院
新疆维吾尔自治区（1）
克拉玛依市人民医院
军队系统（10）
沈阳军区第202医院
北京军区天津疗养院
北京卫戍区66400部队医院
兰州军区第451医院
济南军区青岛第一疗养院
南京军区南京总医院
广州军区第303医院
成都军区西藏总医院
第二炮兵总医院
第309医院

国家中医药管理局关于印发《中医医院医疗设备配置标准（试行）》的通知

国中医药医政发〔2012〕4号

各省、自治区、直辖市卫生厅局、中医药管理局，新疆生产建设兵团卫生局，中国中医科学院，北京中医药大学：

为指导中医医院合理配置医疗设备，促进中医诊疗设备的应用，提高中医临床疗效，我局组织制定了《中医医院医疗设备配置标准（试行）》。现印发给你们，并就有关情况通知如下：

一、《中医医院医疗设备配置标准（试行）》分为《二级中医医院医疗设备配置标准（试行）》、《三级中医医院医疗设备配置标准（试行）》，分别供二级中医医院（含中西医结合医院，下同）和三级中医医院参考执行。

民族医医院可在此标准的基础上增加民族医特色诊疗设备。

二、各中医医院要参照本标准，认真做好中医诊疗设备配置和使用工作。

（一）配置和应用中医诊疗设备，有利于保持发挥中医药特色优势，有利于丰富完善中医诊疗方法，有利于提高中医临床疗效。各中医医院要充分认识配置和使用中医诊疗设备的重要意义，使中医非药物疗法的提供和利用更加规范便捷，中药用药方式更加多样可及，进一步满足人民群众对高水平、多样化中医药服务的需求。

（二）中医诊疗设备配置原则。

1. 达到配置要求，提高配置水平。

各中医医院要按照本标准积极配置中医诊疗设备，并结合自身特点，不断优化配置结构，提高配置水平。在国家和地方开展的中医医院建设相关项目中，要划出专门经费用于中医诊疗设备的配置。

2. 体现科室特色，服务中医临床。

各中医医院在配置中医诊疗设备时，要从满足中医临床需求出发，并根据各科室的具体情况，配置具有专科特色的中医诊疗设备，服务专科发展，为中医临床提供实用多样的诊疗方法和手段。

3. 应用与开发有机结合，不断提高设备水平。

各中医医院在中医诊疗设备应用过程中，要注重发现、总结现有中医诊疗设备在临床应用中的问题，提出改进需求，并主动与生产、开发单位协调，对中医诊疗设备的核心技术、产品功能、工艺流程等加以改进提升，进一步提升设备的质量和性能，使其更加符合中医临床的实际需求，提高中医临床疗效。

三、在做好中医诊疗设备配置工作的同时，各中医医院要按照本标准，积极配置现代诊疗设备。

（一）现代诊疗设备是科技进步的产物，各中医医院要充分认识配置和使用现代诊疗设备对于中医医院和中医药事业发展的重要意义。配置和使用现代诊疗设备，有利于提高中医临床诊断水平，降低误诊率；有利于丰富临床治疗手段，拓宽中医治疗范围，提高中医临床疗效；有利于更加科学、客观评价中医临床疗效；有利于提高中医医院现代化水平。

（二）现代诊疗设备配置基本原则。

1. 以中医理论为指导，为我所用。

各中医医院在配置应用现代诊疗设备时，要以中医药理论为指导，积极应用和借鉴现代科学技术方法和成果，为中医临床服务，并促进现代科学技术与中医药技术相结合。

2. 从实际出发，量力而行。

现代诊疗设备的装备水平应与医技人员的技术水平、开展的业务项目及工作量相适应，从满足临床需要出发，避免盲目配置大型诊疗设备。

3. 继承与创新相结合。

各中医医院要在临床应用的基础上，选择一批现代诊疗设备，在中医理论指导下进行改造，进一步拓展原设备诊疗功能，提高临床疗效，更好地为中医临床服务。

各地在执行过程中有何问题与建议，请及时与我局医政司联系。

国家中医药管理局

2012年2月10日

国家中医药管理局关于印发中医医院肝病科等5个科室建设与管理指南（试行）的通知

国中医药医政发〔2012〕5号

各省、自治区、直辖市卫生厅局、中医药管理局，新疆生产建设兵团卫生局，中国中医科学院，北京中医药大学：

为加强中医医院临床科室建设与管理，我局组织制定了中医医院肝病科等5个科室建设与管理指南（试行），（以下简称《指南》）。现印发给你们，请参照执行。

《指南》电子版可在国家中医药管理局政府网站下载（www. stacm. gov. cn）

工作中有何意见和建议，请及时与我局医政司联系。

国家中医药管理局

2012年2月16日

民间医药近期重点工作实施方案

国中医药医政发〔2012〕6号

为了贯彻落实《国务院关于扶持和促进中医药事业发展的若干意见》（国发〔2009〕22号），落实《国家中医药管理局关于加强民间医药工作的意见》（国中医药医政发〔2011〕35号）的各项工作任务，进一步推动民间医药工作，现制订民间医药近期重点工作实施方案。

一、建设国家级和省级中医药特色技术和方药筛选评价中心，分级协作开展民间医药挖掘整理工作。（科技司负责，医政司、规划财务司、中国中医药科技开发交流中心、中国民间中医医药研究开发协会协助）

工作安排：

（一）到2012年6月底前，依托中国中医药科技开发交流中心及部分基础条件较好的省份建设若干个国家级中医药特色技术和方药筛选评价中心。

（二）到2012年10月底前，至少推动16个省（区、市）依托国家中医临床研究基地建设16个省级中医药特色技术和方药筛选评价中心，并适时召开经验交流暨工作推动会议；

到2013年10月底前，推动31个省（区、市）和新疆生产建设兵团全部建设有省级中医药特色技术和方药筛选评价中心。

（三）2012年年底前，制定并印发国家级和省级中医药特色技术和方药筛选评价中心管理办法和建设标准。

二、修订《国家中医药管理局受理中医药无偿捐献管理办法（试行）》。（科技司负责）

工作安排：力争到2012年8月底前印发。

三、建设全国民间医药技术和掌握民间医药技术的人员信息数据库。（中国中医药科技开发交流中心、中国民间中医医药研究开发协会负责，科技司、局信息办协助）

工作安排：力争到2012年底完成数据库基本架构，2013年底投入使用。

四、鼓励社会力量和资本参与，采取多渠道融资建立基金的方式，积极将民间特色中医诊疗技术、单验秘方和器械研发为中医药适宜技术、医院中药制剂、中药新药、中医诊疗设备等。（中国中医药科技开发交流中心、中国民间中医医药研究开发协会负责，医政司、科技司、规财司协助）

工作安排：

（一）到2012年底前至少建立1个基金。

（二）2013年底前，开发一批中医药适宜技术、医院中药制剂和中医诊疗设备。

五、积极与科技等相关部门开展合作，争取科研立项开展民间医药的筛选评价，以具体项目为载体推动民间医药筛选评价工作。（科技司负责，中国中医药科技开发交流中心、中国民间中医医药研究开发协会协助）

工作安排：每年支持若干项民间医药筛选评价等国家科研项目。

六、鼓励中医医疗机构特别是省级以上中医重点专科结合各自的

专业和优势，将安全有效的民间医药技术、方法、方药和器械吸收利用到本专科或中医优势病种诊疗方案中。（医政司负责）

工作安排：到2012年底，制订300个中医优势病种诊疗方案和临床路径，在其中充分吸收和利用民间医药技术、方法、方药和器械。

七、制定中医医疗技术临床应用管理办法、中医医疗技术目录及技术操作规范、部分中医医疗技术管理规范，建立中医医疗技术准入和管理制度，将经过筛选评价确定安全有效的民间医药技术进行规范后在各级各类医疗机构中推广应用。（医政司负责，中国中医药科技开发交流中心、中国民间中医医药研究开发协会协助）

工作安排：

（一）到2012年6月底前，印发《中医医疗技术临床应用管理办法》。

（二）到2012年底前，梳理出针类、灸类、罐类、刮痧类、针刀类等10类100项中医医疗技术目录，并制定相应的技术操作规范（适宜技术版）。

（三）到2012年底前，对部分中医医疗技术进行分级准入管理，确定一批三级和二级中医医疗技术，并制定部分中医医疗技术管理规范。

（四）到2012年6月底前，将中医医疗技术应用情况纳入中医医院评价标准中。

八、鼓励和引导掌握民间医药技术和方法的人员通过参加出师考核和确有专长考核取得中医类别执业助理医师资格考试资格。（医政司负责）

工作安排：2012年6月底前召开全国师承和确有专长人员医师资格考核考试工作推进会，要求各省（区、市）加快实施考核工作，加强人员资格审核和过程管理，将符合条件的人员纳入考核范围。

九、推进将符合条件的民间具有中医药一技之长人员通过考核和评议纳入乡村医生管理工作。（医政司负责）

工作安排：分省（区、市）研究推进，2012年底前召开经验交流会议。

十、试点探索将掌握民间医药保健技能但未取得中医类别医师资格或乡村医生资格的人员通过参加中医职业技能鉴定从事中医预防保健服务。（医政司负责，人教司、局中医师资格认证中心、中国民间中医医药研究开发协会协助）

工作安排：2012年6月底前在河北省保定市等地区开展试点工作。

十一、进一步加强组织领导，推动各省（区、市）成立民间医药工作领导小组，制订工作实施方案，安排专人负责，落实一定的专项资金；推动将民间医药工作列入各地区中医药事业发展的总体规划。（局民间医药工作领导小组办公室、医政司负责）

工作安排：2012年6月底前要求各省（区、市）将领导小组成立及实施方案制订等情况报送局民间医药工作领导小组办公室。

十二、协调并会同有关部门进一步完善中医药专利审查标准，逐步建立中医药传统知识保护相关制度，研究制定中医药传统知识保护名录，进一步加强对民间医药知识产权所有人合法权益保护。（科技司负责，法监司协助）

工作安排：到2012年底对中医药专利审查标准进行修改，制定中医药传统知识保护名录。

中医药行业科研专项项目管理暂行办法

国中医药科技发〔2012〕7号

第一章　总　则

第一条　财政部、科技部设立公益性行业科研专项，进一步加强公益性行业部门组织开展本行业应急性、培育性、基础性科研工作。国家中医药管理局负责组织实施中医药行业科研专项（以下简称“行业专项”）。为提高行业专项实施效果，规范和加强行业专项的组织管理，根据财政部、科技部《公益性行业科研专项经费管理试行办法》（财教〔2006〕219号）制定本办法。

第二条　行业专项重点支持落实《中医药创新发展规划纲要（2006~2020年）》的优先领域和重点任务，围绕行业发展的关键问题和重点需求，开展中医药应急性、培育性、基础性科研工作，主要包括：

（一）中医药应用基础研究；

（二）中医药重大公益性技术（方法、方案）前期预研；

（三）中医药实用技术（方法、方案）研究开发；

（四）国家标准和中医药行业重要技术标准规范研究；

（五）中医药计量、检验检测技术研究等。

第三条　行业专项坚持“明确目标，突出重点；权责明确，规范管理；科学安排，整合协调；专款专用，追踪问效”的原则，面向中医药行业发展需求，突出中医药工作的重点和特点，直接为中医药事业发展服务。其项目内容应当针对行业发展急需解决的、关键性的问题，并与国家其他科技计划合理衔接。

第四条 行业专项项目组织管理的模式是：政府决策、专家咨询、重点申报、择优立项、分层管理、统筹安排。

第五条 行业专项经费的管理和使用按照《公益性行业科研专项经费管理试行办法》（财教〔2006〕219号）和《关于调整国家科技计划和公益性行业科研专项经费管理办法若干规定的通知》（财教〔2011〕434号）执行。

第二章 职责分工

第六条 行业专项的组织实施单位主要包括国家中医药管理局、各省级中医药管理部门和项目承担单位。同时由中医药行业科研专项经费管理咨询委员会（以下简称“委员会”）和相关专家组提出咨询意见。

第七条 国家中医药管理局科技主管部门的主要职责：

（一）在国家每五年规划的最后一年，根据《中医药创新发展规划纲要（2006～2020年）》组织制定行业专项下一个五年规划，并报送科技部和财政部备案；

（二）负责把握行业专项的重点方向与要求，负责协调与国家其他科技计划的衔接；

（三）负责组织征集行业专项需求建议，建立需求库；

（四）审核委员会提出的项目建议，会同国家中医药管理局财务主管部门，负责提出行业专项项目经费预算及年度经费预算安排建议方案，组织进行项目顶层设计；

（五）负责组织进行项目承担单位的遴选、确定工作及项目实施方案的评估，并与项目承担单位签订项目任务书；

（六）负责监督、检查项目的执行情况，处理项目执行过程中出现的重大问题，组织项目技术验收；

（七）负责督促指导项目承担单位对项目形成的成果及知识产权进行管理。

第八条 国家中医药管理局财务主管部门的主要职责：

（一）负责会同国家中医药管理局科技主管部门组织承担行业专项项目编制经费预算，组织专家对项目预算评审评估；

（二）根据财政部批复，负责核批和下达行业专项经费总预算及年度预算；

（三）负责组织对项目经费进行财务监督检查、决算和绩效考评等；

（四）负责加强预算管理，协调开展项目预算执行情况的督导检查，会同国家中医药管理局科技主管部门开展项目财务验收。

第九条 国家中医药管理局在财政部、科技部的指导下组织成立行业专项经费管理咨询委员会。委员会主要由国家中医药管理局以外的相关部门的管理代表和中医药行业协会、科研院所、高等院校等方面的科技、管理、经济等领域的专家组成。委员会主任由国家中医药管理局局领导担任。委员会可以根据需要设立专家组。

委员会的主要职责：

（一）根据中医药行业科技发展规划和实际问题，梳理需求建议；

（二）指导专家组对需求和项目进行论证；

（三）提出项目建议及项目承担单位选择方式建议；

（四）对项目执行全过程发挥咨询评议作用。

第十条 省级中医药管理部门主要协助国家中医药管理局对本地区牵头承担的项目进行过程监管；及时总结行业专项成果，并进行推广应用和绩效评估。

第十一条 项目承担单位主要职责：

（一）组织项目负责人编制项目研究实施方案和预算，项目单位财务部门与科研部门共同参与项目立项及预算编制，提出项目经费细化预算申报方案；

（二）履行承担单位的法人职责，对项目实施全过程管理，督促项目负责人完成项目任务书所确定的各项任务；

（三）按照规定管理项目经费，落实项目约定支付的自筹经费及有关保障条件；

（四）建立知识产权管理制度，对研究成果要按照《科技成果登记办法》等有关规定进行登记和管理；

（五）建立项目科技档案，确保档案的真实、准确、完整、系统；

（六）建立规范、健全的项目科学数据记录和报告制度，接受监督检查、验收和绩效考评；

（七）建立健全经费管理制度，按照相关规定管理、使用项目经费，配合做好项目验收。

第三章 项目立项

第十二条 国家中医药管理局科技主管部门根据行业专项规划，围绕确定的目标、任务和实际问题，征集需求建议，建立需求库。

需求建议征集的主要渠道包括：

（一）国家中医临床研究基地，国家中医药管理局重点研究室，重点学科、重点专科，国家工程（技术）研究中心，国家工程实验室，国家有关部门重点实验室等中医药系统内外重点单位；

（二）各省级中医药管理部门；

（三）各有关行业学会、协会；

（四）国家中医药管理局各部门；

（五）其他相关单位或专家。

第十三条 根据需求征集情况和相关专家组论证意见，委员会负责提出年度研究项目建议和承担单位选择方式建议。

项目建议主要要求：

（一）符合行业专项支持的范围，具有明确的目标和考核指标；

（二）有很好的研究基础，完成后能够直接投入应用或具有较强应用前景；

（三）避免与国家其他科技计划项目重复交叉。

第十四条 国家中医药管理局科技和财务主管部门根据委员会建议，组织年度项目建议的论证和完善，并将年度项目建议提交国家中医药管理局局长会议审定后，于每年4月底前报送科技部、财政部。

第十五条　根据科技部反馈意见和委员会提出的项目承担单位选择方式建议，国家中医药管理局科技主管部门采取面向重点单位公开申报、专家评审、择优立项或定向委托的方式确定项目承担单位。

（一）评审专家从国家中医药管理局中医药科技咨询和评审专家库中遴选，由中医药系统内、外单位相关领域的专家组成，中医药系统外单位专家比例应不低于30%。每个项目的评审专家一般不少于7人。

（二）具备以下情形之一，可定向委托有关单位承担项目。

1. 涉及国家安全和国家秘密的；

2. 项目建议符合行业专项要求，且提出单位具有良好的研究基础、较强的完成能力和充分的保障条件。

（三）国家中医药管理局系统外的单位承担专项经费项目的财政资金应当占行业专项经费的一定比例，每年度具体比例由国家中医药管理局确定并报送财政部备案。

项目承担单位一般为中国大陆境内具有独立法人资格的相关科研院所、高等院校、医疗机构以及内资或内资控股企业。

（四）项目负责人应为具备副高级以上专业技术职称的在职人员，申报当年不超过60周岁，过去3年没有国家科技计划信用管理不良记录；已承担国家各类科技计划在研课题，不能保证工作时间和精力的人员不得再承担行业专项项目。

第十六条　国家中医药管理局科技和财务主管部门组织项目承担单位，在规定的时限内编制项目实施方案及经费预算。

第十七条　项目实施方案的主要内容包括：

（一）项目总体目标、年度目标；

（二）项目研究任务、技术路线和组织实施方式；

（三）项目分年度实施计划安排；

（四）项目承担单位已有科研条件。

第十八条　项目预算编制的具体要求按照公益性行业科研专项经费管理有关规定执行。

国家中医药管理局科技和财务主管部门加强预算管理，强化预算执行与预算统筹安排相挂钩的工作机制，建立预算执行责任制等有力措施，提高行业专项项目科学化精细化的管理水平。

第十九条　国家中医药管理局科技和财务主管部门组织专家对项目建议单位提交的项目实施方案及预算进行审查和评估，提出项目预算安排建议，并按照优先顺序排序。

第二十条　委员会对年度项目预算安排进行审核，经国家中医药管理局局长会议审批后，于每年7月底前报送财政部。

第二十一条　根据财政部的预算批复，国家中医药管理局下达行业专项项目立项计划，并根据批复组织修订和论证项目实施方案。项目实施方案通过论证后，国家中医药管理局与项目承担单位签订项目任务书。

第四章　实施与监督检查

第二十二条　项目承担单位根据签订的项目任务书内容落实项目实施的相关配套条件，开展项目研究工作，确保项目按计划执行。

第二十三条　项目执行过程中实行重大事项报告制度。在项目实施期间出现项目计划任务调整、项目负责人变更或调动单位、项目承担单位变更、项目负责人出国研修不能按时完成项目等重大事项，项目负责人和项目承担单位应及时报国家中医药管理局科技主管部门。

第二十四条　项目实行年度报告制度。项目承担单位应当于每年11月15日之前报送国家中医药管理局。国家中医药管理局组织专家对项目年度执行情况进行评估并反馈。

第五章　验收与绩效考评

第二十五条　项目完成后，项目承担单位应当及时提出项目验收申请。由国家中医药管理局财务和科技主管部门组织对项目进行财务验收和业务验收。

第二十六条　财务验收前，项目承担单位须完成项目财务审计。财务审计工作应由具备相应资质的专业财务审计单位进行，财务审计是财务验收的重要依据。存在下列情形之一的，不得通过财务验收：

（一）编报虚假预算，套取国家财政资金；

（二）未对专项经费进行单独核算；

（三）截留、挤占、挪用专项经费；

（四）违反规定转拨、转移专项经费；

（五）提供虚假财务会计资料；

（六）未按规定执行和调整预算；

（七）虚假承诺、自筹经费不到位；

（八）其他违反国家财经纪律的行为。

第二十七条　财务验收完成后，才能进行业务验收。存在下列情形之一的，不得通过业务验收：

（一）项目目标任务完成不到85%；

（二）所提供的验收文件、资料、数据不真实，存在弄虚作假，技术资料无法溯源；

（三）未经申请或批准，项目承担单位、项目负责人、项目目标、研究内容、技术路线等发生变更；

（四）超过下达的项目任务执行年限半年以上未完成，并且事先未做出说明。

（五）科技档案管理存在重大问题，技术资料无法溯源。

国家中医药管理局将对不通过验收的项目进行复核，根据复核情况，可以取消项目负责人3年内参与国家中医药管理局组织的各类国家科技计划项目的申报资格。

第二十八条　提供文件资料不详、难以判断等导致验收意见争议较大，或项目的成果资料未按要求进行归档和整理，或研究过程及结果等存在纠纷尚未解决，需要复议。需要复议的项目，在首次验收后的半年内，针对存在的问题做出改进或补充材料，再次提出验收申请。若未再提出申请或未按要求进行改进或补充材料，视同不通过验收。

第二十九条　项目通过验收后，

项目承担单位应当在一个月内及时办理财务结账手续。项目经费如有结余，应当及时全额上缴国家中医药管理局，按照财政部关于结余资金管理的有关规定执行。

第三十条 国家中医药管理局结合财务验收和业务验收，逐步建立对项目经费的绩效考评制度，年度检查、财务审计和绩效评价的结果将作为项目承担单位科研信誉评价的重要依据。

第三十一条 积极推行信息公开，国家中医药管理局及时对非涉密项目的预算安排、研究成果、验收结论和绩效情况进行公示，接受社会监督。

第六章 知识产权和成果管理

第三十二条 项目研究成果在发表论文、出版专著、申报奖励时均应当标明“中医药行业科研专项资助项目”。

第三十三条 加强行业专项项目成果的转让和转化。按照项目实施方案中的成果转化和应用方案，对其成果应用状况和效益的综合评价，作为验收评价指标之一。验收之后，项目承担单位、相关省级中医药管理部门要进一步做好行业专项成果的转化、推广和评估工作。

第三十四条 项目研究产生的成果要按照《科技成果登记办法》等有关规定进行登记和管理。涉及国家秘密的，执行《科学技术保密规定》。

第三十五条 项目形成的知识产权，其归属和管理按照有关知识产权的法律法规和政策规范性文件的规定执行。项目承担单位在项目启动实施前，应与各参与单位约定成果和知识产权的权益分配。如项目承担单位违反成果和知识产权权益分配约定，5年内不得承担行业专项项目。

第三十六条 项目承担单位按照国家科技计划有关科学数据共享和科技信息管理的规定，按时上报项目和课题有关数据和成果。国家中医药管理局建立项目数据和成果库，推行信息公开、资源共享。

第七章 附 则

第三十七条 本办法自发布之日起施行。

国家中医药管理局关于确定天津市中医药研究院“津门医粹——中医药文化博物馆”、天津市达仁堂京万红药业“乐家老铺药酒工坊”为全国中医药文化宣传教育基地的通知

国中医药办发〔2012〕9号

天津市卫生局：

你局《关于申报全国中医药文化宣传教育基地建设单位的报告》(津卫报〔2011〕48号)收悉。我局组织专家依据《全国中医药文化宣传教育基地建设标准》，对“津门医粹——中医药文化博物馆”、“乐家老铺药酒工坊”进行了评估。专家组认为，“津门医粹——中医药博物馆”注重将中医药文化与中国津味文化相结合，通过对中医药文化文献资料和中医药实物的展示，很好地宣传了津门名老中医的历史以及当地的中医药文化特色。“乐家老铺药酒工坊”作为国内第一家以药酒为主题的博物馆，通过实物、文献、图片、资料、器具、彩塑、影像等形式，形象地展示了药酒的发展进程、独特功效和文化底蕴。经研究，确定“津门医粹——中医药文化博物馆”、“乐家老铺药酒工坊”为全国中医药文化宣传教育基地。

希望你局继续加强对“津门医粹——中医药文化博物馆”、“乐家老铺药酒工坊”有关工作的指导，按照基地建设的要求，深入挖掘其中医药文化的内涵，丰富展览内容，开展形式多样的中医药文化科普宣传活动，更好地发挥基地在传播、弘扬、展示中医药文化方面的作用。

国家中医药管理局

2012年4月16日

中医药文化建设“十二五”规划

国中医药办发〔2012〕10 号

“十二五”时期是我国全面建设小康社会的关键时期，是深化改革开放、加快转变经济发展方式的攻坚时期，也是推动社会主义文化大发展大繁荣的重要时期。为贯彻落实党的十七大及十七届六中全会精神，充分发挥中医药（民族医药）文化对中医药事业发展的引领作用，提升中医药文化的凝聚力、影响力和竞争力，推动中医药事业全面协调可持续发展，根据《中共中央关于深化文化体制改革、推动社会主义文化大发展大繁荣若干重大问题的决定》、《国家“十二五”时期文化改革发展规划纲要》、《国务院关于扶持和促进中医药事业发展的若干意见》和《中医药事业发展“十二五”规划》，制定本规划。

一、中医药文化建设面临的形势

改革开放以来，党中央、国务院高度重视中医药事业发展，制定了一系列扶持和促进中医药事业发展的政策措施，党的十七大报告提出“坚持中西医并重”、“扶持中医药和民族医药事业发展”，2009 年，印发了《国务院关于扶持和促进中医药事业发展的若干意见》，2011 年，卫生部和国家中医药管理局联合出台了《关于在深化医药卫生体制改革工作中进一步发挥中医药作用的意见》。在“整体思维、系统运行、三观互动、六位一体、统筹协调、科学发展”理念的指导下，中医药全面参与深化医药卫生体制改革，中医医疗服务体系不断完善，中医预防保健服务取得新进展，中医药人才队伍素质进一步提高，中医药科技创新体系初步形成，中药产业水平进一步提升，中医药文化建设开创新局面，中医药国际影响进一步扩大，形成了中医药医疗、保健、教育、科研、产业、文化、对外交流与合作全面发展的新格局。

党的十七届六中全会全面部署了文化改革发展的工作任务，要求坚持中国特色社会主义文化发展道路，努力建设社会主义文化强国，明确指出优秀传统文化凝聚着中华民族自强不息的精神追求和历久弥新的精神财富，是发展社会主义先进文化的深厚基础，是建设中华民族共有精神家园的重要支撑，要建设优秀传统文化传承体系。作为中国优秀传统文化的重要组成部分，中医药文化是中医药事业的根基和灵魂，中医药文化建设成为新时期中医药事业发展的一项重要而紧迫的任务。与时俱进地大力发展中医药文化，是促进中医药事业科学发展的重要举措，也是弘扬中华优秀传统文化的重要任务。

随着我国经济社会快速发展和全民健康意识的提高，中医药文化建设工作迎来重大机遇，取得了明显成绩。“十一五”期间，中医药文化建设首次纳入中医药工作重点任务之中并得到快速发展，逐步建立了促进中医药文化传承发展的良性运行机制，初步形成了中医药文化与医疗、保健、教育、科研、产业以及对外合作交流全面发展的新格局。深入开展“中医中药中国行”大型科普宣传活动，创建了一批特色鲜明的中医药文化宣传教育基地，推进以中医医院为切入点的中医药机构文化建设，“中医针灸”被联合国教科文组织列入人类非物质文化遗产代表作名录，41 项中医药项目列入国家非物质文化遗产名录，中医药文化在国内外的作用与影响显著增强，中医药文化建设工作呈现出良好的发展态势。但是中医药文化建设工作仍处于起步阶段，中医药文化的发展现状与人民群众的需求尚有差距，高效顺畅的中医药文化工作机制和发展体系需要进一步健全，中医药文化发展规律和特点需要进一步深入研究，中医药文化专业队伍需要进一步充实、素质需要进一步提高。

二、指导思想、基本原则和主要目标

（一）指导思想

高举中国特色社会主义伟大旗帜，以邓小平理论和“三个代表”重要思想为指导，深入贯彻落实科学发展观和党的十七届六中全会精神，坚持社会主义先进文化前进方向，以继承发展为主题，以构建中医药核心价值体系为根本任务，以满足人民群众中医药需求为出发点和落脚点，以传承与创新、传授与保护、传播与交流为主线，以彰显中医药文化特色优势为重点，弘扬中医药文化，推动中医药事业科学发展。

（二）基本原则

——坚持继承创新、科学发展，遵循中医药学自身发展规律，突出原创性、保持民族性、体现时代性，加快中医药文化发展步伐。

——坚持以人为本、面向大众，满足人民群众对中医药的需求，让中医药文化发展成果惠及全社会。

——坚持围绕中心、服务全局，发挥文化对医疗、保健、教育、科研、产业、对外交流与合作的引领作用，促进中医药事业全面协调可持续发展。

——坚持因地制宜、突出重点，结合实际，有效利用区域文化资源，发挥特色优势，充分体现各地区各领域文化特点。

——坚持统筹兼顾、全面推进，妥善处理中医药文化事业与文化产业的关系、发展先进文化与弘扬优秀传统文化的关系、中医药文化自身发展与中医药文化走向世界的关系，推动中医药文化又好又快发展。

（三）主要目标

到“十二五”期末，积极推进中医药核心价值体系建设，探索建立中医药文化建设管理体制和工作机制，形成一支思想坚定、业务精湛、素质优良的中医药文化研究与科普专家队伍，建设一批种类齐全、布局合理、特色突出的中医药文化宣传教育基地，创作一批科学严谨、内容丰富、贴近大众的中医药文化科普精品，逐步构建继承传统、富有创意、竞争力强的中医药文化产业体系，提升中医药文化的凝聚力、创造力和影响力，营造中医药文化引领和推动中医药事业改革发展的新格局。

实施“2235”工程，建立一支200名国家级、2000名省级中医药文化研究与科普专家骨干队伍，创作300个中医药文化科普作品，建设50个中医药文化宣传教育基地，进一步提高中医药文化知识普及率。

三、重点任务

（一）深化中医药文化内涵研究

对中医药文化内涵、核心理念、价值观念等进行深入挖掘、整理和研究，深入探讨中医药核心价值体系的建设内容和方法。做好中医药非物质文化遗产保护传承工作，加大对列入非物质文化遗产名录项目的保护力度。

1. 中医药核心价值体系的研究与构建：总结中华民族对生命、健康和疾病的认识与理解，从精神、行为、物质等层面提炼中医药文化精神实质，建设具有中国特色、中医特点、行业特征并体现时代精神的中医药核心价值体系。

2. 中医药文化源流及内涵研究：普查全国中医药、民族医药文献、文物、古迹资源，系统研究中医药典籍、文物、古迹和古今名医人文精神及其文化素养。梳理中医药文化源流脉络，挖掘、整理、研究中医药文化内涵和原创思维，为搭建中医药文化理论构架提供资源和依据。

3. 中医药非物质文化遗产保护与传承：普查中医药非物质文化遗产，为国家级非物质文化遗产中医药项目代表性传承人创造良好传习条件，推动中医药项目列入国家级非物质文化遗产名录、人类非物质文化遗产代表作名录或世界记忆名录。

（二）加强中医药机构文化建设

通过分类指导，加强中医医疗、保健、教育、科研、产业等机构文化建设，塑造中医药行业特有的人文环境。强化中医药文化教育，提高各级各类中医药人员的文化素养，弘扬“大医精诚”传统职业道德，提升中医药人员的职业能力和水平。

1. 中医医疗、保健机构文化建设：研究制定有利于各级中医医疗机构开展中医药文化建设的政策措施。在全国所有公立中医医院、中西医结合医院、民族医医院开展文化建设，加强价值观念、行为准则、职业道德、环境形象等方面的建设。

2. 中医药科研机构文化建设：研究制定鼓励科研机构加强文化建设和文化研究的政策措施。增强科研工作者文化底蕴，促进科学态度和人文精神有机结合，不断提升科技创新能力。

3. 中医药教育机构文化建设：明确教育机构在文化传承中的重要责任，研究制定中医药教育机构文化建设的政策措施。建设富有中医药特色的校园文化，逐步构建中医药教育机构文化体系，将中医药文化理念和实践融入人才培养全过程。发挥教育机构知识密集、人才密集和文化氛围浓厚的优势，研究探索中医药文化建设、人才培养与传承的思路和方法。

4. 中药产业机构文化建设：调查分析国内中药企业文化建设现状，筛选一批具有中医药文化特色的企业作为中医药文化建设试点单位，带动中药产业文化建设。

（三）推进中医药文化宣传普及

开展群众喜闻乐见、内容丰富、形式多样的中医药文化科普宣传活动，加大中医药文化传播与普及力度，加强中医药传播能力建设，在人民群众日常生活中形成“信中医药、爱中医药、用中医药”的浓厚中医药文化氛围。

1. 中医药文化精品创作：汇集古代中医药、民族医药文化精华，融合当代科学文化和中医药学术最新成果，创作科学准确、通俗易懂、贴近生活的中医药文化精品（包括科普图书、音像、网络、动漫等多种形式），广泛传播中医药文化知识。

2. 中医药文化宣传普及：建立中医药文化科普宣传长效机制，继续实施中医药知识宣传普及项目，深入推进“中医中药中国行·进乡村、进社区、进家庭”活动，深入开展中医药文化科普巡讲，举办中医药科普知识讲座等形式多样、效果显著、群众欢迎的活动。

3. 中医药媒体传播能力建设：加强中医药报社、期刊社、出版社、网站等媒体的软件和硬件建设，提高中医药信息采集和发布能力，增强舆论主动权。

（四）加快中医药文化人才队伍建设

造就一批高层次领军人才，培育一批中医药文化与科普专门人才，培养一批中医药文化管理工作者，建立一支适应中医药文化发展需求的人才队伍。探索建立从事中医药文化建设工作的人才激励机制。

1. 中医药文化人才培养与队伍建设：开展中医药文化课程与教材建设，加强对学生中医药文化教育，巩固专业思想，树立事业信心。开展针对中医药从业人员的文化培训，提高全员中医药文化素质。建立健全各级中医药文化建设与科学普及专家组，对中医药文化建设工作进行研究、指导、咨询和评价。实施中医药文化名家工程，遴选并培养国家级中医药文化科普名家、省级中医药文化科普名家，建设中医药文化传播活动的专业队伍。

2. 中医药文化人才制度建设：设立中医药文化工作岗位和专职人

员，保障中医药文化建设工作顺利开展。探索建立中医药文化专业技术职务系列，激发中医药文化人才的积极性和创造性。研究建立有利于中医药文化工作者研究创作的政策和制度，对高水平中医药文化创新团队和个人给予长期稳定支持。研究建立国家中医药文化工作者荣誉称号制度，表彰在中医药文化领域有突出贡献的人士。

（五）巩固中医药文化机构和设施建设

支持中医药新闻出版及现代传媒机构的发展，使之成为传播中医药文化知识的重要平台和载体。利用已有文化设施，建设一批中医药文化宣传教育基地。推进中医药文化研究与传播专门机构建设，打造弘扬中医药文化的主阵地。

1. 中医药文化宣传教育基地建设：制定基地建设标准，遴选建设一批全国中医药、民族医药文化宣传教育基地以及一批省级文化宣传教育基地，使之成为展示和传播中医药文化、培养中医药科普人才、普及中医药知识的重要阵地。

2. 中医药文化专门机构建设：加快文化体制改革，探索充满活力的中医药类报刊社和出版社等文化机构发展的新体制、新机制和新模式。积极推动中医药、民族医药文化研究与传播专门机构建设，开展培训和学术交流等活动。鼓励社会力量参与中医药文化机构建设工作。

（六）推进中医药文化产业发展

发掘中医药文化资源，优化中医药文化产业结构。开发中医药文化科普创意产品，打造中医药文化品牌。发展中医药新兴业态，培育中医药文化特色产业，逐步形成中医药文化产业链。

1. 建立中医药文化产业链：以市场需求为导向，探索开发富有特色的主题旅游产品、主题公园、专题会展、生态园区、音像出版物等中医药文化及其衍生产品，形成并延伸中医药文化产业链。

2. 发展中医药文化新兴业态：利用数字化、信息化、网络化等高新技术，促进中医药文化产业结构升级。积极发展文化创意、数字出版、移动多媒体、动漫游戏等新兴文化业态。

（七）扩大中医药文化对外传播与交流

丰富传播内容，提高中医药国际影响力。拓展中医药文化对外传播途径，开展多种形式的对外交流与合作，加快中医药走向世界的进程。

1. 中医药文化对外传播与交流体系建立：加强与外国政府、国际组织和海外知名文化传播机构的交流与合作，借助海外孔子学院、中国文化交流中心以及中外互办“国家年”等多种平台建立多渠道、多层次、多形式的中医药文化国际传播体系。

2. 中医药文化对外传播载体建设：制定中医药名词术语翻译标准，做好中医药教材、古典医籍和现代科研成果的翻译工作。编制一批高质量的中医药文化宣传外文读本和音像材料，充分利用现代信息技术和传播手段，丰富中医药文化海外传播内容，提高中医药文化国际影响力。

（八）重视民族医药文化保护和传承

制定民族医药文化保护传承优惠政策，在人才培养、队伍建设和资源配置等方面给予重点扶持。设立民族医药文化保护传承专项经费，资助民族医药文化建设重大项目，加强濒临失传的民族医药文化遗产的抢救性保护工作。

民族医药文化保护与传承：加强民族医药文化研究，开展民族医药文化资源普查，为民族医药文化传承人创造良好传习条件，对濒临失传的民族医药文化遗产进行抢救性保护，建设有代表性的民族医药文化宣传教育基地。

四、重点项目

（一）中医药非物质文化遗产保护：推动20～30个中医药项目列入国家级非物质文化遗产名录，争取2～3个中医药项目列入“人类非物质文化遗产代表作名录”或“世界记忆名录”。

（二）中医药文化精品创作：创作科学准确、通俗易懂、贴近生活的中医药文化精品300个（包括科普图书、音像、网络、动漫等多种形式），广泛传播中医药文化知识。

（三）中医药文化宣传普及：深入推进“中医中药中国行·进乡村、进社区、进家庭”活动，深入开展中医药文化科普巡讲，在全国举办5000场中医药科普知识讲座。

（四）中医药人才培养与队伍建设：实施中医药文化名家工程，遴选并培养国家级中医药文化科普名家200名、省级中医药文化科普名家2000名，建设中医药文化传播活动的专业队伍。

（五）中医药文化宣传教育基地建设：建设50个全国中医药、民族医药文化宣传教育基地以及一批省级中医药文化宣传教育基地，使之成为展示和传播中医药文化、培养中医药科普人才、普及中医药知识的重要阵地。

（六）国家中医药博物馆建设：争取到2015年基本建成国家中医药博物馆。

五、组织实施

（一）提高认识，加强领导

深刻认识加强中医药文化建设的重要性和紧迫性，把中医药文化建设的目标任务纳入中医药事业发展规划，统一部署、同步实施。制定中医药文化建设工作专项规划，建立工作责任制，把中医药文化建设作为评价中医药工作的重要内容。制定支持中医药文化发展的优惠政策及相关配套措施，为中医药文化建设营造良好的政策环境和发展环境。

（二）统筹协调，形成合力

中医药文化建设需要多部门和领域共同参与，涉及多个行业和专业，应发挥政府主导、各部门配合、全社会参与的作用，统筹规划，分工负责，相互配合，形成合力，共同推进中医药文化繁荣发展。

（三）加大投入，保障经费

加大公共财政对中医药文化事业投入的力度及覆盖范围，积极鼓励和引导社会资金参与中医药文化建设。重点扶持公益性中医药文化事业发展、中医药文化创新、中医药文化遗产保护，支持重大中医药文化项目建设。

（四）完善机制，强化管理

加强中医药文化发展制度建设，确定中医药文化建设的专门部门或专职人员，明确工作职责与内容。研究探索从业机构和人员的准入、执业及退出机制，协助有关部门做好中医药文化市场监管。

国家中医药管理局关于支持和促进贵州中医药、民族医药事业又好又快发展的实施意见

国中医药办发〔2012〕21 号

支持和促进贵州中医药、民族医药事业又好又快发展，是国家中医药管理局认真贯彻落实《国务院关于扶持和促进中医药事业发展的若干意见》（国发〔2009〕22 号）和《国务院关于进一步促进贵州经济社会又好又快发展的若干意见》（国发〔2012〕2 号）的具体措施，现就进一步加强和推动贵州中医药、民族医药工作提出以下实施意见。

一、指导思想

以邓小平理论和“三个代表”重要思想为指导，深入贯彻落实科学发展观，以深化医药卫生体制改革为契机，以加速发展、加快转型、推动跨越为目标，立足当前、谋划长远、因地制宜，进一步加大工作力度，拓宽工作范围，突出工作重点，构建工作长效机制，大力支持和促进贵州中医药、民族医药事业又好又快发展，为贵州省经济社会发展和人民健康服务。

二、总体目标

到 2015 年，基本实现贵州中医药、民族医药医疗、保健、教育、科研、产业、文化全面协调发展，中医药、民族医药对贵州经济和社会发展的贡献率达到西部平均水平。到 2020 年，中医药、民族医药发展水平达到全国平均水平，满足贵州人民的中医药、民族医药服务需求。

——中医医疗服务体系基本健全，中医预防保健服务网络初步构建，中医药、民族医药服务能力显著增强，中医药、民族医药特色优势更加突出。5 所市级以上中医（中西医结合）医院达到三级甲等水平，30% 以上县级中医医院达到二级甲等水平。

——中医药应对突发公共事件卫生应急能力显著提高，重大疾病防治能力明显增强。

——中医药、民族医药人才素质明显提高，结构更趋合理，基本适应贵州中医药、民族医药事业发展的需要。

——中医药、民族医药创新体系基本建立，科技对中医药、民族医药服务能力提升和中药、民族药产业发展的贡献率进一步提高。

——中医药文化宣传内涵更加丰富，中医药文化资源得以有效开发利用，中医药文化进一步繁荣发展。

——民族医药进一步发展，医疗、教育、科研、产业稳步推进，民族医药特色优势得到充分发挥。

三、工作要点

着力加强省、市、县三级中医医院建设；着力提高基层中医医疗机构服务能力；着力培养中医药人才队伍；着力提高科技创新能力；着力开展中医药预防保健服务体系建设；着力加强中医药文化建设，不断增强发展的动力和活力。

（一）加强省、市、县三级中医医院基础设施建设，完善中医医疗服务体系

进一步加强省级中医医院和地级市级中医医院建设，支持新建贵阳市中西医结合医院，重点完善县级中医医院建设，支持有条件的县（市）新建县级中医医院，支持未达标的县级中医医院开展标准化建设。

（二）开展中医医疗机构内涵建设，突出中医药特色和优势

1. 开展中医临床研究基地建设。支持贵阳中医学院第一附属医院建立糖尿病、肛肠病临床研究基地，贵阳中医学院第二附属医院建立脑病、骨伤病临床研究基地。

2. 开展中医药、民族医药重点专科、重点学科建设。支持贵阳中医学院第一附属医院、贵阳中医学院第二附属医院创建 10 个国家中医药管理局中医药重点学科，到 2015 年支持建设 5 个重点学科，到 2020 年共支持建设 10 个重点学科。支持黔南州等自治州、市中医院（民族医医院）创建 10 个国家中医药管理局中医药、民族医药重点专科，到 2015 年支持建设 5 个重点专科，到 2020 年共建设 10 个重点专科。

3. 开展基层医疗机构中医药综合服务区建设。到 2015 年支持 466 所中心乡镇卫生院和 138 个社区卫生服务中心建设中医药综合服务区。到 2020 年支持所有乡镇卫生院建设标准化中药房。

4. 开展中医药信息化建设。推进以中医电子病历为核心的医院信息系统建设，支持贵州省省、市、县三级中医医院构建远程咨询、诊疗系统，促进基层中医医院信息化服务保障能力提高。到 2015 年支持 31 家中医医院构建远程咨询、诊疗系统，到 2020 年支持所有中医医院推进以中医电子病历为核心的医院

信息系统建设。

（三）完善中医药、民族医药人才队伍结构，提高中医药、民族医药人才素质

1. 通过全国老中医药专家学术经验继承工作，为贵州省培养一批热爱中医事业、医德高尚、理论功底扎实、实践能力较强、高层次中医临床和中药技术骨干。到2015年帮助完成20名继承人的培养。到2020年共帮助完成50名继承人的培养。

2. 通过全国优秀临床人才培养，为贵州省培养一批高层次中医临床人才。到2015年帮助完成5名高层次优秀中医临床人才的培养，到2020年共帮助完成10名高层次优秀中医临床人才的培养。

3. 通过免费订单定向培养，为贵州省中心乡镇卫生院培养一批中医本科生。到2015年帮助完成200名订单定向中医临床本科生的培养，到2020年共帮助完成450名订单定向中医临床本科生的培养。

4. 通过中医类别全科医生转岗培训和规范化培训，为贵州省基层医疗机构（社区卫生服务中心（站）、乡镇卫生院）培养一批合格的中医类别的全科医生。到2015年帮助完成400名中医类别全科医生培训。到2020年共帮助完成1000名中医类别全科医生培训。

5. 通过市、县两级中医医院中医药骨干人才的培养，到2015年为贵州省市、县两级中医院培养730名临床骨干，其中市级中180名，县级550名。

6. 加快中医住院医师规范化培训及全科医生培训省、市两级基地建设。支持贵阳中医学院第一附属医院、贵阳中医学院第二附属医院各自建立中医住院医师规范化培训基地或全科医生培训基地。支持3个条件成熟的自治州、市各建立中医住院医师规范化培训基地或全科医生培训基地。

（四）开展中医药公共卫生服务体系建设，提高中医药应急能力

1. 充分发挥中医药防治传染病的特色优势和作用，进一步推进贵州省中医药防治传染病临床科研体系建设。重点支持现有的1个国家中医药管理局中医药防治传染病重点研究室，4个中医药防治传染病临床研究基地。支持尚未建设中医药防治传染病临床研究基地的黔南州等5个自治州、市新建传染病临床研究基地。

2. 开展中医院突发重大公共卫生事件处置能力建设。支持贵州省、市、县三级67家中医医院突发重大公共卫生事件能力建设，提高中医医院在应对突发重大公共卫生事件能力。

3. 开展县级中医院急救能力建设。支持55家县级中医医院急救能力建设。

（五）提高中医药科技创新能力，推动中医药服务能力提升和中药产业发展

1. 开展中医药重点研究室建设。支持贵州中医药大专院校和省级中医院、重点企业建设国家中医药管理局中医药重点研究室。到2015年支持2个中医药重点研究室建设。到2020年共支持5个中医药重点研究室建设。

2. 开展中医药科研三级实验室建设。支持中医药大专院校和省级中医院建设中医药科研三级实验室。到2015年完成5个中医药科研三级实验室建设。到2020年完成10个三级实验室建设。

3. 支持开展中药资源普查和中医药传统知识调查工作，将贵州省纳入中药资源普查重点工作省。同时，支持贵州省摸清中药、民族医药传统知识的家底，促进中药资源可持续发展和传统知识保护与利用。

（六）开展中医药预防保健体系建设，构建中医预防保健服务网络

建立中医药预防保健服务网络，充分发挥中医预防保健特色优势。支持省、市、县三级中医医院建设91个中医药预防保健科，支持开展中医医疗卫生机构中医预防保健人员培训，到2015年为中医医疗卫生机构培养500名预防保健服务人员。到2020年完成1000名预防保健人员培训。

（七）加强中医药文化建设，促进中医药文化繁荣发展

推进中医药机构文化建设，加强中医药宣传普及，推进中医药知识和服务“进乡村、进社区、进家庭”，引导群众认识中医药，满足群众对中医药知识的需求。建立2个省级中医药文化宣传教育基地，重点支持9个自治州、市中医药文化宣传教育基地建设，支持开展79个县级中医药文化宣传教育基地建设。

（八）加强民族医药工作，促进民族医药事业发展

加强贵州省民族医医疗机构的建设，开展民族医医院基础设施和内涵建设，不断提高服务能力。增强民族医药的科技创新能力，重点支持贵州省以苗族医药为代表的民族医药的科学研究及产业开发。加大民族医药的人才培养，支持贵州省开展多种形式的民族医药人才培养工作。

四、保障措施

（一）建立机制，加强联系

按照《国务院关于进一步促进贵州经济社会发展的若干意见》的要求，国家中医药管理局办公室与贵州省卫生厅、中医药管理局建立联席会议机制，加强沟通和联系，确定联络员，每半年至少共同召开一次会议，共同研究重大政策问题，逐步落实建设项目，确保相关政策和项目落实到位。

（二）多方支持，促进发展

国家中医药管理局负责综合协调、指导各地对口支持贵州省中医药、民族医药工作，加强调查研究和督促检查，及时总结经验，帮助解决贵州中医药、民族医药事业发展中遇到的困难和问题，合力促进贵州中医药、民族医药事业发展。

（三）主动协调，争取支持

贵州省各级中医药管理部门要积极争取地方党委、政府的支持，把中医药、民族医药事业纳入本地区国民经济和社会发展规划，研究制定切实可行的政策措施，积极争取增加政府投入，并主动与各部门沟通与协调，广泛动员社会力量积

极支持中医药、民族医药工作，确保实现各项任务目标。

（四）加强监管，狠抓落实

制订各项工作分解落实方案，明确工作职责、时间进度和质量要求，实行目标责任制，列入重要绩效考核内容。实行年度监督、中期评估和终期检查制度，加大督导检查力度。建立动态评估机制，强化实施情况的动态跟踪，建立情况通报制度，确保实施方案落实到位。

中医药信息化建设“十二五”规划

国中医药办发〔2012〕28号

为适应医药卫生体制改革和中医药事业发展的新形势，全面推进中医药信息化建设，根据《“十二五”期间深化医药卫生体制改革规划暨实施方案》、《“十二五”国家政务信息化工程建设规划》、《关于加强卫生信息化建设的指导意见》、《中医药事业发展“十二五”规划》，结合实际，编制本规划。

一、现状与形势

（一）“十一五”期间中医药信息化取得积极进展和明显成效

“十一五”期间，各地紧密结合《中医药信息化建设“十一五”规划纲要》，统筹协调，积极探索，加大投入，中医药（含民族医药、中西医结合）信息化取得显著成效。中医药信息技术应用日益普及，信息化基础建设得到改善和加强。以医院管理和临床医疗服务为重点的中医医院信息化建设取得重要进展，一些中医医院建设了基于电子病历的信息平台，涌现了一批信息化示范单位，引领、辐射和带动着区域内中医医院信息化发展；中医药科技和教育信息化程度不断增强，基本建成了中医药科技基础信息数据库、中医药科学数据管理与共享服务中心，部分中医药院校构建了中医药数字图书馆以及数字博物馆；中医药继续教育网络管理信息系统得到不断完善，初步形成院校教育和继续教育相结合的信息化人才培养体系；中医药信息标准体系和技术规范研究取得一定成效，制修订《中医医院信息化建设基本规范》、《中医医院信息系统基本功能规范》和中医电子病历相关标准，初步建立了中医临床研究信息共享与开发技术平台。

（二）“十二五”时期中医药信息化面临重要发展机遇和挑战

“十二五”是中医药实现跨越式发展的重要时期，也是深化医改、实现中医药信息化快速发展的关键时期。中医药信息化既要解决发展中面临的较为突出问题，又要积极应对新情况、新挑战，任务十分艰巨。从整体上看，虽然中医药信息化建设取得一定成效，但是还不能完全适应中医药事业发展，中医药信息化管理体制和运行机制有待完善，基层中医药部门信息化执行能力不强；中医药信息化区域发展不平衡，基础能力薄弱，设施缺乏，经费投入不足，东中西部地区信息化程度存在一定差距；中医药重点业务领域信息技术应用水平不高，制约了中医药管理效率和监管能力的提高；中医药信息标准体系尚需完善，信息资源共享和有效利用不够，信息孤岛依然存在；中医药信息化专业人才缺乏，中医药人员信息技能有待提高，民族医药信息化相对滞后等。解决这些问题和挑战，必须持续不断地推进中医药信息化建设。

“十二五”中医药信息化迎来了前所未有的发展机遇。党和国家高度重视信息化建设，《国务院关于扶持和促进中医药事业发展的若干意见》明确提出，加强中医药信息网络建设，推进中医药信息化建设，建立健全综合统计制度。《国务院关于落实〈中华人民共和国国民经济和社会发展第十二个五年规划纲要〉主要目标和任务工作分工的通知》更明确地将实施医药卫生信息化建设工程，作为中医药工作的主要目标和任务。

为完成党和国家提出的中医药信息化任务，中医药信息化工作必须珍惜、抓住、用好难得的发展机遇，坚持用现代信息技术装备中医药，用现代管理方式推进中医药，实现中医药核心业务管理信息化和综合决策科学化，不断提高中医药信息共享、业务协同和互联互通，有效提高中医药医疗质量和服务水平。

二、指导思想、基本原则和建设目标

（一）指导思想

以邓小平理论和“三个代表”重要思想为指导，深入贯彻落实科学发展观和《国务院关于扶持和促进中医药事业发展的若干意见》，围绕中医药事业发展“十二五”规划的重要任务，坚持“整体思维、系统运行、三观互动、六位一体、统筹协调、科学发展”思路和理念，以中医药业务需求为导向，以强化应用支撑能力和网络信息安全为保障，增强卫生与中医药信息化建设项目的相互融合，逐步建立统一高效、资源整合、互联互通、信息共享的中医药信息系统，把中医药信息化建设作为深化医药卫生体制改革的重要组成内容，全面提高中医药服务水平，为中医药事业发展和人民群众健康水平提高提供有效支撑和保障。

（二）基本原则

——服务应用，惠及居民。以社会需求为导向，以服务应用促发展，按照经济实用、持续稳定的需求开展中医药信息化建设，促进业务协同，增强信息服务能力，惠及人民群众，使其获得更加便捷的中医药服务。

——统筹规划，分步实施。强调顶层设计、区域协调发展，紧密结合中医药事业发展实际，统筹规划中医药信息化建设，强化中医药信息标准制修订，有计划、有组织、有保障地分步实施，确保建设目标的实现。

——政府主导，合力建设。充分发挥政府主导作用，调动各方面的积极性和主动性；多元筹资、合力建设，充分利用现有资源，避免浪费，注重实效，共同推进中医药信息化发展。

——资源共享，保障安全。整合资源，注重横向发展，实现跨机构、跨地区、跨部门的互联互通、资源共享；落实信息安全等级保护制度，完善信息安全体系建设。

（三）建设目标

到2015年，中医药信息化取得明显进展，依托国家综合卫生管理信息平台，基本构建统一高效的国家、省、区域（地市或县级）三级中医药信息平台，满足各级中医药管理部门业务应用的需要；基于信息平台的中医药电子政务系统、中医药综合统计管理系统、中医药公共信息服务系统、中医药医疗服务信息系统、中医药预防保健信息系统等初步建成，形成一批覆盖中医药主要业务的应用系统；中医药数据资源库和中医药信息标准体系基本建立，进一步推进中医药信息资源共享、互联互通；建立一支中医药信息化专业复合型人才队伍，为中医药信息化工作开展提供必要的人才保障。

三、主要任务

（一）中医药信息平台建设

依托国家综合卫生管理信息平台，构建覆盖国家、省级、区域（地市或县级）三级中医药信息平台，完善国家级中医药综合管理信息中心建设，建立国家中医药信息专网，实现国家级中医药管理部门对全国中医药的综合管理和业务协同。

（二）基于信息平台的重点业务信息系统建设

1. 中医药电子政务系统建设。

——建设中医药电子政务管理系统，满足各级中医药管理部门行政办公网络化、数字化和信息化的需求。

——建立中医药项目预算执行动态监控平台，实行全国中医药项目经费网络化管理。

2. 中医药综合统计管理系统建设。

——基于《国家卫生统计调查制度》，制定中医药统计信息管理细则，开展中医药综合统计指标体系研究，健全国家、省级、基层三级中医药综合统计管理机构和专业队伍，构建国家中医药统计信息工作协作机制。

——建设标准统一、流程优化、满足中医药需求的综合统计管理信息系统，实现中医药数据的实时采集、整理、汇总、统计和分析功能。

——完善全国中医医院医疗质量监测系统、农村和社区中医药服务监测系统，应用先进的监测理论方法和数据挖掘技术，提高监测数据质量。

3. 中医药公共信息服务系统建设。

——初步构建统一规范、统一模式的全国省级中医药管理部门门户网站群。

——建立中医师资格信息服务平台，提供执业中医师、中西医结合、民族医医师考试与专业技术资格等信息服务。

——建设中医医疗机构资质认证服务信息系统，开展中医医疗机构及其诊疗行为监管，提供中医医疗机构监管和资质信息服务。

——建设中医药广告监测信息系统，提供广告监测信息服务。

——推进中医药应急管理信息系统建设，提高中医药应急决策和保障服务能力。

4. 中医医疗服务信息系统建设。

——继续推进以医院管理和中医电子病历为核心的医院信息平台建设，建立中医电子病历开发与应用协作机制，开展综合医院中医科室、中医专科电子病历功能规范研究与应用试点。

——开展中医临床路径信息系统、中医护理信息系统、基层（社区、乡镇等）中医药服务信息系统建设。

——继续推动中医医院信息化示范工程建设，完善中医医院信息化建设评价体系，组建一批国家级中医药信息化试点单位。

——开展中医医院融入区域卫生信息平台试点，促进医院与医院之间中医医疗信息共享与业务协同；推动具有中医药内涵的居民电子健康档案数据库建设和应用。

——以中西部地区为重点，开展基层中医医院信息化服务保障能力建设，完善医院信息系统基本功能，实现与医保、新农合、统计上报、药品集中采购、公共卫生等信息的互联互通，初步构建面向农村及边远地区的中医远程诊断系统。

——完善中医医疗保障信息体系建设，促进医保和新农合结算信息系统建设，体现中医药特点和需求。

——整合、完善名老中医典型案例共享数据库和中医药传统知识文献数据库，构建名老中医经验整理数据挖掘平台。

——继续推动全国基层中医药适宜技术推广、中医重点专科等视频网络平台建设。

——完善中药房中药研制、调剂、炮制和质量监管信息体系建设，促进基本药物信息监管系统建设体现中医药特点和需求。

5. 中医药预防保健信息系统建设。

——建设中医预防保健（“治未病”）信息数据采集系统，面向居民提供中医药服务信息。

——建设中医药预防保健服务

网站、多媒体等信息系统，方便居民自我健康管理。

——建设具有中医特色的体质辨识和健康评价信息系统，完善基层中医药预防保健服务体系，为居民提供适宜所及的中医药服务。

（三）中医药科技信息化建设

——继续开展国家中医临床研究基地中医医疗与临床科研信息共享系统建设，采集可供临床和科研共享的结构化临床数据，逐步实现中医临床科研信息管理一体化。

——整合建立中医药科研信息管理系统和科技文献数据库，加强全国中医药数据中心建设，提高中医医院临床科技信息服务应用能力。

——建立中医药科研实验室数据交换、临床研究伦理审查等信息服务平台。

——建立中药材资源数据库，开展基于地理信息系统的重要中药材资源的网络化共享平台建设，实时监测中药资源变化。

（四）中医药教育信息化建设

——建设国家级中医药继续教育网络管理信息系统，推动中医药远程教育发展。

——建立中医电子病历、中药资源鉴定等教学系统，促进中医药院校教学信息化、现代化和规范化。

——推进中医药重点学科信息管理共享平台建设。

（五）中医药文化建设信息化

——开展中医药文化信息资源共享试点工程建设，构建多层次、多渠道中医药文化传承和传播信息平台。

——开展中医药文化资源统计和数据挖掘系统研究，建立中医药文物古籍数据库，促进中医药文化传播。

（六）中医药对外交流信息化

——建立中医药对外交流信息数据库，促进中医药对外传播。

——组织中医药信息国际标准提案研究，促进中医药信息标准与国际标准接轨。

——建设中医药服务贸易信息平台，建立和完善中医药服务贸易统计体系。

（七）中医药标准信息平台建设

——推动中医药标准制修订网上工作平台，建立中医药标准化研究基础数据库。

——开展中医药标准化管理信息系统建设，建设中医药标准化资源共享的信息服务平台，满足社会对中医药标准信息服务需求。

——建立中医医院标准化应用推广网络平台，制作中医药标准应用推广视频课件。

——研究开展蒙、藏、维等民族医药信息标准制修订，推动民族医药信息化建设。

（八）中医药资源数据库建设

——整合、完善中医药基础数据库，建立中医药数字化虚拟研究院。

——推动中医药数字图书馆和博物馆资源库建设，初步构建跨区域中医药数字化图书馆服务平台。

（九）中医药信息标准体系建设

——构建中医药信息标准体系，编制《中医药信息标准体系表》，制修订中医药数据元及值域代码标准、中医药数据集标准等基础标准和规范。

——开展与电子健康档案、电子病历、医保、新农合等互联互通相关的中医药信息标准制修订，借鉴卫生与国际标准，制定符合中医药医疗服务体系架构和业务活动实际的信息参考模型、共享电子文档信息模型。

——开展中医药信息标准和规范应用测评和评价，建立中医药信息标准目录服务网站，推动中医药信息标准的应用。开展现行卫生信息标准在中医药领域适用性研究，提高中医药信息标准适用性。

——建立基于数字证书和电子签名的中医药业务信息体系，研究制定中医药行业电子认证服务技术标准。

——成立中医药信息标准技术委员会，开展中医药信息标准化理论与技术方法研究，指导中医药信息标准的制修订工作。

四、保障措施

（一）加强信息化组织领导

健全中医药信息化组织领导机构，建立中医药信息化工作协调机制；整合全国中医药数据中心、中医药信息化教学和研究机构等平台资源，充分调动各级卫生与中医药行政部门的积极性，建立有效的中医药信息化推进机制。

（二）加快信息化人才培养

研究制定中医药信息化人才培养战略和规划，注重培养中西部地区中医药信息化专业人才；出台支持中医药机构引进信息技术专业人员优惠政策，创造良好的工作条件和环境，加强中医药信息学学科建设，扶持有条件的院校建立中医药信息技术人员培训基地和中医医院信息系统实验室；编撰中医药信息化教材，将信息技术培训列入中医药继续教育项目管理。

（三）强化信息安全建设

落实信息安全等级保护制度，推进中医药信息网络安全保障体系建设，完善信息安全监控和隐私保护措施；建立中医药信息网络安全应急预案和响应机制，推进中医药信息数据灾备系统建设，提高基础设施和重要信息系统的抗毁灭及灾难恢复能力。

（四）加大信息化建设投入

各级政府要将中医药信息系统建设与运行维护管理经费列入财政预算；覆盖全国、面向公众服务的中医药信息系统建设由中央和地方政府共同投入，中央对中西部地区、民族地区医疗机构采取倾斜政策；鼓励和引导社会和机构资金投入中医药信息化建设，促进信息化建设可持续发展。

（五）发挥示范试点作用

开展中医药信息化建设工作试点，积极探索具有区域特色、适应中医药事业发展规律的信息化建设模式，促进中医药信息专业化、标准化和规模化；继续推动中医药信息化示范工作，通过项目研究、技术辐射和人员培训等，扩大示范带动范围，形成示范试点单位互为借鉴、互相补充、竞相发展的良好格局。

（六）推进信息化新技术应用

集中和发挥中医药研究机构技

术优势，开展中医药信息化建设的关键技术攻关；探索中医药信息化工程建设运行和维护机制新模式，积极采用服务外包、项目代建制以及合作共建数据中心等专业化和市场化方式；鼓励采用云计算、物联网、传感器、地理信息等信息技术，促进新技术在中医药信息化工程项目建设中的应用。

三级中医骨伤医院分等标准和评审核心指标（2012年版）

国中医药医政发〔2012〕29号

一、三级中医骨伤医院分等标准

根据《中医医院评审暂行办法》，三级中医骨伤医院评审结论分为：甲等、乙等和不合格。《三级中医骨伤医院评审标准实施细则（2012年版）》共1000分，其中第一部分“中医药服务功能”650分，第二部分“综合服务功能”350分。三级甲等中医骨伤医院、三级乙等中医骨伤医院和不合格中医骨伤医院划分标准如下：

（一）三级甲等中医骨伤医院应满足以下条件

1. 总分≥900分；

2. 第一部分每章的分值不低于该章总分的85%；

3. 第二部分得分≥300分；

4. 核心指标全部符合要求。

（二）三级乙等中医骨伤医院应满足以下条件

1. 总分≥750分；

2. 第二部分得分≥245分；

3. 中医药服务功能部分核心指标符合要求数≥10；综合服务功能部分核心指标符合要求数≥8。

（三）有以下情形之一的，评审结论即定为不合格

1. 总分<750分；

2. 第二部分得分<245分；

3. 中医药服务功能部分核心指标符合要求数<10或综合服务功能部分核心指标符合要求数<8。

二、《三级中医骨伤医院评审标准（2012年版）》核心指标

《标准》及细则中将最基本、最重要，若未达到要求势必影响特色优势、中医临床疗效、医疗质量与患者安全的指标，列为核心指标，具备否决作用。核心指标及要求如下：

（一）中医药服务功能部分核心指标

核心指标一：科室综合考核目标中有发挥中医药特色优势和提高中医临床疗效的相关指标。

核心指标二：中医类别执业医师和系统接受中医药专业培训两年以上的非中医类别执业医师占执业医师总数的比例≥60%；或中医类别执业医师和系统接受中医药专业培训两年以上的非中医类别执业医师占执业医师总数的比例未达到60%，但比上年度增长超过了5个百分点。

核心指标三：医院和临床科室命名符合规定，不得有神经科（中心）、神经内科（中心）、消化科（中心）、风湿免疫科（中心）、免疫科（中心）、泌尿科（中心）等名称。

核心指标四：在国家中医药管理局印发的诊疗方案基础上，科室制订至少2个常见病及中医优势病种中医诊疗方案，并体现医院本科室临床实际和特色，诊疗方案基本要素齐全。所抽查的2个临床科室的4个病种中，符合要求的、完善的中医诊疗方案数量≥3个。

核心指标五：非药物中医技术治疗人次数占门诊总人次数的比例≥10%。

核心指标六：中药处方（饮片、中成药、院内制剂）处方数占门诊总处方数的平均比例应超过60%。中药饮片和医疗机构中药制剂处方数占门诊总处方数的比例超过40%；或比例在10%以下，但较上年度增长超过了7个百分点；或比例在10%～25%，但较上年度增长超过了5个百分点；或比例在25%～40%，但较上年度增长超过了3个百分点。

核心指标七：住院患者非手术治疗的比例应超过30%；或比例在10%以下，但较上年度增长超过了5个百分点；或比例在10%～20%，但较上年度增长超过了3个百分点；或比例在20%～30%，但较上年度增长超过了2个百分点。

核心指标八：在国家中医药管理局印发的诊疗方案基础上，科室制订至少2个本专科优势病种和常见病种中医诊疗方案，并体现医院本科室临床实际，突出中医药诊疗方法的综合运用，诊疗方案基本要素齐全。所抽查的2个重点专科4个病种中，符合要求的、完善的中医诊疗方案数量≥3个。

核心指标九：重点专科诊疗方案在临床中得到应用。所抽查的2个重点专科的4份运行病历中，执行中医诊疗方案的病历数≥3份。

核心指标十：建立中药饮片采购制度，采购程序符合相关规定，供应商资质齐全并对其定期评估。

核心指标十一：科室开展中医护理技术项目数符合要求，所抽查的3个科室，每个科室开展中医护理技术项目数≥2项。

核心指标十二：门诊走廊、候诊区和住院部走廊宣传中医药知识，使用中医病名和中医术语，并与所在科室的中医药特色相结合。中药

候药区宣传中医药相关知识。评审该项指标得分≥17 分。

（二）综合服务功能部分核心指标

核心指标一：医院的功能、任务和定位明确，保持适度规模，医院编制及实有床位数均≥300 张。

核心指标二：加强急诊检诊、分诊，落实首诊负责制，及时救治急危重症患者。

核心指标三：在诊疗活动中，严格执行“查对制度”，至少同时使用姓名、年龄两项等项目核对患者身份，确保对正确的患者实施正确的操作。

核心指标四：建立手术安全核查、风险评估制度与工作流程。

核心指标五：制定多重耐药菌医院感染控制管理规范与程序，实施监管与改进。

核心指标六：药事管理组织下设抗菌药物管理小组，人员结构合理、职责明确。对医务人员进行抗菌药物合理应用培训及考核。

核心指标七：医院有优质护理服务规划、目标及实施方案，有推进开展优质护理服务的保障制度和措施及考评激励机制。

核心指标八：在国家医疗卫生法律、法规、规章、诊疗护理规范的框架内开展诊疗活动。

核心指标九：由具备资质的卫生专业技术人员为患者提供诊疗服务，不超范围执业。

核心指标十：急救、生命保障系统仪器设备始终保持在待用状态。

三级中医肛肠医院分等标准和评审核心指标（2012 年版）

国中医药政发〔2012〕29 号

一、三级中医肛肠医院分等标准

根据《中医医院评审暂行办法》，三级中医肛肠医院评审结论分为：甲等、乙等和不合格。《三级中医肛肠医院评审标准实施细则（2012 年版）》共1 000分，其中第一部分“中医药服务功能”650 分，第二部分“综合服务功能”350 分。三级甲等中医肛肠医院、三级乙等中医肛肠医院和不合格中医肛肠医院划分标准如下：

（一）三级甲等中医肛肠医院应满足以下条件

1. 总分≥900 分；

2. 第一部分每章的分值不低于该章总分的 85%；

3. 第二部分得分≥300 分；

4. 核心指标全部符合要求。

（二）三级乙等中医肛肠医院应满足以下条件

1. 总分≥750 分；

2. 第二部分得分≥245 分；

3. 中医药服务功能部分核心指标符合要求数≥8；综合服务功能部分核心指标符合要求数≥7。

（三）有以下情形之一的，评审结论即定为不合格

1. 总分 <750 分；

2. 第二部分得分 <245 分；

3. 中医药服务功能部分核心指标符合要求数 <8 或综合服务功能部分核心指标符合要求数 <7。

二、《三级中医肛肠医院评审标准（2012 年版）》核心指标

《标准》及细则中将最基本、最重要，若未达到要求势必影响特色优势、中医临床疗效、医疗质量与患者安全的指标，列为核心指标，具备否决作用。核心指标及要求如下：

（一）中医药服务功能部分核心指标

核心指标一：科室综合考核目标中有发挥中医药特色优势和提高中医临床疗效的相关指标。

核心指标二：中医类别执业医师占执业医师总数的比例≥60%；或中医类别执业医师占执业医师总数的比例未达到 60%，但比上年度增长超过了 5 个百分点。

核心指标三：医院和临床科室命名符合规定，不得有神经科（中心）、神经内科（中心）、消化科（中心）、风湿免疫科（中心）、免疫科（中心）、泌尿科（中心）等名称。

核心指标四：在国家中医药管理局印发的诊疗方案基础上，科室制订至少 2 个常见病及中医优势病种中医诊疗方案，并体现医院本科室临床实际和特色，诊疗方案基本要素齐全。所抽查的 2 个临床科室的 4 个病种中，符合要求的、完善的中医诊疗方案数量≥3 个。

核心指标五：中药处方（饮片、中成药、院内制剂）处方数占门诊总处方数的平均比例应超过 60%。中药饮片和医疗机构中药制剂处方数占门诊总处方数的比例超过 40%；或比例在 10% 以下，但较上年度增长超过了 7 个百分点；或比例在 10% ~25%，但较上年度增长超过了 5 个百分点；或比例在 25% ~40%，但较上年度增长超过了 3 个百分点。

核心指标六：在国家中医药管理局印发的诊疗方案基础上，科室制订至少 2 个本专科优势病种和常见病种中医诊疗方案，并体现医院本科室临床实际，突出中医药诊疗方法的综合运用，诊疗方案基本要素齐全。所抽查的 2 个重点专科 4 个病种中，符合要求的、完善的中医诊疗方案数量≥3 个。

核心指标七：重点专科诊疗方案在临床中得到应用。所抽查的 2 个重点专科的 4 份运行病历中，执行中医诊疗方案的病历数≥3 份。

核心指标八：建立中药饮片采

购制度，采购程序符合相关规定，供应商资质齐全并对其定期评估。

核心指标九：科室开展中医护理技术项目数符合要求，所抽查的3个科室，每个科室开展中医护理技术项目数≥2项。

核心指标十：门诊走廊、候诊区和住院部走廊宣传中医药知识，使用中医病名和中医术语，并与所在科室的中医药特色相结合。中药候药区宣传中医药相关知识。评审该项指标得分≥17分。

（二）综合服务功能部分核心指标

核心指标一：加强急诊检诊、分诊，落实首诊负责制，及时救治急危重症患者。

核心指标二：在诊疗活动中，严格执行“查对制度”，至少同时使用姓名、年龄两项等项目核对患者身份，确保对正确的患者实施正确的操作。

核心指标三：建立手术安全核查、风险评估制度与工作流程。

核心指标四：制定多重耐药菌医院感染控制管理规范与程序，实施监管与改进。

核心指标五：药事管理组织下设抗菌药物管理小组，人员结构合理、职责明确。对医务人员进行抗菌药物合理应用培训及考核。

核心指标六：医院有优质护理服务规划、目标及实施方案，有推进开展优质护理服务的保障制度和措施及考评激励机制。

核心指标七：在国家医疗卫生法律、法规、规章、诊疗护理规范的框架内开展诊疗活动。

核心指标八：由具备资质的卫生专业技术人员为患者提供诊疗服务，不超范围执业。

核心指标九：急救、生命保障系统仪器设备始终保持在待用状态。

三级中医专科医院（不含中医骨伤医院、中医肛肠医院）分等标准和评审核心指标（2012年版）

国中医药政发〔2012〕29号

一、三级中医专科医院（不含中医骨伤医院、中医肛肠医院，下同）分等标准

根据《中医医院评审暂行办法》，三级中医专科医院评审结论分为：甲等、乙等和不合格。《三级中医专科医院（不含中医骨伤医院、中医肛肠医院）通用评审标准实施细则（2012年版）》共1000分，其中第一部分“中医药服务功能”700分，第二部分“综合服务功能”300分。三级甲等中医专科医院、三级乙等中医专科医院和不合格中医专科医院划分标准如下：

（一）三级甲等中医专科医院应满足以下条件

1. 总分≥900分；

2. 第一部分每章的分值不低于该章总分的85%；

3. 第二部分得分≥255分；

4. 核心指标全部符合要求。

（二）三级乙等中医医院应满足以下条件

1. 总分≥750分；

2. 第二部分得分≥210分；

3. 中医药服务功能部分核心指标符合要求数≥9；综合服务功能部分核心指标符合要求数≥6。

（三）有以下情形之一的，评审结论即定为不合格

1. 总分<750分；

2. 第二部分得分<210分；

3. 中医药服务功能部分核心指标符合要求数<9或综合服务功能部分核心指标符合要求数<6。

二、《三级中医专科医院（不含中医骨伤医院、中医肛肠医院）通用评审标准（2012年版）》核心指标

《标准》及细则中将最基本、最重要，若未达到要求势必影响特色优势、中医临床疗效、医疗质量与患者安全的指标，列为核心指标，具备否决作用。核心指标及要求如下：

（一）中医药服务功能部分核心指标

核心指标一：科室综合考核目标中有发挥中医药特色优势和提高中医临床疗效的相关指标。

核心指标二：中医类别执业医师占执业医师总数的比例≥60%；或中医类别执业医师占执业医师总数的比例未达到60%，但比上年度增长超过了5个百分点。

核心指标三：医院和临床科室命名符合规定，不得有神经科（中心）、神经内科（中心）、消化科（中心）、风湿免疫科（中心）、免疫科（中心）、泌尿科（中心）等名称。

核心指标四：在国家中医药管理局印发的诊疗方案基础上，科室制订至少2个常见病及中医优势病种中医诊疗方案，并体现医院本科室临床实际和特色，诊疗方案基本要素齐全。所抽查的2个临床科室的4个病种中，符合要求的、完善的中医诊疗方案数量≥3个。

核心指标五：非药物中医技术治疗人次数占门诊总人次数的比例≥10%。针灸、推拿、按摩、康复医院采用非药物中医技术治疗人次数占医院门诊总人次数的比例≥70%。

核心指标六：中药处方（饮片、中成药、院内制剂）处方数占门诊总处方数的平均比例应超过60%。中药饮片和医院制剂处方数占门诊总处方数的比例超过40%（针灸、推拿、按摩、康复、眼科医院中药饮片处方占门诊处方总数的比例≥20%）；或比例不达标，但较上年度增长超过了5个百分点。

核心指标七：在国家中医药管理局印发的诊疗方案基础上，科室制订至少2个本专科优势病种和常见病种中医诊疗方案，并体现医院本科室临床实际，突出中医药诊疗方法的综合运用，诊疗方案基本要素齐全。所抽查的2个重点专科4个病种中，符合要求的、完善的中医诊疗方案数量≥3个。

核心指标八：重点专科诊疗方案在临床中得到应用。所抽查的2个重点专科的4份运行病历中，执行中医诊疗方案的病历数≥3份。

核心指标九：建立中药饮片采购制度，采购程序符合相关规定，供应商资质齐全并对其定期评估。

核心指标十：科室开展中医护理技术项目数符合要求，所抽查的3个科室，每个科室开展中医护理技术项目数≥2项。

核心指标十一：门诊走廊、候诊区和住院部走廊宣传中医药知识，使用中医病名和中医术语，并与所在科室的中医药特色相结合。中药候药区宣传中医药相关知识。评审该项指标得分≥17分。

（二）综合服务功能部分核心指标

核心指标一：加强急诊检诊、分诊，落实首诊负责制，及时救治急危重症患者。

核心指标二：在诊疗活动中，严格执行“查对制度”，至少同时使用姓名、年龄两项等项目核对患者身份，确保对正确的患者实施正确的操作。

核心指标三：制定多重耐药菌医院感染控制管理规范与程序，实施监管与改进。

核心指标四：药事管理组织下设抗菌药物管理小组，人员结构合理、职责明确。对医务人员进行抗菌药物合理应用培训及考核。

核心指标五：医院有优质护理服务规划、目标及实施方案，有推进开展优质护理服务的保障制度和措施及考评激励机制。

核心指标六：在国家医疗卫生法律、法规、规章、诊疗护理规范的框架内开展诊疗活动。

核心指标七：由具备资质的卫生专业技术人员为患者提供诊疗服务，不超范围执业。

核心指标八：急救、生命保障系统仪器设备始终保持在待用状态。

三级中医骨伤医院评审标准（2012年版）

国中医药医政发〔2012〕30号

第一部分 中医药服务功能

第一章 发挥中医药特色优势的措施

一、依据功能与任务，确定医院发展战略，制定中长期发展规划，体现发挥中医药特色优势的医院发展方向，有明确的发展目标，重在提高中医临床疗效。

二、围绕医院中长期发展规划制订医院年度工作计划，有发挥中医药特色优势和提高中医临床疗效的具体措施，并按照年度定期评价。

三、医院管理体系中建立引导发挥中医药特色优势和提高中医临床疗效的考核和奖惩激励制度，科室综合考核目标中将发挥中医药特色优势和提高中医临床疗效作为重要指标。

四、积极开展中医对口支援工作，并制定鼓励措施。

第二章 队伍建设

一、执行国家中医药管理局关于中医骨伤医院人员配备的相关要求。

二、制定中医药人员队伍建设规划和计划，并认真组织实施。

三、认真开展医师定期考核工作，积极开展中医药继续教育与培训。

第三章 临床科室建设

一、按照国家中医药管理局有关规定，合理设置临床科室，科室命名规范。

二、按照中医医院临床科室建设与管理指南的相关要求，加强科室建设与管理。

三、在国家中医药管理局印发的诊疗方案基础上，制订并实施本科常见病及中医优势病种中医诊疗方案。定期对方案实施情况进行分析、总结及评估，优化诊疗方案。对中医优势病种的疗效及中医药特色进行年度分析、总结和评估，并制定改进措施。

四、实施国家中医药管理局制定的常见病及中医优势病种中医临床路径。定期对临床路径实施情况进行统计分析，不断完善和改进。

五、严格执行《中医病历书写基本规范》和《中医电子病历基本规范（试行）》，中药处方格式及书写符合相关规定。

六、严格执行《中成药临床应用指导原则》。

七、中医类别执业医师掌握中医基础理论、基本知识与基本技能，对本科常见病、多发病、疑难病和急危重症中西医诊断与鉴别诊断的准确性不断提高。

八、按有关要求，合理配置、应用中医诊疗设备。

九、开展中医诊疗技术项目和中医综合治疗。

十、研制和使用一定数量的医疗机构中药制剂；门诊中药处方数、中药饮片和医疗机构中药制剂处方数占门诊处方总数及中药饮片和医疗机构中药制剂处方数与门诊人次的比例达到规定要求。

十一、住院患者非手术治疗的比例达到规定要求。

第四章　重点专科建设

一、中医重点专科（专病）达到一定级别，专科床位、设备、人员、技术及业务达到规定要求。

二、制定并实施专科建设发展规划、工作计划和发挥中医药特色优势及提高中医临床疗效的具体措施。确定的优势病种应具有明显的中医药特色优势，主要研究课题应针对优势病种的中医治疗难点。

三、在国家中医药管理局印发的诊疗方案基础上，制订并实施本专科优势病种和常见病种的中医诊疗方案，定期对中医治疗方法的临床疗效进行评价，分析中医治疗的难点并提出解决难点的思路和措施。

四、推广应用国家中医药管理局发布的中医临床路径。

五、开展本专科临床经验整理与应用，加强名老中医学术经验继承工作，培养专科学术继承人。

六、开展专科诊疗技术及特色疗法，研制和使用专科中药制剂。

七、建立重点专科研究室，开展提高中医临床疗效的专科研究工作。

第五章　中药药事管理

一、医院药事管理组织定期对临床使用中药进行监督、评价和指导，合理遴选医疗机构内使用的中药。

二、中药房设置达到《医院中药房基本标准》。

三、严格执行《医院中药饮片管理规范》。

四、按要求积极使用小包装中药饮片。

五、严格执行《医疗机构中药煎药室管理规范》。

六、严格执行中药饮片处方用名和调剂给付有关规定。

七、加强医疗机构中药制剂管理。

八、临床药师参与中药药物治疗，促进安全与合理用药。

第六章　中医护理

一、参照中医医院中医护理工作指南开展中医护理工作。

二、执行《中医护理常规技术操作规程》，积极开展辨证施护。

三、护士掌握本科常见病的中医护理常规和中医护理技术操作，能够提供具有中医药特色的康复和健康指导。

第七章　文化建设

一、医院重视中医药文化建设。

二、医院价值观念体系体现中医药文化。

三、建立并不断完善行为规范体系，形成富含中医药文化特色的服务文化和管理文化。

四、参照中医医院环境形象建设范例，开展中医医院环境形象体系建设。

第八章　“治未病”服务

一、为发展“治未病”服务提供支撑。

二、按照中医预防保健服务提供平台建设基本规范，合理设置和建设“治未病”服务平台。

三、按照要求规范提供“治未病”服务。

四、积极应用“治未病”服务技术，技术应用符合相关规范。

第二部分
综合服务功能

第一章　基本要求和医院服务

一、医院设置、功能和任务。

（一）坚持公立医院公益性，把维护人民群众健康权益放在第一位。

（二）医院的功能、任务和定位明确，保持适度规模，医院编制及实有床位数均≥300张。

二、医院服务。

（一）医院有改善诊疗环境，提高工作绩效，优化医疗服务系统与流程，缩短平均住院日、缩短患者诊疗等候时间具体措施，支持医务人员从事晚间门诊和节假日门诊。

（二）急诊绿色通道管理规范，急危重症患者得到及时救治。

（三）维护患者合法权益，加强投诉管理。

（四）为住院患者提供营养指导、配餐、煎药等相关服务。

（五）执行《无烟医疗机构标准（试行）》及《关于2011年起全国医疗卫生系统全面禁烟的决定》。

三、应急管理。

（一）根据《中华人民共和国传染病防治法》和《突发公共卫生事件应急条例》等相关法律、法规，承担传染病的发现、救治、报告、预防等任务，主管部门对传染病管理定期监督检查、总结分析，持续改进传染病管理，无传染病漏报，无管理原因导致传染病播散。

（二）遵守国家法律、法规，严格执行各级政府制订的应急预案，认真执行国家中医药管理局关于在卫生应急工作中充分发挥中医药作用的要求，承担突发公共事件的医疗救援和突发公共卫生事件防控工作。

（三）加强领导，成立医院应急工作领导小组，建立应急队伍，落实责任，建立并不断完善医院应急管理的机制。

（四）明确医院需要应对的主要突发事件策略，建立医院的应急指挥系统，制订和完善各类应急预案，提高快速反应能力。

（五）开展应急培训和演练，提高各级、各类人员的应急素质和医院的整体应急能力。

四、临床医学教育。

（一）教学师资、设备设施符合中医药院校教育和中医药继续教育的要求。

（二）承担本科及以上医学生临床教学和实习任务。

（三）承担中医骨伤科医师培训和基层中医临床骨干培训任务。制定相关的制度、培训实施方案，并有具体措施予以保障。

（四）开展继续教育工作，有继续教育规划、实施方案，提供培训条件及资金支持。

五、科研及其成果推广。

（一）有鼓励医务人员参与科研工作的制度和办法，并提供适当的经费、条件与设施。

（二）承担各级各类以解决优势病种难点问题和提高中医临床疗效为核心的中医药科研项目，获得院内外研究经费。

（三）有将研究成果转化实践应用的激励政策，并在提高中医临床疗效上取得成效。

（四）依法取得相关资质，并按药物临床管理规范要求开展临床试验。

（五）医院临床研究工作符合相关伦理审查规程和要求。

第二章　患者安全

一、确立查对制度，识别患者身份。

二、确立手术安全核查制度，防止手术患者、手术部位及术式发生错误。

三、建立临床“危急值”报告制度，妥善处理医疗安全（不良）事件。

四、防范与减少患者跌倒、坠床等意外事件和压疮发生。

第三章　医疗质量

一、医疗质量管理组织与制度。

（一）建立医院、科室的医疗质量管理责任体系，院长为医疗质量管理第一责任人，科主任全面负责科室医疗质量管理工作。

（二）合理设置医院质量管理组织，定期研究医疗质量管理等相关问题，记录质量管理活动过程，为院长决策提供支持。

（三）医疗、护理等职能部门负责实施全面医疗质量与安全管理和持续改进方案，承担指导、检查、考核和评价医疗质量管理工作。

（四）建立专门的质量管理部门，负责对全院医疗、护理、医技质量实行监管，并建立多部门质量管理协调机制。

二、医疗技术管理。

（一）医院提供与功能和任务相适应的医疗技术服务，符合法律、法规、部门规章和行业规范的要求，符合医学伦理原则，技术应用安全、有效。

（二）医疗技术管理符合《医疗技术临床应用管理办法》规定，制定医疗技术管理制度，实行分级分类管理，监督评价与档案管理制度，临床应用新技术按规定报批。

（三）制定医疗技术风险预警机制和医疗技术损害处置预案，并组织实施。对新开展医疗技术的安全、质量、疗效、经济性等情况进行全程追踪管理和评价，及时发现并采取相应措施降低医疗技术风险。

（四）对实施手术、介入、麻醉等高风险技术操作的卫生专业技术人员实行“授权”制，定期进行技术能力与质量绩效的评价。

三、医技科室质量管理。

（一）临床检验质量管理。

1. 临床检验部门设置、布局、设备设施符合《医疗机构临床实验室管理办法》，服务项目满足临床诊疗需要，能提供 24 小时急诊检验服务。

2. 有实验室安全流程，制度及相应的标准操作流程，遵照实施并记录。

3. 由具备临床检验专业资质的人员进行检验质量控制活动，解释检查结果。

4. 检验报告及时、准确、规范，严格审核制度。

5. 实验室与临床建立有效的沟通方式和途径，保证临床咨询及时受理与处理，为临床医师提供合理使用实验室信息的服务。

6. 成立质量与安全管理小组，制订质量与安全管理计划和质量控制指标，开展质量管理工作。所有即时检验项目（POCT：Point-of-care testing）均应开展室内质控和院内比对实验，并参加室间质评。

（二）病理质量管理。

1. 病理科设置、布局、设备设施符合病理科建设与管理指南的要求，服务项目满足临床诊疗需要。

2. 从事病理诊断工作和技术工作的人员资质符合病理科建设与管理指南要求，诊断质量符合相关规定。

3. 有医院感染控制与环境安全管理程序与措施，遵照实施并记录。环境保护及人员职业安全防护符合规定。

4. 及时提供规范的病理诊断报告，有严格审核制度。

5. 落实全面质量管理与改进制度，按规定开展质量控制活动，并有记录。

6. 有病理医师与临床医师随时沟通的相关制度与流程，解释病理检查结果，为临床诊断与外科手术方案提供支持。

（三）医学影像质量管理。

1. 医学影像部门设置、布局、设备设施符合《放射诊疗管理规定》，必须配备普通放射、CT、MRI、超声、骨密度仪等，服务项目满足临床诊疗需要，提供 24 小时急诊影像服务。

2. 建立规章制度，落实岗位职责，执行技术操作规范，实行质量控制，定期进行图像质量评价。

3. 提供规范的医学影像诊断报告，有审核制度，有疑难病例分析与读片制度和重点病例随访与反馈制度。

4. 制定医学影像设备定期检测、环境保护、受检者防护及工作人员职业健康防护等相关制度，遵照实施并记录。

四、其他科室质量管理。

（一）手术治疗管理。

1. 实行手术医师资格准入制度和手术分级授权管理制度，建立定期手术医师资格和能力评价与再授权的机制。

2. 实行患者病情评估与术前讨论制度，制订诊疗和手术方案并记录在病历中。

3. 患者手术前的知情同意包括术前诊断、手术目的和风险、高值耗材的使用与选择，以及其他可选择的诊疗方法等。

4. 医院建立重大手术报告审批制度，有急诊手术管理措施，保障急诊手术及时安全。

5. 手术预防性抗菌药物应用的选择与使用时机符合规范。有手术抗菌药物应用管理制度，预防使用抗菌药物规范。

6. 手术的全过程和术后注意事项及时、准确地记录在病历中；手术的离体组织应做病理学检查，明确术后诊断。

7. 成立质量与安全管理小组，定期进行围手术期质量与安全评价，有"非计划再次手术"与"手术并发症"监测、原因分析、反馈、改进、控制体系。

（二）麻醉治疗管理。

1. 制定麻醉医师资格分级授权管理制度与规范及定期能力评价与再授权的机制，麻醉人员配备合理。

2. 实行患者麻醉前病情评估制度，制订治疗计划、方案，风险评估结果记录在病历中。

3. 履行患者麻醉前的知情同意（包括治疗风险、优点及其他可能的选择）。

4. 执行手术安全核查，实施麻醉操作的全过程记录于病历、麻醉单中。

5. 设立麻醉后复苏室，管理措施到位，实施规范的全程监测，记录麻醉后患者的恢复状态，麻醉并发症的防范措施到位。

6. 建立术后、慢性疼痛、癌痛患者的镇痛治疗管理的规范与流程，能有效地执行。

7. 建立麻醉科与输血科的有效沟通，积极开展自体输血，严格掌握术中输血适应证，合理、安全输血。

8. 成立科室麻醉质量管理小组，定期开展麻醉质量检查并有记录。

（三）重症医学科管理。

1. 科室布局、设备设施、专业人员设置符合中医医院重症医学科建设与管理指南的基本要求。

2. 制定科室工作制度、岗位职责和技术规范、操作规程。重症监护患者入住、出科符合指征，实行"危重程度评分"。

3. 对医师与护理人员实行资格、技术能力准入及授权管理；对重症疑难患者实施多学科联合查房制度；患者诊疗活动由主治医师及以上人员主持与负责。

4. 制定医院感染管理相关规定，对呼吸机相关性肺炎、导管所致的血行性感染、留置导尿所致的泌尿系感染有预防监控方案、质量控制指标，并能切实执行。

5. 成立质量与安全管理小组，定期评价质量，促进持续改进。

（四）感染性疾病管理。

1. 执行《传染病防治法》及相关法律、法规、规章和规范，健全传染病防治与医院感染管理组织架构，完善管理制度并组织实施。

2. 感染性疾病科或传染病分诊点设置符合卫生行政部门规定，成立重点传染病防治专家组。

3. 根据标准预防的原则，采取标准防护措施，为医务人员提供符合国家标准的消毒与防护用品，并按照《医疗废物管理条例》处理废物。

4. 开展对传染病的监测和报告工作。有专门部门或人员负责传染病疫情报告工作，并按照规定进行网络直报。

5. 定期对工作人员进行传染病防治知识和技能培训。

（五）输血管理与持续改进。

1. 落实《中华人民共和国献血法》、《医疗机构临床用血管理办法（试行）》和《临床输血技术规范》等有关法律和规范，制定输血管理制度，并进行培训。

2. 设立输血科，具备为临床提供24小时服务的能力，满足临床需要，无非法自采、自供血液行为。

3. 加强临床用血过程管理，严格掌握输血适应证，促进临床安全、合理、科学用血。

4. 开展血液质量管理监控，制订并实施控制输血严重危害（输血传染疾病、输血不良反应、输注无效）的方案，严格执行输血技术操作规范。

5. 开展血液全程管理，落实临床用血申请、申请审核制度，履行用血报批手续，执行输血前核对制度，做好血液入库、贮存和发放管理。

6. 落实输血相容性检测的管理制度，做好相容性检测实验质量管理，确保输血安全。

（六）医院感染管理。

1. 建立医院感染管理组织，医院感染控制活动符合《医院感染管理办法》等规章要求，并与医院功能和任务及临床工作相匹配。

2. 开展医院感染防控知识的培训与教育。

3. 按照《医院感染监测规范》，监测重点环节、重点人群与高危险因素，采用监控指标管理，控制并降低医院感染风险。

4. 执行《医务人员手卫生规范》，实施依从性监管与改进活动。

5. 制定多重耐药菌（MDR）医院感染控制管理的规范与程序，实施监管与改进。

6. 应用感染管理信息与指标，指导临床合理使用抗菌药物。

7. 消毒工作符合《医院消毒技术规范》、《医院消毒供应中心清洗消毒及灭菌技术操作规范》、《医院消毒供应中心清洗消毒及灭菌效果监测标准》的要求；隔离工作符合《医院隔离技术规范》的要求；医务人员能获得并正确使用符合国家标准的消毒与防护用品；重点部门、重点部位的管理符合要求。

8. 医院感染管理组织监测医院感染危险因素、医院感染率及其变化趋势；根据医院感染风险、医院感染发病率和（或）患病率及其变化趋势改进诊疗流程；定期通报医院感染监测结果。

五、病历（案）质量管理。

（一）按照《医疗机构病历管理规定》等有关法规、规范的要求，设置病案科，配备专（兼）职人员负责病案质量管理与持续改进工作，配备相应的设施、设备与人员梯队。

（二）按规定保存病历资料，保证可获得性。

（三）建立病历书写质量的评估机制，定期提供质量评估报告。

（四）采用国际疾病分类与代码（ICD-10）、中医病证分类与代码（TCD）与手术操作分类（ICD-9-CM-3）对出院病案进行分类编码，建立科学的病案库管理体系，包括病案编号及示踪系统，出院病案信息的查询系统。

第四章 药事管理

一、加强药剂管理，有效控制药品质量，保证用药安全。

二、执行《处方管理办法》，开展处方点评，促进合理用药。

三、按照《抗菌药物临床应用指导原则》等要求，合理使用药品，并有监督机制。

四、有药物安全性监测管理制度，按照规定报告药物不良反应。

第五章 护理质量管理

一、护理管理组织体系健全，实施护理人员分级管理，明确岗位职责及工作规范，落实责任制护理措施。

二、护理人力资源配备与医院的功能和任务一致，有护理单元护理人员的配置原则，有紧急状态下调配护理人力资源的预案。

三、根据分级护理的原则和要求实施护理措施，有护理质量评价标准，并定期评估。

四、实行责任制整体护理，为患者提供连续、全程的基础护理和专业技术服务，优质护理服务落实到位。

五、有手术室、消毒供应中心（室）护理质量管理标准与监测措施。

第六章 医院管理

一、依法开展执业活动。

二、加强医院信息化建设，满足医院管理、临床医疗和服务需要。

三、加强财务与价格管理，规范医院经济运行。

四、成立医学装备管理部门，建立并完善医学装备管理制度。

五、实行院务公开，积极开展医院社会评价。

三级中医肛肠医院评审标准（2012年版）

国中医药医政发〔2012〕30号

第一部分 中医药服务功能

第一章 发挥中医药特色优势的措施

一、依据功能与任务，确定医院发展战略，制定中长期发展规划，体现发挥中医药特色优势的医院发展方向，有明确的发展目标，重在提高中医临床疗效。

二、围绕医院中长期发展规划制订医院年度工作计划，有发挥中医药特色优势和提高中医临床疗效的具体措施，并按照年度定期评价。

三、医院管理体系中建立引导发挥中医药特色优势和提高中医临床疗效的考核和奖惩激励制度，科室综合考核目标中将发挥中医药特色优势和提高中医临床疗效作为重要指标。

四、积极开展中医对口支援工作，并制定鼓励措施。

第二章 队伍建设

一、严格执行国家中医药管理局关于中医医院人员配备的相关要求。

二、制定中医药人员队伍建设规划和计划，并认真组织实施。

三、认真开展医师定期考核工作，积极开展中医药继续教育与培训。

第三章 临床科室建设

一、按照国家中医药管理局有关规定，合理设置临床科室，科室命名规范。

二、按照中医医院临床科室建设与管理指南的相关要求加强科室建设与管理。

三、在国家中医药管理局印发的诊疗方案基础上，制订并实施本科常见病及中医优势病种中医诊疗方案。定期对方案实施情况进行分析、总结及评估，优化诊疗方案。对中医优势病种的疗效及中医药特色进行年度分析、总结和评估，并制定改进措施。

四、实施国家中医药管理局制定的常见病及中医优势病种中医临床路径。定期对临床路径实施情况进行统计分析，不断完善和改进。

五、严格执行《中医病历书写基本规范》和《中医电子病历基本规范（试行)》，中药处方格式及书写符合相关规定。

六、严格执行《中成药临床应用指导原则》。

七、中医类别执业医师掌握中医基础理论、基本知识与基本技能，对本科常见病、多发病、疑难病和急危重症中西医诊断与鉴别诊断的准确性不断提高。

八、按有关要求，合理配置、应用中医诊疗设备。

九、开展中医诊疗技术项目和中医综合治疗。

十、研制和使用一定数量的医疗机构中药制剂；门诊中药处方数、中药饮片和医疗机构中药制剂处方数占门诊处方总数及中药饮片和医疗机构中药制剂处方数与门诊人次的比例达到规定要求。

第四章　重点专科建设

一、中医重点专科（专病）达到一定级别，专科床位、设备、人员、技术及业务达到规定要求。

二、制定并实施专科建设发展规划、工作计划和发挥中医药特色优势及提高中医临床疗效的具体措施。确定的优势病种应具有明显的中医药特色优势，主要研究课题应针对优势病种的中医治疗难点。

三、在国家中医药管理局印发的诊疗方案基础上，制订并实施本专科优势病种和常见病种的中医诊疗方案，定期对中医治疗方法的临床疗效进行评价，分析中医治疗的难点并提出解决难点的思路和措施。

四、推广应用国家中医药管理局发布的中医临床路径。

五、开展本专科临床经验整理与应用，加强名老中医学术经验继承工作，培养专科学术继承人。

六、开展专科诊疗技术及特色疗法，研制和使用专科中药制剂。

七、建立重点专科研究室，开展提高中医临床疗效的专科研究工作。

第五章　中药药事管理

一、医院药事管理组织定期对临床使用中药进行监督、评价和指导，合理遴选医疗机构内使用的中药。

二、中药房设置达到《医院中药房基本标准》。

三、严格执行《医院中药饮片管理规范》。

四、按要求积极使用小包装中药饮片。

五、严格执行《医疗机构中药煎药室管理规范》。

六、严格执行中药饮片处方用名和调剂给付有关规定。

七、加强医疗机构中药制剂管理。

八、临床药师参与中药药物治疗，促进安全与合理用药。

第六章　中医护理

一、参照中医医院中医护理工作指南开展中医护理工作。

二、执行《中医护理常规技术操作规程》，积极开展辨证施护。

三、护士掌握本科常见病的中医护理常规和中医护理技术操作，能够提供具有中医药特色的康复和健康指导。

第七章　文化建设

一、医院重视中医药文化建设。

二、医院价值观念体系体现中医药文化。

三、建立并不断完善行为规范体系，形成富含中医药文化特色的服务文化和管理文化。

四、参照中医医院环境形象建设范例，开展中医医院环境形象体系建设。

第八章　“治未病”服务

一、为发展“治未病”服务提供支撑。

二、按照中医预防保健服务提供平台建设基本规范，合理设置和建设“治未病”服务平台。

三、按照要求规范提供“治未病”服务。

四、积极应用“治未病”服务技术，技术应用符合相关规范。

第二部分
综合服务功能

第一章　基本要求和医院服务

一、医院设置、功能和任务。

（一）坚持公立医院公益性，把维护人民群众健康权益放在第一位。

（二）医院的功能、任务和定位明确，保持适度规模，医院编制及实有床位数均≥300张。

二、医院服务。

（一）医院有改善诊疗环境、提高工作绩效、优化医疗服务系统与流程、缩短平均住院日、缩短患者诊疗等候时间具体措施，支持医务人员从事晚间门诊和节假日门诊。

（二）急诊绿色通道管理规范，急危重症患者得到及时救治。

（三）维护患者合法权益，加强投诉管理。

（四）为住院患者提供营养指导、配餐、煎药等相关服务。

（五）执行《无烟医疗机构标准（试行)》及《关于2011年起全国医疗卫生系统全面禁烟的决定》。

三、应急管理。

（一）根据《中华人民共和国传染病防治法》和《突发公共卫生事件应急条例》等相关法律、法规承担传染病的发现、救治、报告、预防等任务，主管部门对传染病管理定期监督检查、总结分析，持续改进传染病管理，无传染病漏报，无管理原因导致传染病播散。

（二）遵守国家法律、法规，严格执行各级政府制定的应急预案，认真执行国家中医药管理局关于在卫生应急工作中充分发挥中医药作用的要求，承担突发公共事件的医疗救援和突发公共卫生事件防控工作。

（三）加强领导，成立医院应急工作领导小组，建立应急队伍，落实责任，建立并不断完善医院应急管理的机制。

（四）明确医院需要应对的主要突发事件策略，建立医院的应急指挥系统，制订和完善各类应急预案，提高快速反应能力。

（五）开展应急培训和演练，提高各级、各类人员的应急素质和医院的整体应急能力。

四、临床医学教育。

（一）教学师资、设备设施符合中医药院校教育和中医药继续教育的要求。

（二）承担本科及以上医学生临床教学和实习任务。

（三）承担中医肛肠科医师培训和基层中医临床骨干培训任务。制定相关的制度、培训实施方案，并有具体措施予以保障。

（四）开展继续教育工作，有继续教育规划、实施方案，提供培训条件及资金支持。

五、科研及其成果推广。

（一）有鼓励医务人员参与科研工作的制度和办法，并提供适当的经费、条件与设施。

（二）承担各级各类以解决优势病种难点问题和提高中医临床疗效为核心的中医药科研项目，获得院内外研究经费。

（三）有将研究成果转化实践应用的激励政策，并在提高中医临床疗效上取得成效。

（四）依法取得相关资质，并按药物临床管理规范要求开展临床试验。

（五）医院临床研究工作符合相关伦理审查规程和要求。

第二章　患者安全

一、确立查对制度，识别患者身份。

二、确立手术安全核查制度，防止手术患者、手术部位及术式发生错误。

三、建立临床“危急值”报告制度，妥善处理医疗安全（不良）事件。

四、防范与减少患者跌倒、坠床等意外事件和压疮发生。

第三章　医疗质量

一、医疗质量管理组织与制度。

（一）建立医院、科室的医疗质量管理责任体系，院长为医疗质量管理第一责任人，科主任全面负责科室医疗质量管理工作。

（二）合理设置医院质量管理组织，定期研究医疗质量管理等相关问题，记录质量管理活动过程，为院长决策提供支持。

（三）医疗、护理等职能部门负责实施全面医疗质量与安全管理和持续改进方案，承担指导、检查、考核和评价医疗质量管理工作。

（四）建立专门的质量管理部门，负责对全院医疗、护理、医技质量实行监管，并建立多部门质量管理协调机制。

二、医疗技术管理。

（一）医院提供与功能和任务相适应的医疗技术服务，符合法律、法规、部门规章和行业规范的要求，符合医学伦理原则，技术应用安全、有效。

（二）医疗技术管理符合《医疗技术临床应用管理办法》规定，制定医疗技术管理制度，实行分级分类管理，监督评价与档案管理制度，临床应用新技术按规定报批。

（三）制定医疗技术风险预警机制和医疗技术损害处置预案，并组织实施。对新开展医疗技术的安全、质量、疗效、经济性等情况进行全程追踪管理和评价，及时发现并采取相应措施降低医疗技术风险。

（四）对实施手术、介入、麻醉等高风险技术操作的卫生专业技术人员实行“授权”制，定期进行技术能力与质量绩效的评价。

三、医技科室质量管理。

（一）临床检验质量管理。

1. 临床检验部门设置、布局、设备设施符合《医疗机构临床实验室管理办法》，服务项目满足临床诊疗需要，能提供 24 小时急诊检验服务。

2. 有实验室安全流程、制度及相应的标准操作流程，遵照实施并记录。

3. 由具备临床检验专业资质的人员进行检验质量控制活动，解释检查结果。

4. 检验报告及时、准确、规范，严格审核制度。

5. 实验室与临床建立有效的沟通方式和途径，保证临床咨询及时受理与处理，为临床医师提供合理使用实验室信息的服务。

6. 成立质量与安全管理小组，制定质量与安全管理计划和质量控制指标，开展质量管理工作。所有即时检验项目（POCT：Point-of-care testing）均应开展室内质控和院内比对实验，并参加室间质评。

（二）病理质量管理。

1. 病理科设置、布局、设备设施符合病理科建设与管理指南的要求，服务项目满足临床诊疗需要。

2. 从事病理诊断工作和技术工作的人员资质符合病理科建设与管理指南要求，诊断质量符合相关规定。

3. 有医院感染控制与环境安全管理程序与措施，遵照实施并记录。环境保护及人员职业安全防护符合规定。

4. 及时提供规范的病理诊断报告，有严格审核制度。

5. 落实全面质量管理与改进制度，按规定开展质量控制活动，并有记录。

6. 有病理医师与临床医师随时沟通的相关制度与流程，解释病理检查结果，为临床诊断与外科手术方案提供支持。

（三）医学影像质量管理。

1. 医学影像（普通放射、CT、MRI、超声、核素成像等）部门设置、布局、设备设施符合《放射诊疗管理规定》，服务项目满足临床诊疗需要，提供24小时急诊影像服务。

2. 建立规章制度，落实岗位职责，执行技术操作规范，实行质量控制，定期进行图像质量评价。

3. 提供规范的医学影像诊断报告，有审核制度，有疑难病例分析与读片制度和重点病例随访与反馈制度。

4. 制定医学影像设备定期检测制度及环境保护、受检者防护、及工作人员职业健康防护等相关制度，遵照实施并记录。

四、其他科室质量管理。

（一）手术治疗管理。

1. 实行手术医师资格准入制度和手术分级授权管理制度，建立定期手术医师资格和能力评价与再授权的机制。

2. 实行患者病情评估与术前讨论制度，制订诊疗和手术方案并记录在病历中。

3. 患者手术前的知情同意包括术前诊断、手术目的和风险、高值耗材的使用与选择，以及其他可选择的诊疗方法等。

4. 医院建立重大手术报告审批制度，有急诊手术管理措施，保障急诊手术及时安全。

5. 手术预防性抗菌药物应用的选择与使用时机符合规范。有手术抗菌药物应用管理制度，预防使用抗菌药物规范。

6. 手术的全过程和术后注意事项及时、准确地记录在病历中；手术的离体组织应做病理学检查，明确术后诊断。

7. 成立质量与安全管理小组，定期进行围手术期质量与安全评价，有“非计划再次手术”与“手术并发症”监测、原因分析、反馈、改进、控制体系。

（二）麻醉治疗管理。

1. 制定麻醉医师资格分级授权管理制度与规范，及定期能力评价与再授权的机制，麻醉人员配备合理。

2. 实行患者麻醉前病情评估制度，制订治疗计划、方案，风险评估结果记录在病历中。

3. 履行患者麻醉前的知情同意（包括治疗风险、优点及其他可能的选择）。

4. 执行手术安全核查，实施麻醉操作的全过程记录于病历、麻醉单中。

5. 设立麻醉后复苏室，管理措施到位，实施规范的全程监测，记录麻醉后患者的恢复状态，麻醉并发症的防范措施到位。

6. 建立术后、慢性疼痛、癌痛患者的镇痛治疗管理的规范与流程，能有效地执行。

7. 建立麻醉科与输血科的有效沟通，积极开展自体输血，严格掌握术中输血适应证，合理、安全输血。

8. 成立科室麻醉质量管理小组，定期开展麻醉质量检查并有记录。

（三）感染性疾病管理。

1. 执行《传染病防治法》及相关法律、法规、规章和规范，健全传染病防治与医院感染管理组织架构，完善管理制度并组织实施。

2. 感染性疾病科或传染病分诊点设置符合卫生行政部门规定，成立重点传染病防治专家组。

3. 根据标准预防的原则，采取标准防护措施，为医务人员提供符合国家标准的消毒与防护用品，并按照《医疗废物管理条例》处理废物。

4. 开展对传染病的监测和报告工作。有专门部门或人员负责传染病疫情报告工作，并按照规定进行网络直报。

5. 定期对工作人员进行传染病防治知识和技能培训。

（四）输血管理与持续改进。

1. 落实《中华人民共和国献血法》、《医疗机构临床用血管理办法（试行）》和《临床输血技术规范》等有关法律和规范，制定输血管理制度，并进行培训。

2. 设立输血科，具备为临床提供24小时服务的能力，满足临床需要，无非法自采、自供血液行为。

3. 加强临床用血过程管理，严格掌握输血适应证，促进临床安全、合理、科学用血。

4. 开展血液质量管理监控，制订并实施控制输血严重危害（输血传染疾病、输血不良反应、输注无效）的方案，严格执行输血技术操作规范。

5. 开展血液全程管理，落实临床用血申请、申请审核制度，履行用血报批手续，执行输血前核对制度，做好血液入库、贮存和发放管理。

6. 落实输血相容性检测的管理制度，做好相容性检测实验质量管理，确保输血安全。

（五）医院感染管理。

1. 建立医院感染管理组织，医院感染控制活动符合《医院感染管理办法》等规章要求，并与医院功能和任务及临床工作相匹配。

2. 开展医院感染防控知识的培训与教育。

3. 按照《医院感染监测规范》，监测重点环节、重点人群与高危险因素，采用监控指标管理，控制并降低医院感染风险。

4. 执行《医务人员手卫生规范》，实施依从性监管与改进活动。

5. 制定多重耐药菌（MDR）医院感染控制管理的规范与程序，实施监管与改进。

6. 应用感染管理信息与指标，指导临床合理使用抗菌药物。

7. 消毒工作符合《医院消毒技术规范》、《医院消毒供应中心清洗消毒及灭菌技术操作规范》、《医院消毒供应中心清洗消毒及灭菌效果监测标准》的要求；隔离工作符合《医院隔离技术规范》的要求；医务人员能获得并正确使用符合国家标准的消毒与防护用品；重点部门、重点部位的管理符合要求。

8. 医院感染管理组织监测医院感染危险因素、医院感染率及其变化趋势；根据医院感染风险、医院感染发病率和（或）患病率及其变化趋势改进诊疗流程；定期通报医院感染监测结果。

五、病历（案）质量管理。

（一）按照《医疗机构病历管理规定》等有关法规、规范的要求，设置病案科，配备专（兼）职人员负责病案质量管理与持续改进工作，配备相应的设施、设备与人员梯队。

（二）按规定保存病历资料，保证可获得性。

（三）建立病历书写质量的评估机制，定期提供质量评估报告。

（四）采用国际疾病分类与代码（ICD-10）、中医病证分类与代码（TCD）与手术操作分类（ICD-9-CM-3）对出院病案进行分类编码，建立科学的病案库管理体系，包括病案编号及示踪系统，出院病案信息的查询系统。

第四章　药事管理

一、加强药剂管理，有效控制药品质量，保证用药安全。

二、执行《处方管理办法》，开展处方点评，促进合理用药。

三、按照《抗菌药物临床应用指导原则》等要求，合理使用药品，并有监督机制。

四、有药物安全性监测管理制度，按照规定报告药物不良反应。

第五章　护理质量管理

一、护理管理组织体系健全，实施护理人员分级管理，明确岗位职责及工作规范，落实责任制护理措施。

二、护理人力资源配备与医院的功能和任务一致，有护理单元护理人员的配置原则，有紧急状态下调配护理人力资源的预案。

三、根据分级护理的原则和要求实施护理措施，有护理质量评价标准，并定期评估。

四、实行责任制整体护理，为患者提供连续、全程的基础护理和专业技术服务，优质护理服务落实到位。

五、有手术室、消毒供应中心（室）护理质量管理标准与监测措施。

第六章　医院管理

一、依法开展执业活动。

二、加强医院信息化建设，满足医院管理、临床医疗和服务需要。

三、加强财务与价格管理，规范医院经济运行。

四、成立医学装备管理部门，建立并完善医学装备管理制度。

五、实行院务公开，积极开展医院社会评价。

三级中医专科医院（不含中医骨伤医院、中医肛肠医院）通用评审标准（2012年版）

国中医药医政发〔2012〕30号

第一部分
中医药服务功能

第一章　发挥中医药特色优势的措施

一、依据功能与任务，确定医院发展战略，制定中长期发展规划，体现发挥中医药特色优势的医院发展方向，有明确的发展目标，重在提高中医临床疗效。

二、围绕医院中长期发展规划制订医院年度工作计划，有发挥中医药特色优势和提高中医临床疗效的具体措施，并按照年度定期评价。

三、医院管理体系中建立引导发挥中医药特色优势和提高中医临床疗效的考核和奖惩激励制度，科室综合考核目标中将发挥中医药特色优势和提高中医临床疗效作为重要指标。

四、积极开展中医对口支援工作，并制定鼓励措施。

第二章　队伍建设

一、严格执行国家中医药管理局关于中医医院人员配备的相关要求。

二、制定中医药人员队伍建设规划和计划，并认真组织实施。

三、认真开展医师定期考核工作，积极开展中医药继续教育与培训。

第三章　临床科室建设

一、按照国家中医药管理局有关规定，合理设置临床科室，科室命名规范。

二、按照中医医院临床科室建设与管理指南的相关要求加强科室建设与管理。

三、在国家中医药管理局印发的诊疗方案基础上，制订并实施本科常见病及中医优势病种中医诊疗方案。定期对方案实施情况进行分析、总结及评估，优化诊疗方案。对中医优势病种的疗效及中医药特色进行年度分析、总结和评估，并制定改进措施。

四、实施国家中医药管理局制定的常见病及中医优势病种中医临床路径。定期对临床路径实施情况进行统计分析，不断完善和改进。

五、严格执行《中医病历书写基本规范》和《中医电子病历基本规范（试行）》，中药处方格式及书写符合相关规定。

六、严格执行《中成药临床应用指导原则》。

七、中医类别执业医师掌握中医基础理论、基本知识与基本技能，对本科常见病、多发病、疑难病和急危重症中西医诊断与鉴别诊断的准确性不断提高。

八、按有关要求，合理配置、应用中医诊疗设备。

九、开展中医诊疗技术项目和中医综合治疗。

十、研制和使用一定数量的医疗机构中药制剂；门诊中药处方数、中药饮片和医疗机构中药制剂处方数占门诊处方总数及中药饮片和医疗机构中药制剂处方数与门诊人次的比例达到规定要求。

第四章 重点专科建设

一、中医重点专科（专病）达到一定级别，专科床位、设备、人员、技术及业务达到规定要求。

二、制定并实施专科建设发展规划、工作计划和发挥中医药特色优势及提高中医临床疗效的具体措施。确定的优势病种应具有明显的中医药特色优势，主要研究课题应针对优势病种的中医治疗难点。

三、在国家中医药管理局印发的诊疗方案基础上，制订并实施本专科优势病种和常见病种的中医诊疗方案，定期对中医治疗方法的临床疗效进行评价，分析中医治疗的难点并提出解决难点的思路和措施。

四、推广应用国家中医药管理局发布的中医临床路径。

五、开展本专科临床经验整理与应用，加强名老中医学术经验继承工作，培养专科学术继承人。

六、开展专科诊疗技术及特色疗法，研制和使用专科中药制剂。

七、建立重点专科研究室，开展提高中医临床疗效的专科研究工作。

第五章 中药药事管理

一、医院药事管理组织定期对临床使用中药进行监督、评价和指导，合理遴选医疗机构内使用的中药。

二、中药房设置达到《医院中药房基本标准》。

三、严格执行《医院中药饮片管理规范》。

四、按要求积极使用小包装中药饮片。

五、严格执行《医疗机构中药煎药室管理规范》。

六、严格执行中药饮片处方用名和调剂给付有关规定。

七、加强医疗机构中药制剂管理。

八、临床药师参与中药药物治疗，促进安全与合理用药。

第六章 中医护理

一、参照中医医院中医护理工作指南开展中医护理工作。

二、执行《中医护理常规技术操作规程》，积极开展辨证施护。

三、护士掌握本科常见病的中医护理常规和中医护理技术操作，能够提供具有中医药特色的康复和健康指导。

第七章 文化建设

一、医院重视中医药文化建设。

二、医院价值观念体系体现中医药文化。

三、建立并不断完善行为规范体系，形成富含中医药文化特色的服务文化和管理文化。

四、参照中医医院环境形象建设范例，开展中医医院环境形象体系建设。

第八章 “治未病”服务

一、为发展“治未病”服务提供支撑。

二、按照中医预防保健服务提供平台建设基本规范，合理设置和建设“治未病”服务平台。

三、按照要求规范提供“治未病”服务。

四、积极应用“治未病”服务技术，技术应用符合相关规范。

第二部分 综合服务功能

第一章 基本要求和医院服务

一、医院设置、功能和任务。

（一）坚持公立医院公益性，把维护人民群众健康权益放在第一位。

（二）医院的功能、任务和定位明确，保持适度规模，医院编制及实有床位数均≥300张。

二、医院服务。

（一）医院有改善诊疗环境，提高工作绩效、优化医疗服务系统与流程、缩短平均住院日、缩短患者诊疗等候时间具体措施，支持医务人员从事晚间门诊和节假日门诊。

（二）急诊绿色通道管理规范，急危重症患者得到及时救治。

（三）维护患者合法权益，加强投诉管理。

（四）为住院患者提供营养指导、配餐、煎药等相关服务。

（五）执行《无烟医疗机构标准（试行）》及《关于2011年起全国医疗卫生系统全面禁烟的决定》。

三、应急管理。

（一）根据《中华人民共和国传染病防治法》和《突发公共卫生事件应急条例》等相关法律、法规，承担传染病的发现、救治、报告、预防等任务，主管部门对传染病管理定期监督检查、总结分析，持续改进传染病管理，无传染病漏报，无管理原因导致传染病播散。

（二）遵守国家法律、法规，严格执行各级政府制订的应急预案，认真执行国家中医药管理局关于在卫生应急工作中充分发挥中医药作用的要求，承担突发公共事件的医疗救援和突发公共卫生事件防控工作。

（三）加强领导，成立医院应急工作领导小组，建立应急队伍，落实责任，建立并不断完善医院应急管理的机制。

（四）明确医院需要应对的主要突发事件策略，建立医院的应急指挥系统，制订和完善各类应急预案，提高快速反应能力。

（五）开展应急培训和演练，提高各级、各类人员的应急素质和医院的整体应急能力。

四、临床医学教育。

（一）教学师资、设备设施符合中医药院校教育和中医药继续教育的要求。

（二）承担本科及以上医学生临床教学和实习任务。

（三）承担中医专科医师培训和基层中医临床骨干培训任务。制定相关的制度、培训实施方案，并有具体措施予以保障。

（四）开展继续教育工作，有继续教育规划、实施方案，提供培训条件及资金支持。

五、科研及其成果推广。

（一）有鼓励医务人员参与科研工作的制度和办法，并提供适当的经费、条件与设施。

（二）承担各级各类以解决优势病种难点问题和提高中医临床疗效为核心的中医药科研项目，获得院内外研究经费。

（三）有将研究成果转化实践应用的激励政策，并在提高中医临床疗效上取得成效。

（四）依法取得相关资质，并按药物临床管理规范要求开展临床试验。

（五）医院临床研究工作符合相关伦理审查规程和要求。

第二章　患者安全

一、确立查对制度，识别患者身份。

二、建立临床"危急值"报告制度，妥善处理医疗安全（不良）事件。

三、防范与减少患者跌倒、坠床等意外事件和压疮发生。

第三章　医疗质量

一、医疗质量管理组织与制度。

（一）建立医院、科室的医疗质量管理责任体系，院长为医疗质量管理第一责任人，科主任全面负责科室医疗质量管理工作。

（二）合理设置医院质量管理组织，定期研究医疗质量管理等相关问题，记录质量管理活动过程，为院长决策提供支持。

（三）医疗、护理等职能部门负责实施全面医疗质量与安全管理和持续改进方案，承担指导、检查、考核和评价医疗质量管理工作。

（四）建立专门的质量管理部门，负责对全院医疗、护理、医技质量实行监管，并建立多部门质量管理协调机制。

二、医疗技术管理。

（一）医院提供与功能和任务相适应的医疗技术服务，符合法律、法规、部门规章和行业规范的要求，符合医学伦理原则，技术应用安全、有效。

（二）医疗技术管理符合《医疗技术临床应用管理办法》规定，制定医疗技术管理制度，实行分级分类管理，监督评价与档案管理制度，临床应用新技术按规定报批。

（三）制定医疗技术风险预警机制和医疗技术损害处置预案，并组织实施。对新开展医疗技术的安全、质量、疗效、经济性等情况进行全程追踪管理和评价，及时发现并采取相应措施降低医疗技术风险。

（四）对实施手术、介入、麻醉等高风险技术操作的卫生专业技术人员实行"授权"制，定期进行技术能力与质量绩效的评价。

三、医技科室质量管理。

（一）临床检验质量管理。

1. 临床检验部门设置、布局、设备设施符合《医疗机构临床实验室管理办法》，服务项目满足临床诊疗需要，能提供24小时急诊检验服务。

2. 有实验室安全流程，制度及相应的标准操作流程，遵照实施并记录。

3. 由具备临床检验专业资质的人员进行检验质量控制活动，解释检查结果。

4. 检验报告及时、准确、规范，严格审核制度。

5. 实验室与临床建立有效的沟通方式和途径，保证临床咨询及时受理与处理，为临床医师提供合理使用实验室信息的服务。

6. 成立质量与安全管理小组，制定质量与安全管理计划和质量控制指标，开展质量管理工作。所有即时检验项目（POCT：Point-of-care testing）均应开展室内质控和院内比对实验，并参加室间质评。

（二）医学影像质量管理。

1. 医学影像（普通放射、CT、MRI、超声、核素成像等）部门设置、布局、设备设施符合《放射诊疗管理规定》，服务项目满足临床诊疗需要，提供24小时急诊影像服务。

2. 建立规章制度，落实岗位职责，执行技术操作规范，实行质量控制，定期进行图像质量评价。

3. 提供规范的医学影像诊断报告，有审核制度，有疑难病例分析与读片制度和重点病例随访与反馈制度。

4. 制定医学影像设备定期检测、环境保护、受检者防护及工作人员职业健康防护等相关制度，遵照实施并记录。

四、其他科室质量管理。

（一）感染性疾病管理。

1. 执行《传染病防治法》及相关法律、法规、规章和规范，健全传染病防治与医院感染管理组织架构，完善管理制度并组织实施。

2. 感染性疾病科或传染病分诊点设置符合卫生行政部门规定，成立重点传染病防治专家组。

3. 根据标准预防的原则，采取标准防护措施，为医务人员提供符合国家标准的消毒与防护用品，并按照《医疗废物管理条例》处理废物。

4. 开展对传染病的监测和报告工作。有专门部门或人员负责传染病疫情报告工作，并按照规定进行网络直报。

5. 定期对工作人员进行传染病防治知识和技能培训。

（二）医院感染管理。

1. 建立医院感染管理组织，医院感染控制活动符合《医院感染管理办法》等规章要求，并与医院功能和任务及临床工作相匹配。

2. 开展医院感染防控知识的培训与教育。

3. 按照《医院感染监测规范》，监测重点环节、重点人群与高危险因素，采用监控指标管理，控制并降低医院感染风险。

4. 执行《医务人员手卫生规范》，实施依从性监管与改进活动。

5. 制定多重耐药菌（MDR）医院感染控制管理的规范与程序，实施监管与改进。

6. 应用感染管理信息与指标，指导临床合理使用抗菌药物。

7. 消毒工作符合《医院消毒技术规范》、《医院消毒供应中心清洗消毒及灭菌技术操作规范》、《医院消毒供应中心清洗消毒及灭菌效果监测标准》的要求；隔离工作符合《医院隔离技术规范》的要求；医务人员能获得并正确使用符合国家标准的消毒与防护用品；重点部门、重点部位的管理符合要求。

8. 医院感染管理组织监测医院感染危险因素、医院感染率及其变化趋势；根据医院感染风险、医院感染发病率和（或）患病率及其变化趋势改进诊疗流程；定期通报医院感染监测结果。

五、病历（案）质量管理。

（一）按照《医疗机构病历管理规定》等有关法规、规范的要求，设置病案科，配备专（兼）职人员负责病案质量管理与持续改进工作，配备相应的设施、设备与人员梯队。

（二）按规定保存病历资料，保证可获得性。

（三）建立病历书写质量的评估机制，定期提供质量评估报告。

（四）采用国际疾病分类与代码（ICD-10）、中医病证分类与代码（TCD）与手术操作分类（ICD-9-CM-3）对出院病案进行分类编码，建立科学的病案库管理体系，包括病案编号及示踪系统，出院病案信息的查询系统。

第四章　药事管理

一、加强药剂管理，有效控制药品质量，保证用药安全。

二、执行《处方管理办法》，开展处方点评，促进合理用药。

三、按照《抗菌药物临床应用指导原则》等要求，合理使用药品，并有监督机制。

四、有药物安全性监测管理制度，按照规定报告药物不良反应。

第五章　护理质量管理

一、护理管理组织体系健全，实施护理人员分级管理，明确岗位职责及工作规范，落实责任制护理措施。

二、护理人力资源配备与医院的功能和任务一致，有护理单元护理人员的配置原则，有紧急状态下调配护理人力资源的预案。

三、根据分级护理的原则和要求实施护理措施，有护理质量评价标准，并定期评估。

四、实行责任制整体护理，为患者提供连续、全程的基础护理和专业技术服务，优质护理服务落实到位。

五、有手术室、消毒供应中心（室）护理质量管理标准与监测措施。

第六章　医院管理

一、依法开展执业活动。

二、加强医院信息化建设，满足医院管理、临床医疗和服务需要。

三、加强财务与价格管理，规范医院经济运行。

四、成立医学装备管理部门，建立并完善医学装备管理制度。

五、实行院务公开，积极开展医院社会评价。

关于实施基层中医药服务能力提升工程的意见

国中医药医政发〔2012〕31号

各省、自治区、直辖市卫生厅局、中医药管理局、人力资源社会保障厅局、食品药品监督管理局，新疆生产建设兵团卫生局、人力资源社会保障局、食品药品监督管理局，军队有关单位：

为进一步贯彻落实《“十二五”期间深化医药卫生体制改革规划暨实施方案》（国发〔2012〕11号）、《国务院关于扶持和促进中医药事业发展的若干意见》（国发〔2009〕22号）和《国务院办公厅关于印发县级公立医院综合改革试点意见的通知》（国办发〔2012〕33号）等对中医药（民族医药）工作的部署和要求，切实提高基层中医药服务能力，更好地满足城乡居民和部队官兵中医药服务需求，国家中医药管理局、卫生部、人力资源社会保障部、国家食品药品监督管理局、总后勤部卫生部决定在“十二五”期间组织实施基层中医药服务能力提升工程（以下简称提升工程）。为做好提升工程实施工作，现提出以下意见。

一、充分认识实施提升工程的重要性和紧迫性

中医药是我国独具特色的卫生资源，是中国医药卫生事业的重要特征和显著优势，其临床疗效确切、预防保健作用独特、治疗方式灵活多样、费用较为低廉，具有广泛的群众基础，深受广大城乡居民和部队官兵的欢迎。加强基层中医药服务能力建设，充分发挥中医药在基层卫生工作中的优势和作用，对于深化医药卫生体制改革（以下简称深化医改），探索建立群众支付得起、政府承受得了、财政可持续的中西医相互补充的中国特色医药卫生体制，提高人民群众健康水平，弘扬中华文化，促进经济发展和社会和谐，具有十分重要的意义。

深化医改启动实施以来，在党中央、国务院领导下，在各级党委政府的高度重视和相关部门的大力支持下，各地区按照“保基本、强基层、建机制”的基本原则，加大基层中医药工作力度，取得了明显进展和初步成效。目前，75.6%的社区卫生服务中心、66.5%的乡镇卫生院、51.6%的社区卫生服务站、57.5%的村卫生室能够提供中医药服务，人民群众看中医的公平性、可及性和便利性得到初步改善。中医药为缓解群众看病就医问题发挥了重要作用，对建立中国特色基本医疗卫生制度的作用越来越显现。但也要清醒地看到，随着人民生活水平不断提高，健康意识和理念不断增强，医疗保障制度不断完善，城乡居民对中医药服务提出了新的更高的要求；与此同时，基层中医药服务网络不健全、基础设施条件差，人才严重匮乏、素质不高，服务能力不强等问题仍然突出，制约中医药发展的体制机制性和结构性问题尚未得到根本解决，基层中医药服务能力与城乡居民的要求还有很大差距。对此，人民群众和社会各界反映强烈。

实施提升工程是在现有工作基础上，进一步强化政策措施落实，切实加大投入力度，全面提升基层中医药服务能力。实施提升工程是坚持中西医并重的重要体现，是贯彻落实《“十二五”期间深化医药卫生体制改革规划暨实施方案》的重要举措，是保障人民群众健康的民生工程，更是一项复杂艰巨的系统工程。各地区、各有关部门要充分认识实施提升工程的重要性和紧迫性，采取有效措施，加强基层中医药服务能力建设，努力开创基层中医药工作科学发展的新局面。

二、明确实施提升工程的总体要求

（一）指导思想和原则

指导思想：以科学发展观为指导，坚持中西医并重，按照“保基本、强基层、建机制”的基本原则，紧紧围绕“服务更可及、能力有提高、群众（官兵）得实惠”的工作宗旨，贯彻落实基层中医药工作的各项部署和要求，充分调动地方各级政府和中医药、卫生、人力资源社会保障、食品药品监管等部门、军队各级卫生部门以及中医医院（民族医医院、中西医结合医院，军队为中医药相关科室等机构）、基层医疗卫生机构（社区卫生服务中心、乡镇卫生院、社区卫生服务站、村卫生室；军队为部队卫生机构，含军以下部队编配的门诊部、医院、医疗所、卫生队、卫生所、医务室等）的积极性，投入建设与督导实施并举，落实政策与推进改革并重，通过基层中医药服务网络的建设与完善，可及性和可得性的不断提高，充分发挥中医药“简、便、验、廉”的特色和优势，构建中西医优势互补、广泛应用、相互学习、共同提高的可持续发展的中国特色的基本医疗卫生制度，更好地满足城乡居民日益增长的医疗保健服务需求。

原则：政府主导，行业落实；部门配合，上下联动；因地制宜，分类指导。

（二）主要目标

以基层医疗卫生机构为主体、中医医院为龙头和支撑、社会资本举办的中医医疗机构为补充的基层中医药服务网络和军队系统基层中医药服务网络基本建立，中医药服务设施设备基本齐全，人员配备较为合理，素质进一步提高，中医药服务能力进一步提升，基本满足城乡居民和部队官兵对中医药医疗保健服务需求，使城乡居民和部队官兵看中医更方便、更有效、更便宜，通过中医预防保健不生病、少生病、延缓生病。

——到2015年底，95%以上的社区卫生服务中心、90%以上的乡镇卫生院、70%以上的社区卫生服务站、65%以上的村卫生室能够提供中医药服务（提供中医药服务，在社区卫生服务中心和乡镇卫生院，是指配备中医类别医师，配置中医诊疗设备，运用中药饮片等6种以上中医药技术方法，开展常见病、多发病基本医疗和预防保健服务；在社区卫生服务站、村卫生室，是指配备中医类别医师或能够按照规定提供中医药服务的临床类别医师、乡村医生，配置中医诊疗设备，运用中药饮片或中医非药物疗法，开展常见病、多发病基本医疗和预防保健服务）。

——每个县（市、区）基层医疗卫生机构中医药服务量达到总服务量一定比例，并在“十二五”期间有明显上升。

三、着力完成基层中医药工作的各项任务

（一）推动基层中医药各项政策贯彻落实

在健全全民医保体系中发挥中医药优势和作用。提高新农合中医药报销比例；将针灸和治疗性推拿等中医非药物诊疗技术纳入新农合报销范围，引导应用中医药适宜技术；在制定省级新农合报销目录时，将符合条件的医疗机构中药制剂纳入目录。将符合条件的中药（含中药饮片、中成药、中药制剂）和中医诊疗项目按规定纳入基本医疗保险基金支付范围。在医保支付制度改革中，完善差别支付政策，将支付比例进一步向基层倾斜，鼓励使用中医药服务，引导群众小病到基层就诊。

在巩固完善基本药物制度中体现

中医药特点。按照基本药物制度的要求，在基层医疗卫生机构配备中药饮片和中成药。中药饮片的基本药物管理暂按国务院有关部门关于中药饮片定价、采购、配送、使用和基本医疗保险给付等政策规定执行。

在社区卫生服务机构绩效考核、乡镇卫生院绩效考核和评审中将中医药科室建设和中医药服务提供列为重要指标，中医药内容分值应占一定比例。在二级中医医院评审标准中，将县级中医医院对口帮扶基层医疗卫生机构中医药业务开展作为关键性指标之一。

（二）加强基层中医药服务网络建设

按照《社区卫生服务中心基本标准》、《乡镇卫生院中医科基本标准》设置社区卫生服务中心和乡镇卫生院中医科、中药房，配备中医诊疗设备。为社区卫生服务站和村卫生室配备适宜的中医诊疗设备。

开展县级中医医院基本条件建设、中医重点（特色）专科建设和信息化建设，到2015年，70%的县级中医医院达到二级甲等中医医院水平。加强尚未设置中医医院的县（市、区）综合医院中医科、中药房建设。

（三）加强基层中医药人才培养和队伍建设

按照《社区卫生服务中心基本标准》、《乡镇卫生院中医科基本标准》、《社区卫生服务站基本标准》配备中医药人员。按照《乡村医生从业管理条例》有关规定，各省（区、市）根据实际需要，可以允许具有中医药一技之长的人员经过临床考核、农民评议和省级卫生、中医药行政管理部门组织的中等中医学专业水平考试并合格后，申请乡村医生执业注册，进入村医疗卫生机构执业。乡村医生（中医药一技之长人员）中等中医学专业水平考试基本要求由国家中医药管理局另行制定。到2015年，能够提供中医药服务的社区卫生服务中心和乡镇卫生院中医类别医师占医师总数的比例达到20%以上；社区卫生服务站至少配备1名中医类别医师或能够提供中医药服务的临床类别医师；村卫生室至少配备1名以中医药服务为主的乡村医生或能中会西的乡村医生。

开展中医类别全科医生规范化培训和转岗培训以及经济欠发达农村地区中医类别助理全科医生培训。开展多层次师承教育，鼓励老中医师带徒。开展基层在职在岗中医药人员中医专业学历教育和继续教育，开展临床类别医师和以西医为主的乡村医生中医药知识与技能培训。鼓励高等中医药院校毕业生到基层工作。

（四）加强基层医疗卫生机构中医药特色优势建设

将社区卫生服务中心和乡镇卫生院以及部队卫生机构的各个中医临床科室集中设置，建设中医药文化氛围浓郁并相对独立的中医药综合服务区，形成多种中医药方法和手段综合使用的中医药综合服务模式。

建立县级中医医院和城市大中型中医医院对基层医疗卫生机构指导帮扶机制。在县级中医医院和城市大中型中医医院设置基层指导科，采取接受进修、巡回医疗、轮流下派、技术培训等多种形式，对基层医疗卫生机构开展中医药业务指导。探索中医类别医师县、乡、村纵向流动机制，逐步建立县级中医医院从人才、技术等多方面帮扶乡镇卫生院建设中医科的机制。

（五）推广基层常见病、多发病中医药适宜技术

针对不同级别医疗卫生机构和中西医人员分层分类推广以国家中医药管理局制定的《基层中医药适宜技术手册》和通告的适宜技术目录为重点的中医药适宜技术。允许基层西医人员经过培训考核后运用中医药适宜技术。

开展基层中医药适宜技术推广能力建设，到2015年，每个县（市、区）均建有基层中医药适宜技术推广基地。依托基层中医药适宜技术推广基地，建设全国基层中医药适宜技术推广视频网络平台。开展民间医药挖掘、整理、推广、应用工作。

（六）推动基层医疗卫生机构开展中医预防保健服务

加强基层医疗卫生机构中医体质辨识理论和应用方法培训，逐步提高居民健康档案中医体质辨识的比例。推动基层医疗卫生机构在饮食起居、情志调摄、食疗药膳、运动锻炼等方面对城乡居民开展养生保健知识宣教等中医健康教育，在健康教育印刷资料、音像资料的种类、数量、宣教栏更新次数以及讲座、咨询活动次数等方面，应有一定比例的中医药内容；在儿童、孕产妇、老年人等重点人群和高血压、2型糖尿病等慢病患者健康管理中积极运用中医药方法，提高重点人群和慢病患者中医药健康管理率。

开展基本公共卫生服务中医药服务项目试点工作，探索在基本公共卫生服务中充分发挥中医药作用的有效途径和模式，在基本公共卫生服务人均经费标准逐步提高过程中，设计中医药预防保健服务项目和内容并列入国家基本公共卫生服务项目。

（七）鼓励社会力量在基层举办中医医疗机构

进一步改善执业环境，落实价格、税收、医保定点、土地、重点专科和重点学科建设、职称评定、名老中医师带徒等方面政策，对各类社会资本举办非营利性中医医疗机构给予优先支持。鼓励有资质的中医专业技术人员特别是名老中医在基层开设中医诊所或个体行医。鼓励零售药店提供中医坐堂诊疗服务，鼓励有条件的药品零售企业在基层开办连锁经营的中医坐堂医诊所。

（八）依法加强基层中医中药监督管理

强化中医监督管理。加强基层中医药服务质量监管，推动基层医疗卫生机构执行各项中医药行业标准和技术规范。杜绝不具备执业资格的人员个体开业，严厉打击打着中医旗号的各种非法行医活动和虚假医疗广告。

加强中药使用管理。广泛宣传和培训推广《中成药临床应用指导

原则》、《基本药物（中成药）临床应用指南》、《中药注射剂临床应用指南》，指导基层医务人员合理使用中成药。允许乡村中医药技术人员在规范管理的基础上自种、自采、自用民间习用的中草药。收集和评价基层医疗卫生机构常用中药验方，筛选适宜的中药验方并探索推广应用。

加强中药质量监管。发展道地药材，规范中药材种植和养殖。开展中成药基本药物临床使用综合研究，规范基本药物目录中的中成药剂型、规格、包装，推动中成药类基本药物临床使用综合研究基地建设。严格规范中药饮片采购程序，中药饮片必须从合法的中药饮片生产及经营企业采购，严禁假劣中药进入基层医疗卫生机构和个体诊所。

（九）推进“中医中药中国行·进乡村、进社区、进家庭、进军营”活动深入开展

推进中医药文化科普知识进乡村。充分利用各级广播网络、各种传播媒体以及集市等，向农村居民普及中医药知识和发放中医药科普宣传资料。组织开展“中医药大篷车”进革命老区、国家级贫困县等经济欠发达地区活动。

推进中医药文化科普知识进社区。在社区卫生服务中心和社区卫生服务站设立中医药文化科普知识宣传栏，组织开展中医药文化科普知识讲座等活动。有条件的地区可在城市社区设立中医药文化主题公园，开展群众性中医健身活动等。

推进中医药文化科普知识进家庭。通过各种途径、采取各种方式，把中医药科普读物等送进家庭。有条件的地区，可联合当地媒体，组织制作、播放和开设面向家庭的中医药养生保健与知识普及类节目和专栏；向家庭配送中医药保健器材等；面向养老院、孤儿院等特殊家庭群体，开展形式多样的科普宣传活动。

推进中医药文化科普知识进军营。发挥军地中医药资源优势，深入基层部队广泛开展“中医中药军营行”活动并建立长效机制。

军队系统实施提升工程相关任务由总后勤部卫生部确定并实施。

四、建立健全提升工程的保障机制

（一）加强组织领导

各级卫生、中医药行政管理部门、人力资源社会保障部门、食品药品监管部门和军队各级卫生部门要把实施提升工程作为一项重要任务，切实加强领导，精心组织，周密安排，务求实效。国家中医药管理局、卫生部、人力资源社会保障部、国家食品药品监督管理局和总后勤部卫生部成立提升工程领导小组。各省（区、市）要积极争取政府的支持，成立由中医药、卫生、人力资源社会保障、食品药品监管、军队卫生等部门参加的提升工程组织领导机构。省级中医药管理部门要把提升工程作为一把手工程抓好抓实。其他部门要结合部门职责对提升工程各项目标和任务进行细化分解，明确各项任务的具体负责部门和责任人。

（二）强化目标管理

建立目标责任制。国家中医药管理局会同卫生部、人力资源社会保障部、国家食品药品监督管理局与各省（区、市）人民政府共同签订《目标责任书》。各省（区、市）内要层层签订《目标责任书》、层层分解任务、层层落实责任。要加强分类指导，根据各地区实际情况合理确定总体目标和年度目标。建立奖惩机制，将《目标责任书》年度目标完成情况作为基层中医药服务能力项目安排的重要依据；对《目标责任书》落实不力的地区，进行督导、约谈和通报批评。

（三）加大投入力度

国家中医药管理局会同卫生部等部门积极争取中央财政支持，开展提升工程相关项目，重点加强基层医疗卫生机构中医药科室建设、中医药设备配置、中医药人员配备和培训、中医药适宜技术推广以及县级中医医院基本条件建设、中医重点（特色）专科建设和信息化建设等。在国家和地方共同实施的村卫生室、乡镇卫生院、社区卫生服务机构标准化建设中，强化中医药功能建设，使基层医疗卫生机构具备开展中医药服务的基本条件。各省（区、市）要围绕提升工程明确的工作任务和国家实施的建设项目，积极争取地方财政支持，形成上下联动、共同投入、地方为主、相互配合的投入机制，确保各项工作任务顺利完成。

（四）开展监测评估

开展信息监测。依托卫生部统计信息中心和中医医院医疗质量监测中心开展基层中医药服务情况信息统计工作和动态监测工作，及时向社会公布基层中医药服务信息。各省（区、市）要加强本地区提升工程实施工作的动态监测。

开展督导检查。国家中医药管理局会同卫生部、人力资源社会保障部、国家食品药品监督管理局对各省（区、市）《目标责任书》年度完成情况进行定期检查评估和不定期督导。省级中医药管理部门会同省级卫生行政等部门每年度至少要组织一次省级检查评估工作。定期检查评估办法和细则由国家中医药管理局会同卫生部、人力资源社会保障部、国家食品药品监督管理局另行制定。军队系统督导检查工作由总后勤部卫生部组织实施。

（五）营造良好环境

各省（区、市）要部署和加强新闻宣传工作，使各级卫生、中医药行政管理部门、人力资源社会保障部门、食品药品监管部门和基层医疗卫生机构充分认识开展提升工程的重要意义，增强实施提升工程的积极性和主动性。市（地）和县（市、区）要在辖区内基层医疗卫生机构广泛开展动员部署活动。开展全国基层中医药工作先进单位创建活动，按照国家有关规定对提升工程开展得力、效果明显的单位进行表彰。加大对实施提升工程的宣传力度，营造全社会共同支持提升工程的良好氛围。

国家中医药管理局
卫生部
人力资源社会保障部
国家食品药品监督管理局
总后卫生部
2012 年 8 月 27 日

国家中医药管理局关于公布“十二五”中医药重点学科建设单位的通知

国中医药人教发〔2012〕32号

各省、自治区、直辖市卫生厅局、中医药管理局，新疆生产建设兵团卫生局，中国中医科学院，北京中医药大学：

为贯彻落实《国务院关于扶持和促进中医药事业发展的若干意见》，完善中医药学科体系建设，继承发扬中医药特色优势，加快中医药学术发展，整体提升中医药临床疗效和服务能力，根据《医药卫生中长期人才发展规划（2011～2020年）》和《中医药事业发展“十二五”规划》要求，我局组织开展了“十二五”中医药重点学科建设申报、遴选工作。经各省级中医药管理部门推荐和专家评审，我局研究确定471个学科为国家中医药管理局“十二五”中医药重点学科建设点，现予公布（见附件）。

请各省级中医药管理部门按照《国家中医药管理局关于加强中医药重点学科建设的指导意见》、《国家中医药管理局中医药重点学科建设与管理办法》的有关要求，加强对本地区中医药重点学科建设的管理工作。

各建设单位要严格按照国家中医药管理局中医药重点学科建设要求，认真修改完善学科建设规划，切实加强建设和管理，确保实现各项建设目标。

附件：国家中医药管理局“十二五”中医药重点学科建设单位

国家中医药管理局

2012年8月22日

附件　国家中医药管理局“十二五”中医药重点学科建设单位

学科名称	建设单位	备　注
中医基础理论	上海中医药大学	
	黑龙江中医药大学	
	山西中医学院	
	浙江中医药大学	
内经学	上海中医药大学	
	北京中医药大学	
	福建中医药大学	
	山东中医药大学	
	陕西中医学院	
	江西中医学院附属医院	
伤寒学	辽宁中医药大学	
	南京中医药大学	
	河南中医学院	
	内蒙古医学院	
金匮要略	山东中医药大学	
	广州中医药大学第一附属医院	
	成都中医药大学	
	北京中医药大学	
温病学	广州中医药大学第一附属医院	
	天津中医药大学	

（续表）

学科名称	建设单位	备注
中医各家学说	山东中医药大学	
	天津中医药大学	
	湖南中医药大学	
	新疆医科大学	
	河南中医学院	
中医史学	上海中医药大学	
	黑龙江中医药大学	
	安徽中医学院	
	陕西省中医药研究院	
中医文献学	上海中医药大学	
古汉语与医古文	上海中医药大学	
	北京中医药大学	
中医诊断学	南京中医药大学	
	江西中医学院	
	宁夏医科大学	
	湖北中医药大学	
中医心病学	江苏省中医院	
	天津中医药大学第二附属医院	
	同济大学附属第十人民医院	
	江西中医学院附属医院	
中医肝胆病学	山东中医药大学附属医院	
中医脾胃病学	中国中医科学院西苑医院	
	山西中医学院	
中医肺病学	黑龙江省中医研究院	
中医肾病学	深圳市中医院	
	辽宁中医药大学附属医院	
	衡阳市中医医院	
中医脑病学	北京中医药大学东方医院	
	河南中医学院第一附属医院	
	湖北省鄂州市中医医院	
中医痹病学	北京中医药大学东方医院	
	上海中医药大学附属龙华医院	
	辽宁中医药大学附属医院	
	山西省中医院	
	甘肃中医学院第一附属医院	
	南京中医药大学	
	天津中医药大学第一附属医院	
	中日友好医院	
	中国中医科学院西苑医院	
	皖南医学院弋矶山医院	
	吉林省中医药科学院	
中医肿瘤病学	南京中医药大学	
中医血液病学	天津中医药大学第一附属医院	
	上海中医药大学附属岳阳中西医结合医院	
	辽宁中医药大学附属医院	
	黑龙江中医药大学附属第一医院	
	陕西中医学院第二附属医院	

（续表）

学科名称	建设单位	备　注
中医血液病学	甘肃省中医院	
中医皮肤病学	黑龙江中医药大学附属第一医院	
	中国中医科学院广安门医院	
	江苏省中医院	
	大连医科大学	
	海南省皮肤病医院	
	上海中医药大学附属岳阳中西医结合医院	
	浙江省中医院	
	辽宁中医药大学附属第三医院	
	新疆医科大学附属中医医院	
	广西中医药大学附属瑞康医院	
	宁夏回族自治区中医研究院	
中医肛肠病学	广州中医药大学第二附属医院	
	天津市滨海新区塘沽中医医院	
	黄冈市中医医院	
	北京马应龙长青肛肠医院	
	湖南中医药大学第二附属医院	
	北京中医药大学东方医院	
	河北省中医院	
	成都肛肠病专科医院	
	川北医学院附属医院	
	内蒙古自治区中蒙医医院	
	成都中医药大学附属医院	
	贵阳中医学院第一附属医院	
中医疮疡病学	上海中医药大学附属龙华医院	
	天津中医药大学第一附属医院	
	江西中医学院附属医院	
	安徽中医学院第一附属医院	
	首都医科大学附属北京中医医院	
	陕西中医学院附属医院	
中医乳腺病学*	上海中医药大学附属龙华医院	
	北京中医药大学第三附属医院	
中医周围血管病学*	北京中医药大学东方医院	
中医烧伤病学*	无锡市中西医结合医院	
中医外治学*	山东中医药大学	
	浙江省中医院	
中医骨伤科学	湖南省中医药研究院附属医院	
	浙江省萧山中医院	
	南京中医药大学	
中医妇科学	河南省中医院	
	中国中医科学院广安门医院	
	杭州市中医院	
中医男科学	湖南中医药大学第一附属医院	
	河南省中医院	
	黑龙江省中医研究院	
	山东省中医药大学第二附属医院	
	北京中医药大学东直门医院	

（续表）

学科名称	建设单位	备注
中医儿科学	北京中医药大学东方医院	
	长春中医药大学附属医院	
	广州中医药大学第一附属医院	
	湖南中医药大学第一附属医院	
	上海市中医医院	
	云南中医学院第一附属医院	
	山西中医学院附属医院	
	广西中医药大学第一附属医院	
	湖北省襄阳市中医医院	
	西安中医脑病医院	
	聊城市人民医院	
	中国中医科学院西苑医院	
中医眼科学	山东中医药大学眼科研究所	
	贵阳中医学院第一附属医院	
	长春中医药大学附属医院	
	黑龙江中医药大学附属第一医院	
	邢台市眼科医院	
	北京中医药大学东方医院	
	河北省中医院	
中医耳鼻喉科学	成都中医药大学附属医院	
	南京中医药大学	
	湖南中医药大学第一附属医院	
	辽宁中医药大学附属医院	
	广州中医药大学第二附属医院	
	北京中医药大学东方医院	
	云南中医学院第一附属医院	
	贵阳中医学院第二附属医院	
	广西中医药大学第一附属医院	
	长春中医药大学附属医院	
	陕西中医学院附属医院	
中医急诊学	上海中医药大学附属龙华医院	
	福建中医药大学附属人民医院	
	首都医科大学附属北京中医医院	
	河北省中医院	
	广西中医药大学第一附属医院	
	青海省中医院	
中医养生学	南京中医药大学	
	成都中医药大学	
	广州中医药大学	
	江西中医学院	
	福建中医药大学附属人民医院	
	河南省中医院	
	安徽中医学院	
	上海中医药大学附属龙华医院	
	邯郸市中医院	
	广东省中医院	

（续表）

学科名称	建设单位	备　注
中医康复学	成都军区总医院	
	河南中医学院第一附属医院	
	湖南中医药大学第二附属医院	
	山西中医学院第三中医院	
	山东中医药大学	
	陕西中医学院	
	长春中医药大学附属医院	
	浙江中医药大学附属第三医院	
	江西中医学院附属医院	
	上海中医药大学附属岳阳中西医结合医院	
	银川市中医医院	
	右江民族医学院	
	广东省第二中医院	
	眉山市中医医院	
	湖北医药学院附属太和医院	
中医老年病学	成都中医药大学附属医院	
	湖南省中医药研究院附属医院	
	辽宁中医药大学附属医院	
	黑龙江中医药大学附属第二医院	
	广西中医药大学附属瑞康医院	
	暨南大学医学院	
	烟台毓璜顶医院	
	甘肃中医学院	
	安徽中医学院第一附属医院	
	复旦大学附属华山医院	
	新疆医科大学附属中医医院	
	湖北省中医院	
	陕西省中医医院	
	云南中医学院第一附属医院	
	海南省中医院	
中医护理学	北京中医药大学	
	山东中医药大学附属医院	
	中国中医科学院广安门医院	
	湖北中医药大学	
	浙江中医药大学	
	上海中医药大学附属龙华医院	
	河南中医学院第一附属医院	
	广州中医药大学	
	天津中医药大学第一附属医院	
	河北省中医院	
	上海中医药大学附属曙光医院	
	成都中医药大学附属医院	
	贵阳中医学院第一附属医院	
	长春中医大学	
中医全科医学	浙江中医药大学附属第二医院	
	河南省中医院	
	长春中医药大学	

（续表）

学科名称	建设单位	备注
中医全科医学	广西中医药大学附属瑞康医院	
	上海中医药大学附属普陀医院	
	福建省立医院	
	江西中医学院附属医院	
针灸学	中国中医科学院广安门医院	
	河南中医学院推拿学院	
推拿学	成都中医药大学附属医院	
	湖南中医药大学附属岳阳医院	
	浙江中医药大学附属第三医院	
	天津中医药大学第一附属医院	
	北京中医药大学	
	南京中医药大学	
	黑龙江中医药大学附属第二医院	
	河南中医学院	
	山东省医学科学院	
	福建中医药大学附属人民医院	
	云南中医学院第一附属医院	
	荣成市中医院	
	湖南中医药高等专科学校	
	吉林省吉林中西医结合医院	
	宁夏医科大学	
	武汉市中医医院	
药用植物学	江西中医学院	
	重庆市药物种植研究所	
	中国中医科学院中药研究所	
药用矿物学	湖北中医药大学	
中药鉴定学	河南中医学院	
	河北省邯郸市中医院	
中药炮制学	湖南中医药大学	
	黑龙江中医药大学	
	成都中医药大学	
	湖北中医药大学	
	宁夏明德中药饮片有限公司	
	山东中医药高等专科学校	
中药药剂学	南京中医药大学	
	贵阳中医学院	
中药化学	中国药科大学	
	中国人民解放军第二军医大学	
	江西中医学院	
	山西省中医药研究院	
	安徽中医学院	
	南京中医药大学	
	贵阳中医学院	
	陕西中医学院	
	重庆市中药研究院	
	甘肃中医学院	
	西南大学	

（续表）

学科名称	建设单位	备注
中药化学	右江民族医学院	
中药分析学	广东药学院	
	浙江大学	
	山东省中医药研究院	
	沈阳药科大学	
	福建中医药大学	
	江西中医学院	
中药药理学	西南大学	
	浙江中医药大学	
中药毒理学★	成都中医药大学	
	中国中医科学院中药研究所	
临床中药学	湖北中医药大学	
	黑龙江中医药大学	
	广州中医药大学	
	南京中医药大学	
	温州医学院附属第一医院	
	新疆医科大学附属中医医院	
	安徽中医学院第一附属医院	
	山西省中医院	
	福建中医药大学	
	河南省洛阳正骨医院	
	首都医科大学附属北京中医医院	
	甘肃省中医院	
	武汉市中西医结合医院	
	黑龙江省中医研究院	
	天津中医药大学第二附属医院	
民族医学	广西中医药大学	壮医学
	内蒙古民族大学	蒙医学
	西藏藏医学院	藏医护理学
	内蒙古民族大学附属医院	蒙西医结合临床
	呼伦贝尔市中蒙医院	蒙医肝胆病学
	贵阳中医学院第一附属医院	苗医学
	内蒙古锡林郭勒盟蒙医研究所	蒙医“治未病”学
	青海大学	藏医文化学
	西藏自治区藏医院	藏医“隆”病学
	宁夏医科大学（中医学院）	回医学
	湖北民族学院	土家族医学
	内蒙古国际蒙医医院	心身医学
	西藏自治区山南地区藏医医院	藏医内科学
	西藏藏医学院	藏医药史学
	西藏藏医学院	藏医诊断学
	内蒙古自治区国际蒙医医院	蒙医脑病学
	甘肃中医学院	敦煌医学
	青海省藏医院	藏医皮肤病学
	延边大学	朝医学
	新疆维吾尔自治区维吾尔医医院	维吾尔医骨伤科学
	新疆维吾尔自治区维吾尔医医院	维吾尔医妇科学

（续表）

学科名称	建设单位	备注
民族医学	青海省藏医院	藏医外治学
	内蒙古民族大学第二临床医学院	蒙西医结合临床
	宁夏回族医药研究所	回医文献学
民族药学	成都中医药大学	民族药学
	云南中医学院	傣药学
	云南中医学院	彝药学
	西藏藏医学院	藏药基础理论
	贵阳中医学院	苗药学
	延边大学	朝药学
	新疆维吾尔自治区维吾尔医医院	维吾尔药学
	内蒙古医学院	蒙药学
	广西壮族自治区民族医药研究院	壮药学
	内蒙古蒙药股份有限公司	蒙药研发与产业化工程学
	宁夏医科大学	回药学
	青海省藏医院	藏药炮制学
中西医结合基础	北京中医药大学	
	成都中医药大学	
	山西中医学院	
	辽宁中医药大学	
	山西省中医药研究院	
	南方医科大学	
	上海中医药大学	
	福建中医药大学	
	中国中医科学院中医基础理论研究所	
	甘肃中医学院	
	南京中医药大学	
	陕西中医学院	
中西医结合临床	中国中医科学院广安门医院	
	中国医科大学附属盛京医院	
	广西中医药大学第一附属医院	
	江苏省中医院	
	中国中医科学院望京医院	
	武汉市中西医结合医院	
	河北联合大学	
	长春中医药大学附属医院	
	陕西中医学院第二附属医院	
	山西省中医院	
	安徽中医学院第一附属医院	
	成都中医药大学附属医院	
	泸州医学院中西医结合学院·附属中医医院	
	黑龙江中医药大学附属第一医院	
	沧州市人民医院	
	滨州医学院	
	温州医学院附属第一医院	
	上海中医药大学附属普陀医院	
	贵阳中医学院第二附属医院	

（续表）

学科名称	建设单位	备 注
中西医结合临床	陕西中医学院附属医院	
	山东中医药大学附属医院	
	河北省中医院	
	浙江省中医院	
	广州医学院	
	中南大学	
	沈阳市第二中医医院	
	复旦大学附属中山医院	
	上海中医药大学附属曙光医院	
	华中科技大学同济医学院附属同济医院	
	北京中医药大学东直门医院	
	郑州市骨利医院	
	中国人民解放军第二军医大学	
	中国医学科学院北京协和医学院	
中医络病学★	长春中医药大学附属医院	
	辽宁中医药大学附属医院	
	首都医科大学	
	贵阳中医学院第二附属医院	
	新疆医科大学附属中医医院	
中医药信息学★	南京中医药大学	
	北京中医药大学	
	安徽中医学院	
	成都中医药大学	
	中国中医科学院广安门医院	
	浙江中医药大学	
	山西中医学院中西医结合医院	
	江西中医学院	
	上海中医药大学附属曙光医院	
	湖南中医药大学	
	广州中医药大学	
中医药工程学★	黑龙江中医药大学	
	广东省中医研究所	
	九芝堂股份有限公司	
	浙江中医药大学	
中医心理学★	山东中医药大学	
	贵阳中医学院第一附属医院	
	福建中医药大学	
	浙江省立同德医院	
	江西中医学院	
	广州中医药大学	
	云南中医学院	

（续表）

学科名称	建设单位	备　注
中医传染病学★	辽宁中医药大学附属医院	
	安徽中医学院第一附属医院	
	首都医科大学附属北京佑安医院	
	沈阳市第六人民医院	
	广州中医药大学第二附属医院	
	广西中医药大学附属瑞康医院	
	福州市传染病医院	
	上海市公共卫生临床中心	
	广西中医药大学第一附属医院	
	新疆生产建设兵团中医医院	
	湖北省中医院	
中医预防医学★	河南中医学院	
	广州中医药大学第二附属医院	
	黑龙江中医药大学附属第二医院	
	天津中医药大学	
	辽宁中医药大学附属第二医院	
	四川省中西医结合医院	
	辽宁中医药大学附属医院	
	山东中医药大学附属医院	
	广西中医药大学附属瑞康医院	
	福建中医药大学附属第二人民医院	
	山东中医药大学第二附属医院	
	贵阳中医学院第一附属医院	
	广州中医药大学第一附属医院	
	浙江中医药大学附属第二医院	
	长春中医药大学附属医院	
	云南中医学院第一附属医院	
中医“治未病”学★	浙江省中医院	
	天津中医药大学第二附属医院	
	安徽中医学院附属针灸医院	
	杭州师范大学	“治未病”与健康管理
	上海中医药大学附属岳阳中西医结合医院	
中医文化学★	安徽中医学院	
	南京中医药大学	
	山东中医药大学	
	上海中医药大学	
	北京中医药大学	
	湖北中医药大学	
	甘肃省中医药研究院	
	黑龙江省中医研究院	
	河南中医学院	
	陕西中医学院	
	云南中医学院	
	中国中医科学院中国医史文献研究所	
	新疆医科大学附属中医医院	
中医神志病学★	北京中医药大学第三附属医院	
	广州中医药大学第二附属医院	
	辽宁中医药大学	

（续表）

学科名称	建设单位	备 注
中医神志病学★	首都医科大学附属北京安定医院	
	长春中医药大学附属医院	
	天津中医药大学第一附属医院	
	成都中医药大学附属医院	
	上海市中医医院	
	宁城县蒙医中医医院	
中医循证医学★	北京中医药大学	
中医体质学★	北京中医药大学	
中医药英语★	北京中医药大学	
	贵阳中医学院	
中医国际传播学★	北京中医药大学	
中医药管理学★	南京中医药大学	
	北京中医药大学	
中医健康管理学★	山东中医药大学	
中医药对外合作管理学★	云南中医学院第一附属医院	
中医西传学★	云南中医学院	
医药卫生法学★	北京中医药大学	
中医治疗技术工程学★	山西中医学院中西医结合医院	
中医复杂科学★	上海中医药大学	
中医教育学★	山东中医药大学	
中医实验动物学★	河南中医学院	
	浙江中医药大学	
中医药微生态学★	云南中医学院	
中医气功学★	河北省医疗气功医院	
中医情志学★	山东中医药大学	
中医临床药理学★	辽宁中医药大学附属医院	
	中国中医科学院西苑医院	
分子生药学★	中国中医科学院中药研究所	
中药资源化学★	南京中医药大学	
中医药生物技术学★	浙江中医药大学	
药用植物保育学★	广西壮族自治区药用植物园	
航天中医药学★	北京中医药大学	
航海中医药学★	北京中医药大学	
中药理论★	中国中医科学院中药研究所	
海洋中药学★	广西中医药大学	

注：标"★"的为培育学科。

关于国家中医药管理局人事教育司国际合作司处室调整的通知

国中医药人教发〔2012〕33号

局机关各部门，局各直属单位：

为进一步深化干部人事制度改革，加强对港澳台中医药交流合作工作，经2012年8月3日局党组会议研究决定，在人事教育司新增设干部处，在国际合作司独立设置港澳台处，原人事教育司人事处、国际合作司亚美多边处与欧大非洲处主要职责作相应调整。调整后的相关处室主要职责如下：

一、人事教育司

（一）干部处

主要职责为：

1. 拟定干部管理有关规章制度。

2. 承办干部任免、考核、交流、奖惩、辞职辞退等工作。

3. 拟定并组织实施干部教育培训计划。

4. 承办局机关公务员考试录用及遴选等工作。

5. 承办干部工资福利与退休工作。

6. 承办干部人事档案管理工作。

7. 承办领导交办的其他工作。

（二）人事处

主要职责为：

1. 组织拟定中医药人才发展规划。

2. 承办机关和直属单位机构编制管理工作。

3. 承办京外干部调配、高校毕业生接收、军转安置等工作。

4. 联系业务主管中医药社会团体。

5. 承办中医药系统全国性政府表彰工作。

6. 组织拟定中医药专业技术人员资格标准，指导中医药行业特有工种职业技能鉴定工作。

7. 协调全国中医药管理干部培训工作。

8. 承办司内综合事务及领导交办的其他工作。

师承继教处、综合协调处主要职责不变。

二、国际合作司（港澳台办公室）

（一）亚美多边处

主要职责为：

1. 落实与亚洲、美洲国家政府和民间的双边中医药交流与合作。

2. 组织、协调与亚洲、美洲国家重大中医药医疗、教育、科技、经济和文化等交流与合作项目。

3. 指导局直属单位和业务主管社团与亚洲、美洲国家的中医药交流与合作工作。

4. 研究亚洲、美洲国家的中医药发展现状，提出相关政策建议。

5. 承办对亚洲、美洲国家的中医药援助工作。

6. 承办与世界卫生组织等国际组织联络工作。

7. 执行中医药行业外向型人才培养项目。

8. 承办领导交办的其他工作。

（二）欧大非洲处

主要职责为：

1. 落实与欧洲、大洋洲、非洲国家政府和民间的双边中医药交流与合作。

2. 组织、协调与欧洲、大洋洲、非洲国家重大中医药医疗、教育、科技、经济和文化等交流与合作项目。

3. 指导局直属单位和业务主管社团与欧洲、大洋洲、非洲国家的国际交流与合作工作。

4. 研究欧洲、大洋洲、非洲国家的中医药发展现状，提出相关政策建议。

5. 承办对非洲国家的中医药援助工作。

6. 承办中医药文化海外传播工作。

7. 开展生物多样性与知识产权保护等方面的国际合作。

8. 承办领导交办的其他工作。

（三）港澳台处

主要职责为：

1. 落实内地与港澳特区和台湾地区的中医药交流与合作。

2. 组织、协调与港澳特区和台湾地区重大中医药医疗、教育、科技、经济和文化等交流与合作项目。

3. 指导局直属单位和业务主管社团与港澳特区和台湾地区的中医药交流与合作工作。

4. 研究港澳特区和台湾地区的中医药发展现状，提出相关政策建议。

5. 筹备外事综合性工作会议。

6. 承办中医药服务贸易相关工作，组织实施中医药参与自由贸易区谈判工作。

7. 承办司内综合事务及领导交办的其他工作。

国家中医药管理局

2012年8月30日

关于核定局机关各部门内设机构和人员编制的通知

国中医药人教发〔2012〕34号

局机关各部门：

根据中央编办《关于增加国家中医药局行政编制的批复》（中央编办复字〔2011〕244号）规定，我局机关行政编制调整为98名（含两委人员编制1名、援派机动编制2名、离退休干部工作人员编制3名）。经2012年8月3日局党组会议研究决定，将局机关各部门内设机构和人员编制核定如下：

一、办公室

行政编制15名，其中：正副司长职数3名，综合处3名，秘书处4名，信访办公室2名，新闻办公室（文化建设处）3名。

二、人事教育司

行政编制13名，其中：正副司长职数3名，干部处3名，人事处2

名，师承继教处3名，综合协调处2名。

三、规划财务司

行政编制9名，其中：正副司长职数2名，规划投资处4名，预算财务处3名。

四、政策法规与监督司

行政编制11名，其中：正副司长职数2名，政策研究室2名，法规与标准处（行政复议办公室）4名，监督处3名。

五、医政司（中西医结合与民族医药司）

行政编制13名，其中：正副司长职数3名，医疗管理处4名，基层服务管理处4名，中西医结合与民族医药处（综合处）2名。

六、科技司

行政编制10名，其中：正副司长职数2名，中医科技处4名，中药科技处4名。

七、国际合作司(港澳台办公室)

行政编制11名，其中：正副司长职数2名，亚美多边处3名，欧大非洲处4名，港澳台处2名。

八、机关党委

行政编制5名，其中：机关党委专职副书记1名，机关党委办公室（纪检监察室）4名。

另，离退休干部办公室由人事教育司代管，行政编制3名。

国家中医药管理局

2012年8月30日

国家中医药管理局关于成立中医药标准化管理协调等3个委员会的通知

国中医药法监发〔2012〕36号

各省、自治区、直辖市卫生厅局、中医药管理局，新疆生产建设兵团卫生局，各有关单位：

为进一步贯彻李克强副总理关于“强化标准化建设”的批示精神，更好地推进中医药标准化工作，加强中医药标准化工作的统筹协调和技术指导，经研究，我局决定成立国家中医药管理局中医药标准化管理协调委员会、专家技术委员会和国际咨询委员会。现将有关事项通知如下：

一、国家中医药管理局中医药标准化管理协调委员会

（一）职责

1. 提出中医药标准化建设的方针政策；

2. 审议中医药标准化发展规划；

3. 协调和督导中医药标准化有关工作；

4. 指导中医药标准化专家技术委员会和国际咨询委员会的工作；

5. 提出中医药标准化专家技术委员会和国际咨询委员会成立、调整和撤销的意见；

6. 对中医药标准化管理工作其他重大事项提出意见建议。

（二）组成人员

主任委员：

王国强

副主任委员：

于文明　孙　波　吴　滨

汪建荣　苏　志

委员（按姓氏笔画排序）：

王宝亭　王国辰　王　炼

王笑频　刘保延　吕爱平

许志仁　张伯礼　李俊德

李振吉　杨泽世　苏钢强

陈可冀　陈凯先　陈贵廷

周福成　房书亭　武　东

姜在旸　查德忠　洪　净

桑滨生　钱忠直　曹洪欣

梁　峻　黄璐琦　董润生

（三）管理协调委员会秘书处

设在国家中医药管理局政策法规与监督司。

秘书长：查德忠

副秘书长：桑滨生

联络办公室主任：侯卫伟

副主任：李钟军

秘书处日常工作由国家中医药管理局中医药标准化工作办公室承担。

二、国家中医药管理局中医药标准化专家技术委员会

（一）职责

1. 对中医药标准化发展战略、规划等重大问题提出意见建议；

2. 审议中医药国家标准、行业标准计划草案，对项目建议提出技术审核意见；

3. 负责中医药国家标准、行业标准（送审稿）的技术审核和已发布标准的复审工作。负责全国性中医药行业组织标准立项、发布备案的技术审核工作；

4. 负责中医药标准的技术咨询，参与中医药标准的推广实施，开展中医药标准实施情况及适用性等评价；

5. 承办国家中医药管理局交办的其他事项。

（二）组成人员

顾问（按姓氏笔画排序）：

王永炎　石学敏　吴以岭

张学文　李连达　李振吉

肖培根　陈可冀　周仲瑛

房书亭　路志正　颜德馨

主任委员：

张伯礼　陈凯先

副主任委员：

高思华　吴勉华　刘保延

黄璐琦

委员：

国家中医药管理局有关部门负责同志（按姓氏笔画排序）：

卢国慧　吴厚新　吴振斗

张为佳　李　昱　杨龙会

武　东　金二澄　洪　净

赵　明　徐皖生　桑滨生

曹洪欣　麻　颖　蒋　健

部分中医药院校负责同志（按姓氏笔画排序）：

王　华　王　键　王之虹

王省良　尼玛次仁

布仁达来　刘小虹　匡海学

李玛琳　李金田　杨关林

陈立典　陈明人　周　然

周永学　欧阳兵　范永升

范昕建　郑玉玲

哈木拉提·吾甫尔　唐　农

梁光义　梁繁荣　廖端芳

全国中医药标准研究推广基地（试点）建设单位负责同志（按姓氏笔画排序）：

马　融　乌　兰　王　阶

王亚利　王建华　王晞星

邓小川　占　堆　卢　勇

左国庆　边文贵　刘中勇

刘沈林　刘建忠　刘清泉

吕　宾　吕玉波　吕晓东

朱广旗　宋柏林　张允岭

张荒生　李　真　李盛华

杨　骏　杨传华　肖　臻

陈少仕　周　华　昂青才旦

柏正平　钟　森　唐旭东

秦克力　秦国政　高　颖

黄　涌　黄贵华　储浩然

斯拉甫·艾　白　谭元生

樊粤光

部分中医药行业学术组织负责同志（按姓氏笔画排序）：

王　琦　王承德　王桂华

韦以宗　仝小林　卢传坚

田振国　刘大新　朱立国

杜惠兰　杨金生　汪受传

沙凤桐　陈　敏　房　敏

武晓冬　金　明　段逸群

徐志伟　黄龙祥　裴晓华

穆大伟

部分中医药标准化专家（按姓氏笔画排序）：

毛树松　吕爱平　朱　兵

朱建平　李德新　郑　进

郭　义　崔　蒙　韩学杰

廖利平　蔡永敏

部分中药企业专家（按姓氏笔画排序）：

田瑞华　刘凯列　许冬瑾

闫希军　李楚源　贾振华

萧　伟

（三）专家技术委员会秘书处

设在国家中医药管理局中医药标准化工作办公室。

秘书长：桑滨生　吕爱平

副秘书长：王燕平　侯卫伟

韩学杰

中医药标准化专家技术委员会下设中医、中药、针灸、中西医结合、中药材种子种苗5个委员会，5个委员会主任委员由全国中医、中药、针灸、中西医结合、中药材种子种苗标准化技术委员会领导担任。

三、国家中医药管理局中医药标准化国际咨询委员会

（一）职责

1. 对中医药国际标准化发展战略、规划等重大问题提出意见建议；

2. 审议中医药国际标准提案项目建议，提出技术审核意见；

3. 审议中医药国际标准草案中国技术方案，提出技术审核意见；

4. 承办国家中医药管理局交办的其他事项。

（二）组成人员

顾问（按姓氏笔画排序）：

石保权　张伯礼　陈凯先

主任委员：

李振吉

副主任委员：

郭　辉　沈远东　刘张林

吕爱平

委员（按姓氏笔画排序）：

王洪琦　王桂华　邓良月

叶祖光　田瑞华　刘　良

刘保延　孙　裕　孙　鹤

孙塑伦　许冬瑾　严世芸

张小瑞　李德新　沈志祥

沈毓龙　陈　恳　林瑞超

竺丽明　姚洪武　姜黎滨

赵百孝　赵海磊　姬二明

姬建新　徐春波　桑　珍

郭兰萍　郭晨光　钱忠直

崔　蒙　曹　炀　黄　晖

黄龙祥　黄璐琦　谭源生

廖利平

（三）国际咨询委员会秘书处

设在国家中医药管理局国际合作司。

秘书长：王笑频　桑滨生

副秘书长：吴振斗　徐春波

联络办公室主任：朱海东

郭晨光

秘书处日常工作由国家中医药管理局中医药标准化工作办公室承担。

四、国家中医药管理局中医药标准化工作办公室

（一）职责

1. 负责编制中医药标准体系表，承担组织建立和完善中医药行业标准体系工作；

2. 承担国家中医药管理局有关中医药标准化的事务性工作，负责中医药标准化管理协调、专家技术、国际咨询委员会秘书处日常工作，协调、组织中医药各专业标准化技术委员会的有关工作；

3. 负责中医药各专业标准化技术委员会申报国家标准和行业标准送审稿等技术文件的审核和备案工作；

4. 负责监督检查已颁布中医药标准的实施情况，定期审核中医药各专业标准化技术委员会对已颁布的中医药标准实施情况提交的调查分析报告；

5. 组织管理中医药标准化相关奖励工作；

6. 组织有关中医药标准制定的申报立项工作；

7. 承担有关中医药标准化的人才培训工作；

8. 承担中国与国际标准化组织有关中医药国际标准工作的对口联系；

9. 承办国家中医药管理局交办的其他工作。

（二）组成人员

顾　问：王永炎　张伯礼

主　任：桑滨生　吕爱平

副主任：侯卫伟　王燕平　韩学杰

联络员：全国中医、中药、中西医结合、针灸、中药材种子种苗标准化技术委员会各1人。

国家中医药管理局中医药标准化工作办公室设在中国中医科学院中医临床基础医学研究所。

国家中医药管理局
2012年9月18日

关于成立基层中医药服务能力提升工程领导小组的通知

国中医药医政发〔2012〕37号

各省、自治区、直辖市卫生厅局、中医药管理局、人力资源社会保障厅局、食品药品监督管理局，新疆生产建设兵团卫生局、人力资源社会保障局、食品药品监督管理局，军队有关单位：

为加强对基层中医药服务能力提升工程（简称提升工程）的领导，进一步做好提升工程实施工作，国家中医药管理局、卫生部、人力资源社会保障部、国家食品药品监督管理局和总后勤部卫生部决定成立基层中医药服务能力提升工程领导小组（以下简称领导小组）。现将有关事项通知如下：

一、主要职责

负责提升工程实施工作的宏观指导；研究并协调解决提升工程实施工作中的困难和问题；对提升工程实施工作进行督导检查。

二、组成人员

组长：

陈　竺　　卫生部部长

常务副组长：

王国强　　卫生部副部长、国家中医药管理局局长

副组长：

刘　谦　　卫生部副部长

胡晓义　　人力资源社会保障部副部长

马建中　　国家中医药管理局副局长

吴　浈　　国家食品药品监督管理局副局长

李清杰　　总后勤部卫生部副部长

成　员：

吴厚新　　国家中医药管理局办公室副主任

姜在旸　　国家中医药管理局人事教育司司长

武　东　　国家中医药管理局规划财务司副司长

桑滨生　　国家中医药管理局政策法规与监督司巡视员、副司长

许志仁　　国家中医药管理局医政司司长

李　昱　　国家中医药管理局科技司副司长

邓海华　　卫生部办公厅副主任

常继乐　　卫生部人事司副司长

何锦国　　卫生部规划财务司副司长

汪建荣　　卫生部政策法规司国家卫生监察专员

雷正龙　　卫生部疾病预防控制局副局长

聂春雷　　卫生部农村卫生管理司副司长

秦　耕　　卫生部妇幼保健与社区卫生司副司长

赵明钢　　卫生部医政司副司长

周　军　　卫生部医疗服务监管司副司长

姚建红　　卫生部药物政策与基本药物制度司副司长、医改领导小组办公室信息组组长

金生国　　卫生部科技教育司副司长

孟　群　　卫生部统计信息中心主任

曹　霞　　人力资源社会保障部医疗保险司副巡视员

董润生　　国家食品药品监督管理局药品注册司副司长

吴利雅　　国家食品药品监督管理局药品安全监管司副巡视员

刘名华　　总后勤部卫生部医疗管理局局长

三、工作机构及其职责

领导小组在国家中医药管理局设立办公室。办公室承担领导小组的日常工作；研究提出实施提升工程的政策措施建议；落实领导小组议定事项；承办领导小组交办的其他事项。

办公室主任：

马建中（兼）　国家中医药管理局副局长

办公室副主任：

许志仁（常务）国家中医药管理局医政司司长

蒋　健　　国家中医药管理局医政司巡视员、副司长

聂春雷　　卫生部农村卫生管理司副司长

秦　耕　　卫生部妇幼保健与社区卫生司副司长

曹　霞　　人力资源社会保障部医疗保险司副巡视员

董润生　　国家食品药品监督管理局药品注册司副司长

刘名华　　总后勤部卫生部医疗管理局局长

由于工作变动等原因，领导小

组及办公室成员需要调整的，由成员单位向领导小组办公室提出，领导小组审批。

国家中医药管理局
卫生部
人力资源社会保障部
国家食品药品监督管理局
总后勤部卫生部
2012年9月29日

基层中医药服务能力提升工程实施方案

国中医药医政发〔2012〕38号

为认真组织实施基层中医药服务能力提升工程（以下简称提升工程），根据国家中医药管理局、卫生部、人力资源社会保障部、国家食品药品监督管理局、总后勤部卫生部《关于实施基层中医药服务能力提升工程的意见》（国中医药医政发〔2012〕31号）（以下简称《意见》），制订本实施方案。

一、工作目标

（一）总体目标

到2015年，以社区卫生服务中心、乡镇卫生院、社区卫生服务站、村卫生室为主体、中医医院（民族医医院、中西医结合医院，下同）为龙头和支撑、社会资本举办的中医医疗机构为补充的基层中医药（民族医药，下同）服务网络基本建立，中医药服务设施设备基本齐全，人员配备较为合理，素质进一步提高，能力进一步提升，基本满足城乡居民对中医药医疗保健服务需求，使城乡居民看中医更方便、更有效、更便宜，通过中医预防保健不生病、少生病、延缓生病。

（二）年度目标

1. 到2013年底，85%以上的社区卫生服务中心、70%以上的乡镇卫生院、60%以上的社区卫生服务站、60%以上的村卫生室能够提供中医药服务。

2. 到2014年底，90%以上的社区卫生服务中心、80%以上的乡镇卫生院、65%以上的社区卫生服务站、62.5%以上的村卫生室能够提供中医药服务。

3. 到2015年底，95%以上的社区卫生服务中心、90%以上的乡镇卫生院、70%以上的社区卫生服务站、65%以上的村卫生室能够提供中医药服务。

4. 各县（市、区）基层医疗卫生机构中医药服务量每年有所增加，并在“十二五”期间有明显上升。

（三）地方目标

1. 各省（区、市）要围绕总体目标和分年度目标进一步细化和实化本地工作目标，拟定实施方案，并与国家中医药管理局、卫生部、人力资源社会保障部、国家食品药品监督管理局共同商定后实施。

2. 各市（地）分年度目标由各省（区、市）与各市（地）共同商定。

3. 各县（市、区）分年度目标由各市（地）与各县（市、区）共同商定。

二、主要任务

（一）推动基层中医药各项政策贯彻落实

1. 在健全全民医保体系中发挥中医药优势和作用。

（1）所有参合县提高新农合中医药报销比例；

（2）所有参合县将针灸和治疗性推拿等中医非药物诊疗技术纳入新农合报销范围，引导应用中医药适宜技术；

（3）各省（区、市）在制定省级新农合报销目录时，均将符合条件的医疗机构中药制剂纳入目录；

（4）各省（区、市）均将符合条件的医疗机构中药制剂、针灸及治疗性推拿等中医非药物诊疗技术纳入基本医疗保险报销范围；

（5）各省（区、市）和统筹地区要全面开展付费总额控制，适应分级医疗体系的建立，完善差别支付政策，将支付比例进一步向基层倾斜，鼓励城乡居民在基层使用中医药服务。

2. 在巩固完善基本药物制度中体现中医药特点。

（1）所有县（市、区）按照基本药物制度的要求，为所有的基层医疗卫生机构配备必要的中药饮片和中成药品种；

（2）所有县（市、区）中药饮片的基本药物管理按国务院有关部门关于中药饮片定价、采购、配送、使用和基本医疗保险给付等政策规定执行；

（3）鼓励以省为单位开展中成药、中药饮片临床使用综合评价工作，并鼓励使用推广具有区域特征的“简、便、验、廉”特色的中药验方。

3. 在基层医疗卫生机构绩效考核和评审中将中医药内容作为重要内容。

（1）所有县（市、区）在社区卫生服务机构绩效考核中，将中医药服务单列为一级指标，中医药内容分值所占比例应不低于10%；

（2）所有县（市、区）在乡镇卫生院绩效考核中，将“中医药门诊占总门诊人次比例”列为重要考核指标；在乡镇卫生院评审中，将中医药科室建设和中医药服务提供列为重要指标，中医药内容分值应占一定比例。

（二）加强基层中医药服务网络建设

1. 95%以上的社区卫生服务中心按照卫生部、国家中医药管理局联合印发的《社区卫生服务机构管理办法》和《社区卫生服务中心基本标准》设置中医科、中药房，配备中医诊疗设备。

2. 90%以上的乡镇卫生院按照卫生部等5部门联合印发的《乡镇卫生院管理办法》、卫生部、国家中医药管理局联合印发的《乡镇卫生院中医科基本标准》设置中医科、中药房，配备中医诊疗设备。

3. 70%以上的社区卫生服务站和65%以上的村卫生室配备适宜的中医诊疗设备。

4. 加强县级中医医院龙头建设。

（1）各省（区、市）均开展县级中医医院基本条件建设、中医重点（特色）专科建设和信息化建设，70%的县级中医医院达到二级甲等中医医院水平，每个县级中医医院至少有4个省级（含省级）以上中医特色专科；

（2）各省（区、市）均加强尚未设置中医医院的县（市、区）综合医院中医科、中药房建设，并全部达到《综合医院中医临床科室基本标准》和《医院中药房基本标准》。

（三）加强基层中医药人才培养和队伍建设

1. 95%以上的社区卫生服务中心和90%以上的乡镇卫生院中医类别医师占本机构医师总数的比例达到20%以上。

2. 70%以上的社区卫生服务站至少配备1名中医类别医师或能够提供中医药服务的临床类别医师。

3. 65%以上的村卫生室至少配备1名以中医药服务为主的乡村医生或能中会西的乡村医生。

4. 各省（区、市）至少有1个以上市（地）按照《乡村医生从业管理条例》和《意见》有关要求开展具有中医药一技之长人员纳入乡村医生管理工作。

5. 各省（区、市）均开展中医类别全科医生规范化培训和转岗培训以及经济欠发达农村地区中医类别助理全科医生培训，中医类别全科医生占基层全科医生的比例达到20%以上，中医类别全科医生占基层中医类别医师比例达到50%以上。

6. 各省（区、市）均开展基层老中医药专家师带徒工作，通过师承方式为基层培养实用型中医药人才。

7. 各省（区、市）均开展基层在职在岗中医药人员中医专业学历教育和继续教育，开展临床类别医师和乡村医生中医药知识与技能培训。

（四）加强基层医疗卫生机构中医药特色优势建设

1. 95%以上的社区卫生服务中心和所有的中心乡镇卫生院建成中医临床科室集中设置、多种中医药方法和手段综合使用、中医药文化氛围浓郁并相对独立的中医药综合服务区。

2. 所有县级中医医院和城市大中型中医医院设置基层指导科，采取接受进修、巡回医疗、轮流下派、技术培训等多种形式，对基层医疗卫生机构开展中医药业务指导。

3. 各省（区、市）均开展中医药人员县、乡、村一体化管理试点工作，探索中医类别医师县、乡、村纵向流动机制，逐步建立县级中医医院从人才、技术等多方面帮扶乡镇卫生院建设中医科的机制。

（五）推广基层常见病、多发病中医药适宜技术

1. 所有县（市、区）建有1个基层常见病、多发病中医药适宜技术推广基地。

2. 所有县（市、区）针对基层中西医人员推广以《基层中医药适宜技术手册》和国家中医药管理局通告的适宜技术目录为重点的中医药适宜技术。能够提供中医药服务的基层医疗卫生机构中，每个社区卫生服务中心、乡镇卫生院至少能够开展10项中医药适宜技术，每个社区卫生服务站、村卫生室至少能够开展4项中医药适宜技术。

（六）推动基层医疗卫生机构开展中医预防保健服务

1. 各省（区、市）均加强基层医疗卫生机构中医体质辨识理论和应用方法培训，逐年提高居民健康档案中医体质辨识的比例。

2. 各省（区、市）均推动基层医疗卫生机构根据《健康教育中医药基本内容》开展中医健康教育，在健康教育印刷资料、音像资料的种类、数量、宣教栏更新次数以及讲座、咨询活动次数等方面，应有40%以上的中医药内容。

3. 各省（区、市）均推动基层医疗卫生机构根据《中医健康管理技术规范》要求，对儿童、孕产妇、老年人和高血压、2型糖尿病患者运用中医药技术方法进行健康管理，逐年提高重点人群和慢病患者中医药健康管理率。

（七）鼓励社会力量在基层举办中医医疗机构

1. 各省（区、市）均制定并实施鼓励有资质的中医专业技术人员特别是名老中医在基层开设中医诊所或个体行医的政策措施。

2. 各省（区、市）均制定并实施鼓励有条件的基层药品连锁企业开办中医坐堂医诊所的政策措施。

3. 各省（区、市）均进一步落实价格、税收、医保定点、土地、重点学科建设、职称评定等方面政策，对各类社会资本举办非营利性中医医疗机构给予优先支持。

（八）依法加强基层中医中药监督管理

1. 强化中医监督管理，所有基层医疗卫生机构执行各项中医药行业标准和技术规范。

2. 加强中药使用管理，各省（区、市）均对所有基层医疗卫生机构培训推广《中成药临床应用指导原则》、《基本药物（中成药）临床应用指南》、《中药注射剂临床应用

指南》，指导基层医务人员合理使用中成药。在规范管理的基础上，各省（区、市）均制定并实施允许乡村中医药技术人员自采、自种、自用民间习用中草药的政策措施。

3. 加强中药质量监管，各省（区、市）均严格规范基层医疗卫生机构中药饮片采购程序，应当要求基层医疗卫生机构严格审核中药饮片生产、经营企业资质，严禁假劣中药进入基层医疗卫生机构和个体诊所。

（九）推进“中医中药中国行·进乡村、进社区、进家庭”活动深入开展

各省（区、市）均全面开展“中医中药中国行·进乡村、进社区、进家庭”活动，开展群众喜闻乐见、内容丰富、形式多样的中医药文化科普宣传活动，中医药文化知识普及全国80%以上行政村、85%以上社区和80%以上家庭。

三、重点项目

（一）基层中医药适宜技术服务能力建设项目

1. 在社区卫生服务中心和乡镇卫生院建设标准化中医药综合服务区和标准化中医科、中药房。

2. 为社区卫生服务站和村卫生室配备适宜的中医诊疗设备。

3. 依托现有中医药资源，各省（区、市）建好至少1个省级中医药适宜技术推广基地，各县（市、区）建好1个县级基层常见病、多发病中医药适宜技术推广基地。

4. 制定中医一般医疗和预防保健适宜技术目录、基层适宜配备的中药饮片目录和经过临床验证、疗效可靠的中医单方、验方，供各地推广选用。

（二）基层医疗卫生机构标准化建设项目

在国家和地方共同实施的村卫生室、乡镇卫生院、社区卫生服务机构标准化建设中，强化中医药功能建设，使基层医疗卫生机构具备开展中医药服务的基本条件。在项目绩效考核时，将中医药科室达标情况作为基层医疗卫生机构是否达标的关键性指标之一。

（三）基层中医药人才培养项目

为县级医疗机构培养1.5万名中医临床技术骨干（含500名民族医人员），对5万名符合条件的乡村医生和乡镇卫生院中医人员进行中医药（含民族医药）专业大专学历教育，对乡村医生进行中医药（含民族医药）基本知识与技能培训（含基层民族医药人员），为城乡基层培养3万名中医类别全科医生，遴选8000名基层老中医药专家，为县、乡、村和社区卫生服务机构培养一批基层中医药人才，培训一批中医药预防保健人才。

（四）县级中医医院标准化建设项目

依据《中医医院建设标准》，对全国未达标的政府举办的县级中医医院进行业务用房改扩建和配置基本医疗设备，改善服务条件，提高服务能力，力争在“十二五”期末使大多数县级中医医院基础设施条件基本达到国家标准。

（五）农村医疗机构中医重点（特色）专科建设项目

力争为每个县级中医医院培育和建设1个以上中医重点（特色）专科。

（六）县级中医医院信息化建设项目

加强基层中医医院服务应用信息系统建设，提高中医医疗质量和效率；建立和完善以中医电子病历为核心的医院信息系统，促进信息交换与业务协同；建设中医医院综合统计管理信息系统，提高县级中医医院信息数据分析和应用水平；开展远程医疗信息系统建设，实现远程会诊、远程咨询、远程教育等功能。

（七）综合医院中医药服务能力示范建设项目

以尚未设置县级中医医院的县（市、区）综合医院为主，筛选一批综合医院开展中医药服务能力示范建设。

（八）中医药文化传播精品项目和科普巡讲活动

创作一批科学准确、通俗易懂、形式多样、体裁丰富、贴近生活的中医药文化系列科普图书、影视、音像、网络、动漫等多种形式的中医药文化精品；建立一支包括国家级和省级的中医药科普专家队伍，在全国开展中医药知识科普讲座，让广大人民群众接受中医药文化知识科普教育，使广大人民群众能够科学准确地了解和掌握中医药文化与养生保健方法。

各省（区、市）要围绕提升工程明确的工作任务和国家实施的建设项目，根据地方财政的安排和部署，启动实施基层中医药服务能力建设相关项目。

四、组织实施

（一）动员部署

2012年9月，国家中医药管理局、卫生部、人力资源社会保障部、国家食品药品监督管理局、总后勤部卫生部联合召开基层中医药服务能力提升工程启动工作会议，进行动员部署。各省（区、市）要根据《意见》和《方案》要求，结合本地实际，动员部署本辖区提升工程实施工作。

（二）目标管理

2012年9月至12月，各省（区、市）根据《意见》和《方案》明确的工作任务，对本地区基层中医药工作基本情况进行调查摸底，研究提出各项工作任务的分年度目标。

2013年3月底前，国家中医药管理局会同卫生部、人力资源社会保障部、国家食品药品监督管理局与各省（区、市）人民政府签订2013年至2015年目标责任书。

2013年6月底前，各省（区、市）完成省级人民政府与市（地）人民政府、市（地）人民政府与县（市、区）人民政府目标责任书的签订工作。

（三）监测评估

依托卫生部统计信息中心和中医医院医疗质量监测中心对各省（区、市）目标责任书每年度主要任务指标进行动态监测、分析评估和结果通报。各省（区、市）要加强本地区提升工程实施进展情况和实施效果的监测评估，及时发现实施中存在的困难和问题，进行认真的分析研究，采取有力措施加以解决。

（四）督导检查

国家中医药管理局会同卫生部、人力资源社会保障部、国家食品药品监督管理局、总后勤部卫生部组织对各省（区、市）目标责任书年度目标完成情况和重点项目执行情况适时开展督促检查，及时掌握各省（区、市）提升工程的实施进度，督促各地认真完成目标责任书中的各项任务和重点项目建设任务。

省级中医药管理部门会同省级卫生行政等部门每年度至少要组织一次省级检查评估工作，督促各市（地）、县（市、区）完成各项工作任务。

（五）宣传引导

各省（区、市）要坚持正确的舆论导向，加强主动引导，广泛宣传提升工程有关政策措施，大力宣传典型经验和进展成效。要调动各方参与提升工程的积极性、主动性和创造性，充分发挥基层中医药人员主力军的作用，营造全社会关心和支持提升工程的良好氛围。

国家中医药管理局关于下达2012年度国家中医临床研究基地业务建设科研专项立项计划的通知

国中医药科技发〔2012〕39号

各相关单位：

根据国家中医临床研究基地业务建设的统一部署，按照《国家中医临床研究基地业务建设科研专项管理办法》的要求，我局委托各相关省级中医药管理部门完成了2012年度基地业务建设科研专项课题评审工作，现将立项计划下达给你们，并提出以下要求：

一、基地科研专项纳入我局局级科研课题统一管理，请各相关单位充分认识实施基地科研专项对基地业务建设工作的重要意义，高度重视基地科研专项的组织实施工作，积极提供相关保障条件，加强各级过程管理，确保课题实施质量和水平，推动基地业务建设。

二、请各相关省级中医药管理部门尽快协调各基地落实课题经费的拨付，明确课题成果共享和知识产权归属，及时协调解决专项课题实施中的问题，将专项课题实施纳入基地业务建设的总体规划。

三、请各课题承担单位协商病种研究基地编写课题任务书，明确重点任务，落实具体考核指标，瞄准解决病种研究的关键问题，制订实施方案，并加强专项课题经费的管理，专款专用，按照任务书要求提高资金使用效果，并按规定将课题执行情况和经费使用情况报送我局科技司。

四、我局将按照《国家中医临床研究基地业务建设科研专项管理办法》的要求，加强课题监管，进行抽查抽评，并将课题执行情况作为基地验收工作的重要内容。

五、请各课题承担单位将任务书一式5份用A4纸双面打印，普通装订，经课题承担单位和依托基地盖章后，按照规定的时间，连同任务书电子版上交省级中医药管理部门科研主管部门。多单位合作的课题，承担单位必须与所有参与单位签订课题合作协议；非基地单位牵头承担的课题，承担单位必须和依托基地签订任务协作和成果共享协议，附于任务书后。

请各省级中医药管理部门在2012年10月31日前将任务书报送至我局科技司中医科技处（基地办公室），同时将电子文档发送至jdb@satcm.gov.cn。

联系人及电话：田　宁　010—59957712

通信地址：北京市东城区工体西路1号318室

邮政编码：100027

附件：1. 2012年度国家中医临床研究基地业务建设科研专项立项计划表（分省表）

2. 国家中医临床研究基地业务建设科研专项课题任务书（略）

国家中医药管理局

2012年10月11日

附件1　2012年度国家中医临床研究基地业务建设科研专项立项计划表

课题编号	课题名称	承担单位	课题负责人	资助经费（万元）
JDZX2012001	基于血管内皮功能保护研究益气养阴活血法　改善2型糖尿病血管病变的机理研究	安徽中医学院第一附属医院	方朝晖	60
JDZX2012002	中医干预2型糖尿病早期结局评价方法研究	安徽中医学院第一附属医院	杨　骏	60
JDZX2012003	丹蛭降糖胶囊治疗糖尿病血管病变的新药开发研究	安徽中医学院第一附属医院	高家荣	30
JDZX2012004	益气养阴活血法对糖尿病亚临床血管病变炎症因子的机理研究	安徽中医学院第一附属医院	李中南	30
JDZX2012005	肌源性脂联素在高脂诱导骨骼肌胰岛素抵抗中的作用以及丹蛭降糖胶囊的干预研究	安徽医科大学第一附属医院	陈明卫	40
JDZX2012006	中医传统功法对糖尿病前期干预的量效及对胰岛素抵抗作用的关系研究	南京中医药大学	吴云川	15
JDZX2012007	干预早期DN大鼠APCS及PI3K/Akt—ERK信号通路创新中药研究	山东省立医院	管庆波	40
JDZX2012008	基于视网膜图像技术的糖尿病集约型诊疗模式研究	成都中医药大学附属医院	路雪婧	25
JDZX2012009	国家中医临床研究基地科研平台建设和组织运行模式创新研究	广东省中医院	卢传坚	30
JDZX2012010	基于治疗肾病综合征的雷公藤主要活性成分的减毒创新中药研究	广东省中医院	刘　博	35
JDZX2012011	基于辨证治疗原发性肾小球肾炎尿血的疗效评价研究	黑龙江省中医研究院	张佩青	30
JDZX2012012	慢性肾脏病3～5期风险预测模型的构建研究	广东省中医院	毛　炜	35
JDZX2012013	治疗糖尿病肾病Ⅲ期蛋白尿中药复方的循证优化研究	南方医科大学	罗　仁	30
JDZX2012014	中医“病证结合”诊疗模式治疗不同绝经状态妇女相关症状的随机双盲对照研究	广东省中医院	杨洪艳	30
JDZX2012015	通脉口服液对系膜增生性肾炎的临床疗效研究	广东省中医院	王立新	20
JDZX2012016	基于汤剂的补脾益肾颗粒制备工艺考察及质控方法研究	广东省中医院	丘小惠	30
JDZX2012017	基于尿蛋白质组学技术探讨“真实世界”的辨证论治延缓慢性肾脏病进展的临床研究	福建中医药大学附属人民医院	丘余良	20
JDZX2012018	雌激素依赖型子宫内膜癌术后绝经综合征的中医药治疗方案研究	江苏省中医院	卢　苏	20
JDZX2012019	点穴疗法结合捏脊对绝经综合征生活质量的临床评价	广州中医药大学第一附属医院	贾　超	20
JDZX2012020	清肺培元微丸对艾滋病肺部感染患者外周血中Th1、Th2、Th17的影响	河南中医学院第一附属医院	徐立然	25
JDZX2012021	基于肠黏膜免疫及炎症损伤的泻痢康胶囊作用机制研究	河南中医学院第一附属医院	李　真	30
JDZX2012022	健脾益气法干预无症状HIV感染者疾病进展免疫机制研究	广西中医药大学附属瑞康医院	邓　鑫	20

（续表）

课题编号	课题名称	承担单位	课题负责人	资助经费（万元）
JDZX2012023	益艾康对HIV调控蛋白基因表达及静息型CD_4^+ T-HIV病毒库的影响	河南中医学院第一附属医院	李　强	25
JDZX2012024	“扶正抗艾颗粒”对AIDS患者外周血树突状细胞的影响研究	湖北省中医院	刘建忠	20
JDZX2012025	精元康胶囊治疗艾滋病HARRT疗法血液毒性的作用机制研究	河南中医学院	蒋士卿	20
JDZX2012026	无症状HIV感染期中医药治疗规范化的探索研究	湖北省中医院	杨　毅	10
JDZX2012027	基于肺病数据库的慢性阻塞性肺疾病及相关病证的证治规律研究	河南中医学院第一附属医院	李成文	15
JDZX2012028	基于“AECOPD危险窗”的辨证序贯治疗方案的疗效评价	河南中医学院第一附属医院	王海峰	30
JDZX2012029	慢性阻塞性肺疾病相关疾病证候分类与诊断标准研究	河南中医学院第一附属医院	余学庆	25
JDZX2012030	补肺益肾方、舒肺贴及其联合治疗COPD模型大鼠的疗效特点及作用机制	河南中医学院第一附属医院	王明航	20
JDZX2012031	COPD急性加重期序贯设计中医药复杂干预评价共同路径探索研究	中国中医科学院广安门医院	郭玉峰	20
JDZX2012032	紫苏子不同成分拮抗慢性阻塞性肺疾病炎症的作用机制	四川大学华西医院	毛　辉	30
JDZX2012033	中医药在COPD并肺心病患者慢病管理中的应用与评价研究	广东省中医院	庾　慧	5
JDZX2012034	慢性阻塞性肺疾病表型与中医证候及预后的相关性研究	广东省中医院	杨荣源	5
JDZX2012035	河南省2004～2012年中医药治疗艾滋病临床疗效系统评价研究	河南省中医药防治艾滋病临床研究中心、中国中医科学院中医药防治艾滋病研究中心	夏祖昌 王　健	另筹
JDZX2012036	小檗碱/丹参酮治疗PCOS的临床随机对照试验	黑龙江中医药大学附属第一医院	吴效科	35
JDZX2012037	妇科基地多囊卵巢综合征（PCOS）慢病项目临床数据挖掘和统计分析	北京中医药大学	刘建平	30
JDZX2012038	小檗碱防治PCOS患者子宫内膜病变的临床研究	黑龙江中医药大学附属第一医院	韩凤娟	20
JDZX2012039	PCOS中医、中西医结合诊疗方案及临床路径的研制	黑龙江中医药大学附属第一医院	侯丽辉	30
JDZX2012040	多囊卵巢综合征中外文献资料的挖掘和利用研究	中国中医科学院中医药信息研究所	崔　蒙	20
JDZX2012041	治疗多囊卵巢综合征六味归甲胶囊的新药研究	黑龙江中医药大学	张晓燕	20
JDZX2012042	PCOS早期流产的中医药防治	黑龙江中医药大学附属第一医院	冯晓玲	20
JDZX2012043	肥胖型“青春期”PCOS中医综合治疗方案的优化研究	广州医学院	马红霞	8
JDZX2012044	妇科基地PCOS慢病项目质量控制监察模式研究	黑龙江中医药大学附属第一医院	王桂媛	35
JDZX2012045	国家中医临床研究基地运行机制的探索研究	黑龙江中医药大学附属第一医院	刘松江	22

（续表）

课题编号	课题名称	承担单位	课题负责人	资助经费（万元）
JDZX2012046	补肾活血、化痰清热法调控多囊卵巢综合征核因子kB信号转导途径的研究	山西省中医药研究院	张淑芬	20
JDZX2012047	全国中医妇科名老中医诊治PCOS的临床经验研究	黑龙江中医药大学附属第一医院	韩延华	20
JDZX2012048	中医药诱发排卵不同治疗方案的优势比较	苏州市中医医院	许小凤	20
JDZX2012049	从肝脾论治慢性肝炎的免疫机制研究	湖北省中医院	盛国光	35
JDZX2012050	健脾补肾利水方增强肝细胞合成功能治疗肝硬化腹水的临床研究	河南中医学院第一附属医院	赵文霞	24
JDZX2012051	中医治疗慢性乙型肝炎真实世界效果比较研究	湖北省中医院	李晓东	30
JDZX2012052	“地五养肝方”治疗HBeAg阴性慢性乙型肝炎的“肝肾同源”理论及代谢组学研究	湖北省中医院	巴元明	20
JDZX2012053	“补肾生髓成肝”联合脐血干细胞治疗失代偿期肝硬化的疗效及机制研究	湖北省中医院	辜建勋	20
JDZX2012054	“补肾生髓成肝”防治肝细胞癌生物学基础研究	湖北省中医院	李翰旻	35
JDZX2012055	恩替卡韦联合“牛黄参胶囊”促进慢性乙型肝炎e抗原血清学转换的临床研究	湖北省中医院	邵冬珊	20
JDZX2012056	疏肝健脾法治疗慢性乙型肝炎（ALT＜2×ULN）的临床研究	陕西省中医医院	薛敬东	20
JDZX2012057	“地五养肝方”药效物质基础及体内代谢研究	中国医学科学院药用植物研究所	邹忠梅	28
JDZX2012058	补肾健脾利湿方治疗慢性乙型肝炎的免疫调控机制研究	上海中医药大学附属曙光医院	李　曼	28
JDZX2012059	TSPO配体诱发肝硬化大鼠肝细胞损伤的机制及扶正祛瘀化痰中药的干预	湖北省中医院	陈盛铎	20
JDZX2012060	基于肝脾肾同治理论的芪参颗粒对慢性乙肝患者抗病毒应答及免疫功能影响的临床及实验研究	江苏省中医院	薛博瑜	20
JDZX2012061	“阳黄—阴阳黄—阴黄”辨证论治模式对乙型肝炎相关性肝衰竭的干预作用及其预后的影响	湖南中医药大学第一附属医院	孙克伟	120
JDZX2012062	从IETM的调控研究温阳解毒化瘀颗粒抗肝衰竭的作用及机制	湖南中医药大学第一附属医院	陈　斌	60
JDZX2012063	清热解毒凉血法治疗乙肝病毒相关性慢加急性肝衰竭早期临床和实验研究	厦门市中医院	陈国良	30
JDZX2012064	乙型肝炎相关性慢加急性肝衰竭证候演化规律与IFN-γ基因多态性的关系	新疆维吾尔自治区中医医院	王晓忠	30
JDZX2012065	护肠清毒微丸结肠靶向给药修复HBV相关慢加急肝衰竭肠源性内毒素血症肠黏膜屏障作用机制	山东中医药大学附属医院	李　勇	30
JDZX2012066	基于TH1/TH2细胞平衡探讨健脾清化法调控慢性乙型肝炎患者免疫功能研究	河南中医学院第一附属医院	刘光伟	30
JDZX2012067	基于病证结合的破血化瘀、填精补髓法治疗出血性中风的临床评价研究	长春中医药大学附属医院	王　健	30
JDZX2012068	基于髓虚毒损理论的填精补髓、化痰开窍法对VCIND患者MRS及血清sRAGE、BACEI影响的研究	长春中医药大学附属医院	黎明全	30
JDZX2012069	破血化瘀、填精补髓法治疗出血性中风作用机制的研究	长春中医药大学附属医院	赵建军	30

（续表）

课题编号	课题名称	承担单位	课题负责人	资助经费（万元）
JDZX2012070	冠心病中医证候与伏邪发病机制的流行病学调查及代谢组学研究	长春中医药大学附属医院	邓　悦	40
JDZX2012071	基于伏邪理论的中医药干预不稳定性心绞痛（痰瘀阻络证）的临床研究	长春中医药大学附属医院	陈　颖	30
JDZX2012072	基于“痰瘀伏邪”理论探讨益气活血化痰法抗动脉粥样硬化的机制研究	长春中医药大学附属医院	姜丽红	20
JDZX2012073	益气活血化痰法抗细胞凋亡防治动脉粥样硬化的机制研究	吉林大学	陈丽娟	20
JDZX2012074	破血逐瘀法治疗急性脑出血安全性和疗效的临床再评价	广东省中医院	郭建文	25
JDZX2012075	脑出血恢复期防治方案及转化应用研究（于氏头针治疗脑出血恢复期的多中心随机对照研究）	黑龙江中医药大学附属第二医院	孙远征	20
JDZX2012076	基于阳明蓄血理论的调补脾胃、活血化痰法对VCIND临床疗效及磁共振波谱影响的研究	山东中医药大学附属医院	孙西庆	25
JDZX2012077	运用“伏邪”理论防治冠心病的疗效基础研究	新疆维吾尔自治区中医医院	安冬青	20
JDZX2012078	从瘀热论治出血性中风（急性期）的临床疗效评价研究	泰州市中医院	陈顺中	10
JDZX2012079	难治性溃疡性结肠炎中医药治疗的临床疗效评价	江苏省中医院	沈　洪	20
JDZX2012080	中药灌肠给药治疗溃疡性结肠炎优化方案及基层推广研究	首都医科大学附属北京中医医院	张声生	20
JDZX2012081	治疗溃疡性结肠炎中药清肠化湿方的制备工艺优化及其药效机制、毒性实验研究	江苏省中医院	刘　丽	20
JDZX2012082	清热解毒、凉血活血法联合西药治疗重度溃疡性结肠炎的疗效评价研究	江苏省中医院	叶　柏	20
JDZX2012083	中药灌肠治疗溃疡性结肠炎的临床研究	辽宁中医药大学附属医院	王垂杰	20
JDZX2012084	中药灌肠剂治疗溃疡性结肠炎的临床研究	黑龙江省中医研究院	潘　洋	20
JDZX2012085	中医特色慢病管理对维持溃疡性结肠炎缓解期的研究	广东省中医院	黄穗平	20
JDZX2012086	健脾扶正消癥方抗肿瘤有效组分诱导胃癌细胞凋亡和自噬的分子机制研究	江苏省中医院	邹　玺	20
JDZX2012087	健脾扶正消癥方对胃癌原位移植瘤生长转移及PECK、STAT3基因表达的影响	江苏省中医院	王瑞平	20
JDZX2012088	健脾益气法减轻胃癌化疗相关毒性的临床及机制研究	江苏省中医院	胡守友	20
JDZX2012089	益气健脾化积方对胃癌患者化疗耐药增敏效应的临床研究	江苏省中医药研究院	朱方石	20
JDZX2012090	益气健脾化积方逆转胃癌多药耐药作用的实验研究	江苏省肿瘤医院	李伟兵	20
JDZX2012091	基于“真实世界”原理评价益肾清利和络法干预CKD3-4期的临床疗效	江苏省中医院	孙　伟	20
JDZX2012092	益肾清利方联合低剂量雷公藤多苷治疗慢性肾小球肾炎增效减毒作用的临床研究	江苏省中医院	盛梅笑	20
JDZX2012093	中医生殖节律调节理论对排卵障碍性不孕症治疗时机与绩效的研究	江苏省中医院	谈　勇	20

（续表）

课题编号	课题名称	承担单位	课题负责人	资助经费（万元）
JDZX2012094	中医“病证结合”治疗方案治疗排卵障碍性不孕症的随机对照研究	广东省中医院	王小云	20
JDZX2012095	国家中医临床研究基地重点病种专病门诊运行管理机制的研究	江苏省中医院	方祝元	20
JDZX2012096	建立国家中医临床研究基地三级联动督导体系模式的研究	江苏省中医院	蒋　萌	20
JDZX2012097	中医综合治疗方案联合免疫细胞过继转移治疗晚期结直肠癌的研究	中国中医科学院西苑医院	杨宇飞	另筹
JDZX2012098	中西医结合综合方案干预小儿肺炎疗效评价研究	辽宁中医药大学附属医院	王雪峰	130
JDZX2012099	基于小儿反复肺炎易感体质的“伏九贴敷”临床研究	辽宁中医药大学附属医院	吕晓东	20
JDZX2012100	小儿病毒性下呼吸道感染的病原学监测	首都医科大学附属北京儿童医院	申昆玲	25
JDZX2012101	重点病种中西医结合复杂干预有效要素筛选和优化方案研究	辽宁中医药大学附属医院	王希利	20
JDZX2012102	中医药治疗小儿偏肺病毒、博卡病毒肺炎的临床研究	江苏省中医院	韩新民	35
JDZX2012103	中医药治疗小儿支原体肺炎疗效评价研究	上海中医药大学附属龙华医院	姜之炎	30
JDZX2012104	针对核心病机的中医治疗方案对毛细支气管炎的疗效及安全性评价	广东省中医院	许尤佳	30
JDZX2012105	儿童大叶性肺炎中医证候分布及优化方案研究	河南中医学院第一附属医院	宋桂华	10
JDZX2012106	基于气血证候病机干预高血压心脏舒张功能障碍的临床研究	北京中医药大学东方医院	林　谦	30
JDZX2012107	运用于高血压病中医疗效评价 PRO 量表研制	广州中医药大学第一附属医院	冼绍祥	30
JDZX2012108	补肾清肝法对合并睡眠呼吸暂停综合征的高血压患者血压波动性的干预研究	中国中医科学院西苑医院	张京春	30
JDZX2012109	高血压病证候规律及证候蛋白质组学特征比较研究	中国中医科学院广安门医院	胡元会	20
JDZX2012110	高血压合并外周动脉闭塞性疾病的证候规律研究	山东中医药大学附属医院	陈柏楠	20
JDZX2012111	高血压颈动脉粥样硬化常见证候分布及其清热泻火法干预研究	山东中医药大学附属医院	丁元庆	20
JDZX2012112	高血压社区中医规范化管理效果评价研究	山东中医药大学附属医院	郭　栋	40
JDZX2012113	补肾和脉方对动脉硬化斑块不稳定性的影响	山东省立医院	董　波	30
JDZX2012114	高血压病中医证候和炎症因子相关基因多态性联合分析对亚临床心血管损害的预测作用	上海中医药大学附属龙华医院	王佑华	30
JDZX2012115	天麻钩藤饮治疗高血压的短期疗效与中医证候适用性	上海市高血压研究所	李　燕	30
JDZX2012116	基于症状量化分级的崩漏（无排卵性功血）证候定量诊断方法的研究	山东中医药大学附属医院	王东梅	20
JDZX2012117	金复康治疗非小细胞肺癌抗淋巴管生成新机制	江苏省中医院	周贤梅	30
JDZX2012118	中国城市人群颈椎病流行病学调查研究	上海中医药大学附属龙华医院	崔学军	150

（续表）

课题编号	课题名称	承担单位	课题负责人	资助经费（万元）
JDZX2012119	扶正治癌组方联合EGFR-TKI靶向药物治疗晚期非小细胞肺癌的临床疗效研究及机制探讨	上海交通大学医学院附属瑞金医院	朱伟嵘	30
JDZX2012120	芪麝丸治疗神经根型颈椎病的再评价研究	上海中医药大学附属龙华医院	莫　文	30
JDZX2012121	非小细胞肺癌中西医结合治疗的研究	上海市胸科医院	陈智伟	80
JDZX2012122	旋提手法治疗椎动脉型颈椎病的多中心随机对照研究	中国中医科学院望京医院	朱立国	60
JDZX2012123	基于转录调控网络分析的中药复方作用机理的研究	上海交通大学	赵小东	60
JDZX2012124	电针治疗颈型颈椎病主动运动范围和等长肌肉强度临床评估	上海中医药大学附属市中医医院	车　涛	30
JDZX2012125	刘嘉湘“扶正治癌”理论指导肺癌治疗的分子机制研究	上海中医药大学附属龙华医院	李和根	100
JDZX2012126	基于数据包络分析法的颈椎病中医综合方案的临床疗效评估	成都中医药大学附属医院	樊效鸿	30
JDZX2012127	糖尿病肾病中医病证结合治疗方案的临床评价研究	成都中医药大学附属医院	李明权	40
JDZX2012128	三才降糖颗粒治疗2型糖尿病的前瞻性临床评价研究	成都中医药大学附属医院	钟　森	40
JDZX2012129	不同证候2型糖尿病患者动态血糖变化特点的临床研究	上海交通大学附属第六人民医院	孙永宁	40
JDZX2012130	糖尿病视网膜病变黄斑水肿中医综合治疗方案临床评价研究	成都中医药大学附属医院	叶河江	40
JDZX2012131	中药对高度近视眼底病变合并糖尿病视网膜病变临床疗效相关研究	中国中医科学院望京医院	刘　静	40
JDZX2012132	基于系统生物学的创新中药芪灯明目胶囊治疗糖尿病视网膜病变物质基础和作用机制研究	成都中医药大学	张　艺	40
JDZX2012133	糖尿病合并缺血性卒中急性期中西医结合规范化治疗方案的临床评价研究	成都中医药大学附属医院	杨东东	30
JDZX2012134	以参芪复方为基本方治疗糖尿病大血管炎症的病证结合研究	成都中医药大学附属医院	谢春光	30
JDZX2012135	针刺配合康复训练治疗中风后共济失调临床疗效评价	天津中医药大学第一附属医院	张春红	15
JDZX2012136	冠心病中医病因及证候临床流行病学调查研究	天津中医药大学第一附属医院	张伯礼	55
JDZX2012137	中风后排尿障碍中医综合治疗方案临床疗效的规范化研究与评价	天津中医药大学第一附属医院	高淑红	10
JDZX2012138	冠心病古今文献数据库建设及相关数据挖掘研究	天津中医药大学第一附属医院	毛静远	20
JDZX2012139	“调神益智”针法治疗脑梗死后轻度认知障碍的临床研究	天津中医药大学第一附属医院	郑健刚	15
JDZX2012140	名中医诊治冠心病的临床经验及学术思想研究	天津中医药大学第一附属医院	张军平	15
JDZX2012141	针刺配合语言康复治疗缺血性中风后基底节性失语症临床疗效评价、随机对照研究	天津中医药大学第一附属医院	傅立新	10
JDZX2012142	国家名老中医临床诊疗冠心病信息采集及经验传承研究	北京中医药大学东直门医院	王亚红	15

（续表）

课题编号	课题名称	承担单位	课题负责人	资助经费（万元）
JDZX2012143	“调神通腑”针法治疗卒中后便秘的临床研究	天津中医药大学第一附属医院	李桂平	10
JDZX2012144	国医大师张学文教授诊治冠心病的临床经验研究	陕西中医学院第二附属医院	王永刚	15
JDZX2012145	醒脑开窍针法治疗卒中后抑郁发作的临床适宜技术规范化评价与推广研究	天津中医药大学第一附属医院	赵　红	10
JDZX2012146	毛德西教授诊治冠心病经验研究	河南省中医院	王振涛	15
JDZX2012147	醒脑开窍针刺法结合头皮针治疗卒中后丘脑痛的临床研究	天津中医药大学第一附属医院	路　明	10
JDZX2012148	沈宝藩临床诊疗经验及传承方法研究	新疆维吾尔自治区中医医院	王晓峰	15
JDZX2012149	秩边透水道治疗中风后尿失禁的临床研究	山西中医学院	冀来喜	10
JDZX2012150	醒脑开窍针法防治中风后抑郁症的临床研究	南京中医药大学	倪光夏	10
JDZX2012151	“活血散风”针刺法对脑梗死患者高血压调控的临床研究	天津中医药大学第一附属医院	杜宇征	10
JDZX2012152	灸法治疗中风后急迫性尿失禁的临床研究	首都医科大学附属北京中医医院	王麟鹏	10
JDZX2012153	头穴丛刺针法治疗中风后认知功能障碍的临床疗效评价及机制研究	黑龙江中医药大学附属第二医院	孙忠仁	10
JDZX2012154	健脑调神针法早期预防中风后抑郁的随机对照试验	江苏省中医院	孙建华	10
JDZX2012155	针灸治疗中风轻度认知障碍的多中心 RCT 临床研究	浙江中医药大学附属第三医院	方剑乔	10
JDZX2012156	藏医水泻疗法治疗肝硬化腹水前瞻性临床观察研究	西藏自治区藏医院	德庆白珍	35
JDZX2012157	藏医放血疗法和六味血清散治疗查培并的临床疗效评价和安全性研究	西藏自治区藏医院	达瓦次仁	35
JDZX2012158	血瘫病康复期藏医涂擦疗法的疗效评价和安全性研究	西藏自治区藏医院	巴桑卓玛	25
JDZX2012159	秘方 2 号治疗高原红细胞增多症临床疗效观察与安全性评价研究	西藏那曲地区藏医院	达瓦顿珠	25
JDZX2012160	藏医灌肠疗法治疗肝性脑病前瞻性临床观察研究	西藏自治区藏医院	白　马	20
JDZX2012161	蒙医特色疗法治疗脑出血恢复期的临床疗效评价研究	内蒙古国际蒙医医院	姚哈斯	20
JDZX2012162	新疆地区中医药防治艾滋病网络体系的构建	新疆维吾尔自治区中医医院	马建萍	72
JDZX2012163	平艾合剂 1 号方治疗艾滋病气阴两虚型研究	新疆维吾尔自治区第六人民医院	杨成新	48
JDZX2012164	运用德尔菲法制定 COPD 发展“快”“慢”的判定标准及其体质特征、T 细胞亚群平衡及 ADAM33 基因多态性差异研究	新疆维吾尔自治区中医医院	李风森	38
JDZX2012165	中医药预防慢性阻塞性肺疾病急性发作的临床研究	新疆维吾尔自治区中医医院	哈木拉提·吾甫尔	60
JDZX2012166	北京市三级医院—社区卫生服务机构—家庭保健员/患者共同参与的 COPD 环状管理模式推广研究	北京中医药大学东直门医院	王成祥	40

（续表）

课题编号	课题名称	承担单位	课题负责人	资助经费（万元）
JDZX2012167	益气、活血、化痰法及其不同组合治疗方案对COPD大鼠细胞因子和气道重塑干预作用研究	广州中医药大学第一附属医院	张　伟	32
JDZX2012168	愈肺宁方治疗慢性阻塞性肺疾病的临床与免疫机制研究	福建省漳州市中医院	洪敏俐	10
JDZX2012169	高三尖杉酯碱治疗急性早幼粒细胞性白血病的临床与机制研究	浙江大学医学院附属第一医院	金　洁	40
JDZX2012170	名老中医治疗再生障碍性贫血证治规律与传承研究	浙江省中医院	陈　健	20
JDZX2012171	中药5类新药安留克胶囊治疗白血病的临床前研究	浙江省中医院	高瑞兰	45
JDZX2012172	再生障碍性贫血临床评价方法和指标研究	浙江省中医院	季聪华	20
JDZX2012173	急性髓劳中医分阶段/分期诊断证候要素的研究	浙江省中医院	胡致平	30
JDZX2012174	再生障碍性贫血继发病毒感染的致重机制研究	浙江省医学科学院	郭潮潭	20
JDZX2012175	麻柔治疗再生障碍性贫血名医经验传承研究	中国中医科学院西苑医院	杨晓红	15
JDZX2012176	“抗白延年汤”联合小剂量化疗治疗老年急性髓系白血病的临床研究	浙江省中医院	沈一平	20
JDZX2012177	冬凌草甲素治疗复发/难治急性髓细胞白血病M2b患者前期临床实验	上海交通大学医学院附属瑞金医院	沈　杨	30
JDZX2012178	补肾活血祛瘀法联合异基因造血干细胞移植治疗重型再生障碍性贫血	浙江省中医院	叶宝东	20
JDZX2012179	基于模型依赖唯实论的再生障碍性贫血疗效评价体系构建研究	上海中医药大学附属岳阳中西医结合医院	周永明	15
JDZX2012180	“以毒攻毒法”为主治疗不能耐受化疗的急性髓细胞白血病临床研究	中国中医科学院西苑医院	刘峰	20
JDZX2012181	解毒法配合异体骨髓细胞输注治疗重型再障大鼠的实验研究	广东省中医院	吴顺杰	5
JDZX2012182	老年急性髓系白血病化疗患者生命质量调查与中药干预	石家庄平安医院	刘清池	5

国家中医药管理局关于支持和促进新疆维吾尔自治区中医药、民族医药事业跨越式发展的意见

国中医药办发〔2012〕41号

各省、自治区、直辖市卫生厅局、中医药管理局，新疆生产建设兵团卫生局，局各直属单位：

为进一步贯彻落实中央新疆工作座谈会和全国对口支援新疆工作会议精神，促进新疆维吾尔自治区中医药、民族医药事业跨越式发展，现提出以下意见：

一、指导思想

坚持以邓小平理论和“三个代表”重要思想为指导，深入贯彻落实科学发展观，按照中央关于新疆工作的总体部署，结合区域经济社会发展战略，以深化医药卫生体制改革为契机，从新疆中医药、民族医药工作实际出发，统筹规划，开拓创新，遵循中医药、民族医药行业特点和发展规律，保持和发扬中医药、民族医药特色优势，推动中医药、民族医药继承与创新，提升中医药、民族医药服务能力，为保障各族人民群众健康服务，充分发挥中医药、民族医药在促进新疆经济社会发展中的积极作用。

二、基本原则

（一）政府主导，合力推进。充分发挥政府的主导作用，动员各方面力量共同推进新疆中医药、民族医药医疗、保健、教育、科研、产业、文化和对外交流的全面发展，

形成全社会合力推进新疆中医药、民族医药事业发展的良好氛围。

（二）科学规划，协调发展。新疆各级卫生行政部门和中医药、民族医药管理部门要结合新形势下中央对新疆工作的总体部署和战略要求，科学制定中医药、民族医药事业“十二五”规划，在学术发展和实践应用上把中医药、民族医药与西医药摆在同等重要的位置，既要保持特色优势，又要积极利用现代科技，使新疆中医药、民族医药事业与经济社会同步发展。

（三）突出特色，注重实效。坚持发挥中医药、民族医药特色优势，从人民群众最关心、反映最强烈的问题入手，进一步加强基础设施建设，优先保证公共服务供给，重点向基层倾斜，切实办几件见实效、人民群众得实惠的中医药、民族医药工作实事。

（四）积极扶持，自我提高。充分发挥中央和地方两方面的积极性。国家中医药管理局进一步加大对新疆的支持力度，充分发挥协调作用，引导全国中医药、民族医药机构支持帮助新疆中医药、民族医药事业发展。新疆各级卫生和中医药、民族医药管理部门要进一步增强积极性、主动性和创造性，全面提高自我发展能力。

三、工作目标

到2020年，新疆中医药、民族医药服务体系进一步健全，服务能力得到显著提高，基本建立起医疗、预防、康复、保健、养生等功能齐全、覆盖城乡的中医、民族医医疗服务网络和教育、科研、产业服务体系，建立保障中医药、民族医药科学发展的领导协调机制、行政管理体系、运行保障体制，中医药、民族医药事业整体发展达到西部地区中上水平。

四、主要任务

（一）完善中医药、民族医药发展的政策。一是积极落实中医药、民族医药医疗保障政策，指导自治区中医药、民族医药管理部门将符合条件的民族医诊疗项目及民族药纳入城镇基本医疗保险和新型农村合作医疗报销范围及用药目录，并提高报销比例，降低起付线。二是会同有关部门做好《国家基本药物目录（其他医疗机构部分）》民族药的遴选工作，合理开发、使用和管理中药民族药。三是在公立医院改革中，对中医民族医医疗机构的建设、发展给予支持，未经省级卫生及中医药、民族医药行政管理部门同意，不撤销、不合并、不改变中医、民族医医院的性质。

（二）支持中医药、民族医药基础设施建设。一是协调并争取有关部门支持，在“十二五”期间认真落实新疆县级中医、民族医医院标准化建设和地州级中医、民族医医院业务用房建设及改造任务。二是在中医、民族医医院改扩建时，重点加强特色优势突出的临床科室基础设施建设，配备现代诊疗设备及中医、民族医诊疗设备。三是积极创造条件，在尚未设置中医、民族医医疗机构的地区设立中医、民族医医院，或在综合医院设立中医、民族医科。四是支持新疆在“十二五”期间完成地州级以上中医、民族医医院中药、民族药制剂室建设。五是在安排中医药、民族医药专项资金时，对新疆予以倾斜。加强与中央有关部门的沟通、协调，借助其他行业援疆的政策、项目，为新疆中医药、民族医药发展争取项目和资金支持。六是以自治区中医医院和自治区维吾尔医医院为依托，加快建立自治区级中医“治未病”中心和维吾尔医的“轻度密杂吉（气质）损伤治疗”中心。七是对基层医疗卫生服务机构的中医、民族医科和中药、民族药房进行建设，配备必要设备，培训能够提供中医药、民族医药服务的专业技术人员。八是支持新疆完成国家中医临床研究基地建设任务，支持自治区维吾尔医医院和维吾尔医药研究所基本建设。九是支持中国中医科学院在新疆设立分院，争取新疆有关部门在基本建设、科研编制等方面给予支持。十是支持新疆在“十二五”期间整合自治区级中医药、民族医药研究单位，成立中医药、民族医药研究院。

（三）加强中医药、民族医药人才队伍建设。一是鼓励和扶持民族地区举办高等民族医药教育，指导新疆对民族医药教材进行结构优化，加强6个民族医药重点学科建设。二是加强高层次中医药、民族医药人才培养，指导新疆大力实施全国名老中医药、民族医药专家学术经验继承项目和优秀中医药、民族医药临床人才研修项目。三是为新疆基层医疗卫生机构在职人员学习中医药、民族医药知识创造必要的条件和环境，实施面向基层的中医药、民族医药人才培养计划。四是完善新疆中医、民族医住院医师规范化培训制度。在“十二五”期间，依托自治区中医住院医师规范化培训基地，建成自治区维吾尔医住院医师规范化培训基地。五是协调中国中医科学院在新疆开办第二批中医学（民族医药）研究生课程进修班。六是每年选派2～3名技术骨干到自治区维吾尔医医院、乌鲁木齐市中医医院等单位开展医疗、科研活动，选派1～2名行政干部在新疆挂职。七是积极推动哈萨克医纳入国家医师资格考试体系，进一步规范维吾尔医等医师资格考试工作，鼓励符合条件的民族医和确有专长人员通过跟师学习等方式参加国家医师资格考试。八是组织中国中医科学院在新疆定期举办学术交流，促进新疆中医药、民族医药学科持续发展。

（四）强化中医、民族医医疗机构内涵建设。一是加快中医、民族医专科（专病）建设步伐，每所地（州、市）级以上中医、民族医医院建成3～5个特色优势专科，县（市、区）级中医、民族医医院建成1～2个特色优势专科。建成国家级重点中医、民族医专科（专病）20个，自治区级重点中医、民族医专科（专病）50个，地（州、市）级中医、民族医特色专科（专病）100个。二是提升中医药、民族医药对常见病、多发病、疑难病的防治能力。以国家中医临床研究基地和重点研究室为主体，结合重点学科、重点专科建设，加强心脑血管疾病、慢性呼吸系统疾病、脾胃病、艾滋病、白癜风、银屑病、妇科病、骨退行性病变等重大疑难疾病的临床研究。三是力争专科（专病）、感染性疾病科、急诊急救能力、中药房（民族药房）等建设项目实现全覆盖。四是选择部分特色优势明显、疗效突出的民族医优势病种，制订诊疗方案，形成临床路径，在新疆推广运用。五是筛选安全、有效、规范、经济、符合伦理的民族医医疗技术，制定目录和操作方案，加强民族医医疗技术临床应用推广和管理。六是做好民族医医院评审工作，逐步建立民族医医院发挥中医药、民族医药特色优势的激励机制。

（五）提升中医药、民族医药科研创新能力。一是落实自治区中医医院国家中医临床研究基地建设任务，组织协调好中医药行业科研专项慢病项目和基地科研专项课题的实施，分步实现临床科研信息共享，根据需求安排自治区中医院科研骨干在北京中医药大学循证医学中心和中国中医科学院进修。二是继续加强中医药、民族医药临床研究伦理审查体系与能力建设。三是组织科研院所和部分企业联合开展维吾尔医优势病种研究。四是实施适宜技术筛选推广项目，支持一批维吾尔医、哈萨克医等民族医适宜技术在新疆推广应用。五是支持开展维吾尔医、哈萨克医等民族医药、医技、医术的传承研究和医学知识的抢救性挖掘研究，支持一批维吾尔医等民族医药文献的挖掘整理、校勘注释，在《中华医藏》的编纂中增加维吾尔医、哈萨克医等民族医药的收录。六是指导新疆开展自治区中医药、民族医药临床研究基地建设。

（六）加快中医药、民族医药标准化建设进程。一是在新疆遴选建设若干所国家级中医药、民族医药标准化研究中心和实施推广示范单位。二是继续支持新疆研究和制定一批中医药、民族医药标准，建立标准研究制定、推广应用、评价反馈相结合的工作机制。三是进一步加强中医药、民族医药标准研究推广基地建设。加强对自治区中医院、自治区维吾尔医医院建设工作的指导。四是支持标准化人才队伍建设。在实施好中医药、民族医药标准化人才培训项目的基础上，支持维医药等民族医药标准化高级人才培养。

（七）扶持中医药、民族医药产业发展。一是鼓励和支持全国有实力的中药、民族药企业与新疆本地科研机构和企业合作，加强中药、民族药特别是维药的合作研发，向新疆地区的企业推荐或协助引进先进的中药、民族药生产技术，支持新疆道地药材的产业化，加强维医药传统工艺、技术和产品的知识产权保护。二是积极争取国家财政支持，继续开展中药、民族药资源普查试点工作，并对新疆地区给予倾斜，扩大普查范围。三是支持新疆建立中药资源动态监测和信息服务站，切实掌握新疆中药、民族药资源现状，促进保护和利用。

（八）促进中医药、民族医药文化繁荣。一是指导新疆建设中医药、民族医药文化发展平台，打造中医药民族医药文化品牌。支持新疆开展中医药、民族医药文物古迹保护和非物质文化遗产普查，编制中医药、民族医药非物质文化遗产保护名录数据库，确定一批自治区级中医药、民族医药非物质文化遗产名录，组织申报国家级非物质文化遗产名录。二是加强中医药、民族医药文化研究、交流与传播，深入开展中医药、民族医药文化宣传普及活动。推进中医药、民族医药知识进教材、进课堂，营造中医药、民族医药文化事业发展的良好氛围。

（九）推进中医药、民族医药对外交流合作。一是帮助新疆拓宽中医药、民族医药对外交流合作的渠道。通过多种途径，加强政府、国际组织和民间中医药、民族医药交流合作。二是支持新疆开展中医药、民族医药医、教、研的国际合作，提升新疆中医药、民族医药在国际上的学术地位和影响力。

五、保障措施

（一）加强统筹协调，形成工作合力。国家中医药管理局统筹安排中医药、民族医药援疆工作，积极协调有关部门和其他省份，发挥地方政府和各个行业的优势，共同支援新疆发展中医药、民族医药事业。国家中医药管理局办公室与新疆维吾尔自治区卫生厅、中医民族医药管理局建立联席会议机制，加强沟通和联系，确定联络员，每半年召开一次会议，共同研究重大政策问题，确保相关政策和项目落实到位。

（二）加大支持力度，督促任务落实。国家中医药管理局机关各部门在人力、物力、财力、智力等方面，加大对新疆的支持力度。加强工作督查和后期评审，落实支持项目，确保项目有效实施。帮助解决新疆中医药、民族医药事业发展中遇到的困难和问题，促进相关支持政策的落实。

（三）加强自身发展，夯实工作基础。支持新疆将中医药、民族医药事业发展纳入全区经济社会发展的总体规划和援疆工作的重要内容，加强组织领导，完善工作机制，积极争取地方党委、政府的支持和帮助，在经费投入、能力建设、人员编制、人才培养、对口支援、项目管理等方面加大保障力度，筑牢工作基础，促进新疆中医药、民族医药事业又好又快发展。

（四）不断深化改革，加大创新力度。进一步解放思想，增强中医药、民族医药事业发展的活力和动力，突破制约中医药、民族医药事业发展的瓶颈。用足用活西部大开发、深化医药卫生体制改革、卫生援疆等政策，鼓励社会资源和社会力量关心支持新疆中医药、民族医药事业，形成新疆中医药、民族医药事业跨越式发展的大好局面。

国家中医药管理局
2012年10月30日

国家中医药管理局关于成立突发公共事件中医药应急工作机构的通知

国中医药医政发〔2012〕42号

各省、自治区、直辖市卫生厅局、中医药管理局，新疆生产建设兵团卫生局，中国中医科学院，北京中医药大学：

为进一步做好中医药应急工作，保持发挥中医药特色优势，健全我局中医药应急组织领导体系，经研究，我局决定成立国家中医药管理局突发公共事件中医药应急工作领导小组和工作组，现将领导小组和工作组组成人员名单及主要职责印发给你们。

一、领导小组

（一）领导小组职责

负责全国中医药应急工作的组织领导，统筹指挥、部署突发公共事件中医药应急救治工作。

（二）领导小组组成

组长：

卫生部副部长、国家中医药管理局局长　王国强

副组长：

国家中医药管理局副局长　吴　刚

国家中医药管理局副局长　于文明

国家中医药管理局副局长　李大宁

国家中医药管理局副局长　马建中

国家中医药管理局党组成员、中国中医科学院党委书记　王志勇

成员：

国家中医药管理局办公室主任　王　炼

国家中医药管理局人事教育司司长　姜在旸

国家中医药管理局规划财务司司长　曹洪欣

国家中医药管理局政策法规与监督司司长　查德忠

国家中医药管理局医政司司长　许志仁

国家中医药管理局科技司司长　苏钢强

国家中医药管理局国际合作司司长　王笑频

国家中医药管理局直属机关党委常务副书记　杨　锐

二、工作组

（一）办公室

主任：

国家中医药管理局医政司司长　许志仁

成员：

国家中医药管理局人事教育司巡视员兼副司长　洪　净

国家中医药管理局政策法规与监督司巡视员兼副司长　桑滨生

国家中医药管理局办公室副主任　赵　明

国家中医药管理局规划财务司副司长　武　东

国家中医药管理局医政司副司长　杨龙会

国家中医药管理局科技司副司长　李　昱

国家中医药管理局国际合作司副司长　吴振斗

主要职责：

1. 负责全国突发公共事件中医药应急处理的日常管理工作。

2. 制订突发公共事件中医药应急预案。

3. 履行应急值守、信息汇总和综合协调职责，发挥运转枢纽作用。

4. 承办领导小组交办的其他事项。

（二）医疗救治组

组长：

国家中医药管理局医政司副司长　杨龙会

成员：

国家中医药管理局医政司医疗管理处处长　杨荣臣

国家中医药管理局医政司中西医结合与民族医药处（综合处）处长　赵文华

国家中医药管理局科技司中医科技处副处长　王思成

国家中医药管理局医政司医疗管理处主任科员　董云龙

主要职责：

1. 组织专家提出应急救治的指导意见、防治方案，提供技术支持。

2. 组建中医药应急救治队伍，参与突发公共事件中医药应急救治。

3. 开展中医药应急救治队伍培训和演练。

4. 承办领导小组交办的其他事项。

（三）临床科研组

组长：

国家中医药管理局科技司司长　苏钢强

成员：

国家中医药管理局科技司副司长　李　昱

国家中医药管理局医政司医疗管理处处长　杨荣臣

国家中医药管理局科技司中药科技处处长　陆建伟

国家中医药管理局科技司中医科技处副处长　王思成

主要职责：

1. 组织开展中医药应急的临床科研工作，提出工作计划并组织实施。

2. 承办领导小组交办的其他事项。

（四）新闻宣传组

组长：

国家中医药管理局办公室副主任 赵 明

成员：

国家中医药管理局办公室新闻办副主任 欧阳波

国家中医药管理局国际合作司港澳台处主任科员 魏春宇

主要职责：

1. 拟定中医药应急新闻宣传口径。

2. 组织中医药应急相关新闻报道。

3. 承办领导小组交办的其他事项。

（五）条件保障组

组长：

国家中医药管理局规划财务司司长 曹洪欣

成员：

国家中医药管理局规划财务司副司长 武 东

国家中医药管理局规划财务司规划投资处处长 刘群峰

国家中医药管理局规划财务司预算财务处副处长 王振宇

国家中医药管理局科技司中医科技处副调研员 邱 岳

国家中医药管理局医政司医疗管理处主任科员 董云龙

主要职责：

1. 为中医药应急工作提供设备、药品、资金等方面的保障。

2. 承办领导小组交办的其他事项。

国家中医药管理局

2012年11月6日

中医药标准化中长期发展规划纲要（2011～2020年）

国中医药法监发〔2012〕43号

为贯彻落实《国务院关于扶持和促进中医药事业发展的若干意见》，促进中医药标准化“十二五”时期及长远的发展，根据《中华人民共和国国民经济和社会发展第十二个五年规划纲要》和《中医药事业发展“十二五”规划》编制本规划纲要，主要阐明中医药标准化工作的战略目标、明确工作重点，是未来10年中医药标准化工作的行动纲领，是建立完善中医药标准体系和中医药标准化支撑体系的基本依据。

一、背景

标准化是经济社会发展的技术支撑，是构成国家核心竞争力的基本要素，是国家综合实力的集中体现。在经济全球化的条件下，标准化已涉及经济社会生活各个领域，深刻影响着经济、政治、社会、文化等领域的发展，成为经济、科技竞争的制高点，成为推动经济增长、社会发展和科技进步的重要途径。

“十一五”时期，中医药标准化工作在党中央、国务院的高度重视和有关部门的大力支持下，全面推进了中医药标准化战略，制定实施了《中医药标准化发展规划（2006～2010年）》，着力推动中医药标准体系和中医药标准化支撑体系建设，有效应对中医药国际标准化严峻形势，较好地调动了全行业各方面力量和资源，中医药标准化工作有了更好、更快、更大的发展。中医药标准体系建设步伐明显加快，在中医基础、技术和管理等领域，制修订中医药国家标准27项、行业或行业组织标准450多项，实现了“十一五”既定目标，初步建立与中医药事业发展和人民群众健康需求相适应的中医药标准体系。中医药标准化支撑体系建设不断加强，标准化专业技术组织和人才队伍建设取得进展，成立了中医、中药、中西医结合、针灸、中药材种子种苗5个全国专业标准化技术委员会，涌现出一批积极承担中医药标准化研究制定的技术机构和单位，凝聚起一支医、教、研、产相互配合、精通业务技术、熟悉标准化知识和方法的复合型中医药标准化专家队伍。中医药标准的应用推广力度加大，中医药标准在实践中的应用水平持续提升，第一批42家中医药标准研究推广基地建设全面展开。中医药标准化管理体制和制度建设得到加强，初步形成了政府主导、行业参与、统筹规划、分工负责的中医药标准化管理体制和运行机制，形成了中医药专家广泛参与，全行业关注、支持和参与标准化的良好氛围。实质性参与中医药国际标准化活动取得了历史性的突破，话语权和影响力不断增强，积极促成国际标准化组织（ISO）中医药标准化技术委员会的成立并承担秘书处工作，推动世界卫生组织（WHO）将中医药等传统医学纳入国际疾病分类代码体系。

同时，中医药标准化工作还存在许多困难和问题。行业内对中医药标准化的意识还不强，认识还不一致，重视还不够；中医药标准化工作基础还很薄弱，整体水平还不高；中医药标准实施推广不够，在实践中主动采用的程度不高；中医药标准化专业人才缺乏，现有人员队伍能力水平亟须提高；中医药标准化技术组织和专业研究机构建设有待加强，标准化管理体制和工作机制还需进一步完善；我国中医药国际标准化工作的能力水平还存在差距，实质性参与国际标准化活动的能力有待加强。

中医药标准化是中医药事业发展的一项基础性、战略性、全局性工作，随着中医药标准化工作的全面推进和不断发展，中医药标准化对中医药事业发展的技术支撑和引领作用不断凸显，越来越成为推动继承创新、促进学术进步的有效途径，成为保持和发扬特色优势的重要载体，成为规范行业管理、加强政府管理工作的重要手段，成为提高服务质量安全水平的基本依据，成为增强综合竞争力、促进中医药国际传播与发展的战略举措。

随着国际上对传统医药价值的重新认识和密切关注，中医药学所蕴涵的丰富文化和潜在经济价值日益显现，中医药国际标准化的竞争愈加激烈，对我形成倒逼态势。面对新的形势，我们必须进一步增强责任感和使命感，站在国家战略的高度，抓住机遇，迎难而上，积极应对，奋发有为，为有效参与国际合作和竞争赢得优势。

二、指导思想和发展目标

（一）指导思想

以邓小平理论和“三个代表”重要思想为指导，深入贯彻落实科学发展观，紧紧围绕保障和改善民生及深化医药卫生体制改革总体目标，着眼于推进中医药继承创新和学术进步，更好地发挥中医药在维护和增进人民群众健康中的作用，以推进中医药标准体系和标准化支撑体系建设为重点，以提高中医药标准质量和中医标准化水平为核心，整合优势资源，系统转化医疗、教育、科研成果，立足国内、面向国际，发挥标准化在中医药发展中的基础性、战略性、全局性作用，引领和支撑中医药事业科学发展。

（二）基本原则

——统筹规划，突出重点。坚持统筹规划，做好中医药标准化发展的顶层设计，全面推进中医药标准体系和标准化支撑体系建设。同时，根据发展需要和条件，选择重点领域和项目，着力推进，解决中医药事业发展中的关键问题。

——拓展领域，提升质量。坚持在做好中医诊疗技术标准制修订的基础上向中医药预防保健、教育、科研、中药领域的延伸，实现从基础、技术标准领域向管理标准领域的拓展。加强中医药标准研究制定方法的研究和应用，坚持中医药标准研究制定的程序规范、方法科学、公开透明，提升中医药标准质量和水平。

——立足需求，注重实用。坚持以中医药事业发展对标准化的需求为导向，以引领和支撑科学发展，提升中医药医疗、保健、科研、教育、产业质量效益为目标，坚持中医药标准化与中医药发展实际问题和需求的紧密结合。

——整合资源，注重协调。坚持中医药标准化与中医药事业发展的协调，充分吸收中医药科研、中医临床研究基地、重点专科专病、重点学科的研究和实践成果，及时转化为标准。将中医药标准研究制定、应用推广、评价反馈和支撑条件建设与中医药医疗、保健、科研、教育、产业、文化发展紧密结合。

——强化国内，面向国际。坚持国内中医药标准化工作与国际中医药标准化工作统筹，以国内发展为前提，服务和支撑国际化需求与发展，以增强国际标准化话语权和影响力为目标，把握中医药国际标准化发展的契机和形势，带动国内中医药标准化发展。

——政府主导，多方参与。坚持发挥政府部门在中医药标准化工作的组织协调、宏观规划、政策指引、制度建设等方面的主导作用，鼓励中医药行业及社会各界通过各种渠道和方式参与中医药标准化工作，形成全行业全社会广泛参与、共同推进的良好局面。

（三）发展目标

总体目标：

到2020年，基本建立适应事业发展需要、结构比较合理的中医药标准体系，中医药标准化支撑体系进一步完善，基本满足中医药标准化工作的需求，中医药标准应用推广和监测评价体系初步建立，中医药标准化人才队伍建设明显加强，中医药标准化管理体制和运行机制更加完善，我国实质性参与中医药国际标准化活动的能力显著提升。

“十二五”时期的具体目标：

——中医药标准体系不断完善。围绕中医药事业发展需求，完成300项中医药标准制修订，基本覆盖中医医疗、预防保健、教育、科研、中药等领域。

——中医药标准质量水平明显提高。中医药标准制修订技术方法和过程管理更加科学规范，标准适用性增强，90%以上的中医药标准标龄低于5年，国家标准、行业标准、行业组织标准之间的协调性明显提高。

——中医药标准实施效益明显增强。中医药标准应用情况良好，在基层建设一批中医药标准研究推广基地，中医药标准研究制定、应用推广与评价反馈机制基本形成。

——实质性参与国际标准化活动的能力明显提升。提出10～15项中医药国际标准提案，推进3～5项中医药国际标准的制定。

——中医药标准化支撑体系保障能力增强。培养一批中医药标准化专家，形成中医药标准化专家队伍。建设一批标准化研究中心，形成中医药标准化研究平台，中医药科学研究、科技成果转化对标准化的支撑作用更加明显，中医药标准化信息网络平台服务功能显现。

——中医药标准化发展环境进一步优化。中医药标准化管理体制和运行机制进一步完善，中医药标准管理制度基本建立，全行业关注、支持和参与标准化的氛围更加浓厚。

三、重点任务

（一）加强中医药标准化理论和技术研究

积极开展中医药标准化战略及重大问题研究，推进中医药标准化体系、中医药国际标准、中医药标准制修订技术等方面研究，提升理论研究对中医药标准化发展的支持力度。重点加强中医标准体系研究、国际标准化发展趋势与动态分析、中医药标准制修订技术方法及关键技术、中医药标准新领域前期研究等工作。强化中医药科研成果向标准转化的基本条件和技术方法研究，推进中医药临床、科研与技术标准制修订结合。加强中医药标准应用评价技术方法研究，形成评价指标体系和评价规范。加强中医药国际标准动态分析研究。

（二）加强中医药标准体系建设

在整体推进的基础上，进一步突出重点，开展基础、技术、管理等领域中医药标准制定，完善中医药标准体系。在扩展领域的基础上，进一步提升中医药标准质量，为中医药事业发展提供技术支撑。

1. 中医药基础标准。

中医药基础标准是标准体系建设的基础。围绕中医药标准中的共性问题，开展名词术语、通用方法等基础标准的研究制定，重点加强中医名词术语、多语种翻译、信息等标准制修订。加强中医药名词术语研究成果的转化，制修订中医基础理论、临床诊疗、中药、针灸名词术语标准。开展中医药信息基础标准和应用标准的研究制定，加强与国内外健康信息相关标准化机构的联络及标准之间的协调，制修订中医电子病历及相关信息标准、中医药统计信息标准、中医药文献信息标准等。开展中药饮片、方剂编码规则研究，制定中药饮片、方剂与物流领域编码标准。

专栏1　中医药基础标准

01　中医药名词术语标准

重点完成中医基础理论术语、中医临床诊疗术语等国家标准的修订，研究制定中药名词术语、针灸名词术语标准和名词术语翻译标准。

02　中医药信息标准

重点完成中医电子病历及相关信息标准、中医病证分类与代码标准、与卫生健康档案和电子病历系统的接口标准、中医药统计信息标准、中医药文献信息标准等制修订。开展中药饮片、方剂与物流领域编码标准研究制定。

2. 中医药技术标准。

中医药技术标准是标准体系建设的核心。以提高中医药临床诊疗质量与水平、发挥中医药特色优势为目标，进一步完善现有中医诊疗技术标准体系。完成中医常见病证诊疗指南、针灸治疗指南的制修订。探索中西医结合诊疗指南的研究制定。开展中医诊疗指南制修订方法研究，制定针灸治疗指南制修订通则和评估规范，形成中医标准制修订技术规范，进一步提高制修订质量和水平。继续推进中医诊疗技术操作规范的研究制定，基本覆盖针灸、推拿等中医常用诊疗技术，加强针灸器材标准的研究制定。开展中医护理技术规范的制修订。围绕中医临床疗效评价的关键问题，加强中医疗效评价方法研究和标准制定，重点研究制定重大疾病中医疗效评价标准，修订中医病证诊断疗效标准，为进一步提高中医医疗服务水平提供技术支撑。

专栏2　中医诊疗技术标准

01　中医临床诊疗指南

完成中医内、外、妇、儿等科临床常见病证诊疗指南的制修订，开展中医临床诊疗指南制修订技术方法研究，进一步拓展中医临床诊疗指南的病种范围。

02　中医疗效评价标准

修订中医病证诊断疗效标准，开展中医临床疗效评价标准的示范性研究。

03　中西医结合临床治疗指南

探索和制定临床常见病中西医结合治疗指南。

专栏3　针灸标准

01　针灸技术操作规范

完成针灸技术操作规范制修订，研究制定针灸技术操作标准的制修订方法，完善针灸技术操作标准体系。

02　常见病证针灸治疗指南

制修订常见病证针灸治疗指南，完善针灸治疗标准体系。开展针灸治疗指南制修订方法研究，制修订针灸临床治疗指南通则及评估规范。

03　针灸器材标准

完成针灸针等国家标准的修订，开展针灸器材标准的研究制定。

围绕中医“治未病”工作，加强中医预防保健技术标准研究制定。开展不同证类的亚健康人群中医预防指南的研究制定。开展中医预防保健康复技术操作规范制修订，规范预防保健技术方法。加强药膳技术标准的研究制定，规范引导药膳相关技术方法的使用。选择体现中医药特色优势的康复技术方法，研究制定中医康复技术指南。

专栏4　中医“治未病”标准

01　中医预防保健指南
开展中医预报保健指南的研究，制定不同证类亚健康人群中医保健指南。

02　中医保健技术规范
开展中医保健技术规范化研究，制修订艾灸、膏方、全身推拿等中医养生保健技术操作规范。

03　药膳技术标准
开展药膳食材使用、药膳制作方法的标准化研究，制定一批体现中医药特色优势的药膳技术标准。

04　中医康复技术指南
开展中医康复技术指南的制定，加强中医康复器械设备标准的研究。

进一步加强中药相关技术标准的研究制定。加强中药材种子种苗、采收加工标准的研究，开展中药材种子种苗术语规范、检验规程、质量标准和中药材原种生产技术规程的研究制定。开展道地药材标准研制，重点开展道地药材标准通则和道地药材示范标准的研究制定，建立适合道地药材鉴别的质量评价方法、鉴别方法等标准，推动道地药材标准体系建设。加强中医临床用药标准制定，制定中药处方、中药调剂、处方给付、中药饮片煎煮等规范，制定中成药临床使用再评价规范。

专栏5　中药标准

01　中药材种子种苗标准
完成中药材种子种苗术语规范、检验规程、质量标准和中药材原种生产技术规程研究制定。

02　道地药材标准
重点开展道地药材标准通则和道地药材示范标准的研究制定，完成道地药材种植基地标准、规范生产标准、产地加工标准等的制定。

03　中医临床用药标准
开展制定中药处方、中药调剂、处方给付、中药饮片煎煮等规范，完成临床常见病中成药临床使用与再评价指南的制定。

3. 中医药管理标准。

开展医疗保健、教育、科研管理等标准的制修订。加强中医医疗保健服务机构人员和技术管理标准研究制定，重点开展中医医院建设标准、中医预防保健机构标准、中医医院评审标准的制修订，进一步指导中医医疗保健机构的建设与管理。加强中医医院信息化建设和管理标准的研究制定，制修订中医医院信息系统功能规范等标准。加强中医医疗质量安全管理标准的制定，重点开展中医医疗文书、医疗质量安全评价等标准的制修订，逐步形成中医医疗服务质量安全标准体系。开展中医药从业人员管理标准研究制定，加强中医药行业特有工种职业技能标准的制定，为相关职业教育、职业培训和职业技能鉴定提供科学规范的依据。

专栏6　中医医疗保健服务管理标准

01　中医医疗保健机构建设管理标准
重点开展中医（中西医结合、民族医）医疗机构设置基本标准、中医医院建设标准、中医医院评审标准等制修订。开展中医预防保健服务机构标准的制定。制修订中医医院信息化建设基本规范和中医医院信息系统功能规范等标准。

02　中医医疗质量安全管理标准
重点开展中医医疗质量安全管理、评价标准的研究制定，开展中医、中西医结合病历书写基本规范的制修订。完成中医医疗机构诊疗服务规范的制定。

03　中医从业人员管理标准
开展中医类别医师考核规范的研究制定，开展中医、中西医结合临床各科及中药、中医护理等专业技术资格考核规范的研究制定。开展中医药行业特有工种职业技能标准制修订工作。

开展中医药教育管理标准的研究制定，系统研究制定中医药教育管理标准。与有关部门配合，加强中医药院校教育管理标准制修订，支撑推动中医药院校教育综合改革。着力加快中医药毕业后教育和继续教育领域标准的研究制定，不断适应中医药毕业后教育和继续教育发展的现实需求。

专栏7　中医药教育管理标准

01　中医药院校教育管理标准

重点开展高等学校本科、专科教育中医学、中药学等专业设置基本要求的制修订，完成高等学校中医临床教学基地建设基本要求的修订，开展本科教育中医学等专业中医药理论知识与技能基本标准制修订。

02　中医药毕业后教育管理标准

重点开展中医住院医师规范化培训、中医类别全科医生规范化培训标准的制修订。

03　中医药继续教育管理标准

开展中医药继续教育管理标准的研究制定，修订中医药继续教育基地建设标准。

开展中医科研管理标准体系研究，加强中医药科研管理机构建设管理标准、中医药科研人员管理标准和中医药科研项目管理标准的制修订，为推动中医药科学研究健康发展提供技术支撑和保障。

专栏8　中医药科研管理标准

01　中医药科研机构建设管理标准

开展中医药科研机构科研能力评价的量化考核标准、中医药科研机构研究平台建设规范的制定。开展中医药重点研究室建设标准、中医药科研实验室分级标准修订。

02　中医药科研人员管理标准

开展中医药科研人员资质管理及考核标准的研究制定。

03　中医药科研项目管理标准

开展中医药科研管理规范研究制定，初步构建中医药科技项目评估标准。

4. 民族医药标准。

加强民族医药标准的研究制定，鼓励民族地区开展民族医药基础标准和技术标准的研究制定。支持基础条件较好的民族医药领域，开展标准体系研究，研制开展民族医药名词术语等基础标准以及相关标准化。扶持基础条件相对薄弱的民族医药领域，开展标准化前期研究和标准的示范性研究。重点加强藏、蒙、维医药名词术语、临床常见病诊疗指南、诊疗技术操作规范及疗效评价标准的研究制定。开展民族药相关标准的研究制定。

专栏9　民族医药标准

01　民族医药名词术语

完成藏、蒙、维医药名词术语标准制定，开展其他少数民族医药名词术语标准研究。

02　民族医临床诊疗指南

开展藏、蒙、维医常见病临床诊疗指南的研究制定。

03　民族医药技术操作规范

完成藏、蒙、维医药特色诊疗技术操作规范制定，开展其他民族医药诊疗技术规范的前期研究。

（三）加强中医药标准化支撑体系建设

健全中医药标准化组织体系，建设高水平中医药标准化人才队伍，建立中医药标准化信息平台，为中医药标准化工作提供支持保障。

1. 加强中医药标准化组织机构建设。

完善中医药标准化技术组织体系，成立国家中医药管理局标准化管理协调、专家技术和国际咨询委员会，推进民族医药等领域标准化技术委员会的建设。开展中医药各领域标准化研究中心建设，形成中医药标准化研究平台，提高转化中医药科技成果和关键技术问题的攻关能力。

2. 加强中医药标准化人才队伍建设。

实施中医药标准化培训专项，

以建设一支实践能力强、复合型、外向型中医药标准化人才队伍为目标，开展中医药标准实施推广培训、中医药标准制修订人员技术方法培训和中医药标准化高级人才的培训，提升中医药标准化人员整体水平。推进中医药标准化学科建设，鼓励高等中医药院校开设标准化课程、设立标准化专业。建设一批中医药标准化培训基地，制订中医药标准化人员培训计划，建立中医药标准化后备人才库，构建中医药标准化人才培养体系。

3. 加快中医药标准化信息平台建设。

推动中医药标准制修订网上工作平台和中医药标准化管理信息系统建设。完成中医药各专业标准化技术委员会等专门网站建设，建设中医药标准化资源共享的信息服务平台，满足社会对中医药标准信息服务需求。

（四）加强中医药标准应用推广

加强中医药标准应用推广基地建设，进一步扩大建设单位的范围和规模，严格遴选考核标准，提高中医药标准应用推广基地能力水平，形成中医药标准应用推广的体系。建立中医药标准宣传普及长效机制，开展中医药管理部门、中医医院管理人员的标准化知识轮训。发挥中医药学术组织、行业协会等社会团体的作用，采取多种形式开展面向专业领域技术人员的中医药标准应用推广培训。加强中医药标准的实施和监督，通过标准的宣贯、培训、监督抽查等多种手段的综合运用，推动中医药标准的有效实施。建立中医药标准实施推广监测机制，实现监测信息定期报告、评价和发布。建立中医药标准实施的反馈机制，为标准修订和完善标准体系提供依据。在中医药服务质量评价、中医药科研、教育以及重大项目建设管理中，积极采用中医药标准。

专栏10　中医药标准化支撑体系建设

01　中医药标准化研究中心建设

建设包括基础与通用标准、中医、中药、针灸等不同领域的20个左右中医药标准化研究中心。

02　中医药标准应用推广基地建设

扩大中医药标准应用推广基地建设规模，建设300个左右中医药标准应用推广基地，建立中医药标准应用推广和评价反馈机制，加强中医临床各科诊疗指南等技术标准的应用推广和评价。

03　中医药标准化人才队伍建设

重点培养中医药标准化专家300名，建立中医药标准化培训基地，培训中医药标准研究制定人员，打造中医药标准化培养平台。

04　中医药标准化信息支撑平台建设

围绕中医药标准化工作，运用现代信息技术，建立中医药标准化信息服务平台，集中医药标准文献共享服务、标准化工作信息管理、中医药标准宣贯推广功能于一体，更好地为中医药标准化工作提供信息技术支撑。

（五）推进中医药国际标准化工作

开展中医药国际标准化发展战略研究。加强中医药国际标准化工作的技术准备，建设中医药国际标准提案项目库，推动中医药质量和安全领域国际标准的制修订，推动针灸针、人参种子种苗、中医药名词术语、中医临床术语分类与代码、中药煎药机等国际标准制定，开展中药领域和中医药服务贸易领域国际标准研究，积极参与国际标准化组织和世界卫生组织的标准化活动，推动世界中医药学会联合会、世界针灸学会联合会的国际组织标准的研究制定，支持中医药标准化领域政府间、国际组织间、民间的合作交流。支持国内中医药医疗、教育、科研机构和企业承担国际标准化技术机构的秘书处工作，鼓励我国中医药专家担任国际标准化技术委员会、分技术委员会主席、工作组召集人和秘书。鼓励通过举办国际论坛等形式，建立国际标准化沟通平台。

加强中医药国际标准化基础条件建设，建立中医药国际标准化专家委员会，加强中医药国际标准化专家队伍建设，建立国际标准化专家人才库，建设中医药国际标准化人才培养基地。强化对参与中医药国际标准化活动的组织和管理，加强对参与国际标准化活动的支持。建立中医药国际标准化研究基地和信息平台。

专栏11　中医药国际标准化

01　中医药国际标准化发展战略规划

研究中医药国际标准化发展的总体战略、方针和策略，完成中医药国际标准化发展规划制定，明确战略目标和重点任务。

（续表）

专栏11　中医药国际标准化
02　ISO和WHO中医药国际标准研究制定 研究提出ISO国际标准化项目计划，形成ISO新工作项目提案（NWIP）并推动立项和制定。推动将头皮针、耳穴名称与定位等国家标准转化为世界卫生组织标准。
03　中医药国际组织标准研究制定 积极推动中医药基本名词术语国际组织标准制修订，加强中医药基础、技术、管理领域国际组织标准的研究制定。
04　中医药国际标准化人才培养 加强中医药国际标准化活动专家队伍建设，建立国际标准化专家人才库，遴选建设中医药国际标准化人才培养基地。
05　中医药国际标准化研究基地和信息服务平台建设 遴选建设一批中医药国际标准化研究基地，加强中医药国际标准化信息服务平台建设，为中医药国际标准化工作提供支持。

四、保障措施

（一）加强组织领导

将中医药标准化工作纳入各级“十二五”中医药事业发展规划。发挥国家中医药管理局中医药标准化管理协调委员会的作用，协调推进管理标准制修订工作。协调有关部门，加强对推进中医药国际标准化工作的组织领导，加大对中医药标准化工作的支持力度，为中医药标准化工作营造良好环境。

（二）完善运行机制

建立中医药标准制修订前期预研究机制，优化中医药标准立项协调机制和程序，强化中医药标准制修订过程管理，完善中医药标准发布前网上公示制度。加强中医药标准化工作衔接和协调，建立统一管理、分工负责、决策科学、运行顺畅、保障有力的中医药标准化组织管理体系和运行机制。推动形成中医药标准制修订项目竞争机制。发挥行业学会、协会等社会团体在中医药标准化工作中的作用。

（三）加强政策支持与制度建设

加大对中医药标准制修订前期科学研究的支持力度，出台促进中医药标准应用推广的政策措施。研究制定科学研究支持中医药标准制定的倾斜政策措施，将预期研究结果内的技术标准作为中医临床科研项目立项、评审、结题以及成果报奖的重要考核内容。建立中医药标准化人才激励政策以及中医药标准化技术专家和工作团队奖励机制。健全中医药标准管理制度，研究中医药标准研究推广基地管理制度，提高各类中医药机构主动采用中医药标准的意识、能力和水平。研究制定参与中医药国际标准化活动的组织管理制度。

（四）加强成果利用和资源整合

加大科技成果向中医药标准转化的力度，体现科技创新对中医药标准化的支持和带动作用。进一步加强协调，整合资源，统筹规划中医药标准化的工作方向和任务分工，将中医药标准作为医疗机构中医医疗服务质量安全管理的技术依据，作为中医药教学培训、教材编写遵循的基本依据，作为国家及各级地方政府在中医药重大项目立项、实施建设和评估、验收工作的基本依据和条件。

（五）加大经费投入

完善中医药标准化经费保障机制，在财政预算中逐步加大对中医药标准制修订的投入力度。建立和完善多元化投入机制，引导和鼓励有条件的医疗机构、中药企业等加大标准化活动的投入，争取地方配套资金和专项资金支持。强化中医药标准研究中心、标准应用推广基地建设单位以及中医药标准化技术组织挂靠单位的投入保障。加强中医药标准制修订经费管理，提高经费使用效益。

（六）加强规划实施与评估

加强规划实施监测和评估工作，完善规划实施动态管理机制。根据规划目标和任务，制订年度工作计划。明确规划实施的责任分工，做好规划各项任务的分解和落实。积极争取各方面支持，组织和动员中医药行业和社会各方面力量，共同推动规划实施。对规划实施进行中期评估，根据评估结果进一步调整、优化，提高规划实施的科学性和有效性。

国家中医药管理局关于确定全国中医药应急工作先进集体和先进个人的通知

国中医药医政发〔2012〕44 号

各省、自治区、直辖市卫生厅局、中医药管理局，新疆生产建设兵团卫生局：

近年来，党中央、国务院高度重视发挥中医药在应急工作中的优势和作用，在各级党委、政府的高度重视和相关部门的大力支持下，中医药系统广大医务工作者积极参与突发公共事件卫生应急工作，充分发挥中医药特色优势，在非典型性肺炎、甲型 H1N1 流感、手足口病等新发突发传染病防治和四川汶川特大地震、青海玉树地震、甘肃舟曲泥石流等突发公共事件应急救治中发挥了重要作用。

在一系列突发公共事件中，各级中医药管理部门、各级各类中医医疗机构和广大中医药工作者积极参与，涌现出了一大批先进集体和先进个人。他们充分发扬了救死扶伤、大医精诚的精神，应用中医药技术方法，积极参与突发公共事件医疗救治工作，为保障人民群众的身体健康和生命安全作出了突出贡献。

为进一步推进中医药应急工作，调动广大中医的工作者从事中医药应急工作的积极性，我局决定授予北京市中医管理局等 73 个集体“全国中医药应急工作先进集体”称号，授予赵静等 155 名同志“全国中医药应急工作先进个人”称号。希望先进集体和先进个人珍惜荣誉，再接再厉，为中医药应急工作作出新贡献。希望全国中医药工作者以他们为榜样，认真做好中医药应急各项工作，为保障人民健康和促进经济社会发展作出更大的贡献。

附件：1. 全国中医药应急工作先进集体名单

2. 全国中医药应急工作先进个人名单

国家中医药管理局

2012 年 11 月 21 日

附件 1　全国中医药应急工作先进集体名单

北　京

北京市中医管理局

首都医科大学附属北京中医医院

首都医科大学附属北京地坛医院

首都医科大学附属北京佑安医院

北京康仁堂药业有限公司

天　津

天津中医药大学第二附属医院

天津市中医药研究院附属医院

河　北

保定市卫生局

石家庄市第五医院

山　西

山西中医学院附属医院

山西省中西医结合医院

内蒙古

内蒙古国际蒙医医院

内蒙古赤峰市林西县中蒙医院

辽　宁

辽宁中医药大学附属医院

辽宁中医药大学附属第二医院

吉　林

长春中医药大学附属医院

长春市传染病医院

黑龙江

黑龙江中医药大学附属第二医院

黑龙江省中医研究院

上　海

上海中医药大学附属曙光医院

上海中医药大学附属龙华医院

江　苏

江苏省中医院

无锡市中西结合医院

浙　江

浙江省中医院

富阳市中医骨伤医院

安　徽

亳州市卫生局

安徽中医学院第一附属医院

太和县中医院

安徽济人药业有限公司

福　建

福建中医药大学附属人民医院

福州市传染病医院

江　西

江西中医学院附属医院

南昌市洪都中医院

山　东

山东中医药大学附属医院

济南市传染病医院

河　南

河南中医学院第一附属医院

河南省洛阳正骨医院

湖　北

湖北省中医院

武汉市中西医结合医院

湖　南

湖南中医药大学第一附属医院

常德市第一中医院

广　东

广东省中医药局

广州中医药大学第一附属医院

广东省中医院

广　西

广西中医药大学附属瑞康医院

海　南

海南省中医院

重　庆

重庆市中医管理局

重庆市中医院

四　川

四川省中医药管理局

成都中医药大学附属医院

成都市传染病医院

绵阳市中医医院

广元市中医医院

攀枝花市中西医结合医院

茂县中医医院

贵　州

贵阳中医学院第二附属医院

云　南

云南省中医管理局

云南省中医医院

昆明市中医医院

西　藏

西藏自治区藏医医院

陕　西

陕西省中医药管理局

陕西省中医医院

甘　肃

甘肃省中医药管理局

甘肃省疾病预防控制中心

甘肃省中医院

甘肃中医学院附属医院

兰州大学第二医院

青　海

青海省藏医院

海西州蒙藏医院

宁　夏

宁夏回族自治区中医研究院

新　疆

新疆维吾尔自治区中医医院

新疆维吾尔自治区维吾尔医医院

兵　团

新疆生产建设兵团奎屯中医院

局直属

中国中医科学院

中国中医科学院望京医院

局直管

北京中医药大学东直门医院

附件2　全国中医药应急工作先进个人名单

北　京

赵　静　北京市中医管理局

王　欣　北京市中医管理局

晁恩祥　卫生部中日友好医院

王　辰　北京医院

刘清泉　首都医科大学附属北京中医医院

娄卫海　首都医科大学附属北京中医医院

王玉光　首都医科大学附属北京中医医院

王融冰　首都医科大学附属北京地坛医院

王宪波　首都医科大学附属北京地坛医院

李秀惠　首都医科大学附属北京佑安医院

陈建东　宣武中医医院

康　佳　鼓楼中医医院

天　津

王　平　天津中医药大学第一附属医院

陈鄢津　天津市南开医院

河　北

耿立梅　河北省中医院

刘鸣义　石家庄市中医院

吴以岭　石家庄以岭药业股份有限公司

郭继生　石家庄郭可明中医研究所

山　西

张晓东　山西省卫生厅中医管理局

王　洋　山西省中医院

苗英丽　太原市中医医院

内蒙古

巴特金　内蒙古国际蒙医医院

朝鲁巴根　内蒙古国际蒙医医院

孙　飞　内蒙古包钢医院

刘二亮　准格尔旗中蒙医院

辽　宁

毛羽丰　辽宁中医药大学附属医院

王圣治　辽宁中医药大学附属医院

庞　敏　辽宁中医药大学附属第二医院

王　冰　大连市中西医结合医院

吉　林

马吉丽　四平市中医院

李晓东　辽源市中医院

杨亚波　松原市中医院

田洪赋　吉林省吉林中西医结合医院

黑龙江

孙　莹　黑龙江省中医药管理局

孙　斌　黑龙江省中医药管理局

秦克力　黑龙江中医药大学附属第一医院

江柏华　黑龙江省中医研究院

覃迅云　大庆德坤瑶医特色医院

上　海

孙行军　上海市中医药发展办公室

陆嘉惠　上海中医药大学附属岳阳中西医结合医院

朱　燕　上海市中医医院

吴　敏　上海交通大学医学院附属新华医院

陈建杰　浦东新区传染病医院

江　苏

孙志广　江苏省中医药局

朱黎明 江苏省中西医结合医院
樊志敏 南京市中医院
吕建兴 常州市中医医院
康邦国 徐州市中医院

浙 江

黄小民 浙江省中医院
冯 斌 浙江省立同德医院
邵征洋 浙江省中西医结合医院
朱文宗 温州市中医院
张鸿振 温州市中西医结合医院

安 徽

鲍 风 安徽中医学院第一附属医院
侯 勇 安徽中医学院附属针灸医院
叶 洁 芜湖市中医医院
喻怀斌 六安市中医院
亓 放 阜阳市中医医院
班文明 太和县中医院

福 建

李学麟 福建中医药大学附属人民医院
黄河清 福建中医药大学附属第二人民医院
陈进春 厦门市中医院
林哲辉 漳州市中医院
林焱斌 福州中西医结合医院
孙家敏 龙岩市第二医院

江 西

曹 麒 江西省中医管理局
万文华 抚州市卫生局
刘中勇 江西中医学院附属医院

山 东

牛 晖 山东省中医药管理局
薛一涛 山东中医药大学附属医院
葛 明 山东中医药大学第二附属医院
郭立华 济南市中医医院
刘 宁 临沂市中医医院

河 南

李卫华 郑州市卫生局
何银堂 焦作市中医管理局
胡仕祥 河南省中医院
赵 敏 河南中医学院第一附属医院
李无阴 河南省洛阳正骨医院

湖 北

程业刚 湖北省中医院
李旭成 武汉市中医医院
张锦华 黄石市中医医院
谷 飞 襄阳市中医医院

湖 南

龙铁牛 湖南中医药大学第二附属医院
凌 峰 湖南中医药高等专科学校附属第一医院
向明波 岳阳市中医医院
郭 弘 浏阳市中医医院

广 东

杨思华 广东省第二中医院
曲敬来 深圳市中医院
杨海韵 佛山市中医院
李 培 东莞市中医院
李乐愚 中山市中医院
王跃萍 江门市五邑中医院

广 西

黄妮妮 广西中医药大学附属瑞康医院
凌江红 广西医科大学第一附属医院
徐 荣 玉林市红十字会医院

海 南

张汉洪 海南省中医院
何军雷 琼海市中医院

重 庆

周 巙 重庆市中医院
尹 平 北碚区中医院
胡君玮 垫江县中医院
潘传志 梁平县中医医院

四 川

付作举 安县卫生局
何成诗 成都中医药大学附属医院
罗先本 四川省第二中医医院
陈贵全 泸州医学院附属中医医院
王 超 四川省中西医结合医院
马 建 四川省骨科医院
温贤敏 成都市传染病医院
巫俊川 泸州市中医医院
杨 桦 雅安市中医医院
桂逢春 什邡市中医院
董润泽 青川县中医院
杨德贵 阿坝藏族羌族自治州藏医院

贵 州

田 民 贵阳中医学院第一附属医院
袁维真 贵阳中医学院第二附属医院
常智玲 贵州省黔南州中医医院

云 南

向爱华 云南省中医医院
江 波 昆明市中医医院
李 捷 宁洱县中医医院
何云长 宾川县中医院
任 斌 南华县中医院

西 藏

米玛次仁 昌都地区藏医院
琼 拉 日喀则地区藏医院

陕 西

李航洲 咸阳市卫生局
徐军建 陕西中医学院附属医院
路 波 陕西省中医医院
任宝中 宝鸡市中医医院
段景文 汉中市中医医院
蔺广东 延安市中医医院
王棣洲 蓝田县中医医院

甘 肃

徐春茂 甘肃省疾病预防控制中心
李盛华 甘肃省中医院
宋贵杰 甘肃中医学院附属医院
于 博 甘肃中医学院附属医院
刘东汉 兰州大学第一医院
张武德 兰州大学第二医院
张亚武 兰州大学第二医院
冯 蕾 舟曲县人民医院

青 海

顾 群 青海省中医院
格桑扎西 青海省藏医院
桑德才让 果洛州藏医院
尕 巴 尖扎县藏医院
李 萍 互助土族自治县中医院

宁 夏

张吉奎 中卫市卫生局
张宝玉 宁夏张氏回医正骨医院

新 疆

孟庆才 新疆维吾尔自治区中医医院
吕发明 新疆维吾尔自治区中医医院
钱海斌 新疆维吾尔自治区中医医院
哈力丹.帕阿合麦提 新疆维吾尔自治区维吾尔医医院
王路林 乌鲁木齐市中医医院

兵 团

蔡 钢 石河子大学医学院第一附属医院

局直属

王永炎 中国中医科学院

黄璐琦 中国中医科学院

朱立国 中国中医科学院望京医院

局直管

姜良铎 北京中医药大学东直门医院

王耀献 北京中医药大学东直门医院

周平安 北京中医药大学东方医院

黄象安 北京中医药大学东方医院

中医药标准制定管理办法（试行）

国中医药法监发〔2012〕45号

第一章 总 则

第一条 为了加强中医药（含民族医药）标准化工作，规范中医药标准制定的管理，保证中医药标准质量，促进中医药标准实施，根据《中华人民共和国标准化法》和《中华人民共和国中医药条例》，制定本办法。

第二条 中医药标准是提高中医药学术水平的必然要求，是推动中医药继承创新的有效途径，是保持中医药特色优势的重要载体，是规范中医药管理的必要手段，是保障中医药服务质量安全的基本依据，是促进中医药走向世界的迫切需要，在中医药事业发展中具有基础性、战略性、全局性地位和作用。

第三条 中医药标准制定工作应当围绕医药卫生改革发展的总体目标，着眼于推进中医药继承创新和学术进步，发挥中医药在维护和增进人民群众健康中的作用，以建设结构合理的中医药标准体系为重点，使中医药标准制定过程科学、规范、严格，不断提高中医药标准质量水平。

第四条 本办法所称中医药标准，是指对中医药领域需要协调统一的事项制定的各类技术规定。

第五条 对下列事项，应当制定中医药标准：

（一）中医药基础及通用标准；

（二）中医医疗保健服务相关标准；

（三）中药相关标准；

（四）中医科研、教学有关的技术要求和方法；

（五）中医药行业特有的设备、器具的技术要求；

（六）其他需要统一的中医药技术要求。

第六条 中医药标准按适用范围分为国家标准、行业标准和地方标准。对需要在全国范围内统一的中医药技术要求，应当制定中医药国家标准；对没有国家标准而需要在中医药行业范围内统一的技术要求，可以制定中医药行业标准；对没有国家标准和行业标准，需要在省、自治区、直辖市范围内统一的技术要求，可以制定中医药地方标准。

第七条 中医药标准按实施性质分为强制性标准和推荐性标准。对保障人类健康、安全的标准和法律、行政法规规定需要强制执行的标准是强制性标准。其他标准是推荐性标准。

第八条 中医药标准制定经费纳入财政预算安排，并按照国家有关规定和国家中医药管理局资金管理办法管理。鼓励利用社会资金开展中医药标准研究制定工作。

第九条 中医药标准属于科技成果，可以作为主要起草人专业技术职务任职资格的评审依据。

国家中医药管理局对在中医药标准制定工作中作出突出贡献的单位和个人予以表彰和奖励。

第十条 鼓励公民、法人和其他组织积极参与中医药标准制定工作，宣传普及中医药标准。

第二章 组织结构与职责分工

第十一条 国家中医药管理局负责中医药标准制定工作的管理。

第十二条 国家中医药管理局标准管理部门负责中医药标准的制定及相关管理工作。国家中医药管理局各业务部门在各自职责范围内参与中医药标准制定的立项论证、起草、审查的指导，负责相关领域中医药标准的推广应用等工作。

第十三条 国家中医药管理局商国务院有关部门设立中医药标准化管理协调委员会。根据工作需要，成立中医药标准化专家技术委员会和中医药标准化国际咨询委员会。

第十四条 中医药标准化管理协调委员会主要职责是：

（一）提出中医药标准化建设的方针政策；

（二）审议中医药标准化发展规划；

（三）协调和督导中医药标准化有关工作；

（四）指导中医药标准化专家技术委员会和国际咨询委员会的工作；

（五）提出中医药标准化专家技术委员会和国际咨询委员会成立、调整和撤销的意见；

（六）对中医药标准管理工作其他重大事项提出意见建议。

第十五条 中医药标准化专家技术委员会主要职责是：

（一）对中医药标准化发展战略、规划等重大问题提出意见建议；

（二）审议中医药国家标准、行业标准计划草案，对项目建议提出技术审核意见；

（三）负责中医药国家标准、行业标准（送审稿）的技术审核和已发布标准的复审工作。负责全国性中医药行业组织标准立项、发布备案的技术审核工作；

（四）负责中医药标准的技术咨询，参与中医药标准的推广实施，开展中医药标准实施情况及适用性等评价；

（五）承办国家中医药管理局交办的其他事项。

第十六条 中医药标准化国际咨询委员会主要职责是：

（一）对中医药国际标准化发展战略、规划等重大问题提出意见建议；

（二）审议中医药国际标准提案项目建议，提出技术审核意见；

（三）审议中医药国际标准草案中国技术方案，提出技术审核意见；

（四）承办国家中医药管理局交办的其他事项。

第十七条 国家中医药管理局设立中医药标准化工作办公室，协助国家中医药管理局标准管理部门组织开展中医药标准的制定及相关管理工作，承担中医药标准化管理协调、专家技术和国际咨询委员会的日常工作。

第十八条 中医药各专业标准化技术委员会在国家中医药管理局的领导和中医药标准化专家技术委员会的指导下，负责本专业领域标准制定的技术工作。

第十九条 鼓励和支持全国性中医药行业组织在国家中医药管理局指导下开展标准化工作。鼓励和支持全国性中医药行业组织联合制定标准。

第二十条 地方中医药管理部门在国家中医药管理局的指导下，负责本地区中医药标准化工作。

第三章 标准规划与计划的制订

第二十一条 国家中医药管理局组织制定中医药标准化发展规划和中医药国家标准、行业标准和行业组织标准制定年度计划。

第二十二条 中医药国家标准、行业标准和行业组织标准制定项目，应当符合以下要求：

（一）符合国家有关法律、法规、中医药方针政策；

（二）适应中医药医疗、保健、科研、教育、产业、文化以及对外交流合作、监督管理等的需要；

（三）具有充分的科学依据和实践基础，技术先进、切实可行；

（四）优先安排中医药工作急需的标准；

（五）国家中医药管理局规定的其他要求。

第二十三条 任何公民、法人和其他组织可以提出中医药国家标准、行业标准制定项目建议，以书面形式提交中医药标准化工作办公室。项目建议应当包含以下内容：

（一）标准名称；

（二）标准制定的目的、依据和背景；

（三）标准性质及适用范围；

（四）已有的工作基础；

（五）标准风险评估报告；

（六）国家中医药管理局规定的其他内容。

第二十四条 中医药标准化工作办公室对项目建议进行汇总审查，交由相关标准化技术委员会论证后，提出标准制订计划草案报送国家中医药管理局标准管理部门，经征求国家中医药管理局各业务部门意见后，提交中医药标准化专家技术委员会审议。

审议通过的项目，经国家中医药管理局审定后，属国家标准的，由国家中医药管理局报国务院标准化管理部门；属行业标准的，由国家中医药管理局组织制定；属于行业组织标准的，经国家中医药管理局标准管理部门立项备案，由相关全国性中医药行业组织负责制定。

第四章 标准的起草

第二十五条 中医药国家标准、行业标准和行业组织标准起草单位，由国家中医药管理局或授权全国性中医药行业组织采用招标、委托等形式确定。

鼓励医疗、科研、教育机构和企业、社会团体参与标准的起草工作。支持由多个单位组成协作组承担标准起草工作。

第二十六条 中医药国家标准、行业标准和行业组织标准起草单位应当具备下列条件：

（一）具有相关领域和专业较高的学术地位及技术条件；

（二）相关人员接受过标准化知识培训并考核合格；

（三）具有与标准起草相关的研究经历和研究成果；

（四）具有完成标准起草所需的组织机构或管理部门；

（五）在承担各级各类相关项目中无不良记录；

（六）国家中医药管理局规定的其他条件。

第二十七条 中医药国家标准、行业标准和行业组织标准主要起草人应当具备下列条件：

（一）具有相应的高级专业技术职务任职资格；

（二）在标准起草单位从事相关领域工作，具备较高的专业技术水平；

（三）具有相关的项目组织管理工作及标准化工作经验；

（四）接受过国家中医药管理局认可的标准制修订技术方法培训；

（五）在承担各级各类相关项目工作中无不良记录；

（六）国家中医药管理局规定的其他条件。

第二十八条 国家中医药管理局标准管理部门应当与起草单位签订项目任务书，具体工作由中医药标准化工作办公室协助办理。

第二十九条 起草单位应当在广泛调研、深入分析研究和试验验证的基础上，按照标准编写规则，起草标准征求意见稿、编制说明及有关附件。

编制说明应当包括下列内容：

（一）工作简况，包括任务来源、协作单位、主要工作过程、标准主要起草人及其所做工作等；

（二）标准编制原则和确定标准主要内容的论据。修订标准时，应增列新旧标准水平对比；

（三）主要试验（或验证）分析与综述报告，技术论证，预期效果；

（四）采用国际标准和国外先进标准的程度，以及与国内、国外同类标准水平的对比情况，或与测试的国外样品、样机的有关数据对比情况；

（五）与相关法律、法规和强制性标准的关系；

（六）重大分歧意见的处理经过和依据；

（七）作为强制性标准或推荐性标准的建议；

（八）贯彻标准的要求和措施建议；

（九）废止现行有关标准的建议；

（十）应当说明的其他事项。

对需要有标准样品对照的，应当制备出相应的标准样品。

第三十条　起草单位在起草过程中应当广泛征求标准使用单位、科研教育机构、企业、行业组织以及专家学者等各方面意见。

国家中医药管理局各业务部门应当积极参与相关标准的制定，加强对标准制定的指导。起草单位应当主动征求国家中医药管理局各业务部门的意见。

第三十一条　征求意见时，需提供标准征求意见稿、编制说明及有关附件。征求意见的期限，一般为两个月。

被征求意见的单位、组织和个人，应当在规定期限内书面回复意见并说明理由，如没有意见也应复函说明。逾期不回复的，按无异议处理。

第三十二条　中医药国家标准、行业标准报送审查前，应当在国家中医药管理局指定网站上公开征求意见，期限不少于两个月。

第三十三条　起草单位应当对征求的意见进行归纳汇总和研究处理，形成意见汇总处理表。未采纳意见的，应当说明理由。对标准进行了重大修改的，应当再次征求意见。

第五章　标准的审查

第三十四条　中医药国家标准、行业标准起草单位完成起草工作后，应当将标准送审稿、编制说明、意见汇总处理表及有关材料提交中医药标准化工作办公室。中医药标准化工作办公室审核后交标准化技术委员会审查。

审查采用会议审查或函审方式。下列情形应当采用会议审查：

（一）强制性标准；

（二）函审中意见分歧较大的；

（三）标准化技术委员会认为应当会议审查的其他情形。

第三十五条　会议审查时，标准化技术委员会秘书处应当在会前一个月将标准送审稿、编制说明及有关附件、意见汇总处理表等提交标准化技术委员会委员。

标准化技术委员会应当就会议审查情况制作会议纪要，重点对本办法第二十九条第（二）至（十）项内容形成评定结论，并附参会人员名单。

第三十六条　函审时，标准化技术委员会秘书处应当将函审通知、标准送审稿、编制说明、意见汇总处理表及有关附件等送达委员。

标准化技术委员会秘书处应当在规定的函审期限结束后，根据反馈的函审意见填写函审结论表，并附函审单。

第三十七条　标准送审稿以标准化技术委员会全体委员四分之三以上同意视为通过。

会议审查时未出席会议的、函审时未按规定时限回复意见的，按弃权处理。

第三十八条　审查未通过的，标准化技术委员会应当出具书面审查意见，说明未通过的理由并提出修改意见，由中医药标准化工作办公室反馈标准起草单位。标准起草单位应当根据审查意见修改，并再次送审。

第三十九条　中医药国家标准、行业标准送审稿通过审查后，标准起草单位应当在30日内报批材料，报送中医药标准化工作办公室。

报批材料应当包括以下内容：

（一）中医药标准申报单；

（二）标准报批稿；

（三）标准编制说明及有关附件；

（四）审查会会议纪要和会议代表名单，或者函审单和函审结论；

（五）意见汇总处理表；

（六）采用国际标准或国外先进标准的，应当附所采用国际标准或国外先进标准的原文和译文；

（七）符合印刷、制版要求的插图与附图；

（八）标准报批稿和编制说明的电子文本。

第四十条　中医药标准化工作办公室对标准报批材料进行形式审核，符合要求的，经国家中医药管理局标准管理部门征求国家中医药管理局各业务部门意见后，提交中医药标准化专家技术委员会审核。重点审核以下内容：

（一）报送材料的完备性；

（二）标准制定程序的合法性；

（三）与法律、法规、国家有关政策的符合性；

（四）与相关国家标准和行业标准之间的协调性；

（五）重大分歧意见的协调处理情况；

（六）标准文本的规范性。

中医药标准化专家技术委员会应当提出书面审核意见，由中医药标准化工作办公室报送国家中医药管理局标准管理部门。

第六章　标准的发布

第四十一条　审核通过的国家标准报批稿，由国家中医药管理局报送国务院标准化管理部门批准发布。

审核通过的行业标准报批稿，由国家中医药管理局发布，并报国务院标准化管理部门备案。

第四十二条 中医药行业标准发布后，国家中医药管理局应当将其名称、编号、实施日期、主要内容在官方网站上向社会公布。

第四十三条 国家中医药管理局授权出版的中医药行业标准文本为正式文本。

第四十四条 中医药行业组织标准由全国性中医药行业组织发布，报国家中医药管理局备案。

第四十五条 制定中医药标准过程中形成的有关资料，应当按照档案管理规定的要求归档。

第七章 标准的实施

第四十六条 中医药机构和中医药人员应当积极应用实施中医药标准，进行评价和反馈。

中医药机构应当支持本机构人员参与标准化工作，对承担中医药标准起草、应用、推广和评价工作的人员给予奖励。

第四十七条 国家中医药管理局各业务部门和省级中医药管理部门负责管理在中医医疗、预防、保健、康复及中医药教育、科研、文化建设等工作中实施推广中医药标准。

中医药标准化培训纳入中医药继续教育项目，并按照有关规定授予继续教育学分。

第四十八条 国家中医药管理局组织开展中医药标准研究推广基地建设。

中医药标准研究推广基地在国家中医药管理局和省级中医药管理部门组织领导下，开展中医药标准理论与共性技术方法的研究，负责中医药标准应用推广的示范和指导，承担标准适用性评价和实施效益评价。

第四十九条 国家中医药管理局组织对中医药标准的实施情况进行评估，评估结果可以作为中医药标准复审和修订的依据。

第五十条 国家中医药管理局根据需要，适时组织中医药标准化专家委员会对中医药国家标准、行业标准进行复审，提出国家标准继续有效或者修订、废止的建议，确认行业标准继续有效或者应当修订、废止。

标准复审周期一般不超过5年。

第八章 附　　则

第五十一条 中医药地方标准制定的立项、起草、审查、发布等按照国家有关规定执行。

第五十二条 本办法自发布之日起施行。2003年10月16日发布的《国家中医药管理局中医药标准制定程序规定》同时废止。

国家中医药管理局关于命名吉林省延吉市等50个地区为全国基层中医药工作先进单位的决定

国中医药医政发〔2012〕46号

各有关省、自治区、直辖市卫生厅局，中医药管理局：

为切实推动基层中医药事业发展，充分发挥典型示范带动作用，营造全社会共同参与和支持基层中医药事业发展的良好氛围，经国务院纠正行业不正之风办公室批准，自2010年起，我局开展了全国基层中医药工作先进单位建设工作。根据2012年工作总体安排，经以县（市、区）为单位创建评估、所在省（区、市）中医药管理部门审核推荐和国家中医药管理局组织专家检查评估、社会公示等程序，我局决定将吉林省延吉市等38个县（市、区）命名为全国农村中医药工作先进单位，将吉林省吉林市船营区等12个区命名为全国社区中医药工作先进单位。先进单位荣誉称号自发文之日起生效，有效期5年。

希望获得先进单位荣誉称号的地区进一步贯彻落实《国务院关于扶持和促进中医药事业发展的若干意见》（国发〔2009〕22号）精神，认真总结经验，巩固创建成果，不断探索中医药在基层卫生服务中充分发挥作用的新思路、新方法、新机制，提高建设水平与质量，为保障人民群众身体健康、促进基层中医药服务发展作出新贡献。要在省级中医药管理部门指导下，制定本地区人民政府加强基层中医药工作的5年工作规划和实施方案，于2013年2月底之前报国家中医药管理局备案后实施。

各有关省级中医药管理部门要加强对先进单位的指导、监督和管理，注重推广先进单位的经验，发挥典型示范作用，以点带面，进一步推动农村和社区中医药服务的发展。

附件：全国基层中医药工作先进单位名单

国家中医药管理局
2012年12月5日

附件　全国基层中医药工作先进单位名单

一、全国农村中医药工作先进单位（38个）

吉林省延吉市
吉林省柳河县
吉林省蛟河市
吉林省舒兰市
江苏省阜宁县
江苏省滨海县
福建省晋江市
河南省郏县
河南省临颍县
湖北省武汉市汉南区
湖北省武汉市黄陂区
湖南省安乡县
湖南省石门县
湖南省澧县
广西壮族自治区合浦县
广西壮族自治区岑溪县
重庆市璧山县
重庆市石柱县
四川省资阳市雁江区
四川省乐至县
四川省新津县
四川省成都市温江区
四川省大邑县
四川省青川县
贵州省大方县
贵州省独山县
贵州省普定县
陕西省三原县
陕西省合阳县
陕西省西安市临潼区
陕西省周至县
陕西省千阳县
陕西省岐山县
陕西省凤县
甘肃省古浪县
甘肃省会宁县
甘肃省宕昌县
甘肃省临洮县

二、全国社区中医药工作先进单位（12个）

吉林省吉林市船营区
江苏省南京市鼓楼区
江苏省南京市玄武区
江苏省南京市建邺区
湖南省湘潭市雨湖区
陕西省西安市碑林区
陕西省西安市长安区
陕西省西安市灞桥区
陕西省西安市阎良区
陕西省西安市雁塔区
陕西省宝鸡市渭滨区
新疆维吾尔自治区克拉玛依市克拉玛依区

中医医院“治未病”科建设与管理指南（试行）

国中医药医政发〔2012〕47号

一、总　则

第一条　为加强中医医院“治未病”科规范化建设和科学管理，提高“治未病”服务水平和能力，根据《国家中医药管理局关于积极发展中医预防保健服务的实施意见》和《中医预防保健服务提供平台建设基本规范（试行）》等有关文件，在系统总结中医医院“治未病”科建设与管理经验的基础上，制定本指南。

第二条　本指南适用于二级以上中医医院“治未病”科的建设和管理，可作为各级中医药管理部门制定中医医院“治未病”科工作评价指标的依据。

第三条　中医医院“治未病”科是以“治未病”理念为核心，针对个体人健康状态，采用中医“治未病”方法进行健康服务，系统维护和提升个体人整体功能状态，管理个体人健康状态风险，实现“未病先防”目标，达到预防疾病、健康长寿目的的科室。

第四条　各级中医药管理部门应加强对中医医院“治未病”科的指导和管理，中医医院应加强对“治未病”科的规范化建设与管理，充分发挥中医预防保健特色优势，保证“治未病”服务质量。

二、基本条件

第五条　中医医院“治未病”科应具备与其医院规模、科室功能相适应的场所、设备设施和技术力量，以保证“治未病”服务工作的有效开展。

第六条　中医医院“治未病”科应设置健康状态信息采集与管理区域、健康状态辨识及其风险评估区域、健康咨询与指导区域、健康干预区域、辅助区域，各区域布局合理，工作流程便捷，保护服务对象隐私。

健康状态信息采集与管理区域主要用于采集和录入服务对象的健康状态信息，健康检查（体检）区域应当满足设备与功能需要，可整合本单位的其他相关资源；健康状态辨识及其风险评估区域主要用于分析服务对象的健康状态信息并进行状态辨识及其风险评估，应当相对独立，每间面积不少于10平方米；健康咨询与指导区域主要用于根据服务对象的健康状态辨识及其风险评估结果，制订健康干预方案，指导服务对象进行健康干预，接受服务对象的健康咨询，应当相对独立，若因条件限制，也可与健康状态辨识及其风险评估区域合用，但区域面积应当满足开展业务工作的需要；健康干预区域主要用于根据健康干预方案，为服务对象提供各种中医特色的健康干预服务，应当相对独立，区域面积应当满足开展业务工作的需要，各种干预方法的服务区域应当相互隔开，服务环境的私密性能有效保护服务对象的隐私；辅助区域主要用于服务对象的等候休息，开展健康宣教、服务管理以及特需服务等，区域面积应当满足开展业务工作的需要。

第七条 中医医院“治未病”科设备配置，应与医院规模、科室功能相适应，其设备应配备健康状态信息管理设备（如专用计算机、文件柜等）；健康状态辨识及其风险评估设备（如中医健康评估设备，中医体质辨识评估系统，常规的理化、影像等辅助检查设备等）；健康咨询与指导设备（如健康宣教宣传栏、影像等演示设备、多媒体教学设备及信息网络系统设备等）；健康干预设备（如各类针灸、拔罐、刮痧板等器具，中医治疗设备等）等。常规的理化、影像等辅助检查设备可整合本单位的其他相关资源。同时，根据本单位开展中医预防保健服务需要，可配置其他相关的设备、设施。

第八条 中医医院“治未病”科应按照相关要求，建立有关工作制度、服务规范和技术操作规范。

三、人员队伍

第九条 中医医院“治未病”科应当包括中医执业医师、“治未病”服务职业技能人员、医技人员、中药师、护理人员、管理人员等，专职医护人员应当不少于6人，中医类别人员不低于70%，其中应当有一名具备副高级以上专业技术职务任职资格的中医执业医师。医技人员和中药师可整合本单位的其他相关资源。

第十条 中医医院“治未病”科高级、中级、初级专业技术职务任职资格的人员比例应合理，年龄构成基本均衡，具有支撑科室可持续发展的人才梯队。

第十一条 中医医院“治未病”科医师应接受“治未病”服务的专门培训，掌握中医“治未病”的基本理论、基础知识和基本技能，熟练掌握“治未病”科常用健康评估技术、干预技术操作、常用的预防调养方案或高危人群中医预防保健服务技术指南等，积累一定的健康评估及干预经验，如健康状态调养经验（包括药养食养和非药物疗法等）以及健康宣教经验等。

中医类别副高级医师以上专业技术职务任职资格医师还应具备较高的健康评估、健康咨询与指导、健康干预的能力并能指导下级医师开展中医预防保健工作。

第十二条 中医医院“治未病”科主任应由从事中医专业工作的中医类别执业医师并具有一定行政管理能力者担任。二级中医医院“治未病”科主任应具备从事中医专业学习和工作10年以上经历，并同时具备中级以上专业技术职务任职资格；三级中医医院“治未病”科主任应具备从事中医专业10年以上工作经历，同时具备副高级以上专业技术职务任职资格。

第十三条 执业医师人数在10人以上的三级中医医院“治未病”科和有条件的二级中医医院“治未病”科，可建立学术带头人制度。

学术带头人作为本科室的学术权威，应具备高级专业技术职务任职资格，从事中医预防保健相关专业工作10年以上，在专业领域有一定学术地位。学术带头人负责指导本科室中医特色的传承和创新工作，组织研究确定本科室学术发展方向，指导重点项目的制定与实施。

第十四条 中医医院“治未病”科护理人员应接受“治未病”服务的专门培训，熟悉健康管理和中医预防保健基本知识，掌握“治未病”科常用中医护理技术，能为患者提供具有中医药特色的护理服务。

四、服务技术

第十五条 中医“治未病”科应注重突出中医药特色，规范应用膏方、针刺、灸法、拔罐、推拿、穴位帖敷、足疗、药浴、熏洗（蒸）、药膳、刮痧、砭石、音疗等技术，开展项目不少于5项。鼓励开展中医体质辨识、中医经络评估、健康功能检测、健康调养咨询等服务项目。

第十六条 中医医院“治未病”科应结合本科室实际，制定本科室主攻方向或常见健康状态的高危人群中医预防保健服务技术指南，定期对指南的实施情况和效果进行分析评价，不断优化指南，提高中医“治未病”服务水平。

第十七条 中医医院“治未病”科应根据专科发展方向和建设规划，注重引进吸收新的健康信息采集、评估、干预技术，并以干预效果为核心，在技术方法、干预手段、设备研发等方面积极探索，大胆创新。

五、环境形象

第十八条 中医医院“治未病”科应根据本单位和本科室的实际情况，在环境形象建设上注重体现中医药特色优势。

第十九条 中医医院“治未病”科环境形象建设的重点包括医院广场、门诊走廊和候诊区、健康教育等区域。

第二十条 中医医院“治未病”科的环境形象建设，应通过内部装饰、展板布置等形式，重点传播“治未病”的理念，宣传“治未病”知识，介绍“治未病”的方法及专家特长，彰显“治未病”服务的特色和优势，营造良好的中医药文化氛围。

六、附　则

第二十一条 中西医结合医院“治未病”科、综合性医院以预防保健为特色的中医科室按照本指南进行建设和管理。

第二十二条 中医专科医院、民族医医院“治未病”科参照本指南进行建设和管理。

第二十三条 本指南自发布之日起施行。

国家中医药管理局科技项目管理暂行办法

国中医药科技发〔2012〕48号

第一条　为进一步调动科技力量、组合科技资源、服务发展、创新驱动，针对具有中医药行业特点的科技问题，改进和规范科技立项和管理，根据《中华人民共和国科学技术进步法》、《中华人民共和国中医药条例》和《国家科技计划项目管理暂行办法》，制定本办法。

第二条　国家中医药管理局科技项目与国家重大科技计划项目各有侧重、互为补充，并为国家重大科技计划项目提供贮备或提供基础性工作，是国家中医药科技计划体系的重要组成部分。

第三条　国家中医药管理局科技项目实行政府立项引导、专家咨询论证，多方筹措资金、规范过程管理的原则，鼓励产、学、研、用紧密结合，创新体制、机制。

第四条　本办法适用于由国家中医药管理局科技主管部门下达计划并组织实施的国家中医药管理局科技项目（以下简称“科技项目”），其他中医药科技项目管理可参照本办法。

第五条　国家中医药管理局负责科技项目管理工作，省级中医药管理部门负责本辖区科技项目的实施管理工作，项目承担单位负责科技项目组织实施和日常管理工作。

第六条　项目承担单位和项目负责人是科技项目实施的主体，负责保障相应的条件和经费，组织实施科技项目，按要求参加检查、评估和验收，并进行科技成果的转化推广。

第七条　国家中医药管理局设立科技项目评估咨询专家库，根据需要遴选专家参与科技项目的咨询、评审、评估等工作。

第八条　专家在参与科技项目咨询、评审、评估活动时应当遵循实事求是、客观公正，恪守保密、回避和廉洁等原则。

第九条　国家中医药管理局根据行业和事业发展所要解决的科技问题，分类别设立科技项目专项或计划，具体实施细则另行制定。

第十条　根据相关指南或中医药行业发展实际需求的科技问题，凡具备组织实施科技项目的工作基础、具备能力和条件的单位和个人，均有资格申报科技项目。申请应当有明确的承担单位和申请人，并经由省级中医药管理部门向国家中医药管理局提交项目申请和建议。

第十一条　由国家中医药管理局负责组织同行专家或委托相关机构，依据“综合评价、公正合理、择优支持”的原则，对申请项目提出咨询意见。根据专家意见，由国家中医药管理局确定立项项目及下设课题，并下达计划，课题管理等同于项目管理。

第十二条　国家中医药管理局可根据相关工作基础和发展需求直接委托有关单位承担科技项目。

第十三条　科技项目承担单位和负责人应当制订科技项目实施方案，明确科技项目实施的目标和任务，确定拟解决的关键问题和预期达到的技术指标，与省级中医药管理部门和国家中医药管理局共同签订《任务书》。

第十四条　科技项目承担单位应当在《任务书》规定期限内完成研究任务，并按时参加验收工作。验收包括会议答辩、现场考察、书面审核等形式，由验收专家组进行评估评议。

第十五条　完成任务严重不足，或提供的资料、数据不真实；或擅自修改《任务书》考核目标、内容；或存在知识产权纠纷；或经费使用违反国家有关规定的，不能通过验收。

第十六条　科技项目产生的成果及其形成的知识产权原则上为项目承担单位所有。涉及国家安全、国家重大利益和重大社会公共利益的，根据国家有关规定组织保护、开发和应用。

第十七条　科技项目研究成果在发表论文、出版专著、申报奖励时，均应当标明“国家中医药管理局科技项目”。

第十八条　科技项目经费由国家中医药管理局科技专项经费、地方和承担单位筹措等多渠道构成，鼓励引导社会资金投入，科技项目具体经费可根据各相关方面的约定落实。

第十九条　科技项目经费的管理与使用应当严格遵守国家科技经费使用与管理的有关规定。科技项目经费由承担单位财务部门统一管理，专款专用。科技项目完成后，应当进行经费决算或审计。

第二十条　本办法自发布之日起施行，原《国家中医药管理局科技项目管理办法（试行）》（国中医药发〔2005〕81号）同时废止。

关于命名首都医科大学宣武医院等82家单位为全国综合医院中医药工作示范单位的决定

国中医药医政发〔2012〕49号

各有关省、自治区、直辖市卫生厅局、中医药管理局，新疆生产建设兵团卫生局，军队有关单位：

为贯彻落实《国务院关于扶持和促进中医药事业发展的若干意见》，进一步推动综合医院（含专科医院，下同）中医药工作，根据国家中医药管理局、卫生部、总后勤部卫生部《关于切实加强综合医院中医药工作的意见》和2007年全国综合医院中医药工作会议的部署，卫生部、国家中医药管理局、总后勤部卫生部联合开展了全国综合医院中医药工作示范单位创建活动。经过创建单位自评，省级中医药管理部门、卫生行政部门和军队各大单位卫生部门评估推荐，专家审核，社会公示等程序，卫生部、国家中医药管理局、总后勤部卫生部决定命名首都医科大学宣武医院等82家单位为"全国综合医院中医药工作示范单位"。示范单位称号自发文之日起生效，有效期5年。

希望被命名的示范单位进一步贯彻《国务院关于扶持和促进中医药事业发展的若干意见》精神，落实《关于切实加强综合医院中医药工作的意见》提出的各项任务，认真总结经验，巩固创建成果，提高建设水平与质量，为保障人民群众健康，促进中医药事业发展作出新贡献。

有关省级中医药管理部门、卫生行政部门和军队卫生部门要加强对示范单位的指导，注重推广示范单位的工作经验，发挥其典型示范带动作用，以点带面，进一步推动综合医院中医药工作的开展。

国家中医药管理局
卫生部
总后勤部卫生部
2012年12月27日

全国综合医院中医药工作示范单位名单

北京市（1）
首都医科大学宣武医院
河北省（2）
涉县医院
香河县人民医院
内蒙古自治区（4）
内蒙古医学院附属医院
内蒙古包钢医院
内蒙古科技大学包头医学院第一附属医院
内蒙古科技大学包头医学院第二附属医院
辽宁省（2）
中国医科大学附属第一医院
辽宁医学院附属第一医院
吉林省（2）
榆树市医院
桦甸市人民医院
黑龙江省（1）
黑龙江省农垦总局总医院
上海市（4）
上海市同济医院
上海市第五人民医院
上海市浦东新区公利医院
上海市普陀区利群医院
江苏省（3）
江苏省南通市第一人民医院
江苏省苏北人民医院
射阳县人民医院
浙江省（5）
台州市第一人民医院
富阳市人民医院
绍兴县中心医院
义乌市中心医院
嘉兴市第一医院
安徽省（3）
界首市人民医院
合肥市第一人民医院
铜陵市人民医院
福建省（3）
福建省仙游县医院
厦门大学附属中山医院
福建省南平市第一医院
山东省（4）
济南市第五人民医院
淄博市第一医院
济宁市第一人民医院
中国石化集团胜利石油管理局胜利医院
湖北省（5）
十堰市红十字医院
荆门市东宝区人民医院
湖北省肿瘤医院
武汉市中心医院
武汉市第五医院
湖南省（4）
湖南省马王堆医院
南华大学附属第一医院
长沙市第四医院
湖南省澧县人民医院
广东省（6）
中山大学孙逸仙纪念医院

广州医学院附属第三医院
广东医学院附属医院
广州市红十字会医院
深圳市罗湖区人民医院
东莞市塘厦医院
广西壮族自治区（5）
南宁市第二人民医院
柳州市工人医院
河池市第三人民医院
浦北县人民医院
武鸣县人民医院
重庆市（3）
重庆市第三人民医院
重庆市第九人民医院
重庆市南川区人民医院
四川省（3）
内江市第二人民医院
自贡市第一人民医院
安县人民医院
贵州省（2）
贵州省人民医院
思南县人民医院
云南省（1）
大理市第一人民医院
陕西省（5）
西安市儿童医院
西安市第八医院
咸阳市中心医院
神木县医院
陕西省府谷县人民医院
甘肃省（4）
酒钢医院
酒泉市第二人民医院
甘肃省通渭县人民医院
甘肃省康乐县人民医院
宁夏回族自治区（3）
银川市第二人民医院
中卫市沙坡头区人民医院
石嘴山市第一人民医院
新疆维吾尔自治区（1）
新疆阿克苏地区第一人民医院
军队系统（6）
沈阳军区第208医院
北京军区北戴河疗养院
兰州军区兰州总医院
济南军区青岛第二疗养院
南京军区第454医院
空军载人离心机医学训练基地

国家中医药管理局关于命名天津市等8个地区为全国基层中医药工作先进单位（地市级以上地区）的决定

国中医药医政发〔2012〕50号

各有关省、自治区、直辖市卫生厅局，中医药管理局：

为切实推动基层中医药事业发展，充分发挥典型示范带动作用，营造全社会共同参与和支持基层中医药事业发展的良好氛围，经国务院纠正行业不正之风办公室批准，自2010年起，我局开展了全国基层中医药工作先进单位建设工作。根据《全国基层中医药工作先进单位管理办法》（国中医药医政函〔2012〕107号）有关要求，所辖县（市、区）80%以上已经创建为全国基层中医药工作先进单位（县级）的地市级以上地区，可以申请全国基层中医药工作先进单位（地级市以上地区）荣誉称号。

经各申请地区自我评估、所在地区人民政府和省级中医药管理部门审核同意，我局组织专家对申请资料进行形式审查、对基层中医药工作进行检查评估，召开由我局和申请地区政府共同参加的创建工作座谈会等程序，我局决定将天津市等8个地区命名为全国基层中医药工作先进单位（地市级以上地区）（见附件）。先进单位荣誉称号自发文之日起生效，有效期5年。

希望获得先进单位荣誉称号的地区进一步贯彻落实《国务院关于扶持和促进中医药事业发展的若干意见》（国发〔2009〕22号），认真总结经验，巩固创建成果，不断探索中医药在基层卫生服务中充分发挥作用的新思路、新方法、新机制，提高建设水平与质量，为保障人民群众身体健康、促进基层中医药服务发展作出新贡献。要在省级中医药管理部门指导下，制定本地区人民政府加强基层中医药工作的5年工作规划和实施方案，于2013年2月底前报我局医政司备案后实施。

各有关省级中医药管理部门要加强对先进单位的指导、监督和管理，注重推广先进单位的经验，发挥典型示范作用，以点带面，进一步推动农村和社区中医药服务的发展。

附件：2012年全国基层中医药工作先进单位（地市级以上地区）名单

国家中医药管理局
2012年12月31日

附件　2012年全国基层中医药工作先进单位（地市级以上地区）名单

全国基层（社区和农村）中医药工作先进单位

天津市

吉林省长春市

山东省泰安市

四川省成都市

陕西省西安市

陕西省宝鸡市

全国社区中医药工作先进单位

江苏省南京市

全国农村中医药工作先进单位

四川省资阳市

国家中医药管理局关于命名天津市东丽区等81个地区为全国基层中医药工作先进单位的决定

国中医药医政发〔2012〕51号

各有关省、自治区、直辖市卫生厅局，中医药管理局：

为切实推动基层中医药事业发展，充分发挥典型示范带动作用，营造全社会共同参与和支持基层中医药事业发展的良好氛围，经国务院纠正行业不正之风办公室批准，自2010年起，我局开展了全国基层中医药工作先进单位建设工作。根据2012年工作总体安排，经以县（市、区）为单位创建评估、所在省（区、市）中医药管理部门审核推荐和国家中医药管理局组织专家检查评估、社会公示等程序，我局决定将天津市东丽区等49个县（市、区）命名为全国农村中医药工作先进单位，将天津市滨海新区等32个区命名为全国社区中医药工作先进单位。先进单位荣誉称号自发文之日起生效，有效期5年。

希望获得先进单位荣誉称号的地区进一步贯彻落实《国务院关于扶持和促进中医药事业发展的若干意见》（国发〔2009〕22号），认真总结经验，巩固创建成果，不断探索中医药在基层卫生服务中充分发挥作用的新思路、新方法、新机制，提高建设水平与质量，为保障人民群众身体健康、促进基层中医药服务发展作出新贡献。要在省级中医药管理部门指导下，制定本地区人民政府加强基层中医药工作的5年工作规划和实施方案，于2013年2月底前报我局医政司备案后实施。

各有关省级中医药管理部门要加强对先进单位的指导、监督和管理，注重推广先进单位的经验，发挥典型示范作用，以点带面，进一步推动农村和社区中医药服务的发展。

附件：全国基层中医药工作先进单位名单

国家中医药管理局

2012年12月27日

附件　全国基层中医药工作先进单位名单

一、全国农村中医药工作先进单位（49个）

天津市东丽区

天津市武清区

天津市宝坻区

天津市静海县

山西省太谷县

山西省平定县

山西省襄垣县

山西省临猗县

山西省稷山县

山西省新绛县

山西省安泽县

山西省蒲县

内蒙古自治区阿荣旗

内蒙古自治区库伦旗

内蒙古自治区科左中旗

内蒙古自治区科左后旗

内蒙古自治区磴口县

内蒙古自治区乌拉特前旗

内蒙古自治区达拉特旗

辽宁省灯塔市

吉林省农安县

吉林省九台市

吉林省德惠市

吉林省双辽市

吉林省前郭县

黑龙江省尚志市

黑龙江省哈尔滨市呼兰区

江苏省新沂市

江西省余江县

江西省黎川县

江西省玉山县

山东省即墨市
山东省安丘市
山东省诸城市
山东省枣庄市峄城区
山东省邹城市
山东省曹县
山东省济南市历城区
山东省济南市长清区
四川省平武县
四川省江油市
四川省盐亭县
四川省蒲江县
四川省崇州市
四川省游仙区
四川省宣汉县
四川省成都市龙泉驿区
四川省成都市青白江区
云南省嵩明县

二、全国社区中医药工作先进单位（32 个）

天津市滨海新区
山西省太原市迎泽区
山西省太原市万柏林区
山西省太原市小店区
内蒙古自治区赤峰市红山区
辽宁省大连市中山区
辽宁省大连市西岗区
辽宁省大连市甘井子区
辽宁省大连市沙河口区
辽宁省沈阳市沈河区
江苏省南京市下关区
江苏省常州市天宁区
江苏省扬州市广陵区
浙江省宁波市北仑区
浙江省宁波市镇海区
浙江省杭州市余杭区
安徽省合肥市庐阳区
安徽省合肥市蜀山区
山东省菏泽市牡丹区
山东省济南市市中区
山东省济南市槐荫区
山东省德州市德城区
山东省济宁市曲阜市
山东省莱芜市钢城区
山东省潍坊市潍城区
湖北省宜昌市伍家岗区
湖北省黄石市西塞山区
湖北省黄石市黄石港区
广东省广州市海珠区
广东省深圳市罗湖区
四川省成都市武侯区
四川省绵阳市涪城区

国家中医药管理局关于命名北京市房山区等 148 个地区为全国基层中医药工作先进单位的决定

国中医药医政发〔2012〕52 号

各有关省、自治区、直辖市卫生厅局，中医药管理局：

为进一步做好全国基层中医药工作先进单位建设工作，根据《全国基层中医药工作先进单位管理办法》（国中医药医政函〔2012〕107 号）有关要求，自 2012 年起，我局决定对全国基层中医药工作先进单位荣誉称号实行 5 年有效期满复核制度。根据《国家中医药管理局办公室关于做好全国基层中医药工作先进单位期满复核工作的通知》（国中医药办医政函〔2011〕206 号），经我局医政司对各地 2012 年全国基层中医药工作先进单位期满复核申请材料的审核，并委托各有关省（区、市）中医药管理部门组织专家进行复核评估，进行社会公示等程序，我局决定将北京市房山区等 128 个县（市、区）命名为全国农村中医药工作先进单位，将北京市西城区等 20 个区命名为全国社区中医药工作先进单位。先进单位荣誉称号自发文之日起生效，有效期 5 年。

希望获得先进单位荣誉称号的地区进一步贯彻落实《国务院关于扶持和促进中医药事业发展的若干意见》（国发〔2009〕22 号），认真总结经验，巩固创建成果，不断探索中医药在基层卫生服务中充分发挥作用的新思路、新方法、新机制，提高建设水平与质量，为保障人民群众身体健康、促进基层中医药服务发展作出新贡献。要在省级中医药管理部门指导下，制定本地区人民政府加强基层中医药工作的 5 年工作规划和实施方案，于 2013 年 2 月底前报我局医政司备案后实施。

各有关省级中医药管理部门要加强对先进单位的指导、监督和管理，注重推广先进单位的经验，发挥典型示范作用，以点带面，进一步推动农村和社区中医药服务的发展。

附件：全国基层中医药工作先进单位名单

国家中医药管理局
2012 年 12 月 27 日

附件 全国基层中医药工作先进单位名单

一、全国农村中医药工作先进单位（128）

北京市房山区
北京市顺义区
北京市大兴区
天津市宁河县
天津市北辰区
天津市蓟县
河北省香河县
河北省行唐县
河北省平泉县
河北省滦平县
河北省隆化县
河北省丰宁满族自治县
河北省宽城满族自治县
内蒙古自治区鄂温克族自治旗
内蒙古自治区开鲁县
内蒙古自治区奈曼旗
内蒙古自治区准格尔旗
内蒙古自治区五原县
内蒙古自治区阿拉善盟阿拉善左旗
吉林省榆树市
吉林省桦甸市
吉林省敦化市
吉林省和龙市
吉林省公主岭市
吉林省洮南市
黑龙江省宁安市
黑龙江省海林市
黑龙江省龙江县
黑龙江省望奎县
黑龙江省庆安县
黑龙江省林甸县
上海市嘉定区
上海市奉贤区
江苏省江阴市
江苏省射阳县
江苏省常州市武进区
江苏省常熟市
江苏省如东县
江苏省南通市通州区
江苏省高邮市
江苏省靖江市
江苏省姜堰市
浙江省桐乡市
浙江省富阳市
浙江省临安市
浙江省遂昌县
浙江省兰溪市
浙江省台州市椒江区
浙江省平阳县
浙江省长兴县
浙江省瑞安市
浙江省诸暨市
浙江省淳安县
浙江省上虞市
浙江省嵊州市
安徽省岳西县
安徽省霍山县
安徽省泾县
福建省安溪县
福建省上杭县
山东省章丘市
山东省青岛市黄岛区
山东省淄博市临淄区
山东省烟台市牟平区
山东省莱州市
山东省蓬莱市
山东省高密市
山东省曲阜市
山东省乳山市
山东省费县
山东省平邑县
山东省文登市
山东省荣成市
河南省孟州市
河南省荥阳市
河南省柘城县
河南省尉氏县
湖北省公安县
湖北省保康县
湖北省麻城市
湖北省武汉市新洲区
湖南省衡东县
湖南省临澧县
湖南省慈利县
湖南省宜章县
湖南省溆浦县
湖南省湘潭县
湖南省湘乡市
广东省连州市
广东省阳春市
广东省高要市
广东省罗定市
广西壮族自治区武鸣县
广西壮族自治区灵山县
广西壮族自治区全州县
广西壮族自治区恭城县
海南省琼海市
重庆市江津区
重庆市合川区
重庆市铜梁县
重庆市开县
重庆市忠县
四川省郫县
四川省都江堰市
四川省彭州市
四川省新都县
四川省绵竹市
四川省荣县
四川省剑阁县
四川省苍溪县
四川省旺苍县
四川省仪陇县
四川省射洪县
四川省安岳县
四川省简阳市
贵州省遵义县
云南省陆良县
云南省景谷县
云南省元谋县
陕西省扶风县
陕西省大荔县
甘肃省白银市白银区
甘肃省庄浪县
甘肃省庆城县
甘肃省民乐县
宁夏回族自治区中卫市沙坡头区
宁夏回族自治区平罗县
宁夏回族自治区灵武市

二、全国社区中医药工作先进单位（20）

北京市西城区

天津市和平区
河北省保定市新市区
内蒙古自治区呼和浩特市新城区
黑龙江省哈尔滨市南岗区
上海市闸北区
浙江省桐乡市
安徽亳州市谯城区
福建省福州市仓山区
山东省济南市历下区
河南省焦作市解放区
湖北省十堰市张湾区
湖南省长沙市岳麓区
广东省广州市荔湾区
海南省海口市美兰区
重庆市市北碚区
四川省成都市青羊区
四川省南充市顺庆区
云南省丽江市古城区
甘肃省武威市凉州区

国家中医药管理局关于加强中医药标准化工作的指导意见

国中医药法监发〔2012〕53号

各省、自治区、直辖市卫生厅局、中医药管理局，新疆生产建设兵团卫生局：

为进一步推动中医药标准化工作，充分发挥标准化对中医药事业发展的技术支撑和引领作用，更好地维护和增进人民健康，根据《国务院关于扶持和促进中医药事业发展的若干意见》、《中华人民共和国国民经济和社会发展第十二个五年规划纲要》和《中医药事业发展“十二五”规划》，就加强中医药标准化工作提出以下意见：

一、充分认识加强中医药标准化工作的重要性和紧迫性

标准化是经济社会发展的技术支撑，是国家综合实力的重要体现，已成为经济、科技竞争的战略制高点，成为现代社会发展的趋势和显著特征。随着经济全球化、科技进步和现代医学的快速发展，人们思想观念、健康理念、生产生活方式以及健康需求都发生了深刻的变化，对中医药的发展提出了更高的要求。在发展环境深刻变化的新形势下，中医药发展也要与时俱进，适应时代发展和社会需求，充分运用标准化这一现代技术制度和方法，不断丰富和发展具有中医药特色的理论和实践。

中医药标准化是中医药事业发展的重要组成部分，是一项基础性、战略性、全局性工作，是在新形势下推动中医药改革发展的必由之路。标准是学科成熟的重要标志，中医药标准化是推动中医药继承创新的主要方式，是提高中医药学术水平的重要途径，是保持和发挥中医药特色优势的有效载体，是规范中医药行业管理的必要手段，是保障中医药质量安全的基本依据，是中医药成果推广与传播的技术平台，是推进中医药现代化的迫切要求，是促进中医药国际传播的纽带和桥梁。近年来，在党和国家的高度重视和有关部门的关心支持下，中医药标准化工作取得了长足进步，中医药标准制修订步伐明显加快，标准化支撑体系建设得到加强，推广应用力度进一步加大，管理体制和运行机制不断完善，参与国际标准化活动能力不断提升。同时，我们也应清醒地看到，中医药标准化还不能适应事业发展的需求，中医药标准化工作基础薄弱、人才匮乏的现实条件，行业内标准化意识不强、中医药标准应用推广不够、实质性参与国际标准化活动能力不足的现实状况，制约着中医药标准化发展。中医药标准化成为国际竞争的焦点，面临的形势日益严峻，对我形成倒逼态势，我国的传统医学大国地位遭遇挑战。进一步转变中医药发展方式、提高中医药继承创新能力、推动中医药学术发展和技术进步，对中医药标准化提出了新的更高要求。因此，加快中医药标准化建设步伐，提升中医药标准化工作的能力和水平，对保障和促进中医药事业科学发展，具有十分重要的意义。

各级中医药管理部门和中医药机构要充分认识加强中医药标准化工作的重要性和紧迫性，增强使命感和责任感，围绕中医药事业发展的大局，着眼长远，进一步明确思路，采取措施，加大力度，充分利用标准化现代科学技术，促进中医药事业在新时期的新发展。

二、加强中医药标准化工作的总体要求

（一）指导思想

以邓小平理论、“三个代表”重要思想、科学发展观为指导，紧紧围绕保障和改善民生及深化医药卫生体制改革总体目标，着眼于推进中医药继承创新和学术进步，更好地发挥中医药在维护和增进人民群众健康中的作用，以推进中医药标准体系和标准化支撑体系建设为重点，以提高中医药标准质量和中医标准化水平为核心，整合优势资源，注重转化成果，立足国内、面向国际，发挥标准化在中医药发展中的基础性、战略性、全局性作用，引领和支撑中医药事业科学发展。

（二）基本原则

统筹规划，突出重点。坚持统筹规划，加强战略研究，做好中医药标准化发展的顶层设计，以规划为指导，全面推进中医药标准化建设。同时，根据发展需要和条件，选择重点领域和项目，着力推进，解决中医药事业发展中的关键问题。

拓展领域，提升质量。坚持在做好目前中医药标准化工作的基础上，以建立健全中医药标准体系为目标，进一步拓展领域，从中医诊疗领域向中医药预防保健、教育、科研、中药领域延伸，从基础、技术标准向管理标准拓展。同时，进一步提升标准制修订质量和水平，坚持中医药标准研究制定的程序规范、方法科学、公开透明，加强中医药标准研究制定技术方法的研究和应用。

立足需求，注重应用。坚持以中医药事业发展对标准化的需求为导向，以引领和支撑科学发展，提升中医药医疗、保健、科研、教育、产业质量效益为目标，开展标准的制修订。同时，坚持中医药标准化与中医药发展实际问题和需求的紧密结合，注重加强标准的推广和应用。

整合资源，注重协调。坚持强化中医药标准化工作的资源整合，充分吸收中医药科研、中医临床研究基地、重点专科专病、重点学科的研究和实践成果，及时转化为标准。同时，注重中医药标准化与中医药事业发展的协调，将中医药标准化建设融入中医药医疗、保健、科研、教育、产业、文化发展建设中，建立有效机制，加强部门协调，广泛充分参与，促进中医药标准化工作高效有序。

强化国内，面向国际。坚持国内中医药标准化工作与国际中医药标准需求协调统筹。以国内发展为基础，强化国内标准的制修订和人才队伍建设。同时，服务和支撑国际化需求与发展，扩大中医药交流与合作的工作基础和影响力，及时将国内标准转化为国际标准，逐步实现中医药标准国际化。发挥国际标准化带动引领和倒逼机制作用。

政府主导，多方参与。坚持发挥政府部门在中医药标准化工作的组织协调、宏观规划、政策指引、制度建设等方面的主导作用。同时，鼓励中医药行业及社会各界通过各种渠道和方式参与中医药标准化工作，形成全行业全社会广泛参与、共同推进的良好局面。

（三）总体目标

实施《中医药标准化中长期发展规划纲要（2011～2020年）》，到2020年，基本建立适应事业发展需要、结构比较合理、充分体现特色优势的中医药标准体系，中医药标准化支撑体系进一步完善，基本满足中医药标准化工作的需求，中医药标准应用推广和监测评价体系初步建立，中医药标准化人才队伍建设明显加强，中医药标准化管理体制和运行机制更加完善，我国实质性参与中医药国际标准化活动的能力显著提升，对中医药发展的贡献率明显提高。

三、加快标准化基础工作建设，提高中医药标准化工作的水平

（一）健全完善中医药标准体系。扩展中医药标准制修订领域和范围，实现标准数量、质量、结构、效益均衡发展，充实和完善中医药标准体系。加强中医药标准制修订的宏观管理和总体规划，以中医药事业发展需求为导向，加强中医药基础、技术、管理和工作标准的制修订。中医药基础标准由名词术语标准向中医药信息、中医药标准化共性技术方法标准等领域延伸，夯实中医药标准体系建设的基础。中医药技术标准由中医内妇儿等临床科系常见病诊疗指南和针灸技术操作规范向其他科系诊疗指南、技术操作以及疗效评价标准、中医养生保健技术标准、中药相关技术标准等领域拓展，进一步体现中医药特色优势。中医药管理标准在目前医疗、教育、科研管理标准的基础上，进一步向预防保健机构人员管理、中医医疗质量安全管理等领域覆盖，切实制定一批具有中医药特色、反映中医药特点的管理标准，适应中医药事业发展的新需求。加快中医药标准制修订步伐，推进重点领域中医药标准的研究制定。进一步完善中医药名词术语标准，加快中医电子病历相关标准、中医医院信息化建设管理标准的研究制定。修订完善中医内、妇、儿等临床科系常见病诊疗指南和针灸技术操作规范，加强中西医结合诊疗指南等技术标准的研究制定，同步推进中医疗效评价标准、中医保健技术操作规范、药膳技术标准、道地药材标准的研究制定。继续完善医疗、教育、科研管理标准，加强中医预防保健机构和人员、中医医疗服务质量安全管理等标准的研究制定。进一步加强民族医药标准的研究制定。

（二）提高中医药标准制修订质量。加强中医药标准制修订程序管理。落实中医药标准制定管理的有关要求，实施对立项、起草、征求意见、审查等制修订各阶段的动态管理，严格审查，促进制修订过程更加公开透明。加强国家中医药管理局各业务部门对中医药标准制修订工作的业务指导，强化各中医药专业标准化技术委员会的和国家中医药管理局中医药标准化专家技术委员会的两级技术审查审核职责。科学严谨、求真务实推进中医药标准制修订工作，不断提升中医药标准水平。引进吸收标准化和现代医学科学的先进方法，形成比较系统的符合中医药特点的通用技术方法，不断提高中医药标准制修订工作的规范性和科学性。

（三）夯实中医药标准化工作基础。各级中医药管理部门和中医药医疗、保健、教育、科研机构及企业等单位，要结合实际，积极开展中医药标准化工作，要将标准化工作作为促进学术进步、提升业务能力、提高管理水平的重要措施，在自身经验积累和实践成果的基础上研究制定适应需求的标准规范。在标准规范中要将中医药国家标准和行业标准的各项要求落到实处，更要在相关技术内容和指标上力争高于中医药国家标准和行业标准的要求。夯实完善中医药标准化工作基础，进一步发挥中医药行业学术机构制修订标准的作用和积极性，加强工作标准的研究制定，形成较为完善的工作标准体系，发挥中医药标准的整体效益，为中医药国家标准和行业标准的进一步优化完善提供实践基础。

四、加强支撑体系建设，改善中医药标准化工作的基础条件

（一）加强中医药标准化基础研究。开展中医药标准化发展战略研究，积极应对国际形势的挑战和国内发展需求，把握标准化发展趋势和动态，研究提出相关政策措施。推进中医药标准化理论研究，围绕中医药标准化中的知识产权等问题，以理论研究成果进一步指导实践。加强中医药标准化技术方法研究，开展中医药标准制修订、应用评价以及中医药成果向标准转化等技术方法研究，形成较为系统、可操作性强、体现中医药特点的技术方法体系。加强中医药标准制修订的前期研究，提出中医药成果向标准转化的基本要求，加强新工作领域标准制定示范性研究，支持标准制定条件还不成熟的领域开展探索性研究。

（二）加强中医药标准化研究机构建设。建立专门的中医药标准化研究机构，提升中医药标准化研究的核心能力。依托现有中医药机构，根据不同领域和学科，建设一批中医药标准研究、转化、推广中心，形成国家级中医药标准化研究团队。加强中医临床研究基地、重点专科专病、重点学科、重点研究室的标准研究和制修订能力建设，形成中医药标准研究应用推广的基础平台。加强中医药标准化研究的协作交流，提升中医药标准化研究的整体水平。加快筹建成立中医药信息、民族医药标准化技术委员会。支持各地成立地方中医药标准化研究机构。

（三）加快中医药标准化人才队伍建设。积极探索中医药标准化人才培养途径，把中医药标准化人才队伍建设纳入全国中医药人才队伍体系建设规划，制订实施中医药标准化人才培养计划和项目。推进中医药标准化学科建设，鼓励高等中医药院校开设标准化课程，设立标准化专业。培养一批实践能力强、复合型、外向型的高级中医药标准化人才，建立中医药标准化专家库。加强中医药标准制修订人员的培训，探索开展中医药标准制修订人员资质水平考核制度。鼓励面向基层开展多种形式的中医药标准化知识普及培训。

（四）提高中医药标准化工作的信息化水平。建立完善中医药标准化信息服务平台，开展中医药标准数据库建设，加强国内外中医药相关标准的信息收集、分析和发布，形成中医药标准化信息服务的主渠道。实现与国家技术标准资源服务平台的链接，解决中医药标准信息资源分散、信息不畅等问题。建设中医药标准化工作管理系统，提高中医药标准制修订、应用评价、实施推广等信息化管理水平。

五、加强实施推广及评价，发挥中医药标准化的综合效益

（一）完善中医药标准应用推广机制。标准制定的目的在于应用。各级中医药管理部门要将中医药标准的应用推广作为重要工作职责，在中医药医疗、保健、科研、教育、文化建设等工作中积极推动中医药标准应用和实施，形成中医药标准应用推广的工作机制和激励机制。要在机构管理、医疗服务评价、教材编写、科研管理、学术著作发表及重大项目建设管理中将中医药标准作为基本依据。各级各类中医药机构和中医药人员要积极实施和应用中医药国家标准、行业标准及地方标准。中医药相关学术组织，标准化技术委员会和中医药标准研究推广基地要加大中医药标准的宣传贯彻力度，提高中医药机构和中医药人员应用中医药标准的意识、能力和水平。开展中医药标准应用推广培训，作为中医药继续教育的重要内容，严格培训的质量管理和效果考评。

（二）加强中医药标准研究推广基地建设。总结省级中医医院的基地建设经验，合理布局建设中医药标准研究推广基地。进一步向基层延伸，在地、县遴选建设一批不同层次中医药标准研究推广基地，充分发挥示范和辐射带动作用，开展好中医药标准应用评价和实施推广，积极参与标准的制修订，推动建立标准研究制定、应用推广、评价反馈相结合的工作机制。中医药管理部门要加强对基地建设工作的组织领导，对基地建设单位在标准化工作机构、人才队伍、信息平台、协作网络建设等方面给予支持和保障。

（三）建立中医药标准应用推广及评价体系。建立标准实施情况跟踪评估机制，围绕提高中医药标准适用性和有效性，开展中医药标准应用评价，探索中医药标准推广动态监测机制，完善标准推广信息反馈渠道，建立中医药标准应用推广及评价信息平台。以中医药标准研究推广基地为龙头，带动形成中医药标准应用推广及评价体系。

六、加强分类指导，同步推进民族医药标准化

鼓励民族地区开展民族医药基础标准和技术标准的研究制定。加强分类指导，支持基础条件较好的民族医药领域，加强标准体系研究，开展民族医药名词术语、临床常见病诊疗指南、诊疗技术操作规范及疗效评价标准的研究制定。扶持基础条件相对薄弱的民族医药领域，开展标准化前期研究和标准的示范性研究。重视对民族医药标准化工作的具体指导，加大对民族医药标准研究推广基地建设的投入，开展好民族医药标准应用评价和实施推广，支持民族医药标准化人才队伍建设，提高民族医药人员标准化知识水平，改善民族医药标准化工作的基础条件。

七、把握国际形势，推进中医药标准国际化

（一）加强中医药国际标准化战略研究。加强中医药国际标准需求及发展趋势研究，开展中医药标准国际化策略研究，为制定参与中医药国际标准化政策措施提供支持。开展中医药相关国际标准的跟踪研究，加强国内标准和国际标准制修订工作衔接。

（二）推动实质性参与中医药国际标准制定工作。加大与国际标准化组织、世界卫生组织的工作联系，积极参与国际标准的研究制定，推动将中医药标准转化为国际标准。有计划、有重点地研究提出高质量的中医药国际标准提案，建立应对国际需求的国际标准项目库。深化与有关国家在中医药等传统医药标准化领域的合作与交流，积极营造良好环境。充分发挥我国作为国际标准化组织常任理事国以及承担其中医药技术委员会秘书处工作的优势，积极参与中医药国际标准化发展战略、规则、计划的制订。支持秘书处设在我国的世界中医药学会联合会、世界针灸学会联合会联合制定发布国际组织标准。健全工作机制，规范工作程序，强化中医药标准化国际咨询委员会、各中医药标准化技术委员会参与国际标准制定的职责定位。加强国内技术对口单位的能力建设，为有关中医药机构和专家参与国际标准制定提供服务和支持。加大支持力度，引导和带动中医药医疗、教育、科研机构及相关企业参与国际标准制定。

（三）统筹中医药国内标准化工作与国际标准化工作。国内中医药标准化工作是国际标准化的基础，中医药国际标准提案和研究制定，要以转化中医药国家标准、行业标准为基础，从国内工作基础扎实、具有一定实践和研究积累的领域做起，进一步将技术资源和优势转化为国际标准化的竞争实力，实现中医药标准国际化。中医药国际标准化工作，要与国内中医药标准化重点领域紧密结合，实现以内促外。发挥国际标准化引领的积极作用，敏锐把握国际发展动态趋势，带动前沿领域、新兴领域和薄弱领域的研究，有针对性地加强国内基础工作，做到国内国际同步，互为支撑、协调推进。

八、完善体制机制，加强中医药各项工作与标准化建设的统筹协调

（一）完善中医药标准化管理体制。进一步明确中医药标准化工作的职责分工。国家中医药管理局要抓好国家标准的归口管理和组织制定工作，加强行业标准的制修订工作，做好综合协调和服务。国家中医药管理局各业务部门要在各自的职能范围内参与中医药标准制修订工作，负责相关领域中医药标准的应用推广等工作。地方中医药管理部门要贯彻实施好国家、行业标准，根据实际需求和区域特点组织制定地方标准。全国性各中医药学会、协会等行业组织要发挥专家技术优势，在一些技术难度较大、有待于形成共识的领域开展行业组织标准的制定发布。国家中医药管理局中医药标准化管理协调、专家技术和国际咨询委员会要强化宏观统筹和技术指导职责，中医药标准化工作办公室要发挥协调和服务作用。各中医药标准化技术委员会要履行好技术管理职责，健全组织机构，严格标准制修订技术审查。

（二）建立中医药标准工作协调推进机制。各级中医药管理部门和中医药机构要将标准化融入中医药各项工作之中，在政策制定、工作推动、项目实施、监督评估等方面将标准化建设作为重要内容，实现标准化与中医药医疗、保健、科研、教育、产业、文化“六位一体”协调发展，相互促进，良性互动，整体推进，形成推进中医药标准化建设的强大合力。要将推进标准化作为转变政府职能和依法行政、依法管理的基本依据，不断提高中医药的管理和服务水平。要积极参与中医药标准的制修订，主动提出标准制修订需求，把形成标准作为工作目标，不断总结实践经验，将工作成果转化成标准。要积极推进中医药标准应用推广，建立中医药标准应用推广的工作机制，将标准作为加强中医药工作的管理考核内容，切实推动中医药标准得到广泛应用。要将中医药标准化人员培训作为中医药人才队伍体系建设的重要任务，把标准化作为人才培养考核的重要内容。要将中医药标准化相关研究作为中医药科研的重点领域，加大对中医药标准前期基础性研究的支持力度，重大科技计划和项目要以形成标准为目标，优先支持中医药标准化研究。加强中医药科研资源对标准化的条件支撑，遴选优质资源支持中医药标准研究推广基地、研究中心等标准化研究平台建设。

（三）加强资源整合，推动中医药成果向标准转化。各级中医药管理部门和中医药机构要将标准化与保障中医药服务质量安全、提高中医药服务水平、保持和发挥中医药特色优势紧密结合，将中医医疗保健服务的实践积累、经验总结和临床研究成果融入标准。加强中医辨证论治的规律性总结和诊疗技术方法的规范化梳理，强化特色优势领域的标准化研究，在诊疗方案、临床路径基础上转化形成诊疗技术标准。加大中医医疗机构管理和建设成果经验向标准转化的力度，在中医医疗机构设施建设同时，提升中医医疗机构管理和内涵建设的标准化水平。加强中医药科研成果转化，系统梳理科研进展及成果，建立科研成果向标准转化的机制。将中医临床研究基地、重点专科专病、重点学科、重点研究室的最新成果转化为标准，进一步体现中医药学术和科研的最新进展。

九、加大保障支持力度，推动中医药标准化快速发展

（一）加强组织领导。各级中医药管理部门和中医药机构要进一步提高对中医药标准化工作的认识，将标准化工作摆上重要议事日程，切实加强对中医药标准化工作的统筹协调和组织领导，将标准化建设纳入当地中医药发展规划和年度工作计划予以重点布置和安排。健全地方中医药管理部门和中医药机构的标准化工作组织机构，安排专人负责，落实工作责任。加大支持力度，为中医药标准制修订等标准化工作项目承担单位以及标准起草人等提供必要条件和基本保障。建立标准化工作检查督导制度，对承担的标准化工作任务定期进行督促检查，把标准化工作落到实处。

（二）加大政策支持。研究制定支持中医药标准制修订的倾斜政策，出台促进中医药标准应用推广的具体措施。各级中医药管理部门要将中医药标准相关研究作为中医药科研重点领域予以支持，将中医药标准制修订项目作为科研项目，将中医药标准制修订、应用评价和相关研究作为科研活动，将中医药标准作为科研成果，享受同等待遇。各级中医药管理部门要建立中医药标准化工作激励机制，将标准化工作与技术岗位晋升、技术职称评定合理挂钩，鼓励专业技术人员参与标准制修订工作，对作出突出成绩的单位和个人给予奖励。要将中医药标准化培训与继续教育项目、学分授予等结合起来，调动中医药人员参加中医药标准化培训的积极性。

（三）加大经费投入。各级中医药管理部门和中医药机构要加大中医药标准化工作的经费支持力度，形成持续稳定的经费保障机制，建立与中医药标准制修订项目挂钩的长效投入机制。在业务经费中设立标准化工作专项，在中医药科技专项中捆绑标准化项目。同时拓宽经费渠道，鼓励社会各界自筹经费参与中医药标准制修订，建立健全以政府投入为主、社会投入为补充的多元投入机制，引导和鼓励有条件的医疗机构、企业等加大投入，切实保障中医药标准化工作的开展。强化标准化经费管理，提高经费使用效益。

国家中医药管理局
2012年12月30日

关于公布国家中医药管理局第三批中医药防治传染病临床基地建设单位名单的通知

国中医药医政函〔2012〕1号

各省、自治区、直辖市卫生厅局、中医药管理局，新疆生产建设兵团卫生局：

为健全中医药防治传染病体系，充分发挥中医药的优势和作用，提高中医药在防治传染病中的贡献率，根据各地中医药管理部门的推荐，我局研究确定了国家中医药管理局第三批中医药防治传染病临床基地建设单位名单。

请各省级中医药管理部门按照《国家中医药管理局中医药防治传染病临床基地建设要求》（国中医药函〔2010〕34号），指导和督促各建设单位尽快落实各项保障条件，建立完善相关工作机制，并对项目建设进展情况及时进行督促检查，推进建设工作，使之成为面对新发、突发传染病中医药临床救治的重要力量。

国家中医药管理局
2012年1月6日

国家中医药管理局第三批中医药防治传染病临床基地建设单位名单

一、传染病医院（共65个）

序　号	地　区	建设单位	项目负责人
1	河　北	张家口市传染病医院	张春泽
2		秦皇岛市第三医院	王守云
3		唐山市传染病医院	么作义
4		保定市传染病医院	王莉花
5		沧州市传染病医院	李沧友
6		邯郸市传染病医院	王新生
7		衡水市传染病医院	赵兰稳
8		邢台市传染病医院	郭利宙
9	山　西	太原市传染病医院	郭秀平
10		大同市第四人民医院	梁胜国
11		临汾市传染病医院	刁士琦
12		运城市第二医院	李仁让
13		朔州市传染病医院	尹强国

（续表）

序号	地区	建设单位	项目负责人
14	内蒙古	包头市传染病医院	闫俊萍
15		通辽市传染病医院	方秀香
16	辽宁	本溪市传染病医院	马俊亮
17		抚顺市传染病医院	姜爱华
18		阜新市传染病医院	彭海风
19		大连市第六人民医院	邢　陆
20		丹东市传染病医院	赵永祥
21	吉林	四平市传染病医院	时曜楣
22	黑龙江	齐齐哈尔市传染病医院	苏　静
23	上海	闵行区传染病医院	王余民
24		上海市杨浦区安图医院	黄惠宜
25	江苏	无锡市传染病医院	黄利华
26		常州市第三人民医院	柳龙根
27	安徽	铜陵市传染病医院	潘金凤
28		蚌埠市传染病医院	陈海滨
29	江西	南昌市传染病医院	尹燕耀
30		宜春市人民医院传染病分院	龙庆华
31	山东	九江市第三人民医院	卢玉山
32		景德镇市第五人民医院	朱和平
33		萍乡市传染病医院	欧书强
34		赣州市传染病医院	许德昌
35		淄博市第四人民医院	李　涛
36		青岛市传染病医院	朱维平
37	河南	滨州市传染病医院	高远征
38		山东省胸科医院	刘志敏
39		德州市第二人民医院	许世阳
40		胜利石油管理局胜利医院	薛　波
41		周口市传染病医院	王云超
42		鹤壁市传染病医院	赵明志
43		开封市传染病医院	白　伟
44		濮阳市第五人民医院	杨怀书
45		焦作市第三人民医院	段玉环
46		安阳市第五人民医院	于培龙
47		信阳市传染病医院	何家荣
48	湖北	黄冈市传染病医院	徐新保
49		十堰市传染病医院	袁修德
50	湖南	株洲市二医院	刘和平
51		郴州市传染病医院	侯小兰
52		衡阳市传染病医院	邓晓军
53		湘潭市传染病救治中心	万金华
54		岳阳市三人民医院	张好省
55		益阳市传染病医院	王建国
56	广东	深圳市第三人民医院	周伯平
57		粤北第二人民医院	朱先女
58		中山市第二人民医院	冉茂熙
59	广西	南宁市第四人民医院	葛利辉
60		广西壮族自治区龙潭医院	蒙志好

（续表）

序　号	地　区	建设单位	项目负责人
61	广　西	玉林市红十字会医院	何健飞
62	四　川	攀枝花市第四人民医院	张增富
63		自贡市传染病医院	车德亚
64	贵　州	毕节地区传染病医院	吴国春
65	云　南	昆明市第三人民医院	汪亚玲

二、综合医院（共6个）

序　号	地　区	建设单位	项目负责人
1	山　西	汾阳医院	魏锦富
2	上　海	上海市松江区中心医院	刘亮明
3	山　东	临沂市人民医院	杨朝晖
4		潍坊市人民医院	贾德兴
5	重庆	重庆三峡中心医院	王恩元
6		重庆医科大学附属第一医院	黄文祥

三、中医医院（共2个）

序　号	地　区	建设单位	项目负责人
1	湖　北	黄石市中医医院	费新应
2		随州市中医医院	齐智勇

四、联合建设单位（共49个）

序　号	省　份	传染病收治医院	联合申报医院	项目负责人
1	河　北	承德市传染病医院	承德市中医医院	高　健、丁承华
2	内蒙古	赤峰市传染病防治医院	赤峰市蒙医中医医院	高兴宇、李福民
3		阿拉善盟中心医院	阿拉善盟蒙医医院	童道丰、阿拉嘎
4	辽　宁	盘锦市传染病医院	盘锦市中医医院	李忠远、王乃福
5		锦州市传染病医院	锦州市中医医院	宋　军、汤纯玉
6	吉　林	吉林市传染病医院	吉林市中医院	蒋立会、孔　力
7	黑龙江	鸡西市传染病医院	鸡西市中医医院	富新伟、武鹏翥
8		哈尔滨市传染病医院	哈尔滨市中医医院	卢　宁、王立军
9		佳木斯市传染病医院	佳木斯市中医医院	肖广辉、张雅梅
10		大庆市第二医院	大庆市中医医院	佘　纯、程继昆
11	上　海	浦东新区南华医院	浦东新区光明中医医院	潘云鹤、黄惠泉
12		奉贤区古华医院	奉贤区中医医院	张秀华、李　波
13	江　苏	苏州市第五人民医院	苏州市中医医院	朱传武、孙宏文
14	安　徽	淮北市传染病医院	淮北市中医医院	高传浮、李永生
15		马鞍山市传染病医院	马鞍山市中医医院	邓旭平、章登明
16		芜湖市传染病医院	芜湖市中医医院	朱剑云、彭俊宇
17		阜阳市第二人民医院	阜阳市中医医院	孟晓林、亓　放
18		滁州市第一人民医院	滁州市中西医结合医院	陈跃梅、史延柱
19	福　建	龙岩市第二医院	龙岩市中医医院	孙家敏、章浩军
20		漳州市医院朝阳分院	漳州市中医医院	吴彼得、杨丽阳
21	江　西	新余市传染病专科医院	新余市中医医院	谢颖宏、帅再亮
22	山　东	菏泽市传染病医院	菏泽市中医医院	韩承镇、汤继军
23		济宁市传染病医院	济宁市中医医院	孙　瑜、王祥生
24		莱芜市传染病医院	莱芜市中医医院	闫道杰、何太清

（续表）

序 号	省 份	传染病收治医院	联合申报医院	项目负责人
25	山 东	聊城市传染病医院	聊城市中医医院	付春生、商善刚
26		泰安市中心医院分院	泰安市中医医院	李光杰、赵学印
27		威海市传染病医院	威海市中医院	田明涛、解乐业
28		烟台市传染病医院	烟台市中医医院	于吉广、曲 勇
29	河 南	平顶山市第三人民医院	平顶山市中医医院	张卫东、臧义明
30		南阳市传染病医院	南阳市张仲景医院	李 森、仝允军
31	湖 北	宜昌市传染病医院	宜昌市中医医院	杜德兵、段砚方
32	湖 南	湘西自治州人民医院传染病救治中心	湘西自治州民族中医院	徐小平、谭晓文
33		永州市中心医院	永州市中医医院	肖东民、王文革
34		常德市第二人民医院	常德市第一中医医院	刘建国、叶拥军
35		怀化市第一人民医院	怀化市中医医院	符政远、雷春湘
36		邵阳市中心医院	邵阳市中西医结合医院	邓光明、申健亮
37		娄底市中心医院	娄底市中医医院	范 勇、李兆兵
38	四 川	广元市传染病医院	广元市中医医院	罗 镔、贾天贵
39		绵阳四〇四医院	绵阳市中医医院	王利民、蒲一宏
40	贵 州	六盘水市传染病医院	水城县中医院	吕 武、邱程远
41		遵义市第四人民医院	遵义市第三人民医院	金学惠、蒋贵平
42	陕 西	咸阳市传染病医院	咸阳市中医医院	何小鹏、石西运
43		宝鸡市感染性疾病诊疗中心	宝鸡市中医医院	袁宏周、安卫红
44		商洛市中心医院	商洛市中医医院	杨智哲、陈书存
45		榆林市传染病医院	榆林市中医医院北方医院	胡彩霞、刘繁荣
46		安康市传染病医院	安康市中医医院	江自成、王晓玲
47		汉中市传染病医院	汉中市中医医院	钱晓泉、敬海峰
48	新 疆	伊犁州传染病医院	伊犁州市中医医院	张新华、苏建春
49	甘 肃	兰州市第二人民医院	兰州肝病研究所	许 筠、李彩东

国家中医药管理局关于确定第二批重点民族医医院建设单位的通知

国中医药医政函〔2012〕5号

各省、自治区、直辖市卫生厅局、中医药管理局，新疆生产建设兵团卫生局：

为提高民族医医院的服务能力和水平，发挥民族医药的特色和优势，根据《关于切实加强民族医药事业发展的指导意见》和《全国民族医药近期重点工作实施方案(2010～2012年)》等文件精神，我局开展了第二批重点民族医医院建设单位申报工作，并组织专家对各地申报的重点民族医医院建设单位进行了评审，现确定以下12所医院为第二批国家中医药管理局重点民族医医院建设单位：

内蒙古通辽市蒙医整骨医院

辽宁省阜新蒙古族自治县蒙医院

湖南省湘西土家族苗族自治州民族中医院

四川省阿坝藏族羌族自治州藏医院

四川省甘孜藏族自治州藏医院

贵州省黔东南苗族侗族自治州民族医药研究所附属苗医医院

云南省彝医医院

西藏山南地区藏医医院

宁夏医科大学附属回医中医医院

宁夏张氏回医正骨医院

新疆喀什地区维吾尔医医院

新疆阿勒泰地区哈萨克医医院

请各有关省、自治区、直辖市中医药、民族医药管理部门及建设单位于2012年2月10日前将建设工作计划书纸质版一式3份和电子版报送我局中西医结合与民族医药司。

联 系 人：吕云霞　王　瑾

电　　话：010—59957686

传　　真：010—59957694

电子邮箱：yzszhc@126.com

国家中医药管理局

2012年1月16日

国家中医药管理局关于确定第三批重点中西医结合医院建设单位的通知

国中医药医政函〔2012〕6号

各省、自治区、直辖市卫生厅局、中医药管理局，新疆生产建设兵团卫生局：

为提高中西医结合医院的服务能力和水平，发挥中西医结合的特色和优势，根据中医药事业发展“十二五”规划，我局开展了第三批重点中西医结合医院建设单位申报工作，并组织专家对各地申报的重点中西医结合医院建设单位进行了评审，现确定以下18所医院为第三批国家中医药管理局重点中西医结合医院建设单位：

北京中医药大学第三附属医院

北京市中西医结合医院

山西省中西医结合医院

内蒙古民族大学附属医院

辽宁省沈阳市骨科医院

上海市长宁区光华中西医结合医院

江苏省南京市中西医结合医院

浙江省立同德医院

浙江中医药大学附属第二医院

安徽中医学院中西医结合医院

山东省中西医结合医院

河南省郑州市骨科医院

广东省中西医结合医院

广东省广州市中西医结合医院

广西玉林市中西医结合医院

重庆市万州区中西医结合医院

陕西中医学院第二附属医院

陕西省中西医结合医院

请各有关省、自治区、直辖市中医药管理部门及建设单位于2012年2月10日前将建设工作计划书纸质版一式3份和电子版报送我局中西医结合与民族医药司。

联 系 人：吕云霞　王　瑾

电　　话：010—59957686

传　　真：010—59957694

电子邮箱：yzszhc@126.com

国家中医药管理局

2012年1月16日

国家中医药管理局关于确定第四批“治未病”预防保健服务试点单位的通知

国中医药医政函〔2012〕7号

各省、自治区、直辖市卫生厅局、中医药管理局，新疆生产建设兵团卫生局：

为扩大“治未病”预防保健服务的试点范围，探索医疗保健机构开展中医预防保健服务工作的方法、途径、机制和模式，我局开展了第四批“治未病”预防保健服务试点单位遴选工作，根据各地报送的“治未病”预防保健服务试点单位及实施方案，经过审核，现确定北京市延庆县中医医院等70家单位为第四批“治未病”预防保健服务试点单位。

各试点单位要根据我局“治未病”工作的总体要求和《关于积极发展中医预防保健服务的实施意见》、《中医预防保健服务提供平台建设基本规范（试行）》、《中医特色健康保障-服务模式服务基本规范（试行）》等文件精神，积极探索，不断总结，认真做好试点工作。

试点单位所在省级中医药管理部门要高度重视试点工作，掌握试点单位的工作情况并切实加强指导，对试点中遇到的困难和问题要积极沟通，加强协调，帮助解决，给予支持。

国家中医药管理局

2012年1月16日

第四批“治未病”预防保健服务试点单位名单

北京市延庆县中医医院

北京市通州区马驹桥乡镇卫生院

天津市南开区中医医院

河北省曲周县中医院

河北省迁安市妇幼保健院

河北省承德市隆化县张三营镇卫生院

山西省太原市中医院

山西省运城市盐湖区中医院

山西省平定县疾病预防控制中心

山西省大同市城区西街社区卫生服务中心

山西省平定县冠山镇中心卫生院

辽宁省东港市中医医院

吉林省前郭县中医院

吉林省松原市疾病预防控制中心

吉林省长春市双阳区太平镇中心卫生院

吉林省舒兰市平安镇中心卫生院

上海市嘉定区中医医院

上海市浦东新区疾病预防控制中心

上海市浦东新区妇幼保健所

上海市杨浦区殷行社区卫生服务中心

上海中经堂健康管理有限公司

江苏省南京市中西医结合医院

江苏省常熟市中医院

江苏省丹阳市中医院

江苏省南通市和平桥街道第一社区卫生服务中心

浙江省温岭市中医院

浙江省宁波市北仑区霞浦街道社区卫生服务中心

浙江省桐乡市石门镇中心卫生院

浙江省杭州市五云山疗养院

浙江西湖国医馆

安徽省马鞍山市中医院

安徽省太和县中医院

安徽省铜陵市妇幼保健院

安徽省泾县汀溪乡卫生院

山东省博兴县妇幼保健站

山东省宁阳县葛石镇中心卫生院

河南省嵩县中医院

河南省南阳市卧龙区七里园乡卫生院

湖北省襄樊市疾控中心

湖北省武汉市硚口区妇幼保健院

湖南省湘乡市中医医院

湖南省湘潭市雨湖区中医院

广东省佛山市顺德区中医院

广东省佛山市顺德区大良医院

广东扶元堂医疗康复医院

广西壮族自治区柳州市妇幼保健院

广西壮族自治区永福县罗锦中心卫生院

海南省三亚市中医医院

四川省泸州市中医医院

重庆市北碚区中医院

重庆市永川区板桥镇卫生院

贵州省遵义县虾子镇中心卫生院

云南省大理市中医医院

云南省景洪市普文镇卫生院

西藏自治区藏医医院

西藏自治区山南地区藏医医院

陕西省西安市阎良区武屯镇中心卫生院

甘肃省甘南州藏医药研究院附属藏医院

甘肃省镇原县妇幼保健站

青海省藏医院

青海省西宁市中医院

青海省海西州蒙藏医医院

青海省湟中县上新庄中心卫生院

宁夏回族自治区中宁县中医医院

宁夏汤瓶八珍保健按摩有限公司

新疆维吾尔自治区和田地区维吾尔医医院

新疆维吾尔自治区伊犁州霍城县中医医院

新疆维吾尔自治区阿勒泰地区阿勒泰市妇幼保健站

新疆维吾尔自治区伊犁州霍城县水定镇卫生院

新疆生产建设兵团奎屯中医院

国家中医药管理局关于确定中医养生保健服务机构准入试点地区的通知

国中医药医政函〔2012〕8号

各省、自治区、直辖市卫生厅局、中医药管理局，新疆生产建设兵团卫生局：

为促进中医养生保健事业的健康发展，积极探索开展中医养生保健服务机构准入工作的方法、途径、机制和模式，我局开展了中医养生保健服务机构准入试点地区遴选工作，根据各地报送的中医养生保健服务机构准入试点地区及实施方案，经过审核，现确定北京市东城区等21个地区为中医养生保健服务机构准入试点地区。

各试点地区要参照《中医养生保健服务机构基本标准（试用稿）》，按照本地区确定的工作方案，积极探索，不断总结，认真做好试点工作。

试点地区所在省级中医药管理部门要高度重视试点工作，掌握试点地区的工作情况并切实加强指导，对试点中遇到的困难和问题要积极沟通，加强协调，帮助解决，给予支持。

国家中医药管理局
2012年1月16日

中医养生保健服务机构准入试点地区名单

北京市东城区
河北省石家庄市
河北省保定市
山西省运城市
山西省临汾市
内蒙古自治区鄂尔多斯市
吉林省双辽市
上海市长宁区
上海市浦东新区
安徽省亳州市谯城区
江西省新余市
山东省德州市乐陵市
河南省焦作市
湖北省神农架林区
湖北省南漳县
湖南省常德市
湖南省新晃侗族自治县
海南省海口市
四川省都江堰市
贵州省桐梓县
甘肃省兰州市城关区

国家中医药管理局关于确定第二批“治未病”预防保健服务试点地区的通知

国中医药医政函〔2012〕9号

各省、自治区、直辖市卫生厅局、中医药管理局，新疆生产建设兵团卫生局：

为深入开展“治未病”预防保健服务工作，探索以区域为单位开展中医预防保健服务工作的方法、途径、机制和模式，我局开展了第二批“治未病”预防保健服务试点地区遴选工作，根据各地报送的“治未病”预防保健服务试点地区及实施方案，经过审核，现确定北京市东城区等51个地区为第二批“治未病”预防保健服务试点地区。

各试点地区要根据我局“治未病”工作的总体要求和《关于积极发展中医预防保健服务的实施意见》、《区域“治未病”预防保健服务试点工作方案》等文件精神，积极探索，不断总结，认真做好试点工作。

试点地区所在省级中医药管理部门要高度重视试点工作，掌握试点地区的工作情况并切实加强指导，对试点中遇到的困难和问题要积极沟通，加强协调，帮助解决，给予支持。

国家中医药管理局
2012年1月16日

第二批“治未病”预防保健服务试点地区名单

北京市东城区
北京市西城区
北京市丰台区
天津市河北区
河北省石家庄市
河北省保定市
山西省阳泉市盂县
内蒙古自治区鄂尔多斯市
内蒙古自治区锡林郭勒盟
吉林省长春市南关区
吉林省长春市绿园区
上海市宝山区
上海市嘉定区
江苏省南通市海安县
江苏省连云港市赣榆县
浙江省杭州市拱墅区
安徽省太和县
安徽省宣城市绩溪县
江西省新建县
江西省上高县
江西省宜丰县
江西省婺源县
山东省东营市广饶县
山东省济宁市邹城市

山东省德州市乐陵市
河南省焦作市
河南省南阳市宛城区
河南省南阳市卧龙区
湖北省丹江口市
湖北省宜昌市西陵区
湖南省常德市
广东省广州市荔湾区
广东省广州市越秀区
广西壮族自治区南宁市武鸣县
广西壮族自治区柳州市鹿寨县
广西壮族自治区桂林市永福县
广西壮族自治区贺州市钟山县
海南省儋州市
四川省都江堰市
四川省成都市郫县
四川省绵阳市安县
重庆市渝中区
重庆市江北区
重庆市沙坪坝区
重庆市北碚区
云南省大理州祥云县
云南省大理州宾川县
陕西省西安市莲湖区
陕西省西安市未央区
甘肃省张掖市甘州区
甘肃省酒泉市肃州区

国家中医药管理局关于成立国家中医临床研究基地中医药防治血液病临床研究联盟的通知

国中医药科技函〔2012〕56号

各有关单位：

为进一步加强中医药防治血液病临床研究工作，按照国家中医临床研究基地建设的总体要求，在充分征求各方面意见的基础上，决定成立国家中医临床研究基地中医药防治血液病临床研究联盟（以下简称血液病联盟）。现将有关事项通知如下：

一、血液病联盟的组成

血液病联盟由浙江省中医院、中国中医科学院西苑医院等有关单位共同组成。

二、血液病联盟的任务

（一）在国家中医药管理局关于国家中医临床研究基地业务建设工作的统一要求下，制订血液病联盟血液病临床研究总体方案，明确病种研究切入点和牵头单位，实现联盟建设目标。

（二）通过血液病联盟机制，促进合作，整体加强科研能力建设，针对血液病临床防治的难点和关键技术，提高中医药防治血液病临床疗效和科研水平。

（三）发挥血液病联盟各自特长，优势互补，促进支撑条件及公共平台的共建和人员的优化组合。

（四）建立开放协作机制，根据需要吸纳其他中医血液病临床、科研及产业相关机构和专家参与基地临床研究，实现科技资源共用，研究成果共享。

（五）探索中医药防治血液病临床研究组织推广模式，促进科技成果转化。

三、血液病联盟的运行

（一）血液病联盟运行遵照政府主导、统筹规划、专家负责、分工实施的原则。

（二）血液病联盟由浙江省中医院、中国中医科学院西苑医院担任组长单位。血液病联盟作为一个整体运行，相互尊重，积极配合，形成共识，在病种临床研究上衔接融合，共同促进联盟的建设发展。

（三）血液病联盟成立专家组，负责提供技术指导、业务咨询和评估协调等工作。

（四）血液病联盟办公室设在浙江省中医院，负责日常协调、服务工作，相关工作制度和重大事项等及时报我局科技司备案。

（五）血液病联盟取得的研究成果纳入国家中医临床研究基地和研究型医院业务建设评价系统并作为验收依据。

四、血液病联盟的保障

（一）血液病联盟成员单位应高度重视联盟的建设和运行，提供相关支持和保障条件。中国中医科学院西苑医院在国家科技计划及有关血液病的项目中，等同国家中医临床研究基地参加相关工作。

（二）各相关省级中医药管理部门应关心支持血液病联盟的工作，加强指导和协调，对开展相关工作给予支持。

（三）我局积极支持血液病联盟建设，将在国家相关中医药科技资源的组织和安排中充分发挥血液病联盟作用，并由我局科技司具体联系血液病联盟有关工作，进一步加强领导。

附件：国家中医临床研究基地中医药防治血液病临床研究联盟专家组名单

国家中医药管理局
2012年4月17日

附件 国家中医临床研究基地中医药防治血液病临床研究联盟专家组名单

序号	姓名	单位	备注
1	陈赛娟	上海交通大学附属瑞金医院	组长
2	阮长耿	苏州大学附属第一医院江苏省血液研究所	
3	葛琳仪	浙江省中医院	
4	麻　柔	中国中医科学院西苑医院	
5	范永升	浙江中医药大学	
6	孙伟正	黑龙江中医药大学附属第一医院	
7	王坤根	浙江省中医院	
8	陈信义	北京中医药大学东直门医院	
9	黄晓军	北京大学人民医院血液病研究所	
10	邵宗鸿	天津医科大学总医院	
11	周郁鸿	浙江省中医院	
12	黄　河	浙江大学医学院附属第一医院	
13	高瑞兰	浙江省中医院	

三级中医医院分等标准和评审核心指标（2012年版）

国中医药医政函〔2012〕94号

一、三级中医医院分等标准

根据《中医医院评审暂行办法》，三级中医医院评审结论分为：甲等、乙等和不合格。《三级中医医院评审标准实施细则（2012年版）》共1000分，其中第一部分“中医药服务功能”650分，第二部分“综合服务功能”350分。三级甲等中医医院、三级乙等中医医院和不合格中医医院划分标准如下：

（一）三级甲等中医医院应满足以下条件

1. 总分≥900分；

2. 第一部分每章的分值不低于该章总分的85%；

3. 第二部分得分≥300分；

4. 核心指标全部符合要求。

（二）三级乙等中医医院应满足以下条件

1. 总分≥750分；

2. 第二部分得分≥245分；

3. 中医药服务功能部分核心指标符合要求数≥10；综合服务功能部分核心指标符合要求数≥8。

（三）有以下情形之一的，评审结论即定为不合格

1. 总分<750分；

2. 第二部分得分<245分；

3. 中医药服务功能部分核心指标符合要求数<10或综合服务功能部分核心指标符合要求数<8。

二、《三级中医医院评审标准（2012年版）》核心指标

《标准》及细则中将最基本、最重要，若未达到要求势必影响特色优势、中医临床疗效、医疗质量与患者安全的指标，列为核心指标，具备否决作用。核心指标及要求如下：

（一）中医药服务功能部分核心指标

核心指标一：科室综合考核目标中有发挥中医药特色优势和提高中医临床疗效的相关指标。

核心指标二：中医类别执业医师占执业医师总数的比例≥60%；或中医类别执业医师占执业医师总数的比例未达到60%，但比上年度增长超过了5个百分点。

核心指标三：医院和临床科室命名符合规定，不得有神经科（中心）、神经内科（中心）、消化科（中心）、风湿免疫科（中心）、泌尿科（中心）等名称。外科二级分科应命名为外一、外二、外三……不得出现其他命名。

核心指标四：在国家中医药管理局印发的诊疗方案基础上，科室制订至少3个以上常见病及中医优势病种中医诊疗方案，并体现医

院本科室临床实际和特色，诊疗方案基本要素齐全。所抽查的2个临床科室的6个病种中，符合要求的、完善的中医诊疗方案数量≥4个。

核心指标五：非药物中医技术治疗人次数占门诊总人次数的比例≥10%。

核心指标六：中药处方（饮片、中成药、院内制剂）处方数占门诊总处方数的比例超过60%。中药饮片处方数占门诊总处方数的比例超过30%；或比例在10%以下，但较上年度增长超过了7个百分点；或比例在10%～20%，但较上年度增长超过了5个百分点；或比例在20%～30%，但较上年度增长了3个百分点。

核心指标七：在国家中医药管理局印发的诊疗方案基础上，科室制订本专科优势病种和常见病种中医诊疗方案，并体现医院本科室临床实际，突出中医药诊疗方法的综合运用，诊疗方案基本要素齐全。所抽查的2个重点专科6个病种中，符合要求的、完善的中医诊疗方案数量≥4个。

核心指标八：重点专科诊疗方案在临床中得到应用。所抽查的2个重点专科的6份运行病历中，执行中医诊疗方案的病历数≥4份。

核心指标九：建立中药饮片采购制度，采购程序符合相关规定，供应商资质齐全并对其定期评估。

核心指标十：科室开展中医护理技术项目数符合要求，所抽查的3个科室，每个科室开展中医护理技术项目数≥2项。

核心指标十一：门诊走廊、候诊区和住院部走廊宣传中医药知识，使用中医病名和中医术语，并与所在科室的中医药特色相结合。中药候药区宣传中医药相关知识。评审该项指标得分≥17分。

核心指标十二：具有提供“治未病”服务的平台，健康状态辨识及其风险评估区域、健康咨询与指导区域、健康干预区域、辅助区域等区域定位明确。

（二）综合服务功能部分核心指标

核心指标一：医院的功能、任务和定位明确，保持适度规模，医院编制及实有床位数均≥400张，科室设置、每床建筑面积、人员配备和设备、设施符合三级中医医院基本标准。

核心指标二：加强急诊检诊、分诊，落实首诊负责制，及时救治急危重症患者。

核心指标三：在诊疗活动中，严格执行“查对制度”，至少同时使用姓名、年龄两项等项目核对患者身份，确保对正确的患者实施正确的操作。

核心指标四：建立手术安全核查、风险评估制度与工作流程。

核心指标五：制定多重耐药菌医院感染控制管理规范与程序，实施监管与改进。

核心指标六：药事管理组织下设抗菌药物管理小组，人员结构合理、职责明确。对医务人员进行抗菌药物合理应用培训及考核。

核心指标七：医院有优质护理服务规划、目标及实施方案，有推进开展优质护理服务的保障制度和措施及考评激励机制。

核心指标八：在国家医疗卫生法律、法规、规章、诊疗护理规范的框架内开展诊疗活动。

核心指标九：由具备资质的卫生专业技术人员为患者提供诊疗服务，不超范围执业。

核心指标十：急救、生命保障系统仪器设备始终保持在待用状态。

三级中西医结合医院分等标准和评审核心指标（2012年版）

国中医药医政函〔2012〕94号

一、三级中西医结合医院分等标准

根据《中医医院评审暂行办法》，三级中西医结合医院评审结论分为：甲等、乙等和不合格。《三级中西医结合医院评审标准实施细则（2012年版）》共1000分，其中第一部分“中西医结合服务功能”650分，第二部分“综合服务功能”350分。三级甲等中西医结合医院、三级乙等中西医结合医院和不合格中西医结合医院划分标准如下：

（一）三级甲等中西医结合医院应满足以下条件

1. 总分≥900分；
2. 第一部分每章的分值不低于该章总分的85%；
3. 第二部分得分≥300分；
4. 核心指标全部达到要求。

（二）三级乙等中西医结合医院应满足以下条件

1. 总分≥750分；
2. 第二部分得分≥245分；
3. 中西医结合服务功能部分核心指标符合要求数≥9；综合服务功能部分核心指标符合要求数≥8。

（三）有以下情形之一的，评审结论即定为不合格

1. 总分<750分；
2. 第二部分得分<245分；
3. 中西医结合服务功能部分核心指标符合要求数<9或综合服务功能部分核心指标符合要求数<8。

二、《三级中西医结合医院评审标准（2012年版）》核心指标

《标准》及细则中将最基本、最

重要，若未达到要求势必影响中西医结合特色优势、临床疗效、医疗质量与患者安全的指标，列为核心指标，具备否决作用。核心指标及要求如下：

（一）中西医结合服务功能部分核心指标

核心指标一：科室综合考核目标中有发挥中西医结合特色优势和提高中西医结合临床疗效的相关指标。

核心指标二：中医类别中医及民族医专业医师资格执业医师和中西医结合人员占执业医师总数的比例≥60%；或中医类别中医及民族医专业医师资格执业医师和中西医结合人员占执业医师总数的比例未达到60%，但比上年度增长超过了5个百分点。

核心指标三：科室制订至少3个以上常见病及中西医结合优势病种中西医结合诊疗方案，体现医院本科室临床实际和特色，诊疗方案基本要素齐全。所抽查的2个临床科室的6个病种中，符合要求的、完善的中西医结合诊疗方案数量≥4个。

核心指标四：非药物中医技术治疗人次数占门诊总人次数的比例≥7%。

核心指标五：中药处方（饮片、中成药、院内制剂）处方数占门诊总处方数的比例超过40%。中药饮片处方数占门诊总处方数的比例超过20%；或比例在10%以下，但较上年度增长超过了3个百分点；或比例在10%～20%，但较上年度增长超过了2个百分点。

核心指标六：重点专科研究制订本专科优势病种和常见病种中西医结合诊疗方案，体现医院本科室临床实际，突出中医药诊疗方法的综合运用，诊疗方案基本要素齐全。所抽查的2个重点专科的6个病种中，符合要求的、完善的中西医结合诊疗方案数量≥4个。

核心指标七：重点专科诊疗方案在临床中得到应用。所抽查的2个重点专科的6份运行病历中，执行中西医结合诊疗方案的病历数≥4份。

核心指标八：建立中药饮片采购制度，采购程序符合相关规定，供应商资质齐全并对其定期评估。

核心指标九：科室开展中医护理技术项目数符合要求，所抽查的3个科室开展中医护理技术项数≥6项。

核心指标十：门诊走廊、候诊区和住院部走廊宣传中医药知识，并与所在科室的中西医结合特色相结合。中药候药区宣传中医药相关知识。评审该项指标得分≥8分。

核心指标十一：具有提供“治未病”服务的平台，健康状态辨识及其风险评估区域、健康咨询与指导区域、健康干预区域、辅助区域等区域定位明确。

（二）综合服务功能部分核心指标

核心指标一：医院的功能、任务和定位明确，保持适度规模，医院编制及实有床位数均≥400张，科室设置、每床建筑面积、人员配备和设备、设施符合三级中西医结合医院基本标准。

核心指标二：加强急诊检诊、分诊，落实首诊负责制，及时救治急危重症患者。

核心指标三：在诊疗活动中，严格执行“查对制度”，至少同时使用姓名、年龄两项等项目核对患者身份，确保对正确的患者实施正确的操作。

核心指标四：建立手术安全核查、风险评估制度与工作流程。

核心指标五：制定多重耐药菌医院感染控制管理规范与程序，实施监管与改进。

核心指标六：药事管理组织下设抗菌药物管理小组，人员结构合理、职责明确。对医务人员进行抗菌药物合理应用培训及考核。

核心指标七：医院有优质护理服务规划、目标及实施方案，有推进开展优质护理服务的保障制度和措施及考评激励机制。

核心指标八：在国家医疗卫生法律、法规、规章、诊疗护理规范的框架内开展诊疗活动。

核心指标九：由具备资质的卫生专业技术人员为患者提供诊疗服务，不超范围执业。

核心指标十：急救、生命保障系统仪器设备始终保持在待用状态。

三级民族医医院分等标准和评审核心指标（2012年版）

国中医药医政函〔2012〕94号

一、三级民族医医院分等标准

根据《中医医院评审暂行办法》，三级民族医医院评审结论分为：甲等、乙等和不合格。《三级民族医医院评审标准实施细则（2012年版）》共1000分，其中第一部分“民族医药服务功能”650分，第二部分“综合服务功能”350分。三级甲等民族医医院、三级乙等民族医医院和不合格民族医医院划分标准如下：

（一）三级甲等民族医医院应满足以下条件

1. 总分≥900分；

2. 第一部分每章的分值不低于该章总分的85%；

3. 第二部分得分≥300分；

4. 核心指标全部达到要求。

（二）三级乙等民族医医院应满足以下条件

1. 总分≥750 分；

2. 第二部分得分≥245 分；

3. 民族医药服务功能部分核心指标符合要求数≥10；综合服务功能部分核心指标符合要求数≥8。

（三）有以下情形之一的，评审结论即定为不合格

1. 总分＜750 分；

2. 第二部分得分＜245 分；

3. 民族医药服务功能部分核心指标符合要求数＜10 或综合服务功能部分核心指标符合要求数＜8。

二、《三级民族医医院评审标准（2012 年版）》核心指标

《标准》及细则中将最基本、最重要，若未达到要求势必影响民族医药特色优势、临床疗效、医疗质量与患者安全的指标，列为核心指标，具备否决作用。核心指标及要求如下：

（一）民族医药服务功能部分核心指标

核心指标一：科室综合考核目标中有发挥民族医药特色优势和提高民族医临床疗效的相关指标。

核心指标二：中医类别民族医或中医专业医师资格执业医师占执业医师总数的比例≥70%；或中医类别民族医或中医专业医师资格执业医师占执业医师总数的比例未达到70%，但比上年度增长超过了 5 个百分点。

核心指标三：医院和临床科室命名突出民族医药特色，不得有神经科（中心）、神经内科（中心）、消化科（中心）、风湿免疫科（中心）、免疫科（中心）、泌尿科（中心）等名称。

核心指标四：科室制订至少 3 个以上民族医优势病种民族医诊疗方案，体现医院本科室临床实际和特色，诊疗方案基本要素齐全。所抽查的 2 个临床科室的 6 个病种中，符合要求的、完善的民族医诊疗方案数量≥4 个。

核心指标五：非药物民族医技术治疗人次数占门诊总人次数的比例≥8%。

核心指标六：民族药处方数占门诊总处方数的比例超过 70%。

核心指标七：重点专科研究制定本专科优势病种和常见病种民族医诊疗方案，体现医院本科室临床实际，突出民族医药诊疗方法的综合运用，诊疗方案基本要素齐全。所抽查的 2 个重点专科的 6 个病种中，符合要求的、完善的民族医诊疗方案数量≥4 个。

核心指标八：重点专科诊疗方案在临床中得到应用。所抽查的 2 个重点专科的 6 份运行病历中，执行民族医诊疗方案的病历数≥4 份。

核心指标九：建立民族药饮片（含原料药、卡擦药等）采购制度，采购程序符合相关规定，供应商资质齐全并对其定期评估。

核心指标十：科室开展民族医护理技术项目数符合要求，所抽查的 3 个科室开展民族医护理技术项数≥6 项。

核心指标十一：门诊走廊、候诊区和住院部走廊宣传民族医药知识，使用民族医病名和民族医术语，并与所在科室的民族医药特色相结合。民族药候药区宣传民族医药相关知识。评审该项指标得分≥17 分。

核心指标十二：具有提供“治未病”服务的平台，健康状态辨识及其风险评估区域、健康咨询与指导区域、健康干预区域、辅助区域等区域定位明确。

（二）综合服务功能部分核心指标

核心指标一：医院的功能、任务和定位明确，保持适度规模，医院编制及实有床位数均≥300 张，科室设置、每床建筑面积、人员配备和设备、设施符合三级民族医医院基本标准。

核心指标二：加强急诊检诊、分诊，落实首诊负责制，及时救治急危重症患者。

核心指标三：在诊疗活动中，严格执行“查对制度”，至少同时使用姓名、年龄两项等项目核对患者身份，确保对正确的患者实施正确的操作。

核心指标四：建立手术安全核查、风险评估制度与工作流程。

核心指标五：制定多重耐药菌医院感染控制管理规范与程序，实施监管与改进。

核心指标六：药事管理组织下设抗菌药物管理小组，人员结构合理、职责明确。对医务人员进行抗菌药物合理应用培训及考核。

核心指标七：医院有优质护理服务规划、目标及实施方案，有推进开展优质护理服务的保障制度和措施及考评激励机制。

核心指标八：在国家医疗卫生法律、法规、规章、诊疗护理规范的框架内开展诊疗活动。

核心指标九：由具备资质的卫生专业技术人员为患者提供诊疗服务，不超范围执业。

核心指标十：急救、生命保障系统仪器设备始终保持在待用状态。

三级中医医院评审标准（2012年版）

国中医药医政函〔2012〕95号

第一部分 中医药服务功能

第一章 发挥中医药特色优势的措施

一、依据功能与任务，确定医院发展战略，制定中长期发展规划，体现发挥中医药特色优势的医院发展方向，有明确的发展目标，重在提高中医临床疗效。

二、围绕医院中长期发展规划制订医院年度工作计划，有发挥中医药特色优势和提高中医临床疗效的具体措施，并按照年度定期评价。

三、医院管理体系中建立引导发挥中医药特色优势和提高中医临床疗效的考核和奖惩激励制度，科室综合考核目标中将发挥中医药特色优势和提高中医临床疗效作为重要指标。

四、积极开展中医对口支援工作，并制定鼓励措施。

第二章 队伍建设

一、严格执行国家中医药管理局关于中医医院人员配备的相关要求。

二、制定中医药人员队伍建设规划和计划，并认真组织实施。

三、认真开展医师定期考核工作，积极开展中医药继续教育与培训。

第三章 临床科室建设

一、按照国家中医药管理局有关规定，合理设置临床科室，科室命名规范。

二、按照中医医院临床科室建设与管理指南的相关要求加强科室建设与管理。

三、在国家中医药管理局印发的诊疗方案基础上，制订并实施本科常见病及中医优势病种中医诊疗方案。定期对方案实施情况进行分析、总结及评估，优化诊疗方案。对中医优势病种的疗效及中医药特色进行年度分析、总结和评估，并制定改进措施。

四、实施国家中医药管理局制定的常见病及中医优势病种中医临床路径和中医诊疗方案。定期对临床路径实施情况进行统计分析，不断完善和改进。

五、严格执行《中医病历书写基本规范》和《中医电子病历基本规范（试行）》，中药处方格式及书写符合相关规定。

六、严格执行《中成药临床应用指导原则》。

七、中医类别执业医师掌握中医基础理论、基本知识与基本技能，对本科常见病、多发病、疑难病和急危重症中西医诊断与鉴别诊断的准确性不断提高。

八、按有关要求，合理配置、应用中医诊疗设备。

九、开展中医诊疗技术项目和中医综合治疗。

十、研制和使用一定数量的医疗机构中药制剂；门诊中药处方数、中药饮片处方数占门诊处方总数及中药饮片处方数与门诊人次的比例达到规定要求。

第四章 重点专科建设

一、省级以上中医重点专科（专病）达到一定数量，专科床位、设备、人员、技术及业务达到规定要求。

二、制定并实施专科建设发展规划、工作计划和发挥中医药特色优势及提高中医临床疗效的具体措施。确定的优势病种应具有明显的中医药特色优势，主要研究课题应针对优势病种的中医治疗难点。

三、在国家中医药管理局印发的诊疗方案基础上，制订并实施本专科优势病种和常见病种的中医诊疗方案，定期对中医治疗方法的临床疗效进行评价，分析中医治疗的难点并提出解决难点的思路和措施。

四、推广应用国家中医药管理局发布的中医临床路径。

五、开展本专科临床经验整理与应用，加强名老中医学术经验继承工作，培养专科学术继承人。

六、开展专科诊疗技术及特色疗法，研制和使用专科中药制剂。

七、建立重点专科研究室，开展提高中医临床疗效的专科研究工作。

第五章 中药药事管理

一、医院药事管理组织定期对临床使用中药进行监督、评价和指导，合理遴选医疗机构内使用的中药。

二、中药房设置达到《医院中药房基本标准》。

三、严格执行《医院中药饮片管理规范》。

四、按要求积极使用小包装中药饮片。

五、严格执行《医疗机构中药煎药室管理规范》。

六、严格执行中药饮片处方用名和调剂给付有关规定。

七、加强医疗机构中药制剂管理。

八、临床药师参与中药药物治疗，促进安全与合理用药。

第六章 中医护理

一、参照中医医院中医护理工作指南开展中医护理工作。

二、执行《中医护理常规技术操作规程》，积极开展辨证施护。

三、护士掌握本科常见病的中医护理常规和中医护理技术操作，能够提供具有中医药特色的康复和健康指导。

第七章 文化建设

一、医院重视中医院文化建设。

二、医院价值观念体系体现中医药文化。

三、建立并不断完善行为规范体系，形成富含中医药文化特色的服务文化和管理文化。

四、参照中医医院环境形象建设范例，开展中医医院环境形象体系建设。

第八章 “治未病”服务

一、为发展“治未病”服务提供支撑。

二、按照“治未病”服务提供平台建设基本规范，合理设置和建设“治未病”服务平台。

三、按照要求规范提供“治未病”服务。

四、积极应用“治未病”服务技术，技术应用符合相关规范。

第二部分 综合服务功能

第一章 基本要求和医院服务

一、医院设置、功能和任务。

（一）坚持公立医院公益性，把维护人民群众健康权益放在第一位。

（二）医院的功能、任务和定位明确，保持适度规模，医院编制及实有床位数均≥400张，科室设置、每床建筑面积、人员配备和设备、设施符合三级中医医院基本标准。

二、医院服务。

（一）医院有改善诊疗环境，提高工作绩效，优化医疗服务系统与流程，缩短平均住院日、缩短患者诊疗等候时间具体措施，支持医务人员从事晚间门诊和节假日门诊。

（二）急诊绿色通道管理规范，急危重症患者得到及时救治。

（三）维护患者合法权益，加强投诉管理。

（四）为住院患者提供营养指导、配餐、煎药等相关服务。

（五）执行《无烟医疗机构标准（试行）》及《关于2011年起全国医疗卫生系统全面禁烟的决定》。

三、应急管理。

（一）根据《中华人民共和国传染病防治法》和《突发公共卫生事件应急条例》等相关法律、法规承担传染病的发现、救治、报告、预防等任务，主管部门对传染病管理定期监督检查、总结分析，持续改进传染病管理，无传染病漏报，无管理原因导致传染病播散。

（二）遵守国家法律、法规，严格执行各级政府制订的应急预案，认真执行国家中医药管理局关于在卫生应急工作中充分发挥中医药作用的要求，承担突发公共事件的医疗救援和突发公共卫生事件防控工作。

（三）加强领导，成立医院应急工作领导小组，建立应急队伍，落实责任，建立并不断完善医院应急管理的机制。

（四）明确医院需要应对的主要突发事件策略，建立医院的应急指挥系统，制订和完善各类应急预案，提高快速反应能力。

（五）开展应急培训和演练，提高各级、各类人员的应急素质和医院的整体应急能力。

四、临床医学教育。

（一）教学师资、设备设施符合中医药院校教育和中医药继续教育的要求。

（二）承担本科及以上医学生临床教学和实习任务。

（三）承担住院医师规范化培训和基层中医临床骨干培训任务。制定相关的制度、培训实施方案，并有具体措施予以保障。

（四）开展继续教育工作，有继续教育规划、实施方案，提供培训条件及资金支持。

五、科研及其成果推广。

（一）有鼓励医务人员参与科研工作的制度和办法，并提供适当的经费、条件与设施。

（二）承担各级各类以解决优势病种难点问题和提高中医临床疗效为核心的中医药科研项目，获得院内外研究经费。

（三）有将研究成果转化实践应用的激励政策，并在提高中医临床疗效上取得成效。

（四）依法取得相关资质，并按药物临床管理规范要求开展临床试验。

（五）医院临床研究工作符合相关伦理审查规程和要求。

第二章 患者安全

一、确立查对制度，识别患者身份。

二、确立手术安全核查制度，防止手术患者、手术部位及术式发生错误。

三、建立临床“危急值”报告制度，妥善处理医疗安全（不良）事件。

四、防范与减少患者跌倒、坠床等意外事件和压疮发生。

第三章 医疗质量

一、医疗质量管理组织与制度。

（一）建立医院、科室的医疗质量管理责任体系，院长为医疗质量管理第一责任人，科主任全面负责科室医疗质量管理工作。

（二）合理设置医院质量管理组织，定期研究医疗质量管理等相关问题，记录质量管理活动过程，为院长决策提供支持。

（三）医疗、护理等职能部门负责实施全面医疗质量与安全管理和持续改进方案，承担指导、检查、考核和评价医疗质量管理工作。

（四）建立专门的质量管理部门，负责对全院医疗、护理、医技质量实行监管，并建立多部门质量管理协调机制。

二、医疗技术管理。

（一）医院提供与功能和任务相

适应的医疗技术服务，符合法律、法规、部门规章和行业规范的要求，符合医学伦理原则，技术应用安全、有效。

（二）医疗技术管理符合《医疗技术临床应用管理办法》规定，制定医疗技术管理制度，实行分级分类管理，监督评价与档案管理制度，临床应用新技术按规定报批。

（三）制定医疗技术风险预警机制和医疗技术损害处置预案，并组织实施。对新开展医疗技术的安全、质量、疗效、经济性等情况进行全程追踪管理和评价，及时发现并采取相应措施降低医疗技术风险。

（四）对实施手术、介入、麻醉等高风险技术操作的卫生专业技术人员实行“授权”制，定期进行技术能力与质量绩效的评价。

三、医技科室质量管理。

（一）临床检验质量管理。

1. 临床检验部门设置、布局、设备设施符合《医疗机构临床实验室管理办法》，服务项目满足临床诊疗需要，能提供 24 小时急诊检验服务。

2. 有实验室安全流程、制度及相应的标准操作流程，遵照实施并记录。

3. 由具备临床检验专业资质的人员进行检验质量控制活动，解释检查结果。

4. 检验报告及时、准确、规范，严格审核制度。

5. 实验室与临床建立有效的沟通方式和途径，保证临床咨询及时受理与处理，为临床医师提供合理使用实验室信息的服务。

6. 成立质量与安全管理小组，制定质量与安全管理计划和质量控制指标，开展质量管理工作。所有即时检验项目（POCT：Point of care testing）均应开展室内质控和院内比对实验，并参加室间质评。

（二）病理质量管理。

1. 病理科设置、布局、设备设施符合病理科建设与管理指南的要求，服务项目满足临床诊疗需要。

2. 从事病理诊断工作和技术工作的人员资质符合病理科建设与管理指南要求，诊断质量符合相关规定。

3. 有医院感染控制与环境安全管理程序与措施，遵照实施并记录。环境保护及人员职业安全防护符合规定。

4. 及时提供规范的病理诊断报告，有严格审核制度。

5. 落实全面质量管理与改进制度，按规定开展质量控制活动，并有记录。

6. 有病理医师与临床医师随时沟通的相关制度与流程，解释病理检查结果，为临床诊断与外科手术方案提供支持。

（三）医学影像质量管理。

1. 医学影像（普通放射、CT、MRI、超声、核素成像等）部门设置、布局、设备设施符合《放射诊疗管理规定》，服务项目满足临床诊疗需要，提供 24 小时急诊影像服务。

2. 建立规章制度，落实岗位职责，执行技术操作规范，实行质量控制，定期进行图像质量评价。

3. 提供规范的医学影像诊断报告，有审核制度，有疑难病例分析与读片制度和重点病例随访与反馈制度。

4. 制定医学影像设备定期检测制度及环境保护、受检者防护、及工作人员职业健康防护等相关制度，遵照实施并记录。

四、其他科室质量管理。

（一）手术治疗管理。

1. 实行手术医师资格准入制度和手术分级授权管理制度，建立定期手术医师资格和能力评价与再授权的机制。

2. 实行患者病情评估与术前讨论制度，制订诊疗和手术方案并记录在病历中。

3. 患者手术前的知情同意包括术前诊断、手术目的和风险、高值耗材的使用与选择以及其他可选择的诊疗方法等。

4. 医院建立重大手术报告审批制度，有急诊手术管理措施，保障急诊手术及时安全。

5. 手术预防性抗菌药物应用的选择与使用时机符合规范。有手术抗菌药物应用管理制度，预防使用抗菌药物规范。

6. 手术的全过程和术后注意事项及时、准确地记录在病历中；手术的离体组织应做病理学检查，明确术后诊断。

7. 成立质量与安全管理小组，定期进行围手术期质量与安全评价，有“非计划再次手术”与“手术并发症”监测、原因分析、反馈、改进、控制体系。

（二）麻醉治疗管理。

1. 制定麻醉医师资格分级授权管理制度与规范及定期能力评价与再授权的机制，麻醉人员配备合理。

2. 实行患者麻醉前病情评估制度，制订治疗计划、方案，风险评估结果记录在病历中。

3. 履行患者麻醉前的知情同意（包括治疗风险、优点及其他可能的选择）。

4. 执行手术安全核查，实施麻醉操作的全过程记录于病历、麻醉单中。

5. 设立麻醉后复苏室，管理措施到位，实施规范的全程监测，记录麻醉后患者的恢复状态，麻醉并发症的防范措施到位。

6. 建立术后、慢性疼痛、癌痛患者的镇痛治疗管理的规范与流程，能有效地执行。

7. 建立麻醉科与输血科的有效沟通，积极开展自体输血，严格掌握术中输血适应证，合理、安全输血。

8. 成立科室麻醉质量管理小组，定期开展麻醉质量检查并有记录。

（三）重症医学科管理。

1. 科室布局、设备设施、专业人员设置符合中医医院重症医学科建设与管理指南的基本要求。

2. 制定科室工作制度、岗位职责和技术规范、操作规程。重症监护患者入住、出科符合指征，实行“危重程度评分”。

3. 对医师与护理人员实行资格、技术能力准入及授权管理；对重症疑难患者实施多学科联合查房制度；

患者诊疗活动由主治医师及以上人员主持与负责。

4. 制定医院感染管理相关规定，对呼吸机相关性肺炎、导管所致的血行性感染、留置导尿所致的泌尿系感染有预防监控方案、质量控制指标，并能切实执行。

5. 成立质量与安全管理小组，定期评价质量，促进持续改进。

（四）感染性疾病管理。

1. 执行《传染病防治法》及相关法律、法规、规章和规范，健全传染病防治与医院感染管理组织架构，完善管理制度并组织实施。

2. 感染性疾病科或传染病分诊点设置符合卫生行政部门规定，成立重点传染病防治专家组。

3. 根据标准预防的原则，采取标准防护措施，为医务人员提供符合国家标准的消毒与防护用品，并按照《医疗废物管理条例》处理废物。

4. 开展对传染病的监测和报告工作。有专门部门或人员负责传染病疫情报告工作，并按照规定进行网络直报。

5. 定期对工作人员进行传染病防治知识和技能培训。

（五）输血管理与持续改进。

1. 落实《中华人民共和国献血法》、《医疗机构临床用血管理办法（试行）》和《临床输血技术规范》等有关法律和规范，制定输血管理制度，并进行培训。

2. 设立输血科，具备为临床提供24小时服务的能力，满足临床需要，无非法自采、自供血液行为。

3. 加强临床用血过程管理，严格掌握输血适应证，促进临床安全、合理、科学用血。

4. 开展血液质量管理监控，制订并实施控制输血严重危害（输血传染疾病、输血不良反应、输注无效）的方案，严格执行输血技术操作规范。

5. 开展血液全程管理，落实临床用血申请、申请审核制度，履行用血报批手续，执行输血前核对制度，做好血液入库、贮存和发放管理。

6. 落实输血相容性检测的管理制度，做好相容性检测实验质量管理，确保输血安全。

（六）医院感染管理。

1. 建立医院感染管理组织，医院感染控制活动符合《医院感染管理办法》等规章要求，并与医院功能和任务及临床工作相匹配。

2. 开展医院感染防控知识的培训与教育。

3. 按照《医院感染监测规范》，监测重点环节、重点人群与高危险因素，采用监控指标管理，控制并降低医院感染风险。

4. 执行《医务人员卫生规范》，实施依从性监管与改进活动。

5. 制定多重耐药菌（MDR）医院感染控制管理的规范与程序，实施监管与改进。

6. 应用感染管理信息与指标，指导临床合理使用抗菌药物。

7. 消毒工作符合《医院消毒技术规范》、《医院消毒供应中心清洗消毒及灭菌技术操作规范》、《医院消毒供应中心清洗消毒及灭菌效果监测标准》的要求；隔离工作符合《医院隔离技术规范》的要求；医务人员能获得并正确使用符合国家标准的消毒与防护用品；重点部门、重点部位的管理符合要求。

8. 医院感染管理组织监测医院感染危险因素、医院感染率及其变化趋势；根据医院感染风险、医院感染发病率和（或）患病率及其变化趋势改进诊疗流程；定期通报医院感染监测结果。

五、病历（案）质量管理。

（一）按照《医疗机构病历管理规定》等有关法规、规范的要求，设置病案科，配备专（兼）职人员负责病案质量管理与持续改进工作，配备相应的设施、设备与人员梯队。

（二）按规定保存病历资料，保证可获得性。

（三）建立病历书写质量的评估机制，定期提供质量评估报告。

（四）采用国际疾病分类与代码（ICD-10）、中医病证分类与代码（TCD）与手术操作分类（ICD-9-CM-3）对出院病案进行分类编码，建立科学的病案库管理体系，包括病案编号及示踪系统，出院病案信息的查询系统。

第四章 药事管理

一、加强药剂管理，有效控制药品质量，保证用药安全。

二、执行《处方管理办法》，开展处方点评，促进合理用药。

三、按照《抗菌药物临床应用指导原则》等要求，合理使用药品，并有监督机制。

四、有药物安全性监测管理制度，按照规定报告药物不良反应。

第五章 护理质量管理

一、护理管理组织体系健全，实施护理人员分级管理，明确岗位职责及工作规范，落实责任制护理措施。

二、护理人力资源配备与医院的功能和任务一致，有护理单元护理人员的配置原则，有紧急状态下调配护理人力资源的预案。

三、根据分级护理的原则和要求实施护理措施，有护理质量评价标准，并定期评估。

四、实行责任制整体护理，为患者提供连续、全程的基础护理和专业技术服务，优质护理服务落实到位。

五、有手术室、消毒供应中心（室）护理质量管理标准与监测措施。

第六章 医院管理

一、依法开展执业活动。

二、加强医院信息化建设，满足医院管理、临床医疗和服务需要。

三、加强财务与价格管理，规范医院经济运行。

四、成立医学装备管理部门，建立并完善医学装备管理制度。

五、实行院务公开，积极开展医院社会评价。

三级中西医结合医院评审标准（2012年版）

国中医药医政函〔2012〕95号

第一部分 中西医结合服务功能

第一章 发挥中西医结合特色优势的措施

一、依据功能与任务，确定医院发展战略，制定中长期发展规划，体现发挥中西医结合特色优势的医院发展方向，有明确的发展目标，重在提高中西医结合临床疗效。

二、围绕医院中长期发展规划制订医院年度工作计划，有发挥中西医结合特色优势和提高中西医结合临床疗效的具体措施，并按照年度进行定期评价。

三、医院管理体系中建立引导发挥中西医结合特色优势和提高中西医结合临床疗效的考核和奖惩激励制度，科室综合考核目标中将发挥中西医结合特色优势和提高中西医结合临床疗效作为重要指标。

四、积极开展中医、中西医结合对口支援工作，并制定鼓励措施。

第二章 队伍建设

一、参照执行国家中医药管理局关于中医医院人员配备的相关要求。

二、制定中医药、中西医结合人员队伍建设规划和计划，并认真组织实施。

三、认真开展医师定期考核工作，积极开展中医药继续教育与培训。

第三章 临床科室建设

一、按照国家中医药管理局有关规定，合理设置临床科室，科室命名规范。

二、参照中医医院临床科室建设与管理指南的相关要求加强科室建设与管理。

三、制定并实施本科常见病及中西医结合优势病种中西医结合诊疗方案。定期对方案实施情况进行分析、总结及评估，优化诊疗方案。对中西医结合优势病种的疗效及中西医结合特色进行年度分析、总结和评估，并制定改进措施。

四、实施国家中医药管理局制定的常见病及中医优势病种中医临床路径。定期对临床路径实施情况进行统计分析，不断完善和改进。

五、严格执行《中医病历书写基本规范》和《中医电子病历基本规范（试行）》，中药处方格式及书写符合相关规定。

六、严格执行《中成药临床应用指导原则》。

七、中医类别中医或民族医专业执业医师和中西医结合人员掌握中医基础理论、基本知识与基本技能，对本科常见病、多发病、疑难病和急危重症中西医诊断与鉴别诊断的准确性不断提高。

八、按有关要求，合理配置、应用中医诊疗设备。

九、开展中医诊疗技术项目和中医综合治疗。

十、研制和使用一定数量的医疗机构中药制剂；门诊中药处方数、中药饮片处方数占门诊处方总数及中药饮片处方数与门诊人次的比例达到规定要求。

第四章 重点专科建设

一、省级以上中医、中西医结合重点专科（专病）达到一定数量，专科床位、设备、人员、技术及业务达到规定要求。

二、制定并实施专科建设发展规划、工作计划和发挥中西医结合特色优势及提高中西医结合临床疗效的具体措施。确定的优势病种应具有明显的中西医结合特色优势，主要研究课题应针对优势病种的中西医结合治疗难点。

三、制定并实施本专科优势病种和常见病种的中西医结合诊疗方案，定期对中西医结合治疗方法的临床疗效进行评价，分析中西医结合治疗的难点并提出解决难点的思路和措施。

四、推广应用国家中医药管理局发布的中医临床路径。

五、开展本专科临床经验整理与应用，加强名老中医、中西医结合专家学术经验继承工作，培养专科学术继承人。

六、开展专科诊疗技术及特色疗法，研制和使用专科中药制剂。

七、建立重点专科研究室，开展提高中西医结合临床疗效的专科研究工作。

第五章 中药药事管理

一、医院药事管理组织定期对临床使用中药进行监督、评价和指导，合理遴选医疗机构内使用的中药。

二、中药房设置达到《医院中药房基本标准》。

三、严格执行《医院中药饮片管理规范》。

四、按要求积极使用小包装中药饮片。

五、严格执行《医疗机构中药煎药室管理规范》。

六、严格执行中药饮片处方用名和调剂给付有关规定。

七、加强医疗机构中药制剂管理。

八、临床药师参与中药药物治疗，促进安全与合理用药。

第六章 中医护理

一、参照中医医院中医护理工作指南开展中医护理工作。

二、执行《中医护理常规技术操作规程》，积极开展辨证施护。

三、护士掌握本科常见病的中医护理常规和中医护理技术操作，能够提供具有中医药特色的康复和健康指导。

第七章 文化建设

一、医院重视中医院文化建设。

二、医院价值观念体系体现中医药文化。

三、建立并不断完善行为规范体系，形成富含中医药文化特色的服务文化和管理文化。

四、参照中医医院环境形象建设范例，开展中西医结合医院环境形象体系建设。

第八章 “治未病”服务

一、为发展“治未病”服务提供支撑。

二、按照“治未病”服务提供平台建设基本规范，合理设置和建设“治未病”服务平台。

三、按照要求规范提供“治未病”服务。

四、积极应用“治未病”服务技术，技术应用符合相关规范。

第二部分 综合服务功能

第一章 基本要求和医院服务

一、医院设置、功能和任务。

（一）坚持公立医院公益性，把维护人民群众健康权益放在第一位。

（二）医院的功能、任务和定位明确，保持适度规模，医院编制及实有床位数均≥400张，科室设置、每床建筑面积、人员配备和设备、设施符合三级中西医结合医院基本标准。

二、医院服务。

（一）医院有改善诊疗环境，提高工作绩效，优化医疗服务系统与流程，缩短平均住院日、缩短患者诊疗等候时间具体措施，支持医务人员从事晚间门诊和节假日门诊。

（二）急诊绿色通道管理规范，急危重症患者得到及时救治。

（三）维护患者合法权益，加强投诉管理。

（四）为住院患者提供营养指导、配餐、煎药等相关服务。

（五）执行《无烟医疗机构标准（试行）》及《关于2011年起全国医疗卫生系统全面禁烟的决定》。

三、应急管理。

（一）根据《中华人民共和国传染病防治法》和《突发公共卫生事件应急条例》等相关法律、法规承担传染病的发现、救治、报告、预防等任务，主管部门对传染病管理定期监督检查、总结分析，持续改进传染病管理，无传染病漏报，无管理原因导致传染病播散。

（二）遵守国家法律、法规，严格执行各级政府制订的应急预案，认真执行国家中医药管理局关于在卫生应急工作中充分发挥中医药作用的要求，承担突发公共事件的医疗救援和突发公共卫生事件防控工作。

（三）加强领导，成立医院应急工作领导小组，建立应急队伍，落实责任，建立并不断完善医院应急管理的机制。

（四）明确医院需要应对的主要突发事件策略，建立医院的应急指挥系统，制订和完善各类应急预案，提高快速反应能力。

（五）开展应急培训和演练，提高各级、各类人员的应急素质和医院的整体应急能力。

四、临床医学教育。

（一）教学师资、设备设施符合中医药院校教育和中医药继续教育的要求。

（二）承担本科及以上医学生临床教学和实习任务。

（三）承担住院医师规范化培训和基层中医临床骨干培训任务。制定相关的制度、培训实施方案，并有具体措施予以保障。

（四）开展继续教育工作，有继续教育规划、实施方案，提供培训条件及资金支持。

五、科研及其成果推广。

（一）有鼓励医务人员参与科研工作的制度和办法，并提供适当的经费、条件与设施。

（二）承担各级各类以解决优势病种难点问题和提高中医临床疗效为核心的中医药科研项目，获得院内外研究经费。

（三）有将研究成果转化实践应用的激励政策，并在提高中医临床疗效上取得成效。

（四）依法取得相关资质，并按药物临床管理规范要求开展临床试验。

（五）开展临床科研工作应按要求进行伦理审查。

第二章 患者安全

一、确立查对制度，识别患者身份。

二、确立手术安全核查制度，防止手术患者、手术部位及术式发生错误。

三、建立临床“危急值”报告制度，妥善处理医疗安全（不良）事件。

四、防范与减少患者跌倒、坠床等意外事件和压疮发生。

第三章 医疗质量

一、医疗质量管理组织与制度。

（一）建立医院、科室的医疗质量管理责任体系，院长为医疗质量管理第一责任人，科主任全面负责科室医疗质量管理工作。

（二）合理设置医院质量管理组织，定期研究医疗质量管理等相关问题，记录质量管理活动过程，为院长决策提供支持。

（三）医疗、护理等职能部门负责实施全面医疗质量与安全管理和持续改进方案，承担指导、检查、考核和评价医疗质量管理工作。

（四）建立专门的质量管理部门，负责对全院医疗、护理、医技质量实行监管，并建立多部门质量管理协调机制。

二、医疗技术管理。

（一）医院提供与功能和任务相

适应的医疗技术服务，符合法律、法规、部门规章和行业规范的要求，符合医学伦理原则，技术应用安全、有效。

（二）医疗技术管理符合《医疗技术临床应用管理办法》规定，制定医疗技术管理制度，实行分级分类管理，监督评价与档案管理制度，临床应用新技术按规定报批。

（三）制定医疗技术风险预警机制和医疗技术损害处置预案，并组织实施。对新开展医疗技术的安全、质量、疗效、经济性等情况进行全程追踪管理和评价，及时发现并采取相应措施降低医疗技术风险。

（四）对实施手术、介入、麻醉等高风险技术操作的卫生专业技术人员实行“授权”制，定期进行技术能力与质量绩效的评价。

三、医技科室质量管理。

（一）临床检验质量管理。

1. 临床检验部门设置、布局、设备设施符合《医疗机构临床实验室管理办法》，服务项目满足临床诊疗需要，能提供24小时急诊检验服务。

2. 有实验室安全流程，制度及相应的标准操作流程，遵照实施并记录。

3. 由具备临床检验专业资质的人员进行检验质量控制活动，解释检查结果。

4. 检验报告及时、准确、规范，严格审核制度。

5. 实验室与临床建立有效的沟通方式和途径，保证临床咨询及时受理与处理，为临床医师提供合理使用实验室信息的服务。

6. 成立质量与安全管理小组，制定质量与安全管理计划和质量控制指标，开展质量管理工作。所有POCT项目均应开展室内质控和院内比对实验，并参加室间质评。

（二）病理质量管理。

1. 病理科设置、布局、设备设施符合病理科建设与管理指南的要求，服务项目满足临床诊疗需要。

2. 从事病理诊断工作和技术工作的人员资质符合病理科建设与管理指南要求，诊断质量符合相关规定。

3. 有医院感染控制与环境安全管理程序与措施，遵照实施并记录。环境保护及人员职业安全防护符合规定。

4. 及时提供规范的病理诊断报告，有严格审核制度。

5. 落实全面质量管理与改进制度，按规定开展质量控制活动，并有记录。

6. 有病理医师与临床医师随时沟通的相关制度与流程，解释病理检查结果，为临床诊断与外科手术方案提供支持。

（三）医学影像质量管理。

1. 医学影像（普通放射、CT、MRI、超声、核素成像等）部门设置、布局、设备设施符合《放射诊疗管理规定》，服务项目满足临床诊疗需要，提供24小时急诊影像服务。

2. 建立规章制度，落实岗位职责，执行技术操作规范，实行质量控制，定期进行图像质量评价。

3. 提供规范的医学影像诊断报告，有审核制度，有疑难病例分析与读片制度和重点病例随访与反馈制度。

4. 制定医学影像设备定期检测制度、环境保护、受检者防护、及工作人员职业健康防护等相关制度，遵照实施并记录。

四、其他科室质量管理。

（一）手术治疗管理。

1. 实行手术医师资格准入制度和手术分级授权管理制度，建立定期手术医师资格和能力评价与再授权的机制。

2. 实行患者病情评估与术前讨论制度，制订诊疗和手术方案并记录在病历中。

3. 患者手术前的知情同意包括术前诊断、手术目的和风险、高值耗材的使用与选择以及其他可选择的诊疗方法等。

4. 医院建立重大手术报告审批制度，有急诊手术管理措施，保障急诊手术及时安全。

5. 手术预防性抗菌药物应用的选择与使用时机符合规范。有手术抗菌药物应用管理制度，预防使用抗菌药物规范。

6. 手术的全过程和术后注意事项及时、准确地记录在病历中；手术的离体组织应做病理学检查，明确术后诊断。

7. 成立质量与安全管理小组，定期进行围手术期质量与安全评价，有“非计划再次手术”与“手术并发症”监测、原因分析、反馈、改进、控制体系。

（二）麻醉治疗管理。

1. 制定麻醉医师资格分级授权管理制度与规范及定期能力评价与再授权的机制，麻醉人员配备合理。

2. 实行患者麻醉前病情评估制度，制订治疗计划、方案，风险评估结果记录在病历中。

3. 履行患者麻醉前的知情同意（包括治疗风险、优点及其他可能的选择）。

4. 执行手术安全核查，实施麻醉操作的全过程记录于病历、麻醉单中。

5. 设立麻醉后复苏室，管理措施到位，实施规范的全程监测，记录麻醉后患者的恢复状态，麻醉并发症的防范措施到位。

6. 建立术后、慢性疼痛、癌痛患者的镇痛治疗管理的规范与流程，能有效地执行。

7. 建立麻醉科与输血科的有效沟通，积极开展自体输血，严格掌握术中输血适应证，合理、安全输血。

8. 成立科室麻醉质量管理小组，定期开展麻醉质量检查并有记录。

（三）重症医学科管理。

1. 科室布局、设备设施、专业人员设置符合中医医院重症医学科建设与管理指南的基本要求。

2. 制定科室工作制度、岗位职责和技术规范、操作规程。重症监护患者入住、出科符合指征，实行“危重程度评分”。

3. 对医师与护理人员实行资格、技术能力准入及授权管理；对重症疑难患者实施多学科联合查房制度；患者诊疗活动由主治医师及以上人员主持与负责。

4. 制定医院感染管理相关规定，对呼吸机相关性肺炎、导管所致的血行性感染、留置导尿所致的泌尿系感染有预防监控方案、质量控制指标，并能切实执行。

5. 成立质量与安全管理小组，定期评价质量，促进持续改进。

（四）感染性疾病管理。

1. 执行《传染病防治法》及相关法律、法规、规章和规范，健全传染病防治与医院感染管理组织架构，完善管理制度并组织实施。

2. 感染性疾病科或传染病分诊点设置符合卫生行政部门规定，成立重点传染病防治专家组。

3. 根据标准预防的原则，采取标准防护措施，为医务人员提供符合国家标准的消毒与防护用品，并按照《医疗废物管理条例》处理废物。

4. 开展对传染病的监测和报告工作。有专门部门或人员负责传染病疫情报告工作，并按照规定进行网络直报。

5. 定期对工作人员进行传染病防治知识和技能培训。

（五）输血管理与持续改进。

1. 落实《中华人民共和国献血法》、《医疗机构临床用血管理办法（试行）》和《临床输血技术规范》等有关法律和规范，制定输血管理制度，并进行培训。

2. 设立输血科，具备为临床提供24小时服务的能力，满足临床需要，无非法自采、自供血液行为。

3. 加强临床用血过程管理，严格掌握输血适应证，促进临床安全、合理、科学用血。

4. 开展血液质量管理监控，制订并实施控制输血严重危害（输血传染疾病、输血不良反应、输注无效）的方案，严格执行输血技术操作规范。

5. 开展血液全程管理，落实临床用血申请、申请审核制度，履行用血报批手续，执行输血前核对制度，做好血液入库、贮存和发放管理。

6. 落实输血相容性检测的管理制度，做好相容性检测实验质量管理，确保输血安全。

（六）医院感染管理。

1. 建立医院感染管理组织，医院感染控制活动符合《医院感染管理办法》等规章要求，并与医院功能和任务及临床工作相匹配。

2. 开展医院感染防控知识的培训与教育。

3. 按照《医院感染监测规范》，监测重点环节、重点人群与高危险因素，采用监控指标管理，控制并降低医院感染风险。

4. 执行《医务人员手卫生规范》，实施依从性监管与改进活动。

5. 制定多重耐药菌（MDR）医院感染控制管理的规范与程序，实施监管与改进。

6. 应用感染管理信息与指标，指导临床合理使用抗菌药物。

7. 消毒工作符合《医院消毒技术规范》、《医院消毒供应中心清洗消毒及灭菌技术操作规范》、《医院消毒供应中心清洗消毒及灭菌效果监测标准》的要求；隔离工作符合《医院隔离技术规范》的要求；医务人员能获得并正确使用符合国家标准的消毒与防护用品；重点部门、重点部位的管理符合要求。

8. 医院感染管理组织监测医院感染危险因素、医院感染率及其变化趋势；根据医院感染风险、医院感染发病率和（或）患病率及其变化趋势改进诊疗流程；定期通报医院感染监测结果。

五、病历（案）质量管理。

（一）按照《医疗机构病历管理规定》等有关法规、规范的要求，设置病案科，配备专（兼）职人员负责病案质量管理与持续改进工作，配备相应的设施、设备与人员梯队。

（二）按规定保存病历资料，保证可获得性。

（三）建立病历书写质量的评估机制，定期提供质量评估报告。

（四）采用国际疾病分类与代码（ICD-10）、中医病证分类与代码（TCD）与手术操作分类（ICD-9-CM-3）对出院病案进行分类编码，建立科学的病案库管理体系，包括病案编号及示踪系统，出院病案信息的查询系统。

第四章 药事管理

一、加强药剂管理，有效控制药品质量，保证用药安全。

二、执行《处方管理办法》，开展处方点评，促进合理用药。

三、按照《抗菌药物临床应用指导原则》等要求，合理使用药品，并有监督机制。

四、有药物安全性监测管理制度，按照规定报告药物不良反应。

第五章 护理质量管理

一、护理管理组织体系健全，实施护理人员分级管理，明确岗位职责及工作规范，落实责任制护理措施。

二、护理人力资源配备与医院的功能和任务一致，有护理单元护理人员的配置原则，有紧急状态下调配护理人力资源的预案。

三、根据分级护理的原则和要求实施护理措施，有护理质量评价标准，并定期评估。

四、实行责任制整体护理，为患者提供连续、全程的基础护理和专业技术服务，优质护理服务落实到位。

五、有手术室、消毒供应中心（室）护理质量管理标准与监测措施。

第六章 医院管理

一、依法开展执业活动。

二、加强医院信息化建设，满足医院管理、临床医疗和服务需要。

三、加强财务与价格管理，规范医院经济运行。

四、成立医学装备管理部门，建立并完善医学装备管理制度。

五、实行院务公开，积极开展医院社会评价。

三级民族医医院评审标准（2012年版）

国中医药医政函〔2012〕95号

第一部分 民族医药服务功能

第一章 发挥民族医药特色优势的措施

一、依据功能与任务，确定医院的发展战略，制定中长期发展规划，体现发挥民族医药特色优势的医院发展方向，有明确的发展目标，重在提高民族医药临床疗效。

二、围绕医院中长期发展规划制订医院年度工作计划，有发挥民族医药特色优势和提高民族医药临床疗效的具体措施，并按照年度进行定期评价。

三、医院管理体系中建立引导发挥民族医药特色优势和提高民族医药临床疗效的考核和奖惩激励制度，科室综合考核目标中将发挥民族医药特色优势和提高民族医药临床疗效作为重要指标。

四、积极开展民族医药对口支援工作，并制定鼓励措施。

第二章 队伍建设

一、参照执行国家中医药管理局关于中医医院人员配备的相关要求。

二、制定民族医药人员队伍建设规划和计划，并认真组织实施。

三、认真开展医师定期考核工作，积极开展民族医药继续教育与培训。

第三章 临床科室建设

一、参照国家中医药管理局有关规定，合理设置临床科室，科室命名突出民族医特色。

二、加强科室建设与管理。

三、制订并实施民族医优势病种民族医诊疗方案。定期对方案实施情况进行分析、总结及评估，优化诊疗方案。对民族医优势病种的疗效及民族医药特色进行年度分析、总结和评估，并制定改进措施。

四、执行相关的病历书写规范，使用本民族文字书写；民族药处方格式及书写符合相关规定。

五、合理应用民族药。

六、民族医执业医师掌握本专科的民族医基础理论、基本知识与基本技能，对本科常见病、多发病、疑难病和急危重症诊断与鉴别诊断的准确性不断提高。

七、按有关要求，合理配置、应用民族医、中医诊疗设备。

八、开展民族医诊疗技术项目和民族医综合治疗。

九、研制和使用一定数量的医疗机构民族药制剂；门诊民族药处方数占门诊处方总数的比例达到规定要求。

十、应用民族医特色疗法。

第四章 重点专科建设

一、省级以上民族医重点专科（专病）达到一定数量，专科床位、设备、人员、技术及业务达到规定要求。

二、制定并实施专科建设发展规划、工作计划和发挥民族医药特色优势及提高民族医临床疗效的具体措施。确定的优势病种应具有明显的民族医药特色优势，主要研究课题应解决该病种民族医治疗难点。

三、制订并实施本专科优势病种和常见病种的民族医诊疗方案，定期对民族医治疗方法的临床疗效进行评价，分析民族医治疗的难点并提出解决难点的思路和措施。

四、开展本专科临床经验整理与应用，加强名老民族医学术经验继承工作，培养专科学术继承人。

五、开展专科诊疗技术及特色疗法，研制和使用专科民族药制剂。

六、建立重点专科研究室，开展提高民族医药临床疗效的专科研究工作。

第五章 民族药药事管理

一、医院民族药药事管理工作符合要求。

二、民族药房设置达到医院中药房基本标准。

三、规范管理民族药。

四、参照执行中药饮片处方用名和调剂给付有关问题规定。

五、加强医疗机构民族药制剂管理。

六、临床药师参与民族药药物治疗，促进安全与合理用药。

第六章 民族医护理

一、参照中医医院中医护理工作指南开展民族医护理工作。

二、积极开展民族医特色护理。

三、护士掌握本科常见病的民族医护理常规和民族医护理基本操作，能够提供具有民族医药特色的康复和健康指导。

第七章 文化建设

一、医院重视民族医药文化建设。

二、医院价值观念体系体现民族医药文化。

三、建立并不断完善行为规范体系，形成富含民族医药文化特色的服务文化和管理文化。

四、参照中医医院环境形象范例，开展民族医医院环境形象体系建设。

第八章 “治未病”服务

一、为发展“治未病”服务提供支撑。

二、按照“治未病”服务提供

平台建设基本规范，合理设置和建设“治未病”服务平台。

三、按照要求规范提供“治未病”服务。

四、积极应用“治未病”服务技术，技术应用符合相关规范。

第二部分 综合服务功能

第一章 基本要求和医院服务

一、医院设置、功能和任务

（一）坚持公立医院公益性，把维护人民群众健康权益放在第一位。

（二）医院的功能、任务和定位明确，保持适度规模，医院编制及实有床位数均≥300张，科室设置、每床建筑面积、人员配备和设备、设施符合三级民族医医院基本标准。

二、医院服务

（一）医院有改善诊疗环境、提高工作绩效、优化医疗服务系统与流程、缩短平均住院日、缩短患者诊疗等候时间具体措施，支持医务人员从事晚间门诊和节假日门诊。

（二）急诊绿色通道管理规范，急危重症患者得到及时救治。

（三）维护患者合法权益，加强投诉管理。

（四）为住院患者提供营养指导、配餐、煎药等相关服务。

（五）执行《无烟医疗机构标准（试行）》及《关于2011年起全国医疗卫生系统全面禁烟的决定》。

三、应急管理

（一）根据《中华人民共和国传染病防治法》和《突发公共卫生事件应急条例》等相关法律、法规承担传染病的发现、救治、报告、预防等任务，主管部门对传染病管理定期监督检查、总结分析，持续改进传染病管理，无传染病漏报，无管理原因导致传染病播散。

（二）遵守国家法律、法规，严格执行各级政府制订的应急预案，认真执行国家中医药管理局关于在卫生应急工作中充分发挥中医药作用的要求，承担突发公共事件的医疗救援和突发公共卫生事件防控工作。

（三）加强领导，成立医院应急工作领导小组，建立应急队伍，落实责任，建立并不断完善医院应急管理的机制。

（四）明确医院需要应对的主要突发事件策略，建立医院的应急指挥系统，制订和完善各类应急预案，提高快速反应能力。

（五）开展应急培训和演练，提高各级、各类人员的应急素质和医院的整体应急能力。

四、临床医学教育

（一）教学师资、设备设施符合民族医药院校教育和民族医药继续教育的要求。

（二）承担本科及以上医学生临床教学和实习任务。

（三）承担住院医师规范化培训和基层民族医临床骨干培训任务。制定相关的制度、培训实施方案，并有具体措施予以保障。

（四）开展继续教育工作，有继续教育规划、实施方案，提供培训条件及资金支持。

五、科研及其成果推广

（一）有鼓励医务人员参与科研工作的制度和办法，并提供适当的经费、条件与设施。

（二）承担各级各类以解决优势病种难点问题和提高民族医临床疗效为核心的民族医药科研项目，获得院内外研究经费。

（三）有将研究成果转化实践应用的激励政策，并在提高中医临床疗效上取得成效。

（四）依法取得相关资质，并按药物临床管理规范要求开展临床试验。

（五）开展临床科研工作应按要求进行伦理审查。

第二章 患者安全

一、确立查对制度，识别患者身份。

二、确立手术安全核查制度，防止手术患者、手术部位及术式发生错误。

三、建立临床“危急值”报告制度，妥善处理医疗安全（不良）事件。

四、防范与减少患者跌倒、坠床等意外事件和压疮发生。

第三章 医疗质量

一、医疗质量管理组织与制度。

（一）建立医院、科室的医疗质量管理责任体系，院长为医疗质量管理第一责任人，科主任全面负责科室医疗质量管理工作。

（二）合理设置医院质量管理组织，定期研究医疗质量管理等相关问题，记录质量管理活动过程，为院长决策提供支持。

（三）医疗、护理等职能部门负责实施全面医疗质量与安全管理和持续改进方案，承担指导、检查、考核和评价医疗质量管理工作。

（四）建立专门的质量管理部门，负责对全院医疗、护理、医技质量实行监管，并建立多部门质量管理协调机制。

二、医疗技术管理。

（一）医院提供与功能和任务相适应的医疗技术服务，符合法律、法规、部门规章和行业规范的要求，符合医学伦理原则，技术应用安全、有效。

（二）医疗技术管理符合《医疗技术临床应用管理办法》规定，制定医疗技术管理制度，实行分级分类管理，监督评价与档案管理制度，临床应用新技术按规定报批。

（三）制定医疗技术风险预警机制和医疗技术损害处置预案，并组织实施。对新开展医疗技术的安全、质量、疗效、经济性等情况进行全程追踪管理和评价，及时发现并采取相应措施降低医疗技术风险。

（四）对实施手术、介入、麻醉等高风险技术操作的卫生专业技术人员实行“授权”制，定期进行技术能力与质量绩效的评价。

三、医技科室质量管理。

（一）临床检验质量管理。

1. 临床检验部门设置、布局、设备设施符合《医疗机构临床实验室管理办法》，服务项目满足临床诊疗需要，能提供24小时急诊检验服务。

2. 有实验室安全流程，制度及相应的标准操作流程，遵照实施并记录。

3. 由具备临床检验专业资质的人员进行检验质量控制活动，解释检查结果。

4. 检验报告及时、准确、规范，严格审核制度。

5. 实验室与临床建立有效的沟通方式和途径，保证临床咨询及时受理与处理，为临床医师提供合理使用实验室信息的服务。

6. 成立质量与安全管理小组，制定质量与安全管理计划和质量控制指标，开展质量管理工作。所有POCT项目均应开展室内质控和院内比对实验，并参加室间质评。

（二）病理质量管理。

1. 病理科设置、布局、设备设施符合病理科建设与管理指南的要求，服务项目满足临床诊疗需要。

2. 从事病理诊断工作和技术工作的人员资质符合病理科建设与管理指南要求，诊断质量符合相关规定。

3. 有医院感染控制与环境安全管理程序与措施，遵照实施并记录。环境保护及人员职业安全防护符合规定。

4. 及时提供规范的病理诊断报告，有严格审核制度。

5. 落实全面质量管理与改进制度，按规定开展质量控制活动，并有记录。

6. 有病理医师与临床医师随时沟通的相关制度与流程，解释病理检查结果，为临床诊断与外科手术方案提供支持。

（三）医学影像质量管理。

1. 医学影像（普通放射、CT、MRI、超声、核素成像等）部门设置、布局、设备设施符合《放射诊疗管理规定》，服务项目满足临床诊疗需要，提供24小时急诊影像服务。

2. 建立规章制度，落实岗位职责，执行技术操作规范，实行质量控制，定期进行图像质量评价。

3. 提供规范的医学影像诊断报告，有审核制度，有疑难病例分析与读片制度和重点病例随访与反馈制度。

4. 制定医学影像设备定期检测制度及环境保护、受检者防护及工作人员职业健康防护等相关制度，遵照实施并记录。

四、其他科室质量管理。

（一）手术治疗管理。

1. 实行手术医师资格准入制度和手术分级授权管理制度，建立定期手术医师资格和能力评价与再授权的机制。

2. 实行患者病情评估与术前讨论制度，制订诊疗和手术方案并记录在病历中。

3. 患者手术前的知情同意包括术前诊断、手术目的和风险、高值耗材的使用与选择以及其他可选择的诊疗方法等。

4. 医院建立重大手术报告审批制度，有急诊手术管理措施，保障急诊手术及时安全。

5. 手术预防性抗菌药物应用的选择与使用时机符合规范。有手术抗菌药物应用管理制度，预防使用抗菌药物规范。

6. 手术的全过程和术后注意事项及时、准确地记录在病历中；手术的离体组织应做病理学检查，明确术后诊断。

7. 成立质量与安全管理小组，定期进行围手术期质量与安全评价，有“非计划再次手术”与“手术并发症”监测、原因分析、反馈、改进、控制体系。

（二）麻醉治疗管理。

1. 制定麻醉医师资格分级授权管理制度与规范及定期能力评价与再授权的机制，麻醉人员配备合理。

2. 实行患者麻醉前病情评估制度，制订治疗计划、方案，风险评估结果记录在病历中。

3. 履行患者麻醉前的知情同意（包括治疗风险、优点及其他可能的选择）。

4. 执行手术安全核查，实施麻醉操作的全过程记录于病历、麻醉单中。

5. 设立麻醉后复苏室，管理措施到位，实施规范的全程监测，记录麻醉后患者的恢复状态，麻醉并发症的防范措施到位。

6. 建立术后、慢性疼痛、癌痛患者的镇痛治疗管理的规范与流程，能有效地执行。

7. 建立麻醉科与输血科的有效沟通，积极开展自体输血，严格掌握术中输血适应证，合理、安全输血。

8. 成立科室麻醉质量管理小组，定期开展麻醉质量检查并有记录。

（三）重症医学科管理。

1. 科室布局、设备设施、专业人员设置符合中医医院重症医学科建设与管理指南的基本要求。

2. 制定科室工作制度、岗位职责和技术规范、操作规程。重症监护患者入住、出科符合指征，实行“危重程度评分”。

3. 对医师与护理人员实行资格、技术能力准入及授权管理；对重症疑难患者实施多学科联合查房制度；患者诊疗活动由主治医师及以上人员主持与负责。

4. 制定医院感染管理相关规定，对呼吸机相关性肺炎、导管所致的血行性感染、留置导尿所致的泌尿系感染有预防监控方案、质量控制指标，并能切实执行。

5. 成立质量与安全管理小组，定期评价质量，促进持续改进。

（四）感染性疾病管理。

1. 执行《传染病防治法》及相关法律、法规、规章和规范，健全传染病防治与医院感染管理组织架构，完善管理制度并组织实施。

2. 感染性疾病科或传染病分诊点设置符合卫生行政部门规定，成立重点传染病防治专家组。

3. 根据标准预防的原则，采取标准防护措施，为医务人员提供符合国家标准的消毒与防护用品，并按照《医疗废物管理条例》处理废物。

4. 开展对传染病的监测和报告工作。有专门部门或人员负责传染病疫情报告工作，并按照规定进行网络直报。

5. 定期对工作人员进行传染病

防治知识和技能培训。

（五）输血管理与持续改进。

1. 落实《中华人民共和国献血法》、《医疗机构临床用血管理办法（试行）》和《临床输血技术规范》等有关法律和规范，制定输血管理制度，并进行培训。

2. 设立输血科，具备为临床提供24小时服务的能力，满足临床需要，无非法自采、自供血液行为。

3. 加强临床用血过程管理，严格掌握输血适应证，促进临床安全、合理、科学用血。

4. 开展血液质量管理监控，制定并实施控制输血严重危害（输血传染疾病、输血不良反应、输注无效）的方案，严格执行输血技术操作规范。

5. 开展血液全程管理，落实临床用血申请、申请审核制度，履行用血报批手续，执行输血前核对制度，做好血液入库、贮存和发放管理。

6. 落实输血相容性检测的管理制度，做好相容性检测实验质量管理，确保输血安全。

（六）医院感染管理。

1. 建立医院感染管理组织，医院感染控制活动符合《医院感染管理办法》等规章要求，并与医院功能和任务及临床工作相匹配。

2. 开展医院感染防控知识的培训与教育。

3. 按照《医院感染监测规范》，监测重点环节、重点人群与高危险因素，采用监控指标管理，控制并降低医院感染风险。

4. 执行《医务人员手卫生规范》，实施依从性监管与改进活动。

5. 制定多重耐药菌（MDR）医院感染控制管理的规范与程序，实施监管与改进。

6. 应用感染管理信息与指标，指导临床合理使用抗菌药物。

7. 消毒工作符合《医院消毒技术规范》、《医院消毒供应中心清洗消毒及灭菌技术操作规范》、《医院消毒供应中心清洗消毒及灭菌效果监测标准》的要求；隔离工作符合《医院隔离技术规范》的要求；医务人员能获得并正确使用符合国家标准的消毒与防护用品；重点部门、重点部位的管理符合要求。

8. 医院感染管理组织监测医院感染危险因素、医院感染率及其变化趋势；根据医院感染风险、医院感染发病率和（或）患病率及其变化趋势改进诊疗流程；定期通报医院感染监测结果。

五、病历（案）质量管理。

（一）按照《医疗机构病历管理规定》等有关法规、规范的要求，设置病案科，配备专（兼）职人员负责病案质量管理与持续改进工作，配备相应的设施、设备与人员梯队。

（二）按规定保存病历资料，保证可获得性。

（三）建立病历书写质量的评估机制，定期提供质量评估报告。

第四章　药事管理

一、加强药剂管理，有效控制药品质量，保证用药安全。

二、执行《处方管理办法》，开展处方点评，促进合理用药。

三、按照《抗菌药物临床应用指导原则》等要求，合理使用药品，并有监督机制。

四、有药物安全性监测管理制度，按照规定报告药物不良反应。

第五章　护理质量管理

一、护理管理组织体系健全，实施护理人员分级管理，明确岗位职责及工作规范，落实责任制护理措施。

二、护理人力资源配备与医院的功能和任务一致，有护理单元护理人员的配置原则，有紧急状态下调配护理人力资源的预案。

三、根据分级护理的原则和要求实施护理措施，有护理质量评价标准，并定期评估。

四、实行责任制整体护理，为患者提供连续、全程的基础护理和专业技术服务，优质护理服务落实到位。

五、有手术室、消毒供应中心（室）护理质量管理标准与监测措施。

第六章　医院管理

一、依法开展执业活动。

二、加强医院信息化建设，满足医院管理、临床医疗和服务需要。

三、加强财务与价格管理，规范医院经济运行。

四、成立医学装备管理部门，建立并完善医学装备管理制度。

五、实行院务公开，积极开展医院社会评价。

中医医院评审暂行办法

国中医药医政函〔2012〕96号

第一章　总　　则

第一条　为促进中医医院（含中西医结合医院、民族医医院，下同）突出特色、提高疗效、促进发展、深化改革、加强管理，统筹利用全社会的中医医疗资源，充分发挥中医医疗体系的整体功能，逐步建立由中医药管理部门、行业学（协）会和专家参与的中医医院评审评价制度，根据《中华人民共和国中医药条例》、《医疗机构管理条例》和《医院评审暂行办法》，制定本办法。

第二条 中医医院评审是指根据中医医院基本标准和中医医院评审标准，中医药管理部门对中医医院规划级别的功能任务完成情况进行评价，以确定医院等级的过程。

中医医院评审组织是指在中医药管理部门领导下，具体负责中医医院评审技术性工作的专门机构。评审组织可以由中医药管理部门组建或是受中医药管理部门委托的适宜第三方机构。

第三条 各级各类中医医院均应遵照本办法参加评审。

第四条 中医医院评审坚持政府主导、分级负责、公平公正的原则和以评促建、以评促改、评建并举、重在内涵的方针，围绕中医特色、中医疗效、质量、安全、服务、管理，体现以病人为中心的理念。

第五条 各级各类中医医院评审标准由国家中医药管理局统一制定。

第六条 中医医院评审包括周期性评审和不定期重点检查。

周期性评审是指中医药管理部门在评审期满时对中医医院进行的综合评审。不定期重点检查是指中医药管理部门在评审周期内适时对中医医院进行的检查和抽查。

第七条 通过中医医院评审，促进构建目标明确、布局合理、中医特色突出、中医疗效显著、服务功能完善的中医医疗服务体系，对中医医院实行科学化、规范化、标准化的分级管理。

第二章 评审权限与组织机构

第八条 国家中医药管理局和国家中医药管理局中医医院评审委员会负责全国中医医院评审的领导、组织、质量控制及监督管理。委员会下设办公室。

第九条 各省级中医药管理部门成立中医医院评审领导小组，负责本辖区的中医医院评审工作。领导小组组长由省级中医药管理部门的主要负责同志兼任。

第十条 三级和二级中医医院的评审由省级中医药管理部门组建或指定的评审组织负责具体实施。一级中医医院的评审由地市级中医药管理部门组建或指定的评审组织负责具体实施。

第十一条 上级中医药管理部门应当对下级中医药管理部门的评审工作进行监督和指导。

第十二条 评审组织负责以下事项：

（一）在中医药管理部门和中医医院评审领导小组领导下，具体负责评审的技术性工作，提出评审结论建议；

（二）在中医药管理部门领导下，参与组建和管理评审专家库，参与组织评审专家的培训工作；

（三）完成中医药管理部门交办的其他任务。

第十三条 省级以上中医药管理部门应当组建由中医药管理部门、中医药院校、行业学（协）会、医疗机构等方面的专家组成的评审专家库。

第十四条 评审专家由中医药管理部门选聘。评审专家应当按照规定参加中医药管理部门和评审组织举办的培训、考核。考核合格的方可参加评审工作。

第十五条 中医药管理部门应当建立健全工作制度，包括评审工作流程、专家工作制度和回避制度等，加强对评审工作的管理，确保评审质量。

第三章 评审申请与受理

第十六条 中医医院评审周期为4年。

第十七条 中医药管理部门应当按年度制订评审计划，并报上级中医药管理部门备案。

评审计划包括：

（一）本年度参加评审的中医医院名册；

（二）本年度评审工作的时间安排；

（三）年度评审重点和组织实施方案；

（四）中医药管理部门规定的其他内容。

第十八条 中医医院在等级证书有效期满前3个月可以向有评审权的中医药管理部门提出评审申请，提交评审申请材料：

（一）医院评审申请书；

（二）评审周期内接受中医药管理部门及其他有关部门检查、指导结果及整改情况；

（三）评审周期内各年度中医医院医疗质量监测信息及其他反映中医特色优势、中医临床疗效、医疗质量安全、医院效率及诊疗水平等的数据信息；

（四）省级中医药管理部门规定提交的其他材料。

第十九条 中医药管理部门对医院提交的评审申请材料进行审核后，应当根据下列情况作出是否受理评审申请的处理意见：

（一）申请材料不齐全或者不符合规定内容及形式的，应当在10个工作日内书面告知医院需要补正的材料及提交期限；医院逾期不补正或者补正不完全的，不予受理。

（二）申请材料齐全且符合要求的，或者医院按照中医药管理部门的书面告知进行补正符合要求的，应当在15个工作日内予以受理。

第二十条 中医药管理部门在受理评审申请后，应当在20个工作日内向中医医院发出受理评审通知，明确评审时间和日程安排。

第二十一条 中医医院在规定期限内没有申请评审的，中医药管理部门应当要求其在15个工作日内补办申请手续；在限期内仍不申请补办手续的，视为放弃评审申请。

第二十二条 新建中医医院和综合医院新变更为中医类别医院的，在取得《医疗机构执业许可证》并执业满1年后方可申请首次评审。

第四章 评审的实施

第二十三条 中医药管理部门对中医医院发出评审受理通知后，应当于5个工作日内通知评审组织；评审组织接到通知后，应当从中医医院评审专家库中抽取专家组建评审小组，在规定时间内完成评审工作。其中，组建三级中医医院和中西医结合医院评审小组时，应从国家中医药管理局组建的专家库中抽取本省（区、市）外的专家，承担“中医药服务功能”部分的评审任务。

第二十四条 评审专家与被评审中医医院有利害关系，可能影响评审公正性的，应当主动提出回避申请。医院也可向中医药管理部门提出对评审专家的回避申请。评审专家的回避由中医药管理部门决定。

第二十五条 中医医院周期性评审的主要内容和项目包括：

（一）评审申请材料；

（二）不定期重点评价结果及整改情况报告；

（三）中医医院基本标准符合情况；

（四）中医医院评审标准符合情况。

评审主要对申报材料进行审核、对监测数据进行评价和对中医医院进行现场评审，现场评审采取听取汇报、实地考查、现场访谈、资料检查、理论与技术操作考核等相结合的综合评价方式。

第二十六条 评审小组应当在评审结束后5个工作日内，完成评审报告，并经评审小组组长签字后提交给评审组织。

评审工作报告应当包括：

（一）评审工作概况；

（二）评价结果；

（三）被评审中医医院的总分及评审结论建议；

（四）被评审中医医院存在的主要问题、整改意见及期限；

（五）应当说明的其他问题；

（六）省级中医药管理部门规定的其他内容。

第二十七条 评审工作报告经评审组织审核同意后，报中医药管理部门。

评审组织认为必要时，可要求评审小组对某些内容进行重新审议或者评审。具体程序由省级以上中医药管理部门规定。

第二十八条 评审工作有关的各种原始材料由评审组织存档保存至少4年。

第二十九条 中医药管理部门在收到评审工作报告后，对拟作出三级乙等（含三级乙等）以下等级评审结论的，应当在30个工作日内作出评审结论。省级中医药管理部门拟作出三级甲等中医医院评审结论的，应将评审报告、打分汇总表、核心指标检查记录表等材料复印件报送国家中医药管理局备案审批同意后，方可正式作出三级甲等的评审结论。

评审结论应以适当方式对社会公示，公示期一般为7～15天。公示结果不影响评审结论的，书面通知被评审医院、评审组织和有关部门，同时报送上级中医药管理部门备案。

第三十条 评审周期内，中医药管理部门应当组织对中医医院的中医药特色优势发挥情况与中医专科建设等进行不定期重点评价。

不定期重点评价的具体内容与办法由国家中医药管理局规定。

第五章 评审结论

第三十一条 各级中医医院评审结论分为甲等、乙等、不合格。各级中医医院的分等标准由国家中医药管理局另行规定。

第三十二条 各级甲等、乙等中医医院的等级证书及标识的格式，由国家中医药管理局统一规定。

等级证书的有效期与评审周期相同。等级证书有效期满后，医院不得继续使用该等级证书。医院的等级标识必须与等级证书相符。

第三十三条 中医药管理部门应当对评审结论为“不合格”的中医医院下达整改通知书，给予3～6个月的整改期。

第三十四条 中医医院应当于整改期满后5个工作日内向中医药管理部门申请再次评审，再次评审结论分为乙等或者不合格。

第三十五条 中医医院整改期满后未在规定时间内提出再次评审申请的，中医药管理部门应当直接判定再次评审结论为不合格。

再次评审不合格的中医医院，由中医药管理部门根据评审具体情况，适当调低或撤销医院级别；有违法违规行为的，依法进行相应处理。

第三十六条 医院自动放弃评审的，视评审结论为不合格，由中医药管理部门根据具体情况，适当调低或撤销医院级别。

第三十七条 中医药管理部门作出不合格评审结论前，应当告知中医医院有要求听证的权利；中医医院在被告知之日起5个工作日内提出听证申请的，中医药管理部门应当在15个工作日内组织听证。

中医药管理部门应当结合听证情况，作出有关评审结论的决定。

第三十八条 中医药管理部门在作出不合格评审结论时，应当说明依据，并告知中医医院享有依法申请行政复议或者提起行政诉讼的权利。

第三十九条 中医药管理部门应当将中医医院评审结论以适当方式在辖区内公布。

第六章 监督管理

第四十条 中医药管理部门应当加强对中医医院评审工作的监督、检查和指导，做到公正、公平评审，确保评审结论的公信力。

第四十一条 中医药管理部门应当加强对评审组织、评审计划、评审人员组成、回避制度、评审程序、纪律执行等方面情况的审查和监督。

第四十二条 中医药管理部门及其工作人员违反规定，干预正常评审工作的，应当及时纠正；后果严重的，应当给予有关负责人和直接责任人行政处分；涉嫌违法犯罪的，移交司法机关依法处理。

第四十三条 评审组织及其工作人员、评审专家违反规定，干预正常评审工作的，中医药管理部门、评审组织应当及时纠正；后果严重的，应当取消其参与评审工作资格；涉嫌违法犯罪的，移交司法机关依法处理。

第四十四条 中医医院在评审过程中有下列情形之一的，应中止评审：

（一）有群众来信、来访反映医院重大违法、违规、违纪行为，并提供明确线索，评审期间无法调查核实的；

（二）违反评审纪律，采取不规范行为，影响评审专家的公正公平性，干扰评审专家工作的；

（三）省级以上中医药管理部门规定的其他情形。

上述情形消失3个月后，中医医院可向中医药管理部门再次提出评审申请。

第四十五条　中医医院在评审过程中有下列情形之一的，应终止评审，并直接判定评审结论为不合格：

（一）提供虚假评审资料，有伪造、涂改病历及有关档案资料等弄虚作假行为的；

（二）有群众来信、来访反映医院重大违法、违规、违纪行为，并提供明确线索，已经查实的；

（三）借评审盲目扩大规模，滥购设备，浪费资源的；

（四）省级以上中医药管理部门规定的其他情形。

第四十六条　中医医院在等级证书有效期内有下列情形之一的，中医药管理部门应当撤销原评审结论，取消评审等次，并收回证书和标识：

（一）医院在中医药特色优势、医德医风、医疗质量和医疗安全等方面存在重大缺陷的；

（二）在评审周期内医院实际情况与评审时有较大出入，核心指标严重不符合要求的；

（三）经查实在接受评审过程中弄虚作假的；

（四）拒绝参加对口支援工作或者未按照要求完成对口支援任务的；

（五）省级以上中医药管理部门规定的其他情形。

第四十七条　医院评审结论为不合格的，中医药管理部门应当视情节轻重依法给予或者建议其上级主管部门给予医院法定代表人或者主要负责人行政处分或者纪律处分。

第四十八条　中医药管理部门应当在每年2月底前将上一年度评审的中医医院名单、评价结论、评审工作总结及本年度评审工作计划报送上级中医药管理部门。

第七章　附　　则

第四十九条　本办法自发布之日起施行。1993年国家中医药管理局发布的《中医医院分级管理办法》同时废止。

国家中医药管理局关于公布第一批国家中医临床研究基地科研协作单位名单的通知

国中医药科技函〔2012〕97号

各省、自治区、直辖市卫生厅局、中医药管理局，北京中医药大学，各国家中医临床研究基地建设单位，国家中医临床研究基地督导组成员：

为进一步加强国家中医临床研究基地业务建设工作，根据《国家中医临床研究基地科研协作单位管理办法》（国中医药办科技发〔2012〕11号）有关要求，现将第一批国家中医临床研究基地科研协作单位名单予以公布。

请各相关省级中医药管理部门、各基地及科研协作单位按照管理办法的规定，积极提供相关条件，认真落实实质性合作，共同推进重点病种研究等业务建设。在科研协作过程中取得的成果及有关情况请及时反馈我局科技司。

联系人：科技司中医科技处　刘淑云　刘光辉

联系电话：010—59957708

附件：第一批国家中医临床研究基地科研协作单位名单

国家中医药管理局

2012年5月29日

附件　　第一批国家中医临床研究基地科研协作单位名单

基地名称	重点病种	协作单位名称
天津中医药大学第一附属医院	中风病 冠心病	首都医科大学附属北京中医医院
		福建中医药大学附属人民医院
		中国医学科学院阜外心血管病医院
		河南省中医院

（续表）

基地名称	重点病种	协作单位名称
吉林省中医院（长春中医药大学附属医院）	中风病 冠心病	吉林大学第二医院
		首都医科大学宣武医院
		陕西中医学院附属医院
		中国科学院长春应用化学研究所
山东省中医院	高血压病	上海市高血压研究所
成都中医药大学附属医院	糖尿病	上海市第六人民医院
		四川大学华西医院
		首都医科大学附属北京同仁医院
安徽省中医院	糖尿病	安徽医科大学第一附属医院
		山东省立医院
广东省中医院	慢性肾脏病	中国人民解放军总医院
		南方医科大学南方医院
		黑龙江省中医研究院
湖南中医药大学附属第一医院	肝病	中国人民解放军第302医院
		首都医科大学附属北京地坛医院
湖北省中医院	肝病	中国医学科学院药用植物研究所
		深圳市中医院
江苏省中医院	脾胃病	中国医科大学附属盛京医院
		江苏省肿瘤医院
		首都医科大学附属北京中医医院
浙江省中医院	血液病	浙江大学医学院附属第一医院
		澳大利亚新南威尔士大学
		美国俄亥俄州立大学医学中心
		浙江省医学科学院
河南中医学院第一附属医院	艾滋病 慢性阻塞性肺病	首都医科大学附属北京佑安医院
		中国人民解放军第302医院
		广州市第八人民医院
新疆维吾尔自治区中医医院	艾滋病 慢性阻塞性肺病	新疆维吾尔自治区传染病医院
		中国人民解放军兰州军区乌鲁木齐总医院
		天津中医药大学第二附属医院
		新疆维吾尔自治区人民医院
上海中医药大学附属龙华医院	恶性肿瘤 骨退行性病变	上海交通大学医学院附属瑞金医院
		上海市胸科医院
		广州中医药大学第一附属医院
		河南省洛阳正骨医院
		上海长征医院
		福建中医药大学附属康复医院
黑龙江中医药大学第一附属医院	妇科	美国宾州大学妇产科学系
		北京中医药大学循证医学中心
辽宁中医药大学附属医院	儿科	首都医科大学附属北京儿童医院
		大连市儿童医院
西藏自治区藏医院	民族医	宁夏医科大学附属回医中医医院
		西藏自治区那曲地区藏医院
		西藏自治区日喀则地区藏医院
		西藏山南地区藏医医院

国家中医药管理局重点研究室建设项目管理办法

国中医药科技函〔2012〕98号

第一章 总 则

第一条 为规范国家中医药管理局重点研究室建设项目管理，制定本办法。

第二条 重点研究室是依托于科研院所、高等院校、医疗机构或企业建设，有固定人员编制和稳定研究方向，主要从事中医药研究的组织机构；是聚集多学科人才，按照中医药发展规律及学术发展需求，在重点方向或关键领域深入开展综合性中医药研究的重要基地；是组织学术交流，运用传统和现代研究方法获取原始创新和自主知识产权成果，培养卓越科技人才的重要基地；是推动科技成果转化，对重点学科、重点专科、中药产业基地发挥引领支撑作用进行科学研究的重要基地，是国家中医药创新体系的重要组成部分。

第三条 重点研究室建设项目的目标是建立一批基于中医药学科特点、代表国家水平的研究基地和技术成果孵化、转化基地，加强人才培养和多学科人才队伍建设，促进中医药的继承与发展，保持和发扬中医药的特色和优势，提高中医药学术水平和防病治病能力，促进产业技术进步。

第四条 重点研究室的主要任务是围绕中医药发展的重大科技需求，针对制约中医药发展的关键理论和共性技术问题，组织开展前瞻性、纵深性及综合性研究，为理论、临床和产业发展提供支撑。

第五条 重点研究室建设项目实行“政府引导、专家指导、单位建设、主任负责、动态管理、持续发展”的建设和运行机制。

第二章 职 责

第六条 国家中医药管理局的主要管理职责是：

（一）编制重点研究室建设项目建设规划方案，制定重点研究室建设标准，批准项目立项，确立重点研究室并进行宏观管理；

（二）组织设立重点研究室建设项目专家委员会。专家委员会在重点研究室的遴选、建设、评估过程中发挥咨询、建议和指导作用。

第七条 省级中医药管理部门的主要管理职责是：

（一）按照国家中医药管理局重点研究室项目建设总体部署，组织实施本地区重点研究室项目建设，并负责建设过程的组织监督管理，协调解决运行中遇到的问题；

（二）负责本地区重点研究室建设年度考核工作，并将结果报送国家中医药管理局备案；

（三）协同专家委员会做好重点研究室的检查评估工作。

第八条 依托单位的主要职责是：

（一）负责提出本单位重点研究室5～15年科学研究发展规划，确立重点研究室重点任务和目标；

（二）负责重点研究室建设和日常管理，落实重点研究室建设和运行所需经费及相关保障条件；

（三）建立重点研究室发展保障机制；

（四）聘任重点研究室主任、学术委员会主任和成员，并报省级中医药管理部门备案；

（五）及时逐级上报重点研究室项目建设和运行中出现的重大问题。

第三章 立 项

第九条 申报重点研究室必须符合下列条件：

（一）具有结构合理的高水平科研队伍。

重点研究室主任应热爱中医药事业，贯彻执行国家发展中医药的方针政策，深刻理解、尊重中医药的理论价值和科学内涵，在本领域具有较高学术影响，具有较强的组织管理和协调能力，并有足够的时间和精力从事重点研究室的建设和运行管理工作。

重点研究室的科研团队应立足中医药理论、临床或生产实践，具有开展自主创新的能力；年龄、职称和知识结构合理，人员相对稳定；在每个研究方向上均有优秀学术带头人，曾承担并完成国家重大中医药科研任务。

（二）具有稳定的研究方向和较好的研究基础。

依托科研院所、高等院校或医疗机构建设的重点研究室必须研究方向明确、相对稳定，且与本单位的科研优势和发展重点一致，研究实力强，在本领域有一定的影响，有能力承担国家重大科研任务。

依托企业建设的重点研究室须拥有自主知识产权的核心技术，依托单位须有较强的经济技术实力、生产规模和较好的经济效益，在行业内具有显著的规模优势和竞争优势，年投入科研经费不低于年销售额5%（金额不低于5000万元）。

（三）具有相应的研究条件。

涉及实验研究工作的重点研究室要有所需技术的国家中医药科研三级实验室或相应技术实验室作为技术平台支撑；涉及临床研究工作的重点研究室要有满足临床研究条件的省级以上重点专科（专病）门诊和病房；依托企业建设的重点研究室须具备中试和生产的规范基地和支撑科研活动的实验条件与场所。

（四）具备较好的组织和制度保障。

依托单位能为重点研究室提供建设经费和后勤保障等配套条件，

建立有利于重点研究室运行的管理机制，能保证重点研究室建设和建成后的运行。

第十条 重点研究室应按照如下程序申报、立项：

（一）国家中医药管理局发布申报文件；

（二）依托单位根据要求进行申报并填写《国家中医药管理局重点研究室建设申请书》；

（三）省级中医药管理部门受理申请、进行审核遴选，并向国家中医药管理局择优推荐；

（四）国家中医药管理局根据省级中医药管理部门的推荐，组织专家委员会进行遴选评估，审核后批准立项，并通知各省级中医药管理部门组织申请单位填报《国家中医药管理局重点研究室建设计划任务书》；

（五）《国家中医药管理局重点研究室建设计划任务书》经省级中医药管理部门审核、国家中医药管理局组织专家委员会论证审查后正式批复，依托单位按照批复要求启动重点研究室建设；

（六）特殊情况另行规定。

第十一条 重点研究室在遵循中医自身规律和体现中医药科研特点的前提下，以研究的重点领域、技术方法或关键问题命名。

第四章 建　设

第十二条 重点研究室立项后即进入首个建设实施期，建设期为3年。

第十三条 在首个建设周期内，实行重点研究室依托单位日常管理、省级中医药管理部门年度考核和国家中医药管理局组织专家委员会不定期评估相结合的动态管理模式。

第十四条 建设期内实行建设情况年报制度。重点研究室依托单位须每年向省级中医药管理部门报送项目建设情况的书面材料，由省级中医药管理部门组织进行年度考核，并将考核情况书面报国家中医药管理局备案。

第十五条 建设期内由专家委员会进行评估，对未通过考核、评估的重点研究室建设单位采取限期整改、取消建设项目等措施。

第十六条 依托单位应最晚于首个建设期满后3个月内提交验收申请，经省级中医药管理部门审核后，提交国家中医药管理局组织专家委员会进行验收评估。验收工作按照《国家中医药管理局科技项目管理办法（试行）》的有关规定执行。通过验收的由国家中医药管理局予以确认，并进入下个建设期管理；未通过验收的应认真参考专家委员会的反馈意见，在规定期限内完成整改并申请再次验收评估；若未能按时完成整改或仍然不能达到验收要求的，取消其重点研究室建设资格。

第十七条 通过首个建设期的重点研究室，应继续按照重点研究室建设管理的要求运行，每2年由专家委员会对重点研究室2年的整体运行状况进行一次检查评估，评估指标包括研究水平和学术贡献、队伍建设和人才培养、开放交流和运行管理、档案验收等。对评估结果优秀的重点研究室，国家中医药管理局将在各类科研计划项目立项和科研能力平台建设等方面予以重点考虑和支持；对评估不通过的重点研究室限期整改，再评估不合格者予以撤销。

第五章 运　行

第十八条 重点研究室要坚持相对稳定的研究方向，通过国家重大项目在本领域的研究中发挥引领作用，积极开展成果转化与推广，探索符合中医药特点、有利于突出和发挥中医药特色优势的多种运行机制和组织模式。

第十九条 重点研究室实行依托单位领导下的主任负责制。同时应当成立由与本研究室研究方向相关的优秀专家组成的学术委员会，指导重点研究室的科研活动。

第二十条 重点研究室由固定人员和流动人员组成。固定人员以学术（学科）带头人和相对稳定的研究队伍为主，可根据研究工作的需要和承担研究课题的实际情况由重点研究室聘任流动人员。

第二十一条 重点研究室要建立良好的开放机制，采取措施吸引优秀的多学科人才，积极组织开展国内、国际学术交流和科研项目合作，并设立开放课题，形成较强的学术辐射能力。

第二十二条 重点研究室应加强知识产权保护。重点研究室完成的专著、论文、软件、数据库等研究成果均应注明重点研究室名称，专利申请、技术成果转让和申报奖励按国家有关规定办理。

第六章 经　费

第二十三条 国家、地方和项目依托单位应当投入相应配套的建设和运行经费，并对经费使用进行规范管理。要建立有效机制，多渠道筹措资金。

第二十四条 重点研究室经费使用由重点研究室主任根据项目建设需求，提出预算和计划，经项目依托单位审核批准后使用。

第二十五条 政府投入作为引导性经费，主要用于开放课题启动、人才培养和梯队建设、组织开展国内外学术交流以及完善数据库、信息网络建设等。

第七章 附　则

第二十六条 本办法自公布之日起施行，同时2007年7月31日发布的《国家中医药管理局重点研究室建设项目管理暂行办法》废止。

国家中医药管理局重点研究室建设标准

国中医药科技函〔2012〕98 号

为做好重点研究室项目建设工作，依据《国家中医药管理局重点研究室建设项目实施方案》，制定本标准。

一、总体目标和基本要求

总体目标：

重点研究室建设要按照创新与继承、创新与发挥中医药特色优势、创新与遵循中医药自身发展规律紧密结合的建设思路，通过建设，形成一批围绕稳定方向开展高水平研究的科研基地，培育一批科技领军人物和相对稳定的高水平中医药研究专门人才，取得一批对中医药学术和技术发展有影响的重大成果，初步构建符合中医药科学研究特点的微观科研机制和模式。

基本要求：

（一）重点研究室作为国家中医药创新体系的重要组成部分，是遵循中医药自身发展规律、保持和发扬中医药特色优势开展中医药科学研究的重要基地。它既是提供科研条件，汇聚专门人才，针对中医药发展的重点领域、重大需求和关键问题进行深入科学研究的重要基地，又是培养中医药科技领军人物、开展高层次学术交流的重要平台。

（二）重点研究室的任务是根据国家中医药发展的战略目标，瞄准未来中医药科技发展的关键科学问题和临床与生产的重大技术问题，有重点地深入开展相关的基础研究、应用基础研究和应用研究。重点研究室既要出思路、出方法、出成果，又要出人才、出机制、出效益，还要积累基本科学数据、资料和信息，提供共享服务和学术交流平台，并为中医药战略决策提供科学依据。

（三）研究室应具有一支高素质、年龄和知识结构合理且相对稳定的研究团队，包括中医药领军人物、若干优秀的学术带头人、高素质研究骨干、高水平技术人员及精干的管理人员。能够承担国家重大中医药科研任务并有较高的科研效率，积极开展高水平和实质性的国内外学术交流与科技协作。

（四）研究室应能够凝聚和吸引优秀中青年人才，并具有良好的培养学术接班人和优秀中青年人才的条件和机制。

（五）研究室应具备兼收并蓄、公平民主、利于创新的学术氛围和科学严谨、求真务实、乐于奉献的科研风气。

（六）研究室的研究方向应是依托单位的重点发展方向之一，依托单位应重视和支持研究室的建设和发展，提供满足研究需求的支撑条件。

（七）研究室应具备较高的管理水平，探索符合中医药特点、有利于中医药特色优势发挥的多种运行机制和组织模式。

二、建设内容与标准

（一）研究工作和成果。

研究工作应坚持中医学研究方法与现代科技手段、中医学研究与多学科研究、理论与实际紧密结合的研究方法与手段。研究室取得的成果应能够解决制约中医药发展的关键科学问题和重大技术问题，丰富和发展中医药学术内涵，为促进理论创新、临床应用和产业进步提供技术支撑。

1. 研究方向。

（1）重点研究方向和预期创新目标应清晰明确，主要研究工作应紧密围绕国家中医药科技和临床、产业发展的重大关键问题。

（2）基础研究应立足于中医药研究领域的前沿和交叉学科的新生长点进行探索性研究，研究应具有前瞻性，以产生新观点、新学说、新理论等理论性成果为目标。

（3）应用基础研究应结合中医临床和中药现代化的长远需要，为解决实际需求而进行应用理论基础及技术基础研究，通过产生新方法、新方案和建立新标准等解决应用中的基本问题；通过理论深化和技术整合研究，促进基础研究和应用基础研究成果的熟化转化。

（4）应用研究应以解决临床和生产中的关键技术问题为主要任务，以创新有效治疗方法、治疗方案及创造新诊疗设备或新药来提高中医临床诊疗水平，或通过创新技术和方法来解决安全用药、中药生产及其可持续发展中存在的关键技术问题。

2. 研究工作。

（1）课题总体设置必须符合研究室学术研究方向，重点突出，没有低水平重复和课题分散现象，且创新明显、特色突出。

（2）截至申请验收时间，在每个研究方向上至少要有 1 项国家级课题或 3 项省部级课题运行。

［注：国家级课题指国家“973”、“863”、支撑计划或攻关计划课题、国家自然科学基金课题、国家发展与改革委员会项目等；省部级课题指其他部委、中央直属局、省（自治区、直辖市）科技主管部门下达的课题等。］

3. 开放交流。

（1）研究室应开展高水平、高层次和实质性的国内外学术交流与合作。主要研究人员所参与的国际性、全国性、地区性学术交流活动，每年不少于 1 次。

（2）开放课题应与研究室的主要研究方向一致，支持的重点应属于研究室的重点研究内容。客座研究人员应具有较高的学术水平，并有足够的时间在研究室进行研究工作。

（3）研究室应有较好的对外开放所需要的环境和条件，包括良好的交流与合作氛围以及客座人员必需的工作生活条件等。

4. 标志性研究成果。

各重点研究室在建设周期内必须产出以研究室固定人员为主产生的、符合其发展方向的、代表其研究工作水平的标志性研究成果，如获省部级科技二等奖以上的成果、发明专利及实施、在核心期刊上发表的文章及被引证明、技术转让和技术应用、新药证书和医疗器械生产证书、出版的学术专著以及在科学或技术水平上有所发现或有所突破的其他成果等。所提交的标志性成果的知识产权必须归属研究室。不同类型的标志性成果按不同标准予以评价：

（1）基础研究应侧重于在学科前沿的探索研究中取得创新性的原创成果，或在解决中医药重大科学技术问题中提出具有创新的思想与方法，实现关键技术创新或系统集成。

（2）应用基础研究应侧重于在解决中医药重大科学技术问题中的创新思想与方法，或在实验研究方面取得突破性进展，实现关键技术创新或系统集成，能够为推动中医药发展提供理论基础和技术储备，拥有自主知识产权，并提供良好的公共服务和资源共享。

（3）应用性研究成果应是在中医临床或中药生产中，为解决应用推广而进行的新工艺和新技术整合的研究成果，研究成果应已在医疗或生产实践中应用，并对提高临床疗效或中药生产的水平和质量发挥重要作用。

（二）队伍建设和人才培养。

1. 队伍建设。

（1）研究室主任应热爱中医药事业，能够贯彻执行国家发展中医药的方针政策，深刻理解、尊重中医药的理论价值和科学内涵，掌握本学科国内外发展现状与趋势，具有较强的组织管理和协调能力，并有足够的时间和精力在研究室从事科研和组织领导工作，在研究室的建设与发展中起主导作用，每年在研究室的工作时间不得低于60%。

（2）研究室有一支高素质、年龄、职称与知识结构合理、相对稳定的长期从事该领域研究的科研团队。每个研究方向至少有1名具有正高级中医药专业技术职称的优秀学术带头人，同时有以高素质的中青年研究人员构成的研究群体和精干稳定的管理人员，能够满足研究室承担国家重大科研项目的要求，并具备促进研究室进一步发展的潜力。团队人员应团结协作，具有献身精神和良好的学风。有不少于60%的固定人员参加了所提交的标志性成果的研究工作。

（3）学术带头人是本学科领域或交叉学科领域的优秀学者，能够与研究室主任协同合作，学术思想活跃，研究成果显著，在研究方向及研究结构调整、组织科研项目和人才培养等方面发挥重要作用，在国际、国家级学术组织中担任重要学术职务。

2. 人才培养。

研究室应是本学科领域高水平科研人才的培养基地，应具有良好的培养学术接班人和优秀中青年人才的措施与业绩，人才培养的质量得到同行的公认。建设期满时，引进、培养的高层次青年人才应占总固定人员数的30%以上。

（三）机制建设和运行保障。

1. 研究室应具备较高的管理水平，建立良好的运行机制，能够积极促进研究室人员的合理流动和结构优化，充分调动科研人员的工作积极性，激励创新意识，营造加快中青年科技人员脱颖而出的学术氛围和工作条件。

2. 研究室规章制度健全，日常管理工作科学有序，经费管理规范，人员岗位职责明确，研究资料真实、完整，符合档案管理规定，环境整洁。

3. 研究室具备与研究方向和研究内容相匹配的先进设施和设备，有不低于80平方米的独立、专有的办公用房，科研业务用房相对集中，信息网络化管理应用良好。

4. 依托单位应高度重视重点研究室建设工作，应将研究室建设成绩纳入年度工作考核指标，支持重点研究室的综合建设，及时配套到位建设经费，并在科研活动、技术支撑、机制建设、人才保障和后勤保障等方面给予足够的支持。

关于公布首届全国优秀中医药文化科普图书推荐名单的通知

国中医药办函〔2012〕104号

各省、自治区、直辖市新闻出版局，卫生厅局、中医药管理局，新疆生产建设兵团新闻出版局、卫生局，解放军总政治部宣传部新闻出版局，解放军总后勤部卫生部，中央和国家机关有关部委、民主党派、人民团体出版主管部门，中国出版集团公司，中国教育出版传媒集团公司，中国科技出版传媒集团有限公司：

由新闻出版总署、国家中医药管理局联合开展的“首届全国优秀中医药文化科普图书推荐活动”，经过出版单位申报、专家委员会评审、公示等规定程序，共推荐了15种优秀中医药文化科普图书，现予公布。

附件：首届全国优秀中医药文化科普图书推荐名单

国家中医药管理局

2012年5月9日

附件　首届全国优秀中医药文化科普图书推荐名单

书　名	编著者	出版者
中药养生堂	吴圣贤	北京出版社
首席专家话健康	王　奕	人民军医出版社
国学养生丛书（5册）	温长路	中国中医药出版社
黄帝内经养生堂	贺　娟	北京出版社
解密中国人的九种体质	王　琦　田　原	中国中医药出版社
针灸图说	张立剑	青岛出版社
中医药，让我们更健康——迎世博健康手册	沈远东	上海科学技术出版社
首都市民中医健康指南	北京市人民政府	人民卫生出版社
中医体质的饮食调理	王国玮　李　建	军事医学科学出版社
湖南省中医养生保健手册	湖南省中医药管理局	湖南科学技术出版社
你不可不知的24节气健康养生经	月望西楼	江西科学技术出版社
中医“治未病”丛书（12册）	北京市中医管理局、北京中医协会	北京科学技术出版社
中国食疗大全（第三版）	夏　翔　施　杞	上海科学技术出版社
国医堂养生百草系列（4册）	张瑞贤　紫　轩	广西科学技术出版社
中华经典养生名言录	孙光荣	中国中医药出版社

全国基层中医药工作先进单位建设工作管理办法（2012年版）

国中医药医政函〔2012〕107号

第一条　为加强全国基层中医药工作先进单位建设工作管理，确保先进单位建设顺利开展并取得实效，根据全国清理规范评比达标表彰工作联席会议《关于公布行政等系统中央单位评比达标表彰活动保留项目的通告》，制定本办法。

第二条　全国基层中医药工作先进单位建设分为全国农村中医药工作先进单位建设和全国社区中医药工作先进单位建设，全国农村中医药工作先进单位建设以县、县级市为主，可适当包括部分农村居民较多的市辖区，全国社区中医药工作先进单位建设以市辖区为主，可适当包括社区中医药服务开展较好的县级市。

第三条　国家中医药管理局负责项目总体规划，制定《全国农村中医药工作先进单位建设标准》和《全国社区中医药工作先进单位建设标准》，负责组织检查评估，审核确定先进单位名单，对先进单位建设工作进行监督管理与效果评估。

第四条　省级中医药管理部门负责组织本辖区内符合条件的地区开展全国基层中医药工作先进单位创建活动，筛选确定全国基层中医药工作先进单位候选地区名单并向国家中医药管理局推荐，负责辖区内各先进单位建设工作的日常管理与监督。

省级中医药管理部门自行制定本辖区内先进单位创建活动及建设工作的具体办法和要求，原则上全国基层中医药工作先进单位候选地区应为省级基层中医药工作先进单位（含省级农村中医工作先进县、中医药特色社区卫生服务示范区）。

第五条　地级市卫生、中医药行政管理部门负责本辖区内符合条件的地区开展全国基层中医药工作先进单位创建活动，对拟申请创建先进单位的地区进行审核，负责辖区内各先进单位建设工作的日常管理与监督。

第六条 申请成为先进单位的主要程序：

（一）拟申请创建先进单位的地区按照《全国农村中医药工作先进单位建设标准（2012年版）》和《全国社区中医药工作先进单位建设标准（2012年版）》开展建设并适时开展自评。

（二）自评合格的地区经地市级卫生、中医药行政管理部门同意后，向省级中医药管理部门提出申请（申请表格样式附后，略）。

直辖市的区直接向省级中医药管理部门提出申请。

（三）省级中医药管理部门按照《全国农村中医药工作先进单位建设标准（2012年版）》和《全国社区中医药工作先进单位建设标准（2012年版）》对提出申请的地区进行审核，并及时将审核合格的地区申报材料及审核意见报送国家中医药管理局。审核办法由省级中医药管理部门自行制定。

第七条 国家中医药管理局根据各地区申报情况，委托中华中医药学会医院管理分会组织专家对申请创建先进单位的地区进行检查评估。

检查评估采取直接检查与间接检查相结合，具体检查评估办法和细则另行制定。

第八条 检查评估结果，由国家中医药管理局对专家组检查评估意见审核后确定。

第九条 检查评估结果分为合格、整改后复查、不合格3种。对于合格的地区，在国家中医药管理局网站、中国中医药报社以及各相关省级卫生、中医药行政管理部门网站进行为期一周的社会公示。对于社会公示无异议的地区，国家中医药管理局分别授予“全国农村中医药工作先进单位”和“全国社区中医药工作先进单位”荣誉称号，有效期自发文之日起5年。

整改后复查的地区，经至少3个月整改后，国家中医药管理局组织专家组再次检查评估，再次检查评估合格的地区，经国家中医药管理局审定后进入公示等确定程序。

不合格的地区，国家中医药管理局将向其省级中医药管理部门通报专家组的检查评估意见。不合格的地区当年不得再次申报。

第十条 全国基层中医药工作先进单位荣誉称号实行有效期满复核制度，对于期满后复核不合格或未提出复核申请的地区，“全国农村中医药工作先进单位”和“全国社区中医药工作先进单位”荣誉称号自动废止。

国家中医药管理局每年向有关省级中医药管理部门印发期满告知通知，督促先进单位荣誉称号期满的地区提出复核申请。

第十一条 下列地区可申请全国基层中医药工作先进单位复核：

（一）全国农村中医药工作先进单位和全国社区中医药工作先进单位5年有效期满的。

（二）全国农村中医工作先进县（市、区）荣誉称号满5年的。

（三）全国中医药特色社区卫生服务示范区荣誉称号5年有效期满的。

复核标准和程序另行制定。

复核合格的地区，国家中医药管理局将继续授予“全国农村中医药工作先进单位”和“全国社区中医药工作先进单位”荣誉称号，有效期自发文之日起5年。

第十二条 被授予全国农村中医药工作先进单位或全国社区中医药工作先进单位［包括原全国农村中医工作先进县（市、区）和全国中医药特色社区卫生服务示范区］荣誉称号的县（市、区）占所在地级市或直辖市所辖县（市、区）总数80%以上，并均在5年有效期内的，经地市级以上地区人民政府同意，由省级中医药管理部门提出申请，国家中医药管理局通过形式审查、间接评估、与政府召开座谈会、实地考察等程序审核通过后，分别授予“全国基层中医药工作先进单位”、“全国农村中医药工作先进单位”、“全国社区中医药工作先进单位”荣誉称号，有效期自发文之日起5年。

第十三条 获得先进单位荣誉称号的地区应制订加强基层中医药工作的5年工作规划或实施方案，经同级人民政府批准，并于次年3月底前经省级中医药管理部门审核同意后，于4月底前报国家中医药管理局备案后实施。直辖市工作规划或实施方案直接报送国家中医药管理局备案后实施。

工作规划或实施方案应对照《全国农村中医药工作先进单位建设标准（2012年版）》和《全国社区中医药工作先进单位建设标准（2012年版）》的有关要求，重点加强体系建设、政策保障、经费安排等工作，突出解决检查评估中发现的困难和问题。

获得先进单位荣誉称号的地区应当严格执行经同级人民政府同意并经省级中医药管理部门审核同意的工作规划或实施方案，切实开展各项工作。

第十四条 获得先进单位荣誉称号的地区，国家中医药管理局将在项目安排、政策试点、经费投入等方面予以优先考虑。

第十五条 省级中医药管理部门要安排一定的专项经费并督促协调相关地区安排专项经费用于辖区内全国基层中医药工作先进单位创建活动和建设工作，并在项目安排、政策试点、经费投入等方面优先考虑获得先进单位荣誉称号的地区。

第十六条 国家中医药管理局和省级中医药管理部门将不定期对获得先进单位荣誉称号的地区开展督导检查。对于工作计划落实不力的地区，将给予通报批评。对于发现下列情形之一的地区，将取消先进单位荣誉称号：

（一）在检查评估工作中弄虚作假的；

（二）工作计划未落实的；

（三）擅自撤销（并）县（市、区）中医医院的；

（四）省级以上中医药管理部门规定的其他情形。

全国农村中医药工作先进单位建设标准（2012 年版）

国中医药医政函〔2012〕107 号

一、农村中医药工作组织领导和管理

（一）将中医药工作纳入本县经济社会发展规划、卫生事业发展规划和县政府年度工作目标，建立县乡政府及相关部门共同推动中医药工作的协调机制，制定本县中医药事业发展规划并组织实施。

（二）县政府成立农村中医药工作先进单位创建领导小组，制订农村中医药工作先进单位创建活动实施方案，定期研究工作，纳入年度工作计划，并组织实施。

（三）县卫生局有分管中医药工作的局长，设立中医药工作管理机构，配备专职干部；分管领导和专职干部熟悉中医药政策、中医药管理知识和全县中医药工作情况。

（四）中医药事业费实行财政预算单列，近 3 年均占全县政府卫生投入 10% 以上，或近 3 年均占全县政府卫生投入 8% 以上且年均增长比例高于卫生事业费的增长比例；中医药事业费用于中医药基础条件建设、服务能力建设、人才培养等工作；在基本公共卫生服务项目经费中落实一定比例用于中医药预防保健工作。

（五）在新型农村合作医疗等基本医保制度中充分发挥中医药的作用。

1. 将县中医医院纳入基本医保定点医疗机构，将乡镇卫生院设立中医科、村卫生室提供中医药服务作为纳入基本医保定点医疗机构的必备条件。

2. 将中医药服务项目（包括中医药适宜技术）、中药品种（包括中药饮片、中成药、医疗机构中药制剂）纳入基本医保补偿范围。有条件的地区将乡村中医药技术人员自种、自采、自用中草药纳入基本医保补偿范围。

3. 制定降低中医药服务起付线、提高补偿比例、鼓励应用针灸和治疗性推拿等中医非药物治疗技术等政策，引导参保农村居民和医疗卫生机构选择应用中医药服务。实行支付方式改革或门诊慢病统筹的地区，制定应用中医药治疗优势病种的鼓励政策。

（六）加强运行管理，建立以公益性和中医药特色为核心的中医医院监管制度；在推进医药分开、逐步取消药品加成、增设药事服务费、调整医疗服务价格、逐步实现由服务收费和政府补助进行补偿时，落实政府对公立中医医院在投入上予以倾斜的政策，完善有利于发挥中医药特色优势的补偿机制。

积极开展对针灸、治疗性推拿等中医非药物治疗项目财政补贴试点工作，以补偿机制改革为切入点，推进县级公立中医医院体制、机制综合改革。

（七）加强对辖区内各级各类中医医疗机构和其他医疗卫生机构中医药服务的管理，严格实施国家基本药物制度，严格中药饮片、中成药的使用管理，严格执行中医药相关标准规范。

（八）建立县中医医院、县综合医院、乡镇卫生院、村卫生室中医药服务工作考核机制，并纳入对其管理人员年度工作考核目标。

在医疗机构绩效考核中，将“中医门诊占总门诊人次比例”作为重要指标。

（九）鼓励开展中药资源保护与开发利用，积极推进中药材规模化种植和加工。

二、农村中医药服务网络

（十）县中医医院基本条件。

1. 床位数达到二级中医医院要求；服务人口大于 80 万的地区，床位数可以按照三级中医医院设置。

2. 二级中医医院至少设置内科、外科、妇科、儿科、骨伤科、针灸科、推拿科、肛肠科、皮肤科等临床科室；三级中医医院一级临床科室达到 14 个以上。

3. 医院和临床科室命名规范，符合《关于规范中医医院医院与临床科室名称的通知》要求。

4. 设备配置符合《中医医院医疗设备配置标准》要求，积极配置中医诊疗设备。

5. 开展中医药文化建设，从服务理念、行为规范、环境形象等方面体现中医药文化的特点。

6. 中药房设置达到《医院中药房基本标准》要求，中药煎药室符合《医疗机构中药煎药室管理规范》要求。

7. 信息化建设达到《中医医院信息化建设基本规范》要求。

（十一）县综合医院中医药服务基本条件。

1. 中医临床科室达到《综合医院中医临床科室基本标准》要求。

2. 中药房设置达到《医院中药房基本标准》要求，中药煎药室符合《医疗机构中药煎药室管理规范》要求。

（十二）乡镇卫生院中医药服务基本条件。

1. 全县乡镇卫生院均设置中医科和中药房，达到《乡镇卫生院中医科基本标准》要求。

2. 90% 以上乡镇卫生院设立 1 个以上中医诊室和 1 个以上其他中医临床诊室（包括针灸、推拿、理疗、康复、养生保健室等）并集中设置，在装修装饰上体现中医药文化特色，形成相对独立的中医药综合服务区。

3. 根据中医临床诊室设置情况配置针灸器具、火罐、刮痧板等基本设备和诊断类、针疗类、灸疗类、中药熏洗类、牵引类、电疗类、磁疗类、热疗类、康复类等其他中医诊疗设备。

4. 设置中药房，配备中药饮片柜（药斗）、药架（药品柜）、调剂台、药戥、电子秤等，配备中药饮片不少于300种；提供煎药服务。

（十三）村卫生室中医药基本条件。

1. 配备针灸器具、火罐、刮痧板以及电针治疗仪、TDP神灯、中频治疗仪、热敷装置等中医诊疗设备。

2. 40%以上的村卫生室配备中药饮片不少于100种，或者由乡镇卫生院统一配送；其他村卫生室配备中成药不少于50种。

（十四）县、乡、村三级医疗机构中医药业务协作。县中医医院设置基层指导科，安排专人负责，对乡镇卫生院、村卫生室开展中医药业务指导。乡镇卫生院安排专人负责对村卫生室开展中医药技术业务指导，定期对乡村医生进行培训。

建立公立医院与城乡基层医疗卫生机构分工协作机制的地区，与县中医医院建立分工协作关系的乡镇卫生院和村卫生室数不少于乡镇卫生院和村卫生室总数的40%。与公立综合医院建立分工协作关系的基层医疗卫生机构，中医药应作为对口帮扶的重要内容。

三、农村中医药人才队伍

（十五）县中医医院院级领导班子中中医药专业技术人员比例不低于60%；中医类别医师占医师比例不低于60%；中药专业技术人员占药学专业技术人员比例不低于60%。

（十六）乡镇卫生院中医类别医师占医师比例不低于20%。

（十七）每个村卫生室至少有1名以中医为主或能中会西的乡村医生。

（十八）开展中医药人员和乡村医生中医药知识与技能培训，有培训计划并组织实施。

1. 有具体培训计划和措施，并注重培训的正规化、系统化，近3年辖区内县中医医院、县综合医院、乡镇卫生院、村卫生室中医药人员均参加一次以上培训，培训率达到100%。

2. 开展《国家基本药物临床应用指南（中成药）》、《中成药临床应用指导原则》、《中药注射剂临床应用指南》培训，提高乡镇卫生院和村卫生室中成药应用水平，临床类别医师和以西医为主的乡村医生培训率达到90%。

3. 鼓励开展县、乡、村中医药人员师承教育。

四、农村中医药服务能力

（十九）县中医医院中医药服务能力。

1. 至少有3个省级以上中医特色专科（专病），2个以上在当地有影响的中医专科（专病）。

2. 急诊科（室）具备常见急危重症的救治能力，常见急危重症救治成功率不低于80%。

3. 制订并实施各临床科室常见病及中医优势病种中医临床诊疗方案。定期对方案实施情况进行分析、总结及评估，优化诊疗方案。

4. 中医类别医师熟练掌握本专业中医基础理论、基本知识和基本技能（含中医诊疗技术操作及常用中药方剂应用等）。

5. 积极采用中医非药物疗法，开展中医诊疗技术项目（以中医医疗技术分类目录所列项目计算）不少于40种，中医非药物疗法人次占医院门诊总人次的比例不低于10%。

6. 住院病案甲级率达到90%，中医处方书写符合《处方管理办法》、《中药处方格式及书写规范》要求。

7. 积极使用中药饮片和医疗机构中药制剂，门诊处方中，中药（中药饮片、中成药、中药制剂）处方比例不低于60%，中药饮片处方比例不低于30%；常年应用的医疗机构中药制剂不少于10种，三级中医医院不少于30种。

8. 病床使用率不低于90%，平均住院日达到当地卫生、中医药行政管理部门要求。

（二十）综合医院中医药服务能力。

1. 门诊、病房等诊疗工作中执行有关中医药标准规范，开展中药饮片、中成药、针灸、推拿等不少于4种中医药服务。

2. 中医临床科室病床使用率大于80%，门诊日均中药饮片处方数和中医非药物疗法人次占本科室门诊人次比例不低于70%，日均门诊人次占全院日均门诊人次比例不低于5%。

3. 建立并完善中医临床科室与西医临床科室的会诊、转诊制度以及体现中医药特色的三级医师查房制度，把中医药服务拓展到西医临床科室。平均全院西医临床科室申请中医会诊次数大于6次/月；请中医会诊的西医临床科室占全院西医临床科室的比例大于80%。

（二十一）乡村医疗卫生机构中医药服务能力。

1. 乡镇卫生院能提供基本的中医医疗服务，在门诊、病房、出诊、家庭病床等工作中运用中医理论辨证论治处理常见病、多发病。

乡镇卫生院中医药综合服务区能提供多种诊疗方法相结合的中医药综合服务。

2. 乡镇卫生院门诊中医处方（包括中药饮片、中成药和中医非药物疗法）数占全院处方总数比例不低于30%。

3. 村卫生室中医处方（包括中药饮片、中成药和中医非药物疗法）数占处方总数比例不低于30%。

（二十二）推广中医药适宜技术。

1. 在县中医医院设立基层常见病、多发病中医药适宜技术推广基地，有专门的示教室，配置视频会议会诊系统，有条件的要纳入全国基层中医药适宜技术推广会议会诊视频网络，按照要求开展相关工作。

2. 建立中医药适宜技术推广师资队伍，并以师资为主要成员成立中医药适宜技术推广专家指导组，建立长效的业务指导机制。

3. 分层分类开展中医药适宜技术推广：

（1）推广《基层中医药适宜技术手册》第一册系列丛书所列中医药适宜技术，重点向基层临床类别医师和以西医为主的乡村医生推广临床简易、安全的中医药适宜技术和中成药合理应用知识。

（2）推广《基层中医药适宜技术手册》第二册系列丛书所列中医药适宜技术，重点向基层中医类别医师和以中医为主的乡村医生推广针灸、刮痧、拔罐、敷贴、推拿、熏洗、耳压等临床常用的中医药适宜技术。

（3）推广《基层中医药适宜技术手册》第三册系列丛书所列中医药适宜技术和国家中医药管理局通告的中医药适宜技术，重点向县中医医院中医类别医师推广平衡针、铍针等中医药新技术。

（二十三）开展中医药康复服务。

县中医医院和乡镇卫生院能应用中医药康复手段，结合现代理疗康复技术，对中风后遗症、肢残等疾病进行康复治疗。

五、公共卫生服务中中医药作用的发挥

（二十四）鼓励开展基本公共卫生服务中医药服务项目试点工作，积极运用《中医健康管理技术规范》，在0～6岁儿童、孕产妇、老年人和高血压、2型糖尿病患者健康管理中至少选择一项开展试点探索工作，或积极探索开展其他中医药服务项目。

（二十五）县中医医院按照《关于积极发展中医预防保健服务的实施意见》要求，设立中医预防保健科室（"治未病"中心），积极开展中医预防保健服务，并对乡镇卫生院中医预防保健工作进行指导。

（二十六）乡镇卫生院开展中医体质辨识服务，根据居民不同体质开展健康指导，并在居民健康档案中予以记录。

（二十七）开展中医药健康教育服务。

乡镇卫生院能运用中医药理论知识，在饮食起居、情志调摄、食疗药膳、运动锻炼等方面，对农村居民开展养生保健知识宣教等中医药健康教育。

1. 每个乡镇卫生院能提供中医药健康教育资料，每年提供不少于4种有中医药内容的文字资料，播放不少于2种有中医药内容的音像资料。

2. 每个乡镇卫生院宣传栏每年至少有4次中医药健康教育宣传内容。

3. 每个乡镇卫生院每年至少开展1次公众健康中医药咨询活动。

4. 每个乡镇卫生院每年至少举办4次中医药健康知识讲座，引导农村居民学习和掌握中医药养生保健知识和方法。

5. 每个村卫生室采取多种形式举办中医药预防保健科普宣传，每年不少于4次。

（二十八）乡镇卫生院积极运用中医"治未病"理论和方法，通过饮食起居、情志调摄、食疗药膳、产后康复等方法，开展优生优育、生殖保健等计划生育技术指导以及孕期、产褥期、哺乳期保健等孕产妇健康管理服务，并在孕产妇保健手册中予以记录。

（二十九）乡镇卫生院针对老年人、妇女、儿童以及亚健康人群等重点人群制订中医药保健方案，运用中医"治未病"理论和方法，指导开展具有中医药特色的个体化的食疗药膳、情志调摄、运动功法、体质调养等养生保健活动，并在居民健康档案中予以记录。

（三十）乡镇卫生院运用中医"治未病"理论和方法，开展不少于3种慢性病（高血压病、2型糖尿病、冠心病、脑卒中、慢性支气管炎、肿瘤、骨关节病等）患者健康管理服务，对农村相关危险因素进行中医药行为干预，并在居民健康档案中予以记录。

（三十一）各级医疗卫生机构均充分发挥中医药特色和优势，积极参与传染病的预防工作。

六、中医药服务满意率和知晓率

（三十二）农村居民中医药常识知晓率不低于90%，对县中医医院、乡镇卫生院、村卫生室中医药服务内容知晓率不低于85%，对县中医医院、乡镇卫生院、村卫生室中医药服务满意率不低于85%；县中医院、县综合医院中医科、乡镇卫生院、村卫生室中医药人员对中医药相关政策知晓率不低于85%。

全国社区中医药工作先进单位建设标准（2012年版）

国中医药医政函〔2012〕107号

一、社区中医药政策措施的贯彻落实

（一）将中医药工作纳入本区经济社会发展规划、社区卫生服务发展规划和区政府年度工作目标，注重在基本公共卫生服务和基本医疗服务中充分发挥中医药作用；制定本区中医药事业发展规划，出台扶持和促进中医药事业发展的政策措施并组织实施。

（二）区政府成立社区中医药工作先进单位创建活动领导小组，制订社区中医药工作先进单位创建活动实施方案，定期研究工作，纳入年度工作计划，并组织实施。

（三）区政府在贯彻落实社区卫生服务财政补助政策时，统筹考虑社区中医药服务，保证对社区卫生服务机构开展中医药服务所需的基本设施设备和人员培训等中医药服务工作的投入；在基本公共卫生服务项目经费中落实一定比例用于中医药预防保健工作。

（四）将社区中医药服务项目（包括针灸、治疗性推拿等中医非药物疗法及中医药适宜技术、中药饮片、中成药、医疗机构中药制剂）纳入城镇职工、居民基本医疗保险支付范围。

参保人员在社区卫生服务机构就诊时应用中医药诊疗方法的自付比例低于其他诊疗方法。

（五）严格实施国家基本药物制度，严格中药饮片、中成药的使用管理，严格执行中医药临床技术操作规范等中医药相关标准规范。

（六）将在基本公共卫生服务和基本医疗服务中开展中医药服务、应用中医药适宜技术等发挥中医药作用情况纳入社区卫生服务机构及其管理人员年度工作考核目标。

在社区卫生服务绩效考核中将中医药服务作为重要考核内容，分值占比不低于10%。

二、社区中医药服务网络

（七）社区卫生服务中心中医药科室设置。

1. 社区卫生服务中心将中医科作为一级临床科室独立设置。

2. 95%的社区卫生服务中心须设立1个以上中医诊室和1个以上其他中医临床诊室（包括针灸、推拿、理疗、康复、养生保健室等），并集中设置，在装修装饰上体现中医药文化特色，形成相对独立的中医药综合服务区。

3. 根据中医临床诊室设置情况配置针灸器具、火罐、刮痧板等基本设备和诊断类、针疗类、灸疗类、中药熏洗类、牵引类、电疗类、磁疗类、热疗类、康复类等其他中医诊疗设备。

4. 设置中药房，配备中药饮片柜（药斗）、药架（药品柜）、调剂台、药戥、电子秤等，配备中药饮片不少于300种，提供煎药服务；或者由有经营配送资质的机构统一配送中药饮片和提供煎药服务。

（八）不低于40%的社区卫生服务站以提供中医药服务为主（中医药物处方和非药物疗法人次数占总处方数比例大于50%，下同），设置中医诊室和其他中医临床诊室（包括针灸、推拿、理疗、康复、养生保健室等），根据中医临床诊室设置情况配备中医诊疗设备，包括针灸器具、火罐、刮痧板以及电针治疗仪、TDP神灯、中频治疗设备、低频治疗设备、热敷装置、康复设备等。设置中药房，配备中药饮片不少于200种，提供煎药服务，或者由社区卫生服务中心（或上级单位）统一配送中药饮片和提供煎药服务。

（九）发挥二级以上公立中医医院对社区卫生服务机构中医药服务的指导作用，推动二级以上公立中医医院与社区卫生服务机构开展多种形式的中医药服务联合与协作，建立有效的双向转诊制度。

建立公立医院与城乡基层医疗卫生机构分工协作机制的地区，与公立中医医院建立分工协作关系的社区卫生服务机构不少于社区卫生服务机构总数的40%。与公立综合医院建立分工协作关系的社区卫生服务机构，中医药应作为对口帮扶的重要内容。

三、社区中医药人才队伍

（十）全区社区卫生服务中心配备中医类别医师（包括执业注册或执业地点备案在社区卫生服务中心执业的大中型医疗机构在职和退休中医人员，下同）占医师总数不低于25%，其中每个社区卫生服务中心至少有2名中级以上专业技术职务任职资格的中医类别医师。

（十一）不低于40%的社区卫生服务站（以提供中医药服务为主）根据中医临床诊室设置情况配备中医类别医师，其他社区卫生服务站至少有1名临床类别医师系统接受过中医药知识与技能培训。

（十二）社区卫生服务机构中医类别医师均接受过省级以上中医药管理部门组织的中医类别全科医生岗位培训、转岗培训或规范化培训，并考核合格。

（十三）对社区卫生服务机构临床类别医师开展《国家基本药物临床应用指南（中成药）》、《中成药临床应用指导原则》和《中药注射剂临床应用指南》培训，制定实施鼓励临床类别医师参加中医类学历教育、西学中班等政策措施。

四、公共卫生服务中中医药作用的发挥

（十四）鼓励开展基本公共卫生服务中医药服务项目试点工作，积极运用《中医健康管理技术规范》，在0～6岁儿童、孕产妇、老年人和高血压、2型糖尿病患者健康管理中至少选择一项开展试点探索工作，或积极探索开展其他中医药服务项目。

（十五）社区卫生服务机构开展中医体质辨识服务，根据居民不同体质开展健康指导，并在居民健康档案中予以记录。

（十六）社区卫生服务机构运用中医药理论知识在饮食起居、情志调摄、食疗药膳、运动锻炼等方面对居民开展养生保健知识宣教等中医药健康教育。

1. 提供中医药健康教育资料，每个机构每年提供不少于6种有中医药内容的文字资料，播放不少于3种有中医药内容的音像资料。

2. 社区卫生服务中心宣传栏每年不少于4次中医药健康教育内容，社区卫生服务站宣传栏每年不少于2次中医药健康教育内容。

3. 社区卫生服务中心每年开展不少于2次公众中医药健康咨询活动。

4. 社区卫生服务中心每年举办不少于4次中医药健康知识讲座，社区卫生服务站每年举办不少于2次中医药健康知识讲座，引导社区居民学习和掌握中医药养生保健知识和中医药养生方法。

（十七）社区卫生服务中心积极

运用中医"治未病"理论和方法，通过饮食起居、情志调摄、食疗药膳、产后康复等方法，开展优生优育、生殖保健等计划生育技术指导以及孕期、产褥期、哺乳期保健等孕产妇健康管理服务，并在孕产妇保健手册中予以记录。

（十八）社区卫生服务机构针对社区老年人、妇女、儿童以及亚健康人群等重点人群制订中医药养生保健方案，运用中医"治未病"理论和方法，指导开展具有中医药特色的个体化的食疗药膳、情志调摄、运动功法、体质调养等养生保健活动，并在居民健康档案中予以记录。

（十九）社区卫生服务机构运用中医"治未病"理论和方法，开展不少于3种慢性病（高血压病、2型糖尿病、冠心病、脑卒中、慢性支气管炎、肿瘤、骨关节病等）患者健康管理服务，针对社区相关危险因素进行的群体/个体中医药行为干预措施，应在居民健康档案中予以记录。

（二十）社区卫生服务机构充分发挥中医药特色优势，积极参与传染病的预防工作。

五、中医基本医疗服务

（二十一）社区卫生服务机构运用中药、针灸、推拿、火罐、敷贴、刮痧、熏洗、耳压等中医药方法辨证治疗社区常见病、多发病。社区卫生服务机构门诊中医处方（包括中药饮片、中成药和中医非药物处方）数占处方总数比例不低于30%，其中中药饮片处方数占处方总数不低于5%。

社区卫生服务中心中医药综合服务区能提供多种诊疗方法相结合的中医药综合服务。

（二十二）社区卫生服务机构将中医药纳入社区康复体系，应用中医药康复手段，结合现代理疗方法，对中风后遗症、肢残等疾病进行康复治疗。

（二十三）中医药适宜技术推广。

1. 设立基层常见病、多发病中医药适宜技术推广基地，有专门的示教室，配置视频会议会诊系统，有条件的要纳入全国基层中医药适宜技术推广会议会诊视频网络，按照要求开展相关工作。

2. 建立中医药适宜技术推广师资队伍，以师资为主要成员成立中医药适宜技术推广专家指导组，建立完善中医药适宜技术推广业务指导长效机制。

3. 分类开展中医药适宜技术推广：

（1）推广《基层中医药适宜技术手册》第一册系列丛书所列中医药适宜技术，重点向社区卫生服务机构临床类别医师推广临床简易、安全的中医药适宜技术和中成药合理应用知识。

（2）推广《基层中医药适宜技术手册》第二册系列丛书所列中医药适宜技术，重点向社区卫生服务机构中医类别医师推广针灸、刮痧、拔罐、敷贴、推拿、熏洗、耳压等临床常用的中医药适宜技术。

六、中医药服务满意率和知晓率

（二十四）社区居民中医药常识知晓率不低于90%，对社区卫生服务机构中医药服务内容知晓率不低于90%，对社区卫生服务机构中医药服务满意率不低于85%；社区卫生服务机构中医药人员对中医药相关政策知晓率不低于85%。

国家中医药管理局关于公布第五批全国老中医药专家学术经验继承工作指导老师及继承人名单的通知

国中医药人教函〔2012〕123号

各省、自治区、直辖市卫生厅局、中医药管理局，卫生部人事司，中国中医科学院：

为贯彻落实《医药卫生中长期人才发展规划（2011～2020年）》，根据原人事部、国务院学位委员会、教育部、卫生部、国家中医药管理局联合印发的《全国老中医药专家学术经验继承工作管理规定（试行）》（国人部发〔2008〕32号）精神，继承整理老中医药专家学术经验和技术专长，培养造就高层次中医临床人才和中药技术人才，国家中医药管理局"十二五"期间开展第五批全国老中医药专家学术经验继承工作。在各省、自治区、直辖市中医药管理部门和有关单位遴选推荐指导老师和继承人的基础上，经我局审核，确定王文友等734名同志为第五批全国老中医药专家学术经验继承工作指导老师，季菲等1465名同志为第五批全国老中医药专家学术经验继承工作继承人。现予公布。

本批继承工作各地统一进岗时间不得迟于2012年8月。

附件：第五批全国老中医药专家学术经验继承工作指导老师及继承人名单

国家中医药管理局

2012年6月29日

附件

第五批全国老中医药专家学术经验继承工作指导老师及继承人名单

指导老师名单

北京市 47 人

王文友　王庆国　王应麟　王彦恒
王春生　王禹堂　王莒生　王素梅
王焕禄　王融冰　韦企平　田金洲
刘大新　刘景源　吕培文　闫慧敏
张志真　张淑文　李文泉　李曰庆
李世增　李乾构　李萍萍　杜怀棠
周乃玉　周德安　孟宪坤　庞　鹤
郁仁存　金世元　金伯华　金　哲
姜良铎　柯微君　徐荣谦　钱　英
高才达　高　利　高益民　尉中民
黄丽娟　鲁兆麟　臧福科　魏执真
王承德　孙光荣　栗德林

天津市 26 人

石学敏　张伯礼　黄文政　马　融
韩景献　曹式丽　张庚扬　阮士怡
张大宁　高金亮　栗锦迁　张曾譻
王万隆　李今垣　李永成　于志强
田芬兰　孙兰军　石建华　高克俭
苏玉崙　杜文娟　张柏林　张俊富
吴炳忠　韩禅虚

河北省 28 人

李士懋　田淑霄　刘亚娴　孙宝惠
李佃贵　董燕平　王淑玲　邢月朋
郭纪生　赵玉庸　杨牧祥　刘启泉
张　莉　刘保和　李延芳　高社光
刘建设　王敏淑　任琢珊　范振域
高　慧　刘玉洁　杨宝元　李英杰
王九一　陈树真　王国三　布明德

山西省 15 人

王晞星　冯五金　梁瑞敏　张晋峰
宋明锁　胡兰贵　韩履祺　李建仲
魏中海　贾六金　赵建平　高继宁
文　洪　王有奎　柴瑞霁

内蒙古自治区 13 人

苏荣扎布　吉格木德　包金山
阿古拉　包景荣　温启宗
琪格其图　宋一亭　牛兴东
查　干　金　玉　岳在文　邢志先

辽宁省 33 人

马　智　李德新　谭　毅　金明秀
田维柱　张静生　李敬林　王秀云
杨积武　周学文　郭恩绵　刘元禄
李中宇　王春林　洪治平　郝学君
杨世勇　郭振武　田振国　曹　林
周跃群　尹小星　孔志凤　李　铁
周升平　肖瑞崇　张玉琴　刘学文
杨泽华　赵振利　邢鹤林　洪家铁
曹茂森

吉林省 18 人

刘柏龄　王　烈　南　征　于凯成
黄永生　陈向明　张文泰　阎洪臣
胡永盛　赵振昌　刘铁军　于作盈
王　玉　李　莹　董克勤　刘大同
曲　生　赵继福

黑龙江省 30 人

张　琪　张　缙　郭文勤　吴秉纯
王铁良　滕义和　张佩青　隋淑梅
杨质秀　韩延华　侯丽辉　刘建秋
郭鲁义　谢晶日　杨智荣　周　凌
孙申田　高维滨　孙忠人　孙远征
王维昌　张金良　段富津　李敬孝
姜德友　李　冀　李维民　卢　芳
于帮国　徐金星

上海市 31 人

严世芸　王庆其　蔡　淦　陈湘君
陈以平　刘嘉湘　吴银根　何立人
陈　熠　彭培初　夏　翔　颜乾麟
柏连松　陆德铭　陆金根　唐汉钧
朱培庭　马绍尧　李祥云　胡国华
虞坚尔　石印玉　施　杞　李飞跃
林水淼　东贵荣　严隽陶　王灵台
邱佳信　王文健　叶愈青

江苏省 40 人

单兆伟　符为民　李七一　刘沈林
唐蜀华　吴　旭　徐福松　许芝银
朱秉宜　诸方受　邹燕勤　周仲瑛
金　实　汪受传　汪建民　杨桂云
徐荷芬　朱启勇　刘永年　莫燕新
李柏年　丁义江　李果烈　赵景芳
朱世楷　孙凤霞　申春悌　任光荣
龚正丰　何焕荣　江杨清　朱良春
邵荣世　夏治平　赵化南　顾维超
陈福来　孙　浩　王少华　谢兆丰

浙江省 35 人

王坤根　叶一萍　连建伟　吴良村
余国友　沈元良　张玉柱　陈勇毅
范永升　范炳华　宣桂琪　祝光礼
徐志瑛　陶筱娟　盛丽先　常　青
程志清　付　萍　楼丽华　裘昌林
严仲庆　李茂才　周郁鸿　周维顺
陶鸿潮　马大正　何若苹　程晓霞
林吉品　贾建华　周富明　倪康裕
宋欣伟　姚新苗　李凫坚

安徽省 25 人

徐经世　丁　锷　马　骏　曹恩泽
李业甫　胡国俊　梁文珍　张道宗
张　杰　魏福良　韩明向　周宜轩
鲍远程　赵荣胜　唐长金　杨从鑫
窦金发　杨善栋　吕美农　蔡圣朝
王家琳　郑梅生　范绍荣　杨　骏
郑日新

福建省 22 人

梁栋富　郑则敏　肖定远　吴炳煌
黄河清　王惠珍　谢德聪　张雪梅
伊春锦　陈金水　陈辉清　郑　敏
翁丽丽　刘德桓　秦振华　余天泰
邓启源　李时朴　余庆阳　黄宝英
郭为汀　陈国良

江西省 22 人

邓运明　刁军成　何晓晖　胡　珂
蒋小敏　饶旺福　谢　强　喻文球
张小萍　赵纪生　熊墨年　傅淑清
宋南昌　黄津伶　熊泽民　黄夏雨
林家坤　周　勇　邱家廷　曾渊华
刘汉波　欧阳枝磊

山东省 32 人

王新陆　姜建国　尹常健　王静波
张素芳　宋爱莉　刘瑞芬　姜春英
侯玉芬　曹晓岚　冯建华　董建文
金　伟　张继东　李克勤　李长生
华明珍　吉中强　于俊生　周兆山
王法昌　蔡英奇　常振森　王光辉
赵学印　李以义　解乐业　李　莉
刘启廷　左振素　陈　权　张志发

河南省 31 人

张怀亮　史　纪　郭淑云　马云枝
赵文霞　吕宏生　王万林　王新志
段海辰　孙　彬　陈安民　王守儒
褚玉霞　王松龄　刘永业　唐宋和

贵　璋　吕海江　杨生民　仝允辉
郭艳锦　李培旭　王希浩　冯明清
王国斌　周世印　乔振纲　韦绪性
黎少尊　王心东　卢仁彬

湖北省26人

张觉人　崔金涛　张荒生　张介眉
张唐法　余南才　谭异伦　朱致纯
胡思荣　刘吉善　周继刚　洪茂林
徐昌伟　沈　霖　陈科力　周安方
闻庆汉　陈志敏　邵朝弟　盛国光
姜惠中　皮先明　甘爱萍　王　鹏
王柏枝　沈忠源

湖南省26人

王行宽　程丑夫　张志国　贺菊乔
旷惠桃　孙达武　袁长津　严　洁
王净净　黄政德　谭兰香　蔡光先
将士生　郑　纯　仇湘中　梁清华
何明大　董克礼　陈淑琼　黎月恒
熊继柏　黄　云　刘定安　张良圣
邵先舫　常小荣

广东省35人

周福生　赖新生　禤国维　余绍源
杨霓芝　李丽芸　王小云　王士贞
洪钦国　许鑫梅　张玉珍　李宜瑞
刘庆思　王清海　卢桂梅　吕　雄
老昌辉　吕志平　罗　仁　邱志楠
杨群玉　刘月婵　梁傍顺　沈英森
吴维城　沈坚华　李顺民　黄明河
李伟居　谭　峰　潘志雄　叶伟洪
苏培基　余伯亮　邹志为

广西壮族自治区12人

陈慧珍　赖祥林　黄李平　韦永兴
黄汉儒　李谱智　闵范忠　谭家祥
黄有荣　李桂贤　钱海凌　蒙定水

海南省8人

张永杰　杨　华　林　丹　傅汝梅
刘　巧　李成光　李玉玲　刘德喜

重庆市15人

王辉武　张西俭　王毅刚　曾定伦
王仁强　罗　玲　文仲渝　朱　丹
周天寒　刘正宇　郑邦本　郭剑华
刘兴文　毕朝忠　杨廉方

四川省30人

罗才贵　亓鲁光　张晓云　胡天成
王成荣　吴　巍　王　英　王鸿度
汪世强　胡春申　张茂平　顾兴平
张　勇　陈定潜　张　毅　廖洪娟
彭　暾　尹华荣　刘方柏　马文红
景洪贵　周智春　侯平玺　周建国
仟　明　艾儒棣　张廷模　杨运宽
张发荣　夺机卓玛

贵州省10人

何成瑶　王玉林　凌湘力　吴光炯
李宗智　董湘玉　刘尚义　付汝林
戴永生　符中柱

云南省18人

帅　焘　管遵信　周常昆　张沛霖
吕光荣　吴荣祖　陆家龙　赵永祥
钟传华　李斯文　赵　淳　刘以敏
龙祖宏　王光鼎　张良英　夏惠明
吴生元　范德斌

西藏自治区10人

强巴卓嘎　米　玛　尼玛顿珠
索朗欧珠　格桑巴珠　格桑平措
向巴格列　朗　嘉　丹松扎巴
扎　加

陕西省18人

曹利平　米烈汉　刘华为　王静怡
张学文　沈舒文　李　军　李彦民
殷克敬　王素芝　杨　震　周志杰
王明怀　洪　霞　吉海旺　郑清莲
乔成林　姚树锦

甘肃省16人

张士卿　王道坤　宋贵杰　贾　斌
曹玉山　何天有　赵健雄　王自立
刘国安　廖志峰　刘东汉　刘宝厚
裴正学　李永寿　郭宪章　谢君国

青海省11人

王常绮　燕小霞　巴卓玛　吕　华
邓尔禄　才布扎　久　美　尼　玛
桑杰龙　巴完玛昂智

宁夏回族自治区10人

张武童　安荣金　明　亮　张凤武
丁象宸　高如宏　李遇春　杨学信
焦天才　陈文新

新疆维吾尔自治区11人

刘红霞　陆　明　曾斌芳　李玉贤
何夏东　顾乃龙　艾山江·司马义
买买提依明·艾力
帕塔尔·阿不拉
沙依甫汗·吐尔迪艾合买提
肉孜巴克·阿布都瓦依提

中国中医科学院20人

周文泉　蔡连香　安效先　王书臣
麻　柔　聂莉芳　薛伯寿　朴炳奎
姚乃礼　孙桂芝　庄国康　田从豁
许　铣　孙树椿　胡荫奇　唐由之
高建生　庄曾渊　吴中朝　姜廷良

卫生部直属单位10人

董振华　米逸颖　李佩文　史载祥
张铁忠　白玉兰　金　明　晁恩祥
阎小萍　安阿玥

继承人名单

北京市94人

季　菲　邓力军　王雪茜　赵　琰
赵　静　陶　洋　贾竑晓　康玉春
李利荣　王　佳　杨　中　赵文硕
贾绍燕　祝　勇　刘　奕　郝宏文
王洪蓓　燕　莉　周桂琴　江宇泳
王慧博　朱成义　田颖欣　马洪明
孙　静　李　红　郑丰杰　刘　宁
郭娴贾　连　城　张克青　郝　静
张海滨　张　洁　董　磊　杜　琨
章儿红　胡文忠　周春宇　王　彬
刘仁慧　杨　铮　汪红兵　李　帷
李元青　许铁琛　李　雁　贾　玫
路素言　郑桂敏　赵　因　李　彬
李彦龙　杨迎霞　杨文利　方　金
张　青　富　琦　马　春　金　艳
彭冬青　张国飞　黄海涛　楼姣英
王春勇　康　雷　李大军　刘晓翔
蔡　江　刘尚建　杜宇琼　靳　华
张　勇　邱新红　孟湧生　杨振威
张　焱　王文娟　王　彤　刘慧兰
宁　夏　尚菊菊　张家玮　郭　燕
王锡友　孟祥奇　李云虎　韩　垚
黄雪琪　沙正华　曹柏龙　王　兴
沈艳莉　钟柳娜

天津市49人

戴晓矞　蔡　斐　邢海涛　李　静
张喜莲　甘　璐　徐　昭　林向前
张　琳　金　珊　李云平　赵　铎
李　明　李　立　焦　剑　王秀娟
曹　云　王　颖　李　明　李业展
梁　颖　崔　颖　张　桐　刘海晔
陈　婕　张津玮　曹旭焱　刘　岩
张红霞　张建平　李　杰　李艳芬
韩俊泉　刘　斌　邵淑娟　陈　作
高德菊　王玉民　薛　筠　王　靖
赵　蓬　秦　莉　柴　霞　齐红梅
汪　艳　张　健　李雪梅　李　杰
江　丰

河北省56人

于　海　周红权　牛广斌　张明泉
张素杰　宋亚君　范焕芳　郑玉光
郑　倩　吕金仓　魏晓娜　张雪娟
张振伟　杜立建　谭　捷　高　慧
魏运湘　刘洪德　李　青　潘　莉
魏华娟　成　立　陈分乔　王志坤

杜志杰　王红梅　杨林风　封丽华
刘　丽　贾小红　李海英　武洪方
张淑丽　高　莉　刘　芳　崔建杰
梁　惠　王会芳　姚馨婷　刘　更
韩文萍　宫春明　段红莉　王清贤
樊世英　任朝霞　贾卫华　王振强
石瑞香　王玉春　高雪贞　吕杭州
高巾裔　朱叶珊　肖远德　巢永波

山西省 30 人

赵剑峰　南晓红　安彦军　贾志新
郭晓霞　李怀长　薛勤梅　赵淑英
王小芸　赵怀舟　张德雄　李晓东
钱雅玉　邢大庆　赵立胜　关　芳
彭宝虹　胡志耕　袁　叶　张　焱
冯振宇　赵　文　赵怡蕊　李　红
张天生　聂培瑞　王济梅　尹政先
宁云峰　柴　岩

内蒙古自治区 26 人

纳贡毕力格　苏伊拉其其格
萨出日拉　莫日根图　阿其拉吐
敖其尔巴图　朝鲁巴根　白香辉
宝山　阿南达　曹彩云　周改兰
吴凤兰　格　日　乐段敏　佟玉清
张　晶　肖　成　包龙堂　高　原
刘　亮　张翼飞　翠　琴　白玉华
蔚　秀　咏　梅

辽宁省 66 人

王　丽　王　玲　李可大　张　哲
吴文胜　赵　钢　于　静　姜兆荣
黄春元　张　威　罗智博　高晓冬
王　东　王　莉　张　阳　王轶蓉
杜　毅　杨　嵩　周天羽　张雪梅
李志明　孙劲秋　金　军　邰东旭
陈岩松　石绍顺　宋婷婷　孙秀业
林乐乙　王东海　张松兴　张　聪
董大宝　刘呈宇　王　祺　张楚石
辛世勇　隋　楠　马志勇　陶　巍
王玉霞　金　瑶　王　利　张建军
都　群　孙文昵　丁　丽　李国林
施学清　陈育颖　姚　岚　刘哲枢
富克非　陈　霞　于　洋　宋春堂
吕晓洲　王丽波　赵　奎　马绍波
邢志阳　邢晓光　熊晓东　张　丹
耿　雷　孙　红

吉林省 36 人

刘钟华　刘　鹏　李香玉　王永吉
张　睿　黄　涛　赵东凯　卢　义
田宇丹　王　月　邓永志　王晓东
吴秋成　李松明　仕　丽　徐宝石
张海波　贾秋颖　韩　冰　李巧莹
刘彦晶　冷　炎　于清华　翟　颖
王景琦　朴铁花　杨　楠　张广智
刘震坤　金　影　刘奇峰　滕瑛钰
曲东辉　焦志玲　曹亚丽　杨　娜

黑龙江省 60 人

李淑菊　王立范　梅　成　谈太鹏
项聿华　韩　迪　陈丽艳　段玉敏
张春戬　徐敢风　张秀华　李勇强
金春花　李　雁　李丽琦　王新伟
孙志东　张宝瑜　刘　丽　胥风华
冯晓玲　苑程鲲　李竹英　隋博文
邢国利　王建伟　刘朝霞　王静滨
李志鸿　王松岩　杨续艳　王殿一
刘　波　黄　亮　于志国　李晓艳
李雪岩　马国庆　张　立　尚莉莉
徐西林　班艳红　杨沈秋　潘祥宾
孔　菲　梁　雪　潘立民　杜婷婷
王玲姝　南　睿　运　锋　郑　剑
靳丽萍　朱莉薇　卢天蛟　李　倜
倪　玲　王玮瑾　马斯风　陈丽杰

上海市 62 人

袁继丽　严　骅　王秀薇　王少墨
蒋海平　许　雷　柳　文　陈晓云
张春崧　须　冰　周　蕾　徐蔚杰
周东花　方　泓　金　涛　姜明全
肖芸石　书　芳　卓鹏伟　邵命海
曹和欣　许　毅　胡琪祥　曹振东
夏泽华　刘　晨　陈莉颖　刘　静
郑　德　高　晶　徐杰男　邢　捷
李　炯　许文捷　宋　瑜　顾敏婕
徐莲薇　刘　敛　陈　静　王春艳
郭爱华　周静冬　陈东煜　王建伟
胡　军　莫　文　胡劲松　张　昊
潘露茜　郁志华　祝　凌　杨　晖
龚　利　吴嘉容　孙学华　祝峻峰
赵海磊　朱莹杰　刘　毅　徐艳秋
张　琦　俞磊明

江苏省 80 人

孙丽霞　杜　斌　常　诚　李如英
刘　健　朱　波　舒　鹏　彭海燕
史海波　严　冬　刘兰英　鲍　超
王　庆　刘承勇　孙海舰　王高元
孙桂东　杨柏霖　毛国庆　陈巨鹏
朱晓雷　仲　昱　杨月艳　董　筠
魏　刚　何晓瑾　陈秀珍　曹建梅
张晓斌　张士荣　李桢理　张　蕾
霍介格　邢海燕　张业清　黄雅菊
朱　翔　陆源源　胡　钢　施　明
戴功建　周德富　朱　勇　章　阳
黄　燕　陆　艳　倪依群　薛　青
赵克学　沈旦蕾　刘峰林　黄　焰
陆炜青　梅文星　黄　菲　朱惠萍
夏凯文　陆　桢　周运海　吴娟娟
何　勇　王建明　朱金凤　田　华
张锋莉　孙　蓓　顾玉娟　高广忠
陈　波　齐红朝　顾润环　刘成全
陈宏宽　林朝亮　高媛媛　王其兵
陈永春　陆长勤　俞　芹　陈日霞

浙江省 70 人

孙　洁　张　弘　陈学智　李　强
胡正刚　徐宇杰　王彬彬　王文成
熊福林　吴国琳　吕旭阳　裴静波
杨　力　郎　永　桑　杲　陈扬波
黄继勇　赵天喜　汪芳俊　许　丽
陈　健　施亚男　陈启兰　郑文龙
杜　颖　何煜舟　于健宁　张　雯
王海云　傅大治　常　胜　王　燕
刘　强　汪　春　姜　萍　李香萍
赵　虹　梁若笳　蒋旭宏　张丽萍
沈伟钢　沈昱颖　李俊华　孙观荣
陈志炉　赖正清　何富乐　嵇　冰
陈亨平　王赟芝　胡慧娟　米海霞
张　丽　金晨宇　李秋芬　崔杏成
裘　磊　徐建立　李孝文　陈永堂
张忠贤　费德升　姜　波　傅国海
陶茂灿　关天容　周国庆　陈煜民
周　敏　邓建平

安徽省 50 人

张　莉　徐　升　唐　昆　谌　曦
周　婷　刘礼梅　吕　勇　刘家生
何光远　王从振　钱力维　曹仕健
李　赟　徐云霞　程红亮　王　涛
章天寿　唐　勇　孙　奎　周忠良
韩　辉　陈　炜　张叶祥　董　梅
张　娟　方　向　朱　宜　王江云
王桂芬　孙善动　杨　俊　马奎军
何　平　李妩玲　乔　红　孙祥艳
朱鑫炎　李　磊　费爱华　朱才丰
何昌能　方　华　朱　琳　甘　丽
魏有刚　甘国进　袁爱红　赵永华
屠彦红　宋若会

福建省 44 人

林万庆　陈旭军　施婉玲　李文豪
林　晶　肖明晖　蔡树河　陈美华
李　希　陆顺意　李素敏　刘　琛
汪敏华　吴冬梅　骆杰伟　黄昉萌
邱志洁　马　坤　林圣远　谢文艳
陈红梅　陈岚榕　谢承涛　林承钦
程　磊　曾晓婷　叶　靖　欧凌君
陈　硕　王　英　王可文　陈勋善

邓裔超 陈 健 林跃辉 胡 岗
陈镜锋 刘敬林 林建泉 范晓华
吴文直 蔡晓霖 肖志鸿 林 立

江西省44人

涂 宏 李华南 黄 烨 胡 樱
葛来安 吕国雄 戴 琦 徐秀梅
叶 菁 胡子毅 刘海顺 赵丽群
陈 丹 张 波 王 丹 李燕芳
何 凌 李龙华 肖伟平 刘 英
陆 萍 谢 欢 孟 萍 徐春娟
何 勇 徐涵斌 张红梅 庄 静
何孙香 雷 兵 胡金安 占雪平
张云萍 文 辉 陈 峰 胡连根
熊学平 熊河辉 谢建寰 吴洪皓
丁振洪 郭洪伟 袁泉英 徐文清

山东省64人

张凤霞 于丽红 郭 栋 曲 夷
阎小燕 安 勇 解孝锋 马 栋
姚 笑 李 静 陈洪延 孙子渊
张丽娟 刘文琼 管忠安 葛 畅
张 玥 程志新 孙灵芝 徐向青
徐灿坤 孙传岐 管东辉 王树强
张希林 赵 飞 刘桂林 李艳梅
蔡平平 马宏博 王 蕾 程广清
刘秀枝 何 蕾 纪文岩 聂颖颖
李建英 孙云松 臧建华 陆学超
魏 敏 梁鸿雁 韩 峰 孙丽凤
王梅生 常玉杰 张 强 张海蓉
李 妍 杜丽英 石永贵 李 霞
孙钟海 史 玲 高 磊 张春燕
朱法永 李 瑾 常冬梅 张 晗
苗德光 张宝华 苏红梅 王成宝

河南省62人

杨克勤 周 媛 冯 艳 冯 斌
秦善文 王宇亮 李社芳 秦润笄
马素平 陈海燕 陈瑞华 李瑞娟
马海涛 吴 峰 杨海燕 毛峥嵘
张秀梅 徐进杰 郭志生 李彦杰
石 琳 冯 磊 丁 虹 孟红军
陈建设 李 晖 王伟民 王彦华
范立华 王红玲 韩 雪 崔梅梅
朱 梅 和瑞欣 丁 玲 吴文洁
刘 斌 胡 滨 阎晓霞 赵志强
崔宏勋 张 媛 郭泉滢 唐桂军
刘成藏 高翠霞 任彬彬 张 超
车志英 李顺景 李建丰 王雪梅
郭海涛 乔 俭 崔 敏 刘爱军
孙俊波 董新刚 宋汉锋 熊 伟
赵洪运 张艳霞

湖北省52人

付桃利 夏鹏飞 贺 劲 肖凤英
王 智 熊源胤 邱 昕 付 霆
黄国付 周 利 徐宏峰 刘 敏
吴 辉 张维丽 黄宏烨 余珊珊
李宝华 王晓棣 汪 洋 范海斌
罗 涛 温 涛 皮兴文 王泽枝
张朝驹 何 川 唐 庆 薛卡明
刘先琼 曹 艳 喻小明 王朝阳
樊 云 刘建民 戴新华 胡汉楚
周慧兰 魏 琴 徐建良 吴辉坤
向 英 金 晶 沈 琴 张 洁
黄鹤梅 应兵官 金 艳 冯 毅
黄学兵 贾晓俊 曾映荷 詹 磊

湖南省52人

高晓峰 刘剑勇 金朝晖 龙 云
杨 磊 李 康 周 青 周 亮
王莘智 周 珂 董克芳 谢义松
杨 晖 彭素娟 李丹丹 张志萍
石学慧 刘叶辉 谢雪姣 李鑫辉
肖德梅 肖小明 周 兵 肖长江
黄亚娟 周立武 谢 辉 丁正香
张信成 陈 坚 范 荣 杨 波
钟炳武 王 冰 李广诚 肖 岚
谢春红 罗 岚 梁松岳 章 慧
邹晓玲 刘朝圣 李 娟 文 平
谈立明 周细江 张 潋 张明祥
李 前 肖群飞 娄必丹 黄 洁

广东省70人

黄绍刚 程宏辉 王继红 李月梅
欧阳卫权 刘 炽 尚文璠
李建华 侯海晶 王文凤 徐 珉
刘铭山 叶润英 饶玲铭 何伟平
刘春松 曾 莉 陈刚毅 刘丽萍
吴秀美 赵 颖 廖慧慧 陈晓刚
刘 华 黄杰文 曲崇正 卞继芳
任建华 范德辉 黄 凡 曹明满
王霜玲 梁可云 戴 勇 贺松其
张绪富 马剑颖 钟 东 王 峰
潘素滢 杨 辉 范 萍 张 洁
张竞之 王 桦 孔嘉欣 张 军
谭金华 梁洪江 陈力舟 谭桂云
吴东平 杨曙东 祁爱蓉 冯春霞
陈丽华 陈海波 林卓鹏 万赛英
陈文霖 李灿杨 谭务华 庄沙斌
谢庆祥 吴俊哲 郑臣校 陈秋明
林海波 刘凌鹰 曾 志

广西壮族自治区24人

陈文英 班 胜 刘敬旺 江小荣
吕军影 谢爱泽 韦家鼎 秦耀琮
曾翠琼 谭 俊 钟文强 黄艳娜
程纬民 张振千 覃文玺 何育风
唐晓菊 刘 锐 梁 尧 林才志
黄 琛 古 联 黄修解 黄金龙

海南省16人

高伟铿 王巧凡 刘宜峰 冯 超
谢 蓉 孙 涛 黄少君 王宝爱
赵晓广 张 明 李景君 何军雷
周松晶 朱 叶 蔡翠珠 李建平

重庆市30人

田生望 唐 军 陈中沛 张 旗
李 梦 苟春雁 孙 科 邱 敏
陈定玉 张 琼 刘 勇 付 玲
郑 珊 刘 毅 张 波 吴 凯
艾显江 王忠志 韦中强 肖 波
胡 波 徐 冬 郭 亮 吴春宝
郭洪明 朱 静 王文娣 陈 泉
杨英姿 彭南勇

四川省60人

罗 建 周志彬 余 洁 刘 璐
冷建春 黄 斌 周 江 孙香娟
严春玲 刘普勇 杨 冰 杨 琳
邓志强 叶家军 王科闯 石含秀
廖慧玲 米绍平 左 英 罗永兵
赵 庆 陈贵全 李晓芳 潘 涛
李 蓉 向 瑾 叶 庆 高 峰
黄时燕 聂巧峰 刘永平 杨大刚
刘俊梅 杨 中 王 新 李绍燕
郭 灵 张永忠 魏海英 王 昕
陈大双 高 晔 李晓芳 汤凤池
李玉梅 张 华 赵 琦 熊国龙
侯德建 陈熙军 陈明岭 雷 晴
杨 敏 黄 巍 吴 曦 罗 玲
胡 波 陈 秋 措 莫 泽让卓玛

贵州省20人

程 力 曹俊岩 刘维琴 周玉华
肖政华 潘 艳 怜毕莲 田 津
周 洵 姚贤凤 莫志红 陈 颜
邱兴磊 代 芳 罗 莉 陈 育
欧江琴 刘亿淑 苗大兴 何 峰

云南省36人

段呈玉 李晓燕 陈晓梅 左 政
钱 锐 王 清 施 静 尹剑文
郝敬红 赵 荣 姜莉云 吴文笛
杨海玲 陈云山 李 鉴 李 莉
张志云 杨文治 石 颖 冯 妮
普勇斌 张振宇 唐 彦 王艳芬
杜义斌 王华宁 吴向农 李帆冰
王志梅 周晓娜 杨丽秋 汪 昂
陈艳林 赵常国 徐金柱 付 良

西藏自治区 20 人

永　格　次旦平措　金美次仁
边巴卓玛　达瓦次仁　扎西旺堆
索　旺　尼玛顿珠　索朗扎西
巴　桑　措　姆　边巴顿珠
扎西平措　格桑平措　米玛国杰
普　嘎　次仁桑珠　达　娃
白　张　达娃曲珍

陕西省 36 人

苗文红　李耀辉　田文红　李　群
高　安　牛世勇　党　博　柯尊华
周海哲　王永刚　雷根平　许永攀
缪　峰　张金培　孙智平　张快强
牛　晓　梅强峰　徐鹏刚　刘　焕
王少波　史艳平　任国强　安军明
刘东钱　于继岗　刘文鹏　杨关山
李　静　汪德芬　刘　映　蔡　云
吴喜利　董　盛　范彩文　乔黎炎

甘肃省 32 人

张　弢　王小荣　段永强　王凤仪
李　宁　强胜林　梁永林　李　娟
余臣祖　张朝宁　毛忠南　雒成林
刘明龙　刘彦平　柳树英　安玉芬
雷作汉　李正军　卢雨蓓　陈世旺
孙　杰　刘喜平　张武德　商俊芳
颉旺军　万　强　杨江霞　刘　忠
苟新源　吴建民　赵海龙　翟嘉宾

青海省 22 人

韩有吉　齐洪军　邓　鑫　李华东
蒲蔚荣　都增强　姚惠青　赵永祥
邓　颖　闫国平　尖　措　华旦尖措
扎西才华　公保扎多　斗周才让
彭毛东主　多杰才让　太　果
杨桑加　吉毛才让　旦正项秀
娘毛才

宁夏回族自治区 20 人

曹志娟　向英歌　石方玉　张江伟
赵　颖　陈晓玲　武春丽　王立平
马永剑　侯莉娟　徐　静　廉凤霞
钱月慧　王　荣　徐　娟　李防冻
王贵来　谢　彬　文国儒　陈东毅

新疆维吾尔自治区 22 人

张成会　刘朝霞　吴　涛　马金丽
郭红梅　郭　峰　李　龑　杨舒淳
王冠峰　糟玉琴　金　伟　郭震兵
阿不都外力·阿不都米吉提
艾斯卡尔·艾克热木
阿卜力提普·伊敏艾西丁·艾比布
拉　吾斯曼·牙生
帕力旦·艾比布
肉孜完古丽·司马衣
沙拉买提·土松
亚力坤·亚森阿卜来提·库尔班

中国中医科学院 40 人

张兰凤　李　岩　黄欲晓　杨智杰
燕　东　刘　昆　韦建国　苗　青
崔　云　白宇宁　郑春梅　张姗姗
红　颖　张　燕　赵　杰　肖月星
宋庆桥　郑红刚　林　飞　何立丽
张晓红　颜志芳　刘元石　王　蕊
丁　旭　吴小红　王尚全　陈兆军
胡　悦　王绍华　梁丽娜　郝晓凤
严　京　张丽霞　盛　倩　杨永升
王　兵　张　宁　隋　峰　李沧海

卫生部直属单位 20 人

宣　磊　王　景　李　晔　闫小光
李仁杰　朱世杰　贺　琳　柳　翼
万迎新　孔繁飞　李　虹　张永旺
邓　辉　苑　维　韩桂玲　屈毓敏
金笛儿　孔维萍　李　辉　冯大勇

国家中医药管理局关于公布第三批全国优秀中医临床人才研修项目培养对象名单的通知

国中医药人教函〔2012〕148 号

各省、自治区、直辖市卫生厅局、中医药管理局，新疆生产建设兵团卫生局，各有关单位：

为贯彻落实《医药卫生中长期人才发展规划（2011～2020 年）》，根据《关于开展第三批全国优秀中医临床人才研修项目培养对象选拔工作的通知》（国中医药办人教发〔2012〕18 号）、《关于印发全国优秀中医临床人才研修项目考试大纲及第三批实施方案和培训大纲的通知》（国中医药办人教发〔2012〕19 号）精神，在各省、自治区、直辖市和有关单位组织选拔考试、择优录取的基础上，经我局审核，确定翟兴红等 511 人为第三批全国优秀中医临床人才研修项目培养对象。现予公布。

国家中医药管理局
2012 年 7 月 13 日

第三批全国优秀中医临床人才研修项目培养对象名单

北京市 30 人

翟兴红　赵含森　王俊宏　王东红
李　东　李守国　柳红芳　李方玲
逯　俭　王玲玲　刘仍海　张耀圣
李　怡　孙凤霞　王　凌　谢新才
崔红生　刘初生　李宏艳　杨　燕
姜　敏　杨承芝　黄小波　徐寅平
张龙生　周　炜　娄卫海　于晓刚
姚卫海　徐俊林

天津市 18 人

张春红　周正华　谭　涛　史哲新
李兰青　刘长玉　王作顺　王金贵
方文岩　李慧臻　张朝晖　韩立新
王遵来　王　红　任　勤　李　军

付　滨　赵英强

河北省 25 人

杜艳茹　于晓东　石瑞舫　唐　静
康日新　李　波　张建强　蔡春江
李领娥　张玉峰　谷占卿　宋清江
邢殿文　樊建平　杨洪娟　张国江
郭　刚　杨晓黎　刘春龙　李彦竹
靳秀明　程玉珍　魏勇军　洪月光
刘　建

山西省 10 人

王世荣　秦艳虹　赵玉珍　郜志宏
申宝林　张永康　张文红　杜秀娟
王文革　张　捷

内蒙古自治区 10 人

肖映昱　殷玉杰　董　坚　高国俊
吴美翠　戚　艳　李向振　杨雨民
包凤芹　杨永光

辽宁省 25 人

殷晓莉　石月萍　杨　杰　代晓红
刘英军　姜寅光　庞　敏　郑曙琴
王恩龙　王　昕　陈　民　李红梅
江　红　王　鹏　李　丽　陈苏宁
肇颖斌　潘淑云　苏显红　仇绍晨
乔文军　丁海燕　王世轩　关丽君
姚啸生

吉林省 12 人

赵德喜　张守琳　凌　霞　姜丽红
王秀阁　刘淑荣　武卫东　杨世红
赵伟红　崔立金　蔡　宇　孙世文

黑龙江省 20 人

刘桂兰　王今朝　刘长发　张晓忠
吕焱红　郑佳新　王宽宇　陈英华
姜家康　韩凤娟　陈　波　郭伟光
袁晖戍　郭　力　太　鑫　王晓婷
李　忱　王　军　张晓菊　李晓红

上海市 22 人

陆　灏　周雄根　钟　薏　史　晓
张正利　顾军花　吴娅妮　李　红
倪　伟　高月求　沈卫东　张振贤
张　炜　李　勇　张春燕　刘　胜
周　敏　董　莉　柳国斌　宗　蕾
曹烨民　李　璟

江苏省 30 人

吴　坚　邓　舜　周恩超　王长松
殷　勤　朱　杰　杨金荣　李志彬
石　磊　李淑萍　蒋中秋　李伟兵
蒋建胜　陈顺中　沈安明　张晓春
季建敏　李健美　卞美广　马济佩
王长德　陈四清　方志军　丁　炜
许陵冬　史锁芳　谢　林　叶　进
邵　华　吉　亚

浙江省 28 人

张卫星　叶　人　陈　华　林咸明
侯春光　王宏献　郑宏飞　李文伟
俞东容　汤　军　杨丹红　裘黎明
刘喜德　黄　平　方宏图　胡　炜
刘小菊　王肖原　戈言平　茹清静
楼建国　张志娣　王　津　杨光成
袁建芬　朱可奇　傅瑞阳　金晓滢

安徽省 10 人

张　梅　朱慧志　顾健霞　牛云飞
罗玉环　尹小青　刘怀珍　杳安生
张荣珍　储浩然

福建省 19 人

陈　霖　裘红玲　温立新　李劲松
黄源鹏　熊尚全　杨　光　邹　强
邱　健　吴天敏　严玉莲　陈琦辉
陈进春　张闽光　洪敏俐　李　芹
石　荣　林　源　陈朝霞

江西省 20 人

付志红　赖强华　洪恩四　邓棋卫
喻闽凤　李启平　郑　甦　罗来培
王茂泓　郭晓蒙　金　兰　简弄根
李锐争　金朝辉　康　勇　张季林
冯　骏　严东标　程书桃　陈　岗

山东省 30 人

刘冬梅　于　波　马　胜　孙　娟
陈士洲　阚士宇　卢思俭　王禹增
张　洁　马福文　朱维平　刘　玲
王祥生　李玉忠　杨　毅　王中琳
贾红玲　刘阳川　王科先　周明爱
盖德美　赵桂琴　冯树军　毕德明
李　晓　宋艾云　李运伦　杨佃会
赛自金　杨述特

河南省 28 人

马淑霞　冯志海　康志媛　周　正
朱翠玲　王育勤　张国海　崔书克
李　玲　薛爱荣　庆　慧　胡　沛
罗宏伟　孙素明　刘　辉　刘革命
彭金军　忽中乾　杜耀战　翟　磊
唐云华　师卿杰　刘勤建　邹文庆
梁　健　张先茂　张旭剑　田中伟

湖北省 20 人

王友明　王汉明　焦　杨　陈新胜
程　伟　柳朝阳　何本鸿　金劲松
张明敏　潘红玲　邓可斌　范　恒
陈明达　林爱珍　杨贤海　孙勤国
许国振　姜锦林　苏国阳　郑传华

湖南省 20 人

杨征宇　陈兰玲　刘建和　刘绪银
喻京生　毛以林　姚欣艳　沈智理
冯国湘　刘　鑫　蒋志诚　陈其华
刘春华　李　点　谭迎春　章　薇
朱明芳　丁建国　王大海　吴清明

广东省 30 人

刘　敏　魏丹蕾　邬晓东　吴智兵
刘　强　丘梅清　祝维峰　冯崇廉
周迎春　郭建文　张志敏　杨洪涌
陈瑞芳　顾颖敏　孙玉冰　王立新
许　华　文小敏　郑泽荣　李　艳
廖蔚茜　戈　焰　吴海科　徐国良
杨志敏　梁东辉　熊昌盛　罗　健
李一明　邹　旭

广西壮族自治区 10 人

李伟伟　黄国东　农泽宁　郑茂斌
庞学丰　陈斯宁　黄　彬　胡跃强
罗　芳　牛豫洁

海南省 4 人

冯志成　邱晓堂　王家辉　张晓阳

重庆市 4 人

曾凌文　张小平　刘华宝　黄　伟

四川省 20 人

黄青松　岳仁宋　谢　萍　曾　倩
杨东东　扈晓宇　张勤修　梁　超
童明欧　张世俊　毛　红　王俊峰
白　雪　肖国辉　汪　静　陈云凤
何爱国　苏修辉　吕　均　艾双春

贵州省 5 人

谢　甦　许　滔　孙　波　谭旭宏
李　兰

云南省 10 人

姜丽娟　张　宏　李　青　魏丹霞
李　晓　杨　伟　彭　华　郭　英
张玉和　沙剑轲

陕西省 16 人

王亚丽　田　耘　孙万森　张效科
刘素香　张　强　宋虎杰　靳光荣
王捷虹　任晓芳　杨晨光　贾惠军
郭亚雄　王凤琴　孙成军　付春爱

甘肃省 7 人

欧秀梅　王志刚　杨维建　权晓理
胡敏棣　杨家蕊　胡胜根

青海省 4 人

沈永勤　敬小华　曹得胜　杨翠兰

宁夏回族自治区 4 人

李培润　吴少东　赵　凯　王淑斌

新疆维吾尔自治区 7 人

邓皖利　李　鹏　张震中　李　军
李巨琪　李　涛　王　健

新疆生产建设兵团 2 人

杨百京　姚　丽

中国中医科学院 11 人

徐　浩　熊　露　吴　煜　张华东　冯　利　杨志旭　贾小强　高　蕊　衷敬柏　寇秋爱　马　堃

国家中医药管理局关于确定 2012 年全国名老中医药专家传承工作室建设项目专家名单的通知

国中医药人教函〔2012〕149 号

各省、自治区、直辖市卫生厅局、中医药管理局，各有关单位：

为深入贯彻落实《医药卫生中长期人才发展规划（2011～2020年）》，切实做好名老中医药专家学术思想传承工作，探索建立中医药学术传承和推广应用的有效方法和创新模式，根据《财政部、国家中医药管理局关于下达 2012 年中医药部门公共卫生专项资金的通知》（财社〔2012〕13 号）要求，我局确定了 210 名 2012 年全国名老中医药专家传承工作室建设项目（以下简称建设项目）专家并予以公布。同时将有关事项通知如下：

一、名老中医药专家传承工作室是传承名老中医药专家学术思想和临床经验，培养中医药传承人才的重要载体，各省级中医药管理部门、项目负责部门和依托单位要高度重视，加强领导，认真开展评估、考核和指导工作，为建设项目的实施提供有力保障。

二、各建设项目依托单位要根据《2012 年全国名老中医药专家传承工作室建设项目工作任务方案》（国中医药办规财发〔2012〕27 号）的要求，认真组织实施，为工作室的建设提供便利条件和必要支持，保证建设项目的顺利完成。

三、各省、自治区、直辖市中医药管理部门和各依托单位需按要求填报《全国名老中医药专家传承工作室建设项目任务书》（附件）一式 5 份（A4 纸单面打印、普通装订），并加盖公章，于 8 月 15 日前寄送我局人事教育司师承继教处，同时将任务书电子版文档发送至受理电子邮箱。项目任务书格式已在国家中医药管理局政府网站（http：//www. satcm. gov. cn）上发布。

四、联系方式

国家中医药管理局人事教育司师承继教处

通信地址：北京市东城区工体西路 1 号

邮政编码：100027

电子邮箱：scjjc@ satcm. gov. cn

联系人：傅　斌　张欣霞

联系电话：010—59957647

手机号：15910942713

附件：全国名老中医药专家传承工作室建设项目任务书（略）

国家中医药管理局

2012 年 7 月 23 日

2012 年全国名老中医药专家传承工作室建设项目专家名单

北京市（9 人）

赵荣莱　首都医科大学附属北京中医医院

魏执真　首都医科大学附属北京中医医院

王彦恒　首都医科大学附属北京安定医院

张淑文　首都医科大学附属北京友谊医院

高益民　首都医科大学宣武医院

金世元　首都医科大学宣武医院

周耀庭　首都医科大学宣武医院

高忠英　首都医科大学宣武医院

王焕禄　北京市西城区展览路医院

天津市（8 人）

曹式丽　天津中医药大学第一附属医院

金季玲　天津中医药大学第一附属医院

张庚杨　天津中医药大学第一附属医院

田芬兰　天津中医药大学第二附属医院

孙兰军　天津中医药大学第二附属医院

邓鹤鸣　天津中医药大学第二附属医院

邵祖燕　天津中医药大学第二附属医院

张曾譻　天津市中医药研究院附属医院

河北省（6 人）

董燕平　河北省中医院

李佃贵　河北省中医院

田淑霄　石家庄市中医院

王敏淑　河北省保定市中医院

刘亚娴　河北医科大学第四医院

诸云龙　唐山市中医医院

山西省（6 人）

王裕颐　山西省中医院

孟渝梅　山西省中医院

陈家礼 山西中医学院附属医院
赵尚华 山西中医学院第三中医院
单 镇 山西中医学院中西医结合医院
田 隽 大同市中医医院

内蒙古自治区（4人）

温启宗 呼和浩特市中蒙医院
吉格木德 内蒙古国际蒙医医院
查 干 内蒙古民族大学附属医院
金 玉 内蒙古民族大学附属医院

辽宁省（6人）

田维柱 辽宁中医药大学附属医院
杨积武 辽宁中医药大学附属医院
刘元禄 辽宁中医药大学附属医院
贺瑞麟 辽宁中医药大学附属第二医院
洪治平 辽宁中医药大学附属第二医院
卢成林 沈阳市中医院

吉林省（5人）

张文泰 长春中医药大学附属医院
刘铁军 长春中医药大学附属医院
纪青山 长春中医药大学附属医院
王 玉 吉林省中医药科学院
曲 生 长春市中医院

黑龙江省（6人）

王秀霞 黑龙江中医药大学附属第一医院
李 延 黑龙江中医药大学附属第一医院
王玉玺 黑龙江中医药大学附属第一医院
高维滨 黑龙江中医药大学附属第二医院
吴秉纯 黑龙江省中医研究院
王铁良 黑龙江省中医研究院

上海市（5人）

唐汉钧 上海中医药大学附属龙华医院
邹菊生 上海中医药大学附属龙华医院
严隽陶 上海中医药大学附属岳阳中西医结合医院
何立人 上海中医药大学附属岳阳中西医结合医院
颜乾麟 同济大学附属第十人民医院

江苏省（8人）

李七一 江苏省中医院
唐蜀华 江苏省中医院
杨桂云 江苏省中西医结合医院
丁义江 南京市中医院
王如侠 徐州市中医院
程子俊 常州市中医医院
孙 浩 仪征市中医院
王少华 兴化市中医院

浙江省（12人）

肖鲁伟 浙江省中医院
王坤根 浙江省中医院
宋 康 浙江省中医院
俞景茂 浙江省中医院
鲁贤昌 浙江省中医院
裘昌林 浙江省中医院
潘智敏 浙江省中医院
连建伟 浙江省中山医院
陆 拯 浙江省立同德医院
鲍严钟 浙江省中西医结合医院
钟一棠 宁波市中医院
马大正 温州市中医院

安徽省（6人）

曹恩泽 安徽中医学院第一附属医院
周宜轩 安徽中医学院第一附属医院
魏福良 安徽中医学院附属针灸医院
张 杰 安徽中医学院国医堂
李有伟 芜湖市中医医院
李业甫 安徽中医学院中西医结合医院

福建省（7人）

吴 熙 福建中医药大学附属人民医院
王和鸣 福建中医药大学附属康复医院
陈美华 福建省第二人民医院
唐江山 福州市中医院
邓正明 福州市第一医院
涂福音 厦门市中医院
丁秀贝 泉州市中医院

江西省（10人）

魏 稼 江西中医学院附属医院
张小萍 江西中医学院附属医院
周士源 江西中医学院附属医院
贺支支 江西中医学院附属医院
赵纪生 江西中医学院附属医院
邓运明 江西中医学院附属医院
张春馀 南昌市洪都中医院
王德祖 萍乡市中医院
聂小圃 万年县中医院
李金生 吉水县中医医院

山东省（11人）

姜建国 山东中医药大学中鲁医院
侯玉芬 山东中医药大学附属医院
邵念方 山东中医药大学附属医院
隗继武 山东中医药大学附属医院
冯建华 山东中医药大学第二附属医院
华明珍 济南市中医医院
孟宪兰 济南市中医医院
姚开炳 山东青岛中西医结合医院
王法昌 枣庄市中医医院
赵学印 泰安市中医医院
王光辉 泰安市中医医院

河南省（11人）

丁 樱 河南中医学院第一附属医院
王 旭 河南中医学院第一附属医院
郑绍周 河南中医学院第一附属医院
李发枝 河南中医学院第三附属医院
毛德西 河南省中医院
王宏坤 河南省中医院
李 鲤 河南省中医院
王立忠 河南省中医院
邱保国 河南省中医药研究院
陈阳春 河南省中医药研究院
张天健 河南省洛阳正骨医院

湖北省（8人）

田玉美 湖北中医药大学国医堂
涂晋文 湖北省中医院
姜惠中 湖北省中医院
杜家经 武汉市中医医院

张唐法 武汉市中西医结合医院
朱致纯 黄石市中医医院
刘吉善 十堰市中医医院
田先彩 恩施市中心医院

湖南省（8人）

欧正武 湖南中医药大学第一附属医院
刘绍贵 湖南中医药大学第一附属医院
熊继柏 湖南中医药大学第一附属医院
尤昭玲 湖南中医药大学第一附属医院
严 洁 湖南中医药大学第二附属医院
扬永华 湖南省中医药研究院
石琴大 湖南中医药高等专科学校附属第一医院
尚品洁 湖南省岳阳市中医医院

广东省（12人）

余绍源 广东省中医院
刘伟胜 广东省中医院
蔡炳勤 广东省中医院
林 毅 广东省中医院
周福生 广州中医药大学第一附属医院
彭胜权 广州中医药大学第一附属医院
许鑫梅 广州中医药大学第一附属医院
张家维 广州中医药大学第一附属医院
吴维城 广州市中医医院
王孟庸 深圳市中医院
陈渭良 佛山市中医院
何世东 东莞市中医院

广西壮族自治区（3人）

董少龙 广西中医学院第一附属医院
方显明 广西中医学院第一附属医院
蓝青强 广西中医学院附属瑞康医院

海南省（2人）

林天东 海南省中医院
刘 巧 海南省皮肤病医院

重庆市（6人）

王毅刚 重庆市中医院
郑卫琴 重庆市中医院
李寿彭 重庆市万州区中医院
刘兴文 重庆市北碚区中医院
朱正刚 重庆市九龙坡区第一中医院
夏中和 重庆市南岸区中医院

四川省（9人）

王明芳 成都中医药大学附属医院
张之文 成都中医药大学附属医院
陈隆晖 泸州医学院附属中医医院
王明杰 泸州医学院附属中医医院
刁本恕 成都市第七人民医院
李恒明 遂宁市中医院
龙治平 乐山市中医医院
钟友鸣 乐山市市中区中医医院
张玉龙 巴中市中医院

贵州省（4人）

张国伦 贵阳中医学院第一附属医院
李宗智 贵阳中医学院第一附属医院
符中柱 贵阳中医学院第一附属医院
吴光炯 贵阳中医学院第一附属医院

云南省（5人）

刘以敏 云南省中医医院
夏惠明 云南省中医医院
喻安书 云南省中西医结合医院
陆家龙 昆明市中医医院
康郎香 西双版纳傣族自治州傣医医院

西藏自治区（6人）

占 堆 西藏自治区藏医院
洛桑罗布 西藏自治区藏医院
洛桑益尼 西藏自治区藏医院
郎 嘉 西藏自治区日喀则地区藏医院
格桑平措 西藏山南地区藏医院
向巴格列 西藏昌都地区藏医院

陕西省（8人）

杜雨茂 陕西中医学院附属医院
李堪印 陕西中医学院附属医院
杨培君 陕西中医学院附属医院
成冬生 陕西省中医医院
王静怡 陕西省中医医院
米烈汉 陕西省中医医院
姚树锦 西安市中医医院
李成纲 宝鸡市中医医院

甘肃省（2人）

贾 斌 甘肃中医学院附属医院
谢君国 庆阳市中医医院

青海省（2人）

龙 巴 青海省藏医院
王常琦 青海省中医院

宁夏回族自治区（2人）

张 武 宁夏回族自治区中医研究院
李遇春 宁夏医科大学附属回医中医医院

新疆维吾尔自治区（3人）

周铭心 新疆维吾尔自治区中医医院
火树华 新疆维吾尔自治区中医医院
许公平 乌鲁木齐市中医医院

中国中医科学院（8人）

李淑良 中国中医科学院西苑医院
魏子孝 中国中医科学院西苑医院
张贻芳 中国中医科学院西苑医院
高 普 中国中医科学院西苑医院
李春生 中国中医科学院西苑医院
林 兰 中国中医科学院广安门医院
冯兴华 中国中医科学院广安门医院
高荣林 中国中医科学院广安门医院

北京中医药大学（2人）

唐玉秀 北京中医药大学
商宪敏 北京中医药大学

国家中医药管理局关于确定安徽省亳州市华佗纪念馆为全国中医药文化宣传教育基地的通知

国中医药办函〔2012〕184号

安徽省中医药管理局：

你局《关于申请亳州市华佗纪念馆及安徽中医学院新安医学文化中心为全国中医药文化宣传教育基地的请示》（皖中函〔2012〕71号）收悉。我局组织专家依据《全国中医药文化宣传教育基地建设标准》，对亳州市华佗纪念馆进行了评估。

专家组认为，亳州市华佗纪念馆依托华祖庵古迹，展现了华佗悬壶济世、大医精诚的高尚医德和精湛医术，展示了中医药起源、中医药发展史、中药材资源、亳州中医药文化，具有深厚的历史文化底蕴。经研究，确定亳州市华佗纪念馆为全国中医药文化宣传教育基地。

希望你局继续加强对华佗纪念馆有关工作的指导，按照基地建设的要求，深入挖掘整理中医药文化内涵，丰富展览内容，开展形式多样的中医药文化科普宣传活动，更好地发挥基地在传播、弘扬、展示中医药文化方面的作用。

国家中医药管理局

2012年8月30日

国家中医药管理局关于公布第二批全国优秀中医临床人才的通知

国中医药人教函〔2012〕186号

各省、自治区、直辖市卫生厅局、中医药管理局，新疆生产建设兵团卫生局，中国中医科学院：

第二批全国优秀中医临床人才研修项目自2008年12月启动，现今已基本结束。经结业考核和审定，我局同意王暴魁等222人结业，并授予“全国优秀中医临床人才”称号。

国家中医药管理局

2012年9月4日

第二批全国优秀中医临床人才名单

北京市　（11人）

王暴魁　冯兴中　贾海忠　刘　娟
王成祥　侯丕华　刘　汶　樊永平
孙　军　白彦萍　冯学功

天津市（10人）

杜武勋　秦淑芳　刘　梅　陈　洁
胡　梅　杨洪涛　徐宗佩　刘　维
周　洁　贾建伟

河北省（16人）

李福海　赵立新　韩书明　马秀文
张　洁　毛宇湘　田军彪　王改仙
檀金川　王志丹　李丽萍　张彦珍
张　军　陆春玲　郭喜军　刘惠聪

山西省（2人）

马文辉　刘丽坤

内蒙古自治区（2人）

张慧娟　莎　玫

辽宁省（14人）

董　波　李小娟　牟大鹏　马晓燕
高天舒　赫　群　曲妮妮　张有民
张　艳　杨秀炜　刘文华　马丽佳
王凤荣　刘建军

吉林省（6人）

蔡鸿彦　朴春丽　陈　颖　赵　和
张芬兰　王　健

黑龙江省（8人）

王有鹏　王　丹　唐　英　徐金星
张书军　江柏华　孙瑞涛　张雅丽

上海市（6人）

邓跃毅　王　怡　高建东　陈红风
周韶虹　顾　耘

江苏省（22人）

全亚萍　朱　佳　瞿　伟　郑　亮
盛梅笑　孔　薇　高红勤　陈光明
叶　柏　丰广魁　史亚祥　孙宏文
张成铭　顾庆华　顾小侠　史仁杰
钱　菁　陈列红　李晓平　王培民
侯为林　陈　超

浙江省（16人）

陈永灿 王邦才 章 勤 宋力伟
金普放 谢作钢 吴晋兰 宣丽华
沈敏鹤 陈 慧 李亚平 卢俊明
何迎春 高祥福 刘云霞 马红珍

安徽省（5人）

程晓昱 姚淮芳 张念志 李雪苓
尚莉丽

福建省（4人）

万文蓉 潘丽贞 章浩军 苏 寅

江西省（10人）

饶克瑯 杨淑荣 杨玉萍 刁军成
张光荣 刘中勇 肖 纯 兰承祥
吴朝晖 胡 燕

山东省（20人）

张万义 姜学连 田在泉 刘金星
王泽颖 郭承伟 魏 铭 王金桥
陈树泉 戚 刚 许 岩 孙 冰
刘红书 董桂英 姜林芳 王兴臣
司国民 邹 勇 王 锋 王洪京

河南省（15人）

张跃华 郭世岳 孙天福 王振涛
高 雅 黄志华 孙玉信 陈宝玲
郭琳琳 孙国柱 康进忠 宋颖民
宋红旗 何 华 张 炜

湖北省（8人）

徐竹梅 涂胜豪 宋恩峰 鲁艳芳
张迎春 邵冬珊 刘 玲 贵襄平

湖南省（3人）

朱 莹 熊之焰 范伏元

广东省（5人）

蒋开平 刘孟渊 于天启 赵 玲
陈红霞

广西壮族自治区（2人）

梁文旺 陈 锋

海南省（2人）

彭志国 徐比萍

四川省（8人）

李 翔 于白莉 黄 蜀 万 英
杨 俐 董 滟 呼永河 常德贵

重庆市（2人）

唐瑜之 徐健众

贵州省（2人）

詹继红 张燕平

云南省（3人）

王云川 李 捷 姜莉芸

陕西省（2人）

王向阳 王晓玲

甘肃省（2人）

殷银霞 马鸿斌

青海省（2人）

刘香春 郑秋惠

宁夏回族自治区（2人）

高如宏 马玉宝

新疆维吾尔自治区（2人）

白玉盛 张秀芬

新疆生产建设兵团（2人）

何念善 边文贵

中国中医科学院（8人）

李 浩 刘喜明 徐凤芹 刘文军
赵瑞华 郭 朋 胡元会 张 红

国家中医药管理局关于公布第四批全国老中医药专家学术经验继承人出师验收合格人员的通知

国中医药人教函〔2012〕187号

各省、自治区、直辖市卫生厅局、中医药管理局，中国中医科学院：

第四批全国老中医药专家学术经验继承工作自2008年启动，现今已基本结束。经结业考核及验收审定，我局同意安海英等1026名继承人出师。出师时间自2011年12月31日算起。

国家中医药管理局

2012年9月4日

第四批全国老中医药专家学术经验继承工作继承人出师验收合格人员名单

北京市（76人）

安海英 戴 梅 侯林毅 黄 莉
黄玉华 李 东 李 敏 李 明
李晓林 李 峥 刘慧林 刘雁峰
倪 诚 史成和 王东红 徐旭英
于 洁 张 琳 赵文景 甄小芳
周冬梅 朱培一 安俊英 白 杰
陈爱萍 陈朝晖 陈嘉兴 段昱方
范圣凯 冯勇伟 韩 谨 韩义红
侯雅军 胡凤山 胡锦丽 姜 敏
林 海 刘 清 潘 芳 彭 伟
孙明霞 夏淑文 邢兆宏 张立新
张其慧 张 秦 赵宇昊 周继朴
周旭升 陈 红 丁 毅 冯淬灵
郭玉红 胡凯文 焦 扬 李志红
梁晋普 刘晓红 路广林 马一兵
孟 嫣 王 超 王朝阳 王 彤
王亚红 王伊光 杨华升 杨效华
张立山 张秋霞 张秋云 赵岩松
戚团结 王伏声 刘新桥 曹 锐

天津市（35人）

田晓芳 杜宇征 王 涛 王 元
王耀光 赵菁莉 王遵来 马鸿杰
林 燕 闫 颖 朱 颖 汪 涛
张 莉 杜瑞斌 王德惠 周 祺
刘长玉 关 靖 王春来 孟庆安
马 静 张朝晖 任 明 王 权
徐 英 张文柱 李树茂 邓 红
王 欣 田立军 韩金凤 王 鹏
刘洪玲 刘 茹 哈永琴

河北省（38人）

唐晓亮 韩红伟 魏勇军 蔡春江 杜艳茹 魏慧利 佘延芬 唐 静 吴中秋 齐建兴 曹丽静 杨晓黎 张学林 张占玲 谷占卿 刑舒恒 扈有芹 刘士梅 徐胜珍 孙增为 董绍英 李利军 梁凤兰 刑筱华 王根民 樊建平 吕淑静 安国辉 王强徐 江 红 王雪红 郭 媛 康日新 曹清慧 杨洁文 于文涛 张建强 王月华

山西省（26人）

王 健 李聚林 李 晶 张海生 王步青 陈筱云 李宝玲 李官放 苗建英 王世荣 贾 颖 张淑芬 王 红 孙小红 郭 霞 郝重耀 文 雅 李小军 刘爱军 王家仁 吕玉娥 魏峰明 安志强 崔宇宏 李廷荃 贺振中

内蒙古自治区（20人）

旭 日 特木其乐 宝音仓 包海金 毕力格 郭增元 黄 燕 雷清怡 刘萨仁 青巴图 苏 和 孙 萍 周铁宝 白玉兰 包占宏 朝 鲁 陈 平 董秋梅 黄震洲 乌云斯日古楞

辽宁省（55人）

廉治军 刘英军 陈晓云 郭 瑀 张丝微 张 欣 王 永 薛丽辉 于 睿 李东书 孙 晔 邢玉庆 焦富英 丛 羽 汲 泓 李亨辉 王 辉 王长淼 尚 东 王 镁 于雪峰 张雅凤 刘 彤 安照华 徐 楠 乔文军 李文杰 柳越冬 吕 静 远 方 宫丽鸿 鞠庆波 海 英 曹 魏 陈 民 韩 煜 侯 斌 赵 钧 沈兴城 陈帔霞 张虹玺 战丽彬 都 弘 怀晓红 刘丽微 吴 晖 于艳秋 张 磊 谢兆华 张宝文 王天罡 郭旭恒 张霄峰 周 毅 李更佐

吉林省（31人）

陈宇光 郝 毅 黄丹奇 回 春 李 静 李 霞 李绍军 李向欣 刘丽敏 刘新瑞 宋智冰 王 檀 王孝成 徐亚文 杨 戈 张为民 李佳明 庄玲伶 朱东平 于红霞 闫德英 沙里泉 齐 伟 陈 颖 丁大愚 高洪波 黄 晶 黎明全 刘舒音 田 洋 王 慧

黑龙江省（43人）

姜家康 李 岩 吕焱红 孙伟毅 王东岩 王和平 王晓东 姚 靖 于慧敏 张 淼 张铁林 张 健 安玉芳 刘东方 满玉晶 任凤梧 王韶兵 郑佳新 杨素清 徐京育 佟 颖 滕雨虹 吕瑞民 范景海 陈 东 陈宝忠 白玉宾 符 强 高 山 耿乃志 郭秀芝 韩凤娟 李春涛 李晓宁 李 义 梁 群 刘 彬 刘 丹 尚艳杰 王翠微 王德军 王 顺 江柏华

上海市（42人）

米秀华 李 佶 韩天雄 胡升芳 潘 新 陈 敏 张 雯 高凌卉 郑 军 陈 倚 周 敏 张殷建 丁惠玲 翁雪松 叶秀兰 俞而慨 黄 纲 奚小冰 李 华 杜 炯 高 翔 石 瑛 石 琤 崔 松 孙建明 葛茂军 沈 杰 吴树华 杨 弘 钟 薏 要全保 张婷婷 马淑颖 张 焱 何东仪 崔花顺 赵长青 李 红 王见义 窦丹波 沈 琳 孙建立

江苏省（62人）

唐 虹 黄晨昕 王身菊 魏兰福 陆 敏 徐长松 王和生 陆 斌 易 岚 周 云 吴艳明 张永春 周 江 池 雷 何雯玉 李 鸣 李红卫 黄美华 张志刚 章一凡 孙宏文 张建明 李 靖 刘 钧 沈蓉蓉 严志林 王冠华 林 伟 高 军 钱祥夕 朱 俊 丁育忠 黄 健 罗 军 花红兵 钱小雷 章 蓓 金黑鹰 朱成英 吴同启 赵 敏 魏慧渊 吴崑岚 郑雪平 李 瑾 刘福明 刘春玲 赵 惠 周恩超 钱海华 孙志兴 陈四清 徐 艺 商洪涛 郭立中 钱玉良 张小琴 魏学东 沈计荣 夏 晨 艾炳蔚 曹仕兵

浙江省（46人）

陈茂盛 李 涛 石亚杰 毛俐婵 王素霞 陈秀芳 毛军民 刘云霞 李夏玉 袁国荣 裘 涛 许 超 李 岚 夏永良 莫晓枫 代建峰 范军芬 陈 珺 汤 军 陈 华 毛丹丹 周 奕 钱 琪 蔡宇萍 潘光强 刘飞霞 余龙龙 毛志远 季卫锋 项晓骏 智屹惠 胡 岗 陈 钦 茹清静 张全爱 汪慧敏 喻剑华 俞东容 赵宏利 张敏鸥 孟 春 毛 权 童舜华 王赛飞 李云伟 钟晓蓉

安徽省（21人）

李崇慧 黄传兵 王 胜 唐 伟 杨永晖 王 颖 程 红 刘春丽 牛云飞 徐高文 周明林 张文东 苏国宏 俞红五 李学军 朱慧志 张建华 周玉新 余惠平 卓思源 韩 为

福建省（33人）

李翠云 叶彬华 胡光宏 陈 祺 李 红 胡天赤 阮传亮 严 炜 施进宝 程 坚 陈琦辉 庄垂加 郑玉金 邓大鹏 陈 娟 王文荣 郑文彬 聂达荣 蓝健姿 叶长寿 邱 健 沈双宏 魏开建 陈水金 梁瑞文 林菊珊 杨 芳 潘鸿贞 赵 蕾 刘雪娜 郭进财 林金妹 叶 凡

江西省（30人）

解平芬 高 生 喻闽凤 梁瑞宁 王茂泓 褚小刚 何兴伟 伍建光 张元兵 王丽华 罗娟珍 付春梅 彭 建 肖 鹏 廖朝青 郭国栋 汪 波 邓棋卫 余 炅 高晓静 曾建斌 廖为民 邱丽瑛 王 力 宋卫国 项豪华 林家坤 唐晓玲 黄 勇 郭义然

山东省（48人）

徐文刚 赵丽萍 袁 泉 薛书奎 聂伟志 牟淑敏 马祖彬 李泉红 蔡余力 陈 鲁 崔云竹 郭闫葵 华 愫 蒋明芹 冯树军 李 宏 李莉莎 李 玲 彭思存 司廷林 杨 磊 杨永军 于秀梅 张晓斌 周明爱 庄步辉 庄 欣 卢正海 崔新成 陈德强 樊 冰 孔祥英 李秀荣 刘春梅 刘 英 刘 政 卢笑晖 施丽洁 孙建光 田丽莉 王朝霞 王 强 王绍辉 王志学 张世亮 张 永 周延锋 孟庆蕾

河南省（46人）

宋纯东 翟凤霞 刘蔚霞 赵 璐 宋桂华 闫永彬 武继涛 周艳阳 张相安 邢海燕 郑 宏 郑 攀 周 萍 郑志广 王育勤 张中旭 刘明照 孙维旭 王 晶 马国辉 杨 敏 赵 敏 李祥昀 刘秋艳

张明利　刘　明　韩　莉　刘建平
续海卿　李　广　叶险峰　田中伟
赵继红　都修波　宋群先　王　停
王　臻　刘静生　周　涛　郭会军
张玉镇　王志甫　翟　磊　张书亮
徐　蕾　范红玲

湖北省（33 人）

曾　浩　石君华　黄　缨　谢沛琳
范江勇　杨功旭　徐阳平　周仲瑜
吴　斌　刘义梅　曹继刚　王　非
丁德光　闵晓俊　华　川　陈大伟
李万斌　陆定波　石新华　艾伟霞
周中元　曾祥法　程方平　陈　刚
叶丛进　杨　帆　郝建军　付　雷
余　芳　周文祥　聂祥智　王志刚
程良斌

湖南省（25 人）

袁梦石　刘　翔　李小莎　李　旭
李　点　姚欣艳　杨正望　乔　江
林　洁　谈珍瑜　刘建和　游柏稳
刘红宇　廖建萍　李　志　赵瑞成
潘　博　杜小艳　李　勇　彭筱平
段雄义　文绍鹤　罗红云　李淑君
沈智理

广东省（50 人）

彭旭明　林国华　胡　玲　陈冠林
罗　琦　杨洪涌　陈　鹏　关　彤
刘展华　王雄文　王建春　何军明
钟少文　李东梅　陈　颐　向东方
尹克春　李新梅　林嬿钊　韩　云
柴生颋　李　钊　张志海　乔荣勤
李恩庆　孙升云　钟志国　刘　强
喻清和　叶振宇　周东梅　麦志广
莫孙炼　赵云燕　李桂明　张　伦
靳利利　李典鸿　黄年斌　秦　敏
嵇玉峰　吴江平　邓　斌　邢　洁
罗汉文　李逸群　张志峰　卢国樑
李云燕　成永明

广西壮族自治区（10 人）

陈国忠　邓　鑫　窦维华　韩景波
黄选华　梁　雪　刘建航　覃洁梅
谢　冰　张以昆

海南省（10 人）

陈越琼　黄健琳　林道强　牛向馨
邱晓堂　王　勉　谢　芸　袁　勇
钟军华　钟　山

四川省（31 人）

张　琼　张志华　谢　俐　刁灿阳
刘　艺　王万杰　彭卫东　姜玉良
钟红卫　杨　静　曾　浩　潘　洪
杨粤峰　苏　凯　张晓华　毛　红
刘　斌　胡文健　米雄飞　严晓泮
张勤修　谢　慧　郑燕林　高培阳
卢　云　俄　尖　张明伟　唐　怡
秦旭华　严铸云　刘友平

重庆市（26 人）

周德奇　赵颜俐　张文涛　张宗勤
向光全　万　鹏　刘　驯　李群堂
郭　强　公孙婷　邓福忠　杨晓东
修奇志　熊慧生　文洪宇　王顺德
谭传喜　彭支莲　欧德明　马善治
路　瑜　刘渝松　李福兵　雷　虹
胡　涛　程　俊

贵州省（13 人）

李　可　刘华蓉　罗　雄　罗　茵
马卫东　王利民　卫　蓉　吴泽湘
谢　甦　许　滔　杨　硕　姚嵋方
周素芳

云南省（22 人）

赵志勇　邱智兴　吕　琳　台海川
玉波罕　马　磊　梁　清　唐　彬
张　磊　杨小洁　翟毓红　郭利华
李　艺　王　莉　田春洪　董　玉
王　鹏　吕云华　张建梅　姜丽娟
赵文芳　卜德艳

西藏自治区（15 人）

德庆白珍　普穷次仁　达　娃
巴桑旺堆　拉巴次仁　白　央
卓　玛　次仁卓玛　扎西尼玛
向巴多吉　格桑旺久　次仁（女）
丹　达　次仁（男）　白　玛

陕西省（33 人）

王捷虹　任晓芳　杨志宏　李引刚
吕富荣　郝阳泉　白小林　马战平
衣　蕾　屈小元　雷瑗琳　杨明丽
武雪萍　杨璞叶　刘　敏　任媛媛
于小勇　刘　岗　杨晓媛　黄小正
楚向东　吴文平　杨改琴　刘艳巧
吕正茂　李晓阳　张若平　杨耀峰
何山雾　司东波　刘筱茂　范先枝
张少瑜

甘肃省（19 人）

姜劲挺　杨　涛　金　华　吕晓武
杜小正　秦晓光　鲁维德　张竹君
马喜凤　王艳琴　杨永生　脱承德
杨瑞龙　王兰娣　宋鹏程　刘　凯
王　煜　尕藏久美　旦　增

青海省（13 人）

昂青才旦　万玛拉旦　南拉卡
安尔建　万玛太　喇登海
格桑扎西　杨本扎西　李梅琴
郭永忠　李　平　艾军毅　李福善

宁夏回族自治区（10 人）

刘　瑛　齐玉珍　温　霞　梁　岩
张　敏　于晓宁　黄　华　曹维宏
李寅如　杜小利

新疆维吾尔自治区（13 人）

虞　梅　王冬云　赵明芬　李　鹏
袁　忠　马　丽　李永凯
玛依努尔·斯拉买洪
买尼沙·买买提　阿斯亚·吾甫尔
买合木提·阿不力孜
阿依努尔·阿布都热依木
阿卜力孜·萨塔尔
米日阿卜杜拉·麦麦提

中国中医科学院（39 人）

刘燊仡　杨　薇　张　励　张　红
卢建新　章　波　魏军平　刘文军
胡东鹏　刘　静　刘　方　潘　璐
高　蕊　张　晋　余仁欢　李秋艳
李　柳　张　东　张广德　柏燕军
姜　泉　尹伊艰　徐　超　陈建华
何夏秀　高景华　徐　述　李　蕾
武晓冬　张　跃　王　逊　马晓晶
刘绍能　刘　震　陈思兰　宋剑涛
范　东　唐先平　王祝举

卫生部直属单位（12 人）

李春岩　郑丽华　王辛秋　王　昊
李　园　崔慧娟　张培宇　陶庆文
李求兵　赵　东　范学顺　程志强

国家中医药管理局关于支持江西中医学院更名为江西中医药大学的函

国中医药人教函〔2012〕204号

教育部：

中医药作为中华民族传统文化的瑰宝，不仅是重要的医疗保健资源，也是我国重要的经济资源和自主创新资源，在国际传统医药领域长期以来处于优势地位。近年来，在党中央、国务院的高度重视和教育部等有关部门的大力支持下，中医药事业和高等中医药教育发展迅速，并得到了国内外的普遍关注。

为贯彻落实《中华人民共和国中医药条例》和《国务院关于扶持和促进中医药事业发展的若干意见》，传承和弘扬中医药学这一祖国优秀传统文化，保持中医药学的国际领先和主导地位，满足人民群众对中医药人才的需要，充分发挥中医药院校“继承、创新、发展中医药事业，培养中医药人才”主渠道的作用，江西中医学院在江西省委省政府的大力支持下，申请更名为江西中医药大学。

江西中医学院是一所综合实力较强的中医药院校，具有良好的办学基础。学校占地面积1644.79亩，校舍建筑面积47.40万平方米，教学科研仪器设备总值12608.28万元，馆藏纸质图书94.99万册，电子图书55.78万册，教学实习基地238个。设有21个本科专业，涉及医学、理学、工学、管理学、文学、经济学等6大学科门类。硕士学位授权一级学科点4个，硕士学位授权二级学科点26个。本科以上全日制在校生11045人，其中，研究生898人。专任教师771人，其中具有高级职称的418人，占54.22%；具有研究生学历的545人，占70.69%。

经过50多年的建设与发展，江西中医学院各项工作取得了突出成绩。特别是近年来，该校在人才培养、科学研究、社会服务、文化传承等各方面都实现了跨越发展，办学水平和综合实力显著提高，形成了鲜明的办学特色和优势。一是培养了一大批中医药高级专门人才，为实现中医药事业可持续发展作出了重要贡献。二是原创了腧穴热敏灸理论和技术，使中国古老的灸疗技术焕发新的生机和活力，赢得了“北看天津针，南看江西灸”的美誉。三是创办并发展了江中制药集团，研发了江中草珊瑚含片、江中健胃消食片等一批知名中药成药，为促进中药产业发展和地方经济社会发展作出了积极贡献。四是致力于传承和弘扬传统中医药文化，成功承办了太湖文化论坛中医药文化发展（南昌）高级别会议，扩大了中医药在世界的影响。五是积极承担对口支援西部高校工作，对口支援西藏藏医学院，为促进民族医药事业发展和维护民族团结发挥了积极作用。

江西中医学院作为我国中部地区中医药医疗、保健、教育、科研、产业、文化以及对外交流与合作的重要基地，应为江西经济社会发展和国家相关战略的实施发挥更大作用。因此，我局积极支持江西中医学院更名为江西中医药大学，并请贵部予以支持。

专此致函。

国家中医药管理局
2012年10月16日

国家中医药管理局关于公布第一批全国中医学术流派传承工作室建设单位名单的通知

国中医药人教函〔2012〕228号

各省、自治区、直辖市卫生厅局、中医药管理局，中国中医科学院：

为深入贯彻落实《医药卫生中长期人才发展规划（2011～2020年）》和《中医药事业发展“十二五”规划》，在各省、自治区、直辖市中医药管理部门和有关单位遴选推荐的基础上，我局组织专家审核确定了第一批全国中医学术流派传承工作室建设单位，现将有关事项通知如下：

一、建设中医学术流派传承工作

室的目的是，充分体现中医药发展以继承为基础，探索建立中医流派学术传承、临床运用、推广转化的新模式。目标是培育一批特色优势明显、学术影响较大、临床疗效显著、传承梯队完备、辐射功能较强、资源横向整合的中医学术流派传承群体，以丰富和发展中医药的理论和实践，促进中医药传承型人才培养，繁荣中医药学术，更好地满足广大人民群众对中医药服务的需求。

二、由于目前对中医学术流派的概念、内涵等尚未形成普遍的共识，流派传承发展的区域分布、规模与基础、学术成熟度与公认度等参差不齐，本着先实践、再总结、再完善的思路，首先公布全国中医学术流派传承工作室第一批建设单位，以后再陆续审核公布。

三、在中医学术流派传承工作室的建设中，鼓励在相关学术流派间开展多种形式的学术交流和资源整合，努力形成团队和协作组，建立长效合作机制，共同发展，共同分享成果。

四、中医学术流派传承工作室建设项目与现有的全国名老中医药专家传承工作室、中医药重点学科、重点专科（专病）等项目在建设目标、建设内容、建设成果等方面不尽相同。中医学术流派传承工作室建设项目着重挖掘、传承、弘扬、推广学术流派的学术思想和技术，突出以学术流派的理论、观点和医疗实践中具体技术方法与方药运用为重点，以提升中医临床疗效和推动多样化、多层次的学术流派发展与推广。

五、中医学术流派传承工作室建设项目是促进中医学术流派百花齐放、百家争鸣、共同发展的一项工作任务，中医学术流派的归属认定，请依据国家相关的法律、法规。

六、建立中医学术流派传承工作室建设单位退出机制，未能按照《中医学术流派传承工作室建设项目申报书》完成项目建设任务的单位，将按有关规定予以退出。

七、各省级中医药管理部门、项目负责部门和项目依托单位要按照《中医学术流派传承工作室建设项目实施方案》（国中医药办人教函〔2012〕170 号）的要求，高度重视，加强管理，认真开展建设工作，为建设项目的顺利实施提供有力保障。

附件：第一批全国中医学术流派传承工作室建设单位名单

国家中医药管理局
2012 年 11 月 28 日

附件　　第一批全国中医学术流派传承工作室建设单位名单

省份	流派工作室名称	建设单位	项目负责人
北京市	燕京刘氏伤寒流派传承工作室	北京中医药大学	王庆国
	燕京韦氏眼科流派传承工作室	北京中医药大学东方医院	韦企平
	燕京赵氏皮科流派传承工作室	北京中医医院	曲剑华
天津市	天津哈氏妇科流派传承工作室	天津中医药大学第一附属医院	哈　虹
河北省	河北庞氏眼科流派传承工作室	河北省人民医院	庞　荣
山西省	山西门氏杂病流派传承工作室	山西省中西医结合医院	门九章
	晋中市王氏妇科流派传承工作室	晋中市中医院	王金权
内蒙古自治区	蒙医五疗温针流派传承工作室	内蒙古国际蒙医医院	乌　兰
辽宁省	辽宁彭氏眼针学术流派传承工作室	辽宁中医药大学附属医院	王鹏琴
	辽宁华山正骨流派传承工作室	辽宁省孙华山骨伤研究院	刘海起
吉林省	长白山通经调脏手法流派传承工作室	长春中医药大学	王之虹
	天池伤科流派传承工作室	长春中医药大学附属医院	赵文海
黑龙江省	龙江韩氏妇科流派传承工作室	黑龙江中医药大学附属第一医院	韩延华
	龙江医学流派传承工作室	黑龙江中医药大学	姜德友
上海市	上海朱氏妇科流派传承工作室	上海中医药大学附属岳阳医院	朱南孙 董　莉
	上海市顾氏外科流派传承工作室	上海中医药大学附属龙华医院	陆金根
	上海蔡氏妇科流派传承工作室	上海市中医文献馆	黄素英
	石氏伤科流派传承工作室	上海中医药大学附属曙光医院	石印玉
江苏省	孟河医派传承工作室	常州市中医医院	张　琪
	龙砂医学流派传承工作室	江阴市致和堂中医药研究所	顾植山
	无锡黄氏喉科疗法流派传承工作室	无锡市中医医院	任思秀

（续表）

省　份	流派工作室名称	建设单位	项目负责人
江苏省	吴门医派杂病流派传承工作室	苏州市中医医院	葛惠男
	澄江针灸学派传承工作室	南京中医药大学	张建斌
浙江省	浙江何氏妇科流派传承工作室	杭州市中医院	何嘉琳
	杭州宣氏儿科流派传承工作室	浙江省中医院	宣桂琪
	浙江陈木扇女科流派传承工作室	浙江省中山医院	陈学奇
	绍派伤寒流派传承工作室	绍兴市中医院	沈元良
安徽省	安徽新安王氏内科流派传承工作室	安徽中医学院门诊部	王　键
	安徽新安医学郑氏喉科流派传承工作室	安徽省中医院	郑日新
福建省	南少林骨伤流派传承工作室	福建中医药大学附属康复医院	王和鸣 蔡树河
	福建黄氏蛇伤学术流派传承工作室	福建中医药大学附属人民医院	黄小宾
江西省	盱江医学流派传承工作室	江西中医药高等专科学校	傅淑清
山东省	齐鲁内科时病流派传承工作室	山东中医药大学	王新陆
	齐鲁伤寒流派传承工作室	山东中医药大学	姜建国
河南省	平乐郭氏正骨流派传承工作室	河南省洛阳正骨医院	郭艳幸
	河南邵氏针灸流派传承工作室	河南中医学院第三附属医院	邵素菊
湖北省	何氏正骨流派传承工作室	襄阳市中医医院	安建原
	内伤伏气致病学术流派传承工作室	鄂州市中医医院	陈新胜
	湖北省陈氏瘿病学术流派传承工作室	湖北省中医院	左新河
湖南省	岳阳张氏正骨流派传承工作室	岳阳市中医院	黄会保
	湖湘五经配伍针推流派传承工作室	湖南中医药大学第一附属医院	章　薇
	湖湘欧阳氏杂病流派传承工作室	湖南省中医药研究院附属医院	朱克俭
	湖南孙氏正骨流派传承工作室	正大邵阳骨伤科医院	廖怀章
广东省	岭南罗氏妇科流派传承工作室	广州中医药大学第一附属医院	罗颂平
	岭南皮肤病流派传承工作室	广东省中医院	李红毅
	靳三针疗法流派传承工作室	广州中医药大学第一附属医院	庄礼兴
广西 壮族自治区	中医扶阳流派传承工作室	广西中医药大学第一附属医院	刘力红
	广西黄氏壮医针灸流派传承工作室	广西中医药大学第一附属医院	黄贵华
重庆市	燕青门正骨疗法流派传承工作室	重庆正刚中医骨科研究所	朱怀宇
四川省	四川文氏外科流派传承工作室	成都中医药大学附属医院	陈明岭
	四川李氏杵针流派传承工作室	成都中医药大学附属医院	钟　磊
	四川何氏骨科流派传承工作室	四川仁甫何氏骨科技术研究中心	何浚治
贵州省	黔贵丁氏妇科流派传承工作室	贵阳中医学院一附院	丁丽仙
云南省	管氏特殊针法学术流派传承工作室	昆明市中医医院	管遵惠
	云南昆明姚氏妇科流派传承工作室	昆明圣爱中医馆	徐　涟
	云南吴佩衡扶阳学术流派工作室	云南省中医医院	彭江云
西藏 自治区	康派藏医流派传承工作室	拉萨市藏医骨病医院	旦增达杰
陕西省	西岐王氏济生堂儿科学术流派传承工作室	西安中医脑病医院	宋虎杰
	长安米氏内科流派传承工作室	陕西省中医医院	路　波
陕西省	甘肃郑氏针法学术流派传承工作室	甘肃中医学院	方晓丽
	甘肃陇中正骨学术流派传承工作室	甘肃省中医院	李盛华
宁夏 回族自治区	宁夏张氏回医正骨疗法流派传承工作室	宁夏张氏回医正骨医院	张宝玉
中国中医 科学院	北京清宫正骨流派传承工作室	望京医院	孙树椿
	沈氏女科流派传承工作室	针灸所	沈绍功 杨金生

国家中医药管理局关于同意《中外健康文摘》杂志变更刊期的复函

国中医药办函〔2012〕230号

中国中医药报社：

你社《关于〈中外健康文摘〉杂志变更刊期的请示》收悉。经研究，同意《中外健康文摘》由旬刊变为周刊。请你社在今后的工作中，进一步加强管理，提高办刊质量，突出中医药的优势特色，丰富期刊内容，并按照管理部门的有关要求办理相应变更手续。

专此函复。

国家中医药管理局

2012年12月3日

国家中医药管理局关于确定北京市东城区地坛中医药养生文化主题公园为全国中医药文化宣传教育基地的通知

国中医药办函〔2012〕248号

北京市中医管理局：

你局《关于推荐北京市东城区地坛中医药养生文化主题公园申报国家中医药管理局中医药文化宣传教育基地的函》收悉。我局组织专家依据《全国中医药文化宣传教育基地建设标准》，对地坛中医药养生文化主题公园进行了评估。

专家组认为，地坛中医药养生文化主题公园位于皇家园林北京地坛公园内，以中医药主题雕塑、中心广场、山水景区、养生长廊等景观为依托，结合图文展板、多媒体影像、现场咨询、互动演示的形式，较好地展示了中医药文化的特色优势和深刻内涵，在传播中医药文化、普及中医药知识等方面发挥了独特作用。经研究，我局同意确定地坛中医药养生文化主题公园为全国中医药文化宣传教育基地。

希望你局继续加强对地坛中医药养生文化主题公园有关工作的指导，按照基地建设要求，进一步丰富中医药文化主题公园的展示内容，开展形式多样的中医药文化科普宣传活动，充分发挥基地在传播、弘扬中医药文化方面的作用，让中医药更好地惠及百姓健康。

国家中医药管理局

2012年12月19日

国家中医药管理局办公室关于印发痫病等12个病种中医临床路径（试行）的通知

国中医药办医政发〔2012〕1号

各省、自治区、直辖市卫生厅局、中医药管理局，新疆生产建设兵团卫生局，中国中医科学院，北京中医药大学：

为贯彻落实《中共中央、国务院关于深化医药卫生体制改革的意见》和《医药卫生体制5项重点改革2011年工作安排》中的有关要求，提高中医临床疗效，保持发挥中医药特色优势，规范中医诊疗行为，根据中医临床路径管理试点工作的整体部署，我局继续组织制定了痫病等12个病种的中医临床路径（试行）。现印发给你们，供中医医疗机构开展该病种临床诊疗工作时参考。

请各省级中医药管理部门组织中医临床路径试点中医医院根据当

地医疗工作实际情况，在我局印发的中医临床路径基础上，制定试点中医医院具体实施的中医临床路径，并及时总结试点工作经验，将有关情况和建议反馈我局医政司。

联系人：国家中医药管理局医政司医疗管理处　崔咏梅　董云龙

电　话：010—59957797

59957688

国家中医药管理局办公室

2012年1月16日

国家中医药管理局办公室关于印发头部内伤病等6个病种中医临床路径（试行）的通知

国中医药办医政发〔2012〕3号

各省、自治区、直辖市卫生厅局、中医药管理局，新疆生产建设兵团卫生局，中国中医科学院，北京中医药大学：

为贯彻落实《中共中央、国务院关于深化医药卫生体制改革的意见》和《医药卫生体制5项重点改革2011年工作安排》中的有关要求，提高中医临床疗效，保持发挥中医药特色优势，规范中医诊疗行为，根据中医临床路径管理试点工作的整体部署，我局继续组织制定了头部内伤病等6个病种的中医临床路径（试行）。现印发给你们，供中医医疗机构开展该病种临床诊疗工作时参考。

请各省级中医药管理部门组织中医临床路径试点中医医院根据当地医疗工作实际情况，在我局印发的中医临床路径基础上，制定试点中医医院具体实施的中医临床路径，并及时总结试点工作经验，将有关情况和建议反馈我局医政司。

联系人：国家中医药管理局医政司医疗管理处　崔咏梅　董云龙

电　话：010—59957797

59957688

国家中医药管理局办公室

2012年1月9日

2012年中医临床路径管理试点工作方案

国中医药办医政发〔2012〕9号

一、指导思想

以病人为中心，以保持发挥中医药特色优势、提高中医临床疗效为根本出发点，进一步规范中医临床诊疗行为，不断提高中医医疗服务质量，为人民群众提供安全、有效、方便、价廉的中医药服务。

二、工作目标

在首批95个病种中医临床路径和诊疗方案试点工作的基础上，利用半年左右的时间，在国家中医药管理局重点专科协作组范围内开展第二批105个病种中医临床路径管理试点工作，继续探索建立适合中医药的临床路径管理制度、工作模式、运行机制以及质量评估和持续改进体系，为在全国范围内推广中医临床路径管理积累经验并提供实践依据，对已颁布实施的中医临床路径的科学性、规范性、先进性和可操作性进行论证和进一步完善，使之能够更好地推广并为临床工作服务。

三、工作任务

（一）国家中医药管理局医政司

国家中医药管理局医政司负责中医临床路径管理试点工作的组织和管理，包括确定试点方案并组织实施，组织制定试点病种中医临床路径，确定试点单位和试点病种，并组织对试点工作开展情况进行监督、指导和评估。

国家中医药管理局中医临床路径技术审核专家委员会具体负责审定各试点病种中医临床路径，对各试点医院工作进行专业指导。

（二）省级中医药管理部门

各省级中医药管理部门中医临床路径管理试点工作领导小组和专家工作组，负责组织本辖区试点医院开展试点工作，对各试点医院试点工作开展情况进行监督和指导。

（三）国家中医药管理局重点专科协作组、病种协作组

国家中医药管理局重点专科协作组牵头单位负责本协作组内各病种协作组工作的总体协调、督促工作。国家中医药管理局重点专科病种协作组牵头单位负责组织各病种临床路径的具体试点工作，按照国家中医药管理局医政司要求制订各

病种中医临床路径试点工作实施方案，组织对各试点单位进行培训，指导各试点单位开展试点工作，定期组织各试点单位进行中医临床路径实施效果的评估与分析，分别于2012年4月底、7月底之前向国家中医药管理局医政司报送试点工作开展情况相关信息等。

（四）试点医院、试点科室

各试点医院应成立中医临床路径管理试点工作领导小组，由院长任组长，分管院长任副组长，各试点专业科室、医务管理、护理管理、药学管理、信息统计、病案管理、经济管理等部门负责人任成员。领导小组负责制定本院具体试点工作目标和实施方案并组织实施，研究制定试点工作相关管理制度，完善试点工作机制，组织对相关试点科室医务人员进行培训，指导并监督各试点科室开展工作。

各试点医院试点科室成立中医临床路径管理试点工作实施小组，由科室主任任组长，医疗、护理、临床药学人员和相关科室的负责人任成员。实施小组具体负责本专业相关病种中医临床路径的实施和临床路径相关资料的收集和整理工作，根据本科实际情况，在试点病种中医临床路径和诊疗方案的基础上，制定本科相关试点病种中医临床路径和诊疗方案，组织中医临床路径实施效果评估与分析，并根据中医临床路径管理试点工作的实际需要对科室医疗资源进行合理调整，定期向各省级中医药管理部门和重点专科协作组、病种协作组、牵头单位报送试点工作进展情况。

四、试点范围

（一）试点医院、试点科室

通过验收的国家中医药管理局“十一五”重点专科建设项目和“十二五”重点专科建设项目、培育项目。

（二）试点专业、试点病种

1. 第二批24个专业105个病种（见附件）。

2. 每个重点专科建设项目、培育项目所在科室至少参加1个病种中医临床路径试点工作，各医院和科室可根据实际情况增加试点病种。

五、实施步骤

试点工作自2012年2月至2012年7月。

（一）试点启动阶段（2012年2月）

1. 印发试点工作方案。

2. 国家中医药管理局组织召开第二批105个病种中医临床路径管理试点工作视频会议。

3. 各病种协作组牵头单位和试点医院、试点科室制订试点实施方案。

（二）组织实施阶段（2012年3月~2012年7月）

1. 国家中医药管理局统一组织各病种协作组、各试点医院对各病种中医临床路径和诊疗方案进行培训。

2. 各省级中医药管理部门、重点专科协作组、病种协作组、各试点医院和试点科室组织实施试点工作。

3. 各试点科室每月组织对本科中医临床路径管理试点工作开展情况进行分析评估。

4. 各重点专科协作组、病种协作组每2个月组织对中医临床路径试点工作开展情况进行分析评估，定期召开本协作组中医临床路径管理试点工作会议，就试点工作开展情况进行研讨，交流经验。

5. 各省级中医药管理部门不定期召开辖区内各试点医院试点工作会议，对试点进展情况进行监督、指导。

6. 国家中医药管理局不定期对各地试点工作开展情况进行抽查，组织对试点工作开展情况进行分析评估。

（三）实施工作评估总结（2012年8月）

1. 各试点科室对本科中医临床路径管理试点工作开展情况进行总结，并于2012年8月中旬前将总结材料报送各病种协作组牵头单位。

2. 各省级中医药管理部门、各病种协作组牵头单位召开试点工作总结会，对各试点科室试点工作情况进行分析、评估、总结，形成总结评估报告，于2012年8月底前报送国家中医药管理局医政司。

3. 国家中医药管理局对各试点单位中医临床路径工作开展情况进行综合分析评估和总结。组织召开中医临床路径管理试点工作经验交流会，宣传、推广好的经验和做法，研究部署下一步中医临床路径管理相关工作。

附件

第二批105个中医临床路径和108个中医诊疗方案名录及牵头单位名单

科别	序号	病种	牵头单位
脑病科	1	目偏视（眼肌麻痹）	黑龙江中医药大学第二附属医院
	2	痿病（多发性硬化）	北京中医药大学东直门医院
	3	痿病（格林—巴利综合征）	长春中医药大学附属医院
	4	痫病（颞叶癫痫）	北京中医药大学东方医院
	5	脑积水	西安中医脑病医院
	6	颤病（帕金森病）	安徽中医学院第一附属医院

（续表）

科　别	序　号	病　　种	牵头单位
急诊科	7	急性咳嗽病	江苏省中医院
	8	喘病（慢性阻塞性肺疾病急性发作）	上海中医药大学附属龙华医院
心血管科	9	卒心痛（冠心病血运重建后心绞痛）	北京中医药大学东方医院
	10	胸痹心痛病（慢性稳定性心绞痛）	中国中医科学院西苑医院
	11	眩晕病（原发性高血压）	山东中医药大学附属医院
	12	血浊病（高脂血症）	新疆维吾尔自治区中医医院
	13	心衰病（慢性心力衰竭）	河南中医学院第一附属医院
神志病科	14	癫病（精神分裂症）	黑龙江神志病医院
	15	郁病（强迫症）	浙江省立同德医院
肺病科	16	肺痿病（肺间质纤维化）	卫生部中日友好医院
	17	自发性气胸	新疆维吾尔自治区中医医院
	18	鼾证（阻塞性睡眠呼吸暂停低通气综合征）	浙江省中医院
	19	肺胀病（慢性阻塞性肺疾病稳定期）	河南中医学院第一附属医院
	20	慢性咳嗽病	天津中医药大学第二附属医院
皮肤科	21	顽湿聚结病（结节性痒疹）	武汉市中西医结合医院
	22	日晒疮（多形性日光疹）	重庆市中医院
	23	四弯风病（特应性皮炎）	广东省中医院
	24	脚湿气病（足癣）	广东省中医院
	25	黧黑斑病（黄褐斑）	海南省皮肤病医院
眼　科	26	近视病（近视）	山东中医药大学第二附属医院
	27	聚星障病（病毒性角膜炎）	中国中医科学院眼科医院
	28	高风雀目病（视网膜色素变性）	湖南中医药大学附属第一医院
耳鼻喉科	29	乳蛾病（慢性扁桃体炎）	辽宁中医药大学附属医院
	30	梅核气病（咽异感症）	江苏省中医院
外　科	31	脾心痛（急性胰腺炎重症Ⅰ型）	天津市南开医院
		脾心痛（急性胰腺炎轻型）	四川大学华西医院
	32	蟹足肿病（增生性瘢痕或瘢痕疙瘩）	江苏省无锡市中西医结合医院
	33	肝胆管结石急性发作期	上海中医大学附属龙华医院
	34	精浊病（慢性前列腺炎）	上海中医大学附属龙华医院
针灸科	35	面痛病（三叉神经痛）	浙江中医药大学附属第三医院
	36	中风后焦虑状态	黑龙江省中医研究院
	37	中风后痉挛性瘫痪	天津中医药大学第一附属医院
	△	中风病（脑梗死）	天津中医药大学第一附属医院
	△	头痛病（偏头痛）	北京市中医医院
康复科	38	中风后认知功能障碍	福建中医学院附属第二人民医院
	39	头部内伤病（颅脑损伤）	广东省第二中医院
康复科	40	脊髓损伤（不完全性）	山东省中西医结合医院
	△	中风病（脑梗死）恢复期	福建中医学院附属第二人民医院
推拿科	41	胯骨错缝（骶髂关节综合征）	云南省中医院
儿　科	42	儿童抽动障碍	河南中医学院第一附属医院
	43	小儿便秘病（功能性便秘）	河南中医学院第一附属医院
	44	解颅病（小儿脑积水）	西安中医脑病医院
	45	小儿急性咳嗽病（急性支气管炎）	江苏省中医院
	46	儿童多动症（注意缺陷多动障碍）	江苏省中医院
	47	小儿慢性咳嗽病	辽宁中医药大学附属医院
	48	性早熟	上海市中医院
	49	胎黄病（黄疸）	首都医科大学附属北京儿童医院

（续表）

科别	序号	病种	牵头单位
儿科	50	小儿痫病（癫痫）	天津中医药大学第一附属医院
妇科	51	月经过少病	北京中医药大学东方医院
	52	胎萎不长病（胎儿生长受限）	华中科技大学同济医学院附属同济医院
	53	经期延长病（功能失调性子宫出血）	广东省中医院
	54	癥瘕病（卵巢巧克力样囊肿）	黑龙江中医药大学第一附属医院
	55	滑胎病（习惯性流产）	杭州市中医院
	56	不孕症（多囊卵巢综合征）	黑龙江中医药大学附属第一医院
	57	不孕症（输卵管炎性不孕）	黑龙江中医药大学附属第一医院
	58	异位妊娠病（输卵管妊娠）未破损期	广州中医药大学第一附属医院
骨科	59	腰椎骨性关节炎	山东新泰洪强医院
	60	跟骨骨折	苏州市中医院
	61	急性腰扭伤	广西中医学院瑞康医院
	62	孟氏骨折	陕西中医学院附属医院
	63	肱骨外髁颈骨折	甘肃省中医院
	64	胫腓骨骨折	甘肃省中医院
	65	第三腰椎横突综合征	新疆维吾尔自治区中医医院
	66	踝关节扭伤	北京中医药大学第三附属医院
	67	腰椎间盘突出症	广东省中医院珠海分院
	68	退行性腰椎滑脱症	中国中医科学院望京医院
	69	股骨颈骨折	山东省文登整骨医院
	70	髌骨软化症	河南省洛阳正骨医院
	71	股骨粗隆间骨折	广东省佛山市中医院
肝病科	72	肝积病（慢性乙型肝炎肝纤维化）	厦门市中医院
	73	黄疸病（原发性胆汁性肝硬化）	上海中医药大学附属曙光医院
	74	酒精性肝病	山东省中医院
血液病科	75	髓毒劳（骨髓增生异常综合征）	中国中医科学院西苑医院
脾胃病科	76	肠结病（不完全性肠梗阻）	中国医科大学附属盛京医院
	77	胃脘痛（胃癌前病变）	中国中医科学院西苑医院
	78	便秘病（便秘型肠易激综合征）	首都医科大学附属北京中医医院
	79	大肠息肉（结肠息肉）	广西中医学院附属瑞康医院
	80	呕吐病（急性胃炎）	河北省中医院
肛肠科	81	功能性肛门直肠痛	南京市中医院
	82	肛门湿疡病（肛门湿疹）	福建中医药大学附属人民医院
	83	痔病（内痔）	郑州大肠肛门病医院
	84	便秘病（便秘—结肠慢传输型）	南京市中医院
内分泌科	85	瘿痈（亚急性甲状腺炎）	贵阳中医学院第一附属医院
	86	脾瘅（糖尿病前期）	广州中医药大学第一附属医院
	87	消渴肠病（糖尿病肠病）	辽宁中医药大学附属医院
	88	消渴呆症（糖尿病认知功能障碍）	北京协和医院
	89	消渴淋症（糖尿病神经原性膀胱）	河北沧州中西医结合医院
	90	消渴汗症（糖尿病植物神经病变排汗异常）	开封市中医院
肾病科	91	痛风肾病（尿酸性肾病）	黑龙江省中医研究院
	92	尿血病（隐匿型肾小球肾炎）	广东省中医院
	93	肾风（局灶节段性肾小球硬化）	西安交通大学医学院第二附属医院
	94	肾劳（慢性间质性肾炎）	陕西省中医院
	95	紫癜肾（过敏性紫癜性肾炎）	湖北省中医院

（续表）

科别	序号	病种	牵头单位
风湿科	96	热痹（成人still病）	浙江中医药大学第二附属医院
	97	周痹（复发性风湿症）	卫生部中日友好医院
老年病科	98	尿频病（尿道综合征）	山东中医药大学附属医院
	99	老年汗病（自主神经功能紊乱）	吉林省中医药科学院
肿瘤科	100	胃癌	上海中医大学附属龙华医院
	101	结直肠癌	中国中医科学院西苑医院
	102	肝癌	广州中医药大学第一附属医院
	103	乳腺癌	首都医科大学附属北京中医医院
	104	胰腺癌	复旦大学附属肿瘤医院
	105	食管癌	卫生部中日友好医院

注：△为只发方案的病种

国家中医临床研究基地业务建设科研专项管理办法

国中医药办科技发〔2012〕11号

第一章　总则

第一条　为提高国家中医临床研究基地（以下简称基地）科研能力，规范基地科研专项管理，根据《国家中医临床研究基地建设指导意见》和《国家中医药管理局办公室关于做好国家中医临床研究基地业务建设有关工作的通知》要求，制定本办法。

第二条　基地科研专项（以下简称专项）是国家中医药管理局根据基地业务建设要求，为解决基地病种研究的重点问题和关键技术，专门设立的科学研究项目。

第三条　专项经费主要由各基地筹措，专项课题面向全国组织申报，纳入国家中医药管理局科技项目管理。

第四条　专项支持范围以国家确定的基地重点病种为主，可涉及部分拓展病种；内容原则上为需要联合协作开展的应用基础及应用类研究。

第二章　职责

第五条　按照分级负责的原则，专项由国家中医药管理局、省级中医药管理部门、基地共同组织实施。

第六条　国家中医药管理局负责专项的宏观组织管理，主要包括：

（一）制定专项管理办法；

（二）发布专项申报指南；

（三）下达专项立项计划，审核签订《国家中医临床研究基地科研专项课题任务书》（以下简称《任务书》）；

（四）组织进行项目验收。

第七条　省级中医药管理部门负责本地区专项的日常管理。主要包括：

（一）结合本地区基地病种防治的需求，审核专项申报指南建议；

（二）组织专项课题的评审，提出立项建议；

（三）组织对专项课题年度检查或评估；

（四）协调专项实施中出现的问题，向国家中医药管理局报告并提出建议；

（五）协助国家中医药管理局进行专项课题的验收及评估，组织推广成果；

（六）把专项课题纳入科技重点工作予以支持，匹配相应经费；

（七）承担与专项管理相关的其他工作。

第八条　基地负责专项的组织实施。主要包括：

（一）根据基地病种临床及科研的难点及关键技术，提出专项申报指南建议及研究经费额度；

（二）设立专项科研经费，并按照《任务书》要求，及时拨付经费，提供保障条件；

（三）牵头或参与专项课题，开展协作研究；

（四）及时转化和应用专项课题研究的成果；

（五）按要求进行牵头专项课题的总结和自评估；

（六）参与本基地病种相关课题的验收。

第三章　组织实施

第九条　基地业务建设专家指导组、督导组负责对专项的指南、立项、评估与验收等工作进行学术咨询和把关。

第十条　专项申报指南（包括研究目标、内容、成果及相关要求）由基地组织专家论证后提出，经省级中医药管理部门审核后，由国家中医药管理局审定并统一发布。

第十一条　基地或其他符合条件的单位均可根据指南要求申报专项课题；病种研究基地牵头的专项

课题数量及经费额度均不得超过60%；非病种研究基地的牵头单位必须和病种研究基地签订任务协作和成果共享协议。

第十二条 病种研究基地所在省级中医药管理部门负责组织专项课题的受理，评审专家与国家中医药管理局共同商定，负责专项课题评审工作，病种研究基地协助承担具体工作并提供经费，评审结果按要求报送国家中医药管理局。

第十三条 根据省级中医药管理部门评审情况和意见，国家中医药管理局组织专家审核后下达专项立项计划，并与相关各方共同签订《任务书》，明确任务和相关机制。

第十四条 要严格按照有关规定，加强专项课题经费的管理，专款专用，按照任务书要求提高资金使用效果。

第十五条 课题牵头单位所在省级中医药管理部门要加强对基地监督管理，对未按《任务书》执行或执行效果不好的课题，及时报国家中医药管理局经审核同意后撤销或中止，并追回经费。

第十六条 有下列情况之一的，撤销或中止项目：

（一）研究技术路线已不可行；

（二）不能按期完成研究任务；

（三）研究内容已落后于国内外同类研究成果水平；

（四）匹配经费、自筹经费或其他保障条件不能落实，或违反规定使用科研经费，影响项目正常实施；

（五）由于组织管理不力或其他原因，致使研究工作不能正常进行。

第十七条 专项课题完成后，牵头单位应及时总结并进行自评估，经省级中医药管理部门审查后，由国家中医药管理局组织进行验收。

第十八条 专项课题的成果和知识产权按照国家知识产权管理有关规定执行。基地及项目承担单位应对基地专项的知识产权权属问题做出详细规定，确保项目研究成果和产权权属明晰。

第十九条 专项课题研究发表论文、出版专著、申报奖励等时，均应标明“国家中医临床研究基地业务建设科研专项课题（Research Project for Practice Development of National TCM Clinical Research Bases）”。

第四章 附则

第二十条 专项管理的其他事项参照《国家中医药管理局科技项目管理办法（试行）》执行。

第二十一条 本办法由国家中医药管理局科技司负责解释。

国家中医临床研究基地科研协作单位管理办法

国中医药办科技发〔2012〕9号

第一章 总则

第一条 为促进国家中医临床研究基地（以下简称基地）建立开放协作的研究机制，有效整合相关优势资源，提升重点病种研究水平，根据《中医临床研究基地建设指导意见》和《国家中医药管理局办公室关于做好中医临床研究基地业务建设有关工作的通知》，制定本办法。

第二条 本办法所称的国家中医临床研究基地协作单位（下称协作单位），是指由国家中医药管理局确定，根据基地重点病种研究和业务建设需要，与基地建立实质性合作关系，开展高水平协作研究的国内外相关临床科研机构。

第三条 建立协作单位制度旨在提高基地重点病种临床疗效和研究水平，突出中医药优势和特色；加强基地资源整合和平台建设，为基地提供有效的能力支撑；完善基地运行模式和机制，建立创新的中医临床科研运行模式；提高基地国际科技交流和合作能力。

第四条 国家中医药管理局负责对协作单位的宏观管理。各相关省级中医药管理部门应协调支持和监督基地与协作单位之间的合作关系及科研工作。基地和协作单位应建立有效的协作机制，明确协作目标和任务，通过高水平的科研协作为基地业务建设提供支撑。

第二章 资格确定

第五条 根据基地业务建设要求，凡具有一定科研实力，能够形成或提供某一方面协作研究或科技支撑的机构，均可作为协作单位。

第六条 鼓励与国外研究机构开展合作，吸收引进先进的研究技术和成果，提升重点病种研究的整体水平。

第七条 协作单位的设立由基地提出申请，经基地学术委员会论证和基地所在省级中医药管理部门审核同意后，报送国家中医药管理局。

第八条 国家中医药管理局组织专家对协作单位的硬件设施、研究团队、研究水平、协作内容及必要性等方面进行审查。对通过评议的机构，正式确定为协作单位。

第三章 协作机制

第九条 每个基地要建立不少于3家的科研协作单位（根据实际情况，应充分考虑综合研究机构和西医临床科研机构的比例）。基地和协作单位签订具体合作协议，明确协作内容和相关权益，建立长效机制，并提交国家中医药管理局和相关省级中医药管理部门备案。

第十条 基地和协作单位应根据合作协议，开放相应的资源，促进双方的资源整合和平台建设，研究成果共享。

第十一条 在相关国家和省级中医药科技计划和建设规划中，协作单位可享有与基地建设单位同等优先资格。基地与协作单位应积极联合申报科研项目。

第十二条 协作单位可参加基地业务建设工作的有关会议及活动，加强交流沟通。

第四章 协作任务

第十三条 围绕重点病种研究的中医临床疗效和特色，开展多中心临床研究，共同提高重点病种临床疗效、研究水平和能力，提供循证医学证据，提高研究成果的显示度。

第十四条 通过共建实验室、研究室等形式，共同提高研究技术，完善管理机制，为基地业务建设提供能力支撑，加强基地中医临床研究的平台建设。

第十五条 围绕基地重点病种，共同研发特色制剂和中药新药，开发仪器设备，提高基地研究成果的转化应用和推广。

第十六条 通过共同培养、人才流动等方式，提高基地研究队伍的层次和水平，进一步完善研究队伍的人才结构。

第十七条 加强重点学科、重点专科的相互学习和交流，共同促进和提高。

第五章 实施管理

第十八条 基地要将协作单位情况纳入业务建设工作重点，基地年度督导时报告协作研究情况。协作单位应积极接受督导组的检查指导，并按督导组意见建议进行整改。

第十九条 协作单位资格在按有关规定进行实质性合作期间有效。对于无法履行合作协议和职责的协作单位，基地应尽快提出终止协作要求，经省级中医药管理部门同意后报送国家中医药管理局。经评估，不符合协作关系的协作单位，应予终止并取消协作单位资格。

第二十条 对于协作研究涉及相关需要保密的内容，基地与协作单位双方具有同等义务。

第二十一条 协作合同要明确技术成果的产权归属和成果转让。协作合同中应明确双方对科研成果署名、论文发表、专利申请、后续项目申请、成果转让权归属及获益等内容。

第二十二条 协作单位发生重大事项影响科研任务完成的，基地应及时向国家中医药管理局科技司及省级中医药管理部门报告，并及时采取相应措施确保科研任务完成。

第七章 附则

第二十三条 本规定自颁布之日起实行。

第二十四条 本规定由国家中医药管理局科技司负责解释。

全国中医药系统开展“三好一满意”活动2012年工作方案

国中医药办医政发〔2012〕13号

根据《卫生部关于在全国医疗卫生系统开展“三好一满意”活动的通知》精神和2012年中医药工作要点，结合全国中医药系统2011年开展“三好一满意”活动的经验，制订本方案。

一、2012年工作目标

进一步加强医疗服务、质量、安全等内涵建设，充分发挥中医药特色优势，紧密结合深化医药卫生体制改革和“为民服务创先争优”活动，坚持以人为本，以病人为中心，以人民群众满意为出发点和落脚点，着力提升中医医疗服务水平，持续改进中医医疗质量，切实提高中医临床疗效，大力弘扬大医精诚的高尚医德，加强行业作风建设，切实解决群众反映强烈的突出问题，进一步改善群众看病就医感受，为人民群众提供更加优质的中医药服务。

二、活动范围

全国各级各类中医医疗机构结合实际，组织开展“三好一满意”活动。

三、2012年工作内容和要求

（一）改善服务态度，优化服务流程，不断提升服务水平，努力做到“服务好”

1. 普遍开展预约诊疗服务。在所有中医医院（含中西医结合、民族医医院，下同）特别是三级甲等中医医院进一步推动信息化建设，建设基于医院网站的预约诊疗平台，建立完善的预约诊疗管理制度，设计科学合理的预约诊疗服务流程，积极开展预约诊疗服务情况数据统计，提升服务能力。

2. 优化医院门急诊环境和流程。将改善人民群众看病就医感受作为加强医疗服务工作的创新点和突破点，落实便民、利民措施，通过预约挂号、合理安排门急诊服务、简化门急诊和入、出院服务流程、推行“先看病、后付费”模式、提供方便快捷的检查结果查询服务等，积极探索、创新，有计划、有重点地推进各项改善医疗服务的措施，做到安排合理、服务热情、流程顺畅，不断促进医疗服务水平的提高。

3. 广泛开展便民门诊服务。全国有条件的三级中医医院开展双休日及节假日门诊，充实门诊力量，延长门诊时间。探索推进注册医师多点执业的办法和措施，鼓励、支持三级中医医院医务人员到基层中医医疗机构开展执业活动。加强对农村、社区中医药技术的指导力度，在双向转诊的基础上对农村、社区医疗机构提供各种帮助。组织专家下农村、社区进行义诊、培训等活动。推进同级医疗机构检查、检验结果互认。

4. 深化优质护理服务。全面深化以改革护理服务模式、落实责任制整体护理、加强护理内涵建设为核心的优质护理服务。实施《中医医院中医护理工作指南》，进一步保持和发挥中医护理特色优势，拓展中医护理服务范围，加强中医专科护理和特色护理，充分利用各种中医药技术和方法提高护理质量和水平。继续扩大优质护理服务覆盖面，积极开展“优质护理服务示范工程”活动，鼓励有条件的医院对患者进行回访并提供延续护理服务。充实一线护士数量，完善并落实临床护理专业人员配备。

5. 积极发展中医预防保健服务。各省级中医药管理部门在做好“治未病”健康工程试点工作总结的基础上，扩大中医预防保健服务的单位和范围，努力探索构建中医预防保健服务体系。各中医医院要结合自身实际，按照服务模式，服务规范的要求，积极开展中医预防保健工作，提供高水平、规范的中医预防保健服务。

6. 建立健全医疗纠纷第三方调解机制和医疗责任保险制度，认真落实医疗投诉处理办法，严格执行首诉负责制，深入开展创建“平安医院”活动，严厉打击“医闹”，加强对“医托”、“号贩”、“药贩”治安问题的管理，构建和谐医患关系。

7. 加强中医医疗机构内部价格管理工作。规范中医医疗机构收费行为，促进医药卫生事业改革和发展，维护患者与中医医疗机构的合法权益。

（二）加强质量管理，保持发挥中医药特色优势，提高医疗质量，努力做到“质量好”

1. 以中医药特色优势为核心，建立中医医院保持发挥中医药特色优势的长效机制。在总结中医医院管理年活动经验的基础上，启动中医医院评审工作，进一步提高中医医院内涵建设和中医药服务水平，持续改进医疗质量。

2. 加强临床科室和重点专科内涵建设，不断提高中医临床疗效。各中医医院要按照国家中医药管理局印发的中医医院临床科室建设与管理指南、《中医病历书写基本规范》、中医临床路径和诊疗方案等相关要求，进一步加强科室的建设与管理，规范医务人员的诊疗行为，优化完善中医诊疗方案。各重点专科建设单位紧紧围绕“中医”和“疗效”两个重点加强建设，提高医疗质量和水平。以患者需求为导向，创新工作思路，依托重点专科，理合内部资源，组织多个学科共同诊疗，在医院内全力打造“医生围着病人转”、“临床科室围着疾病转”的诊疗新格局，为患者提供高效、便捷的多学科一体化临床诊疗平台。

3. 切实加强中药药事管理。国家中医药管理局印发的《中成药临床应用指导原则》、《关于加强医疗机构中药制剂管理的意见》、《中药处方格式及书写规范》等文件，对中药房建设、中药饮片管理、煎药室管理和中药饮片调剂给付等都提出了明确要求。各级中医医院要严格按照要求，加强基础设施设备建设、人员配备和医疗质量管理，提高中药煎药质量、调剂质量、处方书写质量和制剂质量，保障中医临床疗效。使用小包装中药饮片的单位，要按照《医疗机构小包装中药饮片应用指南》的要求，积极稳妥地推广应用小包装中药饮片；使用散装中药饮片的，要加强监管和核查的力度，切实降低分剂量误差。

4. 加大人员配备和培训力度。各级中医药管理部门和中医医院要继续高度重视人员结构的调整，采取各种措施加大中医药人员配备力度，制定实施中医药人员队伍建设规划和计划，积极开展临床类别医师的中医药知识和技能培训，加强中医类别执业医师基本知识和基本技能培训，强化临床专科能力建设和医务人员培训，加强医疗服务过程中重点环节、重点区域、重点人员管理，持续改进医疗质量。

（三）加强医德医风教育，积极开展中医药文化建设，严肃行业纪律，努力做到“医德好”

1. 积极开展中医药文化建设。将“三好一满意”活动与中医医院文化建设相结合，大力弘扬大医精诚、仁心仁术的医德医风理念，体现仁、和、诚的道德观念。各级中医医院要紧紧围绕核心价值、行为规范和环境形象3个体系，参照我局印发的中医医院临床科室环境形象建设范例，加强中医药文化建设，不断提升中医药文化建设的内涵和水平，把文化建设和优化就诊环境，改善服务态度，规范服务行为，提高服务水平结合起来，形成富有中医药文化特色的服务和管理风格，促进构建和谐医患关系。各中医医院要坚持以正面教育为主，继续培养和树立一批先进典型，加强对医德高尚、医术精湛、敬业奉献先进典型的宣传表彰力度，结合中医药行业特点，深入开展宗旨意识、职业道德和纪律法制教育，引导广大医务人员树立良好的医德医风。

2. 制定完善医德医风制度规范。参照卫生部《医疗机构从业人员行为规范》，切实加大对医疗卫生领域违法违纪行为的惩戒处罚力度。继续认真抓好医德考评制度的落实，进一步细化工作指标和考核标准，建立对医务人员有效的激励和约束机制。

3. 坚决查处医药购销和医疗服务中的不正之风案件，严肃行业纪律。严肃查处乱收费、收受或索要“红包”、收受回扣、商业贿赂等典型案件，充分发挥办案的警示作用。注意发挥查办案件的治本功能，进一步完善制度、堵塞漏洞，净化医药卫生体制改革的社会环境。围绕开单提成、收受“红包”、回扣等问题，认真落实整改，做好纠风专项治理工作。

4. 与创先争优活动相结合。大力加强舆论引导和典型宣传，营造尊重医务人员、关爱患者的良好氛围。组织开展“为民服务创先争优”评先选优表彰活动，大力宣传“两优一先”先进事迹，发挥典型引路作用，激励广大医务工作者投身医改的积极性。

（四）深入开展行风评议，积极主动接受社会监督，努力做到“群众满意”

1. 着力建设患者满意度调查长效工作机制。应树立以患者满意度为导向的管理理念，将患者满意度作为加强内部运行机制改革，促进自身健康发展的有效抓手。要加强制度建设，指定专门职能部门，明确职责，着力构建患者满意度调查长效工作机制。

2. 要认真开展患者满意度调查和出院患者回访活动，征求意见和建议，有针对性地改进服务。

3. 开展民主评议行风工作。继续把开展民主评议行风作为推进卫生纠风工作、维护群众利益的重要载体，积极组织、主动参与民主评议行风活动，以评促纠、注重整改。继续发挥行风监督员的作用，高度关注并积极参与政风行风热线，认真倾听群众呼声，及时解决群众反映的突出问题，努力让社会满意。要积极探索建立科学的卫生行风评价机制，更加客观、公正地反映卫生行风状况。积极开展政风行风自查自纠，对所属单位全体员工开展医德医风教育，采用各种形式引导、提醒领导干部从政治和全局的高度，提高政治思想素质，严格遵守纪律，认真履行职责，增强领导干部廉洁自律意识，促进党风政风的建设。

4. 全面推行医院院务公开制度。落实院务公开各项要求，增强中医医疗机构院务公开意识，推动中医医疗机构进一步优化服务流程和内部民主管理决策。公开医疗服务信息、医疗服务收费规范、本行业服务规范、社会承诺等信息。公开本行业的投诉、举报、监督电话和设立意见箱等。

四、活动步骤和安排

按照阶段性与长期性相结合的原则，与中医医院的具体实际相结合，2012年活动总体分为学习宣传、查找问题和整改提高3个环节，在切实解决群众反映强烈的突出问题的基础上，统筹兼顾，有序推进，科学总结工作经验，巩固活动成果。

（一）学习宣传环节

在2011年工作的基础上，进一步建立健全组织机构，细化工作方案，明确责任要求，抓好各项措施的落实。要通过持续、广泛、深入的宣传和思想发动，进一步统一思想、提高认识，引导广大干部职工充分认识开展“三好一满意”活动的重大意义，切实增强参与活动的积极性和主动性。同时，进一步加大宣传力度，推出医德高尚、医术精湛、敬业奉献先进典型，树立中医药系统的良好形象，营造开展活动的良好氛围。

（二）查找问题环节

在2011年工作的基础上，地方各级中医药管理部门和中医医疗机构进一步梳理中医药服务和行业作风建设的各个环节，要通过召开座谈会、设置意见箱、开通热线电话和网上沟通等多种方式，畅通群众反映问题的渠道，切实解决群众反映强烈的突出问题。

（三）整改提高环节

针对活动中发现的新问题，特别是对一些涉及群众切身利益、影响行业形象的突出问题，要逐项进行重点整改，确保活动成效。整改方案、整改措施、整改效果要报中医药管理部门备案。

各级中医药管理部门要遵循分级指导、逐级检查的原则，组织对本辖区中医医疗机构“三好一满意”活动开展情况进行指导、检查，及时总结工作中存在的问题和不足，推广“三好一满意”活动的好经验、好做法和好典型，稳步、纵深推动活动进程。

国家中医药管理局办公室关于进一步加强中药饮片管理保证用药安全的通知

国中医药办医政发〔2012〕22号

各省、自治区、直辖市卫生厅局、中医药管理局，新疆生产建设兵团卫生局，中国中医科学院，北京中医药大学：

为保证中医临床疗效，保障人民群众用药安全，现就进一步加强中医医院中药饮片管理有关事宜通知如下：

一、各级各类中医医疗机构严格要按照《医院中药饮片管理规范》、《医疗机构中药煎药室管理规范》、《中药处方格式及书写规范》等有关文件的要求，切实加强中药饮片各环节的管理，保障用药安全。

二、要严格加强中药饮片采购验收管理。中医医院必须从具有《药品生产许可证》的中药饮片生产企业或具有《药品经营许可证》的中药饮片经营企业采购中药饮片。购入中药饮片时，必须严格按照国家药品标准和省级药品监督管理部门制定的标准和规范进行验收，验收不合格的不得入库，坚决杜绝假冒伪劣药品进入医院。

二级以上中医医院应当由具有中级以上专业技术职称和饮片鉴别经验的人员负责中药饮片验收，有条件的医院可以设置中药饮片检验室、标本室，并能掌握《中华人民共和国药典》收载的中药饮片常规检验方法。

中医医院近期要对库存中药饮片进行清理检查，发现问题药品须立即封存，并报告当地药品监督管理部门。

三、中医医院应加强中药饮片养护管理，设立独立的中药饮片库房，完善通风、调温、调湿、防潮、防虫、防鼠等条件及设施，防止中药饮片发霉变质、虫蛀、变色、走油、鼠侵等问题的发生。

四、加强中药饮片调剂管理，对存在"十八反"、"十九畏"、妊娠禁忌、超过《中华人民共和国药典》规定剂量等可能引起用药安全问题的处方，应当由处方医生确认（"双签字"）或重新开具处方后方可调配。

五、进一步规范中药饮片煎煮管理，对注明有先煎、后下、另煎、烊化、包煎、煎汤代水等特殊要求的中药饮片，应当按照要求或医嘱操作。使用煎药机煎煮中药，煎药机的煎药功能应当满足浸泡、二煎、搅拌、先煎、后下等相关要求，煎药机应当在常压状态煎煮药物，煎药温度一般不超过100℃。

六、各中医医院院长要作为中药饮片质量的第一责任人，各相关职能科室负责人要切实履行自己的职责，发现问题要依据有关规定追究相关责任人的责任。

我局已将中药饮片管理的有关要求纳入《中医医院评审标准》，并作为中医医院评审的重要内容，其中中药饮片的采购验收将作为核心指标。各省级中医药管理部门要进一步加强对辖区内中医医院中药饮片管理的督导检查，切实保证中药饮片质量和用药安全。

国家中医药管理局办公室
2012年5月4日

国家中医药管理局办公室关于印发三级中医医院、中西医结合医院和民族医医院评审标准实施细则的通知

国中医药办医政发〔2012〕29号

各省、自治区、直辖市卫生厅局，中医药管理局：

为促进中医医院进一步发挥中医药特色优势，全面深化医药卫生体制改革，保证公开、公平、公正地开展中医医院评审工作，我局组织专家制定了三级中医医院、中西医结合医院和民族医医院评审标准（2012年版）。为正确解读评审标准，我局组织制定了《三级中医医院评审标准实施细则（2012年版）》、《三级中西医结合医院评审标准实施细则（2012年版）》和《三级民族医医院评审标准实施细则（2012年版）》（以下简称《细则（2012年版）》）。现予印发，请认真贯彻落实。

《细则（2012年版）》是三级中医医院评审标准的配套文件，是各地开展三级中医医院等级评审工作的主要依据，也是中医医院加强自我监管的重要参考工具。地方各级中医药管理部门要严格按照《细则（2012年版）》要求开展中医医院评审工作，不得对《细则（2012年版）》自行调整。

《细则（2012年版）》电子版可在国家中医药管理局网站下载。各地在工作过程中有何意见或建议，请及时联系我局医政司。

联系人：国家中医药管理局医政司医疗管理处　邴媛媛　杨荣臣

联系电话：010—59957687/59957683

传真：010—59957684

电子邮箱：yiyuanpingshen010@126.com

附件：1. 三级中医医院评审标准实施细则（2012年版）（略）

2. 三级中西医结合医院评审标准实施细则（2012年版）（略）

3. 三级民族医医院评审标准实施细则（2012年版）（略）

国家中医药管理局办公室
2012年5月28日

国家中医药管理局办公室关于调整中药资源普查试点工作领导小组的通知

国中医药办科技发〔2012〕34号

有关省、自治区、直辖市卫生厅局、中医药管理局：

根据中药资源普查试点工作需要，经研究决定对国家中医药管理局中药资源普查试点工作领导小组（以下简称领导小组）进行调整，调整后的领导小组职责不变。同时，在领导小组办公室中设立秘书组、资源调查与科学研究、资源监测与信息服务、种苗繁育和种质资源设施建设、传统知识保护专题组。具体如下：

一、领导小组组成人员

组　长：王国强　卫生部副部长、国家中医药管理局局长

副组长：李大宁　国家中医药管理局副局长

成　员：房书亭　中国中药协会会长

张伯礼　中国中医科学院院长

姜在旸　国家中医药管理局人事教育司司长

桑滨生　国家中医药管理局政策法规与监督司副司长

武　东　国家中医药管理局规划财务司副司长

李　昱　国家中医药管理局科技司副司长

黄璐琦　国家中医药管理局科技司副司长

陈士林　中国中医科学院中药研究所常务副所长

二、领导小组办公室组成及其职责

（一）领导小组办公室组成

主　任：李大宁（兼）国家中医药管理局副局长

副主任：桑滨生　国家中医药管理局政策法规与监督司副司长

李　昱　国家中医药管理局科技司副司长

黄璐琦　国家中医药管理局科技司副司长

陈士林　中国中医科学院中药研究所常务副所长

成　员：陆建伟　国家中医药管理局科技司中药科技处处长

王振宇　国家中医药管理局规财司预算财务处副处长

赵润怀　中国药材集团公司研究员

钟国跃　江西中医学院研究员

段金廒　南京中医药大学教授

蔡少青　北京大学医学部药学院教授

张本刚　中国医学科学院药用植物研究所研究员

郭兰萍　中国中医科学院中药研究所研究员

魏建和　中国医学科学院药用植物研究所研究员

龙兴超　成都中药材天地网总经理

赵军宁　四川省中医药科学院研究员

缪剑华　广西药用植物园研究员

柳长华　中国中医科学院医史文献研究所研究员

（二）领导小组办公室职责

办公室是领导小组办事机构，承担中药资源普查试点组织实施的日常工作，对各省（区、市）普查试点工作进行协调指导和督促检查。具体负责：①组织设计提出中药资源普查试点的总体方案，报领导小组审批；②审核各专题组的工作方案和制度规定；③统筹普查人员培训，开展督导检查；④汇总各专题组和各试点省份的相关资料，提出承接普查试点及相关成果的部门、单位和运行机制；⑤统一部署普查试点工作，印发有关中药资源普查试点文件；⑥规定试点工作相关信息传输渠道，制定规章制度和保密要求等。

（三）各专题组组成及其职责

1. 秘书组。

主要职责：负责领导小组与4个专题组、专家指导组之间的联系与协调。

组　长：黄璐琦

副组长：陆建伟、孙丽英、王振宇、张本刚

2. 资源调查与科学研究组。

主要职责：设计中药资源调查与科学研究方面的方案，开展中药资源调查等方面的专题科学研究。

组　长：黄璐琦

副组长：陈士林、段金廒、蔡少青

3. 资源监测与信息服务组。

主要职责：设计国家基本药物所需中药原料资源调查和监测网络体系建设和信息服务平台建设的方案，提出普查成果转化和应用体系构建的具体意见。

组　长：李大宁

副组长：赵润怀、龙兴超、郭兰萍

4. 种苗繁育和种质资源设施建设组。

主要职责：拟定中药资源普查工作中有关种子种苗收集、储存、上交的制度规定；拟定种苗繁育基地和种质资源库建设的规划和组建方案。

组　长：桑滨生

副组长：魏建和、缪剑华、赵军宁

5. 传统知识保护组。

主要职责：拟定相关方案，负责组织对中药资源范围内有关中药传统知识的收集、整理、保护与研究工作。

组　长：陆建伟

副组长：柳长华、钟国跃

国家中医药管理局
2012 年 6 月 29 日

国家中医重点专科协作组管理工作方案

国中医药办医政发〔2012〕38 号

为进一步加强国家中医重点专科协作组的管理，促进国家中医重点专科协作组各项工作规范有序地开展，现制订国家中医重点专科协作组管理工作方案。

一、国家中医重点专科协作组组织

国家中医重点专科协作组范围包括国家中医重点专科、重点专科建设项目、重点专科培育项目、重点专科协作组成员单位（以下简称重点专科）。

（一）重点专科协作组组织

所有国家中医重点专科按专业类别划分成 29 个重点专科协作组。各重点专科协作组设置组长单位、工作委员会和专家指导委员会。

1. 重点专科协作组组长单位。

（1）重点专科协作组组长单位的设置。

各重点专科协作组设组长单位 3 ~ 5 个，每个组长单位按优势病种确定分工，其中一个组长单位作为总牵头单位，负责协作组全面工作。每个组长单位确定组长 1 名。

（2）重点专科协作组组长单位的产生。

组长单位由各重点专科协作组成员单位充分酝酿、推选后提出建议名单报重点专科项目办公室，重点专科项目办公室根据建议单位的工作表现提出意见报国家中医药管理局医政司，医政司审核后确定组长单位名单。

（3）重点专科协作组组长单位的工作原则。

各组长单位和组长之间按照民主协商的原则开展工作。

2. 重点专科协作组工作委员会。

各重点专科协作组成立工作委员会，原则上由重点专科协作组组长和优势病种协作组组长组成，主任委员由专科协作组牵头单位的组长担任。各协作组的重要活动和重大事项由工作委员会协商决定。各工作委员会根据协作组实际工作需要，不定期召开委员会工作会议。

3. 重点专科协作组专家指导委员会。

各重点专科协作组成立专家指导委员会，由本专业内具有较高理论和技术水平并享有较高威望的专家组成。专家委员会对重点专科协作组工作提供技术支持和专业咨询，并根据工作需要参加诊疗方案和临床路径审定、专科建设督导、检查评估等工作。

（二）中医优势病种协作组组织

各重点专科协作组按照各专业中医优势病种划分成若干个优势病种协作组，各重点专科根据医院本专科特色优势和本专业确定的优势病种情况，本着自愿原则选择参加 1 ~ 3 个优势病种协作组。每个优势病种协作组成员单位原则上不少于 10 个。各中医优势病种协作组设置组长单位。

1. 中医优势病种协作组组长单位的设置。

各中医优势病种协作组设组长单位 1 个，组长单位确定组长 1 名。

2. 中医优势病种协作组组长单位的产生。

中医优势病种协作组组长单位由所在重点专科协作组组长单位根据各中医优势病种协作组成员单位意见提出推荐名单，重点专科项目办公室根据推荐单位的工作表现提出意见报国家中医药管理局医政司，医政司审核后确定组长单位名单。

3. 中医优势病种协作组组长单位的工作原则。

组长单位和组长在开展工作过程中要坚持民主原则，充分发扬学术民主，调动协作组各成员单位的积极性，共同做好协作组各项工作。

二、国家中医重点专科协作组主要任务

（一）开展优势病种中医临床诊疗方案的梳理、验证、制定、提高工作

1. 遴选中医优势病种。

中医优势病种是指运用中医药技术方法能够基本治愈的病种和在疾病某个环节上运用中医药技术方法能够解决某些临床问题的病种。

中医优势病种名单由各重点专科协作组研究提出并报国家中医药管理局重点专科项目办公室，项目办公室审核提出意见后报国家中医药管理局医政司审定。

2. 梳理中医优势病种临床诊疗方案。

优势病种协作组各成员单位在认真梳理本医院临床实际应用的、有效的诊疗方法的基础上，形成本医院的优势病种临床诊疗方案。

3. 验证中医优势病种临床诊疗方案。

优势病种协作组组织各成员单位依据《中医优势病种临床验证工

作方案》的要求，确定验证的临床诊疗方案，制订验证工作方案，对诊疗方案中的各种治疗方法的临床疗效和安全性开展临床验证工作。

4. 制订中医优势病种临床诊疗方案。

优势病种协作组根据临床验证的结果，综合确有疗效的中医诊疗方法，制订该优势病种的中医临床诊疗方案。

5. 提高中医优势病种临床诊疗方案。

优势病种协作组在协作组范围内广泛应用中医临床诊疗方案，在此基础上定期进行疗效分析和评价，不断优化、提高中医优势病种临床诊疗方案。

（二）开展优势病种中医临床路径制定和试点工作

1. 制定优势病种中医临床路径。

在中医优势病种临床诊疗方案的基础上，筛选适合中医临床路径管理的病种，制定中医优势病种临床路径。

2. 开展优势病种中医临床路径试点。

优势病种协作组依据《中医临床路径管理试点工作方案》，在重点专科协作组范围内开展优势病种中医临床路径试点工作。

试点结束后，对优势病种中医临床路径的实施情况进行总结，针对试点过程中存在的问题提出改进措施，不断修改和完善中医优势病种临床路径和临床路径实施方案。

（三）梳理优势病种中医治疗难点并联合攻关

各优势病种协作组针对患者亟须解决的临床问题（如患者最痛苦的症状等）提出中医治疗难点，在优势病种协作组范围内通过临床协作等多种方式，开展联合攻关，不断解决中医治疗难点，提高中医临床疗效。

（四）加强专科人才队伍建设

各重点专科协作组和优势病种协作组通过开展中医诊疗方案的梳理、验证、制定、提高以及组织学术交流、联合攻关、进修学习等多种形式，培养专科人才，逐步形成中医观念牢固、技术水平高、临床疗效好、创新能力强的专科人才队伍。

（五）向社会广泛宣传中医优势病种的临床疗效

各优势病种协作组在国家中医药管理局的统一部署下，对优势病种进行广泛的社会宣传。充分利用平面媒体、视频、网络等技术手段以及新闻发布、资料发放、电视专题片等形式，宣传介绍中医药的治疗效果和优势，提高老百姓对中医药的认知度。

二、国家中医重点专科协作组工作职责

（一）国家中医药管理局医政司职责

国家中医药管理局医政司负责对重点专科协作组的管理、监督和指导。

（二）国家中医药管理局重点专科项目办公室职责

由中华中医药学会医院管理分会和中国中医药科技开发交流中心组建国家中医药管理局重点专科项目办公室，负责协作组日常工作的组织实施和管理，包括规划和组建协作组、制订协作组管理工作方案、布置协作组年度工作任务并督促落实，对协作组开展绩效考核等。

（三）重点专科协作组组长职责

1. 正确理解和把握重点专科各项工作内容和要求，贯彻落实国家中医药管理局关于专科建设的工作思路和政策措施。

2. 提出本专科中医优势病种建议名单，推荐优势病种协作组组长候选单位和候选人。

3. 协调召开本重点专科协作组工作会议，制订本重点专科协作组年度工作计划。

4. 审核各优势病种中医临床路径、临床诊疗方案培训讲义和宣传材料。

5. 督促和指导各优势病种协作组完成协作组各项工作任务。

（四）优势病种协作组组长职责

1. 组织本协作组成员单位进行优势病种中医诊疗方案的梳理、验证、制定、提高工作。

2. 开展中医临床路径和诊疗方案的试点培训工作。

3. 起草中医临床路径和诊疗方案培训讲义。

4. 提出中医治疗难点、解决方案并实施。

5. 组织本协作组各成员单位完成协作组各项工作任务。

（五）重点专科职责

1. 参与优势病种中医诊疗方案的梳理、验证、制定、提高和临床路径的起草工作。

2. 参与中医临床路径和诊疗方案的试点工作。

3. 参与中医优势病种中医治疗难点的解决。

4. 建立视频网络平台。

5. 按照要求完成协作组各项工作任务。

四、国家中医重点专科协作组考核

（一）考核范围

考核范围包括各重点专科协作组组长单位和组长、各优势病种协作组组长单位和组长、各重点专科。

（二）考核原则

本着客观公正、民主公开、注重实绩的原则，上级考核与民主评议相结合，年度考核与平时表现相结合，对协作组工作情况进行准确评价。

（三）考核内容

主要考核年度工作安排和要求的完成情况。

（四）考核组织实施

考核工作由国家中医药管理局重点专科项目办公室负责。对协作组组长和优势病种协作组组长的考核通过对协作组日常工作的考察和协作组全体成员单位的评价两种形式进行。对协作组日常工作的考察依据《国家中医重点专科协作组工作绩效考核细则》、《优势病种协作组工作绩效考核细则》进行，协作组全体成员单位的评价一般每年度开展一次。对重点专科的考核由国家中医药管理局重点专科项目办公室、协作组组长单位、优势病种协作组组长单位进行综合考核。考核结果分为优、中、差三个等次。

（五）考核结果应用

国家中医药管理局重点专科项目办公室将考核结果上报国家中医药管理局医政司，医政司依据考核结果，对组长单位和组长实行动态管理。对考核结果为“优”的组长单位和组长予以表扬；对考核结果为“中”的组长单位和组长进行督促整改；对考核结果为“差”的组长单位和组长予以警告并限期整改，整改后工作仍不力的予以调整。

第五批全国老中医药专家学术经验继承工作实施方案

国中医药办人教发〔2012〕40号

为继承整理老中医药专家的学术经验和技术专长，培养造就高层次中医临床人才和中药技术人才，人力资源和社会保障部、国务院学位委员会、教育部、卫生部、国家中医药管理局在“十二五”期间开展第五批全国老中医药专家学术经验继承工作，在全国范围内遴选一批有丰富、独到学术经验和技术专长的老中医药专家为指导老师，选配具有相当专业理论和一定实践经验的中青年业务骨干为他们的继承人，采取师承方式进行培养。

为做好第五批全国老中医药专家学术经验继承工作，根据原人事部、国务院学位委员会、教育部、卫生部、国家中医药管理局《全国老中医药专家学术经验继承工作管理规定（试行）》（国人部〔2008〕32号），制订本实施方案。

一、培养目标

通过3年的跟师学习和临床实践，使继承人能够掌握、继承老中医药专家的学术思想、临床经验和技术专长，并有所创新，培养造就一批热爱中医药、医德高尚、理论功底扎实、实践能力较强的高层次中医临床骨干和中药技术骨干。

二、工作周期

工作周期为连续3年。全国按照统一时间进岗学习，具体时间不得迟于2012年8月。

三、教学方式

采取跟师学习、独立临床实践、理论学习的形式进行。

（一）跟师学习。继承人自进岗学习之日起，跟指导老师临床或实际操作的时间每周不得少于1.5个工作日，累计不少于180个工作日；

（二）独立临床实践。独立从事临床或实际操作的时间每周不得少于2个工作日，累计不少于250个工作日，其中在病房的临床实践累计不少于40个工作日；

（三）理论学习。采取自学研修与集中授课相结合的方式进行，集中授课时间累计80个工作日。

四、教学任务

（一）以跟指导老师临床（实践）和独立临床（实践）为主，全面系统地继承指导老师的学术思想、临床经验或技术专长。每年完成不少于60个半天的跟师学习笔记；12篇1000字以上的学习心得或临床经验整理（月记）；20份指导老师临床医案总结。

（二）中医专业继承人以精读《内经》、《伤寒论》、《金匮要略》及温病学等中医经典为主，学习1部以上与所从事专业密切相关的专科经典。中药专业继承人学习《神农本草经》、《本草纲目》、《雷公炮炙论》、《炮炙大法》以及《中药大辞典》、《中药炮制学》等典籍、著作，并重点掌握1~2项中药技术。民族医药的继承人学习本民族医药学经典。每年撰写典籍学习心得4篇以上。

（三）指导老师每周临床或实际操作带教时间不得少于1.5个工作日，并对继承人撰写的跟师笔记、学习心得、临床医案总结进行批阅，批语要针对其中的问题予以指导，有针对性和指导性，能体现指导老师的学术和水平。

五、预期成效

（一）中医药理论功底更加扎实，中国传统文化知识进一步加强。学习指导老师指定的古典医籍，领悟古籍精华。

（二）基本掌握指导老师的学术经验和技术专长，中医临床诊疗水平、临床疗效或技能技艺水平在原有基础上有较大提高。

（三）按照中医药学术特点和发展规律，结合指导老师的学术经验，对本学科领域的某一方面能提出新的见解和新的观点。

（四）学习期间在国内外公开发行的期刊（具有国际标准刊号ISSN和国内统一刊号CN）上发表1篇以上继承、总结指导老师学术思想和技术专长的论文。同一指导老师的两名继承人发表的整理或总结指导老师经验和专长的论文不得为同一专题。

（五）中医专业继承人结业时提交由本人独立完成的、能反映指导老师临床经验和专长的体现疾病诊疗全过程的临床医案总结60份。中药专业继承人结业时应提交反映指导老师中药加工、炮制、鉴别、制剂工艺等方面的特色技艺材料60份。

（六）提交1篇体现指导老师学术思想和临床（实践）经验、具有创新观点和一定学术价值和临床（实践）意义的结业论文，2万字以上并附有2000字的论文摘要（少数民族文字的结业论文应附2000汉字的论文摘要）。

（七）符合相关条件的继承人可申请临床医学（中医师承）专业学位。

六、管理考核

（一）组织管理。

1. 国家中医药管理局会同人力资源和社会保障部、卫生部负责全国第五批继承工作的管理和指导。

国家中医药管理局会同国务院学位委员会、教育部负责继承工作与临床医学专业学位衔接工作的管理和指导。

2. 省级中医药管理部门会同人事、卫生部门负责本地区继承工作的管理。组织指导老师和继承人签订继承教学协议（附件），制订继承教学计划，并负责日常工作的管理。

省级中医药管理部门会同学位与研究生教育主管部门负责继承工作与临床医学专业学位衔接工作的管理，会同学位授予单位按照相关规定制订临床医学专业学位教学计划。

省级中医药管理部门会同带教单位加强对跟师笔记、月记、医案等相关继承文书格式和质量的规范管理，细化管理措施，对相关材料进行登记、存档，并注意对原始材料的保存，完善档案管理。

3. 指导老师所在单位负责本单位继承工作的组织实施和日常管理。若指导老师与继承人不在同一单位，由双方单位协商，明确继承教学管理责任单位，报省级中医药管理部门批准。

4. 学位授予单位负责继承人学位课程的组织实施、学位论文指导与评审、答辩工作。

（二）考核方式。

继承工作的考核分为平时考核、年度考核和结业考核。

1. 平时考核由指导老师和带教单位负责进行。主要考核继承人平时学习情况、跟师临床和独立临床时间。

2. 年度考核由省级中医药管理部门负责。考核时必须以原始材料为依据，按照统一印制的《年度考核表》规定的内容和要求，逐项检查和考核。年度考核结果，由省级中医药管理部门报国家中医药管理局。年度考核不合格者，应及时予以淘汰。

3. 结业考核由省级中医药管理部门组织同行专家成立考核小组，严格按照国家中医药管理局下发的继承人结业考核指标、考核方法和考核程序进行。结业考核采用积分制，包括日常继承表现、实绩考核、临床（实践）技能考核、结业论文考核。结业考核不合格者，不予结业出师。

（三）异常情况处理措施。

1. 因继承人原因不能正常跟师学习情况处理：

（1）继承人继承学习时间原则上不得中断。对确有特殊原因，中断继承学习3～6个月者，经省级中医药管理部门批准，可继续学习，并补足其短缺的教学和实践时间。

（2）中断学习时间6个月以上者，协议自行终止，取消继承人资格，并追回国家拨付的经费补贴。

2. 因指导老师原因不能继续带教情况处理：

（1）继承人进岗学习时间超过2年半并学有成效者，经省级中医管理部门同意，报国家中医药管理局批准后，可自行整理、学习和研究指导老师的学术经验，继续完成继承学习任务。

（2）继承人进岗学习时间超过1年者，经省级中医药管理部门同意、报国家中医药管理局批准后，可转跟其他相应专业的指导老师学习，并重新签订继承教学协议，学习时间需延长半年。

（3）继承人进岗学习时间不满1年者，应终止学习。

七、临床医学（中医师承）专业学位的申请与授予管理

继承工作期间，中医临床专业的继承人可申请临床医学（中医师承）专业学位；指导老师可由相应的学位授予单位聘请为中医师承硕士生导师或博士生导师。

（一）聘请硕士生、博士生导师条件和任期。

1. 被确定为第五批全国老中医药专家学术经验继承工作的指导老师，可聘请为申请专业学位继承人的硕士生导师或博士生导师。

2. 资格任期。

按继承工作周期，聘期为3年。

（二）继承人申请临床医学（中医师承）专业学位的条件与要求。

1. 申请临床医学（中医师承）硕士专业学位条件与要求。

（1）热爱中医药事业，品学兼优，有志于继承和研究老中医专家学术经验并勇于创新；

（2）已获得医学学士学位；

（3）医古文（中级）、中医综合全国统一入学考试合格；

（4）完成临床医学硕士专业学位课程；

（5）结业考核合格；

（6）提交1篇以上在国内外公开发行的期刊（具有国际标准刊号ISSN和国内统一刊号CN）上发表的继承、总结指导老师学术思想和技术专长的论文；

（7）有两位临床医学副教授或副主任医师以上的专家推荐书（其中一位应是学位授予单位临床医学专业学位硕士研究生导师）；

（8）继承人申报时须提供《第五批全国老中医药专家学术经验继承工作继承人及专业学位申报表》及医学学士学位证书（复印件）。

2. 申请临床医学（中医师承）博士专业学位条件与要求。

（1）热爱中医药事业，品学兼优，有志于继承和研究老中医专家学术经验并勇于创新；

（2）已获得医学硕士学位；

（3）医古文（高级）、中医综合全国统一入学考试合格；

（4）完成临床医学博士专业学位课程；

（5）结业考核合格；

（6）提交2篇以上在国内外公开发行的期刊（具有国际标准刊号ISSN和国内统一刊号CN）上发表的继承、总结指导老师学术思想和技术专长的论文；

（7）两位临床医学教授或主任医师以上的专家推荐书（其中一位应是学位授予单位临床医学专业学

位博士研究生导师)；

(8) 继承人申报时须提供《第五批全国老中医药专家学术经验继承工作继承人及专业学位申报表》及医学硕士学位证书（复印件)。

(三) 专业学位衔接相关工作。

1. 专业学位申请入学考试要求。

(1) 国家中医药管理局对各省级中医药管理部门上报的申请临床医学（中医师承）硕士、博士专业学位的继承人资格进行审核，确定参加在职人员攻读专业学位全国统一入学考试的继承人名单，报国务院学位委员会备案，并公布。

(2) 被确定的申请临床医学（中医师承）硕士、博士专业学位继承人，于2012年10月份参加由国务院学位委员会办公室和我局人事教育司共同组织的在职人员攻读专业学位全国统一入学考试（具体考务工作另行通知)。

硕士专业学位考试科目为：医古文（中级)，中医综合（中医基础理论、中医诊断学、方剂学、中药学)。

博士专业学位考试科目为：医古文（高级)，中医综合（中医基础理论、中医诊断学、方剂学、中药学)。

(3) 根据考试结果，由国务院学位委员会和国家中医药管理局共同公布入学继承人名单。并根据继承人所在地区的分布情况，按照“就近就学”原则，确定接受继承人的专业学位授予单位。

2. 临床医学专业学位课程安排。

由接受继承人申请的学位授予单位进行安排。攻读硕士学位不少于6门课程，攻读博士学位不少于4门课程。学位授予单位负责继承人临床医学专业学位课程学习期间的管理与考核。

3. 申请临床医学（中医师承）专业学位的继承人完成继承工作学习任务并符合结业要求，等同于完成临床医学专业学位的基础理论和专业课程、临床教学及专业学位论文要求。其中，继承人完成继承工作的经典理论和专业理论课程认同为临床医学专业学位的基础理论课和专业课；继承人完成继承工作的跟师学习和临床实践认同为临床医学专业学位临床轮转；继承人完成继承工作的实践技能考核认同为临床医学专业学位临床能力考核；继承人完成继承工作的结业论文认同为学位论文，硕士学位论文字数不少于2万字，博士学位论文字数不少于3万字。

(四) 考核与专业学位授予工作。

1. 考核工作。

申请临床医学（中医师承）专业学位的继承人通过学位授予单位的学位课程考试、继承工作的实践技能考核，完成继承工作的结业论文后，可向学位授予单位申请专业学位论文答辩。

2. 专业学位授予工作。

申请临床医学（中医师承）专业学位的继承人，其学位论文答辩与继承工作结业论文答辩合并进行，由学位授予单位和各省级中医药管理部门共同组织。通过答辩者，由学位授予单位的学位评定委员会审核批准，授予相应的临床医学（中医师承）专业学位。

答辩不合格者，经答辩委员会同意，可在一年内修改论文，重新答辩一次，再次不合格者，不授予学位。

(五) 申请专业学位所需费用由继承人个人承担。

八、待遇和奖励

(一) 通过结业考核的继承人，由人力资源和社会保障部、国务院学位委员会、教育部、卫生部和国家中医药管理局颁发出师证书，同时对指导老师颁发荣誉证书。

(二) 继承人在继承学习期间，符合《卫生技术人员职务试行条例》有关规定者，可评聘高一级专业技术职务。获得出师证书，符合《卫生技术人员职务试行条例》有关规定者，可优先评聘高一级专业技术职务。

(三) 指导老师和继承人在继承教学期间的工资及其他福利待遇均由各自所在单位发给。

(四) 继承人在学习期间按计划学习并经年度考核合格者，继承人和指导老师每年均获得Ⅰ类中医药继续教育学分25分。

(五) 国家中医药管理局对成绩优异继承人和有突出贡献指导老师给予表彰，开展继承人优秀论文评选活动，并出版论文集。

九、经费安排

中央财政安排专款作为开展第五批继承工作的专项补助经费，每位指导老师3万元、继承人3万元，主要用于继承教学、带教津贴和继承工作管理等。其中70%要用于继承工作的教与学，20%用于理论学习和学术交流，10%用于继承工作的日常管理、检查考核、表彰奖励等项。继承工作经费要专款专用，省级中医药管理部门每年向国家中医药管理局报告经费使用情况。

国家中医药管理局办公室关于印发三级中医专科医院评审标准实施细则的通知

国中医药办医政发〔2012〕42号

各省、自治区、直辖市卫生厅局、中医药管理局，新疆生产建设兵团卫生局：

为促进中医专科医院进一步发挥中医药特色优势，全面深化医药卫生体制改革，保证公开、公平、公正地开展中医专科医院评审工作，我局组织专家制定了三级中医专科医院评审标准（2012年版）。为正确把握评审标准，现将《三级中医骨伤医院评审标准实施细则（2012年版）》、《三级中医肛肠医院评审标准实施细则（2012年版）》和《三级中医专科医院（不含中医骨伤医院、中医肛肠医院）通用评审标准实施细则（2012年版）》予以印发，请认真贯彻执行。

细则是三级中医专科医院评审标准的配套文件，是各地开展三级中医专科医院等级评审工作的主要依据，也是中医专科医院加强建设与管理的重要依据。地方各级中医药管理部门要严格按照细则要求开展中医专科医院评审工作，不得对细则自行调整。

细则电子版可在国家中医药管理局网站下载。各地在工作过程中有何意见或建议，请及时联系我局医政司。

联系人：国家中医药管理局医政司综合处　田　军　王　瑾

电　　话：010—59957686

传　　真：010—59957694

电子邮箱：yzszhc@126.com

附件：1.《三级中医骨伤医院评审标准实施细则（2012年版）》（略）

2.《三级中医肛肠医院评审标准实施细则（2012年版）》（略）

3.《三级中医专科医院（不含中医骨伤医院、中医肛肠医院）通用评审标准实施细则（2012年版）》（略）

国家中医药管理局办公室

2012年8月1日

中医医疗技术协作组管理工作方案

国中医药办医政发〔2012〕43号

为进一步加强中医医疗技术协作组的管理，促进中医医疗技术协作组各项工作规范有序地开展，现制订中医医疗技术协作组管理工作方案。

一、中医医疗技术协作组组织

中医医疗技术协作组组织包括各类别协作组、各技术协作组。

（一）中医医疗技术类别协作组

中医医疗技术协作组按专业类别划分成10个类别协作组，各类别协作组设置组长单位和各技术协作组。

1. 中医医疗技术类别协作组组长单位的设置。

各类别协作组设组长单位1～3个，其中一个组长单位作为牵头单位负责协作组全面工作。每个组长单位确定组长1名。

2. 中医医疗技术类别协作组组长单位的产生。

组长单位由各技术协作组充分酝酿、推选后提出候选名单报国家中医药管理局医政司，医政司审核后确定组长单位名单。

3. 中医医疗技术类别协作组组长单位的工作原则。

组长单位按照民主协商的原则开展工作，充分发扬学术民主，调动各技术协作组及其成员单位的积极性，共同做好协作组各项工作。

4. 中医医疗技术类别协作组工作委员会。

各类别协作组成立工作委员会，原则上由类别协作组组长和各技术协作组组长组成，主任委员由类别协作组牵头单位的组长担任。各类别协作组的重要活动和重大事项由工作委员会协商决定。各工作委员会根据类别协作组实际工作需要，不定期召开委员会工作会议。

5. 中医医疗技术类别协作组专家委员会。

各类别协作组成立专家委员会，由本领域具有较高理论和技术水平并享有较高威望的专家组成，专家委员会对类别协作组工作提供技术支持和专业咨询，并根据工作需要参加中医医疗技术操作方案制、审定等工作。

（二）中医医疗技术协作组

各类别协作组按照技术成立若干个技术协作组，每个技术协作组由组长单位和成员单位组成。

1. 中医医疗技术协作组组长单位的设置。

各中医医疗技术协作组设组长单位1～2个，组长单位确定组长1名。

2. 中医医疗技术协作组组长单位的产生。

中医医疗技术协作组组长单位由所在类别协作组组长单位根据各技术协作组成员单位意见，提出候选名单报国家中医药管理局医政司，医政司审核后确定组长单位名单。

3. 中医医疗技术协作组成员单位的产生。

各技术协作组成员单位应具备的条件：该中医医疗技术在本单位使用广泛、疗效显著、具备持续开展、推广、提升该技术的能力和基础条件、在行业内有一定影响力等。各技术协作组组长单位按照规定的条件遴选成员单位，提出候选名单报中医医疗技术协作组办公室审核，经医政司审定后确定成员单位名单。

4. 中医医疗技术协作组组长单位的工作原则。

各技术协作组组长单位和组长在开展工作过程中要坚持民主原则，充分发扬学术民主，调动各技术协作组成员的积极性，共同做好协作组各项工作。

二、中医医疗技术协作组主要任务

（一）开展中医医疗技术的整理、规范、推广、开发(改造、提升)

1. 整理：对各项中医医疗技术进行收集和整理，提出中医医疗技术目录及分级建议，经国家中医医疗技术专家委员会审核，报国家中医药管理局审定后分批发布，为中医医疗技术的准入管理奠定基础。

2. 规范：拟定各类中医医疗技术操作方案和技术手册。

3. 推广：利用全国基层常见病、多发病中医药适宜技术推广省级和县级基地以及视频网络平台等多种形式推广中医医疗技术。

4. 开发（改造、提升）：通过开展联合攻关等方法解决医疗技术难点，不断提升现有中医医疗技术水平，拓展中医医疗技术适用范围，并注重在中医理论的指导下，充分应用现代科技成果，开发一批技术水平高、临床疗效好的中医医疗技术。

（二）加强人才队伍建设

中医医疗技术协作组通过开展中医医疗技术的“整理、规范、推广、开发（改造、提升）”以及组织学术交流、联合攻关、进修学习等多种形式，培养专业人才，逐步形成中医观念牢固、技术水平高、临床疗效好、创新能力强的专业人才队伍。

（三）向社会广泛宣传和推广使用中医医疗技术

中医医疗技术协作组在国家中医药管理局相关部门的统一部署下，对中医医疗技术进行广泛的社会宣传。充分利用平面媒体、视频、网络等技术手段以及新闻发布、资料发放、电视专题片等形式，宣传介绍中医医疗技术的效果和优势，进一步提高中医医疗技术的社会地位、影响力以及老百姓对中医的认知度和使用度。

三、中医医疗技术协作组工作职责

（一）国家中医药管理局医政司职责

国家中医药管理局医政司负责对中医医疗技术协作组的管理、监督和指导。

（二）中医医疗技术协作组办公室职责

由中华中医药学会医院管理分会、中国中医药科技开发交流中心和广东省中医院共同组建中医医疗技术协作组办公室，负责协作组日常工作的组织实施和管理，包括规划和组建协作组、制订协作组管理工作方案、布置协作组年度工作任务并督促落实、对协作组开展绩效考核等。

（三）中医医疗技术类别协作组组长单位职责

1. 正确理解和把握中医医疗技术协作组各项工作内容和要求，贯彻落实中医医疗技术的工作思路和政策措施。

2. 提出本类别技术名单，推荐各技术协作组组长候选单位和候选人。

3. 协调召开本类别协作组工作会议，制订本类别协作组年度工作计划。

4. 审核各技术协作组的中医医疗技术操作方案和技术手册等资料。

5. 提出改造一批、提升一批和开发一批本类别中医医疗技术的建议，并确定技术协作组任务分工和工作安排。

6. 督促和指导本类别协作组完成各项工作任务。

（四）中医医疗技术协作组组长单位职责

1. 正确理解和把握中医医疗技术类别协作组各项工作内容和要求，贯彻落实关于中医医疗技术的政策措施和工作思路。

2. 在充分讨论、酝酿和征求意见的基础上，提出参与各技术的成员单位和专家名单，提交本类别协作组。

3. 协调召开各技术协作组工作会议，制订各技术协作组年度工作计划。

4. 组织起草、修改、完善成员单位起草的中医医疗技术操作方案和技术手册等资料。

5. 提出各中医医疗技术的改造和提升意见，组织开展中医医疗技术临床疗效验证以及改善和提升。组织开展中医医疗新技术的开发工作。

6. 督促和指导各技术协作组完成各项工作任务。

（五）中医医疗技术协作组成员单位职责

1. 参与中医医疗技术的梳理、验证和操作方案和技术手册的起草及推广工作。

2. 参与各技术的改造、提升和新技术的开发工作。

3. 按照要求完成所在协作组的各项工作任务和安排。

四、绩效考核

（一）考核范围

考核范围包括各类别协作组组长单位和组长、各技术协作组组长单位和组长、各成员单位。

（二）考核原则

本着客观公正、民主公开、注重实绩的原则，上级考核与民主评议相结合，年度考核与平时表现相结合，对协作组工作情况进行准确评价。

（三）考核内容

主要考核年度工作安排和要求的完成情况。

（四）考核组织实施

考核工作由中医医疗技术协作组办公室负责。对类别协作组组长单位和技术协作组组长单位的考核通过对协作组日常工作的考察和协作组全体成员单位的评价两种形式进行。对协作组日常工作的考察依据《中医医疗技术协作组工作绩效考核细则》进行，协作组全体成员单位的评价一般每年度开展一次。对各技术协作组成员单位的考核由中医医疗技术协作组办公室、类别协作组组长单位、技术协作组组长单位进行综合考核。考核结果分为优、中、差3个等次。

（五）考核结果应用

中医医疗技术协作组办公室将考核结果上报国家中医药管理局医政司，医政司依据考核结果，对组长单位和组长实行动态管理。对考核结果为“优”的组长单位和组长予以表扬；对考核结果为“中”的组长单位和组长进行督促整改；对考核结果为“差”的组长单位和组长予以警告并限期整改，整改后工作仍不力的予以调整。

国家中医药管理局办公室关于建立国家基本药物中药原料资源动态监测和信息服务体系的通知

国中医药办科技发〔2012〕44号

各试点省、自治区、直辖市卫生厅（局）、中医药管理局，中国中医科学院：

经研究，我局决定在中药资源普查试点工作的基础上建立包括1个中心平台、40个监测站和655个监测点的国家基本药物中药原料资源动态监测和信息服务体系，通过对区域内中药资源相关信息的收集，监测分析中药资源动态变化趋势，及时向国家有关部门报送和向全国提供中药材主要产区的产量、流通量、质量和价格等信息，积极鼓励在有条件的地区拓展贸易信息服务和药材电子商务，提升中药材产业发展的信息化程度，增强对国家基本药物中药原料资源动态监测和贸易信息服务。

一、中心平台。

国家中医药管理局委托中国中医科学院（中药资源研究与发展中心）和成都天地网信息科技有限公司共同建立中心平台。中国中医科学院（中药资源研究与发展中心）提供技术支撑，成都天地网信息科技有限公司在已有的工作基础上负责维护和运行。国家中医药管理局进行指导。

二、监测站。

在22个试点省（自治区、直辖市）选择大宗、常用中药材主产区、主要集散地或专业市场所在地建立40个动态监测与信息服务站，由中心平台统一管理和维护运行，按照统一的标准落实具体的建设地点和建设周期，通过监测点、监测站、中心平台之间的双向信息输送，实现监测点、站与中心平台联通。有条件的监测站应积极拓展贸易信息服务和药材电子商务，协助监测产区内中药材供方与需求方对接，服务区域中药材产业的发展。

三、监测点。

在现已开展普查试点的22个省（自治区、直辖市）的655个县分别建立监测点，及时提供区域内中药材产业的有关信息，上报监测站和中心平台。监测点名单另行公布。

四、国家中医药管理局委托中心平台制定有关监测站和监测点的管理制度，签订合作协议。监测站和监测点分布可根据需要做必要的调整。

五、国家中医药管理局通过“国家基本药物所需中药原料资源调查和监测”项目已安排的动态监测网络建设的预算经费中，对监测站、点给予一次性补助。

请各地中医药管理部门根据文件精神积极组织协调好这项工作。

国家中医药管理局办公室

2012年9月7日

国家中医药管理局关于进一步改进机关作风精简会议文件和公务接待的意见

国中医药办秘发〔2012〕45号

为进一步加强我局机关作风建设，大力精简会议、文件和领导同志事务性活动，简化公务接待，厉行节约，务实高效。根据有关通知精神，结合我局工作实际，提出以下意见。

一、精简会议，改进会风

（一）提高会议质量和效率。不涉密的会议，尽可能采用电视电话会议形式召开。全国中医药专题性工作会议，尽量少安排大会发言，严格控制发言时间。局党组会、局长会议、局长办公会议的主汇报，汇报时间原则上不超过15分钟；其他与会人员发言一般不超过5分钟。要做到会议主题明确，会议方案周密，会议发言精心组织，会议材料准备充分，确保会议达到预期效果。

（二）严格控制会议数量。各司办召开的全国中医药专题性工作会议，实行严格的计划管理和审批制度，纳入局年度会议计划，并经办公室审核后报局长会议审批，原则上一年不超过1次。时间或工作内容相近的会议应当合并召开，参会人员相同或交叉的多个会议应当尽量实行套开。各司办、各直属单位要严格控制纪念会、研讨会、论坛、表彰会、剪彩、首发首映式以及各种检查、评比活动。

（三）严格控制会议规格。各司办召开的全国中医药专题性工作会议，原则上不安排省级中医药管理部门主要负责同志参加。

（四）严格控制会议规模。我局召开的全国性会议，与会人员一般不超过200人。各司办召开的全国中医药专题性工作会议，与会人员原则上不得超过150人。

（五）严格控制会议时间。我局召开的全国性会议，会期一般不超过2天。各司办召开的全国中医药专题性工作会议，会期不超过2天。电视电话会议一般不超过2小时。

二、精简文件，改进文风

（一）提高文件质量。起草文件和讲话稿要注重针对性、指导性和可操作性，突出主题，倡导清新简练的文风，做到意尽文止、条理清楚、文字精练，注重解决实际问题。

（二）减少文件数量。凡能通过电话、传真解决问题的，不印发文件。严格控制文件发放范围，减少一般性、事务性文件的发文份数，加强政策性、指导性、规范性文件的制定。各司办负责同志的讲话原则上不正式印发。

（三）压缩文件篇幅。我局印发的普发性文件一般不超过5000字，局办公室印发的普发性文件一般不超过4000字。局领导在全国中医药专题性工作会议上的讲话稿，一般不超过8000字；其他会议上的讲话稿，一般不超过5000字。在印发局领导讲话《中医药政务通报》时应视情况作出必要的精简，原则上不超过5000字。

（四）提高公文传输效率。加快局机关办公网络平台建设，在严格安全保密的前提下，逐步实现利用局机关办公网络平台传输和阅办公文。

三、压减事务性活动

（一）从严控制各类督查、检查、考评活动。未经局党组会、局长会议、局长办公会议批准，一律不得以国家中医药管理局名义组织督查、检查、考评等活动。以各司办名义组织的督查、检查、考评活动，需报分管局领导审批。督查、检查、考评等活动要轻车简从，严格遵守有关规定。

（二）从严控制活动邀请、题词题字和贺信。各司办、各直属单位和各省（区、市）确需局领导出席的会议活动，应严格执行有关规定，并由局办公室统一安排。各司办负责同志原则上不得出席商业性活动、礼仪性庆典等。局领导出席各类会议活动原则上不安排题词题字，不对庆典、研讨会和商业性活动等发贺信。确有必要题词题字、发贺信的，由局办公室会同相关司办严格审核把关，报请有关局领导审定。局领导题词题字一般不公开发表。

四、简化公务接待

（一）简化礼仪、务实节俭。进一步加强机关廉政建设，要严格规范迎送规格，除特别重大的活动外，原则上一项活动由一位局领导出席，避免多位局领导同时出席同一项活动。严格控制参加会议和赴地方调研督导等活动的陪同人员和接待人员数量，不搞层层陪同，尽量集中乘车，厉行节约，务实高效。

（二）严格执行接待标准。公务接待要按照规定标准在定点宾馆、饭店住宿，安排工作餐，不搞宴请，不饮高档酒；不得铺张浪费、超标准接待。到基层调研、出差，要自觉遵守廉洁自律有关规定，不准接受超标准接待。

五、加强督促检查

各司办、各直属单位要高度重视精简会议文件和公务接待工作，切实加强作风建设，制定具体可行的制度和办法。办公室要认真履行职责，及时了解掌握各项工作制度的落实情况，进行督促检查，确保转变机关工作作风取得实效。

国家中医药管理局办公室关于国家中医药管理局重点研究室第一批建设项目验收情况的通知

国中医药办科技发〔2012〕46号

各省、自治区、直辖市卫生厅局、中医药管理局，局各直属单位，北京中医药大学，中日友好医院，北京大学医学部，中国医学科学院药用植物研究所：

根据《国家中医药管理局重点研究室建设项目管理暂行办法》有关规定，我局组织专家对建设期满3年的国家中医药管理局重点研究室第一批建设项目（以下简称“重点研究室项目”）进行了验收，现将验收情况、结果及有关要求通知如下：

一、验收情况及结果

（一）验收情况

依据《国家中医药管理局重点研究室建设项目管理暂行办法》和《国家中医药管理局重点研究室建设标准》，我局组织有关专家对申请验收的102个重点研究室进行了验收评估。本次重点研究室项目验收采取定性与定量相结合的方法，从研究工作和成果、队伍建设和人才培养、机制建设和运行保障及总体评价4个大的方面开展评估。采取对验收材料进行书面审查、研究室负责人汇报答辩和专家提问相结合的方式，实行开放式分组汇报答辩。

（二）验收结果

根据总体评价和综合评分，验收结果如下：

1. 验收优秀通过项目24个（附件1）；

2. 验收通过项目71个（附件2）；

3. 限期整改通过项目7个（附件3）。

二、重点研究室项目工作要求

（一）提高认识，加强重点研究室项目建设

重点研究室作为国家中医药创新体系的重要组成部分，是遵循中医药自身发展规律，保持和发扬中医药特色优势，开展中医药科学研究的重要基地，要继续加强规范化建设和科学化管理。

各省级中医药管理部门要认真组织学习《国家中医药管理局重点研究室建设项目管理办法》（国中医药科技函〔2012〕98号），继续加强重点研究室项目建设各项工作，正确引导中医药科学研究的方向。

（二）解放思想，深化重点研究室项目建设

在重点研究室项目建设工作中，要认真结合全国科技创新大会精神，坚持自主创新、重点跨越、支撑发展、引领未来的指导方针，全面落实《中医药创新发展规划纲要（2006～2020年）》，以提高自主创新能力为核心，以促进科技与经济社会发展紧密结合为重点，进一步解放思想、科学管理、扎实推进、务求实效。同时要做好与我局临床重点专科、重点学科及国家中医临床研究基地等项目目标任务的相互衔接。

在重点研究室项目组织和建设中，要充分发挥我局重点研究室咨询专家委员会专家的咨询和指导作用。

请各省级中医药管理部门按照《国家中医药管理局重点研究室建设项目管理办法》要求，切实加强管理，建立有效机制，认真推动重点研究室项目建设工作。

三、下一步工作安排

（一）验收通过项目有关要求

1. 通过验收的重点研究室项目进入下个建设期管理，按照《国家中医药管理局重点研究室建设项目管理办法》要求，请各重点研究室项目建设单位继续加强规范化建设和科学化管理，进一步提高解决中医药临床及产业关键问题的能力和水平；

2. 通过验收（包括验收优秀通过）的重点研究室项目，应对现有阶段性成果、知识产权等情况作出书面总结，进行梳理、汇总，报送省级中医药管理部门备案，并请省级中医药管理部门及时组织成果推广。

（二）限期整改通过项目有关要求

限期整改的重点研究室项目应加强建设，认真整改，按照《国家中医药管理局重点研究室建设项目管理办法》有关规定，自通知发布之日起3个月内，完成整改并申请再评估，再评估不合格者予以撤销。

联系人：科技司中医科技处 王思成　熊智波　010—59957704

附件：1. 国家中医药管理局重点研究室第一批建设项目验收优秀通过结果

2. 国家中医药管理局重点研究室第一批建设项目验收通过结果

3. 国家中医药管理局重点研究室第一批建设项目限期整改通过结果

国家中医药管理局办公室
2012年9月16日

附件 1　国家中医药管理局重点研究室第一批建设项目验收优秀通过结果（24 个）

序号	重点研究室名称	承担单位
1	中药资源保护	中国医学科学院药用植物研究所
2	道地药材生态遗传	中国中医科学院中药研究所
3	心脑血管络病	河北以岭医药研究院
4	脑病中医证治	北京中医药大学
5	中医临床评价	中国中医科学院
6	方剂配伍效应评价	北京中医药大学
7	方剂组分配伍	天津中医药大学
8	脑病针刺疗法	天津中医药大学
9	冠心病活血化瘀	中国中医科学院西苑医院
10	证候规范化方法	北京中医药大学
11	中药复方药代动力学方法	中国药科大学
12	中药炮制标准	南京中医药大学
13	热敏灸	江西中医学院附属医院
14	中药血清药物化学方法	黑龙江中医药大学
15	脊柱退变肾骨相关	上海中医药大学附属龙华医院
16	中药新资源与品质评价	上海中医药大学
17	经穴效应临床基础	成都中医药大学
18	中医药视功能保护	成都中医药大学附属医院
19	中药质量生物评价	四川省中医药科学院
20	针灸免疫效应	上海中医药大学附属岳阳中西医结合医院
21	中药质谱分析方法	中国科学院长春应用化学研究所
22	骨痹	浙江省中医院
23	风湿脏痹证治	浙江中医药大学
24	中医学理论体系结构与内涵	中国中医科学院基础理论研究所

附件 2　国家中医药管理局重点研究室第一批建设项目验收通过结果（71 个）

序号	重点研究室名称	承担单位
1	肿瘤扶正培本	中国中医科学院广安门医院
2	中药过程控制技术	中国中医科学院中药研究所
3	中药药效评价方法学	中国中医科学院西苑医院
4	中药经典名方有效物质发现	北京中医药大学
5	中医体质辨识	北京中医药大学
6	中药配伍减毒	北京大学
7	针灸理论与方法学	中国中医科学院针灸研究所
8	中药信息工程	北京中医药大学
9	慢性肾病疗效评价	中日友好医院
10	筋伤治疗手法	中国中医科学院望京医院
11	胆胰病通里攻下	天津市南开医院

（续表）

序号	重点研究室名称	承担单位
12	民间特色技术方药优选与应用	中国中医药科技开发交流中心
13	中医药信息应用方法学	中国中医科学院中医药信息所
14	糖尿病肾病微型癥瘕	北京中医药大学
15	心脉病证益气活血	北京中医药大学
16	针灸特色疗法评价	北京中医药大学
17	肺病慢性咳喘	中日友好医院
18	脾胃病调肝理脾	首都医科大学附属北京中医医院
19	疮疡生肌理论及应用	北京市中医研究所
20	中药临床评价	江苏省中医院
21	中药蜜制和制炭炮制技术与原理	山东省中医药研究院
22	中医学术流派	山东中医药大学
23	中医肝藏象	中南大学湘雅医院
24	高脂血症调肝降脂	广东药学院
25	骨伤整复	山东文登整骨医院
26	中药配方颗粒生产关键技术	广东省中医研究所
27	高血压病血脉理论及应用	山东中医药大学附属医院
28	经穴脏腑相关	湖南中医药大学第一附属医院
29	脾胃病脾虚证候	广州中医药大学
30	中医瘀热病机	南京中医药大学
31	慢性阻塞性肺疾病肺气虚证	安徽中医学院第一附属医院
32	肾病风湿证治	杭州市中医院
33	中药粉体技术	湖南中医药大学第一附属医院
34	艾滋病扶正排毒	河南中医学院第一附属医院
35	再生障碍性贫血益气养血	浙江省中医院
36	慢性重型肝炎解毒化瘀	广西中医学院第一附属医院
37	舌诊原理与应用	深圳市第二人民医院
38	慢性肝病肝肾论治	湖北省中医院
39	中医整脊疗法	广西中医学院附属瑞康医院
40	中药口服制剂释药系统	江苏省中医药研究院
41	中风病围手术期中医证治规律	广东省中医院
42	辛温通阳治疗冠心病	武汉市中西医结合医院
43	经络感传	福建省中医药研究院
44	老年性痴呆醒脑益智	湖北中医药大学
45	膝骨关节病非手术疗法	河南省洛阳正骨医院
46	四大怀药的道地性与质量评价方法	河南省中医药研究院
47	病毒性心肌炎益气养阴	河南省中医院
48	恶性肿瘤益气清毒	江西省中医药研究院
49	扶阳法学术流派	广西中医学院
50	中药药性与效用	成都中医药大学
51	中药炮制工艺原理	辽宁中医药大学
52	药用动物可持续利用	长春中医药大学
53	慢性肝病虚损	上海中医药大学附属曙光医院
54	中药胃肠药理	第四军医大学
55	中风病破血祛瘀	长春中医药大学附属医院
56	血脉病痰瘀论治	辽宁中医药大学附属医院
57	不孕症痰瘀证治	黑龙江中医药大学
58	小儿肺炎毒热证	辽宁中医药大学附属医院

（续表）

序号	重点研究室名称	承担单位
59	老年性痴呆调补心肾	吉林省中医药科学院
60	中医医疗服务评估	上海中医药大学附属曙光医院
61	维吾尔医白癜风诊治	新疆维吾尔自治区维吾尔医医院
62	西北地区中医骨伤药物疗法	甘肃省中医院
63	中医肠疗	山西省中医院
64	慢性肾病补脾益肾	黑龙江省中医研究院
65	方剂配伍法则	黑龙江中医药大学
66	慢性前列腺炎补肾通利法	云南省中医医院
67	藏药方药临床应用评价	西藏自治区藏医院
68	苗医苗药治疗慢性疼痛	贵阳中医学院第一附属医院
69	高原地区糖尿病肾病“温阳通络法”	青海省中医院
70	传统医药法律保护	上海中医药大学
71	慢性肾衰中医升降理论及应用	宁夏回族自治区中医医院

附件3　国家中医药管理局重点研究室第一批建设项目限期整改通过结果（7个）

序号	重点研究室名称	承担单位
1	慢性胃炎浊毒证	河北省中医院
2	痔病外治法	石家庄市中医院
3	肠胃病辛开苦降	北京市宣武区中医医院
4	慢性肾病补肾活血	天津市中医药研究院
5	情志病中医实验模型	沈阳药科大学
6	湿疹中医外治法	重庆市中西医结合医院
7	海南地区中风病证治特点	海南省中医院

全国中医药传承博士后工作实施方案

国中医药办人教发〔2012〕49号

为发挥国家博士后制度在高层次中医药传承工作中的作用，提高中医药继承与发展工作质量与水平，国家中医药管理局委托中国中医科学院开展中医药传承博士后工作。为做好中医药传承博士后工作，根据人力资源与社会保障部《博士后管理办法》及《国家中医药管理局办公室关于开展全国中医药传承博士后工作的通知》有关规定，制订本实施方案。

一、工作目标

将中医药传承工作与国家博士后制度结合起来，积极探索高层次传承人才培养的新途径、新措施，通过2年传承博士后在站工作，传承合作导师的学术经验，挖掘合作导师的学术思想与学术成就，培养造就一批高层次中医药传承人才。

二、工作周期

传承博士后在站工作时间为2年。全国按照统一时间进站学习和工作。

三、工作方式

采取理论研究、学术访谈、实践经验的整理研究等形式进行。

（一）理论研究。

合作导师指定专业学习内容，包括现代文献与经典著作。传承博士后人员要密切结合合作导师的学术经验、学术思想、学术特色和学术成就，开展合作导师的学术思想的传承研究工作，进行理论探讨、理论总结，研究分析合作导师的治学方法、学术渊源、学术成就。在学习中研究，在研究中提高。

（二）学术访谈。

传承博士后人员结合合作导师的学术思想、学术成就和专业领域，与合作导师分阶段商定学术访谈的专题内容，每一专题设立5个以上问题，每一问题设立3～5项问答，并撰写专题访谈报告。在站期间开展学术访谈的专题不少于5项。

通过传承博士后人员对合作导师的专题学术交流、深度访谈，深入挖掘合作导师学术思想、专业成就的形成脉络、学术贡献，及其对相关专业领域难点、热点问题的思考与认识，体现导师的学术观点与特色，传承研究合作导师的学术思想。

（三）临床实践传承研究。

以传承博士后人员对合作导师学术经验的传承研究与传承博士后本人的学术再实践两种形式进行。其中，合作导师的学术经验的传承研究以跟随合作导师临床实践为主，每年跟随合作导师的专业工作时间不得少于3个月。学术再实践由本人独立完成，以体现对合作导师学术思想、专业技术的掌握运用能力，体现对合作导师学术经验继承的水平。

临床实践是传承合作导师学术思想的重要途径，传承博士后研究人员应对合作导师的学术思想、学术特色、实践经验进行阶段性、系统性总结，通过对临床实践材料的研究总结，并结合理论研究和学术访谈的内容，客观真实地分析合作导师的学术思想、学术特色，提出本人的学术见解，作为在站期间中期考核与出站报告的主要评议内容。

四、工作任务

传承博士后人员主要围绕合作老师的学术思想或经验技术专长开展研究工作，深入研究合作导师长期积累形成的学术思想、学术特色与实践经验，提出本人研究的成果，实现在较高水平上传承的目的，做到传承要有深度，研究要有高度。

（一）通过对合作导师学术著作、中医药经典著作与现代文献的学习，在分析总结合作导师学术思想、专业成就的基础上，形成研究报告，并作为研究工作的考核依据。考核主要体现在学习的内容、深度和研究报告的质量。

（二）形成《学术访谈报告》，这是反映传承博士后人员在站工作质量与能力的重要评价内容，是中期考核与出站工作报告的重要组成部分和评审内容。主要考核其学术访谈的专题内容、专题数量和总结报告的质量。

（三）在站期间应完成100例合作导师临床病案、50例个人临床病案的总结分析，对病案的辨证思路、病机分析、论治法则、遣方用药进行学术提炼，并体现合作导师学术思想的基本思路、学术经验的基本特征，总结报告由合作导师作出评议。

中药学科的传承博士后人员应完成5份以上体现合作导师学术思想、实践经验、技术专长的专题研究材料，并有合作导师的评议意见。

（四）在站期间发表2篇以上与传承合作导师学术经验相关的论文。

五、管理考核

（一）组织管理。

1. 国家中医药管理局负责传承博士后工作的宏观指导。

2. 中国中医科学院负责传承博士后工作的具体实施。

3. 传承博士后人员所在单位负责日常管理，督促检查日常工作、学习和临床实践。保证在站期间的工资及其他福利待遇，创造良好的传承学习氛围。

4. 传承博士后人员进站后，签订《传承博士后工作协议书》，在站期间的研究内容、工作要求与考核按照国家《博士后管理办法》与本实施方案要求执行。

（二）考核管理。

1. 考核办法。传承博士后人员的开题报告、中期考核、期满出站考核由国家中医药管理局委托中国中医科学院组织考核小组进行，考核小组由5名以上相关专业的专家组成。

2. 考核内容。主要包括日常工作表现、传承研究实绩、工作质量和工作能力的考核。

3. 考核标准。考核标准分优秀、良好、合格、不合格。中期考核时，未完成在站工作量三分之一或日常工作表现较差者为不合格。圆满完成工作量和研究工作协议，传承有深度，研究有高度，日常工作表现较好者，中期考核及出站考核为优秀。

4. 奖惩措施。中期考核不合格者，作退站处理。对期满出站考核优秀的传承博士后人员，可推荐优先晋升高一级专业技术职称。

六、经费管理

国家中医药管理局将争取专项经费，由传承博士后与合作导师安排使用，主要用于学术研究、学术活动、资料整理、报告印刷、管理考核等，一般不用于购买1万元以上的设备与实验仪器等。合作导师所在单位要对合作导师的指导工作实行津贴补助。

各省级中医药管理部门要切实加强经费管理，制定经费管理细则，专款专用，合理使用，并于每年12月31日前将本年度专项经费安排和使用情况报送国家中医药管理局。

七、待遇和奖励

1. 传承博士后人员工作期满出站后回原单位专业岗位工作。

2. 传承博士后人员工作期满后，出站汇报评审合格者报全国博士后管委会审核颁发《博士后证书》，并根据人力资源与社会保障部有关规定，建议优先晋升高一级专业技术职称。

中医“治未病”服务工作协作组管理工作方案

国中医药办医政发〔2012〕53号

为进一步加强中医“治未病”服务工作协作组的管理，促进中医“治未病”服务工作协作组各项工作规范有序地开展，现制定中医“治未病”服务工作协作组管理工作方案。

一、中医“治未病”服务工作协作组组织

中医“治未病”服务工作协作组包括：中医医院“治未病”服务工作协作组、基层医疗机构“治未病”服务工作协作组、其他医疗机构“治未病”服务工作协作组、中医养生保健服务机构协作组、中医预防保健队伍建设协作组、中医养生保健服务机构准入试点地区协作组、“治未病”预防保健服务试点地区协作组等协作组。成员单位范围包括各“治未病”预防保健服务试点单位、国家中医药管理局预防保健重点专科培育单位及协作组成员单位、中医养生保健服务机构协作组成员单位、“治未病”预防保健服务试点地区和中医养生保健服务机构准入试点地区等。

（一）中医医院“治未病”服务工作协作组

中医医院“治未病”服务工作协作组成员包括“治未病”预防保健服务试点单位中的中医医院（含中西医结合医院和民族医医院）、国家中医药管理局预防保健重点专科培育单位及协作组成员单位。中医医院“治未病”服务工作协作组设置组长单位和工作委员会，并按病种划分为若干个高危人群“治未病”服务协作组。

1. 中医医院“治未病”服务工作协作组组长单位。

（1）中医医院“治未病”服务工作协作组组长单位的设置。

中医医院“治未病”服务工作协作组设组长单位1～3个，其中一个组长单位作为总牵头单位，负责协作组全面工作。每个组长单位确定组长1名。

（2）中医医院“治未病”服务工作协作组组长单位的产生。

组长单位由各成员单位充分酝酿、推选后提出候选名单送中医“治未病”服务工作协作组办公室审核后，报国家中医药管理局医政司确定。

（3）中医医院“治未病”服务工作协作组组长单位的工作原则。

组长单位按照民主协商的原则开展工作，充分调动各高危人群“治未病”服务协作组及其成员单位的积极性，共同做好协作组各项工作。

2. 中医医院“治未病”服务工作协作组工作委员会。

中医医院“治未病”服务工作协作组成立工作委员会，原则上由中医医院“治未病”服务工作协作组组长和高危人群“治未病”服务协作组组长组成，主任委员由中医医院“治未病”服务工作协作组牵头单位的组长担任。协作组的重要活动和重大事项由工作委员会协商决定。工作委员会根据协作组实际工作需要，不定期召开委员会工作会议。

3. 高危人群“治未病”服务协作组组长单位。

（1）高危人群“治未病”服务协作组组长单位的设置。

各高危人群“治未病”服务协作组设组长单位1个，每个组长单位确定组长1名。

（2）高危人群“治未病”服务协作组组长单位的产生。

高危人群“治未病”服务协作组组长单位由中医医院“治未病”服务工作协作组组长单位根据各高危人群“治未病”服务协作组成员单位意见，提出候选名单送中医“治未病”服务工作协作组办公室审核后，报国家中医药管理局医政司确定。

（3）高危人群“治未病”服务协作组组长单位的工作原则。

各高危人群“治未病”服务协作组组长单位和组长在开展工作过程中要坚持民主原则，调动各高危人群“治未病”服务协作组成员单位的积极性，共同做好协作组各项工作。

（二）基层医疗机构“治未病”服务工作协作组

基层医疗机构“治未病”服务工作协作组成员包括“治未病”预防保健服务试点单位中的社区卫生服务中心和乡镇卫生院。基层医疗机构“治未病”服务工作协作组设置组长单位和成员单位。

1. 基层医疗机构“治未病”服务工作协作组组长单位的设置。

基层医疗机构“治未病”服务工作协作组设组长单位1～3个，其中一个组长单位作为总牵头单位，负责协作组全面工作。每个组长单位确定组长1名。

2. 基层医疗机构“治未病”服务工作协作组组长单位的产生。

组长单位由各成员单位充分酝酿、推选后提出候选名单送中医“治未病”服务工作协作组办公室审核后，报国家中医药管理局医政司确定。

3. 基层医疗机构“治未病”服务工作协作组组长单位的工作原则。

组长单位按照民主协商的原则

开展工作，充分调动基层医疗机构"治未病"服务工作协作组成员单位的积极性，共同做好协作组各项工作。

（三）其他医疗机构"治未病"服务工作协作组

其他医疗机构"治未病"服务工作协作组成员包括"治未病"预防保健服务试点单位中的疾病预防控制机构、妇幼保健机构、精神卫生机构和疗养院等。其他医疗机构"治未病"服务工作协作组设置组长单位和成员单位。

1. 其他医疗机构"治未病"服务工作协作组组长单位的设置。

其他医疗机构"治未病"服务工作协作组设组长单位1～3个，其中一个组长单位作为总牵头单位，负责协作组全面工作。每个组长单位确定组长1名。

2. 其他医疗机构"治未病"服务工作协作组组长单位的产生。

组长单位由各成员单位充分酝酿、推选后提出候选名单送中医"治未病"服务工作协作组办公室审核后，报国家中医药管理局医政司确定。

3. 其他医疗机构"治未病"服务工作协作组组长单位的工作原则。

组长单位按照民主协商的原则开展工作，充分调动其他医疗机构"治未病"服务工作协作组成员单位的积极性，共同做好协作组各项工作。

（四）中医养生保健服务机构协作组

中医养生保健服务机构协作组成员包括"治未病"预防保健服务试点单位中的社会养生保健服务机构和中医养生保健服务机构协作组成员单位。中医养生保健服务机构协作组设置组长单位和成员单位，成员单位由省级养生保健协会或各地市级卫生行政部门推荐，经省级中医药管理部门审核同意后报中医"治未病"服务工作协作组办公室确定。

1. 中医养生保健服务机构协作组组长单位的设置。

中医养生保健服务机构协作组设组长单位1～3个，其中一个组长单位作为总牵头单位，负责协作组全面工作。每个组长单位确定组长1名。

2. 中医养生保健服务机构协作组组长单位的产生。

组长单位由各成员单位充分酝酿、推选后提出候选名单送中医"治未病"服务工作协作组办公室审核后，报国家中医药管理局医政司确定。

3. 中医养生保健服务机构协作组组长单位的工作原则。

组长单位按照民主协商的原则开展工作，充分调动中医养生保健服务机构协作组成员单位的积极性，共同做好协作组各项工作。

（五）中医预防保健队伍建设协作组

中医预防保健队伍建设协作组成员包括部分大中专中医药院校、部分中医药专业培训机构、各"治未病"预防保健服务试点单位、"治未病"预防保健服务试点地区和中医养生保健服务机构准入试点地区等。中医预防保健队伍建设协作组设置组长单位和成员单位。

1. 中医预防保健队伍建设协作组组长单位的设置。

中医预防保健队伍建设协作组设组长单位1～3个，其中一个组长单位作为总牵头单位，负责协作组全面工作。每个组长单位确定组长1名。

2. 中医预防保健队伍建设协作组组长单位的产生。

组长单位由各成员单位充分酝酿、推选后提出候选名单送中医"治未病"服务工作协作组办公室审核后，报国家中医药管理局医政司确定。

3. 中医预防保健队伍建设协作组组长单位的工作原则。

组长单位按照民主协商的原则开展工作，充分调动中医预防保健队伍建设协作组成员单位的积极性，共同做好协作组各项工作。

（六）中医养生保健服务机构准入试点地区协作组

中医养生保健服务机构准入试点地区协作组成员包括全国中医养生保健服务机构准入试点地区。中医养生保健服务机构准入试点地区协作组设置组长单位和成员单位。

1. 中医养生保健服务机构准入试点地区协作组组长单位的设置。

中医养生保健服务机构准入试点地区协作组设组长单位1～3个，其中一个组长单位作为总牵头单位，负责协作组全面工作。每个组长单位确定组长1名。

2. 中医养生保健服务机构准入试点地区协作组组长单位的产生。

组长单位由各成员单位充分酝酿、推选后提出候选名单送中医"治未病"服务工作协作组办公室审核后，报国家中医药管理局医政司确定。

3. 中医养生保健服务机构准入试点地区协作组组长单位的工作原则。

组长单位按照民主协商的原则开展工作，充分调动中医养生保健服务机构准入试点地区协作组成员单位的积极性，共同做好协作组各项工作。

（七）"治未病"预防保健服务试点地区协作组

"治未病"预防保健服务试点地区协作组成员包括全国"治未病"预防保健服务试点地区。"治未病"预防保健服务试点地区协作组设置组长单位和成员单位。

1. "治未病"预防保健服务试点地区协作组组长单位的设置。

"治未病"预防保健服务试点地区协作组设组长单位1～3个，其中一个组长单位作为总牵头单位，负责协作组全面工作。每个组长单位确定组长1名。

2. "治未病"预防保健服务试点地区协作组组长单位的产生。

组长单位由各成员单位充分酝酿、推选后提出候选名单送中医"治未病"服务工作协作组办公室审核后，报国家中医药管理局医政司确定。

3. "治未病"预防保健服务试点地区协作组组长单位的工作原则。

组长单位按照民主协商的原则开展工作，充分调动"治未病"预防保健服务试点地区协作组成员单位的积极性，共同做好协作组各项工作。

二、中医“治未病”服务工作协作组主要任务

（一）中医医院“治未病”服务工作协作组

1. 成立高危人群“治未病”服务协作组。

（1）遴选高危人群病种。

高危人群病种名单由中医医院“治未病”服务工作协作组研究提出意见送中医“治未病”服务工作协作组办公室审核后，报国家中医药管理局医政司确定，中医医院“治未病”服务工作协作组按病种划分为若干个高危人群“治未病”服务协作组。

（2）确定高危人群“治未病”服务协作组组长单位及成员单位。

中医医院“治未病”服务工作协作组各成员单位根据医院特色优势和实际情况，本着自愿原则选择参加1－3个高危人群“治未病”服务协作组，每个高危人群“治未病”服务协作组设置组长单位和成员单位，成员单位原则上不少于10个。高危人群“治未病”服务协作组成员单位由组长单位提出候选名单报中医医院“治未病”服务工作协作组组长单位确定。高危人群“治未病”服务协作组组长单位由中医医院“治未病”服务工作协作组组长单位根据各高危人群“治未病”服务协作组成员单位意见，提出候选名单送中医“治未病”服务工作协作组办公室审核后，报国家中医药管理局医政司确定。

2. 开展高危人群“治未病”服务技术指南的制定、试点、优化和推广工作。

（1）分病种制定高危人群“治未病”服务技术指南。

各病种高危人群“治未病”服务协作组成员单位在认真梳理本单位实际应用的、有效的中医“治未病”服务技术方法的基础上，形成本单位的各病种高危人群“治未病”服务技术指南。各病种高危人群“治未病”服务协作组综合各成员单位确有实效的中医“治未病”服务技术方法，制定本病种高危人群“治未病”服务技术指南。

（2）开展高危人群“治未病”服务技术指南试点工作。

在中医医院“治未病”服务工作协作组范围内开展高危人群“治未病”服务技术指南试点工作。试点结束后，高危人群“治未病”服务协作组对高危人群“治未病”服务技术指南实施情况进行总结分析，并针对试点过程中存在的问题提出改进措施，不断优化高危人群“治未病”服务技术指南。

（3）推广高危人群“治未病”服务技术指南。

利用视频网络平台或其他各种形式在全国各中医医疗机构、社区卫生服务机构及社会养生保健机构中推广运用高危人群“治未病”服务技术指南。

3. 加强中医“治未病”人才队伍建设。

中医医院“治未病”服务工作协作组和高危人群“治未病”服务协作组通过开展高危人群“治未病”服务技术指南的制定、试点、优化和推广以及组织学术交流、联合攻关、进修学习等多种形式，培养中医“治未病”专业人才，逐步形成中医观念牢固、技术水平高、服务效果好、创新能力强的中医“治未病”服务人才队伍。

4. 开展“治未病”服务效果评价工作。

对应用高危人群“治未病”服务技术指南的效果等收集相关数据，按照科学的评价方法和体系，跟踪评价个体和群体的干预效果。

（二）基层医疗机构“治未病”服务工作协作组

开展基层医疗机构“治未病”服务工作指南的制定、试点、优化和推广工作。基层医疗机构“治未病”服务工作协作组总结各成员单位工作经验，归纳提炼工作要素，制定基层医疗机构“治未病”服务工作指南，并在协作组范围内开展试点工作。试点结束后，对基层医疗机构“治未病”服务工作指南实施情况进行总结分析，针对试点过程中存在的问题提出改进措施，不断优化基层医疗机构“治未病”服务工作指南并加以推广。

（三）其他医疗机构“治未病”服务工作协作组

开展疾病预防控制机构、妇幼保健机构、精神卫生机构和疗养院等医疗机构“治未病”服务工作指南的制定、试点、优化和推广工作。协作组分类总结各成员单位工作经验，归纳提炼工作要素，制定疾病预防控制机构、妇幼保健机构、精神卫生机构和疗养院等医疗机构“治未病”服务工作指南，并在协作组相关类型医疗机构范围内开展试点工作。试点结束后，对指南实施情况进行总结分析，针对试点过程中存在的问题提出改进措施，不断优化指南并加以推广。

（四）中医养生保健服务机构协作组

中医养生保健服务机构协作组各成员单位根据中医养生保健服务机构基本标准有关要求，充分利用中医药理念、技术和方法，强化人员中医药知识和技术培训，完善设备设施，逐步规范服务行为，促进自身健康发展。开展中医养生保健服务机构工作指南的制定、试点、优化、推广工作。推广应用高危人群“治未病”服务技术指南、中医养生保健技术和中医诊疗设备。

（五）中医预防保健队伍建设协作组

中医预防保健队伍建设协作组各成员单位对现有人员开展中医预防保健服务能力提升工作，通过对原有临床医生的转岗培训，丰富中医预防保健知识、方法，提高中医预防保健服务技能，形成一批基本功扎实、具有丰富的实践经验、掌握中医特色预防保健知识和技能的中医预防保健人才队伍，提供规范的中医预防保健服务。努力推进院校教育，推动各高等中医药院校加强对中医临床专业学生的“治未病”理念及其内涵的教育，中医预防保健基本技术与方法的训练，探索在中医临床专业设立中医预防保健方向，为中医预防保健队伍补充院校专业性人才。分层次、分类别制定中医预防保健服务人员资格准入标准及程序，并开展试点工作，逐步建立中医预防保健服务人员准入管理制度，加强中医预防保健服务人员队伍的能力建设和行业管理工作。

（六）中医养生保健服务机构准入试点地区协作组

中医养生保健服务机构准入试点地区协作组各成员单位制订并完善本地区中医养生保健服务机构准入试点工作实施方案，开展中医养生保健服务机构和人员准入试点工作，总结交流试点工作经验，对工作流程、监督管理、准入标准、人员管理等方面存在的问题进行深入分析并提出解决思路，对相关的管理政策及准入标准等进行修订完善，归纳形成若干中医养生保健服务机构准入试点工作模式，制定中医养生保健服务机构准入试点工作指南，并在全国加以推广。

（七）"治未病"预防保健服务试点地区协作组

开展区域中医预防保健服务工作指南的制定、试点、优化和推广工作。"治未病"预防保健服务试点地区协作组总结各成员单位工作经验，归纳提炼工作要素，制定区域中医预防保健服务工作指南，并在协作组范围内开展试点工作。试点结束后，对区域中医预防保健服务工作指南实施情况进行总结分析，针对试点过程中存在的问题提出改进措施，不断优化区域中医预防保健服务工作指南并加以推广。建立区域"治未病"服务效果评价指标和体系，开展区域"治未病"服务效果评价工作，整体评价区域"治未病"服务的健康效益和管理绩效。

三、中医"治未病"服务工作协作组工作职责

（一）国家中医药管理局医政司职责

国家中医药管理局医政司负责对中医"治未病"服务工作协作组的管理、监督和指导。

（二）中医"治未病"服务工作协作组办公室职责

由中华中医药学会医院管理分会等相关单位组建中医"治未病"服务工作协作组办公室，负责协作组日常工作的组织实施和管理，包括规划和组建协作组、制订协作组管理工作方案、布置协作组年度工作任务并督促落实、对协作组开展绩效考核等。

（三）中医医院"治未病"服务工作协作组组长职责

1. 贯彻落实国家中医药管理局关于"治未病"服务的工作思路和工作部署，正确理解和把握中医医院"治未病"服务各项工作内容和要求。

2. 提出高危人群病种建议名单，推荐高危人群"治未病"服务协作组组长候选单位和候选人。

3. 组建中医医院"治未病"服务工作协作组工作委员会。

4. 协调召开中医医院"治未病"服务工作协作组工作会议，制定中医医院"治未病"服务工作协作组年度工作计划。

5. 审核各病种高危人群"治未病"服务技术指南及培训讲义。

6. 组织开展"治未病"服务效果评价工作。

7. 督促和指导高危人群"治未病"服务协作组完成协作组各项工作任务。

（四）高危人群"治未病"服务协作组组长职责

1. 组织本协作组成员单位开展本病种高危人群"治未病"服务技术指南的制定、试点、优化和推广工作。

2. 起草本病种高危人群"治未病"服务技术指南培训讲义。

3. 组织本协作组成员单位开展"治未病"服务效果评价工作。

4. 组织本协作组成员单位完成协作组各项工作任务。

（五）基层医疗机构"治未病"服务工作协作组、其他医疗机构"治未病"服务工作协作组、中医养生保健服务机构协作组、中医预防保健队伍建设协作组、中医养生保健服务机构准入试点地区协作组、"治未病"预防保健服务试点地区协作组组长职责

1. 贯彻落实国家中医药管理局关于"治未病"服务的工作思路和工作部署，正确理解和把握中医"治未病"服务各项工作内容和要求。

2. 协调召开本协作组工作会议，制订本协作组年度工作计划。

3. 组织本协作组成员单位开展本协作组相关指南的制定、试点、优化和推广工作。

4. 起草本协作组相关指南培训讲义。

5. 组织本协作组成员单位完成协作组各项工作任务。

（六）协作组成员单位职责

1. 参与本协作组相关指南的起草、试点和推广工作。

2. 按照要求完成协作组各项工作任务。

四、中医"治未病"服务工作协作组考核

（一）考核范围

考核范围包括各协作组组长单位和组长、各成员单位。

（二）考核原则

本着客观公正、民主公开、注重实绩的原则，有关管理部门考核与民主评议相结合，年度考核与工作状况相结合，对协作组工作情况进行准确评价。

（三）考核内容

主要考核年度工作安排和要求的完成情况。

（四）考核组织实施

考核工作由中医"治未病"服务工作协作组办公室负责。对协作组组长单位和组长的考核通过对协作组日常工作的考察和协作组全体成员单位的评价两种形式进行。对协作组日常工作的考察依据《中医"治未病"服务工作协作组工作绩效考核细则》进行，协作组全体成员单位的评价一般每年度开展一次。对各协作组成员单位的考核由中医"治未病"服务工作协作组办公室、协作组组长单位进行综合考核。考核结果分为优、中、差3个等次。

（五）考核结果

中医"治未病"服务工作协作组办公室将考核结果上报国家中医

药管理局医政司，医政司依据考核结果，对组长单位和组长实行动态管理。对考核结果为“优”的组长单位和组长予以表扬；对考核结果为“中”的组长单位和组长进行督促整改；对考核结果为“差”的组长单位和组长予以警告并限期整改，整改后工作仍不力的予以调整。

国家中医药管理局办公室关于公布第四届全国中医药优秀期刊评选结果的通知

国中医药办新发〔2012〕55号

各省、自治区、直辖市卫生厅局、中医药管理局，新疆生产建设兵团卫生局，局各直属单位：

根据《国家中医药管理局关于开展第四届全国中医药优秀期刊评选活动的通知》（国中医药办函〔2011〕212号）精神，全国中医药期刊主管、主办单位及期刊社（编辑部）积极参加评选活动。各省（区、市）中医药管理部门、局各直属单位高度重视，共推荐79种中医药期刊（含民族医药期刊）参加本次评选。经过资格审查、专家委员会评审、公示等规定程序，共评选出35种中医药优秀期刊，其中一等奖5名，二等奖10名，三等奖20名，现予以公布。

希望全国中医药期刊继续坚持正确的导向，不断提高办刊水平，保持优势，突出特色，继承创新，实现科学发展，打造中医药期刊精品。

国家中医药管理局办公室
2012年11月12日

第四届全国中医药优秀期刊评选获奖期刊名单

奖项	期刊名称	主管单位	主办单位
一等奖	中国中西医结合杂志	中国科学技术协会	中国中西医结合学会　中国中医科学院
	中医杂志	国家中医药管理局	中华中医药学会　中国中医科学院
	中国针灸	中国科学技术协会	中国针灸学会　中国中医科学院针灸研究所
	中华中医药杂志	中国科学技术协会	中华中医药学会
	中国中药杂志	中国科学技术协会	中国药学会
二等奖	江苏中医药	江苏省卫生厅	江苏省中医药学会　江苏省中西医结合学会　江苏省针灸学会
	新中医	国家中医药管理局	广州中医药大学　中华中医药学会
	上海中医药杂志	上海市教育委员会	上海中医药大学　上海市中医药学会
	家庭中医药	国家中医药管理局	中国中医科学院中药研究所
	辽宁中医药大学学报	辽宁省教育厅	辽宁中医药大学
	中国骨伤	国家中医药管理局	中国中西医结合学会　中国中医科学院
	天津中医药	天津市卫生局	天津中医药大学　天津中医药学会　天津中西医结合学会
	世界中西医结合杂志	中国科学技术协会	中华中医药学会
	山东中医药大学学报	山东省教育厅	山东中医药大学
	中国结合医学杂志	国家中医药管理局	中国中医科学院　中国中西医结合学会

（续表）

奖项	期刊名称	主管单位	主办单位
	中医正骨	国家中医药管理局	河南省正骨研究院　中华中医药学会
	中国实验方剂学杂志	国家中医药管理局	中国中医科学院中药研究所　中国中西医结合学会中药专业委员会
	上海中医药大学学报	上海市教育委员会	上海中医药大学　上海市中医药研究所
	广州中医药大学学报	广东省教育厅	广州中医药大学
	中华中医药学刊	国家中医药管理局	中华中医药学会　辽宁中医药大学
	天津中医药大学学报	天津市教育委员会	天津中医药大学
	中华养生保健	国家中医药管理局	中华中医药学会
	世界针灸杂志	国家中医药管理局	世界针灸学会联合会　中国中医科学院针灸研究所　中国针灸学会
	中国中医急症	国家中医药管理局	中华中医药学会　重庆市中医研究院
	中医药管理杂志	国家中医药管理局	中华中医药学会
三等奖	中医学报	河南中医学院	河南中医学院　中华中医药学会
	吉林中医药	吉林省教育厅	长春中医药大学
	中国民间疗法	国家中医药管理局	中国中医药出版社　中国民间中医医药研究开发协会
	浙江中医杂志	浙江省中医药管理局	浙江省中医药研究院
	陕西中医学院学报	陕西省教育厅	陕西中医学院
	北京中医药	北京市中医管理局	北京中医药学会　北京中西医结合学会　北京市中药研究所
	中国中医基础医学杂志	国家中医药管理局	中国中医科学院中医基础理论研究所
	西部中医药(原甘肃中医)	甘肃省卫生厅	甘肃省中医药研究院　中华中医药学会
	湖南中医杂志	湖南省卫生厅	湖南省中医药研究院
	中国蒙医药	内蒙古自治区卫生厅	中国民族医药学会　内蒙古中蒙医研究所

国家中医药管理局办公室关于表彰《中国中医药年鉴》工作优秀单位、特别贡献奖获得者和先进个人的通知

国中医药办综发〔2012〕56号

各省、自治区、直辖市卫生厅、中医药管理局，新疆生产建设兵团卫生局，各计划单列市、副省级省会城市卫生局、中医药管理局（处），总后卫生部医疗管理局，局各直属单位，局机关各部门，各有关单位：

《中国中医药年鉴》（以下简称《年鉴》）自1983年正式出版，至今已连续出版30卷。30年来，全国各级中医药管理部门高度重视、认真组织，各中医药教育、科研、医疗、社团机构密切配合、积极供稿，参与编写的众多中医药行业专家、学者、工作人员默默无闻、辛勤付出，倾注了大量精力，为《年鉴》工作的开展作出了重要的贡献，同时也涌现出了一批表现突出的优秀单位和先进个人。

为鼓励多年来在《年鉴》工作中表现突出的单位和个人，树立榜样，充分调动参编人员的积极性，使《年鉴》编辑和发行工作再上新台阶，《年鉴》编委会决定对在《年鉴》工作中作出优异成绩的中国中医科学院等98家优秀单位、马贵

同等28位长期从事《年鉴》编撰工作的特别贡献奖获得者和刁兴隆等101位先进个人（名单见附件）予以表彰。希望受表彰的单位和个人继续努力，再创佳绩。中医药系统全体同志要以先进为榜样，学习他们埋头苦干、扎实工作的精神，积极支持中医药年鉴工作的发展，为《年鉴》工作作出更大的贡献。

附件：《中国中医药年鉴》工作优秀单位、特别贡献奖和先进个人名单

国家中医药管理局办公室
2012年11月13日

附件 《中国中医药年鉴》工作优秀单位、特别贡献奖和先进个人名单

优秀单位（98家）

中国中医科学院
中华中医药学会
中国中医药报社
中国中医药出版社
中国中医药科技开发交流中心
国家中医药管理局传统医药国际交流中心
国家中医药管理局对台港澳中医药交流合作中心
国家中医药管理局中医师资格认证中心
北京市中医管理局
北京中医协会
天津市卫生局
天津中医药大学
河北省中医药学会
河北医科大学中医学院
山西省卫生厅中医药管理局
山西中医学院
内蒙古自治区蒙中医药管理局
包头市卫生局
辽宁中医药大学附属第二医院
辽宁中医药大学附属医院
吉林省中医药管理局
长春中医药大学
黑龙江省中医药管理局
黑龙江省中医研究院
上海中医药大学
上海市中西医结合学会
江苏省中医药局
江苏省中医药研究院（江苏省中西医结合医院）
浙江省中医药学会
浙江省中西医结合学会
安徽省中医药学会
安徽中医药高等专科学校
福建省卫生厅中医药管理处
福建中医药大学
江西中医药高等专科学校
江西省中医药研究院
山东省中医药管理局
山东中医药大学
河南省中医管理局
河南省中医药学会
湖北省襄阳市中医医院
武汉市中西医结合医院
湖南省中医药研究院
湖南中医药大学
广东省中医药局
广州中医药大学
广西中医药大学第一附属医院
广西中医药学会
四川省中医药管理局
成都中医药大学
重庆市药物种植研究所
重庆市中医管理局
贵州省中医药管理局
贵州省中西医结合学会
云南省中医管理局
云南中医学院
西藏自治区藏医药管理局
西藏自治区藏医药研究院
陕西省中医药管理局
陕西中医学院
甘肃中医学院
甘肃省中医药学会
青海省中藏医药管理局
宁夏回族自治区卫生厅中医药管理局
宁夏回族自治区中医医院
新疆维吾尔自治区中医民族医药管理局
新疆生产建设兵团卫生局
沈阳市中医管理局
长春市中医药管理局
哈尔滨市卫生局
南京市卫生局
杭州市卫生局
济南市中医管理局
武汉市卫生局
广州市卫生局
成都市卫生局
西安市卫生局
大连市卫生局
宁波市卫生局
厦门市卫生局
青岛市中医管理局
深圳市卫生和人口计划生育委员会
总后卫生部医疗管理局
北京中医药大学管理学院
广西中医药大学
中国针灸学会
中国药膳研究会
世界中医药学会联合会
青岛国风药业有限责任公司
国家中医药管理局办公室
国家中医药管理局人事教育司
国家中医药管理局规划财务司
国家中医药管理局政策法规与监督司
国家中医药管理局医政司
国家中医药管理局科技司
国家中医药管理局国际合作司
国家中医药管理局直属机关党委
国家中医药管理局机关服务中心

特别贡献奖（28名，按姓氏笔画排序）

马贵同　王克勤　王树荣　王道瑞
王锦鸿　白永波　方东行　邓铁涛
朱邦贤　朱锦善　刘　平　刘祖贻
孙光荣　孙国杰　严世芸　严永清
严隽陶　沈施德　张应文　张学文
陈汉平　孟庆云　柳长华　施　杞
黄　燕　章臣桂　谢建群　熊大经

先进个人（101名，按姓氏笔画排序）

刁兴隆　于　浩　于黎明　马宁慧
马晓峰　王友晓　王会玲　王思成
王金玉　王孟妍　王继学　王艳波
王　瑾　扎　桑　石海燕　田文敬
田　波　邢伯茹　林秀明　林　雪

林颖欣 朱桂荣 任丛飞 华 旦 诺尔桑 刘陆阳 刘 畅 刘 洋 刘福文 孙 浩 许 磊 芮立新 芦 好 李 洁 李爱军 杨丽美 肖纹绮 肖 枫 肖 勇 吴跃进 柯春海 何勇健 余 晴 邸若虹 张小凡 张如青 张志国 张宏邈 张 悦 张 博 张德兴 陈 宁 陈 伟 陈国源 陈梦生 陈 霞 汪运富 武肇玲 欧阳波 罗会斌 罗绍明 罗 建 罗增刚 罗燕斐 周文平 周 茜 周登峰 孟长征 孟庆彬 孟 艳 赵文科 赵红娟 胡细庭 钟 森 施 翔 娄月丽 娄国菁 洪宝林 秦树坤 贾晓健 高 欣 郭通道 黄文贤 黄 莹 黄建昌 黄 铮 黄橙紫 崔丽君 葛元靖 葛文华 韩亚鹏 韩 莉 鲁 焱 蒋文焱 赖克道 詹晓雁 漆 敏 熊士敏 樊英戈 德 吉 翟桂茹 戴宝冬

中药资源普查试点工作领导小组第一次工作会议纪要

国中医药办科技函〔2012〕107 号

2012 年 6 月 4 日，国家中医药管理局中药资源普查试点工作领导小组召开第一次工作会议。会议的任务是贯彻《国务院关于扶持和促进中医药事业发展的若干意见》要求，切实履行国务院赋予国家中医药管理局“组织开展中药资源普查，促进中药资源的保护、开发和合理利用”的职能，结合近期中央领导对中药和中药资源方面相关批示精神的落实，进一步加强和完善组织领导机构，做好中药资源普查试点工作的统筹规划和顶层设计。国家中医药管理局中药资源普查试点工作领导小组组长、卫生部副部长、国家中医药管理局局长王国强，领导小组副组长、国家中医药管理局副局长李大宁，中国中药协会会长房书亭，中国中医科学院院长张伯礼及领导小组成员、局机关有关司负责人和部分专家参加会议。

会议听取了国家中医药管理局科技司关于中药资源普查试点工作开展情况和充实调整普查试点领导组织机构建议的汇报，肯定了中药资源普查试点前期工作，与会同志就有关问题进行了讨论。

会议认为，普查试点工作应坚持普查与解决药材产业发展中的关键问题相结合、与建立长效机制相结合、与资源基础条件建设相结合。以中药资源普查试点为抓手，探索制约行业发展关键问题的解决办法，做好中药资源管理机制建立、相关基础设施建设、成果承接和转化等工作，促进中药资源的可持续发展。会议还明确了一次普查、多项成果；统筹设计、专题实施；交汇综合、分享使用；边普查边建设的工作思路。

会议强调，一要充分认识中药资源普查的重要意义。二要抓住机遇，树立中医药行业自觉、自信、自强的意识。三要做好顶层设计、整体规划。四要创造条件，解决困难。五要加强领导，分步骤开展普查领导工作。

会议决定，一、同意局科技司提出的国家中医药管理局中药资源普查试点工作领导小组及办公室的调整方案及职责分工。二、依托中国中医科学院尽快成立“中药资源发展与研究中心”，并结合当前的普查试点工作积极开展工作。三、鉴于目前局机关用房困难，普查试点工作办公室的办公用房商请中国中医科学院帮助解决。工作人员主要从中国中医科学院中药研究所抽调专职人员，与地方借调人员共同组成。四、适度增加普查试点工作经费，由局规划财务司具体负责。

参会人员：王国强 李大宁 房书亭 张伯礼 桑滨生 李 昱 黄璐琦 崔丽君 陆建伟 王振宇 孙丽英 陈士林 赵润怀 钟国跃 段金廒 蔡少青 郭兰萍 张本刚 魏建和 龙兴超 赵军宁 缪剑华 柳长华

国家中医临床研究基地业务建设验收指标体系（试行）

国中医药办科技函〔2012〕223 号

国家中医临床研究基地业务建设验收指标体系提纲

<table>
<tr><th>验收项目</th><th colspan="2">二级指标</th><th>三级指标</th><th>分数</th></tr>
<tr><td rowspan="3">组织领导</td><td colspan="2">组织保障</td><td>是否纳入本省相关发展规划；省、厅局、校级领导小组运转情况；省政府有关部门对基地业务建设工作是否予以支持；省级中医药管理部门在政策方面是否予以倾斜</td><td rowspan="3">100 分</td></tr>
<tr><td colspan="2">经费保障</td><td>匹配经费是否按计划落实</td></tr>
<tr><td colspan="2">编制落实</td><td>科研编制是否按计划落实基本建设</td></tr>
<tr><td rowspan="4">基本建设</td><td colspan="2">项目建设</td><td>新建及改扩建工程建设进展情况</td><td rowspan="4">300 分</td></tr>
<tr><td colspan="2">项目资金</td><td>中央财政专项投入、地方财政投入、单位自筹资金执行进度</td></tr>
<tr><td colspan="2">业务用房</td><td>科研用房、科研辅助用房是否按照相关标准建立</td></tr>
<tr><td colspan="2">支撑科研的设备配置</td><td>诊断设备、信息设备、中医特色设备</td></tr>
<tr><td rowspan="13">重点病种研究</td><td colspan="2">重点病种研究任务落实</td><td>按照基地业务建设方案，逐一落实各个方面的具体任务，完成业务建设各项考核指标</td><td rowspan="13">400 分</td></tr>
<tr><td colspan="2">关键问题的研究</td><td>重点病种临床诊疗急需解决的关键问题研究进展</td></tr>
<tr><td colspan="2">疗效水平提高情况</td><td>重点病种疗效水平有一定提高并具有循证医学证据</td></tr>
<tr><td colspan="2">诊疗方案、技术</td><td>创新诊疗方案、技术方法，切实解决一批临床诊疗中的实际问题，提高重点病种临床疗效，并提供相应循证医学证据</td></tr>
<tr><td colspan="2">新药研发</td><td>研发与重点病种相关的院内制剂、新药、产生较好的经济效益、社会效益</td></tr>
<tr><td colspan="2">相关标准</td><td>完成诊疗方案的比较研究，形成可供推广的临床诊疗路径/指南/标准（草案）</td></tr>
<tr><td colspan="2">科研立项</td><td>获得与重点病种研究相关的科研立项情况；基地科研专项完成情况</td></tr>
<tr><td colspan="2">论文著作及专利</td><td>在国内、外核心学术期刊发表论文，发表著作，发明专利情况</td></tr>
<tr><td colspan="2">标准规范研究</td><td>接受相关培训，具有中医药标准规范制定的能力</td></tr>
<tr><td colspan="2">传承研究</td><td>整理、传承、创新名老中医临床经验和学术思想</td></tr>
<tr><td colspan="2">应用基础研究</td><td>开展中医药理论基础及作用机制等方面的研究</td></tr>
<tr><td colspan="2">国际交流与合作</td><td>开展国际合作、在高水平期刊上发表中医临床研究论文、举办或参加国际学术交流会议</td></tr>
<tr><td colspan="2">对临床服务的带动与支撑</td><td>住院病人数、年门诊量、年出院人数、门诊中医治疗率、住院中医治疗率及均次与基地建设初期对比</td></tr>
<tr><td rowspan="5">基地能力建设</td><td rowspan="5">临床能力</td><td>培养名中医</td><td>培养了纳入国家级相关计划的名中医、各级名中医有关荣誉称号</td><td rowspan="5">500</td></tr>
<tr><td>临床服务能力</td><td>三级查房制度、会诊制度完善，记录完整；疑难病症、急危重症诊治能力较基地建设初期提高比例</td></tr>
<tr><td>均次费用</td><td>门诊及住院均次费用较基地建设初期对比</td></tr>
<tr><td>院内制剂</td><td>制剂室面积不少于 3000 平方米，达到 GPP 标准；院内制剂不少于 100 个品种</td></tr>
<tr><td>医学检验中心</td><td>通过 ISO15189 医学实验室认证情况</td></tr>
</table>

（续表）

验收项目	二级指标		三级指标	分数
基地能力建设	科研能力	科研领军人物	拥有在国内影响较大的科研领军人物和一批学术带头人	500分
		科研队伍	重点病种带头人、技术骨干参加国家规定的相关培训；科研人才队伍梯度结构合理	
		文献信息	全面收集与重点病种研究相关的国内、国外诊疗及研究资料，建立可及时更新的文献信息数据库	
		伦理审查平台	具有完善的伦理审查体系，通过国家中医药管理局中医药临床研究伦理审查平台建设评估	
		临床研究方法团队	拥有专业化的临床方法学研究团队，承担或完成重大临床研究设计与管理	
		通过SFDA认定	重点病种所在专业是否通过SFDA资格认定	
		实验室/研究室	建立中医科研三级实验室、重点实验室；重点病种相关的重点研究室通过国家中医药管理局验收	
	临床研究数据管理与质量控制平台能力	共享系统建设	重点病种术语规范；结构化模板及采集系统；开展相关研究	
		质量管理	建立符合国际规范的临床研究质量管理体系，有专门的组织机构、管理制度和质量控制操作规范	
		数据管理	重点病种数据库管理体系的构建和应用	
	成果应用推广能力		引进和推广有中医特色的诊疗技术和诊疗方案	
基地运行模式和机制	创新的中医临床科研模式		支撑中医临床疗效提高和学术发展，体现中医行业规律的临床科研模式方面，提出新的思路、进行新的探索	100分
	基地内部运行机制		科研协调机制、协作机制、激励机制	
			基地管理制度、科研项目管理制度、科研人员管理制度、科研经费管理制度	
	可持续运行保障机制	领导重视	建立合理的领导体系，制定相关领导制度，出台相关政策和文件支持基地发展	
		发展规划	制定中长期的基地发展规划科研协作	
		科研协作	形成1~3个以上相对固定的协作单位，开展实质性合作	
		人才引进	建立高水平人才引进和培养机制	
		专职科研人员	配备足够的专职研究人员、明确科研人员的编制、有稳定的科研队伍	
		基地办公室	设立专门的基地办公室、配备专职人员和经费	
		文化建设	关于基地建设的文化宣传（展板、画册、简报等）、定期向国家局科技司基地办简报投稿	
标志性成果	基地建设的标志性成果		5分以上的SCI、国家级科技奖励、国家创新团队等能够突出体现基地建设的载体	100分
否决指标	匹配经费未到位、科研编制未落实、共享系统未应用、伦理审查未通过国家中医药管理局评估、重点病种所在专业未通过SFDA资格认定实行一票否决			

备注：否决指标中，共享系统建设与伦理审查实行单独考核；两个病种的基地单位重点病种研究项目取平均分。

表 1 国家中医临床研究基地组织领导验收指标体系

验收项目	验收指标	验收要点	验收细则	审查方式	标准分	实际得分
组织领导（100分）	组织保障（30分）	是否纳入本省相关发展规划；省、厅局、校级领导小组运转情况；省政府有关部门对基地业务建设工作予以支持；省级中医药管理部门在政策方面是否予以倾斜	1. 基地建设工作纳入本省相关发展规划，满分10分； 2. 省、厅局、校级领导小组运转良好，相关工作有总体部署，满分8分； 3. 省政府有关部门对基地业务建设工作予以支持，满分7分； 4. 省级中医药管理部门在政策方面予以倾斜，满分5分。	查看政府下发相关文件及会议记录	30分	
	经费保障（40分）	匹配经费是否按计划落实	1. 按计划全部落实，满分40分； 2. 按计划部分落实，满分20分； 3. 未落实，一票否决。	查看财务账目及相关文件	40分	
	编制落实（30分）	编制是否按计划落实	1. 全部落实，满分30分； 2. 部分落实，满分15分； 3. 未落实，一票否决。	查看相关文件	30分	

表 2 国家中医临床研究基地基本建设验收指标体系

验收项目	验收指标	验收要点	验收细则	审查方式	标准分	实际得分
基本建设（300分）	项目建设（60分）	进展情况	1. 项目建设已完工并投入使用，满分60分； 2. 项目建设基本完工，满分40分； 3. 项目在建，满分20分； 4. 项目未开工，不得分。	实地考查	60分	
	项目资金（60分）	执行进度	1. 中央财政专项投入按进度执行，满分20分； 2. 地方财政投入按进度执行，满分20分； 3. 单位自筹资金实际已投入使用，满分20分。	实地考查	60分	
业务用房（90分）	项目资金（60分）	科研用房	1. 科研用房建筑面积达到《中医医院建设标准》要求，满分10分； 2. 拥有研究型门诊、受试者接待室，满分20分； 3. 拥有研究型病房、Ⅰ期临床研究病房（床位20张以上），满分20分； 4. 拥有研究室、实验室，满分20分； 5. 其他辅助用房基本设置与构成：科研用房、数据中心、科技档案室、图书馆、学术报告厅建设符合相关要求，满分20分。	实地考查	90分	

（续表）

验收项目	验收指标	验收要点	验收细则	审查方式	标准分	实际得分
业务用房（90分）	支撑科研的设备配置（90分）	诊断设备	1. 现代医学诊断设备已购置并投入使用，满分10分； 2. 中医疾病诊断设备已购置并投入使用，满分10分。	实地考查	90分	
		信息设备	1. 医疗业务信息系统已购置并投入使用，满分10分； 2. 临床研究信息共享与开发系统已购置并投入使用，满分10分； 3. 远程会诊教学示范系统已购置并投入使用，满分10分。	实地考查		
		中医特色设备	1. 中医特色诊疗设备已购置并投入使用，满分10分； 2. 中医特色康复设备已购置并投入使用，满分10分； 3. 专用科研设备已购置并投入使用，满分10分； 4. 中医临床教学人体模型已购置并投入使用，满分10分。	实地考查		

表3 国家中医临床研究基地重点病种研究验收指标体系

验收项目	验收指标	验收要点	验收细则	审查方式	标准分	实际得分
重点病种研究（400分）	重点病种研究任务落实（50分）	对照《中医临床研究基地业务建设方案》，是否达到既定的目标	1. 达到既定研究目标，满分10分； 2. 达到既定研究目标50%以上，满分9分； 3. 未达到既定研究目标50%，不给分。	听取汇报，查阅相关材料	10分	
		对照《中医临床研究基地业务建设方案》，是否完成既定的主要研究内容	1. 完成既定研究内容，满分10分； 2. 完成既定研究内容50%以上，满分9分； 3. 未完成既定研究内容50%，不给分。	听取汇报，查阅相关材料	10分	
		对照《中医临床研究基地业务建设方案》，是否达到既定的预期成果	1. 达到预期成果目标，满分10分； 2. 达到预期成果目标50%以上，满分9分； 3. 未达到预期成果目标50%，不给分。	听取汇报，查阅相关材料	10分	
		对照《中医临床研究基地业务建设方案》，是否达到既定的具体考核指标	1. 达到预期制定的具体考核指标，满分10分； 2. 达到预期制定的具体考核指标50%以上，满分9分； 3. 未达到预期制定的具体考核指标50%，不给分。	听取汇报，查阅相关材料	10分	
		建设方案内容改动及报批情况	1. 无改动或者有改动但是已经报批，满分10分； 2. 有改动，没有报批，不给分。	查阅相关文件	10分	

（续表）

验收项目	验收指标	验收要点	验收细则	审查方式	标准分	实际得分
重点病种研究（400分）	关键问题的研究（20分）	重点病种研究临床诊疗急需解决的关键问题研究进展	1. 基本得到解决，研究成果已经在临床应用，满分20分； 2. 正在进行研究，部分成果已经应用到临床，满分10分； 3. 关键问题不明确或者没有任何进展，不给分。	听取汇报，查阅相关材料	20分	
	疗效水平提高情况（30分）	重点病种疗效水平有一定提高并具有循证医学证据	1. 重点病种治疗有效率与基地建设初期相比提高情况，满分15分； 2. 中医药使用率与基地建设初期相比提高情况，满分10分； 3. 住院天数与基地建设初期相比减少情况，满分5分。	查阅病历及相关医疗、论文及公开报告数据	30分	
	诊疗方案（20分）	形成与重点病种研究相关的诊疗方案	1. 重点病种规范化诊疗方案成为行业标准，满分20分； 2. 形成重点病种规范化诊疗方案并实际应用，满分10分。	听取汇报，查阅相关材料	20分	
	诊疗技术（20分）	创新与重点病种研究相关的诊疗技术	1. 形成新的中医诊疗技术并应用，满分10； 2. 引进或研发新的中医诊疗设备，满分10分。	查阅相关材料，实地考查	20分	
	新药研发（20分）	研发与重点病种研究相关的院内制剂、新药，产生较好的经济效益、社会效益	1. 完成研发，目前已经获得新药证书，满分20分； 2. 目前已经获得临床批件，满分18分； 3. 目前已经获得院内制剂批文，满分15分； 4. 完成临床前研究，满分5分； 5. 刚开始重点病种新药研发，满分1分； 6. 未进行关于重点病种新药的研发，不得分。	查看与新药相关的证书、批件以及院内制剂的批文	20分	
	相关标准（20分）	完成诊疗方案的比较研究，形成可供推广的临床诊疗路径/指南/标准（草案）	1. 制定病种临床路径/指南/标准（草案）获卫生部/中医局发布，满分20分； 2. 制定病种临床路径/指南/标准（草案）获全国学会认同，满分15分； 3. 制定病种临床路径/指南/标准（草案）获行业内共识，满分10分； 4. 形成院内临床路径/指南/标准（草案），满分5分。	查阅相关材料	20分	
	科研立项（40分）	获得与重点病种研究相关的科研立项	1. 获得国家级科研项目立项，满分20分； 2. 获得省部级科研项目立项，满分15分； 3. 获得厅局级科研项目立项，满分10分； 4. 获得校内（院内）科研项目立项，满分5分。	查阅相关材料	20分	
		基地科研专项完成情况	1. 基地科研专项经费已全部落实，满分10分； 2. 基地科研专项经费部分落实，满分5分； 3. 基地科研专项按计划执行情况良好，满分10分； 4. 基地科研专项未按计划执行，不得分。	查阅相关材料	20分	

（续表）

验收项目	验收指标	验收要点	验收细则	审查方式	标准分	实际得分
重点病种研究（400分）	论文著作及专利（50分）	研究结果得到行业公认并能在国内外核心学术期刊发表论文、著作，获得相关专利	1. 发表SCI并被引用，满分10分； 2. 在国内核心期刊发表论文并被引用，满分10分； 3. 国际学术会议交流论文，满分10分； 4. 出版与重点病种相关的著作或教材，满分10分； 5. 获得与重点病种相关的专利，满分10分。	查看相关论文、著作、专利原件	50分	
	标准规范研究（20分）	接受相关培训，有相关标准规范制定能力	1. 有关人员接受过标准规范制定培训，满分10分； 2. 具有中医药标准规范制定能力，满分10分。	查阅相关材料	20分	
	传承研究（20分）	整理、传承、创新名老中医临床经验和学术思想	1. 整理研究名老中医典型医案、中医诊疗经验，满分10分； 2. 传承创新名老中医临床经验和学术思想，满分10分。	查阅相关材料，实地考查	20分	
	应用基础研究（10分）	开展相关应用基础研究	开展与重点病种相关的中医诊疗规律、中医药理论基础及作用机制等方面的研究，满分10分。	查阅相关材料，实地考查	10分	
	国际科技交流与合作（20分）	开展国际学术交流与合作并发表相关论文	1. 开展国际合作研究项目，满分5分； 2. 在高水平国际期刊上发表中医临床研究论文，满分5分； 3. 举办国际学术交流活动，满分5分； 4. 参加国际学术交流活动，满分5分。	查阅相关材料	20分	
	对临床服务的带动与支撑（60分）	重点病种总体住院病人数、年门诊量、年出院人数、门诊中医治疗率、住院中医治疗率及均次与基地建设初期对比（提供相关对比数据）	1. 住院病人数较基地建设初期增长情况，满分10分； 2. 年门诊量较基地建设初期增长情况，满分10分； 3. 年出院人数较基地建设初期增长情况，满分10分； 4. 门诊中医治疗率较基地建设初期增长情况，满分10分； 5. 住院中医治疗率较基地建设初期增长情况，满分10分； 6. 门诊、住院均次较基地建设初期降低情况，满分10分。	听取汇报，查阅相关数据	60分	

表4 国家中医临床研究基地能力建设验收指标体系

<table>
<tr><th>验收项目</th><th>验收指标</th><th>验收要点</th><th>验收细则</th><th>审查方式</th><th>标准分</th><th>实际得分</th></tr>
<tr><td rowspan="8">基地能力建设（500分）</td><td rowspan="5">临床能力（120分）</td><td>培养名中医</td><td>1. 培养了纳入国家级相关计划的名中医，满分20分；
2. 除国家级外培养了各级名中医及有关荣誉称号，满分10分。</td><td>查阅相关材料</td><td>30分</td><td></td></tr>
<tr><td>临床服务能力</td><td>1. 三级查房制度完善，记录完整，满分10分；
2. 会诊制度完善，记录完整，满分10分；
3. 疑难病症诊治能力较基地建设初期提高比例，满分10分；
4. 急危重症诊治能力较基地建设初期提高比例，满分10分。</td><td>查阅相关材料及数据</td><td>40分</td><td></td></tr>
<tr><td>均次费用</td><td>1. 门诊均次费用较基地建设初期下降，满分10分；
2. 住院均次费用较基地建设初期下降，满分10分。</td><td>查阅相关数据</td><td>20分</td><td></td></tr>
<tr><td>院内制剂</td><td>1. 制剂室面积不少于3000平方米，达到GPP标准，满分10分；
2. 院内制剂不少于100个品种，满分10分。</td><td>查阅相关材料及实地考查</td><td>20分</td><td></td></tr>
<tr><td>医学检验中心</td><td>1. 已启动ISO15189医学实验室建设，满分5分；
2. 已申请ISO15189医学实验室认证，满分8分；
3. 已通过ISO15189医学实验室认证，满分10分。</td><td>查看获得认证的材料</td><td>10分</td><td></td></tr>
<tr><td rowspan="3">科研能力（190分）</td><td>科研领军人物</td><td>拥有在国内影响较大的科研领军人物和一批学术带头人，满分10分。</td><td>听取汇报，查阅相关证明</td><td>10分</td><td></td></tr>
<tr><td>科研队伍</td><td>1. 重点病种带头人、技术骨干参加国家规定的相关培训，满分10分；
2. 科研人员梯队结构合理，形成中青年为主、专业覆盖全面（临床、基础、临床科研方法、文献信息、新药研发、标准规范、科研管理等）科研骨干队伍，满分10分。</td><td>听取汇报，查阅相关材料</td><td>20分</td><td></td></tr>
<tr><td>文献信息</td><td>1. 建立或具有及时更新并可共享的文献信息库，满分10分；
2. 与重点病种相关的文献收集与归类（古代、现代、国外文献），满分10分；
3. 名老中医文献收集与归类，满分10分。</td><td>查阅相关材料及实地考查</td><td>30分</td><td></td></tr>
</table>

（续表）

验收项目	验收指标	验收要点	验收细则	审查方式	标准分	实际得分
基地能力建设（500分）	科研能力（190分）	伦理审查平台	1. 具有完善的（药物/医疗器械、临床研究、动物、医疗新技术）伦理审查体系，满分30分； 2. 通过国家中医药管理局中医药临床研究伦理审查平台建设评估，满分30分。	听取汇报，查阅相关材料	60分	
		临床研究方法团队	1. 有专业化的临床方法学研究团队，具有根据中医临床特点进行适合中医药临床研究的方案设计及创新能力，满分10分； 2. 承担或完成重大临床研究设计与管理，满分10分。	听取汇报，查阅相关材料	20分	
		通过SFDA认定	1. 重点病种所在专业通过SFDA资格认定，满分20分； 2. 未通过认定，一票否决。	听取汇报，查阅相关材料	20分	
		实验室/研究室	1. 拥有中医科研三级实验室、重点实验室，满分10分； 2. 建立重点病种相关重点研究室，满分10分； 3. 重点研究室通过国家中医药管理局验收，满分10分。	查阅相关材料，实地考查	30分	
	临床研究数据管理与质量控制平台能力（150分）	共享系统建设完成及应用情况	1. 重点病种术语规范，满分30分； 2. 结构化模板及采集系统（收集重点病种500例），满分30分； 3. 开展相关研究，满分30分。	查阅相关材料，实地考查	90分	
		质量管理	1. 建立符合国际规范的临床研究质量管理体系，满分10分； 2. 有专门的部门、人员、管理制度和质量控制操作规范，满分10分； 3. 依据质量管理体系实施的记录文件，满分10分。	查阅相关材料，实地考查	30分	
		数据管理	1. 建立规范完整的重点病种研究数据库，满分10分； 2. 有专职的数据库管理人员、录入人员，满分10分； 3. 数据核查记录真实、准确、完整，满分10分； 4. 未建立数据库，不得分。	实地考查	30分	
	成果应用及推广能力（40分）	引进成果	1. 引进应用中医特色诊疗技术、临床诊疗方案，并完善提高，满分10分； 2. 收集并规范评价民间传统诊疗技术方法，满分10分。	查阅相关材料	20分	
		成果推广	1. 向全国推广有效的中医临床诊疗技术和研究成果，满分10分； 2. 向本区域推广有效的中医临床诊疗技术和研究成果，满分10分。	查阅相关材料	20分	

表5　国家中医临床研究基地运行模式和机制建设验收指标体系

验收项目	验收指标	验收要点	验收细则	审查方式	标准分	实际得分
基地运行模式和机制（100分）	建立创新的中医临床科研模式（10分）	科研模式	在中医临床疗效提高和学术发展、体现中医行业规律的临床科研模式方面，提出新的思路、进行新的探索，满分10分。	查阅相关材料	10分	
	建立基地内部高效运行的机制（20分）	运行机制	建立并探索实施基地的良性运行机制，满分10分。	查阅相关材料	10分	
		管理制度	建立并执行基地的组织管理、科研管理、财务管理等工作制度，满分10分。	查阅相关材料	10分	
	建立可持续运行的保障机制（70分）	领导重视	建立合理的领导体系，制定相关领导制度，出台相关政策和文件支持基地发展，满分10分。	查阅相关文件	10分	
		发展规划	依靠依托单位，制定中长期的基地发展规划，满分10分。	查阅相关材料	10分	
		科研协作	形成1～3个以上相对固定的协作单位，开展实质性合作及取得的成果，有机组合和整合相关领域的专家和资源，满分10分。	查阅相关材料	10分	
		人才引进	建立高水平人才引进和培养机制，满分10分。	查阅相关材料	10分	
		专职科研人员	1. 配备足够的专职研究人员，满分4分； 2. 明确科研人员的编制，满分3分； 3. 有稳定的科研队伍，满分3分。	查阅相关材料，结合实地考查	10分	
		基地办公室	1. 设立专门的基地办公室，满分5分； 2. 配备专职人员和经费，满分5分。	查阅相关材料，结合实地考查	10分	
		文化建设	1. 关于基地建设的文化宣传（展板、画册、简报等），满分5分； 2. 定期向国家局科技司基地办简报投稿数量，满分5分。	查阅相关材料，结合实地考查	10分	

会议篇

一、国内会议

【2012年全国中医药工作会议】 2012年1月10～11日，2012年全国中医药工作会议在北京召开。会议深入贯彻党的十七大以及十七届五中、六中全会、中央经济工作会议和全国卫生工作会议精神，以邓小平理论和“三个代表”重要思想为指导，深入贯彻落实科学发展观，深刻分析中医药改革发展面临的形势，紧紧抓住推动中医药事业科学发展这个主题，牢牢把握在深化医改中全面贯彻落实《国务院关于扶持和促进中医药事业发展的若干意见》这条主线，总结2011年工作，部署2012年主要任务，全面实施中医药事业发展“十二五”规划。中共中央政治局常委、国务院副总理李克强对会议高度重视并作出了重要批示。卫生部部长陈竺在会议上作了重要讲话。卫生部副部长、国家中医药管理局局长王国强作了题为《服务大局 奋发有为 努力开创中医药事业科学发展的新局面》的工作报告和会议总结讲话。会议由国家中医药管理局副局长吴刚主持，总后卫生部副部长王玉民，国家中医药管理局副局长于文明、李大宁、马建中，局党组成员王志勇等领导出席。来自全国各省（区、市）主管中医药工作的卫生厅（局）长、国家中医药管理局各司办及局直属单位负责人以及中央和国家机关有关部门代表近300人参加会议，北京市中医管理局、天津市人民政府、江西省景德镇市中医院等17个政府机构和单位在大会作经验交流。

（贾忠武）

【2012年全国中医医政工作会议】 2012年2月8～9日，2012年全国中医医政工作会议在福建厦门召开。会议全面贯彻落实2012年全国卫生工作会议和全国中医药工作会议精神，认真分析中医医政工作面临的新形势、新任务，回顾总结2011年中医医政工作进展，研究部署2012年中医医政工作。卫生部副部长、国家中医药管理局局长王国强在会议上作了重要讲话。国家中医药管理局副局长马建中出席会议。全国各省、区、市及新疆生产建设兵团中医药管理部门负责人、医政处处长160多人参加会议。会上，北京市中医管理局、甘肃省中医药管理局等7家单位对中医药医政工作进行了经验交流。会议还就中西医如何结合，中医药、民族医药价格形成和补偿机制，中医区域“治未病”预防保健服务试点工作等进行讨论和交流。

（薛静怡）

【“973”计划中医理论专题2011年度交流会】 2012年3月1～2日，科技部基础研究司和国家中医药管理局科技司在辽宁沈阳召开“973”计划中医理论专题2011年度交流会。“973”计划专家顾问组强伯勤院士、江桂斌院士，“973”计划中医理论专题专家组组长李振吉教授，各项目首席科学家团队以及相关领域专家、学者400余人参加了会议。会议介绍了中医药科技发展的有关情况和下一步的工作重点，“973”计划中医理论专题的实施情况和2013年的申报指南，2007年立项项目取得的研究成果，“973”计划健康科学领域“十二五”规划考虑。沈建磊处长代表科技部基础司对“973”计划中医理论专题实施7年来取得的成绩、国家中医药管理局和专题专家组的工作给予充分肯定，并表示在“十二五”期间将继续加强对“973”计划中医理论基础研究的支持力度。强伯勤院士代表“973”计划顾问组，高度评价了中医专题组织工作和实施效果。行业内外不同领域专家就中医药理论的基础研究和相关多学科最新进展等进行了充分交流。辽宁省副省长陈超英出席会议并致辞，国家中医药管理局副局长李大宁出席会议并作了重要讲话。

（高 欣）

【国家中医临床研究基地2012年业务建设工作会议】 2012年3月29～30日，国家中医临床研究基地2012年业务建设工作会议在安徽合肥举行。国家中医药管理局副局长李大宁，国家中医药管理局规划财务司司长曹洪欣、人事教育司司长姜在旸、医政司副司长杨龙会、科技司副司长李昱，安徽省卫生厅厅长高开焰，安徽省中医药管理局局长董明培，安徽中医学院院长王键出席会议。各省、自治区、直辖市中医药管理部门负责同志，国家中医临床研究基地业务建设督导组专家，各基地负责人等180余人参加会议。会上，通报了2011年基地业务建设督导情况，安徽、湖北、四川等省中医药管理局作了基地建设管理经验交流，16个基地建设单位作了基地业务建设工作经验交流。

（高 欣）

【国家中医药管理局2012年财政预算执行管理工作会议】 2012年4月6日，国家中医药管理局规划财务司组织召开国家中医药管理局2012年财政预算执行管理工作会议。局各司（办）领导、局各直属（管）单位负责人、财务处长（负责人）50余人参加了会议。会议通报了当前国家中医药管理局财政预算执行进度及有关情况，传达了财政部关于预算执行管理工作的新精神和新要求，总结了国家中医药管理局2011年财政预算执行管理工作取得的成效和存在的问题，部署了国家中医药管理局2012年财政预算执行管理工作。国家中医药管理局规划财务司司长曹洪欣主持会议。国家中医药管理局副局长吴刚出席会议并作重要讲话。

（高 欣）

【中医药海外发展战略研讨会】 2012年5月4日，国家中医药管理局在北京召开了中医药海外发展战略研讨会。卫生部副部长、国家中医药管理局局长王国强出席会议并作重要讲话。会议由国家中医药管理局副局长于文明主持。国家中医药管理局各司室和直属单位负责人，部分省、市中医药行政管理部门负责人，部分中医药医疗、教育、科研机构及行业组织、中药企业代表和部分国家中医药对外交流合作专家咨询委员会委员等70余人出席了会议。中国工程院院士张伯礼、石学敏，北京市中医管理局局长赵静、上海市中医药发展办公室主任郑锦，黑龙江中医药大学校长匡海学，广东省中医院院长吕玉波，世界中医药学会联合会秘书长李振吉等与会代表对当前中医药海外发展所面临的形势进行深刻研判，对所存在问题和困难的原因进行了深入分析，提出了很多有益的意见和建议。会上，国家中医药管理局传统医学国际交流中心、中国中医科学院广安门医院、黑龙江中医药大学、广州中医药大学、天津中医药大学附属针灸医院、山西中医学院、中国医学科学院药用植物研究所、宝中堂、同仁堂集团、天士力集团、成都地奥药业有限公司11家单位代表汇报了本单位开展中医药对外交流与合作的总体情况，交流了工作经验。

（陆烨鑫）

【国家中医药管理局与香港卫生署中医药高层工作会】　2012年5月14～17日，国家中医药管理局与香港卫生署中医药高层工作会在福建召开。香港卫生署署长林秉恩率团参加了会议，国家中医药管理局副局长于文明参加并主持了会议。会上，国家中医药管理局就内地中医药国际交流与合作最新进展作了报告，回顾了近年来中医药国际交流与合作的工作重点及取得的成就，介绍了下阶段的工作计划。香港卫生署就香港中医药发展最新进展作了报告，着重介绍了香港中药材标准（港标）、世界卫生组织传统医药合作中心和香港中医药的未来发展等。福建省卫生厅和福建中医药大学也分别就当地中医药发展情况作了报告。两地代表团还就内地与香港在制订中医药发展战略与规划、信息交流、标准化建设、医疗、科研、产业、人才培养、养生保健、文化交流等领域开展情况进行了广泛交流与研讨，并对《内地与香港关于中医药领域的合作协议》的执行情况和下一步工作建议进行了讨论。于文明对下阶段两地的中医药交流与合作工作提出了具体要求，希望两地加强交流，优势互补，资源共享，建立机制，进一步推动两地中医药事业的发展。

（朱海东）

【全国高等中医药教育学会党建和思想政治工作研究会第21次年会】
2012年5月17日，全国高等中医药教育学会党建和思想政治工作研究会第21次年会在浙江杭州召开。本次会议由浙江中医药大学承办，共有来自全国26所院校的80多名代表参加。卫生部副部长、国家中医药管理局局长王国强在会上指出，研究会和各中医药院校要抓住机遇、传承创新，总结近年来中医药院校开展文化建设的成绩、经验和存在问题，认真研究“十二五”期间中医药院校文化建设的发展目标和重点任务，制定切实可行的工作措施，着力推进中医药文化建设。一要努力将优秀传统文化与时代特征结合起来，在促进社会主义核心价值体系的构建中发挥作用。二要借助中医药院校的资源优势，深化中医药文化研究，挖掘中医药文化价值，加强中医药非物质文化遗产保护与利用，加快中医药文化产品创作，丰富中医药文化内容。三要加快中医药文化专业队伍建设，把系统培养培训与传播平台打造、文化产品创作等紧密结合起来，建设一支专业结构合理、业务素质较高、思想作风过硬的人才队伍，推出一批群众喜爱、有广泛社会影响的中医药文化科普名家大师。四要加强中医药文化传播平台建设，推动中医药走出国门、走向世界，充分利用“中医孔子学院”、中医药文化宣传教育基地建设等多种途径，搭建更广泛传播中医药文化的公共平台。五要通过多种途径、采取多种形式，结合“中国中药中国行·进乡村、进社区、进家庭”活动，大力开展中医药文化和科普知识宣传，在全社会营造浓厚的中医药文化氛围。

（高　欣）

【全面贯彻落实《中医药事业发展“十二五”规划》视频会议】
2012年6月5日，国家中医药管理局召开全面贯彻落实《中医药事业发展“十二五”规划》视频会议，要求全国中医药系统提高认识，领会精神，统一思想，狠抓《中医药事业发展“十二五”规划》落实，推动“十二五”时期中医药事业又好又快发展。卫生部副部长、国家中医药管理局局长王国强出席会议并作了《全面实施〈中医药事业发展“十二五”规划〉　开创中医药事业发展新局面》的重要讲话。国家中医药管理局副局长吴刚，局党组成员、中国中医科学院党委书记王志勇和相关部门负责人出席了会议。各省（市、区）卫生厅（局）和中医药管理局有关负责人在分会场参加会议。

（高　欣）

【太湖文化论坛中医药文化发展（南昌）高级别会议】　2012年6月7～8日，由太湖文化论坛、国家中医药管理局、江西省人民政府主办的太湖文化论坛暨中医药发展（南昌）高级别会议在江西南昌举行。会议以“促进人类自然健康和谐发展”为主题。国务院副总理李克强致信祝贺。全国政协副主席张梅颖出席开幕式并讲话，土库曼斯坦副总理托伊雷耶夫、越南前国家主席

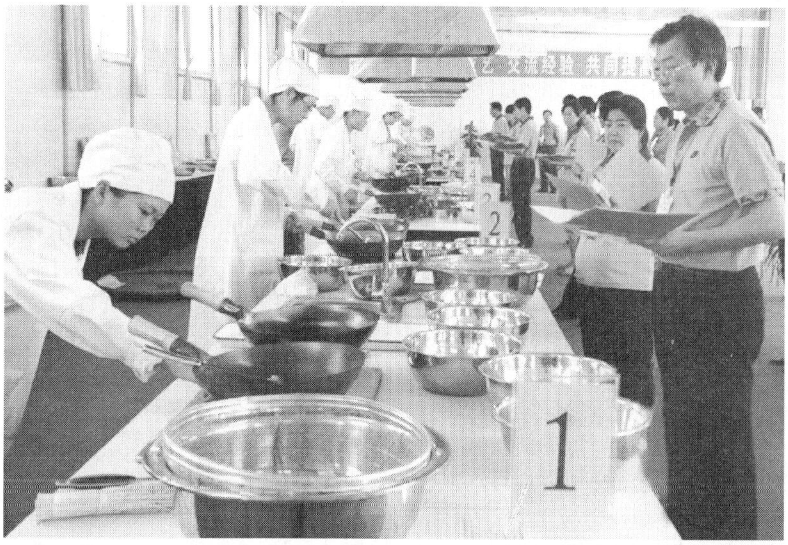

2012年6月13~14日，2012年全国职业院校技能大赛——“同仁堂杯”中药技能大赛在山东烟台举办

陈德良在开幕式上致辞，中央社会主义学院党组书记叶小文，卫生部副部长、国家中医药管理局局长王国强，太湖文化论坛高级顾问熊光楷、赵可铭，中国文联副主席、书记处书记杨承志，江西省领导凌成兴、洪礼和、刘晓庄出席开幕式。太湖文化论坛是我国继博鳌亚洲论坛之后，参照达沃斯论坛的模式和经验而创立的中国国家民政部批准的第一个自主创立的以地名、论坛为组织名称的全国性民间社团组织，旨在弘扬中华民族优秀文化、促进东西方文化交流与合作，为世界文明的对话以及区域文明的合作搭建一个永久、开放、多元、包容的高层文化对话平台。

（肖中仁）

【2012年全国职业院校技能大赛——“同仁堂杯”中药传统技能大赛】 2012年6月13~14日，由教育部、国家中医药管理局等部门联合主办，教育部职业教育与成人教育司、国家中医药管理局人事教育司、山东省教育厅、山东省卫生厅、山东省中医药管理局共同承办，山东中医药高等专科学校、全国中医药职业教育教学指导委员会、全国中医药职业技术教育学会协办2012年全国职业院校技能大赛——“同仁堂杯”中药传统技能大赛在山东烟台（山东中医药高等专科学校）举行。全国27个省、市的66支代表队的132名参赛选手同场竞技，各施所学，展现中药传统技艺的魅力，在中药性状鉴别、中药真伪鉴别、中药调剂及中药炮制4个赛项中展开角逐。“同仁堂”杯中药传统技能大赛共产生中职组个人一等奖6名、二等奖12名、三等奖19名，团体一等奖3名、二等奖6名、三等奖9名；高职组个人一等奖7名、二等奖14名、三等奖21名，团体一等奖4名、二等奖7名、三等奖11名；优秀指导教师40名。

（高 欣）

【2012海峡中医药发展与合作研讨会】 2012年6月17~18日，2012海峡中医药发展与合作研讨会作为第四届海峡论坛的配套活动在福建厦门举办。本届研讨会由国家中医药管理局和厦门市政府共同主办，大会以“加强两岸中医药交流合作，促进两岸中医药互利共赢”为主题，与会代表围绕海峡两岸现代中医药发展的战略，共同探讨解决制约中医药发展的关键问题，建立两岸中医药交流合作长效机制。国家中医药管理局副局长于文明、国务院台湾事务办公室交流局局长程金中出席开幕式并致辞。于文明就新形势下两岸中医药的发展提出两点建议：第一，进一步完善两岸中医药沟通、交流与合作机制，共同推进海峡两岸中医药事业发展。在两岸医药卫生合作协议框架下，从两岸民众的需求和中医药发展需求出发，通过已搭建的两岸卫生管理部门沟通联络机制，在两岸医药卫生合作协议框架下开展两岸中医药交流与合作，共同研究制定两岸中医药战略合作发展框架。第二，两岸中医药界密切合作，优势互补，共同促进中医药国际传播与发展。要充分发挥两岸在中医医疗保健服务、教育培训、科学研究、产业发展、文化传承等方面的特色和优势，相互借鉴、资源共享、紧密合作，共同搭建中医药国际交流新平台，促进中医药文化国际传播，推动中医药服务贸易的发展，推进中医药国际化进程。

（李亚婵）

【国家中医药发展论坛（珠江论坛）第六届学术研讨会】 2012年6月19~20日，国家中医药发展论坛（“珠江论坛”）第六届学术研讨会在广东广州召开。论坛以“针灸研究发展战略——加快创新发展，提高针灸临床和科研水平”为主题，集中探讨了针灸临床应用现状及主要问题、针灸临床研究中的问题和对策等。卫生部副部长、国家中医药管理局局长王国强，中国科学院院士韩济生，中国中医科学院常务副院长刘保延等作了主题报告。国家中医药管理局副局长李大宁、科技部社发司副司长杨哲以及广东省科技厅、发改委有关领导出席了论坛。论坛充分体现了“高立意、高层次、高见地”的宗旨和原则。会议统一了针灸发展现状的思想认识，提出了针灸临床应用与研究中的问题与对策，明确了针灸研究发展的战略目标、任务和思路。会议还对“十二五”针灸疗效国际多中心临床评价研究的重点和实施方案提出了建设性意见并初步达成共识。论坛对针灸转化医学的思考与实践、针灸临床研究的进展与问题等进行了探讨。论坛由科技部、国家中医药管理局和广东省人民政府共同主办，广东省科技厅、广东省中医药局、广东省中医药科学院、广东省中医院承办，来自针灸及相关领域专家共50多人参加了研讨。

（高　欣）

【"治未病"预防保健服务试点单位第七次工作会议】　2012年6月19日，"治未病"预防保健服务试点单位第七次工作会议在广东广州召开。会议全面总结了近5年"治未病"工作的进展情况及取得的成效，深化了对"治未病"的再认识，安排部署了今后的"治未病"工作。卫生部副部长、国家中医药管理局局长王国强出席会议并作了重要讲话。会议由广东省中医药局、广东省中医院承办，各省级中医药管理部门、全国各"治未病"预防保健服务试点单位、"治未病"预防保健服务试点地区、中医养生保健服务机构准入试点地区、国家中医药管理局预防保健（"治未病"）重点专科培育单位及成员单位相关负责人约500人参加会议。

（高　欣）

【中医药标准应用评价和标准化培训项目启动会】　2012年7月5日，国家中医药管理局在北京召开中医药标准应用评价和标准化培训项目启动会，研究部署项目实施工作。国家中医药管理局副局长于文明出席会议并作总结讲话。来自全国31个省、自治区、直辖市的42家中医药标准研究推广基地建设单位代表出席启动会并参与讨论。

（高　欣）

【国家中医药发展改革综合论坛】　2012年7月10～11日，由国家中医药管理局主办，上海市卫生局、上海市中医药发展办公室、上海市浦东新区人民政府承办的以"探索、改革、创新、发展"为主题的国家中医药发展改革综合论坛在上海举行。卫生部副部长、国家中医药管理局局长王国强和上海市副市长沈晓明等出席。

王国强指出，建设中医药发展综合改革试验区是国家中医药管理局作出的一项重要战略决策。北京市东城区、上海市浦东新区、甘肃省、河北省石家庄市4个试验区设立以来，抓住机遇，积极组织，大胆探索，做了大量卓有成效的工作。但是还存在发展不平衡、办法不够多、力度不够大等问题，为此他提出如下几点建议。

一是进一步提高认识，加强领导。试验区各级领导要高度重视，进一步提升推进试验区建设的责任感和使命感，增强推进试验区建设的积极性、主动性和创造性，把推进试验区建设摆上重要议事日程，及时研究解决工作推进过程中的重大问题，充分发挥政府的主导作用，整合区域优势资源，建立健全体制机制，扎扎实实地抓好试验区建设各项工作，抓重点、攻难点、出亮点，在试验中探索中医药发展的大方向，在本区域内做出中医药发展的大文章。

二是进一步解放思想，勇于创新。综合改革试验区要把解放思想贯穿于改革试验的全过程，体现在试验区各项工作和工作的各个环节之中，以开拓的勇气、创新的锐气，找准目标、明确思路，围绕当前制约中医药事业科学发展的突出问题，以满足群众中医药需求为基本出发点，深入思考事关全局、影响长远的重大问题，增强推进试验的前瞻性，以超前的意识研判发展方向，以战略的眼光思考发展思路，大胆探索，勇于实践，努力推进政策突破、体制创新和机制转换，走出一条科学发展的新路子。

三是进一步突出重点，关联互动。综合改革试验区要以改革总揽全局，积极地探索新的形势下中医药发展新的改革路径和新的发展模式，真正把试验区建设成为"中医药科学发展的试验田"，推动试验区中医药事业又好又快发展，切实发挥试验区"探索路子、创造经验、作出示范"的作用，以试验区的局部突破推动全国全局的发展。

四是进一步科学决策，扎实推进。综合改革试验必须遵照中医药发展的客观规律办事，坚持科学决策、民主决策、依法决策。要加强顶层设计、统筹谋划、整体部署，分阶段、有步骤地稳步推进改革试验工作。同时，对试验区的改革运行实施实时、有效的监控，定期评估其政策效果、示范带动作用和可持续发展的绩效，并予以及时的反馈和调整。还要充分尊重群众首创精神。

论坛上，上海市浦东新区卫生局副局长李荣华以《机制改革服务创新——中医药服务体系机制创新若干探索》、上海中医药大学校长陈凯先院士以《中医创新举国体制——中医药研发多中心合作机制探索》、北京市东城区卫生局副局长刘清华以《规范服务标准　促进行业发展》为题交流了经验。

（高　欣）

【2012中医药继承创新发展高峰论坛】　2012年7月13～14日，由中国中医科学院主办的2012中医药继承创新发展高峰论坛在北京举行。卫生部副部长、国家中医药管理局局长王国强就落实全国科技创新大会精神、推进中医药科技创新工作提出并明确10方面工作和5点要求。本次论坛主题为"科技创新与体制改革、中医药继承与创新发展"，旨在充分认识科技创新发展的形势和政策，丰富完善中医药继承创新发展的思路与措施。国务院参事、科技部原副部长刘燕华，国家中医药管理局副局长李大宁，中国中医科学院院长张伯礼院士，陈可冀院士，国医大师陆广莘，以及来自科技部、发改委、国务院发展研究中心、国家自然科学基金委员会、国内30多个中医药科研机构及相关单位的负责人、专家、学者共计300多人出席论坛。论坛由国家中医药管理局党组成员、中国中医科学院党委书记王志勇主持。与会相关负责人和部分专家、学者就宏观发展形势、产业前沿问题，特别是科技与产业结合发展、中医药资源普查等方面情况作了专题报告。论坛代表还以科研院所、综合

基础、临床、针灸、中药等专业分组进行了深入讨论。

（高　欣）

【中医药文化宣传教育基地建设工作座谈会】 2012年7月19～20日，全国中医药文化宣传教育基地工作座谈会在山东聊城召开，来自各省级中医药管理部门文化建设工作的负责同志、基地所在单位的代表共90余人参加。国家中医药管理局副局长吴刚发表重要讲话。会上，天津市中医药研究院“津门医粹——中医药文化博物馆”、上海中医药博物馆、山东东阿阿胶股份有限公司中医药博物馆和常州市中医医院4家基地和北京市中医管理局、江苏省中医药局、广东省中医药局3家省级中医药管理部门的代表分别作了交流发言。2012年，已建有全国中医药（民族医药）文化宣传教育基地16家，全国中医药文化宣传教育基地建设单位5家。

（欧阳波）

【国家中医药管理局暑期办公会】 2012年7月27日，国家中医药管理局召开暑期办公会，总结上半年工作并对下半年工作作出部署。卫生部副部长、国家中医药管理局局长王国强，副局长吴刚、于文明、李大宁、马建中，局党组成员、中国中医科学院党委书记王志勇等领导出席会议并讲话。会议分别听取了局规财司、医政司（医改办）、科技司和中国中医科学院就中医药“十二五”规划专项的投入及预算执行情况、3年来中医药参与医改取得的主要成效及当前面临的重大机遇与挑战、全面贯彻落实全国科技创新大会精神及中医药科技创新体系建设所作的专题报告。局机关各部门及局直属单位就上半年工作取得的成绩及下半年的工作重点作了书面汇报。全体与会人员重点围绕落实中医药“十二五”规划、中医药深入参与医改、中医药科技创新体系建设，联系各部门、各单位工作进行了深入研讨。

（杨志云）

【第七届中医药发展论坛暨中医药文化大发展高峰会】 2012年8月11～12日，第七届中医药发展论坛暨中医药文化大发展高峰会在北京举行。全国人大常委会副委员长、中国工程院院士桑国卫，十届全国人大常委会副委员长顾秀莲，十届全国政协副主席张怀西，卫生部原部长高强等领导与400多位专家、学者一同出席论坛开幕式。卫生部副部长、国家中医药管理局局长王国强就新时期中医药文化建设的目标和任务等发表讲话。本届论坛由中国民族卫生协会、中国民间中医医药研究开发协会、环球中医药杂志社主办，北京国际交流协会承办。论坛开幕式后，全国人大常委会副委员长、中国工程院院士桑国卫，中国中医科学院院长、中国工程院院士张伯礼，国家中医药管理局医政司司长许志仁分别作了题为《中国的创新药物研发与战略》、《中药现代化研究发展》和《当前中医药的形势和任务》的特邀报告。

（杨志云）

【2012年全国中医药工作厅局长座谈会】 2012年8月13～14日，2012年全国中医药工作厅局长座谈会在山东威海召开，会议围绕如何贯彻落实中医药“十二五”规划（简称《规划》），如何在“十二五”医改中更好发挥中医药作用，如何贯彻落实全国科技创新大会精神，建立和完善中医药继承创新发展的体制、机制等重点、难点问题展开深入讨论。卫生部副部长、国家中医药管理局局长王国强对下半年中医药4项重点工作作了部署，强调必须解放思想、改革创新，加强学习、提高能力，狠抓落实、务求实效，转变作风、服务基层。山东省副省长王随莲，国家中医药管理局副局长吴刚、于文明、李大宁、马建中和局党组成员、中国中医科学院党委书记王志勇，局各司、直属单位相关负责同志及各省、区、市主管领导参加会议。会议首先听取了局规财司、医政司、科技司和中国中医科学院以及山东、陕西、江苏、安徽、四川等地的大会交流。

（向　佳）

【“治未病”养生高峰论坛】 2012年8月16日由香港贸易发展局、现代化中医药国际协会主办，国家中医药管理局协办的第十一届国际现代化中医药及健康产品展览会暨会议在香港开幕。围绕本届中医药专业会议“重大疾病药物研发与中医药养生保健”的主题，“治未病”养生高峰论坛同期举行，对中医“治未病”理念作了全方位的研讨，为国内外众多知名中医界养生专家提供交流平台。国家中医药管理局副局长李大宁、美国哈佛大学医学院 David Eisenberg 博士、天津中医药大学校长张伯礼院士等众多国内外知名医学界领导、专家共同出席论坛，并围绕“治未病”养生理念进行成果展示和学术研讨。会上，李大宁副局长介绍了国家在“治未病”工程上制定的政策，张伯礼院士畅谈了中医“治未病”与养生的关系，David Einsenberg 博士探讨了中医及现代医学对健康的认识。此外，大会还邀请广东省中医院副院长杨志敏教授和卢传坚教授作养生保健的主题演讲。

（梁　茜）

【《中华医藏》编纂工作会议】 2012年8月24日，由文化部、国家中医药管理局主办，国家古籍保护中心和全国中医行业古籍保护中心联合承办的《中华医藏》编纂工作会议在北京召开，正式启动《中华医藏》编纂工作，并就《中华医藏》编纂的工作架构、机制和任务进行了部署。文化部副部长赵少华，卫生部副部长、国家中医药管理局局长王国强，国家图书馆馆长、国家古籍保护中心主任周和平出席会议并讲话。会议正式启动了《中华医藏》编纂工作，明确和完善了《中华医藏》编纂工作架构和机制。

（高　欣）

【国家中医药发展论坛（“珠江论坛”）第七届学术研讨会】　2012年8月29～30日，国家中医药发展论坛（“珠江论坛”）第七届学术研讨会在广东广州召开。论坛以“中药资源可持续发展关键问题”为主题，集中探讨中药资源可持续发展相关科技问题、中药资源普查成果转化、中药资源动态监测网络体系的构建等议题。国家中医药管理局副局长李大宁及广东省发改委、科技厅和中医药局等有关领导出席。论坛由科技部、国家中医药管理局和广东省人民政府共同主办，广东省科技厅、广东省中医药局、广东省中医药科学院、广东省中医院承办，来自中药资源及相关领域专家参加了研讨。中国中医科学院副院长、中药研究所所长黄璐琦，北京大学医学部教授蔡少青，中国医学科学院药用植物研究所副所长、海南分所所长魏建和，中国中医科学院中药研究所研究员、中药资源研究中心副主任郭兰萍，解放军302医院全军中药研究所所长肖小河等作了专题报告。

（陈斐然）

【海峡两岸卫生合作框架协议中医药工作小组第二次工作组会议暨第一届两岸中医药研究合作与交流研讨会】　2012年9月4～7日，海峡两岸卫生合作框架协议中医药工作组第二次会议暨第一届两岸中医药研究合作与交流研讨会在台湾台北举行。双方就推动两岸中药浓缩制剂及配方颗粒研究、推动两岸药典合作研究、建立两岸中医药有独特疗效的优势品种研发平台等中医药研究与交流工作进行讨论，达成在工作组内建立“海峡两岸医药卫生合作中医药研究交流合作平台”等共识，并形成了合作方案。

（朱海东）

【基层中医药服务能力提升工程启动工作视频会议】　2012年9月11日，国家中医药管理局、卫生部、人力资源社会保障部、国家食品药品监督管理局、总后勤部卫生部联合召开了基层中医药服务能力提升工程启动工作视频会议。国家发展改革委副主任、国务院医改办主任孙志刚，卫生部副部长、国家中医药管理局局长王国强，卫生部副部长刘谦，人力资源社会保障部副部长胡晓义，国家食品药品监督管理局副局长吴浈，总后勤部卫生部副部长李清杰，国家中医药管理局副局长马建中等参加会议并作了重要讲话。国家发展改革委、国家中医药管理局、卫生部、人力资源社会保障部、国家食品药品监督管理局、总后勤部卫生部有关司局，各省、自治区、直辖市和副省级城市卫生厅局分管中医药工作的厅局长、中医药管理局局长、卫生厅局中医处处长和中医药管理局医政处处长参加了主会场会议。各省、市、县三级卫生、中医药、人力资源社会保障、食品药品监督管理、医改、发展改革、财政部门有关负责人、30多个省级中医医院、2000多个县级中医医院和部分基层医疗卫生机构负责人，以及部队有关卫生部门领导，共计31个省（区、市）300多个市（地）2800多个县（市、区）3.2万余人参加了视频分会场会议。

（高　欣）

【2012年全国中医医政工作座谈会】　2012年9月11～12日，国家中医药管理局在北京召开2012年全国中医医政工作座谈会，国家中医药管理局副局长马建中在会上就如何统筹做好2012年下半年各项中医医政工作提出了7个方面意见。全国各省、区、市及新疆生产建设兵团中医药管理部门负责人、医政处处长共100余人参加了会议。会议期间，各省就中医医院评审、基层中医药服务能力提升工程、医改有关问题等进行了讨论。

（张东风）

【2012年中医药与亚健康产业创新发展年会】　2012年9月15日，由中华中医药学会和中和亚健康服务中心主办的2012年中医药与亚健康产业创新发展年会在北京开幕，国家中医药管理局副局长马建中出席并讲话。会议进行了专题演讲，分会场以学术报告为主并安排了嘉宾互动环节，同时举办了中医药保健技术和产品的展示，为中医药与亚健康领域的学术研究交流、信息咨询、教育培训、产品研发、科技成果及推广等多方面提供了展示平台及服务。

（杨志云）

【全国中医药院校第十一届传统保健体育运动会】　2012年9月23日，“禾邦杯”全国中医药院校第十一届传统保健体育运动会在成都中医药大学开幕，共有全国26所中医药院校及2所中医药高等专科学校的28支代表队参赛，500余名教练员、运动员展开角逐。四川省副省长黄彦蓉、四川省政协副主席陈杰、国家中医药管理局副局长李大宁等出席开幕式。运动会由国家中医药管理局、全国中医药高等教育学会传统保健体育研究会主办，成都中医药大学承办。本届传运会确立了“全员传运、文化传运、数字传运、友好传运”的理念和“让历史更精彩”的主题，在广泛征集的基础上确定了传运会永久性会徽、会旗和会歌。

（向　佳）

【县级公立中医医院综合改革试点政策培训班】　2012年9月26日和10月29日，国家中医药管理局在北京分别举办了两期县级公立中医医院综合改革试点政策培训班。全国311个县级公立医院改革试点县（市）和部分省级县级公立医院改革试点县（市）卫生局局长、中医医院院长参加了培训。卫生部副部长、国家中医药管理局局长王国强在培训班上作了重要讲话。

（高　欣）

【全国中医药标准化工作座谈会】　2012年9月27～28日，国家中医药管理局在贵州贵阳召开了新中国成立以来第一次全国中医药标准化工作会，总结了中医药标准化取得的成绩，分析了中医药标准化工作面临的形势任务，部署了今后一个时期的工作任务，正式成立了国家中医药管理局中医药标准化管理协调、专家技术和国际咨询委员会，明确了中医药标准化工作在中医药事业发展中的基础性、战略性、全局性地位和作用。卫生部副部长、国家中医药管理局局长王国强任管理协调委员会主任委员，中国工程院院士张伯礼、中国科学院院士陈凯先任专家技术委员会主任委员，世界中医药学会联合会副会长兼秘书长李振吉任国际咨询委员会主任委员。贵州省人民政府、卫生部、国家标准化管理委员会、国家食品药品监督管理局、国家药典委员会有关领导出席了会议。来自全国31个省（区、市）中医药管理部门、中医药行业学术组织、中医药高等院校、中医药科研院所、全国42家中医药标准研究推广基地建设单位及部分中药企业等近200位代表参加了会议。

（高　欣）

【第四届世界中西医结合大会】
2012年10月20～22日，第四届世界中西医结合大会在天津召开。国家中医药管理局副局长于文明出席并讲话。天津市委常委、天津市教育工委书记朱丽萍，两院院士陈凯先、吴咸中、陈可冀、陈香美、张伯礼、郝希山、孙燕、吴以岭，美国工程院院士郑永奇等出席开幕式。大会由中国中西医结合学会主办，天津市中西医结合研究院、天津市中西医结合学会、天津市中西医结合医院承办。大会安排了结合医学肾病、普通外科、皮肤性病学与变态反应、妇产科、管理及中药新进展6个专题分会场。来自我国内地与港、澳、台地区以及美国、德国、荷兰、日本、马来西亚、阿联酋等专家、代表共800多人参会。

（任　壮）

【中药标准化国际合作研讨会】
2012年10月23日，由国家中医药管理局主办的中药标准化国际合作研讨会在北京举行。国家中医药管理局副局长李大宁，中国中医科学院院长、中国工程院院士张伯礼，欧洲药品管理局草药专家委员会主席维尔纳·克诺斯（Werner Knoss），美国植物药委员会主席马克·布鲁门萨尔（Mark Blumenthal），以及来自中国和欧洲的28位官员和专家出席了会议。会议由国家中医药管理局国际合作司司长王笑频和上海中药现代化研究中心主任、中科院上海药物所首席科学家果德安主持。会议围绕中医药国际标准化，包括中药产品的质量控制、安全性和有效性管理、欧洲草药产品专论编撰、中药产品在欧盟进行注册等议题，进行了深入研究和讨论。

（陆烨鑫）

【第九届中医药高等教育校长论坛】
2012年10月25日，由全国中医药高等教育学会主办，福建中医药大学承办的第九届中医药高等教育校长论坛在福建福州召开。卫生部副部长、国家中医药管理局局长王国强，国家中医药管理局人事教育司巡视员、副司长、全国中医药高等教育学会理事长洪净，教育部高等教育司农林医药处处长王启明，福建省委教育工委常务副书记、教育厅副厅长郑传芳，福建省卫生厅副巡视员余健盛出席大会，中国工程院院士、天津中医药大学校长张伯礼，全国中医药高等教育学会顾问、上海中医药大学原校长严世芸教授，以及来自全国28所中医药高等院校的校（院）长、综合性大学医学院院长、教育专家共80多人参加校长论坛。论坛围绕在新医改的形势下创新中医药人才培养模式，建立适应社会需求的中医药人才培养机制，探索培养面向基层的中医药人才等方面展开了交流与探讨。

（周景玉）

【国家中医药发展论坛（“珠江论坛”）第八届学术研讨会】　2012年10月26～27日，国家中医药发展论坛（“珠江论坛”）第八届学术研讨会在广东广州举办。国务院参事、科技部原副部长刘燕华，中国中医科学院院长张伯礼院士，上海中医药大学校长陈凯先院士等专家、学者就中药现代化发展关键问题与对策这一主题进行了探讨和交流。专家认为中药现代化亟须突破瓶颈，创新研究方法，吸收运用系统生物学等，优化中药复方，加强疗效评价，加快推进中药现代化发展。国家中医药管理局副局长李大宁出席。本届论坛由张伯礼、陈凯先和国家食品药品监督管理局原副局长任德权担任执行主席，共分3个议题，分别是中药现代化发展的新思维、新策略，中药现代化发展的关键科学问题，中药现代化发展中的瓶颈技术问题。科技部社会发展科技司张兆丰、中国中医科学院黄璐琦、解放军302医院肖小河、清华大学罗国安和李梢等专家分别结合各自研究领域对中药现代化当前的进展、存在的问题发言，并给出相关建议。论坛由科技部、国家中医药管理局和广东省人民政府主办，广东省科技厅、广东省中医药局、广东省中医药科学院和广东省中医院共同承办。

（高新军）

【第一届全国中医药技能大赛——2012′华佗杯针灸推拿临床技能大赛】　2012年10月26～27日，由全国中医药高等教育学会、中国针灸学会主办，福建中医药大学承办，国家中医药管理局支持的全国中医药院校技能大赛——2012′华佗杯针灸推拿临床技能大赛在福建福州举行。卫生部副部长、国家中医药管理局局长王国强出席开幕式并作重要讲话。来自全国28所高等中医药院校的针灸推拿专业本科在校生和学校直属附属医院中青年临床教师共165名选手参赛。经过刺法、温针灸、推拿手法、腧穴定位、经典背诵、隔姜灸、拔罐等项目比赛，共产生42项个人奖（其中包括18个全能奖和24个个人单项奖）、28个团体奖。

（周景玉）

【首届全国民间中医药开发工程大会】　2012年10月27～29日，首届全国民间中医药开发工程大会在北京举行。国家中医药管理局医政司司长许志仁和法监司巡视员、副司长桑滨生，国医大师陆广莘，国家中医药管理局原副局长于生龙，北京市中医管理局副局长屠志涛，国家中医药管理局考试中心主任王北婴，国家中医药管理局科技中心主任黄晖，世界针联主席邓良月，中国中医科学院原副院长张瑞祥，中国民间中医医药研究开发协会会长沈志祥、副会长周立孝、陈浩、方志诚、吴英萍等，乐利来国际科贸有限公司总裁邱多福，以及来自全国的民间中医和民营中医医疗机构负责人共300余人出席了大会。中国民间中医医药研究开发协会秘书长李秀媛主持大会。

首届全国民间中医药开发工程大会的主题是“中医药合作开发、合作创新”。大会收到学术论文150余篇，开发工程的申报书40份（其中临床技术推广类20%，中医药制剂类60%，中医诊疗器械10%）。经大会专家组评审，评选出优秀论文一等奖3名，二等奖6名，三等奖9名，优秀论文特别奖1名；中医药特技人才25名；民间名医16名，并颁发了相应证书。大会向中医骨病专业委员会、国际针灸合作委员会等14个专业委员会颁发了优秀组织证书，向吴英萍同志颁发了民间中医药特殊贡献证书。

（高　欣）

【中医药国际标准战略研讨会暨ISO/TC249工作进展座谈会】　2012年10月30日，国家中医药管理局在江苏泰州召开了中医药国际标准战略研讨会暨ISO/TC249工作进展座谈会。国家中医药管理局副局长于文明、原副局长李振吉，中国工程院院士张伯礼，中国科学院院士陈凯先，中国工程院院士韩济生及国家标准化管理委员会国际合作部主任郭辉等领导和专家出席了会议。此次会议根据2012年9月全国中医药标准化工作座谈会的会议精神，围绕中医药国际标准战略、TC249工作进展等内容进行了汇报和讨论。会上，有关专家总结了中医药国际标准化工作开展的经验，分析了中医药国际标准化工作面临的国际、国内形势和存在的问题，提出了下阶段的工作思路以及下一步工作建议。ISO/TC249专家代表，ISO/TC249国内技术对口单位和秘书处的负责同志，部分中医药标准化专业技术委员会、全国中医药行业团体、中医药企业、世界中医药学会联合会、世界针灸学会联合会的专家和代表近100人参加了会议。

（朱海东）

【国家中医药管理局创先争优活动总结表彰大会】　2012年11月6日，国家中医药管理局在北京召开创先争优总结表彰大会。全国中医药系统创先争优活动100个先进集体、200名先进个人、100名指导工作先进个人和局机关及直属单位创先争优活动50个先进基层党组织、100名优秀共产党员和50名优秀党务工作者受到表彰。卫生部副部长、国家中医药管理局党组书记、局长王国强出席并讲话。大会由国家中医药管理局党组成员、副局长、局直属机关党委书记、局创先争优活动领导小组副组长马建中主持，局党组成员、局创先争优活动领导小组副组长、中国中医科学院党委书记王志勇宣读了表彰决定。广东省中医院党委书记翟理祥，中国中医科学院广安门医院风湿病科主任医师冯兴华，北京市房山区中医医院党委书记、院长徐希胜分别代表受表彰的先进集体及先进基层党组织、先进个人及优秀先进党员、指导工作先进个人及优秀党务工作者发言。大会在北京设主会场，全国各省、自治区、直辖市、计划单列市、副省级省会城市卫生厅局、中医药管理局及新疆生产建设兵团卫生局分别设分会场。

（任　壮）

【全国中医药应急工作会议】　2012年11月26日，国家中医药管理局在四川成都召开了全国中医药应急工作会议。来自各省中医药管理部门、部分中医医院、中医药防治传染病临床基地的负责人和中医药应急工作专家以及卫生部、国家中医药管理局有关部门负责人共200余人参加了会议。卫生部副部长、国家中医药管理局局长王国强，国家中医药管理局副局长李大宁出席会议并作了重要讲话。来自全国中医药管理部门、中医医院、中医药院校等11家单位代表作了专题发言。

（高　欣）

【纪念“衡阳会议”30周年座谈会】　2012年12月14日，国家中医药管理局在湖南衡阳召开纪念“衡阳会议”30周年座谈会。卫生部副部长、国家中医药管理局局长王国强出席会议并讲话。会议由国家中医药管理局副局长吴刚主持。国家中医药管理局副局长于文明，湖南省人民政府副秘书长黄卫东、湖南省卫生厅党组书记肖策群、湖南省中医药管理局局长邵湘宁，衡阳市委书记童名谦、副市长许满意，全国各省、自治区、直辖市和计划单列市、副省级省会城市卫生厅局主管中医药工作厅局长，国家中医药管理局机关各部门以及各直属单位负责人，部分中医高等院校校长、中医医院院长、中医专家、新闻媒体共140余人参加了会议。会后，与会代表在衡阳市中医院参加了“衡阳会议”主题公园揭幕式，并参观了“衡阳会议”纪念馆、中医药文化长廊和衡阳市中医院中药饮片加工炮制中心。

（张东凤）

【《中国中医药年鉴》创刊30周年座谈会】　2012年12月17日，《中国中医药年鉴》创刊30周年座谈会在北京举行，会议总结了中医药年鉴创刊30年的成就，表彰了先进单位和个人，进一步理清了工作思路。卫生部副部长、国家中医药管理局局长、《中国中医药年鉴》编委会主任王国强出席座谈会并讲话。国家中医药管理局副局长吴刚，局党组成员、中国中医科学院党委书记王志勇，中国中药协会会长房书亭及总后卫生部医疗管理局、中国卫生年鉴、中国食品药品管理年鉴负责人，各省、自治区、直辖市中医药管理部门、参编单位代表等近百人参加了座谈。

（高 欣）

【中医药对外交流与合作工作座谈会】 2012年12月18日，由国家中医药管理局主办的中医药对外交流与合作工作座谈会在广东广州召开。会议回顾总结了近年来中医药对外交流与合作进展情况，集中就“十二五”期间如何推动中医药国际标准化、服务贸易以及基地建设等重点工作进行了研讨与论证。国家中医药管理局副局长于文明出席会议并讲话。

国家中医药管理局国际合作司司长王笑频、规划财务司副司长武东、北京市中医管理局副局长屠志涛、广东省中医药局副局长曹礼忠分别就中医药对外交流合作进展情况、中医药国际合作专项预算编制的思路与进展、中医药文化旅游、对港澳台地区中医药合作情况作了专题发言；广州中医药大学、上海中医药大学、广东省中医院、国际标准化组织中医药技术专业委员会秘书处、香港浸会大学、山西振东制药股份有限公司等机构代表分别就近年来贯彻落实规划纲要、开展中医药国际标准化、基地建设、服务贸易等重点工作情况进行了汇报和交流。与会代表围绕当前中医药对外交流与合作工作的主要任务和重大问题，深入研判了当前形势，充分研讨了当前工作的重点和难点，并明确了下一步的重点工作。

会议安排了有关调研活动，国家中医药管理局副局长于文明带队参观走访了广东省中医院、广州中医药大学科技园、广东至信集团、锦绣香江温泉养生中心等机构，分别听取了相关单位加强中医药科技国际合作、与科摩罗开展抗疟治疗合作、开发药膳产品和中医药养生旅游服务等专题的汇报。

（马宁慧）

【国家中医药发展论坛（“珠江论坛”）第九届学术研讨会】 2012年12月21～22日，国家中医药发展论坛（“珠江论坛”）第九届学术研讨会在广东广州召开。论坛以“中药材规范化种植及综合开发关键问题与对策”为主题，集中探讨了中药材规范化种植，中药材大品种发展重点和推进机制两个议题，围绕中药材规范种植开展的工作、面临的瓶颈和关键技术问题等进行了系统梳理，并对相关科学问题、组建优势团队、培养优质企业、发展成果的转化等方面做了引导。国家中医药管理局副局长李大宁出席。中国中医科学院黄璐琦、广州中医药大学陈蔚文、长春中医药大学赵大庆3位教授担任执行主席，中药科学研究及相关领域专家共30余人参与研讨。论坛由科技部、国家中医药管理局、广东省人民政府主办，广东省科技厅、广东省中医药局、广东省中医药科学院、广东省中医院承办。

（魏 敏）

【共青团国家中医药管理局直属机关第三次代表大会】 2012年12月25日，共青团国家中医药管理局直属机关第三次代表大会在国家中医药管理局机关召开，出席会议代表87人。大会审议通过局直属机关第二届团委工作报告，选举产生第三届团委会，刘灿同志当选国家中医药管理局直属机关第三届团委书记。大会对2009～2012年度国家中医药管理局直属机关优秀共青团员、优秀共青团干部、五四红旗团委（团支部）进行了表彰。卫生部副部长、国家中医药管理局党组书记、局长王国强，局党组成员、副局长、直属机关党委书记马建中，局直属机关党委常务副书记杨锐，中央国家机关团工委办公室主任宋文广，卫生部直属机关工会常务副主席（代管团的工作）鹿文媛等领导出席会议。局机关和直属单位（含二级院所）党组织主要负责人受邀出席会议。

（刘 灿）

【“973”计划中医理论专题2012年度交流会】 2012年12月27～28日，“973”计划中医理论专题2012年度交流会在广东广州举行。卫生部副部长、国家中医药管理局局长王国强出席并讲话。“973”计划中医理论基础研究专项自2005年启动以来，已开展28个专项研究，其中10个专项已通过项目验收。共有2194人，总计84个单位参与研究。会上总结交流了28个专项所取得的成果和重要进展。其中已结题的4个项目，系统研究了方剂配伍基本规律，提出了组方配方的技术方法并在应用中发挥重要价值；初步证实了中医针灸经穴的特异性，提出临床应用的基本规律并指导临床实践；首次提出脉络学说，提出承制调平应用规律并指导产业和临床发展；明确针麻优势，其具有减少麻药用量、脏器保护作用及免疫调节作用，并制定针麻手术规范。大会还分中医、中药、针灸3个专题召开了“973”计划中医理论专题项目组织实施座谈交流会，深入研讨了下一步发展思路和重点。国家中医药管理局副局长李大宁，科技部基础研究司副司长彭以祺，“973”计划顾问组专家强伯勤院士，“973”计划中医理论专题专家组专家李振吉教授、李德新教授、陈凯先院士、石学敏院士，项目首席科学家张伯礼院士、吴以岭院士以及特邀专家姚新生院士、韩济生院士、秦川教授、王昌恩教授等出席了大会。会议由科技部基础研究司和国家中医药管理局科技司主办；广东省科技厅、广东省中医药局、广州中医药大学和“973”计划中医理论专题专家组办公室承办。

（马定科、肖建喜）

二、国际会议

【世界卫生组织传统医学国际疾病分类项目（WHO-ICTM）第二次工作会议】　2012年2月23～25日，由国家中医药管理局国际合作司主办、上海市中医药发展办公室承办的世界卫生组织传统医学国际疾病分类项目（WHO-ICTM）第二次工作会议在上海召开。本次会议旨在总结分析前阶段工作情况，进一步加强和指导项目工作的管理，促进我国的传统医学国际疾病分类项目顺利进展。与会专家对项目的进展给予了充分肯定并对下步工作提出建议。国家医药管理局国际合作司司长王笑频主持了会议并作了总结发言。国家中医药管理局国际合作司、政策法规与监督司、规划财务司、科技司、人事教育司领导，上海市中医药发展办公室领导及有关负责人，上海市中医药大学有关领导，世卫组织传统医学国际疾病分类项目顾问组、专家组、审评专家及助理、工作组，香港地区有关专家等出席了会议。

（朱海东）

【传统医学国际疾病分类项目周年联网会议】　2012年5月2日，由世界卫生组织主办、香港卫生署承办的传统医学国际疾病分类项目周年联网会议在香港举办，来自世界卫生组织及中国、澳大利亚、日本、韩国、荷兰和美国6个国家约40名专家共同参加了会议，就“传统医学国际疾病分类项目”进行深入研讨交流。

“传统医学国际疾病分类项目”是为传统医学制定协调统一的国际标准用语和分类，促进传统医学融入世界卫生组织的国际分类系统。

（魏春宇）

【首届“中西医药文化与人类健康对话”】　2012年5月10日，首届“中西医药文化与人类健康对话”在意大利博洛尼亚举行。全国人大常委会原副委员长许嘉璐出席并讲话。这次以人类健康为主题的对话，在东西方不同文化背景下，从中西医的历史、现实和未来视角，诠释两大医学体系的历史、差异、互补与合作内涵。这次对话由中国中华医药文化国际交流中心（又称波恩项目）和意大利的全球合作基金会共同主办，来自中国、意大利、英国、德国等8个国家的150名代表参加。

（高　欣）

【世界卫生组织第一期区域间传统/补充及替代医学培训班】　2012年7月9日～11日，应世界卫生组织和澳门卫生局的邀请，国家中医药管理局代表团一行7人赴澳门参加了由世界卫生组织主办、澳门特区卫生局承办的第一期区域间传统/补充及替代医学培训班。培训班旨在提高各成员国传统/补充及替代医学管理能力，协助其医疗卫生管理部门提高本国传统/补充及替代医学专业水平，促进并推动传统/补充及替代医学在各国的应用。培训班共分5个专题，涵盖传统/补充及替代医学管理、注册、教育及培训等方面的内容，每个专题均以报告和讨论两种形式进行。来自中国大陆、中国香港特别行政区、中国澳门特别行政区、马来西亚、新加坡、蒙古、菲律宾、沙特阿拉伯、比利时、葡萄牙、巴西、埃及及新西兰等16个国家和地区的卫生管理或补充及替代医学研究部门的30余名学员参加了培训班。

（马宁慧）

【第11届中药全球化联盟研讨会】　2012年8月21日，第十一届中药全球化联盟研讨会在中国澳门举行。研讨会围绕实证中医药研究数据分析、中医药教育、中医药研究与产业发展国际合作、中药资源、中药活性分析与作用机理、中药产品研发等进行探讨。卫生部副部长、国家中医药管理局局长王国强出席会议开幕式并致辞。会议设有14个分场专题研讨会和17个展览摊位，共收到来自中国内地、美国、德国、澳大利亚、英国、韩国、日本、加拿大、新加坡以及我国港、澳、台等12个国家和地区的参会论文（摘要）219篇。本届研讨会的协办机构——中药质量研究国家重点实验室（由澳门科技大学和澳门大学两部分组成）共递交参会论文摘要61篇。研讨会还收到6个机构提出的加入中药全球化联盟的申请。

中药全球化联盟成立于2003年12月，是一个全球化的非营利组织，现有成员129个，旨在联合全球政府、大学、科研机构、制药工业的资源，推动中药现代化，保护中药资源，提高中药质量，建立中药信息平台，促进中药临床研究，使传统的中医药进入世界主流医学，推动中药产业，从而造福人类的健康和卫生事业。

（刘冬杰）

【第八期中医药高层管理培训班】　2012年8月26日～9月1日，根据中新中医药合作备忘录以及中新中医药合作计划的安排，应新加坡卫生部的邀请，由国家中医药管理局政策法规与监督司副司长麻颖任团长的学习考察团一行18人赴新加坡开展卫生高层管理学习考察活动。在新加坡，考察团主要考察学习新加坡在医院管理、医疗改革、医疗保险制度和社区医疗服务等方面的基本情况；由新加坡卫生部派专家进行讲座，参观各类医疗机构包括专科医院、中医诊疗中心、社区诊所等。考察团先后参观考察了新加坡中央医院、新加坡国立癌症中心、新加坡同济医院、仁慈社区医院、新加坡保健集团女皇镇综合诊所、新加坡保健促进局、新加坡卫生科学局，并进行了座谈交流。通过听讲座、参观考察和座谈讨论等活动，与新加坡卫生管理、医疗机构的有关人员及中医诊所医生深入交流，共同探讨有关问题。

（宋丽娟）

【中卢中医药合作与欧盟第七框架肿瘤项目研讨会】　2012年10月29日，国家中医药管理局与卢森堡国家健康研究中心在北京共同举办了中卢中医药合作与欧盟第七框架肿瘤项目研讨会，卢驻华大使柯意赫出席了会议并致辞。会议主要讨论现有的中卢中医药合作项目和未来的合作方向。承担欧盟第七框架肿瘤项目的合作伙伴——中国医学科学院药用植物研究所刘新民教授和卢森堡国家健康研究中心植物分子生物系安德雷主任等分别介绍了各自的项目研究进展，并就下一步可能的合作领域、联合发表文章等提出了建议。

（肇　红）

专题工作篇

一、“十二五”规划发布实施

【国务院“十二五”医改规划强调发挥中医药作用】 国务院《“十二五”期间深化医药卫生体制改革规划暨实施方案》强调发挥中医药的优势和作用。在总体要求上，强调坚持“中西医并重”的方针。在主要目标上，提出“中医药服务能力进一步增强”。在重点任务上，要求医保支付政策进一步向基层倾斜，鼓励使用中医药服务，引导群众小病到基层就诊，促进分级诊疗制度形成；每个县重点办好1～2所县级医院（含县中医院）；充分发挥中医药在疾病预防控制和医疗服务中的作用。以城乡基层为重点加强中医医疗服务能力建设，到2015年，力争95%以上的社区卫生服务中心和90%的乡镇卫生院、70%以上的社区卫生服务站和65%以上的村卫生室能够提供中医药服务。鼓励零售药店提供中医坐堂医诊疗服务。积极推广中医适宜技术。加强中药资源保护、研究开发和合理利用。此外，在巩固完善基本药物制度和基层医疗卫生机构运行新机制、积极推进公立医院改革、提高基本公共卫生服务均等化水平、大力发展非公立医疗机构、创新卫生人才培养使用制度、推进药品生产流通领域改革、加强推进医疗卫生信息化、健全医药卫生监管体制等其他重点任务中，虽然没有对中医药工作提出明确要求，但在这些领域的具体改革中，中医药是共同部署、一体要求、不可或缺的重要内容。

（严华国）

【《中医药事业发展“十二五”规划》实施】 在以卫生部副部长、国家中医药管理局局长王国强为组长的规划编制工作领导小组直接指挥下，经广泛征求中医药部际联席会议成员单位意见，2012年5月国家中医药管理局正式印发实施了《中医药事业发展“十二五”规划》（以下简称《规划》）。《规划》在指导思想、发展指标以及重大项目等方面，注重与国家“十二五”规划和卫生事业发展“十二五”规划的衔接，较好地体现了中医药事业发展新时期的新特征和新需求，同以往规划相比，“十二五”规划充分体现了国家中医药管理局党组带领中医药行业开创新局面的时代特征和创新精神。

2012年6月5日，国家中医药管理局召开全面贯彻落实《规划》视频会议。会议由吴刚副局长主持，王国强副部长发表了《全面实施〈中医药事业发展“十二五”规划〉开创中医药事业发展新局面》的重要讲话，要求全行业充分认识贯彻落实《规划》的重要性，准确把握《规划》精神实质和主要内容，全面推进《规划》贯彻落实，并部署了提高中医药预算执行能力和水平有关工作，在全行业引起了强烈反响。随着《规划》发布实施，除中国中医药报、健康报行业报刊外，一些综合知名媒体，如新华社、半月谈等也给予及时报道，对发展指标和任务进行了专题解读。《规划》中一些指标，如“95%以上的社区卫生服务中心和90%乡镇卫生院设立中医科、中药房，70%以上的社区卫生服务站和65%以上的村卫生室能够提供中医药服务”任务指标纳入国家“十二五”期间深化医药卫生体制改革规划。2012年11月8日，国家中医药管理局局长会议审议通过了《规划》任务分工方案，要求各部门、各直属单位高度重视《规划》实施工作，认真制订工作方案。各牵头部门要对所承担任务进行细化，提出工作方案，明确各项任务年度目标、年度计划、具体措施、落实责任处室和具体责任人，并按时提交《规划》实施进展情况。在中央财政的大力支持下，《规划》中一些重大项目已开始陆续实施。

（刘群峰）

【《中医药信息化建设“十二五”规划》出台】 2012年，国家中医药管理局印发《中医药信息化建设“十二五”规划》（简称《规划》），提出力争到2015年基本构建统一个高效的国家、省、区域（地市或县级）三级中医药信息平台；形成一批覆盖中医药主要业务的应用系统；基本建立中医药数据资源库和中医药信息标准体系；建立一支中医药信息化专业复合型人才队伍，为中医药信息化工作开展提供必要的人才保障。《规划》提出将以服务应用，惠及居民；统筹规划，分步实施；政府主导，合力建设；资源共享，保障安全为基本原则，着力发展9项主要任务。

（陈斐然）

【《中医药文化建设“十二五”规划》发布】 2012年4月20日，国家中医药管理局研究、制定并印发了《中医药文化建设“十二五”规划》。提出加强中医药机构文化建设、推进中医药文化宣传普及、加快中医药文化人才队伍建设、巩固中医药文化机构和设施建设、推进中医药文化产业发展、扩大中医药文化对外传播与交流、重视民族医药文化保护和传承。

“十二五”期间，我国将推动20～30个中医药项目列入国家级非物质文化遗产名录，争取2～3个中医药项目列入“人类非物质文化遗产代表作名录”或“世界记忆名录”；创作300个科学准确、通俗易懂、贴近生活的中医药文化精品；深入推进“中医中药中国行·进乡村、进社区、进家庭”活动，在全国举办5000场中医药科普知识讲座；实施中医药文化名家工程，遴选并培养国家级中医药文化科普名家200名、省级中医药文化科普名家2000名；建设50个全国中医药、民族医药文化宣传教育基地以及一批省级中医药文化宣传教育基地；争取到2015年基本建成国家中医药博物馆。

（欧阳波）

【《“十二五”期间深化医药卫生体制改革规划暨实施方案》进一步增强中医药服务能力】 2012年，国务院印发《“十二五”期间深化医药卫生体制改革规划暨实施方案》（简称《规化》），主要明确2012～2015年医药卫生体制改革的阶段目标、改革重点和主要任务，是未来4年深化医药卫生体制改革的指导性文件。

《规划》在“总体要求”中提出坚持中西医并重原则。在“主要目标”一节中提出中医药服务能力进一步增强。

对于中医药发展，《规划》指出，医保支付政策进一步向基层倾斜，鼓励使用中医药服务。每个县重点办好1～2所县级医院（含县中医院）。充分发挥中医药在疾病预防控制和医疗服务中的作用。以城乡基层为重点加强中医医疗服务能力建设，到2015年，力争95%以上的社区卫生服务中心和90%的乡镇卫生院、70%以上的社区卫生服务站和65%以上的村卫生室能够提供中医药服务。鼓励零售药店提供中医坐堂诊疗服务。积极推广中医适宜技术。加强中药资源保护、研究开发和合理利用。

《规划》提出，到2015年，基本医疗卫生服务更加公平可及，服务水平和效率明显提高；卫生总费用增长得到合理控制，政府卫生投入增长幅度高于经常性财政支出增长幅度，政府卫生投入占经常性财政支出的比重逐步提高，群众负担明显减轻，个人卫生支出占卫生总费用的比例降低到30%以下，“看病难、看病贵”问题得到有效缓解。人均期望寿命达到74.5岁，婴儿死亡率降低到12‰以下，孕产妇死亡率降低到22/10万以下。

《规划》要求，要坚持把基本医疗卫生制度作为公共产品向全民提供的核心理念，坚持保基本、强基层、建机制的基本原则，坚持预防为主、以农村为重点、中西医并重的方针，以维护和增进全体人民健康为宗旨，以基本医疗卫生制度建设为核心，统筹安排、突出重点、循序推进，进一步深化医疗保障、医疗服务、公共卫生、药品供应以及监管体制等领域综合改革，着力在全民基本医保建设、基本药物制度巩固完善和公立医院改革方面取得重点突破，增强全民基本医保的基础性作用，强化医疗服务的公益性，优化卫生资源配置，重构药品生产流通秩序，提高医药卫生体制的运行效率，加快形成人民群众“病有所医”的制度保障，不断提高全体人民健康水平，使人民群众共享改革发展的成果。

（冯　磊）

【《“十二五”期间卫生扶贫工作指导意见》扶持中医药】 2012年，卫生部印发《“十二五”期间卫生扶贫工作指导意见》（以下简称《意见》），着力扶持中医药（民族医药）事业发展成为卫生扶贫的十项任务之一。《意见》指出，“十二五”期间卫生扶贫工作将积极支持贫困地区中医院（以下含民族医院）基础设施建设，完善中医药（民族医药）服务体系；加强中医药（以下含民族医药）能力建设，开展中医药人才队伍建设，大力推进专科建设、适宜技术推广等工作；注重发挥中医药特色和优势，积极发展中医药预防保健服务，充分发挥中医药在卫生应急和重大疾病防治中的作用；扶持和促进中药、民族药产业发展。到2015年，力争95%以上的社区卫生服务中心和90%的乡镇卫生院、70%以上的社区卫生服务站和65%以上的村卫生院室能够提供中医药服务。

（黄　心）

【《卫生事业发展“十二五”规划》将积极发展中医药事业列入重点】

2012年，国务院印发《卫生事业发展“十二五”规划》（简称《规划》）。《规划》在基本原则中提出，“坚持中西医并重，充分发挥中医药特色优势”，并在7项重点工作中，“积极发展中医药事业”单列一节。

这一节说，进一步完善中医医疗服务体系，加强县级中医医院建设。开展重大疾病的中医药防治与研究。积极发展中医医疗和预防保健服务，充分发挥中医药在基本公共卫生服务中的优势与作用。大力提升基层中医药服务能力和推广中医药适宜技术，鼓励零售药店提供中医坐堂诊疗服务。加强中医药资源保护、研究开发和合理利用，提升中药产业发展水平。培养一批高质量中医药人才，造就一批中医药大师。加强中医药继承与创新，基本建成中医药继承与创新体系。加强民族医药传承与发展，促进中西医结合。积极推进中医药法制化、信息化和标准化建设。繁荣发展中医药文化，推动中医药走向世界。研究制定鼓励中医药服务的医疗保障和基本药物政策，完善中医药发展的保障机制。

《规划》在“加快健康产业发展”部分，提出大力发展中医医疗保健服务业；大力发展中医药相关健康产业，鼓励和支持产、学、研结合和建立产业技术联盟，提高我国中药产业的国际竞争能力；大力发展生物医药，改造提升传统医药，推动中药、生物医学工程等新产品和新工艺的开发、产业化和推广应用。

《规划》还在“加强医疗服务体系建设”部分，提出重点加强儿科、妇产、精神卫生、肿瘤、传染病、老年护理、康复医疗、中医等领域的医疗服务能力建设。在“卫生人才与科技基础设施重点工程”专栏中，提出“中医药传承与创新人才工程”重大专项。

《规划》提出，要以维护人民健康为中心，以深化医药卫生体制改革为动力，坚持卫生事业的公益性，坚持预防为主、以农村和基层为重点、中西医并重、依靠科技与人才，保基本、强基层、建机制，转变卫生发展方式，把基本医疗卫生制度作为公共产品向全民提供，促进卫生事业与经济社会协调发展，不断提高人民群众的健康水平。

到2015年，初步建立覆盖城乡居民的基本医疗卫生制度，使全体居民人人享有基本医疗保障，人人享有基本公共卫生服务，医疗卫生服务可及性、服务质量、服务效率和群众满意度显著提高，个人就医费用负担明显减轻，地区间卫生资源配置和人群间健康状况差异不断缩小，基本实现全体人民病有所医，人均预期寿命在2010年基础上提高1岁。

（王 韬）

【现代中药成为工信部《医药工业“十二五”发展规划》重点发展领域】 2012年1月18日，工信部出台《医药工业“十二五”发展规划》（简称《规划》），以专栏形式明确了现代中药、生物技术药物、化学药新品种、先进医疗器械、新型药用辅料、包装材料及制药设备为发展重点领域。

《规划》在主要任务中提出：提升药品质量安全水平，不断提高质量标准。健全以《中国药典》为核心的国家药品标准体系，继续推进药品标准提高行动计划，重点提高基本药物、中药、民族药、高风险品种、药用辅料和包装材料的质量标准。

提高基本药物生产供应保障能力，加强基本药物生产供应监测。完善基本药物生产统计制度，及时掌握生产动态。加强产需衔接，定期发布重点品种供求信息。重点监测紧缺原料药和中药材供应情况，协调解决生产原料的供应不足问题。

调整优化组织结构，鼓励优势企业实施兼并重组。支持研发和生产、制造和流通、原料药和制剂、中药材和中成药企业之间的上下游整合，完善产业链，提高资源配置效率。

优化产业区域布局，鼓励中西部地区发展特色医药产业。发挥中西部地区能源、原材料丰富和比较成本低的优势，加强中药、民族药资源保护和开发利用，依托医药骨干企业，建设特色医药产品生产基地。

加快国际化步伐，优化对外贸易结构。努力扩大中成药和天然药物的国际市场销售。

在发展现代中药专栏中，《规划》提出，要坚持继承和创新并重，针对中医药具有治疗优势的病种，发展适合中医治疗特色的新品种，重视中成药名优产品的二次开发。加快现代科技在中药研发和生产中的应用，提高和完善中药全产业链的技术标准和规范，培育疗效确切、安全性高、剂型先进、质量稳定可控的现代中药。具体包括：

在中药新药方面，围绕重大疾病及中医药治疗优势病种（如慢性病、疑难病等），重点开展经典名方和确有临床疗效的中药新品种的开发生产；加强现代中药的研发与产业化，开发一批疗效确切、安全性高、有效成分明确、作用机理清楚的组分组方中药制剂。

在民族药方面，结合对藏药、维药、蒙药等民族药的系统整理，重点开展具有民族医药理论特点、资源特色和治疗优势的民族药新药的研发和生产，提升民族药生产技术和质量控制水平，促进民族药发展。

在天然药物方面，针对重大疾病，利用我国特色天然药物资源，开发一批有效成分明确、作用机理清楚、剂型先进的有效成分或有效部位新药，加快相关产品产业化。

针对中成药大品种的二次开发，重点针对疗效确切和市场用量大的中成药品种，运用现代科学技术，明确其药效物质基础，开展技术改造、质量标准提升、作用机制和临床再评价，发展现代中药大品种。

《规划》提出，加强中药饮片生产规范化和饮片标准的完善和提升；加强工业生产用饮片的研究与应用，提高中药生产效率。加强中药材的人工种植和野生抚育，鼓励企业建立中药材原料基地，按照《中药材生产质量管理规范》（GAP）的要求，加快推进中药材产业化；推广应用先进技术，实现规模化种植养殖，保证中药材的质量和供应。

针对中药提取纯化、中药制剂、生产过程控制、中药材生产、中药饮片生产等中药技术发展重点，《规划》也从技术层面作出了阐释。其中提到：开展符合中药生产所需的工艺技术研究，重点加强新技术在中药生产中的应用，提高效率和降低能耗，促进生产技术的升级。加强适合中药特点的制剂技术的研究和应用，重点解决关键技术问题，改造中药传统制剂生产技术，提升中药制剂生产水平。针对中药成分复杂、质量控制困难等现状，重点加强中药生产过程自动化控制、在线监测和质量控制技术的推广应用，提高制药工程技术水平和产品质量。重点开展中药材优良品种繁育技术、优质中药材种养殖技术及采收加工技术的研究与应用，加强运用生物技术进行优良种源的繁育，推广高效低毒农药和生物防治技术在中药材病虫害防治中的应用，推进野生药材的家种家养。加强中药饮片炮制加工技术的规范化研究和产业化推广。

《规划》还提出，要支持企业中药材生产基地建设。支持中药企业在适宜地区开展100个大宗和濒危中药材品种的种植养殖示范基地建设，大力发展中药材规范化、规模化、专业化生产，保证中药材质量和供应。建立一批中药材生产技术服务平台、信息服务平台和供应保障平台，为中药材生产提供服务和支撑。

（陈斐然）

【《国家药品安全“十二五”规划》将提升3800个中药标准】 《国家药品安全“十二五”规划》（简称《规划》）提出：“十二五”期间，提高中药（材）、民族药（材）质量标准与炮制规范；完成2800个中成药、350个中药材、650个中药饮片的药品标准提高工作；探索建立中药材流通追溯体系；大力扶持中药、民族药发展，促进继承和创新。

《规划》提出“十二五”时期国家药品安全发展的具体目标：药品标准和药品质量大幅提高，药品研制、生产、流通秩序和使用行为进一步规范，药品安全保障能力整体接近国际先进水平，药品安全水平和群众用药安全满意度显著提升。

《规划》指标包括：全部化学药品、生物制品标准达到或接近国际标准，中药标准主导国际标准制定等。

《规划》提出将提高国家药品标准，参照国际标准，优先提高基本药物及高风险药品的质量标准。提高中药（材）、民族药（材）质量标准与炮制规范；将完成6500个药品标准提高工作，其中化学药2500个、中成药2800个、生物制品200个、中药材350个、中药饮片650个。

鼓励开展常用中药材规范化生产技术研究，推动实施中药材生产质量管理规范，鼓励中药生产企业按照要求建立药材基地。严格药品流通监管。探索建立中药材流通追溯体系。健全药品上市后再评价制度。重点加强基本药物、中药注射剂、高风险药品的安全性评价。完善药品再评价的技术支撑体系等。

《规划》还提出大力扶持中药、民族药发展，促进继承和创新；到"十二五"末，所有零售药店法人或主要管理者必须具备执业药师资格等具体措施等。

（张东风）

【《"十二五"国家战略性新兴产业发展规划》提出继承创新相结合发展现代中药】 2012年，国务院印发《"十二五"国家战略性新兴产业发展规划》（简称《规划》）。《规划》在重点发展方向和主要任务生物产业部分提出，提高我国新药创制能力，继承和创新相结合，发展现代中药；开发生物技术药物、疫苗和特异性诊断试剂；推进化学创新药研发和产业化。

《规划》"生物医药产业发展路线图"专栏明确，2015年要形成基因工程药物、现代中药、新型疫苗、抗体药物、化学新药等为代表的一批具有国际水平的新药开发平台，制药技术和装备研制水平大幅提升。该专栏明确，生物医药产业发展将开展创新能力建设、新药创制、产业化、产业结构优化4项重大行动。促进自主知识产权基因工程药物、化学新药、天然药、现代中药新品种、新型中药饮片、中药材规范种植等产业化。

（黄　心）

【《国家基本公共服务体系"十二五"规划》提出发展中医预防保健服务】 2012年，国务院印发《国家基本公共服务体系"十二五"规划》（简称《规划》），在第七章"基本医疗卫生"中提到，国家建立基本医疗卫生制度，为城乡居民提供安全、有效、方便、价廉的基本医疗卫生服务，切实保障人民群众身体健康。同时，将"积极发展中医预防保健服务"列为重点任务。

《规划》明确，统筹利用中西医卫生资源，加强中医（民族医）医疗服务机构能力建设，提高综合医院和专科医院中西医结合的服务能力。鼓励提供与使用中医药。建立和完善以国家基本药物制度为基础的药品供应保障体系，逐步将村卫生室纳入基本药物制度实施范围。推进基层医疗卫生机构标准化建设，提高县级医院（含中医医院）服务能力，加强省级妇儿专科医院、边远地区市（地）级综合医院、县级中医医院建设，使每个地级市都至少有一所综合医院达到三级医院水平，每个县（市、区）都至少有一所医院达到二级甲等医院水平。

（谭　欣）

【《服务业发展"十二五"规划》提出大力发展中医医疗保健服务业】 2012年，国务院印发《服务业发展"十二五"规划》（简称《规划》）。《规划》明确"健康服务业"为服务业发展重点，其中提出要"充分发挥中医预防保健特色优势，大力发展中医医疗保健服务业"。

《规划》明确了"服务业发展重点"，提出要大力发展生活性服务业，包括健康服务业。要求充分发挥中医预防保健特色优势，大力发展中医医疗保健服务业。《规划》同时也在列为服务业发展重点的文化服务业、家庭服务业、养老服务业等方面为中医药服务开辟了发展空间。

《规划》还提出要扩大开放服务业，大力发展服务贸易。推动重点行业的服务出口，积极推进中医药、文化艺术、动漫游戏、广播影视、新闻出版、教育、体育等有我国特色的服务出口。充分利用中华老字号企业已形成的品牌效应，带动中医药、中餐等产业开拓国际市场。

在深化内地与港澳地区服务业合作方面，扩大开放医疗服务市场，合作发展医疗服务和中医药医疗保健服务，逐步扩大港澳资本独立举办医疗机构试点范围。在推进海峡两岸服务业合作方面，要加强两岸在检验检疫、中药材品质安全管理、医药品研发管理等方面交流合作。

（任　壮）

【《山西省中医药事业发展"十二五"规划》出台】 2012年，山西省卫生厅印发了《山西省中医药事业发展"十二五"规划》（简称《规划》），明确了"十二五"期间山西省中医药事业发展的思路、目标和5项重点任务。

《规划》提出，"十二五"期间，山西省将以做大中医药"晋"字品牌、推进中医药强省建设为主题，以发挥中医药在深化医改和建设"健康山西"中的作用为主线，坚持中西医并重方针，遵循中医药发展规律，发扬中医药特色优势，促进中医中药协调发展，统筹城乡中医药协调发展，努力实现中医药医疗、保健、科研、教育、产业、文化全面协调发展。

到2015年，山西省100%的设区市将建有市级中医院，70%的县级中医院达到二级甲等中医院水平，95%以上的社区卫生服务中心和90%以上的乡镇卫生院设立标准化中医科、中药房和中医药综合服务区，70%以上的社区卫生服务站和65%以上的村卫生室配备适宜的中医诊疗设备，初步建立中医药现代传承体系和临床科研体系，初步建成中药资源动态监测网络和信息服务平台，每个设区市建成1个省级中医药文化宣传教育基地，创建1～2个全国中医药文化宣传教育基地。

《规划》明确了5项重点任务。一是实施基层中医药服务能力提升工程，加强农村和社区中医药工作。对尚未达标的县级中医院进行业务用房改扩建和配置基本医疗设备，在社区卫生服务中心和乡镇卫生院建设标准化中医科、中药房和中医药综合服务区（“中医馆”），为社区卫生服务站和村卫生室配置适宜的中医诊疗设备。开展基层中医药工作先进单位和中医药特色社区卫生服务示范中心、中医药特色示范卫生院创建活动。到2015年，全省农村和社区中医药工作先进单位达到50个，全国基层中医药工作县级先进单位达到36个、地市级先进单位达到4个。

二是实施中医药“名院、名科、名医”工程，加强公立中医院服务体系和内涵建设。全面推进县级中医院改革，拓展深化城市中医院改革，加强中医院院长专业化、职业化建设。探索集团化办医模式，组建中医医疗集团。依托省级中医重点专科（专病）协作组，为每个县级中医院培育和建设4个特色专科（专病）。建立名老中医药专家评选表彰机制，推选树立一批全国名老中医药专家，命名表彰一批基层名老中医药专家，在省、市级中医院设立“国医堂”，在县级中医院设立“名医馆”。

三是实施中医药人才队伍建设工程，提升中医药人才素质和队伍活力。推进博士授予权单位和山西中医药大学建设，努力形成中医药高等教育“山西品牌”。建立和完善省、市、县三级中医药师承教育体系，开展全省领军人才培养项目、市级人才学历提升项目、基层“名中医”师带徒和优秀中医临床人才研修项目，培养300名高层次人才和3000名基层骨干。

四是实施中医药优势技术攻关工程，推进中医药科技创新及产业发展。开展名医名派研究、中医古籍整理和民间医药工作，建立中医药现代传承体系。开展省级中医临床研究基地、中医药重点学科、重点实验室建设，建立中医药临床科研体系。开展中药资源普查，建立中药资源动态监测网络和信息服务平台。推进国家中药现代化科技产业（山西）基地建设，建立和完善中药现代化科技创新体系、现代中药原材料体系、现代中药生产制造体系、现代中药商贸流通体系、中药国际科技合作体系和中药创新信息平台。

五是实施中医药文化科普惠民工程，促进中医药文化繁荣发展和对外交流合作。调查研究、开发利用中医药历史文化资源，打造“傅山中医药文化”等品牌。建设中医药知识及文化传播网络，深入开展中医药“进乡村、进社区、进家庭、进机关、进校园”活动。扶持中医药“晋”字品牌“走出去”，努力促成一批医疗保健、教育培训、科研开发、产业推广、文化传播等领域交流与合作项目。

（赵红娟、乔二龙）

【《吉林省中医药事业发展“十二五”规划》实施】 2012年，《吉林省中医药事业发展“十二五”规划》（简称《规划》）正式发布实施，《规划》作为吉林省卫生事业发展的子规划，经由吉林省卫生厅审批后，由吉林卫生厅和吉林中医药管理局联合发布实施。

《规划》明确了吉林省“十二五”中医药事业发展的基本原则：坚持以人为本，把满足人民群众日益增长的健康需求作为中医药发展的根本出发点和落脚点；坚持中西医并重，在学术发展和实践应用上把中医药与西医药摆在同等重要的位置；坚持继承与创新的辩证统一，既要保持特色优势又要积极利用现代科技；坚持统筹兼顾，推进中医药医疗、保健、教育、科研、产业、文化全面发展；坚持发挥政府扶持和主导作用，动员各方面力量共同促进中医药事业发展。

《规划》提出了吉林省“十二五”中医药事业发展主要任务：到2015年，基本建立保障中医药科学发展的领导协调机制、行政管理体系、投入补偿机制、运行保障机制。中医药服务体系逐步完善，中医药特色优势更加突出，服务水平和可及性进一步提高。中医药队伍整体素质得到提升，学术水平显著提高，创新能力明显增强。产业规模与效益进一步扩大，资源优势进一步转化为经济优势。重大疾病防治、产业发展关键技术研究、创新药物开发等领域取得突破。造就一批中医名院、名科、名医和中药名企、名药、名店，包括现代中药在内的医药产业成为全省支柱产业，中医药健康产业链初步形成。中医药在保障群众健康和促进经济社会发展中的作用进一步凸显，中医药发展水平走在全国前列。

《规划》确定了吉林省“十二五”期间中医药事业发展的6项主要指标，包括中医药区域规划指标、中医医疗资源和服务指标、中医药人力指标、中医药科技指标、中医药文化指标和中药指标。

到2015年，吉林省各县（市）均建立中医医院，95%社区卫生服务中心和90%乡镇卫生院提供中医药服务、70%社区卫生服务站和65%村卫生室提供中医药服务；每万人中医床位数比例力争达到4.78张；中医医院总诊疗人次占医院总诊疗人次比重力争达到18.5%，中医医院出院人数占医院出院人数比重力争达到15%；建设国家级重点专科50个，省级重点专科150个。中医药人员增量占全省卫生人员增量的比重争取达到18%，中医类别全科医师占基层全科医师比重力争达到20%。

力争1~2种现代重大疑难疾病中医药防治达到国内领先水平，形成朝鲜族医药文献及适宜技术目录，完成10部民族医药文献整理，5项民族医药适宜技术筛选推广，按国家要求建设好1个国家中医临床研究基地，建好国家中医药重点研究室10个、省级中医药重点研究室30个，建立人参文献资源数据库。在全省中医医疗机构至少开展50种中药制剂研究。

中医药科普知识宣传普及覆盖全省80%以上行政村、85%以上社区、80%以上家庭；建成1个国家级中医药文化宣传教育基地、2个省级中医药文化宣传教育基地。到2015年，完成中药资源普查，支持GAP标准建设的道地中药材基地50个。

《规划》还明确了8项重点任务，分别为加强中医医疗和预防保健服务体系建设、提高中医医疗和预防保健服务能力、发挥中医药在卫生应急和重大疾病防治中的作用、加强中医药科技创新体系和能力建设、加强中医药人才队伍建设、深入服务中药经济发展、促进中医药文化繁荣发展、加强中医药信息化建设和加强中医药对外交流与合作。

（任丛飞）

【山东省《药品安全"十二五"规划》提高中药材标准】　2012年2月24日，山东省政府发布《药品安全"十二五"规划》（简称《规划》），对"十二五"期间山东省药品安全工作作了全面规划。《规划》在实施"药品安全保障工程"中专门对中药安全提出两项具体任务：一是全面提高山东省中药材、中药饮片和医疗机构制剂标准。在全省开展中药材标准提高行动，即规划《山东省中药材标准》，修订148个品种，增订110个品种；《山东省中药饮片炮制规范》修订369个品种，增订15个品种；《山东省医疗机构制剂配制规范》编制标准2737个。二是加强中药源头监管，积极推行中药材GAP认证，新培育1～2个山东道地药材种植示范基地，完成30个中药注射剂等高风险药品再评价。

（田洪顺）

【《安徽省"十二五"卫生事业发展规划》确定中医药发展目标】
2012年，安徽省人民政府印发《安徽省"十二五"卫生事业发展规划》（简称《规划》），将中医药发展列入重要内容。

加强中医药服务体系建设。完善中医药服务网络，新建1所省级中西医结合医院和省级中医"治未病"中心，每个市、县建设好1所政府举办的中医医院，50%的市级中医院达到三级甲等中医医院水平，70%的县级中医院达到二级甲等中医医院水平，二级以上综合医院中医科达标，乡镇卫生院和社区卫生服务中心中医科100%达标，85%的村卫生室和社区卫生服务站能够提供规范化中医药服务。

培养中医药人才。推进中医药"三名"工程，加强国家和省中医药临床研究基地建设，重点建设一批名院、名科，制定并实施中医药人才政策，完善师承教育制度，开展中医临床学术和技术带头人培养、中医住院医师规范化培训和中医类别全科医生培训工作。

加强中医药科教工作。发挥省中医药科学院、国家中医药管理局重点研究室和三级实验室优势，积极开展包括新安医学研究在内的中医药科学研究，提升中医药学术水平。加强中药资源保护、研究开发和合理利用，开展全省中药资源普查工作，鼓励和支持产、学、研结合，提高中药产业水平。积极推动中医药对外交流与合作，加强中医药辅导交流与合作基地建设。

为保证目标实现，《规划》同时确定了一批中医药服务重点建设工程：建设2个国家、10个省级中医药临床研究基地，10所全国示范中医院；加强69个县级中医医院服务能力建设；完成1000个乡镇卫生院和社区卫生服务中心中医科标准化建设；重点培养100位安徽省名中医，建设30个国家中医重点专科（病）和学科，100个省级重点专科（病），总结推广100个优势病种的中医诊疗规范和临床路径，筛选推广100项中医药适宜技术，研制开发100个中药特色制剂。

（王继学）

【《重庆市国民经济和社会发展第十二个五年计划中医事业发展规划》出台】　2012年，重庆市卫生局、重庆市发改委印发《关于印发重庆市国民经济和社会发展第十二个五年计划中医事业发展规划的通知》（简称《通知》），根据《通知》，"十二五"期间，重庆市从8方面着手推进中医药事业发展，将建设与长江上游医学中心和"健康重庆"相适应的功能完善、特色明显、方便可及的中医药服务体系。

一是加快中医院基础设施建设。加大投入力度，完成重庆市中医院二期工程建设，建好市级中医龙头机构。加强区县级中医院基础设施建设，完成万州、涪陵等区县中医院改扩建在建工程，推进重庆市中医骨科等13所区、县中医院改扩建工程。加大中医院设备投入，提高现代化诊疗水平。力争5年内新建成三级中医院5所、二级甲等中医院8所。

二是大力提升中医药教育水平。整合中医药教育资源，研究组建重庆中医药学院，提高中医药教育总体水平，增强中医药高级人才培养能力和凝聚功能，带动中医药事业持续发展。进一步加强三峡医药高等专科学校建设，建成培养中医药专科层次人才基地，为基层输送大批实用型中医药人才。调整现有中等职业卫生学校专业结构，加强中医护理、药剂、推拿按摩、保健等方向职业技术人才培养，满足市场中医药适宜技术人才需求。

三是着力打造中医药名牌。推进第二批国家临床研究基地建设，重点培育3～5所区县中医名院，积极打造中医名科，多举措培育造就一批市级、区级中医名家，力争开发5～10种中医名方。

四是加强中医药人才队伍建设。选拔培养中医药学科带头人，打造中医药高端人才群体。加强中医临床骨干人才培养，培养中医临床骨干；提升乡村和社区中医药人才队伍水平，培训提高基层中医人员。建立相应培训基地，开展中医住院医师规范化培训和中医全科医师培训和中医护士培训；强化中青年中医药人员跟师带徒；引进中医药高层次人才，壮大中医药人才队伍；广泛开展西学中。

五是大力提升中医药科研创新能力。整合中医、中药科研资源，联合攻关，共同研发，形成5～10个优势病种，开发5～10个中药新药。强化国家级重点研究室、三级实验室、名老中医传承工作室和研究室的建设；研究整理名老中医的临床经验。

六是继续创建中医药先进单位。积极推进国家和市综合医院中医药工作示范单位、全国基层中医工作先进单位建设。实现所有乡镇卫生院、社区卫生服务中心中医科、中药房达到建设标准。大力推广中医药适宜技术，重点建设5个县级中医药适宜技术推广基地。

七是积极推进中医药文化和信息化建设。推进重庆市中医博物馆、中药植物博物馆、名医馆等中医文化建设项目。强化中医文化和信息化示范单位建设，积极推出中医药文化优秀作品。广泛开展中医药科普宣传。建立中医药政务信息平台，以电子病历为基础，加强医院信息化建设，实现中医院基本数字化。

八是大力发展中医预防保健服务。积极应用中医药方法和技术防治重大疾病和多发传染病，支持县级以上中医医院建立“治未病”中心。鼓励企业开发中医药保健产品，开展药浴、药膳、保健按摩等传统养生保健服务项目。

同时，通过加强领导、营造中医事业发展良好环境，加大中医投入，多方筹集发展资金；优化中医药基本医疗保险政策，适当提高报销比例，增加报销项目和降低起付线；制定有利于中医药发展价格措施，新增一批中医类医疗服务项目，适当提高中医药传统治疗技术的服务价格；深化改革，适当放宽中医药机构的设置，鼓励社会资本举办独立的中医药机构；强化内涵建设、改进服务模式，调整服务结构，强化行业监管等多举措，推进“十二五”中医药事业快速发展。

（吴文超）

【四川省《关于扶持和促进中医药事业发展的实施意见》出台】 2012年，四川省发布《关于扶持和促进中医药事业发展的实施意见》（简称《意见》），立足于解决影响和制约中医药发展的突出矛盾和问题，把四川建成西部中医药发展的高地和全国重要的中医药区域中心，推动四川省由中医药大省向中医药强省转变。

《意见》提出，到2015年，建立覆盖城乡的中医医疗、预防保健服务体系，县级以上中医医院（含中西医结合医院和民族医医院）建设达到国家标准。综合医院设置中医科，乡镇卫生院和社区卫生服务中心设置中医科（室）或民族医科（室），农村和社区中医药服务量达40%以上。培育名医，建成一批名科、名院、名药、名企、名园，培养一批中医药临床技术骨干，在重大疾病防治、创新药物和中药相关产品研发等方面取得突破，重点培育一批年销售收入超过30亿元的中药企业，中药产业规模与效益居全国前列。

《意见》提出建立健全中医药服务体系。每个市（州）建好一所市（州）级中医医院。加快二级及以上综合医院中医科建设。乡镇卫生院和社区卫生服务中心设立中医科室并完成标准化建设，编制内中医药人员应占医药人员总数的20%～30%，每个社区卫生服务站至少配备1名中医医生。各级中医医院应设立“治未病”科室，综合医院中医科、社区卫生服务中心和乡镇卫生院均应积极开展“治未病”工作。各级疾控、卫生监督执法、妇幼保健、健康教育机构均应配置中医药专业技术人员。鼓励有资质的中医药专业技术人员按区域卫生规划开办中医诊所或个体行医，鼓励民营资本投资创办中医馆或中医医院，允许符合条件的药品零售企业举办中医坐堂医诊所。

施行中医药“名医、名科、名院战略”。建成国家级重点专科35个，省级重点专科100个，四川省名科20个，形成四川中医专科品牌。建设50个医院中药制剂室，依法进行中药制剂的使用和推广。各级中医医院要坚持中医办院方向，人才结构、科室设置和技术服务要以中医为主体。建成中医药技术精湛、功能完善、管理科学、优势明显、服务一流、群众满意的中医名院10所。

（罗　建）

【《福建省中医药事业发展“十二五”规划》出台】 2012年10月29日，福建省卫生厅印发了《福建省中医药事业发展“十二五”规划》（简称《规划》），明确福建省“十二五”期间中医药事业发展目标，到2015年，实现全省中医药管理体制和运行机制更加科学合理，中医医疗服务和应急体系更加完善，中医预防保健服务体系初步构建，服务能力显著提高；中医药人才素质明显改善，结构更趋合理；继承创新体系基本建立，传承研究取得成效；中医药文化建设内容更加丰富，信息化水平进一步提升，基本实现中医药医疗、保健、科研、教育、产业、文化全面协调发展。

《规划》明确，“十二五”期间福建省将重点做好以下工作：

强化中医医疗服务体系建设。到2015年，基本实现全省公立中医院基础设施建设和仪器设备配置达到国家标准。建设好3所省级中医医院（含中西医结合医院），建成全省中医医疗、技术指导中心和临床教学科研基地；各设区市至少建设好1所市级中医医院，成为本辖区中医医疗和技术指导中心；原则上每个县建设好一所县级中医医院，重点支持县级中医院基础设施建设和基本设备配置，并配备实用人才。深入开展基层中医药工作先进单位创建工作，加强基层中医药适宜技术推广，提高基层中医药服务能力。到2015年，90%乡镇卫生院和95%以上社区卫生服务中心设有中医科和中药房，配备中医药专业技术人员、基本中医诊疗器具和必备中药；80%以上的社区卫生服务站和68%以上的村卫生室能提供中医药服务；城市社区卫生服务站要有1名能提供中医药服务的执业医师；村卫生室要有1名以中医为主或能够运用中西两法开展诊疗服务的乡村医生。

积极发展中医预防保健康复服务。以现有各级中医医疗机构为依托，设置养生、保健、康复等科室，开展中医预防保健服务。鼓励社会资本举办中医预防保健机构。到

2015年政府举办的中医医院均设立中医预防保健服务科室，有条件的政府举办的综合医院、城乡基层医疗卫生服务机构配备中医预防保健的必要设备、技术和中医药人员。

加快中医药应急能力和重大疾病防治网络建设。提高中医药应对突发公共事件卫生应急能力，建设好4个中医药防治传染病临床基地。推进中医药科技继承与创新。开展名老中医药专家学术思想及临床诊疗经验的继承研究，依托中医医疗机构建立10～20个名老中医药专家学术研究室，建设好省级中医临床研究基地3个，国家级中医重点研究室3个、重点学科12个，省级中医重点研究室20个，国家级中医重点专科25个，省级中医重点专科（专病）60个，农村特色专科（专病）90个。

加强中医药教育及人才队伍建设。依托"名医、名科、名院"工程建设，切实培养优秀中医药人才和学科带头人。继续做好老中医药专家学术经验继承工作和优秀中医临床人才研修工作，培养150名以上中青年中医临床骨干。加大基层中医药人才培养力度，培养1000名中医药能参与基本公共卫生服务人才。

此外，积极推进中医药文化建设，开展中医药科学文化普及教育；加强中医药法制与信息化建设，逐步实现中医药信息与医药卫生信息互联互通、资源共享；加强中药管理与利用，鼓励将名老中医验方开发为使用方便的医疗机构中药制剂；推动中医药地区间、国际间交流与合作。

（谭　欣）

二、中医药参与医药卫生体制改革

【深化医药卫生体制改革2012年主要工作安排要求：坚持中西医并重鼓励使用中医药】　2012年，国务院办公厅印发深化医药卫生体制改革2012年主要工作安排的通知，以明确任务目标，落实工作责任，巩固扩大医改成果，持续深入推进医改。其中提出，坚持中西医并重的方针，引导群众首诊到基层，鼓励使用中医药服务，鼓励基层医疗卫生机构提供中医药等适宜技术和服务等。

通知指出，以建设符合我国国情的基本医疗卫生制度为核心，坚持把基本医疗卫生制度作为公共产品向全民提供的核心理念，坚持保基本、强基层、建机制的基本原则，坚持预防为主、以农村为重点、中西医并重的方针，保持医改基本政策的连续性和稳定性，着力在加快健全全民医保体系、巩固完善基本药物制度和基层医疗卫生机构运行新机制、积极推进公立医院改革3个方面取得重点突破，统筹推进相关领域改革，保持医改良好势头，为实现"十二五"阶段性改革目标奠定坚实基础。

通知提出了巩固扩大基本医保覆盖面、继续提高基本医疗保障水平等21项工作任务。其中"巩固完善基本药物制度"中的"完善国家基本药物目录"部分，由卫生部、人力资源和社会保障部、国家中医药管理局、国家食品药品监督管理局负责。要求认真总结各地基本药物使用情况，研究调整优化国家基本药物目录，更好地适应群众基本用药需求。逐步规范基本药物剂型、规格和包装。规范地方增补基本药物，增补药品严格执行基本药物制度相关政策。

鼓励有条件的地方开展全科医生执业方式和服务模式改革试点，鼓励基层医疗卫生机构提供中医药等适宜技术和服务。同时，加强县级医院以人才、技术、重点专科为核心的能力建设，每个县重点办好1～2所县级医院（含县中医院），提高县域内就诊率，降低县外转出率。

（冯　磊）

【中医医改工作取得新进展】　2012年，中医药医政工作取得新进展。一是在基本医疗保障制度建设中，更加注重鼓励中医药服务的提供和利用。新型农村合作医疗制度要求提高对中医药的补偿比例，进一步调动了农村居民使用中医药的积极性并从中受益。2012年全国农村中医药服务监测显示，已有71.5%参合县采取了提高报销比例等鼓励运用中医药服务的政策。北京规定参保人员在定点中医医院针灸科住院，以中医针灸治疗为主的，住院医疗费用的起付标准降低50%。四川提高新农合和城镇基本医疗保险中医药报销比例5%～10%。重庆规定医疗保险参保人员在二级及以上中医医院住院治疗和特殊疾病门诊治疗起付标准降低一个档次。甘肃规定新农合对县级以上医疗机构中医药服务报销比例提高20%，起付线降低30%；对定点医疗机构使用符合规定的中成药、中药饮片、基层中医药适宜技术和全省调剂使用的中药院内制剂诊疗疾病产生的费用予以全额报销。

二是在基本药物制度建设中，继续坚持中西药并重原则，注重鼓励中药的培训和使用。各地积极推动中药品种纳入增补目录，不少地方增加的品种数超过了西药。特别是基本药物制度中有关中药饮片暂不执行零差率的政策，有力地引导了基层医疗卫生机构不断提高中药饮片使用率。

三是在公共卫生服务逐步均等化工作中，积极推进中医药预防保健技术和方法的应用。继续开展基本公共卫生服务中医药服务项目试点工作，探索将中医药项目和内容纳入国家基本公共卫生服务项目的途径和模式。

四是在城乡基层医疗卫生服务体系建设中，注重提高中医药服务的可及性和可得性。2012年中央财政对111个县级中医医院进行了标准化建设，占2012年县级医院投资数的58%，占2012年总投资额的60%。一大批社区卫生服务中心和乡镇卫生院中医科、中药房进行了标准化建设。中医药内容成为基层医疗卫生机构绩效考核的重要内容，占一定的分值。陕西等地积极探索和推进了中医药县、乡、村一体化管理服务的做法，取得了有益经验。

五是同步推进公立中医医院改革试点，注重中医医院中医药特色优势发挥。国务院办公厅《关于县级公立医院综合改革试点的意见》明确提出：医保支付政策进一步向基层倾斜，鼓励使用中医药服务；合理提高中医和体现医务人员技术劳务价值的诊疗、护理、手术等项目价格，使医疗机构通过提供优质服务获得合理补偿；政府在每个县（市）重点办好1～2所县级医院（含中医医院）；卫生、编制、发展改革（物价）、财政、人力资源社会保障、中医药等有关部门要按照职责分工密切配合，并加强对地方的工作督导；并且单列一节强调：提高县域中医药服务能力。针对地方主要疾病，积极利用当地中医药资源，充分发挥中医简、便、验、廉的特点和优势，提高辨证论治水平，并加强对基层医疗卫生机构的支持和指导，促进中医药进基层、进农村，为群众防病治病。加强县级医院中医服务能力建设，落实对中医医院的投入倾斜政策。国家中医药管理局与卫生部共同部署311个县级公立医院综合改革试点地区试点工作。各地也积极探索有利于中医药特色优势发挥的投入机制和补偿机制，北京、内蒙古、陕西等省（区、市）对公立中医（民族医）医院人员工资实行全额预算管理。许多中医医院不断完善绩效考核制度，积极探索鼓励运用中医药诊疗技术和方法的激励机制。

总体来看，中医药以临床疗效确切、预防保健作用独特、治疗方法灵活多样、费用较为低廉的特色和优势放大了医改的惠民效果。据统计，全国中医类医院的诊疗人次、出院人数占比逐年增加，2011年分别达到了17.56%和13.69%；2008～2011年期间，中医门诊次均费用约占综合医院的79%左右，低30元以上；中医住院人均费用约占综合医院的74%左右，低1300元以上。在医改中突出中医药特色优势，统筹协调和整体推进深化医改中医药各项任务，对于建立中西医并重、政府承受得了、群众支付得起、财政可持续的中国特色医药卫生体制具有十分重要的意义。

（严华国）

【推进县级中医院综合改革】 2012年9月26日和10月29日，国家中医药管理局在北京分别举办了两期县级公立中医医院综合改革试点政策培训班。全国311个县级公立医院改革试点县（市）和部分省级县级公立医院改革试点县（市）卫生局局长、中医医院院长参加了培训。卫生部副部长、国家中医药管理局局长王国强在培训班上作了重要讲话，强调要充分认识同步推进县级公立中医医院综合改革试点工作的重要意义，准确把握县级公立中医医院综合改革试点总体要求和主要任务，并切实加强组织领导，在县级公立中医医院综合改革试点患者启动之初，就要做好顶层设计，同步推进县级公立中医医院综合改革。

（严华国）

三、中医药“治未病”

【中医预防保健服务提供平台建设】 按照“高起点、规范化”的要求，加强中医预防保健服务提供平台建设，国家中医药管理局扩大了“治未病”预防保健服务试点范围，确定了71家单位为第四批“治未病”预防保健服务试点单位，65个地区为第二批“治未病”预防保健服务试点地区，23个地区为中医养生保健服务机构准入试点地区，初步构建了中医预防保健服务提供体系网络，稳步推进“治未病”预防保健服务试点工作。

在系统总结中医医院“治未病”科建设与管理经验的基础上，国家中医药管理局制定并印发了《中医医院“治未病”科建设与管理指南》，进一步加强中医医院“治未病”科规范化建设和科学管理，提高“治未病”服务水平和能力。总结以区域为单位开展中医预防保健服务工作的方法、途径、机制和模式，起草了《区域中医预防保健服务工作指南》，开展区域中医预防保健服务能力建设项目试点工作，推动区域中医预防保健服务体系建设。制订了《中医养生保健服务机构准入试点工作实施方案》，探索对社会中医养生保健服务机构准入管理的方法和途径，并开展了对全国独立中医预防保健服务机构的调查分析工作。

（薛静怡）

【中医预防保健服务技术体系建设】 为了充分发挥中医“治未病”的优势，加强常见疾病的中医预防保健服务能力，国家中医药管理局组织有关专家制定了高血压、高血脂、高血糖等11个常见疾病高危人群中医预防保健服务技术指南，根据不同类型人群的体质及辨证分型，形成系统的、多样化的辨识干预方案，初步建立了个体化和区域性效果评价指标体系，已试用于各级各类中医医疗机构和社区卫生服务中心等基层医疗机构，并指导人民群众的自我养生保健。利用各种形式推广应用刮痧、艾灸、拔罐、膏方等12个中医养生保健技术操作规范。同时，为更好地推广应用膏方、贴敷等中医养生保健技术，使其更加规范化，更具安全性和可靠性，促进其健康有序发展，组织起草了《关于加强对医疗机构膏方应用管理的通知》。

（薛静怡）

【中医“治未病”服务工作协作组成立】 2012年，国家中医药管理局成立了中医“治未病”服务工作协作组，印发了《中医“治未病”服务工作协作组管理工作方案》，促进各类试点单位之间联系协作、沟通信息、相互学习、交流经验，进一步推进试点工作。起草了《中医“治未病”服务工作协作组2013年工作安排》和《中医“治未病”服务工作协作组2013年工作绩效考核细则》，明确提出了中医“治未病”服务工作协作组2013年工作目标和任务。

（薛静怡）

【中医药"治未病"试点扩大】 2012年，为了深入开展"治未病"预防保健服务工作，探索以区域为单位开展中医预防保健服务工作的方法、途径、机制和模式，同时为扩大"治未病"预防保健服务的试点范围，探索医疗保健机构开展中医预防保健服务工作的方法、途径、机制和模式，国家中医药管理局组织开展了第二批"治未病"预防保健服务试点地区和第四批"治未病"预防保健服务试点单位的遴选工作。国家中医药管理局确定北京市东城区等51个地区为第二批"治未病"预防保健服务试点地区，确定北京市延庆县中医医院等70家单位为第四批"治未病"预防保健服务试点单位。

（任　壮）

【21个中医养生保健服务机构准入试点地区确定】 2012年，北京市东城区等21个地区被国家中医药管理局确定为中医养生保健服务机构准入试点地区。试点地区将积极探索开展中医养生保健服务机构准入工作的方法、途径、机制和模式，促进中医养生保健事业健康发展。

21个中医养生保健服务机构准入试点地区分别为：北京市东城区、河北省石家庄市、河北省保定市、山西省运城市、山西省临汾市、内蒙古自治区鄂尔多斯市、吉林省双辽市、上海市长宁区、上海市浦东新区、安徽省亳州市谯城区、江西省新余市、山东省德州市乐陵市、河南省焦作市、湖北省神农架林区、湖北省南漳县、湖南省常德市、湖南省新晃侗族自治县、海南省海口市、四川省都江堰市、贵州省桐梓县和甘肃省兰州市城关区。

（谭　欣）

【《卫生部贯彻2011～2020年中国妇女儿童发展纲要实施方案》提出充分发挥中医药在妇儿医疗保健中作用】 2012年，卫生部印发《卫生部贯彻2011～2020年中国妇女儿童发展纲要实施方案》，将坚持中西医并重，充分发挥中医药（民族医药）在妇女儿童医疗保健服务中的作用作为其4项基本原则之一。

（黄　心）

【"治未病"纳入慢病管理】 2012年7月9日，卫生部召开新闻发布会，介绍我国慢性病防治工作进展情况。卫生部疾病预防控制局副局长孔灵芝在答记者问时表示，中医"治未病"工作跟慢性病防治工作关系非常紧密，卫生部和国家中医药管理局会进一步加强联系。

卫生部通报，截至2012年6月，我国确诊的慢性病患者已超过2.6亿人，因慢性病死亡占居民总死亡构成的85%。慢性病在疾病负担中比重达70%，已成为重大公共卫生问题和社会问题。

卫生部等15部门联合制定的《中国慢性病防治工作规划（2012～2015年）》中提出，在慢性病防治工作中，坚持中西医并重，充分发挥中医药"简、便、验、廉"和"治未病"的特点。国家中医药管理局在社区推行中医"治未病"的试点，与慢性病的防治工作关系非常紧密，卫生部将在工作中进一步加强联系。

（黄　心）

【"慢性病防治知识进社区"第一阶段走进百个社区】 2012年10月24日，"慢性病防治知识进社区系列宣传活动"第一阶段总结会在北京举行，一年多来，活动在北京、武汉、福州、南京和西安等6个城市的100个社区开展防治知识专题讲座。全国政协副主席陈宗兴出席会议。全国政协常委、教科文卫体委员会副主任张文康介绍了活动开展情况。第一阶段活动从2011年2月到2012年8月，在北京、武汉、福州、南京和西安开展。活动期间邀请专家近百人，在100个社区就当前高发慢性病等疾病开展防治知识专题讲座100场，直接聆听讲座的居民逾5万人；在社区免费发放《慢性病防治知识手册》近20万册；发放和回收调查问卷近10万份。活动主办单位拟在总结第一阶段活动经验的基础上，继续深入开展第二阶段活动。

会上还对活动优秀组织单位和讲座专家进行了表彰。全国政协委员、专家及媒体代表参与了专题研讨，从不同角度分析中国慢性病现状、发展和存在的问题，并为如何进一步调动各单位、各部门和社会各界参与慢性病防控工作建言献策，并倡议把政府、政协、企业和媒体连接起来，形成合力，把防治慢性病的知识送进千家万户。

活动由全国政协教科文卫体委员会、农工民主党中央、卫生部、民政部和国家中医药管理局共同主办，人民政协报社、益海嘉里集团承办。

（王春娣）

四、基层中医药服务能力提升工程

【国家中医药管理局等五部门启动实施基层中医药服务能力提升工程】 为贯彻落实国务院《"十二五"期间深化医药卫生体制改革规划暨实施方案》对中医药工作的部署和要求，经国务院医改领导小组同意，国家中医药管理局会同卫生部、人力资源社会保障部、国家食品药品监督管理局、总后勤部卫生部联合启动实施了基层中医药服务能力提升工程。提升工程已被列入医改领导小组2012年下半年重点工作安排。提升工程明确提出，通过9个方面的具体任务和实施5项保障措施，力争到2015年，以基层医疗卫生机构为主体、中医医院（民族医医院、中西医结合医院）为龙头和支撑、社会资本举办的中医医疗机构为补充的基层中医药服务网络基本建立，中医药服务设施设备基本齐全，人员配备较为合理，素质进一步提高，中医药服务能力进一步提升，使95%以上的社区卫生服务中心、90%以上的乡镇卫生院、70%以上的社区卫生服务站、65%以上的村卫生室能够提供中医药服务，每个县（市、区）基层医疗卫生机构中医药服务量达到总服务量一定比例，并在"十二五"期间有明显上升，基本满足城乡居民对中医药医疗保健服务需求。

为了确保提升工程取得实效，五部门联合印发了《关于实施基层中医药服务能力提升工程的意见》和《基层中医药服务能力提升工程实施方案》，成立以卫生部部长陈竺任组长，卫生部副部长、国家中医药管理局局长王国强任常务副组长，五部门分管领导参加的全国基层中医药服务能力提升工程领导小组，并联合召开了启动工作会议进行部署。为了推动各地做好贯彻落实工作，本着自愿的原则，提升工程鼓励各省（区、市）积极探索创新，提出符合当地实际的提升工程目标和任务。此外，在中央财政还对500个乡镇卫生院和社区卫生服务中心开展了中医药综合服务区建设；建设207个基层常见病、多发病中医药适宜技术推广县级基地，总数达到527个；为10005个村卫生室和社区卫生服务站配备中医诊疗设备。

（严华国）

【《基层中医药服务能力提升工程实施方案》出台】

●到2013年底，全国85%以上的社区卫生服务中心、70%以上的乡镇卫生院、60%以上的社区卫生服务站、60%以上的村卫生室能够提供中医药服务。

●到2014年底，90%以上的社区卫生服务中心、80%以上的乡镇卫生院、65%以上的社区卫生服务站、62.5%以上的村卫生室能够提供中医药服务。

●到2015年底，95%以上的社区卫生服务中心、90%以上的乡镇卫生院、70%以上的社区卫生服务站、65%以上的村卫生室能够提供中医药服务。

2012年，国家中医药管理局、卫生部、人力资源和社会保障部、国家食品药品监督管理局四部门共同制订的《基层中医药服务能力提升工程实施方案》（简称《实施方案》）印发。《实施方案》根据《关于实施基层中医药服务能力提升工程的意见》，明确了实施基层中医药服务能力提升工程的工作目标、工作任务、重点项目和组织实施。

《实施方案》提出工作总体目标：到2015年，以社区卫生服务中心、乡镇卫生院、社区卫生服务站、村卫生室为主体，中医医院（含民族医医院、中西医结合医院）为龙头和支撑，社会资本举办的中医医疗机构为补充的基层中医药（含民族医药）服务网络基本建立，中医药服务设施设备基本齐全，人员配备较为合理，素质进一步提高，能力进一步提升，基本满足城乡居民对中医药医疗保健服务需求，使城乡居民看中医更方便、更有效、更便宜，通过中医预防保健不生病、少生病、延缓生病。

为认真组织实施基层中医药服务能力提升工程，《实施方案》从动员部署、目标管理、监测评估、督导检查和宣传引导都提出了明确要求。各省（区、市）要根据《意见》和《实施方案》要求，结合本地实际，动员部署本辖区提升工程实施工作。

2012年9～12月，各省（区、市）对本地区基层中医药工作基本情况进行调查摸底，研究提出各项工作任务的分年度目标。

国家中医药管理局会同卫生部、人力资源社会保障部、国家食品药品监督管理局、总后勤部卫生部，组织对各省（区、市）年度目标完成情况和重点项目执行情况开展督促检查。

（任　壮）

【基层中医药提升工程领导小组成立】　为加强对基层中医药服务能力提升工程的领导和实施，国家中医药管理局、卫生部、人力资源和社会保障部、国家食品药品监督管理局和总后勤部卫生部联合成立基层中医药服务能力提升工程领导小组。

领导小组组长由卫生部部长陈竺担任，卫生部副部长、国家中医药管理局局长王国强任常务副组长，卫生部副部长刘谦、人力资源和社会保障部副部长胡晓义、国家中医药管理局副局长马建中、国家食品药品监督管理局副局长吴浈、总后勤部卫生部副部长李清杰任副组长。领导小组负责基层中医药服务能力提升工程实施工作的宏观指导，研究并协调解决提升工程实施工作中的困难和问题，对提升工程实施工作进行督导检查。

领导小组在国家中医药管理局设立办公室，承担领导小组的日常工作，研究提出实施提升工程的政策措施建议，落实领导小组议定事项。马建中兼任办公室主任。

（胡　彬）

【全国政协调研基层中医药能力建设】　2012年6月11～20日，由全国政协副主席李兆焯带队，以全国政协委员、提案委员会副主任王瑞祥为组长，全国政协委员、提案委员会副主任毛林坤和全国政协委员、卫生部副部长、国家中医药管理局局长王国强为副组长的全国政协调研组，先后深入湖南省和内蒙古自治区城市、社区和乡村，就加强基层中医药能力建设问题进行调研。

2012年"两会"期间，农工党中央等民主党派和近200名全国政协委员围绕"加强基层中医药能力建设"提出8件提案，会后全国政协将其综合列为2012年重点办理的提案之一。

调研组采取实地调研和召开座谈会的形式，重点调研了县级中医院（中蒙医院），乡镇（苏木）卫生院、社区卫生服务中心和村（嘎查）卫生室、社区卫生服务站等基层医疗卫生机构的中医药服务提供情况，广泛听取了地方党委政府及其相关部门、基层医疗卫生机构及其医务人员的意见。

在内蒙古自治区调研期间，自治区党委书记、人大常委会主任胡春华主持相关座谈会，自治区党委副书记、主席巴特尔汇报相关情况，自治区政协主席任亚平等参加。在湖南省，湖南省委书记周强会见了调研组一行，副省长李友志汇报相关情况，省政协主席胡彪等参加。一同调研的还有农工党中央、部分全国政协委员以及国家发展改革委员会、教育部、财政部、卫生部、国家食品药品监督管理局、国家中医药管理局6个提案承办单位相关负责人。

（王淑军）

五、中医药服务贸易

【中共中央政治局常委、国务院总理温家宝参观京交会中医药展区】 2012年5月28日，首届中国（北京）国际服务贸易交易会（京交会）在北京国家会议中心开幕。中共中央政治局常委、国务院总理温家宝出席开幕式并发表题为《在扩大开放中推动服务贸易发展》的演讲。开幕式前，温家宝参观了主题核心展区健康与社会服务主题中的中医药展区。卫生部副部长、国家中医药管理局局长王国强向温家宝介绍了中医药事业发展及中医药服务贸易等情况，还向温家宝展示了此次参展的“海上中医”国际（远程）会诊平台（简称“平台”）和知己（KY3H）“五脏相音”辨识评估仪。温家宝在听取了王国强的介绍后，还询问了其他国家和地区传统医药的发展情况，王国强一一作了介绍和报告。

（陈斐然）

【14部门出台关于促进中医药服务贸易发展的若干意见】 2012年4月26日，国务院新闻办公室举行新闻发布会，正式发布了由商务部、外交部、国家中医药管理局等14部门制定的《关于促进中医药服务贸易发展的若干意见》。卫生部副部长、国家中医药管理局局长王国强和商务部部长助理仇鸿出席新闻发布会并答记者问。

国家中医药管理局将积极配合商务部等各相关部门，重点做好以下工作：一是积极发展多种形式的中医对外医疗合作，全面推进多层次中医药国际教育合作，深入开展高水平中医药国际科技合作，加强中医药国际标准化建设，推动中医药文化国际传播；二是继续深入研究中医药服务贸易的发展战略、运行模式和促进体系等问题，积极推进影响中医药服务贸易发展中存在的困难和问题的解决；三是推动设立中医药服务贸易促进专项，开展中医药服务贸易示范机构建设、人才培养和标准制定等工作；四是大力支持办好“中国（北京）国际服务贸易交易会”。此次交易会专门设立了中医药的专题板块，将全面展示中医药发展现状和服务贸易政策措施。

外交部、教育部、科技部、卫生部、海关总署、质检总局、林业局、知识产权局和外汇管理局等单位的相关负责人参加了新闻发布会。

（陈斐然）

【中医药列入《中华人民共和国国民经济和社会发展第十二个五年规划纲要》对优化对外贸易结构3项目标】 2012年4月26日，国务院新闻办举行中医药服务贸易发展等情况新闻发布会，商务部部长助理仇鸿在发布会上表示，2011年颁布的《中华人民共和国国民经济和社会发展第十二个五年规划纲要》，在优化对外贸易结构章节重点提出了3项目标：第一，培育出口竞争新优势。重点加强培育以技术、品牌、质量、服务为核心竞争力的出口新优势。第二，提升进口综合效应。积极扩大先进技术、关键零部件、国内短缺资源和节能环保产品进口，优化贸易收支结构。第三，大力发展服务贸易，提高服务贸易在对外贸易中的比重。在稳定和拓展旅游、运输、劳务等传统服务出口的同时，努力扩大文化、中医药、软件和信息服务、商贸流通、金融保险等新兴服务出口。

（高　欣）

【国家中医药管理局确定2012年中医药服务贸易重点工作】 国家中医药管理局配合商务部和其他相关部门，同时坚持整体思维、系统运行、三观互动、科学发展，做好行业协调管理，确定2012年中医药服务贸易重点工作。一是积极采取措施大力发展多种形式的中医对外医疗合作，全面推进多层次中医药国际教育合作，深入开展高水平中医药国际科技合作，推进中医药国际标准化建设，推动中医药文化国际传播。二是继续深入研究中医药服务贸易的发展战略、模式、体制与机制、促进体系等问题。三是推动设立中医药服务贸易促进专项，开展中医药服务贸易示范机构建设、人才培养和标准制定等工作。四是积极支持商务部和北京市办好“中国（北京）国际服务贸易交易会”，做好“中医药专题”板块。

（局　文）

【中医药对外交流合作形成全方位、多层次、宽领域发展格局】 在党中央、国务院的高度重视下，中医药事业初步形成了医疗、保健、教育、科研、文化、产业以及对外合作与交流全面发展的格局，在深化医改、维护健康、促进经济社会发展中发挥了重要作用。

随着健康观念的变化和医学模式的转变，中医药受到了国际社会的广泛关注和重视。第62界世界卫生大会通过了由中国政府提议的《传统医学决议》，鼓励和敦促发展传统医学。国际标准化组织中医药技术委员会已经成立，秘书处设在中国。60多个国家和地区的200多个团体会员加入了总部设在中国的世界针灸学会联合会和世界中医药学会联合会。越来越多的国家和地区主动要求与我国加强在中医药领域的合作和交流。截至2012年底，我国与外国政府及有关国际组织已签订了含有中医药合作内容的双边政府间协议96个，专门的中医药合作协议49个。中美、中法、中德、中俄开展中医药方面的合作，专门成立了机构，如和法国专门成立了中法中医药合作委员会，并已经举行了4次的会议，促进这方面的合作。国际中医药医疗、教育、科技、产业合作有效开展。中医针灸已列入人类非物质文化遗产代表作名录，《黄帝内经》和《本草纲目》已列入世界记忆名录。中医药对外交流与合作已形成了全方位、多层次、宽领域的发展格局，为中医药服务贸易的开展奠定了坚实基础。

（局　文）

【我国中医药主要通过4种方式进行服务贸易】 服务贸易概念最早是在1972年由经合组织提出来的，1994年WTO签订了服务贸易总协定，正式确定了服务贸易在世界贸易组织框架下的法律地位，我国中医药主要是通过以下4种方式来进行服务贸易。第一种形式是跨境提供。比如中医药服务在国内通过远程的诊疗给国外的患者提供中医药服务。第二种形式是境外消费。就是外国的患者到中国来接受中国的中医药服务。第三种形式是商业存在。如我国的企业或者医疗机构去国外设立医疗机构。第四种形式是自然人移动。就是我国的医师去国外、去别的医院或诊所，为国外的诊所提供服务。

（局　文）

【首届中国（北京）国际服务贸易交易会举办中医药专题活动】

2012年5月29日，首届中国（北京）国际贸易交易会（简称京交会）举办了中医药服务贸易展启动仪式。商务部部长助理仇鸿出席启动仪式并致辞。卫生部副部长、国家中医药管理局局长王国强，北京市人民政府副市长丁向阳，部分地方商务主管部门负责人，国家中医药管理局及北京市中医管理局相关代表，中医药专题活动参展及参会单位代表，以及在京中医药机构代表和部分驻华使馆嘉宾等约100人出席启动仪式。

京交会上，中医药专题设置了中医药服务贸易综合展示区，按照服务贸易的4种模式划分出跨境提供、境外消费、商业存在、自然人流动4个展示专区进行中医药服务贸易整体介绍，集中展示中医药服务能力及水平，突出宣传展示中医药服务贸易的成果，体现其存在的巨大潜力、独特优势及发展前景。还利用现代化声光电设备对中医药进行诠释，使参观者了解中医药知识、体验趣味中医药活动。

在专业展区的中医药板块则分别展示国内有服务贸易特色、实力、成果、有交易能力的部分中医药医疗、教育、科研、产业单位以及国外的中医药机构。

除展示外，首届京交会中医药专题项目推介会、中医药双语养生讲座及体验活动于2012年5月29日在北京国际会议中心举行。康美药业、世纪博爱、以岭药业、奇正藏药和黑龙江省中医研究院等我国部分知名中医药和健康企业、医疗、科研机构，香港时代动力国际有限公司、泰国卫生部泰医及替代医学发展司东南亚泰中医药研究院等境外企业参加了中医药专题项目推介会，就各自推出的中医药服务贸易项目进行了推介与展示。加拿大、新加坡、泰国和我国香港等国家和地区的相关机构和人士参加了推介会。

（商务部服务贸易和商贸服务业司）

【首届京交会中医药服务贸易签约额达1.7亿】 首届京交会中医药领域共签订合作协议5项，预计经济收益突破1.7亿元人民币。为期5天的首届京交会上，中国中医科学院广安门医院与招商信诺人寿保险有限公司，中国中医科学院望京医院与韩国常青医疗财团BOBATH康复医院，中国北京同仁堂（集团）有限责任公司与马来西亚海鸥集团、亚太传媒国际（香港）有限公司，北京康仁堂药业有限公司与山东省泰安市卫生局分别签署了合作协议。

（陈斐然）

【我国中医药服务贸易的基本情况】

中医药服务贸易是指一个国家或地区与另一个国家或地区进行的以中医药服务为内容的国际贸易。根据《服务贸易总协定》（GATS）对服务贸易的界定，我国中医药服务贸易分为跨境交付、境外消费、商业存在和自然人移动等4种模式。

一、我国具备了深化中医药服务贸易的良好条件

一是中医药的国内外发展为开展中医药服务贸易奠定了良好基础。近年来，党和国家高度重视中医药工作，出台了《国务院关于扶持和促进中医药事业发展的若干意见》，并在深化医药卫生体制改革中大力发挥中医药作用，推动中医药事业发展。我国共有中医药医疗、教育、科研等机构36000余家，具有中医执业（助理）医师资格的人员803000余人，高等中医药院校教职员工35000余人，中医药科学研究与技术开发机构从业人员15000余人。规模庞大的中医药服务机构和人才储备成为开展大规模、高水平中医药服务贸易的重要支撑和保障。同时，随着中医药事业的蓬勃发展，中医药对外交流与合作更加频繁，进一步推动了中医药的国际发展。中医药已经传播到160多个国家和地区，成为各国医疗保健的一个重要选择，当地民众对中医药的服务需求不断增加，这些进展和成就为中医药服务贸易的发展奠定了坚实基础。

二是不断改善的中医药国际政策与法律环境为中医药服务贸易提供了保障。入世以来，我国已经在服务贸易领域积累了大量经验。作为WTO成员，可以利用WTO的平台、机制和规则开展中医药服务贸易。中医针灸服务已经由世界卫生组织权威认可并发布相关技术性指南，也被联合国教科文组织列入人类非物质文化遗产代表作名录，并且在大多数国家取得了合法地位。

此外，中医服务先后在澳大利亚、奥地利、加拿大、新加坡、越南、泰国、阿联酋和南非等国家确定了法律地位，还有一些国家和地区通过建立行业组织对中医药服务进行自律管理，并将中医药治疗纳入医疗保险体系鼓励使用。

二、我国积累了开展中医药服务贸易的实践经验

尽管中医药服务贸易对整个中医药行业还是个较新的概念，但实际上我国已经和正在广泛开展了4种模式的中医药服务贸易，积累了大量经验。其一，境外消费。多年来，每年都有大批境外居民通过旅游观光等渠道来华接受中医药服务、购买中医药产品，与中医药医疗保健相结合的特色旅游服务已成为我国旅游业的一个新亮点。国内各大中医药高等院校、部分医科大学和中医药科研、医疗机构都开展了针对境外居民的中医药学历教育或非学历技能培训，历年来华学习中医药的留学生人数均为来华学习自然科学人数的前列，且创造了较好的经济效益。其二，跨境交付。随着中医药远程医疗咨询和远程教育等行业的发展，海外相关机构和人员在境外接受我国提供中医药服务的数量和水平正在逐步上升。其三，商业存在。我国机构或公民在境外通过分支机构或合资合作等形式开设的中医药医疗和教学机构数量不断增加，每天都在为当地民众提供着中医药服务。其四，自然人移动。每年都有大量中医药从业人员通过我国中医药医疗、教育和科研等机构及企业派出或受聘于境外相关机构提供中医药服务。

三、我国发展中医药服务贸易的机遇与挑战并存

中医药服务优势独特，国际发展前景广阔。随着老龄化社会的到来，人类疾病谱、医学模式和健康观念发生的巨大变化，中医药服务因其具有的“疗效比较确切、用药相对安全、费用相对较低、服务方式灵活”等独特优势而越来越受到各国政府的关注和民众的欢迎。此外，我国制定了促进服务贸易发展的规划，也为中医药服务贸易的发展提供了难得的机遇。2009年，《国务院关于扶持和促进中医药事业发展的若干意见》提出“完善相关政策，积极拓展中医药服务贸易”。2011年，《国民经济和社会发展第十二个五年规划纲要》明确提出“大力发展服务贸易”，特别指出“努力扩大文化、中医药、软件和信息服务、商贸流通、金融保险等新兴服务出口”。商务部等34部门联合发布的《服务贸易发展“十二五”规划纲要》也将中医药服务贸易列为具有潜力的重点发展领域。卫生部、国家中医药管理局制定的《中医药对外交流与合作中长期规划纲要》将“扩大中医药服务贸易”作为今后5～10年重点任务之一。

同时，我国中医药服务贸易尚处于初级阶段，还面临着许多问题和挑战。一是东西方文化差异导致中医药的科学内涵尚未被国际社会广泛认可和接受，中医药服务在海外面临诸多政策和技术性壁垒；二是国内相关机构开展中医药服务贸易的能力有待加强，对国际服务贸易规则理解运用不够，尚未形成国际中医药服务贸易知名品牌以及规模化和集团化的服务贸易实体。三是促进中医药服务贸易发展的支持体系尚未建立，亟须在法律、法规、产业、引导资金、队伍建设等方面不断加强和完善。

（局　文）

六、中医药参与重大突发事件和重大传染病防治

【加强中医药应急救治能力建设和重大传染病中医药防治工作】 2012年，国家中医药管理局继续开展国家中医药管理局中医、中西医结合防治传染病临床基地建设。召开了全国中医药应急工作会议，总结全国中医药应急工作并对下一步中医药应急工作进行部署，对全国中医药应急工作先进集体和先进个人进行了表彰。

继续做好新发突发传染病中医药防治工作。制订印发了《2012年乙型流感中医药证治试行方案》和《中医药治疗手足口病临床技术指南(2012年版)》，指导开展乙型流感和手足口病的中医药治疗工作。积极参与新型冠状病毒应对工作。继续开展中医药治疗艾滋病试点项目，进一步扩大救治规模。召开了2012年度中医药治疗艾滋病试点项目工作会和培训会。

（董云龙）

【国家中医药管理局突发事件应急工作领导小组和工作组成立】 2012年，国家中医药管理局成立突发公共事件中医药应急工作领导小组和工作组。领导小组将负责全国中医药应急工作的组织领导，统筹指挥、部署突发公共事件中医药应急救治工作。卫生部副部长、国家中医药管理局局长王国强任组长，国家中医药管理局副局长吴刚、于文明、李大宁、马建中，国家中医药管理局党组成员、中国中医科学院党委书记王志勇任副组长。工作组包括办公室、医疗救治组、临床科研组、新闻宣传组和条件保障组，分别由相关司办负责人任主任或组长。

（任　壮）

【第三批中医药防治传染病临床基地建设单位公布】 2012年，国家中医药管理局公布第三批中医药防治传染病临床基地建设单位名单，旨在健全中医药防治传染病体系，提高中医药在防治传染病中的贡献率。

其中包括湖北黄石市中医医院、随州市中医医院2家中医院，河北省张家口市传染病医院、上海市闵行区传染病医院等65家传染病医院，山西省汾阳医院、山东省临沂市人民医院等6家综合医院，另有如河北承德市传染病医院、承德市中医医院联合建设单位49家。以上单位都是根据各地中医药管理部门

推荐，经国家中医药管理局研究确定。

国家中医药管理局要求各省级中医药管理部门指导和督促各建设单位尽快落实各项保障条件，建立完善相关工作机制，并对项目建设进展情况及时进行督促检查，推进建设工作，使之成为面对新发、突发传染病中医药临床救治的重要力量。

（冯　磊）

【《中国遏制与防治艾滋病“十二五”行动计划》要求充分发挥中医药作用】 2012年，国务院办公厅印发《中国遏制与防治艾滋病“十二五”行动计划》，要求卫生、中医药部门充分发挥中医药作用，探索艾滋病中西医结合的综合治疗方案。行动计划指出，卫生、中医药部门要充分发挥中医药作用，探索艾滋病中西医结合的综合治疗方案，扩大中医药治疗的规模，提高治疗质量。完善医疗卫生机构在病人抗艾滋病病毒、抗机会性感染治疗、随访、药品提供等方面的管理制度以及异地治疗的转介和衔接机制，加强被监管人员和流动人口中病人的治疗工作，提高治疗的可及性和规范化程度。此外，发展改革、财政、卫生等部门要加强定点综合医院和传染病医院的学科与能力建设，提高其综合诊疗能力，并加强监督管理，落实其为感染者和病人提供诊疗服务的责任。各级政府要根据实际，对医疗机构承担的艾滋病防治任务给予补助。

（中新社）

【中医药防治时行感冒新方案出台】 2012年，由国家中医药管理局医政司组织局突发公共事件中医药应急专家委员会研究制订的《2012年时行感冒（乙型流感）中医药防治方案（试行）》（简称《方案》）出台，以应对2012年开春以来，我国整体流感活动水平上升，部分地区发生时行感冒、以乙型流感病毒为主的问题。《方案》提出2012年实行感冒的中医药辨证论治，对实行感冒特点及治疗、预防方案进行规范。专家指出，在流行期尽量避免到人群聚集公共场所，房间宜多通风，宜勤洗手，患病后饮食宜清淡，注意劳逸结合，随气候变化适当增减衣物，出行宜戴口罩。注意早发现、早治疗。日常可以使用中药进行预防。

链接

治法：解表宣肺，清热透邪，止咳利咽

方药：荆芥10克、苏叶10克、羌活10克、黄芩10克、连翘15克、炒栀子10克、牛蒡子10克、桔梗6克、杏仁10克、芦根15克、生甘草5克。水煎服，每日一剂或两剂。

加减：头痛加白芷；咽痛加锦灯笼；舌苔厚腻加生薏米、佩兰；高热三四日者加生石膏、知母；便秘加虎杖；咳痰黄稠加鱼腥草、金荞麦；胸闷加苏梗。

中成药：疏风解毒胶囊、连花清瘟胶囊（或连花清瘟颗粒）。

中药注射剂：柴胡注射液、喜炎平注射液、苦碟子注射液、热毒宁注射液或痰热清注射液。

预防处方：桑叶6克、苏叶6克、芦根15克、生甘草3克，水煎服，日一剂。

（冯　磊）

【中医药防治手足口病新方案出台】 2012年，根据手足口病例的临床表现和证候特点，国家中医药管理局组织局突发公共事件中医药应急专家委员会研究制定的《中医药治疗手足口病临床技术指南（2012年版）》（简称《指南》）正式出台。《指南》将手足口病分为普通型（脾肺湿热证）、重型（湿热动风证）、危重型（厥、脱证）、恢复期（气阴不足，余邪未尽），并针对该病各型提供了中药汤剂、灌肠方、外治、中成药等方面的具体治疗方案。《指南》指出，该病多见于婴幼儿，婴幼儿系稚阴稚阳之体，宜早发现、早治疗、防变证。该病重症传变迅速，应密切观察、积极救治。

（冯　磊）

七、中药资源普查

【全国中药资源普查试点野外调查全面展开】 2012年2月1日，国家中医药管理局召开2012年度全国中药资源普查试点工作专家指导组工作会议。2012年3月13日，全国中药资源普查试点首期技术培训班在北京举行。2012年3月14日，《全国中药资源普查技术规范》和全国中药资源普查数据库发放暨全国中药资源（试点）实施方案审定会召开。论证和审核了10个试点省、区和205个县的普查方案。来自湖北、湖南、重庆、四川、云南、海南、安徽、新疆、吉林和甘肃10个试点省、区的代表从试点工作专家指导组顾问王永炎和肖培根院士手中领取了《全国中药资源普查技术规范》及全国中药资源普查数据库相关规范资料和数据库软件，试点工作野外调查全面开展。此后，吉林、重庆、海南等省先后启动全国中药资源普查试点工作。

（任　壮）

【中药资源普查试点范围进一步扩大】 为贯彻落实《国务院关于扶持和促进中医药事业发展的若干意见》关于“开展全国中药资源普查”的精神，切实履行国务院赋予国家中医药管理局“组织开展中药资源普查，促进中药资源的保护、开发和合理利用”的职责，国家中医药管理局在2011年中药资源普查试点工作的基础上，2012年通过中医药部门公共卫生专项“国家基本药物所需中药原料资源调查和监测项目”和行业专项“我国代表性区域特色中药资源保护和利用项目”，继续推进中药资源普查试点工作。申请落实了河北等12个省（区、市）450个县的中药资源普查试点工作经费3.6亿元。按普查与解决药材产业发展中的关键问题相结合，普查与建立长效机制相结合，普查与资源基础条件建设相结合，遵循一次普查、多项成果，统筹设计、专题实施，交汇综合、分享使用，边普查边建设的工作思路，2012年在普查试点工作中，增加了建设中药资源动态监测和信息服务体系、中药材种苗繁育基地和种质资源库3项工作内容。已经通过中医药部门公共卫生专项和行业专项，分3批组织开展了22个省（区、市）共655个县的中药资源普查试点工作。共落实经费4.9亿元。

（孙丽英、陆建伟）

【山西省中药资源普查试点工作】2012年8月24日，山西省第四次中药资源普查试点工作正式启动。中央财政投入2400万元专项资金。山西省委、省政府高度重视，成立领导小组，制订实施方案，确定40个试点县，组建专家委员会、技术顾问组和400人的普查大队，普查人员分赴山西省40个县所属地理区域，采用传统方法和现代技术相结合的方式，对200余种重点中药品种的种植和野生资源利用状况进行调查。

（向　佳、韩亚鹏）

【吉林省中药资源普查试点工作】吉林省政府成立了中药资源普查试点工作领导小组，将试点工作纳入了省政府年度绩效考核体系；分两批次召开全省启动会议，7个省直部门和地方各级党委、政府及卫生、中医药等部门共同努力，首批19个试点县的普查工作取得阶段性成果，第二批21个试点县和长白山管委会的普查工作全面推进。国家中医药管理局对吉林省试点工作给予充分肯定，补助3300万元专项经费，率先在吉林省实现了县域试点工作全覆盖。通化紫鑫药业和康美新开河（吉林）药业被确定为国家中药材种苗繁育基地，通化县、抚松县被确定为国家基本药物中药原料资源动态监测与信息服务站。

（任丛飞、李欣欣）

【安徽省中药资源普查试点工作】2012年2月22日，安徽省中药资源普查试点工作启动会议在安徽合肥举行。安徽省政府成立了领导小组，组建了专业队伍，制订印发了实施方案。会后，20个普查队160余人分赴全省20个试点县开展普查工作，完成蜡叶标本采集2.3万份，样地调查750个，样方调查3750个，药材样品收集1400余种，超额完成了现场调查任务。

（王继学）

【湖北省中药资源普查试点工作】湖北省作为全国中药资源普查先期试点6个试点省份之一。以省政府的名义成立了湖北省中药资源普查试点工作领导小组。委托湖北中医药大学为技术牵头单位，在大别山和武陵山两个试验区及神农架林区确定了18个试点县开展中药资源普查试点工作。制订了《湖北省中药资源普查试点工作方案》和《湖北省中药资源普查试点工作实施方案》，实施方案在全国中药资源普查试点实施方案论证会顺利通过评审。为推进中药资源普查试点工作顺利开展，湖北举办了两次培训班，对全省200多名普查骨干队员进行全面系统的培训。印发了《关于印发湖北省中药资源普查试点工作专家对口指导试点县的通知》，通过包干到片、指导到县、责任到人的方式，明确省级专家分片对口指导各试点县。2012年8月，组织专家对18个试点县进行了专项督导检查。各试点县平均调查1000余种中药，采集标本3000多份，做样方1000多个，采集药材样品200多个。基本按照国家要求的进度完成各阶段普查任务。

（芦　妤）

【湖南省中药资源普查试点工作】2012年1月13日，湖南省中药资源普查试点工作启动会在湖南长沙召开，湖南省中药资源普查试点工作正式启动。2012年完成药用植物蜡叶标本采集12万份，调查到重点品种205个，收集药材2100余份、种质资源600份。

（熊士敏）

【广西壮族自治区中药资源普查试点工作】　2012年9月17日，广西中药资源普查试点工作动员部署会暨启动仪式在广西南宁举行。作为第四次全国中药资源普查10个新增省（区）试点之一，广西高度重视中药资源普查工作，成立了领导小组，编写了《第四次全国中药资源普查（广西）试点普查实施方案》。普查领导小组办公室指导各市和试点县认真按照自治区政府的统一部署，相继成立了相应的领导机构。多次召开专题会议进行研究和部署，并结合试点县的具体情况，制订普查的实施细则和工作计划。对资源普查工作进行了广泛深入的宣传，先后编印了6期广西中药资源普查试点工作简报，开通了广西壮族自治区中药资源普查网站，并通过新闻媒体及时报道普查工作的进展，取得良好效果。依托广西药用植物园等6所科研院所和高校组建普查队伍，相继开展野外调查工作，确保2013年底完成所有普查任务。

（刘　畅）

【海南省中药资源普查试点工作】2012年6月19日，海南省海口市启动全国第四次中药资源普查试点工作。海南省组织开展海南省中药资源普查，对南药、黎药、海洋药的普查以及海南民间传统医药知识的收集整理，摸清海南南药、黎药和海洋药物资源种类、分布、蕴藏量等，开发野外资源普查信息采集技术体系，建立海南省中药资源数据库和普查成果共享服务平台。成立了以分管省领导为组长，以省政府各部门和各市县政府负责人为成员的中药资源普查领导小组。设立了领导小组办公室，组建了技术专家委员会和10支普查队伍，召开全省中药资源普查试点工作启动会，启动了海南省中药资源全面普查工作。截至2012年12月底，普查队已赴14市县、100多个乡镇，查样地共392个、样方11760个，占总样方的60.5%，拍摄照片约69272张、录像140份，采集蜡叶标本9350份、药材样品762份、种子115份。拟编撰全面记录海南中医药资源的《海南本草》系列专著。

（邢伯茹）

【重庆市中药资源普查试点工作】 重庆市政府和各区县政府均成立了工作领导小组，重庆市卫生局组建了调查工作专家委员会，制订了全市工作方案和实施细则。2012年2月，召开全市中药资源普查试点工作启动会，2012年4月，在全国率先召开野外调查工作启动会，重庆市技术负责人还多次在国家中医药管理局有关工作会议上做交流发言。2012年7月，首次外业调查工作全部结束。18个试点区县外业调查工作已全部完成，已完成92个调查区域，205条调查样带，661个样地，蜡叶标本采集9894个编号，共计38676份，80%的调查任务已完成，各项内业整理工作正稳步推进。

（田 波）

【陕西省中药资源普查试点工作】 2012年，陕西省启动中药材资源普查工作，选定10个市、36个县开展中药资源普查试点工作，完成全省中药资源普查试点工作实施方案和36个试点县的普查实施方案，逐步开展了普查设备招标工作和全省普查人员的分层级培训工作。

（余 晴）

【甘肃省中药资源普查试点工作】 甘肃省作为全国中药资源普查工作16个试点省份之一，在全省遴选了兰州、天水、定西、临夏、陇南、甘南、张掖、平凉、庆阳9个市（州）的榆中、永登、甘谷、临洮、渭源、陇西、漳县、岷县、和政、康乐、成县、徽县、舟曲、碌曲、民乐、临泽、华亭、合水18个县开展中药资源普查的试点工作，主要任务是开展甘肃省代表区域的中药资源普查和重点品种及甘肃省特色品种调查，挖掘甘肃省中医药文化产业源泉，建立与开发中药资源普查数据库系统，展开大宗药材的市场调查，进行甘肃代表性区域中药资源专题研究，建立中药资源普查动态监测网络，进行甘肃省及各代表区域中药材产业现状与发展规划研究，提出甘肃省及普查试点县中药材产业发展规划的建议，为陇药产业发展和产业结构调整奠定坚实基础。2012年，18个县均已完成了野外普查工作，并采集了大量的药材标本和种子样品，部分县已完成了数据库信息填报。

（崔庆荣）

【青海省中药资源普查试点工作】 根据国家中医药管理局工作安排，青海省组织专家遴选18个县为青海省中藏药资源普查试点地区，并根据青海省实际，指定青海省中医院、青海省藏医院为项目负责牵头单位，分别负责中药和藏药资源普查工作。根据工作要求，已初步制订了中藏药资源普查实施方案，前期工作已基本完成，2013年将全面展开。

（华旦诺尔桑）

【宁夏回族自治区中药资源试点普查工作】 2012年8月7日，宁夏回族自治区中药资源普查试点项目工作领导小组会议在宁夏银川召开。会议讨论了《国家基本药物宁夏所需中药原料资源调查和监测项目工作实施管理方案》，研究解决中药资源普查试点项目工作启动等有关事宜。

（王 刚、徐丽娜）

【新疆维吾尔自治区中药资源试点普查工作】 新疆成立了由自治区副主席铁力瓦尔地·阿不都热西提为组长、相关厅局为成员单位的自治区中药民族药材资源普查领导小组。成立了由自治区、地、县专家共同组成的6支中药民族药材资源普查队伍。制订了普查方案和管理制度，明确了依托单位、普查队伍、外业和内业组等的责任，与各方签订协议书。组织完成普查技术培训，2012年3月22～31日，举办了第四次全国中药资源普查新疆（试点）普查技术培训班，培训班从中药资源普查规范化管理、野外生存技能及防护、植物标本压制和野外实践操作等方面对全体队员进行了系统培训。新疆扎实推进工作，完成试点地、州、县（市）90%以上区域的野生中药民族药资源普查，掌握区域药材栽培养殖现状、民间用药习俗与文化等中药民族药资源本底；采集标本和制作标本30340份，调查样地767个、调查样方20390个；采集药材631份、药材种质资源273份；拍摄影像资料600余份；完成对主要调查品种的野外勘查，提交高空遥感影像图9份、低空遥感影像图9份，植被照片25份、植物照片27份，植物标本25份，建立动态测试点9个，药用植物的资源数量和动态测试报告9份。

（赵新建）

八、中医药标准化

【国家中医药管理局出台《中医药标准化中长期发展规划纲要（2011～2020年）》】 2012年，由国家中医药管理局编制的《中医药标准化中长期发展规划纲要（2011～2020年）》（简称《规划纲要》）印发。《规划纲要》主要阐明中医药标准化工作的战略目标、明确工作重点，是未来10年中医药标准化工作的行动纲领，也是建立完善中医药标准体系和中医药标准化支撑体系的基本依据。其中明确了5项重点任务，并细化设定了36项具体项目。

《规划纲要》总结了“十一五”期间中医药标准化工作的新进展。中医药标准体系建设步伐明显加快，在中医基础、技术和管理等领域，制修订中医药国家标准27项、行业或行业组织标准450多项。中医药标准化支撑体系建设不断加强，成立了中医、中药、中西医结合、针灸、中药材种子种苗5个全国专业标准化技术委员会。中医药标准的应用推广力度加大，第一批42家中医药标准研究推广基地建设全面展开。实质性参与中医药国际标准化活动取得了历史性的突破，积极促成国际标准化组织（ISO）中医药标准化技术委员会的成立并承担秘书处工作，推动世界卫生组织（WHO）将中医药等传统医学纳入国际疾病分类代码体系。

同时，中医药标准化工作还存在许多困难和问题。行业内对中医药标准化的意识还不强，中医药标准化工作基础还很薄弱，中医药标准实施推广不够，中医药标准化专业人才缺乏，实质性参与国际标准化活动的能力有待加强等。

对此，《规划纲要》指出，要以推进中医药标准体系和标准化支撑体系建设为重点，以提高中医药标准质量和中医标准化水平为核心，整合优势资源，系统转化医疗、教育、科研成果，立足国内、面向国际，发挥标准化在中医药发展中的基础性、战略性、全局性作用，引领和支撑中医药事业科学发展。

《规划纲领》提出，到2020年要基本建立适应事业发展需要、结构比较合理的中医药标准体系，中医药标准化支撑体系进一步完善，基本满足中医药标准化工作的需求，中医药标准应用推广和监测评价体系初步建立，中医药标准化人才队伍建设明显加强，中医药标准化管理体制和运行机制更加完善，我国实质性参与中医药国际标准化活动的能力显著提升。

具体目标涉及标准体系、标准质量、实施效益、参与国际标准化、支撑体系、发展环境等方面，明确提出要完成300项中医药标准制修订，基本覆盖中医医疗、预防保健、教育、科研、中药等领域；90%以上的中医药标准标龄低于5年；在基层建设一批中医药标准研究推广基地；提出10～15项中医药国际标准提案，推进3～5项中医药国际标准的制定等目标。

《规划纲要》确定了加强中医药标准化理论和技术研究、加强中医药标准体系建设、加强中医药标准化支撑体系建设、加强中医药标准应用推广、推进中医药国际标准化工作5项重点任务，包括36项具体项目。

为保障规划目标和各项任务的实现，《规划纲要》强调要通过加强组织领导、完善运行机制、加强政策支持与制度建设、加强成果利用和资源整合、加大经费投入、加强规划实施与评估等完成。

（任　壮）

【国家中医药管理局一系列加强中医药标准化宏观指导和制度建设的重要文件发布实施】　2012年，国家中医药管理局发布了一系列加强中医药标准化宏观指导和制度建设的重要文件。一是制定实施了《中医药标准化中长期发展规划纲要（2011～2020年）》，明确了中医药标准化发展的目标，提出了五5个领域11个专项36项重点任务，为未来一个时期中医药标准化工作提供了规划指引。二是制定发布了《关于加强中医药标准化工作的指导意见》，深刻阐明中医药标准化工作的指导思想和基本原则，围绕中医药标准体系建设、标准化支撑体系建设、标准应用推广、完善管理体制机制和加大保障力度等方面提出了工作要求和政策措施，为加强中医药标准化工作提供了政策指引。三是制定了加强标准化工作的具体政策措施。国家中医药管理局政策法规与监督司和人事教育司制定发布了将中医药标准化培训纳入中医药继续教育项目管理的政策措施，国家中医药管理局政策法规与监督司和科技司研究制定中医药标准研究制定项目与科研项目紧密结合的具体办法。四是制定发布了中医药标准制定管理办法，进一步规范了中医药标准研究制定的有关要求，严格了中医药标准制定程序，在制度建设上为推进中医药标准化工作创造了良好的条件。

（李钟军）

【中医药基础学科名词术语规范研究启动】　2012年4月13日，科技部科技基础性工作专项重点项目“中医药基础学科名词术语规范研究项目”在北京启动，由中国中医科学院中国医史文献研究所承担。这是继中医药基本名词审定公布，中医临床各科名词审定后的进一步工作，旨在囊括全部中医药名词，满足实际需要。

项目组将规范中药、方剂、针灸、推拿、养生、康复、医史文献等10个学科约8000条名词术语，订出正名、英文对译名，作出定义性注释，建立中英文术语数据库。

此次项目组还将对约800条重点、疑难名词术语考证研究，编撰《中医名词考证与规范》，为规范提供坚实支撑。项目完成后，全部中医药规范名词术语将达1.3万条，废弃同义词近3万条。建设中医药同义词查询数据库，举办成果推广班。其成果将转化为国家规范，并编撰成书或光盘形式出版发行，百度等大型搜索网站列为搜索首选项。本成果还将转化成国家标准，由国标委审定、批准、公布，向全国各科研、教学、生产、经营及新闻出版等单位提供服务，全社会共享。

（吴潇湘）

【我国10个项目进入ISO/TC249第三次会议议题】　国际标准化组织中医药标准化技术委员会（以下简称ISO/TC249）第三次会议在韩国召开，中国、澳大利亚、加拿大、德国、意大利、日本等14个成员国参加。国家中医药管理局、国家标准化管理委员会围绕ISO国际标准项目这一主要议题，提交了10个项目会议讨论。中国、韩国、德国、加拿大4国提出了共23个工作项目提案。其中，我国“针灸针”和“人参种子种苗”2项已立项的ISO国际标准提案经会议讨论，顺利进入委员会草案阶段；“艾灸具”、“电针仪”、“煎药机”、“传统药材重金属限量标准”、“中药材基本名词术语”、“中草药编码系统”6个新项目，已进入国际标准的提案阶段，将经31个成员国投票表决是否成为ISO国际标准项目；中医药基本名词术语标准和中医药术语集构架标准（临床术语部分）2个项目，将继续完善再做讨论。

（杨志云）

【ISO副主席考察中医药国际标准化工作】 2012年4月13日，国际标准化组织（ISO）副主席伊丽莎白博士在国家标准委、国家标准研究院、上海市质量技术监督局等有关领导陪同下，专程访问落户在上海的国际标准组织/中医药技术委员会（ISO/TC249）秘书处并考察工作。ISO/TC249秘书长沈远东教授对伊丽莎白博士的来访表示热烈欢迎，并向其介绍了中医药在世界范围内的发展背景及秘书处工作情况，就秘书处国际标准化工作中遇到的重要问题与其进行沟通。伊丽莎白博士充分肯定了秘书处的工作，希望将来能够取得更大的成就。会后，伊丽莎白博士一行参观了上海中医药大学及曙光医院。

（黄虞枫、桑　珍）

【229项中医常见病诊疗标准发布】 2012年7月14日，中华中医药学会在北京召开中医常见病诊疗指南系列标准发布会。中医外科、妇科、儿科、眼科、耳鼻喉科、皮肤科、肛肠科、骨伤科共8个临床专科229项标准正式发布，《中医古籍整理规范》10项标准同时发布。卫生部副部长、国家中医药管理局局长、中华中医药学会会长王国强出席会议并讲话。

截至2012年7月，中华中医药学会已发布了11个临床专业397个病种的标准，初步形成了中医常见病临床诊疗技术规范体系。

（冯　磊）

【世界中联2项中医规范标准发布】 2012年，《世界中医学专业核心课程》和《中医基本名词术语中意对照国际标准》2项中医药国际组织标准在世界中医药学会联合会第三届第二次理事会与第一次监事会上获得通过。

《世界中医学专业核心课程》是以世界中联2009年5月发布的《世界中医学本科（CMD前）教育标准》为基础，结合中医学教育特点和职业需要，参考世界各国（地区）中医学教育的实际情况，在大量调研的基础上，由世界中联教育指导委员会组织专家起草完成的。该标准包括《中医基础理论》、《中医诊断学》、《中药学》和《方剂学》4门基础理论知识课程，《中医内科学》、《针灸学》、《推拿学》、《中医妇科学》和《中医儿科学》5门临床知识技能课程和1门《经典医籍选读》课程。课程总计约1530学时。

《中医基本名词术语中意对照国际标准》起草工作始于2011年1月，由意大利中医、中西医结合医师和汉学专家共22人组成编委会。该标准是继中英、中法、中西、中葡对照标准之后，世界中联中医基本名词术语翻译标准系列的又一次丰富。

（陈斐然）

【世界中联《中医基本名词术语中匈对照国际标准》出台】 世界中医药学会联合会副主席兼秘书长李振吉与匈牙利中医药学会会长于福年在世界中联秘书处签署了制定中医基本名词术语中匈对照国际标准合作协议。根据协议，匈牙利中医药学会将组织各方专家组成编委会，按照世界中联标准的制定程序，开始《中医基本名词术语中匈对照国际标准》草案起草工作。

这是继2012年6月世界中联长春理事会通过《中医基本名词术语中意对照国际标准》以后，世界中联中医基本名词术语多语种翻译标准系列的又一进步。世界中联中医基本名词术语多语种翻译系列标准现已有汉语、英语、法语、西班牙语、葡萄牙语、意大利共6个语种。

（陈斐然）

【中医药标准化管理协调委员会、专家技术委员会和国际咨询委员会成立】 2012年9月27日，全国中医药标准化工作座谈会在贵州贵阳召开。中医药标准化管理协调委员会、专家技术委员会和国际咨询委员会在会上成立，卫生部副部长、国家中医药管理局局长王国强任管理协调委员会主任委员，中国工程院院士张伯礼、中国科学院院士陈凯先任专家技术委员会主任委员，世界中医药学会联合会副会长兼秘书长李振吉任国际咨询委员会主任委员。国家中医药管理局副局长于文明、国家标准化管理委员会服务业标准部主任杨泽世等出席会议。

（陈斐然）

【中德专家共同完善中药品质和安全框架性标准】 2012年，中药贸易标准领域的德国专家一行在北京进行工作访问，与中方专家就合作推进中药产品的国际贸易达成共识，将共同进一步完善德国提出的中药品质和安全框架性标准提案，推动其成为国际标准。德国专家听取了关于中国药典的框架和技术内容的介绍，参观了北京同仁堂生产基地，同时向中方介绍最近WG2（中成药产品国际标准的制定工作）小组会议情况。双方就由德国提出的有关中药品质和安全控制的框架性标准提案进行探讨，并对中药生产、管理等方面问题进行了交流。德国专家对中国的中药标准体系和中药制药行业水平有了进一步认识和了解。在此基础上，中德双方对于WG2的工作目标"推动中药产品的国际贸易"达成了高度一致，将在进一步的提案工作中紧密合作，将共同进一步完善德国提出的中药品质和安全框架性标准提案，推动其成为国际标准。

中方代表由中国中医科学院副院长黄璐琦研究员领衔，来自国家药典委员会、全国种子种苗标准委员会、全国中药标准委员会、中国中药协会、上海中医药大学和复旦大学的专家参加了双方会谈。

（任　壮）

【中医药标准体系建设】 2012年，国家中医药管理局组织开展中医药标准体系表研究。组织中华中医药学会发布了中医外科、妇科、儿科、眼科、耳鼻喉科、皮肤科、肛肠科、骨伤科等诊疗指南，已发布的诊疗指南涵盖了中医临床十几个科系的临床常见病证，对保障中医医疗服务安全、提高服务质量具有重要意义。中医药国家标准研究制定继续推进，针灸学通用术语，刮痧、毫针手法针灸技术操作规范等6项国家标准草案报送国家标准化管理委员会。截至2012年底，中医药国家标准已达27项，行业或行业组织标准达到450多项。

（李钟军）

【中医药标准化支撑体系建设】 国家中医药管理局不断完善中医药标准化技术组织建设。成立了国家中医药管理局中医药标准化管理协调、专家技术、国际咨询委员会，邀请中医药行业近200位专家担任委员，进一步加强行业层面对中医药标准化工作的战略指引、统筹规划和技术指导。积极推进中医药信息和民族医药标准化技术委员会的筹建。支持地方中医药标准化组织建设。加大中医药标准化人员培训力度。在财政部支持下，投入2200多万元，组织开展中医药标准化培训项目，在全国开展37000人次中医药标准实施推广培训，宣传普及中医药标准化基础知识以及技术操作规范、诊疗指南等中医药标准。

（李钟军）

【中医药标准应用评价和实施推广】 国家中医药管理局推进第一批中医药标准研究推广基地（试点）建设工作。在财政部的支持下，2012年投入1850万元，重点开展100多项中医各科常见病证诊疗指南的临床应用评价工作，为进一步修订完善中医各科常见病证诊疗指南、提高中医诊疗指南的质量和水平提供了基本依据。

（李钟军）

九、中医药调研督导

【青海省中医药工作调研督导报告】 根据2012年国家中医药管理局关于开展中医药工作综合调研督导活动的工作部署，2012年9月14～17日，国家中医药管理局第一调研督导组对青海省中医药（含民族医药）工作暨深化医改有关进展情况进行了调研督导。

一、调研督导活动基本情况

此次调研是在2011年7月调研督导基础上的回访。调研组除深入西宁市、海东地区调研督导外，还专程赶赴玉树州调研了玉树地震灾后卫生重建有关情况，并亲切慰问奋战在灾区的广大医药卫生工作人员。调研期间，调研组听取了青海省医药卫生体制改革领导小组办公室（青海省卫生厅）、西宁市政府一年来深化医改工作进展情况的汇报，实地走访参观了青海省藏医院、玉树州藏医院、玉树八一医院、互助县中医院、互助县南门峡中心卫生院、金诃藏医药集团等9个医疗卫生机构和相关企业，并与青海省藏医院、青海省中医院干部职工进行了座谈。

二、一年来青海省中医药工作进展情况

一是以青海省藏医院为代表的藏医药呈现出“六位一体”全面发展的良好态势。在医疗保健方面，青海省藏医院作为全国首家三级甲等藏医医院，有800张床位，病床使用率达到90%以上，由于特色浓郁和康复保健作用独特，区域外患者比例常年保持在70%以上；在科研教学方面，青海省藏医院承担了科技部、卫生部、国家中医药管理局以及省级大量藏医药科研课题，编纂完成了《中国藏医药大全》，编译完成了《四部医典唐卡大详解》藏汉版，并成为国内和国际藏医药人才进修培训的重要基地；在文化产业方面，以青海省藏医院为母体孵化成立的金诃藏医药集团经过10多年发展成为产、学、研一体，具有较强竞争力和影响力的藏医药集团，而由金诃藏医药集团投资兴建的青海藏医药文化博物馆则是当今世界上唯一向国内外展示藏医药辉煌文化、重现藏医药发展历史，抢救和继承传统藏医药文化遗产的藏医药专业博物馆。

二是扎实做好深化医改各项中医药工作。进一步强化基层中医药服务能力，编印和印发中医药适宜技术手册3000余份；新增132种中藏药为全省基层卫生机构基本药物目录，占新增药物65%；开展100名中藏医人员全科医生培训；进一步扩大省级基本公共卫生服务项目，增加了中医“治未病”服务内容，在农业区开展以中医药为主的预防保健、健康干预等中医传统疗法服务，在牧业区开展以藏蒙医药为主的藏蒙医传统诊疗服务。

三是全面加强中医药特色建设。在各级中藏医医院开展了临床路径工作，除青海省中医院和青海省藏医院全面试点外，其余中医医院选择5种以上适宜病种开展试点；加强中藏医药适宜技术推广能力建设，确定青海省中医院、青海省藏医院为省级中藏医药适宜技术推广基地建设单位，确定互助县中医院等6所医院为县级中藏医药适宜技术推广基地项目单位；强化全国基层中医药工作先进县建设，为4个县专门配备了中藏医药特色诊疗设备，培养了中藏医药骨干人才；开展中藏医医院评审工作，成立了青海省中藏蒙医医院评审领导小组和专家委员会，配合国家中医药管理局完成了青海省中医院、青海省藏医院三级中医（民族）医院试评工作。

四是认真落实国家投资和项目，大部分州县中藏医医院基础设施条件进一步改善。在省级管理层面，青海省卫生厅按时完成了2011年国家州县级中医民族医医院能力建设项目医疗设备采购任务，使每所中藏医医院有中藏医药特色设备30～60台（件、套），及时全额下达了

2012年国家中医药投资。在项目建设层面，现场调研的青海省藏医院、互助县中医院、玉树州藏医院都已完成国家专项投资计划，新建业务用房已投入使用并取得了较好的效益。

三、一年来深化医改工作主要进展情况

一年来，青海省深化医改工作延续了以往的良好势头，进一步加大力度，狠抓落实，大胆探索和创新，使医改成果更多更好地惠及广大人民群众。

一是进一步加强组织领导，深化医改工作。2012年2月，青海省委、省政府专题研究全省深化医改工作，青海省政府制定印发了《关于进一步完善城乡居民基本医疗保障制度的意见》等5个配套文件和深化医改"十二五"规划暨实施方案。2012年3月，青海省政府召开全省会议，对2012年医改工作进行部署。2012年6月，青海省政府召开深化医改工作大会，深入传达学习全国医改工作会议精神，全面总结并部署了下一阶段深化医改各项工作。

二是集中精力，狠抓落实。建立、健全各项落实制度和机制，包括建立并实施了目标责任制、周报制度、半月通报制度、工作约谈机制、督导考核机制以及年终考评制度，完成了2011年全省各地医改目标的全面考评，评出先进地区、单位和个人并进行了表彰。加强医改政策普及和宣传力度，采取多种形式宣传报道医改政策措施、取得的成效、典型经验和涌现出的先进人物，组织省医改领导小组各成员单位、各州（市、地）党委政府及相关部门、各县市区的主要负责同志进行医改政策要点测试，并将成绩予以公布。开展"回头看"活动，在组织各部门、各地全面自查的基础上，青海省政府组成专项检查组，分赴除玉树州（因地震原因未进行医改）以外的所有州（市、地）进行抽查，青海省政府对检查中发现的问题进行专题研究，并约谈医改进展相对滞后地区的党政主要负责人。

三是大胆创新，推动医改工作新发展。2011年9月1日起，青海省人民政府在省、州（地、市）、县（市、行委）公立医疗机构（含中医和民族医医院）、乡镇卫生院以及政府举办的城市社区卫生服务中心全面启动"先住院后结算"服务模式；为保障新服务模式顺利推行，青海省政府规定医疗保险经办机构对省、州（地、市）、县（市、委）、乡级定点医疗机构分别按照上年度住院患者医保基金月均支出金额的60%、70%、80%、90%按月预拨周转金，并对定点医疗机构医疗费用实行按月结算。为全面推进县级公立医院综合改革工作，青海省人民政府于2011年12月组织实施了县级公立医院专项人才工程，安排2000万元专项资金，实行专项人才奖励制度。2012年7月，对县级公立医院试点改革的优秀领导班子、骨干人才、优秀人才予以2~15万元奖励，并启动实施了县、乡、村卫生专业技术人员3年培训计划，力争在3年时间内，完成规范培训县级公立医院专业技术骨干1000名、乡镇卫生院和社区卫生服务中心卫生专业技术骨干1500名，轮训村卫生室和社区卫生服务站专业技术人员的目标任务。

四是加大力度，将医改各项政策措施落实到位。在县级公立医院综合改革试点方面，从2011年12月起，青海省政府一次性补助2870万元，取消14所试点县医院的药品加成，全部药品实行零差率销售；省编委为14所试点县医院下达的人员配备总量从改革前的1618人增加到改革后的2500人。在基层医疗机构综合改革方面，新农合人均筹资水平提高到400元；全面推行21类重特大二次补助制度，住院费用实际报销比例提高到70%；2012年率先实现国家提出的到2015年人均基本公共服务补助标准达到40元以上的目标，并将服务项目由11类增加到了14类，包含了所有的地方病、慢性病和高原病；按照人均80元标准，为全省城乡65岁以上老人进行健康危险因素调查和体格检查；实现国家基本药物制度基层全覆盖；大力扶持村医队伍建设，每人每年补助提高到8000元以上；完成了新一轮基本药物招标采购，招标价格比国家发改委公布的零售指导价平均降幅达40.45%，并对大宗非基本药物和一般医用耗材实行省级集中招标采购，减轻群众用药负担近6亿元。

四、思考与建议

认真总结并推广青海省深化医改所做的工作和取得的成绩。青海地处祖国西北地区，不论是经济社会发展程度还是医疗卫生事业发展状况均属不发达地区。青海省医改工作在省委、省政府的领导和各有关部门的共同努力下扎实推进，取得了较好的成绩，在一些方面甚至走在全国前列。这对于一个西部经济欠发达省份来讲难能可贵，一些好的做法和经验，比如建立、健全各项制度和机制、全面开展"先住院后结算"服务模式、开展"回头看"活动、实施县级公立医院专项人才工程等等，值得国家总结和推广。

引导和推动藏医药"六位一体"全面发展。随着青海省藏医药的地位和影响力不断提升，"六位一体"全面发展已成为青海省广大藏医药工作者的自发要求，调研组对此也有深刻的感受。国家中医药管理局应该提前谋划，一方面要注意统筹兼顾青海省与西藏自治区藏医药的发展，另一方面要加强与青海省卫生厅（中藏医药管理局）的沟通与协调，有计划引导青海省藏医药"六位一体"全面发展，使藏医药不仅在民族医药发展中发挥重要的示范带动作用，而且有助于中医药学习借鉴，推动共同发展，藏医药的发展对于促进我国民族团结和谐以及扩大中华优秀文化的对外交流合作将发挥积极的作用。

加大扶持力度，努力促进中藏医药又好又快发展。由于青海省中医药总量偏少、规模偏小，因此近年来不断加大的中央财政投入对促进青海省中藏医药快速发展发挥了至关重要的作用。一方面要进一步落实西部地区投入倾斜政策，国家中医药专项投入对青海继续予以照顾和倾斜，同时也要密切关注中央对口支援青海的总体部署和要求，在参与协商中央和各地援青项目过程中加大协调力度，努力为青海中医药发展争取更好的政策以及更多的项目和资金。

以落实基层中医药服务能力提升工程为着力点，夯实中藏医药发展的基础基层中医药服务能力提升工程是“十二五”时期国家深化医改的一项重要任务，更是当前国家中医药管理局推动全国中医药事业发展的一项重大决策和战略部署。青海省中藏医药工作要认真贯彻落实提升工程的各项指标要求和任务部署，在中医药机构、人员、技术以及特色专科等方面加强调查研究，并结合青海省实际制定出总体规划，争取在国家和地方的统筹支持下，实现“十二五”期末青海省中藏医药事业跨越式发展。

（国家中医药管理局第一调研督导组）

【重庆市中医药工作调研督导报告】

按照国家中医药管理局2012年全国综合督导工作的统一安排，2012年6月26～28日，国家中医药管理局第二调研督导组赴渝，对重庆市中医药发展情况进行了调研督导。有关情况简要如下：

一、调研基本情况

本次综合督导按照国家中医药管理局统一方案，主要为了进一步推进在深化医改中贯彻实施《国务院关于扶持和促进中医药事业发展的若干意见》，全面落实2012年全国中医药工作会议精神，推进各地中医药综合工作。

在重庆市，调研组听取了重庆市卫生局和江津区卫生局关于中医药工作的汇报并进行座谈，考察了重庆市中医院二期工程、渝中区上清寺社区卫生服务中心、江津区中医院迁建工程和四牌坊分院、江津区支坪中心卫生院以及万盛区中医院和万盛区黑山镇鱼子村社会保障服务站等，重庆市卫生局副局长方明金等陪同调研，围绕有关重点工作进行了深入探讨。

调研期间，重庆市卫生局党组书记夏永鹏、局长屈谦专门和调研组进行了会谈，并就落实《国家中医药管理局、重庆市人民政府推进统筹城乡中医药事业发展合作协议》深入地交换了意见，围绕支持筹建中医药学院、临床研究基地等初步达成共识。

二、重庆市中医药工作总体情况

（一）重庆市中医药

概况重庆市现有政府举办的市和区县级中医、中西医结合医院45所，其他中医医疗机构1848个，中医药科研教育机构4所。其中三级甲等中医院2所，三级乙等中医院1所，二级甲等中医院23所。全市中医医院编制床位11037张，固定资产总值24.87亿元。

全市有中医药专业人员1.6万人，占全市卫生技术人员的13%。已建成国家局重点学科2个，重点专科14个，局中医药科研三级实验室3个。有全军国医大师1名，国家级师带徒指导老师44名，市级名中医95名。中医肝病、肾病和中医骨伤等专业在西部处于领先水平。2011年全市中医医院门急诊人次640万，住院人次31.9万，医疗业务收入26.73亿元。

（二）主要工作进展

1. 出台了加快发展政策。

2010年，重庆市人民政府制定出台了《关于加快中医药事业发展的意见》，制定了未来几年的发展目标，并从政策层面提出了相应的保障措施，一是着力提升中医药服务能力，完成重庆市中医院二期工程和21所区县中医院改扩建工程建设，新建成三级甲等中医院4所、二级甲等中医院8所。二是组建独立的中医药学院，打造重庆市新的中医药教育中心。三是做大做强中药产业，力争全市中药工业总产值达到150亿元。四是加大财政投入力度，市、区（县）分别设立中医专项资金，市财政在2010年1000万元的基础上，逐年增加。五是加大医保扶持力度。将医疗机构中药制剂、中医药特色诊疗项目纳入基本医疗保险报销范围，凡在中医医院住院和门诊慢病治疗起付标准降低一个档次、报销比例提高5%。

2011年底，重庆市卫生局、重庆市发改委联合印发了《重庆市国民经济和社会发展第十二个五年规划中医事业发展专项规划》。

2. 加强了中医药服务体系建设。

一是投资2.52亿元，开工建设重庆市中医院二期工程，建筑面积4万平方米，将于2013年投入使用，编制床位将达到1800张；二是加强区域中心中医院建设，结合国家地市级重点中医医院建设项目，开工建设万州、黔江、北碚、合川、巴南、长寿、江津、涪陵8所区中医院，共计投入3个亿，建设面积12.7万平方米，其中5所中医院已竣工投入使用。三是加强农村县级中医院建设，将城口、开县等17个区县级中医院纳入国家贫困县和县级医院建设范围，共计投入1.92亿，建设面积14.3万平方米，其中有9所中医院投入使用。四是市财政投入1000万元，支持全市258所乡镇卫生院和155所社区卫生中心中医科室及中药房标准化建设。五是区县财政投入力度明显加大。江北区投入1.82亿元，新建4.1万平方米的中医大楼。涪陵区投入1.5亿元，征地93亩，新建4.5万平方米，整体搬迁区中医院。江津区投入2.3亿元，征地85.5亩，新建4.3万平方米，异地搬迁区中医院。垫江县投入1.2亿元，新建2.7万平方米住院楼，同时，财政每年支持1500万，用于县中医院创建三级中医院。

3. 注重在医改中发展中医。

一是落实中西医并重政策。在国家2000所县级医院建设项目和市级十大公共医疗卫生工程中心建设中，中医机构占有一定比重，重庆市有城口、荣昌、永川等8所中医院纳入建设计划。在全市规划新建的13所三级医院中，中医院占4所。二是稳步推进公立中医医院改革。江北区中医院建立了以理事会为核心、院长负责制的公立医院法人治理结构，推行全员聘用管理制度，实行总会计师制度，开展了人事分配制度、临床路径管理、成本核算和补偿机制、单病种付费管理等10项改革试点。全市确定10家医院的26个科室作为首批中医临床路径试点单位，每个医院和科室选择1~2个病种，共34个病种进行中医临床路径的试点工作。三是积极实施国家基本药物制度。重庆市基本药物品种512种，其中中成药177种，占比34.5%，高于国家目录占比。据15个区监测数据显示，基层医疗机构平均配备基本药物369种，其中中成药118种，占32%。四是加强基层中医医疗服务能力建设。建成基层中医药工作先进单位13个，90%以上的乡镇卫生院和社区卫生服务中心均设置了中医药综合服务区、中医科和中药房。全面开展基层常见病、多发病中医药适宜技术推广工作。

4. 加强人才培养和学术继承。

组织实施重庆市中医药高级人才培养项目，公开选拔25名中医药骨干，投入专项资金300万元，采取“读经典、跟名师、做临床、扩知识”等方式，培养重庆市中医药领军人才。创办“国医名师大讲堂”，邀请国医大师、中医药界院士和全国知名专家来渝讲学。讲堂已举办3期，郭子光、张学文等大师均来渝讲学，培训学员逾千人。扎实开展国家中医药管理局人才培养项目，完成第四批全国老中医药专家学术经验继承工作和第二批优秀临床人才研修项目任务，启动第五批师承和第三批优才项目。加强中医药骨干和基层人员培训。近几年，培养区县级中医院骨干人才600多人，乡镇中医临床骨干500多人，名老中医药专家学术继承人100余人，1099名乡村医生参加了中医中专学历教育。开展老中医药专家学术思想传承工作，组织出版了《渝州正骨学术思想研究》、《重庆名医证治心悟》和《著名中医冉雪峰学术思想研究》。加强与全国知名中医药大学合作，引进北京、广州、成都、湖南和黑龙江5所中医药大学在重庆市举办非直属附属医院，助推人才培养。

5. 加强中医药特色优势建设。

重庆市有在建卫生部临床重点专科2个，国家中医药管理局中医药重点学科3个、重点专科15个、特色专科50个、重点研究室2个，全国综合性医院中医工作示范单位8个，市级重点学科4个、重点专科18个，初步形成了以中医皮肤、肝病、肾病、骨伤、风湿病和妇科疾病为代表的专科群。重庆市中医院重点专科皮肤科，去年门诊量30万人次，住院2200人次，业务收入达6780万元，占医院收入的12.7%。永川区中医院重点专科针灸科，2011年门诊量9.06万人次，住院1542人次，业务收入达1079万元，占医院收入的10%。

6. 加强了文化宣传工作。

一是开展三峡中医药文化发掘整理工作，编撰出版了《长江三峡中医药文化研究》。二是加强中医药文化宣传。建立“中药博物馆”、“民间医药博物馆”等一批中医药文化宣传基地。持续、深入开展了“特色中医巴渝行·进乡村、进社区、进家庭”大型科普宣传活动，广泛开展义诊、咨询和中医药科普巡展等活动。在重庆卫视《健康大学堂》栏目，开展中医药讲座31讲。出版了《奇妙中医药》等一批中医药科普读物。三是加强对外宣传工作。2011年《中国中医药报》正面宣传报道重庆市中医药工作131篇，2012年1~5月，重庆市已见报119篇，其中 版稿件13篇，名列全国前列。重庆电视台、重庆日报等地方媒体也对中医药工作进行了多视角的宣传报道，为中医药事业发展营造了良好的社会环境。四是开展“四项”文化活动。即中医药文化科普知识宣讲比赛、中医药文化科普作品评选、中医机构中医药文化建设评优和中医药文化科普知识巡讲活动，培养造就了一批宣讲能手，向社会推出了一批优秀作品，树立了一批示范单位，推进了中医药文化建设。

7. 认真做好“三好一满意”和“为民服务创先争优”活动。

制订下发《2012年重庆市医疗卫生系统“三好一满意”活动工作方案》，将实现“抓巩固、促提高、创品牌、出成效”四大目标。各市级医疗卫生单位积极落实预约诊疗、“先诊疗，后结算”等措施，深入开展“志愿服务在医院”活动，提供便捷、高效、优质的服务。各区县卫生局和医疗卫生机构按照工作方案要求，紧紧围绕工作目标，结合本地区实际，采取有力有效举措，循序渐进，深入扎实地积极推进“三好一满意”活动面向基层纵深开展，取得了一定成效。

印发了《全市卫生系统创先争优活动2012年工作要点》，开展了以“弘扬白求恩精神，全心全意为人民健康服务”为主题，以“树良好医德医风，做人民健康卫士”为活动载体的创先争优活动。重点围绕“深化医药卫生体制改革、推进‘基层组织建设年’”开展工作，进一步统一了思想，明确了任务，夯实了创先争优的组织基础，提高了群众满意度。据中国社科院发布的《公共服务蓝皮书》显示，在全国38个主要城市基本公共服务满意度评价排名中，重庆市医疗卫生群众满意度高居全国第一。

（三）存在的主要困难

第一，中医药总体发展水平不高。与全国相比，重庆市中医药发展水平总体上偏低，特别是中医药教育和科研水平差距比较明显。中医药高等教育落后，是全国没有独立的中医药大学的几个省市之一；中医药创新能力不强，缺乏国家级水平的科研团队和项目；中医药产业水平在全国排位也不高。

第二，中西医差距仍然明显。从中医与西医比较来看，中西医差距仍然比较明显，中医药教育、医疗资源明显偏少，服务能力明显偏低，中医市场占有率不到30%。

第三，中医机构内涵建设有待进一步加强。中医药特色和优势不突出，名院名科缺乏，中医药学科带头人和骨干缺乏，名医名师太少；中医药重大疑难病防治作用发挥不够。

三、调研体会和建议

（一）几点体会

在本次调研中，调研组认为重庆市贯彻落实《若干意见》和中医药参与医改，采取了一系列具体举措，显示了良好的工作状态，重点在以下几个方面取得显著的成绩。

一是中医体系建设力度加强。市、区、县各级中医医院和农村社区中医科室基础设施建设加快，成效显著。

二是发展中医的优惠政策逐步完善，财政设立专项并逐年增加额度，医保扩大报销范围及比例，对中医事业有很大的扶持和促进作用。

三是人才的队伍水平不断提高，通过高级人才培养项目、国医名师讲堂、举办附属医院和在清华等国内名校举办培训班等方式，提高人才队伍整体水平。

四是中医文化宣传工作大力推进，建立文化宣传基地，举办科普宣传，加强对外宣传，2011年以来《中国中医药报》正面宣传报道重庆市中医药工作253次，名列全国前列。

（二）几点建议

调研组建议重庆市按照国家中医药管理局的统一部署，结合重点工作，进一步做好以下5个方面工作：

第一，进一步完善中医药服务体系。加大投入力度，建好市级中医龙头机构，力争纳入第二批国家临床研究基地建设单位或协作单位，继续加强区县级中医院基础设施建设。

第二，加强中医药特色优势建设。继续实施国家和市级重点学科、专科、专病项目，加强农村医疗机构中医特色专科的建设，着力提升学术水平和服务能力。

第三，培养壮大中医药人才队伍。加快推进独立中医药学院建设工作。采取培养和引进相结合的方式，造就一批学科带头人、一批在全国有一定知名度和影响力的中医药领军人才。

第四，大力提高中医药科技创新能力。加强中医药科研机构建设，进一步提高重庆市中药研究院、重庆市中医研究院、重庆市药物种植研究所研究能力和水平，打造西部中医药研究高地。

第五，大力弘扬中医药文化。加强对“民间医药博物馆”、“中药博物馆”等中医药文化资源保护的指导和扶持，打造重庆市中医药文化品牌，促进其开发利用。

同时，鉴于重庆市中医药发展的状况，建议国家中医药管理局加大对重庆市中医药工作的支持力度，在一些具体项目上予以一定的倾斜政策，特别是支持重庆市提升中医教育和科研水平，申办独立的中医药学院，支持省级临床研究基地等。支持重庆市统筹部署科技、教育和医疗工作，进一步提升中医药在医疗改革中的贡献度。

（国家中医药管理局第二调研督导组）

【广东省中医药工作调研督导报告】

按照国家中医药管理局2012年综合督导工作的统一安排，2012年8月22～24日，国家中医药管理局第二调研督导组赴粤，对广东省中医药发展情况进行了调研督导。有关情况简要如下：

一、调研基本情况

本次调研主要针对广东省“十二五”中医药规划编制和实施，贯彻落实《国务院关于扶持和促进中医药事业发展的若干意见》（简称《若干意见》）情况，执行中央专项资金重点工作与重大项目进展情况，开展“三好一满意”和“为民服务和创先争优”活动情况以及落实在深化医药卫生体制改革工作中进一步发挥中医药作用的落实情况等，通过督导沟通情况、解决问题和推动工作。

在粤期间，督导组听取了广东省中医药工作汇报，并先后考察了广州市越秀区社区中医药服务，粤西的阳江市、湛江市部分中医医院以及基层中医医疗机构，围绕中医院建设和存在困难等情况进行了深入调研。

二、广东省中医药发展总体情况

近年来，广东省在国家中医药管理局的指导下，在广东省委、省政府的高度重视下，积极协调有关部门，在深化医改中大力推动中医药特色优势的发挥，为建设幸福广东、健康广东、和谐广东作出了积极贡献。具体做法和成效主要有：

（一）突出《若干意见》贯彻落实，加快推进中医药强省建设

一是做好政策对接。历次全省深化医改工作会议、卫生工作会议和中医药工作会议上，有关省领导均专门强调要将贯彻落实《若干意见》与中医药强省建设相结合，推进中医药强省建设被列入广东省“十二五”规划。

二是加强政策解读。积极创造条件，宣传和推进中医药参与深化医改各项工作，广东省中医药局与广东省委组织部专门举办广东省领导干部中医药预防保健网络与健康文化建设专题研讨班，省医改办每次医改培训均安排中医药专题。

三是抓好政策落实。全省各地积极贯彻《若干意见》，云浮、湛江、河源等市政府相继出台了实施意见，进一步加大了对中医药事业的扶持力度，云浮、东莞、中山、肇庆、河源等市政府纷纷投入资金对市中医院进行改建、扩建和新建，医院面貌焕然一新，服务能力得到明显加强。

四是进一步扩大政策效应。广东正在为持续推进中医药强省建设营造更加热烈的社会氛围。上半年，根据中医药强省建设总体安排，广东省领导先后两次召集中医药强省建设联席会议，部署中医药强省建设阶段性总结，并拟近期以省委、省政府名义召开广东省推进中医药强省建设工作会议。

（二）突出服务能力建设，积极发挥中医药在深化医改中的作用

一是在基本医疗保障制度建设中，鼓励中医药简、便、验、廉特色的发挥。新农合提高了住院使用中医药报销比例，将推拿等中医诊疗技术和符合要求的医疗机构中药

制剂纳入报销范围；“治未病”服务纳入城乡居民医保门诊统筹报销范围；惠州市已核准27项中医药适宜技术纳入定点门诊基本医疗保险支付范围。

二是在基本药物制度建设中，突出中医药特色。推动名优中药品种进入增补的基本药物目录，在国家基本药物的基础上，根据广东疾病特点，增补价格适宜、疗效显著的中成药124个，占全部增补品种的50.82%，切实减轻群众在社区用药的经济负担。实施《关于加强医疗机构中药制剂管理的意见》，开展基层中医医疗机构配备、使用基本药物，特别是中成药和中药饮片情况监测。加强中药基本药物临床应用的培训，指导基层医务人员合理使用中药。

三是突出可及性，在强基层、建机制中发挥中医药作用。以创建农村中医工作先进县为抓手，以县级中医院标准化建设、乡镇卫生院中医科中药房规范化建设为重点，实施基层中医药服务能力推进工程，已建成农村中医先进单位10个，广东省农村中医工作先进单位17个，地市级全国先进单位1个，全国社区中医药工作先进单位7个。广东省40%的县中医院被列为国家和省的县级医院建设项目，通过标准化建设，县中医院在基层中医药医疗、预防、保健中的龙头作用日益凸显。狠抓基层医疗卫生机构的中医药科室标准化建设和中医诊疗设备配备，中医科、中药房的规范化建设被纳入基层医疗卫生机构建设督导指标体系；加强农村医疗卫生机构中医特色专科建设，全省共确定“十二五”中医特色专科建设项目112个；推进基层中医药服务体系的规范化建设，明确中医药人员编制比例，广东省编办出台的《广东省乡镇卫生院机构编制管理规定》，明确“中医类别执业医师应不低于执业医师总数的25%”。积极推广中医药适宜技术，要求“十二五”期末，乡镇卫生院、社区卫生服务中心推广15项以上的中医药适宜技术，村卫生站、社区卫生服务站推广8项以上，中医药适宜技术推广列为政府医改目标考核指标，促进了中医药适宜技术在基层的使用。组织实施“万名医师支援农村卫生工程”，积极开展城市三级医院对口支援县级医院工作，大部分欠发达地区县级中医医院接受对口支援。

四是在基本公共卫生均等化中积极发挥中医药作用。7家县区级单位开展了儿童、孕产妇、老年人、高血压、2型糖尿病中医健康管理等基本公共卫生服务中医药服务项目试点工作，探索建立有利于发挥中医药特色优势的基本公共卫生服务项目。广东省医改“十二五”实施方案中，在公共卫生服务均等化方面要求继续实施“治未病”健康工程，积极推广和应用中医药预防保健方法和技术，到2015年，珠江三角洲地区率先建立中医“治未病”预防保健服务网络。

五是加快推进公立中医医院改革试点。将中医医院同步纳入县级公立医院综合改革试点方案。开展公立中医医院法人治理结构试点，整合资源，创新运营模式，组建广东省中医药工程技术研究院，建立中医药医、学、研、产“一站式”服务模式。积极开展中医临床路径实施试点，制订并实施本科常见病及中医优势病种中医诊疗方案，定期分析、总结及评估，不断改进和优化。推进中医医院信息化建设，广东省中医院、广东省中西医结合医院、江门市五邑中医院3家医院积极参与了全国中医电子病历试点工作，推进中医优势病种远程会诊试点。积极构建办医多元化格局，试点医师多点执业，推广完善“药店坐堂医”服务模式，鼓励民营中医医疗机构发展和港澳来粤合作或独资举办中医医疗机构，港资康富来国医馆被确定为“治未病”健康工程试点单位，采取医、药、食综合一体的服务模式，开展个性化的服务。

此外，推进中医药强省建设被列入广东省医改实施意见和广东省“十二五”医改实施方案，即将出台的广东省“十二五”期间深化医药卫生体制改革实施方案中，广东省中医药局牵头落实的工作任务有6项，参与的有66项。

（三）突出内涵提升，加快推进重大项目和重点工作

一是抓各项基础设施建设重点项目的实施。国家中医药管理局实施国家中医临床研究基地建设、重点中医院建设、县级中医医院建设以来，中央资金投入广东省29个项目共32250万元，广东省各级配套投资78230万元，建设规模355388平方米。项目总体进度良好。广东省中医院国家中医临床研究基地建设进展顺利，广东省中医院大学城建设项目已完工，大德路建设项目已进入装修阶段，石井建设项目已准备开工。重点中医院建设项目中，惠州、茂名、云浮项目已完工投入使用；肇庆项目正在进行装修；湛江项目已完成桩基工程，按属地政府要求进行项目调整；广东省第二中医院建设项目已完成过渡病房装修，正在进行规划申报。县级中医医院建设项目中，7个项目已完工投入使用，10个项目正在进行装修，4个项目正在进行主体工程建设，平远县中医医院项目建设按属地政府要求进行调整。另外，2011年国家中医药管理局投入广东省医药卫生体制改革补助资金3200万元，预算执行率为94.66%；中医药部门公共卫生专项资金600万元，国家临床重点专科建设项目补助资金1200万元，预算执行率为100%。国家财政对广东省各级中医医院的投入，有力地推动了广东省经济欠发达地区中医医院标准化建设，为下一步保基本、强基层、建机制的医改中发挥中医药作用奠定了良好的基础。

二是抓科研和临床重大项目的过程管理。广东省现有10个国家中医药重点研究室建设项目，24个中医药科研三级实验室。按照国家中医药管理局要求，已完成重点研究室年度考核和三级实验室中期考评工作，组织第一批5个重点研究室参加了2012年国家中医药管理局组

织的答辩会，对落户广东省的国家科技项目，广东省中医药局协助国家中医药管理局加强过程管理，督促各课题组按计划完成研究任务，并协助完成中医药科学技术研究专项的结题工作。科技成果方面，广东省中医研究所“中药配方颗粒产业化关键技术研究与应用”获2011年度国家科技进步二等奖。临床方面，广东省承担的35个国家中医药管理局“十二五”重点专科建设项目、10个培育项目以及6个国家临床重点专科建设项目（2012年）均进展顺利；中医药治疗艾滋病临床基地的建设不断加强，中医药治疗艾滋病人数逐步扩大，2012年达250例；积极参与国家中医重点专科协作组工作。

三是抓中医药人才培养和适宜技术推广。实施“百名中医名医培养计划”，完成了全国第三批老中医药专家学术经验继承工作和国家优秀中医临床人才研修项目，84名继承人和11名优秀人才通过了结业考核；第四批50名继承人已通过结业考核。做好邓铁涛国医大师和18名全国名老中医药专家传承工作室、李可中医药学术流派传承基地建设工作，积极开展第三批省名中医的遴选工作。历时3年的“百名优秀中医临床人才研修项目”圆满完成，98名优秀中青年临床人才通过考核，并被授予“广东省优秀中医临床人才”称号，中医理论功底和中医临床诊疗能力得到较大提高。按照“保基本、强基层、建机制”的思路，实施乡镇卫生院中医临床技术骨干培训、城市社区中医类别全科医师岗位培训，提升基层中医药服务能力。对3575名无学历乡村医生开展中医专业中专学历教育，已毕业1935人，极大地改善了乡村医生学历层次结构，提升了农村中医药队伍的整体素质。加大基层中医药适宜技术推广工作，全省各地共举办各类中医药适宜技术推广培训班50余期，参加培训人员达3000余人。以实施中医药继续教育项目为载体，以各类中医药继续教育基地为平台，推动毕业后教育和继续教育。

（四）突出可持续发展，科学编制“十二五”规划

一是进一步完善广东省中医药事业发展“十二五”规划编制。广东省中医药局已草拟了《广东省“十二五”期间中医药强省建设规划》，经由常务副省长为总召集人的省中医药强省建设联席会议研究，正在按要求联合省发改委作进一步修改。

二是做好规划衔接。“大力发展中医药事业，加快推进中医药强省建设”写入《广东省社会经济“十二五”发展规划纲要》，实现了中医药发展规划编制与广东省国民经济和社会发展总体规划的良好衔接。正在按照国家《中医药事业“十二五”发展规划》作进一步修改，加强衔接。

三是做好规划项目的筛选。规划拟定的项目包括中医医疗体系建设，中医预防保健服务，中医药科学研究，中医药人才培养，中药产业，中医药文化宣传，中医药对外和对港澳台交流与合作，中医药法制和标准化、信息化建设，共8大类项目、41个子项目。

（五）突出便民惠民，扎实开展“三好一满意”和“创先争优”活动

一是广东省中医药系统深入扎实开展“三好一满意”活动，以“三好一满意”活动为平台，将“三好一满意”活动与深化医药卫生体制改革、创先争优活动、医院管理年活动、中医医院文化建设、纠正行业不正之风和行风评议及中医医院的具体实际情况紧密结合，行业作风建设得到切实加强。广东省中医院等7家单位获得国家中医药管理局创先争优活动先进集体表彰。

二是开展中医优质护理服务示范工程，100%的地市级中医医院和近半县级中医医院开展优质护理服务，全省中医医院普遍开展预约诊疗服务和便民门诊服务，服务水平不断提升，医疗质量持续改进，为人民群众提供了安全、有效、方便、价廉的中医药服务。

三是广东省中医药局在落实医改任务中，十分注重发挥中医药简、便、廉、验特色优势，积极探索开展“三平”（平价医院、平价诊室、平价药包）中医药服务，让中医药发展成果惠及民生。

三、调研体会和建议

（一）几点体会

调研组认为广东建设中医药强省以来，结合实际准确把握宏观形势，注重实效，服务基层，开展了很多创造性工作，开创了很多好的经验和思路，部分还上升到政策和制度层面，为中医药事业发展做了有益探索，有几个突出特点：

一是将中医药工作很好地纳入全省工作。把建设中医药强省作为省委、省政府在经济社会发展的全局中的一项战略决策，逐步形成中医药发展的长效保障机制，把贯彻落实《若干意见》与实施中医药强省战略紧密结合。

二是注重人文环境、行业队伍和管理体系的互动。广东省中医药工作历来注重培育3个体系，一支团结拼搏、坚强有力的中医药管理队伍，良好的中医药群众基础，务实奉献的中医药行业人员，三者相互促进、相得益彰。

三是从行业特点出发抓关键问题。针对制约中医药发展的瓶颈问题，集中力量在政策协调层面进行探索实践，取得很好效果。如通过协调药监部门制定《关于加强医疗机构中药制剂管理的意见》，既加强医疗机构中药制剂的管理，更鼓励和保障进行开发和应用，服务于临床需求，带动特色专科及医院特色建设与发展，也为新药研发奠定良好基础。

四是始终把中医药服务民生放在第一位。广东十分注重发挥中医药简、便、廉、验特色优势，把服务民生作为中医药发展的出发点和落脚点，并切实发挥作用取得实际效果，使中医药服务纳入大局，也给中医药带来更大的发展空间和领域。特别是粤西开展“三平”（平价医院、平价诊室、平价药包）服务得到广泛认可。

（二）几点建议

针对调研中广东省各地市中医

药发展尚不够平衡、整体资源整合和大平台构建尚需加强等问题，调研组建议广东省按照国家中医药管理局的统一部署，结合重点工作，进一步做好以下6个方面工作：

一是抓好地方中医药“十二五”规划和国家中医药发展“十二五”规划的衔接，做好规划宣传，营造氛围，加强规划项目的绩效评估、预算执行和督促检查。

二是抓住医改“十二五”规划全面启动的有利时机，在加快健全全民医保体系、巩固完善基本药物制度和基层医疗卫生机构运行新机制、推进公立医院改革3个方面进一步发挥中医药作用。

三是实施好基层中医药服务能力提升工程，全面提升中医药服务可及性和水平，制定中医药在幸福导向型广东建设中的工作指标，切实发挥中医药对于提升群众健康水平和降低医疗费用中的作用。

四是提高对科技在整个中医药发展中战略地位的认识，建立和探索有利于促进中医药科研的体制、机制，围绕解决中医药发展的重大问题，加强行业管理，更加有效整合省内优势资源，找准方向，做好规划和安排。

五是抓好中医医疗机构的信息化建设，探索在深化医改中进一步发挥中医药作用、加强医院管理和方便群众就医的新路子，使之成为提高中医诊疗工作效率和改善服务质量的倍增器。

六是对于粤西中医药工作，医改工作已经进入关键时期，基层中医院要努力争取当地党委、政府的大力支持，做好总体规划，解决医院建设中用地面积不足和床位缺少的问题，更好更多地参与到医改中去。

（国家中医药管理局第二调研督导组）

【湖北省中医药工作调研督导报告】

按照国家中医药管理局2012年全国中医药综合督导工作的统一安排，2012年9月18～21日，国家中医药管理局第二调研督导组赴鄂，对湖北省中医药发展情况进行了调研督导。有关情况简要如下：

一、调研基本情况

本次调研主要为进一步了解湖北省《国务院关于扶持和促进中医药事业发展的若干意见》和深化医药卫生体制改革有关中医药政策的落实情况、“十二五”规划编制情况、重大项目实施情况等，同时推进贯彻落实全国厅局长座谈会和中医医政工作会议精神，积极推动“三好一满意”和“为民服务和创先争优”活动深入开展。

在鄂期间，调研组听取了湖北省中医药工作和恩施州中医药工作情况汇报并进行座谈，重点对湖北省恩施州少数民族地区进行了调研，先后考察了恩施州建始县中医医院、利川市民族中医院和恩施州民族医院，并与当地州、市、县和医院的基层中医药工作者就民族地区中医药、民族医药事业发展的扶持政策和发展环境以及突出发挥中医药特色优势的举措等进行了深入探讨。

二、湖北省中医药发展情况

湖北是炎帝神农故里，医圣李时珍的家乡，中医中药历史悠久，源远流长，中医药文化底蕴深厚。湖北省中药资源十分丰富，道地药材品目繁多，素有“华中药库”之称。

湖北省委、省政府高度重视中医药工作，颁布了《湖北省发展中医条例》，出台了《湖北省委省政府关于加快中医药事业发展的决定》等政策法规，正在实施“中医强省”战略。

全省现有2所中医药高等专科学校，有政府举办的中医医院88所，其中省级中医医院1所、地市级中医医院12所、县级中医医院75所，开放床位22440张，从业人员26000余人，年诊疗人次1285万。全省有8个国家临床重点专科，28个国家级中医药重点学科，71个国家中医重点专科。重点工作推进如下：

（一）编制湖北省中医药事业发展“十二五”规划

湖北省中医药事业“十二五”发展规划已经正式印发。规划明确了“十二五”期间全省中医药事业的发展目标、主要任务和保障措施，到2015年，建立和完善覆盖全省城乡的中医药服务体系，乡镇卫生院和社区卫生服务中心实现中医药服务全覆盖，65%的村卫生室和70%的社区卫生服务站能够提供中医药服务，中医药服务能力进一步提高，应对突发公共卫生事件和防病治病能力明显增强。100%的市（州）建有市（州）中医医院，10%的县中医医院达到三级中医医院的标准，80%达到二级甲等中医医院水平，建立专业齐全、分布合理和中医特色优势明显的中医药重点专科群。大力发展中医药教育，培养一批全国知名的中医药人才，中医药人才素质明显提高，结构更趋合理。建立符合中医药特点的科技创新体系，推进中医药传承创新。建立中医药文化宣传教育基地，中医药文化资源得到有效利用，中医药文化进一步繁荣。大力发展民族医药事业。

（二）出台政策，鼓励中医药特色优势的发挥

出台了《湖北省卫生厅关于在深化医药卫生体制改革工作中进一步发挥中医药作用的实施意见》（鄂卫发〔2011〕49号），根据国家医改总体要求，结合湖北省工作实际，提出多项鼓励提供中医药服务的扶持政策。将在新农合范围内属于国家基本药物和地方增补药品的中药有关费用的报销比例提高到5%～10%，将针灸和治疗性推拿等中医非药物诊疗技术和院内中药制剂纳入新农合、城镇职工和居民医保报销范围。与114合作，积极推行预约门诊、分时段门诊等便民、惠民措施，开展中医师多点执业试点，积极促进中医药特色优势的发挥。鼓励发展民营中医医疗机构。

在基本药物制度建设中，坚持中西药并重原则，注重鼓励中药的使用，增加中成药品种。在基本公共卫生服务均等化工作中，积极推进中医药预防保健技术和方法的应用。武汉市把中医体质辨识纳入居民健康档案管理，把中医“治未病”的理念贯彻到居民健康教育和慢病管理之中，其中医药健康干预方案

在全国许多城市推广。硚口区中医参与孕产妇健康指导的工作模式受到国家中医药管理局的充分肯定，其经验在全国推广。

在全省基层医疗卫生服务体系建设中，加强了中医药服务体系建设。县级中医院的基础设施普遍得到改造，一大批社区卫生服务中心和乡镇卫生院中医科和中药房进行了标准化建设。建始、公安、郧县、竹溪、保康、远安等县所有乡镇卫生院都建有中医科和中药房，都能提供中医药服务。

通过“十一五”的建设，覆盖全省城乡的中医药服务体系基本建立，湖北省90%以上的县级综合医院和82%的乡镇卫生院设有中医科和中药房，57%的村卫生室能够提供中医药服务，基本形成了以县中医院为龙头、乡镇卫生院中医科为枢纽、村卫生室为基础的农村中医药服务体系，农村居民中医药服务的可及性进一步提高，基本能够就近获得安全、有效、方便、价廉的中医药服务。

（三）积极探索，推进公立中医医院改革

1. 中医临床路径试点工作全面推开。

中医临床路径管理试点工作是公立中医医院改革的重要内容之一，是积极探索中医药单病种收费管理模式的重要尝试。自2011年国家中医药管理局启动中医临床路径试点工作以来，已组织专家编写并印发了202个病种的中医临床路径及诊疗方案。湖北省根据国家中医药管理局的要求，已于2011年启动中医临床路径试点工作，要求在国家和省级中医重点专科内试行。湖北省组织制订并印发了《湖北省中医临床路径管理试点工作方案》，成立了以分管厅领导为组长，湖北省中医药管理局局长为副组长，各三级中医医院院长为成员的领导小组，负责全省中医临床路径管理试点工作的组织和管理，部署试点单位和试点病种，并组织对试点工作开展情况进行督导。试点工作已经全面铺开，各重点专科积极推行，并对临床路径和诊疗方案进行优化，增加本院本科室的中医药特色优势治疗和护理。

2. 积极开展中医医院对口支援工作。

为促进县级中医医院发展，加强中医医院之间的交流与合作，湖北省于2009年开展了中医医院城乡对口支援工作，根据地域分布和各中医医院的发展情况，全省13所三级中医医院和19所受援县级中医医院确定了对口支援关系，双方签订了协议、拟定了工作计划。双方按照确定的对口支援关系开展长期稳定的帮扶与协作，明确年度目标、任务内容，制订工作计划和方案，切实履行对口支援协议。通过派驻专家定期坐诊，帮助培养业务骨干等多种形式，各受援县级中医医院在业务技术、人才培养、管理经验等方面得到全方位帮扶，医疗技术全面提升，院务管理持续改进，人才培养措施有力，内涵建设不断加强。

3. 采取多种便民、惠民新举措。

湖北省出台了卫生便民、惠民措施50条，全省所有医疗机构全部实行门（急）诊病历“一本通”，实行同级医院检验结果互认“一单通”。全省二级以上中医医院全部开通114电话预约诊疗，积极推行预约门诊、分时段门诊以及开设夜间门诊等便民、惠民措施，在武汉市、宜昌市、襄阳市和鄂州市开展中医师多点执业试点，积极促进中医药特色优势的发挥。积极开展对针灸、推拿等中医非药物疗法财政补贴试点工作，以补偿机制改革为切入点，推进县级中医院体制、机制综合改革。

（四）加强监管，中医药建设项目顺利推进

2011年，湖北省又有5家县级中医医院纳入国家拉动内需建设项目，国家投资1亿元，地方配套1.3亿元。不少市县政府在资金配套、土地划拨和相关费用减免等方面给予中医院大力支持。湖北省县中医医院建设项目达到23家，占县级医院建设项目总数的28%，在全国名列前茅。全省74家县级中医医院和恩施州民族医院获得国家资金扶持，每个医院安排200～400万元用于购置设备，共计1.52亿元，湖北省制订了项目实施方案，并要求各项目单位严格按照时间节点完成任务，确保专款专用，全部工作已于2012年3月底完成。

2011年，湖北省中医院肝病科和肾病科、武汉市中西医结合医院皮肤科等5个专科被卫生部确定为国家临床重点专科，各项目单位均配套了专项资金，用于重点专科建设。

湖北省作为全国中药资源普查的6个试点省份之一，成立了以张岱梨副省长为组长的领导小组，委托湖北中医药大学牵头技术指导，制订了试点工作方案，举行了湖北省中药资源普查试点工作启动仪式，对150余名调查人员分别在武汉和恩施州利川市进行了两次培训，18个县中药资源调查工作顺利开展。

（五）高度重视，中医医院评审工作取得初步成效

根据国家中医药管理局的统一部署，三级中医医院评审工作于2012年5月全面启动。湖北省及时转发了评审工作暂行办法、评审细则、核心指标及分等标准等规范性文件，并于2012年5月底对武汉市中医医院和荆州市中医医院进行了试评。针对试评中存在的问题，进行了认真的研究，对全省三级中医医院评审工作进行了部署，于2012年7月初召开了全省三级中医医院评审工作部署会议。2012年7月初评审工作正式开展，湖北省共有14家三级中医医院，3家医院缓评，其余11家已于2012年8月初全部评完。另有洪湖市中医医院等7家二级中医医院申报了三级中医医院评审，具体时间等待国家局统一安排。各级党政领导高度重视此次评审工作，通过评审，医院全面加强了制度管理和内涵建设，中医药特色优势得到进一步发挥，医院面貌焕然一新。

（六）多种创建，基层中医药工作进一步加强

继续创建基层中医药工作先进

单位。重新制定了《湖北省中医药服务示范区建设标准和评审细则（2011年版）》、《湖北省农村中医工作先进县建设标准与评审细则（2011年版）》。组织专家对武汉市黄陂区、汉南区创建湖北省农村中医药工作先进县建设单位进行评审。组织申报湖北省基层中医药工作先进单位复核。组织申报国家基层中医药工作先进单位，组织专家对宜昌市伍家岗区进行了指导检查。现有8个全国农村中医工作先进县，8个全国中医药服务示范社区。

推进“三堂一室”建设工作。在全省所有县级以上中医医院、乡镇卫生院和社区卫生服务中心建设“三堂一室”（国医堂、名医堂、中医养生堂和知名中医工作室）。在组织专家论证，征求各市、州、县卫生局和中医医疗机构意见的基础上，制定了《湖北省中医药“三堂一室”基本建设标准（试行）》，并对“三堂一室”的创建和评估工作作了全面部署。县（市、区）卫生局负责本地区“国医堂”的评审验收，市、州卫生局负责本地区“名医堂”、“中医养生堂”和“知名中医工作室”的评审验收。出台了《湖北省中医药“三堂一室”建设评审验收细则（试行）》，要求各地积极组织并督促辖区内各县（市、区）及相关医院开展“三堂一室”创建活动，根据《湖北省中医药“三堂一室”建设评审验收细则（试行）》，组织专家进行现场指导和评审，评审合格者经省卫生厅审核同意后统一发文公布。

创建“十县百镇千村中医药服务示范单位”。2011年在全省范围内开展了“十县百镇千村中医药服务示范单位”创建工作，用1年左右的时间，在全省创建10个“湖北省中医药服务示范县级中医院”、100个“湖北省中医药服务示范乡镇卫生院”和1000个“湖北省中医药服务示范村卫生室”，制订了相应的实施方案和评审标准，2012年年底组织专家评审验收，并给予表彰奖励，树典型，推示范，加快基层中医药事业的发展。

（七）深入基层，中医药文化和科普工作全面开花

中医中药中国行“三进”活动在湖北省成功举办。2012年4月20日，由国家中医药管理局、中国中医药报社和湖北省卫生厅联合举办的“中医中药中国行·进乡村、进社区、进家庭”活动在湖北黄冈正式启动。此次活动在黄冈、荆州、襄阳、宜昌、黄石、武汉6个市同时开展，历时1周，在30个县（市、区）举办30多场专家培训和义诊活动，培训基层医师3000余名。通过中国中医药报等新闻媒体进行了广泛宣传，活动取得良好的效果。

成功举办中医医院中药房文化建设论坛。2012年4月26日，由中国中医药科技开发交流中心和湖北省卫生厅联合主办的中医医院中药房文化建设论坛在武昌举办。此次论坛的主题是“加强中医医院中药房文化建设，推动中医医院整体发展”。国家中医药管理局副局长吴刚出席会议并讲话，大会邀请了全国知名专家教授现场授课，部分医院代表交流了中药房文化建设的工作经验。全省86家中医医院分管院长和药房主任共计170余人参加了会议。

全面推进中医医院中医药文化建设工作。根据《湖北省中医机构文化建设形象设计指南》，指导中医院开展中医药文化建设，推动中医药文化建设与医院基础设施建设同步进行。湖北省共有襄阳市中医医院、洪湖市中医医院、宜昌市中医医院、罗田县万密斋医院、武汉市中医医院、钟祥市中医医院6家国家中医药文化建设试点单位。以这些试点单位为抓手，探索中医医院文化建设的内涵、途径、方式和方法，督促各级中医医院抓住基础设施建设的契机，从外部环境、内部装饰和医院内涵建设上彰显中医药文化特色，积极进行中医药科普知识宣传。

（八）积极开展“三好一满意”和“为民服务和创先争优”活动

积极开展“三好一满意”和“为民服务和创先争优”活动，制订了详细的实施方案，下发全省各医疗卫生机构，并举办了动员大会。全省各级中医医疗机构积极行动，分别制订了本院的具体实施方案和实施细则，推行了各种便民、惠民措施，全省所有医疗机构全部实行门（急）诊病历“一本通”，实行同级医院检验结果互认“一单通”，开设“114预约挂号”和夜间门诊等便民服务。在活动过程中，及时发现、树立了一大批先进典型，开展了“明星医生”、“明星护士”等评选活动，效果明显，得到广大患者的好评。

（九）恩施州民族医工作得到重视和加强

此次调研发现，恩施州采取中医药和民族医药协同发展的策略，特别是土家族医疗技术的整理和应用特色突出，在较多县级中医医院都设立了民族医专科，通过国家中医药管理局民族医诊疗技术整理项目，8项技术得以规范提升，临床患者覆盖面广。恩施州民族医院始建于1978年，由于历史原因，原恩施州民族医院与综合医院合并。2012年，恩施州卫生局向湖北省卫生厅提出了恢复设置恩施州民族医院申请并获得同意。恢复后的恩施州民族医院明确提出了“将恩施州民族医院建设成为集中医药临床医疗、预防保健和科研教学为一体，在恩施州及武陵山区具有标杆和旗舰作用的优秀三级甲等中医医院”的目标。咸丰县中医院的苗医苗药风湿专科、宣恩县民族医院的土家医骨伤专科通过了国家中医药管理局验收。2006～2009年，恩施州卫生局与湖北民院共同完成了国家中医药管理局立项的课题“土家族医学文献研究”获得恩施科技进步一等奖。

三、几点体会和建议

（一）几点体会

调研组认为，湖北省作为一个中医药资源大省，确定了建设中医药强省的目标，结合当地实际开展工作，注重实效，服务基层，有很多很好的经验和思路，为中医药事业发展做了有益探索。

1. 湖北省委、省政府高度重视中医药事业发展。

湖北省划拨3亿元支持湖北省中医院建设国家中医临床研究基地，安排县级中医医院基础设施建设项目23家，占总数的28%，处于全国前列。

2. 政策保障为中医药发展提供了长效机制。

湖北省出台了一系列的扶持和促进中医药事业发展的政策措施，在新农合范围内属于国家基本药物和地方增补药品的中药有关费用的报销比例提高到5%～10%，将针灸和治疗性推拿等中医非药物诊疗技术和院内中药制剂纳入新农合、城镇职工和居民医保报销范围。

3. 重视基层中医药服务的可及性并取得成效。

湖北省对一大批社区卫生服务中心和乡镇卫生院中医科和中药房进行了标准化建设，全省90%以上的县级综合医院和82%的乡镇卫生院设有中医科和中药房，57%的村卫生室能够提供中医药服务。

4. 积极推进公立中医医院改革，便民、惠民效果突出。

湖北省出台了卫生便民、惠民措施50条，全省所有医疗机构全部实行门（急）诊病历“一本通”，实行同级医院检验结果互认“一单通”等，极大地方便了患者就医。

5. 基层中医药工作亮点突出。

湖北省开展了“十县百镇千村中医药服务示范单位”和“三堂一室”（在全省所有县级以上中医医院、乡镇卫生院和社区卫生服务中心建设国医堂、名医堂、中医养生堂和知名中医工作室）创建活动，进一步规范基层中医药服务，整合中医药资源，让人民群众更方便的享受中医药服务。

（二）几点建议

根据湖北省工作的实际情况和探索，调研组建议：

1. 应争取将县级中医医院全部纳入农村卫生服务体系建设项目。

湖北省共有75家县级中医医院，27家县级中医医院安排了国家农村卫生服务体系建设项目之后，基础设施得到极大改善，整体水平和中医药服务能力明显提高。还有部分医院基础条件差，又没有安排项目支持，与其他兄弟医院发展差距进一步拉大，地区间不平衡进一步明显。而县级综合医院绝大多数都安排了基础设施建设项目，相比之下，应争取对更多县级中医医院基础设施建设予以支持，全面提高基层中医药服务能力和水平。

2011年，国家对每个县级综合医院信息化建设投入250万元，县级中医医院没有安排，这对县级中医医院发展信息化建设非常不利。县级中医医院信息化建设普遍起步较晚，为避免与当地综合医院差距拉大，应加强协调，积极争取。

2. 开展中医类别全科医师和住院医师规范化培训基地项目。

卫生部近年来把西医类别全科医师和住院医师规范化培训基地建设作为医改的重大项目，在各地建立了不少培训基地，每个基地给予1800万元的支持。而中医类别全科医师和住院医师规范化培训尚无项目安排，不利于中医类别的全科医生培养和住院医师规范化培训，建议国家中医药管理局启动中医类别全科医师和住院医师规范化培训基地的建设。

3. 加大对民族医药的扶持力度。

湖北省恩施州民族医院在上一轮地市级重点中医医院建设项目中没有得到支持。建议加大对民族医药的投入，设立专项科研和基本建设资金，积极整理和挖掘民间验方，培养人才，加强对民族医药资源的保护，促进民族医药事业的发展。

（国家中医药管理局第二调研督导组）

【宁夏回族自治区中医药工作调研督导报告】　根据2012年国家中医药管理局关于开展中医药工作调研督导活动的工作部署，2012年7月30日～8月2日，国家中医药管理局第三调研督导组赴宁夏回族自治区，就该省中医药工作开展情况进行综合调研督导。

一、调研督导活动基本情况

调研期间，调研督导组围绕本次调研督导的重点内容，先后对自治区中医医院、银川市中医医院、盐池县中医院、平罗县中医院4所中医院，平罗县城关中心卫生院、灵沙乡卫生院、盐池县王乐井乡卫生院3所乡镇卫生院以及盐池县孙家楼村卫生室进行了考察，分别听取了宁夏回族自治区中医药事业发展情况、平罗县中医药工作情况、盐池县中医药工作情况的汇报。调研过程中，调研督导组深入实地考察分析，达到了预期目的。

二、近年来宁夏回族自治区中医药工作取得的成绩

深入贯彻落实《国务院关于扶持和促进中医药事业发展的若干意见》（简称《若干意见》），在医改中重视发挥中医药的作用宁夏将中医药事业发展纳入《宁夏回族自治区国民经济和社会发展第十二个五年规划纲要》和自治区卫生事业发展总体规划，在重大项目建设和主要任务中给予重点扶持。调研过程中了解到，全区新型农村合作医疗保险中将中医药服务项目报销比例提高10%，适当降低住院报销起付线；增加中医药诊疗服务报销项目，将部分门诊治疗项目扩大到住院保险范围；对高层次中医师承人员在职称晋升、科研立项中给予倾斜。

加强基本建设，中医药服务能力不断提高。以强化医院管理为突破，中医医院综合服务能力得到提升。深入贯彻落实卫生部、国家中医药管理局部署的“医院管理年”活动，制定下发了《宁夏中医医院管理评价指南考核实施细则》，加强对各级中医医院规范管理，改善服务态度，提高医疗质量，规范医疗行为，防范医疗纠纷，保证医疗安全，全面提升各级中医医院的管理水平。从宁夏回族自治区卫生厅了解到，2011年全国中医医院管理年评估检查，宁夏排名第二。以突出特色优势为重点，中医专科（专病）服务体系基本形成。宁夏全区以提高临床疗效为核心，以向当地居民提供均等、可及服务为目的，组织名老中医专家拟订了中医药治疗常见病10个“协定处方”和10项中医药适宜技术，大力推广中医药“双十”服务。在盐池县王乐井乡卫生院、盐池县孙家楼村卫生室调研期间，了解到此项服务已逐步开展，深受当地百姓的好评。

创新模式，重点培养，提升中医药队伍整体素质。中医药事业要发展，人才是关键。近年来，针对全区名老中医青黄不接、专业技术骨干缺乏、专业技术人员不足的问题，努力抓住国家加大人才培养的机遇，创新人才培养模式，强化人才队伍建设，取得了较好的成绩：一是中医药人才队伍不断优化，不仅在量上有所壮大，更在质上有所突破。宁夏医科大学中医学院中医专业从 1 个发展到 3 个，以国家中医药管理局开展西部重点学科建设为契机，优化教师队伍，强化高层次人才培训制度。二是师承工作成绩显著。名老中医专家学术经验继承工作持续开展，国家级师承培养中医学科带头人 37 人，自治区级师承培养 23 人。全国第五批师承和自治区级第二批师承工作即将启动。三是人才对口分配任务明确。与北京市签订对口培养协议，启动宁夏优秀中医临床人才研修项目，利用北京地区中医药资源优势，为自治区培养了 60 ~ 100 名中医药学科带头人。

中医药科研工作取得进展。针对宁夏中医科研基础差、创新不足的情况，以项目带动，提高中医药科技创新能力。争取国家支持，将自治区中医医院中医内科、银川市心脑血管科、中医学院脾胃病学科列入国家“十一五”重点中医学科建设项目，将自治区中医研究院中医骨伤推拿临床实验室建设和自治区传染病医院临床实验室列入国家中医药管理局科研三级实验室建设项目，集中优势研究资源，形成高水平、开放式的中医药临床研究平台。

落实自治区《促进回族医药事业发展的实施方案》，加快回医药事业发展。回医药是民族医药的重要组成部分，大力发展回医药是对民族文化的继承和发扬。全区在回医药的建设上采取了一系列措施：一是强化回族医药研究机构建设，使全区回族医药研究机构增加到 5 家。二是重视回族医药文献整理，《大拱北医术》、《回医发微》等国家中医药管理局民族医药文献整理立项课题全部完成。三是挖掘整理回医药特色诊疗技术，开展临床应用研究。张氏正骨诊疗技术和汤瓶八诊技术列入国家民族医药研究项目，开展诊疗规范优化和推广。收集和整理回族医药诊疗技术 62 项，编制回族医药特色诊疗技术名录。四是鼓励和扶持回族医药医疗机构建设，编制自治区回医医院建设规划和方案，争取国家支持。组建了回医正骨技术中心、回医推拿诊疗中心和预防保健技术中心。鼓励回族聚居区医疗机构开设回族医疗科室建设，运用特色诊疗技术开展服务。

中医文化建设和中医药知识宣传普及更加深入。全区组织自治区中医医院、石嘴山市等 6 所中医医院开展中医药文化建设试点，努力形成中医医院核心价值观，提升中医医院文化品位。组织灵武等 10 个县（市、区）组织开展中医药知识科普和文化宣传，不断提高中医药知识的宣传普及能力。

三、存在的主要问题

宁夏中医药工作虽然得到了长足发展，但也存在不少困难和问题。主要表现在：

一是宁夏经济欠发达，中医医院自我发展能力弱，中医技术服务能力低，经济效益差，一些中医机构改扩建后负债严重，生存和发展存在困难。如盐池县政府将区域卫生规划中的资金、设备、人力等大部分偏向县医院，而县中医院获得的上级补助较少，这使得基础本来就薄弱的中医院在竞争中处于更加不利的地位。

二是回医药的研究开发工作经费缺乏，技术力量严重不足。全区每年拨付用于中医药发展的费用不多，分配给回医药事业发展的经费更少。宁夏的六盘山区是“天然药库”，境内分布有西北、华北和青藏高原 3 个区系的主要药用植物 90 科 618 种，是宁夏乃至西北地区道地中药材的中药产地。但就考察情况来看，由于资金匮乏，缺少精深加工企业，所产药材主要以原材料投放市场，产业链短，产品附加值低。

三是基层中医工作、中医适宜技术的推广任重道远。基层医疗卫生机构服务的广大群众是中医药工作的基础，但调研发现，乡镇卫生院、村卫生室中提供中医药服务的多为老中医或资质较低的乡村医生。盐池县的基层中医工作开展得比较好，但其他县区相对较弱。如果基层中医药人才队伍得不到切实加强，基层中医基础将会更加薄弱。

四是中医药文化建设工作，还要进一步加强指导。调研发现，在中医药文化建设已经引起大家广泛重视的同时，如何再进一步深入开展中医药文化建设工作，还需要加强研究、鼓励创新、总结经验、试点推广。医院的外观、内部装饰上，具有浓郁的中医特色、传统文化特色。调研组在同基层医疗机构院长交流过程中发现，就如何进一步深入开展中医药文化建设的问题上，思路仍不清晰。

四、对策建议

通过对宁夏回族自治区中医药回医药工作的问题分析，结合宁夏希望国家中医药管理局帮助解决的问题，提出以下建议：

一是以贯彻落实《国务院关于扶持和促进中医药事业发展的若干意见》为核心，研究制定支持宁夏回族医药事业发展的优惠政策和保障措施，积极协调有关部门支持回医院的建设。

二是支持宁夏中医药服务费用补偿机制研究项目，探索西部欠发达地区中医药服务费用补偿机制，建立有效的中医院财政补偿机制，以提高中医院向群众提供中医药服务的积极性。

三是支持中医药人才队伍建设，加强宁夏中医药、回医药科研力量。中医药的发展归根结底还是人才，建立中医药技术骨干、学科带头人和名中医等培养机制很有必要。另外，基层中医人员的比例和质量偏低，需要通过进一步的政策措施吸引中医药人才到基层工作，以夯实基层中医药工作的基础。

四是继续加大中医药文化建设工作力度。中医药文化建设已经逐渐进入内涵建设阶段。医疗机构文化建设的精神层面、制度层面、物质层面等都需要再整合，以适应新时期中医药事业发展。同时，中医药文化建设无统一标准，不必因循守旧、墨守成规，它更需要百花齐放、百家争鸣。应多加强交流，重视引导，尊重群众的首创精神，努力形成一个多姿多彩的中医药文化建设氛围。

（国家中医药管理局第三调研督导组）

【甘肃省中医药工作调研督导报告】 根据2012年国家中医药管理局关于开展中医药工作调研督导活动的工作部署，2012年8月19～23日，国家中医药管理局第三调研督导组赴甘肃省，就该省中医药工作开展情况进行综合调研督导。

一、调研督导活动基本情况

调研督导组此行的目的，一方面调研督导甘肃省中医药工作进展情况，另一方面了解甘肃省作为国家中医药发展综合改革试点示范省的建设工作。调研督导组分别听取了甘肃省中医药管理局、甘肃省中医学院、甘肃省中研院、甘肃省中医学院附属医院、甘肃省中医学校、甘肃省二院、兰州市卫生局中医处的工作情况汇报，并对部分单位进行了实地考察。同时现场调研了陇西县中医医院、文峰社区服务中心。通过听取报告和深入现场，与地方有关负责同志进行沟通和交流，获取了第一手资料和比较真实的情况，调研督导达到了预期目的。

二、近年来甘肃省中医药工作取得的主要成绩

甘肃省是国家中医药管理局确定的唯一一个国家中医药发展综合改革试点示范省。在甘肃省委、省政府的正确领导和大力支持下，在全省广大中医药工作者的不懈努力下，近年来甘肃省中医药工作取得了许多新成绩，出现了许多新亮点，积累了许多新经验，中医药事业得到了长足的发展。

（一）突出中医药地位，理清发展中医药的主要工作思路

深化医药卫生体制改革工作启动以来，国家中医药管理局出台了《关于支持甘肃中医药事业发展的意见》，与甘肃省人民政府签署了共建中医药发展综合改革试点示范省协议。甘肃省委、省政府将中医药确定为全省卫生4项重点工作之一，将扶持和促进中医药发展作为走出甘肃特色医改之路的重要内容。“十一五”期间，在国家中医药管理局的大力支持下，甘肃省累计投资6.23亿元，对2所省级、11所市级、32所县级中医医院的基础设施进行了建设。累计投资1.81亿元，重点对省市级重点中医药专科、县级中医医院中医药特色服务能力进行了普遍建设，为大部分乡村和社区卫生机构配备基本的中医药诊疗设备，中医药地位得以提升，中医药事业发展速度不断加快。

（二）出台扶持中医药事业发展的政策措施

一是省级卫生、发改、财政、人社、食药监管部门联合出台了《在深化医药卫生体制改革中充分发挥中医药作用的实施办法（试行）》。提出4大优惠政策：一是在城镇医保中对中医医院起付线降低一个档次，报销比例提高10%。在新农合中对县级以上医疗机构的中医药服务报销比例提高20%，起付线降低30%；二是在医疗机构补偿中，各级财政要提高中医医院和综合医院中医科的床位补助标准；三是实施基本药物制度时，鼓励基层卫生机构提高中医药服务，对中医药工作成绩突出的予以补偿倾斜；四是调剂质量稳定、疗效确切的院内中药制剂在全省范围内的使用，适时调整中医药诊疗服务价格。

二是在《甘肃省人民政府关于扶持和促进中医药事业发展的实施意见》中，首次以政府名义强调了综合医院中医药工作、西学中活动、建设中医药特色乡镇卫生院等中医药工作，并明确要求各级政府要普遍将公立中医医院和综合医院中医科床位的补助标准提高到同级医院床位补助的1.5倍。

三是甘肃省卫生厅、甘肃省人社厅联合出台了《关于加强定点医疗机构运用中药材和中医药适宜技术诊疗疾病工作的通知》，对群众使用符合条件的中成药、中药饮片、全省统一调剂使用的院内中药制剂以及以治疗为目的的中医药适宜技术，新农合全额报销，医保推行甲级目录管理。

四是甘肃省卫生厅联合食药监部门，通过各地推荐和专家论证，为全省各级各类医疗机构疗效确切、质量稳定的200种院内中药制剂颁发了“通行证”，允许目录中的院内中药制剂在全省范围内调剂使用，同时将这批院内中药制剂已经全部增补到全省新农合基本用药目录当中。另外，在增补甘肃省国家基本药物目录时，增补了86个中成药品目。

五是采取将中医中药与百姓生活紧密联系的发展策略。在调研中了解到，甘肃省卫生厅联合省旅游局、农牧厅、林业厅、商务厅、文化厅6部门，制订下发了《甘肃省中医药养生旅游工作实施方案》，要求充分发挥甘肃中医药文化与健康养生资源丰富、品质高端的优势，挖掘、整理和传承甘肃的岐伯、皇甫谧等古代名医和敦煌医学、武威汉简医学的中医药优秀文化，打造并形成甘肃省中医药优秀文化，推动中医药文化与旅游结合，促进中医药与旅游两大产业融合发展。同时，联合省商务厅、旅游局、食药监局出台了《关于加强药膳推广应用工作的通知》和《关于征集中医药养生旅游产品的通知》，通过药膳的推广应用和养生保健旅游产品的开发，进一步弘扬中医食疗和养生保健文化。

（三）基层中医药工作整体推进

甘肃农业人口占全省总人口的70%以上，基层卫生一直是甘肃卫生工作的重点。甘肃省委、省政府确定充分发挥中医药简、便、廉、验的特色优势，走有甘肃特色医改

之路的战略性部署。坚持并完善基层中医药网络服务的3个“全覆盖”：一是向乡镇全覆盖。乡镇卫生院要全部设立中医科、中药房，70%以上的乡镇卫生院开设中医专科、专病门诊。二是向社区全覆盖。试行社区卫生服务中心无中医科、中药房验收一票否决制，社区卫生服务站要全部能提供中医药服务。三是向村组全覆盖。3年内为80%以上的村卫生室配备1名中医或中西医结合的乡村医生，能够运用中医药治疗常见病、多发病和参与预防保健，逐步实现全覆盖。采取这些措施，不仅提高了居民利用中医药服务的积极性，也促进了基层中医药事业的长足发展。

（四）中医药参与突发公共卫生事件成效显著

突发公共卫生事件具有时间紧、影响大等特点，所以如何发挥中医药的优势作用，使受灾群众和伤员得到恢复快、疗效好、费用低的服务，是应对突发公共卫生事件时的重点。通过对中医药参与公共卫生工作经验的总结，甘肃省在各级疾控和妇幼保健机构成立中医科，研究中医药预防疫病的方法和措施，在各级卫生监督机构成立中医药监督科，监督医疗机构和公共卫生机构中医药法规政策落实情况。

（五）中医药人才队伍不断壮大

中医药事业发展的关键在人才。为了解决全省中医药人才紧缺情况，从2008年起，甘肃省在全省范围内广泛开展“西医学中医，中医学经典”活动，每年至少培养西学中人员700名。调研组了解到，甘肃省中医院为了加强中医药人才培养，采取三大措施以促进中医药发展。一是完善人才培养机制和选拔措施。医院坚持人才强院和科教兴院的战略，力争在“十二五”期间培养与引进学科带头人40名、博士后10名、研究生220名，培养师承继承人80名，两院派出专业技术人员参加国外、省外进修学习150余名。二是以科研项目为抓手，推动人才培养。该院积极鼓励优秀青年科技人才开展基础研究和应用基础研究，鼓励申报甘肃省杰出青年基金计划。三是以研究生联合培养基地为手段，加大人才培养力度。医院在创新人才培养方面完善机制，突出中医特色，完成好理论与实践的衔接，不断提高人才输出质量与水平，为甘肃省培养更多的创新型中医药人才。

（六）中医药文化得以提升

为了贯彻落实党的十七大精神，充分发挥中医药文化对中医药事业发展的引领作用，全省多次开展了促进中医药文化建设的活动。在调研甘肃省中医学校时了解到，学校组织人员编写《黄帝内经简明读本》和《伤寒论简明读本》，并密切结合中医药行业特点、专业特色和学校实际情况，以“科学、务实、可操作”为基本原则，整合学校现有资源，加强以中医药为特征的特色校园文化建设，弘扬中医药文化。

三、存在的问题

近年来，尽管甘肃省及时调整工作思路，确定发展重点，在发展中医药方面做了一些积极探索和实践，但由于全省经济欠发达、制约中医药发展的因素较多，中医药工作中还存在一些问题。

一是经费欠缺。甘肃是个经济欠发达的省份，多年来对中医药事业的整体投入不足，部分县级中医医院都是上世纪80年代在乡镇卫生院、卫校门诊部的基础上建立的。近几年，在甘肃省委、省政府的高度重视下，全省中医药事业专项经费2012年增加到了1500万元，但还是满足不了全省中医事业发展的需要。

二是中医药人员严重不足。尽管在甘肃省委、省政府的高度重视下，克服种种困难，以项目为依托，不断强化全省的中医药人才培养和配置，但据统计，甘肃全省的中医药专业技术人员不足两万人，只占全省卫生专业技术人员的1/5，全省乡村和社区中医药人员不足卫生专业技术人员的1/6。这样的人才队伍和结构，很难满足城乡居民的中医药服务需求。

三是中医药科研水平较低。甘肃省中医药的科研创新水平还处于较低层次，承担的国家级项目比较少。在陇西调研期间了解到，陇西的中药种植面积及产业规模虽然很大，但是产业化水平较低。大部分的药材仅作为原材料提供给医院或市场，而现代中药制剂、保健品、化妆品、食品等精深加工产品较少。

四、思考与建议

一是从示范省建设要求来看，甘肃省在谋求中医药事业发展的道路上还有很长的路要走。建议甘肃省进一步提高认识，坚持中西医并重，大胆探索，不断创新，加快发展，形成甘肃特色医改之路。

二是进一步加强中医医院能力建设。按照国家《中医医院建设标准》，实施县级中医医院建设项目和市、县级中医医院（含民族医医院）服务能力建设项目。根据中医医院管理年活动及中医医院等级评审提出的突出中医药特色的8个方面要求，积极推动中医医院各科室建立中医综合治疗室，积极运用中医针灸、推拿按摩、刮痧、火罐、中药熏蒸、穴位贴敷、中医正骨等中医技术为患者服务。

三是大力推广中医药适宜技术。要以实施基层常见病、多发病中医药适宜技术推广能力建设项目为契机，在县区中医医院建设县级培训基地，积极开展中医药适宜技术培训，促进中医药适宜技术的推广和应用，使得基层卫生机构的中医人员至少掌握15项中医药适宜技术，以满足广大人民群众日益增长的中医药医疗保健服务需求。

四是推动中医药文化建设。甘肃是中医发祥地之一，8000年前“味百药而制九针”的伏羲是甘肃天水人，中医鼻祖岐伯故里位于甘肃庆城县，故甘肃的中医文化源远流长，基础厚重。在此良好基础上继续发展，促进人们形成爱中医、信中医、用中医的氛围。

（国家中医药管理局第三调研督导组）

【湖南省中医药工作调研督导报告】

根据国家中医药管理局工作部署，国家中医药管理局第四调研督导组于2012年7月17～20日赴湖南省进行综合督导调研。调研组分别考察了湖南省怀化市中医医院、溆浦县中医医院、沅陵县中医医院、龙潭镇中心卫生院等机构，听取了省、市、县中医药工作情况的汇报，并与湖南省中医药大学、湖南省中医药研究院主要领导，国家中医临床研究基地项目主要承担单位——湖南中医药大学第一附属医院领导及项目负责人，湖南省中药资源普查队员等进行了多次座谈。

一、湖南省中医药工作情况

湖南位于长江中游，地处洞庭湖之南，面积21.18万平方公里，人口7000万，辖14个市、州和122个县、市、区，中医药历史悠久，中药资源丰富。近年来，湖南省的中医药工作在省委、省政府的高度重视和领导支持下，取得了较快的发展。湖南全省现有县级以上公立中医医院116所，其他中医医疗机构（医院、门诊部、诊所）2249所。中医药从业人员近6万人。县级以上中医医院编制床位21467张，实际开放病床21578张，每万人口3.15张。全省中医医疗机构病床数占病床总数的27.5%，中医医疗服务约占全部医疗服务的30%以上。全省有乡镇卫生院2176所，有社区卫生服务中心258所，65%的乡镇卫生院和75%的社区卫生服务中心设置了中医科和中药房；全省有村卫生室44390所，其中60%能够提供中医药服务，以中医药知识为主及能中会西的乡村医生占乡村医生总数的35.3%，基本形成了覆盖城乡的中医医疗服务体系。

（一）加强“十二五”期间中医药发展的规划引领

湖南省高度重视中医药事业发展，将其纳入全省经济社会发展总体规划。在《关于制定湖南省国民经济和社会发展第十二个五年规划的建议》中明确提出，要“坚持中西医并重，扶持和促进中医药事业发展”，并把以中药产业为重要组成部分的生物医药产业列为“十二五”期间全省7大重点扶持的战略新兴产业之一。湖南省政府于2011年4月出台了《湖南省加快中医药发展5年行动计划》，从亟须解决的关键问题和全省中医药事业发展需要出发，提出了“十二五”期间全省中医药事业发展的指导思想、基本原则和总体目标，明确了要完成的16项重点任务，强调各级政府要履行扶持中医药发展的责任、健全中医药行政管理机构、增加对中医药事业的投入、落实政府对公立中医医疗机构投入的倾斜政策。

（二）认真贯彻落实《国务院关于扶持和促进中医药事业发展的若干意见》（简称《若干意见》）

湖南省认真贯彻落实《若干意见》，进一步细化和实化相关政策措施，2011年11月，湖南省政府再次召开高规格的全省中医药工作会议，对“十二五”期间的中医药工作进行再动员、再部署、再推动，并提出到2015年建设成为中医药强省的重要目标，在全省上下充分凝聚了发展共识，形成了发展合力。各地也高度重视中医药事业发展，湘西自治州继出台《土家医药苗医药保护条例》后，还制定了《湘西土家族苗族自治州土家医药苗医药十二五发展规划》。常德市召开了有四大班子主要领导出席、县委书记参会的中医药发展大会，并出台了《加快中医药发展的决定》。其他地方也在中医药发展方面出台了政策性文件，强化了工作举措。

（三）在深化医改中积极发挥中医药作用

湖南省积极加强中医药与医改各个环节的衔接，着力破除政策瓶颈，积极推进中医药参与医改。一是积极协调制定基本医疗保障制度中的中医药服务鼓励政策。湖南省中医药管理局与湖南省卫生厅联合下发了《关于在深化医药卫生体制改革中发挥中医药作用的实施意见》，明确提出，在制定新农合政策时将针灸和治疗性推拿等中医非药物诊疗技术、经省级药监部门审批的医疗机构中药制剂、国家基本药物和省级增补药品的中药、中成药纳入新农合报销范围。中医药诊疗费用补偿在原报销比例基础上提高10%。同时，湖南省中医药管理局协调省人社厅、省财政厅，将基本医疗保险诊疗项目目录中零自付的中医诊疗项目纳入普通门诊统筹；将未列入省医保目录，但符合医院制剂规范、临床必需、市场供应不足且价格低于市场价格的医院制剂纳入基本医疗保险和工伤保险药品目录；将中药饮片纳入湖南省基本医疗保险、工伤保险和生育保险药品目录。二是增加了基本药物制度中的中医药内容。通过积极协调，湖南省药品集中采购联席会议明确将符合条件的中成药和民族药纳入基本药物目录，占湖南省增补目录的43%以上，在基本药物集中采购、统一配送、配备使用等工作中也体现了中成药特点。三是积极开展公立中医医院改革试点。将公立中医医院纳入公立医院改革总体部署。继去年筹措2000多万元资金在全省39所中医医院开展电子病历试点，2012年湖南省又启动了20个国家重点扶贫开发县中医医院信息化试点工作。在40所中医医院开展了临床路径试点工作。在二、三级中医医院开展了优质护理示范工程，分别覆盖20%、30%的病房。四是逐步发挥中医药在基本公共卫生服务中的作用。在2011年湘潭市雨湖区、岳阳市岳阳楼区开展试点的基础上，2012年又新增5个县区开展试点，积极探索基本公共卫生服务中的中医药服务项目和服务模式。同时还在常德市开展了中医预防保健试点工作。五是加强医改研究。组成专门调研组对中医药在医改中的作用发挥情况进行调研，形成了《中医药在医改中的作用研究》的大型调研报告，为进一步推进中医药参与医改提供了参考。

（四）中医药重点工作任务与重大项目执行良好

一是重大项目进展顺利。国家中医临床研究基地项目建设顺利推进。国家中医临床研究基地——湖南中医大学第一附属医院基本建设主体工程于2011年9月12日正式开工；基于重点病种建立了肝病研究联盟，成立了基地重点病种专家委员会，制订了中医临床诊疗研究方案并开展研究；2012年5月，与解放军302医院和北京地坛医院建立业务建设科研协作机制，并设立了3

项国家中医临床研究基地业务建设科研专项课题。省、市重点中医医院建设项目取得进展。2011 年以来，已有湘潭、怀化、娄底、张家界 4 个市级中医医院项目完工并投入使用，还有 6 所正在加快建设中。全省列入国家扩内需项目的 23 所县级中医医院，已建成并投入使用的有 10 所，有 13 所正在建设中。2012 年又确定在全省 7 个人口百万以上的大县实施中医医院基础设施建设项目，有关工作已经启动。认真组织实施市县级中医医院能力建设项目，中央投入资金 2.08 亿元，有力地改善了全省所有县级中医医院和湘西州民族中医医院的诊疗条件。

二是中医药科技及中药资源普查工作取得新成绩。抓好中医药科研能力和条件建设。以湖南中医药大学为依托单位的“经穴脏腑相关重点研究室”、“中药粉体技术重点研究室”和以中南大学湘雅医院为依托单位的“中医肝脏象重点研究室”3 个国家中医药管理局重点研究室已按预定计划完成 3 年建设任务，2012 年 6 月接受了国家中医药管理局评估验收。进一步加强科研计划项目的管理工作。按照突出重点，兼顾一般，加大重点课题支持力度的思路，2012 年共确定湖南省中医药重大科研专项 2 项、重点课题 32 项、一般课题 117 项、立项不资助课题 14 项。抓好名老中医传承工作室建设。在做好国家中医药管理局 9 个传承室建设项目基础上，2012 年根据国家中医药管理局安排，通过单位申报、组织专家评审和专门考察，确定了 8 名专家申报 2012 年全国名老中医药专家传承工作室建设项目。扎实做好中药资源普查项目试点工作。湖南省成立了以主管副省长为组长的湖南省中药资源普查领导小组，印发了实施方案，开展了中药资源普查专家培训和 25 个项目试点县普查骨干培训，相关工作正按预定时间和任务推进。

三是提升中医药人才队伍素质。进一步加大中医药人才培训力度，积极开办各类高级研修班和培训班。启动了第五批全国老中医药专家学术经验继承工作，确定了 26 名同志为湖南省第五批全国老中医药专家学术经验继承工作指导老师，52 名同志为第五批全国老中医药专家学术经验继承工作继承人。认真实施全国优秀中医临床人才研修项目。完成第二批全国优秀中医临床人才研修学员结业考核。启动湖南省第三批全国优秀中医临床人才研修项目，推荐 20 名成绩优异者参加研修。扎实做好农村订单定向免费培养中医本科生工作。2012 年湖南省计划招收中医药专业订单定向学生 50 名，相关工作进展顺利，已进入协议签订阶段。

四是加强中医重点专科建设。去年，湖南全省 23 个国家中医药管理局“十一五”重点专科全部通过评审验收，并完成了 35 个国家中医药管理局“十二五”重点专科的申报工作。2012 年，湖南省又组织专家对全省 141 个“十一五”省级重点专科和特色专科进行了现场评审验收，确定了 67 个省级重点专科和 65 个省级特色专科，对没达到建设目标的 9 个专科予以撤销和责令整改。同时，成功申报了 3 个国家临床重点专科。

五是着力加强文化建设。2012 年 3 月，开展了“中医中药中国行·进乡村、进家庭、进社区”活动。强力推进中医药文化建设“六个一”工程。编辑出版《湖南省中医机构文化建设指南》，编印《湖南省中医养生保健手册》10 万册，免费发放全省各地。在省内主流新闻媒体开辟“中医养生保健科普宣传”专栏，定期刊发相关文章，组织系列宣传讲座。加强中医文献的整理工作。

（五）开展“三好一满意”和创先争优活动情况

湖南省中医药系统将创先争优活动与“三好一满意”活动紧密结合，共同推进。各级中医医院在深入学习实践科学发展观，统筹推进创先争优活动的同时，将“三好一满意”活动作为深化医改的重要抓手和中医药工作的重要内容列入议事日程，层层召开动员会议，成立领导小组，制订活动方案，建立了主要领导亲自抓、分管领导具体抓、相关科室直接抓的工作机制。全省中医医疗单位党组织以“落实医改任务、提高服务水平、加强医德医风、促进科学发展”为主题，通过采取有力措施，缩短门诊挂号、划价、收费等服务窗口等候时间，实行新农合及时结报，实现了无假日门诊及门诊导医、一站式服务，有力地提升了行业整体形象，全省医疗纠纷、医疗投诉大幅下降，群众满意度达 95% 以上，并受到了省委创先争优领导小组和广大人民群众的高度赞誉。

二、存在困难和主要问题

（一）中医药经费投入仍然不足

虽然近年来国家对中医药投入有所增加，但总的来看，投入仍然相对过少。2011 年，中央补助湖南省中医药专项经费 2.46 亿元，仅为中央补助卫生专项经费的 2.78%；湖南省财政安排中医药事业经费 2700万元，仅占卫生事业经费的 2.8%。而中医药医疗服务却占整个医疗服务的 30% 以上。由于经费投入严重不足，基层中医药服务条件相对落后，全省 98 所县级中医医院仅有 23 所实施了标准化建设，有 48 所存在危房，还有一些中医院靠租用房屋作病房维持运转，在老少边穷地区尤为突出，全省县级中医院危房和租用房屋面积达 15 万平方米。全省 35% 的乡镇卫生院和 25% 的社区卫生服务中心没有中医科和中药房。

（二）基层中医药人才缺乏

一是基层实用中医药人才严重缺乏。在补偿机制不完善的情况下，基层医务人员收入比较低，对中医药人才缺乏吸引力。从湖南省最近的调查看，全省将近 27% 的社区卫生服务中心和 30% 的乡镇卫生院没有中医类别专业技术人员。二是县级中医院学科带头人严重缺乏。全省 50% 以上县级中医院的临床科室负责人为中级职称，部分偏远贫困县比例更低。如湘西自治州的一些县级中医医院，全院没有一名高级职称。

（三）中医药管理机构不健全

基层中医药管理职能非常薄弱。湖南省市州级中医药管理部门普遍为科级，绝大多数只有1～2人，有的还没有设立独立的科室；县一级绝大部分没有设立中医药管理机构，仅有30%的县配了中医专干。另外，中药管理职能分属多个部门，没有专门的部门牵头协调，比较突出的是，中药资源保护和开发利用缺乏统一规划和有效管理，不利于中药资源保护和产业发展，给中医药的可持续发展带来了严峻挑战。

三、对策建议

一是贯彻落实《若干意见》是“十二五”期间及今后一个时期中医药行业的重要任务。从此次调研督导来看，贯彻落实工作稳步推进。今后要以贯彻落实《若干意见》为核心，积极争取相关政策，进一步加大对中医药的投入。抓好当前中央财政已立项支持中医药的项目，继续争取财政部等部门的支持，既考虑到全国各地中医药服务能力提升的实际需要，又要有所倾斜，保证区域人口比较少的老少边穷地区县级中医院能够得到支持，农村、社区中医药服务能力得到提升。

二是进一步强化基层中医药人才培训力度，建议通过设立基层中医药人才培训专项资金等形式，增加基层人才培训项目，争取所有基层中医药人才能得到一次进修或培训。制定有利于基层中医药人才引进和培养的政策，积极协调有关部委进一步完善乡镇卫生院机构编制有关政策，对乡镇卫生院中医药人员配备作出明确要求。建立中医药技术骨干、学科带头人培养机制，并对基层有所侧重，培养提升基层中医药人才素质。

三是积极协调有关部门，由国家编制，管理部门统一出台中医药管理机构建设的具体实施意见，加强地方中医药管理机构建设。在地方各级设立相对比较独立的中医药管理机构，保证相应的人员编制和工作经费，增强地方各级中医药管理机构的行业管理职能。

四是按照“机构与职能相适应”的原则，将中药资源的保护和开发利用职能统一归口到中医药管理部门，由中医药管理部门牵头，成立相应机构，对中药资源的保护和开发利用进行统一规划、指导和管理，促进中医药事业持续健康发展。

（国家中医药管理局第四调研督导组）

【陕西省中医药工作调研督导报告】

根据《国家中医药管理局办公室关于印发2012年中医药工作综合调研督导方案的通知》要求，国家中医药管理局第五调研督导组于2012年6月26～29日到陕西省，围绕贯彻《国务院关于扶持和促进中医药事业发展的若干意见》（简称《若干意见》）以及深化医药卫生体制改革有关中医药政策的落实情况、中医药重点工作任务进展和重大项目实施情况、创先争优活动开展情况进行调研督导。

陕西省卫生厅副厅长、陕西省中医药管理局局长范兵等同志陪同调研。

一、调研督导工作基本情况

本次调研督导主要采取实地考察、召开座谈会、听取情况介绍、现场讨论交流等方式。

调研督导组分别听取了陕西省中医药管理局、商洛市镇安县人民政府、陕西中医学院附属医院有关中医药工作情况的全面介绍，先后召开了3次座谈会，实地考察了陕西中医学院附属医院、西安市中医院、安康市中医院、临潼区中医院、高陵县中医院、镇安县中医院、紫阳县中医院、石泉县中医院8所中医医院和高陵县崇皇乡、高桥镇、池河镇3个乡（镇）中心卫生院以及绳刘村、兰草村、新棉村3个村卫生室。

二、陕西中医药工作主要情况

（一）中医药事业发展“十二五”规划编制情况

陕西省中医药管理局根据国家中医药管理局中医药事业发展“十二五”规划要求和陕西省人民政府有关意见，在充分调研基础上，于2011年12月编制完成了《陕西省中医药事业发展“十二五”规划》。规划明确了“十二五”期间全省中医药事业发展的主要指标是：到2015年，政府中医药投入在政府卫生投入中的所占比提高到10%；80%的地市级以上中医医院达到三级中医院标准，80%的县级中医院达到二级中医院水平，95%的乡镇卫生院和社区卫生服务中心设置中医科、中药房，75%的社区卫生服务站设置中医科，所有村卫生室提供中医药服务；每万人口中医床位数达到4.78张，每万人口卫生机构中医执业（助理）医师数达到2.4人；各类医院的中医总诊疗人次达到800万人次，各类医院的中医出院总人数达到66万人；中医药卫生人员占全省卫生技术人员的比重达到10%，中医类别全科医师占基层全科医师的比重达到20%。

（二）贯彻落实国务院《若干意见》情况

2011年6月28日，陕西省人民政府召开发展中医药大会，正式出台了《陕西省人民政府关于扶持和促进中医药事业发展的实施意见》（简称《实施意见》），提出陕西中医药事业发展的目标、任务、要求和保障措施。《实施意见》突出了落实政府的责任，要求各级政府要逐步增加投入，重点支持开展中医药特色服务、公立医院基础设施建设、设备配备、重点学科和重点专科建设以及中医药人才培养；合理划分政府对中医药事业的投入责任，形成职责明确、分级负担、财力与事权相匹配的投入机制；落实政府对公立中医医院的投入倾斜政策，设立中医药建设专项资金，支持中医药事业发展。还提出鼓励发挥中医药特色，县区公立中医医院实行全额预算管理；研究制定有利于公立中医医院发挥中医药特色优势的具体补助办法，完善相关财政补助政策，鼓励基层医疗卫生机构提供中医药适宜技术服务；将符合条件的中医医疗机构纳入各级医疗保险体系，将符合条件的中医诊疗项目、中药品种和院内制剂纳入报销范围。

一年来，陕西省各地积极贯彻以上两个意见，出台相应的指导意见，进一步明确中医医院公立医院性质，实行新型管理模式，提升中医药服务能力，各级中医医院步入了良性发展轨道。如延安市出台《关于推进县级公立医院综合改革的实施意见》，13个县级中医医院全部实行财政全额预算，医院的基本建设、基本设备购置、重点学科发展、人员工资、符合国家规定的离退休人员费用、运行经费以及政策性亏损由县级财政全额负担，医院历史债务由县区财政逐年消化等。铜川市出台《关于加快现代中医药产业发展的决定》，市里每年设立中医药产业发展专项扶持资金5000万元，各区县每年列出专项资金200～500万元，对中医药产业化项目、重点实验室和重点项目建设等予以扶持，从贷款、用地、税收等方面给予优惠和倾斜。

（三）落实《卫生部、国家中医药管理局关于在深化医药卫生体制改革中进一步发挥中医药作用的意见》情况

1. 基本医疗保障制度建设方面。

陕西省公立中医医院全部纳入了城镇居民、新农合医保。2011年9月，陕西省《新型农村合作医疗运行管理原则指导意见》明确中药汤剂和中医针灸的补助标准在现有基础上提升10个百分点，在县、市、省级医疗机构门诊使用中药汤剂和中医针灸都可列入新农合报销范围，中药汤剂、中医针灸门诊统筹扩大到全省各级医疗机构。提高了职工、居民和参合农民政策范围内门诊、住院费用的中医药费用报销比例，在现有基础上提高10%。同年11月，全省新农合再次提高中药补偿标准：一、二、三级医院住院中药补助比例分别提高到90%、80%、60%，省级定点医院中药补助比例实施三级收费标准的补助50%、实施二级收费标准的补助60%。

2. 国家基本药物制度建设方面。

陕西省基本药物品规中，中成药部分增加了79种，涵盖中医内科、外科、妇科、耳鼻喉科、骨科、肿瘤用药等。现有中药品种126种，涉及424个品规（包含厂家）。其中属于国家基本药物的有91种，占国家102种中成药的89%；属于省增补药物的35种，占省增补中成药的44%。2012年以来，该省在县级中医医院大力推进基本药物制度，着力解决“以药补医”问题。明确取消药品加成公立医院，以2011年药品加成收入为基数，按照“取消多少，补偿多少”的原则，由省、市、县三级政府按比例给予足额补助。如人均财力4.5万元以下的市、县区按照60%、30%、10%的比例由省、市、县分担。同时成立县级药品采购结算中心，对县级公立医院所需药品进行网上统一采购、统一配送、统一结算。另外，修订了有关规定，在西安市、宝鸡市、咸阳市开展中药集中配制和代煎试点，实现监管制度化、煎熬操作规范化、价格公布常态化，对保证饮片质量、降低中药成本和方便群众看中医、用中药将起到积极的作用。

3. 基层中医医疗服务体系和能力建设方面。

5年来，中央和省财政累计投入资金12.85亿元安排中医医院建设项目148个。陕西省率先在行业内对9所市级中医院、98所县级中医院进行了改建、扩建任务，实现了省、市、县三级全覆盖，全省85%的乡镇卫生院和58.3%以上的社区卫生服务中心设立了独立的中医科，普遍配备针灸针、火罐、针灸挂图和20种以上的中成药、近100种中草药。

建立了1个省级、26个县级基层常见病、多发病中医药适宜技术推广基地推广适宜技术。培训师资856人，乡镇卫生院（社区卫生服务中心）和村卫生室（社区卫生服务站）中医人员分别为1859名和23772名，覆盖率达到100%，初步形成中医药适宜技术推广长效机制。

省、市级中医医院充分发挥骨干作用，3所省级医院、10所市中医医院通过“派好一支队伍、带好一所医院、服务一方群众、培训一批人才”，对口支援13个县级中医医院，提高了基层中医药服务能力。陕西省已基本形成了以市中医医院为中心、县级中医院为龙头、乡镇卫生院为枢纽、村卫生室为基础的中医医疗服务体系，以社区为基础的新型城市中医药服务体系。

4. 国家基本公共卫生服务均等化方面。

陕西省自2011年起确定17家省、市、县级医院开展“治未病”预防保健服务试点工作，在全省初步形成中医特色明显、技术适宜、形式多样、服务规范的“治未病”预防保健服务体系。如西安市与社区卫生服务中心开展了中医药治疗高血压，2型糖尿病普查、筛查和治疗合作试点，摸索中医药参与重大公共卫生项目的经验。新城区、未央区开展中医儿童保健和中医健康教育公共卫生项目试点，在中医药防治健康手册编写、幼托机构适龄儿童穴位按压等方面进行尝试。下发“冬病夏治”等6个中医健康管理技术规范，推进和规范中医体质辨识、中医健康评估和健康干预等服务。投入1.5亿元，建设国家级中医药公共卫生项目390个。完成市级中医医院中药制剂室12个、农村中医特色专科145个、中药房101个、急诊急救项目78个、感染性疾病科20个。创建国家中医药工作先进县和省级中医药工作达标县56个，25个先进县已通过国家中医药管理局验收。随着创建工作的深入开展，陕西省中医药工作先进县的中医药事业迅速发展，中医院病床使用率达80%、中医药人员增加70%、中医药门诊治疗率达85%。

5. 公立中医院改革试点方面。

陕西省着重从政策扶持、财政投入、取消药品加成、调整医疗服务价格、建立新式管理制度、全面实行岗位管理、实施绩效工资等方面，全面推进公立中医医院改革。总体上是把公立中医医院纳入大医改范围，统筹协调发展。2010年，明确县级中医医院同属公立医院，实行全额预算管理，养老、医疗、住房等社会保障中应由单位缴纳的部分由同级财政予以补助，进一步落实了政府保障责任。2011年，明

确推进公立中医医院改革发展，落实政府对公立中医医院投入倾斜政策。2012年2月，陕西省政府下发《关于推进县级公立医院综合改革的指导意见》，将全省县级（市、区）公立中医医院全部纳入县级公立医院综合改革，这在全国还是首家。

其中，宝鸡市作为国家公立医院改革试点城市，从做大做强中医医院入手，组建以宝鸡市中医医院为核心的医疗集团，采取帮扶、兼并、托管、建立分院等方式，与部分县区中医院、社区卫生服务机构建立区域医疗联合体，通过提升管理水平、加强业务帮扶、加大人才培养、实行双向转诊、优质资源共享，实现共同发展的目标。

2010年12月，陕西省政府出台《关于卫生管理县镇一体化改革试点工作的指导意见》，明确提出每个县级中医药与1~2个乡镇卫生院实行一体化管理，按照"三个统一、三个不变"的要求，县镇两级医疗卫生服务连为一体，实现资源共享、统一管理、共同发展。全省所有县级中医医院均开展了城乡一体化管理，此举大幅提升了乡镇卫生院的中医药服务能力，基本满足了群众日益高涨的中医药需求。如高陵县中医医院与崇皇中心卫生院实施县乡一体化管理，县中医医院统一调剂人员到崇皇中心卫生院工作，促进了中医业务的开展。仅1个月，门诊患者就达1400人次，住院80人次，医疗收入14万。

2012年2月，陕西省物价局、人社厅、卫生厅联合出台《关于推进县级公立医院医疗服务价格改革的实施意见》，统一上调了医院床位费、诊查费、级别护理费和手术费，下调了CT、核磁共振等大型医用设备检查费，特别是调整和理顺了中医药服务价格：中医及民族医诊疗类全部项目收费上调30%，这是该省多年来上调幅度最大的一次，将有利于促进中医事业的良性发展。

各市、县也积极采取多种补偿形式，破解中医医院机构在发展中遇到的难题，消除制约因素。汉中市建立"财政兜底"、"综合补助"、"确保基本"的公立医院长效补偿机制，有力地推动了经济欠发达地区县级中医医院改革。医改中，县级中医医疗机构以增效、降费、提酬为目标，尝试新型管理、考核、分配制度。镇安县作为首批公立中医医院改革试点单位，探索出了一条"建立合理绩效体系、实行综合考核评价、合理调整薪资结构"的分配新机制，医护人员收入大幅增加，工作积极性、创造性进一步提高，医院收入实现同步增长，而病人的费用却逐步下降，实现了医患双赢。据统计，2011年，该院医护人员收入、医疗收入分别增长14.5%、10%，门诊人次增长了13.5%，住院人次增长了2.4%，住院病人均次费用由3030.9元下降到2898.4元，下降4.3%，门诊均次费用由88.6元下降到75.9元，下降14.3%，群众满意度升至98.5%，新机制带来的经济、社会效益初步显现。

（四）有关重点任务落实和重点项目执行情况

近几年来，中央和陕西省不断加大对中医药事业投入，仅2011年中央投入26665万元、省级投入3640万元，使得该省中医医疗机构基础条件得到明显改善，中医医疗机构建设项目实现省、市、县三级全覆盖。

一是重大项目进展情况方面：

（1）陕西省中医医院作为省级中医临床研究基地建设项目在2011年年初就被陕西省人民政府列入省级重点建设项目。赵正永省长视察并现场督导，要求陕西省中医医院加快建设进度，早日建成国家中医药临床研究基地。该院住院综合楼项目预计投资2.89亿元，已到位1.39亿元（中央投入2840万元，省政府投入1.11亿元），住院综合楼建设项目已完成A区地上5层结构混凝土浇筑，B区地上1层结构混凝土浇筑，计划2012年10月底前A区大楼主体结构封顶。

（2）陕西中医学院第一附属医院作为省级中医临床教学基地建设项目正在加紧建设。该项目总投资1.5亿元，中央、省政府分别投入4000万元。完成投资5455万元，已于2011年12月完成了主体封顶，进入内外部装饰阶段。

（3）市级重点中医医院建设项目进展顺利。陕西省共有10所市级及以上中医院纳入国家重点中医院建设。投资4.72亿元的西安市中医院迁建工程顺利实施，门诊、医技、住院综合楼于2012年4月底实现主体封顶；宝鸡市中医院骨外科住院大楼、商洛市中医医院医技综合楼、渭南市中医医院门诊综合楼和榆林市中医院新建门诊住院楼、旧楼改造工程完工并投入使用；投资8734万元的安康市中医院门诊综合楼工程预计今年9月份投入使用；投资1.06亿元的延安市中医医院迁址新建项目已完成土地审批、地质勘探等工作，正在设计和加紧办证；投资7479万元的汉中市中医院住院综合楼项目，已完成主体封顶，2012年年底竣工；投资2538万元的铜川市中医院迁建项目，正在变更设计；陕西省中西医结合医院旧住院楼改造项目进入收尾阶段。

（4）县级重点中医院建设项目顺利进行。全省13所县级中医医院纳入国家重点中医医院建设项目，投资额达4.1亿元（中央投资1.71亿元，省级配套2683万元，其余为自筹）。8所已竣工，3所正在加紧施工和装修，2所于2012年6月开工。全省有48所县级中医院正在进行基本建设。其中，汉阴县等14所县级中医院进行迁建，扶风县等27所县级中医院进行住院楼、门诊楼等新建，佳县等7所中医院进行改扩建。

二是中医药继续教育情况：陕西省相应成立了中医药继续教育委员会，下发《陕西省中医药继续教育工作实施细则》、《省级中医药继续教育学分证书管理办法》等7个文件，建立、健全中医药继续教育工作规范化、标准化管理机制。利用5个优势学科继续教育基地、6个城市社区中医药知识与技能培训示范基地、3个农村中医药知识与技能培训示范基地、2个全科医生临床培养基地，大力加强中医药人才培养。

2010年以来，共完成省级以上中医药继续教育项目48项（其中国家级13项，省级35项），培训人员5025人（其中国家级1865人、省级3160人），中医类别全科医师933人；实现了“西学中”在全省市级以上中医（中西医结合）医院的全覆盖，9个医院的677人接受了中医药知识培训；开展了第四批全国及第三批全省老中医药专家学术经验继承工作，培养国家级继承人34名、省级继承人42名，74人取得了出师证书，其中8人通过了临床医学博士论文答辩、21人通过了硕士论文答辩。第五批全国及第四批全省老中医药专家学术经验继承工作已完成考试遴选工作；培养全国优秀中医临床人才研修人才8人，启动了第三批全国优秀中医临床人才研修项目，遴选出16位中医临床人才进行培养；为县级中医医院培养中医临床技术骨干165人；培训乡村医生3082人，1829人获得中医中专学历证书，取得参加中医助理执业医师考试资格，在籍学员1034人，中专以上学历的乡村中医医生所占比已达80%。

三是重点学科、专科建设情况：2010年至2012年，共下拨重点学科建设经费总计2129万元（其中国家级重点学科1549万元、省级重点学科580万），在建国家中医药管理局中医药重点学科10个；省级第三批中医药重点学科3个、第四批新建学科10个。投入3100万元，安排省级中医药服务能力建设项目125个，确定国家级重点专科19个；投入1700万元，建设省重点中医专科（专病）66个、农村中医特色专科59个。

四是重点研究室、三级实验室和中医药科研情况：投入1亿元建设国家级中医药重点研究室1个、国家中医药防治传染病重点研究室1个、中医药三级实验室8个、二级实验室14个，省级中医药临床研究基地1个，省级中医药重点研究室6个，开展中医药类科研项目570余项。其中，国家中医药管理局中医药科研专项12项，国家级课题7项，省级中医药类课题49项，省中医药管理局科研项目500余项。获得省级科技进步一等奖3项、二等奖20项、三等奖49项。加强了中药炮制和生产过程中关键性新技术、新方法、新辅料、新制剂以及医院院内中药制剂规范化和前期基础研究。陕西省以中医药重点研究室、三级实验室和中医药科研招标为框架的科研创新平台初具形态。

五是正式启动了太白山常用中草药的临床经验及用药规律研究项目。对陕西太白山142种常用草药文献、资源和临床应用做了详尽的整理研究，举办太白草药医学传承学习班，召开草药学术交流会，组织传统医学师承和确有专长人员的考核。

（五）开展“三好一满意”和创先争优活动情况

根据中央要求和省委部署，结合全国医药卫生系统创先争优活动的安排，陕西省中医医疗机构普遍把群众是否满意作为创先争优的出发点和最终目标，采取多种形式，大力开展“三好一满意”活动。西安市中医医院采取优化诊疗环境、增加分诊导医、改进挂号收费系统、错时排班和开设假日门诊等措施，方便了群众看病就医。安康市、蒲城县、凤县等中医院以下乡义诊为载体，深入基层“三问三解促医改惠民生”，把医药、服务送到群众家门口，利民、惠民的服务措施得到了广大人民群众的好评。

在开展创先争优活动中，陕西省有关部门和单位坚持将树立先进、宣传先进贯穿创先争优活动全过程，及时宣传、表彰涌现出来的先进典型，弘扬良好的医德医风和行业正气，营造学习先进、崇尚先进、争当先进、赶超先进的良好氛围。如去年选树的坚守在乡镇卫生院28个春秋，用有限的52年人生之路诠释了一个基层中医工作者爱岗敬业、大医精诚、无私奉献的崇高精神的鲁有强同志，于2011年5月13日在全国中医药系统创先争优活动工作交流视频会议上作了典型发言。履行职责、精益求精、为民服务、创先争优的陕西附院内科支部书记、主任医师闫咏梅2012年4月被国家中医药管理局作为2010～2012年全国创先争优先进基层党组织、优秀共产党员候选人向上级部门推荐。

在开展“为民服务创先争优”活动中，凤县中医医院把“三问三解”与正在广泛开展的“三好一满意”活动紧密结合，召开病人及家属访谈会、深入病房征求意见建议，对“三问”中征集的问题及时进行了梳理，努力做到落实具体化、实效化，解决困扰群众的看病难题。安康市中医医院坚持从实际出发，发挥自身优势，由医院中医医师、中药剂师和医护人员组建的长桃社区卫生服务站，把中医诊断、中药煎药和针灸、刮痧、拔罐等中医适宜技术送到广大居民家中，受到了好评，有力地推进了医院“三好一满意”活动和创先争优活动的深入开展。以上两医院的先进典型事迹分别被国家中医药管理局创先争优活动办公室编入了简报206、231期。

2011年以来，陕西省中医医疗机构结合十七届六中全会精神的贯彻学习，大力发扬“大医精诚”精神，加强医德医风建设，开展优质护理工程，进一步转变了医疗服务理念，提高了服务意识，改进了服务态度。各级中医医疗机构普遍加强了对临床路径、病案基本质量、合理用药、手术分级管理、医学检验、护理、控感等工作的督查，有效果地提高了医疗、护理质量。未央区、镇平县等中医医院通过加强基础管理、质量管理、制度管理和安全管理，实行服务承诺，开展护理竞赛、礼仪培训，强化素质，外树形象，医务人员的仁爱心、责任心和事业心得到增强，在提高整体服务质量水平、争创优质服务品牌上取得了成效。

三、存在问题和建议

尽管陕西省中医药工作取得一定得成绩，但与省委、省政府的期望和人民群众对中医药的需求还有一定的差距，存在一些具体问题：

一是全省中医医院发展还不平

衡。一些县级中医医院由于历史原因，受政府补偿投入等多因素制约，中医医院面貌改变有限，功能还没有得到有效的发挥。一些县级中医医院中医药使用率不高，缺乏中医特色突出的专科，中医药的特色优势仍需进一步提升。希望国家提高市级重点中医院建设项目中的国家投资比例，增加陕西省在县级标准化建设中的任务数量。

二是人才仍是制约中医要事业发展的瓶颈。在调研中特别是在基层，大家反映比较多的是中医药人才问题，省市级单位缺乏在行业上有影响力的拔尖人员或者领军人才，县级单位缺乏技术型人才、科研型人员等，人才的欠缺和不全严重影响着中医特色和服务能力的发挥。陕西省希望国家能够设立专项经费，实施“西部中医药人才振兴计划”，用于改善西部特别是陕西中医药人才成长环境，增加人才培养的项目和人数，增加中医类别定向本科生名额，为该省培养更多的中医药优秀人才。

三是陕西省中医医院作为国家中医临床研究基地候选单位有实无名显得很尴尬。该院作为陕西省人民政府列入省级中医临床研究基地建设项目（省级重点建设项目），陕西省人民政府也已投入1亿多元，因为名额所限没有入选国家级，而陕西省政府又希望能入选国家级以促进发展，因此尽快协助解决“名分”的问题就显得更为迫切。

四是陕西中医学院升报更名大学还存在一些硬件不足。该院作为西北地区的一所学院，长期以来没有博士点，学科发展相对缓慢，需要东部地区和中央的更大支持，才能夯实基础。希望能够依靠国家中医药博物馆建设项目，在学院建立起中医药博物馆陕西分馆，增加相应的学科联合建设项目等，同时加强与其他中医药大学的合作，提高水平。

五是宝鸡市作为国家公立医院改革试点城市还需要进一步探索。尽管宝鸡中医医院在这次改革中取得了一定的成效，积累了经验，国家中医药管理局财务司也专门为此设置软课题进行研究，但面对新形势、新要求，还希望能够得到有关部门更多的支持和帮助，共同探索出一条具有陕西特色又能进一步推广的中医院改革之路，实现共同发展的目标。

四、体会与启示

通过调研检查，特别是在医院与中医药人员交流探讨，我们认为陕西省中医药工作扎实有成效，项目落实顺利，并有以下体会和启示：

1. 陕西中医药工作总体上扎实推进，善于总结经验。

陕西省作为中华民族及华夏文化的重要发祥地，作为我国中医药发展大省之一，各级政府和卫生（中医药）部门高度重视中医药工作，制定的一系列促进中医药事业发展的政策确实可行，特别是在围绕贯彻国务院《若干意见》上，不求快而是求实，稳步推进，陕西省下发《陕西省人民政府关于扶持和促进中医药事业发展的实施意见》，把陕西省中医药事业发展的目标、任务、要求具体化，特别是落实了许多具体的如经费等保障措施；在日常工作中能够针对在农村比较突出的群众“看病贵、看病难”的问题，明确主要症结在于基层医疗卫生服务水平低，满足不了群众需求，乡镇卫生院、村卫生室中医药服务能力普遍较弱的现状短板，全省医改注重基层中医药服务能力建设，夯实中医药网底，统筹城乡卫生发展，实现县乡、乡村一体化管理，切实提高乡、村中医药服务能力，在网底建设中，陕西省中医药管理局坚持城乡齐头并进，每年将争取到的2000万元中医事业费，60%都投向县级和县级以下的乡村体系建设。全省46个县实施县镇、乡村一体化管理后，乡镇卫生院和村卫生室的中医药服务能力有了大幅提升，基本满足了群众需求。并且这种新型管理模式激发了乡镇卫生院活力。启示：中医药工作必须深入分析，结合实际，制定灵活确实可行的措施才能达到目的，应认真总结经验。

2. 陕西省部分地区的中医医院应实现跨越式发展。

陕西省的中医药历史悠久，历代名家辈出，学术底蕴深厚，群众基础良好，作为中医药资源大省，各级政府有责任、有义务发展好中医药事业。同样，中医药人员应进一步解放思想，有创新意识，能够加大中医药科普文化知识宣传，让更多的群众了解中医，让中医药的简、便、廉、验的特点和优势得以更好地发挥，一些中医院的医疗服务、科研和教学水平可以挖掘出来，快速提高。启示：在全省中医药发展不平衡的情况下，作为陕南等中医药发展整体水平较高的地区，应进一步解放思想，深化改革开放，在进一步做大做实的同时，要在做强上下工夫，实现跨越式发展，为全省中医药事业科学发展提供先导性的经验。

3. 大力弘扬“大医精诚”中医药文化的核心价值理念。

2011年10月，在陕西省铜川市成功召开的首届孙思邈中医药文化节，进一步明确了中医药学以人为本、大医精诚的行为准则，深刻体现了中华民族的认知方式和价值取向，中医药学蕴含着丰富的中华民族传统文化的精髓，是我国文化软实力的重要体现。因此，大力弘扬中医药文化的核心价值观，必须牢固树立“大医精诚”的理念，践行仁心仁术、尊重生命、精益求精的新时期医疗卫生职业精神。陕西省2012年依托药王山中医药文化经验基地，分3批300人，对党员干部进行“大医精诚”为核心内容的医德医风培训教育，有力地推动了中医药文化和医德医风教育的深入开展。启示：要重点结合我国中医药实际，继承祖国医学“大医精诚”文化道德和西方医学“尊重生命”的人文思想，发扬救死扶伤的革命人道主义精神，开展好医疗卫生职业精神的讨论，达成共识，进一步更新服务理念，转变服务态度，提高服务质量。陕西省的这种文化宣传和医德医风教育培训方式方法模式，逐步形成一定模式后，可以在国家中医药管理局的具体指导下，争取在全国范围内进行联合培训并推广。

（国家中医药管理局第五调研督导组）

【江苏省中医药工作调研督导报告】

根据《国家中医药管理局办公室关于印发2012年中医药工作综合调研督导方案的通知》要求，国家中医药管理局第五调研督导组于2012年7月10～13日到江苏省，围绕贯彻《国务院关于扶持和促进中医药事业发展的若干意见》（简称《若干意见》）以及深化医药卫生体制改革有关中医药政策的落实情况、中医药重点工作任务进展和重大项目实施情况、创先争优活动开展情况进行调研督导。

一、调研督导工作基本情况

本次调研督导主要采取了实地考察、召开座谈会、听取情况介绍和现场座谈交流等方式。

调研督导组分别听取了江苏省中医药局、苏州市卫生局、江苏省中医院、南京市中医院、南通市中医院、昆山市中医院以及南通良春风湿病医院有关中医药工作情况的全面介绍，先后召开了5次座谈交流会，实地考察了江苏省中医院、南京市中医院、南通市中医院、苏州市中医院、昆山市中医院以及南通良春风湿病医院6所中医医院和南通市和平街道第二社区卫生服务中心。

二、江苏省主要工作情况

（一）江苏省中医药发展“十二五”规划编制和实施情况

江苏省中医药局已经初步编制了《江苏省中医药事业发展“十二五”规划》，2012年6月，又再次根据有关要求，围绕建设中医药强省的目标进行了动员部署和完善，要求各市结合实际，将规划内容和任务实施好、落实好。同时还加强与江苏省国民经济和社会发展总体规划和卫生规划的衔接，将中医药内容纳入社会发展总体规划和卫生事业总体规划。《江苏省国民经济和社会发展第十二个五年规划纲要》在“提升全民健康水平”中明确提出“坚持中西医并举，大力发展中医药事业”，“推动中医、中药进社区”，明确了中医药在人民健康事业中的重要地位。《江苏省“十二五”卫生发展规划》在基本原则、主要指标、主要任务与重点工作中也均着重强调中医药事业发展，并将中医药继承与创新工程纳入“十二五”卫生事业发展“七大工程”予以大力推进。

（二）贯彻落实国务院《若干意见》情况

江苏省一方面积极开展《若干意见》的学习贯彻宣传活动，制定并下发《江苏省卫生厅、江苏省中医药局关于认真学习贯彻〈若干意见〉的通知》，提出明确要求，各地各单位能够积极组织开展各种有效的学习宣传活动，全面准确地把握好《若干意见》精神和政策要求。另一方面江苏省还出台了《关于进一步加快中医药事业发展的意见》，共8个方面28条，详细阐述了今后一个时期江苏省中医药工作的总体要求、基本原则、发展目标和政策措施。各地在此基础上出台了一系列扶持和促进中医药发展的政策和措施，特别是进一步明确政府对中医药事业的投入责任。如江苏省人民政府明确要求各地要按照公共财政体制要求，建立稳定的财政投入机制，确保各级政府对中医药事业的投入逐年增加，财政性经费原则上不低于同期财政经常性支出的增长幅度，各级财政要继续将中医经费实行预算单列，合理安排中医专项经费。与此同时，创新局、省合作共促江苏中医药发展模式，江苏省人民政府与国家中医药管理局于2012年5月10日签署了《促进江苏省中医药事业发展合作协议》，重点在充分发挥中医药特色优势、建设中国中医科学院江苏分院、深化共建泰州中国医药城、扩大中医药对外交流等方面开展合作，加快推进江苏由中医药大省向中医药强省的转变。

（三）落实《卫生部、国家中医药管理局关于在深化医药卫生体制改革中进一步发挥中医药作用的意见》情况

在推进实施深化医改的过程中必须充分发挥中医药的作用，为人民群众“看中医”更方便、更实惠提供更多保障。江苏省积极探索，主动融入，将中医药纳入全省医改工作方案和医改考核指标，增加了内容，加大了分量，明确要求落实政府扶持和发展中医药事业的责任，省辖市人民政府办好1所三级中医医院，县（市）人民政府办好1所县级中医院。

1. 基本医疗保障制度建设方面。

江苏省新农合中提高中医药报销比例已成为常态。已经研究制订鼓励中医药服务提供和引导参保人员有效利用中医药的医疗保障政策，将符合条件的中医诊疗项目、中药品种和医疗机构中药制剂纳入报销范围，降低中医医疗机构报销起付线，提高中医药报销比例。全省13个地市都出台了在新农合中提高中医药服务报销比例政策，新型农村合作医疗对基层医疗卫生机构门诊病人使用中药饮片、中成药及其他中医治疗服务项目的报销比例普遍提高了10%以上，有些地区达到了50%。盐城市规定村卫生室提供针灸、推拿等中医非药物疗法服务由新农合全额报销。

2. 国家基本药物制度建设方面。

中医药在基本药物制度中获得了新的机遇，江苏省中医药局全程参与基本药物的遴选和招采购工作，保证将质优价廉的中药、中成药得到合理增补和应用。全省在国家基本药物目录（基层部分）基础上新增中成药113种。在开展省级示范中药房建设方面，江苏省中医药局积极协助江苏省卫生厅药政处举办了中成药应用培训班，加强指导基层医疗机构医务人员正确应用中成药。还坚持中药饮片不实行零差率销售，保证了基层医疗卫生机构使用中药饮片的积极性，提高了中药饮片的使用率。

3. 基层中医医疗服务体系和能力建设方面。

2012年，江苏省人民政府继续将“每个乡镇卫生院、社区卫生服务中心都要建立中医科，每个村卫生室和服务站都能提供中医药服务”

和“推广中医药适宜技术”纳入2012年各地医改责任书考核内容。江苏省中医药局也实施了江苏省中医药特色社区卫生服务中心建设工作和江苏省乡镇卫生院示范中医科创建工作，要求社区卫生服务中心和乡镇卫生院设有中医科、中药房，中医药人员占比不低于全中心卫技人员的30%，中医药工作量不低于全中心工作量的30%，配备80~100种中成药，中草药不少于300种。另外，全省也积极开展对口支援活动。全省100%的中医医疗机构都建立起不同层次的对口帮扶和支援活动。特别是在全国和省基层中医药先进单位地区，县、乡、村中医药一体化诊疗服务得到了较好的推广。在推广中医药适宜技术方面，全省中医药适宜技术推广率以乡镇为单位，已经完全达到了100%。

4. 中医药参与公共卫生服务方面。

江苏省高度重视中医药参与作用，已经取得了初步成效。如将二级以上中医医疗机构都设立预防保健科或“治未病”中心列入年度目标考核，以加强中医“治未病”预防保健体系建设；在居民健康档案管理中同步开展居民中医体质辨识健康管理工作，明确中医药健康教育的次数和内容，鼓励在传染性疾病、高血压、2型糖尿病、重性精神疾病患者的健康服务管理中运用中医药技术手段；在儿童、孕产妇、老年人健康管理中发挥中医药防病治病理念和方法优势；认真指导中医药参与公共卫生服务试点地区的工作，努力探索中医药参与公共卫生服务均等化的方法和途径。全省有国家基本公共卫生服务中医药服务项目试点地区4家、全国“治未病”预防保健服务试点地区4家、全国“治未病”预防保健服务试点单位10家。

5. 公立中医医院改革试点方面。

江苏省中医药局积极指导镇江市各级中医医院落实公立中医医院改革的各项任务，努力探索公立中医医院的管理体制、运行机制、投入补偿机制、监督管理、分配机制和用人机制。开展中医医院等级复核评价工作，建立以保持发挥中医药特色优势为重点的评价制度；参与制订《2011年江苏省公立医院改革试点工作安排》、《江苏省关于进一步鼓励和引导社会资本举办医疗机构的实施意见》、《江苏省关于建立公立医院与城乡基层医疗卫生机构之间上下联动分工协作机制的意见》、《江苏省医师多点执业管理办法（试行）》、《江苏省医疗机构双向转诊管理规范（试行）》、《2011年改善医疗服务具体措施》等文件，鼓励开办中医诊所，扶持县级中医医院发展；全面开展中医医院预约诊疗服务，探索建立中医电子病历系统，积极开展中医临床路径管理试点。

（四）有关重点任务落实和重点项目执行情况

江苏省大力实施中医药强省战略，积极探索，发挥中医药特色优势，促进中医药便民、利民、惠民。中医药重点工作上扎实推进：

1. 全省中医药服务体系基本形成。

由于江苏省加大专项投入，壮大中医药资源规模，经过几年的努力，全省覆盖城乡的中医药服务体系已基本建成，加快了“15分钟健康服务圈”的形成，有力保障了城乡居民就近获得安全、有效、方便、价廉的中医药服务。有14家中医医院（中西医结合医院）被列入国家重点中医医院建设行列，22家县级中医医院被列入“十一五”农村医疗卫生服务体系建设项目库，数量位居全国前列。

2. 全省中医药服务能力明显提高。

江苏省能够积极开展应对突发公共卫生事件能力建设、中药房建设以及县级中医院设备标准化建设，改善基础设施，不断增强中医药医疗服务能力，实施薄弱中医院帮扶计划，帮助薄弱中医院，增强自我可持续发展能力。2011年，全省中医医院（中西医结合医院）年门急诊量3050.61万人次，占全省医院年门急诊人次数的18.67%；年入院病人92.43万人次，占全省医院年入院病人数的14.37%；病床使用率96.36%，比综合医院高3.18个百分点。中医药在维护和保障群众健康中确实发挥了重要的作用。

3. 全省中医药特色优势进一步发挥。

全省以中医专科（专病）建设为重点，以提高临床疗效和专科学术水平为核心，积极建立保持和发挥中医药特色优势工作长效机制，目前全省具有中医特色的专科（专病）群体初步形成。全省现有国家中医临床研究基地建设单位1个；国家中医药管理局三级实验室13个，居全国第一；国家中医药管理局重点学科14个，居全国第二；国家中医药管理局重点研究室7个，居全国第三。

4. 全省中医药人才培养取得新进展。

大力推进省中医药领军人才、省农村优秀中医临床人才、国家和省级优秀中医临床人才以及全国和省老中医药专家学术经验继承工作，实施“青苗培养工程”，全面开展中医类别全科医师和住院医师的培训工作，中医药人才队伍建设得到了多层面、多形式的推动。现有国医大师3名，是拥有国医大师人数最多的省份。拥有省级名中医432名。拥有全国名老中医药专家学术经验继承工作指导老师107名、全国名老中医药专家传承工作室25个、国家优秀中医临床人才37人，这些数据均位居全国第一。

5. 全省农村和社区中医药工作基础进一步夯实。

全省以先进单位创建为抓手，加大投入力度，加快发展速度，加强城乡基层中医医疗服务网络建设，提高农村和城市社区中医药服务能力。现有2个地级市建成全国基层中医药工作先进单位，数量居全国第一；有30%的县（市、区）获得全国基层中医药工作先进称号，覆盖率位居全国前列。组织筛选简便易行、疗效确切的中医药技术，在全省范围内推广中医药适宜技术，提高中医药服务的可及性。

6. 全省中医药文化建设不断加强。

江苏省在全国率先启动中医药文化宣传教育基地建设，已建成全国中医药文化科普宣传教育基地1家，省级中医药文化科普宣传教育基地建设单位6家。近年来，全省共开展各类中医药文化宣传普及活动约1800场次，编、印、发放各类中医药文化宣传资料约1607万册页，出版书籍专著40余种，直接受益群众372.64万人次，中医药文化在广大群众中得到了更加广泛深入的宣传，并深受欢迎。

江苏省在重大中医药项目执行上，进展顺利，效果明显：

1. 中医临床重点专科建设顺利开展。

由于江苏省中医药局在投入上予以重点支持，在人才培养项目、科研课题申报中予以优先考虑，去年全省新增4个国家中医重点临床专科，居全国第一；19个国家中医药管理局重点专科（专病）顺利通过验收。2012年，有5个专科入选国家重点临床专科建设项目（中医专业），新增30个国家中医药管理局“十二五”重点专科建设单位、11个培育单位，数量位居全国前列。此外，江苏省中医药局还认真开展省级中医重点专科建设，启动了“十二五”省中医重点专科建设和省中医诊疗中心建设工作，新建75个省级中医重点专科，并重点向县级中医院倾斜，通过专科建设，有力地带动了县级中医院服务能力的提高。

2. 国家中医药管理局重点研究室顺利完成了3年建设任务。

江苏省5个最早的局重点研究室（江苏省中医院“中药临床评价重点研究室”，江苏省中医药研究院“中药口服制剂释药系统重点研究室”，南京中医药大学“中医瘀热病机重点研究室”、“中药炮制标准重点研究室”，中国药科大学“中药复方药代动力学重点研究室”）顺利完成了3年的建设任务，2012年6月通过了验收评估。南京市第二医院“中医药防治传染病重点研究室”作为入选建设项目，已开展了16项研究工作，该研究室2011年度新立项课题6项，获资助经费共68万，发表论文13篇，其中SCI论文3篇。扬子江药业集团“中药质量控制重点研究室”同样作为建设单位，也正按照有关要求稳步推进各项建设任务。

3. 国家中医药管理局三级实验室建设成效显著。

全省共有中医药科研三级实验室13家。自2009年获得资质认定以来，实验室逐步完善了管理制度，优化实验仪器设备，积极申报课题，注重人才培养，在教学、科研及服务社会工作方面等取得了显著的成效。有专职人员105人，流动工作人员43人。据不完全统计，进入建设周期以来，各实验室已完成课题97项，在研课题185项，发表论文560篇，其中SCI论文101篇，已培养出硕士70名、博士238名。

4. 重大中医药科技项目有了新的突破。

全省积极加强中医药科技创新，2011年度取得了丰硕的成果。南京中医药大学、江苏省中医药研究院等单位主持的“中药资源化学研究体系建立及其应用”项目荣获2011年度国家科技进步二等奖。江苏省中医院夏桂成教授主持的“中医女性生殖节律理论创新及临床应用”项目荣获2011年度江苏省科学技术奖一等奖。此外，全省还评审确定了江苏中医药科学技术奖21项。2011～2012年度江苏省中医药局科技项目共立项260项，其中获立项资助课题212项。2011年度康缘中医药科技创新基金项目立项19项。

5. 率先完成了国家中医临床研究基地建设任务。

江苏省中医院作为全省唯一一个国家中医临床研究基地，在省有关部门的支持和帮助下，已经完成了基础设施建设任务：江苏省中医院“南扩工程”建筑面积10.5万平方米，其中44570平方米用于基地的医疗和科研教学用房，去年11月投入使用。门诊二期扩建工程建筑面积1.2万平方米，其中5480平方米用于基地重点病种研究用房，也已投入使用。同时该院建立专职科研队伍，成立江苏省中医院临床医学研究所，并核定了173名事业编制，专门用于配备中医临床科研人员。现已安排科研专职岗位106人，其中新引进专职科研人员51人。在管理上利用临床研究基地为平台，设立开放式课题协同攻关，加大基地优势病种的研究力度，开放课题，共立项48项，资助经费200万。整合全省优质资源，建立高水平的合作研究平台，在临床研究基地基础上成立了江苏省中西医结合肿瘤临床研究中心，集中了全省各大医院肿瘤领域的专家，从基础到临床深入开展肿瘤疾病的相关研究。“健脾养胃为主的个体化治疗对胃癌术后复发转移干预作用的临床研究”以及“中医药延长晚期胃癌生存期和提高生活质量的临床研究”等多项课题正按计划有序进行。该基地牵头联合全国其他单位申报的2012年度国家中医临床研究基地业务建设科研专项课题再次中标，获得了350万元的资助经费。

6. 农村基层适宜技术推广和乡村医生中医专业学历教育进展平稳。

江苏省一贯注重基层中医药人员的培养，编写了江苏省中医药适宜技术手册，制作了多媒体光盘，在农村地区开展中医药适宜技术推广工作；实施了“江苏省农村优秀中医临床人才培养工程”，选拔了400名理论基础扎实、具有临床经验和培养前途的农村优秀中医临床人才，通过中医经典理论研习、重点临床专科进修、跟随名师临床实践、适宜技术推广等形式的培养，提高农村中医队伍的整体素质和水平；开展了乡镇卫生机构中医临床技术骨干培训，已先后开展了3轮乡镇卫生院中医临床技术骨干培训，共培养了473名基层中医临床技术骨干人才；实施乡村医生中医专业中专学历教育项目，分别于2006年、2007年在全省招收了两届共2080名学生。

7. 农村医疗卫生机构中医特色专科建设进展良好。

“十一五”期间，全省建有28

个国家中医药管理局农村医疗卫生机构特色专科和42个农村医疗卫生机构针灸理疗康复特色专科建设单位，2012年3~5月已陆续进行了集中考核评估。

（五）开展“三好一满意”和创先争优活动情况

江苏省中医药系统认真落实好“三好一满意”和创先争优活动的开展要求，江苏省中医药局结合实际，制订下发了《江苏省中医药系统开展“三好一满意”活动实施方案》，大力开展“以弘扬白求恩精神，争创群众满意卫生”为主题，以“三好一满意”为目标的窗口服务单位活动，充分发挥中医药的特色优势，努力提升中医药服务水平，更好地服务发展、服务群众、服务基层。在全省大力实施中医药强省战略中积极探索，发挥中医药特色优势，促进中医药便民、利民、惠民。正如江苏省卫生厅副厅长、江苏省中医药局局长陈亦江用一组数字来说明中医药服务的重要作用一样：2011年，中医医院（中西医结合医院）数量占全省医院总数的7%，但服务总量占到17%，病床使用率超过综合医院3个百分点还多。

一是突出强化中医特色医疗服务。印发了《关于在全省中医医院推广开展多专业一体化诊疗服务的意见》，以病人为中心，大力推进“一体化诊疗服务”和“多专业诊疗平台”，努力形成“医生围着病人转”、“临床科室围着疾病转”的诊疗服务新格局，为患者提供高效、便捷的医疗服务，创新中医医疗机构诊疗和服务新模式。这项工作得到国家中医药管理局领导的认可，并在全国中医系统推广，被纳入国家中医医院评审指标体系。

二是积极开展预约诊疗服务。在创先争优活动开展中，本着为民利民，全省所有三级中医、中西医结合医院均开展预约诊疗服务，广泛采取电话、网络、随访、诊间、体检预约等多种方式进行预约，为患者提供方便。

三是通过中医医院管理年活动、中医临床路径管理、以中医电子病历为核心的医院信息化建设、抗菌药物专项整治、优质护理示范工程等重点工作，进一步提高了医疗质量，保障医疗安全，保持发挥中医药特色优势。

四是坚持将医德医风教育贯穿整个活动的始终，大力宣传全省“十佳医德医风楷模”、“百名医德医风标兵”、“江苏省医师终身荣誉奖”获得者等先进事迹，通过开展人文精神、医学伦理、窗口规范服务示范等一系列活动，进一步强化正面典型引导，营造出爱岗敬业、遵纪守法、廉洁行医的工作氛围。

在“三好一满意”活动中涌现了许多好经验、好做法和先进典型。如南京市中医院、无锡市中西医结合医院适应医学模式转变，积极开展多专业一体化诊疗服务；常州市开设“道德大讲堂”，加强孟河医学流派的研究，大力加强了医院文化建设；无锡市中医院积极实施中医“治未病”工程，大力发展中医预防保健服务；徐州市中医院开展网络医院服务，方便了广大群众和患者的健康咨询；苏州市大力加强县级中医医院建设，提升县级中医医院服务能力；南京市大力加强社区中医药工作，充分发挥中医药在社区卫生服务中的作用；盐城市出台基层中医药发展的系列政策，积极推进基层公共卫生服务中医药服务试点工作；高邮市、吴江市等地在基层医疗卫生机构集中设置中医科室，大力加强基层医疗卫生机构中医专科、专病建设。

三、存在问题和建议

尽管江苏省中医药工作取得了一定的成绩，但也存在着一些具体问题：

一是全省中医医院发展还不平衡。江苏省属于经济发达地区，近年来大部分中医医疗机构都发生了巨大的变化，2012年已有4所地级中医院明确搬迁扩大160亩地。但由于各地经济发展不平衡，仍然有一些中医医院受政府补偿投入等多因素的影响，中医服务还没有得到有效的发挥，缺乏中医特色突出的专科，人才不足等，与人民群众对中医药的需求还有一定的差距。希望国家有关部门充分考虑江苏省的实际情况，在有关建设项目、经费投入和人才培养等方面照顾经济落后地区，进一步改善条件，提高水平，促进更好发展。

二是民营中医医疗机构发展有待进一步予以扶持。我国民营中医医疗机构数量多、规模小，这些机构正日益成为群众看病就医的备选对象。而其突出的中医药特色优势和确切的疗效确实吸引了无数患者。一方面，它提供了多层次医疗服务，已成为我国医疗卫生事业发展中不可忽略的一支队伍；另一方面，民营中医医疗机构自身不能与公立医疗机构获得同等待遇仍然是民营中医医疗机构负责人最大的“心病”，影响着民营中医医疗机构的发展。尽管民营中医医疗机构也确实存在着内涵建设不足、管理经验不足问题，但毋庸置疑，发展民营中医医疗机构意义在于能够满足群众多元化需求，弥补公立医院医疗服务不足，以竞争提高服务质量。2012年国务院转发《社会办医意见》的通知中明确指出，鼓励和引导社会资本举办医疗机构，有利于增加医疗卫生资源，扩大服务供给，满足人民群众多层次、多元化的医疗服务需求。希望有关部门一定要充分认识民营中医医疗工作的重要意义和作用，要从满足群众多层次、多元化的中医药服务需求，突出中医药特色优势，鼓励引导社会资本开办中医医疗机构，将民营与公立一视同仁，引导其健康发展。

三是昆山市中医院发展空间受到限制。尽管昆山市是我国百强县之首，昆山市中医院作为建院27年的一家中医医院，其规模和服务能力已经达到地市级医院的水平，但由于受制于市级医院的身份，争取有关政策支持的平台狭窄，进一步发展的空间受到了一定限制。如在许多政策上（如申报课题、重点专科等）甚至在申报三级甲等医院的待遇上，显得很“尴尬”和无奈。希望有关部门、有关单位能够将该院作为改革开放和现代化样板区特殊考虑，给予政策、项目、资金等方面的倾斜，帮助解决问题。

四、体会与启示

1. 全省中医药工作有信心、有能力实现跨越式发展。

江苏省的中医药历史悠久，历代名家辈出，学术底蕴深厚，群众基础良好，特别是江苏省各级党委、政府对中医药工作的高度重视，江苏省的中医药资源总量、医疗服务、科研和教学水平、社会效益与经济效益以及满足人民群众需求等方面，一直是走在全国前列，是我国的中医药大省，中医药整体水平持续保持在全国的第一方阵，但要建设成为中医药强省，中医药服务在人民医疗预防保健服务中所占的比重还可以进一步提升，中医药发展空间的仍然很大。启示：全国各地的中医药发展还不平衡，如江苏省等中医药发展整体水平较高的地区，还应该进一步解放思想，充满信心，深化改革开放，转变发展方式，要做强、做精中医药工作，实现跨越式发展，为全国中医药事业发展提供先导性的经验，发挥起示范引领作用。

2. 大力推广南京市中医院多学科一体化诊疗平台服务模式。

南京市中医院坚持以患者需求为导向，依托重点专科，合理调配医疗资源，改善服务流程和路径，组建了中风病诊疗平台、便秘诊疗平台、肠道肿瘤诊疗平台、围绝经期综合征诊疗平台、炎性肠病诊疗平台等若干个多学科一体化诊疗平台，全力打造“医生围着病人转”、“临床科室围着疾病转”的医疗服务新模式，形成了多科室检查、诊断、治疗、康复一体化运作的新格局。这种多学科一体化诊疗平台模式在提高临床疗效、助推学科发展、彰显中医药特色的同时，医疗服务水平和质量得到了长足进步，群众的就医时间得到缩短、就医总费用得到降低、诊疗效果得到提升，大大改善了群众的就医感受，得到了群众的赞誉。江苏省卫生厅印发《关于在全省中医医院推广开展多学科一体化诊疗服务的意见》，在全省推广该医院多学科一体化诊疗平台服务模式，全省已有 86 家中医医院实施了这种做法。局医政司转发了江苏省的有关文件，要求各地予以借鉴。江苏省中医药局要求 2012 年二级以上中医医院（含中西医结合医院）都要开展多学科一体化诊疗服务，每所医院至少要建立 1 个以上多学科一体化诊疗服务平台或服务网络。要以患者诊疗服务需求为导向，以疾病诊疗为纽带，通过医院内部流程的改造和资源的有效整合，建立一体化诊疗服务平台和网络，提供一站式的疾病诊疗服务，使患者在一个科室、一张病床上就能完成诊断、治疗和康复全过程。启示：要通过不断探索，进一步推广南京市中医院做法，继续选择中医药特色突出、优势明显的病种，组织相关学科专家，综合医院各科室的力量，充分运用各种技术手段，特别是中医药诊疗方法，研究制订方法合理、疗效确切、程序最优的疾病诊疗路径和综合诊疗方案，并在临床实践中不断优化和完善。

3. 民营中医医疗机构仍然是我国现阶段一个必要的补充。

南通良春风湿病医院是一所由我国国医大师朱良春教授和他的学术继承人朱婉华主任医师领衔创办的江苏省第一所市级风湿病专科医院、市医保定点单位、国家中医药管理局“十一五”重点专科（风湿病）项目建设单位。医院设有门（急）诊部、住院部和中医保健与康复中心，其中风湿病专科、肿瘤科、中医保健与康复科是该院的特色科室。作为民营医院，其风湿病领域已形成自己独特的临床治疗体系，具有疗法众多、疗效肯定、毒副作用少的特点，居国内领先水平，显示出中医药的特色优势。在有关部门的大力支持下，医院已建有达到GMP标准要求的2800平方米制剂室用房，生产 21 种具有自主知识产权、专利的医院制剂，为风湿病、肝病、脾胃病、肾病、肺病、肿瘤患者带来福音。启示：在当前深化医改中，民营中医医疗机构需要进一步从政策、环境上提供支持，要坚持解放思想，因地制宜，大胆探索，鼓励多形式、多渠道投资发展民营中医医疗机构，同时要对民营中医医疗机构与公立中医医疗机构一视同仁，同等对待，要改变从过去单纯管理向管理、帮助、促进相结合的方式转变，鼓励和引导民营中医医疗机构，形成我国多元化办医格局。

4. 结合医德医风建设，大力推进中医药文化大繁荣大发展。

昆山市中医医院曾经 3 次蝉联全国文明单位，获得全国示范中医院、全国卫生系统先进集体、全国青年文明号、全国中医医院中医药文化建设试点单位、江苏省首批基本现代化中医院等荣誉称号，也是国家中医药管理局中医“治未病”预防保健试点单位、局中医药国际合作基地。该院秉持“中医献温馨，健康进万家”的服务理念，立足工作实际，以创先争优为载体，在各项中医药工作中充分发挥党组织战斗堡垒作用和党员先锋模范作用，开展道德领域突出问题专项教育和治理活动，大力推动崇高品质和道德理念，营造出“存好心、做好事、当好人、得好报、扬好德”的浓厚氛围，进一步提升医院声誉。医院开辟了党风廉政建设专栏，设置“清风长廊”，每年开展一次争当医德医风先锋、争创服务示范科室、争树群众满意形象的“三争”活动，每季度开展一次以社会公德、职业道德、家庭美德和个人品德等“四德”建设为重点的医魂大讨论活动，每月开展一次中医药文化进机关、进社区、进科室、进病房、进家庭的“五进”卫生巡讲，并且不定期组织卫生志愿服务双向互动，有效推进心理咨询、健康教育、敬老助残、支援边疆、医务活动等践行志愿精神，进一步深化党组织结对联动品牌建设，通过组织联建、活动联谊、实事联办、学科联创、发展联动，推进基层组织建设年活动。启示：在推进创先争优活动中，要特别结合当前医德行风建设大力推进中医药文化建设，大力弘扬“大医精诚”，树立崇高品质和道德理念，发挥中医药特色优势，为人民群众提供优质服务。

（国家中医药管理局第五调研督导组）

【新疆、安徽中医药和民族医药工作调研督导报告】 根据国家中医药管理局2012年中医药工作调研督导的安排，国家中医药管理局第六调研督导组于2012年8月5～11日、10月16～20日分别对新疆、安徽两省（自治区）的中医药及民族医药工作进行了调研督导。现将调研督导情况综合报告如下：

一、调研督导工作基本情况

调研督导组采取听取工作汇报、实地考察、座谈讨论等形式，与卫生及中医药管理部门负责人、有关专家、医院管理人员和基层医务人员进行了广泛、深入的交流和研讨，达到了了解实情、沟通信息、加强指导、推动工作的目的。

在新疆维吾尔自治区，调研督导组先后听取了自治区中医民族医药管理局、喀什地区卫生局关于中医药和民族医药工作的全面汇报，与乌鲁木齐市、喀什地区及所属区县的中医医院、维吾尔医医院院长分别进行了座谈交流，重点考察了新疆维吾尔自治区中医院、维吾尔医医院、维吾尔医药研究所、乌鲁木齐市中医院、喀什地区维吾尔医医院、疏勒县维吾尔医医院、疏附县维吾尔医医院等医疗机构及喀什维吾尔药业股份有限公司。

在安徽省，调研督导组听取了安徽省中医药管理局，芜湖、黄山、泾县卫生局关于中医药工作情况的汇报，与医院管理人员、中医药专家、社区卫生工作人员进行了座谈，实地考察了安徽省中医院、安徽省针灸医院、芜湖市中医院、泾县中医院、泾县昌桥乡卫生院、黄山市黄山区中医院等医疗机构。

二、新疆、安徽两省（区）中医药和民族医药工作基本情况

在新疆维吾尔自治区、安徽省（区）委、省（区）政府的领导下，当地中医药（民族医药）管理部门认真贯彻落实《国务院关于扶持和促进中医药事业发展的若干意见》（简称《若干意见》）和全国中医药工作会议精神，在深化医药卫生体制改革中，努力推动中医药事业健康、可持续发展，中医药各项工作呈现了良好的发展态势。

（一）贯彻落实国务院《若干意见》情况

1. 党委政府高度重视，出台多项扶持政策。

新疆维吾尔自治区根据国务院《若干意见》精神，结合本区实际，出台了《关于加强自治区中医民族医药工作的意见》，成立了自治区发展中医民族医药工作协调领导小组，设立了自治区中医民族医药事业专项补助经费（每年300万元）；制定了《关于加快推进城市社区卫生服务和新型农牧区合作医疗制度的意见》、《关于全面推进新型农牧区合作医疗发展的指导意见》和《自治区新型农牧区合作医疗基本药品目录》，将中医民族医医疗机构全部纳入新型农牧区合作医疗定点机构，鼓励广大参合农牧民和定点医疗机构使用中医民族医药，对参合农牧民在县以下定点医疗机构就诊使用合作医疗目录内的中医民族医药、中医民族医适宜技术服务补偿比例提高5个百分点，将所有中药饮片均纳入合作医疗报销范围，对定点民族医医疗机构使用本医院制剂均视为目录内药品予以报销；协调自治区有关部门出台了《关于院内制剂调剂使用的意见》。

安徽省高度重视中医药工作，提出建设中医药强省的目标。在广泛征求各市人民政府和省直有关部门的意见和建议，吸收省人大常委会《安徽省发展中医条例》执法调研成果的基础上，颁布了《关于进一步加快中医药事业发展的意见》，充分体现了国务院《若干意见》的主要精神。该意见新出台的政策主要有名院名科建设和名医培养政策、医保倾斜政策、建立评选表彰制度、引进基层人才扶持政策及特色中药制剂扶持政策等。该意见提出的扶持和促进中医药发展的政策措施正在有序有效地落实过程中。

2. 健全中医药管理体系，加大对中医药事业的投入。

新疆维吾尔自治区加强中医民族医药行业管理体系建设，成立了自治区中医民族医药管理局。印发了《关于进一步加强自治区中医民族医药管理工作的通知》，要求各级卫生行政部门确定一名主管中医民族医药工作的领导和一名专职工作人员负责中医民族医药日常管理工作。全区大部分卫生行政部门已确定了主管领导和兼职管理人员。阿勒泰地区卫生局、昌吉州卫生局正在筹建中医民族医药管理科。自治区人民政府投入1.43亿元用于自治区维吾尔医医院住院楼建设，以改善自治区维吾尔医医院的就医环境。投入1000万元用于和田地区维吾尔医医院制剂室建设，努力提高维吾尔医医院制剂的生产条件和产品质量。各地（州、市）、县（市、区）政府也从机构设置、资金投入、政策扶持等方面促进中医民族医医院的发展。例如：和田地区地委、行署在规划中提出要“推进中医民族医药事业发展，各级医疗机构都要积极推广使用和田地产维药，有关管理部门要为此提供有力的政策支持，做大做强维吾尔医药产业”；力争到2015年50%以上的乡镇卫生院设置维吾尔医科；到2020年95%以上的乡镇卫生院设置维吾尔医科。哈密地区地委、行署在规划中结合实际制定出台多项扶持政策。自2012年起，对地区维吾尔医医院每年安排中医民族医药事业专项补助资金200万元，连续补助5年；喀什地区莎车县县委、县政府计划在“十二五”期间对莎车县维吾尔医医院划拨土地100亩、投入1000万元等措施加快县维吾尔医医院的发展。

安徽省加强中医药行政管理体系建设。安徽省政府成立了安徽省中医药工作厅际协调小组，后调整充实为安徽省中医药工作领导小组，由省委常委、常务副省长任组长，省编办、发改委、财政厅、人社厅等18个部门负责同志为成员。在省政府机构改革中组建了安徽省中医药管理局，加强了队伍建设。大多数市卫生局在《若干意见》颁布后加强了中医药管理机构建设。安徽省政府在2008年申报国家中医临床研究基地建设项目时郑重承诺保证落实配套建设经费。安徽省基地建设项目预算总投资4.03亿元，其中国家财政专项资金6310万元。2010年，省财政下拨2000万元启动资金。2011年，省财政又拨付了8000万元建设经费。2012年度拨付9325万元。国家、省级已到位建设资金2.5635亿元。在安徽中医学院附属针灸医院的国家中医药管理局国际合作基地建设过程中，省财政也给予了大力支持，2011年投入了3000万元。省级中医发展专项经费今年已经增加到1200万元。如此强有力的经费投入，在安徽省中医药乃至卫生事业发展史上都是前所未有的，为安徽省中医药事业发展提供了良好的支撑条件。

3. 健全中医医疗服务体系，提升服务能力。

新疆维吾尔自治区利用国债资金，启动了4类县市（国贫县、区贫县、边境县、民族自治县）的中医民族医医院基础设施建设项目，全疆共有24所县级中医民族医医院得到了项目支持，总投入共5455万元。其中中央投入4400万元，地方配套1055万元。通过投入建设，医院的基础条件得到了一定的改观。自治区对专科（专病）建设、人才培养、医院设备配置、适宜技术推广、急诊急救能力建设、感染科建设、制剂室建设、中药房建设等项目进行了投入，加强了基层医院的内涵建设。积极开展“中医民族医医院管理年”活动。制定了《新疆维吾尔自治区中医医院管理评价指标体系》和《新疆维吾尔自治区民族医医院管理评价指标体系》，强化了医院管理水平，达到了中医民族医药特色，提高医疗服务能力的目的。

安徽省以国家加大中医药事业投入为契机，努力争取国家对中医医院建设立项支持，抓好中医医院基础设施建设。加强县级中医医院基础设施建设，全省大多数县级中医医院开展了新一轮的基础设施条件改善建设工作，新征土地，新建医疗用房，其中33所县中医医院纳入国家拉动内需建设项目，中央投资5.5亿元，占安徽省县级中医医院的50%；始终把中医药特色和优势建设作为中医药发展的重中之重努力加以推进。开展示范中医医院建设，制定了安徽省示范中医医院评审管理办法和评审标准，并积极组织开展创建工作，提升了各级中医医疗机构的服务能力。

4. 推进中医药继承创新，强化人才培养。

新疆维吾尔自治区组织开展20部民族医药文献整理工作，已经启动15部维吾尔医药文献、2部哈萨克医药文献、1部克尔克孜医药文献、1部塔塔尔医药文献的收集、整理和翻译工作。积极争取名老中医传承工作室建设项目，8位名老中医和维吾尔医药专家传承工作正在顺利进行中。在全面深入调研的基础上，制定了《新疆维吾尔自治区中医民族医药人才培养“十二五”规划》，科学指导“十二五”时期人才培养工作。自治区维吾尔医医院与中国中医科学院签订了对口援助协议，联合举办了硕士研究生班，提高了维吾尔医医师的培养层次。依托新疆医科大学中医学院，完成基层常见病、多发病中医药适宜技术师资培训任务。通过开展适宜技术，扩展了中医院的服务范围，取得了明显的社会效益和经济效益。继续做好中医类别全科医师岗位培训工作。新疆医科大学中医学院举办两期城市社区中医类别全科医师岗位培训班，为各地（州、市）社区卫生服务中心培训147人，基本为全区每所社区卫生服务中心培养了1名中医药专业人员，为中医药“进社区、进家庭”发挥了积极的促进作用。认真组织开展民族医药适宜技术筛选和培训工作。为提升民族医药的技术应用水平，组织专家筛选制定了20项民族医药适宜技术操作规范，并撰写8部培训教材，完成19项维吾尔医药适宜技术和1项哈萨克医药适宜技术的培训工作，为全区42所维吾尔医医院、3所哈萨克医医院培训718人次，为适宜技术的临床推广应用奠定了坚实的基础。加强中医民族医药人员培养和培训工作。完成面向农牧区高中起点中医民族医专业本科层次和专科层次免费教育项目50人和150人的招生计划。组织实施36个继续医学教育项目，累计培训人次达2500人次。通过第四批全国中医民族医药专家学术经验继承项目，培养了14名学术继承人，全部通过结业考核。

安徽省突出抓好国家中医临床研究基地建设，在以下几个方面取得进展：一是重点研究病种——糖尿病病种研究稳步推进；科技部“十二五”重大新药创制项目丹蛭降糖胶囊研究进入临床批件阶段，新研制疗效确切的糖尿病辨证治疗中医药复方制剂4个，在临床上广泛应用。二是以实验室和研究室为基础的诊疗技术平台、实验技术平台、新药研究与开发平台等六大平台基本建立并逐步完善。三是相关重点学科建设成效显著，现拥有国家中医药管理局重点学科4个，卫生部及国家中医药管理局重点专科（专病）11个。四是基地人才梯队建设步伐加快，近年来该院引进专家及博士、硕士研究生80余位，糖尿病相关专业博士后、博士2名。五是引智合作，广泛交流。先后与6家国外机构、8家省外单位和15家省内医疗机构开展合作；参加了由亚洲糖尿病基金会主办的亚洲糖尿病联合评估——苏皖（JADA-JA）项目研究，加入由广安门医院牵头的基地防治糖尿病临床研究联盟。此外，还开展中医药特色专科建设和特设岗位人才引进工作，建立中医住院医师、全科医师培训制度，推广中医药适宜技术。大力实施中医药“三名”工程。安徽省卫生厅、省发展改革委、省财政厅、省人力资源社会保障厅于2011年2月联合出台了《安徽省中医药“三名”工程实施方案》，确定了192个重点专科（专病）建设单位、100名中医临床学术和技术带头人培养对象。

（二）在深化医药卫生体制改革中发挥中医药作用情况

新疆维吾尔自治区认真贯彻《在医药卫生体制改革中发挥中医药作用的实施意见》，将发展中医药和民族医药事业列为医改的重要内容，将公立中医医院改革、鼓励利用中医药服务政策、加强基层中医药网络建设、发挥中医药在基本公共卫生服务中的重要作用、在国家基本药物制度中配备并优先使用中医药、加强中医药人才培养等内容，统筹于医改工作同步实施。中医民族医医疗机构分别从扩展中医药服务范围、改进服务模式、改革管理体制、加强公共卫生和基层服务等方面进行了有益探索和创新，积极探索如何深化医药卫生体制改革。自治区中医院创新中医药服务模式，打破中医科的封闭就医方式，变被动服务为主动服务，将中医药、针灸等疗法扩展到全院其他科室，提高了医疗服务质量。乌鲁木齐市中医医院作为公立医院改革的试点单位，在转变公立医院内部运行机制方面进行了有益探索。在基本公共卫生服务方面，乌鲁木齐市沙依巴克区、米东区卫生局积极参加国家基本公共卫生服务中医药服务项目试点工作。策勒县和墨玉县的5个试点乡镇卫生院均成立了民族医科，设置了民族药药房，配备了理疗设备、针灸治疗床、推拿治疗床等中医特色诊疗设备，为强化基层中医药服务能力奠定了良好的基础。哈密市卫生局派出社区专业技术人员到北京市天坛社区卫生服务中心参加中医康复、针灸、火罐等社区康复技能培训，推动社区中医康复工作的开展。

安徽省认真落实卫生部、国家中医药管理局联合发布的《关于在深化医药卫生体制改革中进一步发挥中医药作用的意见》，出台了《关于在深化医药卫生体制改革中发挥中医药作用的贯彻实施意见》，提出了巩固完善中医药服务体系、强力推进公立中医医院改革、制定并落实在基本医疗保障制度建设中鼓励提供和使用中医药服务的优惠政策、建立并完善中医药统筹协调发展的保障机制等7个方面的贯彻落实措施，对在深化医改中更好地发挥中医药作用起到了重要的指导作用。一是在基本医疗保障制度建设中，注重引导中医药服务的提供和利用。鼓励提供和利用中医中药政策落实情况。在新农合中明确了提高中医药报销比例、降低中医医院住院报销起付线等政策要求。在新农合支付方式改革中，实行按病种付费等方式，在县级公立医院改革中，选择部分病种按中医临床路径的要求进行支付方式改革的探索。二是国家基本药物制度建设中，落实中西药并重原则。认真做好基本药物补充目录的中成药增补工作。在实施基本药物制度中对中医药工作开展得较好的基层卫生机构予以补偿倾斜，对中药和中医适宜技术应用多的卫生社区和乡村卫生机构适当提高补偿标准。三是在基层卫生服务体系建设中，强化基层中医药服务网络。完善基层医疗卫生机构中医药服务能力建设，开展基层常见病、多发病中医药适宜技术推广能力建设工作，开展了农村中医药工作县、乡、村一体化管理试点工作，有效解决了基层中医药人才“下不去、留不住、用不上”的问题，加强了县级中医院与乡镇卫生院、村卫生室的联系，扩展了县中医院的服务功能，延伸了服务领域和范围，巩固了基层中医药阵地。四是在基本公共卫生服务工作中，积极应用中医预防保健技术和方法。在儿童保健、孕产妇保健、老年人保健及慢病患者健康管理中积极运用中医药技术和方法。二级甲等以上中医医院设立“治未病”中心，其他县以上中医医院应设置养生康复、体质辨识、慢病干预等“治未病”门诊科室，全面开展“治未病”中医预防保健服务。五是在公立医院改革试点中，着力探索有利于中医药特色优势发挥的体制机制。芜湖市和马鞍山市两个试点城市在资源整合、制度创新、体制机制探索、发挥特色和优势等方面均取得了实质性的进展，并均由政府投资异地新建了市中医医院。马鞍山市新增中医服务项目2项、提高中医诊疗技术服务价格7项，市财政专门设立了每年300万元的中医药事业发展专项经费。芜湖市以市中医医院为主体成立第三医疗集团，在进行内部人事分配制度改革的同时，将服务功能向基层延伸，兼并或托管3个基层医疗卫生机构，探索建立双向转诊制度。

（三）“十二五”规划编制实施情况

新疆维吾尔自治区在编制《新疆维吾尔自治区中医民族医药事业“十二五”发展规划》的同时，还将中医民族医药工作纳入自治区重点工作和专项规划，进一步提升了中医民族医药的地位。一是在自治区第八次党代会上将中医民族医药事业发展纳入了今后5年的任务目标，要求加快推进自治区中医民族医药工作。二是在《新疆维吾尔自治区国民经济和社会发展“十二五”规划纲要》中提出要“加强国家中医临床研究基地、重点中医院（含民族医院）建设，推进民族医药发展。”此外，在“积极培育战略性新兴产业”的重点任务中也将支持中医民族医药发展纳入其中。三是在自治区科研领域的专项规划《新疆维吾尔自治区科学技术发展第十二个五年规划》中，也将中医民族医药作为加快民生科技发展、推进科技富民固边的重要任务。四是编制了《“十二五”县市级中医民族医医院建设与发展规划》、《新疆维吾尔自治区重点领域建设申请国家投资规划（2011～2012年）》、《2010～2012年新疆中医民族医药事业发展规划及重大项目的建议》，报请自治区人民政府、发改委给予立项支持。

安徽省按照国家中医药发展规划精神，结合经济社会发展的新变化和中医药事业发展的新要求，在全面总结“十一五”规划实施情况的基础上，组织起草了《安徽省“十二五”中医药事业发展专项规划》，明确了“十二五”时期中医药发展的目标任务、对策措施，拟订了一批重点建设工程。同时，积极协调有关方面将有关中医药发展的内容纳入相关规划中。一是在《安徽省国民经济和社会发展第十二个五年规划纲要》中，中医药内容的分量明显加大，明确提出："支持中医药事业发展，完善中医药服务体系，加强新安医学研究和发掘。"二是在《安徽省卫生事业"十二五"发展规划》中，中医药发展规划的主体内容全部纳入规划，确定了一批中医药服务重点建设工程项目：建设2个国家、10个省级中医药临床研究基地，10所全国示范中医院；加强69个县级中医医院服务能力建设；完成1000个乡镇卫生院和社区卫生服务中心中医科标准化建设；重点培养100位安徽省名中医，建设30个国家中医重点专科（病）和学科，100个省级重点专科（病），总结推广100个优势病种的中医诊疗规范和临床路径，筛选推广100项中医药适宜技术，研制开发100个中药特色制剂。三是在省相关专项规划中，体现了中医中药的内容，如在《安徽省"十二五"服务业发展规划》中提出："大力推进中医药健康产业发展，支持企业开发生产中医药保健产品，鼓励发展药浴、药膳、药茶、保健按摩等传统养生保健服务。"在《安徽省食品药品监督管理"十二五"发展规划》、《安徽省"十二五"林业产业发展规划》中，将中药饮片质量和中药材生产列入重要内容。这些充分体现了安徽省委、省政府和有关部门对中医药发展的重视与支持。

（四）"三好一满意"和创先争优活动开展情况

"三好一满意"活动是医疗卫生系统深入推进创先争优活动的实践载体，对于凝聚行业力量、推动中医药（民族医药）事业的改革与发展具有重要的指导意义。新疆、安徽两省（区）中医药（民族医药）管理部门认真组织在全省（区）各级各类中医（民族医）医疗机构、广大医务工作者中深入开展"三好一满意"活动，在总结"创先争优"活动经验的基础上，紧紧围绕活动主题，通过创新具有行业特色的活动载体，抓好与职能工作、中心工作、党建工作的3个结合，有力地提高了中医（民族医）医疗服务质量和水平，营造了奋发进取、风清气正、创先争优的行业氛围，提升了中医药（民族医药）的贡献率和美誉度；同时，活动极大地激发了党组织在基层的生机和活力，为推动中医药（民族医药）事业的持续快速发展提供了坚强的组织保障。新疆、安徽两省（区）中医药（民族医药）管理部门在推进公立中医医院改革试点的进程中，指导公立中医医院创新管理模式，深入推进内涵建设，以服务质量和水平的提升推动建立公立中医医院评价、监测指标体系重点改革任务的落实。在与医院日常管理结合方面，指导医院紧密围绕主题，在做好需求调查的基础上，创新举措深入开展"三好一满意"活动，急患者之所需，急社会之所需，力争做到病人需要的就是医院提供的，在拓展服务可及性的同时，不断提升服务质量和水平，使病人获得有尊严的服务，真正做到患者满意，社会认可。在与党建工作结合方面，注重发挥各级支部和广大党员模范带头作用，进一步建立、健全了活动的工作机制，充分发挥了支部战斗堡垒的作用、党员先锋模范作用，进而调动全行业参与中医药（民族医药）事业改革与发展的积极性，使"三好一满意"及为民服务和创先争优活动贯穿中医药（民族医药）改革与发展的全过程，形成以活动带动工作，在工作中体现活动成效的生动局面，为中医药（民族医药）改革与发展提供强大精神支持。

三、存在的主要问题

近年来，在国家和地方政府的重视支持下，新疆、安徽的中医药（民族医药）事业取得了较快的发展，但仍存在不少困难和问题，主要表现在以下方面：

（一）中医药（民族医药）事业投入不足，中医（民族医）医院条件仍然较差

中医医院前身大多是集体所有制的联合诊所，基础差、底子薄的现状没有得到根本改善。近年来，尽管国家、省财政安排中医事业以及专项经费有较大幅度增加，但与同期国家、省财政支出总额相比，与国家和全省医疗卫生财政投入相比，所占比例仍然偏低。中医（民族医）医院尤其是县级中医（民族医）医院普遍存在基本建设滞后、基础设施不配套、医疗业务用房和医疗设备严重短缺、就医环境差、中医药服务能力弱等情况，不能满足人民群众的中医医疗保健服务需求。加上国家相关投资项目大部分安排在综合医院，绝大部分中医医院的条件与同级综合医院的差距进一步扩大，相当一部分中医医院急需改造与建设。如：新疆维吾尔自治区的中医和民族医医疗机构，业务用房缺口面积达251265平方米，82.89%的医院存在业务用房缺口，现有业务用房面积三分之二需要新建、扩建，危房面积达53963平方米。其中，疏附县维吾尔医医院、察布查尔县中医医院等5所医院仍采用租赁形式开展医院的基本医疗服务。这严重影响了中医民族医药的服务能力的发挥，不利于事业的健康发展。

（二）中医药（民族医药）人才缺乏问题仍然突出

随着老一辈中医药专家相继退休或去世，加上人才培养机制未健全等深层次问题，既缺乏有专长的名老中医、优秀中医（民族医药）临床人才和中医药（民族医药）学术带头人，又缺乏基层实用型中医药（民族医药）人才。中医药高等院校基础设施特别是师资队伍建设相对滞后，教育教学模式与社会对中医药人才需求有一定差距，人才培养质量受到影响，加之缺乏有效措施和机制，导致一方面毕业生就业困难，另一方面基层又得不到人才补充。当前，中医医院工作人员的编制问题也是一个亟待解决的问题。按照床位数与人员编制的比值，应为1∶1.3～1∶1.7。从调研的情况来看，中医民族医医疗机构人员均未按此要求配置，造成了严重缺编

的局面，大多数医疗机构基本上采取了聘用非编制人员维持医院工作的正常运行，导致医院运营成本增加，医疗费用负担加重，影响了医院的规范管理和队伍的稳定。

（三）中医药（民族医药）特色优势发挥不够，服务领域还需进一步拓展

虽然近年来中医医院特色淡化、优势弱化的状况有所改善，但仍有不少中医（民族医）医院中医药特色发挥不够，一些名老中医药专家的经验未得到继承，不少特色诊疗技术、方法濒临失传，而中医药（民族医药）理论和技术创新不足，新的学科带头人影响力不够，特色中药（民族医药）制剂受到限制，中医药（民族医药）专科优势不明显。特别是在基层医疗机构开展的中医服务项目较少，配备的中医诊疗设备不多，特别是具有优势的预防、养生、保健、康复等服务滞后，不能适应人民群众健康新需求。

（四）中医药（民族医药）管理体系仍然不健全

尽管近年来中医药管理体系建设得到了加强，但总体看管理力量仍然十分薄弱，特别是市、县级缺乏管理机构和专职人员，致使在政策研究与落实、行业管理与指导、项目执行与监管等许多方面难以到位，不能适应事业发展和工作开展的需要。

（五）中医药（民族医药）信息化建设亟须加强

信息化建设已成为深化医药卫生体制改革的一项重点建设工程任务。从调研情况看，虽然中医药信息化建设取得一定成效，但是还不能完全适应中医药事业发展，中医药信息化管理体制和运行机制有待完善，信息化建设缺乏顶层设计与规划，标准和规范应用滞后，导致信息不能互联互通，信息资源共享程度较低。中医药信息化区域发展不平衡，基础能力薄弱，设施缺乏，经费投入不足，新疆部分中医院和维吾尔医医院甚至连基本的电子化设备都没有，严重制约诊疗流程的优化，制约了中医药管理效率和监管能力的提高；中医药重点业务领域信息技术应用水平不高，居民电子健康档案和电子病历数据资源库建设滞后，不能有效满足人民群众的健康保障需求。

四、思考及建议

（一）围绕深化医改中心工作，进一步发挥中医药在医改中的作用和优势

新疆、安徽应把全面参与深化医药卫生体制改革，深入贯彻落实《若干意见》作为当前的中心工作，以建立完善"扶持和促进"的相关政策措施为着力点，切实解决影响和制约中医药事业发展的体制性、机制性问题。一要抓住医改"十二五"规划的全面启动，围绕医改的重点任务，因地制宜地制订具体实施方案，在加快全民医保体系建设、巩固完善基本药物和基层运行新机制、促进公立医院改革3项重点任务中充分发挥中医药作用。二要配合相关部门做好基本药物目录调整工作，要继续坚持中西药并重的原则，加强与相关部门沟通协调，努力使目录中的中药品种数量能够更好地满足群众基本用药需求。三要加强对改革特别是县级公立医院综合改革试点地区的联系与指导，推动县级中医医院与县级综合医院改革同研究、同实施、同监督检查。特别要就中医医院补偿机制以及支付方式改革等重点、难点问题组织开展专题研究，加强探索，完善政策。四要加强研究，做好论证，推动更多的中医药服务项目纳入基本公共卫生服务项目。

（二）实施好基层能力提升工程，增强中医药服务能力和提高可及性

基层是中医药服务的主阵地，也是中医药赖以生存发展的根基。提升基层中医药服务能力，不仅是落实深化医改"强基层"的基本要求，也是在医改中发挥好中医药作用的必要前提和重要抓手。新疆、安徽应贯彻落实基层中医药工作的各项部署和要求。一要推动基层中医药各项政策贯彻落实。在健全全民医保体系中发挥中医药优势和作用，在巩固完善基本药物制度中体现中医药特点，在基层医疗卫生机构绩效考核和评审中将中医药作为重要内容。二要加强基层中医药服务网络建设。在社区卫生服务中心和乡镇卫生院设置中医科、中药房，在社区卫生服务站和村卫生室配备中医诊疗设备，加强县级中医医院建设，发挥龙头作用。三要加强基层中医药人才培养和队伍建设。为基层医疗卫生机构配备中医药人员，将农村具有中医药一技之长人员纳入乡村医生管理，开展各类培训，提高人员素质。四要加强中医药特色优势建设。在社区卫生服务中心和乡镇卫生院建设中医药综合服务区，建立中医医院对基层医疗卫生机构指导帮扶机制。五要推广基层常见病、多发病中医药适宜技术，开展基层中医药适宜技术推广能力建设。六要推动基层开展中医预防保健服务。逐步提高居民健康档案中医体质辨识比例和重点人群、慢病患者中医药健康管理比率，加强中医健康教育。鉴于新疆、安徽属于中西部地区，国家级贫困县多，在相关项目安排上给予倾斜政策。

（三）加大中医药人才培养改革与探索的力度

人才是事业发展的重要保障，中医药事业要持续健康发展，必须有完善的人才培养机制作保障。要按照中医药的特点和规律，不断完善人才培养的体制、机制，探索现代中医药人才培养的方法、途径，加强对成才规律和培养机制的研究和借鉴。新疆、安徽要充分利用和整合现有各类中医药教育资源，一是加快基层中医药人才和技术骨干的培养，继续开展县级中医临床技术骨干培训和中医全科医生转岗培训，抓好基层老中医药专家临床经验继承项目。二是进一步加强高层次人才培养，重点抓好老中医药专家学术经验继承、优秀中医临床人才研修、学科带头人培养、名老中医药专家传承工作室和中医学术流

派传承工作室建设。三是探索建立中医住院医师规范化培训制度，进一步推进中医类别全科医生培训基地建设，加快中医类别全科医生培养。四是加强与教育部门协调，共同推进中医药院校教育教学改革，使中医药的教材内容、教育方式、教学要求适应培养中医药事业发展需要的人才，做好中医药院校省、部、局共建工作，加强中医药重点学科建设，探索中医药人才培养新模式。

（四）推动中医药（民族医药）产业发展

中医药（民族医药）产业涉及农业、工业、商业等多个领域，是我国医药产业体系中相对效益较高、具有战略意义的一个重要组成部分。在我国当前加快经济发展方式转变的形势下，中医药（民族医药）所具有的自主创新潜力和优势，有望成为新的经济增长点。新疆、安徽的中药（民族药）产业有着悠久历史和优良传统，要进一步处理好中医事业发展与中医药产业发展的关系，加强对中医药产业发展的统筹规划，构建“以医带药、以药促医、医药互动、协调发展”的工作格局；依托科技支撑，大力提升中医药产业发展水平，优化产业结构，形成产业集群，打造名企、名厂、名药，建设现代化、国际化的中医药产业基地；在中药新药开发和中医诊疗仪器设备开发等方面有所发展，有所创新，更好地满足中医临床需求，不断提高中医药产业在经济社会发展中的贡献率。

（五）努力健全中医药管理体制，不断提高行业管理水平

健全高效的中医药管理体制是中医药事业发展的重要保障。新疆、安徽要抓住机遇、积极争取、创造条件，持续推动地方中医药管理部门建设。切实加强地方人民政府对中医药工作的领导，建立地方中医药工作部门协调机制，提高对本地区中医药工作的统筹协调能力，努力建立、健全省、市、县各级中医药管理部门，充实中医药管理人员，完善中医药管理体制，提高中医药行业管理水平。

（六）加强信息化工作，提高中医药服务质量和效率

中医药信息系统是卫生信息化建设的重要组成部分。新疆、安徽要加强组织领导，整合各方面资源和需求，统筹部署和开展中医药信息化工作。要加强与相关部门的沟通协调，争取政策、资金等方面的支持，要加大信息系统建设和运行维护经费投入力度，对中西部地区、民族地区医疗机构采取倾斜政策，注重培养中西部地区中医药信息化专业人才。建设中医药电子政务管理系统，构建中医药专项、转移支付等预算管理监控平台，实现中医药数据的实时采集、整理、汇总和分析功能。建设中医药公共信息服务系统、中医医疗服务及预防保健信息系统，继续推进基于中医电子病历的医院信息平台建设，全面提升中医医疗服务质量。

（国家中医药管理局第六调研督导组）

业务工作篇

业务工作篇

一、政策法规与监督

【概述】 2012年，中医药立法工作进程进一步推进，政策研究和监督工作体制、机制建设进一步加强，标准化建设取得重大进展。

（黄　莹）

【中医药立法进程】 中医药立法工作稳步推进。中医药法草案于2011年底提交国务院法制办后，国务院法制办在2012年初向中央有关部门、各省（自治区、直辖市）、有关单位及专家征求对中医药法（草案）的意见。国家中医药管理局召开中医药立法工作座谈会，听取行业对中医药法的意见建议，对各地中医药管理部门配合国务院法制办做好对中医药法（草案）征求意见工作进行了部署，保证征求意见工作顺利进行。

国家中医药管理局配合国务院法制办完成对中医药法（草案）反馈意见的梳理分析工作。针对中医药立法中涉及的重点、难点问题，与国务院法制办、卫生部政法司组织开展深入研究，对中医药法（草案）进行初步修订。

国家中医药管理局配合全国人大推进中医药立法进程。加强沟通协调，配合全国人大教科文卫委员会召开中医药立法座谈会，先后到天津、贵州对草案中涉及的重点问题开展中医药立法调研工作，积极推动将中医药法列入全国人大常委会2013年立法计划预备审议项目。

（侯卫伟）

【“六五”普法工作开展】 围绕“六五”普法规划的实施，国家中医药管理局重点做好组织动员工作，加强对中医药行业开展普法工作的指导。会同《中国中医药报》做好普法专栏，对当前行业中存在的突出问题进行了分析解答，收到了良好的效果。组织编纂出版了《常用中医药法律法规汇编》，帮助广大干部职工对与本职工作密切相关的法律法规进行学习掌握，促进依法行政、依法从业，依法保护自身和服务对象的合法权益。

（侯卫伟）

【政策研究工作】 以“整体思维、系统运行、三观互动、科学发展”的总体思路为指导，重点围绕中医药事业发展全局性、战略性问题，国家中医药管理局对长期影响中医药事业发展的体制性、机制性和政策性问题进行研究探索，进一步加强中医药政策体系建设和支撑体系建设。

一是研究提出中医药政策体系建设总体规划（征求意见稿）。完成了《中医药政策体系建设总体规划（2012～2020年）》的起草，正在进一步征求意见。该规划围绕切实加强中医药政策研究，加快中医药政策体系建设，为中医药事业的科学发展提供理论支撑和政策保障。

二是完成《国家中医药管理局中医药政策研究项目管理暂行办法》征求意见稿。进一步加强中医药政策研究项目管理工作，抓好政策研究项目实施，增强研究的针对性、实效性，提高研究质量，促进研究成果转化应用。

三是继续做好中医药综合调研督导。由国家中医药管理局局领导带队，对青海、重庆、广东、湖北、宁夏、甘肃、湖南、陕西、江苏、新疆和安徽等地区进行中医药工作综合调研督导。

（张庆谦）

【中医药监督工作】

一、加强对虚假违法中医医疗广告发布情况监测

全年监测到报纸发布虚假违法中医医疗广告1335条次，杂志发布虚假违法中医医疗广告59条次、虚假中医药机构网站80家，将结果通报各省中医药管理部门和卫生监督机构。在各省（区、市）中医药管理部门和卫生监督机构的共同努力和配合下，共对医疗机构进行警告、批评教育及罚款94家，撤销中医《医疗广告审查证明》9家，停业整顿13家，吊销医疗机构相关涉案诊疗科目4家，取缔2家。

二、发挥舆论监督作用

总结公布了虚假违法中医医疗广告的典型特征，经多家媒体转载报道，形成积极的舆论氛围。特别是中央电视台对虚假违法中医医疗广告特征的深入报道，提高了群众对虚假违法中医医疗广告的防范意识和辨别能力，产生了良好社会反响。

（张峘宇、黄　莹）

二、医政工作

【概述】 2012年中医医政工作，以科学发展观为指导，深入贯彻落实党的十七大、十八大以及全国卫生工作会议和全国中医药工作会议精神，全力落实深化医药卫生体制改革中中医药各项工作任务，推动中医药在医改中发挥更大的作用，建立以中医药特色优势为核心的中医医院评审评价体系，完成本轮三级中医医院的评审工作，进一步强化中医医院内涵建设，启动实施基层中医药服务能力提升工程，不断提高基层中医药服务的可及性和可得性，加强中医预防保健服务体系，充分发挥中医药特色和优势，取得了明显成效。

（薛静怡）

【中医医院评审实施】 围绕促进中医医院突出特色、提高疗效、促进发展、深化改革、加强管理，国家中医药管理局启动了新一轮中医医院评审工作。制定印发了《中医医院评审暂行办法》、三级中医医院评审标准、分等标准及核心指标、专家手册等文件，为各地开展评审提供依据。组建了国家级中医医院评审专家库，并先后多次召开视频会议，对中医医院评审工作进行部署，对各省评审专家骨干进行培训，同时，先后举办了多期中医医院院长培训班，从中医医院评审工作思路、评审工作部署、评审标准和实施细则等几个方面，对中医医院院长和有关工作人员进行了系统培训，卫生部副部长、国家中医药管理局局长王国强，国家中医药管理局副局长马建中亲自到班并作了重要讲话。在评审过程中，及时了解评审工作情况，加强对各地评审工作的指导和督查，指导各地有序、规范、稳定地开展评审工作。

按照国家中医药管理局的总体安排，从2012年6月开始，各省级中医药管理部门结合本辖区实际，制订了三级中医医院评审工作方案，并按照方案分3批组织开展了正式评审工作，各省共派出117个专家组对30个省的285家中医医院进行了评审。经过对各省级中医药管理部门报送的公示后评审结论进行审定，2012年各地共评审明确了315家三级中医医院评审结论。

同时，组织开展了二级中医医院评审标准等相关文件的制订工作，在多次征求意见、各省试评基础上已完成送审稿，为启动二级中医医院评审工作奠定基础。

（郦媛媛）

【全国基层中医药工作先进单位创建工作】 2012年，国家中医药管理局对全国基层中医药工作先进单位的管理办法、建设标准、检查评估方案和细则以及专家手册等相关文件进行了修订并正式印发；组织专家对各省初审推荐的先进单位候选地区进行了间接评估和现场检查评估，共有87个县（市、区）和44个区（市）分别被评为农村中医药工作先进单位和社区中医药工作先进单位，8个地市级及以上地区被评为全国基层中医药工作先进单位，并在2013年全国中医药工作会议上对部分代表进行了授牌和表彰；印发了《关于委托开展2012年全国基层中医药工作先进单位期满复核工作的通知》，委托省级中医药管理部门对提出复核申请的143个农村地区和21个社区地区开展期满复核工作，并对其中的128个农村地区和19个社区地区进行了公示和重新命名。

（程　强）

【国家中医重点专科建设】 2012年，国家中医药管理局组织开展了2012年国家临床重点专科（中医专业）的遴选评估工作，确定了113个2012年国家临床重点专科（中医专业）入选项目，组织开展建设工作。

组织开展国家中医药管理局"十二五"重点专科建设工作。公布了572个国家中医药管理局"十二五"重点专科建设项目和283个国家中医药管理局"十二五"重点专科培育项目名单，组织各单位开展项目建设工作。继续加强国家中医重点专科协作组管理。组建临床药学、护理学、预防保健、重症医学4个新协作组，明确了重点专科协作组组长单位和优势病种协作组组长单位，制订了《国家中医重点专科协作组管理工作方案》，规范协作组管理，加强协作组建设。为明确2012年工作任务，确保取得实效，制定印发了《国家中医重点专科协作组2012年工作安排》和《国家中医重点专科协作组2012年工作绩效考核细则》。

组织对第一批中医诊疗方案进行修改、完善，形成优势病种中医诊疗方案（修订版）。确定了第三批中医优势病种，并组建了第三批优势病种协作组，开展了中医临床诊疗方案的梳理、验证工作。

研究了中医优势病种临床诊疗协作中心的建设内容、主要任务和分层设计等事宜，为开展中医优势病种临床诊疗协作中心建设作准备。

（董云龙）

【全国综合医院中医药工作示范单位创建活动】 国家中医药管理局与卫生部、总后卫生部共同印发了《关于做好2012年全国综合医院中医药工作示范单位创建活动的通知》，通过创建单位自评、省级中医药管理部门评估推荐、专家审核等程序，共对各省（区、市）、军队系统评选的82家综合医院中医药工作示范单位进行了公示和命名。

（程　强）

【中医诊疗设备促进工程】 国家中医药管理局继续开展中医诊疗设备促进工程。分3批公布了《中医诊疗设备评估选型推荐品目（2011版）》，引导中医医院配备中医诊疗设备。《中医诊疗设备评估选型推荐品目（2011版）》共包括208个中医诊疗设备，涉及生产企业100余家，覆盖全国东中西部20个省，涵盖了中医诊断、治疗、中药等临床各个领域，包括针刺、艾灸、拔罐、刮痧等中医传统技术，也有声、光、电、磁等现代科学技术，基本包含了国内优秀中医诊疗设备。为规范中医诊疗设备推荐品目宣传，国家中医药管理局医政司组织入选设备填写了宣传材料。

继续实施中医诊疗设备提升、改造、开发项目。组织开展了第二批中医诊疗设备提升、改造、开发项目的申报和评审工作，确定了78个中医诊疗设备提升、改造、开发项目。

开展中医诊疗设备生产示范基地建设，组织开展了中医诊疗设备生产示范基地的申报和遴选工作，确定了23个国家中医药管理局中医诊疗设备生产示范基地建设单位。

（董云龙）

【中医医疗技术临床应用管理】 国家中医药管理局组建完善了中医医疗技术协作组。组织制订印发了《中医医疗技术协作组管理工作方案》、《中医医疗技术协作组2012年工作安排》和《中医医疗技术协作组2012年工作绩效考核细则》，加强中医医疗技术协作组管理。组织开展了中医医疗技术协作组成员单位的申报工作。

为促进中医医疗技术发展和临床应用，提高中医临床疗效，国家中医药管理局组织起草了《中医医疗技术手册（普及版）》并进行了修改、论证。

（董云龙）

【中西医结合医院评审工作】 为加强中西医结合医院内涵建设，充分发挥中西医结合特色优势，提高临床疗效和管理水平，国家中医药管理局印发了《三级中西医结合医院评审标准（2012年版）》、《三级中西医结合医院评审实施细则（2012年版）》，《三级中西医结合医院评分等标准和评审核心指标（2012年版）》和《三级中西医结合医院评审专家手册（2012年版）》等评审系列文件，基本完成了本轮三级中西医结合医院评审工作。组织起草了二级中西医结合医院评审标准系列文件并开展试评工作。

（王　瑾）

【第三批重点中西医结合医院项目建设工作】 为提高中西医结合医院的服务能力和水平，发挥中西医结合的特色和优势，经评审，2012年国家中医药管理局确定了18所医院为第三批国家中医药管理局重点中西医结合医院建设单位并开展建设工作。

（王　瑾）

【民族医医院评审工作】 为加强民族医医院内涵建设，充分发挥民族医药特色优势，提高临床疗效和管理水平，国家中医药管理局印发了《三级民族医医院评审标准（2012年版）》、《三级民族医医院评审实施细则（2012年版）》，《三级民族医医院评分等标准和评审核心指标（2012年版）》和《三级民族医医院评审专家手册（2012年版）》等评审系列文件。成立了三级民族医医院等级评审专家库，基本完成了本轮三级民族医医院评审工作。组织起草了二级民族医医院评审标准系列文件并开展试评工作。

（王　瑾）

【第二批重点民族医医院项目建设工作】 为提高民族医医院的服务能力和水平，发挥民族医药的特色和优势，经评审，国家中医药管理局确定了包括藏、蒙、维、哈萨克、苗、回、彝、土家8种民族医在内的12所医院为第二批国家中医药管理局重点民族医医院建设单位并开展建设工作。

（王　瑾）

【省级民族医特色医疗服务能力建设项目工作】 为进一步传承和发挥民族医药特色和优势，提高民族医药专业技术人员的能力和素质，加强和完善民族医特色医疗服务功能，全面提升民族医医疗服务的整体水平，更好地为人民群众健康服务，2012年中央财政安排专项资金4800万元用于支持西藏自治区藏医院、青海省藏医院、新疆维吾尔自治区维吾尔医医院、内蒙古国际蒙医医院、广西壮族自治区壮医医院、北京藏医院6家省级民族医医院开展省级民族医特色医疗服务能力建设项目工作。

（王　瑾）

【民族医重点专科建设工作】 2012年，国家中医药管理局确定了69个局“十二五”民族医重点专科建设单位，投入2300万元支持藏、蒙、维等7个民族医开展国家临床重点专科建设。优化完善“十一五”部分特色优势明显、疗效突出的民族医优势病种诊疗方案，印发了第一批民族医优势病种临床路径和诊疗方案。

（王　瑾）

【民族医医疗技术整理与规范工作】 为加强民族医医疗技术临床应用推广和管理，国家中医药管理局组织有关专家开展了民族医医疗技术的整理工作，对各民族医医疗技术进行系统梳理和分类，筛选安全、有效、规范、经济、符合伦理的民族医医疗技术形成目录。

（王　瑾）

【民族药纳入《国家基本药物目录》】 2012年，国家中医药管理局积极协调有关部门将民族药21种纳入《国家基本药物目录（2012版）》。

（王　瑾）

【中医医院非中医类别医师系统培训中医药知识和技能工作】 针对中医医院非中医类别医师中医药知识和技能掌握率普遍较低的现状，为加强中医医院人才队伍建设，国家中医药管理局组织起草制订了《中医医院非中医类别医师系统培训中医药知识和技能工作方案》，要求中医医院未系统接受一年以上中医药专业培训的在临床科室工作的非中医类别医师，采取学历（学位）教育、西医学习中医学习班等多种形式系统学习中医药知识和技能，普及中医药基础理论、基本知识和基本技能，提高其中医思维能力和中医临证能力，为进一步发挥中医药特色和优势提供人才支撑和智力储备。2012年5月，国家中医药管理局在吉林省长春市召开了启动会，在北京、吉林、上海、江苏、山东、河南、湖南、广东、四川、陕西、甘肃11个省（市）开展了西学中试点工作。

（王　瑾）

【卫生部52号令贯彻落实情况】 2012年，国家中医药管理局系统总结了《传统医学师承和确有专长人员医师资格考核考试办法》（卫生部令第52号）在全国各省（区、市）的贯彻落实情况，分析了执行过程中存在的问题及给行业管理和发展带来的可能影响，并提出了下一步工作建议，起草了进一步贯彻落实52号令的补充通知，对52号令的有关条款进行调整充实。

（王　瑾）

【2012年中医类别执业医师考试工作】　在卫生部医考委的统一领导和安排下，国家中医药管理局进一步加强与相关部门的沟通与协调及对保密工作的领导，提高考务人员和考官的责任意识、法律意识和保密意识，完善各项规章制度，强化监督，责任到人，加强对考前、考中、考后各个环节的监督检查，做好考务组织管理的各项工作，顺利完成了2012年全国中医类别医师资格考试工作。配合卫生部修订《2006版医师资格考试报名资格规定》，做好2012年中医类别医师资格实践技能考试工作。

（王　瑾）

【民族医医师资格考试开考标准制定工作】　国家中医药管理局继续开展民族医医师资格考试开考调研及论证工作，对理论体系尚不完善但实践经验较为丰富的民族医纳入医师资格考试的途径和方式进行研究和探索，制定民族医纳入国家医师资格考试的标准和程序，进一步推动除藏、蒙、维、傣、朝、壮外其他民族医开设国家医师资格考试工作。

（王　瑾）

【第四期“慈善医疗济困行动”捐助医疗设备工作】　为进一步提高基层中医医疗机构装备水平，国家中医药管理局联合中华慈善总会开展第四期“慈善医疗济困行动”，向全国中医医院捐助捐赠远程移动监护诊断系统、CT、DR、彩超、救护车、血液透析机等大型医疗设备。共捐助685台医疗设备，总价值2.5亿元，减免金额总计1.6亿元。

（王　瑾）

三、人事与教育工作

【国家中医药管理局组织工作满意度大幅提升】　2012年2月，在中组部组织的中央单位2011年度干部选拔任用工作民主评议中，国家中医药管理局“满意和基本满意”率较2010年上升5.5个百分点，在120个中央单位中排名位居前列。

（闫　冰）

【国家中医药管理局深入开展干部谈心谈话】　2012年3月，国家中医药管理局分别召开局机关司级干部座谈会、处级和处级以下干部座谈会、局直属单位局管干部座谈会以及直属单位人事处长座谈会，学习传达中央组织人事工作文件精神，分层级、全方位听取干部群众对国家中医药管理局干部选拔任用工作的意见、建议，了解干部群众的成长需求，增强制定政策措施的针对性。

（闫　冰）

【国家中医药管理局组织开展干部选拔任用和干部成长需求问卷调查】　2012年3月，国家中医药管理局人事教育司在局机关范围内进行了干部选拔任用和干部成长需求问卷调查，充分了解机关干部对国家中医药管理局近年来深化干部人事制度改革各项措施的看法和对下一步工作的意见、建议，听取干部对自身成长、规划以及对组织支持帮助的需求和期望。调查结果显示，大多数同志对国家中医药管理局的干部人事制度改革工作，特别是干部竞争性选拔工作比较满意，同时也对干部教育培训和干部交流轮岗等方面提出了针对性建议。

（闫　冰）

【国家中医药管理局9名处级干部通过竞争上岗走上领导岗位】　2012年4～6月，国家中医药管理局组织开展了机关处级干部竞争上岗工作，共有来自局机关、局直属单位、卫生部机关和卫生部直属单位的15名同志参加。经过笔试、面试、考察，共有9名同志走上处级领导岗位。

（闫　冰）

【国家中医药管理局印发《关于深化改革提高干部人事工作满意度的意见》】　2012年5月，在系统总结贯彻落实《2010～2020年深化干部人事制度改革规划纲要》前一阶段工作的基础上，通过梳理干部群众的意见和建议，国家中医药管理局党组制定印发了《关于深化改革提高干部人事工作满意度的意见》，提出了15条重点工作任务，努力推动解决干部队伍建设中的关键问题、干部人事工作中的重点、难点问题和干部群众反映强烈的突出问题，不断提高国家中医药管理局选人用人公信度和干部人事工作满意度。

（闫　冰）

【国家中医药管理局举办“中医药工作讲坛”】　2012年6月，“中医药工作讲坛”正式开讲。讲坛主讲人主要包括局领导、各司办负责同志和直属单位负责同志，主要面向机关全体公务员和直属单位处级干部，内容包括中医药行业宏观形势报告、政策法规讲解、行业热点及难点问题分析和全局重点工作介绍等。截至2012年12月，共已举办3期，分别由局政策法规与监督司司长查德忠、规划财务司司长曹洪欣和医政司司长许志仁主讲。局机关及各直属单位共300余人参加了讲坛。

（闫　冰）

【国家中医药管理局调整机构编制】　2012年8月，按照国家中医药管理局党组要求，国家中医药管理局人事与教育司对局机关部分处室进行了调整，分别在人事教育司成立了干部处、在国际合作司独立设置了港澳台处，原人事教育司人事处、国际合作司亚美多边处与欧大非洲处主要职责作相应调整。同时，对局机关各部门人员编制进行了重新核定。

（闫　冰）

【国家中医药管理局直属单位干部人事工作座谈会召开】　2012年9月，国家中医药管理局直属单位干部人事工作座谈会在河北北戴河召开，局各直属单位人事部门负责同志共30余人参加会议。会议学习传达了中央文件精神，总结了2012年上半年国家中医药管理局干部人事工作，并对下一步工作思路进行座谈和研讨。

（闫　冰）

【国家中医药管理局开展局直属单位主要负责人竞争性选拔工作】 2012年10月，国家中医药管理局面向全国卫生和中医药系统机关事业单位、中医药高等院校及驻京机关事业单位，公开选拔国家中医药管理局对台港澳中医药交流合作中心主任和国家中医药管理局传统医药国际交流中心主任。2012年12月，国家中医药管理局在局机关、局各直属单位范围、卫生部机关和卫生部直属单位范围内，启动了中华中医药学会秘书长和中国中医药报社社长竞争性选拔工作。

（闫　冰）

【加大国家中医药管理局干部交流轮岗力度】 2012年，国家中医药管理局先后选派3名司级干部分赴广东省中医院、江苏省泰州市和安徽省亳州市挂职锻炼，丰富领导干部基层领导工作经历。2012年2月，从直属单位选调了1名司级干部到局机关挂职。2012年4月，选派1名处级干部到国家信访局挂职锻炼。2012年10月，从直属单位选调1名处级干部到机关任职。干部队伍结构得到进一步优化。

（闫　冰）

【中医药教育概述】 2012年中医药教育工作以“强基层、优结构、抓骨干”为重点，以“适应社会经济发展需要、满足中医药服务需求、遵循中医药人才成长规律、坚持各类人才培养统筹兼顾”为基本原则，认真贯彻落实《医药卫生人才中长期发展规划纲要（2011～2020年）》，积极推进中医药传承与创新人才工程，较好地完成了年初制定的工作任务。一是完成了与临床医学专业学位衔接为特点的第四批继承工作，创新了高层次中医药人才培养模式。二是继续开展全国优秀中医临床人才研修项目和名老中医药专家传承工作室建设，启动了中医学术流派传承工作室建设。三是积极推动中医药院校教育教学改革，与河南省人民政府共建河南中医学院，与江苏省人民政府共同启动共建南京中医药大学一期共建项目。四是继续加强中医药重点学科建设。五是支持农村订单定向中医类学生免费培养工作。六是加强中医药毕业后教育和继续教育，推进中医住院医师、全科医生规范化培训。七是加强中医药职业教育，成功举办2012年全国职业院校技能大赛—中药传统技能大赛。

（周景玉）

【全国老中医药专家学术经验继承工作】 在人力资源和社会保障部等五部委的通力合作下，以继承与临床医学专业学位衔接为特点的第四批全国老中医药专家学术经验继承工作顺利结束，532名指导老师完成了带教任务，1026名继承人出师，出师率为97%。644名获得申请临床医学（中医师承）专业学位资格的继承人中有593名通过了论文答辩，通过率为92.1%，实现了继承工作与临床专业学位的有效衔接。开展了第五批继承工作，遴选确定734名指导老师和1465名继承人。国家中医药管理局协同国务院学位办召开了第五批继承与临床医学（中医师承）专业学位相关工作会议，联合印发了继承人在职攻读临床医学（中医师承）专业学位相关工作文件，组织1208名继承人申请临床医学（中医师承）专业学位，参加了全国联考。启动了全国中医药传承博士后工作。开展了全国基层老中医药专家经验继承调研摸底工作。

（张欣霞）

【全国优秀中医临床人才研修项目】 国家中医药管理局组织了以经典理论考试和临床医案、策论考评等6个环节为主要内容的结业考核，第二批全国优秀中医临床人才研修项目222名研修学员被授予“全国优秀中医临床人才”称号并颁发荣誉证书。启动了第三批全国优秀中医临床人才研修项目，通过考试选拔，511名优秀中青年主任医师确定为第三批研修学员，于2012年9月召开了项目启动会，并举办了第一、二期集中理论学习培训班。

（张欣霞）

【全国名老中医药专家和中医学术流派传承工作室建设】 国家中医药管理局继续实施全国名老中医药专家传承工作室建设项目，新遴选了210位名老中医药专家建设传承工作室，已在建的全国名老中医药专家传承工作室达649个，较好地传承了名老中医药专家的学术经验，培养了一批传承人才。开展了中医学术流派传承工作室建设项目申报工作，在全国范围内遴选确定了第一批64个中医流派传承工作室建设单位，启动了全国中医学术流派传承工作室建设工作。

（张欣霞）

【全国老中医药专家学术继承评优表彰工作】 国家中医药管理局对第四批全国老中医药专家学术经验继承工作62名优秀指导老师、105名优秀继承人、33个先进管理单位、55名优秀管理干部、105名优秀结业论文获得者；对第二批全国优秀中医临床人才研修项目30名优秀学员、31个先进管理单位、31名优秀管理干部、30名优秀策论获奖者、30名优秀中医临床医案获奖者、30名优秀中医临床科研设计方案获奖者及35名优秀结业论文获奖者进行了表彰。并特邀部分代表参加2013年全国中医药工作会议开幕式并领取荣誉证书。

（张欣霞）

【中医药重点学科建设】 为进一步加强“十二五”期间国家中医药管理局中医药重点学科建设，构建较为完善的中医药学科发展体系，推动中医药学术发展和人才培养工作，根据《医药卫生中长期人才发展规划（2011～2020年）》、《中医药事业发展“十二五”规划》要求，国家中医药管理局组织开展了“十二五”中医药重点学科申报遴选工作，确定了“十二五”中医药重点学科建设点471个。为加强重点学科过程管理，组织专家开展了“十一五”323个中医药重点学科建设点中期检查，重点学科建设成效显著。

（周景玉）

【局省共建中医药院校工作】 国家中医药管理局与河南省人民政府签署共建协议，共建河南中医学院。与江苏省人民政府协商，启动了局省共建南京中医药大学一期项目，确定了“中医药高等教育改革与发展研究中心”、“中医药发展与政策研究中心”、“中医药国际合作与交流研究中心”和“健康养生研究中心”4个项目和“本科中医学知识技能体系的结构与内涵研究”与“海外中医孔子学院推广模式的构建”两个一期支撑项目。继续加强对北京中医药大学、广州中医药大学、成都中医药大学共建工作。

（周景玉）

【中等中医学专业招生工作】 继续保留部分中等中医药学校，招收生源在农村基层、毕业后回农村基层工作的中等中医学专业学生。按照各省实际需求情况，2012年共19个省、32个学校，招收近万名中等中医学专业学生。

（周景玉）

【农村订单定向中医类学生免费培养工作】 经国家中医药管理局与卫生部、教育部等部门沟通、协调，在2012年中央财政支持的农村订单定向医学生免费培养计划中，面向全国招收5年制中医学本科生1040名。

（周景玉）

【基层中医药人才培养工作】 全国培养了3550名系统掌握中医药基础知识、临床能力较强、医德高尚、同行广泛认可、具有较大社会影响，胜任县级医院中医临床科室的技术骨干。国家中医药管理局协调教育部、财政部等有关部委，为开展农村基层中医药人员中医专业大专学历教育争取相关政策和经费支持。

（张欣霞）

【中医药继续教育】 国家中医药管理局实现了国家级中医药继续教育项目申报、学分证书申领及执行情况报送网络化管理。遴选确定2012年度国家级中医药继续教育项目972项，培训各类中医药人员16万多人次。举办了国家级中医药继续教育项目传统文化与中医培训班。

（张欣霞）

四、科技工作

【概述】 2012年，在国家中医药管理局统一部署下，中医药科技工作以深化医改、全面贯彻落实国务院22号文件为主线，落实《中医药创新发展规划纲要》的任务，探索中医药科技组织模式和工作机制，努力提升科技传承创新能力，为促进中医药学术发展、提高中医临床服务能力和促进中药产业发展提供了较好支撑。

一、系统加强了中医药科技创新体系

贯彻落实全国科技创新大会精神，围绕“十二五”中医药发展的重点任务，积极探索构建中医药科技创新体系。充分发挥国家中医临床研究基地的核心带动作用，分类指导、系统推进中医科研条件平台建设和中医临床科学研究；突出企业和医疗机构作为技术创新主体的地位，积极推进建立产、学、研、用相结合的协同创新机制；加强创新平台建设，以局重点研究室的建设和验收工作为基础，积极推动中医药领域的国家重点实验室论证和协调申报工作；以国家中医临床研究基地为主体，积极组织国家临床医学研究中心的申报工作。

二、推动科技管理工作取得5个新突破

一是确立第一批49个国家中医临床研究基地科研协作单位，促进临床研究开放联合，初步构建行业内外优势病种“开放、合作、协同、共享”的科研协作网络。

二是设立182个基地科研专项课题，引导16家国家中医临床研究基地投入科研经费5025万元，吸引行业内外优势团队参与基地重点病种联合攻关，也开创了局科技项目组织管理的新模式。

三是启动中医药临床研究伦理审查平台建设与评估工作，建立一批既符合中医药特点规律又能与国际互认的伦理审查平台，推动建立了全世界第一个传统医学伦理审查评估品牌，具有里程碑意义。

四是以中药资源普查试点工作为抓手，争取中央财政支持经费4.9亿元，在全国22个省（区、市）共655个县开展普查，初步构建中药资源动态监测体系。

五是正式启动《中华医藏》编纂工作，与文化部共同组建相关工作领导委员会和运行机制，使中医药古籍文献工作系统融入中华古籍保护利用大平台。

三、创新了3项科技管理基础性工作

一是广泛征集需求，建立行业科研专项项目建议库，初步纳入574项建议，突出临床科研紧密结合。

二是启动了中医药科技绩效评估制度建设，系统研究科技评估指标体系，初步建立《中医药行业科研专项项目绩效评价框架》。

三是组织了中医理论基础研究发展战略需求调查，明确了中医理论基础研究的战略目标、优先任务和主要措施，提出2014年中药支持方向，得到广泛认可。

四、9个文件大大加强了科技制度建设和政策指导

不断强化中医药科技的政策指导，促进科研规范化、科学化管理。2012年先后发布了《国家中医药管理局重点研究室建设项目管理办法》、《国家中医药管理局行业科研专项管理办法》，《国家中医临床研究基地业务建设科研专项管理办法》、《国家中医临床研究基地科研协作单位管理办法》和《国家中医药管理局科技项目管理办法》。

向局长会议提交《关于加强中医理论建设的若干意见》、《中医预防保健（治未病）科技发展创新发展纲要（2013～2020）》。

正在组织修订《中医药科技成果登记管理办法》和《中医药无偿捐献管理办法》。

五、组织落实了8类重大科技项目顶层设计和协调

一是按照顶层设计，统筹规划、整合资源、重点突破的工作思路，围绕“重要需求，重大品种，重点问题”原则，发挥举国体制优势，采取自上而下的组织方式，研究提出并组织实施了“多学科创新中药研究”项目。

二是依托国家重大科技专项“新发突发传染病中西医结合救治平台研究”项目，加强全国中医药防治传染病的体系建设，整合现有资源，从临床、科研、理论、管理加强项目顶层设计，支持和推动传染病研究所的筹备建设。

三是围绕《国家战略性新兴产业发展“十二五”规划》的要求，按照生物产业规划任务，调整思路，以中药标准化建设为目标，组织编制2013年度现代中药专项总体方案和相关指南公告，已形成初稿。

四是逐步构建中医药传统知识保护与研究体系构建管理和研究体系，以中医科学院医史文献研究所为中心，在全国建立6个分中心，开展以民间医药为主的中国传统医药知识保护与利用方法研究，建立中医药传统知识保护名录和数据库。

五是围绕资源调查与科学研究、资源监测与信息服务、种苗繁育和种质资源设施建设、传统知识保护4个方面重点任务，反复论证优化顶层设计，制订实施方案、工作要求和标准规范，全年共计向22个试点省（区、市）的中医药管理部门印发相关文件30余件。

六是反复协调落实“十二五”国家支撑计划项目“病证结合”、“针灸”、“仪器设备”“中医治未病”、“老中医传承”和“中医康复”6个项目，已经顺利启动实施。

七是协调科技部和顾问组，落实“973”计划2013年项目4个项目的组织启动，配合专题专家组加强对项目的总体研究目标和各课题研究方案的论证，作为组织部门加强了对实施过程的指导和服务。

八是加强了对行业科研专项的系统设计和管理，组织推进既有项目的实施，落实了2013新增项目，总体运行情况良好。

（李　昱）

【中医药科技的制度建设与政策指导】 2012年，国家中医药管理局通过不断强化中医药科技的政策引领和组织保障，促进科研规范化、科学化管理，先后围绕国家重点研究室、国家中医药行业专项、国家中医临床研究基地及国家中医药管理局科技项目管理等方面发布了新的管理办法，其中：

《国家中医药管理局重点研究室建设项目管理办法》和《国家中医药管理局重点研究室建设标准（修订稿）》将企业纳入重点研究室建设依托单位范畴，完善了对于不同建设阶段重点实验室的管理和评估验收细则；修订后的《建设标准》增加了有关强调科研面向解决临床与生产中的实际问题、推进科技成果的转化和应用等内容。

《中医药行业科研专项项目管理暂行办法》根据财政部和科技部《公益性行业科研专项经费管理试行办法》要求，参考借鉴其他部委相关管理工作经验，加强了公益性行业科研专项的组织管理，规范了项目组织程序，提高了资金使用效益。

《国家中医临床研究基地科研协作单位管理办法》和《国家中医临床研究基地业务建设科研专项管理办法》进一步加强基地资源整合和平台建设，完善基地运行模式和机制，创新中医临床科研运行模式，以开放协作的研究机制，有效整合相关优势资源，全面提升重点病种的研究水平，联合行业内外共同培育优势病种的临床科研团队，构建开放的临床科研体系，同时建立了“开放、合作、协同、共享”的局科技项目组织管理新模式。

《国家中医药管理局科技项目暂行管理办法》加大了国家中医药科技项目管理的重大改革，将有力地促进国家中医药事业发展的核心工作如国家中医临床研究基地、重点专科、三级实验室、研究室等的内涵建设和科学发展；将有力地推动中医药行业按照中医药的特色规律自主支持开展有关科研工作，把握中医药科技发展的主动权和话语权；将有力引导企业、高校和科研院所建立创新联盟，形成协同创新，突出企业作为技术创新的主体地位，进一步适应国家科技体制改革和发展的需要。

（刘　梅、王思成）

【国家中医临床研究基地建设工作】 2012年，按照国家中医药管理局中医药科技工作的总体部署，国家中医药管理局科技司贯彻落实《国家中医临床研究基地建设指导意见》原则要求，继续深化“打基础、建机制、谋长远、见成效”的基本思路。根据2012年卫生部副部长、国家中医药管理局局长王国强在全国中医药工作会议上对基地建设工作提出的要求，在局领导的亲自部署下，在督导组和专家指导组的有效指导和监督下，通过创新机制、整合资源、创造条件、搭建平台，充分调动各方的积极性，稳步推进基地各项建设任务。

一是系统深化重点病种研究工作。根据2011年度基地督导情况，局科技司要求各基地对督导发现的问题，制定措施，切实推动基地建设各项工作。各基地进一步优化重点病种研究工作的布局，不断完善临床专病数据库的构建和应用，明确长期研究的切入点，切实解决一批临床诊疗中的实际问题，重点病种临床疗效不断提高。

二是有序推进临床科研信息共享系统建设。紧密结合国家中医药临床数据中心的建设，以标准规范促进共享系统建设。结合2012年中医药行业科研专项“全国中医医疗与临床科研信息共享的关键技术及示范应用研究”项目的组织实施，中国中医科学院与各基地建设单位形成上下联动、以研究促建设的工作机制，有序地推动共享系统建设相关工作。

三是顺利组织实施基地业务建设科研专项。为解决基地病种研究的重点问题和关键技术，国家中医药管理局设立了基地业务建设科研专项。经评审立项182项，引导基地投入科研经费5025万元。专项由国家中医药管理局统一组织招标并立项，基地组织相关方面协同创新，成果全部用于基地，体现了科技组织模式的改革。

四是加强基地科研协作单位和联盟建设。根据基地重点病种研究和业务建设需要，国家中医药管理局科技司组织专家遴选了49家国内外相关临床科研机构作为基地科研协作单位。协作单位联合防治肝病、糖尿病、血液病的3个临床研究联盟，构筑交流合作平台，形成临床科研协作网络。

五是着力提升基地临床科研能力。局科技司组织科研骨干进行专题进修和培训，以北京中医药大学循证医学中心为培训基地，重点对基地建设单位科研骨干进行科研方法实践强化培训；在山东济南举办国家中医临床研究基地第四期临床科研人员能力培训班，全国共476名临床科研人员参加了培训，取得较好效果。

六是制定基地业务建设验收指标体系。局科技司制定了《国家中医临床研究基地业务建设验收指标体系（试行）》，进一步明晰基地建设考核重点和关键指标，推进基地规范化建设，为基地验收打好基础。

（田　宁、王思成）

【中医药临床研究伦理审查平台建设与评估工作】　近年来，国家中医药管理局高度重视临床研究伦理审查工作，2008年设立伦理审查研究局级课题；2010年颁布《中医药临床研究伦理审查管理规范》；2011年成立国家中医药管理局中医药伦理专家委员会，发布了《中医药临床研究伦理审查平台建设规范》及其质量评估要点；2012年启动中医药临床研究伦理审查平台建设评估工作（简称CMAHRPS评估），在人民卫生出版社正式出版《中医药临床研究伦理审查平台评估标准》；2012年10月，湖北省中医院成为第一家通过CMAHRPS评估的单位；随后，新疆维吾尔自治区中医院、成都中医药大学附属医院先后启动了CMAHRPS评估，10余家国家中医临床基地分别提出评估申请。

CMAHRPS评估是既能体现国际通行原则，又符合中国国情，具有中医药行业特色的第一个伦理审查方面具有原创性的规范评估项目，也是世界范围内第一个中医药临床研究方面的规范评估品牌。其基本原则是促进伦理审查质量和受试者保护的持续改进，旨在构建一个高水平、高质量的中医药临床研究伦理审查体系，该体系涉及开展中医药临床研究的医疗卫生机构、科研院所、高等院校等组织机构和伦理委员会、伦理委员会办公室、研究人员等有关方面，是一个受试者保护的系统工程。

2012年8月24日，国家中医药管理局在江苏南京召开国家中医临床研究基地伦理委员会培训会议，各基地建设单位相关人员参加了会议。会议上对伦理相关法规、政策、指南作了解读，要求各基地建设单位完善机构伦理审查相关制度与SOP的制定工作，并严格执行，做好进行CMAHRPS评估的准备工作。

2012年9月24日，国家中医药管理局下发《关于组织开展中医药临床研究伦理审查平台建设评估工作的通知》，要求对国家中医临床研究基地、局直属直管医院和其他申请参加的相关临床研究机构/医院进行CMAHRPS评估，并正式委托世界中医药学会联合会伦理审查委员会负责组织工作。

2012年10月25～26日，国家中医药管理局在湖北武汉召开中医临床研究伦理审查平台评估工作会议，讨论和完善了CMAHRPS评估工作组织实施方案，并选择湖北省中医院作为第一家试点评估单位，正式启动CMAHRPS评估工作。

2012年11月3～4日，世界中医药学会联合会伦理审查委员会第二届学术年会在天津召开。会议上介绍了国家中医临床研究基地中医药临床研究伦理审查平台建设及评估的有关情况，进行了CMAHRPS评估工作专题培训。

（熊智波、白　桦、王思成）

【中医药科技绩效评估研究项目启动】　为了加强中医药科研项目的组织管理、强化科技成果产出与追踪、规范科研经费使用和加强科技绩效考核，国家中医药管理局科技司于2012年正式启动科研项目的绩效评估探索工作，在2007年度、2008年度财政部行业科研专项验收工作基础上，挑选6个代表性项目进行试点评估。由科技部科技评估中心、北京中医药大学以及中国中医科学院相关专家联合组成的评估专家组已经针对中医药科技项目特点，初步提出了中医药科研项目绩效评估的基本原则和操作程序，系统研究科技评估指标体系，建立《中医药行业科研专项项目绩效评价框架》，实地走访了4家项目单位，与科技工作者、科研管理人员、临床医生及部分病患等项目相关人员进行了100人次的访谈交流。评估专家组拟于2013年5月正式提交评估技术报告，并将继续指导其他相关项目的评估考核。中医药行业的科技项目评估工作起步较早，该项工作得到科技部、财政部相关部门的肯定，许多具体工作正在进行积极有益的探索。

（陈榕虎、王思成）

【中医理论基础研究】　国家中医药管理局多次组织讨论加强中医理论建设与研究问题，形成《关于加强中医理论建设与研究的若干意见（征求意见稿）》，认为中医理论建设在整个中医药发展中具有基础性、战略性和全局性的地位。中医理论建设应坚持把指导和服务中医学术和事业发展，满足人民群众对中医药服务的需求作为出发点和落脚点；坚持遵循中医药自身发展特点和规律，进一步保持和发扬原创性优势，加强顶层设计，优化整合资源，建立健全协同创新机制，增强中医理论原始创新能力，推动中医药科学发展。

中医理论专题专家组根据科技部“973”计划“十二五”改革思路和顾问组加强战略研究和顶层设计的要求，牵头组织开展中医理论专题战略研究，采用文献调研、问卷调查、专家座谈、多学科专家论证等方法，认为专题发展总体目标为：在专题持续的支持和实施下，坚持中医理论的自身特点，加强传承、促进开放和协同创新，基于我国人口与健康领域重大战略需求，立足解决中医理论基本科学问题，在理论建设、实践积累、深化还原的基础上系统整合，逐步建立自身优势不断凸显、科学内涵不断丰富、实践价值不断提升、开放发展的中医理论体系，培育稳定的中医理论研究队伍，促进中医药的可持续发展。在研究过程中应坚持理论创新与实践应用结合、还原开放与系统整合结合、主体发展与开放融合结合、远期规划与近期热点结合的原则。

国家中医药管理局继续组织中医理论基础研究，召开“973”计划中医理论专题2011、2012年度交流会、“973”计划中医理论专题联席会等多次会议，交流专题研究成果和突出进展，研讨关键性问题。在全国范围内广泛征求意见，凝聚共识，多次论证，最终形成了3项2014年“973”项目建议；“‘脾主运化、统血’等脾脏象理论研究”、“基于利水功效的中药药性理论研究”、“基于临床的针麻镇痛与机体保护机制研究”和“中医理论体系框架结构研究”4个项目立项，获得计划经费8500万元。

（徐春波、王思成）

【“十一五”国家科技支撑计划项目完成】 “十一五”期间，国家科技支撑计划设立了重大疑难疾病中医防治研究、针灸诊疗方案和评价研究、中医“治未病”及亚健康中医干预研究、中医治疗常见病研究、中医药技术标准示范研究、名老中医临床经验、学术思想传承研究、民族医药发展关键技术示范研究、中医外治特色疗法和外治技术示范研究等中医研究项目并由国家中医药管理局组织实施。至2012年12月，项目全部完成研究任务并顺利通过了科技部组织的项目验收。

在此基础上，“十二五”科技支撑计划继续设立了“针灸疗效国际多中心临床评价研究”、“中医预防保健（治未病）服务技术研究与示范”、“提高中医疗效的‘病证结合’临床示范研究（一）”、“功能障碍的中医康复临床规范和评价研究”与“名老中医临床经验、学术思想传承研究（一）”，2012年以上项目陆续启动实施。

（邱　岳、王思成）

【2010年财政部公共卫生资金“中医药古籍保护与利用能力建设”项目】 2010年，国家中医药管理局协调财政部从公共卫生资金专项中支持中医药古籍整理与利用能力建设项目，共投入4000万元；本项目是新中国成立以来继1982～1986年两批重点中医古籍整理之后，第三批由政府主导的大规模古籍整理工作，是迄今为止国家对中医药古籍文献工作投入最多的一次。经过2年多的建设，中医药古籍保护与利用工作取得显著进展。

中医药古籍整理研究工作受到行业内外高度重视。各相关省局积极配套开展中医药古籍整理研究的省级课题立项工作，共确立省级课题近400项，极大地调动了中医药古籍研究人员的积极性，加强了中医药古籍整理研究机构建设。

中医药古籍整理研究人才匮乏的状况大为改观。自项目实施以来，国家中医药管理局共举办国家级古籍整理研究专题培训3期，地方级古籍中医药培训27期，邀请行业内外80多名古籍研究专家开设专题讲座130余场，共培训全国12个省、市学员1200余人次；各相关省局积极联系行业外古籍整理研究专家参与项目研究，古籍整理队伍从立项初期依托9家单位的60余人，扩大到现在的800余人。一批有志于中医古籍整理工作的人才团结在一起，总体研究水平显著提高。

中医药古籍整理研究工作进一步规范。结合项目建设，国家中医药管理局论证修订了《中医药古籍整理细则》，完善发布了《中医古籍整理规范》。2012年7月，该规范已在中华中医药学会系列标准发布会上正式发布，填补了中医药古籍整理领域缺乏行业标准规范的空白。

第一批书稿审定工作顺利完成。国家中医药管理局组织中医药古籍专家对28部书稿依据《中医药古籍整理细则》进行重点审查，经专家组综合评议，绝大多数书稿的完成情况良好，已进入首批出版流程。

（陈榕虎、王思成）

【《中华医藏》编纂工作启动】 《中华医藏》是继我国组织编纂《中华道藏》、《中华佛藏》、《中华儒藏》之后，又一项重大的古籍整理、文化保护工程。该项目是中医药古籍整理、研究、保护的集大成性工作。

国家中医药管理局和文化部两部委领导高度关注项目进展，亲自关心指导项目组织实施。在最新的编纂工作方案中，卫生部副部长、国家中医药管理局局长王国强与文化部部长蔡武共同担任编纂规划指导委员会主任委员，国家中医药管理局副局长李大宁与文化部副部长杨志今共同担任编纂委员会主任委员，国家中医药管理局办公室、法监司及科技司等相关司办和中国中医科学院领导也进入编纂委员会及办公室；国家中医药管理局中医药古籍保护与利用能力建设项目委员会全体专家参与《中华医藏》编纂专家委员会。3个专家委员会的成立为项目的全面推进者奠定了坚实的基础。

两年来，国家中医药管理局科技司与文化部社会文化司共同协调“国家古籍保护中心”和“中医行业古籍保护中心"，组织全国图书馆界、中医界的古籍文献专家就《中华医藏》编纂工作指导思想、任务规模、运作机制、书目筛选等核心问题进行了认真广泛的调研与论证，系统研讨了《中华医藏》编纂工作的收书标准、出版形式、组织机构和工作机制；初步确立了《中华医藏》的出版选目2300余种，并根据相关专家建议，进一步论证了选目工作，拟定了综合推进《中华医藏》编纂的实施方案。2012年8月，《中华医藏》编纂工作正式启动，全国各省、市、自治区文化厅局长参加了项目启动会议，在全国上下、行业内外引起极大反响。国家中医药管理局正积极联系文化部共同细化实施方案，争取项目实施经费。

（陈榕虎、王思成）

【局级科研专项课题改革工作启动】　为贯彻落实全国科技创新大会精神，进一步推动中医药科技进步，解决中医药预防保健、临床、科研、产业和学术创新发展中具有鲜明行业特点、急需解决的特殊问题和实际问题，实施和加强科技项目的组织管理，国家中医药管理局修订颁布了《国家中医药管理局科技项目暂行管理办法》。该办法加大了国家中医药科技项目管理的重大改革，将有力地促进国家中医药事业发展的核心工作，如国家中医临床研究基地、重点专科、三级实验室、研究室等的内涵建设和科学发展；将有力地推动中医药行业按照中医药的特色规律自主支持开展有关科研工作，把握中医药科技发展的主动权和话语权；将有力引导企业、高校和科研院所建立创新联盟，形成协同创新，突出企业作为技术创新的主体地位，进一步适应国家科技体制改革和发展的需要。

（刘　梅、王思成）

【国家中医药管理局重点研究室建设工作】　自2008年由国家中医药管理局遴选、确立首批103个重点研究室以来，经过2009年、2010年年度考核评估，国家中医药管理局重点研究室项目总体建设进展良好，阶段成果明确。

2012年5月31日，根据局重点研究室建设的实际需求和长远规划，国家中医药管理局正式发布了《国家中医药管理局重点研究室建设项目管理办法》，目的是为了全面贯彻落实《中医药事业发展"十二五"规划》和《中医药创新发展规划纲要（2006～2020年）》提出的重点任务，加强国家中医药管理局重点研究室的规范化建设和科学化管理，进一步提高解决中医药临床及产业关键问题的能力和水平。

2012年6月7～8日，国家中医药管理局科技司组织国家中医药管理局重点研究室咨询委员会专家对建设期满3年的局重点研究室建设项目进行验收评估。2012年9月16日，国家中医药管理局正式发布了《关于国家中医药管理局重点研究室第一批建设项目验收情况的通知》，公布了对首批局重点研究室建设项目的验收结果。明确提出，在重点研究室项目建设工作中，要认真结合全国科技创新大会精神，坚持自主创新、重点跨越、支撑发展、引领未来的指导方针，以提高自主创新能力为核心，以促进科技与经济社会发展紧密结合为重点，进一步解放思想、科学管理、扎实推进、务求实效。

2012年，新增国家中医药管理局重点研究室建设项目13个，其中7个重点研究室建设项目依托企业进行建设。

（熊智波、王思成）

【国家中医临床研究基地业务建设验收指标体系颁布】　2012年12月13日，国家中医药管理局办公室印发了《国家中医临床研究基地业务建设验收指标体系（试行）》。要求各国家中医临床研究基地建设单位认真梳理近3年来的工作进展，提炼建设成果，查找不足和问题，进一步完成好基地建设的各项任务。

《国家中医临床研究基地业务建设验收指标体系（试行）》是按照《国家中医临床研究基地建设指导意见》规定，结合《国家中医临床研究基地业务建设目标要求》以及近年国家中医药管理局对基地建设工作提出的要求和组织落实的相关重点工作，参考各基地提交的《中医临床研究基地业务建设方案》，先后征求了局办公室、规财司、法监司、人教司、医政司以及基地建设督导组组长、秘书、基地建设专题负责人、各相关省局、部分基地的意见而制定。主要分为组织领导、基本建设、重点病种研究、能力建设、运行模式和机制以及标志性成果六大验收项目，设立了48项二级指标，150项三级指标，共计1500分。同时设立了一项否决指标：凡是匹配经费未到位、科研编制未落实、共享系统未应用、伦理审查未通过国家中医药管理局评估、重点病种所在专业未通过SFDA资格认定均实行一票否决。

《国家中医临床研究基地业务建设验收指标体系（试行）》的制定主要是发挥一个引导的作用，要求各基地根据指标体系的内容，在科学、实事求是的前提下，认真准备验收材料，用高水平的重点病种研究成果、用完整规范的中医临床科研信息共享系统、用完善的中医药临床研究伦理审查平台、用中医临床科研规范体系、用一支专业化、高水平的中医临床研究队伍来展示成果和亮点。这标志着国家中医临床研究基地建设工作已经进入验收阶段。

（刘光辉、王思成）

【中药资源动态监测和信息服务体系建设】　根据《国务院关于扶持和促进中医药事业发展的若干意见》提出的"开展全国中药资源普查，加强中药资源监测和信息网络化建设"的精神，国家中医药管理局拟定了国家基本药物中药原料资源动态监测和信息服务体系的方案。该体系纵向分为3个层级，即建立1个中药资源动态监测与信息服务中心平台（简称中心平台）；在22个省（自治区、直辖市）选择在大宗、常用中药材主产区、中药材核心集散地或专业市场所在地建立50个动态监测与信息服务站（简称监测站）；在现已开展普查的655个县分别建立中药资源监测点（简称监测点）。各监测站按照中心平台的要求统一建设标准，由中心平台统一管理和运营，各监测站点人员由中心平台统一招录（或聘用）、培训和考核并发放中药材生产流通管理员的职业技能证书。通过监测点、监测站、中心平台之间的双向信息输送，构成相对完整的国家基本药物中药原料资源动态监测和信息服务体系。

（孙丽英、陆建伟）

【种子种苗繁育基地和种质资源库建设】 为保存中药资源普查收集的种质资源，提高中药材种子种苗繁育能力，结合中药资源普查试点工作任务，国家中医药管理局组织开展中药材种质资源库和种子种苗繁育基地建设。在海南、四川、江西、吉林、甘肃建设了5个中药材种子种苗繁育基地，在中药材的道地产区或主产区扩大种子种苗繁育基地规模，在海南和四川建设2个中药种质资源库。相关工作将为保存国家珍稀、大宗常用、道地的药用植物种质资源，促进国家基本药物目录所需中药原料资源的可持续利用奠定基础。

（孙丽英、陆建伟）

【“十二五”国家科技支撑计划“中医诊疗与康复设备示范研究”项目启动】 国家“十二五”科技支撑计划“中医诊疗与康复设备示范研究”项目于2012年5月正式批复立项，项目研究经费共计4496.35万元，其中国家科技支撑计划专项经费拨款3266万元，由国家中医药管理局组织实施。

该项目旨在研发、提升一批以中医理论为指导的临床诊断、治疗、康复和中医健康状态辨识等设备，培养一批具有创新能力、多学科交叉背景的研究团队，搭建中医诊疗与康复设备的研发平台，提高中医诊疗设备的研发能力和水平，实现中医诊疗与康复设备关键技术的突破，以满足中医预防保健和临床医疗服务需求，更好地为人民健康服务，从而提高中医诊疗与康复设备的经济效益和社会效益。项目设立低频旋磁等治疗康复设备、中医健康状态辨识干预评价技术、实时经络监测辅助诊断系统与针灸治疗设备、金氏脉诊仪的研制、中医四诊信息采集与集成、中医汗出特征模式识别及高精度检测装置7个课题。

为加强项目实施过程中的组织协调管理，国家中医药管理局依托上海中医药大学成立了项目协调办公室，由专人管理，负责协调各课题间联系及项目实施过程中的相关事宜。同时，采取项目内骨干与相关领域专家结合的方式组建了专家指导组，主要负责项目顶层设计，督导课题研究进程，把握课题整体研究水平，确保课题完成质量。

（孙丽英、陆建伟）

【“中药复杂体系活性成分系统分析方法及其在质量标准中的应用研究”获得国家自然科学二等奖】 国家中医药管理局组织推荐的由北京大学、中国科学院上海药物研究所共同完成的“中药复杂体系化学成分的体内外分析方法研究”获得2012年度国家自然科学奖二等奖，这是中医药行业首次获得国家自然科学奖。该项目综合应用中药化学、分析化学、中药药理学及现代生物学等多学科的技术和方法，创新性地构建了“化学分析－体内代谢－生物机制”中药复杂体系活性成分的系统分析方法学体系，并在此基础上建立了中药现代质量控制标准模式，并成功用于中国药典和美国药典标准中，取得了系列具有国际影响的研究成果。该项目发表SCI论文89篇，20篇核心论文累积SCI他引605次。中药丹参药材和粉末2个标准被《美国药典》采纳，并被美国药典会认定为今后中药标准收入美国药典的模板，体现了该项目具有一定的国际影响力。

（陈丽娜、陆建伟）

【全国中药炮制技术规范制定】 国家中医药管理局通过2012年中医药行业科研专项支持了《全国中药饮片炮制规范》研究和编制工作。在继承传统中药饮片炮制经验的基础上，总结现代研究成果，研究制定中药净制、炒制、蒸制等中药炮制技术规范和标准操作规程，编制适合全国通用，基本涵盖各地饮片炮制规范共性技术的中药炮制规范，制定常用炮制辅料质量标准；建立全国中药饮片炮制技术数据库，为药品监督管理局部门科学管理饮片提供科学依据，为2015年版《中国药典》收载中药饮片标准的炮制提供科学的依据和操作指南。这项工作由国家药典会具体负责实施。

（孙丽英、陆建伟）

【证候类中药新药疗效评价工作】 国家中医药管理局通过2012年中医药行业专项支持国家食品药品监督管理局药品审评中心开展证候类中药新药疗效评价方法研究。拟通过研究建立和评估供中药新药研发用的证候诊断和疗效评价标准的方法；筛选出适合新药临床研究使用的证候诊断和疗效评价标准；制定《证候类中药新药临床研究指导原则》。

（孙丽英、陆建伟）

【在中医药综合改革实验区（北京市东城区）组织开展中医药防治慢病社区管理模式研究】 国家中医药管理局通过中医药行业专项支持北京市东城区开展“中医药防治慢性病社区管理模式的研究”。该研究以高血压、冠心病、糖尿病患者及脑血管病高危人群为研究对象，采用临床流行病学方法评价防治效果，制订社区慢病个体化防治方案，借鉴国际慢病管理模式，通过培训和宣教，形成中医药防治慢病社区管理局模式。

（孙丽英、陆建伟）

五、国际交流与合作

【概述】　2012 年中医药对外交流与合作工作的指导思想是：认真学习贯彻中共中央十七届六中、七中全会和党的十八大精神，以“创先争优”、加强党员队伍建设和基层支部建设为依托，立足于进一步深入贯彻落实《国务院关于扶持和促进中医药事业发展的若干意见》，实施《中医药事业发展“十二五”规划》、《中医药对外交流与合作中长期规划纲要（2011～2020）》和《商务部等十四部门关于促进中医药服务贸易发展的若干意见》，按照局重点工作分工，积极探索国际合作新模式，不断巩固和发展多边及双边交流与合作，推动中医药国际标准化建设和文化国际传播，促进中医药服务贸易发展，深化两岸四地联系，努力开创中医药对外交流合作工作新局面。

一、加强政策研究，探索创新中医药国际发展策略和模式

贯彻落实《国务院关于扶持和促进中医药事业发展的若干意见》、《中医药对外交流与合作中长期规划纲要（2011～2020）》和《商务部等十四部门关于促进中医药服务贸易发展的若干意见》，明确开展中医药对外交流与合作总体规划和战略思路，并加强政策研究，逐步丰富完善中医药在多边、双边、国际标准化、服务贸易、基地建设以及对港澳台等重点合作领域的战略与策略，不断推动中医药国际化发展。

针对近年来中医药国际发展的新形势，特别是许多国家政府提出合作建设中医药中心的要求以及为此各级领导所作重要指示，2012 年 1 月 31 日、5 月 4 日和 12 月 18 日，国家中医药管理局分别召开中医药国际发展专项论证会、中医药海外发展战略研讨会、中医药对外交流与合作工作座谈会，邀请有关部委、局有关司室和单位、部分省市中医药管理机构负责人、部分中医药对外交流合作专家咨询委员会委员等，就中医药的国际发展形势、问题和发展策略以及中医药国际专项、中医药国内支撑体系建设等专题进行深入研讨，充分听取专家意见，集思广益，形成思路，指导工作。卫生部副部长、国家中医药管理局局长王国强和国家中医药管理局副局长于文明亲自出席会议，王国强副部长在战略研讨会上先后两次作重要讲话。

二、加强多边合作，进一步发挥传统医学大国作用，提高中医药在世界的影响力

一是继续在两个层面加强与世界卫生组织的合作。

第一，促进全球传统医学发展。以推进落实世界卫生组织第六十二届世界卫生大会通过的《传统医学决议》为核心。积极参与世界卫生组织传统医学全球战略制订和世界卫生组织西太区传统医学战略（2011～2020）的实施工作。首次召开加强与世界卫生组织中医药合作专家座谈会，深入研判中医药国际形势和 WHO 工作规则，全面梳理我国与 WHO 合作经验，针对 WHO 全球传统医学战略的实施以及制订与中国合作的国家战略的历史时机，提出我国参与 WHO 全球传统医学合作的战略与对策，配合卫生部，积极参与 WHO 与中国合作的国家战略的制订，争取中医药内容的最大体现。对国家中医药管理局与世界卫生组织签署合作框架协议进行了深入探讨分析，形成利用好国际组织平台推动中医药海外发展的工作思路。组建专家团队，筹建与 WHO 合作政策与信息研究基地。派员参加在香港召开的第三次 WHO 传统医学战略工作组会议。积极参加第一届中药监管国际研讨会。

第二，继续参与和制定世界卫生组织统传医学国际疾病分类项目。继续坚持中医药科学的主体性、中医药疾病分类的中国国家标准基础以及与现代医学、其他传统医学的协调融合，在 WHO 的统传医学国际疾病分类项目工作中积极发挥作用，依托国内专家技术委员会工作机制，定期召开工作会议和技术研讨会，在逐项完成 WHO 项目任务同时，采取实际工作与专项培训相结合方式，培养锻炼了一批年轻的中医药专家。WHO 传统医学疾病分类项目已经进入第三个工作年度，包含有传统医学章节（第 23 章）的新一版 WHO 国际疾病分类项目 Beta 版已经公布，中医药理论框架分类为主体的传统医学分类体系框架已经基本构建。针对下一阶段的工作，中国专家组也完成了临床预测试的选点、典型病历模板制作与编写等工作。中国专家的工作得到 WHO 的高度评价和各国专家的认可。

二是继续加强与国际标准化组织在中医药国际标准领域的合作。有效利用国际标准化组织中医药技术委员会平台，扎实推进中医药国际标准项目立项和制定工作。建立并不断完善了以中国中医科学院临床基础研究所作为 ISO 国内对口单位为基础、各中医药标准技术委员会为支撑和有关科研、教育、产业机构相关专家参加的 ISO 国际标准工作机制，明确了国际标准制定工作必须立足国内、面向需求、市场化推进等指导原则，初步形成了国际标准的专家和技术团队。先后在国内召开两次全体会议，近十次分组工作会议，经过中国专家和各国专家的共同努力，ISO 第三次全体会议上取得可喜进展：一是顺利通过秘书处工作计划；二是技术委员会的中医药暂定名不变；三是明确官方语言；四是由我国提出的 10 个提案，其中《针灸针》、《人参种子种苗》国际标准进入委员会草案（CD）阶段，《电针仪》等 6 个新工作项目进入提案阶段，《临床术语分类编码》等 2 个项目得到各国专家的认可，将在继续完善后重新提交大会讨论。

三是继续就欧盟草药产品注册事宜积极与欧方沟通协调，初步搭建了中欧官方高层交流平台。国家中医药管理局组织代表团于 2012 年 5 月、7 月在欧洲和北京，与欧洲理事会药品和医疗保健质量管理局（EDQM）进行会谈，确定了中欧专家联合开展中成药专论起草工作，以形成一批推荐性中药国际标准进入欧盟相关药典。2012年10月主办了中药标准化国际合作研讨会，来自欧盟、美国的官员和专家与我国代表围绕中医药国际标准化，包括中药产品的质量控制、安全性和有效性管理、欧洲草药产品专论编撰、中药产品在欧盟注册等议题，进行了深入研究和讨论。

四是继续密切关注和支持中国科学家参与大型国际科技合作计划。派员出席欧盟资助的大型中医药科研项目——“后基因组时代传统中医药研究的良好实践”结题会议，实地了解情况，与参与项目的欧盟各国专家建立密切工作联系，为今后支持和参与此类活动积累经验，打下基础。

五是支持举办国际中医药论坛，推动中医药文化国际传播。2012年6月初，国家中医药管理局与江西省人民政府和太湖文化论坛共同主办了太湖文化论坛中医药文化发展（南昌）高级别会议，多国政要和多个重要国际组织派代表出席了论坛，国务院副总理李克强、WHO总干事陈冯富珍、联合国教科文组织（UNESCO）总干事伊琳娜·博科娃等专门为大会发来贺信，高度评价传统医药在服务人类健康以及传承世界文化中的重要作用。会议还通过了《南昌宣言》。2012年5月，国家中医药管理局副局长李大宁率团出席在意大利召开的博洛尼亚中西医药文化与人类健康对话会议，从东西文明交流互融角度论证传统医学对人类文明的贡献与价值。会上，许嘉璐前副委员长与意大利前总理普罗迪还签署了《博洛尼亚宣言》，中医药文化的国际传播以此类高层次会议为载体，在欧洲和世界得到进一步弘扬。

三、巩固和发展双边合作，进一步推动与外国政府间的务实合作

一是继续巩固和扩大与有影响的大国在传统医药领域的合作。2012年7月，卫生部副部长、国家中医药管理局局长王国强访问德国期间，与巴伐利亚州环境及公共卫生部签署了中医药领域的合作谅解备忘录，为双方全方位合作搭建框架。2012年7月，国家中医药管理局副局长于文明率团访问美国、日本高层次学术机构，为中、美、日一流机构开展合作构建平台，同时建立了与美国UCLA合作培养中医药国际人才的机制。2012年9月，国家中医药管理局副局长马建中访问法国，与法国巴黎公立医院集团草签合作协议，逐步推动中法中医药合作取得实质进展，支持江苏省中医院与法国巴黎公立医院集团开展合作。接待日本津村株式会社代表团，推动中日传统医学产业合作。继续推进与俄罗斯的合作，根据新的情况，进一步加强对俄合作的战略与策略研究，夯实国内工作基础，派员出席了中俄卫生分委会第十二次会议。接待中法中医药合作委员会法方主席基诺来访，根据工作形势，为进一步巩固中法合作的工作基础，推迟召开中法第五次委员会会议。与卢森堡卫生部举行工作会谈，商建两国中医药官、产、学、研合作平台，接待卢森堡国家健康研究中心代表团来访，支持召开中卢中医药与欧盟第七框架肿瘤项目研讨会，为未来中卢中医药合作奠定基础。在国家发改委牵头的中德医药经济与生物技术工作框架下，与德方确定合作重点，开展中药在欧盟注册、新药研发等方面的合作。支持山西中医学院、振东药业与澳大利亚阿德莱德大学在中医药领域的合作，振东中医药中心在阿德莱德大学正式挂牌成立，我国中医药企业在海外又迈出可喜一步。支持中国中医科学院西苑医院、河北神威药业与澳大利亚国家补充和替代医学中心、悉尼大学在中药研发方面的合作，加快中药研究走向国际步伐，随着澳大利亚全国中医师注册法的实施以及国内中医药事业的发展，中澳合作迎来了一个较好的发展机遇期。

二是继续深化与周边国家友好合作关系。2012年4月，卫生部副部长、国家中医药管理局局长王国强与柬埔寨卫生部副部长蒙文星共同签署了两国传统医学领域合作谅解备忘录，并推动广州中医药大学与柬埔寨药监局在此框架下开展中医药研究、产品注册认证等实质性合作。2012年12月，卫生部副部长、国家中医药管理局局长王国强率团访问越南，与越南卫生部签署会谈纪要，进一步拓展两国传统医学合作渠道和途径。与马来西亚卫生部共同推动两国中医药合作协议的落实，研究论证在马合作建设中医药中心事宜，并协助马方核实在马中医师行医资质。接待巴林卫生部副部长代表团，交流中国中医医疗机构监管、中医从业人员资质管理、中药药品管理及质量控制等领域情况，并商讨在巴林成立中医药治疗中心的合作项目。加强与伊朗在植物药领域的交流与合作。发挥平台作用，积极促进伊朗药用植物企业与中医药相关团体建立合作关系。派员出席在韩国召开的第十六届世界传统医学大会政府论坛，宣传中医药，加深其他各国对中医药的认识，同时了解其他国家传统医学领域发展情况。组织立法考察团访问俄罗斯和韩国。组织赴新加坡培训团组，并接待了来访的新加坡保健促进局代表团，扩展中新合作领域与范围。支持中国中医科学院西苑医院举办上海合作组织成员国中医养生保健文化官员研修班，配合外交部论证在上和组织框架下建立传统医学合作机制和基地的项目。

三是继续巩固与发展中国家的友好合作基础，为中医药国际发展争取更多的支持力量。2012年6月，卫生部副部长、国家中医药管理局局长王国强率团访问塞尔维亚、马其顿，分别与两国卫生部就落实中塞卫生合作协议及中马中医药合作协议进行会谈，确立了开展实质性合作的主要方向和具体计划。2012年9月，国家中医药管理局副局长马建中率团访问了阿根廷和墨西哥，与两国政府卫生管理部门就中医药领域交流与合作达成一致意见。2012年11月，国家中医药管理局副局长吴刚率团访问了埃及、坦桑尼亚和南非，继续深化与三国在中医药领域的传统交流与合作。派员出席马耳他中国援建中医药中心20周年庆祝活动。与黑山中医针灸教育培训合作逐步推进。中坦中医药试治艾滋病项目第八阶段合作按计划有序进行，新一批中医专家组于2012年11月赴坦工作，对项目开展模式进行了创新和调整。继续支持在科摩罗实施青蒿素快速控制疟疾技术方案，在资金筹集方面取得积极进展。2012年12月配合国务院侨务办公室组织专家参加南美团组，赴海外交流。

四、中医药服务贸易工作取得标志性成果，通过落实文件精神全面推动中医药服务贸易发展

2012年，中医药服务贸易工作取得可喜进展：一是推动出台《商务部等十四部门关于促进中医药服务贸易发展的若干意见》，卫生部副部长、国家中医药管理局局长王国强与商务部部长助理仇鸿在国务院新闻办公室举行专题新闻发布会，海内外各大新闻媒体广泛报道，国家中医药管理局网站和中国中医药报专门开辟了中医药服务贸易专栏。

二是在首届服务贸易“京交会”上成功举办了中医药专题活动，充分展示中医药服务贸易发展的成就和前景。包括中医药服务贸易展、中医药服务贸易项目推介会、中医药双语养生讲座和中医药体验活动等内容的中医药专题活动取得丰硕成果。国务院总理温家宝、副总理李克强亲临中医药展台听取汇报，中医药服务贸易工作得到党和国家领导人的高度重视；40多家参展机构集中展示了中医药服务贸易成果，使国内外客商和参展人士得以亲身体验中医药的神奇魅力；贸易展还推介了有实力的企业和机构签署中医药服务贸易合作协议，交易额近7亿元人民币。

三是积极支持地方政府结合自身情况，出台促进中医药服务贸易发展的地方政策。上海市出台了《上海市中医药服务贸易试点单位（试点项目）认定及管理暂行办法》；甘肃省出台了《关于促进甘肃中医药服务贸易发展的若干意见》；云南省在即将出台的《国家中医药管理局、云南省人民政府加快云南桥头堡中医药建设战略合作协议》中将拓展中医药服务贸易作为重点任务；北京市正积极推动中医药养生文化旅游的发展。

四是开展调研，积极参与自贸区谈判，继续稳步推进3项基础性工作。继续在每年一度的中国香港国际服务贸易洽谈会中举办中医药服务贸易分论坛，就两地服务贸易项目进行推介。为了解上海市落实服务贸易若干意见的情况，推广其成功经验，与商务部联合开展了赴上海调研工作。继续配合商务部，在中澳、中瑞自贸区谈判中大力推动中医药，扩大中医药服务在上述国家的准入。继续稳步推进中医药服务贸易标准制定、示范机构建设和人才培养3项基础性工作，积极组织专家论证，制订工作方案，不断加强促进中医药服务贸易发展的支撑条件建设。

五、支持中医药国际民间交流与合作，筑牢中医药国际发展的民间基础

民间中医药交流与合作是中医药国际发展的重要基础。国家中医药管理局一贯高度重视支持中医药民间交流与合作，2012年接待了来访的日本汉方医药协会、马来西亚大马中医师公会、韩国韩医师协会、韩国东牛堂制药、韩国韩医学政策研究院、美国针灸医学会、加拿大极康中医药中心、多伦多中医药学会、巴西丛博针灸中医药学院、法国巴黎公立医院集团、西班牙欧洲中医基金会、德国魁茨汀医院、意大利中医学会、瑞士联邦医学会中西医结合分会、瑞士日内瓦医师协会、澳大利亚阿德莱德大学和国际联合委员会（JCI）亚太区总部等机构。继续支持局传统医药国际交流中心、世界中医药学会联合会与世界针灸学会联合会、中国针灸学会、中国中药协会等开展国际交流与合作工作，筑牢中医药国际发展的民间基础。

六、加强国际化人才培养和国际合作项目管理

国家中医药管理局积极争取澳门政府支持，派年轻公务员和专家参加在澳门举办的WHO传统医学政策培训班。继续执行中新（新加坡）中医药合作协议，组织全国中医药管理干部赴新加坡接受第八期卫生管理培训。申报并执行赴加拿大开展职业教育与技能型人才培养准入与管理培训、赴巴西开展传统知识保护法律法规及其相关技术方法培训等两个外专局短期境外培训项目。

继续重视并加强国际科技合作项目管理。2012年，6个项目获得立项，得到科技部专项经费1500多万元支持；4个短期交流项目获得批准。整理并报送2011年国家国际科技合作专项项目成果进展信息，对上一年度国际科技合作与交流项目统计调查，推荐5个国家国际科技合作项目，申报中奥2013~2015年度科技合作项目、中泰政府间科技联委会项目和中葡2013~2015年度科技合作项目。同时，认真开展国际科技合作项目的验收工作，规范验收过程，确立验收流程，协助完成3个长期项目、2个短期交流项目的验收工作。2012年6月，组织召开“中医优势病种研究”项目验收会，分别从业务和财务方面自主完成项目的验收工作。对中国-匈牙利和中国-日本两个短期项目进行结题审核。

（王笑频）

【卫生部副部长、国家中医药管理局局长王国强访问塞尔维亚、马其顿和德国】 2012年6月24日~7月5日，应塞尔维亚共和国卫生部、马其顿卫生部和德国巴伐利亚州环境和公共卫生部邀请，卫生部副部长、国家中医药管理局局长王国强率团访问了上述国家。

在塞尔维亚，王国强与塞尔维亚卫生部部长佐兰·斯坦科维奇举行了会谈。王国强表示，此次访塞是两国卫生部间首次部长级访问。为推动两国卫生部于2010年签署的《卫生和医学领域合作的谅解备忘录》的落实，根据塞方要求中方将向塞方派出中医药专家，在中医药教学大纲设计、针灸师师资培训和认证等领域提供协助。王国强还参观了塞尔维亚医学会，并作了有关传统医药的学术报告。在塞期间，代表团还参观访问了塞尔维亚军事医学科学院、米洛斯拉夫·左托维奇纪念康复医院，与塞尔维亚传统医学委员会举行了座谈，赴贝尔格莱德郊区的内科病专科医院，考察了中国援塞医疗设备的安装和使用情况，参观了塞尔特斯温泉康复治疗中心。

在马其顿，王国强与马其顿卫生部长尼古拉·托多罗夫、副部长安东诺夫·斯基及药品局局长依科·扎哈里夫举行了会谈。王国强提出了制订中马传统医药合作行动计划、邀请马方高级代表团来华考察、在马加强中医药监管、建立中马中医药合作有效工作机制4点建议，以推动中马传统医药合作备忘录的落实，得到马方的积极响应。在马期间，代表团还访问了斯科普里大学医学院和药学院，了解了其开展传统医药教学和科研的情况。

在德国，王国强与巴伐利亚州环境和公共卫生部部长举行了会谈，双方签署了《中国国家中医药管理局与德国巴伐利亚州关于在传统医药领域合作的谅解备忘录》，以加强在传统医药临床、科研、教学和培训领域的合作。双方还将成立传统医药工作组，举办传统医药高层论坛，开展务实合作。在德期间，代表团还参观了德国第一家中医院——巴伐利亚州魁茨汀中医院，并看望了在该医院工作的由北京中医药大学派出的中国团队，对该院21年坚持用中医药服务德国民众给予高度赞赏，对其为中医药在德国推广作出的贡献给予高度评价。代表团还参观了慕尼黑质子肿瘤治疗中心，听取了慕尼黑工业大学医学院关于中德医疗合作历史、现状，特别是传统医药领域合作的汇报。

卫生部、国家中医药管理局和河北省卫生厅有关人员参加了代表团。

（陆烨鑫）

【国家中医药管理局副局长吴刚访问埃及、坦桑尼亚和南非】 应埃及卫生与人口部、坦桑尼亚卫生部和南非科技部的邀请，国家中医药管理局副局长吴刚于2012年11月20日至12月1日率中医药代表团访问了埃及、坦桑尼亚和南非，与三国医药卫生相关部门就传统医药，中医药的法律、法规，研究、应用及临床疗效评价等方面进行了沟通与交流，在中医药防治艾滋病、植物药研究、人才培养、中医药技术援助、针灸治疗疾病等共同感兴趣的领域进行了深入交流，探讨未来合作的可能性。

（李亚婵）

【国家中医药管理局副局长于文明访问美国、日本】 应美国卫生和公众服务部、美国国立卫生院和日本星火产业株式会社的邀请，国家中医药管理局副局长于文明于2012年7月16～25日率中医药团赴美国、日本访问。

在与美国卫生和公众服务部、美国国立卫生院补充和替代医学研究中心、美国国家癌症研究所会谈中，美方提出具体合作建议，希望在中医药领域与中国开展更广泛、深入的合作交流，也希望中方继续给予支持。于文明指出，随着中美关系的不断发展，中医药已被纳入两国战略经济对话框架，此次访问旨在落实中国卫生部副部长、国家中医药管理局局长王国强在2008年与美国签署的《中华人民共和国卫生部与美利坚合众国卫生部和人类服务部在整合医学和中医学领域合作的谅解备忘录》，加强与美国中医药界的交流，深入了解当地中医药发展现状，为将来双方进一步合作奠定基础。中方也愿意在项目合作、人员交流方面提供支持。

在洛杉矶，代表团参加了加州大学洛杉矶分校东西医学中心的中西医结合医疗座谈会。双方各自介绍了传统医学近年来的工作进展，于文明对结合医学合作中心在发展中西医结合方面的努力和成果给予了赞同和支持。座谈会结束后，代表团参观了东西医学中心诊所，实地考察了结合医学医疗情况。

之后，代表团访问了南加州健康科学大学。南加州健康科学大学校长就中医教育在美国面临的挑战与未来的发展方向进行了探讨。并希望能与中国中医药院校及科研单位合作，推进美国中医教育健康可持续发展。于文明对南加州医药大学在对中医教育方面的贡献给予了高度赞赏，对该大学在美国推进中医教育取得的成绩给予了肯定。希望中美中医药教育与科研单位不断加强合作，建立更加广泛、深入的交流与合作渠道，以便沟通信息，深入交流，落实合作。

访问期间，国家中医药管理局副局长于文明会见了旧金山中医界代表。于文明表示，此次访问充分体验到了当地华人对祖国的热爱、对中医药在当地发展的积极推进态度，也全面感受到中医中药在美国、加拿大民间发展的繁荣景象，充分了解了民间力量对中医药在海外发展的重要促进作用。同时也希望美国中医药团体进一步加深与国内中医药领域的合作交流，推进中医药走向世界的步伐。

在访问日本期间，于文明访问了日本星火产业株式会社总部以及东京大学医学科学研究所。于文明充分肯定了星火产业株式会社在中药领域取得的成绩。双方探讨了在中药制药领域展开进一步合作的可能性。东京大学医科学研究所附属病院内科教授山下直秀博士对与东阿阿胶股份有限公司合作研究项目的进展进行了详细介绍，并陪同代表团参观了医院的病房、门诊室等。

陪同出访的有北京中医药大学书记吴建伟、国家中医药管理局人事教育司副司长卢国慧、国家中医药管理局国际合作司处长朱海东、天津中医药大学中医药研究院副院长王涛。

（朱海东）

【国家中医药管理局副局长李大宁访问意大利、瑞士和西班牙】 应意大利前总理普罗迪、欧盟药品质量管理局局长苏珊娜和西班牙欧洲中医基金会主席拉蒙邀请，国家中医药管理局副局长李大宁于2012年5月9～20日率代表团访问了意大利、瑞士和西班牙，出席了中医药文化与人类健康对话活动、联合编写中药专论圆桌会议，访问了世界卫生组织传统医学处、巴塞尔诺华公司、西班牙欧洲中医基金会等机构。

（吴振斗）

【国家中医药管理局副局长马建中访问墨西哥、阿根廷和法国】 应墨西哥国立科技大学、阿根廷卫生部和法国巴黎医院管理局的邀请，国家中医药管理局副局长马建中于2012年9月16～27日率中医药代表团访问了墨西哥、阿根廷和法国。进一步巩固落实了国家中医药管理局与墨西哥卫生部2009年签署的《关于传统医药领域的合作谅解备忘录》，与阿根廷卫生部就中阿开展中医药领域的合作进行了会谈并签署了《关于在传统医学领域的合作谅解备忘录》，搭建起了与阿根廷卫生部传统医学交流和沟通的机制，与巴黎医院管理集团签署了《国家中医药管理局与巴黎医院管理集团在中医药领域的合作谅解备忘录》。

（李亚婵）

【卫生部副部长、国家中医药管理局局长王国强会见柬埔寨卫生部国务秘书并签署中柬传统医学合作谅解备忘录】 2012年4月7日，卫生部副部长、国家中医药管理局局长王国强在广东广州会见了柬埔寨王国卫生部国务秘书朱永兴（Chou Yin Sim）代表团一行，双方签署了《中国国家中医药管理局和柬埔寨王国卫生部关于传统医学领域的合作谅解备忘录》，并共同见证了广州中医药大学和柬埔寨卫生部药品监督管理局在传统医学领域签署专门的合作协议。

王国强和朱永兴共同回顾了中柬传统医学合作在青蒿素抗疟领域取得的成绩。在中柬两国政府的共同支持下，广州中医药大学与柬埔寨疾病控制中心等机构密切合作，将青蒿素复方抗疟药物应用在柬埔寨疟疾防控工作中，短时期内明显降低了区域内疟疾发病率、死亡率，受到国际社会的广泛关注。为进一步拓展合作，中柬商讨签署传统医学领域合作备忘录，而此次传统医学备忘录的签署正值中国国家主席胡锦涛结束对柬埔寨友好访问之时，中柬两国领导人关于加强两国双边合作的战略构想为中柬未来合作指明了方向。双方一致同意，在两国战略合作框架下，积极落实中柬传统医学合作备忘录，形成共同促进、共同发展的良好局面。

国家中医药管理局国际合作司司长王笑频、广东省卫生厅副厅长兼广东省中医管理局长彭炜、广州中医药大学校长王省良陪同参加会谈，并出席备忘录签署仪式。

（魏春宇）

【卫生部副部长、国家中医药管理局局长王国强会见世界卫生组织总干事陈冯富珍】 2012年7月19日，卫生部副部长、国家中医药管理局局长王国强会见了世界卫生组织总干事陈冯富珍一行。

王国强向陈冯富珍介绍了当前中医药事业发展的新形势与新机遇。

王国强和陈冯富珍共同回顾了国家中医药管理局和世界卫生组织近期开展的合作，表示将继续在世卫组织传统医学国际疾病分类（IC-TM）项目、世卫传统医学全球战略（2014～2023）制定项目和世卫西太区传统医学战略（2011～2020）实施项目领域开展密切合作。

世卫组织西太区主任申英秀、世卫组织驻华代表蓝睿明、国家中医药管理局国际合作司司长王笑频及法监司司长查德忠等陪同参加会谈。

（朱海东）

【卫生部副部长、国家中医药管理局局长王国强会见日本津村株式会社代表团】 2012年9月4日，卫生部副部长、国家中医药管理局局长王国强在北京会见了日本津村株式会社会长芳井顺一、社长加藤照和等一行5人。

双方就如何在中医药资源研究、保护和可持续利用以及中成药研制、开发与进入市场等方面加强国际合作等问题进行了深入探讨。

国家中医药管理局国际合作司司长王笑频、中国中医科学院副院长黄璐琦等陪同参加了会见。

（徐 晶）

【国家中医药管理局副局长于文明会见国际标准化组织（ISO）副主席伊丽莎白布拉拉博士】 2012年4月10日，国家中医药管理局副局长于文明在北京会见了国际标准化组织（ISO）副主席暨技术管理局主席伊丽莎白斯坦佛布拉拉博士。双方就中医药国际标准化的相关问题进行了交流与探讨。

于文明对中医药在中国的法规政策及发展状况进行了介绍，并对ISO建立中医药技术委员会（ISO/TC249）推动中医药国际标准体系的建设表示赞赏。于文明指出，中国政府将继续大力支持ISO/TC249工作，希望今后巩固已有的合作机制，加强与ISO在中医药方面的交流与合作。

布拉拉博士表示，此次中国之行使她对中国的中医药状况有了初步了解，中医药是一门有益于民众健康的医学，特别是在慢性病、突发性传染病及重大疾病方面有着独特的疗效。中医药国际标准的制定能够对中医药及其相关产品在国际上的应用起到规范和指导作用，这项工作将推动中医药的国际发展。ISO将努力做好中医药国际标准的制定工作，并希望加强与中国的交流。

国家中医药管理局国际合作司司长王笑频、政策法规监督司副司长桑滨生及中国中医科学院常务副院长刘保延陪同参加了会见。

（朱海东）

【国家中医药管理局副局长于文明会见巴西丛博针灸中医药学院代表团】 2012年5月11日，巴西丛博针灸中医药学院院长苏哈古率团访问国家中医药管理局。国家中医药管理局副局长于文明会见了代表团一行。

于文明向巴西代表团介绍了我国医疗卫生管理部门的设置和职能分工、中医药的法律地位、中医药人才培养现状、中医师执业资格考试政策、针灸与推拿的劳动技能培训政策及中医药在中国医疗卫生体系中的作用等。

苏哈古认真听取了中医药管理制度与管理体系介绍，希望能够借鉴中国中医药的法律、法规推动中医针灸在巴西的立法，维护中医针灸从业人员在巴西的合理地位，同时希望能够进一步加强交流与合作，让中医药更好地为巴西民众服务。

国家中医药管理局国际合作司、政策法规与监督司和世界针灸学会联合会等相关负责人陪同参加了会见。

（李亚婵）

【地奥心血康胶囊在荷兰成功注册】 2012年3月22日，由成都地奥制药集团有限公司研制生产并具有完全自主知识产权的“地奥心血康胶囊”，以治疗性药品身份通过荷兰药品评价委员会（MEB）的注册（药品注册号：RVG102142），获得在该国上市许可。成功实现了我国具有自主知识产权治疗性药品进入发达国家主流市场零的突破，同时成为欧盟成员国以外市场准入的第一个植物药。

（陆烨鑫）

【国家中医药管理局开展外向型人才培养项目】 国家中医药管理局围绕全局工作重点和各司工作重点，结合业务工作，为培养具有新型知识结构的中医药医疗、教育、科研和管理的国际化人才队伍，有目的、有计划地安排制订2012年度中医药外向型人才培养计划，共完成2个出国培训团组，分别赴加拿大和巴西开展职业教育与技能型人才培养准入与管理和传统知识保护法律、法规及其相关技术方法培训。

（宋丽娟）

六、内地与港澳台交流与合作

【概述】 2012年，国家中医药管理局不断深化两岸四地联系，推动产、学、研务实合作。

不断深化与港澳地区高层交流与合作。2012年5月，卫生部副部长、国家中医药管理局局长王国强率代表团赴香港进行了工作访问，出席了香港大学中医药学院专科临床教研中心中医妇科暨中医肿瘤专科和东华三院-香港浸会大学中医教研中心（何文田）的开幕典礼。2012年8月，应中药全球化联盟邀请，王国强率团赴澳门访问，出席第十一届中药全球化联盟研讨会，并会见澳门卫生局、澳门产业与投资局有关领导，就深化两地合作，特别是横琴岛中医药产业园的开发等深入交换意见。2012年12月，王国强赴香港访问，参加第七届庞鼎元国际中医药研讨会暨香港大学中医药学院新院成立10周年纪念活动，并作《中医药事业发展形势与任务》主旨演讲，与来自世界各国和地区的中医药医、教、研机构高层代表共同围绕中医药的发展现状及前景与任务进行交流及探讨。大会期间，王国强接受并参加香港大学名誉教授的聘任仪式，这是在香港中医药学术领域继王国强担任香港浸会大学荣誉教授之后又一个有重大影响的事件。在港期间，王国强率代表团还出席了两岸四地中医药控烟交流工作会、博爱针灸专科中心开幕暨世界针联中医针灸风采全球行（香港站）启动仪式，发表主旨讲话《创新发展中医针灸 并造福全人类》，倡议两岸四地携手合作，推动中医针灸在新时期获得传承发展。2012年5月，王国强会见了来访的香港医院管理局董事局主席胡定旭代表团一行。2012年11月，王国强会见了来访的新任香港食物及卫生局局长高永文、卫生署署长陈汉仪以及香港东华三院、新华社澳门分社（南光集团）和澳门燕窝商会等港澳机构代表团。

与港澳地区各领域交流日益频繁。2012年5月，在福建召开了国家中医药管理局和香港卫生署中医药高层工作会议，回顾总结过去一年合作经验，确定新的合作领域与重点。国家中医药管理局还聘请了原香港卫生署署长林秉恩和现任香港医院管理局主席胡定旭为国家中医药管理局国际合作首席顾问。2012年8月，国家中医药管理局副局长李大宁出席了在香港举行的国际现代化中医药及健康产品展览会暨会议。接待了香港现代化中医药国际协会代表团，并派员参加香港卫生署世界卫生组织传统医学合作中心开幕典礼和香港注册中医师协会学术会议。2012年11月，国家中医药管理局派员出席了澳门中医药文化论坛，与澳门科技大学开展学术交流。

两岸中医药交流与合作持续深化。在国台办支持下，国家中医药管理局积极落实海峡两岸医药卫生协议，中医药工作组在国家中医药管理局牵头，质检、药监部门配合，相关专家的参与下，构建了良好的工作机制，发挥了积极作用，国家中医药管理局工作得到台湾方面以及有关部委的积极评价。2012年7月，国家中医药管理局协调国家质检总局、国家食品药品监督管理局等相关部门与台湾相关机构建立了红枣等10种中药材实施源头管理和边境管理制度，明确了输台中药材检测机构、检测报告格式、检验方法等内容，促进了输台中药材质量控制相关工作的顺利开展。2012年9月，在台湾召开了两岸中药质量控制工作组会议，双方商定建立“海峡两岸医药卫生合作中医药研究交流合作平台”，支持台湾国立中国医药研究所和中国中医科学院中药研究所优先执行两岸中药质量相关研究计划，支持台湾中国医药大学中国药学暨中药资源学系与上海中医药大学中药研究所优先开展两岸药典中药材（饮片）标准相关研究计划。2012年6月，国家中医药管理局与厦门市人民政府共同召开2012海峡中医药发展与合作研讨会，会议作为第四届海峡论坛的同期重要活动，以“加强两岸中医药交流合作，促进两岸中医药互利共赢”为主题，针对两岸中医药科研、产业发展的共性问题展开讨论，共同研讨如何迎接机遇、应对挑战、促进现代中医药发展。

积极支持两岸相关学术机构开展各种形式的交流活动，2012年海峡两岸青年联欢节·中医药传统文化研习营、海峡两岸中医药与易经文化研讨会、第二届海峡两岸中医心理学论坛及第二届海峡两岸睡眠医学论坛等会议和活动取得良好效果，共计有6个项目中医药交流合作项目被列入国台办2012年重点交流项目规划，获得国台办交流专项经费支持。支持国家中医药管理局对港澳台交流合作中心、中华中医药学会等机构组织海峡两岸医院管理培训、海峡两岸医院财务管理培训等7个团组共300多人次赴台湾交流考察，并于2012年10月组织中医药立法考察团赴台湾交流。

（王笑频）

【卫生部副部长、国家中医药管理局局长王国强访问香港】　经国务院批准，应香港卫生署邀请，卫生部副部长、国家中医药管理局局长王国强率代表团于2012年3月22～27日赴香港进行了工作访问。

访港期间，王国强率团出席了香港大学中医药学院专科临床教研中心中医妇科暨中医肿瘤专科和东华三院-香港浸会大学中医教研中心（何文田）的开幕典礼。

访港期间，王国强听取了香港卫生署和博爱医院关于“中医戒烟服务项目”的阶段总结。中医戒烟项目实施以来，共有2388名香港民众通过博爱医院社区医疗流动服务车接受了中医针灸戒烟服务。

访港期间，王国强率代表团出席了由香港卫生署、医院管理局召开的香港中医药策略发展高层会议，就未来香港中医药发展和规划进行了商讨；参观考察了渔农自然护理署（TBC）辖下的濒危物种资源中心、香港大学中医学院等相关机构。

（李亚婵）

【卫生部副部长、国家中医药管理局局长王国强访问香港、越南】　经国务院批准，应越南卫生部和香港大学邀请，卫生部副部长、国家中医药管理局局长王国强率代表团于2012年11月30日～12月8日赴香港、越南进行了工作访问。

在港期间，王国强和香港食物及卫生局局长高永文、香港卫生署署长陈汉仪进行会谈，就香港成立中医中药发展委员会、续签内地与香港中医药领域合作协议等事宜进行深入沟通。出席第七届庞鼎元国际中医药研讨会暨香港大学中医药学院新院成立十周年纪念、两岸四地控烟交流会议暨世界针联中医针灸风采全球行（香港站）等活动，分别作了题为《中医药事业发展的形势与任务》主题报告和《创新发展中医针灸　造福全人类》主题报告。

在越期间，王国强会见了越南卫生部部长阮氏金进，签署中越部长级会谈纪要，并访问了越南传统医药学院、广宁省传统医学学院和胡志明市民族医学研究院等机构，全面了解了越南传统医学发展现状，积极推动了中越传统医学领域的务实合作。

（魏春宇）

【卫生部副部长、国家中医药管理局局长王国强访问澳门】　经国务院批准，应中药全球化联盟和澳门科技大学的邀请，卫生部副部长、国家中医药管理局局长王国强率代表团于2012年8月20～23日赴澳门进行了工作访问。

访澳期间，王国强率团出席了第十一届中药全球化联盟年会并致辞。

“中药全球化联盟”（简称“联盟”）成立于2003年12月，秘书处设在香港大学中医药学院。成立10年以来，已拥有20多个国家和地区的知名教研机构、医药企业及机构会员120多个。“联盟”每年举办一次的学术研讨会，邀请国际知名的中医药研究学者、政府官员和企业界人士参与，凝聚了一批来自海内外从事中药研究的专家和学者，为中药现代化、全球化提供了良好的交流平台和协作契机，积极推进了中医药的国际合作与交流。

访澳期间，王国强率代表团还访问了澳门卫生局、澳门科技大学，参观了澳门科技大学中药质量研究国家重点实验室，会见了澳门中医药学会等相关机构和团体。

（朱海东）

【国家中医药管理局聘请香港林秉恩、胡定旭担任国际合作首席顾问】　2012年4月24日，卫生部副部长、国家中医药管理局局长王国强会见了来访的香港卫生署署长林秉恩和医院管理局主席胡定旭代表团一行，并向林秉恩、胡定旭颁发国家中医药管理局国际合作首席顾问聘书，任期5年。

王国强首先对香港长期以来支持内地中医药发展及中医药对外交流与合作方面给予的关心和帮助表示感谢。王国强表示，香港优良、规范的卫生行政管理模式和经验，对内地中医药事业发展具有促进和借鉴作用。林秉恩、胡定旭作为该领域的资深领导者，经验丰富、人脉广泛，长期高度重视中医药在香港的发展，特别是签署了中医药领域的合作协议以来，在中医标准化、针灸戒烟和养生保健等方面工作作出了积极的贡献，有效地推进了中医药国际化进程。

林秉恩、胡定旭对受聘为国际合作高级顾问表达感谢，并表示将一如既往支持中医药事业发展，为国家中医药管理局参与国际传统医药交流与合作提供咨询和建议，积极促进香港与内地的中医药交流与合作，推动中医药的国际传播与交流。

（李亚婵）

【卫生部副部长、国家中医药管理局局长王国强会见香港医院管理局代表团】　2012年2月9日，卫生部副部长、国家中医药管理局局长王国强会见了来访的香港医院管理局董事局主席胡定旭为团长的代表团一行，此次来访是自香港医院管理局1990年成立以来，董事局成员首次访问内地。

王国强对胡定旭主席一行的来访表示热烈欢迎，对香港医院管理局一直致力于推动香港中医药的发展表示赞赏。他指出，香港医院管理局一直致力于探索中医药在香港的发展模式，通过设立中医临床教研中心和开办中医诊所的模式促进中医药的发展，很好地推动了中医药在香港的发展与传播。在内地中医院院长管理培训班，香港医院管理局和卫生署精心安排了培训内容、课程设置和参观行程等，让接受培训的院长学习了香港医院的管理和公共卫生服务等，开阔了思路，增长了见识，借鉴了经验，极大地促进了内地中医院院长管理水平的提高，并代表国家中医药管理局表示感谢。

会谈过程中，王国强还重点介绍了内地医改5项重点工作的推行情况、中医药在内地医改中发挥的作用及中医药立法工作现况等，双方就当前内地公立医院改革、公共卫生均等化等重点和难点问题进行了讨论与经验分享，就进一步加强内地与香港在中医药方面的合作与发展进行了深入交流。

（李亚婵）

【卫生部副部长、国家中医药管理局局长王国强会见香港卫生署代表团】 2012年6月4日，卫生部副部长、国家中医药管理局局长王国强会见了来访的香港卫生署署长林秉恩和下届候任署长陈汉仪一行。

会见中，王国强高度评价了林秉恩在任期间为推动香港中医药事业的发展、促进香港与内地中医药交流与合作所作出的积极贡献，感谢林秉恩在中医标准化、针灸戒烟、养生保健、中医药文化推广及中医药国际传播与交流等领域推动与内地建立了良好的合作平台与机制。希望林秉恩作为国家中医药管理局国际合作首席顾问，能够一如既往支持中医药事业的发展，继续为中医药的国际交流与合作提供咨询和建议，共同推进中医药的国际化进程。

王国强对陈汉仪接任香港卫生署署长表示热烈祝贺，并预祝香港卫生署在陈汉仪署长的领导下能够继续保持两地医药卫生及中医药领域的交流合作，加强信息互通机制，发挥两地各自的优势，资源共享、拓宽领域、紧密合作，共同推进两地中医药事业的发展。

（李亚婵）

【卫生部副部长、国家中医药管理局局长王国强会见香港食物及卫生局代表团】 2012年8月27日，卫生部副部长、国家中医药管理局局长王国强会见了来访的香港食物及卫生局局长高永文一行。国家中医药管理局副局长于文明陪同出席会见。

会见中，王国强对高永文被任命为香港特别行政区食物及卫生局局长表示祝贺。王国强指出，近年来内地与香港中医药交流与合作紧密，特别是在医疗、医院管理、标准化建设、科研、人才培养、文化交流及中药材基地建设等领域开展了广泛交流合作，取得了良好的成效。王国强表示国家中医药管理局将一如既往关注、支持香港中医药发展，希望香港以成立中医药发展委员会、高永文担任筹备小组主席为契机，继续保持两地医药卫生及中医药领域的交流合作，共同推进两地中医药事业的发展。

高永文对国家中医药管理局长久以来支持香港中医药发展表达了感谢，并表示，将加强香港与内地中医药的交流与合作，共同推动中医药国际传播，促进中医药事业的发展。

（朱海东）

【卫生部副部长、国家中医药管理局局长王国强会见香港东华三院董事局访京团】 2012年9月18日，卫生部副部长、国家中医药管理局局长王国强会见了来访的香港东华三院主席陈文琦慧一行。

东华三院是香港规模最大的慈善服务机构，自1870年成立以来，一直秉承“乐善好施”的宗旨致力于为香港市民在医疗、教育及社区等方面提供多元化服务，特别是在其所属医院内设立优质中医药中心，着力推动香港中医药临床与科研、教育相结合，为民众提供现代而科学的优质中医服务，为香港与内地中医药的交流与合作作出了积极的贡献。

会谈中，王国强对陈文琦慧被任命为东华三院主席表示祝贺。王国强对东华三院作为香港慈善机构的表率对两地人民所作的贡献表示赞赏，在推广中医服务及弘扬中医文化方面所作的贡献给予了充分肯定，表示国家中医药管理局将一如既往地支持香港东华三院的项目建设，希望今后继续加强与内地相关机构的联系，拓宽合作领域，加强中西医结合，让中医药更好地为香港民众服务，共同促进中医药事业的发展。

陈文琦慧对国家中医药管理局长期支持东华三院的发展表示感谢，并介绍了东华三院下阶段的发展规划。双方还就东华三院即将开展的中西医结合病房建设、参与全国名老中医药专家传承工作室建设及在香港建立中医疑难杂病会诊中心等具体问题进行了探讨与交流。

（魏春宇）

【国家中医药管理局副局长于文明会见香港现代化中医药国际协会代表团】 2012年2月2日，香港现代化中医药国际协会会长、李锦记健康产品集团高级副总裁杨国晋率团访问国家中医药管理局。国家中医药管理局副局长于文明会见了代表团一行。

杨国晋介绍了李锦记健康产品集团成员无限极（中国）有限公司自2010年以来作为独家合作伙伴参加中华全国体育总会主办的无限极世界行走日（中国）活动所取得的成效，并详细阐述了2012年无限极世界行走日、嘉年华活动的相关规划。希望2012年的活动能够获得国家中医药管理局的支持，在活动现场增设中草药养生和运动养生科普长廊、中医药健康讲座、中医现场咨询及中医药科普知识趣味活动等项目，提高活动的专业性和权威性，进一步推广普及中医药文化。

于文明对香港现代化中医药国际协会长期致力于推动香港中医药事业的发展表示赞赏，认为2012年无限极世界行走日、嘉年华活动中提出中医药养生理念，发挥中医药在养生、医疗中的优势，在民众中推广，让更多人了解中医药、信赖中医药，传播健康理念，具有良好的创意。他强调双方应充分论证，整合资源，完善方案，提出更加理性、完善、可执行的推广方案，更好地促进中医药文化的传播，繁荣中医药文化。

（李亚婵）

【香港卫生署中医药事务部获任世界卫生组织传统医学合作中心】　鉴于香港卫生署在推广和发展传统医学方面的重要贡献，世界卫生组织委任香港卫生署中医药事务部为西太平洋区第十五所传统医学合作中心。2012年5月9日，香港卫生署世卫传统医学合作中心开幕典礼在香港举办，共有约200名来自澳洲、巴西、加拿大、印度、美国及内地专家参加。

香港卫生署世卫传统医学中心是全球首家重点协助世卫组织制定传统医药政策、发展策略及规管标准的机构，未来工作重点将着眼于协助传统医学地区策略在西太区的推行，发展及完善传统医学全球策略，建立及培训专业团队，提供对传统医学领域的专业意见及支持。香港卫生署世卫传统医学合作中心的成立，有利于进一步发挥香港的特色优势，在各国之间担任桥梁角色，促进各方合作，在国际层面推动传统医药发展。

（魏春宇）

七、文化建设

【开展中医院文化建设】　2012年2月23日，国家中医药管理局出台《中医医院环境形象设计方案》，要求今后二级以上中医医院临床科室中医药文化环境形象建设应参照本方案执行。中医医院中医药文化建设应坚持突出特色、统筹规划、因地制宜、促进发展的基本原则，可以通过主题活动、图文实物等多种载体和形式，展示中医药的起源、基本知识、特色疗法、养生保健方法、名医名家、就诊指南等方面的内容，广泛传播中医药文化和科普知识。加强中医院中医药文化建设，能使患者更多地了解中医药、感受中医药，有利于在中医院倡导“大医精诚”的精神，加强医德医风建设，有利于弘扬中医“仁心仁术”的理念，使患者感到温暖，感受中医的亲和力。

（局　文）

【中医药文化科普巡讲专家遴选工作】　2012年，国家中医药管理局再遴选一批中医药文化科普专家，并将专家纳入国家中医药管理局中医药文化科普巡讲团。国家中医药管理局发出通知，要求局各直属单位和各地中医药医疗、教育、科研等单位选拔推荐专家人选或个人自荐。文化科普专家应具备：中医药相关专业毕业（本科以上学历），具有副高以上专业技术职称，10年以上中医药临床工作经历；作为主讲专家，在电视媒体上主讲中医药文化科普讲座，不少于5场；或在200人以上的现场，主讲中医药文化科普讲座，不少于20场；作为主要编著人出版发行的中医药文化科普书籍不少于5种，且每种印刷数量不少于1万册以上等。

（任　壮）

【国家中医药管理局确定两个中医药文化宣教基地】　2012年，国家中医药管理局组织专家对“津门医粹——中医药文化博物馆”、“乐家老铺药酒工坊”进行评估，并确定为全国中医药文化宣传教育基地。“津门医粹——中医药博物馆”注重将中医药文化与中国津味文化相结合，通过对中医药文化文献资料和中医药实物的展示，很好地宣传了津门名老中医的历史以及当地的中医药文化特色。“乐家老铺药酒工坊”作为国内第一家以药酒为主题的博物馆，通过实物、文献、图片、资料、器具、彩塑、影像等形式，形象地展示了药酒的发展进程、独特功效和文化底蕴。

（冯　磊）

【中医药知识宣传普及项目】　国家中医药管理局继续深入开展“中医中药中国行·进乡村、进社区、进家庭”活动。各地结合实际开展文化科普宣传周活动，以中医药文化知识普及、义诊咨询、健康讲座、基层中医师培训、展览展示、科普资料发放等为主要内容，深受基层群众欢迎。组织开展第三期中医药文化科普巡讲专家培训班，通过各地推荐、专家培训、演讲训练、考核筛选以及中医药文化科普巡讲专家遴选等活动，新增中医药文化科普巡讲团专家74人，在全国31个省（区、市）、新疆建设兵团、局直属单位组织中医药文化科普讲座，向社会宣讲科学、准确、权威的中医药文化科普知识。建设中医药文化科普宣传工作的交流平台，制作中医药文化科普宣传工作简报，促进各地中医药文化科普宣传信息的交流。

（欧阳波）

【15种优秀中医药文化科普推荐图书揭晓】　2012年，由新闻出版总署、国家中医药管理局联合开展的首届全国优秀中医药文化科普图书推荐活动圆满结束。经过出版单位申报、专家委员会评审、公示等规定程序，11家出版社出版的15种图

书成为首届优秀中医药文化科普推荐图书，为推进中医药文化科普宣传提供有力支持。

《中药养生堂》：吴圣贤，北京出版社。

《首席专家话健康》：王奕，人民军医出版社。

《国学养生丛书》（5册）：温长路，中国中医药出版社。

《黄帝内经养生堂》：贺娟，北京出版社。

《解密中国人的九种体质》：王琦、田原，中国中医药出版社。

《针灸图说》：张立剑，青岛出版社。

《中医药，让我们更健康——迎世博健康手册》：沈远东，上海科学技术出版社。

《首都市民中医健康指南》：北京市人民政府，人民卫生出版社。

《中医体质的饮食调理》：王国玮、李建军，军事医学科学出版社。

《湖南省中医养生保健手册》：湖南省中医药管理局，湖南科学技术出版社。

《你不可不知的24节气健康养生经》：月望西楼，江西科学技术出版社。

《中医"治未病"丛书》（12册）：北京市中医管理局、北京中医协会，北京科学技术出版社。

《中国食疗大全》（第三版）：夏翔、施杞，上海科学技术出版社。

《国医堂养生百草系列》（4册）：张瑞贤、紫轩，广西科学技术出版社。

《中华经典养生名言录》：孙光荣，中国中医药出版社。

（王　韬）

【中国中医科学院与北京电视台《养生堂》开展战略合作】 2012年6月21日，中国中医科学院与北京电视台《养生堂》栏目战略合作签字仪式在北京电视台举行，双方就《养生堂》栏目开展战略合作，共同策划并开展中医药养生、保健以及疾病防治领域相关电视节目的制作与活动。卫生部副部长、国家中医药管理局局长王国强，国家中医药管理局党组成员、中国中医科学院党委书记王志勇等出席了签字仪式并讲话。中国中医科学院常务副院长刘保延、北京电视台总编辑赵多佳代表双方单位签字。今后，中国中医科学院选派相关领域著名专家、学者参与节目录制，还将举行"走进北京电视台"活动。国家中医药管理局相关部门负责人、中国中医科学院党政相关负责人、二级临床院所负责人与北京电视台相关负责人、《养生堂》栏目编导等参加了签字仪式。

（高　欣）

【中医药文化海外传播】 2012年6月22日~7月4日，由国务院侨办、中国海外交流协会主办的"文化中国·名家讲坛"走进法国、匈牙利、奥地利等国，中国中医科学院针灸研究所杨金生教授和北京中医药大学程凯教授进行了4次"中医文化和养生保健"对外讲座，并进行了8场座谈，介绍中医针灸文化和养生保健方法，并进行健康咨询，引起不少华人华侨及中医药爱好者的极大兴趣。

（冯　磊）

【《中医药在俄罗斯》拍摄完成】 2012年，大型电视纪录片《中医走向世界》之"中医药在俄罗斯专题片"拍摄完成。摄制组赴西伯利亚、圣彼得堡和莫斯科，通过介绍中药贸易、中医药科研、中医教育培训等，反映中医药在俄罗斯的发展状况，展示中医药文化在海外的魅力及发展前景。该项目由国家中医药管理局支持，计划在五大洲进行纪录片拍摄。2011年初，已完成的《中医药在欧洲》在中央电视台国际频道播出，在国内外获得较好反响。

（魏　敏、王　璐）

【《济世布衣皇甫谧》全国巡演启动】 2012年12月10日，大型秦腔历史剧《济世布衣皇甫谧》在山西太原上演，取得圆满成功，正式拉开了该剧在全国巡演的帷幕。它将在山西、陕西两省6城市共演出6场。巡演由国家中医药管理局、甘肃省人民政府联合主办，甘肃省卫生厅、文化厅、文联和中共平凉市委、平凉市人民政府承办。

（冯永乐）

【《24节气养生》系列节目合作拍摄启动】 2012年12月19日，中国中医科学院与中央电视台《健康之路》栏目组《24节气养生》系列节目合作拍摄启动仪式举办。国家中医药管理局党组成员、中国中医科学院党委书记王志勇出席签约仪式并表示，此次合作是中国中医科学院贯彻落实党的十八大报告中关注民生的又一举措。近年来，老百姓的健康意识逐渐增强，对养生知识的需求越来越多，希望通过此系列节目，传播中医的养生保健知识，降低医疗费用，为医改的顺利实施提供支持。中国中医科学院常务副院长刘保延，党委副书记张为佳，中央电视台科教频道副总监梁红，健康之路制片人吕芸、副制片人田丰歌等出席签字仪式。系列节目共24集，第一集将在2013年2月4日立春当天播出，随后每个节气当天都将播出一集，时间跨度长达一年，这也是中国电视节目首次尝试这种播出方式。

（冯　磊）

八、新闻宣传与中医药期刊出版管理工作

【概述】 2012年，中医药新闻宣传和文化建设工作，坚持以邓小平理论和"三个代表"重要思想为指导，全面贯彻落实科学发展观，突出重点工作，坚持正面宣传，加强舆论引导，为中医药事业发展营造了良好的舆论氛围。

（欧阳波）

【2012年中医药十大新闻】 国家中医药管理局新闻办公室与中国中医药报社联合主办了2012年中医药

十大新闻评选活动，评选的2012年中医药十大新闻为：

一、《中医药事业发展“十二五”规划》颁布实施，重大项目扎实推进

2012年5月，《中医药事业发展“十二五”规划》（简称《规划》）颁布实施。《规划》明确了中医药事业发展指导思想、基本原则和发展目标，注重与深化医改紧密结合，坚持中医药医疗、保健、教育、科研、产业、文化“六位一体”全面协调发展，提出到2015年，建立起适应中医药事业发展的管理体制和运行机制，使中医药对我国经济和社会发展的贡献率进一步提高。《规划》确定的各项重点任务和项目正在扎实推进。

二、中医药积极参与医改，国家实施基层中医药服务能力提升工程

2012年9月，作为深化医改“强基层”的重点工作，国家中医药管理局、卫生部、人力资源和社会保障部、国家食品药品监督管理局、总后卫生部联合实施基层中医药服务能力提升工程，提出到2015年，力争使95%以上的社区卫生服务中心、90%以上的乡镇卫生院、70%以上的社区卫生服务站、65%以上的村卫生室能够提供中医药服务，基本建立基层中医药服务网络，满足城乡居民对中医药医疗保健服务需求。各地相继出台措施并启动。

三、中医药服务贸易纳入国家贸易发展战略

2012年4月，商务部、外交部、国家中医药管理局等14个部门发布实施《关于促进中医药服务贸易发展的若干意见》，明确了中医药服务贸易发展的指导思想、基本原则、总体目标，提出用5年时间，基本建立起以国际市场需求为导向的中医药服务贸易促进体系和国际营销体系，标志着中医药服务贸易纳入国家贸易发展战略。

2012年5月，首届服务贸易“京交会”上成功举办中医药专题活动，温家宝、李克强等中央领导参观中医药展区。

四、《藏医药大典》、《中国军事本草》出版发行

《藏医药大典》是我国迄今规模最大的藏医药文献编纂工程。全书60卷，共6000万字，收录了638部藏医药经典古籍和近现代代表性论著，跨越2900多年历史，是对藏医药学理论实践和历史成就的一次全面系统的集成。大典历经20余年时间，先后有近千名专家、学者参与。

《中国军事本草》是我国首部军事中药本草专著。收录药用植物530种、单验方800多个、照片2000张，涵盖军事医学各种战创伤及疾病，基本摸清了全国可用于军事目的的主要中草药种类及分布和军事敏感地区或军事管理地区控制区域内的药用动物、植物及其相关生态地理环境。该书融合了祖国传统医学与现代军事药学，是世界传统医药领域的一个重要创举。

五、《中医药标准化中长期发展规划纲要》颁布实施

2012年9月，国家中医药管理局召开新中国成立以来首次中医药标准工作会，成立了中医药标准化管理协调、专家技术和国际咨询委员会，发布了《中医药标准化中长期发展规划纲要（2011～2020年）》，明确了中医药标准化工作在中医药事业发展中的基础性、战略性、全局性地位和作用，对引领和支撑中医药事业发展具有重要意义。

六、首批64家学术流派传承工作室确定

2012年12月，国家中医药管理局发布首批64家全国中医药学术流派传承工作室建设单位，旨在挖掘整理的基础上，培育一批特色优势明显、学术影响较大、临床疗效显著、传承梯队完备、辐射功能较强、资源横向整合的中医学术流派传承群体，对推动中医药继承创新具有重要意义。

七、中药首次以药品进入欧洲市场

成都地奥制药集团公司研制生产的地奥心血康胶囊，以荷兰为突破口成功获准在欧盟国家注册上市，实现了我国具有自主知识产权的治疗性药品进入发达国家主流市场“零的突破”，成为欧盟成员国以外获得市场准入的第一个植物药，意味着中药国际化又迈出重要一步。

八、“养熊取胆”、“打通任督二脉”两中医药话题引发社会关注

2012年初，养熊企业归真堂谋求上市的话题，引发“活熊取胆”与野生动物保护的争论，也折射出中药发展如何处理好珍稀濒危动植物资源保护和中药原料利用之间关系的问题。

2012年5月，甘肃省卫生厅网站挂出“甘肃省医务人员练真气，40余人打通任督二脉”的消息，引发社会关注和争议。争议显示一些人对气功的认识源于武侠小说，而对什么是本属于中医的气功知之甚少，提示中医药科普有待进一步加强。

九、首批15种中医药文化科普图书向公众推荐

针对近年来中医药科普图书市场良莠不齐的状况，新闻出版总署、国家中医药管理局联合开展首届全国优秀中医药文化科普图书推荐活动，最终评出《国学养生丛书》、《针灸图说》等15种中医药文化科普图书，并向公众推荐。此举旨在保障公众获得科学的中医药文化科普知识，对引导中医药科普图书市场健康发展，保障人民群众健康权益，繁荣中医药文化有重要意义。

十、中医药应急救治体系初步形成，应对突发公共事件能力提升

2012年11月，国家中医药管理局召开新中国成立以来首次全国中医药应急工作会议，成立突发公共事件中医药应急工作领导小组和突发公共事件中医药应急专家委员会，明确了目标任务。中医药在参与抗击“非典”、汶川和玉树地震、舟曲泥石流等灾害救治中发挥了积极作用，近年建设提速，中医药应急救治体系初步形成，应对突发公共事件能力大幅提升。

（欧阳波）

【组织主流媒体围绕中心宣传报道中医药在医改中发挥作用情况】 紧扣中医药工作重点，国家中医药管理局及时报道中医药在改革和发展过程中的新思路、新举措、新突破和新进展。充分发挥新闻媒体的作用，结合重大活动和工作进展等，主动引导舆论，加强正面宣传。2012，以国家中医药管理局名义召开“2011 年度中医药十大新闻”发布会，与商务部共同在国新办召开《关于促进中医药服务贸易的若干意见》新闻发布会，积极组织媒体宣传报道全国政协委员调研基层中医药情况、京交会中医药展区、《中医药事业发展“十二五”规划》的发布、国家基层中医药服务能力推进工程座谈会、全国职业院校中药传统技能大赛等重大活动，引起了社会的广泛关注。收集、整理国家中医药管理局参加“科学发展成就辉煌”大型图片展览材料。协调安排经济日报、光明日报、新华社、香港文汇报、凤凰卫视等新闻媒体对局领导的采访，进一步扩大中医药的社会影响力。

（欧阳波）

【中医药新闻舆情监测工作】 2012 年，国家中医药管理局共制作日常平面媒体新闻监测 50 期，视频新闻监测 15 期。加强了有关中医药新闻专题的制作，制作新闻专题近 30 期。对引起社会关注的中医药热点、焦点问题，及时搜集和整理媒体报道，全面掌握新闻资讯，进行深入分析和形势研判，为中医药政策的制定和领导决策提供参考。例如，对引起社会广泛关注的“甘肃真气运行班打通任督二脉”、“拍打拉筋疗法”，及时收集搜集和整理新闻媒体有关报道，组织相关司办及专家召开专题会议研究答复口径，及时引导舆论。

（欧阳波）

【加强合作拓展新闻宣传渠道】 在“两会”期间，国家中医药管理局制作《中医药电视新闻简报》、与中国新闻社共同编辑《中国新闻报中医药专版》，集中反映中医药在医疗、保健、科研、教育、产业、文化及对外交流等到方面取得的新成就和新进展，赠阅给全国“两会”代表和委员。与央视网养生频道共同制作中医药形象宣传片，展示中医药事业发展成果。与中央电视台联合摄制大型高清电视纪录片《中医》，宣传和展示中医药文化内涵。筹备制作“中医五音养生”主题音乐会，将之打造成为向海外传播中医药文化的精品。与《北京商报》合作创办《中华医药周刊》，将中医药文化科普知识送上飞机。

（欧阳波）

【第四届中医药优秀期刊评选活动】 为进一步提升质量，打造中医药出版物精品，充分调动广大中医药期刊工作者的积极性和创造性，鼓励和表彰近年来在宣传党的中医药方针政策、普及中医药知识、传递中医药信息等方面作出优异成绩的中医药期刊，国家中医药管理局组织开展了第四届全国中医药优秀期刊评选活动。共有 79 种中医药期刊参与评选，评审专家按照客观、公平、公正原则，经过资格审查、初评、终评等程序，专家们进行了多轮讨论、多次投票，最终确定了 35 种获奖期刊。其中中国中西医结合杂志、中医杂志、中国针灸、中华中医药杂志、中国中药杂志等 5 种期刊获一等奖；江苏中医药、新中医、上海中医药杂志、家庭中医药、辽宁中医药大学学报、中国骨伤、天津中医药、世界中西医结合杂志、山东中医药大学学报、中国结合医学杂志等 10 种期刊获二等奖；中医正骨、中国实验方剂学杂志、上海中医药大学学报、广州中医药大学学报、中华中医药学刊、天津中医药大学学报、中华养生保健、世界针灸杂志、中国中医急症、中医药管理杂志、中医学报、吉林中医药、中国民间疗法、浙江中医杂志、陕西中医学院学报、北京中医药、中国中医基础医学杂志、西部中医药、湖南中医杂志、中国蒙医药等 20 种期刊获三等奖。此次评选活动对于进一步提升中医药期刊办刊水平、繁荣中医药文化与学术有积极作用。

（欧阳波）

【《全国中草药汇编》第三版审读会召开】 2012 年 2 月 23 日，由卫生部副部长、国家中医药管理局局长王国强主编的《全国中草药汇编》第三版审读会及编委会召开，王永炎、陈可冀、肖培根等院士及国医大师路志正、颜正华等近 40 名专家出席了会议。

该书副主编、中国中医科学院副院长、中药研究所所长黄璐琦介绍，该书较之前的版本有较大改变：一是在收录品种方面进行了大幅调整，将原版中附表形式收录的品种进行丰富充实加入正文，成稿品种约3900种，新增 103 种。二是依据《中国药典》、《中华本草》等著作，对所收录品种进行正名。三是补充了各个品种的植物形态、性味归经、功能主治、用药警戒等内容。四是补充了常用药材的特征和饮片性状。五是对所载药物的化学成分及药理成分进行全面更新。六是功能主治项突出传统中医特色。

《全国中草药汇编》第一版于 1975 年出版，第三版由中国中医科学院中药研究所牵头，由 15 家科研院所、25 所中医院校在内的 58 家单位的 450 人历经 4 年的时间编写，编写工作已全部完成。

（冯　磊）

【《中国近代中医药期刊汇编》编纂出版】 2012 年 5 月 23 日，《中国近代中医药期刊汇编》出版座谈会在北京人民大会堂召开，标志着历时 5 年、首次大规模系统整理出版的中医药近代期刊文献集面世。全国人民代表大会常务委员会副委员长韩启德、新闻出版总署副署长邬书林、国家中医药管理局副局长吴刚等出席会议并讲话。

文献集经过5年的收集、整理、编纂，共收入1897年至1949年间，在温州、上海、绍兴、苏州、无锡、北京、重庆、香港等地出版的具有重要影响的中医药期刊49种，12万页资料，汇编成5辑，精装212册出版，其中包括《利济学堂报》、《医学报》、《绍兴医药学报》、《中西医学报》、《中医世界》等，均为近代中医学界的重要医学杂志。《中国近代中医药期刊汇编》由上海中医药大学终身教授段逸山担任主编，由上海中医药大学和上海辞书出版社共同编纂出版，裘沛然、邓铁涛、路志正、何任、张灿玾、马继兴、余瀛鳌等我国中医药学界的国医大师、著名医药及文献学家担任学术顾问。

（樊　丹）

【国家科技学术著作出版基金资助6部中医药学术著作】 2012年度国家科学技术学术著作出版基金资助项目已确定，在全部120个资助项目中包括中医药学术著作6部。进入出版基金资助项目榜单的6部中医药学术著作是：《本草纲目禽部鸟类今释》（杨岚，中科院昆明动物研究所）、《针刺组学探索》（田捷，中科院自动化研究所）、《针灸学基本概念术语通典（上下册）》（赵京生，中国中医科学院针灸研究所）、《中药饮片标准图鉴》（陈士林，中国医学科学院药用植物研究所）、《常用蒙药鉴定大全（蒙古文）》（吴香杰，内蒙古民族大学）、《循证针灸治疗学》（杜元灏，天津中医药大学第一附属医院）。

国家科学技术学术著作出版基金由国务院批准设立，旨在更好地贯彻国家的科技政策和出版方针，支持优秀科技学术著作的出版，繁荣科技出版事业，促进科技事业的发展，为建设创新型国家发挥基础支撑作用。基金资助范围面向全国，专项用于资助自然科学和技术科学方面优秀和重要的学术著作的出版，包括学术著作、基础理论著作和应用技术著作三大类。

（任　壮）

九、规划财务工作

【2012年中央转移支付中医药项目资金顺利下达】 在财政部、审计署的指导和国家中医药管理局各有关部门的大力支持下，经过国家中医药管理局的不懈努力及优化整合，2012年中央转移支付中医药项目资金达到15.02亿元。其中中医药部门公共卫生专项资金12.02亿元，用于支持全国名老中医传承工作室建设、中医药知识宣传普及、中医药人才能力培训、全国名老中医药专家学术经验继承、国家基本药物所需中药原料资源调查和监测、省级民族医特色医疗服务能力建设、基层中医医院信息化服务保障能力建设、中医药标准应用评价、基层中医药适宜技术服务能力建设、基本公共卫生服务中医药服务和预防保健试点等10个方面建设项目。

中央财政2012年对地方转移支付中医临床重点专科建设项目补助资金3亿元，专项用于解决疾病诊疗问题为核心的专科能力建设，具体包括关键设备购置、相关人员培训和临床诊疗（护理）技术开发等。

（王振宇）

【预算执行管理和强化资金监管工作】 2012年，国家中医药管理局创新预算执行管理方式，深化资金使用管理，在开发使用预算执行监测动态平台的基础上，采取预算执行通报、预算执行责任制、预算执行与预算统筹安排相挂钩、预算执行约谈制度等有力措施；细化预算执行各阶段性目标，确保预算管理顺利实施。2012年10月16日，根据局领导的批示精神，国家中医药管理局规财司组建预算执行督导组，由国家中医药管理局副局长吴刚带队，通过15天时间，先后对局直属（管）18家预算单位的预算执行和资金规范使用等情况进行了实地考察、督导调研。通过督导调研，针对预算执行中的主要难点和瓶颈问题，深入研究分析，交流解决方案，为进一步推进项目预算执行起到了积极的推动作用。

（王振宇）

【部门预算信息主动公开工作】 按照财政部关于部门预算信息主动公开的各项具体要求，结合国家中医药管理局实际情况，国家中医药管理局拟定了2012年部门预算信息主动公开方案、2011年部门决算信息主动公开方案。经局人事教育司、局政务公开领导小组办公室、局保密办等部门系统审核后，分别于2012年4月23日、7月19日在局政府网站上向全社会公开，总体情况平稳。

（王振宇）

【项目绩效考评试点工作】 按照财政部有关要求，国家中医药管理局扎实稳妥地开展项目绩效评价试点工作。获得财政部好评。一是2012年4月完成了2011年度两个试点项目的相关绩效考评工作；二是按照财政部印发的《财政支出绩效评价管理暂行办法》（财预〔2011〕285号）的有关要求，督促指导望京医院中西医结合血管诊断和治疗平台建设、广安门医院中医重点专科专病共享平台建设、东方医院（方庄部）消化内镜诊疗中心暨消化内镜研究所建设3个项目开展绩效评价工作；三是在2013年部门预算“二上”中申报了3个绩效评价试点项目，并进一步扩大绩效目标的项目范围。

（王振宇）

【2013年部门预算编制有关动员、培训和编审工作】 为保障国家中医药管理局2013年部门预算编制工作顺利开展、从严落实各项预算编

制要求、进一步加强报表编制的规范化，国家中医药管理局规财司结合财政部2013年部门预算编制的有关重点要求，于2012年6月全面开展了部门预算编制动员、培训工作。在预算编制过程中，严格按照财政部有关要求，及时高效完成了2012年中央部门预算和住房改革支出预算。同时，根据中编办《关于国家中医药管理局所属事业单位清理规范意见的函》（中央编办函〔2012〕187号）的批复精神，协助北京中医药大学东直门医院向财政部申请增加二级预算编报基层单位独立账户。

（王振宇）

【部门决算、企业决算、资产信息统计、中央部门管理企业国有资产统计等工作受到财政部、国资委等主管部门表彰】 国家中医药管理局精心组织，认真部署，按时高质量完成中央部门决算、企业财务决算、资产信息统计、中央部门管理企业国有资产统计等工作。2012年先后荣获2011年度中央部门决算工作获财政部三等奖表彰（已连续11年获得财政部部门决算工作先进表彰）、2011年度企业决算工作先进单位、2011年度企业资产信息系统统计工作先进单位2011年度中央部门管理企业国有资产统计工作先进单位等荣誉表彰。

（王振宇）

【中医类别医师资格考试笔试和实践技能考试取得收费许可】 根据财政部、国家发展改革委联合下发的《关于调整执业医师资格考试收费等有关事项的通知》（财综〔2011〕94号），国家中医药管理局规财司协助国家中医药管理局中医师认证中心办理医师资格考试考务费（中医类综合笔试）、助理医师资格考试考务费（中医类综合笔试）、医师资格考试考务费（中医类实践技能考试）的收费许可证，并协助中医师资格认证中心开设中央财政汇缴专户。

（王振宇）

【国家中医药管理局配合审计开展相关工作】 2012年，根据审计署卫生药品审计局对王国强同志经济责任审计的《审计报告》，以实事求是的态度向审计署报告了《审计报告》中所提出的有关问题的整改情况。在日常工作中，高度重视审计署卫生药品审计局联网审计发现的问题，进一步强化同审计署工作协调力度，及时落实审计署交办的事项及提出的有关工作要求。

（王振宇）

【为局机关和直属（管）单位提供优质高效的财务资产管理服务和制度保障】 国家中医药管理局进一步规范中央单位政府采购行为，加强资产管理相关工作，探索改革管理的新模式。按照财政部进口仪器设备网上审批试点工作相关精神积极做好各单位进口仪器网络编审、上报、批复工作。协助国家中医药管理局东方医院、中药研究所等4家单位调整21个项目纳入政府采购范围支出；审核并批复局直属（管）单位的资产报废申请。继续实施“预算财务三级审核”制度，认真开展外汇管理、工资管理、公积金核定、政府采购计划编报等工作。

（王振宇）

【县级中医医院基础设施建设】 随着深化医改2009~2011年各项任务得到落实并取得阶段性成果，2012年国家启动了新一轮完善基层医疗服务体系建设规划试点工作，在县级医院建设项目中进一步加大了对县级中医医院（含民族医医院）基础设施建设的支持力度。2012年，中央共安排专项资近19亿元，支持了全国111所县级中医院建设，平均每所县级中医医院投资近1700万元，占县级医院项目数比为58%，占县级医院中央投资比达到60%，县级中医医院单体投资力度和所占比相比较以往均有明显上升。从2009年开始至2012年，中央已安排专项逾75亿元，支持全国493所县级中医医院建设，为改善县级中医医院基础设施条件提供了有力支撑，极大提升了基层中医药服务能力与水平。

（孙晓明）

【中医医疗服务价格项目规范修订工作】 经过两年多的研究论证和协调，2012年5月4日，国家发展改革委、卫生部和国家中医药管理局联合印发了《关于规范医疗服务价格管理及有关问题的通知》（发改价格〔2012〕1170号），正式实施《全国医疗服务价格项目规范（2012年版）》。通过此次修订工作，中医医疗服务价格项目由原来的124项增加到了337项。一些充分体现中医药技术劳务特点的项目，包括“中医辨证论治”以及中药服务项目等得到增加和细化。在国家发改委价格司和卫生部规财司大力支持下，国家中医药管理局规财司充分利用全国推广培训平台，2012年为中医药行业培训中医医疗服务价格管理人员600多名，为全面推进中医医疗服务价格项目在各地的贯彻落实奠定了良好基础。

（孙晓明）

【国家中医药管理局直属（管）单位基建工作】 2012年，国家中医药管理局通过国家发展改革委安排中央预算内投资近2亿元，支持机关服务中心能源系统安全节能改造、北京中医药大学东直门医院教学楼整体加固、北京中医药大学东方医院西院区整体改造、中国中医科学院西苑医院改扩建、中国中医科学院广安门医院扩建门诊楼等工程项目。与此同时，积极推动了东直门医院整体改扩建工程，协调做好中国中医科学院置换北京中医药大学针灸骨伤学院土地房屋工作，启动了眼科医院二期规划筹建工作。截至2012年底，中国中医科学院科学研究基地科研综合楼已基本竣工，西苑医院二期工程进入装修阶段，中国中医科学院广安门医院、中国中医科学院中医药信息研究所图书馆楼加层工程正在顺利推进。

针对近年来基建项目多、基建规模较大而基建管理能力还不够强等特点，国家中医药管理局进一步加强了基建管理工作，2012年3月召开了局直属（管）单位基建工作执行进度座谈会；2012年5月，卫生部副部长、国家中医药管理局局长王国强带队到局直属（管）单位进行基建项目专题调研，并召开局直属管单位基建工作现场办公座谈会。2012年新开工项目在工程进度和资金执行进度方面较好地达到了国家相关要求。

（刘群峰）

【中医药统计工作】　国家中医药管理局在顺利完成2011年中医药统计摘编编制工作基础上，首次对外发布了年度中医药事业发展统计报告，并报国务院医改办、国家发展改革委、财政部、卫生部、人力资源社会保障部等相关部门。中医药事业发展得到社会各界关注，健康报、中医药报及部分门户网站进行了重点报道。

在国家中医药管理局党组的高度重视下，中医药统计工作取得明显进展。一是积极协调卫生部统计信息中心编制、印发中医药月度统计资料手册；二是就设置国家中医药管理局中医药信息统计中心形成了初步的方案；三是中医药发展统计指标体系和中医药统计制度研究工作取得阶段性成果；四是筹备开展了争取中医药统计制度建设专项资金建设全国中医药综合统计体系的相关工作。

（刘群峰）

十、党建工作与群众工作

【2012年思想教育工作概况】　2012年是召开党的十八大的重要之年，根据局党组工作部署，国家中医药管理局直属机关党委引导广大党员干部职工以扎实工作和优异成绩迎接党的十八大胜利召开。组织学习2012年7月23日胡锦涛总书记在省部级主要领导干部专题研讨班开班式上的重要讲话。组织收看十八大开幕式和座谈。认真组织学习宣传贯彻党的十八大精神，为党组中心组专题学习会做好服务工作，印发学习宣传贯彻十八大精神的通知，举办局学习贯彻十八大精神培训班，对300多名党员干部进行了集中专题培训，提高大家对十八大精神和理论联系实际的准确把握，切实做到武装头脑、指导实践、解决问题、推动工作。全年安排2名司局级领导干部和13名处级领导干部参加党校脱产进修学习。

（刘　灿）

【2012年组织工作概况】　一是顺利完成提名推荐党的十八大代表候选人等工作。组织局机关和直属单位各级党组织顺利完成国家中医药管理局出席党的十八大代表候选人预备人选和中央国家机关党代表会议代表的提名推荐、征求意见等工作，切实把推选工作作为开展党性、党规、党的知识教育和加强党的先进性教育的生动过程，在全体党员中普遍开展了一次增强党员党性、遵守民主集中制原则和掌握党内选举程序、保障党员民主权利的教育实践。

二是切实做好“基层组织建设年”各项工作。2012年是中央确定的基层组织建设年，以加强党支部建设为重点，切实贯彻落实《中国共产党党和国家机关基层组织工作条例》，扎实做好抓基层、打基础工作，认真组织开展“基层组织建设年”活动。组织基层党组织分类定级工作，健全基层党组织班子，坚持“三会一课”（即支委会、支部会、小组会和党课）等党内基本工作制度，开展好“五个日常五个一”（即理论学习、维护稳定、组织发展、廉政建设、总结宣传和一次办班、一次党课、一次活动、一次生活会、一次民主评议）等基层组织活动。坚持党务公开，切实保障广大党员的知情权、参与权、选举权和监督权，进一步增强了基层党组织的创造力、凝聚力和战斗力。全年局机关和局直属单位新发展党员62名，转正党员69名。

（刘　灿）

【创先争优活动】　2012年是集中开展创先争优活动的收官之年，国家中医药管理局创先争优活动领导小组继续组织局机关和局直属单位并协助指导全国中医药系统深入开展“为民服务创先争优”和“三好一满意”活动，努力把受人民群众欢迎的中医药工作干得让人民群众更加满意。协助党组召开局创先争优活动总结表彰大会，总结活动，交流经验，表彰先进，推动健全创先争优长效机制工作。汇编形成《国家中医药管理局创先争优活动领导小组简报汇编》和《全国中医药系统创先争优活动先进事迹汇编》两本资料。全国中医药系统共有150个创先争优活动先进集体和450名创先争优活动先进个人受到表彰。广大党员干部职工为民服务意识和质量水平有显著提高；人民群众在以科学发展和为民服务为主题的创先争优活动中，得到了实实在在的实惠。

（刘　灿）

【全国医药卫生系统、全国中医药系统创先争优活动“三先”和国家中医药管理局直属机关创先争优活动“两优一先”评选活动】　2012年，国家中医药管理局直属机关党委组织了全国医药卫生系统、全国中医药系统两级创先争优活动“三先”和国家中医药管理局直属机关创先争优活动“两优一先”评选工作，共有5个先进集体、6名先进个人和2名指导工作先进个人受到全国医药卫生系统创先争优活动指导小组的表彰。并有北京市密云县中医医院党委等100个基层党组织获得全国中医药系统创先争优活动领导小组授予的“全国中医药系统创先争优活动先进集体”荣誉称号；刘红旭等200名同志获得“全国中医药系统创先争优活动先进个人”荣誉称号；徐希胜等100名同志获得“全国中医药系统创先争优活动指导工作先进个人”荣誉称号；国家中医药管理局人事教育司党支部等50个基层党组织获得“国家中医药管理局直属机关创先争优活动先进基层党组织”荣誉称号；邢超等100名同志获得“国家中医药管理局直属机关创先争优活动优秀共产党员”荣誉称号；杨锐等50名同志获得“国家中医药管理局直属机关创先争优活动优秀党务工作者”荣誉称号。

（刘　灿）

【2012年群团工作概况】　充分发挥工青妇作用，开展形式多样生动活泼的活动。在工会工作方面，国家中医药管理局直属机关工会组织局机关和直属单位干部职工参加中央国家机关公文写作技能大赛、太极拳比赛、摄影比赛、赛诗会等系列文体比赛，取得较好成绩；继续开展群众性广播体操活动；组织局工会干部和妇工委干部赴南海三沙市永兴岛慰问驻岛官兵，接受爱国主义教育等。在团的工作方面，直属机关团委召开局直属机关第三次团代会，选举产生新一届局直属机关团委会，进一步加强直属机关共青团工作的组织建设；对2009～2012年度局直属机关优秀共青团员、优秀共青团干部、五四红旗团委（团支部）进行表彰，营造激励青年建功立业的良好氛围；召开纪念建团90周年暨基层调研实践活动推进会，将机关青年参加2011年“百村调研”活动的调研报告、心得体会、访谈对话等整理汇编成册，增进交流、强化共识、推动工作；组织机关青年开展“根在基层　走进一线”调研实践活动，学习基层经验、锤炼工作作风、增强工作能力。在妇女工作方面，直属机关妇工委开展“为民服务　巾帼建功”走进基层系列调研活动，深入西苑医院、广安门医院、望京医院和眼科医院，召开座谈会、参观先进科室，为女干部、女职工解难事，党组成员、副局长马建中、中央国家机关妇工委主任曹博慧出席广安门医院调研活动并发表讲话；组织女司长参加“喜迎盛世巾帼情——中央国家机关女司局长访谈活动”，宣传中医药工作，展示中医药行业女干部风采，受到各方面好评和表彰。

（刘　灿）

十一、反腐倡廉工作与行风建设

【概述】　2012年，国家中医药管理局直属机关纪委在局党组和驻部组局的正确领导下，在局各部门和直属单位的大力支持下，认真贯彻落实党的十八大精神，以中央纪委七次全会和国务院第五次廉政工作会议精神为指导，紧紧围绕年初确定的《国家中医药管理局2012年党风廉政建设和纠风工作任务分工意见》总体要求，坚持标本兼治、综合治理、惩防并举、注重预防的方针，严明党的纪律，加强作风建设，扎实推进局机关和直属单位惩治和预防腐败体系建设，为全面实施《中医药事业发展“十二五”规划》、努力开创中医药事业科学发展新局面提供了有力保证。

（朱　桂）

【政治纪律教育工作】　一是按照中央要求，认真组织局机关和直属单位广大党员干部深入学习胡锦涛在中央纪委七次全会上的讲话和贺国强的工作报告，深入学习温家宝在国务院第五次廉政工作会议上的重要讲话，统一思想认识，明确任务要求。各直属单位积极开展形式多样的主题教育活动，通过配发《十七届中央纪委第七次全会专辑》、《保持党的纯洁性学习读本》，播放《警钟长鸣》、《“小金库”引发的大案》和《损公肥私者的最终结局》廉政教育录像片等，不断加强广大党员干部的思想和道德建设，教育引导党员干部坚定理想信念，保持队伍的纯洁性。党的十八大召开之后，直属机关纪委及时印发通知，要求局各单位、各部门纪检组织和纪检干部认真学习十八大精神，带头贯彻落实。

二是始终把严明党的纪律作为贯彻执行党风廉政建设责任制的重要内容，通过组织集体学习和开展个人自学、播放警示录像片等形式，深入开展理想信念教育、纪律法制教育、廉洁从政教育和优良传统教育。直属单位纷纷创新教育方式，中国中医科学院邀请北京市卫生局纪检组组长何群作了题为《和谐医患　仁心担当》的报告；西苑医院在OA系统上开设了“廉洁从政　廉洁行医”专栏，并组织开展“读书思廉　学习促廉”征文活动；广安门医院在院报上开辟了《警示教育》专栏，并组织纪委委员及重点岗位领导干部参加西城检察院“爱民月开放日”活动，以案明纪。多种形式的宣传教育，引导和督促党员干部在政治上、思想上、行动上自觉同党中央保持高度一致，坚决维护党的团结统一，对违反政治纪律的行为做到自觉抵制、严肃查处，创造风清气正的工作环境。

（朱　桂）

【专项治理工作】　一是继续深化庆典、研讨会、论坛过多过滥问题专项治理。国家中医药管理局直属机关纪委按照专项治理工作领导小组的要求，配合局办公室研究制订了专项治理工作实施方案，以严格审批程序和经费管理为重点，加强对举办节庆活动和国家中医药管理局主管的社团组织举办活动的管理，精简举办数量，特别是坚决制止和取消增加基层负担、形式重于内容的活动。对经过批准举办的活动做到严格控制规模，厉行节约。

二是配合局办公室继续深化公务用车专项治理。针对公务用车问题专项治理工作的长期性，局专项治理工作领导小组办公室对局机关公务用车配备使用情况及各单位登记上报情况进行认真审核和汇总，切实加强日常监管，落实公务用车管理规定，规范公务用车经费管理制度。

三是进一步加大治理医药购销领域和药品器材集中采购商业贿赂工作力度。召开局直属（直管）医院纪检监察工作会议，切实加大纪律法制教育和警示教育力度；加强对医生处方权的监督，促进阳光用药、合理用药；进一步加强医疗机构统方管理，严格统方权限和审批程序，严禁为商业目的统方；推行医药购销廉洁协议制度，切实加强对局直属医疗机构药品集中采购工作的监督。

（朱　桂）

【党风廉政建设责任制和纠风工作任务落实情况】 各级党组织按照保持党的先进性、纯洁性的要求和教育、制度、监督、改革、纠风、惩治的反腐倡廉工作格局，认真贯彻落实党风廉政建设责任制和纠风工作分工任务，扎实推进惩治和预防腐败体系建设工作，认真开展反腐倡廉和党风廉政教育，坚决贯彻执行民主集中制和“三重一大”集体讨论决定制度，积极推进廉政风险防控机制建设，坚持开展治理医药购销领域商业贿赂工作等，取得良好成效，为改革发展起到了保驾护航的作用。

（刘　灿）

【惩治和预防腐败体系建设检查工作】 根据中纪委办公厅《关于开展2012年度推进惩治和预防腐败体系建设自查工作的通知》精神及局党组关于党风廉政建设和纠风工作的总体安排，国家中医药管理局制订了《国家中医药管理局关于对局机关和直属单位推进惩治和预防腐败体系建设情况进行检查的实施方案》，配合驻部组局成立检查组，对局机关8个部门、局直属（直管）14个单位的惩防体系建设情况进行了检查。检查期间，先后召开汇报会12个、座谈会10个，进行个别谈话46人，开展问卷调查203人。各部门、各单位在推进惩防体系建设工作中，围绕教育、制度、监督、改革、纠风、惩处6个着力点做了大量有效的工作，主要负责人能够牢固树立“一岗双责”意识，一手抓业务工作、一手抓党风廉政建设，搞好责任分解，明确工作标准，确定完成时限，加强督促检查，将反腐倡廉制度建设融入业务工作之中，做到党风廉政建设与业务工作同部署、同落实、同检查、同考核。

（朱　桂）

【廉政风险防控工作】 全面推行廉政风险防控工作是2012年党风廉政建设的重点工作，国家中医药管理局党组高度重视，2012年制订印发了《国家中医药管理局廉政风险防控工作方案》，从指导思想、基本原则、组织领导、实施步骤和工作要求5个方面提出了具体要求，明确了责任。局机关纪委配合局办公室，确保此项工作落到实处，取得成效。中国中医科学院等直属单位紧紧围绕廉洁风险防控工作方案的制订，成立以领导班子成员为主的工作领导小组，加强领导，周密部署，抓住关键环节、突出防控重点，有序推进工作落实；各直管医疗机构严格工作流程，规范权力运行，加强监督检查，使廉洁风险防控工作的落实做到规定动作不走样，自选动作有特色，扎实稳步地向前推进。

（朱　桂）

【纪检监察组织建设工作】 2012年，中共中央办公厅、国务院办公厅印发了《关于加强和改进中央和国家机关纪检监察组织建设的意见》，中央纪委办公厅印发了《关于印发贺国强同志在纪检监察机关自身建设调研座谈会上的讲话的通知》，对进一步加强纪检监察机构和队伍建设提出了新的要求。为了贯彻落实文件精神，直属机关纪委按照局领导要求，根据局党组2010年提出的《关于加强国家中医药管理局直属单位纪检监察组织建设的意见》，对局直属（直管）14家单位的纪检监察机构建设落实情况进行了梳理、总结和汇报，并按照局领导的指示，对未按要求落实的单位有的放矢地进行了督导。中国中医药出版社成立纪检监察室一事已得到驻部组局批复同意，正在办理相关手续。

（朱　桂）

【纪检队伍自身建设】 国家中医药管理局积极落实中央纪委、监察部《2009～2013年全国纪检监察干部教育培训工作规划》和《关于进一步加强和改进纪检监察干部队伍建设的若干意见》，结合实际情况，国家中医药管理局直属机关纪委组织机关及直属单位纪检监察工作人员先后参加了2012年全国卫生系统纪检监察干部培训、党风廉政建设和预防职务犯罪培训、加强廉政风险防控规范权力运行工作专题培训，使广大专兼职纪检干部不断提高理论水平和业务能力，确保各级纪委在卫生系统反腐倡廉建设中充分发挥作用，扎实推进党风廉政建设，保证中央重大决策部署的贯彻落实，促进医药卫生体制改革顺利进行。

（朱　桂）

十二、信息工作

【中医药政务信息公开工作】 2012年，国家中医药管理局积极推进中医药政务公开工作，调整充实了政务公开工作领导小组及办公室成员，研究制定《国家中医药管理局依申请公开信息工作规范》、《国家中医药管理局政府信息公开保密审查规定》，更新政务公开指南，编制和公布国家中医药管理局2011年度政府信息公开工作报告，发布政务公开目录信息220条。完善局政府网站政务公开目录系统建设，局办公室会同局人教司举办2期政务公开目录系统操作培训班，提高政务信息公开操作能力。协调局规财司主动公开2012年部门预算、“三公经费”拨款情况、2011年度部门决算，及时办理依申请公开信息。

（陈　伟）

【卫生信息化建设指导意见出台】 2012年6月6日，卫生部和国家中医药管理局联合印发《关于加强卫生信息化建设的指导意见》（简称《意见》）。《意见》作为深化医药卫生体制改革的重要配套文件之一，首次将“完善中医药信息系统建设”列为重点任务，提出完善中医药信息系统建设的主要任务，要求建设中医药电子政务管理系统，构建中医药专项、转移支付等预算管理监控平台，开展满足中医药需求的综合统计管理信息系统，实现中医药数据的实时采集、整理、汇总和分析功能。建设中医药公共信息服务系统、中医医疗服务及预防保健信息系统，继续推进基于中医电子病历的医院信息平台建设，全面提升中医医疗服务质量。继续开展国家临床研究基地信息共享与利用技术平台、科研信息平台以及基于地理信息系统的重要中药资源的网络化共享平台建设，提高中医药科技信息服务应用能力。加强中医药教育、文化、对外交流等信息化建设。开展中医药信息标准体系建设，制（修）订中医药数据元、基础数据标准等标准规范，建立和完善中医药资源数据库。

（陈　伟）

【中医药信息统计调查指标和月度统计资料编制工作】 国家中医药管理局办公室在参照《2009 年全国中医基本现状调查》的基础上，坚持体现中医药特色的核心指标以及精简、准确和可操作性原则，召开专门会议，认真分析、研究和整理能够反映中医药事业发展的指标体系和中医药医改监测指标，主动参与卫生部召开的《“十二五”期间医改监测主要指标》、《2012 年医改监测主要指标》、《医疗服务年（月）报表》等征求意见会，在《全国卫生资源与医疗服务统计调查制度》中增加中医药统计指标，在《“十二五”期间医改监测中医药增加指标和 2012 年医改监测指标》增加中医药内容。为建立有效的中医药信息统计工作机制，国家中医药管理局办公室主动与卫生部统计信息中心沟通协调，在卫生部统计直报系统的基础上收集和整理中医药信息统计数据，共同编制《中医药月度统计资料》。

（陈　伟）

【基层中医医院信息化服务保障能力建设】 2012 年，财政部下达专项资金重点支持 592 家国家扶贫开发重点县中医医院信息化服务保障能力建设，开展信息系统基础设施建设，实现与新农合、医保、综合统计及上报等业务系统对接。国家中医药管理局办公室组织召开基层中医医院信息化服务保障能力建设项目启动会，组织专家研究制订基层中医医院信息化服务保障能力建设情况调查方案，委托湖北中医药大学信息工程学院开发在线调查录入软件，组织对项目单位开展现状调查的网上填报工作。在摸底调查的基础上，进一步细化项目工作任务方案和建设方案，重点加强和完善医院挂号、收费、取药、医保、新农合、统计等核心业务信息系统建设，并定期督促项目建设进展情况，编撰工作简报。

（陈　伟）

【中医药信息标准体系研究】 为贯彻落实《中医药标准化中长期发展规划纲要（2011～2020 年）》、《中医药信息化建设“十二五”规划》，国家中医药管理局办公室委托湖北中医药大学承担《中医药信息标准体系表》研究任务，系统分析中医药信息标准的现状和需求，严格按照国家标准的有关要求和规定，收录了卫生部、国家中医药管理局颁布并在执行的和正在制定的有关信息标准、中医药信息化建设必须遵循的国家标准和行业标准，规定了中医药信息标准体系的层次结构、分类类目、标准代码编制方法和标准明细表。《中医药信息标准体系表（试行）》是中医药信息标准构成及内在联系的蓝图，是对现有、在研和应予制定标准的全面规划，是指导中医药信息标准制修订的依据和基础，是建立科学、先进的中医药信息标准体系的关键环节，对指导当前和今后较长一个时期我国中医药信息标准制修订具有重大和深远意义。

（陈　伟）

【中医药信息化建设情况调研】 2012 年 4 月 17～26 日，国家中医药管理局办公室组织中医药行业信息化专家深入北京、河北、上海等地中医药管理部门、中医医疗机构开展中医药信息化建设情况调研，并通过函报方式了解湖南、湖北、四川等省卫生信息化项目中医药参与情况，了解中医药统计信息工作、中医医院医疗质量监测等，研究分析当前我国中医药信息化建设现状和存在问题，进一步征求《中医药信息化建设“十二五”规划》的意见和建议，最终形成《2012 年中医药信息化建设情况调研报告》。

（陈　伟）

【民族医药信息化工作调研】 2012 年 8～9 月，国家中医药管理局办公室分别在内蒙古、青海、新疆组织召开全国蒙医药、藏医药、维医药信息化工作座谈会，研究探讨蒙医药、藏医药、维医药信息化建设，特别是民族医医院信息标准制定与应用、民族医电子病历等建设面临的主要问题，拟研究出台 3 个民族医信息化建设意见和管理办法。与会代表现场参观了省级民族医院信息化建设。

（陈　伟）

【信息安全等级保护建设工作】 根据公安部《关于开展信息安全等级保护安全建设整改工作的指导意见》、《信息安全等级管理办法》规定，2012 年公安部组织对国家中医药管理局信息安全等级保护监督检查反馈意见书，国家中医药管理局办公室对照《2012 年政府信息系统安全检查指南》以及国家信息安全等级保护标准，组织开展信息安全检查，并委托国家信息技术安全研究中心对局政府网站、内网办公系统、继续教育系统信息系统和中医药项目经费预算监控信息系统进行等级保护测评，工作认真，符合标准，受到北京市公安局文保总队的高度评价。

（陈 伟）

十三、信访、安全保卫、建议与提案办理

【概述】 2012年，国家中医药管理局共接待群众来访153批次163人次，处理群众来信501封，答复局长信箱1703件，信访总量靠前的省份有北京、河南、江西、江苏、河北、湖南、山东、四川、浙江、广东等，所反映的内容主要有中医类别执业医师执业范围、民间中医师执业资格、基层中医药人才培养、中医药教学课程设置、中医民族医药事业发展等方面。

认真编印《中医药信访信息》，定期通报群众来信来访反映的热点、难点问题，不断改进和完善局受理、办理信访事项的工作方法，切实做好中医药信访工作。认真研究分析局长信箱系统平台需求，完善局长信箱系统平台建设，并于2012年6月启动新系统。加强与各部委信访工作交流协调，承办了2012年度中央国家机关信访工作第三协作组会议。

对2009年至2012年来的群众来信来访、局长信箱进行了认真梳理，主要存在的问题有：一是民间中医执业医师资格，中医（中西医结合）执业医师的执业范围，基层中医药事业发展，虚假药品广告、会议、评选和闹访、缠访、集体访等；二是信访工作管理机制存在信访渠道不够通畅、部门配合有待加强等。提出完善中医药信访工作机制、建立局领导分工负责研究解决信访问题、重视基层中医药工作、畅通信访渠道等建议。起草了《关于中医药信访工作有关情况的汇报》。按照局党组的要求，结合国家中医药管理局信访工作实际，制定印发了《国家中医药管理局关于加强中医药信访工作的意见》（国中医药办信发〔2012〕50号）。

（李 恒、张印生）

【“两会”建议提案答复工作】 2012年国家中医药管理局承办十一届全国人大五次会议代表建议71件。其中独办9件、会同主办42件、会同协办18件、参阅2件，承办全国政协十一届五次会议委员提案56件，其中主办30件、独办10件、协办15件、转信1件。主要涉及中医药管理体制改革、公立中医院发展、中医类别执业医师执业范围、中药资源的保护和可持续利用、中医药文化建设等方面。按照全国人民代表大会常务委员会办公厅《关于交办十一届全国人大五次会议代表建议的通知》（联〔2012〕8号）和政协全国委员会办公厅《关于办理全国政协十一届五次会议提案的实施意见》（政全厅字〔2012〕22号）的文件要求，及时印发《国家中医药管理局办公室关于办理全国人大代表建议和全国政协委员提案的通知》，从具体分工、办理要求、审签程序、起草格式、办理期限等各个环节都提出了明确要求。各承办部门领导重视，统筹安排，责任明确，程序严格，及早动手，按时办理，于2012年9月底完成了全国人大代表建议和全国政协委员提案办理答复工作。同时组织编印了《全国政协第十一届委员在五次会议上有关卫生与中医药的发言摘编》，并及时发放给中医药界全体政协委员、局机关全体干部和各省、市、区中医药管理局。

（白 雪、张印生）

【国家中医药管理局提案工作荣获表彰】 2008～2012年来，国家中医药管理局各司办在“两会”建议和提案的办理工作上，尽职尽责，圆满完成工作要求，在政协第十一届全国委员会开展的优秀提案和先进承办单位表彰活动中，国家中医药管理局荣获2012年政协第十一届提案先进承办单位，王国强委员在十一届四次会议上提出《关于在深化医药卫生体制改革中建立和完善有利于发挥中医药特色优势的公立中医院投入补偿机制》的提案（第4801号）和曹洪欣委员在十一届五次会议上提出的《关于加强基层中医药能力建设》的提案（第3753号）被评为政协第十一届优秀提案。

（张印生）

【开展重点提案调研活动】 曹洪欣等委员提出《关于加强基层中医药能力建设》（第3753号）提案被全国政协提案委员会确定为2012年重点提案，全国政协提案委员会组织国家发展改革委、财政部、卫生部、国家食品药品监督管理局和国家中医药管理局共同组成调研组，于2012年6月赴湖南、内蒙古进行专题调研，就加强基层中医药能力和人才队伍建设，健全基层中医药服务网络达成共识。国家中医药管理局会同卫生部、人力资源和社会保障部、国家食品药品监督管理局、总后勤部卫生部等部委共同实施基层中医药服务能力提升工程，该工程已于2012年9月11日正式启动，争取到“十二五”末期实现基层中医药服务设施齐全、人员配备合理、中医药服务能力明显上升的目标，更好地满足城乡居民日益增长的中医药服务需求。

（张印生）

【建议和提案优秀复文评选活动】 为进一步加强和改进人大建议和政协提案的办理答复工作，全面总结、交流办理工作经验和体会，提高办理工作的积极性和办理质量，国家中医药管理局办公室组织专家对2012年国家中医药管理局主办的89件建议和提案答复复文进行了认真评选，并对评选出的2个优秀部门、5个优秀个人及获得优秀复文的6名承办人进行表彰。国家中医药管理局副局长吴刚就进一步做好人大建议和政协提案办理工作提出要求：第一，进一步提高对人大建议和政协提案办理工作重要性的认识。中医药事业的发展离不开人大代表和政协委员多年的关心和支持，办理

好人大建议和政协提案工作，是推动和改进中医药工作的重要方式，是落实科学发展观的具体体现，是广纳良策、改进工作、转变作风的一项重要措施。2012 年曹洪欣委员提出《加强基层中医药能力建设》的提案，被列为全国政协提案委员会重点提案，这对提升基层中医药服务能力建设工程的实施起到了积极的推动作用。各部门要进一步增强做好人大建议和政协提案办理工作的政治责任感和工作紧迫感，提高工作的积极性、主动性、自觉性和创造性，采取有效措施，切实做好人大建议和政协提案办理答复工作。第二，进一步提升人大建议和政协提案办理工作科学化水平。加强人大建议和政协提案办理工作，要结合中医药发展的实际，深入研究具体工作特点，切实做到办理工作的科学化、制度化、规范化。逐步构建职责分明、重点突出、督办有力、落实到位的办理工作新格局，对推进中医药事业发展意义重大。一是明确分工责任，规范办理机制。要加强办理工作的组织领导，建立健全办理答复责任制度。二是加强沟通协调，提高办理质量。要加强与建议代表、提案委员、会办单位、全国人大、全国政协的沟通联系，认真听取代表和委员提出的建议和意见，共同探讨解决问题的办法。复文要有分析、有针对性地提出具体有效的解决措施，切实提高办理质量。三是抓好重点办理，注重落实实效。建议和提案办理工作的核心是求真务实，办实事，求实效，抓落实。要将代表和委员提出的合理建议吸纳为具体的政策措施，落实到日常工作中。充分发挥建议和提案的作用，进一步推动中医药事业的发展。四是完善督查制度，及时总结交流。加强组织协调和检查督办，明确专人负责与全国人大、全国政协及各部门、各部委保持沟通联络，制定建议和提案办理进展情况明细表，随时了解各部门的办理情况，采取多种形式对各部门进行督办，确保建议、提案答复按时保质完成。国家中医药管理局将对全国政协重点提案继续跟踪办理；及时总结在办理过程中的经验、体会及做法，积极探索办理的新途径和新方法，学习交流办理工作的经验和体会，提高办复质量。

（白　雪、张印生）

【安全保卫工作】　2012 年，国家中医药管理局安全保卫工作在局党组的正确领导下，在北京市公安局文保总队的指导下，以邓小平理论和“三个代表”重要思想为指导，深入贯彻落实科学发展观，紧紧围绕中心工作，从服务中医药事业发展的大局出发，坚持“预防为主、单位负责、突出重点、保障安全”的原则，全面落实安全保卫各项措施，一是领导重视，切实落实责任制；二是组织实施消防安全工作；三是开展防灾减灾宣传的各项工作；四是加强出租房屋和流动人口管理工作；五是建立应急预案，做好节假日值班等工作；六是加强防范措施，确保局机关和直属单位各项工作的正常运转。

2013 年 1 月 16 日，国家中医药管理局 2013 年安全保卫工作会议召开，局机关各部门、各直属单位主管安全保卫工作的领导和负责安全保卫的工作人员参会。局机关党委常务副书记杨锐传达了中共中央办公厅、国务院办公厅有关文件精神，局办公室副主任赵明总结了局系统 2012 年安全保卫工作、部署了 2013 年安全保卫工作。国家中医药管理局副局长吴刚从 4 个方面对安全保卫工作提出了要求：一是加强领导，落实责任，坚决杜绝重特大安全事故发生。局机关各部门、各直属单位主要负责同志要切实负起领导责任，把加强安全保卫工作作为当前的一项重要政治任务和重点工作亲自研究部署，加强力量，舍得投入，落实各项安全防范措施。主管安全保卫工作的部门要按照中医药工作特点，结合本单位的实际情况，积极查找隐患，提出改进意见，当好领导的参谋助手。二是开展安全检查，落实防范措施。各单位、各部门要对本单位的防火安全、水电气热设备安全、地下空间整治和管理、人员密集场所安全、危房使用和建筑安全、危险化学品管理进行安全检查。通过自查、互查和抽查等形式全面排查火灾等各种安全隐患，实施经常性安全检查，防范各种事故发生。三是要健全应急预案，确保“两会”安全。2012 年“两会”是政府换届后的一次重要会议，是全国各族人民政治生活中的一件大事，为确保首都政治稳定、社会安定和各项活动的绝对安全，局系统加强组织领导，认真研究制订切实可行的“两会”期间本单位的安全保卫工作方案，精心组织，周密部署，确保万无一失。严格按照《国家突发公共卫生事件应急预案》、《国家突发公共事件医疗卫生救援应急预案》等文件要求，建立健全应急预案，组织应对突发性公共卫生事件预防演练，严格易燃易爆、剧毒和放射性物品、生物菌（毒）种的安全监管。四要做好值班工作安排。各单位在“春节”、“两会”等重大节假日、重要活动期间，要认真履行领导值班制度，落实值班责任，确保联系渠道畅通，及时处理紧急情况。

（李　恒、张印生）

十四、其他工作

【我国卫生事业发布白皮书介绍中医药发展工作】　2012 年 12 月 26 日，《中国医疗卫生事业》白皮书由国务院新闻办发布，这是我国政府首次就医疗卫生事业发布白皮书。在“中医药发展”一章中，白皮书指出，中医药在医疗卫生保健中的重要作用不可替代，在治疗常见病、多发病和疑难病方面独具特色和优势，在传染病的治疗上也具有良好效果，深受公众喜爱。

白皮书说，多年来，我国坚持“以农村为重点，预防为主，中西医并重，依靠科技与教育，动员全社会参与”等卫生工作方针，努力发展具有中国特色的医疗卫生事业。正文部分共七章，分别是卫生基本状况、医药卫生体制改革、传染病防治与卫生应急、慢性非传染性疾病防治、妇女儿童健康权益保护、中医药发展和卫生国际合作。

白皮书介绍，我国已建立覆盖城乡的中医医疗服务体系。在城市，形成了以中医医院、民族医医院、中西医结合医院、中医专科医院、综合医院中医科、社区卫生服务机构及中医门诊部和中医诊所为主的城市中医药服务网络。在农村，形成了由县级中医医院、乡镇卫生院中医科和村卫生室为主的农村中医药服务网络。截至 2012 年，75.6% 的社区卫生服务中心、51.6% 的社区卫生服务站、66.5% 的乡镇卫生院、57.5% 的村卫生室能够提供中医药服务。

在人才培养方面形成独具特色的中医药人才培养体系。国家把人才培养作为中医药事业发展的根本，加强名老中医药专家学术思想和经验继承工作以及优秀中医临床人才培养，加强社区、农村基层中医药人才的培养，基本形成了院校教育、师承教育、继续教育的多形式、多层次、多途径的中医药教育体系，初步建立起社区、农村基层中医药人才培养机制。截至 2011 年，全国共有高等中医药、民族医药院校 46 所，高等教育中医药类在校生人数 55.3 万人，卫生机构中医类别执业（助理）医师 29.4 万人，中药师（士）9.7 万人。

中医药现代化继续推进。利用现代科学技术推进中医药的理论和技术创新，在中医基础理论、临床诊疗、中药技术等领域取得重要成果。推进中药产业化和现代化，中药产业规模、技术水平大幅提高。截至 2012 年，全国中药生产企业近 1500家。中药产品种类、数量、生产工艺水平有了很大提高。重视和保护中医药的文化价值，41 项中医药项目列入国家非物质文化遗产名录。

积极开展国际交流合作。已有 70 多个国家与中国签订了包含中医药内容的政府协议或专门的中医药合作协议，中医药对外医疗、教育、科技合作不断扩大，已传播到世界 160 多个国家和地区。“中医针灸”列入人类非物质文化遗产代表作名录，《黄帝内经》、《本草纲目》等中医药典籍列入《世界记忆遗产名录》。国际标准化组织（ISO）成立了中医药技术委员会，并将这一委员会的秘书处设在中国。

（杨志云）

【国家中医药管理局女司长做客人民网畅谈中医药工作】 2012 年，国家中医药管理局国际合作司司长王笑频，人事教育司巡视员、副司长洪净，办公室副主任赵明，来到人民网，受邀参加中央国家机关女司局长访谈的网络直播，宣传中医药工作，展示中医药行业女性风采。

3 位女司长用言简意赅的语言、丰富翔实的数据展示了国家中医药管理局在国际合作、人才培养和文化建设等方面的成就和措施。王笑频阐述了近年来中医药在对外交流合作方面取得的进展，分析了在取得国际社会认可方面存在的瓶颈问题，提出了中医药走向世界的应对措施。洪净介绍了中医药人才培养工作自身的特点和规律，用数据说明“十一五”以来人才培养取得的主要成就，列举了“十二五”期间中医药教育和人才培养的 5 项举措。赵明则以党的十七届六中全会对文化建设作出重要部署为切入点，介绍了中医药文化建设工作的主要成果、发展形势以及下一阶段的重点任务和目标。

（陈斐然）

【医疗机构人员须遵守 8 条基本规范】 2012 年 7 月 18 日，卫生部在《医疗机构从业人员行为规范》专题新闻发布会上通报，卫生部、国家中医药管理局、国家食品药品监督管理局 2012 年 6 月 26 日联合发布了《医疗机构从业人员行为规范》（简称《行为规范》），从道德的层面对医疗从业人员的行为予以规范。《行为规范》明确，医疗机构从业人员须遵守 8 条基本行为规范，《行为规范》自公布之日起实施。

《行为规范》规定医疗机构从业人员的 8 条基本行为规范为：以人为本，践行宗旨；遵纪守法，依法执业；尊重患者，关爱生命；优质服务，医患和谐；廉洁自律，恪守医德；严谨求实，精益求精；爱岗敬业，团结协作；乐于奉献，热心公益。

《行为规范》对每类人员在基本行为规范之外，根据其职业类别遵守的分类行为规范作了规定，分别详细列举了管理人员、医师、护士、药学技术人员、医技人员、其他人员 6 类人员的具体分类行为规范。

（黄　心）

【中国中药协会发布中药行业行规行约】 2012 年，中国中药协会发布《中国中药行业行规行约》，要求中药企事业单位自觉遵守行规行约，净化药品市场，树立行业形象，营造符合市场经济规律、健康有序的药品生产流通秩序。自 2013 年 1 月 1 日起执行。

行规行约的制定依照国家有关法律、法规，并结合中药行业特点和发展实际，共分 4 章 23 条，着重就药品生产经营、产品质量、药品价格、企业诚信建设、资源可持续利用、现代中药创新、安全生产、社会责任、职工队伍建设等方面进行规范和倡导。

禁止生产、采购、销售假冒伪劣药品，不准制假仿冒、偷工减料、以次充好；要生产经营良心药、放心药；不得任意涨价、抬价、压价，反对低价倾销；在药品招标采购中，不得以低于成本价的价格投标；中标后，不得以不正当理由不予配送；不采用非法促销手段，不搞虚假广告宣传；不提倡企业之间同品种、低水平的重复生产；不做有损行业整体形象和利益的事等被写入行规行约。

（张东风）

【21 人入选第四批国家级传统医药非遗传承人】 2012 年，文化部公

布了第四批国家级非物质文化遗产项目代表性传承人共498名，其中传统医药类别共有21人。在传统医药类别中，中医诊法传承人5人，包括葛氏捏筋拍打疗法的葛凤麟、王氏脊椎疗法的王兴治等；中医传统制剂方法传承人4人，包括龟龄集传统制作技艺和定坤丹制作技艺的柳惠武、六神丸制作技艺的劳三申等；中医正骨疗法传承人2人，分别是武氏正骨疗法的武承谋和张氏骨伤疗法的张玉柱；藏、蒙、苗、回、彝、维吾尔等民族医药传承人8人；以及传统中医药文化（鹤年堂中医药养生文化）传承人雷雨霖。此外，在传统体育、游艺与杂技类别中，孙志均、张玉林、董文焕分别是八卦掌、形意拳和华佗五禽戏的传承人。

（陈斐然）

直属单位篇

【国家中医药管理局机关服务中心2012年工作概况】

一、创新理念，创新机制，全面提高党建工作水平

按照国家中医药管理局直属机关党委关于《国家中医药管理局直属机关2012年党建工作要求》的要求，服务中心深入把握学习型理念，认真学习贯彻十八大会议精神，把思想统一到中央精神上来，把学习好、宣传好、贯彻好十八大精神作为重要的政治任务。坚持用十八大精神指导工作，同时在工作中不断加深对十八大精神的理解，真正把十八大精神落到实处。充分发挥党员干部在群众中推动科学发展、促进社会和谐的先锋模范作用，使全体干部职工思想认识统一，明确发展思路。

二、推进反腐倡廉建设工作

贯彻执行“三重一大”事项集体讨论决定制度，定期召开主任办公会、中层领导干部工作会，通报近期中心工作动态，落实具体工作事项。积极开展党风廉政警示教育，全面落实党风廉政责任制，中层管理干部签订了《中层管理人员党风廉政建设责任书》，形成防止和惩治腐败的合力，重点学习《中国共产党党员领导干部廉洁从政若干准则》，用正反事例教育人，增强了党员干部反腐倡廉的意识和工作责任感，提高了党员干部廉洁从政意识。

三、强化内部管理，提高工作执行力

（一）尽职尽责，做好委托管理的行政事务性工作

配合局办公室做好信息化建设工作。2012年着力做好网络安全管理、政务公开、局长信箱、计算机机房交接等多项重点工作。启动局长信息项目开发工作，加强了政府信息沟通渠道，方便了群众表达诉求，及时处理了各类投诉信息。2012年4月，该系统正式开通运行。在2012年中国政府网站绩效评估结果发布中，该系统成为国家中医药管理局政府网站的亮点和特色。

配合局政策法规与监督司开展虚假违法中医医疗广告情况监测、虚假违法中医医疗广告的查处、对互联网虚假中医药机构网站进行广告监测和整治虚假违法广告行动专项督查工作，并配合国家工商行政管理总局开展对虚假违法广告整治工作。

配合局科技司完成科技部组织的项目申报，共完成“百项特色中医养生保健技术整理与研究”、“原发性高血压和糖尿病个性化的辨证施乐音乐调理技术”以及“973”项目课题“亚健康人群易发疾病体质基因检测标准化研究”等13项课题。

配合局国际合作司做好外事项目管理工作。形成了“高效、有序”的工作作风，根据新形势、新要求，开拓创新，完成各项任务。严把出国审批、审核的每一道关口，圆满完成了中医药外事人才队伍培养、科技部国际项目等专项工作，为中医药事业“引进来、走出去”夯实基础，有效保障了中医药系统外事工作的顺利开展。

（二）加强优质服务，做好后勤保障工作

为了切实做到安全工作不落空，增强广大干部职工“安全第一、预防为主、综合治理”的安全理念，服务中心与相关部门及有关人员签订了《消防安全责任书》、《交通安全责任书》等，并在日常工作中加强宣传教育工作，为局机关每位职工家庭配备灭火器及灭火手册，将安全防范落到实处，将安全保障送进家庭。

服务中心始终优化工作流程，加强管理力度、完善规章制度。根据局公务用车问题专项治理工作领导小组的指示，积极配合局办公室工作，开展公务车配备登记自查工作。在安全保卫、义务献血、计划生育、爱国卫生、政府采购、固定资产管理、节能管理、物业管理、文印工作、会议服务、车辆安全、医务收发等方面精益求精，达到4个100%：保持设备完好率100%，机关办公楼安保率100%，消防设备安好率100%，机器设备正常运转率100%。2012年机关服务中心共获得各项集体和个人表彰13项。

（三）优化运行模式，提高服务效率

搬入新办公楼以来，办公楼物业管理工作在摸索中逐步规范并稳步运行。办公楼物业管理委员会多次召开工作会议，以提高物业管理水平为目的，研讨物业管理服务工作的运行模式。坚持树立“服务第一，用户至上”的思想，加强对办公楼公共设施设备的巡视。严格实行24小时巡视制度，巡查设备使用运转情况，对在巡视过程中发现的问题及时登记备案，及时检修，确保了大楼安全无事故。

四、荣誉

2012年1月，荣获北京市东城区东直门街道工委评选的区域共驻共建先进单位。

2012年8月，荣获全国医药卫生系统创先争优活动指导小组评选的全国医药卫生系统创先争优活动先进集体。

2012年9月，荣获国家中医药管理局创先争优活动领导小组评选的国家中医药管理局直属机关创先争优活动先进基层党组织。

2012年11月，荣获国家中医药管理局评选的《中国中医药年鉴》工作优秀单位。

（黄　铮）

【中国中医科学院2012年工作概况】

一、科研工作

“十二五”规划重点领域科研任务基本落实：紧紧瞄准国家战略和社会发展需求，以前瞻部署、整合资源、引领发展、提升科研竞争力为目标，整合院内外资源，组织策划了一系列重大科技项目。中标课题323项，获资助合同总额36428.21万元。其中：新增国家重大科技任务37项，涉及重大新药创制、重大传染病防治科技重大专项、“十二五”支撑计划、“973”计划等课题；获国家自然科学基金84项，数量居全国中医药行业之首。经过两年的努力，“十二五”规划重点领域的科研任务已基本落实。在

此基础上，为更好地实现发展“十二五”规划目标，中国中医科学院创新基本科研业务费选题与立项机制，先后启动了“百年中医史研究”、“中国中医科学院名医名家传承研究”、“青蒿素及其衍生物的深化研究”、“中医药国际标准制定与关键问题研究”、“《中华医藏》编纂选目调查与研究”等项目；设立了“引进人才科研启动基金”、“中国中医科学院中医药创新团队建设”等项目，支持人才引进和团队培养工作。另外，还面向全院启动了“客座研究员联合创新研究”、“特色诊疗技术与方法研究”、“自由探索计划”等2013年备选项目的征集工作。院级自主选题已经成为国家纵向课题的重要补充、全院科技发展的先导，有力地推动了“十二五”规划任务的实施和科技工作的开展。

一批重大在研项目实施进展顺利：“973”计划项目“针刺对功能性肠病的双向调节效应及其机制”经过3年的研究，初步揭示了针灸的双向调节效应及其作用机理，验证了课题组提出的“穴位效应的单元和集元穴位”假说。“以量-效关系为主的经典名方相关基础研究”，初步揭示了其复杂表现形式，构建了方药剂量理论框架。全国中药资源普查的试点工作已在22个省、655个县开展，初步建立了国家、省级、县级三级中药资源普查数据库、普查成果共享服务平台及中药资源动态监测网络。中国中医科学院牵头组织全国相关单位联合攻关的“全国中医医疗与临床科研信息共享的关键技术及应用研究”、“新发突发传染病中西医结合临床救治研究平台”、“针灸临床疗效评价共性技术与数据管理方法研究”，“中医健康状态辨识干预评价技术研究与应用健康状态指标体系的建立”等一批重大科技项目已经启动实施。截至12月底在研项目共计950项，其中“十二五”国家重大科技任务69项，发挥了行业科学研究的组织中心和研究中心的作用。

一批科研成果推动了学术进步：2012年共有247项课题完成研究任务顺利结题或通过验收。由中国中医科学院等10家单位共同参与完成的“综合性中药新药研究开发技术大平台”项目，经过3年的研究和建设，建立了具有中医药特点的新药研发模式和多项关键技术，并顺利通过验收。“中西医结合基础疾病证候分类研究”，揭示了RA寒热证候分类与中医药治疗效果的关系及其代谢组学基础；“有效中药复方功效的指征性物质基础研究”，揭示了中药双参通冠方和维脑康复方成分的靶向性分布、作用特点与机制。作为第一完成单位，获中国中西医结合学会科学技术奖3项、中华中医药学会科学技术奖12项、中国针灸学会科学技术奖3项，北京市科学技术奖5项；作为第二完成单位的“经穴效应特异性循证评价与生物学基础研究”获国家科技进步二等奖。“心血管血栓性疾病‘瘀毒’病因病机理论创新的系统研究”获得中国中西医结合学会科学技术奖一等奖。“病证结合动物模型‘拟临床研究’方法的建立和应用”、“冠心病心绞痛介入前后证候动态演变规律的研究”获得中华中医药学会科学技术奖一等奖。

科技成果的转化和公共服务能力进一步加强：西苑医院承担国家重大新药创制课题“基于靶位筛选的中药新药清络救脑粉针的研发”与企业签订了共同合作开发合同，获经费2000万元。望京医院以国家科技进步二等奖获奖项目“旋提手法治疗神经根型颈椎病”等成果为孵化器，与宁夏灵武市中医医院签订了对口支援协议，为中医药科技成果转化及推广应用作出了新的尝试。由广安门医院牵头的中医药防治糖尿病临床研究联盟正式成立。依托行业科研专项的实施，中国中医科学院在冠心病、糖尿病、慢性再生障碍性贫血、慢性胃炎、退行性骨关节病等领域的优势防治技术逐步在全国部分医疗机构和社区推广应用，为提高中医药整体服务能力和水平、让中医药科技成果惠及百姓、回馈社会作出了积极的贡献。

学术交流活动丰富多彩：全年举办各类学术交流活动237次，其中全国或国际性学术会议59次。由院文化中心举办的首届中医药文化论坛、广安门医院与针灸所共同主办的“针刺穴位脑效应fMRI国际研讨会”、广安门医院承办的第四届国际中医、中西医结合肿瘤学术交流大会暨第十三届全国中西医结合肿瘤学术大会、由西苑医院主办的第十一届系统评价培训班暨中医药临床研究评价研讨会，以及眼科医院承办的中医、中西医结合眼科学术年会等学术交流和培训活动，均取得了良好的学术效果和社会影响。全院发表学术论文2244篇。SCI收录212篇，影响因子大于3者62篇，出版专著111部。申请获得专利63/25项、获临床批件1项。《中国中西医结合杂志》、《中医杂志》、《中国针灸》、《中国中药杂志》获第四届全国中医药优秀期刊一等奖。《中国针灸》荣获“2012年度中国科协精品期刊学术质量提升项目资助”；《中医杂志》（英文版）获评首届“中国最具国际影响力学术期刊”。

科研支撑条件建设得到加强：2012年启动了国家重点实验室的申报工作、10个国家中医药管理局重点研究室顺利通过验收，21个国家中医药管理局重点学科顺利通过了专家组的检查；新增局级重点学科17个，其中道地药材生态遗传、中医临床评价、冠心病活血化瘀及中医学理论体系结构与内涵4个验收获得优秀。首都科技条件平台中国中医科学院研发实验服务基地全年累计为大学、医院和科研院所以及企业等机构提供1.6万小时的技术和测试服务，比2011年增加210.33%。国家中医药数据中心、中国中医药标准研究中心、传染病研究所的筹建工作有了明显推进；2012年12月18日中国中医科学院中药资源中心挂牌成立。

二、医疗工作

全院4所三甲医院西苑医院、广安门医院、望京医院、眼科医院均以较好的成绩通过了国家中医药管理局组织开展的三甲医院的复审，通过以评促改、以评促建，使医院的规范化管理和综合能力上了一个新台阶。同时，2012年中国中医科学院又增加了21个国家中医药管理局重点专科，为培育和发挥中医药的优势特色奠定了基础。2012年全院门急诊总量达698多万人次，较上年增长35.80%；出院56522人次，较上年增长27.44%（门急诊人数与上年比增加了广安门南区数据）。西苑医院坚持发展，攻坚克难，实现了新门诊医技楼的圆满竣工，并在整体改扩建施工条件下，门急诊总量仍达178万人次，较2011年增长19.40%。广安门医院以医改为契机，不断完善精细化管理，提高医院的核心竞争力，门急诊数达到260万人次，较2011年增长6.65%，在北京地区中医医院中排名第一。望京医院与各科室签订含有中医特色与内容等指标的目标管理责任书，鼓励使用中药饮片和传统中医诊疗方法，中药饮片使用率达29.7%，较2011年增长12.6%，中医药特色优势明显增强。眼科医院狠抓管理和医疗质量，门急诊24.98万人次，较上年增长42.29%，床位使用率99.2%，特别是总收入14017万元，较上年增长63%，职工总收入提高57%。

积极参与医改工作。广安门医院坚持“一院两址、一体化管理、深度融合”的合作机制，按照“同一医院、同一品牌、同一文化、同一水平”目标，在南区建立肿瘤科、肾病科等重点专科，并派出科室主任和业务骨干长期到南区工作，中医医疗服务能力和水平明显提升。望京医院与北京汇晨养老机构合作，通过设立社区卫生服务站，发挥中医药在老年病、慢性病的预防、治疗及养生、康复等方面的独特优势，开辟了中医药介入老年看护的新探索。眼科医院通过建立国际眼科会诊中心和京西国医馆，积极发挥中、西医学的优势，在为国内国际患者提供一站式的服务的同时，健全眼科医院的综合服务能力，拓展服务范围。

积极做好对口支援工作。西苑医院继续加强对陕西省府谷县中医医院的对口帮扶工作，帮助该医院建立了糖尿病专科。派出专家7批、28人次，诊治病人500余人次，授课15次，组织召开座谈会5次，免费接收进修人员5人；医技科室先后共派11位专家进行技术指导。接收第三批西藏进修人员到望京医院与广安门医院进修学习。广安门医院与西藏、新疆、内蒙古、青海、甘肃、河北等医疗机构签订了对口支援协议，培养中医骨干人才。望京医院支援宁夏、新疆、青海等医疗机构，派遣专家进行支援指导工作，并接收进修生59人。研究生院新疆民族医药课程进修班83名学员结业。

加强护理工作。制定了《关于进一步加强护理队伍建设，提高中医护理能力和水平的通知》，采取促进优秀护士入编、提高护士学历层次以及推动护士同工同酬等一系列措施，努力保持护理队伍稳定，营造良好的护理工作环境。

三、人才队伍建设

人才体系建设：本着“推倒围墙”，进一步发挥举国体制科研工作的新优势，中医科学院2012年召开了人才工作会、中医药继承创新发展高峰论坛和传承工作会议。先后在国内外聘任了67名高层次、多学科、高水平的客座研究员。对江苏省中医药研究院、吉林省中医药研究院等10多个科研单位进行了实地调研，初步确定了中医科学院第一个分院的建设单位，并已被纳入省部共建的内容之一。28个申报的中医药科技创新团队已经过专家评审；首次向社会推出40名医德好、中医功底深厚、诊疗效果好、群众公认度高的中青年名中医。中国中医科学院发展“十二五”规划中提出的以院士、国医大师、首席研究员、学科带头人、客座研究员为主体的人才体系已基本形成。

研究生教育：深化研究生招生、培养机制改革，加大招生宣传力度，硕士生考试报名增长69%；博士生考试报名增长59%；接收高校推荐优秀应届本科毕业生免试攻读硕士学位研究生6名；公平选拔优秀在读硕士生直接攻读博士学位3名；积极探索与国内外高校、科研院所联合培养博士生的新途径，与北京中医药大学、天津中医药大学分别签订了联合培养博士生协议，2012年与外校联合培养博士生8名。加强教学队伍和教学研究室建设，启动了优秀青年教师培养“园丁计划”，组织本院两批43名青年教师参加高等学校教师岗前培训；举办首届中青年教师授课观摩比赛；2012年开展教研室建设评估工作，对15个达标教研室给予75万元的经费资助。2012年毕业研究生165人，其中硕士118人、博士47人。新录取研究生170人，其中硕士研究生120人、博士研究生50人。13篇论文被评为2012年度“中健行”中医药传承创新优秀博士学位论文，13篇论文被评为2012年度裴元植优秀硕士学位论文，1篇学位论文获得2012年度北京市优秀博士学位论文奖。

继续教育工作：2012年继续教育工作有了新的进展，全院4家三级医院以及7个研究所、研究生院和产业单位共2854人次参加了继续教育并获学分，7189人次参加了国家级继教项目培训，派出62人次在国内进修，派出28人在境外进修（包括港澳）。接受国内外进修368人次，各单位组织培训241次；参加住院医师培训人数为161人，参加考核69人，考核合格67人。完成了第四批全国老中医药专家学术经验传承工作与第二批优秀中医临床人才研修工作；启动了第五批全国老中医专家学术经验传承工作，40名传承人从师20名专家开始了新一轮的学习与提高的历程；同时，院第一批名医名家传承项目已经启动，围绕43名专家组成了43支传承的团队，每个团队有6～8名传承人。加强护理队伍“专升本”工作。与天津中医药大学合作，共有82名护士通过考试录取，开始专升本的提升学习。

四、国际交流与合作

2012年，中医科学院接待来自

越南、韩国、英国、奥地利、德国、澳大利亚等国家和地区的外宾1100人次。其中部级以上代表团4批次。派出44批85人次赴美国、加拿大、巴西、英国、法国、意大利、俄罗斯、澳大利亚、日本、韩国、新加坡、南非及我国港澳台等35个国家和地区进行访问与学术交流。全年与国外知名学术机构签署合作协议16项。在首届中国（北京）国际服务贸易交易会上与国外知名企业签约2项。西苑医院被批准为中医药研究北京市国际科技合作基地，并与澳大利亚联合成立了澳中国际中医药研发中心。中国中医科学院牵头的“中国南非珍稀濒危药用植物保护及可持续利用研究”、“心理生物技术在灾难致创伤后应激障碍诊断及干预中的应用研究”、“中医行为心理疗法对糖尿病心理与生理作用的研究”、“中医优势病种临床研究”4项国际合作课题通过验收。截至2012年12月底有在研国际科技合作项目9项。

全年主办和承办国际会议共计14次。通过多种模式开展了中医药国际人才培养，截至2012年底，已有22名科研人员申请到奖学金赴奥地利。选派了2013～2014年度赴日本东京药科大学的客座研究人员。广安门医院2012年共有8人到美国梅奥医疗中心进行为期一年的实践培训。眼科医院、医学实验中心、中医药信息研究所派出临床医师分别赴美国加州大学圣地亚哥分校、美国Doheny眼科中心、美国巴斯肯·帕默眼科研究所、美国米勒医学院、美国哈佛大学眼科中心、加州大学国际代谢组学中心、美国加州大学东西医学中心进行研修。

五、干部队伍建设

2012年，中医科学院调整正高级女专家退休的制度。理顺并完善了管理岗位职级管理办法，强化岗位责任，解决历史遗留问题，使院管理走上规范、科学的轨道；适时进行干部调整和充实，2012年推荐由局任命局管干部8人，其中提职6人，兼职2人；任命正处级干部15人，其中提职10人，交流3人，兼职1人，人才引进1人；任命提职副处级干部9人，任命提职正科级干部38人，副科级干部25人。2012年度有75位获正高专业技术职称、5人聘为二级岗位，22人聘为三级岗位，48人聘为四级岗位。引进人才47人，接收应届毕业生112人；进站博士后76人，出站62人，在站博士后人数为达到258人。全院共有18名博士后人员获得全国博士后基金资助，两人入选“香江学者计划”。在国家中医药管理局的支持下，中医科学院在全国遴选了93名传承博士后导师，为高层次的传承研究奠定了基础。由中医科学院主办的首届中医医院职业化管理高级研修班顺利结业，培养了38名高层次医院管理人才。同时，第二期已经开班，在行业产生了一定的影响。

六、产业与基本建设工作

中国中医科学院实验药厂再次通过了中关村科技园区高新产业认证，自主研发的“急咳停颗粒”已通过国家药监局新药审评中心的审查。中医古籍出版社改制后，全年发行图书总码洋1200余万元，比上年增长10%。

中国中医科学院科研综合楼室内精装修工程已完成90%以上。广安门医院门诊基础工程已全面展开。西苑医院门诊医技楼工程2012年12月底完成内部验收。中医药信息研究所加层工程按照原计划已完成了加层钢结构构件加工与安装。大兴中药科技园建设方案通过13套方案的修订已基本定稿。中国中医科学院与北京中医药大学土地置换协议已经开始实施，近百名研究生已经入住望京的学生宿舍，望京医院康复养生保健中心建设已经进入规划、立项阶段。

七、中医药文化宣传

中国中医科学院充分发挥自身专家优势，承担起传播中医药文化、普及科学的养生保健知识的社会责任，分别在中央电视台《健康之路》制作节目41期，播出38期；《中华医药》栏目制作并播出13期；《天涯共此时》制作并播出8期；《读书》栏目制作并播出14期；《中华医药》制作并播出13期；央视新闻联播（含新闻频道）播出新闻30余次；在北京电视台《养生堂》栏目制作58期，播出48期；《健康生活》播出100余次；北京电视台各档新闻节目播出80余次。

八、党建工作

以迎接党的十八大召开和深入学习宣传贯彻党的十八大精神为主线，坚持不断用党的创新理论成果武装思想、指导工作，以党内创先争优带动更多的单位和职工争创佳绩，有效保障和促进了中医科学院发展“十二五”规划的全面实施。一是及时学习宣传贯彻党的十八大精神，印发了《关于深入学习贯彻落实党的十八大精神的通知》，组织了党委中心组学习、辅导报告、答题竞赛及参加理论培训。二是加强领导班子建设，以“坚持以人为本执政为民理念、发扬密切联系群众优良作风”为主题，召开了领导班子民主生活会，增强了在中医药事业发展大局下领导班子的凝聚力和执行力。院党委召开常委会议16次，及时研究贯彻落实上级的工作部署以及全院党的建设、机构设置、干部人事、教育人才、先进评选、对外合作等44项议题，充分发挥了集体领导的作用。三是深入开展创先争优活动，坚持把加强党性和民主集中制教育紧密结合，推荐和选举出了党的十八大、中央国家机关代表会议、局直属机关党代会代表，党内民主得到充分发扬；有42个党组织和70名党员、42名党务工作者受到局创先争优活动领导小组的表彰，弘扬了爱岗敬业、开拓进取的精神。四是不断加强廉洁风险防控和规范权力运行，重视对基建工程、财务和人事管理等方面的监督，促进了党风廉政建设和行风建设。五是重视加强基层党组织建设，开展了基层党组织分类定级、民主评议党员、党建研究和精神文明创建培训，基层组织建设深入推进。六是继续重视做好老干部和工会共青团工作，组织外出参观及院史资料征集，开展了落实“两项”待遇、做好“双高期”服务工作以及建立帮扶机制的自查。继续重视对有特殊困难同志和劳模的慰问，各级共落实慰问资金32.5万元；对老红军、老领导、老专家及其遗孀定期和不定期地走访慰问，帮助解决实际困难，让职工切身感受到了组织的关怀和温暖。以丰富多彩、凝聚人心的活动为载体，和谐团队建设取得了新成效。

（李爱军）

【中华中医药学会2012年工作概况】

一、学术交流质量进一步提高

提高学术交流质量、繁荣中医药学术是学会的首要任务。2012年学会共举办全国性学术活动87次，参会人员15504人，交流论文7690篇，参会人员比去年增长11%，学术交流的广度和深度有所加大，质量与水平明显提高。

二、学会组织建设与队伍建设得到加强

学会召开了2012年常务理事会和秘书长工作会议，对全年工作进行了全面安排。同时，加强分会管理，及时进行换届，并积极引入竞争机制。完成了脾胃病分会等16个分会的换届工作。学会的会员队伍不断壮大，截至2012年年底，学会已发展个人会员189900人，团体会员205家。

三、科普宣传与继续教育工作成效显著

一是围绕“健康中医药”主题，组织形式多样的科普活动。联合爱心企业，举办“共铸中国心走进青海——情暖三江源”活动；继续与深圳市文明办等多家单位共同举办“幸福人生大讲堂”大型科普公益活动；在三艾堂国医馆开设“中华中医药学会科普大讲堂”；对学会推出的28位“中华中医药学会首席健康科普专家”的养生经验进行整理、编辑，推出《首席专家话健康》（二）。该书入选新闻出版总署、国家中医药管理局联合推出的“首届全国优秀中医药文化科普图书推荐活动入选书目”。

二是举办多层次继续教育班，中医药人才素质得到提升。根据“按需施教，讲究实效”的原则，注重普及与提高相结合，完成继续教育项目45项，受训人员7100余人。

四、科技评价与人才推荐工作再上新台阶

一是圆满完成了2012年度“中华中医药学会科学技术奖”、“李时珍医药创新奖”的评审工作。向国家科学技术奖励工作办公室直接推荐了2项成果并获得了国家科学技术奖二等奖。至此，从学会科技奖获奖项目中择优推荐的并获得国家科学技术奖的总数已达到30项。

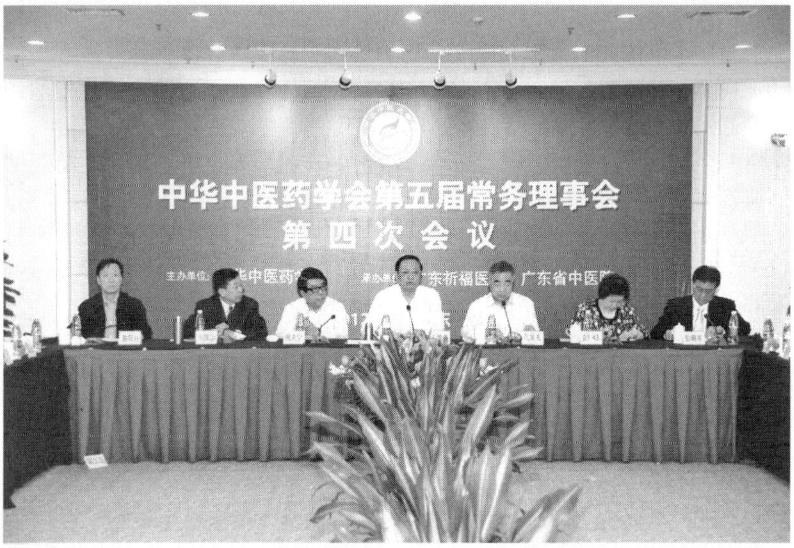

2012年4月14日，中华中医药学会第五届常务理事会第四次会议在广东召开

二是推出了97位“郭春园式的好医生”。学会与山西省卫生厅等联合启动了“拜名医大师、弘国医精粹、育传承新人”活动。学会推荐的王琦等4位专家获得中国科协“全国优秀科技工作者”荣誉称号。

五、中医药期刊建设稳步推进

学会积极推进《光明中医》等4家期刊进行体制改革，组织专家编制了《中医药期刊编辑出版规范》，承办了第四届全国中医药优秀期刊评选活动。建成了“中华中医药学会期刊平台管理系统”。

六、中医标准化工作取得重要进展

2012年，学会发布了《中医外科常见病诊疗指南》等264项标准；完成中国科协创新发展示范项目——中医药标准化工作机制创新研究项目。

七、科协、民政部的相关项目的申报及实施取得实效

2012年，学会积极申报并获得了3年支持600万元的中国科协学会能力提升专项和学科史研究专项等项目，完成了民政部中医药下乡“济康”扶贫试点项目。

八、“厂会合作、共赢发展”的机制不断健全

2012年，学会充分发挥学会专家优势，积极开展厂会合作，先后与以岭药业、康缘药业等10多家知名企业开展了科技合作，促进了企业科技创新体系建设，增强了学会发展能力。

九、国际和地区间的学术交流与合作不断扩大

2012年，学会成功举办第二届国际扶阳论坛暨第五届扶阳论坛等国际学术会议，扩大了中医药的国际影响力；先后召开了海峡两岸中医药合作发展论坛等5个学术会议，促进了海峡两岸中医药学术交流和文化认同；继续与国际防痨和肺部疾病联合会合作，开展了“促进政府出台中医无烟医院政策，推动中医医院100%无烟环境建设”项目，并向国家中医药管理局提出了相关政策建议。

十、学会机关建设取得新成绩

2012年，学会制定并出版《学会"十二五"发展规划》；规范了学会人事档案管理；积极开展"党建强会"活动；认真开展了争先创优活动和读书活动。学会党支部荣获"国家中医药管理局直属机关创先争优活动先进基层党组织"称号。学会被中国科协评为"2011年度科普工作优秀学会"。学会党支部副书记曹正逵获"国家中医药管理局直属机关创先争优活动优秀党务工作者"称号。学会党支部副书记谢钟、纪检委员庄乾竹获"国家中医药管理局直属机关创先争优活动优秀共产党员"称号。

（庄乾竹）

【中国中医药报社2012年工作概况】

一、加强理论学习，提高思想认识

一是引导大家把思想和行动统一到中央领导讲话和十七届六中、七中全会以及十八大精神上来。重点学习了《中国共产党十七届六中全会公报》、《中共中央关于深化文化体制改革、推动社会主义文化大发展大繁荣若干重大问题的决定》文件；学习了中宣部等五部门在全国新闻战线开展"杜绝虚假报道，增强社会责任，加强新闻职业道德建设"相关文件精神，加强对采编人员的教育和引导；切实加强本报各地记者站和驻地记者的管理；引导全社人员适应中医药事业发展的新要求，推进中医药新闻工作创新。加强新闻内容审核，完善业务流程，努力建设一支政治强、业务精、作风正、纪律严的新闻队伍。

二、开展"走转改"活动，在实践中练兵

为贯彻落实中宣部在新闻战线开展"走转改"活动的要求，结合中医药新闻宣传工作实际和中医中药中国行活动，报社制订了深入开展"走基层、转作风、改文风"活动方案，在中国中医药报开设了《中医中药中国行——走基层》专栏。报社要求领导带头，编辑、记者深入农村、社区、中医药医教研机构和医药企业，及时发现和反映群众的实际问题和现实困难，呼吁社会关注支持，推动党政部门采取措施；结合"走转改"活动，引导编辑、记者了解人民群众的现实需求，把握新闻工作的职责定位，增进与人民群众的思想感情，提高服务意识和能力。2012年1~12月，共发表了反映基层中医药发展状况和服务性的文章70余篇，出版"中医大篷车走基层培训活动"专版16个，各地反应良好。

三、把握社会热点，积极引导舆论

按照中宣部的要求，报社围绕社会关注热点主动设立议题，抓住热点，把党和政府的政策讲清楚，把群众利益讲明白，把相关背景讲透彻，把握好引导时机、节奏和力度，提高引导效果；对突发事件报道要做到"早讲事实、重讲态度、慎讲原因"，及时准确发布权威信息，最大程度地压缩谣言的传播空间。

四、认真做好十八大精神学习宣传工作

2012年，党总支组织全社职工深入学习十八大报告、新修正的《中国共产党章程》和习近平总书记的近期系列讲话，以及中纪委向党的十八大所作的工作报告。要求党总支成员、各支部、各部门要认真组织学习，做到学用结合、把认识和行动统一到"十八大"精神上来。组织员工参观了"科学发展、成就辉煌"展览。

为做好中医药行业学习贯彻十八大精神宣传报道工作，报社成立了报道领导小组，制订了报道计划。从2012年9月起，推出了"科学发展成就辉煌"专题系列报道，共8篇。分为党和政府关心中医药发展（宏观篇）；中医药与百姓看病就医和养生保健（民生篇）；中医药人才培养（人才篇）；中医药参与医改（医改篇）；中医药科技创新（科技篇）；中医药文化建设（文化篇）；中药产业发展（产业篇）；中医药走向世界（国际篇）。在"十八大"开幕当天，推出重点策划"从存废之争到走向复兴——新中国成立初期中国共产党发展中医药事业纪实"；刊发十八大开幕消息并配发"社论"；在"十八大"期间，专访了十八大代表、卫生部副部长、国家中医药管理局局长王国强。同时还重点推出广东省建设中医药强省的启示、甘肃走中国特色医改之路两篇典型报道。"十八大"闭幕后，开设了"学习贯彻落实十八大精神"专栏，重点反映全国中医药行业学习贯彻落实十八大精神的体会、感想和举措，推动迅速掀起在全国中医药行业学习贯彻落实十八大精神的热潮。对局党组学习中心组传达学习贯彻落实十七届七中全会和十八大精神进行了重点报道。

五、学习型党组织建设和廉政工作

报社党总支制订了年度学习计划，坚持每周一次的集体学习和评报制度，学习有关文件、新闻及中医药专业知识，开展读报评报活动，交流工作经验及读书心得体会，报社领导结合业务和工作指导点评，总结安排报社工作。同时，以多种形式组织党员职工开展党建活动。组织职工开展"登长城爱祖国"活动，观看《雨中的树》电影。认真学习贯彻中纪委六、七次全会精神，《建立健全惩治和预防腐败体系2008~2012年工作规划》和局党组《贯彻落实〈建立健全惩治和预防腐败体系2008~2012年工作规划〉的实施办法》，认真落实报社制定的《报社党总支党建工作制度》和报社治理商业贿赂有关文件，严格执行"三重一大"制度。尤其是在干部任命和改扩建工程中，坚持集体决策、公开透明，接受职工监督。经常提醒党员、职工，特别是记者、编辑，要廉洁自律，坚决杜绝有偿新闻和虚假报道。

六、稳定报纸质量

2012年，报社开展"转企改制"和办公楼改扩建工作，为保证工作正常进行，租用了国家奥林匹克体育中心综合训练馆三层办公房240平方米临时办公，面积小、条件差。但全体员工克服困难，各项工作正常进行。全年共出版报纸195期、1560个版，报纸整体质量稳步提高。

七、几项重要工作和工程

一是报社“转企改制”工作正式启动。在国家中医药管理局领导下，按照《中央非时政类报刊转制规程》的要求，进一步细化完善了报社转制方案，并召开报社职工大会进行了审议，经国家中医药管理局非时政类报刊转制领导小组审批后，呈报中央非时政类报刊转制领导小组办公室，已审批同意。对现有人员的档案进行了整理，进行了清产核资和财务审计等准备工作。二是报社办公楼改扩建工程实施。报社专门成立了领导小组。项目招投标，按照国家和北京市有关规定和要求进行，最终确定了工程承建单位并签订了施工合同，2012 年 11 月 7 日正式开建。三是扎实开展中医中药中国行“三进”活动。在 2011 年活动的基础上，继续开展了中医大篷车“三进”和基层医生培训等活动。截至 2012 年 12 月中旬，已在陕西、广西、重庆、辽宁、湖南、天津、云南、安徽、宁夏、湖北、贵州、河北、吉林、山东、山西、四川、河南、内蒙古、浙江、江苏、广东 21 个省（区、市）举办基层医师培训 367 场，参与培训授课专家 386 名，培训社区、乡村医生达 5 万余人，捐赠图书 6 万余册；为各地捐赠煎药机 28 台，为民众赠送中药材扑克 2 万余副、科普读本 6000 余册，捐赠药品价值百万余元。

（孙　浩）

【中国中医药出版社 2012 年工作概况】

一、思想政治工作

着力做好迎接党的十八召开和学习贯彻十八大精神工作。出版社认真开展“基层组织建设年”活动，深入推进学习型党组织建设为龙头的“三项建设”活动，继续深入开展创先争优活动，推进党组织建设。按照保持先进性、纯洁性的要求，认真抓好作风建设和反腐倡廉建设工作。切实加强对工、青、妇等党群组织的领导和支持，开展多种形式的党群活动，着力构建和谐团队。

二、围绕局中心工作做好相关服务

继续做好国家中医药管理局中医药文化建设与科学普及专家委员会办公室工作，出版社协助局新闻办召开优秀中医药科普图书的评审会，做好各项会务工作，保证会议顺利完成既定任务。按照局办的工作要求，协助局办按期召开了 2012 卷《中国中医药年鉴（行政卷）》审稿工作会议，保证了年鉴按规定程序及时出版。同时，在局办领导下，出版社与上海中医药大学年鉴学术卷编委会密切配合，召开了年鉴创刊 30 周年座谈会，举办了有奖知识答题活动，共有一万余名中医药行业人员参加了答题活动。在局人教司的领导下，发挥教材办公室的作用，充分利用高等中医药教材建设研究会的良好平台，积极稳妥地推进中医药行业“十二五”规划教材建设工作。出版社进行教材建设始终要求自己站在为中医药事业发展培养人才的高度，围绕 2012 年中医药工作要点中“推进中医药院校教育教学改革”的要求，结合教育部的相关文件精神，立足行业，全面筹划，不断创新，积极推进。为了使“十二五”期间教材建设工作顺利实施，出版社上半年在全国 23 所高等中医药院校开展了教材建设专题调研工作。在局科技司的支持下，积极争取承担了 2010 年中医药部门公共卫生专项资金“中医药古籍保护与利用能力建设”项目（400 种古籍整理出版），并协助项目组开展了第三期业务培训会议以及审稿会议。在局法监司领导下，出版社与中华中医药学会密切配合，积极推进《中医临床各科常见病诊疗指南》的出版工作，已经有 9 种得以顺利出版面世并正在向全国推广，为“加快中医药标准化建设”提供了良好的载体。配合局法监司进行中医药“六五”普法教材的编撰以及出版工作，中医药“六五”普法教材已经发行到全国相关单位。与国家中医药管理局中医师资格认证中心密切合作，完成了中医药行业职称考试辅导用书的修订工作，同时完成了与新版执业医师考试大纲配套的细则和习题集的编写工作，全套考试辅导用书已经顺利出版，为下一步做好考生的各项服务工作打下坚实的基础。

三、积极筹划适应未来发展的一系列改革

2012 年出版社重点进行了薪酬制度的方案起草工作，提交全社职工大会讨论并获得通过，由此正式完成了实施新的薪酬制度的规定程序。

四、各项业务工作稳步发展

在全体职工的共同努力下，2012 年出版社的各项业务指标全面完成。2012 年度出版社共出版新书 532 种，超额完成完成全年任务的 26.7%；印制图书码洋共 1.7 亿元；

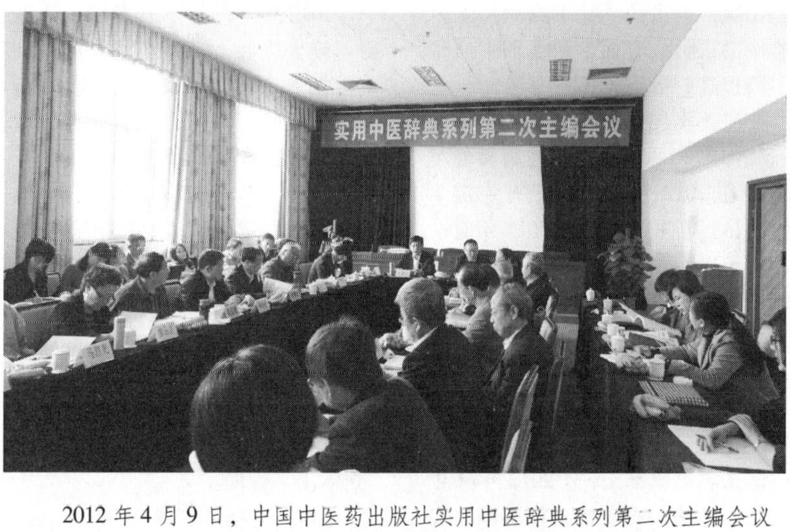

2012 年 4 月 9 日，中国中医药出版社实用中医辞典系列第二次主编会议在北京召开

全年图书发货码洋1.43亿元，实现回款5692万元，分别较去年同期增长10%和9.7%。

（一）编辑部门工作

教材建设工作。2012年对全国23所中医药高等院校进行了逐一走访，开展了广泛而深入的教材调研以及推广工作。尤其是在2011年教育部组织评审的第一批“普通高等教育‘十二五’国家级规划教材”中，全社编辑与作者以及全国中医药院校密切配合，积极申报，使出版的中医药行业规划教材在总共入选的中医药类教材25种中占据了19种，占全国中医药类教材入选的76%，在全国中医药院校中进一步确立了出版社在教材建设方面的权威地位。

考试类图书。2012年，出版社完成了中医药类职称考试辅导用书的修订工作。经与国家中医药管理局中医师资格认证中心协商，此次修订以提供修订内容单行本为出版形式，对原有图书不进行大批量改版重印，在满足考生需要的基础上减少了浪费，提高了效益。同时，与新版中医类执业医师考试大纲配套的考试细则与习题集的编写工作基本完成，大部分图书已经顺利出版。

学术类图书。2012年出版社的学术类图书发行实现了较快的增长，一方面是在2012年学术类图书的新书品种较上一年有较大增长，尤其是出版社推出的“老书新做”学术类图书；另一方面学术类图书质量不断提高，精品迭出。

科普类图书。在出版社总体发行码洋增长的同时，中医药科普类图书在2012年较前几年有一定下滑。尽管新书品种数较2011年有一定增长，但由于近几年健康科普图书的泛滥，质量良莠不齐，市场热度已经大不如前，全国健康科普类图书市场逐渐下滑；同时，没有健康科普类的超级畅销书来引领整个市场。

杂志编辑部工作。2012年《中国民间疗法》杂志编辑部圆满地完成了全年的出版任务。《中国中医药年鉴（行政卷）》按时出版，年鉴创刊30周年系列活动顺利进行。

（二）出版部工作

2012年，出版图书1175种，印制图书467万册，总印制码洋1.7亿元。其中新书558种，24.6万千字，印制256万册，1.1亿码洋；重印书617种，211万册，6037万码洋。通过参加全国纸张订货会、纸厂产品推介会，了解了纸张行情，合理安排纸张采购计划，以较低的价格进货，并做到纸张的出入库每月有统计报表，合理地控制了图书印制成本，全年用纸2300吨（83200令），新书印制成本率25.4%，重印书为22.6%。全年按规定完成了新闻出版总署图书司、版本图书馆、国家图书馆以及国家中医药管理局资料室的样书缴送任务。

（三）发行部工作

发行部围绕销售中心工作，注意发挥每位业务员的特长，深入全国市场调研，维护客户关系，组织参加全国各种形式图书展销订货会、全国馆配会，根据不同图书品种在不同地区开展图书差异性销售。实行控制风险与扩大市场份额并举，紧紧依靠全体业务员严谨的工作作风，堵截销售中风险隐患，严格规范发行，通过多种有效措施使发行部工作环境得到改善，作风不断改进。为了细化发行流程管理，2012年发行工作加强了数据分析环节，提高了有效发货率。

2012年发行部下属库房工作取得了较大进展，解决了困扰出版社多年的瓶颈问题。通过继续实行“量化管理”，实行无底薪计件酬劳方式，进一步提高了库房员工的工作积极性及队伍的稳定性。打包组长负责的发货组责任制度和退货组长负责制的考核制度的建立，大大提高了发货效率，且处理退货速度较以往有很大的提高，除已清理全部往年积压的退货外，新收退货已基本做到日清。通过库房的扩建及主库区的结构调整，初步实现了“立体化”管理。

（四）市场部工作

2012年出版社市场部工作不断加强，积极利用平面媒体、网络媒体的宣传平台，全方位开展中医药学术以及科普图书的市场宣传，尤其是利用新出现的微博形式，与新浪、腾讯等大型网站合作，在推广中医药图书的同时，推进了中医药文化的传播。在新出现的数字出版领域进行积极探索。市场部在数据收集和分析功能上有所加强。除原有的每月新书发货统计、图书销售数据月度报告、每周新书入库以及大量的教材建设统计等工作之外，增加了业务员按季度新书的发货统计和重印书的发货查询。同时还为社领导年底制定下年度政策提供了更加翔实的统计数据，为领导决策提供了可靠的依据。

市场部所属全科中西医药书店继续从对外大力宣传、推销出版社图书，对内积极反馈、提供图书市场信息两方面入手，努力发挥“窗口”作用。全年销售出版社图书达122万元，占书店销售总码洋的34%。同时，书店积极利用从市场得到的第一手信息，主动策划了两种老书新做选题《古今名医临证金鉴》和《中医畅销书选粹》，全年取得了突出成绩，为出版社将内容资源优势转化为经济效益开辟了一条成功途径。此外，书店还每月定期向出版社选题会提供邮购排行、零售排行和外社新书重点书信息等，为出版社提高选题质量、开拓选题思路、科学决策提供了实用准确的信息。

（罗会斌）

【中国中医药科技开发交流中心2012年工作概况】

一、加强中心支部建设，积极开展争先创优活动

2012年，在国家中医药管理局直属机关党委的领导下，中心继续在党员干部中深入开展“创先争优”活动，组织党员认真学习党的光荣历史，广泛宣传基层党员的先进典型，引导广大党员以饱满的政治热情、昂扬的精神状态，时时处处体现共产党员的先进性，增强党组织的号召力和凝聚力，履行岗位职责，

充分发挥先锋模范作用。另外，中心支部在抓好学习的同时，做好党员的发展工作。年初按照《中国共产党发展党员细则》的要求，结合中心的实际情况，对两名预备党员确定了培养人，开展其谈心、学习和培训等活动，使党员发展工作得到有序的开展。

党的十八大召开后，中心领导及时组织全体党员干部认真学习党的十八大会议报告和新党章，结合中心实际，开展了以“抓好支部建设，提高党员素质，推动全面发展”为主题内容的活动。

二、加强中心党风廉政建设，积极推进反腐倡廉工作

中心紧紧围绕党风廉政建设和反腐败工作总体要求，全面贯彻落实十七届中央纪委第七次全会和国务院第五次廉政工作会议精神，扎实推进国家中医药管理局惩治和预防腐败体系建设。以深入学习贯彻《中国共产党党内监督条例试行》和《中国共产党纪律处分条例》为重点，加强党风廉政建设和反腐败工作，从源头上遏制和防止腐败。

中心根据中央文件，结合中心工作实际，制定了《科技中心党支部党风廉政建设责任制实施细则》，成立了领导小组，由支部书记任组长，成员包括中心主任、副主任及支部委员。初步形成了惩防体系建设领导机制和工作机制，落实了反腐败建设的主体责任，落实了反腐倡廉的各项任务。建立健全和完善各项规章制度，组织全体职工学习反腐倡廉教育材料。杜绝了违规违纪行为的发生，为推动中心各项工作提供坚强有力的保证。

三、加强中心经济建设，积极完成各项工作任务

（一）承担、参与有关项目管理和委托职能工作

在国家中医药管理局科技司领导下，中心承担中医药行业科研专项“50项中医特色临床诊疗技术规范化的示范研究”，通过了国家中医药管理局验收。制作完成了相对应的视频教学课件，共集结116项技术分批次复制成4套光盘。承担国家中医药管理局中医药行业专项中医“治未病”相关技术规范与推广项目。参与行业专项“面向农村的5种常见病中医药成果集成转化研究与平台建设”的实施。共梳理中医药科技成果400多项，并将成果信息录入成果数据库。制定了中医药科技成果筛选原则和筛选指标体系和成果包的制定原则和纳入成果的筛选评价指标体系。基本完成了5种疾病成果包的制作。对脾胃病成果包进行推广测试。组织开展了“十一五”国家科技支撑计划“民族医药发展关键技术示范研究”项目中课题的财务复审工作，通过了课题验收，技术验收获得好评。进一步推进2010年国家公共卫生专项资金“民族医药文献整理及适宜技术筛选推广项目”的组织实施。开展了来自11个省、区的项目负责人和技术骨干近100余人参加的民族医药文献整理培训。各地管理部门组织专家就项目实施进度、完成情况和质量、存在问题等进行了中期检查评估。开展对11个省、区140项民族医药适宜技术进行课件拍摄工作，完成了116项技术的操作拍摄，同时组织专家对其中的20项技术课件进行了审核论证。参与实施2012年度国家科技支撑计划项目课题“农村肿瘤筛查与防治关键技术集成与应用示范研究”。参与实施“基层及少数民族地区高发疾病防治适宜技术研究及示范——基层医疗机构中西医适宜技术集成与规范研究”。课题将形成经过评价、适宜大范围推广应用的、针对5种疾病的中西医集成适宜技术包及规范；在40个县乡及城市社区卫生服务机构推广应用，形成示范效应。协作申请2013年中医药行业科研专项“3种民间特色技术的评价与应用研究”，并获得立项，承担项目的民间特色技术的筛选研究工作。

在国家中医药管理局医政司领导下，中心继续开展国家中医药管理局“十一五”重点专科建设项目的组织、实施和日常管理工作。组织开展了国家临床重点专科2012年度的申报、评审工作。组织开展了国家中医药管理局“十二五”重点专科的申报、评审工作。组织开展了第一批、第二批200个优势病种中医临床路径、诊疗方案的释义、解读等工作。继续组织制订第三批优势病种中医临床路径和中医诊疗方案。组织进行“十一五”重点专科不合格单位复审及专病升专科工作；进行国家临床诊疗协作中心及中医远程会诊中心建设工作。

在国家中医药管理局人事教育司领导下，中心继续开展国家重点学科日常管理工作。参与局人教司在北京召开局“十一五”中医药重点学科建设点中期检查工作会。协助组织11个专家组对局“十一五”中医药重点学科中期检查工作。检查涉及31个省、市、自治区的323个学科。

（二）积极开展中医药科技开发、科技交流和和成果推广工作、开展中医药特色技术和方药筛选评价和受理无偿捐献工作

中心开展了国家中医药管理局中医药特色技术和方药筛选评价中心建设相关工作。继续开展有关民间医药技术和方药的筛选；协助局科技司起草国家级、省级中医药特色技术和方药筛选评价中心建设标准和要求；进一步明确了筛选评价中心建设的目标、任务、条件、保障、机制，为下一步省级中医药特色技术和方药筛选评价中心建设的实施奠定了基础；积极开展与北京、深圳、内蒙古、湖南、新疆等省、区、市有关单位就技术和方药评价、评价基地建设、地区中医药发展战略、企业发展战略等内容开展合作，其中部分已签订协议，部分已确立明确合作意向；联合中华中医药学会、中央电视台《中华医药》栏目和广东省中医院等单位在广州共同主办“杏林寻宝——第四届全国中医药特色技术演示会”，从全国各地搜寻散落在民间的各种中医技术和单方验方，开展临床研究，为弘扬和发展传统疗法创造平台；开展了复方星芪抗癌制剂的评价。

国家中医药管理局受理中医药无偿捐献日常管理工作。中心受理

各类捐献38项，处理无效捐献25项；协助局科技司起草了《国家中医药管理局受理中医药无偿捐献管理办法》（征求意见稿）。

开展中医药科技成果转化和技术推广工作。依托局重点专科技术，通过专科共建的形式，中心推进中医肿瘤专科项目进一步在基层中医院进行推广。启动了山东省、吉林省的肿瘤专科建设工作。召开中医肿瘤专科建设工作暨学术交流培训会议，累计100余家县市级中医院近400人参加，收到中医肿瘤专科建设申请表54份。在江苏泰州举办中医临床诊疗技术——针刺、灸疗技术培训班，并成功组织了孙树椿学术思想研讨会。活动期间向泰州市卫生局赠《中医临床基层适宜技术》系列丛书1500册。与泰州市委宣传部联合主办了“2012泰州华侨城首届养生文化休闲节”。探索以师带徒的模式开展中医骨干人才的培养。聘请孙树椿教授在泰州市中医院、沈阳市骨科医院带徒，王文远教授在泰州市中医院带徒。在宁夏灵武市建立国家中医药管理局中医药科技成果项目推广示范基地，带动中医诊疗技术在宁夏的推广。继续进行中心推广项目的组织推广、应用工作。组织筛选评审出了“雷氏正骨疗法”等22项具有中医特色优势、临床疗效较好的项目纳入科技中心推广项目。其中“妇科不孕不育综合疗法”在全国三十几家医院得到推广应用。

另外，有“虫草杜仲黄金组合”、“肠道肝胆排毒调理亚健康”等10个项目纳入科技中心养生保健科技成果推广项目。举办了平衡针、腹针、雷火灸、小儿脑瘫诊疗、中医妇科、儿科诊疗、针刀微创治疗、骨伤科、皮肤病、睡眠障碍等专科技术的推广培训班约20多场。这些技术已在广东省21个地级市中医院、中西结合医院全面推广应用。继续在《乡村医药杂志》、《中国社区医师》等媒体，以文字、视频等形式连续刊载中医药诊疗技术，共连载12期。

开展中医药对外宣传和项目合作。继续与同仁堂公司合作，举办了两次中医院药房文化建设会议；开展了“国际食疗技术研发与合作”项目；继续开展国医师承养生高端班的系列培训。与自然之心有机农业公司合作，为其提供药食同源技术支持服务。与亚洲医疗旅游公司合作，在杭州桐庐举办了“华夏医药养生旅游节”。服务中心与马来西亚沙巴中国城签署了合作协议书，共同搭建中医药国际市场贸易平台，加快中医药企业的国际推介，进而扩大中医药国际服务贸易，提升中医药国际影响。与中国光华科技基金会联合实施“中医药发展公益促进计划”，设立了国际交流项目，从考察国外院校和医院、国际医学短训班、自主定制国际医学交流项目等方面先期启动。继续教育培训工作，与中国残疾人联合会就业服务指导中心合作，在全国4个地方举办了盲人医疗按摩技术操作规范培训班，共培训了1000余名盲人按摩师；举办了国家基本公共卫生服务规范暨中医适宜技术推广培训班、中医骨伤科发展方向及特色诊疗技术研修班等继续教育培训班，共培训基层人员1500余人次；举办了名方验方开发筛选评价专家委员会第一次委员大会暨中医医院中药制剂开发技术培训班、国家中医药管理局“十二五”重点专科建设培训班、中医医院信息管理与信息技术培训班等计7次中医药培训和高层次论坛，约1700人次参加了培训；与四川金岁方药业就其科技成果的推广培训活动达成协议，将加快与企业合作，共同开展学术推广培训活动。

利用网站做好中医药宣传和服务工作。开展了“910JL网站”、“中医药技术成果在线”项目建设，以构筑中医药医疗、技术成果公共服务平台，拓展科技成果集成、转移服务手段，开拓市场渠道，建立客户资源。该项目已引进合作资金600万元。申报了国家科技部火炬计划“国家级中医药创新技术产业服务平台的构建”项目。着力打造集成创新与服务平台、数字化信息网络平台、专家资源库与人才网络服务平台等公共服务平台，丰富公共服务和专业技术服务，延伸技术成果集成转化功能。平台的建设和完善，将能为中医药行业提供专业的技术成果集成、信息咨询、融资担保、人才培训等综合服务，是加速科技成果转化，促进高新技术产业发展，实现经济、社会快速发展和创新水平提高的重要途径。平台运作后，在扩大影响面，整合各种社会资源的同时，可望获得良好的社会效益和经济效益。彻底改版中心网站，以“共建、整合、共享、服务”为目标，力求将中心各部门的工作通过网站进行资源整合，使其整体资源共享。

（三）完成了国家中医药管理局交办的其他相关工作

根据国家中医药管理局科技司的安排，中心开展了中医药科技成果登记工作。组织专家对《中医药科技成果登记管理办法》进行了修订。中心与中国中医科学院信息所联合开发中医药科技成果登记系统，建立了中医药科技成果数据库。制定了中医药科技成果登记工作流程、中医药科技成果登记证书样本等。在国家中医药管理局医政司的指导下，开展中医医疗技术日常管理工作，多次召开中医医疗技术筛选、分类、编审等相关会议。编写了针刺、推拿、肛肠、微创等十类一百余项中医医疗技术文稿（普及版），其中针刺类技术已经定稿，已进入排版、校对环节。协作国家中医药管理局科技司组织召开了国家中医药管理局国家中医临床研究基地临床科研人员能力系列培训班。参加卫生部、计生委组织向延安老区希望小学捐赠慰问活动。

（刘　穗）

【国家中医药管理局传统医药国际交流中心2012年工作概况】

一、党支部工作

重视党支部的自身建设和全体党员自身素质的不断提高。按照局党组和局直属机关党委的工作部署，中心党支部组织全体党员学习创先争优活动中涌现出的优秀共产党员和先进基层党组织的先进事迹，认真参加局党办组织的集中学习及中心党支部组织的多种形式学习及各项活动，党支部制订学习计划，每位党员撰写学习体会并在大会交流，把理论学习同中心的工作实际相结合，与自身的党性修养相结合。

中心党支部及全体党员充分认识深入开展创先争优活动的重要意义。努力在促进深化医药卫生体制改革、深入贯彻落实国务院《若干意见》的实践中多做工作，并切实加强组织领导，落实领导责任；及时向局创先争优活动领导小组反映情况，使活动符合中央要求、贴近党员实际、富有中医药行业特色；统筹处理好创先争优活动与日常业务工作关系，进一步做好创先争优活动和中心业务工作紧密结合，调动和激发党员积极性，争做让人民满意的优秀共产党员。认真做好纪检监察工作。2012年中心坚持“标本兼治、综合治理、惩防并举、注重预防”的工作方针，按照“严格要求、严格教育、严格管理、严格监督”的目标，把构建惩治和预防腐败体系建设贯穿于中心工作始终，认真落实党风廉政建设责任制，扎实开展党风廉政建设和反腐败工作，确保和促进了中心各项工作顺利开展。积极做好党的培养对象工作，将两位积极分子列为培养对象。

二、管理工作

保密工作。中心认真落实中央领导同志关于加强新形势下保密工作的重要指示精神，根据局保密工作重点和要求，结合中心工作特点和实际，统一思想，提高认识，深化保密教育，完善保密制度，落实保密责任。以网络安全防范、存储介质的管理以及对保密工作人员培训教育为重点，确保中心保密工作不出问题。

档案管理工作。按照国家档案局和局办公室要求，中心组织了档案工作基本情况调查，重新制定了中心文件材料归档范围和文书档案保管期限。按局人事教育司的统一安排进行了人事档案的整理和规范工作并通过了检查验收。

做好信息交流、服务保障等工作。做好财务工作，按期上报各种报表、完成各类年检。做好工会、妇女、共青团工作。组织职工向贫困母亲捐款，认真进行局团代会选举的相关工作。

三、主要业务工作

（一）筹备、组织、实施首届中国（北京）国际服务贸易交易会中医药板块工作

京交会于2012年5月28日至6月1日在北京国家会议中心举办。中医药服务贸易板块是京交会重要组成部分。国家中医药管理局指定中心作为京交会中医药服务贸易板块承办单位。

党和国家领导人温家宝、李克强，卫生部副部长、国家中医药管理局局长王国强，国家中医药管理局副局长于文明，商务部部长助理仇鸿，北京市副市长程红、丁向阳等领导亲临中医药板块展示现场或参加中医药服务贸易展启动仪式活动，CCTV、BTV、中国网等众多媒体均对中医药板块各项活动和展示内容进行了宣传报道，在社会上引起巨大反响。在国家中医药管理局、商务部和北京市三方高层领导、参展单位代表及驻华使馆嘉宾等约200人出席的中医药服务贸易展启动仪式上，有30余家中央及地方媒体、记者进行了报道。

此次京交会中医药服务贸易，共有国内外38家中医药企事业单位参展，合作洽谈72场，签订5项合作协议，交易额逾1.7亿元人民币，接待参观者25000人（其中外宾215人），发放资料27000份，接受中医药体验5415人。

（二）境外医疗合作

瑞士项目。中心与瑞方经过17年的合作，在8个城市开设了中医诊所，截止到2012年6月底，中心共从全国16个省、市选派了150人次中医专家赴瑞士工作。中心工作组于2012年5月赴瑞士进行了工作访问。瑞士方面也于2012年10月来华进行工作访问。双方进行了坦诚、认真、友好的会谈，交流了诊所的医疗现状及专家选派等问题，并达成一致意见。

俄罗斯项目。与俄罗斯萨哈雅库特共和国卫生部的医疗合作项目：2012年初，中心派出3名中医医师组成的医疗小组，赴该国首府雅库茨克市泰山中医中心执行医疗合作任务，收到了共和国外交部、卫生部和雅库茨克市的感谢信。与俄罗斯RT-FARM公司的医疗合作项目：2012年，中心派出中医师赴俄罗斯莫斯科诊疗中心执行医疗合作任务，主要服务对象为俄罗斯政界高层。诊所为宣传中医药文化、服务国家外交事业起到了良好的积极作用。

（三）中医药服务贸易工作

举办第九届中国－东盟博览会中医药服务贸易合作论坛。2012年9月23～24日，中心开第九届中国－东盟博览会中医药服务贸易合作论坛，国家中医药管理局国际合作司副司长吴振斗、科技部国际合作司参赞刘志明等领导出席了本次论坛，论坛还邀请了来自马来西亚、越南、美国、我国香港等国家和地区及国内中医药行业专家、学者、企业家、养生机构负责人近200人，共同就中国－东盟中医药服务贸易合作进行了深入探讨。论坛共组织广西中医药大学瑞康医院、三亚市中医院、北京东方灵盾科技有限公司等37家中医药企事业单位参会、参展，分别签订开展中医药服务贸易、产品贸易、物流等方面合作内容的协议6项，交易额逾4.9亿元人民币。

举办第六届中国（香港）国际服务贸易洽谈会中医药服务贸易论坛暨项目推介会。由商务部和香港贸易发展局联合举办的第六届中国（香港）国际服务贸易洽谈会于2012年11月19～20日在香港会议展览中心举行，中心作为承办单位组织了来自内地中医药行业医疗机构和医药保健企业以及香港药行商会、香港注册中医师学会、香港培力集团等33家机构、70余名代表参加洽谈会，并在洽谈会期间举办中医药服务贸易论坛暨项目推介会。

国家中医药管理局国际合作司司长王笑频出席推介会并致辞。两地企业优秀项目的推介活动内容成为了本次会议的新亮点，加强了洽谈的务实性，使两地企业更好地相互了解、开展合作。

在局国际合作司的指导下，中心开展了中医药国际合作基地项目工作和局对外交流合作专家咨询委员会工作。

中心协助局国际合作司筹备《关于促进中医药服务贸易若干意见》新闻发布会相关工作。

中心参与国家中医药管理局国际交流合作专项起草工作，完善中医药服务贸易培训方案。

中心完成服务贸易政策研究课题。

2012年，中心开展中医药继续教育项目，在大连、长沙分别举办两期中医医院医疗质量管理暨服务贸易培训班。

中心配合北京市中医管理局举办中医药服务贸易培训班。对在北京医疗机构就中医药服务贸易进行培训，提高了对相关理论知识的理解，为京交会的举办创造条件、打好基础。

培育和支持国内中医药服务贸易项目，中心分别为河北承德市政协、浙江桐庐县政府开展中医药养生保健项目提供咨询和支持。

（四）常熟中医药服务贸易项目

中心协助项目主办方考察和调研国内中药材及保健品市场。充分发挥国际平台交流作用，利用一切有利机会进行重点推介。促成该项目与泰国福安堂公司签署了合作协议，泰国卫生部及泰国药品协会、药企对该项目表示出极大兴趣。

（五）泰国项目

中心自2007年起与泰国卫生部泰医及替代医学发展司东南亚泰中医药研究院建立了合作伙伴关系。2012年3月，中心应邀派员赴泰国进行访问，并与该研究院正式签署合作协议，旨在扩大双方在医疗、培训、科研、学术交流和中草药产品贸易交易等领域的交流合作。2012年5月，泰国卫生部东南亚泰中医药研究院受邀来京参加京交会。中心代表团2012年9月赴泰国出席学术大会及第九届泰国草药大会，通过访问活动，掌握了大量相关信息，对相关项目今后的合作有着重要的参考意义。双方同意开展中泰中医药国际交流合作平台建设合作。

（六）澳大利亚项目

中心继续协助澳大利亚康平医疗中心与天津天士力集团合作在澳建立高水平医疗中心，建立中澳中医药科技创新合作联盟。与澳大利亚康平医疗中心进一步商谈在诊疗、学术交流及文化推广等方面的合作细则，为康平医疗中心正式开办打下良好的合作基础。

中心积极协调澳大利亚莫纳什大学和中国6所中医药院校为中医药科研教学人员提供系统的国际化培训，提高中医药人才国际化综合素质。

（七）其他合作

中心与加拿大埃德蒙顿大学中医系达成初步意向，为其安排2013年在中国境内的学生实习，共同举办中医药学术交流与合作研讨会等。

中心与北京中怡康经济咨询有限责任公司合作，为开展国内外有关交流合作工作提供量化信息依据。

中心与北京中科海德科技有限公司合作，申报2013年度国家中医药管理局继续教育项目“乳腺疾病诊疗技术”，并开展培训工作。

（刘　洋）

【国家中医药管理局对台港澳中医药交流合作中心2012年工作概况】

一、加强思想建设，提高党员干部政治理论水平

中心坚持把学习作为提高干部职工素质的重要手段，班子成员带头学习，采取集中学习、个人自学、组织讨论等形式，认真组织学习十七届六中全会、全国“两会”、十八大、中纪委报告，宣传贯彻落实国家大政方针及局工作会议精神。在深化“创先争优”活动中，党支部把开展“创建先进基层党组织、争当优秀共产党员”活动作为组织建设的重要载体。在具体工作中做到了“3个结合”，一是把“创先争优”活动与学习《廉政准则》结合起来，使“创先争优”活动能落到实处。二是把“创先争优”活动与党员干部教育结合起来。研究探讨党组织考核评价和激励机制，加强党员学习管理。三是把“创先争优”活动与领导干部联系群众结合起来。深入宣传党的方针政策，在权限范围内有效解决群众生活、工作等困难。

二、深化作风建设，推进反腐倡廉工作顺利开展

为进一步加大从源头上预防和治理腐败力度，加强党风廉政建设

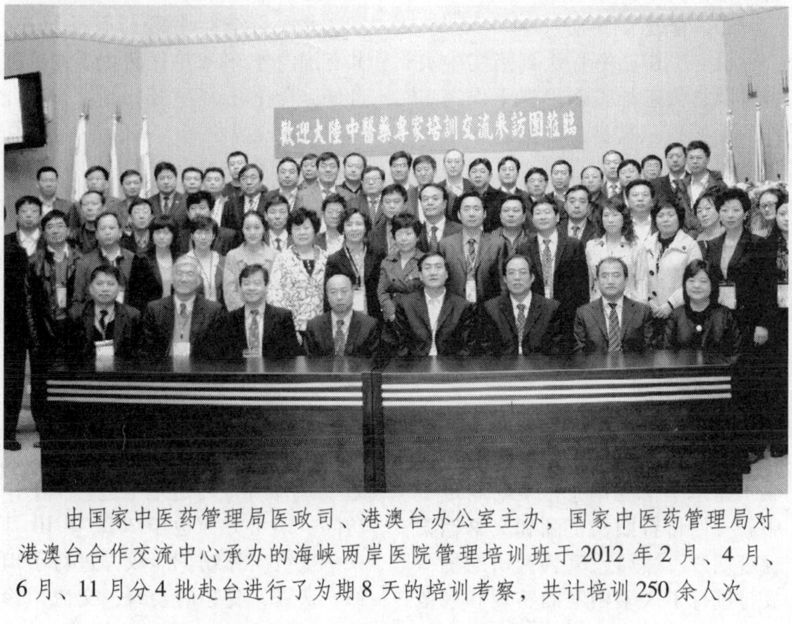

由国家中医药管理局医政司、港澳台办公室主办，国家中医药管理局对港澳台合作交流中心承办的海峡两岸医院管理培训班于2012年2月、4月、6月、11月分4批赴台进行了为期8天的培训考察，共计培训250余人次

和反腐败工作，结合各项活动的开展，台港澳中心党支部紧紧围绕党风廉政建设和反腐败工作总体要求，一是认真坚持领导班子学习制度，并在学习政治理论的基础上，注重党纪条规的学习，强化领导干部的自律意识；二是认真坚持中心党员干部学习制度，组织广大党员干部在认真学习贯彻《党章》的基础上，着重学习了《建立健全教育、制度、监督并重的惩治和预防腐败体系实施纲要》、《中国共产党党员领导干部廉洁从政若干准则》等重要文件和书目；三是围绕"薄熙来事件"积极开展"党员干部廉洁自律"大讨论活动。

在工作中一方面强化班子内部权力运行程序的监督和制约，另一方面加强对掌管人、财、物等重要岗位权力运行的监督。不断强化领导干部的党性观念和自律意识。推动台港澳中心党风廉政建设和反腐败斗争的深入开展。

三、明确主题方向，推动对台交流合作不断深入

医管培训，成果丰硕。在国台办的指导下，由国家中医药管理局医政司、港澳台办公室主办，台港澳中心承办的"峡两岸医院管理培训班于2012年2月、4月、6月、11月分4批赴台进行了为期8天的培训考察，共计培训250余人次。

厦门会议，理念创新。2012海峡中医药发展与合作研讨会作为第四届"海峡论坛"配套活动之一，于2012年6月17～18日在福建厦门举办。国家中医药管理局副局长于文明、国务院台湾事务办公室交流局局长程金中、厦门市人民政府副市长黄强、福建省卫生厅副厅长阮诗玮、台湾财团法人工业技术研究院生医所所长李连滋等海峡两岸中医药界的知名专家、学者、企业人士以及中医行业从业人员、中医爱好者270余人参会，其中台湾代表170余人。此次研讨会主题为"加强两岸中医药交流合作，促进两岸中医药互利共赢"。2012年6月18日，两岸中医药工作推动小组举行了闭门会议。会议回顾总结了两岸中医药工作推动小组成立以来所做的工作。科研、产业、教育、医疗各个小组对自己所作工作进行了汇报，对下一步进行的工作进行了安排与布署。

对台交流，着眼务实。2012年4月20～27日，应台湾台北医学大学邀请，台港澳中心组织了赴台2012年医疗卫生管理考察，考察团人员23人主要来自北京市西城卫生局及所属医疗机构。2012年6月11～18日，应台北医学大学邀请，组织了全国中医师资格认证机构负责人21人赴台参加2012年中医师考察团。2012年9月23～30日，应台湾台北医学大学的邀请，组织大陆地区中医行政部门医政管理人员及中医医院、中西医结合医院、综合医院院长及医务管理人员28人，赴台参加2012年中医医院管理考察团，进行学术考察。2012年10月5～12日，受台湾中药制药同业公会邀请，组织台湾地区立法考察团一行7人赴台进行交流学习。2012年11月12～19日，台港澳中心承办了由局规财司和局港澳台办组织的赴台2012年医院财务管理高级培训班，来自中国内地医院54名财务管理人员参加了培训。

四、热情做好服务，促进两岸专业领域繁荣发展

2012年1月，中心接待台湾中华理事长协会黄建雄理事长一行6人。2012年3月，接待台湾正点健康科技集团萧志祥总裁一行4人。2012年3月，接待台湾经济部门搭桥专案办公室徐基生主任一行5人。2012年3月，接待台湾万国制药蔡赐松董事长一行16人。2012年3月，接待台湾楷智生技有限公司林祖泰总裁一行5人。2012年5月，接待台湾德瑞特生物科技股份有限公司潘宽复总经理特助一行7人。2012年5月，接待台湾医疗产业发展管理学会钱庆文理事长一行5人。2012年6月，接待台湾中药商业同业公会全联会朱溥霖理事长一行15人。2012年8月，接待台北市立联合医院林森院区院长郑振鸿一行6人。2012年8月，接待台湾"卫生署"中医药委员会主任委员黄林煌一行8人。2012年8月，协助安排台湾工业技术研究院生医所特聘研究员李连滋一行4人。2012年9月，接待台湾中医药国际交流协会副秘书长蔡雅臻一行3人。2012年9月，接待台湾万国制药董事长蔡赐松一行3人。2012年10月，接待台湾基亚生物科技有限公司董事长张世忠一行5人。2012年10月，接待台湾

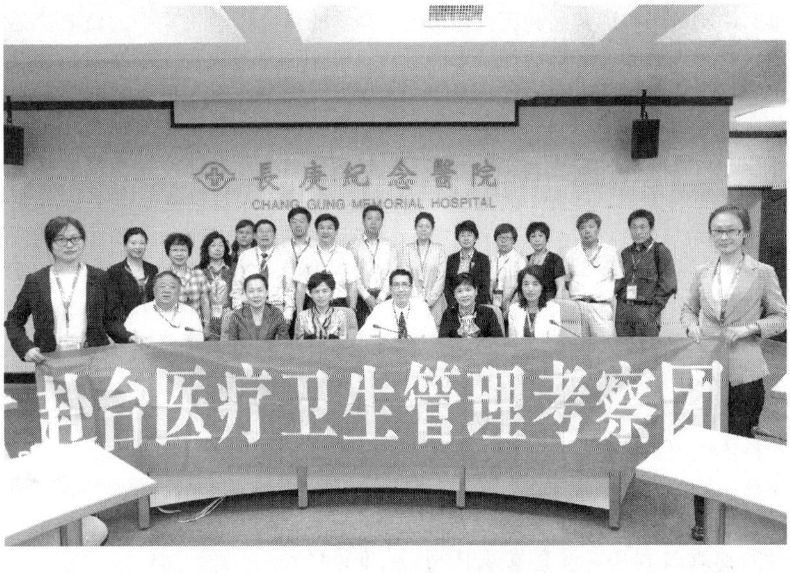

2012年4月20～27日，应台湾台北医学大学邀请，国家中医药管理局对台港澳交流合作中心组织了赴台医疗卫生管理考察团

嘉义县中医师公会理事长林文泉一行5人。2012年11月，接待台湾宏信制药总经理蔡明堂一行3人。2012年11月，协助安排台湾经济部门生技医药产业发展小组主任郑建新一行4人。2012年11月，接待台湾中药商业同业公会全联会前理事长林承斌一行16人。2012年12月，接待香港中药业协会会长李应生一行8人。全年共接待参访团体20余家，接待人次200余人。

五、注重实体建设，保障中心未来事业可持续发展

广安中医门诊部加强医疗质量管理，提高服务水平。广安中医门诊部在2012年度认真做好各项工作，在保证医疗质量和医疗安全的前提下，继续为广大患者提供了良好的就医环境和服务保障。首先，健全各项规章制度、依法行医，提高医务人员的医疗水平，保证了医疗质量和医疗安全。其次，在多个环节加强监督管理，杜绝各项违反医保规定的行为；严格控制门诊部医保基金的使用，查控每月医保基金的费用，确保医保基金的总量控制。同时做好医生工作站的程序维护，及时更新和维护医生工作站的相关程序，使医保病人的诊疗更加规范、透明。按照北京市医保和发改委关于医疗服务项目收费的要求，明确门诊部各项诊疗项目的收费标准。定期对所有的药品和医疗服务项目收费进行自查，杜绝违规收费现象，并且设置专人对医疗信息系统进行管理和维护，定期对诊疗目录库和药品目录库维护，保证名称、规格、剂量单位、单价、类别等与标准一致。

广安医药联合中心积极探寻经营模式，实现经济增长经营收入增长到1个亿，利润比2011年有所增加。能够按照GSP的要求，做到色标管理、分类存放、效期管理。并严格依照国家药监局的规定，对基本药品目录进行随进随出，及时扫监管条形码上传数据，在国家药监局的抽查过程中，没有发现任何问题。

（张　博）

【国家中医药管理局中医师资格认证中心2012年工作概况】

一、认真学习贯彻十八大精神，深入开展创先争优活动，不断加强党支部建设

认真学习宣传贯彻十八大精神。认证中心党支部集中组织观看开、闭幕式，召开座谈会谈感受；召开支委会要求支委和各处负责人做学习贯彻十八大精神的表率，并制订学习计划，组织学习，宣传活动。

深入开展创先争优活动。中心在2012年国家中医药管理局“两优一先”评选活动中被评为“先进党支部”。组织“党在我心中”迎接中国共产党建党91周年征文活动，党员和入党积极分子踊跃参加。组织党员干部赴北戴河开展主题党日活动，学习胡锦涛在省部级主要领导干部专题研讨班开办式上的重要讲话，学习《辨证看·务实干》、《中医药法律知识读本》，并组织考核答题。

加强党支部组织建设。2012年，中心新一届领导班子组成后，严格按照规定程序，增选了一名支部委员，完成了1名新党员的组织发展工作。

加强党风廉政建设。中心认真学习贯彻十八大报告中关于全面提高党的建设科学化水平的重要论述及中央纪委六次全会精神，扎实开展党风廉政建设，把中心业务建设和党的思想作风、工作作风建设有机结合起来。加强领导干部廉洁自律工作，深入贯彻落实局党组《贯彻落实〈建立健全惩治和预防腐败体系2008～2012年工作规划〉的实施办法》，以完善惩治和预防腐败体系为重点加强反腐倡廉建设，严格落实党风廉政建设责任制。

二、加强中心各项基础工作建设

（一）中医类别医师资格考试纳入预算管理，实践技能考试收费标准获批

中医类别医师资格考试纳入预算管理。2012年中医类别医师资格考试正式纳入了国家财政“收支两条线”预算管理，财政部下拨了考试专项经费。按照国家有关要求，中心认真做好了专项经费的执行工作。

实践技能收费标准获得批准。经与国家发改委等有关部门沟通协调，2012年2月3日，国家发改委、财政部下发了《关于实践技能考试收费标准及有关问题的通知》，文件明确：国家中医药管理局所属中医师资格认证中心在组织实践技能考试时，向各省、自治区、直辖市医师资格考试机构收取中医类医师实践技能考务费标准为每人次12元。此项收费标准的颁布，结束了自2003年以来中心承担中医类别实践技能考试命题、试卷印刷和发送等工作，但中央本级无收费项目及收费标准的局面。

完成考试收费前期各项准备工作，做好考试费收缴工作。积极落实中医类别医师资格考试综合笔试、实践技能考试两项收费前期的各项准备工作：在国家发改委价格认证中心办理了行政事业收费许可证；在财政部票据管理中心办理了收费票据《非税收入一般缴款书》；通过财政部国库司完成了中央财政汇缴专户的申办、开户、备案许可等工作。

2012年是认证中心面向全国各考区收缴考试费的第一年，认证中心结合实际，制定了收缴考试费的文件，向全国31个考区下发，中心内部编制了《中医类别医师资格考试费收缴工作流程》，按照国家要求将考试费及时上缴国库。

（二）推进人事制度改革，加强中心班子建设

在局党组和局人教司的领导支持下，2012年通过公开选拔，为中心选拔了1名副主任，加强了中心的领导班子建设。积极配合局人教司做好选拔中心主任助理的工作。根据《局党政领导干部选拔任用工作条例》，结合中心考试命题和考务分开的工作实际，完成了中心副处级干部公开选拔工作。面向社会公开选拔了2名副处级干部。

（三）顺利完成中心内设机构调整工作

根据中心承担业务工作的性质、特点及今后发展的需要，中心向局人教司报送了《中心调整内设机构及职责分工的建议方案》，该方案于2012年5月获得批复同意。认证中心内设综合处、信息统计处、医师资格考试一处、医师资格考试二处、技术资格考试处、职业技能鉴定一处、职业技能鉴定二处7个部门。

（四）进一步加强中心财务规范化管理

2012年，中心进一步了加大了财务规范化管理力度，着重加强对国家有关财务规定的落实和监督检查，要求财务人员严格遵守国家财务、税务的各项规定，加强了对财务人员的教育和培训。2012年正式应用财务软件管理系统对中心账目、资产进行管理，改变了以前用手工记账的落后方式。

（五）进一步加强中心制度建设

结合工作中出现的新情况、新问题，中心组织各部门对中心制度进行了全面修订，以保证中心各项管理工作规范化、制度化运作。

三、继续强化保密工作全程管理，制度和规划建设与时俱进

（一）加强了保密工作组织领导和人员管理

中心结合内设机构调整，对认证中心的保密工作领导小组成员进行了调整，对领导小组的职责进行了完善。组织全体工作人员签订保密责任承诺书，将中心保密要害部门人员的信息向局保密办进行了备案。

（二）加强了保密制度建设和规划建设

依据国家有关法律、法规，在认证中心保密工作实践的基础上，中心出台了《保密管理规定》，制定了《中心保密工作“十二五”规划》。

（三）保密教育工作常抓不懈

组织全体工作人员集体学习《涉密文件信息资料保密管理规定》。观看《保密技术防范常识》光盘，根据有关内容逐条对照排查。组织全体工作人员赴保定监狱进行保密警示教育，召开专题会议交流讨论保密工作。中心对职工提出的进一步做好中心安全保密工作的意见和建议进行汇总，并采取措施逐项落实。

（四）继续加强保密技防建设，严格监督检查

认证中心设置专门机构、设专人对中心监控报警系统进行管理，严格执行保密室、审题室进出登记审核制度，定期对中心监控与报警系统的运行情况进行监察，及时排查问题，不断完善改进管理，提高技防水平，保证了中心保密要害部位的安全。按照局保密办统一部署完成了中心办公软件全面正版化改造。

（五）适应新的保密要求，继续强化工作全程保密管理

中心加强了对各个工作环节的保密管理。在命审题工作中，继续加强命审题工作用电脑等设备的保密管理。在考务管理工作中，加强宣传教育和保密知识培训，不断增强考官、考务人员保密责任意识。考试期间，中心会同相关部门，对国家医学考试试卷保密室保密环境、设施、值班人员管理、保密安全制度等进行抽查。

四、顺利完成全年各项考试、鉴定工作任务

（一）完成2012年中医类别医师资格考试有关工作

1. 2012年医师资格考试整体情况。

2012年全国医师实践技能考试报考人数为765667人，审核通过人数为742272人，其中：西医类（临床、口腔、公卫）考生582435人，中医类（中医、中西医结合、民族医）考生159837人，与2011年相比，中医类别报考人数减少8039人。2012年，中医类共有21个类别有考生报考。

2012年，中医类别（中医、中西医结合、民族医）实践技能考试参加考试人数148880人，通过107304人，通过率72.07%。

2012年，全国27个考区参加乡镇执业助理医师考试试点，现场报名考生78817人，审核通过75495人，其中：临床乡镇助理医师68708人，中医乡镇助理医师2976人，中医较2011年减少3811人。

2. 顺利完成命审题工作。

中心组织完成了中医类别医师资格考试实践技能考试、医学综合笔试的各项命题、审题、组卷、审卷工作。完成了中医中西医结合实践技能考试三站考试试题的命制及三站考试试卷题卡组合。技能考试题库基本建立，在技能考试第三站临床答辩测试中首次引入了舌诊、脉诊试题。进一步完善了乡镇助理医师考试工作方案，完成了实践技能考试三站命审题组卷工作。完成了中医中西医结合医学综合笔试试题命制审核及试卷的组合。首次尝试在部分类别中采取“一卷多式”的方式，有效地减少考试作弊，降低综合笔试雷同率。完成了4个民族医综合笔试本民族文字试卷的接收与形式审核；完成了4个民族医现代医学及综合知识部分试题的命制、组合及其与各民族文字部分试题的接续。

3. 做好各项考务管理工作。

2012年账户单列后，中心与国家医学考试中心就今后的合作模式等问题进行沟通协商，并正式签订了合作纪要。与医考中心联合召开全国考试、考务工作会议。修订了《考生指导手册》及《考务管理手册》，并予以公布。2012年技能考试试卷资料分装到考点，为方便考区考点试卷分发与交接工作，在考务管理系统增加考点分发表与考点交接单。召开了实践技能考试培训会议，全国31个考区共计297名代表参会。对2011年全国各考区、考点医师综合笔试的雷同率进行了统计分析，并下发至各考区，警示相关考区、考点认真检查并及时纠正。

实践技能考试期间，中心会同国家医学考试中心联合组织对安徽、辽宁、河南考区的技能考试基地评估检查，促进了基地建设及加强考务管理。综合笔试期间，按照卫生部医考办统一部署，派员赴新疆、云南、西藏等考区，着重对试卷押

运、存放、交接、使用、销毁等环节以及考试现场进行了督导检查。组织学科专家召开笔试合格标准评测会议，准备划定合格线材料，为卫生部医师资格考试委员会确定合格分数线提供理论依据。

（二）顺利完成了2012年中医药专业技术资格考试命题、组卷、审卷任务

中心组织完成了2012年临床中医学、中西医结合医学、中药学、中医护理学专业中（初）级技术资格考试的命题、组卷、审卷及终审任务。共完成20个专业试题命题的工作任务。参加卫生部与局保密委员会组织的2个考试督导组，赴天津、重庆、云南、广西，对考区、考点安全保密管理制度、考试现场考风、考纪的督查巡视任务。

据统计，参加2012年中医药专业技术资格考试实考人数50858人，合格人数22007人，通过率43.27%。与2011年中医药专业技术资格考试通过率基本持平。

（三）组织完成国家中医药管理局第二批全国优秀中医临床人才研修项目结业考核经典理论试卷策论答卷阅卷工作

中心组织专家完成了国家中医药管理局第二批全国优秀中医临床人才研修项目结业考核222份策论答卷的阅卷工作，并对部分策论进行了复议、查重工作，按照要求组织了优秀策论答辩会议工作。与以往相比，增加了策论查重检测流程、复议流程和策论答辩流程，探索了两批优秀人才中医经典理论考试数据统计分析工作，为相关部门的决策提供依据。

（四）积极推进中医药行业特有工种技能鉴定工作

1. 国家职业标准制定、教材编写工作及题库建设、鉴定站申报工作。

标准和教材工作。2012年3月和8月，中药购销员国家职业技能标准由人社部职鉴中心组织专家进行了中审和终审，并于2012年12月正式上报人社部申请颁布为国家职业技能标准。中药购销员职业技能鉴定教材基本编写完成。2012年4月，中药材生产管理员国家职业技能标准由人社部职鉴中心组织专家进行了中审。同时中药材生产管理员职业技能鉴定教材完成初稿。2012年5月，中药炮制与配制工职业技能鉴定教材完成了定稿，正式出版发行。

题库建设工作。中心组织完成了中医刮痧师（技师）理论知识命题工作所有试题的形式审核正式入库。

鉴定站申报工作。为尽快开展相关职业的鉴定工作，2012年中心加大鉴定站申报力度，河南中医学院、北京市中医学校、海南中和（集团）有限公司、北京太申祥和山庄有限公司4家单位经国家中医药管理局同意，已报人力资源和社会保障部申请为中医药行业特有工种职业技能鉴定站。

2. 考务管理工作。

2012年5月10日，中心与人社部职鉴中心在北京共同举办了2012年中医药行业特有工种职业技能鉴定考评人员（中医刮痧师和中药调剂员）培训班，共42名人员参加培训考核。

继续开展中医刮痧师的多点同时鉴定。多点同时鉴定需要严密有序的组织，整体考试程序必须严格按照人力资源和社会保障部职业技能鉴定考试的相关要求进行。在考试实施过程中，中心进一步完善考试20余个环节过程管理，形成了较为完整的工作流程。

2012年，中心接收中药调剂员报名考生482人，中医刮痧师1015人次，共计1497人次；中药调剂员鉴定通过110人，中医刮痧师通过606人，每次考试通过率基本保持在70%，与人力资源和社会保障部通过率基本一致。

3. 完成了工作手册等制度汇编工作。

中心对职业技能鉴定相关文件、制度、流程等进行了全面整理汇总，形成了中医药行业职业技能鉴定政策介绍、工作手册和内部工作流程3本制度汇编，为进一步规范中医药行业职业技能鉴定工作提供了制度保障。

（五）推进中医预防保健职业技能人员试点考试工作

根据国家中医药管理局《“治未病”健康工程实施方案》要求，2012年中心继续开展中医预防保健调理师的试点考试工作。完成了中医预防保健调理师（初级、中级、高级）理论知识和操作技能命题工作，细化考试实施过程管理，形成了较完整的工作流程。2012年组织了6次中医预防保健调理师（中级）试点考试工作。报名考生330人次，

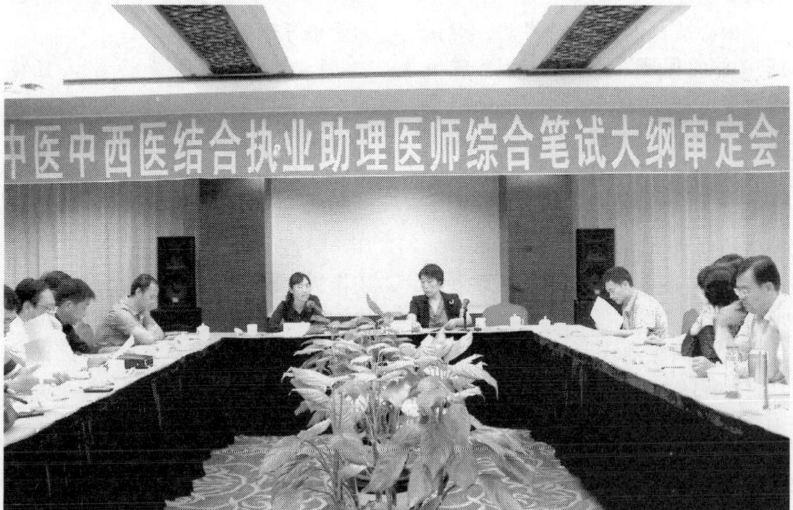

2012年9月21日，中医、中西医结合执业助理医师综合笔试大纲审定会在北京召开

共通过231人，补考通过18人（部分考试正在进行中），初次试点考试通过率为88.5%。

按照局医政司的意见，2012年中心还组织完成了中医预防保健调理师试点考试用书的编写工作，按摩、足疗、罐疗、刮痧、灸疗、传统运动疗法、中医养颜等方面的专家参与了试点考试用书的编写工作。

（六）协助澳大利亚中医管理委员会进行中医人员资质认定

2012年，中心受澳大利亚中医管理委员会委托，对在澳大利亚的中国籍人员进行了医师资格和中医学历的资质核查和认定工作。经在有关网站核查及相关省市卫生、中医行政管理部门、相关中医药大学（学院）的帮助下，完成了对550名人员的核查认定工作。

五、不断提高中医药考试鉴定工作能力和水平

（一）完成了中医、中西医结合部分类别综合笔试考试大纲修订及考试用书编写工作

现行的中医、中西医结合综合笔试考试大纲为2005年组织专家制定、2006年启用的，至今已使用7年。针对2006年大纲凸显的问题及高等中医药院校使用教材不统一的现状，从2011年6月开始至2012年11月，中心组织专家完成了中医（具有规定学历）执业医师、中西医结合执业医师、中医（具有规定学历）执业助理医师、中西医结合执业助理医师综合笔试4类考试大纲的修订工作及行政审批程序，2013年正式启用。

民族医考试大纲方面：中医（壮医）专业医师资格考试正式开考已有3年，广西壮族自治区中医药管理局组织专家对试点大纲进行了修订，报中心进行形式审核后，经报国家中医药管理局审核同意，报卫生部医师资格考试委员会审批。

（二）稳步推进专业技术资格考试题库建设

中心积极稳妥地推进全国中医药专业技术资格考试题库建设。为保证工作顺利进行，确定了题库可行性工作方案、题库建设各阶段目标；编制了工作流程和进度；提出了题库软件修订需求。历时5个月时间，克服各种困难完成了题库结构软件的调整、修订工作。在此项工作中，探索了在大纲、考试用书调整后题库知识点修订的新模式，加强了题库试题难度数量的科学量化管理。

（三）国家职业分类大典修订工作取得新进展

在2011年开展的调研、信息采集各项工作的基础上，中心组织专家对各职业设置及各职业描述信息建议表进行了认真的论证，完成了《中医药行业大典修订论证报告》及《中医药行业拟修订职业体系分类表》等材料，经报中医药行业工作委员会审核，局长会议确认，已经按照计划及时上报人社部。

本次国家分类职业大典修订，中医药行业共成立了27个职业描述信息调研组，参与调研专家130余人次，信息采集单位900余家，采集职业描述信息采集表21864份，采集地区涉及全国31个省级行政区域，所有新增职业及部分已有职业进行了实地调研，实地调研省份超过了50个省次。共计修订职业45个，其中专业技术类职业29个（已有职业20个，新增职业9个），职业技能类职业16个（已有职业11个，新增职业5个）。国家职业分类大典修订专家委员会正陆续召开审核会，组织专家对各行业上报的职业进行审核。

（四）进一步做好各类考试的信息统计分析工作

2012年，中心继续开展考试相关信息的统计和考试结果的研究分析工作，撰写了《中医类别医师资格考试统计分析报告》，首次对实践技能考试进行了分站式统计分析，对中医、中西医结合综合笔试各科目、各单元试题考生掌握率进行了统计分析，为提高考试命审题质量提供必要的数据支持。首次面向全国中医药院校及中医类别考生，开展医师资格考试类别的学科成绩统计分析报告有偿服务工作。共受理22所院校、316位考生提交的申请，制作、发送报告311份，受到了广大院校及考生的好评。开展专业技术资格考试、中医药行业职业技能鉴定的数据统计分析工作，撰写了《中医药专业技术资格考试综合统计分析报告》、《中医药职业技能鉴定综合统计分析报告》。

（五）优化扩展考试工作基地，探索有效管理机制和运行机制

2012年，中心在完成对成都、广州、湖南中医药大学申请成为考试工作基地的审批后，中心的考试工作基地已达到13所高等中医药大学。根据各基地学术实力的不同，中心进一步探索了考试命题工作基地的多种管理模式、考试基地的专家管理模式，通过及时向基地反馈考试统计信息，把基地作为中心各项考试工作的有力支撑。

（刘陆阳）

中药篇

【国家中医药管理局加强中药饮片管理】 2012年5月4日，国家中医药管理局办公室下发通知，要求各级各类中医医疗机构严格加强中药饮片采购、验收、养护、调剂、煎煮等方面的管理，保证用药安全。各中医医院院长作为中药饮片质量的第一责任人，各相关职能科室负责人要切实履行自己的职责，发现问题依据有关规定追究相关责任人的责任。中药饮片的采购验收作为核心指标，纳入中医医院评审标准。国家中医药管理局已将中药饮片管理相关要求纳入《中医医院评审标准》，并作为中医医院评审的重要内容，其中中药饮片的采购验收将作为核心指标。

（冯　磊）

【中成药应用指南视频可在线浏览】 2012年，国家中医药管理局下发通知，要求各省级中医药管理部门组织辖区内医务人员登录中国中医药报网站（www. cntcm. com. cn）观看学习《国家基本药物临床应用指南（中成药）》视频资料。该系列视频由国家中医药管理局组织专家拍摄录制，以期更好地指导医疗机构和广大医务人员，特别是基层医疗卫生机构的医务人员正确、合理使用中成药，进一步规范用药行为，保障人民群众健康。视频包括《中成药的合理应用》、《注射剂合理应用》以及胸痹等39个病种共49讲，可在中国中医药报网“岐黄视界”栏目在线浏览。

（高新军）

【6种中药注射剂上市后启动安全监测】 2012年2月19日，“中药注射剂上市后临床安全性监测”专家会在北京举行，同时宣告参麦注射液、疏血通注射液、灯盏细辛注射液、苦碟子注射液、参附注射液、喜炎平注射液6个品种上市后安全监测启动。国家中医药管理局副局长李大宁、国家食品药品监督管理局副局长吴浈及监测项目专家、参研医院和制药企业代表参会。

中药注射液监测项目将以参研医院使用中药注射液的住院患者为研究对象，登录其基本信息、中药注射液使用和合并用药情况、理化检查结果和治疗期间的不良事件，建立起实时动态的监测平台，在未来4年中，采用与国际接轨的大样本药物临床安全性监测方案，样本量每个中药注射剂品种至少3万例，目的在于获得中药注射液不良反应与不良事件发生率及其影响因素，进行中成药联合用药及临床合理用药评价。为保证项目实施，课题组按照药品上市后研究国际惯例，专门成立了学术专家委员会、数据与安全监察委员会、终点事件判定委员会，指导和监督整个监测过程。2012年4月，国内外专家对监测医疗机构医疗护理一线人员进行培训。与会领导为专家代表颁发了聘书，中药企业与临床牵头单位签订了合作框架协议。

该监测项目来源于国家重大新药创制科技重大专项“中药上市后再评价关键技术研究”，该研究由中国中医科学院中医临床基础医学研究所作为总课题承担单位，王永炎院士、谢雁鸣研究员为总课题负责人，全国50余家大型三甲综合医院共同参与，已成功构建了中药上市后临床再评价的基本框架，建立了若干中药上市后临床再评价技术规范，搭建了中药上市后临床再评价公共服务平台及中成药临床使用HIS数据库，并积极开发中药上市后的系统风险评估方法与模型建立的关键技术等一系列技术规范。

（任　壮、秦　秋）

【“神九”药箱备有多种中医保健药】 航天药箱是负责飞船和组合体在轨飞行时航天员疾病防治的用药保障。“神九”携带的药物按照利用的几率分为两类：第一类药物是按计划必定要用的药物，主要是包括抗运动病药物、睡眠干预药物、维生素补充类和中医药保健类。这类药物的配备严格按照既定的服用方案配备。第二类药物是根据国际空间站的经验和临床实践高发病需要应用的药物。这类药物的配备首先需要与发病率相适应，而且还要考虑病情的多种情况，使得药物尽可能涵盖大多数病情。自“神五”、“神六”开始，航天员就在执行飞行任务前后服用中药。“神七”首次将中药制剂带入太空，供航天员在飞行期间服用。实验与飞行实践证明，中医药对在空间环境加强航天员心血管功能、提高整体抵抗力及免疫力、防治空间运动病是有效的。

（黄　心）

【中药注射剂安全性监测启动哨点博士后工作】 2012年10月12日，中国中医科学院在北京会议中心召开重大新药创制中药注射剂安全性监测第一批哨点博士后工作座谈会。中国工程院院士、中国中医科学院名誉院长王永炎等专家以及8家注射剂企业的负责人出席会会议。“中药注射剂上市后临床安全性监测”项目属国家重大新药创制科技重大专项“中药上市后再评价关键技术研究”，自2012年2月正式启动以来，中国中医科学院在科技部、人力资源和社会保障部、国家食品药品监督管理局的支持下，探索推行哨点博士后工作站模式，产、学、研整合，共同对中药注射剂上市后的临床应用设卡站岗，像哨兵一样对其安全性进行连续监测，以确保用药安全。至2012年已经建立了8个哨点。为了推动哨点博士后工作站的建设，中国中医科学院聘请王永炎为中药注射剂安全性监测哨点博士后合作导师组首席导师，聘请国家食品药品监督管理局原副局长任德权、成都中医药大学副校长彭成、长春中医药大学副校长宋柏林、天津中医药大学第一附属医院院长马融及曾繁典、季绍良、温泽淮为中药注射剂安全性监测哨点博士后合作导师组导师。

（秦　秋）

【中澳合作开展中药临床研究】 2012年11月12日，中国中医科学院、神威药业集团有限公司、澳大利亚西悉尼大学共同在北京签署中医药国际合作重大项目《塞络通胶囊国际多中心临床研究合作协议》。用于治疗血管性痴呆、老年性痴呆的复方新药“塞络通胶囊”将由西悉尼大学牵头，在澳大利亚及英国分别开展Ⅱ期临床研究。会上，中医药研究北京市国际科技合作基地、中澳国际中医药研发中心以及中澳合资神威-费洛德斯天然药物有限公司揭牌仪式同时举行。

“塞络通胶囊”是科技部“重大新药创制”科技重大专项和北京市科委重点支持推动的创新中药，是由神威药业集团有限公司、中国中医科学院西苑医院、澳大利亚西悉尼大学联合开发研制的中药五类复方新药。该药由西红药、人参、银杏叶3味中药有效部位组成，主要治疗血管性痴呆、老年性痴呆。该药于2009年3月获国家食品药品监督管理局的临床批件、国家发明专利以及美国、澳大利亚、俄罗斯和韩国授权的PCT，在国内已完成Ⅰ期临床研究，正在进行Ⅱ期临床研究。在澳大利亚已经完成了62例对照的临床试验研究，效果显著。这是中国第一个进行国际多中心临床研究的创新中药，同时有望成为中国第一个在海外生产注册的创新中药。

（樊　丹）

【中药材仓储现代化研讨会举行】 2012年5月13日，中药材仓储现代化专家研讨会在北京召开。会议由中国中药协会和中国仓储协会共同组织，来自商务部市场秩序司领导，中国仓储、中医药领域的专家、企业代表和相关媒体记者共20余人参加了会议。会议本着商务部提出的《加强中药材流通管理，推动中药材流通现代化》文件精神，针对中药材仓储存在的问题与解决对策进行了讨论，以促进中药材仓储技术与管理的创新发展，在进一步规范中药材市场流通秩序的同时，加快推动中药材流通现代化，从根本上保障中药材的质量安全。

（张东风）

【道地药材保护与规范化种植示范基地挂牌】 2012年，国家中医药管理局中医药科研专项课题“道地药材保护与规范化种植基地建设试点项目”组织实施单位中国中药协会，在江苏泰州举行中药材质量安全保障论坛暨道地药材保护与规范化种植示范基地授牌仪式，向9个基地试点单位颁发“道地药材保护与规范化种植示范基地”牌匾和证书。

9家基地试点单位分别是：河南宛西制药股份有限公司、康美新开河（吉林）药业有限公司、吉林长白参隆集团有限公司、辽宁宽甸长白山石柱野生参发展有限公司、河南武陟县四大怀药协会、辽宁西丰县农垦集团公司、湖北利川市黄连协会、甘肃岷县中药材产业发展局、云南文山壮族苗族自治州三七特产局、山东东阿阿胶股份有限公司，项目涉及道地药材人参、三七、山药、地黄、山茱萸、当归、黄连、梅花鹿、东阿阿胶9个品种。

（张东风）

【两优质药材指定出口基地挂牌】 2012年，两岸中药材交流会暨枸杞和黄芩优质药材指定出口基地授牌仪式分别在内蒙古乌拉特前旗先锋镇和河北省承德市举行。本次活动由中国中药协会中药材种植养殖专业委员会和（台湾）中华中药商业同业公会联合会共同主办。

（杨　满）

【名优中成药产业技术创新联盟成立】 2012年5月8日，国家科技部科技重大专项“重大新药创制”、“十二五”首批15家技术创新产学研战略联盟之一的名优中成药产业技术创新战略联盟在广东广州成立，首届名优中成药产业发展高峰论坛同时举行。中国中西医结合学会会长陈凯先院士、广东省政协副主席陈蔚文等出席高峰论坛。

该联盟由广药集团领衔，北京大学、清华大学、中科院广州生物医药与健康研究院、中国医学科学院药用植物研究所等国内高校、科研院所和企业22家成员单位组成，是国内首个多跨度的中成药产业技术创新战略联盟。

联盟将围绕“捍卫名优品种、挖掘潜力品种、培育新优品种、研制高端品种”的新药研发思路，针对企业现有的糖尿病、心脑血管疾病、肿瘤、消化道疾病等治疗用药特点，创制一批现代中药和天然药物，同时对名优中药大品种进行深度二次开发和技术改造，以形成特色优势明显的产品梯队。联盟还将解决现代提取分离单元等方面关键技术在中药新药、名优中成药二次开发品种及高附加值中药标准提取物等品种的工艺验证和实际应用难题，在人才培养、研发等机制、体制方面进行创新。

（马定科）

【中国中医科学院中药资源中心成立】 2012年12月18日，中国中医科学院中药资源中心成立。卫生部副部长、国家中医药管理局局长王国强，国家中医药管理局副局长李大宁，国家中医药管理局局党组成员、中国中医科学院党委书记王志勇，中国中医科学院院长张伯礼，中国工程院院士王永炎、肖培根以及国家发改委、科技部、国家食品药品监管局、国家自然科学基金委等有关部门负责人出席中心揭牌仪式。

国家中医药管理局批准设立中国中医科学院中药资源中心，旨在适应中医药发展对中药资源可持续利用的需求，落实中医科学院“十二五”发展规划，促进第四次全国中药资源普查成果承接和转化。该中心将以中国中医科学院中药资源学科优势为基础，整合国内研究力量，开展中药资源研究，建立中药资源监测与信息服务体系，完成国家中药资源重大战略咨询，为产业发展提供技术支撑和服务，担负起中药资源国家队的责任。

中药资源中心编制60人，内设3个部，即中药资源科学技术研究部、科技成果开发和技术服务部，以及中药资源动态监测与信息服务中心平台，开展中药资源基础和应用等问题及相关技术研究；开展中药资源相关科技成果的转化、应用和推广；指导和开展中药资源动态监测和服务体系建设，进行国家中药资源动态监测与信息服务。3个部将设置道地药材研究室、分子生药室、中药材GAP种植研究室、中药资源动态监测室等9个实验室。中国中医科学院副院长黄璐琦兼任该中心主任。

（任 壮、冯 磊）

【灵芝全基因组精细图谱发布】 2012年5月，我国科学家在美国PLoSONE杂志上发布了灵芝全基因组精细图谱，灵芝全基因组也是当今世界首个公开发表的兼性寄生药食用真菌的全基因组。专家指出，灵芝全基因组图谱的成功绘制首次实现了中药研究在基因组尺度寻找新的代谢功能基因及调控元件，为代谢网络重构及灵芝种质保护与创新奠定了基础，将推动灵芝成为第一个“模式药用真菌”，为真菌中药的研究提供系统工具，是中药现代化的又一创新成果。

此次研究由国家中医药管理局亚健康干预技术实验室主持，联合作物种质创新与资源利用国家重点实验室培育基地（湖南农业大学）、湖南万源生物科技有限责任公司、华大基因公司共同完成。PLoSONE杂志（《公共科学图书馆·综合》）是由多名诺贝尔奖获得者及慈善机构支持的开放获取性杂志，旨在推广世界各地的科学和医学领域的最新研究成果，是国际顶尖水平的科学期刊之一。

灵芝为异宗结合担子菌，为探究其遗传、变异、性征等现象，实验室以单个孢子为研究对象，首先完成了灵芝单孢子的分离、培养及萌发。提取纯度好、浓度高的灵芝全基因组DNA，构建插入片段大小不同的文库，测定灵芝全基因组序列。本次测序深度达灵芝基因组大小的31倍，测序结果覆盖了93.9%的全基因组，结果表明灵芝全基因组大小为39.9兆，编码1.2万个蛋白，在灵芝全基因组图谱的基础上首次提出了完整的灵芝三萜合成途径。

（仲亚）

【2012中国中药行业年度峰会公布中药产业发展数据】 2012年前三季度，我国中成药产值同比增长17.9%，饮片产值同比增长30.8%。中药（含饮片）已占医药产业总产值的三分之一。2012年中医行业年度峰会公布了中药产业发展的一组数据：我国医药工业2011年产值达1.452万亿元，其中中成药产值3300亿，饮片870亿元。中药产业产值占总医药工业（含化药、生化药、中药等）产值的四分之一强。而2012年前三季度，根据工业和信息化部统计，我国医药工业总产值1.288万亿元，同比增长20.2%，其中中成药产值达3573亿元，同比增长17.9%；饮片产值922.3亿元，同比增长30.8%。中药（含饮片）已占医药产业总产值的三分之一。

本届峰会由中国中药协会、中国医药商业协会、国药励展共同举办，以产业在深化改革中所面临的形势和任务“资源·变更·发展”为主题。房书亭作了题为《中药产业政策及热点问题对医药企业发展的影响》的主题报告。峰会发布了2012中国中药行业优秀企业品牌、2012中国中药行业优秀企业管理建设品牌、2012中国中药行业优秀产品品牌、2012中国中药行业首批中药材优秀产地县4大类15个奖项，江苏康缘、上海凯宝、吉林一正、云南云河、上海绿谷、广西梧州、四川新荷花、吉林敖东、金陵药业、牡丹江友搏等企业榜上有名。

（张东风）

【2011年我国对拉美出口中药1.96亿美元】 2011年，我国对拉美地区的中药出口额为1.96亿美元，同比增长141.12%。其中出口最多的为提取物，占整个中药对拉美出口的87.78%；而出口额增长最快的为保健品，提取物和药材饮片出口额与2010年同比也有大幅增长。

2011年，我国对拉美中药出口企业共有363家，其中民营企业为262家，出口1.43亿美元，同比增长163.8%，占全部企业对拉美中药出口额的73.12%。我国对拉美地区中药出口的主要省份为山东、云南和河北，而出口额增长较快的省份为福建和辽宁。

（霍 卫）

【2011年中成药销售1427亿元，中药材销售271亿元】 2012年，商务部发布《2011年药品流通行业运行统计分析报告》，数据显示2011年中成药类全国销售总额达1427亿元，中药材类全国销售总额达271亿元。在七大类医药商品销售中，药品类占销售总额的76.2%；其次为中成药类，占15.2%；中药材类占2.9%。根据报告，2011年药品流通市场需求活跃，行业购销稳步增长。全年药品流通行业销售总值达到9426亿元，同比增长23%。其中，药品零售市场销售规模达1885亿元，增幅稳定在20%左右。国家基本药物销售增幅较大，参与国家基本药物配送的药品批发直报企业配送总额为583亿元，比2010年增长24%。农村市场稳步增长，对农村销售额为1461亿元，比2010年同期增长27%。此次是商务部第二次发布药品流通行业年度统计分析报告。

（张东风）

【2011年我国药品零售市场规模达1885亿元】 中国医药物资协会举行的2012中国药店（国际）博览会暨第七届中国成长型医药企业发展论坛新闻发布会在北京举办，会议通报，2011年中国药品零售市场规模已达1885亿元。2011年中国零售药店门店40万家，连锁药店2310家，下辖门店13.7万个，单体药店26万余家。但在药店与供应商合作方面，整个行业仍然存在着信息不对称、商品品类结构不足等问题，造成了药店商品采购成本升高，不但制约了行业的成长，也间接加重了百姓药品消费的负担。

（樊 丹）

【我国对中东中药进出口额大幅增长】 2011年，我国对中东地区的中药进出口贸易额达到3606万美元，同比增长73%，远高于同期的中药贸易整体增幅（35%）。其中，我国对中东地区中药的出口额为2108万美元，同比增长7%；而2011年我国从该地区的植物药进口则达到1498万美元，同比增长1170%。

我国从中东地区进口的主要植物药包括乳香、没药及血蝎、非柑橘属果实的精油（包括浸膏及净油）和枯茗子等。由于国内甘草液汁及浸膏需求大幅增加，原先以土库曼斯坦和美国为主的产品已经无法买足市场的需求，2011年部分三资企业从阿联酋大量进口甘草提取物产品，使得2011年我国从中东地区的植物药进口额大幅增加。我国对中东地区其中出口最多的为提取物，占整个中药对中东地区出口的46%；出口额增长最快的为保健品，而药材饮片的出口额与2010年同比却有一定程度的下降。

我国对中东地区出口的主要中药商品包括清凉油、老鸹草油、植物液汁及浸膏、蜂蜡、姜黄、蜂王浆制剂和蜂花粉等。其中，出口额同比增长较快的产品主要是老鸹草油；出口额同比下降较大的产品主要是"天然或合成再制的苷及其盐"和中式成药（已配定剂量或零售包装）；出口平均价格同比上涨较大的品种主要为姜黄和蜂花粉，出口平均价格同比下滑较大的品种主要为天然或合成再制的苷及其盐和植物液汁及浸膏。

（霍　卫）

【中药2012年上半年出口增速放缓】　据中国医药保健品进出口商会统计，2012年前6月，中药出口额为12亿美元，同比增长9.6%，比2011年同期下降33个百分点。进入新世纪以来，中药出口一直蓬勃发展，大部分年份增幅超过20%，2012年上半年出口额仅有9.6%的增幅。

（晓　伟）

【我国中药出口价出口量同比下降12%】　据中国医药保健品进出口商会通报，2012年1~7月，我国中药出口价增量减，出口量同比下降12%。

2012年，我国医药出口总体情况严峻，增速大幅下降。出口比2011年同期下降30个百分点，进口比2011年同期下降27个百分点。中药出口同样不容乐观，进出口都有较大幅度下降，出口比2011年同期下降20个百分点，进口比2011年同期下降10个百分点。这是金融危机以来首次出现下降的情况。

2012年1~7月，中药进出口为18.8亿美元，同比增长10.6%。其中，出口14.11亿美元，同比增长8.6%；进口4.64亿美元，同比增长17.28%。

近年来，中药材及饮片出口持续价升量稳。2012年中药出口呈现两个特点，一是价增量减，出口价格同比增长19.54%，出口数量为10.89万吨，同比下降12.25%；二是出口市场相对稳定，出口额4.54亿美元，同比微增4.9%。

2012年1~7月，中药类产品出口具体情况是，出口14.11亿美元，其中，中药材及饮片出口4.54亿美元，出口金额同比增长4.89%，出口金额占比32.18%；中成药出口1.51亿美元，出口金额同比增长15.57%，出口金额占比10.74%；提取物出口6.85亿美元，出口金额同比增长10.92%，出口金额占比48.57%；保健品出口1.2亿美元，出口金额同比增长2.13%，出口金额占比8.51%。

在中药材及饮片出口中，2012年1~7月出口数量占比大的品种有茯苓、地黄、菊花、白术、川芎等。其中，价增量增的品种是人参、枸杞、党参、当归、田七、半夏；价减量减的品种是茯苓、菊花、白术、姜黄。

出口市场按出口金额排序为，日本12938.76万美元，占出口金额28.5%；香港11722.12万美元，占出口金额25.82%；韩国5305.64万美元，占出口金额11.69%；此外是越南、马来西亚、我国台湾、意大利、美国、新加坡、德国、泰国、荷兰。

（张东风）

【2012年上半年中药材重点品种流通分析报告】　2012年初，商务部建立了中药材重点品种流通分析制度，并于2012年5月首次发布了2011年中药材重点品种的种植、产地价格、销售、库存等基本信息，对有效引导中药材产销发挥了积极作用。根据中药材重点品种流通分析系统统计数据，现将2012年上半年中药材重点品种流通情况分析如下。

一、中药材重点品种市场流通情况

中药材流通系统重点统计了29种中药材的流通情况，数据采集自全国17家中药材专业市场和6家中药材专业网站。为了分析方便，将29种中药材分为根茎类、花类、果实类、菌类和动物类五大类。

（一）根茎类药材

纳入统计的22种根茎类药材分别为人参、三七、川芎、大黄、山药、太子参、元胡、丹参、天麻、半夏、白芷、甘草、地黄、当归、麦冬、牡丹皮、附子、厚朴、党参、黄连、黄芪、黄芩。上半年，人参和三七的价格依然领涨根茎类药材。

2012年上半年，17家中药材市场销售人参约2800吨，二季度市场平均价格333元/千克，环比上涨6.4%，比2011年平均价格上涨10%，继续保持小幅上涨态势；17家中药材市场共销售三七约1732吨，其中剪口三七二季度市场平均价格为814元/千克，环比上涨50%，比2011年平均价格上涨48%。三七是上半年统计的29种药材中价格涨幅最大的品种。

（二）花类药材

金银花是唯一纳入统计的花类中药材，价格呈现整体下滑趋势。17个中药材市场销售金银花约3348吨，二季度市场平均价格93元/千克，环比下滑7%，比2011年平均价格下滑31%。

（三）果实类药材

纳入统计的4种果实类药材

（枸杞、水飞蓟、山茱萸、连翘）一季度和二季度价格变化不大，主要原因是果实类药材收获期多集中在下半年，上半年价格一般相对稳定。以宁夏枸杞为例，上半年中药材市场销售约6976吨，二季度市场平均价格为50元/千克，环比上涨14%，比2011年平均价格上涨4%。随着枸杞进入产新期，后期价格将会稳中有降。

（四）菌类药材

纳入统计的菌类药材只有茯苓。17家市场销售茯苓约6706吨，二季度茯苓市场平均价格为18元/千克，相比一季度略有下降，整体表现平稳。

（五）动物类药材

纳入统计的动物类药材是鹿茸，包括新西兰鹿、马鹿和梅花鹿3种，其中以梅花鹿鹿茸价格最贵且上半年呈现平稳上升态势，二季度梅花鹿鹿茸平均价格为5301元/千克，环比上涨20%，比2011年平均价格上涨24%；新西兰鹿和马鹿鹿茸二季度平均价格分别为2010元/千克和1829元/千克，价格相对平稳。

二、中药材重点品种价格波动情况

（一）价格持续上涨品种

价格持续上涨的品种有三七、天麻和人参。这3个品种都是根茎类药材，种植周期较长且产地集中，易受到自然灾害的影响。

（二）价格持续下跌品种

2012年上半年大部分药材价格都呈现下跌态势，跌幅较大的品种有白芷、麦冬、金银花、山药。这些药材的相同特点是种植周期短、种植区域相对分散，特别容易因扩产出现滞销现象。山药和白芷价格下跌重要原因是种植面积过大，供大于求。麦冬2011年价格大幅上涨，受此影响，四川、湖北等产地纷纷扩大种植面积，2012年产地货量充足，已呈现严重的供大于求局面，后市价格持续下滑。

（三）价格基本持平品种

在纳入统计的29个中药材品种中，附子、当归、厚朴、牡丹皮和甘草价格从2011年开始基本维持平稳。附子由于属于28种毒性中药材之一，受炮制加工技术的限制，需求相对稳定，种植面积一般不会大幅增加，所以价格一直保持平稳。厚朴作为经济林或退耕还林树种，种植面积较大，并且往年库存也较多，价格的主要决定因素是人工采剥成本。当归和牡丹皮，同样由于库存较大，需求稳定，价格保持平稳。

（霍　卫）

【我国2012年上半年中药销售收入近2200亿元】 2012年9月15日，2012中国医药企业家年会在天津召开。会议通报，2012年上半年中药工业实现销售收入2196.3亿元，实现利润218.7亿元。2012年上半年医药工业实现销售收入8094亿元，同比增长19.1%；利润总额810.7亿元，同比增长17.7%。其中，中药饮片实现销售收入432.9亿元，同比增长29.2%；利润总额31.4亿元，同比增长28.8%；中成药实现销售收入1 763.4亿元，同比增长20.4%；利润总额187.3亿元，同比增长22.4%。

（张东风）

【2012年前三季中药进出口额稳步增长】 2012年前三季度，中药商品进出口额24.3亿美元，同比增加10.53%。其中，出口额18亿美元，同比增长7.20%；进口额为6.3亿美元，同比增加21.32%。

中药类大部分商品出口均呈现不同程度的增幅。出口额最大的商品依然是植物提取物，出口额为8.55亿美元，同比增长6.07%；中药材及饮片出口额为5.88亿美元，同比增长6.55%，位居第二；中成药出口额为1.99亿美元，同比增长17.84%；保健品出口额1.59亿美元，同比增长3.71%。

一、传统市场依然保持优势，但出口增幅明显放缓

日本、中国香港、欧盟、美国和韩国依然是传统中药的主要出口市场。这5个市场的出口额占整个中药出口额的71.45%，其中，对香港和欧盟的出口增长放缓，对日本、韩国和美国的出口增幅较为明显，分别达到25.76%、32.42%和21.81%，成为中药商品出口大幅增加的重要推动力。

2011年，因德国对我国的人参和部分提取物产品需求增加，所以我国对德国中药出口同比增长85%，随着2012年来自德国的订单归于平稳，我国对德前三季度中药出口同比略降6.6%。

因为全球经济增幅放缓和增长的不确定，我国中药对各个市场的出口增长整体放缓。

前三季度，我国提取物出口的传统市场仍保持稳定增长，部分新型市场（如拉美的墨西哥和东盟市场）需求同比有所下降。

前三季度，我国中药材及饮片出口整体保持稳定增长，日本和韩国等传统市场需求同比增幅均在20%以上，但拉美和非洲的需求同比有大幅下降。另外，受台湾对进口中药材实施管控措施的影响，前三季度大陆对台湾的中药材及饮片的出口额仅为1997万美元，同比下降49%。

前三季度，我国中成药出口同比增长17.84%，其中，欧盟在我国中成药出口中所占比重由2010年的6.47%下降到2.59%，内地对香港的中成药出口比重则不断上升。

民营企业已成为推动中药进出口的主要力量。2012年前三季度，民营企业为出口主力军，出口家数为2022家，出口金额为9.15亿美元，占比高达50.81%，其中集体企业出口额的增长速度较快；三资企业出口家数为334家，出口额为5.24亿美元，出口金额占比29.12%；国有企业出口金额占比仅19.97%。值得关注的是，在民营企业中，私人企业的出口量占九成以上。

二、中成药出口受欧盟《传统草药药品指令》影响逐步减小

2012年前三季度，中成药对欧盟各国出口额为770万美元，同比下降37.61%。中药制剂出口份额不断下降与原料类产品出口的不断增长形成鲜明对比，境外注册、认证等各种贸易壁垒是制约中成药出口增速的重要原因，中成药走出国门的进程依然缓慢。

2004年，欧盟颁布的《传统草药药品指令》（以下简称《指令》）对我中成药出口欧盟已经形成直接的影响，《指令》规定所有在欧盟市场销售的中成药都必须在2011年4月30前按照新法规完成注册，并得到上市许可，否则将不允许销售。2011年，我对欧出口中成药1332万美元，数量同比下降13.5%。但2012年我国中成药出口受欧盟指令影响的程度整体已经减弱，荷兰和罗马尼亚等市场基本平稳，德国的需求还有一定增长，只有英国对中成药出口的管理越来越趋于严格，前三季度，我国对英国的中成药出口额同比下降了77%，因为英国在我国对欧盟中成药出口市场比重中占比比较大，所以对该国出口的大幅下滑，也带动了中成药对欧盟出口整体数据的下滑比例。

三、辣椒提取物出口受阻问题圆满解决

青岛海关、天津海关等地方海关因辣椒提取物出口产品税号归类问题，陆续对有关企业实行布控调查，致使各企业全线停产，出口停滞。涉及产品包括辣椒红色素、甜叶菊提取物、绿茶提取物及槲皮素等，其中以辣椒红色素最为代表且影响最大。编码归类问题的出现并非偶然性，因为植物提取物产品涉及食品、营养保健品、化妆品及医药中间体等多个行业，具有产品多、规格多、属性复杂等特点，故植物提取物产品在出口中涉及使用的海关编码比较多，部分产品的归类也很难界定。此次问题的发生集中体现在两个方面：一方面，随着技术水平的发展、生产工艺的提高、产品成分及用途的改变，以及产业政策的变更，当前出口的产品与几年前的产品已有本质不同，所以在使用编码出口报关时出现问题。另一方面是同一植提产品在不同海关申报所用出口编码不同，海关尚未明确统一，并且不同编码出口退税不同，企业在出口该产品时使用不同海关编码，受到警告或查处。

2012年9月19日，商会与海关总署关税司在河北石家庄召开辣椒提取物企业座谈会，最终对辣椒提取物出口受困问题给予圆满解决：辣椒提取物出口继续使用税则号13021990（退税率15%）报关，各地海关不再给予查处；同时，已受到查处的企业，将不予处罚。国家继续鼓励并支持辣椒提取产业健康发展。

四、行业标准日臻完善，促使行业规范发展

国家《食品工业“十二五”发展规划》明确支持植物提取物行业发展，国际市场也对我国植物提取物敞开大门。植物提取物出口保持增长是必然趋势。

企业品牌意识和国际竞争力逐渐增强，行业发展进入新的轨道。以前植提企业的特点是小、散、乱，缺乏行业优质规模企业。现在已经发展有晨光生物和桂林莱茵两家上市公司，有北京绿色金可、西安皓天为代表的，具有优质品牌产品，持续创新发展能力的产业先驱。也有浙江康恩贝制药集团这样的多元化企业深入拓展植物提取物领域。商会正推动植提行业形成植提产业联盟，推动植物提取物出口的增长，引领着行业的发展。

由商会牵头的《植物提取物国际商务标准》制定工作，各参与单位正在紧锣密鼓地进行。

五、中药材价格波动渐趋平稳，运行监测为宏观决策提供依据

自2009年开始，国内中药材价格就开始上涨，严重影响中药材对外贸易。2011年，我国中药材出口数量20万吨，同比下降11.8%，是中药唯一出口量下滑的商品。中药材出口平均价格涨幅为33.6%。2012年前三季度我国中药材及饮片出口价格平均涨幅回落到15.70%。2011年出口价格涨幅超过80%的茯苓和半夏等产品2012年前三季度的出口同比价格都出现了一定的回落，肉苁蓉出口价格甚至下跌了48.85%。

田七和人参出口价格依然继续保持上扬。田七的种植生长期一般为3年，2010年云南主产地大旱对田七的产量影响持续至今，而国内基本医药目录中的含有止血、散瘀功效的多种产品中都含有田七成分，用量也相当大。所以我国田七出口价格近两年一直持续保持上扬，而2012年前三季度国外的需求量也达到了1679吨，同比增长89.96%。

2012年前三季度，我国人参出口价格达到52860美元/吨，同比增长61.37%，出口量为1619吨，同比增长23.09%。我国人参出口价格持续上升的原因为：①产品升级——将人参粗品加工为提取物，或开始经营有机产品，在产品附加值增加后，不仅市场需求更趋旺盛，价格上涨后也能为客户所接受。②国内人参品牌的认知度有所提高——以前人参主产地吉林省注册的人参品牌有30多个，但是每个品牌的产品产量都不多，市场覆盖面较窄，尚没有形成一个全国性的大品牌。2012年1月15日首家“长白山人参”品牌产品专卖店试营业，并实现了开门红。③以内促外——从源头上拉高人参价格的政策初见成效。过去我国规定人参只能用于药品而不能用于食品，该政策限制了我国人参保健食品的开发。从2012年3月1日起，吉林省实行了《人参管理新办法》，人参可直接作为食品饮料的原料加入到各种食品中，这为我国人参类保健食品的开发将打开一条广阔的新路。

我国出口的保健品主要为鱼油、卵磷脂、蜂王浆等保健品原料，前三季度我国鱼油和鲜王浆等产品的出口价格都有一定幅度的提高，但因大健康产业发展红利暂未显现，所以保健品出口态势整体基本趋于平稳。

全球经济下滑对我国的医药国际贸易虽有一定影响，但因为医药行业属于刚性需求行业，所以受影响程度有限。

（霍　卫）

【2012年中药出口25亿美元】2012年，我国中药进出口总额

33.72亿美元，其中出口24.99亿美元。我国医药外贸增速高于全国外贸整体水平。2012年，我国中药类产品进出口额为33.72亿美元，同比增长10.67%，略高于医药外贸总体增幅。其中，出口24.99亿美元，同比增长7.19%；进口8.73亿美元，同比增长22.04%。中药类产品进口额涨幅最大，达22.04%，延续了近年来年均20%～30%的涨幅。中成药国际出口面临困难，再度出现300万美元逆差，但较前两年幅度减小。从分项目来看，中药材及饮片出口为8.58亿美元，同比增长11.83%，进口1.44亿美元，同比增长18.19%；中成药出口2.65亿美元，同比增长15.09%，进口2.68亿美元，同比增长18.09%；提取物出口11.64亿美元，同比增长3.11%，进口3.19亿美元，同比增长44.11%。2012年，我国医药产品进出口总值809.5亿美元，增幅10.5%，再创历史新高。

（张东风）

【我国对瑞士中药贸易状况】 2011年，我国对瑞士的中药贸易额为1832.8万美元，同比下降14.82%，双方贸易的主要部分是我国对瑞士的提取物出口。受世界经济环境严峻、企业成本增加和汇率等因素的影响，2012年1～4月，我国与瑞士的中药贸易额同比呈现进一步下降趋势。

中药在瑞士的应用主要有3种方式：中药饮片制成的汤药。中成药：国内原装中成药不允许在瑞士出售，但可以按配方配制，使用较多。配方成品中药，即国内的免煎中药，以浸膏粉和滴剂为主，被广泛使用。瑞士在中药饮片、中成药的进口与使用上有严格限制。中药不能够以药品名义进入，只能以特殊食品、食品补充剂、保健品或饮料名义进口销售。每批中药进口都要按品种检测其毒性、农药残留、重金属含量等，无论进货量大小，每种都要付出较高的检测费。

我国中成药出口瑞士数量很小，尤其自2011年欧盟传统医药注册指令生效以后，我国中药出口欧盟出现萎缩，瑞士虽不是欧盟国家，但也受此影响，出口更是大幅下滑。

2012年1～4月，我国对瑞士中药出口企业共有26家，其中民营企业为16家，出口16.58万美元，同比下降69%，占全部企业对瑞士中药出口额的5%；中外合资企业为3家，出口136万美元，同比增长3684.6%，占全部企业对瑞士中药出口额的41.2%；外商独资企业为3家，出口170万美元，同比下降60%，占全部企业对瑞士中药出口额的51.3%；国有企业为4家，出口8.2万美元，同比增长10.7%，占全部企业对瑞士中药出口额的2.5%。

（霍　卫）

【中药国际化入世十年回顾】 从产品结构来看，我国出口的中药产品，仍以中药材及饮片、植物提取物等原料型产品为主，出口额占比均在80%左右；而中成药产品占比则相对较小。以2011年数据为例，出口额最大的商品仍为提取物，出口额为11.3亿美元，占比达48.5%；中药材及饮片出口额为7.7亿美元，占比33%，位居第二；中成药出口额为2.3亿美元，占比仅为9.9%。

一、中药国际化步履稳健

全球化的开放平台，极大地促进了我国中医药产品进出口贸易的增长。据中国海关数据统计，2001～2011年间，我国中药产品进出口增长稳定，进出口额已从2001年的6.4亿美元增长至2011年的30.5亿美元。其中，出口增速明显快于进口，我国中药产品出口额已从2001年的4.6亿美元增长至2011年的23.3亿美元，年均增长率达17.5%；而进口额从1.8亿美元增长到7.2亿美元，年均增长率仅为14.8%。

从产品结构来看，我国出口的中药产品，仍以中药材及饮片、植物提取物等原料型产品为主，出口额占比均在80%左右；而中成药产品占比则相对较小。以2011年数据为例，出口额最大的商品仍为提取物，出口额为11.3亿美元，占比达48.5%；中药材及饮片出口额为7.7亿美元，占比33%，位居第二；中成药出口额为2.3亿美元，占比仅为9.9%。

从2001～2011年数据来看，提取物出口增长明显，年均增长率达19.5%，高于中药产品的平均增长速度，这主要与欧美日等地区保健品产业的快速发展相关。而中成药占比则呈现持续下降态势，其占比已从2001年的19.7%下降至2011年的9.9%，其增速远低于中药产品的平均增速，而近年来欧盟、日本等地区对中药制剂产品监管的日趋严厉，进一步制约了我国中成药产品的国际化进程。

从出口地区来看，亚洲、欧洲、北美洲为我国中药产品主要出口地区，其出口额占比共计可达90%以上。日本、中国香港、欧盟、美国为我国中药出口的传统市场，其出口额合计占我国中药出口总额的60%以上。其中，欧盟和美国市场的增长较为稳定，而中国香港地区的中药出口占比则呈现持续下滑，已从2001年的24%下降至14%，提示越来越多的企业开始将产品直接销往目标市场，而不再单纯依赖于香港的转口贸易。

在2011年我国中药产品出口市场排名前20位中，亚洲市场就占据了一半的席位，这与亚洲地区对我国中医药传统文化的认可是分不开的。2010年1月1日中国-东盟自贸区启动以来，东盟市场更是表现出了强劲的增长势头，关税的大幅降低也会进一步激发东盟市场的增长潜力。此外，中国大陆与香港、澳门地区经贸关系的进一步深入，以及中国大陆与台湾地区ECFA协定的进一步完善，也使得我国大陆的中医药产品可以惠及更多同胞。在东北亚地区，随着中日韩自贸区谈判和东北亚贸易一体化进程的深入，预期会对我国中医药区域贸易发展带来更多利好。

此外，国内企业在传统中医药文化国际推广和传播方面的工作已开始显露成效，包括非洲在内的新市场开始接纳和使用中药。据统计，我国中药出口的国家和地区，已从2001年的134个增加至2011年的165个，出口的品种类别也更为多样化。

二、国际竞争力待提升

入世后的10年间，无论从产品出口规模，还是产品出口范围来讲，我国中医药产业国际化水平都得到了较大提升，截至2011年，中医药已在160多个国家和地区得到发展，包括澳大利亚、南非、加拿大、新加坡等在内的多个国家还以立法形式承认了中医地位。然而，我国中医药产业在国际化发展的过程中，也暴露出了一些问题，需要引起业界的注意。

从宏观的市场角度来看，我国中药进出口增长虽然明显，但是与化学药、医疗器械等其他医药子行业相比，增速却显得慢了一些。据统计，2011年我国中药产品出口额突破20亿元，相较于2001年出口额增长了近5倍。但是，中药在我国医药保健品出口总额中的占比，却从2001年的8%持续下滑至2011年的5%，其增速低于我国医药保健品的平均增长速度。这与国内中药产业的发展相比，相差甚远。据报道，2011年我国中药行业（含中成药和中药饮片）实现销售收入4232亿元，占医药全行业收入的29%，且中成药的毛利率和税前利润率均高于同期医药行业整体水平。

另外，通过“可比净出口指数(NTB)”（指一国某产业或产品的净出口与其进出口总额之比，可在一定程度上反映其生产率优劣势程度）发现，中药行业的NTB值已从2001年的0.441增长至2011年的0.531，提示中药出口居于主导地位。但是，在倡导进出口贸易平衡发展的今天，依赖原料输出换取的贸易顺差，对行业发展来讲已不是长久之计，通过产业升级推动制剂产品出口才是产业持续发展的必然选择。

从微观的企业构成来看，参与中药出口贸易的企业数量大幅增加，已从2001年的1830家增长至2011年的2960家。其中，民营企业数量（增长了近20倍）和市场占比逐年上升，国有企业数量（-73.7%）及占比持续下滑，而三资企业数量仅有小幅增长（+7.2%），但增幅明显。

结合2011年市场份额进行分析后发现，数量占比76.2%的民营企业，其市场份额为51.6%；数量占比11.4%的国有企业，其市场份额仅为19.4%；而占比12.1%的三资企业（包括中外合作、中外合资、外商独资3种类型），市场份额却高达28.9%。不难看出，民营资本占据了绝对主力；另外，需要注意的是，数量占比7.5%的外商独资企业，其市场份额却高达15.6%。

在参与国际化竞争的过程中，我国中药企业实力也到了进一步的提升，年销售额超过1000万美元的企业，已从2001年的3家增长至2011年的30多家。以出口额为标准，对我国中药产业CR4（排序前四位企业的出口额占我国中药出口总额的比例）和CR8（排序前八位企业的出口额占我国中药出口总额的比例）进行统计后发现，CR4已从2001年的13%下降至2011年的11%；CR8从2001年19.3%下降至2011年的18%。综合来看，CR4和CR8值虽有起伏，但整体未超过20%。

根据美国经济学家贝恩和日本通产省对产业集中度的划分标准，将产业市场结构分为寡占型(CR8≥40）和竞争型（CR8<40%）两类。对于我国中药产业，CR8<20%，属于低分散竞争型，表明我国中药产业集中度水平仍非常低，2001~2011年未有质的突破，国际竞争力水平有待进一步提高。

（闫庆松、于志斌）

地方篇

【北京市2012年中医药工作概况】

一、开展中医药重点专科基层巡诊工作

以基层中医药服务能力提升为核心，以对口支援关系为依托，北京市组织全市7家三级甲等中医医院与16区县级中医医院和16区县社管中心签署责任书，落实了三级中医医院到区县基层开展中医药重点巡诊的责任。7家三级医院和16区县中医、中西医结合医院联合组织专家团队，定期到社区提供中医药服务，同时为基层培养中医药专科专病人才，把中医药服务送到居民身边。

二、积极推进医改各项工作任务落实

北京市组织制定了《北京市中医医院康复科建设指南（试行）》、《北京市中医药综合服务管理指南（试行）》，确定了北京市中医医院康复科建设的标准、中医药综合治疗区和综合治疗室的标准，部署全市开展了康复科、中医综合治疗区和综合治疗室的建设工作。全市29家二级以上公立中医、中西医结合医院全部按标准设置了康复科，达到相应级别中医医院等级评审的中医综合治疗室的评审标准。

继续推动区县综合医院转型为中西医结合医院工作，丰台长辛店医院、昌平华一医院通过专家验收成功转型。

北京市启动开展了国家中医药管理局中医养生保健服务机构准入试点，在东城区召开了启动会，确定了东城试点采取自律管理模式，并为首批养生保健机构颁牌。

北京市启动开展了基层中医药综合诊区的试点建设工作，16个区县共选择34个中医药工作基础强的社区卫生服务中心试点，整合基层医疗机构中医药人员、设备、科室等，让患者在一个区域内可以享受中医药的各种服务，减轻奔劳之苦。

继续推进《基本公共卫生服务中医药服务技术规范》的试点，北京市申报了2批国家中医药管理局基本公共卫生服务中医药服务试点，北京市试点区县已达14个。在东城区召开了全国糖尿病中医药基本公共卫生服务交流会，展示了中医药基本公共卫生服务项目在糖尿病防治中的优势，为中医药基本公共卫生服务的推广积累了经验。

北京市组织编印《中医药家庭保健员手册》，已印制2.4万册下发各区县，为各区县培养家庭保健员培训师资200名，第一批培训家庭保健员2000名。积极开展区域中医药一体化管理的调研，北京市中医管理局副局长边宝生亲自带队赴安徽进行了考察，结合北京特点，确定延庆县作为区域中医药一体化管理工作的试点，已完成调研、可行性论证工作，对强化基层的中医药服务能力进行新的探索。

三、积极推进中医医院等级评审工作

北京市强化组织管理，成立了由北京市卫生局局长赵静任组长的中医医院等级评审工作领导小组，在医政处设立了领导小组办公室，在北京中医药学会设立了评审办公室，确定了评审办公室的专兼职人员，建立评审专家委员会。

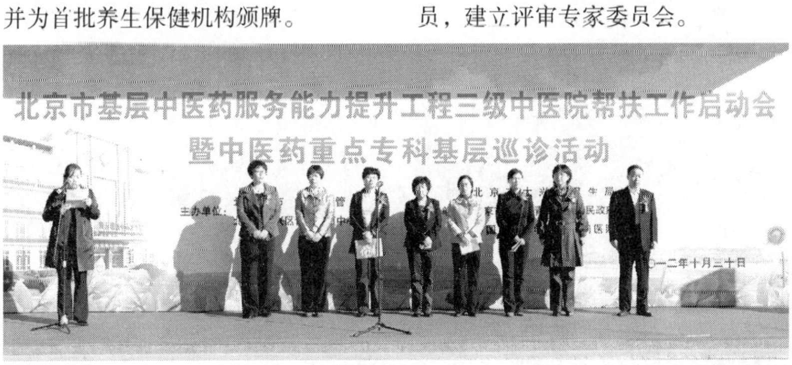

2012年10月13日，北京市基层中医药服务能力提升工程三级中医院帮扶工作启动会暨中医药重点专科基层巡诊活动启动

加强医院培训。北京市先后组织全市29所二、三级中医医院参加了国家中医药管理局的评审标准培训班；先后组织了2期三级中医医院等级评审管理培训班，全市9家三级中医、中西医结合医院近200名管理干部和临床科室负责人参加了培训，为中医医院等级评审工作的顺利推进打下坚实基础。

顺利推进了中医医院等级评审工作。按照国家中医药管理局的统一要求，北京市11家中医、中西医结合医院、中医专科医院通过国家中医药管理局专家组的评审达到三级甲等中医医院标准，7家中医医院达到了二级甲等中医医院标准，北京市评审工作的准备和医院的工作质量得到了国家中医药管理局和专家们的一致肯定，成为全国唯一一个不需要进行国家复核的省市。

四、继续强化中医医院中医药特色服务能力的建设

北京市组织完成了国家临床重点专科的遴选推荐工作，推荐的4个项目全部入选国家临床重点专科，进一步提升了全市中医药的影响力。

继续布局中医药特色诊疗中心，确定中国中医科学院望京医院为中医儿科特色诊疗中心建设单位，弥补了北京市东南部地区中医儿科特色诊疗资源的不足，完成了全市中医儿科特色诊疗资源的地域布局。

启动北京市中医药“十二五”重点专科建设，以对接国家中医药管理局“十三五”重点专科为目标，北京市确定了10个专业20个重点专科建设项目。继续开展示范中药房建设，完成了19个示范中药房的验收，使全市示范中药房达到29个。继续做好中医药特色技术的管理，实施了分层分类的技术整理，建立了技术目录和技术展示视频数据库。

五、继续强化中医医疗质量控制中心的作用

发挥中医急诊质控中心的作用，北京市召开急诊质控中心成立暨首次专家委员会会议，全市29家中医、中西医结合医院的主管院长和急诊科主任参加了会议，会议宣布了急诊质控专家委员会的构成、质控中心的工作进展和五年规划，北京市中医药管理局副局长边宝生出席会议并讲话。

发挥中医病案质控中心的作用，北京市先后组织召开了中医病案首页修订会和中医病案首页培训会。质控中心专家组克服时间短、任务重的不利条件，利用短短一月的时间，完成了北京市中医病案首页的修订工作，实现了和国家中医药管理局下发的病案首页与北京市卫生信息系统的成功对接。并及时组织全市各级中医医院新病案首页的培训工作，确保了全市各级中医医院及时调整病案首页的信息上报工作。

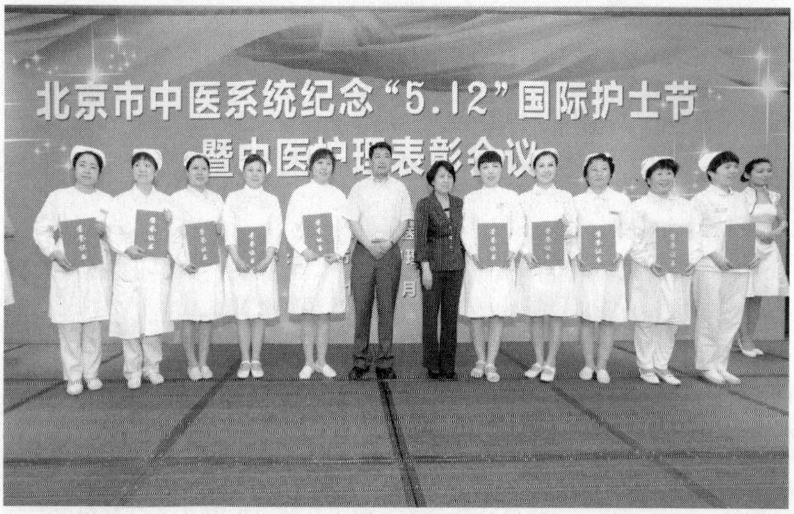

2012年5月12日，北京市中医系统纪念“5·12”国际护士节暨中医护理表彰会议召开

发挥中医医疗质量监测中心的作用，北京市顺利完成了对2011年重点监测数据的采集、上报和统计分析工作，形成了重点监测数据分析报告，在全市医政工作会上进行了通报，用数据衡量了中医药特色的发挥情况，极大触动了各级医院的管理者。先后召开了二次监测工作会，通报全市监测工作的情况，并结合新病案首页的实施，组织启动了新病案统计软件的升级工作。

发挥中医临床路径和诊疗方案质控中心作用，组织召开了质控中心工作会议，确定了中医临床路径实施工作方案、质控中心5年工作规划、质控中心的工作制度和工作职责临床路径实施情况监测的表单等，初步建立起了质控中心的24个专业质控小组，并召开了全市中医临床路径实施启动会，部署全市二级以上中医医院每个临床科室至少实施一种疾病的临床路径。

北京市发挥中药质控中心的作用，组织建立了药事质控专家委员会，建立了药事质控工作制定，结合等级评审标准制定了药事质控标准，并启动开展了中药饮片调剂规程的培训工作，推进中药药事的管理质量和内涵提升。

发挥中医护理质控中心的作用。北京市组织开展了“512”国际护士节的庆祝活动，对全市中医护理工作先进单位和先进个人进行了表彰，进一步加强了护理质控队伍的凝聚力。组织开展了中医护理质控标准的培训，全市29家二级以上中医医院的护理部主任和临床一线护理人员共计150余人参加了培训，提高了中医护理的质量。

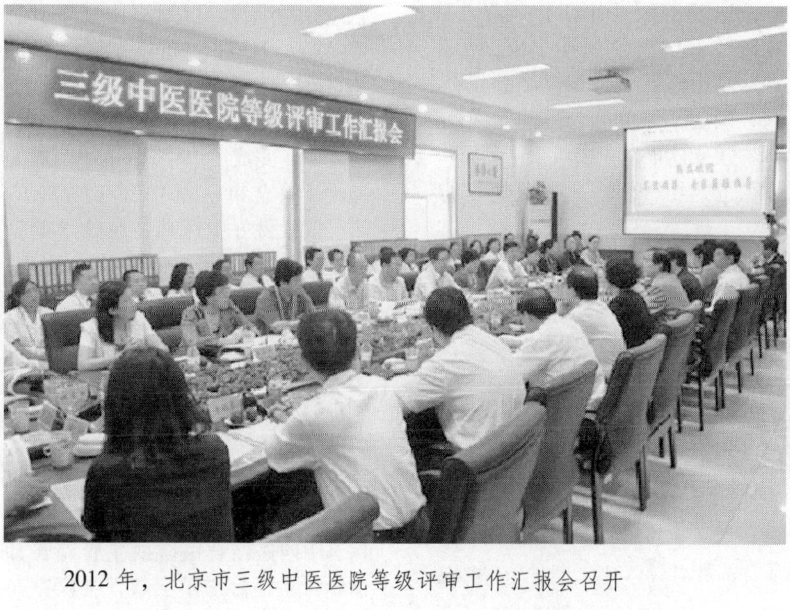

2012年，北京市三级中医医院等级评审工作汇报会召开

北京市认真总结中医医院等级评审工作，针对中医医院发展的薄弱环节，成立了院感、影像、检验、病理和中医药技术5个质控中心，推进中医医院医疗质量持续改进。

六、认真做好突发公共卫生事件应急工作

北京市组织开展了中医药防治冬春季流感工作，中医药应急办公室组织专家制定了《北京市冬春季流感中医药防治方案》并印发全市，着重在冬春季流感预防方面提出了新的措施，通过各种媒介在社会上进行了广泛宣传。

积极开展手足口病的中医药防治工作，根据疾病流行情况和特点，北京市组织专家制订了防治方案，并组织开展对全市中医药人员的培训，提高手足口病的中医药救治能力。

积极开展类冠状病毒的应对，北京市召开了应急专家小组的情况通报会，制订了应对方案。

北京市还组织制订了十八大中医药保障工作方案、应急预案和十八大中医药保障值班制度。

七、启动北京市基层中医药服务能力提升工程

北京市协助国家中医药管理局召开全国基层中医药服务能力提升工程启动会，北京市各相关委办局、16区县卫生局、社管中心、中医医院、社区卫生服务中心近200人在主会场参加了启动仪式，为下一步北京市基层中医药工作的开展作了很好的动员。

北京市中医管理局联合北京市卫生局、发展改革委、财政局、人力资源和社会保障局、药监局印发了《北京市基层中医药服务能力提升工程的意见》及实施方案，召开了全市的启动大会，卫生部副部长、国家中医药管理局局长王国强，北京市人民政府副市长丁向阳到会并发表重要讲话，国家提升工程领导小组和市政府、市政府和各区县政府、三级中医院和区县基层分别签署了责任书，落实了各级各单位的提升工程工作责任。

北京市完成了顺义、房山、大兴3个区的国家级和市级的基层中医药工作示范单位的复验，进一步强化了3个区的中医药工作。

北京市新增了大兴、顺义、怀柔3个区6个自采、自种、自用中草药基地，新编了自采、自种、自用中草药培训大纲，并组织完成了70人的培训，普及了中医药文化知识，为降低农村群众医疗费用发挥了重要作用。

北京市中医管理局组织编写了基层52个常见病、多发病的诊疗方案，着重遴选了100首经方融入诊疗方案，为提高基层的中医药临床疗效大打下坚实基础。

北京市加强中医适宜技术的培训，在全市16个区县全部建立了适宜技术培训基地，组织完成了300人的适宜技术培训，充分发挥中医药简、便、验、廉作用，服务基层广大群众。

八、落实北京“4个服务”有新进展

拓展首都中医药军民融合发展的平台。北京中医药大学和海军医学研究所、中国航天员训练中心签署合作协议。

加快中医药进机关工作步伐。北京市积极组织全市三级中医医院和中央在京国家机关实施对接，年内完成了首都医科大学附属北京中医医院进驻中宣部、中国中医科学院西苑医院进驻国家发展改革委的门诊开展工作，得到了中央国家机关各位首长和干部的高度认可和热烈欢迎。

省际对口支援工作取得新突破。2012年，北京市中医药系统认真贯彻落实各项省际对口支援合作任务，进一步扩大了对口支援的范围，由援蒙、援疆扩大到了对西藏、青海、河南、河北、山东等省份，一年来15家支援中医医院累计向受援地区派出义诊医疗队近30批次，派出专科10余个，派出专家近万人次，开展健康讲座300余次，咨询义诊病人10余万人次；累计向受援地区院派出兼职、挂职医务人员90余人次，为受援单位建设重点专科63个，开展各类手术3000余例，开展中医药适宜技术100多项，开办专业讲座百余场，为受援地区培养出具有实践能力的中医医师百余名；累计接待受援地区来京交流70余次，接待来访人员400余人次；累计接收受援地区进修人员并“免进修费、免住宿费、给予生活补助”130余人次；累计向受援单位捐赠100多万元；累计为受援地区远程会诊30余次，远程技术指导10余次，强调“输血”，更重视“造血”，提升了受援地区的中医药服务水平，得到了当地群众的热情欢迎。

（高　彬）

【天津市2012年中医药工作概况】

一、召开2012年天津市中医工作会议，印发《2012年天津市中医药工作要点》

2012年2月14～15日，天津市召开了2012年天津市中医工作会议。会议表彰了2011年天津市名中医、中药房建设达标单位和“国医堂”建设达标单位。天津市卫生局副局长林立军传达了2012年全国中医药工作会会议精神，并作了题为《抓住机遇　务实推进　努力实现天津市中医药事业大发展》的工作报告，总结2011年天津市中医工作所取得的成绩，分析当前天津市中医事业发展面临的问题，部署2012年主要工作任务。会议印发了《2012年天津市中医药工作要点》。

二、进一步深化中医药参与医改工作

开展县级公立中医医院改革试点工作。天津市宁河县中医医院、蓟县中医医院和静海县中医医院列入试点单位。天津市对3家医院的

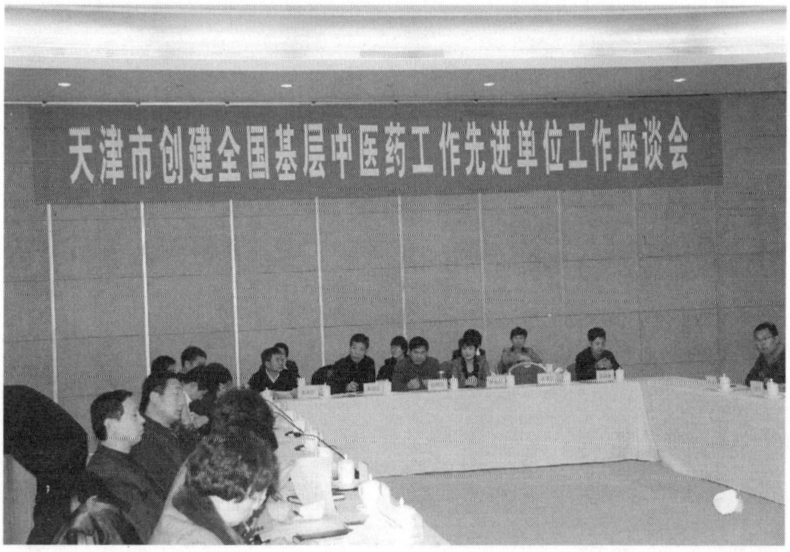

2012年12月19日，天津市创建全国基层中医药工作先进单位工作座谈会召开

运营情况、人员、业务等进行调查分析，为取消药品加成、提高部分诊疗收费价格为切入点的公立医院改革打下基础。

三、以城乡基层为重点，完善中医药服务体系建设

筹备基层中医药服务能力提升工程工作启动。天津市卫生局邀请天津市发改委、天津市人力社保局、天津市财政局、天津市药监局、天津市医改办及各区县相关委办局参加国家中医药管理局基层中医药服务能力提升工程启动视频会议。部署天津市基层中医药服务能力提升工程，在全面调研和广泛征求意见的基础上，起草了《天津市实施基层中医药服务能力提升工程的意见》、《天津市实施基层中医药服务能力提升工程工作方案》。

开展三级中医医院对口帮扶二级中医医院工作。天津市制订了《国家中医药管理局"十二五"重点专科对口帮扶区县中医医院工作方案》及其实施细则，4所三级医院的24个专科对口支援15家二级中医医院的20个专科，进行专科建设和技术提升。

加强"国医堂"的建设与管理。一是加强国医堂建设。完成2012年度各区县社区卫生服务中心和乡镇卫生院"国医堂"的验收工作。按照《国医堂验收细则》，天津市共78家"国医堂"达到建设标准。截至2012年底，全市共建成"国医堂"194家，使百姓真正享受便捷的中医药服务。二是规范国医堂管理。天津市完成了2011年全市"国医堂"运行情况分析。下发《关于进一步控制国医堂均次费用的通知》。继续实施"中医人才扎根工程"，完善相关政策措施，已有168人受聘到国医堂从事临床诊疗与带教工作。对部分"国医堂"进行督导检查。巩固"国医堂"创建成果，成立了天津市"国医堂"运行质量控制中心。

积极创建全国基层中医药工作先进单位。天津市和平区、北辰区、蓟县及宁河县4个全国社区/农村中医药工作先进单位顺利通过复核验收。天津市滨海新区、东丽区、武清区、宝坻区及静海县荣获全国社区/农村中医药工作先进单位。召开天津市创建全国基层中医药工作先进单位座谈会，天津市成为全国3个省级全国基层中医药工作先进单位之一。

四、提升中医药服务能力

加强医疗机构管理。一是组织中医医院等级评审工作。完成对天津市中医药研究院附属医院、天津中医药大学第一附属医院、天津中医药大学第二附属医院、武清区中医医院及北辰区中医医院5所医院的三级中医医院评审工作，现5所医院已正式被国家中医药管理局授牌成为三级甲等中医医院。部署二级中医医院等级评审工作，建立评审专家库并组织培训，参加人员达200余人。二是加强中医医疗机构药事管理。下发了《关于加强天津市医疗机构中药饮片质量管理的实施意见》，依托药剂质控中心开展二级以上医疗机构药剂科主任及中药饮片入库验收人员培训班，120人参加了培训。组织国家级专家对天津市二级以上中医医疗机构中医药剂人员300余人进行业务培训，并发放上岗证，实现中药煎药人员100%持证上岗。制定了《基层中药房建设标准》，完成2012年达标中药房创建工作任务，二级以上中医医疗机构中药房100%达标。三是进一步推动天津市"治未病"工作，成立天津市中医"治未病"质量控制中心。中心职责包括落实国家及天津市有关中医"治未病"质量管理的工作要求、拟定天津市中医"治未病"质量控制标准和评价指标等工作。四是加强中医护理、病案质量控制，举办了2012年中医护理技能操作比赛和"中医病案"培训班。通过遴选和推荐，表彰了天津市全国中医医院优质护理服务先进单位2家、先进病房7个及先进个人10人。五是进一步深化中医服务内涵，印发了《天津市中医医院中医综合治疗服务标准》。

加强重点专科建设。天津市新增天津中医药大学第一附属医院推拿科等3个国家临床重点专科（中医专业）建设项目。新增国家中医药管理局"十二五"重点专科21个。组织开展了国家中医药管理局"十一五"重点专科4个项目的复审验收工作。

启动征集天津市中医药适宜技术工作。天津市完成国家中医药管理局"中医中药中国行"活动，共举办5场中医适宜技术培训和中医知识讲座，培训基层中医医务人员1000余人。

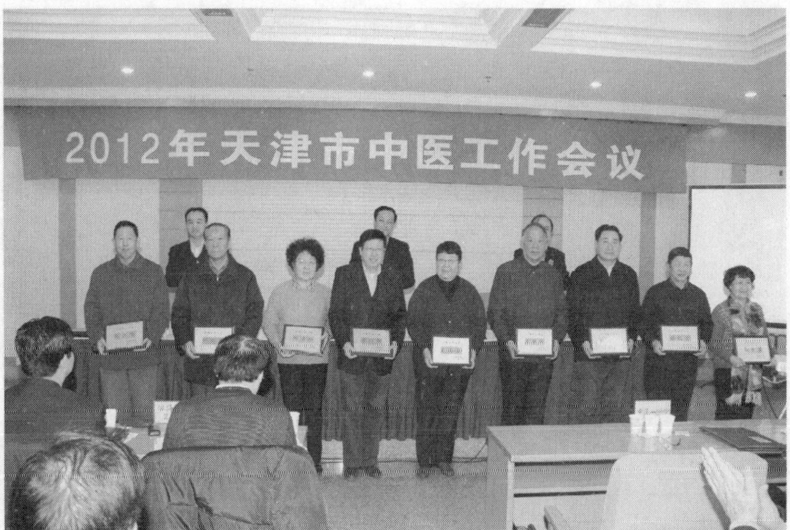

2012年2月14日，天津市卫生局召开天津市中医工作会议召开，会上为天津市增补名中医颁发了证书

五、加强中医药人才队伍建设

加强重点学科管理。天津市完成对“十一五”重点学科的中期检查。通过申报，新增13个国家中医药管理局中医药重点学科。

做好基层及高层次中医药人才培养工作。一是传承工作室建设。通过择优推荐和审核，2012年天津市获批全国名老中医药专家传承工作室建设项目8项、中医流派传承工作室1项。经推荐和评审，确定第二批天津市中医传承工作室建设项目25项。二是师承工作。完成第四批全国老中医药专家学术经验继承工作的结业考核，天津市35人顺利结业，其中25人顺利取得学位(3人获得博士学位、22人获得硕士学位)。遴选推荐第五批全国老中医药专家指导老师26人，继承人49名，现在已开始进岗跟师学习。组织开展中医药传承博士后工作。三是优秀中医临床人才培养。第二批全国优秀中医临床人才顺利通过结业考核。遴选第三批全国优秀中医临床人才18名，现已开始研修学习。四是规范化培训。完成对25个中医住院医师规范化培训基地的评估，全部合格。完成2012年度中医住院医师、全科医师规范化培训招生工作。共招录中医住院医师149人，中医全科医师60人。完成2012年度住院医师规范化培训结业考核。

天津市名中医工作。通过评选，天津市增补阮士怡等21人为天津市名中医，天津市名中医人数共40人。评选确定“天津市中青年名中医”候选人26人。

其他继教工作。天津市评审2013年度市级继续教育项目30项、国家级中医药继续教育项目21项。组织学员参加国家中医药管理局举办的传统文化与中医培训班。继续举办西医学习中医培训班，第十五期培训班共62人结业。

六、推进中医药继承与创新

国家中医临床研究基地业务建设。天津市完成天津中医药大学第一附属医院国家中医临床研究基地业务建设专项课题评审工作，共收到来自全国范围的课题申请书95份，最终确定冠心病中标课题7项，中风病中标课题14项。

加强各级科研课题管理。2012年，天津市中医药项目获得市科技进步二等奖2项、三等奖4项。完成2013年度国家科学技术奖推荐工作。完成2013年天津市应用基础和前沿技术课题的申报。完成2011～2012年度天津市中医药管理局中医、中西医结合科研课题的中期检查。2012年共完成中医、中西医结合类科技成果认定22项。

标准化推广培训。依托天津中医一附院标准研究推广基地，天津市完成2012年中医药标准化培训和临床诊疗指南应用评价项目。共举办两场标准化培训，1000余中医药人员参加了培训。

七、繁荣发展中医药文化

天津市明确中医药文化发展方向，印发了《关于加强天津市中医药文化建设的实施意见》。

加强中医药文化宣传教育基地建设。天津市完成国家级中医药文化宣传教育基地评审工作。在确定省级中医药文化宣传教育基地的基础上，经国家中医药管理局评审，天津市中医药研究院附属医院“津门医粹中医药博物馆”和天津市达仁堂京万红药业有限公司“乐家老铺药酒工坊”两家单位成为全国中医药文化宣传教育基地。

以各中医医院和“国医堂”为平台，天津市广泛宣传中医药文化和科普知识。向中医药文化宣传工作先进单位和2011年84家“国医堂”达标建设单位发放电视，用于中医药文化宣传和健康教育工作。录制中医医院宣传片及《小儿反复呼吸道感染防治》等7部中医科普宣传片，在各级中医医疗机构中免费播放。

开展科普巡讲活动。天津市开展遴选天津市中医药文化科普巡讲团成员工作，成功举办2012年中医药文化与科普知识巡讲活动，组织科普专家培训、义诊咨询和科普讲座系列活动。

八、其他工作

通过层层选拔，择优推荐，天津市最终表彰了7名全国中医药系统创先争优活动先进集体、先进个人、指导工作先进个人，其中3名获得全国卫生系统创先争优活动先进集体、先进个人、指导工作先进个人。

天津市中医管理局完成天津市列入2007～2010年国家发改委、国家中医药管理局《重点中医医院建设与发展规划》中重点中医医院建设项目的5所中医医院建设执行情况调查评估。

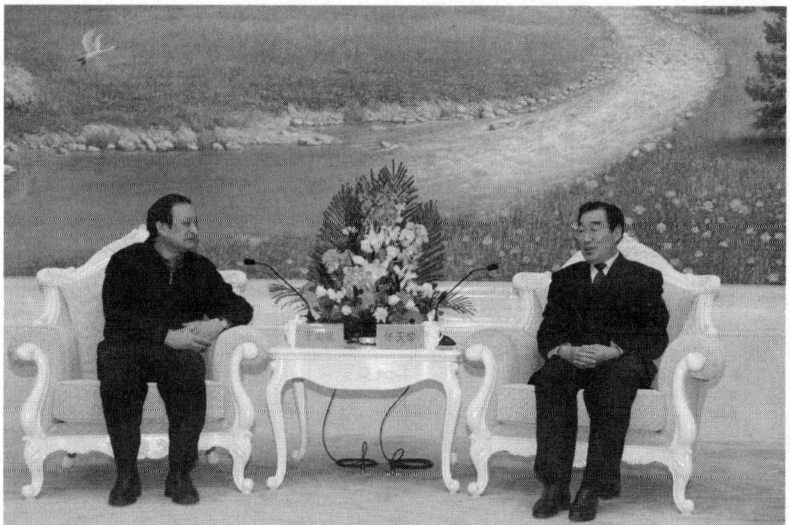

2012年2月12日，河北省委书记张庆黎在河北石家庄会见卫生部副部长、国家中医药管理局局长王国强一行，河北省委常委、秘书长景春华，河北省人民政府副省长孙士彬、杨汭参加会见

天津市中医管理局完成天津市第2届“岗位练兵，技术比武”中医及中药项目的比赛的组织及考务工作。

天津市中医管理局积极协调由天津市中西医结合学会承办的第四届世界中西医结合大会相关工作。

（马 杰）

【河北省2012年中医药工作概况】

一、中医药扶持力度不断加大

河北省委、省政府将振兴中医药事业、建设中医药强省提上了重要议事日程。河北省委书记张庆黎专门会见了来河北省调研中医药工作的卫生部副部长、国家中医药管理局局长王国强，就振兴发展中医药事业达成共识。省长张庆伟亲赴北京与王国强副部长进行座谈，共同商议支持河北省中医药事业发展。河北省人民政府首次将中医药工作列入了2012年重点工作任务目标，并纳入与卫生部签署的《关于共同促进河北卫生事业发展的合作框架协议》，同时明确由河北省人民政府特邀孙士彬（原副省长）专门分管中医药工作，强力推进中医药事业发展。2012年3月30日，河北省人民政府召开了由各设区市政府和省直有关部门负责同志参加的全省中医药工作调度会议，进一步细化工作目标，明确工作重点，强调工作要求，将中医药工作的任务目标分解落实到各级各部门。河北省卫生厅也更加重视中医药工作，成立了以厅长为组长的中医药事业振兴发展推进工作小组，将中医药工作纳入卫生工作的方方面面统筹部署。河北省编办将河北省中医药管理局高配为副厅级局，并划拨12个全额事业编制，成立了河北省中医药发展中心，强化中医药管理力量。省财政专门安排了1亿元专项资金用于中医药服务能力建设。

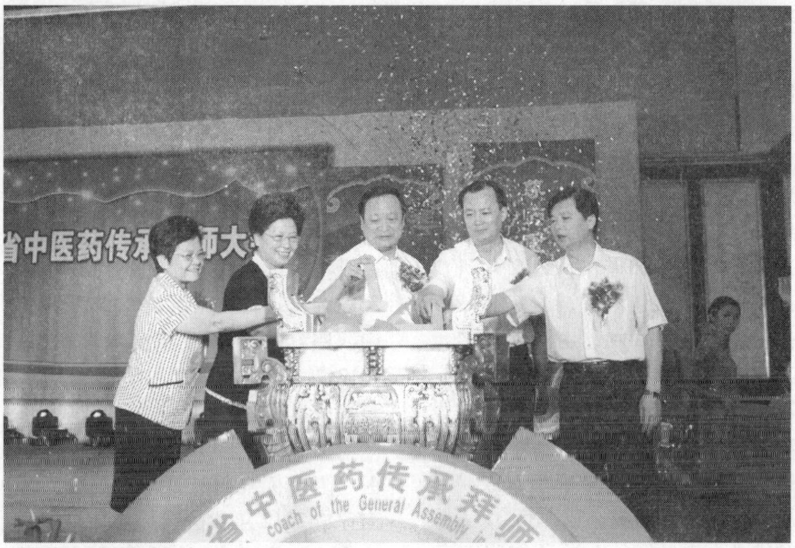

2012年7月17日，河北省卫生厅、河北省中医药管理局在河北石家庄召开全省中医药传承拜师大会

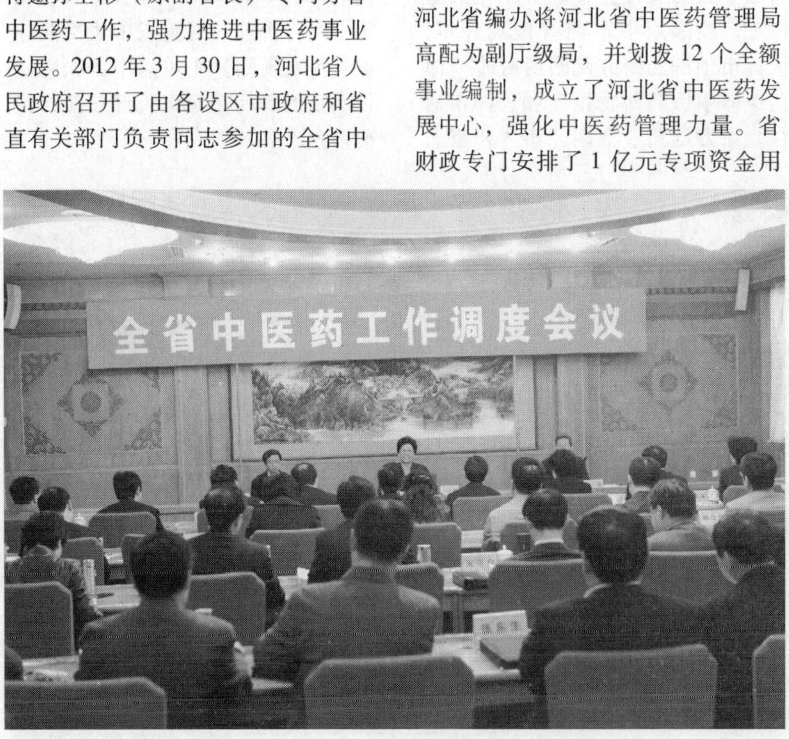

2012年3月30日，河北省人民政府在河北石家庄召开中医药工作调度会议，河北省人民政府特邀孙士彬（原副省长）出席会议并讲话，各设区市政府分管副市长、省直有关部门分管负责同志参加会议

二、基层中医药服务能力有效提升

一是健全机制。河北省依托县级中医医院新建15个中医药适宜技术推广网络平台，为30所乡镇卫生院和社区卫生服务中心、1240所村卫生室和社区卫生服务站配置了适宜的中医药诊疗设备，重点加强了针灸、熏蒸等技术培训，进一步健全了中医药适宜技术推广长效机制。

二是树立典型。指导滦平县、保定市新市区等8个县（区）通过了国家中医药管理局组织的复核，被授予“全国基层中医药工作先进单位”称号。将石家庄市长安区创建为全省社区中医药工作先进单位，完善了当地中医药服务网络。

三是抓好试点。河北省将石家庄市成功申报为首个国家中医药发展综合改革试验市，在全市49个社区卫生服务中心全部建成了“国医堂”，4个县（市）、20个乡镇和100个村开展了农村中医药工作县、乡、村一体化管理试点，取得了重要成绩。

三、中医医院建设成效显著

针对中医医院普遍存在的房屋不足、设施不全、管理不规范、特色不突出的问题，坚持硬件、软件两手抓的原则，河北省中医药管理局积极争取国家和省财政支持，加大了对中医医院建设的投入力度。一方面，大力改善医院硬件条件。新争取8个国债资金县级中医医院建设项目落户河北省，中央投资达1.32亿元。秦皇岛市中医院、张家口市中医院、乐亭县中医院等建设项目竣工并投入使用，办医条件和就医环境明显改善。另一方面，巩固增强医院内涵建设。开展了中医医院评审，中医医院功能定位和发展方向更加明确，中医药特色优势发挥进一步强化。争取了国家临床重点专科4个、国家中医药管理局重点专科34个、重点学科11个。河北省中医药管理局联合河北省财政厅出台了"十二五"重点中医专科建设方案，投入7900万元支持建设了76个省级重点中医专科，创建了河北省中医院肛肠科、石家庄市中医院皮肤病科等一批享誉省内外的品牌专科。投入2000万元，在省、市级中医医院高标准建设了8个"治未病"中心，努力构建具有河北特色的中医预防保健服务体系。

四、中医药队伍建设步伐明显加快

紧紧抓住河北省政府与卫生部签署合作框架协议的机遇，遵循中医药人才成长规律，河北省将以交流合作为主的人才引进和以师承教育为主的自我培育相结合，开创性地提出了中医药人才队伍建设新思路。一是借力外部资源。充分利用河北省环京津的独特区位优势，聘请了包括国医大师、中国工程院院士在内的14位全国名老中医作为河北省特聘导师，在京津知名中医医院建立了7个中医药人才培养基地，为石家庄市卫生局和北京市东城区卫生局、内丘县政府和北京中医医院、秦皇岛市中医医院和北京中医药大学东直门医院等牵线搭桥，强化了资源共享，实现了和合共赢。二是强化师承教育。召开了高规格的中医药传承拜师大会，充分发挥老中医药专家的传、帮、带作用，在全省开展了省、市、县、乡、村五级师带徒活动，得到了省政府特邀咨询专家孙士彬、副省长杨汭和卫生部副部长王国强等省部领导的充分肯定。三是抓实人才项目。省中医药局会同省人社厅、省财政厅，启动了新一轮国家和省级老中医药专家学术经验继承、优秀中医临床人才研修项目，遴选了68名指导老师、136名继承人、85名研修项目学员。为基层培养了300名中医临床技术骨干和100名中医全科医师。

2012年7月17日，河北省卫生厅、河北省中医药管理局在河北石家庄召开全省中医药传承拜师大会，卫生部副部长、国家中医药管理局局长王国强，河北省人大常委会副主任黄荣，河北省人民政府原副省长孙士彬、副省长杨汭，河北省政府副主席王玉梅出席大会并共同点燃火炬。

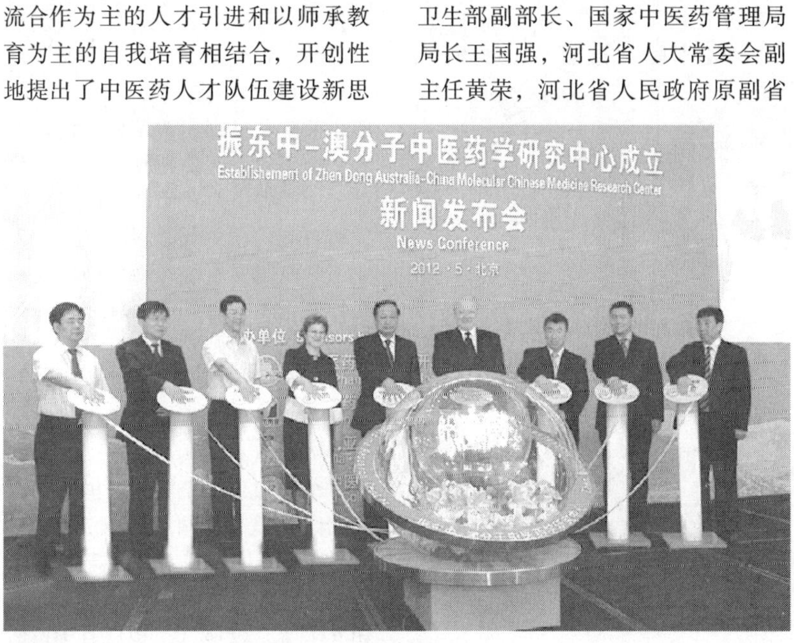

2012年5月，振东中-澳分子中医学研究中心成立新闻发布会在北京召开

五、中医药发展领域进一步拓展

在做好本职工作的同时，河北省站位中医药事业发展全局，主动加强与相关部门的沟通协调，重点加强了三大"龙头"建设。一是抓医疗"龙头"。按照"内部实用、外观新颖、整体和谐、体现特色"的总体要求，以打造精品工程、地标性建筑为目标，邀请3家国内一流设计单位对河北省中医院进行了整体规划；争取省发改委批准立项了预算投资4.24亿元、总建筑面积7.02万平方米的河北省中医院综合病房楼建设项目，省财政先期投入的1亿元已经到位。二是抓教育"龙头"。河北省中医药管理局主动与河北省教育厅共同承担起河北中医学院设置工作领导小组办公室的职责，组织筹备了10余次由省领导参加的专题调度会议，争取了1.628亿元的筹建经费，切实解决了土地、图书等多项制约设置工作的关键性问题。教育部高校设置委员会专家组已对设置工作进行了实地考察，河北中医学院有望在2013年得到教育部批准设置的批复。三是抓产业"龙头"。河北省中医药管理局牵头组织了由省政府特邀咨询专家孙士彬带队的中药产业考察组，撰写了考察报告和《安国中药城建设建议方案》，引起了省委、省政府的高度重视。省政府作出了利用好安国资源、带动全省中药产业上档升级的重大战略部署，专门成立了由张庆伟省长自挂帅的中药产业发展领导小组，落实了每年5000万元的省级专项资金支持安国中药城建设。同时，河北省中医药管理局会同省农业厅评选创建了100个中药材种植示范园，在40个县（市）筹备开展了中药资源普查。

（王艳波）

【山西省2012年中医药工作概况】

一、中医药政策法规

山西省制定出台《山西省中医

药事业发展"十二五"规划》，在总结近年来中医药工作成功经验和有益探索的基础上，提出了未来几年的发展思路、目标和重点任务。积极推动《山西省发展中医条例》修订工作列入计划。积极协调在医改文件中落实中医药政策，新农合统筹补偿方案将中医药服务报销比例提高了10%，县级公立医院综合改革试点工作实施意见将"提高县域中医药服务能力"单节列出。

二、中医药服务能力

山西省大力实施基层中医药服务能力提升工程和中医药"名院、名科、名医"工程，推动基层中医药工作取得新进展，公立中医院发展迈出新步伐，中医药重点专科、重点学科建设实现新突破。

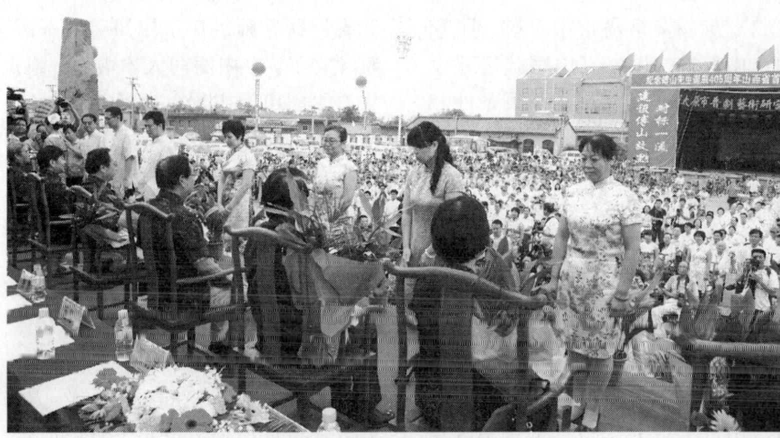

2012年8月5日，山西省举办首批中青年中医临床领军人才培养拜师仪式

基层中医药工作成效显著。山西省开展全省基层中医药工作基本情况调查，制定实施基层中医药服务能力提升工程的政策文件。将基层中医药工作先进单位建设列入工作目标责任制考核，设立专项经费对新创建的全国先进单位实行"以奖代补"。各地政府积极部署、扎实推进，24个县（市、区）创建成为全省先进单位，总数达到35个；11个县（市、区）创建成为全国先进单位，总数达到21个。

公立中医院发展提速提质。一是基础设施条件显著改善。山西省中医院新建门诊综合楼项目开工奠基，山西省中西医结合医院新建门诊综合楼项目获批立项，大同市中医院御东新院、长治市中医院新住院楼投入使用，35所县级中医院启动信息化服务保障能力建设。二是医疗质量和管理水平明显提升。在国家中医药管理局新一轮医院评审中，4所医院被评为三级甲等，4所医院被评为三级乙等。首期中医院院长培训班开班，中医院院长专业化职业化建设进入常态。山西省中西医结合医院入选全国重点中西医结合医院建设单位。三是积极推行便民惠民服务新举措。山西省中医院大幅下调中药饮片价格，实行专家门诊不限号、复诊患者分时段预约。山西中医学院附属医院率先推行"先看病、后付费"服务模式，太原市在全市新农合定点机构予以推广。山西省中西医结合医院大胆探索新农合跨市异地报销，两年来受益患者达上千人次。四是探索建立上下联动、分工协作的中医药服务运行新机制。4所三甲中医院团队帮扶50所县级中医院开展专科（专病）特色强化建设，对口支援4所县级中医院综合改革试点工作。各级中医院积极探索改革发展的新路径，山西省中医院托管大同市中医院，山西省中西医结合医院托管太原市杏花岭区创伤骨科医院，山西中医学院附属医院在社区建立中医指导基地，平遥县中医院在乡村设立名老中医诊所。

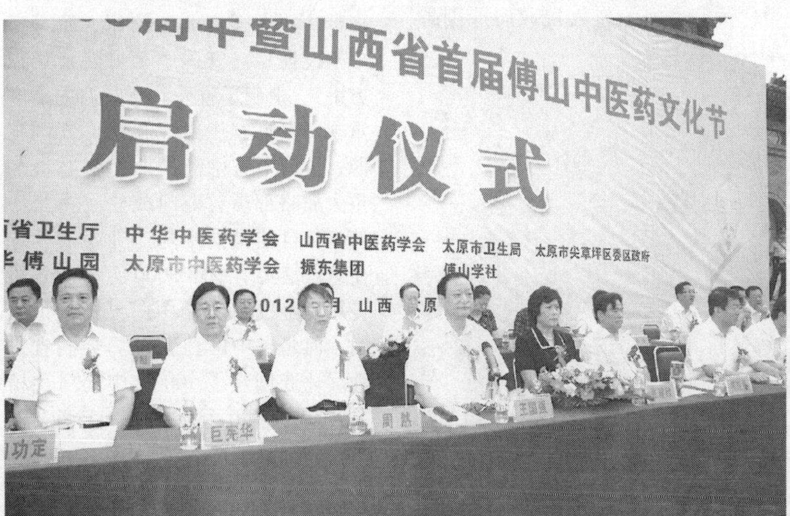

2012年8月5日，纪念傅山诞辰405周年暨山西省首届傅山中医药文化节启动仪式在山西太原举办

中医药重点专科、重点学科建设突飞猛进。山西省新增国家临床重点专科（中医专业）3个，总数由2个增加到5个。新增国家中医药管理局重点专科（专病）25个，总数由8个增加到32个。新增国家中医药管理局重点学科12个，总数由6个增加到18个。山西省中西医结合医院入选国家中医药管理局重点专科重症医学科协作组组长单位，

另有12所医院入选13个协作组成员单位。开展省级中医重点专科（专病）考核工作，成立了11个省级中医重点专科（专病）协作组。启动新一轮省级中医药重点学科（实验室）建设工作，确定了25个重点学科和4个重点实验室。

中医预防保健服务体系建设步伐加快。5所医疗卫生机构入选国家局第四批"治未病"试点单位，阳泉盂县入选国家第二批"治未病"试点地区，运城、临汾入选国家中医药管理局中医养生保健服务机构准入试点地区。省级"治未病"试点工作正式启动，首批确定了16个试点单位。

中医药应急体系建设得到加强。6所医院入选国家中医药管理局第三批中医药防治传染病临床基地建设单位，2所医院荣获"全国中医药应急工作先进集体"称号。

三、中医药人才队伍

山西省大力实施中医药人才队伍建设工程，省、市、县三级师承教育体系基本形成，院校教育、继续教育和师承教育相结合的中医药人才培养机制进一步完善。

中医药高等教育教学改革深入推进。山西中医学院在2011年开设中医学专业教改实验班并入选国家专业综合改革试点和山西省教育体制改革试点的基础上，2012年在中药学、针灸推拿学、中西医临床医学3个专业开设了教改实验班。

高层次中医药人才项目成果丰富。山西省完成第四批全国老中医药专家学术经验继承工作，13位名老中医指导的26名继承人全部出师，2人被评为优秀指导老师，3人被评为优秀继承人，新推选15位名老中医并配备30名继承人参加第五批师承工作。完成第二批全国优秀中医临床人才研修项目，2名医师获得"全国优秀中医临床人才"称号，新选拔10名医师参加第三批研修项目。启动首批中青年中医临床领军人才培养工作，聘请13位国医大师、院士等国家级名老中医在山西省招收25名徒弟。启动首批市级中医院人才学历提升项目，资助50名中医药骨干攻读硕士学位。

基层中医药人才培养力度加大。山西省开展县级"名中医"评选和师带徒活动，太原市全面完成评选工作，平遥、孝义举行了拜师大会。基层优秀中医临床人才研修项目受到好评，首批76人结业，第二批100人参加。县级中医临床技术骨干培训项目办出特色，遴选14项中医优势诊疗技术纳入培训内容。招收了50名农村订单定向中医大学生，培训了100名中医类别全科医生。

四、中医药科技产业

大力实施中医药优势技术攻关工程，山西省初步形成全方位、立体化的中医药传承工作新格局，着手构建医研互动、协同发展的中医临床科研新模式，积极探索国际合作、校企协同的中医药研发新机制。

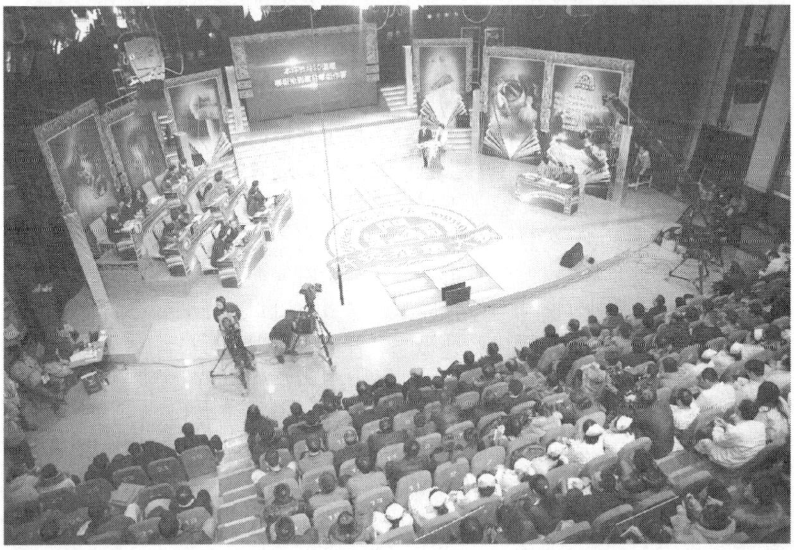

山西省"振东杯"针灸推拿大赛

中医药传承体系更加完善。名老中医传承工作喜获丰收，山西省新增6个全国名老中医药专家传承工作室。中医流派传承工作正式启动，获批2个全国中医流派传承工作室。民间医药开发取得成效，开展了全省民间医药基本现状调查，并在全国会议上作了经验交流。中医古籍整理扎实推进，召开了《伤寒论》系列丛书编委会工作会议。

中医药科研平台更加多元。省级中医临床研究基地建设正式起步，确定山西省中医院为基地建设单位。推动山西中医学院与山西振东制药签署了战略合作协议，联合建设山西省现代中药工程实验室，并在澳大利亚阿德莱德大学建立我国第一个设在国外高校的中医药研究中心，举办系统和网络生物学与中医药学学术大会。长治市中医院引进石学敏院士科研团队，成立"脑病院士工作站"。

中药资源普查工作正式启动。国家中医药管理局将山西省列为全国中药资源普查试点省，中央财政投入2400万元专项资金。山西省委、省政府高度重视，成立领导小组，制订实施方案，确定40个试点县，组建专家委员会、技术顾问组和400人的普查大队，召开启动大会。

五、中医药文化科

山西省大力实施中医药文化科普惠民工程，推动中医药文化传承体系更加完善，中医药发展的群众基础进一步扩大。

首届傅山中医药文化节凸显品牌效应。以傅山诞辰405周年为契机，举办首届傅山中医药文化节，省领导、国家局领导多次莅临现场观摩指导，全国中医药工作会议两次点名表扬。文化节期间，举办全省首批中青年中医临床领军人才培养拜师活动，在行业及社会引起强烈反响；举办傅山中医药文化知识大奖赛，30个省（区、市）1400余人参与答题；举办系列学术讲座，国医大师张学文、中国工程院院士吴以岭等应邀做客；举办全省针灸推拿大赛，17所医疗机构129人参加比赛；山西中医学院第三中医院等单位深入社区开展中医药文化宣传。

中医药文化科普工作形成长效机制。文化基地覆盖更广，山西中医学院、太原、大同、晋中、长治、吕梁、运城各创建1个全省中医药文化宣传教育基地。专家队伍不断壮大，培训了50名省级巡讲专家，推荐了3名国家级巡讲专家。宣传活动推陈出新，邀请国家中医药管理局巡讲团专家来晋开展专题巡讲，邀请秦腔历史剧《皇甫谧》剧组进行巡回演出，“中医药文化科普宣传周”活动在各地深入开展，“中医药大篷车”活动走进30个县（市、区），“中医药科技文化进校园”活动走进小学校园。

六、中医药行业形象

深入开展“创先争优”和“三好一满意”活动，山西中医学院附属医院荣获“全国创先争优先进基层党组织”、“全国卫生系统先进集体”、“全国中医药系统创先争优活动先进集体”等称号。大力加强信息宣传工作，山西省政府网站“政务信息”栏目以《我省中医药事业发展势头强劲》的题全面报道了山西中医药工作取得的新进展，《中国中医药报》头版头条3次报道山西省工作，山西记者站被评为优秀记者站。

（赵红娟、乔二龙）

【内蒙古自治区2012年中蒙医药工作概况】

一、以发挥蒙医中医特色优势为核心，持续推进蒙医中医医院内涵建设

内蒙古自治区按照国家中医药管理局等级医院评审工作总体部署，高度重视积极开展全国中医（民族医）医院等级评审工作，先后成立了工作领导小组和检查评估专家组，组织各级蒙医中医医院负责人参加统一培训，并要求各级医院严格按照国家中医药管理局颁布的《二级、三级中医（民族医）医院评审标准》展开迎评促建工作。各级蒙医中医医院通过创建工作，进一步加强了医院内涵建设，促进了蒙中医药特色突出，提高了蒙医中医临床疗效，强化了医院科学管理。2012年度，全区5所蒙医中医医院通过国家三级中医（民族医）医院等级评审，5所蒙医中医医院通过国家二级中医（民族）医医院等级评审。与此同时，自治区在国家中医药管理局的领导下，在全区蒙医中医医疗机构开展“三好一满意”活动、“优质护理服务”活动，使蒙医中医医院的服务质量和服务水平得到进一步提升。

二、以满足人民群众的蒙中医药服务需求为出发点，大力加快各级各类蒙医医院建设步伐

蒙医中医医院是蒙中医药使用发展的主要阵地，是蒙中医药事业发展的支柱。随着群众对蒙中医药服务的段增长，在国家和自治区大力扶持下，自治区蒙医中医医疗机构服务网络不断发展壮大。2012年4月28日，国家中医药管理局和自治区政府投资近3亿的内蒙古国际蒙医医院正式投入运营。国际蒙医医院日均患者900余名，床位从定编500张增加到近1000张，并已接待蒙古国和俄罗斯患者100余人。同时，列入国家重点中医医院建设项目的内蒙古自治区中医医院改扩建工程启动；呼和浩特市中蒙医医院、阿拉善盟蒙医医院、兴和县中蒙医医院等一些基础条件较差、不能满足群众需求的蒙医中医医院也陆续投入了改扩建。12个盟市全部成立了盟市级蒙医中医医院，有8所列入国家重点中医医院建设项目并完成了建设任务；全区所有的旗县都有1～2所蒙医中医医院，其中12所旗县级蒙医中医医院列入拉动内需建设项目并完成建设任务。内蒙古国际蒙医医院被列入国家省级民族医医院特色医疗服务能力建设项目。

三、以清查“问题胶囊”为突破点，加强蒙医中医机构药品质量管理

2012年6月，自治区卫生厅对全区蒙医中医医疗机构制剂能力建设进行了摸底调查，下一步自治区卫生厅将加强蒙医中医医院蒙药中药制剂能力建设。

2012年4月29日，自治区卫生厅召开党组扩大会议，就贯彻落实卫生部4月28日召开的应对铬超标药用胶囊工作会议精神，专题研究部署了铬超标药用胶囊事件应对工作。蒙中医药管理局重点清查了全区蒙医中医医疗机构蒙药中药制剂胶囊剂所用空心胶囊。转发了《国家中医药管理局办公室关于暂停使用和配合召回部分药品生产企业胶囊剂药品的通知》，要求各盟市卫生局和各级蒙医中医医疗机构高度重视，认真做好胶囊剂药品的管理工作，重点抓好胶囊剂的采购、检验、清点封存和药品不良反应监测等环节，确保广大人民群众用药安全。

四、以重点专科建设为中心，不断提高蒙医中医临床疗效

在开展国家中医药管理局“十二五”蒙中医药重点学科建设点增设项目申报工作中，按照《国家中医药管理局办公室关于申报“十二五”中医药重点学科建设点增设项目的通知》要求，自治区卫生厅副厅长、蒙中医药管理局局长乌兰主持召开了国家“十二五”中医药重点学科建设点增设项目内蒙古评审会。会后，根据专家评审结果，将评审合格的材料报送国家中医药管理局，最后12个蒙中医药重点学科被列为国家中医药管理局“十二五”中医药重点学科建设单位。开展国家中医（包括民族医）“十二五”重点专科申报工作，经过面向全区征集，初步审核后将45个项目申报材料报送国家中医药管理局，国家中医药管理局终审确定“十二五”期间建设自治区18个蒙医中医重点专科，培育9个重点专科。同时，为切实提高蒙医中医临床疗效，积极组织参加国家中医药管理局2012年重点专科中医（民族医）优势病种协作组工作会议。要求各重点专科协作组成员单位认真按照国家中医药管理局重点专科办公室工作安排和绩效考核标准开展相关工作。加强“十一五”重点专科、重点学科检查评估工作。

五、以建设中医（民族医）预防保健服务体系为重点，进一步提高自治区蒙医中医预防保健服务的能力和水平

在总结推广内蒙古中蒙医医院、呼和浩特市玉泉区社区卫生服务中心2个“治未病”蒙中医药预防保健试点单位经验的同时，自治区通过积极申报，呼和浩特市玉泉区、鄂尔多斯市准格尔旗、呼伦贝尔市鄂温克旗、通辽市开鲁县、赤峰市红山区和锡林郭勒盟锡林浩特市被国家中医药管理局确定为基本公共卫生服务中医药（民族医药）服务试点地区，锡林郭勒盟和鄂尔多斯市同时被确定为“治未病”预防保健服务试点地区，并分别予以专项资金投入。

六、以发挥基层蒙医中医医院在农村牧区医疗卫生服务网络中的作用为目标，逐步推开基层蒙医中医医院信息化建设

内蒙古自治区按照“保基本、强基层、建机制”的基本原则，加大基层蒙中医药工作力度，取得了明显进展和初步成效。

2012年，全区1330个苏木乡镇卫生院和1158个社区卫生服务中心，设有蒙医科、中医科和蒙药房、中药房的分别为1152所和1027所，占苏木乡镇卫生院和社区卫生服务中心总数的86.6%、88.7%。全区14492个嘎查村卫生室和884个社区卫生服务站，能够提供蒙中医药服务的分别有8956个、562个，分别占嘎查村卫生室和社区服务站总数的61.8%、63.5%。内蒙古自治区基层蒙中医药服务网底更加坚固。

2012年，全区40所旗县级蒙医中医医院按照国家中医药管理《中医医院信息化建设基本规范》、《中医医院新华系统基本功能规范》以及《2012年基层中医（民族医）医院信息化服务保障能力建设项目任务方案》的要求，建设和完善了门（急）诊挂号、划价收费、药事管理、财务管理、医生工作站、护士工作站等信息系统基本功能，基于医院信息平台，实现与新农合、医保、统计上报、药品集中采购等系统的对接。同时，按照国家中医药管理局要求搭建预算执行监控平台，并与国家中医药管理局相关网络对接，预计2012年底实现网上申报、监控和通报基层单位的预算执行情况。

为促进全国蒙医药信息化发展，进一步提高蒙医药信息化服务保障能力，内蒙古自治区在加强蒙医医院信息化建设中加大工作力度，承办全国蒙医药信息化工作座谈会，主动参与自治区发改委召开的内蒙古自治区蒙文软件研发与应用方案征求意见会议，陪同国家中医药管理局领导调研包头市、巴彦淖尔市中蒙医信息化工作，依托内蒙古国际蒙医医院蒙医、中医、西医电子病历信息系统逐步开展全区旗县级以上蒙医医院信息建设工程，蒙医药信息化工作初见成效。

七、以农村牧区蒙医中医工作先进单位建设为抓手，走基层，努力提高基层蒙中医药服务可及性和可得性

内蒙古自治区积极开展农村牧区蒙医中医工作先进单位建设。2012年年初，自治区组织召开了基层蒙中医药先进单位（旗县区）建设验收复核工作会，全区基层蒙医中医工作先进单位复核单位、建设单位、验收单位分管旗县长、相关盟市卫生局局长、中蒙医科科长，旗县卫生局局长、旗县级蒙医中医院院长参加了会议。2012年5月中旬至下旬，自治区卫生厅蒙中医药管理局派出专家组对10个旗县区的基层蒙中医药工作进行了评审验收。2012年9月，呼和浩特市新城区等7个旗县区通过了国家专家组的复核评估；2012年11月，呼伦贝尔市阿荣旗等8个旗县区通过了国家专家组的评审验收。

2012年6月15～20日，由全国政协副主席李兆焯带队，提案委员会副主任王瑞祥（国资委原副主任、中华全国总工会原副主席、中国机械工业联合会党委书记）为组长，提案委员会副主任毛林坤（中共中央办公厅原副主任）和卫生部副部长、国家中医药管理局局长为副组长的基层中医药服务能力建设调研组来内蒙古自治区调研。此次调研，得到了自治区党委、政府的高度重视，自治区党委书记胡春华、自治区人民政府主席巴特尔亲临座谈会，并提出了推进自治区蒙中医药事业发展的要求和建议。自治区卫生厅厅长毕力夫、副厅长兼蒙中医药管理局局长乌兰参加会议并陪同调研组一行先后深入呼和浩特市玉泉区兴隆巷办事处中医药特色社区卫生服务中心、乌兰察布市凉城县中蒙医医院、呼伦贝尔市蒙医医院、鄂温克族自治旗蒙医医院、鄂温克族自治旗锡尼河镇西苏木卫生所、巴彦乌拉嘎查卫生室调研。

八、以夯实蒙医中医人才队伍基础为落脚点，多渠道培养蒙中医药人才

按照《内蒙古自治区人民政府办公厅关于重视解决全区蒙医药中医药人才紧缺问题的通知》精神，内蒙古多途径、多层次加强人才培养，完善梯队建设。一是依托内蒙古医科大学和内蒙古民族大学蒙医药学院完成了78名乡镇卫生院蒙医中医专业技术人员免费大专学历教育、290名旗县级蒙医中医临床技术骨干培训、200名蒙医中医全科医师转岗培训项目，努力为基层培养一批“下得去、留得住、用得上”的蒙中医药人才。二是通过京蒙对口支援渠道，从各级蒙医中医医院先后选派100多名专业技术人员赴驻京部队医院以及四川、湖南知名中医整骨医院进修学习。三是完成第二批全国优秀中医临床人才项目，2位学员均被评为全国优秀中医临床人才，1篇论文被评为优秀论文，内蒙古自治区人民医院被评为先进管理单位，扎拉嘎呼为第二批研修项目优秀管理干部。积极开展第三批全国优秀中医临床人才研修项目，通过全区统一报名考试，选拔了10名专业基础扎实、临床水平较高的中医主任医师开展中医研修工作。四是按照国家中医药管理局办公室关于开展全国蒙中医药传承博士后工作的通知要求，遴选蒙中医药传承博士后合作导师。蒙中医药继续教育工作进展顺利。

同时，为缓解基层蒙中医药人才紧缺问题，积极探索县、乡、村一体化试点。在鄂尔多斯市、呼伦贝尔市将苏木乡镇卫生院（社区卫生服务中心）、嘎查村卫生室（社区卫生服务站）蒙中医药服务能力建设纳入旗县区蒙医中医医院，试行“六统一”（即统一机构设置、统一人员调配、统一技术服务、统一药械配送、统一业务管理、统一报销政策）管理，达到编制固定，人员流动、连续服务、蒙中医药广覆盖的目的，努力探索建立规范、有序、高效的农村牧区蒙中医药人员调配机制。

九、推进蒙中医药的继承与创新

实施民族医药文献整理和适宜技术推广项目。2010年国家中医药管理局公共卫生资金专项民族医药文献整理及适宜技术筛选推广项目中，自治区的20项文献整理和20项适宜技术推广项目按计划进行。期间为促进完成项目的实施工作，成立了内蒙古自治区民族医药文献编纂指导委员会及专家委员会，参加了国家民族医文献整理及适宜技术中期汇报会议，印发了《关于进一步做好民族医药文献整理及适宜技术推广项目工作的通知》，参加了国家中医药管理局组织召开的民族医药文献整理业务培训会，组织召开了民族医药适宜技术推广培训会，协助国家中医药管理局拍摄内蒙古部分地区民族医药适宜技术推广课件。

积极开展全国名老中医经验继承工作。按照第四批全国老蒙中医药专家学术经验继承结业考核工作相关要求，自治区开展了第四批全国老蒙中医药专家学术经验继承人结业考核工作。收集第四批全国名老蒙中医药专家学术经验继承人员结业论文及学位论文，请专家开展论文的评阅工作，并将学位论文交至北京中医药大学。开展了第四批全国老蒙中医药专家学术经验继承人的论文答辩工作。3名继承人获博士学位，11名继承人获硕士学位，6名继承人顺利通过结业考核，达到结业要求。其中苏荣扎布被评为优秀指导老师，2名被评为优秀继承人，内蒙古民族大学附属医院被评为先进管理单位，伊乐泰被评为优秀管理干部，2篇论文被评为优秀论文。组织开展自治区第五批全国老蒙中医药专家学术经验继承遴选工作，自治区有13名指导老师、26名继承人。已完成第五批全国老蒙中医药专家学术经验继承工作中医继承人专业学位入学考试，蒙医继承人专业学位入学考试相关工作正在筹备当中。

开展首批老蒙医药中医药专家学术经验继承工作。完成第四批全国老蒙中医药专家学术经验继承人结业考核工作，自治区21名继承人中20人顺利结业，申请学位的17名（13人申请硕士学位，4人申请博士学位）继承人中有14人通过学位考核，即将授予高一级学位。组织开展内蒙古自治区第五批全国老蒙中医药专家学术经验继承遴选工作，国家中医药管理局2012年给自治区分配名额为13名指导老师带教26名继承人，经过认真筛选将各单位申报材料进行初步审核后报送国家中医药管理局，并印发了《第五批全国老蒙中医药专家学术经验继承工作项目任务方案》。2012年5月30日，组织召开了自治区首批老蒙中医药专家经验继承拜师大会，225名蒙医中医临床骨干继承、研究、整理118名自治区名老蒙医中医专家的临床经验和诊疗技术，以此来培养一批高层次蒙中医药人才。

建设名老蒙医中医工作室。继续实施包金山等5位老蒙中医药专家工作室建设，同时积极申报2012年全国名老中医药专家传承工作室建设项目申报工作。4位老蒙中医药专家传承工作室被列为国家中医药管理局全国名老中医药专家传承工作室建设项目，印发内蒙古自治区2012年全国名老蒙中医药专家传承工作室建设项目实施方案。1个蒙医学术流派传承工作室被列为国家中医药管理局蒙医中医学术流派传承工作室建设项目。

组织编纂多媒体《中华医学百科全书》蒙医学分卷。2012年5月4日，自治区召开了多媒体《中华医学百科全书》蒙医学卷编写讨论会。

十、推进蒙医药标准化建设

蒙医药标准化项目是由自治区政府立项的重点项目，也是国家中医药管理局标准化项目的重要组成部分。在完成第一轮蒙医药标准化项目的基础上，第二轮蒙医药标准化项目稳步进行。2012年4月17日，《内蒙古蒙药标准彩色图谱》编写会议召开。成立了领导小组及编审委员会，确定编委名单。《蒙医护理常规技术操作规范》处于排版印刷阶段。部分专家被推荐为国民族医药学会全国民族医药标准化技术委员会专家。受国家中医药管理局委托，自治区牵头制定《蒙医医疗技术目录》。参加《中华医学百科全书》中医药类主编工作会议，召开《中华医学百科全书》蒙医学卷编写会议及编委会议。参加国家中医药管理局召开的全国中医药标准化工作座谈会，参加国家中医药管理局中医药标准应用评价和标准化培训项目启动会。组织召开了蒙医药标准应用评价项目工作会议及蒙医临床诊疗指南论证会，制订印发了《内蒙古自治区2012年公共卫生专项资金蒙医临床诊疗指南应用评价项目实施方案》。

十一、以筑实蒙中医药发展的群众基础、发展蒙医中医服务为目标，大力开展国家基本药物所需中药民族药原料资源调查和监测工作

2012年，国家中医药管理局与财政部设立了国家基本药物所需中药民族药原料资源调查和监测项目。内蒙古自治区被列入中药（民族药）资源普查试点，34个旗县被列为2012年国家基本药物所需中药原料资源调查和监测项目。包头市土默特右旗、赤峰市喀喇沁旗被列为国家基本药物所需中药原料资源动态监测与信息服务站建设地点。按照国家中医药管理局的总体部署，自治区卫生厅蒙中医药开展了国家基本药物所需蒙中药原料调查和监测项目工作，确定牵头单位为内蒙古科技大学包头医学院、内蒙古医科大学、内蒙古民族大学蒙医药学院，李旻辉、那生桑、乔俊缠、布和巴特尔为技术负责人，召开了全区蒙中药材资源普查项目工作会议，按照《全国中药民族药资源普查实施方案》的要求开展项目工作，完成了内蒙古地区蒙中药资源普查试点野外实地培训工作，制订并印发了《内蒙古自治区全国蒙中药资源普查实施方案》。

十二、加强文化建设、学术交流和对外宣传

2012年，自治区卫生厅制订并印发了《内蒙古自治区蒙中医药知识宣传普及项目实施方案》，组织开展蒙中医药“进乡村、进社区、进家庭”活动，在10个旗县区举办了10场基层医师中医药知识培训，共有2000多名基层医师参加了培训。

委托自治区健康教育研究所制作蒙中医科普动漫作品，51人参加全区蒙中医药文化科普巡讲专家培训班。依托全国蒙中医药文化宣教基地——内蒙古国际蒙医药医院，协助内蒙古电视台《百姓热线》栏目拍摄“蒙医药”专题节目，协助其他媒体宣传报道内蒙古蒙医药。收集整理内蒙古自治区蒙中医药事业发展60周年以来的图片、文件等资料。

积极筹备美国亚洲医疗服务交流中心来呼开展义诊工作相关事宜。签订《北京市卫生局直属医院对口支援内蒙古蒙医中医医院协议》、《北京肿瘤医院对口支援内蒙古国际蒙医医院协议》。

2012年9月，由自治区人民政府、蒙古国教文科部、中国驻蒙古国大使馆主办，自治区人民政府新闻办、自治区卫生厅、呼和浩特市人民政府承办的大型文化宣传活动“乌兰巴托·中国内蒙古文化周”活动在蒙古国乌兰巴托市举办。活动内容由文化新闻、卫生、呼和浩特专题等三大部分组成。内蒙古国际蒙医医院协助承办了卫生类活动。在乌兰巴托举办了内蒙古国际蒙医医院专家学术讲座、中蒙蒙医药高峰论坛、蒙医专家义诊，内蒙古蒙医蒙药图片展、内蒙古国际蒙医医院新闻发布会及中蒙友好医院对口支援签字仪式等活动。组织自治区相关人员参加第二届中西医与维医等民族医学国际学术大会暨第十二次全国中西医结合防治呼吸系统疾病学术研讨会。组织参加2012年全国民族医药学术交流暨蒙医药分会筹备成立大会。

（岳红娟）

【辽宁省2012年中医药工作概况】

一、加强“两个意见”精神的贯彻落实

辽宁省组织制定了《辽宁省中医药事业发展“十二五”规划》。规划以国务院《若干意见》和辽宁省人民政府《实施意见》为指导，结合深化医改工作重点，从中医药管理体制进一步健全等10个方面对辽宁省“十一五”中医药工作进行了系统总结。从以城乡基层为重点，加强中医医疗服务体系建设等8个方面对辽宁省“十二五”中医药事业的发展进行了全面部署。从加强对中医药工作组织领导等5个方面对中医药事业发展的保障机制提出了具体要求。

辽宁省组织《辽宁省关于实施基层中医药服务能力提升工程的意见》的制定工作。按照国家中医药管理局等5部局开展的基层中医药服务能力提升工程要求，组织了辽宁省项目实施方案和各项考核指标的制定工作。该意见已进入征求意见阶段。

积极争取和落实专项经费，确保“十二五”规划的顺利实施。2012年，中央财政安排辽宁省中医药专项资金，用于名老中医传承工作室建设等项目；辽宁省财政继续安排4500万元中医药事业发展专项补助经费，用于开展农村基层人员中医专业成人高等学历教育等项目。

辽宁省中医医疗机构运转情况良好，各项指标有了较大幅度提高。与2011年相比，辽宁省中医医疗机构床位使用率提高了5.5个百分点，年门诊量提高了20.6%，年急诊量提高了22.6%，年住院人次提高了24.8%，年总收入提高了40%，中药收入提高了36.7%，西药收入提高了24.7%，医疗技术收入提高了43%，其他收入提高了35.4%，人均业务收入提高了32.5%，差额拨款增加了14.5%，专项拨款增加了108%，医疗设备总值增加了15.5%，每床装备费增加了13.3%。

二、加强医院内涵建设

中医医院等级评审工作全面开展。按照国家中医药管理局统一部署，辽宁省全面开展了中医医院评审工作。辽宁省卫生厅制订了《辽宁省三级中医医院评审工作实施方案》，成立了辽宁省中医医院评审领导小组，组建了评审专家库，印制了统一的《三级中医医院评审专家手册》和文件汇编。作为全国首批试评和评审省份，辽宁省共有21所中医医院通过了国家中医药管理局专家组评审，取得了三级甲等中医医院资格，其中综合性中医医院13所，中西医结合医院3所，专科中医医院4所，民族医医院1所。

专科建设成果显著。辽宁中医药大学附属医院脾胃科、儿科，辽宁中医药大学附属第二医院肺病科，沈阳市中西医结合医院皮肤病科4个专科被国家中医药管理局确定为国家临床重点专科。辽宁中医药大学附属医院肺病科等28个专科被国家中医药管理局批准为“十二五”重点专科及培育专科建设项目。经辽宁省卫生厅组织评审，批准辽宁中医药大学附属医院康复科等46个专科为辽宁省“十二五”中医（中西医结合）重点专科，沈阳市沈河区中医院皮肤疮疡科等25个专科为辽宁省“十二五”中医特色专科。辽宁省现有国家临床重点专科项目8个，国家中医药管理局重点专科项目55个，省级重点专科71个，不仅数量上超过了“十五”、“十一五”建设项目总和，专业范围也从过去的脾胃病、脑病、骨伤等中医传统专业，拓展到肿瘤、皮肤、康复、护理、重症医学等多个专业，项目单位涵盖了省、市、县三级中医、综合医院及民营中医院。

重点中西医结合、民族医医院建设稳步推进。沈阳市中西医结合骨伤病医院与阜新市蒙古族自治县蒙医医院先后被国家中医药管理局批准为“全国第三批重点中西医结合医院建设单位”和“全国第二批重点民族医医院建设单位”。

三、加强基层中医药和综合医院中医药先进单位创建工作

全面推进基层中医药服务能力建设。2012年，沈阳市沈河区、大连市西岗区、甘井子区、中山区、沙河口区被批准为全国社区中医药工作先进单位，辽阳灯塔市被批准为全国农村中医药工作先进单位，沈阳市于洪区等4个区被批准为辽宁省中医药特色社区卫生服务示范区。2012年辽宁省共有全国社区中医药先进单位10个，全国农村中医药工作先进单位11个，辽宁省中医药特色社区卫生服务示范区16个，农村中医工作达标县19个，辽宁省农村中医工作先进县、达标县覆盖率近60%。沈阳、大连两市实现了中医药参与社区卫生服务全覆盖，走在全省前列。

继中国医科大学盛京医院后，中国医科大学附属第一医院、辽宁医学院附属第一医院又被国家中医药管理局批准为全国综合医院中医药工作示范单位。

四、加强中医药人才培养工作

积极组织实施基层中医药人才培养工程。2012年，辽宁省中医药管理局委托辽宁中医药大学再次招收了500名“辽宁省农村基层人员中医专业成人高等学历教学项目”学员，项目通过集中学习与自学相结合的方式进行，通过制作网络课件、发放教学光盘等形式为学员创造多种自学途径。该项目在读学员已达到1000人；委托辽宁中医药大学附属医院开展了中医临床专科技术骨干培训项目，对60名县级中医医疗机构专科技术骨干开展为期3个月的专科方向的规范化培训；组织开展了“基层常见病、多发病中医药适宜技术推广项目”，委托辽宁中医药大学附属第二医院举办项目师资培训班，培训市、县两级师资254人次，组织编印《辽宁省农村中医药适宜诊疗技术手册》及配套光盘10000册下发给各基层单位，全省培训乡镇卫生院、村卫生室卫生技术人员共计10000人次。

高层次中医药人才培养取得优异成绩。辽宁省14名“第二批全国优秀中医临床人才研修项目”学员全部通过了结业考核。56名第四批全国老中医药专家学术经验继承工作继承人除1名因指导老师去世无法完成跟师工作外，全部通过了结业考核。本着公平、公正、公开的原则，通过考试录取25名同志作为第三批全国优秀中医临床人才研修项目辽宁省培养对象，遴选推荐辽宁省33名指导老师、66名继承人参加国家第五批全国老中医药专家学术经验继承工作。辽宁省“四批师承”和“二批优才”共有2个单位、42人次获得国家中医药管理局表彰，在国家中医医院管理局组织的“二批优才”结业考核中，辽宁省有8名同志进入全国前30名，被授予“优秀学员”称号，刘文华、董波、高天舒分别取得了个人全国第一、第三、第五的优异成绩。

继续搭建名老中医药专家学术经验传承平台。辽宁省在对第一批、第二批全国名老中医药专家传承工作室项目实施过程进行监督和管理的同时，积极推荐辽宁中医药大学附属医院田维柱教授等6名专家申报第三批传承工作室并获得了批准。

五、加强中医药科研教学平台建设

国家中医临床研究基地建设工作稳步推进，基地科研楼已投入使用，ISO15189等各项认证工作有序开展，重点病种研究方面也已进入最后冲刺阶段，接受并通过了国家中医药管理局督导组的年度督导。

中医药重点学科建设工作取得新进展，辽宁省13个国家中医药管理局“十一五”中医药重点学科建设项目通过了中期检查评估，受到了国家专家组的认可和好评。

中医药重点研究室建设取得阶段性成果，“血脉病痰瘀论治重点研究室”等3个中医药科研重点研究室通过了国家中医药管理局验收。

中医药科研立项工作取得重大突破。辽宁中医药大学杨关林教授成功申报了国家“973”中医理论专项“‘脾主运化、统血’等脾脏象理论研究”项目，并成为该项目首席专家，实现了辽宁省省属高等学校“973”项目首席单位零的突破。

2012年度辽宁省中医药临床学（专）科能力建设项目确定了8项课题进行立项资助，同时要求项目实施首席专家负责制，即由项目承担单位为牵头单位，项目负责人为首席负责人，联合2～3个同学（专）科其他单位共同建设。

科研成果喜获丰收。辽宁中医药大学又获得省科技进步一等奖1项，这也是辽宁省中医药行业首次连续两年获得省科技进步一等奖。

六、加强中医药文化建设

辽宁省举办中医药知识宣传科普专家暨中医药宣传报道培训班，各市、县中医管理部门及医疗机构共90多人参加了培训，培养建立了一支中医药文化科普专家队伍，并在全省开展中医药文化科普知识巡回讲座14次。

在北国网健康频道建立“辽宁省中医药文化科普宣传专栏”，将《中医养生保健300问》电子图书挂在网上供群众学习使用，并通过这一平台开展了辽宁省中医药养生保健知识网上答题竞赛活动，4400人参加了答题。还将全省中医药文化科普专家巡回讲座视频资料挂在网上扩大学习面。

辽宁省中医管理局与辽宁广播电视台合作，在广播88.8频道和精彩辽宁电视频道开设了《健康大讲堂》栏目，宣讲、普及健康知识。

辽宁省新建设1个省级中医药文化宣传教育基地，深入开展中医药文化宣传教育、科普研究和知识普及工作。

辽宁省中医管理局在全省组织开展“中医中药中国行·文化科普宣传周”活动，省及各市举行中医药知识科普宣传周启动仪式和大型义诊、中医药大篷车进乡村等活动。

严密组织，辽宁省中医管理局积极配合国家中医药管理局开展“中医中药中国行·进乡村、进社区、进家庭”辽宁站活动。

七、做好日常管理工作

一是顺利完成了2012年全省中医类别执业医师考试考务工作。对5262人进行了资格审查，审查合格3849人，审核通过率73.1%。二是对省内303名经多年传统医学临床实践的确有专长人员和44名以师承方式学习传统医学人员进行了考核，共认定96人为辽宁省传统医学师承和确有专长人员，并颁发证书。三是进一步加强中医医疗广告的管理，严格审查，逐一审批，强化监督，有效控制违法中医医疗广告的发布，全年共审批中医医疗广告33件，其中不合格中医医疗广告1件。同时，积极协调有关部门，加强对各种媒体的中医医疗广告监管，共对涉嫌违法发布中医医疗广告的5家中医医疗机构进行了查处，并将有关医疗广告监测和查处情况通报工商部门。四是对辽宁省中医高级专业技术资格评审专家库进行更新，以此来提高评审水平，完善评审制度。全省卫生系列中医类别高级专业技术职务评审答辩工作，共报评202人，审查、评审合格147人，通过率72.73%。五是全年共有21项国家级中医药继续教育项目通过国家中医药管理局审定通过。审批实施省级中医药继续教育项目124项，培训省内外相关人员2万余人次。

（刘维雅）

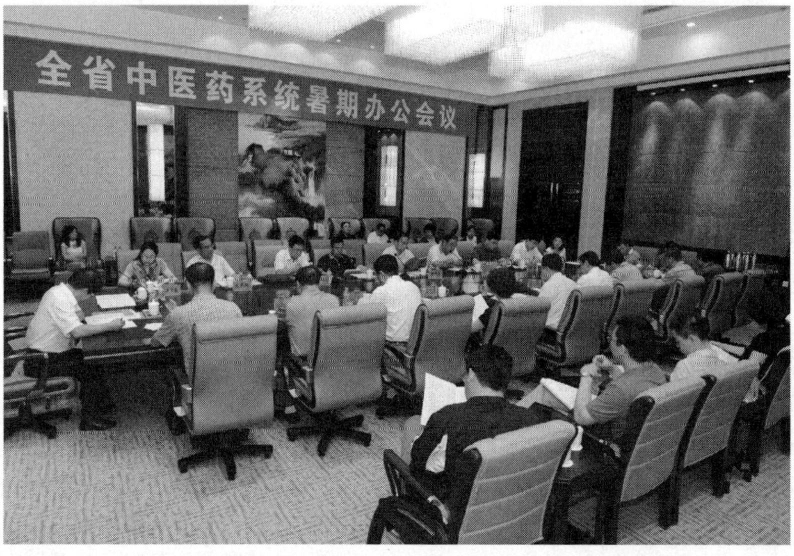

2012年7月27日，吉林省中医药系统暑期办公会议召开

【吉林省2012年中医药工作概况】

一、协调领导机制和管理体系逐步完善

发挥厅际联席协调领导机制作用，促进了中药资源普查试点、基层优秀中医评选的开展和基层中医药服务能力提升工程实施的筹备。加强行政管理体系建设，吉林省中医药管理局人员编制增加到27人，吉林省直工委批准设立机关党委；市州卫生局（中医药管理局）内部中医药管理职能基本理顺，效率和质量不断提高；60个县、市、区有55个在卫生局加挂了中医药管理局牌子，9个市州有7个实现了县级中医药管理局全覆盖，行业管理水平不断提升。

二、“十二五”规划和年度重点任务有效实施

吉林省卫生厅和吉林省中医药管理局联合印发《吉林省中医药“十二五”规划》，并与公共服务体系建设、医药产业发展等行业规划及卫生专项规划、年度医改任务等相衔接，促进了中医药参与和服务经济社会发展。长春、吉林、松原出台了本地区中医药“十二五”规划。实施了年度中医药工作重点目标责任制管理，省、市中医药管理局通过签订责任书，强化日常督导，实施年终考评，保障了“十二五”规划年度目标和任务的完成。白城市施行了县市中医药工作目标管理责任制。

三、中医药在深化医改中作用逐渐显现

吉林省深入落实《卫生部、国家中医药管理局关于在深化医药卫生体制改革中进一步发挥中医药作用的意见》，中医药在参与和服务医改中得到发展。基本医疗保障制度注重鼓励中医药服务的提供和利用，推动了中医药倾斜政策的落实。基本药物制度建设注重坚持中西药并重原则，各地逐步将符合要求的中药饮片、中成药和定点医疗机构院内制剂纳入医保药品目录；长春市开展了中药饮片质量提升工程。公共卫生服务注重探索发挥中医药作用，开展了0～6岁儿童、孕产妇、老年人、高血压和糖尿病5类重点人群的中医药健康管理。公立中医医院改革试点注重研究解决难点问题，农安、延吉、镇赉、乾安县中医院突出特色优势，探索了良性运行机制。基层医疗卫生服务体系建设注重提高中医药服务的可及性，抓好中央投资县级中医医院基建项目工作，已完成建设任务的医院基础条件明显改善，“两个效益”显著提高；在建项目中，东丰县中医院推进较快；长春市（南关区）开展的民营中医医疗机构规范化管理试点取得成果。

四、基层中医药工作稳步推进

开展了全国基层中医药工作先进单位创建活动，长春市被确定为全国12个地市级基层（农村和社区）工作先进单位之一；吉林市船营区、柳河县等10个县、市、区被确定为县级全国基层工作先进单位；公主岭、和龙等6个获得全国基层工作先进单位5年以上的县市通过了国家期满复核。加强基层中医药适宜技术服务能力建设，7家县级中医院被确定为全国适宜技术推广基地，吉林省成为唯一一个适宜技术网络平台覆盖面达100%的省份；13个乡镇卫生院、185个村卫生室被确定为适宜技术推广服务能力建设项目单位。完成了市县级中医医院（民族医院）能力建设项目1.202亿元、1730台件医疗设备的省级招标采购任务，改善了县级中医医院服务设施条件。

五、中医医院管理持续加强

吉林省启动了中医医疗机构等级评审工作，各级各类中医医院坚持中医为主的办院方向，对照等级评审关键性指标、标准和细则，加强内涵建设，提升管理水平，长春中医药大学附属医院、吉林省中研医院、吉林中西医结合医院、辽源市中医院、吉林中西医结合肛肠医院被评为三级甲等中医医院，四平市中医院被评为三级乙等中医医院；白山市中医院、抚松县中医院、吉林中医肝胆医院开展了二级中医医院和专科医院试评。新增3个卫生部国家临床重点专科（中医专业）建设项目；各地区、各单位通过加强中医专科专病建设，促进了特色优势的保持和发挥。靖宇、通榆等8个国家扶贫开发重点县的中医医院信息化建设扎实推进。

六、民族医药和综合医院中医药工作得到发展

中国民族医药学会依托吉林省成立了朝医药分会，整合国内资源和力量，为推动朝医药事业发展创造了有利条件。修订了朝医师承人员出师考核实施方案和大纲，开展了朝医、蒙医医疗技术目录整理。吉林省卫生厅、吉林省中医药管理局、吉林省军区后勤部联合开展了全国综合医院中医药工作示范单位创建活动，榆树市医院、桦甸市人民医院被国家中医药管理局命名为全国示范单位，发挥了较好带动作用。

七、中医药防治传染病及重大疾病能力得到强化

吉林省是全国19个中医药防治艾滋病工作试点省份之一，试点病例100例；在原有长春市传染病院、吉林市关爱医院试点单位的基础上，新增四平市传染病院开展试点工作，调整了诊治任务分工，进一步完善了中医药治疗艾滋病工作体系。成立了吉林省中医药管理局突发公共事件中医药应急工作领导小组，建立健全了中医药参与全省应急工作机制。

八、传承创新和高端人才培养不断加强

14个学科成为“十二五”国家中医药重点学科，13个“十一五”重点学科通过国家中期评估。刘柏龄、王烈被确定为第一批全国中医药传承博士后合作导师。5个全国名老中医药专家传承工作室、2个全国首批中医学术流派传承工作室建设项目落户吉林省。开展了第五批全国中医师承项目工作，确定了18名指导老师、36名继承人。遴选12名骨干参加了第三批全国优秀中医临床人才研修项目学习。吉林省的全国第四批中医师承和第二批优秀中医临床人才研修项目实施情况得到国家中医药管理局肯定，2名指导老师、6名继承人、2名研修学员、3个项目管理单位等获得表彰。辽源市“长白山杏苑新林”人才培养项目取得进展。

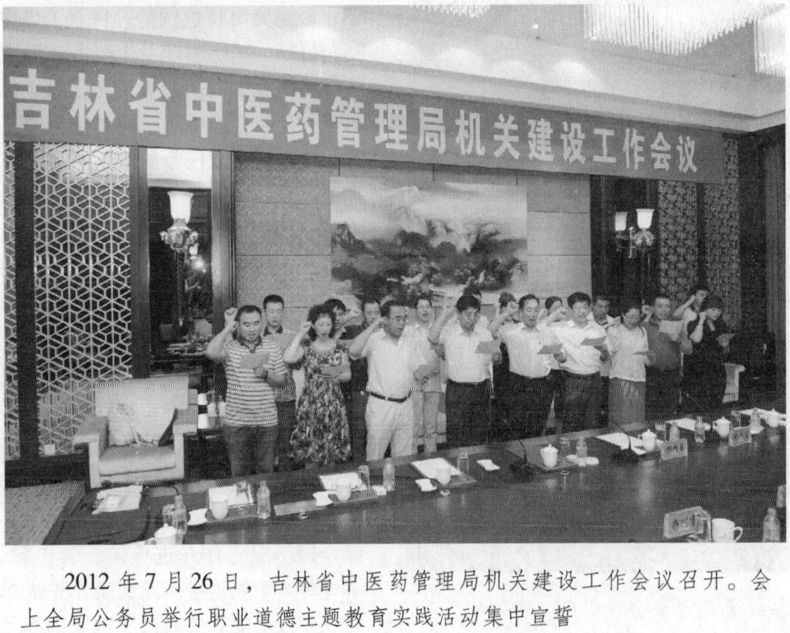

2012年7月26日，吉林省中医药管理局机关建设工作会议召开。会上全局公务员举行职业道德主题教育实践活动集中宣誓

九、继续教育和基层人才培养全力推进

吉林省启动实施了全省中医住院医师规范化培训，确定5家三级中医医院为省级培训基地，加强了基地管理人员和骨干师资培训，面向社会招生102人。实施了县级中医临床技术骨干培训项目，为县级中医医院培训骨干157名。实施了中医类别全科医师转岗培训项目，为基层卫生服务机构培训中医师162名。完成了“西学中”培训班人员考核，65人获得结业证书。吉林省中医药管理局与吉林省公务员局联合开展了首批省基层优秀中医评选工作，100人被评定为省基层优秀中医。

十、中药资源普查试点工作启动实施

吉林省人民政府成立了中药资源普查试点工作领导小组，将试点工作纳入了省政府年度绩效考核体系；分两批次召开全省启动会议，7个省直部门和地方各级党委、政府及卫生、中医药等部门共同努力，首批19个试点县的普查工作取得阶段性成果，第二批21个试点县和长白山管委会的普查工作全面推进。国家中医药管理局对吉林省试点工作给予充分肯定，补助3300万元专项经费，率先在吉林省实现了县域试点工作全覆盖。通化紫鑫药业和康美新开河（吉林）药业被确定为国家中药材种苗繁育基地，通化县、抚松县被确定为国家基本药物中药原料资源动态监测与信息服务站。

十一、国家中医临床研究基地建设有效推进

长春中医药大学附属医院积极争取各方支持，通过4年的共同努力，国家中医临床研究基地基础设施建设、人才队伍建设、科研能力建设不断加强，国家中风病、冠心病的中医临床基础研究、临床研究取得重要成果，带动了医院的可持续发展，受到行业和社会好评。2012年，吉林省基地新立项国家中医临床研究基地业务建设科研专项课题7项、省级课题85项，获得省科技进步二等奖1项、三等奖3项、科研成果13项。

十二、创新研究和课题管理不断强化

吉林省中医药科学院承担的省创新医药公共服务平台建设扎实推进，与省内外100余家大中型医药企业实现对接，签署合作项目并推动落实，为医药产业发展作出了贡献。全省4个国家中医药管理局重点研究室建设单位通过验收，12个吉林省中医药管理局重点研究室建设得到强化。开展了2012～2014年度省中医药管理局中医药科研课题招标，立项课题195项；对2010～2012年度省中医药管理局中医药科研课题进行了检查验收。完成了10部国家民族医药文献整理和适宜技术筛选项目的著作初稿，编制了5项适宜技术应用光盘。吉林市、延吉市、公主岭市民间医药知识和技术筛选整理工作取得成效。

十三、创先争优取得积极成效

各地、各单位将创先争优与“三好一满意”活动、中医医院内涵建设相结合，涌现出一批先进典型，促进了和谐医患关系构建和医疗服务质量提升。2012年，全省中医药系统有2位同志被评为全国医药卫生系统先进个人、延边中医医院被评为先进集体，1名同志被评为全国医药卫生系统创先争优先进个人，长春中医药大学党委等4个单位被评为全国中医药系统创先争优先进集体、4名同志被评为先进个人、3名同志被评为指导工作先进个人。

十四、法制建设取得重要成果

吉林省理顺中医市场监管机制，充实各级卫生监督机构中医执法力量，初步形成省、市、县三级联动的中医市场监管模式，得到了国家中医药管理局肯定。对中医医疗机构医疗行为、中医药人员执业行为及中医预防保健、中药饮片质量管理开展了专项检查，受检中医医疗机构达209家。强化政策研究，吉林省中医药管理局政策与发展研究中心围绕中医药强省战略、健康产业、中医补偿机制等10个专题，进行了深入调研和综合分析，形成了对行业发展具有一定参考价值的研究报告。

十五、文化宣传影响不断扩大

吉林省结合实施国家文化科普宣传项目，“中医中药中国行·进乡村、进社区、进家庭”活动在各地全面开展，“中医大篷车”走进20个县市，培训了4000余名基层医生，面向城乡居民推广了中医药文化科普知识；吉林省中医药学会创办的“中医大讲堂”活动深入开展，现场听众近2000人次；各地、各单位利用媒体，较好地宣传了中医药发展成果和先进典型；吉林省中医药管理局新闻宣传中心发挥了积极作用。

（任丛飞）

【黑龙江省2012年中医药工作概况】

一、参与医改，进一步发挥中医药特色优势

参与基层卫生服务体系建设，完善中医药服务布局。黑龙江省根据本轮医改保基本、强基层、建机制的宗旨，在实施创建全国基层中医药工作先进单位活动，提高基本公共卫生服务中医药服务能力建设等建设项目中，重点督导基层卫生服务机构中设置中医科、中药房及配足中医药人员的落实。哈尔滨市，大庆市、绥化市等，借助落实政策和规定，对乡镇卫生服务机构及社区卫生服务中心、村卫生所人员招录和培训加大了力度。为进一步强化基层服务体系建设，制订了《黑龙江省基层中医药服务能力提升工程实施方案》细化了工作任务，强化了保障措施。

积极参与基本药物制度建设，优化中医药补偿措施。2012年，黑龙江省将全部中药饮片和中医药适宜技术纳入了基本药物的政策补偿范围，并提高社区卫生服务机构、乡镇卫生院和村卫生所等基层医疗卫生机构应用中医药服务的补偿此例。实施“政府对应用中药饮片和中医非药物疗法给予补偿。使用中药饮片可按已使饮片金额的25%～30%给予补偿，应用非药物疗法可按服务人次补偿，每治疗一次，则按患者就医费用20%～30%给予补偿，补偿比例倍于应用西药的比例。

积极参与“新农合”，运用中医药治疗住院报销比例提高。在黑龙江卫生厅的支持下，黑龙江省中医药管理局印发了《关于下发新农合执行20种中医诊疗临床路径的通知》，为进一步指导和拓展基层农村卫生服务机构运用普、简、验、廉的中医药适宜技术为新农合群众提供服务，从农村常见病、多发病中筛选了20种疾病列入新农合住院报销目录，规定“按照当地县级医疗机构门诊患者用中药的65%以上予以报销，其中在乡和村就医报销比例提高到85%。这项政策的出台，激发了新农合群众应用中医药服务的热情，为农村居民少花钱看好病提供了政策的支持。

参与基本公共卫生服务，发挥中医药特色和优势。一是经黑龙江省中医药管理局申报并得到批准，哈尔滨市道外区、大庆市肇源县等9个县（区）被批准为全国第二批基本公共卫生服务中医药服务项目试点地区，通过开展儿童、孕产妇，老年人重点人群和高血压、乙型糖尿病患者中医药健康管理等，摸索和探讨在基本公共卫生服务中如何发挥中医药作用和优势的方法与途径，首批建设单位哈尔滨市道外区等5个区（县）各50万元项目共计250万元经费。二是国家中医药管理局批准黑龙江省11个县、17个乡镇、274个村卫生室作为基层常见病、多发病中医药适宜技术能力建设项目单位，并安排专项资金917万元。起草了《黑龙江省基层常见病、多发病中医药适宜技术推广能力建设实施方案》，目标是用5年时间，切实加强县中医医院、乡镇卫生院、社区卫生服务中心，服务站及村卫生室提高中医药适宜技术服务能力，逐步完善基层中医药适宜技术推广网络，形成中医药适宜技术推广长效机制。三是积极开展了中医药防治艾滋病。截至2012年10月，黑龙江省共有78名艾滋病患者接受了中医、中西医治疗。通过对每个患者的辨证施治，其中37名患者CD指标明显下降，症状得到改善，中医药防治艾滋病受到患者的欢迎和期待。

二、多方着手，进一步提升中医药服务能力

全面开展了医院等级评审。黑龙江省通过举办二甲、三甲医院培训班和自评、试评等方式，使全省中医医院熟悉了中医医院等级评审相关政策和要求，查缺补漏，以评促建，使全省中医医院按照等级评审的相关要求对医院工作进行了一次系统的整理，服务水平和管理水平得到了普遍提升。2012年有9所三级中医医院通过了国家中医药管理局组织的三甲评审，有8所二级中医医院通过了黑龙江省组织的二甲试评。

重点专科建设取得新成绩。在完成2011年全省24个国家中医药管理局“十一五”中医临床重点专科建设项目的验收及整改验收的基础上，2012年黑龙江省又取得了18个“十二五”中医临床重点专科建设项目，9个“十二五”重点专科培育项目，总计27个国家级重点专科建设项目，比“十一五”提高了12个百分点，27个在建项目按照要求已进入实质性建设程序。

加强了中医医院的规范化建设。为进一步提升中医医院服务水平服务能力，2012年黑龙江省加强了中医医院的规范化建设。编印下发了《黑龙江省中医病历书写规范》。组织了黑龙江省二级以上中医院感控专业人员进行了感控新知识讲座。制订了《黑龙江省中医药防治传染病工作方案》。组建了黑龙江省护理质控中心，制定了《黑龙江省中医护理质量控制中心管理办法》及《2012年推广优质护理服务工作方案》。以黑龙江中医药大学第二附属医院作为试点单位，指导中医医疗机构合理使用抗生素，着手制定相应的制度防范抗生素滥用。

黑龙江省农垦总局医院通过了国家中医药管理局的初审，被推荐为为全国综合医院中医药工作候选示范单位。

黑龙江省中医药服务质量监测年度工作。按国家中医药管理局的规定，黑龙江省9个县（市）、3个社区、9个社区服务中心、15个社区卫生服务站、21个乡镇卫生院、60个村卫生所总计上报了6205条监测数据。

三、多方协调，强化了中医药综合管理

规范了黑龙江省中医药财务管理。完成中医药预、决算等日常财务工作的基础上，黑龙江省中医药管理局组织了局直单位财务人员规范化培训，开展了地方政府性债务月报与黑龙江省县级、县以上中医医院的财务月报工作。征得黑龙江省财政厅的支持，积极争取资金解了相关单位的发展压力。

布置了黑龙江省中药资源普查。根据国家中医药管理局的统一部署，黑龙江省成立了第四次中药资源普查工作领导小组，依托省野生药材资源保护管理局设置了普查办公室，依托黑龙江中医药大学设置了专家委员会。并成立了传统知识、种质资源、调查与信息统计3个工作组。选定黑龙江省40个县区为调查试点县，选择了70余个品种为重点调查品种，选定哈尔滨市道外区、大庆市大同区、齐齐哈尔市高开区3个地区为监测站建站地点。黑龙江省技术方案已经国家中医药管理局审核通过，并准予备案。计划在2013年全面启动此项工作，用1年半到2年的时间完成黑龙江省中药资源普查工作。

加强了中医药文化建设工作。一是制订了黑龙江省2012年中医药文化建设及中医药知识宣传普及的工作方案。组织成立了黑龙江省中医药文化建设指导委员会、中医药文化建设及知识普及巡讲专家团。二是深入发掘龙江医派学术内涵，打响龙江医派的文化品牌。已立项决定出版龙江医派系列学术著作，已出版系列学术著作3部。举办了首届龙江医派学术文化节，采取义诊、路演、讲座、科普报告等多种形式宣传龙江医派文化品牌，提升社会影响力。黑龙江省13个地市共同参与举办讲座、义诊等共计50余场次，直接受益群众逾万人次。三是深入开展“中医中药中国行”活动，在哈尔滨组织了一次中药注射剂安全应用巡讲，在哈医疗机构近700名医护人员参加了学习；在黑龙江省开展了中医中药进农村、进社区、进家庭大篷车活动，举办基层医生中医药知识培训共计30场，进五千乡镇卫生院和社区的医护人员参加了学习。四是继续加强中医药文化传播平台建设。广泛收集整理中医药文物，筹建黑龙江省中医药博物馆。已选择2～4所规模和业务水平适宜，中医药文化特色突出的中医药机构，建设中医药宣传教育基地。加强中医药机构文化建设，将之打造成中医药文化传播的窗口。广泛利用传统和新兴媒体，搭建传播中医药文化，普及中医药知识的公共平台。五是与国家中医药管理局联合组织了中央主流媒体赴黑龙江新闻调研活动。来自中央电视台、新华社、中国新闻社、健康报、中国中医药报、科技日报等中央媒体的记者团对黑龙江省中医药事业的发展进行了为期一周的深度调研。

四、加强中医药队伍建设

开展第四批省级名中医评审工作。2012年，黑龙江省继续实施“三名”战略，经过积极协调省人社厅等有关部门，由人社厅、卫生厅、中医药管理局联合发文并实施了黑龙江省第四批名中医评选工作，已完成了材料申报、资格审查、理论笔试、实践考核、现场答辩、综合评定等程序，全省65人申报参加评选，其中54人入围，已进入公示阶段。

开展了不同层次的人才培养项目。一是继续开展省级中医师承教育工作。制订黑龙江省中医药专业师承继续教育实施方案，拟定在哈尔滨等地开展继承名老中医药专业技能培训项目。委托黑龙江中医药大学和兰西中医卫校对项目内人员进行基础医学培训。项目完成后将按国家中医药管理局和省教育厅制定的标准对参加培训人员进行考核。合格者将给助理医师报考资格或大专、中专学历。促进黑龙江省中医药队伍素质提高。哈市在全市12个县级中医院选定的25名指导老师和50名继承人已完成了3年的师承工作，即将考核出徒。二是认真开展了国家中医药管理局的各类人才培养项目。第四批师承已出徒，46名学员中取得博士学位的有11人，另有7人取得硕士学位。审定黑龙江中医药学校开设中医专业。协调黑龙江省教育厅确定了2012年招生计划（招生400名）。完成2012年农村订单定向40名中医医学生的招生。完成了中医类别全科医师转岗培训100人。县级中医临床技术骨干培训140人的培训任务。启动了第三批全国优秀中医临床人才研修，遴选20名学员，已集中学习两次。三是组织了丰富多样的中医继续教育活动。审定并组织实施了2012年47项省级继续教育项目。继续组织实施“读经典、做临床”活动，为检验学习效果，黑龙江省中医药管理局委托中医药大学成教学院利用中医教育网络进行了考试，有近2000人参加了考试。四是优化了人才成长的环境。继续完善国家中医药管理局2012年确定在黑龙江省的5个名老中医传承工作室的建设。

五、中医药创新能力加强

黑龙江省的4个国家中医药管理局重点研究室均通过了国家组织的评审验收。完成2012年度黑龙江省中医药科学技术奖的评审，有43个项目获奖。完成了推荐2012年黑龙江省政府科学技术奖的参评工作。黑龙江省有21项参评。完成了2012年黑龙江省中医药管理局科研项目的立项评审。组织专家对中医专业申请立项的600余个项目进行审评，其中316项通过，确立为黑龙江省中医管理局科研项目。

（许　磊）

【上海市2012年中医药工作概况】

一、贯彻落实国务院《若干意见》，实施中医药3年行动计划

2012年，上海中医药工作紧紧围绕贯彻实施《中共中央、国务院关于深化医药卫生体制改革意见》、《国务院关于扶持和促进中医药事业发展的若干意见》以及《上海市人民政府关于进一步加快上海中医药事业发展的意见》和《上海市进一步加快中医药事业发展3年行动计划》，全市中医药工作者齐心协力、共同努力，坚持科学发展观，把中医药事业的发展融入整个上海卫生事业发展之中，紧紧围绕医改和卫生重点工作，大力推进中医药医疗、保健、科研、教育、产业、文化“六位一体”互相协调、同步发展，积极建设中医药传承和现代化、国际化高地。

《上海市中医药事业发展3年行动计划》是落实《国务院关于扶持和促进中医药事业发展的若干意见》和《上海市人民政府关于进一步加快上海中医药事业发展的意见》的重要举措，被列为上海医改工作重点扶持计划。为加快推进《上海市中医药事业发展3年行动计划》的实施，制定并印发了《关于全面推进〈上海市进一步加快中医药事业发展3年行动计划〉的指导意见》，召开了海派中医流派传承研究基地项目启动暨上海市中医药3年行动计划推进会。签订项目责任书，建立项目实施管理规范，加强领导、明确责任和工作节点，对22个3年行动计划项目进行动态追踪，严格考核和绩效管理，推进各项目按计划顺利实施，收到实效。

二、制定《上海市中医药事业发展“十二五”规划》，确立中医药发展战略

作为上海市政府的专项规划，《上海市中医药事业发展“十二五”规划》（简称《规划》）经上海市“十二五”规划工作领导小组审核同意，于2012年4月6日正式印发。《规划》确立了上海中医药“十二五”期间的总体发展思路、目标和主要任务，明确到2015年，基本建成中医药医疗保健服务、继承与创新、人才培养、对外合作交流、产业、标准化与信息六大体系。《规划》附录了规划指标体系、指标体系说明以及重点项目。为上海“十二五”发展提供了有力的保障。同时，根据国家中医药管理局关于全面贯彻落实中医药事业发展“十二五”规划的要求，对上海市相关工作进行了梳理和比照，认真做好与国家局规划的衔接，确保国家中医药管理局重点计划项目落到实处。

三、充分发挥中医药在医改中的作用，推动中医药重点工作的深化

（一）加强浦东国家中医药发展综合改革试验区工作

浦东新区积极探索国家中医药综合改革试验区的建设，打造国际一流中医药产业研发技术平台，构建现代中医药产业科技发展创新体系。选择经过长期中医临床应用证明疗效确切、用药安全、具有特色的名老中医验方和医院自制制剂，开发中药现代制剂新产品。加大中医药知识产权保护力度，搭建国家中医药专利技术展示交易中心、中医药专利数据服务等平台，定期举办中医药知识产权保护联盟沙龙活动，为中医药的研发创新提供全面的环境支持。同时，在“试验区”中医药服务建设中重点开展了“3+1”项目，即中医预防保健服务体系建设、完善优化中医服务运行补偿机制、中药制剂区域内推广及创建一家三级中西医结合医院（上海市第七人民医院）。2012年7月在沪召开的国家中医药发展综合改革论坛上，浦东新区的中医药发展改革工作受到了有关方面的高度关注。

（二）健全网络，全面推进基层中医药工作

经国家中医药管理局批准，上

海被评为全国基层中医药工作先进单位（地区）。为进一步加强上海市的基层中医药工作，上海出台了《关于进一步加强本市基层中医药服务工作的意见》。继续开展2012年上海市社区中医药服务达标建设项目，新增18家上海市社区中医药服务达标建设单位，至此，在全市243家社区卫生服务中心中已共有231家社区卫生服务中心成为社区中医药服务示范点和达标建设单位。同时，建立了中医医疗、康复、健康管理等8个上海市基层中医药服务协作组，协作组成员单位涵盖了全市社区卫生服务中心。建立了包括三、二级医疗卫生机构和社区卫生服务中心在内的基层中医药适宜技术推广网络，推出了新一批12项中医药适宜技术。长宁区、浦东新区为国家中医药管理局中医养生保健服务机构准入试点地区，嘉定区中医医院等5家单位成为国家中医药管理局第四批“治未病”预防保健服务试点单位。

根据国家中医药管理局、卫生部等5部委《关于实施基层中医医服务能力提升工程的意见》和有关工作部署，上海开展了基层中医药服务现状调查。在此基础上，由上海市卫生、发改等6部门联合出台《关于上海市基层中医药服务能力提升工程实施意见》，明确了上海市能力提升工程的建设目标和主要任务。同时，上海市还成立了由各相关部门组成的工作小组。各区县积极行动，并在调研的基础上确定了本辖区的工作任务和年度目标。

（三）以评促建，提升医院服务能力和水平

以开展中医医院评审工作为抓手，全面推进中医医院的建设和发展。2012年内，上海市的4所三级、3所二级升三级中医（中西医结合）医院接受了由国家中医药管理局专家组的评审，上述7家单位全部被国家中医药管理局确定为三级甲等医院。启动了上海市天山中医医院、光明中医医院两家二级中医医院评审试点评审工作。各中医医院评审工作发动早、准备充分，医院通过以评促建，强化医院管理和内涵建设，全市中医药服务能力和水平得到了进一步提升。上海市长宁区光华中西医结合医院被国家中医药管理局确定为第三批重点中西医结合医院建设单位。

此外，上海市公共卫生临床中心、上海市徐汇区中心医院和上海市徐汇区大华医院被命名为全国综合医院中医药工作示范单位，上海市同济医院、上海市第五人民医院、浦东新区公利医院、普陀区利群医院4个单位接受了全国综合医院中医药工作示范单位候选单位评审。上海市闵行区传染病医院等7家单位成为国家中医药管理局第三批中医药防治传染病临床基地建设单位。同时，上海进一步充实中医药应急专家组力量，加强中医药应急体系建设。

（四）深入开展“治未病”预防保健试点工作

上海新增嘉定区、宝山区2个“治未病”预防保健服务试点区，上海市嘉定区中医医院、上海市杨浦区殷行社区卫生服务中心等5个单位列为国家中医药管理局预防保健服务试点单位；长宁区、浦东新区被列为2个中医养生保健服务机构准入试点地区名单。上海作为全国“治未病”预防保健服务试点地区协作组牵头单位。经多年来的努力，初步形成中医药预防保健服务网络。

（五）积极促进中医医疗资源整合

2012年内，浦东、金山分别各设置一所中西医结合医院；建立以三级中医医院为核心，联合二级中医医院和社区基层医疗机构组成的“医联体”，上海实行资源共享、双向转诊、梯度支持、有机互动的中医药服务网路。创新中医药服务模式，开展中医药综合特色服务。制订实施《中医、中西医结合医院传统医学示范中心建设方案》，在全市所有中医医院推行“传统医学示范中心”建设，以发扬中医药特色为理念，以开展中医药综合诊治服务为手段，创新中医服务理念，使其成为培育特色学科、专科和人才的示范基地。

（六）进一步研究和落实发展中医药服务政策措施

2012年，由上海市物价、医保和卫生等部门，在充分调研和论证的基础上，对中医骨伤、推拿、小针刀收费价格进行了调整，并开展实施了中医辨证论治服务收费项目，以体现中医技术劳务价值和更好地发挥中医特色优势。2012年内，上海泰坤堂中医医院、广德中医门诊部等一批民营中医医疗机构被纳入医保结算单位。同时开展了中医医疗机构服务功能、公立中医医院补偿机制、基层中医药服务现状等方面的发展和政策研究，并承担了国家中医药管理局《中西医结合现状研究》、《中西医结合在中医药立法中的定位问题研究》等中医药政策和立法项目的研究。

四、推进中医药国际标准化建设，加快中医药服务贸易发展

由国家中医药管理局主办的WHO传统医学国际疾病分类项目第二次工作会议2012年2月在上海召开，为加快我国传统医学纳入世界卫生组织国际疾病分类（ICD—11）的工作进程提供保障，以确保传统医学国际疾病分类项目有序开展。由世界卫生组织主办的WHO传统医学国际疾病分类项目术语工作组会议2012年3月在上海浦东举行，会议对ICD—11项目术语工作范围、项目工作安排、工作原则和技术细节等方面达成部分共识。2012年5月，世界卫生组织通过互联网面向全球公开发布了ICD—11第23章Beta版。上海充分发挥ISO/TC249秘书处作用，在国家中医药管理局的领导下，主动协调和处理有关事宜。来自14个国家的166位代表在韩国大田召开的第三次全体成员大会上，我国“针灸针”等6个新项目，进入国际标准的提案阶段。

成立上海市中医药标准化技术委员会。为推进上海中医药标准化建设，经上海市质量技术监督局批准，于2012年10月召开上海市中医药标准化技术委员会成立大会暨上海市中医药标准化技术委员会第一届全体工作会议，确定了委员会工作章程、工作范围和工作方案。上海还启动了中医标准化培训项目，首期共400多人进行了中医标准化相关知识的培训。

开展中医药服务贸易试点。为贯彻落实《商务部等十四部门关于促进中医药服务贸易发展的若干意见》，进一步提升上海中医药服务能级，加快中医药现代化、国际化发展战略步伐，促进上海中医药服务贸易的快速发展，经协调，上海市卫生局、上海市中医药发展办公室与上海市商委联合制定发布《上海市中医药服务贸易试点单位（试点项目）认定及管理暂行办法》，开展了上海市中医药服务贸易试点单位（试点项目）工作，对通过认定的中医药服务贸易试点单位（试点项目），将优先享受国家和上海各项支持服务贸易发展的政策，积极探索并推进中医药服务贸易工作的不断发展。在上海市商委支持下，成立了上海中医药国际服务贸易促进中心，为上海中医药服务贸易发展创造了条件。

五、积极实施“三名”战略，推进中医传承发展

经申报并经国家中医药管理局批准，上海又有5名专家被确定为全国名老中医传承工作室建设项目、根据《关于开展2012年上海市名老中医药专家学术经验研究工作室建设工作的通知》，在各有关单位积极组织申报和专家评审，确定2012年上海市名老中医学术经验研究工作室建设项目17个。上海共承担了17项国家临床重点专科中医项目，有72项进入国家中医药管理局“十二五”重点专科建设项目（培育项目）建设项目，建立了31项国家中医药管理局“十二五”重点学科建设项目，确立了18项上海市中医临床重点学科建设项目和33项第三批中医临床优势专科建设项目，启动实施了20项上海市中西医结合重点病种建设项目。

开展并实施海派中医流派传承研究基地项目建设方案，上海确定丁氏内科等15个中医流派列入海派中医流派传承研究基地建设项目，并于2012年6月召开了海派中医流派传承研究基地项目启动会。开展海派中医流派及特色技术扶持建设项目，共有陈氏女科等11项入选。上海石氏伤科、顾氏外科、朱氏妇科、蔡氏妇科被列为国家中医药管理局第一批全国中医学术流派传承工作室建设单位。2012年12月组织举办第六届海派中医论坛——海派中医流派传承工程实践与探索研讨会，总结交流建设经验，推进中医流派的传承和发展。

六、加强了中医队伍建设，人才培养机制有新突破

全国第五批老中医药专家学术经验继承工作完成指导老师和继承人的遴选，全市共有31名指导老师和62名继承人入选，并于2012年9月开始进岗跟师学习。全国第三批优秀中医临床人才研修项目于2012年9月在北京召开启动仪式暨首期培训，上海22名医生入选。

加强高层次中医药人才队伍培养和建设，已制订《上海市中医药领军人才培养专项实施方案》和《上海市高级中西医结合人才培养项目实施方案》，并已开始启动培养对象选拔工作。上海中医药领军人才建设将采取与以往人才培养不同的模式，采取集中授课和自学、实践相结合，中国传统文化学习与人文知识学习相结合，文学艺术与中医药文化相结合，中医药理论学习与临床技能培训相结合，拜师结对与国内外游学跟师学习相结合，现代科学技术知识训练等形式进行。改变以往重研究、轻实践，重专业、轻人文素养的人才计划项目方式。遴选已经具有较长临床经验、具备扎实中医药基础理论功底的中医临床人才为基本培养对象，通过2～3年的研修培养，使其具备深厚的中国传统文化底蕴、扎实的中医药理论基础和掌握各具特色的中医诊疗技能水平。按照公平、公正、公开的原则，经本人申请、导师同意、单位审核推荐、专家评审等程序，共有30名医生入选培养计划。

开展各类以基层中医药人员为对象的人才培养项目，树立建立一支服务于基层一线，中医药基本技能扎实的适用性中医药人才队伍的理念。具体做法是：围绕医改打基础、强基层、建机制为目标，加强基层中医人才培养，设立以基层医疗机构中医药人员为培养对象的上海市优秀青年中医临床人才培养计划，对全市二级及以下医疗机构青年医师进行培养。该专项改变了以往人才计划主要集中在市级医疗机构的现象，着重提升基层中医药人员的中医药水平和服务能力。同时，设立了以二级及二级以下医疗机构为主体的临床学科建设专项，主要目标是优化中医临床重点学科群的结构和分布，加强基层医疗机构中医药科研能力及人员队伍建设，促进中医药教育、科研和医疗服务全面均衡发展。

有序开展2012年中医住院医师规范化培训。根据上海市住院医师培训统一要求，2012年共招录中医住院医师规范化培训学员297名。开展中医住院医师规范化培养临床基地的建设工作，认定5家医疗机构6个学科为全市中医住院医师规范化培训新的培训基地。加强住院医师规范化培训的督导，建立完善中医住院医师应知应会体系，规范出科考核；完善培训细则，进一步完善结业考核题库；协调中医类别全科医师社区培训基地事宜。2012年共有153名培训学员通过考核结业。为了进一步加强住院医师规划培训的临床技能训练，上海中医药大学建造了实训基地。基地模拟了医院病房、手术室、门诊以及信息化系统等，并配备了齐全的中西医各类临床技能训练器材，可以作为住院医师实训基地。同时，基地还配置了相关的设备，为住院医师规范培训各个模块考试、结业考试创造了条件，2012年已经作为中医类别住院医师规范化培训结业考试场所。

七、中医药科技不断发展，中医药研究水平得到提升

进一步加强龙华医院国家中医临床研究基地建设。协调国家中医药管理局和市有关部门，上海全力推进国家中医临床研究基地建设。基地建设正按照要求和时间节点予以推进，2012年底实现了主体结构的封顶。

规范中医药项目的招标，以行业专项形式，在专家咨询的基础上，上海确定中医药研究指南，引导中医药重大项目的研究，经对申报项目进行形式审核及专家评审，确定28个项目列入上海市中医药事业发展3年行动计划第二批重大研究项目计划。

启动上海市卫生局中医药科研基金2012～2013年度课题招标工作，受理申报课题532项，经过形式审核及专家评审，确定208项课题列入本次中医药科研计划。其中，立项课题中包括重点类课题6项，普通类课题145项，青年类课题57项。立项资助课题163项，立项不资助课题45项。

上海的6项国家中医药管理局第一批重点研究室经3年建设，由国家中医药管理局组织专家进行了考核验收，6项全部通过验收，其中3个重点研究室为优秀。

八、加强中医药文化建设，开展中医药宣传取得进展

为加强中医药传统文化的宣传，2012年2月上海市中医药发展办公室召开上海市非物质文化遗产传统医药项目宣传启动会，标志着上海市非物质文化遗产传统医药项目的宣传和促进工程正式启动。该项目计划在两年内通过整体策划、全面宣传、收集整理、调查研究等多种形式，促进上海市13项非遗传统医药项目的保护和继承工作，同时积极推进更多需要保护和继承的中医药技法项目申报非遗项目。上海市中医药文化研究基地、中医医院中医药文化示范点等建设项目也取得了较好的成绩。积极开展中医药系统新闻宣传和培训工作，召开上海市中医药系统新闻暨培训工作会议，进一步做好中医药的宣传工作，为中医药发展打下良好的工作基础。

（戴宝冬）

【江苏省2012年中医药工作概况】

一、国家中医药管理局和江苏省人民政府共建，促进江苏中医药事业发展合作机制

2012年5月10日，国家中医药管理局与江苏省人民政府在南京签订《促进江苏省中医药事业发展合作协议》，卫生部副部长、国家中医药管理局局长王国强与江苏省副省长何权共同出席签字仪式。双方将在筹建中国中医科学院江苏分院、中医药特色优势发挥、中医药文化建设等方面加强合作，在更高起点上推动江苏中医药事业实现新发展、新腾飞。此次合作协议的签署，标志着国家中医药管理局与江苏省人民政府共同促进江苏中医药事业发展合作机制的建立，对进一步加快江苏中医药强省建设、维护和增进全省人民健康具有重要意义和深远影响。

二、中医药在参与深化医改中发挥重要作用

江苏省将中医药纳入全省医改工作方案和医改考核指标体系，努力做到所有的医改文件都有中医药的内容和份额，所有的医改组织都有中医药管理部门参加，所有的医改决策都有中医药人员参与，将中医药充分融入医改、融入大卫生，形成了较为鲜明的“5＋1”医改格局，为居民“看中医”更方便、更实惠提供更多有力保障。一是在医改文件中明确要求政府扶持和发展中医药事业，明确提出省辖市人民政府要办好1所三级中医医院，县（市）人民政府办好1所县级中医院；二是在基本医疗保障制度建设中，进一步落实好新农合提高中医药服务补偿比例的扶持政策；三是在基本公共卫生服务方面，要求二级及以上中医医疗机构都要设立预防保健科或“治未病”中心，构建和完善以中医医疗机构为主体的中医预防保健服务体系，新增2个全国“治未病”预防保健服务试点地区、4家“治未病”预防保健服务试点单位；四是在公立医院改革方面，积极指导公立中医医院开展改革试点工作，组织16家县级公立中医医院改革试点单位召开座谈会，推动试点工作顺利实施。

三、印发《江苏省中医药事业发展“十二五”规划》

注重加强与《中医药事业发展“十二五”规划》、《江苏省“十二五”卫生发展规划》（简称《规划》）的衔接，江苏省中医药局多次主动与发改委、财政等部门沟通，争取支持。2012年11月27日，江苏省中医药局联合省发改委在南京召开专家评审会对《规划》进行了评审。经过认真审议，专家组对《规划》编制工作及《规划》内容予以肯定，并原则同意《规划》。江苏省中医药局首次联合省发改委等部门下发《规划》，切实加强规划指导力度，为推动新时期中医药事业发展提供科学引领。

四、中医药服务体系建设进一步加强

以实施重大建设项目为抓手，推动以省、市、县中医院为主体的服务体系加快健全和完善。江苏有4个县级中医院列入国家基层中医药服务能力建设项目。江苏省中医院南扩工程正式落成并投入使用。完成地市级重点中医医院建设项目1个，县级中医医院建设项目5个。进一步加强全省中医机构建设发展的宏观指导，启动中医机构建设发展规划集汇编工作。积极开展全国综合医院中医药工作示范单位创建活动，新增全国示范单位3个。建成30个省乡镇卫生院示范中医科。鼓励乡镇卫生院和社区卫生服务中心集中设置中医科室，建设中医药特色综合诊疗区，更好地为群众提供中医药服务。

五、中医药服务能力加快提升

实施三级中医院设备标准化建设项目，制订了项目实施方案，充分发挥三级中医院在区域中医药服务中的龙头作用。组织实施第四批中医医院中药房建设和中医药应对突发公共卫生事件能力建设项目，分别遴选确定4家单位纳入建设计划。完成3个国医大师学术经验传承研究室建设项目第一周期建设任务。大力加强中医重点专科专病建设与管理。建成国家中医重点专科27个，5个专科入选国家临床重点专科项目（中医专业），新增30个国家中医药管理局“十二五”重点专科建设单位和11个培育单位，18个专科被授予省中医示范专科。加强中医优势病种建设，研究制定中医诊疗中心建设与管理办法，开展中医优势病种临床路径试点工作。启动全省中医护理“三基”竞赛活动。

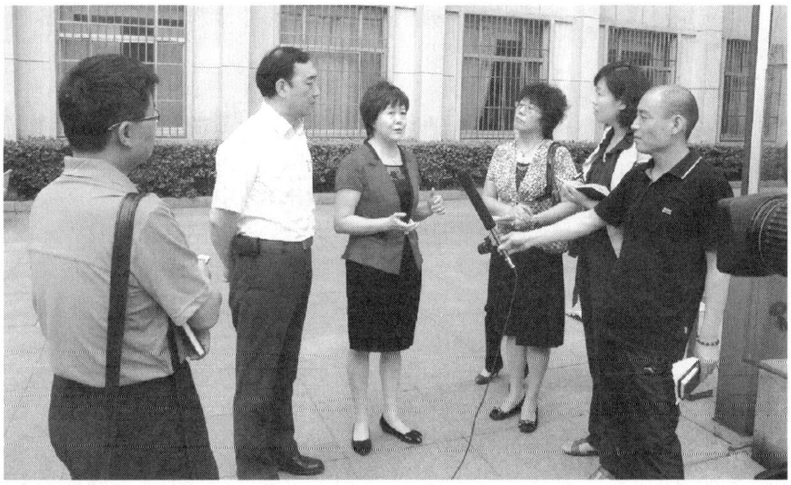

中央主要新闻单位集中采访江苏省中医药事业发展成就

六、中医医疗机构内涵建设不断强化

国家中医药管理局启动新一轮三级中医和中西医结合医院评审工作。经国家中医药管理局严格遴选审核，江苏省有30家中医院被列为三级中医和中西医结合医院评审对象，总数量位居全国第一。根据评审结果，30家参评中医院均得到了评审专家组的高度评价，达到了国家中医药管理局三级中医和中西医结合医院的评审标准，分数位列全国前茅。

七、中医医疗服务模式创新发展

适应医学模式转变，遵循中医发展规律，积极创新中医医疗机构诊疗和服务新模式。江苏省中医药局在全省中医院推广开展多专业一体化诊疗服务，努力形成“医生围着病人转”、“临床科室围着疾病转”的诊疗服务新格局，为患者提供高效、便捷的医疗服务。国家中医药管理局在全国中医药系统推广这一做法。中央电视台中文国际频道和新闻频道分别予以专题报道。在二级及以上中医医疗机构推广建立中医综合治疗室，围绕重点病种研究制订中医综合治疗方案，集中提供以非药物疗法为主的中医综合诊疗服务。认真开展好全省中医系统“三好一满意”活动。

八、中医药人才培养扎实推进

江苏制定《江苏省国医名师评选办法》，启动国医名师评选工作。完成省中医药领军人才、省农村优秀中医临床人才、全国第二批优秀中医临床人才、全国和省老中医药专家学术经验继承工作等人才项目考核工作。21名国家优秀中医临床人才、62名全国名老中医药专家学术经验继承人完成培养计划，顺利结业。制订中医医疗机构西医人员学习中医实施方案，继续举办西医学习中医研究生课程进修班。举办新一期西学中课程班，100名学员已正式入学。组织开展全国第三批优秀中医临床人才、第五批老中医药专家学术经验继承工作等人才项目的申报工作，已遴选确定30名优秀中医临床人才、40名师承指导老师和80名继承人入选。完成第二批省优秀中青年中医临床人才研修项目培养对象遴选工作，确定培养对象60名。组织编写《江苏当代名中医临证精粹》，加强名老中医药专家的学术经验继承。继续做好中医类别住院医师规范化培训考试考核工作，落实“青苗培养工程”。

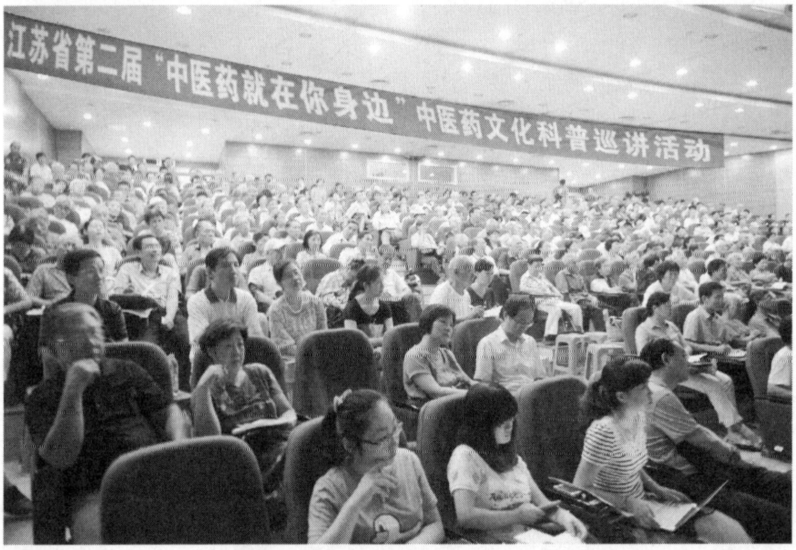

江苏省第二届“中医药就在你身边”中医药文化科普巡讲活动受到广大市民欢迎

九、中医药科研能力进一步增强

开展中医药科研需求调查，凝练中医药科研方向。组织申报“十二五”国家中医药管理局重点学科，完成国家中医药管理局重点研究室、实验室的年度考核工作。按照国家中医临床研究基地建设要求，大力推进中医临床研究基地建设，做好基地业务建设科研协作单位和科研专项组织实施工作。积极支持中医单位申报省和国家各种科技项目。14个国家中医药管理局“十一五”重点学科建设点顺利通过中期评估。21个学科获批成为国家中医药管理局“十二五”重点学科建设单位，数量位居全国前列。新增国家中医药管理局中医药传染病防治临床基地3个。2012年江苏省中医单位立项课题又有增加，获省部级以上课题立项143项，其中国家自然科学基金76项，省自然科学基金17项。在2012年度国家科学技术奖励大会上，江苏省中医院参与研究的“老年社区获得性肺炎证治研究”获得国家科学技术进步二等奖。

十、基层中医药工作大力夯实

江苏省9个县（市、区）通过国家中医药管理局组织的全国基层中医药先进单位评估验收，获得先进单位称号。南京市成功创建全国社区中医药工作先进单位。新评估确定3个省社区中医药工作先进单位、6个省农村中医药工作先进单位。积极推广中医药适宜技术，强化推广的力度和深度。中医药适宜技术推广覆盖率达到100%。探索县、乡、村三级中医药服务工作一体化的管理模式。全省所有县级以上中医院都与上级医院和基层医疗卫生机构建立了对口帮扶、支援及协作关系。

十一、中医药文化繁荣发展

江苏省在全国率先出台了关于促进中医药文化繁荣发展的实施意见，启动实施中医药文化惠民工程。组织开展第二届“中医药就在你身边”中医药文化科普巡讲活动。全省共组织开展中医药文化科普巡讲321场次，组织专家476人次，免费发放资料235313册页，设立科普展板878块，相关媒体报道221篇次，直接受益群众达59461人次。积极推进中医药文化宣传教育基地建设。建成省级中医药文化宣传教育基地6家。组织开展第二届全省中医药文化科普宣传周，免费发放中医药文化科普资料691287册页，活动得到各级各类媒体报道403篇次，受益群众超过180万人次。

十二、中医药信息宣传成效显著

2012年6月，由中央电视台、央视网、光明日报等7家中央新闻媒体组成的“走基层”采访团来到江苏，对江苏中医药事业发展成就进行集中采访报道。据统计，此次中央媒体刊播相关报道10篇次，其中，中央电视台播出相关新闻2次，其他部分媒体均在头版或专版作了专题报道，有关网站亦进行转载，极大地宣传和扩大了江苏中医药的影响力。完成2012年度12期《江苏中医药信息》及1期增刊的编辑出版、印刷发行工作，全年发行5000多册。2012年9月，《中国中医药报》江苏记者站被《中国中医药报》报社评为优秀记者站；2012年11月，江苏省中医药局被国家中医药管理局评为《中国中医药年鉴》工作优秀单位。

（张小凡）

【浙江省2012年中医药工作概况】

一、政府扶持力度不断加强

浙江省政府在与各市政府签订的医改责任书中要求办好县级中医院。浙江省卫生厅在卫生强市考核指标中把各市卫生局是否设置中医药管理部门作为一票否决指标。省中医药协调小组加强各相关部门间的协调和沟通，采取了中医药扶持措施，如省财政将中医药市县转移专项资金从1500万元提高到3000万元，安排省级名中医工作室建设专项经费1000万元，单独追加省级中医院建设经费1000多万元，下拨中医住院医师规范化培训经费500万元。浙江省发改委积极推动县级中医院标准化建设，2013年有3家县中医院列入国家建设项目，占年度县级医院项目37.5%。浙江省科技厅将浙江省中医药管理局纳入科技计划归口管理部门，并列管理中医项目与西医项目。各地政府也不断加强对中医药的扶持力度，如温州市投入400万元专项经费用于中医临床特色专科、中药制剂研究等；湖州市在基本公共卫生服务项目中安排280万元用于中医药预防保健工作；义乌市政府投入3.9亿元重新建设中医院；海盐县、桐乡市政府花大力气整体搬迁中医院。

二、中医药参与医改成效显著

坚持预防为主、防治结合，以中医“治未病”为抓手，开展重点人群中医药健康管理，对常见的高血压、糖尿病、冠心病等多种慢性病，分别制定“治未病”管理路径，提供中医药诊治服务，努力构建有

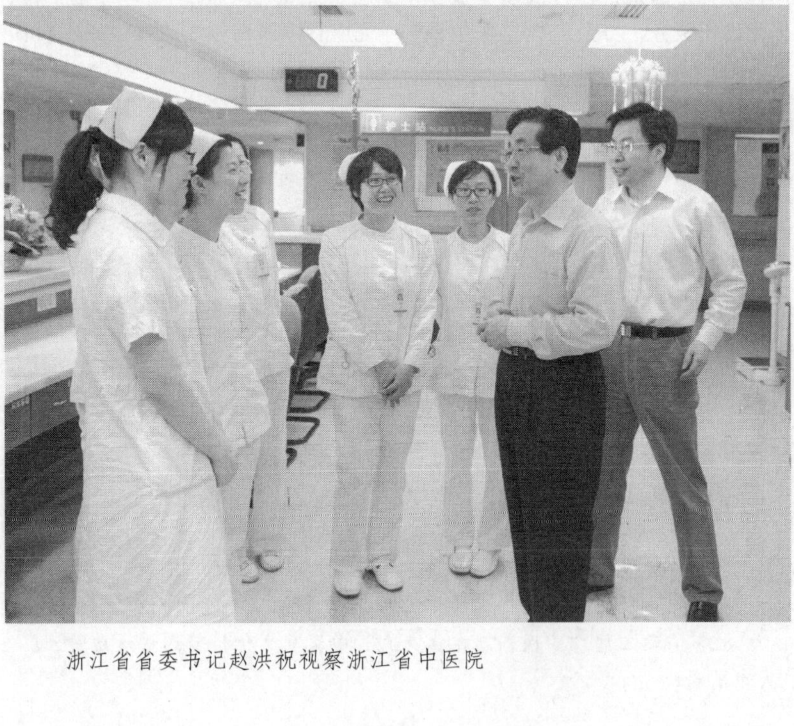

浙江省省委书记赵洪祝视察浙江省中医院

中医特色的预防保健服务体系。如杭州市拱墅区作为全国“治未病”试点单位，通过慢病监测、慢病调查、送医上门等多种服务形式，取得了社区居民的认可。全省所有中医院通过网络、电话、现场等多种预约方式，全面推行预约诊疗服务。杭州市红十字会医院积极与杭州市市民卡中心合作，逐步实现诊间支付模式。推行中医单病种和临床路径管理，落实责任制整体护理服务模式。为加强监管、控制费用，2012年9月，浙江省卫生厅与浙江省人力社保厅联合下发了《关于加强中药饮片使用管理的通知》，规定每张中药饮片处方原则控制在20味以内，对各类恶性肿瘤等医保规定病种可适当放宽至25味，三级医院帖均费用不超过40元，二级及其他所有医疗机构帖均费用不超过30元，原则上每帖费用不超过50元。据对省级医院统计，2012年第四季度帖均费用比前三季度下降了6.26%。开展“三好一满意”和“创先争优”活动，浙江省获全国中医药系统创先争优活动先进集体6个，先进个人19个。

三、服务网络日趋完善

4家省级中医院综合服务能力不断增强，13家市级中医院内涵得到加强，规模不断扩大，县级中医院基础设施不断完善，部分中医院完成了迁建、扩建和改建，公立中医院的服务条件进一步改善。新增全国综合性医院中医药工作示范单位5家，总数达到16家，这些医院的中医病床均达到总床位数5%以上，每个科室每月开展中医会诊6次以上。各地以创建基层中医药工作先进单位为契机，加快社区卫生服务中心中医科、中药房建设。杭州市成为首批全国地市级基层中医药工作先进单位，余杭区、北仑区和镇海区成功创建为全国社区中医药工作先进单位，桐乡市等13家单位完成全国基层中医药工作先进单位复核。确定省级中医药适宜技术示范基地19个，在20个县（市、区）开展了中医药适宜技术培训20场，推广中医药适宜技术60项，培训学员3000余人。民营医疗机构建设也有了新进展，如台州骨伤医院、舟山广安医院已在当地形成一定影响力，杭州胡庆余堂等国医馆把为群众提供优质中医药服务与旅游业相结合，扩大了中医药影响力。

四、服务能力持续提升

全省35家中医“名院”完成建设任务，其中5家成功创建为三级甲等中医院。在国家中医药管理局组织的三级医院评审中，市级以上中医院全部达到三级甲等标准，整体实力和数量继续走在全国前列。浙江省立同德医院加快闲林院区新病房建设，中医情志病列入国家临床重点专科建设。杭州市中医院肾病科门诊和出院病人分别达299652人次和3925人次，区域外出院病人占40%以上，专科服务量列全省所有医疗机构前列。富阳市中医骨伤医院以中医传统正骨手法为特色，区域外病人达到70%以上，在国内享有“东有浙江富阳，西有河南洛阳”的美誉。2012年，浙江省争取到国家临床重点专科5个、国家中医药管理局“十二五”重点专科37个，验收完成省中医药重点专科106个。

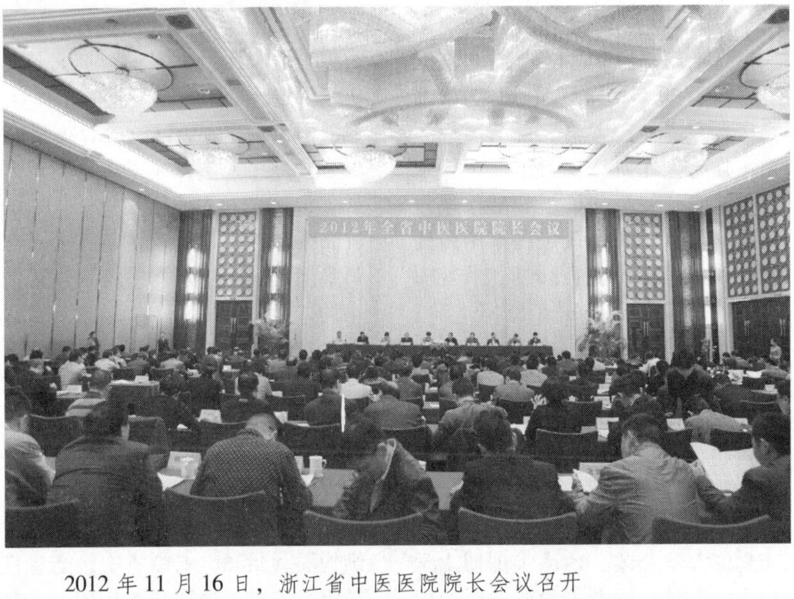

2012年11月16日，浙江省中医医院院长会议召开

五、科技创新能力得到增强

浙江省在全国率先组织实施了省、市、县多单位共同参与的中医药防治重大疾病攻关计划，已对肺癌等8个病种开展联合攻关研究。新增国家中医药重点学科建设项目22个，在建学科总数达36个，居全国前列；中医学成为省“十二五”重中之重一级学科，启动了浙江省“十二五”中医药重点学科建设工作，59个重点学科被确定为新一轮省级中医药重点学科建设项目，其中17个学科首次落户县级中医院。设在浙江省中医院的国家中医临床研究基地重点病种研究顺利开展。由浙江省新华医院牵头的一项成果荣获国家科学技术进步奖二等奖。

六、人才队伍建设稳步发展

新增12个全国名老中医药专家传承工作室，总量达25个，是全国最多省份。国家中医药管理局给每个工作室投入50～100万元，开展学术经验继承工作，共有约250人正在传承学习。何氏妇科、绍派伤寒等4个中医学术流派列入国家传承工作室建设计划。有35名老中医成为第五批全国老中医药专家。浙江省卫生厅和浙江省财政厅联合建立了45个省级名老中医专家传承工作室。浙江省中山医院有5个工作室列入国家、省建设计划。启动实施新模式中医住院医师规范化培训计划，首批700多名中医类毕业生已于2012年9月初进岗培训。强化基层医院中医临床技术骨干培训，累计组织中医类别全科医生岗位培训1700余人。

七、中医药文化不断得到弘扬

积极与浙江卫视频道沟通，合作撰写了《历代名中医动漫系列片》初稿，加强中医文献重点学科建设，整理研究中医中药古籍20部，编著出版《浙江医药文物及遗址图谱》。各地政府充分挖掘中医药文化资源，并与城市建设、旅游休闲有机结合，打造了磐安中药材交易博览会、武义国际养生博览会、桐庐华夏中医药养生旅游节等具有中医药特色的文化品牌。

（施　翔）

【安徽省2012年中医药工作概况】

一、继续深化中医药改革，充分发挥中医药在医改中的作用

积极参与全省“十二五”深化医改规划和方案的制订工作。2012年3月，国务院印发《“十二五”期间深化医药卫生体制改革规划暨实施方案》。安徽省中医药管理局深入研究有关中医药内容，并结合该省实际，认真谋划“十二五”期间中医药参与医改工作。在安徽省中医药管理局的积极协调建议下，安徽省医改办将“大力提升中医药服务能力”列入与“加快健全全民医保体系、巩固完善基本药物制度和基层医疗卫生机构运行新机制和积极推进公立医院改革”三大医改任务并列的重点任务，安徽省“十二五”中医药发展的核心指标列入医改任务。2012年6月，安徽省政府办公厅印发《安徽省深化医药卫生体制改革2012年主要工作安排》，将提升中医药服务能力列入重点工作任务，提出了4项年度工作任务指标，明确了责任单位，使中医药改革与发展的任务进一步落到了实处。

积极推动县级公立中医医院综合改革。安徽省中医药管理局高度重视，坚持“主动参与不缺位，积极协调有所为”的原则，从一开始就积极参与相关制度方案设计工作，积极争取将县级公立中医医院纳入改革范围。在省委、省政府的实施意见文件中，扶持促进中医药发展、重视发挥中医药作用的内容得到了较好地体现。在随后出台的多个配套改革文件中，也较好地体现了扶持和促进中医药发展的政策。

继续开展农村中医药工作县、乡、村一体化管理试点工作。2012年安徽省新增8个试点县，使试点县达到16个。

二、实施“三名”工程，彰显中医药特色优势

（一）继续加强中医专科、专病建设

在2012年的省级中医专项经费安排中，安徽省中医药管理局对已经确定的“十二五”省级重点中医专科、专病给予重点支持，同时积极组织申报国家临床重点专科和国家中医药管理局“十二五”重点专科建设项目。2012年安徽省又有2个中医专科列入国家临床重点专科，使安徽省中医类国家临床重点专科建设单位数达到5个；17个专科列入国家中医药管理局“十二五”重点专科建设项目，9个专科列入培育项目，并有5个“十一五”专病建设项目通过国家中医药管理局组织的评估，将转为“十二五”专科建设项目。

安徽制订印发了《安徽省2012年中医临床路径管理试点工作方案》，确定了10个安徽省中医重点专科协作组组长单位。

（二）加快高层次中医药人才培养步伐

安徽组织中医人员参与江淮名医评选活动，在评选出的97名江淮名医，有20名中医人员被评为江淮名医。完成安徽省第二批全国优秀中医临床人才研修项目结业考核工作，组织开展第三批培养对象选拔工作，10人入选。确定国家中医药管理局中医学术流派传承工作室2个、国家级名老中医工作室5个、省级名老中医工作室10个。开展安徽省第五批全国老中医药专家学术经验继承遴选工作，遴选25名指导老师和50名继承人；积极组织继承人参加攻读临床医学（中医师承）专业学位入学考试，有21人参加硕士学位入学考试、24人参加博士学位入学考试；举办了为期一周的中医学术传承高级研修班，对50名继承人进行集中强化培训，安徽省政协主席王明方、安徽省人大常委会副主任朱维芳、安徽省政府副省长谢广祥等领导亲自出席开班仪式。

三、加强基层中医药工作，巩固基层中医药服务网络

启动基层中医药服务能力提升工程。国家中医药管理局等5部门印发基层中医药服务能力提升工程实施方案并召开启动会后，安徽省卫生厅立即组织召开了贯彻落实基层中医药提升工程电视电话会议，组织开展了基层中医药服务能力调查摸底工作。

积极开展基层中医药工作先进单位创建活动。合肥市庐阳区、蜀山区通过国家中医药管理局组织的中医药特色社区卫生服务示范区评审，霍山县、岳西县、泾县、亳州市谯城区先后通过国家中医药管理局组织的基层中医药工作示范单位复审；合肥市第一人民医院、铜陵市人民医院、界首市人民医院通过全国综合医院中医药工作示范单位评估。

大力培养基层中医药人才。安徽完成了100名中医全科医师转岗培训和130名县级中医医院临床技术骨干培训任务；实施了农村订单定向中医专业医学生免费培养项目，2012年录取本专科新生100名；继续开展中医中专学历教育，经教育部和国家中医药管理局批准，继续由阜阳卫校在“十二五”期间每年招收一定数量的中医专业中专学生。开展国家级和省级继续教育项目42项，6700多人参加了学习。组织开展了中医药标准化推广培训工作，安徽省中医院和针灸医院按要求派员参加了国家中医药管理局组织的培训，针灸医院对200多名基层医疗机构中医药人员进行了培训。

四、强化中医药科技工作，完善中医药科技创新体系建设

加快国家中医临床研究基地建设进度。2012年安徽省政府又拨付建设资金9325万元，基地大楼主体结构顺利封顶，安徽省中医药管理局组织了对基地建设工作的综合督导并接受了国家中医药管理局组织的督导。依托安徽省中医院的8项课题成为2012年度重点研究糖尿病病种的国家中医临床研究基地业务建设科研专项课题。

加强中医药重点学科、重点研究室建设。2012年，安徽省有12个中医学科列入国家中医药管理局“十二五”中医药重点学科建设单位，8个“十一五”国家中医药管理局重点学科建设单位全部以优秀成绩通过中期评估。“慢性阻塞性肺疾病肺气虚证”重点研究室项目通过国家中医药管理局验收。

开展全省中医药科研课题招标工作。为进一步鼓励中医药科技创新，安徽组织开展了2012年度安徽省卫生厅中医药科研课题招标工作，共收到课题标书270份。经组织专家评审，最后确定列入课题计划110项，其中立项资助经费45项，立项经费自筹65项。在获准立项的课题中，中医医院占75%，综合医院占25%；省级医院占61%，市级医院占25%，县级医院占14%；另外民营医院入选5项，占项目总数的5%。

启动中药资源普查试点工作。安徽省人民政府成立了领导小组，组建了专业队伍，制订印发了实施方案，并召开了试点启动会议，常务副省长詹夏来和国家中医药管理局副局长李大宁出席会议并作了重要讲话。会后，20个普查队160余人分赴全省20个试点县开展普查工作，完成蜡叶标本采集2.3万号，样地调查750个，样方调查3750个，药材样品收集1400余种，超额完成了现场调查任务。

继续加强民间医药工作。2012年初以来，安徽省中医药管理局在组织专家评审的基础上，对200个民间验方技术进行再收集、再核实，正在起草《安徽省民间医药鉴定评价办法》，着手组建安徽省中医药特色技术和方药筛选评价中心、民间医药技术评价专家库，并选择部分民间医药验方技术开展试评价工作。

继续开展中医药治疗艾滋病试点工作。2012年度全省中医药治疗艾滋病试点承担救治任务增加200例，达800例。

五、加强行业管理，规范中医医疗服务行为

启动等级中医医院评审工作。建立了评审领导组织和专家库，安徽组织了对安徽省中医院、芜湖市中医医院、太和县中医院三级中医医院等级评审和肥西县中医院、舒城县中医院二级中医医院等级试评工作。同时，根据国家中医药管理局的统一部署，先后派出7批37名中医药专家参加兄弟省市的等级医院评审工作，展现了安徽省中医药专家的能力和水平。

强化对中医医疗机构的监督管理。2012年安徽共完成医疗机构校验26个，变更登记22个，出具中医医疗广告证明16个，对两所民营医院进行了设置审批。

强化中医医院感染管理。安徽加强医院感染重点部门的督促检查，验收中医医院血透室28家，消毒供应室14个。开展中医医院优质护理服务评比活动，22个先进集体和50个先进个人受到表彰。

六、重视中医药文化传播工作，扩大中医药的社会影响

加强中医药新闻报道工作。安徽积极组织向《中国中医药报》、《健康报》、《安徽日报》等媒体提供宣传安徽中医药发展新成绩、新经验、新举措的稿件。通过安徽省卫生厅网站、安徽省中医药管理局简报等载体及时报道全省中医药改革与发展的动态。

加强中医药科普宣传工作，积极推进中医药“三进”活动。亳州市华佗纪念馆被国家中医药管理局批准为全国中医药文化宣传教育基地。组织中医药临床、科普及文化专家赴15个县（市、区）开展中医药文化科普进乡村、进社区、进家庭活动。

安徽积极开展对外交流与合作，组织中医药管理人员和专家赴韩国等国家开展中医药交流与合作。

（王继学）

【福建省2012年中医药工作概况】

一、贯彻落实扶持和促进中医药事业发展政策

进一步细化扶持和促进中医药事业发展的政策措施。在国家中医药管理局《中医药事业发展“十二五”规划》框架下，福建省出台《福建省中医药事业发展“十二五”规划》，阐明“十二五”期间全省中医药事业发展的总体思路，明确中医药工作重点任务。同时积极与物价部门沟通协调，推动中医类医疗服务项目价格调整，联合印发中医类医疗服务项目价格调整方案并于2013年1月1日执行。此次价格调整共计54项，其中上调46项，下调8项，静态预测省本级每年可增加中医药诊疗项目收入3500万元，全省约增收1亿元。根据国家中医药管理局的统一部署，先后对市县级中医医院能力建设项目、

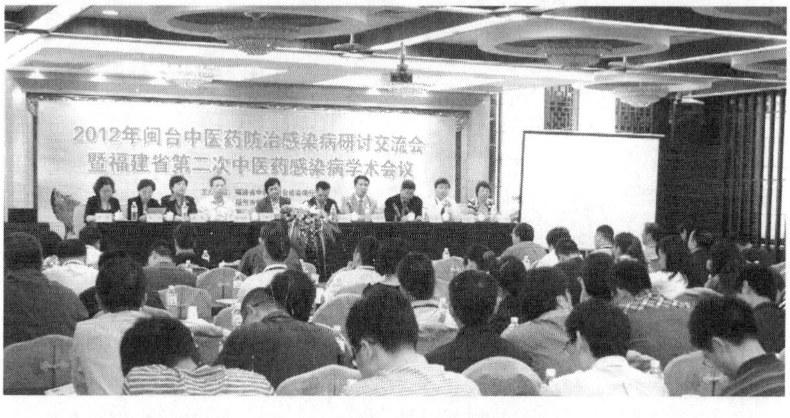

2012年11月2～4日，闽台中医药防治感染病研讨交流会暨福建省第二次中医药感染病学术会议在福建厦门召开

国家临床重点专科、中医药教育项目和中医药知识宣传普及项目，从实施情况、资金情况、项目效益等方面进行评估，完成国家中医药管理局的重点项目评估工作。2012 年在福州召开全省中医药工作视频会议。全省中医药系统近 1000 人参会。传达贯彻 2012 年全国中医药工作会议精神，总结回顾 2011 年全省中医药工作，部署 2012 年全省中医药事业发展工作。

二、加强中医药服务能力建设

加强公立中医医院建设。福建省完成市县级中医医院能力建设项目医疗设备集中采购工作。采购各类医疗设备 564 件，实际签约 10983.662 万元，较预算 11868.4 万元，节约项目经费 884.738 万元。中央专项补助资金结余 499.738 万元，将于 2013 年初下拨到各项目单位。项目单位根据临床需要，按照采购目录，自行零星采购医疗设备。2012 年还投入省级中医专项经费 680 万元用于 16 个县级中医院基本设备配置。

筹备开展名中医评审工作。福建省召开全省高层次中医药人才培养工作座谈会，讨论《"福建省名中医"评审办法（征求意见稿）》，拟于 2013 年出台。2012 年新增 7 个全国名老中医药专家传承工作室建设项目。全省 2 个中医药学术流派传承工作室被国家中医药管理局列入第一批全国建设单位名单。

开展中医医院等级评审。根据国家中医药管理局的部署，自 2012 年 5 月启动新一轮中医医院评审工作。按照新的标准和评审方式，分 3 批对全省 8 家三级中医、中西医结合医院开展等级评审工作。各家参评医院均顺利通过评审。2012 年 10 月福建省卫生厅还组织开展了 2 家二级中医医院等级试评审工作。

加强中医院规范化管理。福建省在全省中医医院推行新的《中医病历书写基本规范》、《中药处方格式及书写规范》和各科室建设与管理指南等规范性文件。举办一期全省中医、中西医结合病历书写规范培训班，着力规范化管理，提高服务质量。

加强综合医院中医工作管理。在全省综合医院中执行《综合医院中医药工作指南》和《综合医院中医临床科室基本标准》，促进综合医院中医药工作的发展。厦门大学附属中山医院等 3 所综合医院获得全国综合医院中医药工作示范单位称号。

三、推动中医药科技工作

推动中医药科研课题工作。全省推荐的课题中有 3 个列入 2012 年度国家中医临床研究基地业务建设科研专项。组织推荐 12 项中医药行业科研专项科技需求建议和 5 项创新中药研究建议上报国家中医药管理局。组织专家对厦门市申报的 26 个课题进行评审，确定 23 个省中医药科研课题研究项目。设立"闽医学派形成与发展研究"专项课题。及时对到期申请结题的课题进行审核，完成 2 个省级及 2 个国家中医药管理局课题结题工作。

加强科研实验室管理。福建省组织专家对申请登记的 10 个实验室开展分级登记评估工作，8 个中医药科研实验室达到部颁等级实验室标准，其中二级 6 个、一级 2 个。福建省中医药研究院经络感传研究室通过国家中医药管理局重点研究室第一批建设项目验收，2 个研究室被国家中医药管理局确定为重点研究室建设单位。

推动中医适宜技术推广工作。福建省卫生厅委托福建中医药大学成教院在漳州举办中医药适宜技术推广基地师资培训班，对县级以上医院中医、中西医结合临床医生，进行中医药适宜技术推广师资培训，共有 335 人参加了培训。印制《基层中医药适宜技术手册》11.64 万册，免费发放到全省基层各单位。

四、抓好中医药教育与人才培养

抓好中医药重点学科建设。全省 11 个重点学科被列为国家中医药管理局"十二五"中医药重点学科建设单位（其中培育学科 3 个）。26 个项目列入 2012 年度国家级中医药继续教育项目计划，其中 25 个项目完成培训，共培训 2431 人。

做好优才选拔工作。福建省完成第二批全国、省级优秀中医临床人才研修项目结业考核，万文蓉等 4 人被国家中医药管理局授予"全国优秀中医临床人才"称号，蔡而玮等 11 人被授予"第二批省级优秀中医临床人才"称号。经组织选拔考试，择优录取推荐的 19 人被国家中医药管理局确定为第三批全国优秀中医临床人才研修项目培养对象。

做好师承教育工作。福建省完成第四批全国老中医药专家学术经验继承工作，李翠云等 33 名继承人通过国家中医药管理局结业考核并

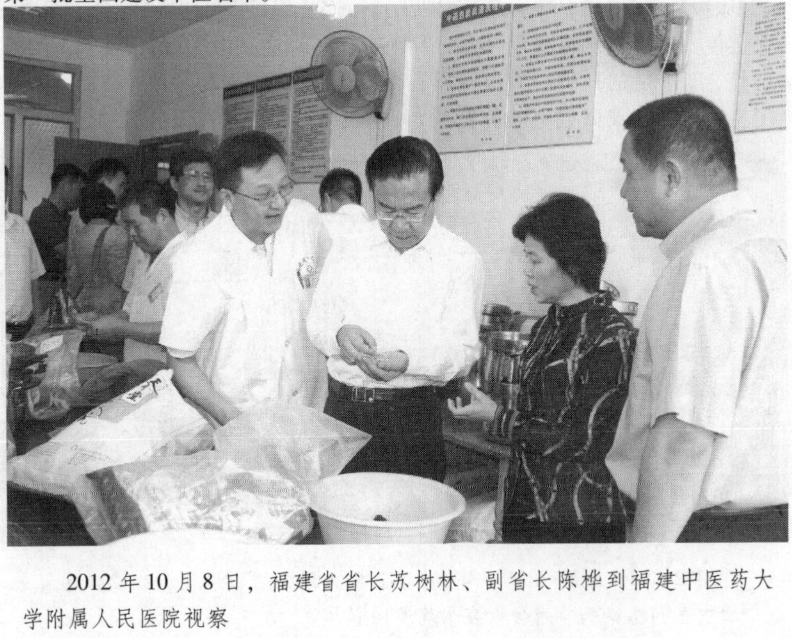

2012 年 10 月 8 日，福建省省长苏树林、副省长陈桦到福建中医药大学附属人民医院视察

出师。开展第五批传承工作的遴选，经国家中医药管理局审查，确定22个指导老师、44个继承人。开展福建省第三批老中医药专家学术经验继承工作，遴选确定36名指导老师和70名继承人。2012年12月4日召开全国第五批、省级第三批老中医药专家拜师大会。

中医类别全科医师岗位培训。福建省卫生厅委托福建省厅培训中心组织中医类别全科医师岗位培训，分3期培训：第一期169人，第二期144人，第三期169人，共有482人参训。

五、推进中医药文化与信息化建设

继续做好中医药机构文化建设工作。福建省继续推进中医药文化科普知识宣传，促进中医药“进农村、进社区、进家庭”。2012年福建省安排专项资金100万元，用于中医药知识宣传普及项目。据不完全统计，全省培训科普宣传人才国家级47人、省级174人，开展各类科普讲座499场，受益人数为60640人次，创作各类影像作品29件、图书30种，开展义诊咨询等科普活动325场，发放各类宣传资料15.49万份，受益人数24.17万人。

加强中医院信息化建设。福建省积极推进中医医院信息化应用系统的自我开发，推动全省中医药信息资源共享，制订《福建省中医医院信息系统建设实施方案》，在信息化应用系统前期工作基本完成的基础上，安排专项资金145万元支持信息化应用软件的深度开发和信息化建设试点。

六、加强基层中医药工作

开展基层中医药服务能力提升工程实施的前期工作。2012年9月，福建省卫生厅牵头组织省、市有关部门参加国家中医药管理局等5部门联合召开的基层中医药服务能力提升工程启动工作视频会议。福建省卫生厅与省人力资源社会保障厅、药监局联合转发国家中医药管理局等5部门印发的《关于实施基层中医药服务能力提升工程的意见》等文件。起草本省实施方案，筹备成立全省提升工程领导小组。

推动基层中医药工作先进单位创建工作。福建省共投入80万元支持4个农村中医药工作先进单位建设。2012年新增1个全国农村中医药工作先进单位、1个省级农村中医药工作先进单位，完成3个全国基层中医药工作先进单位期满复核工作。

扩大基本公共卫生服务中医药服务项目试点。福建省探索基本公共卫生服务中医药服务项目和服务模式，充分发挥中医药预防保健优势，遴选推荐6个地区申报第二批基本公共卫生服务中医药服务项目试点。

七、严格执行中医执业准入和行业监管工作

中医类别执业医师考试工作。2012年7月，福建省组织开展2012年中医类别医师资格实践技能考试。2012年全省有3320名考生报名，通过资格审核的考生2824人。其中实践技能考试实际参加考试人数2514人次，考试通过1859人次，通过率约为73.9%，同比下降0.1%。

中医医疗广告审查和监督工作。2012年福建省共受理中医医疗广告申请16件，通过审查、颁发中医医疗广告证明10件。根据国家中医药管理局政策法规与监督司发布的中医医疗广告监测情况显示，全省中医医疗广告违法现象处于全国较低水平。全年共收到北京北方狼等商务调查公司举报中医违法广告3件，均及时通报工商管理部门，依照情节轻重，对发布违法广告的医疗机构进行查处。

八、积极开展中医药系统党建工作

福建省采用多种形式组织党员开展理论学习，特别是积极开展学习、领会党的十八大精神活动，促进党员思想政治素质的不断提高。根据卫生部和国家中医药管理局创先争优活动领导小组文件精神，配合厅机关党委办在全省中医药系统中，福建省中医药管理局积极组织开展各项活动。党支部开展“下基层、解民忧、办实事、促发展”活动，确定罗源县中医院党支部为党支部对口帮扶对象，组织全处同志到罗源县下基层了解实际具体情况，开展困难户帮扶活动。全省中医药系统有1个单位荣获省委创先争优活动表彰的先进基层党组织；荣获卫生部、国家中医药管理局表彰的先进集体有3个、先进个人有8名、指导工作先进个人有3名；荣获全省卫生系统创先争优活动表彰的先进集体有8个、先进个人有14名、指导工作先进个人有4名。

（陈　实）

【江西省2012年中医药工作概况】

一、参与深化医改，中医药工作在大医改、大卫生中进一步发展

一是主动融入医改，将13个县级中医医院纳入医改工作方案和医改考核指标体系，与县级人民医院一并部署、同步推进，努力争取有利于中医药发展的有关政策，确保中医药工作在医改中不缺位、有特色、见成效。二是主动融入大卫生，谋求大发展，将国家中医药管理局的有关政策要求，融入农村卫生、社区卫生、医疗监管等工作中，一同检查、一同督导，利于各级中医医疗机构的同步发展。三是主动融入新一轮卫生服务能力建设中，找准切入点，细化指标体系，一并考核，使中医药服务能力得到进一步提升。

二、推进新一轮中医医院评审，中医医院管理水平进一步提高

一是按照国家中医药管理局《中医医院评审暂行办法》及中医医院评审有关要求，举办三级中医医院分等标准、评审核心指标、评审标准和评审标准实施细则等评审培训班。二是组建江西省省级三级中医医院评审专家库，并在省级专家库基础上择优推荐了86人入选国家中医药管理局专家库成员。三是江西中医学院附属医院、九江市中医医院、景德镇市中医医院、萍乡市中医院、新余市中医院、鹰潭市中医院、赣州市中医院、宜春市中医院8所市级以上中医医院接受了国家中医药管理局三级中医医院评审专家组的评审，被评为三级甲等中医医院。另外，都昌县中医院、泰和县中医院2所县级中医医院也接受了国家中医药管理局三级中医医院评审专家组的评审，被评为三级乙等中医医院。新建县中医院、瑞昌市中医院进行了二级甲等中医医院试评审，试评审结果已上报国家中医药管理局，等待审核结果。四是派出4批次20位江西省专家分赴福建省、河北省参加三级中医医院评审，学习、借鉴兄弟省市医院评审工作经验。

三、加强临床重点专科建设，中医药特色优势进一步凸显

一是加强国家临床重点专科建设，组织江西省范围内有关医院积极申报2012年国家临床重点专科，经邀请湖南省专家评审、国家中医药管理局审核批准，江西省2家医院3个专科成为国家临床重点专科，其中江西中医学院附属医院中医外科和洪都中医院骨伤科各获建设资金300万元。二是加强国家中医药管理局重点专科建设，江西中医学院附属医院等3所医院的脾胃科等7个专科列为国家中医药管理局“十二五”重点专科建设项目，江西中医学院附属医院等9所医院的护理学等9个专科列为“十二五”重点专科培育项目。三是加强国家中医药管理局重点专病转重点专科建设，宜春市中医院毒蛇咬伤专病、萍乡市中医院非胰岛素依赖型糖尿病专病分别转为外科和内分泌科，通过国家中医药管理局重点专科验收。此外，鹰潭市中医院2个重点专病、南昌市中西医结合医院1个重点专科和赣州市中医院1个重点专科通过国家中医药管理局的复审验收。

四、开展中医养生预防保健试点，中医养生预防保健试点工作进一步推进

一是认真做好中医养生保健服务机构准入试点工作。新余市自2012年1月被国家中医药管理局确定为中医养生保健服务机构准入试点地区以来，按照《中医养生保健服务机构基本标准》，开展了对辖区内中医养生保健服务机构的硬件建设、专业人员情况、开展服务项目情况等的全面调查摸底，掌握了全市中医养生保健机构的基本情况；同时，对照国家中医药管理局《中医养生保健服务机准入试点工作实施方案》，制订了《新余市中医养生保健服务机准入试点工作实施方案》，对试点工作进行了部署和具体分工，并依托新余市中医院中医适宜技术培训基地，建成了全市养生保健服务专业技术人员的实践培训基地。二是新建县、上高县、宜丰县和婺源县被国家中医药管理局确定为第二批“治未病”预防保健服务试点地区，积极开展“治未病”预防保健服务工作，推广应用膏方、针灸、推拿等保健技术，受到当地群众的一致好评。

五、加强农村和社区中医药工作，基层中医药服务能力进一步提升

一是加强农村中医药工作，开展全国农村中医药工作先进单位创建，余江县、玉山县和黎川县被国家中医药管理局确定为全国农村中医药工作先进单位。二是加强社区中医药工作，督促南昌市西湖区开展全国社区中医药先进单位创建复核工作。三是做好基本公共卫生服务中医药服务项目试点工作，南昌市西湖区、景德镇市珠山区、九江市浔阳区已建立中医健康档案1万余份，并开展中医药健康干预，探索基本公共卫生服务中医药服务项目的有效途径和模式。四是做好中医药适宜技术推广工作，积极申报国家中医药管理局基层常见病、多发病中医药适宜技术推广能力建设项目。五是建立中医康复治疗大联盟制度，实施城市中医帮扶农村，技术协作、双向转诊、适宜技术培训等多种形式，提高基层服务能力。

六、加强中医药人才培养和科研创新，中医药科研教育进一步增强

一是积极申报推荐国家中医药管理局“十二五”重点学科建设点，全省申报24个学科，国家中医药管理局批准了12个。二是积极申报推荐名老中医工作室，国家中医药管理局批准了江西中医学院附属医院等5家单位的10个名老中医工作室。三是启动全国第五批老中医药专家学术经验继承工作，国家中医药管理局批准了江西省22位指导老师和44位继承人。四是完成重点研究室的验收工作，热敏灸重点研究室和运用“益气清毒”法治疗恶性肿瘤重点研究室通过国家中医药管理局专家组的验收，顺利进入下一轮建设周期，其中热敏灸重点研究室取得的成果获得了国家中医药管理局专家组的高度评价。五是完成全国优秀人才研修项目工作，组织完成10名全国第二批优秀人才研修项目结业考核，20名医生入选全国第三批优秀研修人才项目。六是完成2012年度中医类别全科医师转岗理论培训班和县级中医临床技术骨干培训班，全省11个设区市共有100名学员参加中医类别全科医师转岗培训，120名学员参加县级中医临床技术骨干培训。七是完成2012年度江西省卫生厅厅级中医药科研课题有关工作，经自我申报、专家评审，5项重点课题、185项普通课题获准开研。

七、其他工作统筹协调推进

一是积极推进江西省中医系统的创先争优活动，全省2个先进集体、6名先进个人、2名指导工作先进个人受到国家中医药管理局创先争优活动领导小组表彰。二是组织完成2012年江西省师承和确有专长人员考试考核工作，完成2012年江西省中医类别医师资格考试报名及实践技能考试和综合笔试工作。三是完成太湖文化论坛中医药文化发展（南昌）高级别会议有关工作，主要承担了会议综合协调和对口接待等工作，江西省卫生厅被评为先进单位，2人被评为先进个人。四是积极协调赣南苏区中医药发展振兴事宜，力争国家中医药管理局从中医医疗机构建设、基层中医药服务能力建设和重点专科建设及人才培养方面给予大力支持，加快赣南苏区中医药事业发展。五是承办国家中医药管理局全国地市级以上地区创建全国基层中医药工作先进单位工作座谈会。

（郑林华）

【山东省2012年中医药工作概况】

一、积极参与，进一步发挥中医药在深化医改中的作用

在新农合制度建设中，山东省积极推进中医药使用报销倾斜政策的贯彻落实。在基本药物制度建设中，切实加强中药类基本药物配备使用管理，指导各地利用好中药饮片相关政策，鼓励和引导基层卫生技术人员合理使用中药饮片。在基层医疗卫生服务体系建设中，不断提高中医药服务的可及性。加强县级中医医院基础设施建设，4个县中医医院纳入发改委的投资项目，共争取资金1.7亿元。68个国家中医药管理局农村医疗机构中医特色专科、针灸理疗康复特色专科全部通过了验收。在公共卫生服务均等化工作中，积极采用中医药预防保健技术和方法。东营市广饶县、济宁市邹城市、德州市乐陵市被国家中医药管理局确定为全国中医药预防保健服务能力建设项目试点地区，每个地区获得补助资金20万元。在公立中医医院改革试点工作中，开展基层中医药服务能力推进工程，加强中医药重点专科建设，加大中医药人才培养力度，落实对中医医院的投入倾斜政策等工作纳入《关于县级公立医院综合改革试点工作的实施意见》。积极开展临床路径管理工作，全省三级中医医院均开展临床路径管理工作。部分中医医疗机构施行“先诊疗后付费”的服务模式。

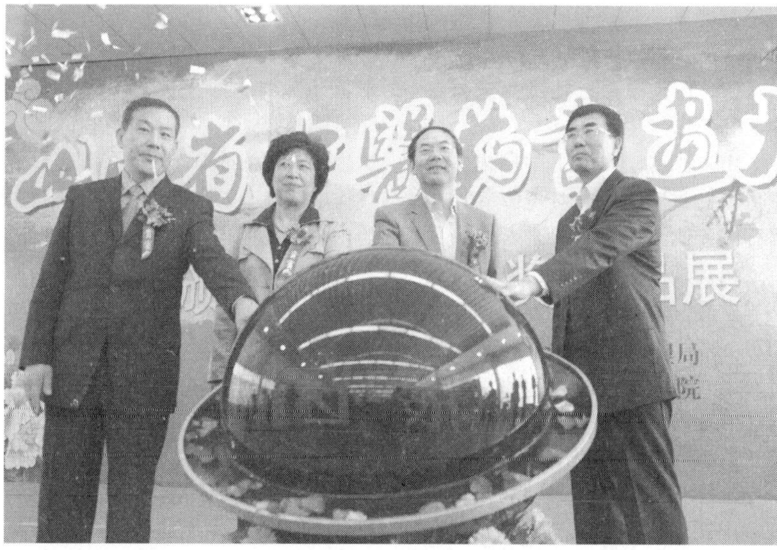

2012年10月19日，山东省中医药书画大赛颁奖仪式暨获奖作品展在山东中医药大学第二附属医院举办

二、强化措施，进一步增强中医药服务能力

一是稳妥有序地开展中医医院等级评审工作。国家中医药管理局组织专家对山东省21家中医医院进行了三级中医医院等级评审，19家单位达到了三级甲等中医医院（中西医结合医院、专科医院）标准，2家单位达到三级乙等中医医院标准。对3家中医医院开展了二级中医医院试评工作。二是中医专科建设开创新局面。44个专科被确定为国家中医药管理局“十二五”重点专科建设项目，27个“十一五”重点专科通过了国家中医药管理局的评审验收，山东中医药大学附属医院周围血管科等6个专科被评为2012年国家临床重点专科（中医专业）项目建设单位，每个专科获得建设资金300万元。开展山东省第四批中医药重点专科建设工作，共评选出155个专科作为建设单位，争取资金2000万元，对58个专科进行投入，用于基础设施和内涵建设。三是中医药预防保健工作不断加强。博兴县妇幼保健站、宁阳县葛石镇中心卫生院被确定为第四批全国“治未病”预防保健服务试点单位，德州市乐陵市被评为中医养生保健服务机构准入试点地区。举办了全省第二届中医养生膏方节暨第四届中医膏方临床应用培训班。开展了第二批全省中医药预防保健服务中心评选工作。四是中药临床应用的管理进一步规范。山东省中医药管理局与山东省食品药品监督管理局联合下发了《关于公布山东省医疗机构中药制剂调剂品种目录的通知》，在全省遴选了30种中药制剂在全省范围内调剂使用。五是中医医疗机构和人员的准入管理不断加强。在做好2012年中医类别执业医师考试管理工作的同时，根据《山东省传统医学出师考核和确有专长考核实施办法》，组织开展了山东省传统医学确有专长考核的临床技能考核和综

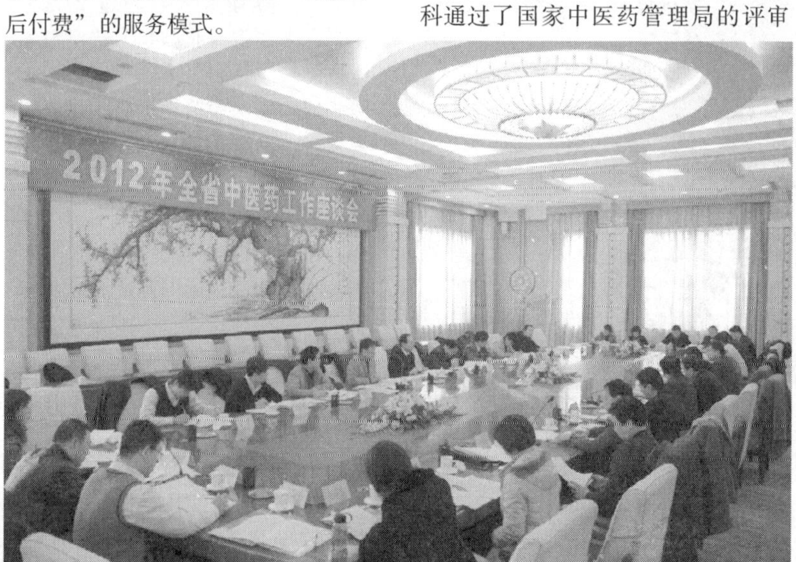

2012年1月6日，2012年山东省中医药工作座谈会召开

合笔试考核工作，共有524人报名参加考试，282人考核合格。

三、面向基层，扎实推进基层中医药工作

山东省启动实施了基层中医药服务能力提升工程，对全省基层中医药服务能力基本情况进行了全面摸底调查，研究拟定了提升工程的实施意见，确定总体目标和分年度目标。推荐泰安市为全国基层中医药工作先进市，并顺利通过国家中医药管理局的检查评估。组织14个复核期满的全国基层中医药工作先进单位进行了自查，并顺利通过了国家中医药管理局专家组的复核。对山东省2012年新申报的全国基层中医药工作先进单位进行了省级检查评估，济南市历城区等15个地区顺利通过了国家中医药管理局现场检查评估，确定为2012年全国基层中医药工作先进单位。开展山东省中医药特色乡镇卫生院和社区卫生服务中心创建工作，评选出97个中医药特色乡镇卫生院和49个社区卫生服务中心。组织编写《基层中医药适宜技术治疗常见病》和《中医养生保健手册》，在基层推广应用。

四、多措并举，扎实做好中医药人才培养

山东省对第二批国家和全省高层次优秀中医临床人才培养对象进行了结业考核，20名培养对象成为国家优秀中医临床人才，39名培养对象成为山东省高层次优秀中医临床人才，同时又分别有30名医生和32名医生成为第三批国家和山东省高层次优秀中医临床人才培养对象。启动实施山东省五级中医药师承教育项目，遴选第一批指导老师203名、继承人406名，获得省财政补助经费849.39万元。经国家中医药管理局审核，确定山东省第五批全国名老中医药专家学术经验继承工作指导老师32名和继承人64名。对第二批388名县级中医临床技术骨干培养对象进行系统培训，3113人参加的全省中医医院“西医学习中医”培训工作进展顺利。新增国家级中医药继续教育项目24个，省级中医药继续教育项目108个。启动实施了全省中医院护理人员中医药知识技能培训项目和全省中医临床教学基地临床带教师资培训工作。积极做好中医药名医工程启动实施工作，拟定了《山东省中医药名医工程实施意见》。

五、建管并进，不断提升中医药科研能力

山东省中医院国家中医临床研究基地建筑面积50300平方米的基地综合楼工程进展顺利，将于2013年上半年正式投入使用，向省内外征集并评审确定了11项课题作为基地科研专项课题，资助经费300万元。14个“十一五”中医药重点学科建设单位顺利通过国家中医药管理局中期检查，24个学科成为国家中医药管理局“十二五”中医药重点学科。4个重点研究室全部通过国家中医药管理局验收。新增全国名老中医药专家传承工作室11个、中医学术流派传承工作室2个，评选确定山东省名老中医药专家传承工作室建设单位37个。向国家局推荐创新中药研究备选项目5项。协助开展了2012年度省科技进步奖的申报工作，获得一等奖2项、二等奖10项、三等奖8项，取得历史性突破。共向全国10个中医临床研究基地报送课题专项42项，8项获审批，共获得资助经费225万。承办国家中医临床研究基地第四期临床科研人员能力培训班，山东省有160人参加。

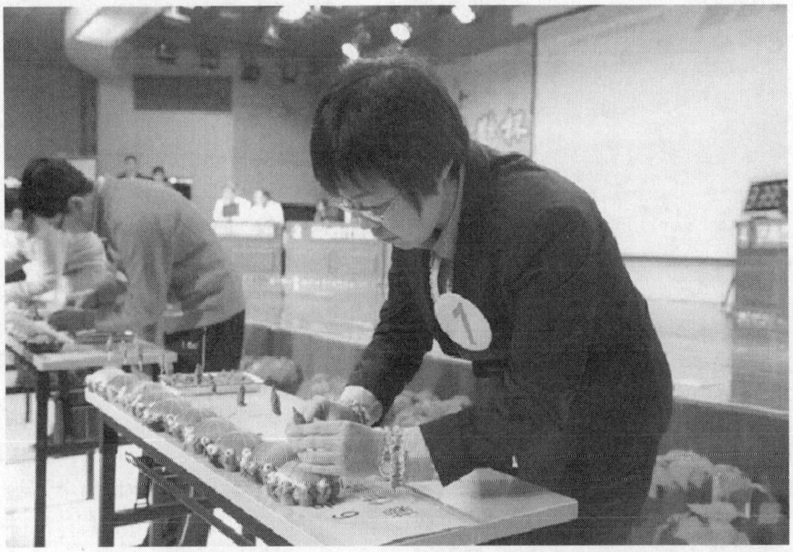

2012年12月25～26日，山东省扁鹊杯中医药知识技能大赛在山东中医药大学举办。图为参赛选手认真比赛

六、重点推进，不断加大中医药文化建设力度

开展了包括中医药书画大赛、中医药摄影大赛、感悟“大医精诚”演讲比赛、“齐鲁名中医”宣传活动、扁鹊中医文化节、道地药材文化节、中医膏方节、中医药知识技能大赛、中医药文化科普巡讲活动、中医药历史文化馆建设等10个项目的中医药文化建设年活动。开展了全省中医药知识技能大赛，经各市、各单位层层选拔，共有20支参赛队伍、60名选手参加了全省的复赛与决赛，大赛动员人数超过2万人，在全省中医药行业掀起了“学技术、竞技能、争一流”的学习热潮。继续开展“中医中药中国行·进农村、进社区、进家庭”活动在全省10个市、20个县（市、区）分4个组同时开展，培训社区、乡村医生3000余人，发放《乡村医生实用技术》等各类宣传资料近1万余份。

（刘　超）

【河南省2012年中医药工作概况】

一、中医药政策法规

进一步落实《国务院关于扶持和促进中医药事业发展的若干意见》和《河南省人民政府关于扶持和促进中医事业发展的意见》，河南省中医药管理局与有关部门的协调沟通取得积极成效。2012年2月，河南省人民政府召开了河南省中医发展大会，对建设中医强省、加快河南中医事业发展作出部署。会议前后，河南省发改委、财政厅、人社厅、省编办、科技厅、药监局等部门出台了一系列文件，在政策、规划、项目、资金等方面支持中医事业发展。河南省财政厅增加了中医专项经费和预算科目，2013年省本级财政预算中医事业费增加到6000万元；河南省发改委同意对中医机构基本建设给予支持，优先安排县级中医院建设项目，调整了部分中医诊疗项目收费标准；河南省人社厅出台了《关于城镇基本医疗保险引导和鼓励使用中医药服务有关问题的通知》，对城镇医保中鼓励使用中医药服务作出明确规定；河南省药监局开通了医院中药制剂审批受理渠道；河南省卫生厅要求同步推进县人民医院、中医院和妇幼保健院综合改革。郑州市累计投入4495万元改善基层中医药服务条件；南阳市成立正处级中医药管理局，统管全市中医中药工作；洛阳市在县级医院综合改革中对中医院和其他医院同步安排、同标准补助，并实现了县级中医院信息化建设全覆盖；南阳、平顶山、信阳、商丘、新乡等市政府相继出台了扶持和促进中医事业发展的实施意见；郏县人民政府依照有关政策减免县中医院建设各种费用680万元，采取多项措施支持县中医院迁址新建。

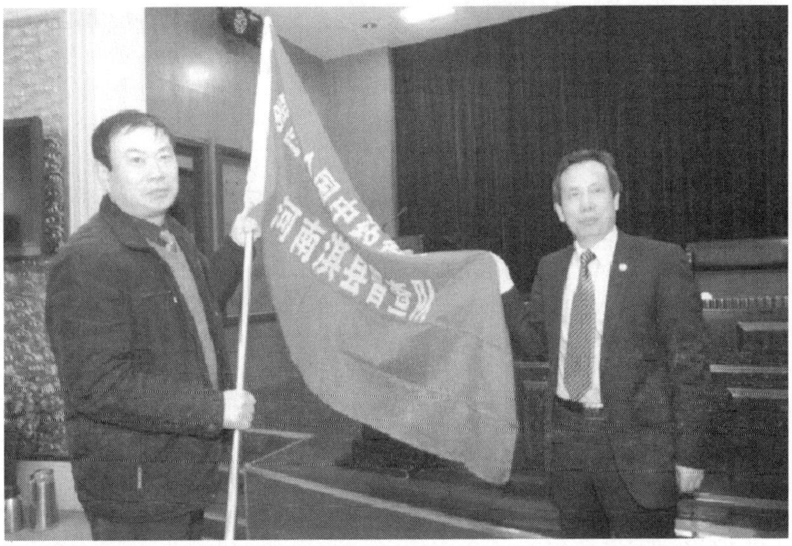

河南省卫生厅副厅长、河南省中医管理局局长张重刚为河南省第四次中药资源普查项目县中药资源普查队授旗

二、中医药财政投入

2012年，河南省中医事业总投入（含事业费和建设专款）8.1亿元，其中中央财政补助3.24亿元，省本级投入1.37亿元，市县级财政投入3.49亿元，比上年增长25%。重大建设项目方面，河南中医学院一附院国家中医临床研究基地大楼主体封顶；河南省洛阳正骨医院郑州院区一期工程进入装修安装阶段；河南省中医院全科医生临床培养综合楼年底前开工。12家县级中医院列入中央投资项目，总规划建设规模23.3万平方米，总投资5.94亿元。安阳市中医院综合病房楼、濮阳市中医院病房楼、辉县市中医院病房楼和项城市中医院迁建等一批重点工程建成投入使用。

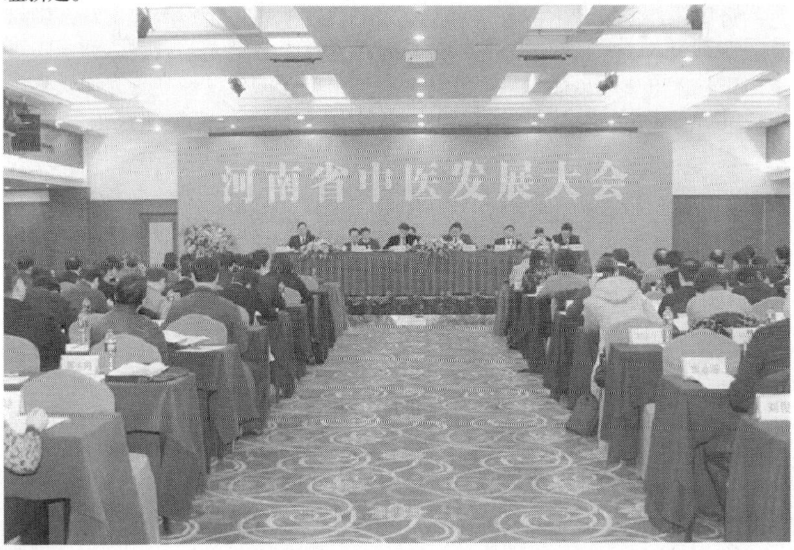

2012年2月17日，河南省中医发展大会在河南郑州召开

三、中医药医政工作

中医医院快速发展。截至2012年底，全省有中医医院333家，同比增加7.1%。实际开放床位50307张，同比增加11.9%。批准社会资本设置中医医院7家，开放床位4930张。县级以上中医院门急诊总量2567万人次，出院病人131万人次，分别增加12.7%和19.9%。中医医院年业务总收入92.35亿元，其中18家医院年业务收入超亿元。平均住院日、床位周转次数、人均住院费用、药占比等效率指标和中医特色指标明显改善。同时，推动综合医院、乡镇卫生院、社区卫生服务机构中医药服务能力不断提高。郑州市全国基层中医工作先进市创建工作成效显著。郏县等5个县市获得全国基层中医工作先进单位称号。启动了新一轮中医医院等级评审。2012年，河南省新增国家临床重点专科建设单位5个、国家中医药管理局“十二五”重点专科建设单位35个，确定26个省级重点专科和45个省级特色中医专科建设单位。中医中药治疗艾滋病试点项目已实施8年，在临床救治、项目管理方面均取得了显著成绩，受到国家中医药管

理局充分肯定和患者广泛欢迎。

四、中医人才培养和科技创新工作

启动第五批全国老中医药专家学术经验继承项目。河南省完成了31名指导老师和62名继承人的遴选工作。28名主任中医师入选第三批全国优秀中医临床人才研修项目。河南省重点学科（专科）学术带头人和县级中医临床骨干培养项目正式实施，50名培养对象开始进岗学习。11名老专家入选国家名老中医工作室建设项目，郭氏正骨和邵氏针灸技术入选全国中医流派传承工作室建设项目，3位老专家被确定为中国中医科学院中医传承博士后导师候选人。组织全省中医药技能大比武决赛，2名特等奖获得者被授予“河南省五一劳动奖章”。河南省卫生厅、中医管理局联合印发了《关于加快全省中医药科技创新工作的指导意见》，进一步明确了中医药科技工作的指导思想、基本原则、主要目标和重点领域。河南中医学院第一附属医院国家中医临床研究基地业务建设取得阶段性成果，15项课题获得基地专项课题立项。17个专业入选国家“十二五”中医药重点学科，4个重点中医药研究室通过建设验收。全省中医行业获得国家自然科学基金立项16项、省科技计划立项64项。河南中医学院李建生教授主持完成的《老年社区获得性肺炎证治规律与疗效评价研究及应用》获得国家科技进步二等奖，实现了河南省中医行业在国家科技奖领域零的突破。根据国家统一部署，河南省中医管理局牵头实施的河南省第四次中药资源普查项目已于2012年12月正式启动。

五、中医文化建设工作

开展省级中医药文化宣传教育基地创建工作。河南省中医管理局在郑州、焦作、平顶山组织开展中医药文化科普知识巡讲，培训中医科普专家，向群众宣讲中医药知识。“中医中药中国行·进乡村、进社区、进家庭”活动深入郑州、新乡、信阳、南阳、商丘等5个市、30个县，培训基层医生5000余人次。实施中医古籍保护与利用能力建设项目，完成伤寒、金匮、温病卷整理校注工作。

（樊英戈）

【湖北省2012年中医药工作概述】

一、中医药参与医疗体制改革

2012年，湖北省各地在深化医药卫生体制改革中，注重发挥中医药特色优势，中医药服务能力进一步提升。一是加强全省中医药事业发展规划实施的力度。制定了《湖北省中医药事业“十二五”发展规划》，明确了建设中医药强省的战略目标、主要任务和政策措施。二是在基本医疗保障制度建设中，更加注重鼓励中医药服务的提供与利用。三是在基本药物制度建设中，注重鼓励中药的使用，增加中成药品种。四是在基本公共卫生服务均等化工作中，积极推进中医药预防保健技术和方法的应用。2012年增加了恩施州利川市、黄冈市团风县、襄阳市枣阳市、宜昌市伍家岗区4个单位为全国基本公共卫生服务中医药服务项目试点地区。武汉市汉阳区、硚口区和青山区积极探索中医药参与公共卫生服务的途径与方法，在探索中医参与健康教育和孕产妇保健、儿童保健、老年病康复、糖尿病等的健康干预方案得到国家中医药管理局的重视和好评。五是在全省基层医疗卫生服务体系建设中，加强了中医药服务体系建设。县级中医院的基础设施普遍得到改造，一大批社区卫生服务中心和乡镇卫生院建立了标准的“国医堂”，中医药服务的可及性明显提高。六是积极推进公立中医医院改革试点。红安县中医医院、宜城市中医医院被列入湖北省县级公立医院综合改革试点范围内。已实行药品零差率销售和综合配套改革，取得初步成效。黄石市中医医院托管黄石市传染病医院，十堰、郧西、房县和长阳县中医医院托管当地精神病医院，组建精神卫生中心，宜城市整合当地资源，组建医疗集团。部分县市级中医医院自办或托管社区卫生服务中心和乡镇卫生院，在拓宽中医药服务领域，建立双向转诊的运行机制等方面做了有益的探索。为加快推进中医医院信息化建设，已对全省25个试点单位进行了信息化培训，依托中医医院重点专科网络，推动医院远程会诊系统的建设，依托中医医院适宜技术网络，加强对基层医疗卫生机构的培训和指导。

二、县级中医医院基础设施条件改善工作

2012年，湖北省共安排县级医院基础设施建设项目9家，其中安排了宜城、浠水、崇阳和应城4家中医医院，国家投资6550万元。自2009年以来，湖北省共安排县级医院基础设施建设项目96家，其中安排县级中医医院28家，占28%，中央累计投资近5个亿，地方配套近4个亿，全省已有1/3的县级中医医院通过这一轮的建设，基础设施条件得到极大改善，达到了二级中医医院的建设标准。为加快县级中医医院建设，各地政府加大投

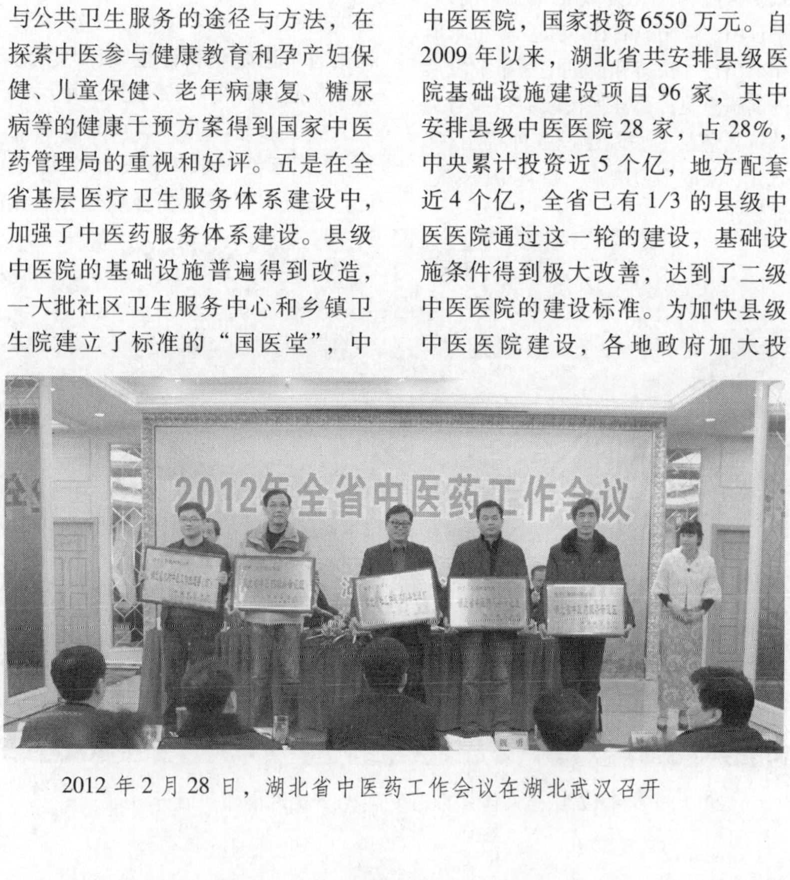

2012年2月28日，湖北省中医药工作会议在湖北武汉召开

入，在土地划拨、规费减免等方面给予了大力支持，黄陂区政府投入7000余万元支持中医医院建设，宜城市无偿划拨土地150亩，松滋市划拨100亩，公安县划拨30亩，利川市划拨150亩，阳新县划拨100亩，长阳县划拨30亩，支持中医医院建设。

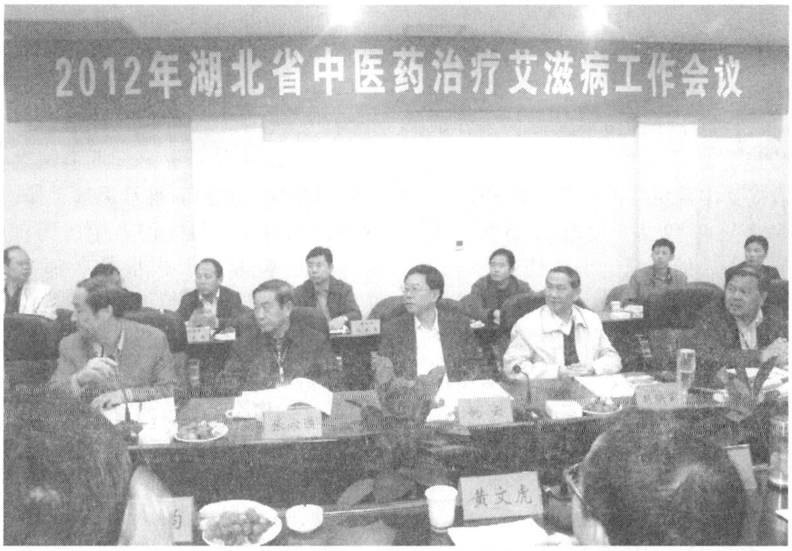

2012年10月31日，湖北省中医药防治艾滋病工作会议在湖北黄冈浠水召开

三、中医药重点专科建设成效进一步突显

组织申报了国家临床重点专科（中医类别）和国家中医药管理局“十二五”中医重点专科，湖北省中医院脑病科等4个专科被确定为国家临床重点专科，武汉市中医医院风湿病科、襄阳市中医医院儿科等31个专科被确定为国家中医药管理局“十二五”中医重点专科建设单位和培育单位。湖北省国家级重点专科总数居中南六省之首。

全省36个专科全部达到《湖北省中医重点专科（专病）项目建设目标与要求》，被授予湖北省“十一五”中医重点专科称号。评选出湖北省“十二五”中医重点专科29个、建设项目40个，重点专科群进一步加强，成为发挥中医药特色优势的重要场所和服务品牌，成为名院建设的基础和人才培养的重要平台。

四、中医医院等级评审工作

根据国家中医药管理局的统一部署，三级中医医院评审工作于2012年5月全面启动。2012年5月底，湖北省对武汉市中医医院和荆州市中医医院进行了试评。针对试评中存在的问题，进行了认真研究，于2012年7月初召开全省三级中医医院评审工作部署会议之后，组织专家进行了评审，已经完成了13家三级中医医院的评审工作，并报经国家中医药管理局同意正式命名为三级甲等中医医院。湖北省已经启动二级中医医院评审工作，对红安县、阳新县2个二级中医医院进行了试评。

五、中医药科研工作

国家中医临床研究基地建设进展顺利。湖北省委、省政府高度重视国家中医临床研究基地建设工作，湖北省委常委张岱梨，湖北省政协主席杨松和副主席涂勇都到湖北省中医院调研国家中医临床研究基地建设，多次督导、协调，落实了配套资金和人员编制，湖北省发展改革委同意国家中医临床研究基地总投资12155.32万元的业务建设方案。湖北省编办批准将湖北省中医院374名全额拨款事业编制中的181名明确为国家中医临床研究基地专职科研人员编制。重点病种研究方案已经国家评审通过，正积极实施重点病种研究方案。湖北省中医院投入1600万元，完善研究型门诊和病房建设，加快推进中医临床研究平台建设，伦理审查平台、中药临床试验平台、文献研究平台、新药研发平台、名老中医传承研究平台取得了阶段性进展。

重点学科建设再上台阶。一是完成国家中医药管理局“十一五”中医药重点学科中期检查评估。通过听取汇报、实地检查、反馈意见等方式，对湖北省11个国家中医药管理局“十一五”中医药重点学科进行了全面检查。湖北中医药大学的内经学等7个中医药重点学科检查结果为

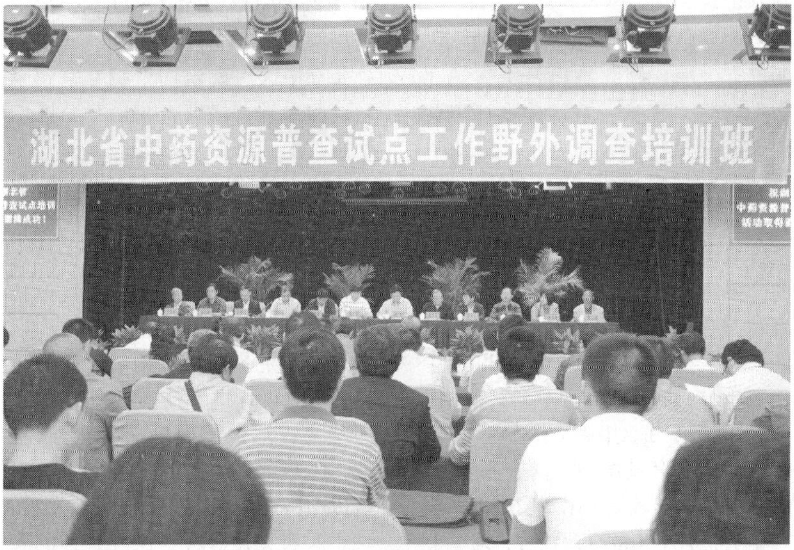

2012年5月9~10日，湖北省中药资源普查试点工作野外调查培训班在恩施州利川市举办

优秀等次，5个为优良等次。二是新增17个国家中医药管理局“十二五”中医药重点学科建设点。

全省中医药防治艾滋病工作成效显著。截至2012年10月，湖北省接受中药免费治疗者共有302人，除已死亡12人、脱落87人外，现有193人继续通过中医药治疗，取得较好的临床疗效。随州市规范管理，改进中药剂型，提供温馨服务的管理模式得到国家中医药管理局的充分肯定。

六、中药资源普查试点工作

湖北省作为全国中药资源普查先期试点6个试点省份之一，以省人民政府的名义成立了湖北省中药资源普查试点工作领导小组。委托湖北中医药大学为技术牵头单位，在大别山和武陵山两个试验区及神农架林区确定了18个试点县开展中药资源普查试点工作。制订了《湖北省中药资源普查试点工作方案》和《湖北省中药资源普查试点工作实施方案》，实施方案在全国中药资源普查试点实施方案论证会通过评审。为推进中药资源普查试点工作顺利开展，湖北省举办了两次培训班，对全省200多名普查骨干队员进行全面系统的培训。印发了《关于印发湖北省中药资源普查试点工作专家对口指导试点县的通知》，通过包干到片、指导到县、责任到人的方式，明确省级专家分片对口指导各试点县。2012年8月，组织专家对18个试点县进行了专项督导检查。截至2012年底，各试点县平均调查1000余种中药，采集标本3000多份，做样方1000多个，采集药材样品200多个，基本按照国家要求的进度完成各阶段普查任务。

七、中医药人才培养工作

多渠道培训基层中医药人员。一是举办了中医类别全科医师转岗培训班，全省共培训200人。二是开展县级中医临床技术骨干培训班，在全省县级中医医院里，选拔95名骨干到湖北省中医院、武汉市中医医院和武汉市中西医结合医院进行为期1年的进修培训。三是开展中医药标准化培训。委托湖北省中医院和武汉市中医医院共同举办2012年全省中医药标准化培训班，对全省各级各类中医医疗机构中医人员共计1500余人进行了为期3天的集中培训。

组织开展湖北省第五批全国老中医药专家学术经验继承遴选工作，确定湖北省第五批全国老中医药专家学术经验继承工作指导老师26人，继承人52人。组织申报中医药传承博士后合作导师8名，中医学术流派工作室建设项目35个。确定2012年全国名老中医药专家传承工作室建设项目8个。黄冈、孝感、恩施等市（州）开展了名医评选表彰活动，取得较好的社会效果。

完成第二批全国优秀中医临床人才研修项目结业考核，湖北省组织开展第三批全国优秀中医临床人才研修项目培养对象选拔工作，遴选湖北省第三批全国优秀中医临床人才研修项目培养对象20名和省级优秀中医临床研修人才20名。

八、基层中医药工作

继续创建基层中医药工作先进单位。湖北省组织国家中医药管理局专家完成湖北省麻城市、公安县、保康县、新洲区和张湾区5个国家基层中医药工作先进单位复核工作。组织完成武汉市黄陂区、汉南区、黄石市黄石港区、黄石市西塞山区和宜昌市伍家岗区5个县（区）创建全国基层中医药工作先进单位工作评审。

“三堂一室”建设成效显著。2012年4月，湖北省出台了《湖北省中医药“三堂一室”建设评审验收细则（试行）》，举办了“三堂一室”创建工作培训班。各市（州）县积极行动，加大投入，加强建设，已经取得了初步成效。武汉市黄陂区每个乡镇平均投入500余万元，所有乡镇卫生院都建立了国医堂。截至2012年，全省已经建立起了39个中医养生堂、47个名医堂、303个国医堂和80余个知名中医工作室。

努力提升基层中医药服务能力。湖北省传达部署了全国基层中医药服务能力提升工程的会议精神，对湖北省的目标责任书及实施方案进行了讨论。正在进一步完善省级及各地市的目标责任书和具体实施方案，积极向省政府汇报，协调各有关部门，全面启动湖北省基层中医药能力提升工程。湖北省已经组织开展“十县百镇千村”中医药示范单位创建工作的评审工作，针对各地评选推荐单位，结合“三堂一室”建设要求，将确定湖北省首批1110个农村中医药服务示范单位，并予以表彰。

加强基层适宜技术推广工作。湖北省召开了由25个项目实施单位参加的基层中医药适宜技术筛选及服务能力建设项目推进会，组织专家对省级适宜技术项目进行了研究与筛选工作，对全省县级适宜技术培训基地的人员进行了师资培训。进一步强化了基层中医药适宜技术推广应用视频网络的应用工作。有14个地市级以上中医医院和24个县级中医医院已经加入国家局视频网络，定期收看国家局组织的专家授课，开展县、乡和村三级中医药适宜技术培训。

九、中医药文化建设工作

中医中药中国行“三进”活动在湖北省成功举办。2012年4月20日，由国家中医药管理局、中国中医药报社和湖北省卫生厅联合举办的“中医中药中国行·进乡村、进社区、进家庭”活动在黄冈市正式启动。此次活动在黄冈、荆州、襄阳、宜昌、黄石、武汉6个市同时开展，在30个县（市、区）举办了30多场专家培训和义诊活动，培训基层医师3000余名。利川、咸丰和建始县中医医院定期组织专家到乡村巡回讲课，培训乡村医生，推广适宜技术，深受群众欢迎。

深入推进中医医院文化建设。按照国家中医药管理局《关于加强中医医院中医药文化建设的指导意见》、《中医医院中医药文化建设指南》和中医医院等级评审的要求，参照《湖北省中医机构中医药文化建设形象设计指南》，各级各类中医医院普遍加强了中医药文化建设，取得了较好的成效。十堰市中医医院以中医药文化建设主导医院发展，把中医药文化渗透到医院管理的各个方面，并开展了多种形式的中医药文化宣传活动。钟祥市中医医院、宜都市中医医院、枝江市中医医院、南漳县中医医院抓住基础设施建设的契机，将医院整体规划，在建筑风格和内部装饰上突显中医药文化，氛围浓厚。经过各地推荐、专家评审，共评选出18个全省中医药文化建设示范单位。为总结湖北省中医医院文化建设阶段性成果，组织收集了全省所有中医医院的院歌、院徽、院训，汇编为《湖北省中医机构院歌、院徽、院训集》。组织了湖北省中医医院院长代表团，赴台湾交流考察。

（芦　好）

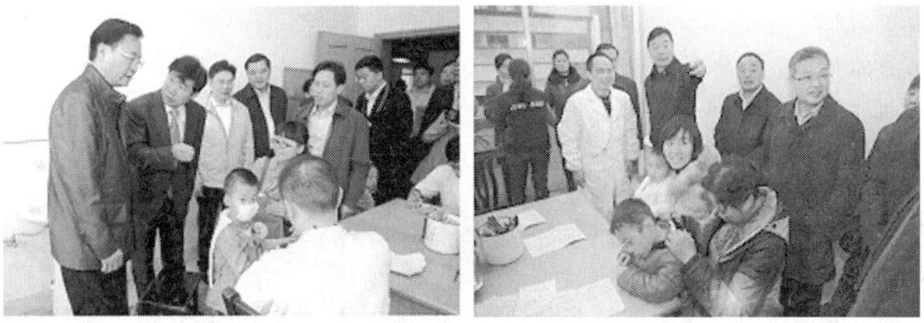

2012年，湖南副省长李友志（左图左一）、湖南省政人民府常务副省长于来山（右图中）分别在湖南中医药大学第一附属医院调研

【湖南省2012年中医药工作概况】

湖南省现有县级以上公立中医医院116所，其他中医医疗机构2249所，县以上中医医院有编制床位38467张，实际开放病床38578张，每万人口5.49张。全省中医医疗机构病床数占病床总数的27.5%，中医医疗服务占医疗服务总量的30%以上，基本形成了覆盖城乡的中医医疗服务体系。建有10个国家和省级重点研究室、13个国家级中医药科研三级实验室、2个省部级工程技术中心，全省药材存储总量1200多万吨，中药材品种2384种，其中国家重点中药材品种241个。建设中药材种植专业县20个，5万亩以上的中药材基地25个，中药材总面积370万亩。

一、中医药在医改中作用进一步发挥

湖南省启动了公立中医医院综合改革的试点工作，按照省医改工作领导小组的整体部署，根据《湖南省县级公立医院综合改革试点实施意见》，组织对相关试点中医医院进行了调研和指导，提出了在改革中充分发挥中医药作用的相关举措，推动了改革工作顺利进行。积极推进基本公共卫生服务中医药服务和预防保健项目试点，制订下发工作方案和召开座谈会，部署实施了7个基本公共卫生服务中医药服务和常德市预防保健试点工作。加强中医药在医改中的作用研究。局领导带领相关同志深入各市州就中医药在医改中的作用发挥情况进行调研，充分掌握了中医药服务在医改中的优势和面临的困难与问题，并形成了《中医药在医改中作用研究》的调研报告，为更好地在医改中发挥中医药作用提供了参考。

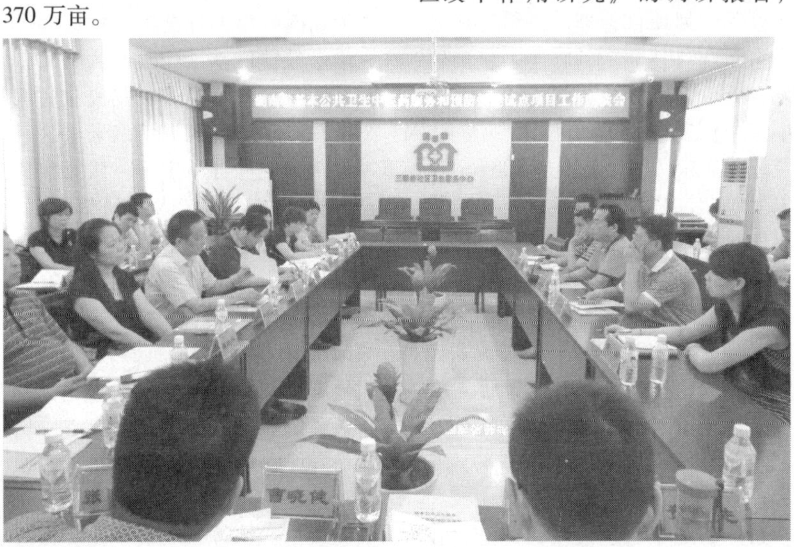

2012年7月6日，湖南省2012年基本公共卫生服务中医药服务和预防保健项目试点工作座谈会在岳阳楼区召开

二、中医药服务体系进一步健全

加强中医医院基本建设，湖南中医药大学第二附属医院住院大楼奠基动工。永州、益阳、郴州、张家界4家市级中医医院大楼均已建设完工，投入使用。全省14家重点市州中医医院建设项目全部完成。在完成全省“十一五”期间23家县级中医医院建设的基础上，又组织申报了7个100万人口以上县中医医院基本建设项目，项目已全部动工建设。积极开展基层创建工作，岳麓区、湘潭、衡东、临澧、慈利、宜章、溆浦7个区县2012年通过了全省和全国基层中医药工作先进单位的复评；安乡、石门、澧县成功创建了全省和全国农村中医药工作先进单位；湘潭市雨湖区成功创建了全国社区中医药工作先进单位。双峰、资兴、汨罗市3个县市通过全省农村中医药工作先进单位验收。启动42个乡镇、社区和1000个村卫生室中医药服务能力建设项目。

三、中医药服务能力进一步提升

突出抓好中医专科建设，湖南省组织专家对全省中医医院的141个“十一五”省级重点专科和特色专科进行了现场评审验收，确定了67个省级重点专科和65个省级特色专科，并对没达到建设目标的9个专科予以撤销和责令整改，同时组织申报了3个国家临床重点专科和20个国家中医药管理局重点专科。扎实开展中医医院评审工作，已完成第一轮三级中医医院评审，并启动了二级中医医院评审工作。积极开展基层常见病、多发病中医药适宜技术推广能力建设项目，1个省级项目建设单位和34个县级项目建设单位已按要求完成适宜技术推广视频网络平台建设工作，并与全国中医药适宜技术推广视频网络视频终端联通，建立了中医药适宜技术推广省、县两级师资库，各项目单位已组织参加国家中医药适宜技术推广视频网络中心课程20余次，参培人员上万人次。积极实施中医药特色服务项目，开展了20个临床科室中医外治室建设试点工作，支持病房运用拔罐、刮痧、熏洗、艾灸传统疗法和中医诊疗设备使用等综合治疗。扎实推进"治未病"服务及中医养生保健工作，巩固5个国家中医药管理局"治未病"试点创建成绩，组织常德市、新晃县2个地区的中医养生保健服务机构准入试点和常德市中医"治未病"预防保健服务与能力建设试点。进一步规范中医医院护理工作，编写出版了《湖南省中医医院护理工作规范》，举办了全省中医护理管理、护理评审及院感标准培训班，全省开展优质护理服务的二级以上中医医院达105家，占比91.3%，优质护理服务的病房数量达50%以上的中医医院有81家，占比70.4%。积极提升中医医院管理水平，强化中医医院的中医临床路径与中医电子病历试点工作，启动实施了桑植县中医医院等20家国家重点扶贫开发县中医医院信息化保障服务能力建设工作。举办全省县级以上中医医院院长学习班，培训人事与绩效、质量与安全、特色优势及医院建设等相关医院管理知识，有效提升了中医医院院长管理水平。组织全省24家综合医院开展综合医院中医药工作示范创建，湖南省马王堆医院、南华大学附属第一医院、长沙市第四医院、澧县人民医院成功创建为全国综合医院中医药工作示范单位。

四、中医药科研能力进一步增强

扎实推进湖南中医药大学第一附属医院国家中医临床研究基地建设，10万平方米的国家中医临床科研大楼主体已竣工，重点病种肝病的临床研究全面展开；组织了对国家中医临床研究基地业务建设科研专项课题（肝病）的申报和评审。加强重点研究室建设，以湖南中医药大学为依托单位的"经穴脏腑相关重点研究室"、"中药粉体技术重点研究室"和以中南大学湘雅医院为依托单位的"中医肝脏象重点研究室"3个国家中医药管理局重点研究室，从2009年开始按预定计划完成3年建设任务，并接受了国家中医药管理局评估验收。加强中医药科研计划项目管理，组织完成各类中医药科技立项506个，获国家及省级重大科学奖项20余个，其中中华中医药学会科学技术一等奖、三等奖4项，中国针灸学会科学技术二等奖、三等奖2项，获省自然科学奖三等奖1项，科技进步奖二等奖、三等奖7项。加强重点学科建设，积极组织申报国家"十二五"中医药重点学科，15个学科被列为国家中医药重点学科，全省重点学科总数达26个。加强名老中医药专家传承工作室建设，严洁等8名专家成功申报2012年全国名老中医药专家传承工作室建设项目，全省在建名老中医药专家传承工作室达22个；成功申报4个中医学术流派传承室。认真做好中药资源普查试点工作，完成药用植物蜡叶标本采集12万份，调查到重点品种205个，收集药材2100余份、种质资源600份。

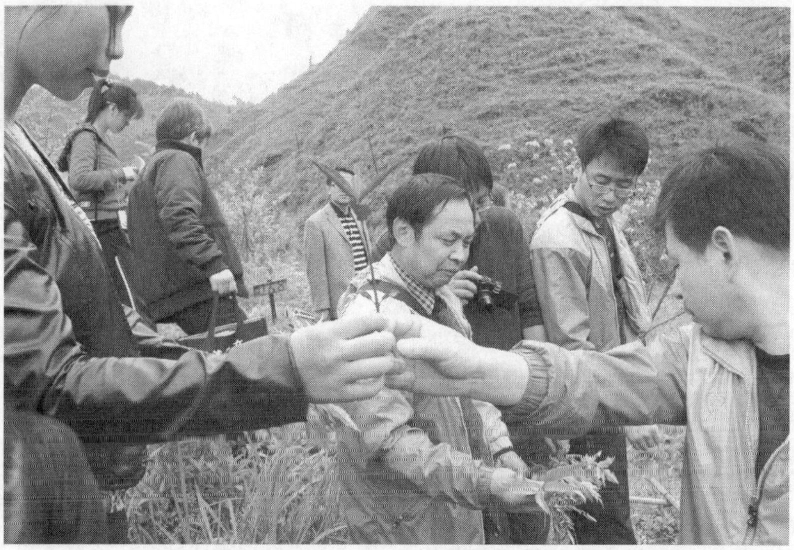

湖南省中药资源普查试点工作顺利开展，图为专家指导普查人员辨别中药

五、中医药队伍素质进一步提高

2012年，湖南省培训了100名中医类别全科医师、190名县级中医临床技术骨干、3000名乡村医生。启动了第五批全国老中医药专家学术经验继承工作，确定26名同志为湖南省第五批全国老中医药专家学术经验继承工作指导老师，52名同志为湖南省第五批全国老中医药专家学术经验继承工作继承人，并正式开展带教学习工作。完成全省第二批并启动全省第三批名老中医药专家学术经验继承工作。认真实施全国优秀中医临床人才研修项目，在组织完成湖南省第二批全国优秀中医临床人才研修后，又按国家中医药管理局要求，通过考试遴选，向国家中医药管理局推荐20名成绩优异者参加第三批全国优秀中医临床人才研修项目。举办了全省中医骨伤、脾胃病临床诊疗新技术以及中医护理特色技能高级研修班，培训高级中医人才300名。扎实做好农村订单定向免费培养中医本科生工作，50名招生计划已全部完成。

开展中医药传承博士后研究工作，向国家中医药管理局上报7个中医药传承博士后研究点。加强中医药继续教育工作，组织申报2012年度国家和省级中医药继续教育项目共87项并顺利实施。

六、中医药文化建设进一步深入

湖南省开展了声势浩大的“中医中药中国行·进乡村、进家庭、进社区”活动，组织乡村医生培训20场，培训人员3000余人；举行专家义诊60余次；发放宣传资料5万余份；为群众送药价近15万元。配合国家中医药管理局做好纪念“衡阳会议”30周年座谈会会议筹备工作，制订详细周密的方案并认真组织实施，圆满地完成了会议各项议程。深入开展中医养生保健宣讲活动，组建了有13位中医药知名老中医药专家参加的中医药养生保健专家宣讲团，编写了融科学性、实用性、趣味性于一体的中医药养生及科普手册，在全省10个市、州开展大型宣讲活动30场次，受众人数逾20000人次。以《湖南省中医机构文化建设指南》为指导，通过遴选，在全省确定了15个县级中医医院开展文化建设试点，进一步丰富了中医医院文化内涵。组织了《湖湘名医医案精华》和《中医药知识典故》编撰工作。加大中医药新闻宣传力度，强化了中医药新闻宣传队伍建设，进一步落实了行业内新闻宣传工作制度，推出了“中医中药中国行”、“最美女护士何遥”等一批宣传力作，为中医药发展营造了良好氛围。

（熊士敏）

【广东省2012年中医药工作概况】

2012年是广东省实施建设中医药强省战略的关键一年。2012年10月24日，广东省委、省政府在广州召开广东省推进中医药强省建设大会。这次会议是广东省委、省政府在时隔6年之后，再次召开高规格的中医药大会。广东省委、省政府、省人大、省政协四套班子主要领导均出席会议，省委书记汪洋、省长朱小丹、副省长林少春分别作了重要讲话。卫生部副部长、国家中医药管理局局长王国强出席会议并作重要讲话。会议回顾总结建设中医药强省6年多来所取得的阶段性成果，部署了进一步推进中医药强省建设工作思路和工作重点，提出要按照幸福导向型理念发展中医药事业。建设中医药强省以来，广东注重体制、机制创新，加大中医药财政投入，形成了发展中医药的良好环境。实施中医药名院名科、名企名药、名医名校、技术创新和中医药文化等“五大工程”，中医药各项事业取得跨越式发展。实现了广东省委、省政府《关于建设中医药强省的决定》（2006年出台）提出的中医药强省建设“大见成效”的阶段性目标，为中医药在深化医改中发挥作用夯实了基础。会议还表彰了一批省名中医、优秀基层中医工作者、中医药强省建设先进单位和个人，研究讨论了《广东省推进中医药强省建设行动计划》。

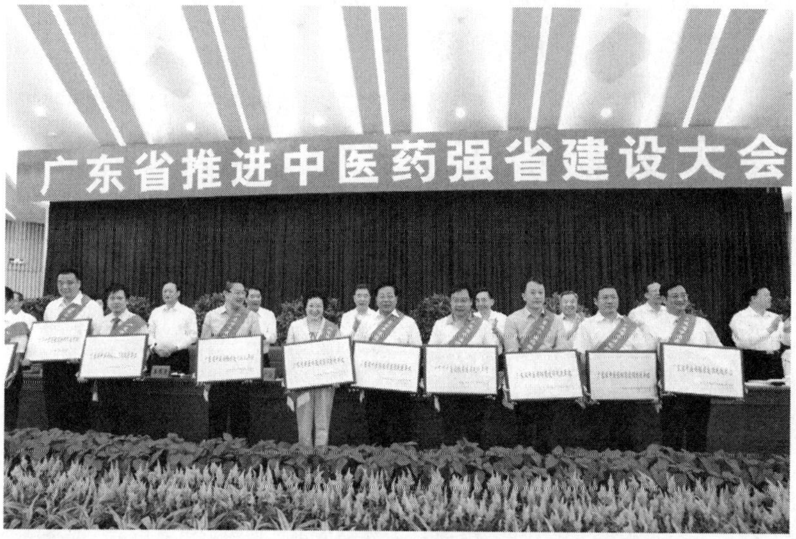

2012年10月24日，广东省推进中医药强省建设大会召开，会上表彰了广东省一批中医药强省建设先进单位、先进个人以及基层优秀中医工作者和新一批省名中医

广东省中医医疗资源总量显著增长。全省共有中医机构2017个，中医医院病床数31260张，比2005年增长53.6%，中医医疗机构卫生人员数40732人，增长53%，房屋建筑面积大幅增加，省、市、县中医医疗服务体系基本建立。中医药服务能力显著提升。建成15所中医名院，全省中医医院诊疗总人次、住院人次均比2005年增长约一倍，“十一五”期间获省部级奖项是“十五”期间的1.5倍，95%的社区卫生服务中心和83%的乡镇卫生院设立了中医科、中药房，80%的基层卫生机构能够提供中医药服务。

构建中医药预防保健服务体系，探索“治未病”服务模式取得新进展。广东省按照把中医“上工治未病”理念与现代医学模式有机融合的思路，搭建不同类型的试点平台，至2012年共确定了40个中医预防保健服务试点单位和示范试点区，通过不断探索总结，逐步形成了以广东省中医院为代表的现代化中医院服务模式，以佛山市南海区妇幼保健院为代表的中医与现代妇女保健相融合的服务模式，以广州市越秀区为代表的预防保健服务体系模式。将共性的服务方法和技术上升到医疗服务项目价格机制，探索价格政策在引导资源配置和调节利益关系方面的独特功能。广东省中医药局与物价部门在调研基础上，延续了“治未病”服务价格政策。

中医药在构建具有广东特色的、符合省情的深化医改道路中的地位和作用日益突出。广东省“十二五”深化医药卫生体制改革实施方案中，由广东省中医药局牵头落实的工作任务有6项，参与的有66项。在加强基层中医药服务能力工作中，突出资金分配杠杆的导向作用，引入竞争机制，探索财政资金竞争性安排新方法。在2012年省级中医药专项资金分配中，向粤东、西、北等非珠三角地区县级中医医院倾斜。在解决群众看病难、看病贵问题中，突出简、便、验、廉，不断推出便民、惠民、利民政策措施。全省各级中医医院广泛开展提升服务质量的相关活动。三级中医医院普遍开展预约诊疗服务和便民门诊服务，医院门急诊环境和流程得到进一步优化，为人民群众享受到优质高效的中医药服务创造了条件。实施强基层人才培养工程。全年面向基层开展了多种形式的人才培养：对2000余名基层中医药人员推广中医药适宜技术；继续开展中等中医学专业学历教育，新招收704人就读；制定了中医医院非中医类别医师系统学习中医药知识技能的工作方案和培训目标，开展了3个层次的“西学中”培训。

2012年，广东省中医药局秉承为中医药事业营造持续发展的政策氛围的宗旨，继续履行中医药强省建设联席会议办公室职责，用好联席会议机制，先后两次召开中医药强省建设联席会议，研究部署进一步推进中医药强省的政策措施。

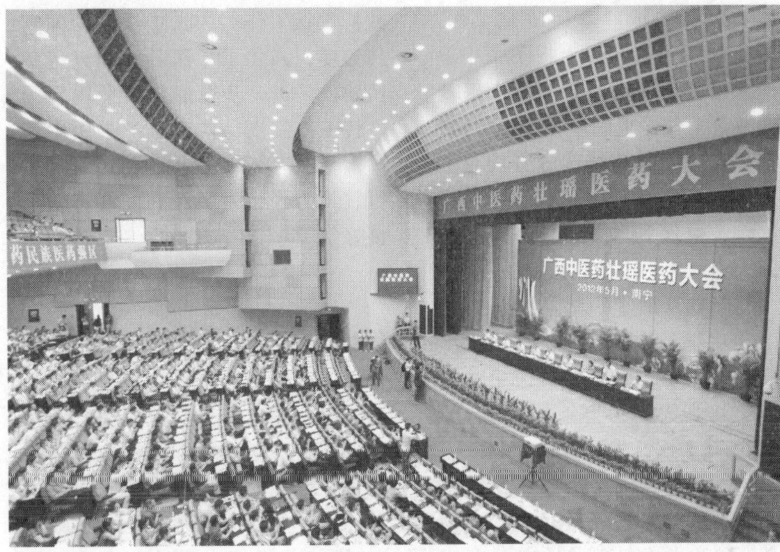

2012年5月25日，广西中医药壮瑶医药大会在广西南宁召开

广东省的中医药工作得到了国家中医药管理局的充分肯定。卫生部副部长、国家中医药管理局局长王国强在广东省推进中医药强省大会上讲话中指出，广东在医改中突出中医药特色，走出了一条有中国特色、体现省情的医改之路，为全国卫生事业改革发展作出了重要贡献。广东中医药工作取得8项“全国第一”：广东省委、省政府在全国第一个提出建设中医药强省，并成立了高规格的中医药强省建设领导小组；广东省中医院是全国门诊量第一的医院，是全国中医界的一面旗帜；广东是全国第一个构建中医预防保健服务体系试点省份，“治未病”工作取得突出成效；广东是全国第一个成立省级中医药标准化技术组织的省份，进一步促进了中医药的规范化发展；广东是全国经营规模第一的中药商品集散地，中药材出口保持绝对优势地位；广东凉茶成功“申遗”，成为全国销量第一的饮料品牌；全国第一个国家级中医药发展学术论坛——珠江论坛落户广东；广东在全国第一个开展中医药文化养生旅游示范基地评定，拓展了中医药文化产业的外延。

（肖纹绮）

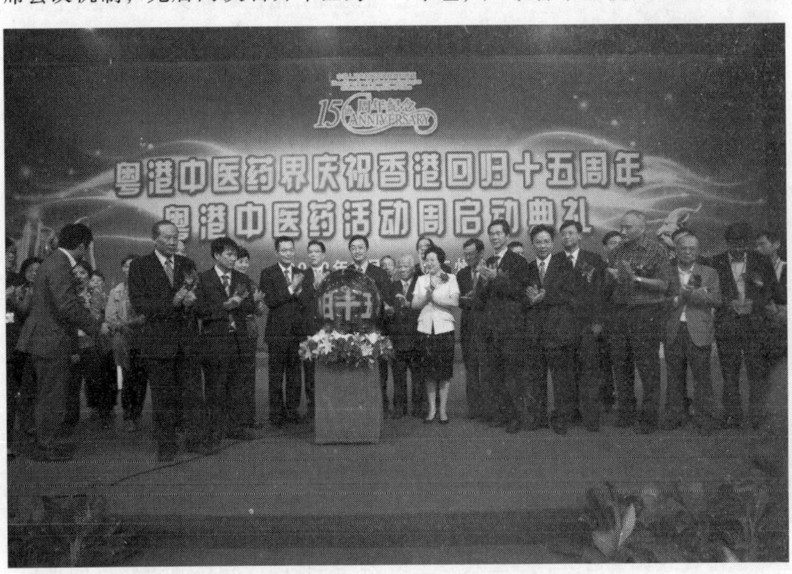

2012年7月9日，粤港中医药界在广东广州隆重举行庆祝香港回归15周年粤港中医药活动周启动典礼

【广西壮族自治区2012年中医药工作概况】

一、深入贯彻落实《国务院关于扶持和促进中医药事业发展的若干意见》，出台推动中医药民族医药发展的政策措施

2012年5月25日，广西中医药壮瑶医药大会在广西南宁召开，自治区四大班子领导出席大会，自治区主席马飚，卫生部副部长、国家中医药管理局局长王国强出席并作重要讲话。会议认真总结了广西中医药壮瑶医药发展所取得的可喜成就，要求全区贯彻落实《国务院关于扶持和促进中医药事业发展的若干意见》（简称《若干意见》）、《广西壮族自治区

人民政府关于加快中医药民族医药发展的决定》（简称《决定》）等文件精神，用10年时间，建立起结构合理、功能完善的广西中医药民族医药“311”发展新格局，即形成特色优势突出、在全国及东盟有影响力的临床医疗、学科科研、人才培养三大体系，一个世界级药用植物园和一个千亿元产业，实现西部中医药民族医药强区的目标。

全区各市、县因地制宜，积极贯彻《若干意见》和《决定》精神，制定出台贯彻落实的配套文件和实施方案。河池市出台了《河池市人民政府关于印发河池市壮瑶医药振兴计划（2012～2020年）的通知》；梧州市委、市政府在2009年出台《关于加快发展中医药事业的决定》的基础上，又出台了落实自治区的配套政策；南宁市起草的《南宁市人民政府关于加快中医药、民族医药发展的决定》等4个文件，进入了征求意见阶段；贺州市《关于加快中医药、民族医药发展的决定（代拟稿）》等2个文件已报贺州市人民政府审定；南宁市和柳州市成立了中医药、民族医药发展领导小组。永福、武鸣、金秀、鹿寨、苍梧等县出台了加快中医药、民族医药发展的决定或意见，并召开了全县中医药大会。

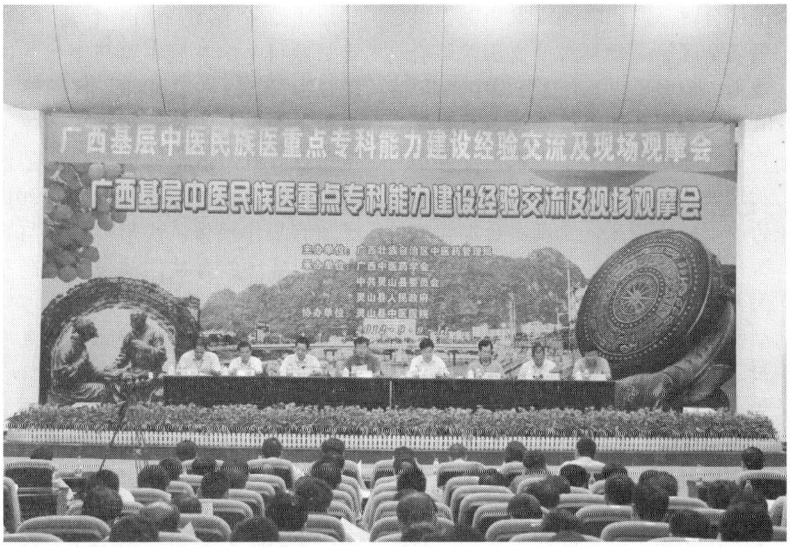

2012年9月10日，广西壮族自治区基层中医、民族医重点专科能力建设经验交流及现场观摩会在广西灵山县召开

二、积极参与医改各项重点任务，中医药、民族医药服务能力和水平不断提升

（一）推进中医药、壮瑶医药服务能力建设工程，基层中医药服务能力得到加强

在国家中医药管理局召开基层中医药服务能力提升工程（以下简称“提升工程”）启动工作视频会议后，广西立即召开了全区的部署动员会，对全面推进广西提升工程作出重要部署，自治区副主席李康对实施提升工程作了重要批示。广西卫生厅副厅长甘霖亲自到南宁、百色两市进行实地调研，在明确思路、凝聚共识的基础上召开了加快推进自治区为民办实事中医项目、切实提升基层中医药、民族医药服务能力现场会，进一步统一思想、分清责任、明确任务。

将中医药、壮瑶医药服务能力建设工程与自治区为民办实事项目、卫生惠民工程基层医疗卫生机构中医壮瑶医科能力建设项目等结合起来，通过下发建设标准、实施方案、绩效考核方案，召开现场观摩会，树典型、创亮点，推动市县层层抓落实等措施，全面推进基层中医药、壮瑶医药服务能力建设。制订了《广西壮族自治区基层医疗机构中医民族医科标准建设实施方案》等文件；利用中央和自治区专项补助500个社区卫生服务中心、乡镇卫生院中医、壮医科和示范建设。至2012年底，全区90%的社区卫生服务中心和76.8%的乡镇卫生院开设了中医民族医科，87%的社区卫生服务站和52%的村卫生室能够提供中医药、壮瑶医药服务，成为全国基层中医药、民族医药服务体系建设步伐最快的省区。

（二）探索中医药、壮瑶医药参与医改新途径，为改革发展奠定了坚实基础

广西积极推进县级公立中医医

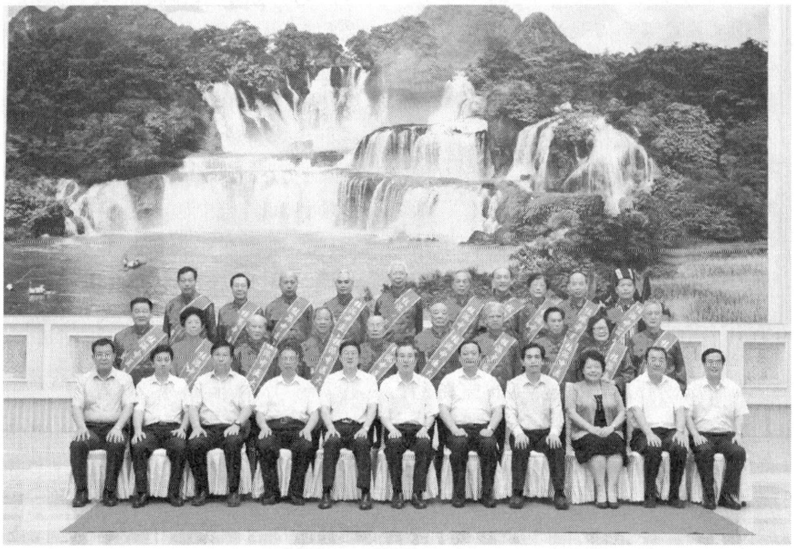

2012年5月25日，卫生部副部长、国家中医药管理局局长王国强，广西壮族自治区主席马飚等领导与桂派中医大师合影

院综合改革，武鸣等6家中医医院列入全区第一批县级公立医院综合改革，金秀县等3个县开展中医药、壮瑶医药服务能力综合改革试点工作，较好地推动了中医药、民族医药发展。如永福县中医医院开展综合改革试点以来，通过出台加快中医药发展的决定和一系列有利于中医药发展的优惠政策，采取降低药品费用、调整服务价格、加大医院投入、推行便民等综合措施。2012年1~10月，永福县中医医院门诊人次同比增长20.13%，住院人次同比增长58.09%，出院病人次均费用同比下降2.98%。2012年9月，新农合住院病人首次跃居全县医疗机构之首，在"两升一降"方面为全区公立医院改革树立了典型。

开展中医药、民族医药县、乡、村一体化试点工作。鹿寨县等15个县围绕"三规范两强化"开展形式多样的试点工作。鹿寨县通过"一建两抓三带动"的中医药一体化管理模式，凸显中医药"简、便、验、廉"的独特优势，2012年1~9月，全县乡镇卫生院中医药诊疗人次较2011年同期增长22.05%，中医药诊疗收入占总业务收入38.25%；2012年1~10月，乡镇卫生院门诊人次较2011年同期增长10.63%、次均费用下降了1.5%；住院人次同比增长7.11%、次均费用仅增长了0.95%。金秀县100%住院产妇使用瑶药"产后三泡"，并列入基本公共卫生服务报销范围，较好地促进产妇的身体恢复、子宫康复。

（三）以评促建，以评促改，中医药、民族医药服务示范作用明显增强

围绕"三级医院"复评这一重要抓手，切实加强自治区、市级中医医院的龙头示范建设。13家医院全部顺利通过评审国家，标志着广西区、市两级中医医院整体实力已进入西部先进行列。

积极创建全国基层中医药工作先进单位。在武鸣等4个县通过全国基层中医药工作先进单位的期满复核工作的基础上，新申报的合浦县和岑溪市以高分通过了国家评审。2012年，全区已有14个县（市、区）获得全国基层中医药工作先进单位称号，这些县（市、区）基本实现了中医药、民族医药服务体系全覆盖。梧州市将以市为单位创建基层中医药工作先进单位列入2012年政府工作报告，钦州市政府与自治区卫生厅签署共同建设中医药示范市的框架协议。

（四）基层中医、民族医重点专科建设收到实效

在前两年的基础上，广西注重80个基层中医、民族医重点专科的内涵建设，制定下发了《广西壮族自治区基层中医、民族医重点专科项目终期评分细则》，从基本条件建设、人员队伍建设、技术服务建设、环境形象建设、设备配置建设5个方面制定了详细的评分细则，各项目指导单位及建设单位按照终期评分细则开展各项工作。2012年9月10日，在钦州市灵山县召开了全区经验交流及现场观摩会，总结项目建设经验，部署第二批基层中医、民族医重点专科建设项目的申报工作。2012年12月24~25日，广西组织80个广西首批基层中医、民族医重点专科建设单位进行终期评估。经过答辩验收，所有重点专科均通过了考核验收，其中56个专科成绩优秀。

（五）中医药文化科普宣传和适宜技术推广深受百姓欢迎

深入开展"三进"活动。自治区组织中医药文化科普巡讲专家深入南宁、百色、梧州等9个市的20个县（市）开展"中医中药中国行·进乡村、进社区、进家庭"活动，对7000余名基层医师进行了培训，引导基层卫生人员进一步了解中医药文化科普知识，掌握和运用基层常见病、多发病的诊疗技术。各地也积极开展形式多样的中医药文科科普活动，让城乡居民树立和掌握中医药"治未病"理念和养生保健基本方法，更好地为百姓健康服务。

加强中医药文化宣教基地建设。以加强中医药文化宣传教育基地的主阵地建设为抓手，广西从区直各医疗卫生机构、各地市遴选一批自治区级中医药文化宣传教育基地，并按照国家规定基地标准进行建设。利用中央和自治区补助资金，重点推进广西药用植物园和广西中医药大学2个国家级中医药文化宣传教育基地建设，以基地为依托，开展形式多样的中医药文化宣传教育活动，深受广大群众欢迎。

三、中医药、民族医药人才培养力度不断加强，名医队伍明显壮大

院校教育取得重大突破。2012年3月，广西中医学院成功更名为广西中医药大学，成为西部省区第二所中医药大学，综合实力和办学水平走在了西部同类院校的前列，标志着广西中医药、壮瑶医药人才培养迈上了新台阶。

名医培养成效显著。广西评选出28名首批"桂派中医大师"、109名"广西乡村名中医"，并在广西中医药、壮瑶医药大会上隆重进行了表彰，12位著名中医药、民族医药专家入选第五批全国老中医药专家学术经验继承工作指导老师。

高端人才队伍扩大。全国老中医药专家学术经验继承工作不断深入，第四批10名继承人全部顺利毕业，其中6名获得博士学位，3人获得硕士学位；遴选出第五批全国老中医药专家学术经验继承工作指导老师12人和继承人24人；全国优秀临床人才研修项目顺利开展，2名第二批项目学员如期毕业，10名第三批培养对象按要求开展研修工作；"十二五"中医药重点学科建设点增设项目和名老中医药专家传承工作室建设项目取得突破，共获得重点建设学科16个、传承工作室3个，其中海洋中药学填补了国内中医药重点学科的空白。

骨干培养成果丰硕。广西中（壮）医优秀临床研修项目结出硕果，举办了2期培训班和4期同有三和中医经典高级培训班，进一步提高了项目学员的中医经典理论水平和临床诊疗能力，多数学员已经成长为基层中医药骨干；与中国人民大学共同举办第二期广西中医医

院院长高级研修班，全区84名中医（中西医结合、民族医）医院院长或副院长在中国人民大学进行了10天的封闭培训，提高了医院管理人员的管理科学化水平；开展桂派杏林医学生师承教育项目，广西中医药大学150名优秀本科学生入选项目。

四、中医药、民族医药科技创新取得新突破

进一步推进广西中医药防治艾滋病攻坚工程，有效延缓了广西艾滋病蔓延的趋势，对构建和谐广西发挥积极作用。广西组织16家医疗单位开展艾滋病中医药救治工作。主要研发的中药制剂有扶正固本胶囊、清毒胶囊等。加强中医药防治艾滋病培训，共在全区县级中医院、区直中医院、综合医院共120多家，培训中医药防治艾滋病专职医务人员260多人次。

继续加大中壮瑶医药研发力度。广西设立了中医药基础理论、重大疾病联合攻关专项、中医壮瑶医标准体系建设专项、壮瑶医药科技攻关专项、壮瑶药制剂研发专项研究，积极发动和组织全区行业内外单位开展中医药、壮瑶医药科学研究，开展具有深厚传承基础和良好临床疗效的壮瑶医诊断治疗方法的规范化研究，为加快推进全区中壮瑶医药事业和产业发展提供科技支撑。共设立中医基础理论研究课题72项，民族医药专项和重大课题方面22项，医院制剂课题41项，还设立中医药、民族医药自筹课题63项。组织开展了民族医药文献整理及适宜技术筛选推广项目的研究工作。主要内容是指导相关单位完成15部民族医药文献的整理及20项适宜技术的筛选推广。

积极组织中医药、民族医药适宜技术推广和成果转化。2012年度，广西中医药管理局加强对课题进展情况的跟踪，特别是针对中医药、民族医药基础理论研究、重大技术联合治疗、新药研发等方面的新技术、新产品，积极组织成果鉴定及推广，推进先进技术的推广宣传和普及。完成课题结题45项，建立新技术标准6个，完成规范化诊疗方案15个。获得广西科技进步奖二等奖5项；广西自然科学奖三等奖2项、三等奖6项；广西医药卫生适宜技术推广奖一等奖4项、二等奖8项、三等奖8项。继续支持开展壮瑶药药材质量标准研究，12项地方标准研究项目通过了审定。

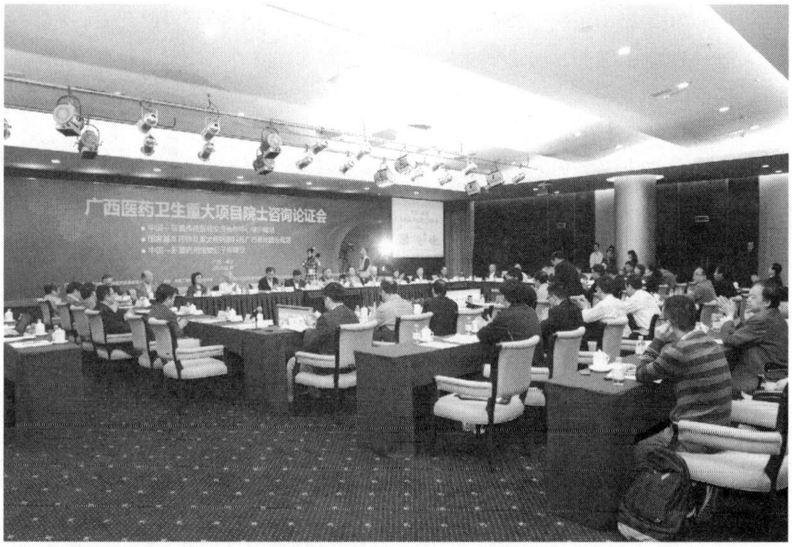

2012年3月30日，广西医药卫生重大项目院士咨询论证会在广西南宁召开

五、广西药用植物园升级改造扎实推进

对广西药物植物园已完成投资46522万元（其中国拨经费和地方配套经费到位12550万元），基础设施、主题园和专类园等项目建设全面铺开。保存药用植物活体物种数量已达到了7400余种，科普文化基地已获得国家和自治区相关部委认证。开展了1000多种民族药、10000多个馏分的制备，完成了13个药品、保健品的研究。

六、第四次全国中药资源普查试点有序开展

作为第四次全国中药资源普查10个新增省（区）试点之一，广西高度重视中药资源普查工作，成立了领导小组，编写了《第四次全国中药资源普查（广西）试点普查实施方案》。普查领导小组办公室指导各市和试点县认真按照自治区政府的统一部署，相继成立了相应的领导机构。多次召开专题会议进行研究和部署，并结合试点县的具体情况，制订普查的实施细则和工作计划。对资源普查工作进行了广泛深入的宣传，先后编印了6期广西中药资源普查试点工作简报，开通了广西壮族自治区中药资源普查网站，并通过新闻媒体及时报道普查工作的进展，取得良好效果。依托广西药用植物园等6所科研院所和高校组建普查队伍，相继开展野外调查工作，确保明年底完成所有普查任务。

七、中医药、民族医药交流合作成果丰硕

2012年3月，中国工程院院长周济、副院长樊代明率领20位院士，到广西参加生物医药产业发展院士咨询会、医药卫生重大项目院士咨询论证会等，为广西生物医药产业发展建言献策，为广西医药卫生重大项目支招。加强桂台经贸文化合作，广西组织中医药民族医药10多位专家拟赴台举办桂台传统医药专病专法交流论坛会。组织完成了《中国-东盟博览会发展报告》、《2011中国-东盟传统医药高峰论坛文集》和《中国-东盟传统医药交流合作中心建设规划》的编制。协助国家中医药管理局成功举办了第九届中国-东盟博览会中医药服务贸易合作论坛。

（刘　畅）

【海南省2012年中医药工作概况】

一、建立中医药发展协调机制

为全面贯彻落实《国家中医药管理局、海南省人民政府促进中医药事业发展合作协议》（以下简称《协议》），扎实推进合作协议项目的实施，完成合作协议中提出的目标任务，海南省制订了《国家中医药管理局海南省人民政府促进中医药事业发展合作协议实施方案》（以下称《实施方案》），并以省政府名义印发执行。《实施方案》明确了政府各部门在发展中医药事业的具体责任，成立了省政府合作协议领导小组，建立了部门协调机制。按照《实施方案》要求，海南省卫生厅又成立了以分管厅领导为组长的合作协议领导小组办公室，将合作协议具体任务分解，由有关处室和单位牵头实施，建立了工作协调机制。同时积极筹划全国知名医院对口支援海南省中医医院建设工作，组织海南省中医院等4家重点中医医院19个临床科室商请相应全国知名中医院、重点专科单位开展对口支援，有关方案呈报卫生部和国家中医药管理局，请求予以支持。

二、中医医疗保健服务能力

（一）组织中医医院等级评审工作

按照国家中医药管理局的整体部署，海南省认真筹备中医医院等级评审工作，成立了海南省中医医院等级评审工作领导小组及专家委员会，建立了中医医院等级评审专家库。组织完成了对海南省中医院、海口市中医医院、三亚市中医院、琼海市中医院的等级评审工作，报国家中医药管理局核准三级甲等中医医院，并颁发标牌。

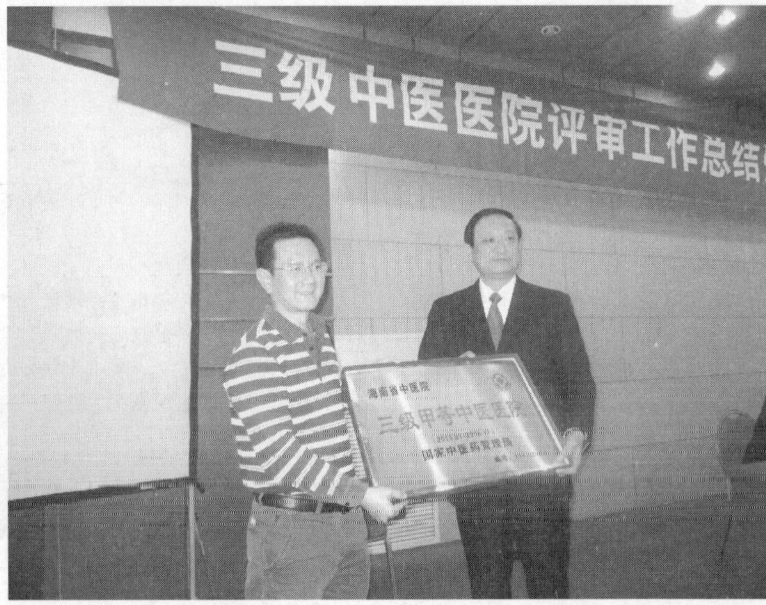

2012年，海南省中医院、海口市中医、三亚市中医院、琼海市中医院被评为三级甲等中医医院

积极开展二级中医医院等级评审试点工作，海南省成立了由省内37名专家组成的二级中医医院评审专家库，并举办全省二级中医医院评审专家培训班，对专家库成员进行《二级中医医院评审标准实施细则》培训。选定儋州市中医院为全国二级中医医院评审试点单位，在国家中医药管理局督导下，完成了评审工作。

海南省批复同意海南省中医院牵头组建海南省中医医疗集团，积极探索海南省中医药改革与发展新路子，为推进有海南特色中医药事业发展提供有益经验。

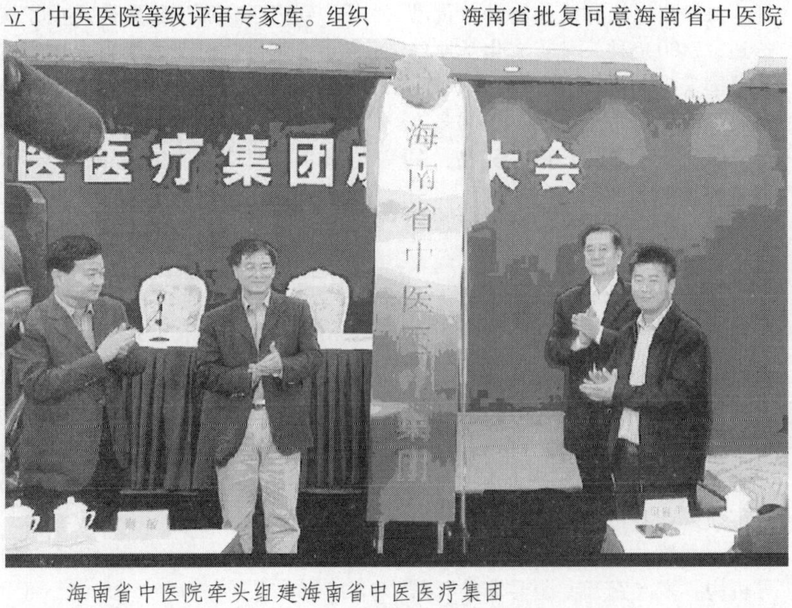

海南省中医院牵头组建海南省中医医疗集团

（二）专科专病建设

经申报评审，海南新增了5个国家中医药管理局重点专科建设项目和3个“十二五”重点专科培育项目。其中，海南省皮肤病医院皮肤科，海南省中医院脑病科、妇科、老年病科以及海口市中医医院推拿科被确定为国家中医药管理局“十二五”重点专科建设项目，海南医学院附属医院针灸科、三亚市中医院脾胃病科以及海南省中医院护理学被确定为国家中医药管理局“十二五”重点专科培育项目。至此，海南省承担的国家中医药管理局重点专科建设及培育项目增至12个。另外，经过海南省卫生厅组织申报和评审，确定了海口市中医医院针灸科等8个省级中医药重点学科。

（三）公共卫生服务中医药服务和中医预防保健服务项目工作

文昌、琼海、儋州市积极推进项目实施工作进展顺利。海口市参加全国首批中医预防保健服务机构准入试点，完成了前期调研并开展了相关工作。

三、中医药人才培养工作

加快基层中医药人员培养。海

南省继续实施中医类别全科医师转岗培训和县级中医临床技术骨干培训项目。完成全省市县乡镇卫生院、社区卫生服务中心、社区卫生服务站工作的30名在岗中医医师、全科医师转岗培训；完成市县中医院11名中医临床骨干为期1年的理论和临床培训。委托海南医学院招收了30名农村订单定向培养中医医学生。

大力培养高层次中医临床人才。经个人申请、单位推荐、考试选拔，海南省遴选了4名优秀中青年中医临床人才参加全国第三批优秀中医临床人才研修项目。

实施全国名老中医药专家学术经验继承工作项目。海南省在全省遴选8名名老中医药专家作为师承指导教师，指导16名中青年业务骨干为继承人。所有继承人都参加了全国在职研究生学位考试，其中3人将攻读广州中医药大学硕士学位，7人将攻读广州中医药大学博士学位。另外，全省新建两个全国名老中医药专家传承工作室，发掘和传承名老中医经验。

实施中医药继续教育项目，海南省组织实施省级Ⅰ类继续教育项目10项，Ⅱ类继续教育10项，培训3000余人次中医药人员。举办6期中医药标准化培训班，培训中医药中医临床人员1000人次，组织申报2013年国家级中医继续教育8项。

四、中药资源普查工作

开展全国第四次中药资源普查试点工作。海南省卫生厅组织开展

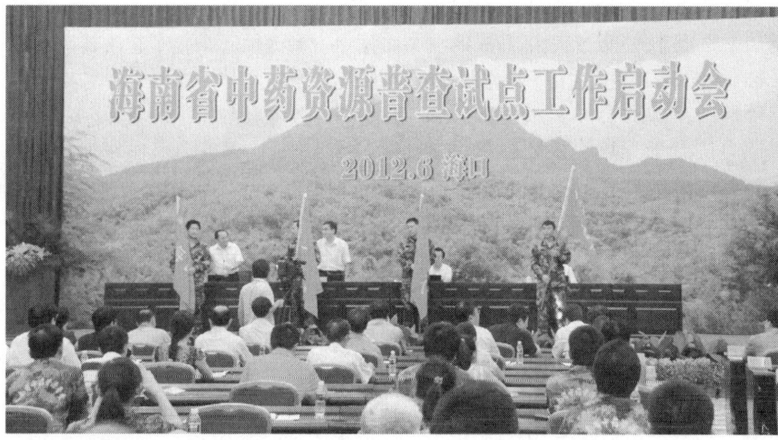

2012年6月，海南省启动全国第四次中药资源普查试点工作

了海南省中药资源普查，通过对南药、黎药、海洋药的普查以及海南民间传统医药知识的收集整理，摸清了海南南药、黎药和海洋药物资源种类、分布、蕴藏量等，开发了野外资源普查信息采集技术体系，建立了海南省中药资源数据库和普查成果共享服务平台。海南省成立了以分管省领导为组长，以省政府各部门和各市县政府负责人为成员的中药资源普查领导小组。设立了领导小组办公室、组建了技术专家委员会和10支普查队伍，召开全省中药资源普查试点工作启动会，启动了海南省中药资源全面普查工作。截至2012年12月底止，普查队已赴14市县，100多个乡镇查样地共392个、样方11760个，占总样方的60.5%，拍摄照片约69272张、录像140份，采集蜡叶标本9350份、药材样品762份、种子115份。拟编撰全面记录海南中医药资源的《海南本草》系列专著。

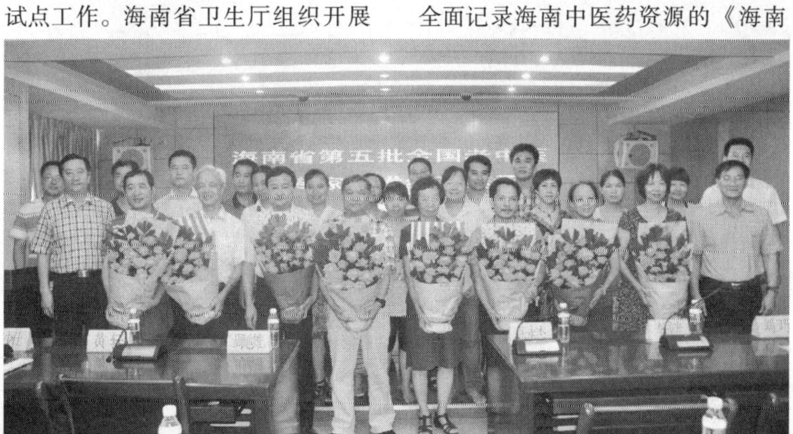

海南省组织实施了第五批全国名老中医药专家学术经验继承工作项目

为了推进中药资源普查成果的实体化，国家中医药管理局决定在海南建设1个国家基本药物所需中药材种子种苗繁育基地和1个国家级中药种质资源库。《国家基本药物所需中药材种质资源库（海南）建设方案》和《国家基本药物所需中药材种子种苗繁育基地（海南）建设方案》已由国家审核并通过，建设项目正在加紧实施。

五、中医药科研管理工作

组织国家中医药管理局重点研究室建设项目验收评估。抓好2007年以来海南省承担的国家中医药管理局重点研究室建设项目的验收评估。中国医学科学院药用植物研究所海南分所“濒危药用植物降香黄檀优良种苗繁育研究”建设项目通过国家结题验收。完成了海南省中医院“海南地区中风病证治研究室”中期评估验收工作。

积极培育中医药重点学科。按照国家中医药管理局要求，海南省培育和扶持全省中医药重点学科建设。国家中医药管理局“十一五”重点学科海南医学院附属医院中医肝胆病学通过了国家中医药管理局中期检查。海南省中医院中医老年病学、海南省皮肤病医院中医皮肤病学，被国家中医药管理局确定为“十二五”重点学科建设项目。

六、农村和社区中医药工作

实施基层中医药服务能力提升工程。积极贯彻落实国家中医药管

理局、卫生部等五部门《关于实施基层中医药服务能力提升工程的意见》。组织协调全省卫生、药监、人社等部门参加的全国基层中医药服务能力提升工程启动视频会议。派出相关人员赴全省各市县开展实地调研，掌握全省基层中医药服务能力情况第一手资料，为研究出台全省提升工程实施意见做好准备。

开展基层常见病、多发病中医药适宜技术推广项目工作。抓好海南省琼海市、文昌市、屯昌县、琼中县、乐东县、昌江县中医院6个全国基层常见病、多发病中医药适宜技术县级推广基地建设。结合地方实际，海南省组织全省医疗机构筛选了15项基层常见病、多发病中医药适宜技术推广项目临床开展试验研究，并按照国家中医药管理局的要求，根据基层中医药适宜技术推广培训的需要，印刷下发中医药适宜技术手册1500册。

完成全国农村中医药工作先进市期满复核验收工作。琼海市全国农村中医药工作先进市期满复审工作，于2012年12月顺利通过国家专家组复审验收。

七、中医药文化建设工作

海南省卫生厅组织实施《国家中医药管理局关于加强中医药文化建设的指导意见》、《中医医院环境形象设计方案》以及医技科室、24个临床科室环境形象建设范例，强化中医药文化建设形象建设。

海南省卫生厅委托海南医学院中医学院举办全省中医药科普宣传专家培训班。推选全省48名优秀中医药人员进行了为期3天中医药文化巡讲专家培训，培训班邀请了著名中医学家、国医大师张学文教授讲解中医药文化特点和养生方法。培训之后有16名学员被聘为海南省科普巡讲专家，组建中医药文化科普巡讲团，按照有关工作要求开展中医药科普巡讲及义诊活动10次，受益群众近万人，并获得了较好的社会效果。

大力弘扬中医药文化，营造爱中医、学中医、用中医的文化氛围，首次组织全省中医药知识大赛，先后分筹备、初赛、复赛和决赛阶段，在海南电视台演播厅举行了总决赛，大赛决出了1名集体一等奖、3名集体二等奖、4名集体三等奖及8名个人奖。

（邢伯茹）

【重庆市2012年中医药工作概况】

一、国家中医药管理局、市政府及各部门对重庆中医药事业的支持

局市合作共建进一步加强。卫生部副部长、国家中医药管理局王国强，国家中医药管理局副局长吴刚先后与重庆市副市长吴刚会面，就全市中医药工作发展取得的成绩和下一步工作重点及措施初步达成共识。

充分发挥老中医药专家的作用。重庆市中医管理局认真听取老中医药专家建议和意见，向市政府提交中医药工作发展建议办理情况报告，同时为更好地发挥专家咨询参谋作用，经重庆市政府同意，成立了重庆市中医药专家顾问团。

及时调整重庆市中医药工作协调小组成员。根据工作调整和人员变动情况，在2007年成立的重庆市中医药工作协调小组基础上，经报请市政府同意，调整了小组部分成员，以加强中医药工作的沟通和协调。

二、各项重点工作

独立中医药学院筹建工作有新进展。重庆市卫生局在充分调研和论证的基础上，向市政府分管领导专题汇报了中医药学院筹建工作的主要思路和基本框架，得到市领导的认可和重视。为进一步落实市领导的意见，由市发改委牵头，组织卫生、教育等部门专题研讨组建工作。

全国第四次中药资源普查试点工作稳步推进。作为全国第四次中药资源普查试点省市之一，重庆市创新性地采用了“在组织上以各级卫生行政部门为主线、在技术上以技术依托单位为主线”双轨并行的运行模式，取得良好效果，得到国家中医药管理局的高度肯定。自工作开展以来，重庆市高度重视此项工作，市政府和各区县政府均成立了工作领导小组，重庆组建了调查工作专家委员会，制订了全市工作方案和实施细则。2012年2月，召开全市中药资源普查试点工作启动会，2012年4月，在全国率先召开野外调查工作启动会，重庆市技术负责人还多次在国家中医药管理局有关工作会议上作交流发言。2012年7月，首次外业调查工作全部结束。18个试点区县野外调查工作已

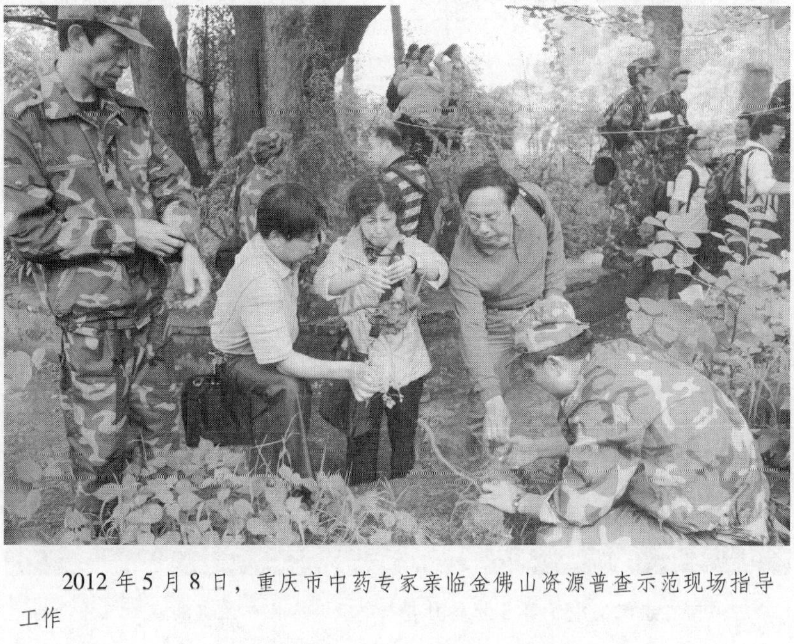

2012年5月8日，重庆市中药专家亲临金佛山资源普查示范现场指导工作

全部完成，已完成92个调查区域，205条调查样带，661个样地，蜡叶标本采集9894个编号，共计38676份，80%的调查任务已完成，各项内业整理工作正稳步推进。

重庆市中医药医保新政策出台。重庆市出台了由人社、财政和卫生3个部门联合印发的《关于进一步完善中医药医疗保险政策的通知》，于2013年1月1日起施行。该政策在多个方面体现出对中医的扶持，

三、基层中医药工作

完成全国基层中医药工作先进单位复核和评估工作。重庆市邀请吉林、广西的中医药管理局专家对重庆市北碚区等6个期满5年的区县进行全国基层中医药工作先进单位复核；北京和贵州的专家组一行6人对璧山、石柱创建全国农村中医药工作先进单位进行了评估验收。通过复核和创建，重庆市8个区县的基层中医药工作取得了较大成绩，完善了中医药三级服务网络建设、加强了中医药人才培养、提升了中医药服务水平，群众的满意度不断提高。

开展基层中医药督导工作。为促进基层中医药事业进一步发展，充分发挥中医药在基本医疗和基本公共卫生服务中的优势和作用，2012年3～6月，重庆市对全市12个区、县开展基层中医药工作情况进行了督导，共查看39个乡镇卫生院、39个村卫生室、24个社区卫生服务机构以及16个区县级医院。重点就中医龙头机构建设、集中打造中医药服务区、基层中医药人员配备、中医药服务质量、中医药参与基本公共卫生服务等方面进行了指导。通过督导，石柱县通过了重庆市农村中医药工作先进单位评估验收；璧山县上报了全国农村中医药工作先进单位；北碚、江津等区县中医龙头机构发展较快。

基层中医药服务能力提升工程启动。重庆市下发《重庆市基层医疗机构中医药建设标准》、《重庆市基层中医药工作指导意见》，并按照国家中医药管理局等5部委要求，制定了《重庆市基层中医药服务能力提升工程实施意见》、《重庆市基层中医药服务能力提升工程实施方案》。同时，收集38个区县基层中医药工作总结、相关统计表和典型材料，形成会议报告初稿，编印成《重庆市基层中医药工作画册》。

四、中医医院管理

稳步推进公立中医医院改革。江北区中医院建立了以理事会为核心、院长负责制的公立医院法人治理结构，推行全员聘用管理制度，实行总会计师制度，开展了人事分配制度、临床路径管理、成本核算和补偿机制、单病种付费管理等10项改革试点。全市确定10家医院的26个科室作为首批中医临床路径试点单位，每个医院和科室选择1～2个病种，共34个病种进行中医临床路径的试点工作。

开展等级中医医院评审工作。按照国家中医药管理局对等级医院评审的相关要求，2012年5月，重庆市中医院顺利通过了国家中医药管理局的三级甲等中医医院复评；2012年10月，北碚区中医院、垫江县中医院、九龙坡第一中医院成功创建三级甲等中医医院；2012年11月，荣昌县中医院、彭水县中医院成功创建二级甲等中医医院。同时，国家中医药管理局指派重庆市相关专家到上海、湖南、四川、甘肃等省参加了当地等级医院的评审。重庆组织专家对永川区中医院创建三级医院进行了指导，专家对该院创三级医院的各项指标进行了全面指导，要求医院重点提高医疗、医技质量，加强抗生素的规范使用和管理，强化措施，认真加以整改，确保创建工作取得圆满成功。

推进急诊急救能力工作再上新台阶。一是对“十一五”期间重庆市应急工作进行总结。按照国家中医药管理局的要求，对“十一五”期间重庆市中医药应急工作进行总结，该项工作受到国家中医药管理局的称赞。二是大力推进急诊、急救网络医院建设。为进一步增强急诊、急救网络医院建设，提高中医药急诊急救能力，扩大中医药参与急诊急救的覆盖面，根据重庆市“十二五”中医事业发展规划，将江北区中医院等9家医院纳入重庆市急诊、急救医院网络建设。

严把医疗技术准入。按照医疗技术准入要求，重庆市组织专家对垫江县中医院申报的心脏介入诊治技术和彭水县中医院、合川区中西医结合医院、铜梁县中医院申报的血液透析技术进行了评审验收。

召开优质护理服务工作大会。2012年5月10日，重庆市卫生局组织全市中医医院在重庆市中医院召开了重庆市中医优质护理服务工作大会。大会表彰了在优质护理工作中成绩突出的8个先进单位、53个先进病房和49个先进个人。

加强综合医院中医药工作示范单位建设。按照国家中医药管理局要求，重庆积极组织相关医院申报综合医院中医药工作示范单位。2012年共有石柱县人民医院等6家综合医院申报，重庆市第三人民医院等3家医院通过了国家中医药管理局专家组的评审，并将评审结果上报国家中医药管理局审核。

举办中医医院评审专家培训班。根据国家中医药管理局《关于尽快成立省级中医医院评审领导小组和评审组织的通知》（国中医药医政医管便函〔2012〕100号）要求，为做好重庆市中医医院评审工作，2012年11月9～10日，重庆举办中医医院评审专家培训班，对全市中医医院院长、业务院长、重点专科负责人、综合医院中医医院评审专家库专家等共计150人进行了培训。

五、中医特色优势建设

国家级重点专科建设项目。为促进全市重点专科建设再上新台阶，重庆卫生局积极争取卫生部2012年国家临床重点专科（中医专业）建设项目和国家中医药管理局“十二五”重点专科建设项目。及时组织各相关医院申报和专家评审，推荐重庆医科大学附属第二医院中医康复科等3家医院的专科申报卫生部2012年国家临床重点专科（中医专业）建设项目、重庆市中医院肝病科等24个专科申报国家中医药管理局“十二五”重点专科建设项目。

北碚区中医院脑病科被确定为2012年国家临床重点专科（中医专业）建设项目。重庆市中医院肝病科等15个专科被确定为国家中医药管理局“十二五”重点专科建设项目和培育项目。

市级重点（特色）专科。经相关医院的认真申报，重庆市评定重庆市中医院治未病科等13个专科为2012年市级重点专科建设项目，渝北区中医院肛肠科等5个专科为2012年市级特色专科建设项目。重庆市共建设中医重点专科43个，特色专科60个，专科建设重点支持了45所县级以上中医院，使每所医院至少有2个专科建设项目，形成了院有专科、科有专病、病有专药的发展模式，带动了所在医院可持续发展。

国家临床重点专科建设。重庆市中医院（中医皮肤病科）按照项目建设方案，合理使用项目资金，购置激光共聚焦皮肤显微分析系统、全自动过敏原检测仪、舌面脉信息采集体质辨识系统等中医设备和通用设备，制订了日晒疮等中医诊疗方案和临床路径，并进行优化验证和推广，同时参与了黄褐斑、特应性皮炎、足癣、结节性痒疹等皮肤病的中医临床路径验证工作。通过重点专科建设，科室的诊疗设备得到补充，丰富了中医治疗手段，提高了诊疗水平。2011年皮肤科门诊人次304378人，出院人次2211人，分别较2010年增长20.02%和25.91%。

中医药治疗艾滋病工作。重庆市推进重庆市公共卫生医疗救治中心等3家艾滋病基地建设，培训医务人员55名，覆盖全市38个区县。全市共有220名艾滋病患者持续接受中医药治疗，取得较好效果，超额完成国家中医药管理局下派的各项任务。

六、中医药平台建设

中医药标准化工作。根据国家中医药管理局的统一部署，重庆市于2012年11月启动中医药标准培训工作，根据要求，重庆市承担了15个病种3个修订病种的国家诊疗标准应用评价工作。同时，要求市中医院积极开展中医药标准立项可行性研究，提出中医药标准项目建议，组织构建全市中医药标准应用推广网络和信息推广平台，指导和带动基层中医机构开展中医药标准化应用。同时，把万州、九龙坡、垫江、北碚等几家区县中医院作为基地协作单位，共同参与中医药标准化研究推广工作的做法得到国家中医药管理局领导的高度评价。

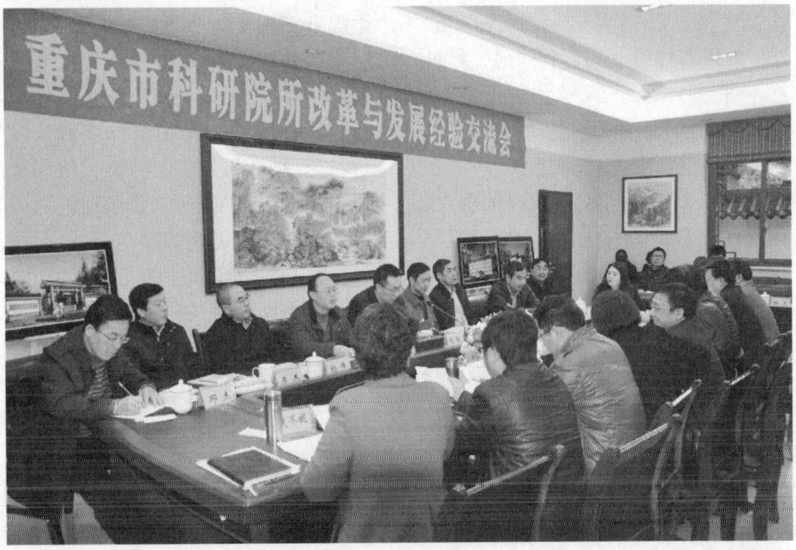

2012年11月23日，重庆市科研院所改革与发展经验交流会在重庆市药研所召开

中医药适宜技术推广。按照国家中医药管理局申报条件要求，重庆市确定铜梁县中医院等5家医院为项目建设单位，重点开展网络平台建设、适宜技术筛选与评价及培训基层医疗机构医务人员。确定19家社区卫生服务中心和乡镇卫生院开展中医药综合服务区打造和适宜技术的推广，为230个村卫生室进行中医药设施配备。

七、中医医政专项工作

中医类别医师准入管理。中医类别医师资格实践技能考试和综合笔试顺利开展，重庆市2012年参加中医类别医师资格考试人员5897人，通过审核4862人。对42名医师进行了变更注册，对25名取得医师资格证的医师进行了注册。

医疗广告审查。2012年批准发布18个中医医疗广告，对审查合格的中医医疗广告出具《医疗广告审查证明》，并在重庆卫生信息网上公示。经过国家中医药管理局和重庆市工商管理局监测，在媒体上未发现重庆市虚假违法中医医疗广告。

中医药诊疗设备生产厂家准入。按照国家中医药管理局的要求，重庆市卫生局认真审查重庆市中医药诊疗设备生产厂家资质，推选重庆海扶技术有限公司、重庆航天火箭电子技术有限公司、重庆伟联科技有限公司3家企业参加中医诊疗设备生产示范基地建设示范单位的申报评选，最终重庆航天火箭电子技术有限公司被国家中医药管理局评为全国中医诊疗设备生产示范基地建设示范单位，填补了重庆市中医药器材研发空白。

八、中医药人才培养工作

中医药管理高级培训班。2012年6月1～22日，重庆市卫生局在浙江大学举办了重庆市第四期中医药管理高级培训班，包括重庆市卫生局方明金副局长在内的48位学员参加培训。

重庆市中医院与北京中医药大学签订合作协议。2012年6月21日，在重庆市政府副市长吴刚的带领下，重庆市卫生局、重庆市中医院有关领导赴京与北京中医药大学签订了合作协议。根据协议，北京中医药大学将把重庆市中医院列为其非直属的附属医院，在人才培养、科研教学、临床带教、学科建设等多个方面给予重庆市中医院以支持和帮助。至此，共有5所全国一流的中医药大学在重庆市设置了非直属附属医院。

中医药师承教育。重庆市完成第四批国家级师承结业考核，26名继承人顺利出师。开展第五批国家级和第二批市级师承工作，遴选出34名师承指导老师和62名继承人，举办了隆重的拜师仪式和继承人中医经典著作高级研修班。启动国家级中医药传承博士后工作，初步遴选出6名博士后合作导师。推进全国名老中医药专家传承工作室建设，新增6个国家级名老专家传承工作室建设单位，整理完善重庆市名老中医药专家学术思想和实践经验，加强中医药传承研究型人才培养。

高层次中医药人才培养。重庆市完成第二批全国中医临床优秀人才研修项目结业考核，培养2名中医学科带头人。遴选4名正高职称的中医临床人员进行第三批全国优才培养。继续做好重庆市中医药高级人才培养项目工作，召开项目第二年度总结报告会。24名在培学员均较好地完成了项目年度任务，学员们中医药理论水平和业务能力得到较大提高。

基层中医药骨干人才培养。重庆市完成2011年度40名县级中医骨干和93名中医全科医生培训任务，举办2012年县级中医骨干集中理论学习班。启动中医住院医师规范化培训基地建设工作，制定中医住院医师规范化培训基地建设标准，评选首批4家建设单位，提高基地师资水平、完善基地硬件条件，为开展中医住院医师（全科医师）规培打下基础。

“国医名师大讲堂”。重庆市举办了2期大讲堂活动，邀请5位著名的市内外中医学家来渝为全市中医药从业人员做学术讲座。

九、科研和重点学科管理

2012年局级中医药科研课题立项工作。2012年，重庆市共收到53个单位的196项申请，初审合格192项，经专家评审和重点项目立项答辩等环节，择优确定了包括重庆市中医院“基于“肾为先天之本”理论防治红斑狼疮及甲基化遗传机制研究”在内的5个重点项目和54个一般（指导）项目。

中医药治疗优势病种方案。自2011年将重庆市中医院“代偿期肝硬化”等4个病种研究确定为重庆市卫生局中医药科研重大专项以来，2012年，重庆市2次组织市内和市外专家就病种研究方案进行论证，以找准研究的切入点、完善研究思路和方案、科学预测研究可能取得的成果，力争有3~5年的时间内形成具有重庆市特色的、有创新性的、对中医药临床有较大促进的研究成果。

国家级科研项目。2012年5月，国家中医药管理局组织专家对2004~2007年度国家中医药管理局中医药科学技术研究专项课题进行验收，在360项课题中，共有314项通过验收，33项予以结题，6项被撤销。重庆市药物种植研究所承担的“西南地区药用植物种质资源研究”等4个课题全部通过验收。

中医药科研能力与管理培训班。2012年9月，重庆市卫生局举办了为期3天的中医药科研能力及管理培训班，参训学员近200人，培训内容包括中医药科研思路与方法等。

在建的学科建设。重庆市卫生局于2012年1月召开了3个国家级重点学科推进会。

新增重点学科建设项目。针对国家中医药管理局增补“十二五”中医药重点学科的建设计划，重庆市卫生局组织全市各省级科研、临床单位积极申报，经专家评审向国家局推荐了市药物种植研究所“药用植物学”等4个重点学科，4个重点学科已被确定为国家中医药管理局重点学科建设单位。至此，重庆市共有7个在建国家级重点学科和2个已建成学科点。

市级重点学科的建设。重庆市卫生局制定了《重庆市中医药重点学科管理办法》，加强市级重点学科的管理，重庆市中医院“神经内科”等6个市级重点学科建设进展顺利。

十、中医药文化建设

开展2012年“特色中医巴渝行”活动。重庆市广泛开展了基层中医药人员培训、义诊、教学查房等活动，在永川、长寿等9个区县进行义诊和健康巡讲，惠及群众万余人。举办卫生人员培训2次，培训人次约400人，取得良好的社会效益。

评比推出一批优秀文化科普作品。经单位推荐、专家评审，重庆市评选出马有度主编的《奇妙中医药》等8个优秀获奖作品，并推荐给广大群众，进一步弘扬了中医药文化。

选拔出一批文化科普宣讲能手。重庆市举办了以“传播中医文化，打造健康生活”为主题的中医药文化科普宣讲比赛，来自20多个区县的41名选手参加初赛，奉节县中医院刘金军等14名选手脱颖而出。

开展了中医药文化建设先进单位的评选。重庆市卫生局在全市范围内开展了中医医疗机构文化建设先进单位评比工作。21家机构参与评比，最终确定了重庆市中医院等11家单位成为先进单位。

中医药宣传工作持续推进。加大重庆中医药宣传工作力度，截至2012年10月底，《中国中医药报》已采编由重庆市提供的稿件250余篇，仅仅成立一年多时间的《中国中医药报》重庆记者站，获得了“全国优秀记者站”称号。继续编印了重庆市《中医药信息特刊》，面向重庆市医疗卫生单位免费赠送，使重庆市中医药单位和人员及时、全面了解市内外行业信息。

（田　波）

【四川省2012年中医药工作概况】

2012年，四川省中医药系统深化改革，加快发展，突出特色，着力基层，促进了四川省中医药事业快速发展。四川省中医机构达178所，新增建设用地2000余亩，业务用房达178万平方米，增长20.20%。乡镇卫生院中医科室设置达90%以上，社区卫生服务中心中医科室设置达95%以上。基层中医药服务量达40%以上。

一、中医药发展政策和措施

2012年7月，四川省人民政府出台了《关于扶持和促进中医药事业发展的实施意见》（简称《实施意见》）。明确了今后一个时期四川省中医药事业发展目标和主要任务，制定了一系列扶持中医药发展的政策措施。四川省各地迅速掀起学习贯彻《实施意见》的高潮，研究制定符合本地区中医药发展趋势和特点的政策措施。成都市、巴中、广安市人民政府率先出台了关于进一步加快中医药事业发展的意见。着力推进中医药法制化、标准化、信息化建设。加强中医药标准修订工作，完成了四川省中医药标准研究推广基地建设单位中医临床诊疗指南评价及修订病种的工作任务。配合省人大开展了《四川省中医药条例》贯彻落实情况执法，督促各地建立完善相关中医药的政策法规、标准规范。

二、基层中医药服务能力提升

四川省人民政府召开了四川省基层中医药服务能力提升工程会议，成立了四川省基层中医药服务能力提升工程领导小组。四川省政府与21个市（州）政府签订了《基层中医药服务能力提升工程目标责任书》。会同有关部门下发了《关于实施四川省基层中医药服务能力提升工程的意见》。制订了四川省基层中医药服务能力提升工程实施方案。各地以合理配置中医药资源、健全农村中医药服务体系、加强县级中医医院基础设施建设、推动乡镇卫生院与村卫生站中医药服务能力建设为重点，制定了总体目标，细化分解了年度目标，建立了考核评估机制，促进了四川省农村社区中医药服务能力提升，乡镇卫生院中医科室达90.2%（全国66.5%），集中打造中医综合服务区，农村达32.4%、社区达65.7%，农村中医服务量达41.4%、社区达41.7%。建成国家基层中医药工作先进单位17个。成都市建成全国基层中医药工作先进市，资阳市建成全国农村中医药工作先进市。

三、中医药参与深化医改重点工作

推进中医医院在管理体制、补偿机制、人事分配、药品供应、价格机制等方面进行综合改革。7所县级中医医院实行了取消“以药补医”的改革试点。在《国家基本药物目录》省级目录中，基本药物从307种增加到392种，其中中成药169种。将针灸、推拿等中医诊疗技术和中药制剂纳入新农合或城镇医保报销范围，引导农民或社区居民选用中医药适宜技术。将应用中医药预防保健技术和方法纳入基本公共卫生服务绩效考核体系并列为重点指标予以考核。郫县、安县、顺庆区、达县等8县（区）被列为开展基本公共卫生服务中医药服务项目试点单位。中医医院全面开展了便民惠民服务，简化就医流程，实行预约诊疗，开设节假日门诊、夜间门诊等，改善就医环境。四川省三级中医医院开展临床路径管理的病种达5个，二级中医医院开展临床路径管理的病种达3个。持续开展了“三好一满意”活动，改善医疗服务工作。组织实施了“万名医师支援农村卫生工程”。四川省14所三级中医医院对口支援了30所老少边穷地区县级中医医院，18所二级甲等中医医院对口支援了民族地区乡镇卫生院。

四、中医药特色优势建设

一是积极实施“三名战略”。新增39个国家中医药管理局“十二五”重点专科建设单位，建成省级重点专科6个。四川省共建有各级各类重点中医专科512个，其中国家临床重点中医专科8个，国家中医药管理局重点专科67个，省级重点专科131个，市（州）级重点专科278个，县级重点专科18个，院级重点专科22个，形成了国家、省、市、县、院五级联动格局。在精品中医医院建设中坚持中医办院方向，中医科室设置、人员配置、中医药技术运用等方面全面推进，名院建设步伐加快。二是中医医院快速发展。各级各类中医医院办院方向更加明确。加大了中医药的使用和中医药技术运用，坚持“以评促建、以评促改、评建并举、重在内涵”的方针，开展了中医医院等级评审工作。三是中医药防治重大疾病、传染病工作成效显著。四川省12个重大疾病中医药防治中心和20个中医药防治技术协作中心建设单位年度工作进展顺利，对心脑血管病、恶性肿瘤、病毒性肝炎、急性重症胰腺炎、糖尿病及并发症、艾滋病等重大疾病中医药治疗优势病种开展临床研究，制定和实施中医药防治规范。2012年共确定了5对省市级中医医院和传染病院联合建设临床基地。四是中医药治疗艾滋病成效突出。有效改善了HIV感染者和艾滋病人的生存状况、提高了艾滋病人的生活质量。四川省累计治疗人数达614人，超额完成国家下达病例数为300例的任务。五是中医“治未病”工作有序开展。四川省19个“治未病”中心工作进展顺利。成都中医药大学附属医院“治未病”中心大楼已立项建设。省局安排专项经费800万元支持80所县（区）级中医医院建设中医“治未病”科室。在基本公共卫生服务中将中医药服务纳入基本公共卫生服务绩效考核体系。成都市青羊区和双流县认真开展“全国基本公共卫生服务中医药服务项目”试点工作。青羊区65岁以上老人基本中医健康管理率达到80%。六是民族医药工作全面加强。加大了民族地区城乡基层中医药服务体系建设力度。组织召开了民族地区卫生局长工作会议，对民族地区基层中藏医服务能力提升工程进行了全面部署，促进民族地区民族医药适宜技术项目的推广应用。推动民族医医院规范化管理，加强民族医医院临床科室建设和藏医药特色优势建设，不断完善服务功能和提升服务水平。新增国家中医药管理局“十二五”民族医重点专科2个，甘孜、阿坝州藏医医院成为国家中医药管理局重点民族医医院建设单位。

五、中医药人才队伍建设

一是在中医药高级职称资格评审中首次采取“考评结合”。对基层中医人员高级专业职称评审首次实行了“两降两免”，着力解决基层中医药人才“引得进、留得住”。有231名申报人员通过高级职称评审，占参加评审人员的78.31%。有34名申报人员通过基层卫生高级技术资格评审，占参加评审人员的77.99%。二是做好师承工作，完成了国家级第四批师承的结业考核，31名继承人均通过了考核顺利结业。国家级第五批师承项目确定四川省30名导师带60名继承人。在泸州等4个市（州）试点以“集体带、带集体”形式开展第四批省级师承工作，100名学员进岗学习。试点启动了市、县级师承工作。三是强化中医药继续教育工作。新增中医住院医师规范化培训基地6个，培养中医类别全科医生100名。培训中医专科专病临床骨干810名。培训260名县级中医临床技术骨干。继续抓好中医四部经典学习工作，18000名专业技术人员参加了统一考试。邀请西藏名老藏医药专家到四川省藏区授课，培训学员370名。开展了西学中培训试点，共培训学员162名。四是做好重点学科建设工作，督导11个国家中医药重点学科建设单位，四川省新上“十二五”国家中医药重点学科20个。

六、中医药科技创新工作

一是继承发展和研究探索中医药防治疾病的临床优势特色规律，提高了中医药疾病防治能力和临床疗效。“经穴效应特异性循证评价及生物学基础研究”首次获得了国家科技进步二等奖。荣获省科技进步奖一等奖1项、二等奖2项、三等奖6项。二是积极推进国家中医临床研究（糖尿病）基地建设工作。基地大楼投入使用，建立了临床科研信息共享系统，临床基地业务建设科研专项课题，获准立项8项。三是创新工作机制，在25个试点县全面开展了中药资源普查工作。率先建立了省级中药资源数字化平台，数据质量名列全国前茅，在全国信息技术支持数据库技术培训考核中取得第一，并为国家平台的建立提供了技术参考。四是加强科技项目管理和局重大专项的实施工作。2012年重点课题立项108项，重大疾病的中医药防治研究课题立项8项。五是加强中医药重点研究室、重点实验室、重点研究机构的建设和管理。国家审批通过2个重点实验室建设项目。六是首次开展川派名老中医药专家学术思想及临床经验总结传承的整理研究，对41位川派名中医文献的整理课题进行立项研究。同时开展了重要中医药古籍文献及民族医药文献的保护与利用研究工作，开展16部文献的整理工作，有9部民族医药文献已列入出版计划，整理民族适宜诊疗技术79个，其中20个项目在民族地区52个县进行使用推广。

七、中医药文化建设和基层党建工作

四川省组织召开了四川省中医药文化建设现场会，举办了四川省中医药系统文艺汇演。印发《四川省中医药管理局关于加强中医药文化建设的实施方案》。制定今后一段时期四川省中医药文化建设的主要任务，强化对基层中医药文化建设工作的指导。组织开展中医中药中国行“三进”基层医师培训及“中医药文化宣传月活动”。组织中医药专家，深入眉山等4个市的20个县、市、区，为6000多名基层医师进行了中医药防治常见病、多发病知识培训及专家查房。举办了4场大型中医药科普知识讲座。建成四川省中医药文化宣传教育基地1个（巴中市通江县红四方面军总医院旧址）。举办了7期中央及省级主流媒体记者见面会，宣传中医药战线上涌现出的先进事迹。编辑印发《四川中医药党务与宣传》14期。加强政治理论学习及基层党建工作。局直属机关党委组织开展了与基层党组织“结对互动”活动，该项活动受到多方的好评。加强党风廉政教育，举办了四川省中医药管理局直属单位廉政教育报告会。邀请有关单位结合当前医疗卫生系统面临的惩治预防腐败的重要形势，作了反腐倡廉工作专题报告。

（邵志宁）

【贵州省2012年中医药工作概况】

一、中医药政策

贵州省争取国家中医药管理局支持，印发了《国家中医药管理局印发关于支持和促进贵州中医药、民族医药事业又好又快发展的实施意见的通知》（〔2012〕21号）。

二、加强重点学科建设工作

2012年，贵州省申报成功国家中医药管理局“十二五”中医药重点建设学科13个。接受了国家中医药管理局专家组对该省中医脑病学、中医内分泌病学、中医血液病学、针灸学、药用植物学5个国家中医药管理局“十一五”重点学科的中期检查。

三、加强中医药人才培养

名中医传承工作。一是根据国家中医药管理局《第四批全国老中医药专家学术经验继承工作实施方案》和《贵州省第四批全国老中医药专家学术经验继承工作管理细则（试行）》要求，完成了对第四批全国老中医药专家学术经验继承人的结业考核工作。贵州省13名继承人全部通过了结业考核。同时许滔等6名继承人获中医临床（师承）博士学位，杨硕等4名继承人获中医临床（师承）硕士学位。二是何成瑶、王玉林、凌湘力、吴光炯、李宗智、董湘玉、刘尚义、付汝林、戴永生、符中柱10名老中医药专家被国家中医药管理局确定为第五批全国老中医药专家学术经验继承指导老师。程力、曹俊岩、刘维琴、周玉华、肖政华、潘艳怜、毕莲、田津、周洵、姚贤凤、莫志红、陈颜、邱兴磊、代芳、罗莉、陈育、欧江琴、刘亿淑、苗大兴、何峰20位青年中医生被国家中医药管理局确定为第五批全国老中医药专家学术经验继承人。

中医优秀临床人才培养。一是完成了贵州省全国第二批国家中医药管理局优秀中医临床人才研修项目研修人员的结业考核工作。詹继红同志获得优秀论文奖。二是贵州省孙波、谢甦、许滔、谭旭宏、李兰5名中医被确定为第三批全国中医药优秀中医临床人才研修项目学员。

中医类别全科医生培养。贵州完成了100名基层中医人员的中医类别全科医师转岗培训。

免费订单定培养。贵州完成了50名农村免费订单定向中医学专业本科生的招生录取工作。

开展中医药标准化研究技术骨干培训。贵州完成了全省中医标准化建设基地中医药标准临床应用骨干280人次的培训；完成了对县级以上中医医院中医药人员104名的针灸技术操作规范系列国家标准培训，600名中医临床各科常见病诊疗指南实施推广培训。

四、中医药科技工作

中药资源普查前期工作。贵州成立了贵州省中药资源普查（试点）工作领导小组、中药资源普查试点领导小组办公室及中药资源普查（试点）工作技术专家委员会，组织拟定了《贵州省中药资源普查实施方案》、《贵州省中药资源普查（试点）工作专项经费管理办法》，确定了省域中药资源名录、普查范围、时间安排、考核指标等，做好了资源普查的前期准备工作。

继续开展中医药、民族医药科学技术研究专项立项工作。2012年立项课题75项，其中67项立项资助，8项立项不资助，课题资助金额120万元。

五、加强医院医政管理

开展中医医院等级评审工作。贵阳中医学第一附属医院、贵阳中医学第二附属医院、黔南州中医医院、毕节市中医医院、黔西南州中医医院、黔东南州中医医院6家中医医院通过了国家中医药管理局的三级甲等复核评审。制定下发了《关于开展二级中医医院复核评审工作的通知》，安排部署二级中医医院复核评审工作。选择了两所县级中医医院开展二级中医医院复核评审试评，并指导全省二级中医医院做好复核评审前期准备工作。

加强医院各种项目建设。贵州省国家中医药管理局“十一五”重点（民族医）专科“苗医肺病科”、“苗医皮肤科”2个建设项目，通过了国家中医药管理局的评审验收，已建成为国家中医药管理局重点专科。贵阳市小河区、遵义市余庆县、毕节市大方县、铜仁市碧江区、黔西南州普安县5家单位被确定为基本公共卫生服务中医药服务项目试点单位。经国家中医药管理局批准，遵义市桐梓县为中医养生保健服务机构准入试点地区。松桃县中医院、惠水县中医院、绥阳县中医院、清镇市中医院、三穗县中医院、织金县中医院、盘县中医院、安顺经济技术开发区中西医结合医院8家单位成为中医药适宜技术服务能力项目建设单位。

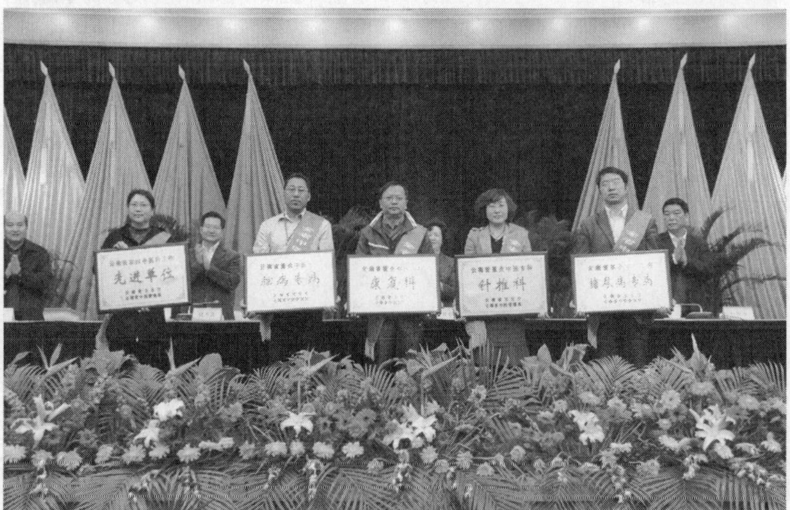

2012年2月25日，云南省中医工作会在云南昆明召开，会上为全省重点中医专科、专病和农村中医药工作先进单位授牌

加强综合医院中医药工作。贵州省人民医院、思南县人民医院2家单位被国家中医药管理局批准为全国综合医院中医药工作示范单位。

推进中医药信息化建设。贵州在50个县级中医医院开展了息化建设，每个县投入经费30万元，总投1500万元。

六、全国基层中医药工作先进单位建设

安顺市普定县、毕节市大方县、黔南州独山县通过全国农村中医药工作先进单位评审验收，获全国农村中医药工作先进单称号。

七、协办全国会议

受国家中医药管理局的委托，贵州省中医药管理局协助其在贵阳举办了全国中医药标准化座谈会暨国家中医药管理局中医药标准全国中医药标准化座谈会。卫生部副部长、国家中医药管理局局长王国强出席会议并讲话。同时出席会议的还有国家中医药管理局副局长于文明，中国科学院院士陈凯先，中国工程院院士李连达，中国工程院院士张伯礼以及国家中医药管理各司的司长等，参加会议的代表共有190余人。

受中国中医药报社的委托，贵州省中医药管理局协助中国中医药报社在贵阳成功举办2012年《中国中医药报》通联会。国家中医药管理局副局长吴刚、各省的中国中医药报社记者站站长、中国中国中医药报社理事会成员单位，共230余名代表参会。

（周　茜）

【云南省2012年中医药工作概况】

一、贯彻落实国家和省政府关于扶持和促进中医药事业发展的两个《意见》，积极参与医改工作

一是积极督促指导各地出台扶持促进中医药、民族医药事业发展的实施意见。2012年，云南省16州、市除迪庆州外，均已出台了扶持和促进中医药、民族医药事业发展的实施意见，为当地中医药事业发展提供了政策保障。二是积极协调和争取省人民政府与国家中医药管理局签订《加快云南中医药桥头堡建设战略合作协议》。三是积极参与县级公立医院改革试点。组织安宁市等9所县级中医医院纳入国家改革试点单位，将富源县等13所县级中医医院纳入省级改革试点单位，探索公立中医医院综合改革。四是扩大中医临床路径管理试点，在县级以上中医医院均开展中医临床路径试点，开展"三好一满意"、优质护理示范及公开承诺活动；五是加快推进中医药服务体系建设，7所县级中医医院纳入国家县级医院标准化建设项目，下达中央投资计划1.255亿元，建设规模9.5万平方米。六是争取到国家立项支持云南省中医医院开展中医药标准应用评价项目，选择了痛风、高尿酸血症、大肠癌3个病种开展中医诊疗方案的临床应用、效果评价和修订完善。

二、努力推进中医药能力建设，提升中医院综合服务能力

一是完成国家州（市）、县级中医（民族医）医院院服务能力建设项目，为98所中医（民族医）医院配置了诊疗设备。二是积极申报和组织实施国家临床重点专科（中医专业）建设项目，昆明市中医医院肺病科获得国家立项支持专项经费300万元。三是组织申报国家中医药管理局重点专科建设项目，16个中医专科列入"十二五"重点专科建设项目、5个列入培育项目，并配合国家中医药管理局完成10个"十一五"重点专科建设项目的评审验收工作。四是进一步加强省级重点中医专科、专病建设，对22个省级专科、专病开展了中医药特色优势强化建设。五是完成了73所县级中医医院信息化能力建设项目。

三、加强医院管理，实施中医医院等级评审

一是成立云南省中医医院评审专项工作领导小组及评审委员会，组建了云南省中医医院评审专家库，并开展了评审专家的培训工作。二是云南省卫生厅制订了《云南省三级中医医院等级评审工作方案》，顺利完成了10所三级中医医院等级评审工作。三是启动实施了二级中医医院评审工作，举办了云南省二级中医医院等级评审暨规范化管理培训班，分3期对全省县级中医医院700人进行了为期2天的培训。完成了全省二级中医院评审的申报工作，并对宾川、南华进行了二级中医医院试评审工作。

四、加强基层中医药能力建设，提升基层中医药服务能力和水平

云南省启动了基层中医药服务能力提升工程，起草了《云南省实施基层中医药服务能力提升工程的意见》和其实施方案以及提升工程目标承诺书，并报省政府审定。组织召开了全省农村及基层中医药工作会议，回顾总结了全省农村中医药工作成绩，分析存在的主要困难和问题以及当前面临的形势，安排部署了今后云南省农村中医药工作和基层中医药服务能力提升工程的任务。二是争取到国家专项资金489万元，支持云南省23个乡镇卫生院、社区卫生服务中心中医科和中药房建设，为290个村卫生室配置中医药基本诊疗设备，逐步提升基层中医药服务能力。完成嵩明县、祥云县创建全国和全省农村中医药工作先进单位的评审，对陆良县、元谋县、景谷县和古城区进行了复审。加快中医药适宜技术培训与推广工作。建设了1个省级、32个县级中医药适宜技术推广基地，云南省卫生厅组织筛选了10项中医药适宜技术，由省级基地制作成视频教学教程，并为32个县级项目基地培训师资66名，县级基地分批对基层医疗机构进行中医药适宜技术的培训和推广。参与组织实施三级医院对口支援工作。组织云南省中医医院等6所三级医院支援宾川县等9所县级中医医院；组织上海市中医医院等4所三级医院支援安宁市等4所县级中医院；组织云南省中医医院到宾川县开展巡回医疗服务。上海曙光中医药研究发展基金会在保山开展了健康服务西部行公益诊疗活动。

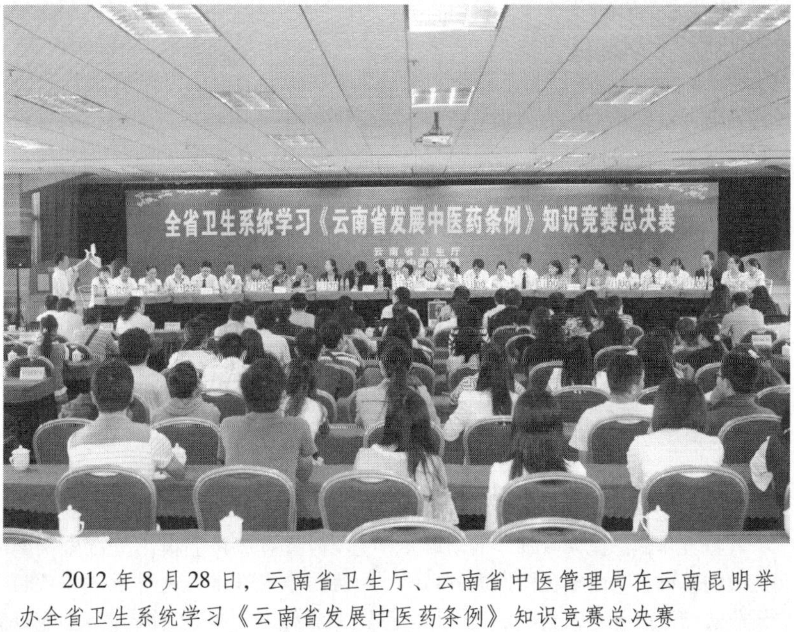

2012年8月28日，云南省卫生厅、云南省中医管理局在云南昆明举办全省卫生系统学习《云南省发展中医药条例》知识竞赛总决赛

五、加强继续医学教育，提高中医药人才队伍素质

一是启动了云南省高层次中医药人才培养工作，省级财政投入180万元专项经费，遴选确定了4名优秀中青年中医药领军人才、8名学科带头人进行培养。二是继续开展中医药师带徒工作。完成国家级第四批、省级第二批师承人员出师，同时启动了第五批全国老中医药专家学术经验继承遴选工作及省级第三批中医药师带徒工作，分别确定了国家级18名指导老师、36名继承人及省级20名指导老师、40名继承人进岗带教。三是完成中医药继续医学教育项目63项，培训3500余人，住院医师规范化培训考试

798人次、中医类别全科医师100名、县级中医临床骨干175名、263名中医医院财务骨干和信息科长的培训任务；四是举办了中医经典理论培训班和上海第二期云南省中医院院长培训班；五是实施了5个国家级名老中医专家工作室建设，推荐了16个中医学术流派传承工作室建设单位和10位中医药传承博士后合作导师；六是完成了第二批全国优秀中医临床人才，同时启动了第三批全国优秀中医临床人才研修项目，新确定了10名培养对象，开展为期3年的研修任务。

六、加强科研工作，不断增强创新能力

云南组织开展了4部中医药、民族医药文献整理及13个制剂的研发项目。组织实施了25个县中药资源普查试点工作。完成了普查设备的统一招标采购并及时下发各试点县，举办了全省中药资源普查试点工作培训班，25个项目县专业技术骨干共计240余人参加了培训，召开了中药资源普查试点工作汇报及推进会，并对部分工作进展较慢的试点县进行了工作督导和调研。继续开展重点学科和临床研究基地建设工作。云南省12个学科被确定为国家中医药重点学科建设项目，并推荐了6项创新中药研究项目。云南省中医医院的“慢性前列腺炎补肾通利法”通过国家中医药管理局重点研究室建设项目的验收。

七、开展基本公共卫生服务中医药服务试点和中医预防保健服务试点工作，稳步推进中医药治疗艾滋病工作

一是腾冲等6个县开展了基本公共卫生服务中医药服务项目试点工作；二是宾川、祥云县开展了中医预防保健服务试点工作；通过试点，中医健康干预措施和康复手段方法得到了较好的应用，中医药在老年人保健、慢性病管理、孕产妇及儿童保健等方面作用更加明显。三是稳步推进中医药治疗艾滋病工作，截至2012年12月，全省正在接受治疗的病人达到5294人，为全国首位。

八、强化中医药科普文化宣传，推进中医药对外交流工作

云南继续深入开展“中医中药中国行·进乡村、进社区、进家庭”中医药文化科普宣传周活动。2012年10月22日，云南省卫生厅、云南省中医管理局和德宏州人民政府在芒市共同主办了2012年“中医中药中国行·进乡村、进社区、进家庭”云南省中医药文化科普宣传周暨德宏州中医药文化宣传活动启动仪式。国家中医药管理局副局长吴刚，云南省卫生厅副厅长、云南省中医管理局局长郑进，德宏州人民政府副州长孔勒干及该州党委、政府、人大、政协的领导出席了启动仪式，现场组织了民族特色浓厚的养生健体文艺表演，中医药、民族医药科普展览、义诊咨询和专题讲座活动。宣传周期间，省、州、县级专家组赴德宏州的芒市、梁河、盈江、陇川、和瑞丽5个县市开展义诊、科普讲座和乡村医生适宜技术培训，为边疆民族地区中医药、民族医药的发展营造了良好的环境和氛围。同时，迪庆州、昆明市的寻甸县、昭通市的永善县、文山州的砚山县和普洱市的景谷县5个州县作为重点分会场开展了宣传活动。成功举办了云南省发展中医药条例知识竞赛。全省16州市和省直单位共17支代表队参加了总决赛。昭通市代表队获得一等奖；大理州代表队、临沧市代表队获得二等奖；省直代表队、昆明市代表队、红河州代表队、楚雄州代表队获得三等奖；迪庆州代表队荣获优秀组织奖，其余9个州市代表队获得优秀奖。云南省中医民族医药博物馆顺利竣工，并通过了省卫生厅和省财政厅的评估验收，成为云南省重要的中医药文化科普教育宣传基地。云南省卫生厅与泰国卫生部泰医和替代医学发展司续签了新一轮的传统医药合作协议书。组织云南省中医医疗集团考察团赴台湾考察交流，进一步促进云南中医药的对外交流与合作。

（张旭芳）

【西藏自治区2012年藏医药工作概况】

一、医院内涵建设

在前几年藏医医院管理年活动取得成效的基础上，西藏积极推进三级藏医医院的等级评审工作。根据国家中医药管理局的统一安排部署，成立了三级藏医医院评审工作领导小组，下发了《西藏自治区卫生厅关于开展藏医医院等级评审工作的通知》。多次与山南、昌都两个地区行署和卫生局交换意见，争取政策和资金等各方面的支持，组织专家对自治区藏医医院的三级甲等复审和山南、昌都地区藏医医院的创建三级医院工作进行了督导、检查和前期内评。2012年8月，国家评审专家组一行18人对自治区3家医院进行了复审和评审，现场复审和评审工作顺利完成。经国家中医药管理局审核、公示后，自治区藏医医院和山南、昌都地区藏医医院分别取得了三级甲等和三级乙等民族医医院等级资格。

藏医护理管理工作。西藏安排自治区藏医医院牵头组织编写了《藏医护理操作规程》，在广泛征求了相关专家和各级藏医医院的意见后，《藏医护理操作规程》已修改并出版，现已发放至全区藏医医疗机构统一使用。另外，由自治区牵头组织五藏区专家制定了《藏医医疗技术目录（藏汉双语）》，进一步规范医疗技术名称及操作规程。

二、重点学科和重点专科建设

西藏组织申报并通过国家评审国家临床重点专科1项；申报的“十二五”7项重点学科建设项目中6项已立项；国家中医药管理局“十一五”4个重点专科通过国家局委派专家的检查验收；申报的“十二五”2个国家中医药管理局重点专科和10个重点培育专科建设项目得到立项，自治区藏医药管理局对12个重点专科和重点培育专科分别安排了50万元前期建设资金。

三、人才培养和队伍建设

西藏完成了第四批全国老中医药专家学术经验继承工作结业考核和论文答辩工作，15名继承人顺利通过结业考核和出师论文答辩，其中师承攻读博士研究生3名、硕士研究生5名，并举办了学位授予典礼，填补了自治区藏医医院博士研究生的空白。

西藏遴选并上报第五批全国老中医药专家学术经验继承工作项目10名指导老师和20名继承人，举办了师承工作项目启动暨岗前培训，并于2012年9月1日起正式进入跟师学习。

西藏组织完成6个名老藏医药专家传承工作室建设项目申报工作，对此国家投入300万元；国家批准了1项藏医流派传承工作室建设项目；完成了全科医师转岗培训基地认证申报工作；通过集中考试考核，全区170名基层师承人员获得出师证书。

四、中医药能力建设项目

西藏基本完成了2011年中央转移支付投入6600万元的地县藏医医院能力建设现代设备购置招标、采购、安装、调试和培训工作，传统设备正在采购。

西藏成立了西藏自治区中（藏）药资源普查领导小组，拟定了1560万元中（藏）药资源普查项目实施方案，完成了项目启动暨普查队员前期培训工作。

6个地县公共卫生藏医药服务试点项目获得批准，对此国家投入300万元。

五、中医药科研管理工作

西藏组织申报了5项2012年度国家中医临床研究基地业务建设科研专项课题并已立项；申报国家中医药管理局科技专项建设30项；拟定省级藏医药特色技术和方药筛选评价中心建设方案，并安排300万元建设资金；积极争取并组织编报现代农业藏药材种植研究专项，自治区财政投入2790万元，对全区18个藏药材种植基地进行资助。

六、药政及产业发展

一是起草了《关于加强藏医医疗机构藏药制剂管理的意见》，并与自治区食品药品监督管理局协商联合印发执行；二是积极与自治区人力资源和社会保障厅协调，近年来新批准的9个藏药品种增补到《西藏自治区基本医疗保险、工伤保险和生育保险药品目录》中；三是对自治区食品药品监督管理局拟草的《西藏自治区藏医医疗机构制剂调剂使用管理办法》进行补充修改，提出了符合西藏实际并能够更有利于满足群众藏药需求和藏医药事业可持续发展的意见和建议；四是加快推进自治区藏药厂改制工作。成立了卫生厅自治区藏药厂改制领导小组，拟定了《自治区藏药厂改制方案》和《藏药厂改制职工安置方案》，经自治区人民政府批准，西藏甘露藏药股份有限公司于2012年12月31日正式挂牌成立。

（德　吉）

【陕西省2012年中医药工作概况】

一、认真贯彻《两个意见》，加大政策扶持力度

陕西以《国务院关于扶持和促进中医药事业发展的若干意见》和《陕西省人民政府关于扶持和促进中医药事业发展的实施意见》为指导，积极争取各级政府对中医药事业的支持政策，着力解决制约中医药发展的瓶颈问题。

为加强中医药事业规范化、法制化建设，陕西省人大召开贯彻落实《陕西省发展中医条例》座谈会，了解陕西省中医药发展现状及存在的问题，并将其列入2013年立法重点调研内容，进一步征求意见，将其修订、完善、颁布实施，以适应新时期中医药发展的需要。

陕西省进一步落实政府的责任，重点支持开展中医药特色服务、公立医院基础设施建设、设备配备、重点学科和重点专科建设以及中医药人才培养；合理划分政府对中医药事业的投入责任，形成职责明确、分级负担、财力与事权相匹配的投入机制；落实政府对公立中医医院的投入倾斜政策，设立中医药建设专项资金，支持中医药事业发展等。铜川市加大以中医药实现城市经济转型的力度，设立5000万元的中医药发展基金，成立了县处级中医药发展局。

各县级政府对扶持中医药事业发展的认识明显增强，普遍加大了对中医药的投入，进一步承担起政府责任，体现公立医院的公益性。如县级公立中医医院历年债务由政府打包，逐年偿还；退休人员工资由政府承担，在职人员工资由政府全额预算或承担70%等具体扶持政策，为中医医院减负减压，摆脱了发展困扰，赢得了难得的发展机遇。

二、完善政策措施，推进县级中医医院改革

陕西省把推进中医医改作为提升基层服务能力的重要手段，着重从政策扶持、财政投入、取消药品加成、调整医疗服务价格、建立新式管理制度、全面实行岗位管理、实施绩效工资等方面，全面推进公立中医医院改革。2012年2月，陕西省人民政府下发《关于推进县级公立医院综合改革的指导意见》，将全省102家县级（市、区）公立中医医院全部纳入县级公立医院综合改革，与综合医院同一政策、同等待遇、同步推进。

陕西省人社厅、物价局、卫生厅联合出台《深化县级公立医院人事制度改革意见》、《深化县级公立医院分配制度改革意见》、《关于推进县级公立医院医疗服务价格改革的实施意见》等指导政策，明确了人员聘用和岗位管理制度，建立了合理的绩效分配体制，下调了CT、核磁共振等大型医用设备检查费，特别是调整和理顺了中医药服务价格：中医及民族医诊疗类全部项目收费上调30%。

各市、县结合实际，采取多种补偿形式，破解中医医疗机构在发展中遇到的难题，消除制约因素。“财政兜底”、“综合补助”、“确保基本”的长效补偿机制，有力地推动了经济欠发达的汉中地区县级中医医院改革。“建立合理绩效体系、实行综合考核评价、合理调整薪资结构”分配新机制，大幅增加医护人员收入，医护人员工作积极性、创造性进一步提高，山区镇安县中医医院收入实现同步增长的同时，病人的费用却逐步下降，实现了医患双赢。

三、以《规划》为指导，全面推进中医药工作

落实国家中医药管理局《中医药事业发展“十二五”规划》，陕西省结合省情，坚持高标准、严要求，以超前、超标原则，修订和完善了《陕西省中医药事业“十二五”规划》，指导陕西省中医药事业发展。2012 年 4 月，陕西省政协组织部分委员、专家就陕西省中医事业发展情况进行了调研，并向省委、省政府报送了专题调研报告。赵正永省长批示：通盘考虑陕西省中医药振兴发展问题。陕西初步形成以“实施服务能力提升工程、中医药人才培训工程、中医药科研创新工程、中药材产业振兴工程、中医药文化复兴工程”为核心的中医药振兴规划实施意见。

陕西省积极落实《陕西省中医药发展“十二五”规划》具体内容。其中，省级中医药基地建设取得实质性进展，陕西省中医医院住院综合楼作为省级重点建设项目于 2012 年 9 月底实现了主体封顶，预计 2013 年底投入使用。省级中医临床教学基地建设项目正进行后期建设工作；市级重点中医医院建设项目进展顺利，投资 6.58 亿元的西安市、延安市、铜川市中医医院正在迁址新建，商洛市、渭南市、汉中市中医医院综合楼和榆林市、安康市中医医院新建门诊住院楼等项目进展顺利；县级中医医院建设步伐加快，陈仓、平利、陇县、镇安、安塞县、靖边 6 所县级中医医院纳入 2012 年国家重点中医医院建设项目，48 所县级中医医院正在进行标准化建设。

四、加强行业监管，提高中医药服务质量

加强中医医院医疗质量管理，继续开展“三好一满意”活动。组织召开全省中医医改暨医政工作会议、全省中医医疗质量监测会议，深化中医医院医改有关工作。按照国家中医药管理局中医医院评审工作的有关要求，配合专家组完成了陕西省 10 所三级中医（中西医结合、专科）医院的评审工作，所有医院顺利通过评审，达到三级中医医院标准。组织启动二级中医医院评审工作，对西安市户县中医医院、宝鸡市扶风县中医医院、渭南市华县中医医院进行了二级中医医院试评工作。

规范中医医疗市场，陕西完成省属中医医疗单位、西安中医脑病医院等 4 所三级中医医院的《医疗机构执业许可证》校验，局批 8 家中医医疗机构年度校验工作，配合公安部对 1 家机构进行重点查处，并予以停业整顿。鼓励社会资本办医，审核通过了 1 家社会机构申请建立中医医疗机构的资质，做好相关审批工作。完成各个局属医疗机构中医执业医师、护士注册变更 201 人次。加强中医医疗广告的审查和监管力度，审批 6 家中医医疗机构的广告申请，对发布违法中医医疗广告的 3 家医疗机构进行了查处，并在一年内不受理其医疗广告申请。

继续开展中医临床路径试点工作，陕西印发了国家中医药管理局编写的 105 个病种的中医临床路径和诊疗方案，下发了《陕西省 2012 年中医临床路径管理试点工作方案》，陕西省国家和省级重点专科陆续开展中医临床路径和诊疗方案的试点工作。完成全国中医医院优质护理服务先进单位、先进病房和先进个人申报推荐工作，2 个单位被评为全国中医医院优质护理服务先进单位，7 个病区被评为全国中医医院优质护理服务先进病房，10 人被评为全国中医医院优质护理服务先进个人。

五、提升基层服务能力，增强中医药服务可及性

陕西省启动实施了基层中医药服务能力提升工程，制订下发《陕西省实施基层中医药服务能力提升工程工作方案》和其管理办法，积极推进基层中医药服务能力的提升。加强中医师承和确有专长人员管理，47 名考生通过考核并核发证书。继续推进基层常见病、多发病中医药适宜技术推广能力建设工作，新增 10 个县级、29 个乡镇卫生院、556 个村卫生室建设基地。

陕西新创建 2 个国家中医药工作先进市、7 个国家农村中医药工作先进县、6 个全国社区中医药工作先进单位，陈仓区、陇县、蒲城县、旬阳县作为国家中医药管理局基本公共卫生服务中医药服务项目试点地区，积极探索中医药参与公共卫生服务经验。13 所省、市中医医院对口支援 13 个县级中医医院，102 个县区中医医院对 300 余个乡镇卫生院进行了一体化管理，提高了基层中医药服务能力。

六、加强临床与科研建设工作，提升中医药服务能力

2012 年，陕西省新增国家临床重点专科（中医专业）建设项目 5 个，国家中医药管理局“十二五”

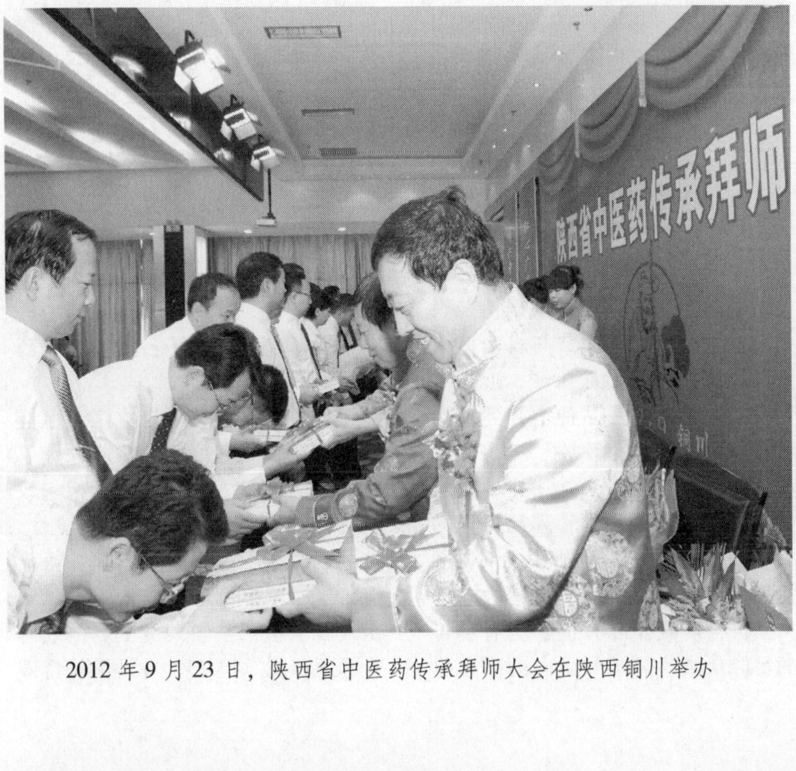

2012 年 9 月 23 日，陕西省中医药传承拜师大会在陕西铜川举办

重点专科建设项目19个、培育项目13个，省级重点中医专科（专病）建设项目20个、农村中医特色专科（专病）建设项目20个、中医药“治未病”健康工程项目20个，中医医院的中医药特色进一步得到提升。

积极参与重大研究项目。陕西省传染病医院承担了中国中医科学院“西部中医药防治传染病重点研究室建设数据采集系统的构建与示范性应用”课题子课题任务，建立了“西部中医药防治传染病重点研究室及临床基地建设”项目和陕西、吉林省中医医院中风病研究基地科研协作关系。陕西中医学院附属医院被国家中医药管理局批准为吉林省中医院中风病研究基地科研协作单位，成为第一批国家中医临床研究基地科研协作单位。

启动中药材资源普查工作，陕西选定10个市、36个县开展中药资源普查试点工作，完成全省中药资源普查试点工作实施方案和36个试点县的普查实施方案，逐步开展了普查设备招标工作和全省普查人员的分层级培训工作。开展全省民间医药调查，成立了陕西省中医药管理局民间中医药工作领导小组和专家组，对全省民间医生进行了调查登记，建立了全省民间草医药人员数据库。

七、加大培养力度，着力完善人才队伍建设

抓好“三名”战略的实施。陕西省中医管理局联合陕西省人力资源和社会保障厅、卫生厅启动了陕西省第二届名中医评选工作，计划评出50位医德高尚、中医药理论功底深厚、诊疗技术精湛、得到群众认可的名中医。陕西米氏内科、西岐王氏济生堂2个学术流派成为全国中医学术流派传承工作室建设项目，国家大师张学文、名老中医郭诚杰和刘少明教授聘为中国中医科学院的全国中医药传承博士后合作导师。

进一步加强中医药传承工作。陕西完成了第四批全国、第三批全省老中医药专家学术经验继承任务，74位（国家级33位、省级41位）继承人取得出师证书，8位国家级继承人和21位省级继承人分别获得中国中医科学院博士、陕西中医学院临床医学（中医师承）硕士专业学位。启动第五批全国、第四批全省老中医药专家学术经验继承工作，确定了新一批师承指导老师50位（其中国家级18位、省级32位）、继承人94人（其中国家级36人、省级58人），并在铜川中国孙思邈中医药文化节期间举办了陕西省中医药传承拜师大会，陕西省人民政府副省长郑小明，省人民政府副秘书长、省委宣传部副部长孟建国莅临大会指导。

陕西新增8个全国名老中医药专家传承工作室，在建有29个省级名老中医工作室、27个名中医工作室。完成第二批全国优秀中医临床人才研修项目任务，2人获得全国优秀中医临床人才称号，16人成为第三批全国优秀中医临床人才研修项目学员。组织省内专家参与了国家中医药管理局组织的中医药学术传承制度研究调查工作。

加大基层中医药人员培养力度。陕西集中培训县级中医临床技术骨干167名，培养中医类别全科医师164名，免费培养中医类专业订单定向医学生100名。528名乡村医生正进行中医专业中专学历教育，506名乡村医生获得中医中专学历。全面推进“西学中”培训工作，在岗培训省、市、县级中医医院“西学中”人员1129人。2012年开展国家级中医药继续教育项目8项、省级中医药继续教育项目22项，培训各类人员5000余人。

八、弘扬中医药文化，努力营造良好的发展氛围

陕西进一步弘扬孙思邈“大医精诚”理念，积极协助铜川市政府做好第二届孙思邈中医药文化节活动的筹备工作，卫生部副部长、国家中医药管理局局长王国强出席大会并致辞。举办了3期300余名全省中医医疗机构院长、书记和中层干部参加的“大医精诚”医德医风培训班。组织了1期130人参加的中医药新闻宣传员培训、1期84人参加的中医药文化科普知识培训，提高了中医文化科普宣传人才素质。

深入开展中医药文化科普“进乡村、进社区、进家庭”活动，陕西以省级名老中医义诊巡诊活动为载体，分3批35人次在陕北、陕南和关中地区开展了查房、义诊和科普巡讲等为民服务活动。启动了“名医进社区，送诊到万家”活动，44家等级医院与121个社区建立长期协作关系，并组织等级医院百名中医专家走进社区，举办“中医大讲堂”，利用针灸、推拿、火罐、贴敷等简便实用的中医药特色方法为民除疾，扩大中

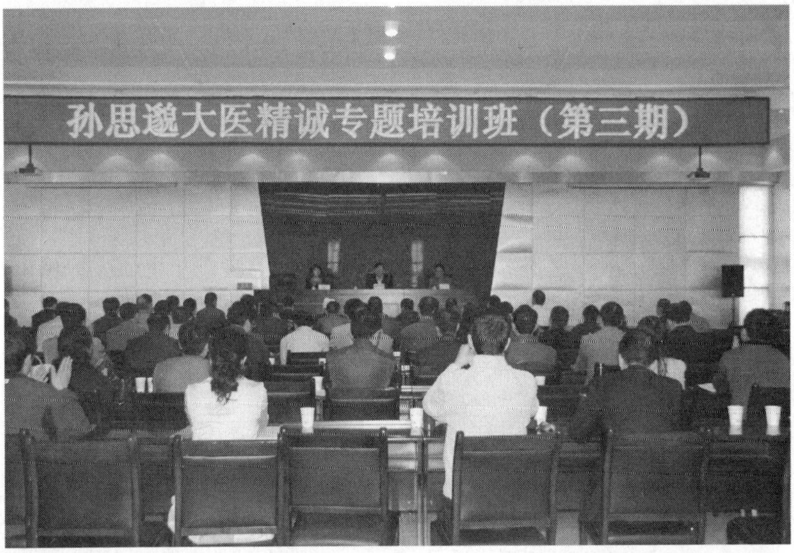

2012年8月28日，陕西省孙思邈“大医精诚”专题培训班（第三期）在陕西铜川举办

医药文化科普知识覆盖面和影响力。

（余　晴）

【甘肃省2012年中医药工作概况】

一、中医药发展综合改革试点示范省建设

（一）以中医药工作先进和示范县区创建为抓手推进示范省建设

为认真贯彻落实国家中医药管理局和甘肃省人民政府《共建中医药发展综合改革试点示范省协议》，切实推进国家中医药发展综合改革试点示范省建设，甘肃省政府确定了以先进和示范市县建设为抓手推动示范省建设的思路。按照甘肃省人民政府办公厅《关于印发甘肃省中医药工作先进和示范市县建设方案的通知》（甘政办发〔2011〕135号）要求，各市州卫生局组织各县区积极申报，2012年共批复49个县（市、区）为甘肃省中医药工作先进和示范县（市、区）建设单位，另有5个县正申请创建，列建和申请创建县（市、区）占全省县（市、区）总数的62.8%。2012年6月，组织省市联合督查组对列建为先进和示范县建设单位的20个县（市、区）进行了督查，根据督查结果，给予10个建设单位每家50万元的建设经费。2012年10月，甘肃省卫生厅组织专家组，对兰州市七里河区、会宁县、古浪县、宕昌县进行了正式评审验收，并报请省政府办公厅同意，命名为甘肃省中医药工作先进县（区）。

（二）全力开展全国基层中医药工作先进单位创建

2012年，根据国家中医药管理局的要求，甘肃对获得全国基层中医药工作先进单位荣誉称号已满5年的武威市凉州区、白银市白银区、民乐县、庄浪县、庆城县5个县区进行了复核。2012年申请创建全国农村中医药工作先进单位的古浪县、会宁县、临洮县、宕昌县通过了国家中医药管理局的检查评估。

（三）继续出台促进中医药的政策措施

一是联合发改委下发了《关于调整优化部分医疗服务项目价格的通知》，提高了中医骨伤、针灸等体现知识价值的中医服务价格，调动了提供中医服务、发挥中医药特色的积极性。

二是甘肃省卫生厅会同甘肃省林业厅、农牧厅制定了《甘肃省中药材分布区域与生产指导目录》、《甘肃道地大宗中药材优势区域布局目录》、《甘肃省药用价值蔬菜目录》和《甘肃省常见药用价值蔬菜目录》，下发了《关于进一步强化中药材种植工作的通知》、《关于在养殖业中充分发挥中草药防病治病作用的通知》、《关于加强蔬菜养生保健知识推广应用和药用蔬菜种植工作的通知》，要求各地林业、农（牧）业和卫生部门联合制定种植规划，合力推进中药种植工作，充分发挥中草药在养殖业中防病治病的重要作用，进一步提升中药产业附加值，推进中医中药协调发展。

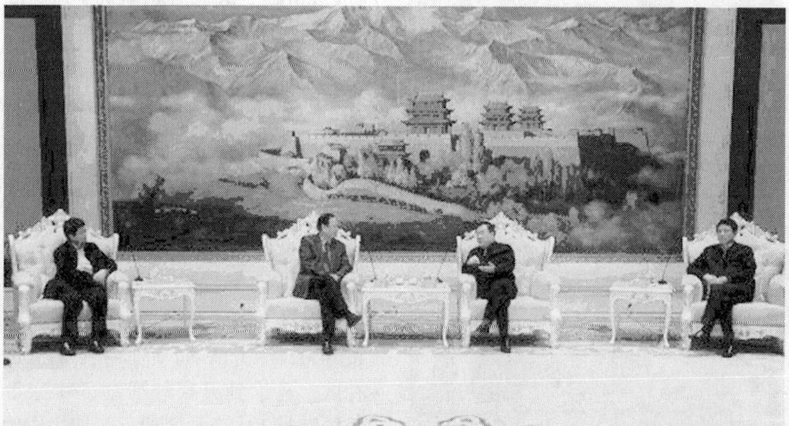

2012年12月21日，甘肃省省委书记、省人大常委会主任王三运，省委副书记、省长刘伟平在甘肃兰州会见卫生部副部长、国家中医药管理局局长王国强

三是甘肃省卫生厅联合甘肃省旅游局、农牧厅、林业厅、商务厅、文化厅等六部门制订下发了《甘肃省中医药养生旅游工作实施方案》，要求充分发挥甘肃中医药文化与健康养生资源丰富的优势，挖掘、整理和传承甘肃的岐伯、皇甫谧等古代名医和敦煌医学、武威汉简医学的中医药优秀文化，打造并形成甘肃省中医药优秀文化，推动中医药文化与旅游结合，提高和增强甘肃中医养生旅游产业的特色和品质，促进中医药与旅游两大产业融合发展。庆阳岐伯圣景、平凉灵台皇甫谧文化园已初具规模，开始发挥宣传和示范作用。

四是甘肃省卫生厅联合甘肃省商务厅、旅游局、食药监局出台了《关于加强药膳推广应用工作的通知》和《关于征集中医药养生旅游产品的通知》，目的是通过药膳的推广应用和养生保健旅游产品的开发，进一步弘扬中医食疗和养生保健文化，增强人民群众养生保健理念，为中医药发展营造良好的社会环境，使中医药更好地为维护人民群众健康服务。

五是甘肃省卫生厅联合甘肃省商务厅、外办、教育厅、科技厅、财政厅、文化厅出台了《甘肃省促进中医药服务贸易发展的若干意见》，明确了今后甘肃省发展中医药服务贸易的重点任务，包括实施中医药服务贸易多元化战略、建设中医药物流配送中心及对外贸易服务平台、培育具有竞争优势的龙头企业、发挥中医药文化的先行作用、做大做强中医药养生旅游产业、开发中医药医疗器械及提供技术服务、加快培养国（境）外中医药服务贸易专业人才、建设中医药服务贸易信息和技术平台等。

二、基层中医药服务能力提升工程

为贯彻落实国务院《“十二五”期间深化医药卫生体制改革规划暨实施方案》提出的以城乡基层为重

点加强中医医疗服务能力建设的工作任务和目标，国家中医药管理局、卫生部、人力资源和社会保障部、国家食品药品监督管理局、总后卫生部联合出台了《关于实施基层中医药服务能力提升工程的意见》（国中医药医政发〔2012〕31号），制订了提升工程实施方案，并于2012年9月11日在北京召开了启动会议。为认真组织实施甘肃省基层中医药服务能力提升工程，根据国家中医药管理局等五部门《关于实施基层中医药服务能力提升工程的意见》和《基层中医药服务能力提升工程实施方案》（国中医药医政发〔2012〕38号），甘肃省卫生厅、人力资源和社会保障厅、甘肃食品药品监督管理局联合成立了甘肃省基层中医药服务能力提升工程领导小组，制订了《甘肃省基层中医药服务能力提升工程实施方案》，实施方案从认真落实中医药扶持政策、加强基层中医药服务网络建设、加强中医药人才队伍建设、充分发挥中医药特色优势、大力推广基层中医药适宜技术、开展中医预防保健服务、鼓励社会力量举办中医医疗机构、强化中医药行业监督管理、深入开展“中医中药中国行·进乡村、进社区、进家庭”活动9个方面全面安排部署了甘肃省基层中医药服务能力提升工程各项工作；明确提出到2015年，95%以上的社区卫生服务中心、90%以上的乡镇卫生院、70%以上的社区卫生服务站、65%以上的村卫生室能够提供中医药服务。2012年12月21日，经甘肃省人民政府同意，甘肃省卫生厅、人社厅、食药监局联合召开了甘肃省基层中医药服务能力提升工程启动会议，卫生部副部长、国家中医药管理局局长王国强，甘肃省委常委、副省长咸辉出席会议并作重要讲话，王国强副部长和咸辉副省长分别代表国家基层中医药服务能力提升工程领导小组和甘肃省人民政府签署了甘肃省基层中医药服务能力提升工程目标承诺书。

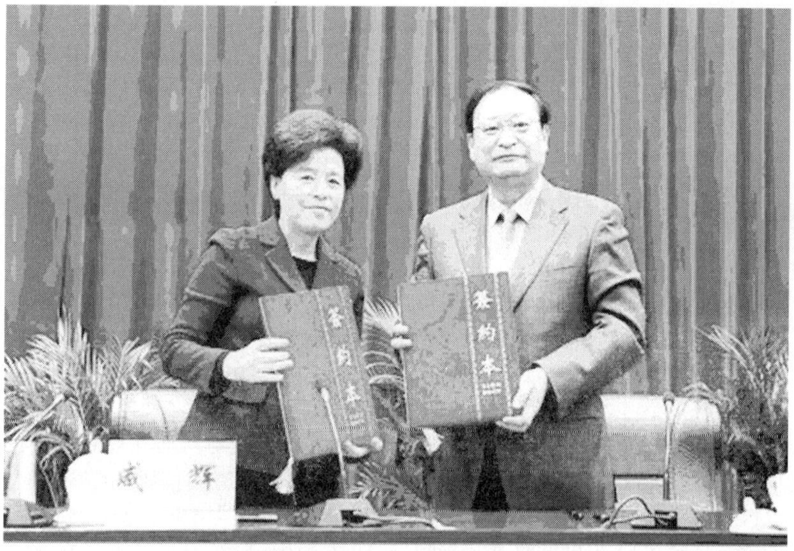

2012年12月21日，甘肃省基层中医药服务能力提升工程启动会议在甘肃兰州召开。卫生部副部长、国家中医药管理局局长王国强和甘肃省副省长咸辉分别代表国家基层中医药服务提升工程领导小组和甘肃省人民政府签署了甘肃省基层中医药服务能力提升工程目标承诺书

三、完善中医医疗服务体系工作

一是中医医院基础设施建设。2012年，陇西县、渭源县、镇原县、宕昌县、民乐县中医医院被国家发改委列建，中央财政安排资金1.035亿元；43个县级中（藏）医医院信息化建设项目中央财政安排资金1290万元；2012年全省中医病床达到15910张，比上年增加了700张；中医类别执业医师（含助理）1.93万人，比2011年增加400人。二是综合医院中医药工作有较快发展。按照国家和省有关加强综合医院中医药工作的政策要求，各级综合医院成立中医管理科，在门诊设立中医科和标准化中药房，住院部设立不低于总床位数5%的中医病床，建立中医人员到西医科室会诊、查房、参与重症患者抢救等制度，把中医药服务拓展到医院相关临床科室。指导符合条件的综合医院争创全国和全省综合医院中医药工作示范单位。2012年，酒钢医院、酒泉市第二人民医院、康乐县人民医院、通渭县人民医院成功创建为全国和全省综合医院中医药工作示范单位。三是城市社区和乡村中医药工作。乡镇卫生院和社区卫生服务中心积极设置中医科、中药房，建设中医药综合服务区，配备中医类别医师，配置中医诊疗设备，开展常见病、多发病基本医疗和预防保健服务。四是各级疾控、妇幼保健、卫生监督都设立中医科室，积极提供与自身职能相一致的中医药服务。

四、中医药服务能力提升工作

一是开展了中医医院等级评审。2012年，国家中医药管理局新修订出台了《三级中医医院等级评审标准》和《二级中医医院等级评审标准》，国家中医药管理局组织专家组对甘肃省7家中医医院进行了评审，甘肃省中医院（含白银分院）、甘肃中医学院附属医院、天水市中西医结合医院、庆阳市中医医院、天水市中医医院被确定为三级甲等中医医院，武威市中医医院、武威市凉州区中医医院被确定为三级乙等中医医院。按照国家中医药管理局要求，甘肃省卫生厅成立了甘肃省中医医院等级评审领导小组和评审委员会，对兰州市中医医院、靖远县中医医院两家二级医院进行了试评审，两家医院均被确定为二级甲等中医医院。二是指导中医医院全面贯彻落实甘肃省卫生厅22项核心制度，积极推动县级中医医院每个科室建立中医综合治疗室，运用针灸、推拿、按摩、刮痧、火罐、蜡疗、中药熏蒸等中医药特色技术为患者服务。

五、中医药人才培养工作

“中医学经典、西医学中医”活动扎实开展。甘肃省卫生厅委托甘肃中医学院举办一期5个月的全脱产中医学经典培训班，培训学员60人。举办一期3个月的面向全省二级以上医疗机构取得西医临床住院医师职称6年以上、年龄在50岁以下的卫生专业技术人员的省级“西学中”培训班，培训学员50名，除嘉峪关市、甘南州因参加省级西学中培训班未举办本市州西学中培训班外，其余10个市州分别举办了面向市、县级医疗机构、乡镇卫生院、社区卫生服务中心（站）医师以上职称、年龄在50岁以下的卫生专业技术人员的“西学中”学习班，培训学员504人。按照《甘肃省城市社区中医类别全科医师转岗培训项目实施方案》，委托甘肃省中医院、甘肃中医学院附属医院对已取得中医学或中西医结合专科以上学历、现从事城市社区卫生服务工作的100名中医执业医师（含助理）进行了转岗培训。举办了2期全省中医护理知识与技能培训班，培训学员100名。举办了县级中医临床技术骨干培训工作，培训学员105名。

中医药继续教育工作有序开展。甘肃省承担国家级及省级中医药继续教育项目工作任务的单位，在甘肃省中医药继续教育委员会的指导下，认真组织实施了9项国家级及65项省级中医药继续教育项目。严格监管中医药继续教育项目申报、审查及项目执行过程，学分管理与审核工作进一步规范。

高层次中医药人才培养全面推进。甘肃省完成了第四批全国老中医药专家学术经验继承结业考核工作，19名继承人全部通过结业考核。同时协调配合中国中医科学院、甘肃中医学院完成了该批师承学位衔接工作，7名继承人取得临床医学（中医师承）博士专业学位，6名继承人取得临床医学（中医师承）硕士专业学位。启动第五批全国老中医药专家学术经验继承工作，16名指导老师、32名继承人统一进岗学习，开始为期3年的带教跟师学习。全省五级中医药师承教育工作第一年度带教学习任务结束，甘肃省卫生厅印发了《关于全省五级中医药师承教育工作年度考核情况的通报》（甘卫中函〔2012〕125号），12名指导老师、40名继承人年度考核不合格并取消资格。年度考核合格的1283名指导老师、3315名继承人进入第二年度带教学习。第二批全国中医优秀临床人才2名通过审核，顺利结业。2012年遴选第三批全国中医优秀临床人才7名。甘肃中医学院在举办全省首届在职脱产3年“西学中”研究生学习班的基础上，2012年甘肃省卫生厅协调省教育厅，在甘肃中医学院继续开设了在职脱产3年“西学中”研究生学习班，招收学员48名。

完成了名中医评选工作。在各地推荐、专家评议的基础上，甘肃省卫生厅、人社厅印发《关于授予石国璧等63名同志“甘肃省名中医”荣誉称号的决定》（甘卫中发〔2012〕26号），授予石国璧等63名同志“甘肃省名中医”荣誉称号；同时印发《关于命名表彰第三批甘肃省乡村名中医的决定》（甘卫中发〔2012〕18号），命名表彰了44名甘肃省乡村名中医。为进一步扩大基层名中医评选覆盖面，2012年甘肃省卫生厅、人社厅废止《甘肃省乡村名中医评选管理办法》，印发了《甘肃省基层名中医评选管理办法（试行）》（甘卫中发〔2012〕54号），评选确定基层名中医154人，覆盖了全省14个市、州。经各地、各单位推荐，甘肃省卫生厅组织专家考证评审，共评选出甘肃古代十大名中医、近代十大名中医、现代（已故）十大名中医和38个中医世家。

将民间一技之长人员纳入乡村医生管理。2012年5月，甘肃省卫生厅下发了《关于组织开展全省民间中医资格准入考试的通知》，将自学中医多年，或经过家传，或跟师学习，掌握中医一门或多门技术，在当地民间行医的人员纳入考试范围。2012年9月2日，全省1664名民间中医人员通过审核并参加了理论考试。

六、中药资源普查工作

甘肃省作为全国中药资源普查工作16个试点省份之一，在全省遴选了兰州、天水、定西、临夏、陇南、甘南、张掖、平凉、庆阳9个市（州）的榆中、永登、甘谷、临洮、渭源、陇西、漳县、岷县、和政、康乐、成县、徽县、舟曲、碌曲、民乐、临泽、华亭、合水18个县开展中药资源普查的试点工作，18个县均已完成了野外普查工作，并采集了大量的药材标本和种子样品，部分县已完成了数据库信息填报。

七、其他中医药工作

中医药科研工作得到加强。甘肃省卫生厅经受理、审核、评审，确定立项课题71项。主持鉴定中医药科技成果16项。配合甘肃省中医药学会组织开展了2012年度甘肃省皇甫谧中医药科技奖评选工作，共有51项科研成果获奖，一等奖1项，二等奖15项，三等奖35项。

中医药文化建设取得新成果。2012年10月，甘肃省医药卫生文化促进会中医药委员会研讨通过《中医药文化在甘肃》大型电视纪录片分集摄制等事宜，标志着甘肃省中医药文化建设又一重点工程正式开启。《中医药文化在甘肃》纪录片共5集，由甘肃省中医药文化委员会具体负责，会同甘肃电视台合力打造。该片全方位介绍甘肃悠久的中医药文化历史、中医药文化经典，宣传甘肃作为中医药文化大省的资源和文化优势，预计2013年拍摄完成和观众见面。

在联村联户、为民富民行动中发挥中医药作用。为推进联村联户、为民富民行动，落实“8个全覆盖”，做好“5件实事”，甘肃省进一步提高乡村卫生人员中医适宜技术操作水平，使广大农村群众充分享受到简、便、廉、验的中医适宜技术服务，充分发挥中医药适宜技术在基层防治常见病、多发病中的优势和作用，保护人民群众身体健康，组织编写，并由甘肃省卫生厅与甘肃省委“双联”办联合印发了

《中医药适宜技术培训资料》、《中医药适宜技术进家庭手册》各1万册，下发到全省58个贫困县和8790个贫困村村医手中，并分批次进行了培训。甘肃省委宣传部、省卫生厅联合组织具有较高声望、医德高尚、医术精湛的16名省级名中医，在东乡县东塬乡、夏河县王格尔塘镇、泾川县汭丰乡、庄浪县南湖镇、会宁县甘沟驿镇、通渭县马营镇、宕昌县阿坞乡、武山县马力镇开展了“中医送温暖健康进乡村”义诊示范活动，并逐步以省、市（州）、县（市、区）三级联动的形式，进村入户，运用中医药为群众诊治疾病、排忧解难。

（崔庆荣）

【青海省2012年中藏医药工作概况】

一、中医药参与医改工作

青海省积极参与医改各项工作，扩大省级基本公共卫生服务项目，增加中医“治未病”服务内容，明确要求按照中藏医药“治未病”理念，在农业区开展以中医药为主的预防保健、健康干预等中医传统疗法服务，在牧业区开展以藏蒙医药为主的藏蒙医传统诊疗服务。

二、2012年全省中藏医药工作会议

2012年2月27日，2012年青海省中藏医药工作会议在青海西宁召开。青海省人民政府副省长马顺清对会议作了重要批示，青海省卫生厅党组书记、厅长马海莉亲临会议并作了重要讲话。青海省卫生厅副厅长颉学辉作了工作报告，从参与医改工作等5个方面全面回顾总结了2011年全省中藏医药工作，同时对2012年重点工作进行了安排部署。

三、加强中藏医药特色建设

一是要求各级中藏医医院认真开展临床路径工作，2011年在青海省中医院和青海省藏医院全面开展试点，其余中藏医院结合实际选择5种以上适宜病种开展试点，2012年已全面推开。二是加强中藏医药适宜技术推广工作，分别确定青海省中医院、青海省藏医院为省级中藏医药适宜技术推广基地建设单位，确定互助县中医院等6所医院为县级中藏医药适宜技术推广基地项目单位。三是强化全国基层中医药工作先进县建设，加大对4个先进县中藏医药工作的指导力度，为4个县配备中藏医药特色诊疗设备500余台（件、套），培养骨干人才100余名，使4个县在中藏医药特色优势发挥、中藏医药治疗率、适宜技术推广等方面取得显著成效。四是加强重点专科建设。2012年申报国家中医药管理局“十二五”重点建设专科8个和重点培育专科项目5个、国家临床重点专科1个。

四、中医药部门公共卫生项目

一是完成了2011年国家中医药管理局州县级中医民族医医院能力建设项目医疗设备采购任务，其中中藏医药特色设备采购金额达2327万元，占项目总金额的21.95%。通过能力建设项目的实施，每所中藏医医院有中藏医药特色设备30～60台（件、套），有力地促进了中藏医医院中藏医药特色优势的发挥，推动了中藏医药技术、学术的发展。二是全额下达了2012年中医药部门公共卫生专项资金，各项目单位按青海省卫生厅制定的项目实施细则开展项目建设、人才培养、资源调查等工作。三是完成青海省15个国家扶贫开发县中藏医医院信息化服务保障能力建设项目。

五、中藏医医院评审工作

一是根据国家中医药管理局的统一部署，青海邀请湖北、新疆及省内共18名专家对青海省中医院进行了三级中医医院试评工作，邀请西藏、四川、甘肃及省内18名专家对青海省藏医院进行了三级民族医医院试评工作。二是成立了青海省中藏蒙医医院评审领导小组和专家委员会，组建了由148名中、藏、蒙、西医医疗、药剂、护理、检验等专家组成中藏蒙医医院评审专家库。三是组织专家对湟源县中医院等3所县级中医医院进行了二级中医医院试评工作，同时准备其他二级中藏蒙医医院的评审工作。

六、中医药人才培养工作

一是加强师承工作。5个名老中藏医药专家传承工作室建设初显成效，在人才培养、学术经验整理等方面取得了显著的成绩。二是对第四批全国师带徒工作进行了终期评估，各学术继承人在跟师笔记、学习心得、病历书写、论文发表等各方面均达到规定要求。13名学术继承人获天津中医药大学硕士学位。三是2名第二批全国优秀中医临床研修人才通过培养即将完成学业。四是组织了200名基层中藏医药人员参加全科医生培训。五是积极申报名老中藏医药传承工作室2个，全国第五批师带徒老师11人、学术继承人22人，选拔第三批全国优秀中医临床人才4人。六是举办中医类别全科医师转岗培训班和全省中藏蒙医院财务人员培训班，共培训学员165名和40名。

七、中药资源普查工作

根据国家中医药管理局工作安排，青海组织专家遴选18个县为青海省中藏药资源普查试点地区，并根据青海省实际，指定青海省中医院、青海省藏医院为项目负责牵头单位，分别负责中药和藏药资源普查工作。根据工作要求，已初步制订了中藏药资源普查实施方案，前期工作已基本完成，2013年将全面展开。

（华旦诺尔桑）

【宁夏回族自治区2012年中医药工作概况】

一、中医药、回医药政策措施

宁夏回族自治区党委、人民政府高度重视中医药、回医药工作。2012年3月，自治区人民政府与国家中医药管理局签署了《共同促进宁夏中医药、回医药事业发展协议》。2012年7月，自治区副主席姚爱兴率领政府考察团赴青海、西藏两省、区考察学习民族医药发展经验。2012年10月，自治区人民政府出台了《关于扶持和促进回族医药事业发展的意见》。自治区卫生厅、中医药管理局积极配合出台了意见责任分工方案，全面启动了意见和方案的实施。

二、中医药参与医疗体制改革

一是继续深入推广中医药“双十”服务，全区基层医疗卫生机构累计提供“双十”服务17150余人次，培训基层中医药工作者3150人次。二是制订了《基本公共卫生中医药服务项目试点项目实施方案》，组织盐池、金凤、中宁等6个县、区开展试点工作，对重点人群和慢性病患者开展中医体质辨识和中医健康管理等6项中医药服务项目。三是遴选征集中医治疗效果显著、价格明显低于西医收费标准单病种推行单病种打包服务，既发挥了中医药特色优势，又使群众看病贵问题得到缓解。

三、回医药事业

一是回医药基础研究产出显著。研究编著出版了回医药学术著作10部、学术论文集1部，学术研究取得新成果。二是回医药人才培养机制全面启动。宁夏医科大学开办回医学方向本科招生与教学，选送30名回医专科学科带头人和业务骨干向国内知名回医药专家拜师学艺，对现有57名专业教师进行了培训、培养。三是回医药诊疗技术、回药研究有效推进。筛选整理了一批回医诊疗技术，完成了2种回药安全性实验研究，3项科研成果已完成其安全性实验研究和Ⅰ期临床试验，78种回药制剂在研发过程中。四是组建成立了宁夏医科大学附属回医中医医院，结束了自治区没有公立回医专科医院的历史。

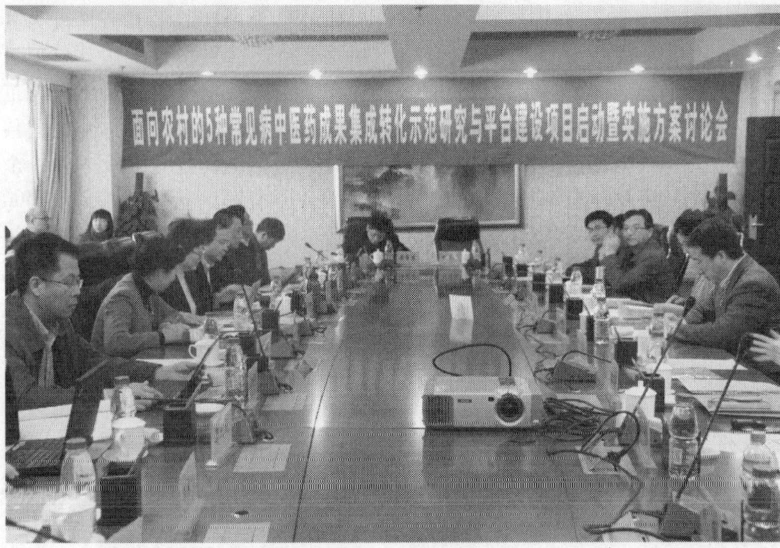

2012年3月22日，国家中医药管理局面向农村5种常见病中医药成果集成转化示范研究与平台建设项目启动暨实施方案讨论会在宁夏银川市召开

四、中医重点学科、专科建设和专药开发

一是印发了《关于在全区中医（回医）医院开展重点专科建设的实施意见》，争取到“十二五”有全国中医临床重点专科建设项目3个、重点专科13个、重点学科8个，其中回医药重点专科和学科8个。组织遴选了自治区级中医优势专科和重点专科10个。专科（专病）建设工作取得了显著成绩。二是顺利通过了国家“十一五”重点专科验收和重点学科中期评估。三是组织中医医院院内制剂研发，全区已获得药监部门批文中药制剂品种23个，正在申报审批中药制剂品种24个。

2012年12月3～5日，宁夏回族自治区的4个国家中医药管理局“十一五”重点学科通过国家中医药管理局中医药重点学科中期检查专家组中期检查。

五、中医药人才培养

一是大力推进中医药“36331”人才工程建设。遴选指导老师10名、继承人20名，启动了第五批全国老中医药专家学术经验继承工作。遴选了24名指导老师、38名中医技术骨干开展了第二批自治区级师承工作。二是与北京市中医管理局签订委托培养协议。一期项目已经启动，宁夏28名优秀中医临床人才抵京接受指导老师一对一培训。三是依托宁夏医科大学培养中医、中西医结合、针灸推拿本科专业1800多人，培养中医乡村医生700名。三是通过多途径培训基层中医药技术人员600名、中医学科带头人和专科技术骨干265人、中药管理人员35人。

六、中医医疗预防保健服务

一是自治区中医医院、银川市中医医院顺利通过国家专家组评审、复审，均被评为三级甲等中医医院，石嘴山市、中宁县中医医院通过了二级甲等中医医院评审。银川市第

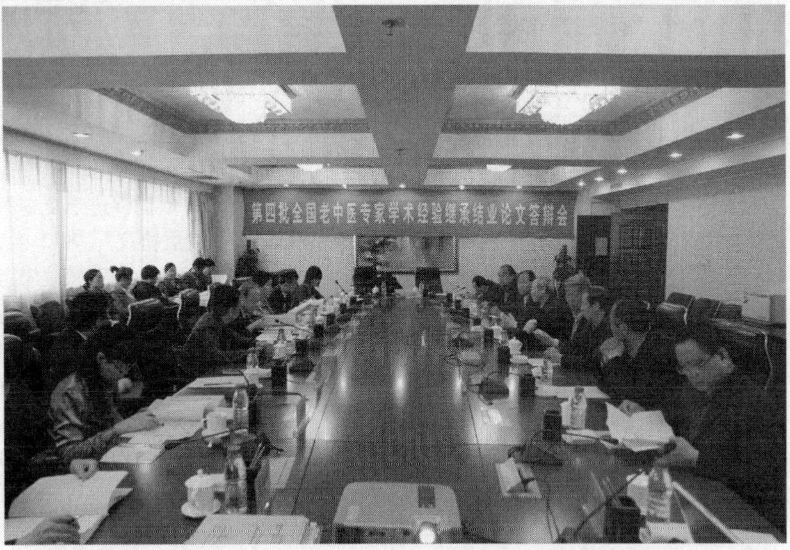

2012年4月16日和4月28日，宁夏回族自治区卫生厅先后组织开展了宁夏第四批全国老中医药专家学术经验继承工作结业考核和结业论文答辩工作

二人民医院、石嘴山市第一人民医院、中卫市沙坡头区人民医院被批准为全国综合医院中医药工作示范单位。二是组织开展第四批全国“治未病”试点单位的申报和试点工作，中宁县中医医院等3家单位列入第四批试点单位。银川市开展了“中医养生保健进机关、进社区”活动，为400余名机关干部、1800余名社区居民进行了中医体质辨识，量身定做了中医药养生保健方案，受到群众欢迎。

七、中医药项目建设

一是积极争取国家、自治区中医药、回医药基础设施和重点专科建设项目。全年共争取各类项目49个，已下达项目资金3323万元，覆盖全区所有市、县（区）。二是完成了国家“十一五”重点学科建设项目中期评估和重点专科建设项目最后验收。宁夏医科大学附属回医中医医院、宁夏张氏回医正骨医院国家重点民族医院建设项目进展顺利。永宁县中医医院纳入国家2012年县级中医医院建设单位，迁建设计方案已完成，项目资金1600万元已落实。

八、中医药、回医药文化建设

一是深入推进了“中医中药中国行·进乡村、进社区、进家庭”活动，全年共举办了10场中医药科普知识讲座，1000余名厂矿职工、学生、机关干部接受了中医药防病治病基本理念和知识方法培训，中医药科普宣传覆盖面进一步扩大。二是遴选确定了青铜峡市中医医院为2012年度中医药文化展示教育基地，对全区中医药文化宣传起到了辐射和带动作用。

（王孟妍）

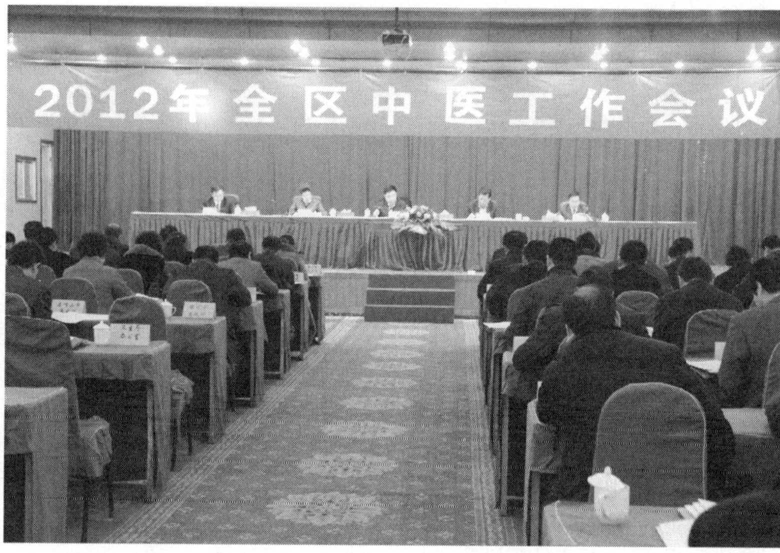

2012年2月20日，宁夏回族自治区中医工作会议在宁夏银川召开

【新疆维吾尔自治区2012年中医民族医药工作概况】

一、中医药政策与法规

一是组织区内医疗、教育、科研、卫生行政部门等相关专家起草《自治区关于扶持和促进中医民族医药事业发展的实施意见》，并经厅党组会研究通过，征求自治区发改委、财政厅、民委、经信委、人社厅、教育厅、科技厅、食药监局8个部门意见，经整理拟报自治区人民政府。

二是组织筹办了2012年自治区中医、民族医药工作会议，会议明确了2012年自治区中医、民族医药的工作目标和重点任务，为在深化医改中全面贯彻落实《国务院关于扶持和促进中医药事业发展的若干意见》，切实发挥中医、民族医药在医改中的作用。

三是为尽快落实37项维吾尔医特色治疗收费项目，增加《新疆维吾尔自治区医疗服务价格》中民族医服务项目数量，新疆积极与自治区发改委协商并实地调研了自治区维吾尔医医院，对各项目的诊疗操作过程予以了实地论证；同时，按照有关文件要求，新疆草拟了《新疆维吾尔自治区新增中医、民族医医疗服务价格管理暂行规定》（征求意见稿）。此外，对巴州、塔城等地申报的中医、民族医特色治疗收费项目也进行了受理。

四是在国家中医药管理局的大力支持下，新疆维吾尔自治区中医、民族医药管理局以《新疆维吾尔自治区中医、民族医药事业“十二五”发展规划》为基础，草拟了《国家中医药管理局关于支持和促进新疆维吾尔自治区中医药、民族医药事业跨越式发展的意见》（代拟稿），经与国家中医药管理局商议、修订，于2012年10月30日正式出台（国中医药办发〔2012〕41号，以下简称《意见》）。《意见》明确了国家中医药管理局关于支持和促进新疆维吾尔自治区中医药、民族医药事业跨越式发展的指导思想、基本原则、工作目标、主要任务和保障措施。

二、中医、民族医药项目

（一）争取中医、民族医医院基础建设项目，加强监督管理

一是鉴于自治区约94%的中医、民族医医院尚未达到国家要求的中医医院建设标准，新疆多次与国家中医药管理局、自治区发改委进行协商，积极争取项目支持，并及时与卫生厅领导汇报有关中医、民族医医院基础建设项目的落实情况，特别是在基础设施建设方面国家没有给予投入的县级中医、民族医医院。

二是对尚在建设中的项目单位，按照相关管理办法，新疆采取定期报送制度，对自治区中医医院、自治区维吾尔医医院等单位采取实地查看、定期报送相结合的方式，抓好中医、民族医医院基础建设项目的管理监督工作。此外，新疆对中医、民族医医院以往的基础设施建设项目进行了认真梳理，为做好基础建设项目的各项工作提供了支撑

依据。

（二）做好项目组织实施

一是积极组织基层中医、民族医医院信息化服务保障能力建设项目。根据国家中医药管理局2012年基层中医医院信息化服务保障能力建设项目启动会议安排部署，自治区27所县级中医、民族医医院获得基层中医、民族医医院信息化服务保障能力建设项目，项目总经费810万。

二是稳步推进新疆地产中药、民族药新药研发项目工作。新疆维吾尔自治区中医民族医药管理局严格按照自治区卫生厅、自治区财政厅要求，结合中医药、民族医药新药研发工作实际，研究制订了2012年度项目实施方案、项目经费分配方案，确定了项目承担单位。每月定期召开新疆地产中药、民族药新药研发项目工作进展和经费使用情况汇报会，组织项目工作委员会对各组工作进展和经费使用情况进行指导和监督，及时纠正和解决项目进展中遇到的问题。会后及时撰写中药、民族药新药研发项目简报上报相关部门。组织项目专家委员会专家牵头，撰写准备申报新药品种的临床试验方案、新药申报资料。积极加快推进新疆地方药材质量标准的申报工作。要求质量标准研究组要及时将已完成的46味药材质量标准申报资料提交自治区食品药品监督管理局，协助完成药材质量标准制定。

三是组织开展第四次全国中药资源普查新疆（试点）普查工作。自治区加强组织领导，成立由自治区副主席铁力瓦尔地·阿不都热西提为组长，相关厅局为成员单位的自治区中药、民族药材资源普查领导小组。成立了由自治区、地、县专家共同组成的6支中药、民族药材资源普查队伍。制订方案和管理制度，明确了依托单位、普查队伍以及外业和内业组等责任，与各方签订协议书。组织完成普查技术培训，2012年3月22～31日，组织举办了第四次全国中药资源普查新疆（试点）普查技术培训班。扎实推进工作，完成试点地州县（市）90%

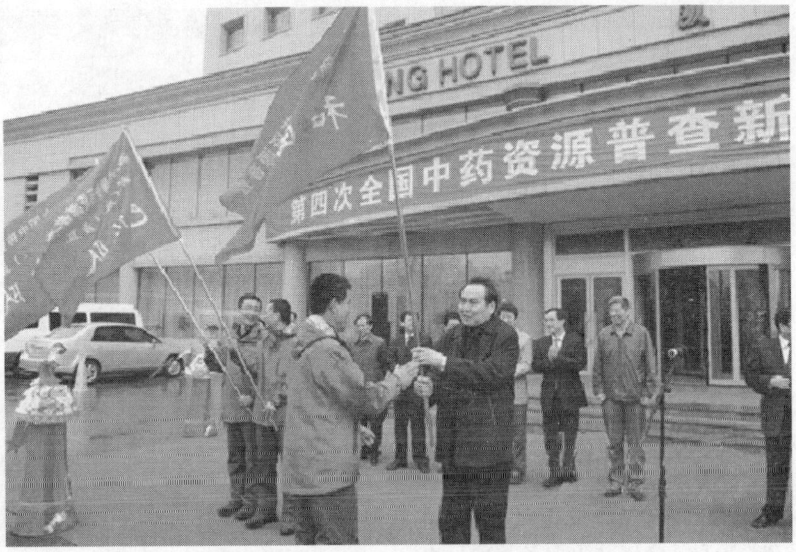

2012年，新疆组织开展了第四次全国中药资源普查新疆（试点）普查工作，新疆维吾尔自治区副主席铁力瓦尔迪·阿不都热西提为中药普查队授旗

以上区域的野生中药、民族药资源普查。采集和制作标本30340份，调查样地767个、调查样方20390个；采集药材631份、药材种质资源273份；拍摄影像资料600余份；3S队完成对主要调查品种的野外勘查，提交高空遥感影像图9份、低空遥感影像图9份、植被照片25份、植物照片27份、植物标本25份，建立动态测试点9个，提交药用植物的资源数量和动态测试报告9份。

四是依托中医、民族医药人才培训项目开展中医、民族医临床技术骨干培训工作。新疆维吾尔自治区中医民族医药管理局根据2011年各培训基地任务完成情况和自治区各民族医实际，将原来的5个培训基地增加到8个，培训对象从中医医师、维吾尔医医师扩展到中医医师、维吾尔医医师、哈萨克医医师、中药药师、维吾尔药药师、临床检验专业人员，争取让更多的医院、更多的专业技术人员受益于国家项目。

五是制定了全国第五批名老中医药专家学术经验继承建设项目、全国第三批优秀中医临床人才研修建设项目、全国名老中医药专家传承工作室建设项目、中医类别全科医师转岗培训项目、中医药维吾尔医药标准化培训项目实施方案，项目经费已全部拨付至项目承担单位，各项工作正在按计划有序进行。

三、中医民族医医院内涵建设

（一）“十二五”重点专科项目

根据《国家中医药管理局办公室关于开展“十二五”重点专科建设项目申报工作的通知》，新疆维吾尔自治区中医民族医药管理局积极组织符合条件的中医、民族医医院申报“十二五”重点专科建设项目。筛选9所中医、民族医医院的26个专科，经局务会讨论同意推荐申报国家中医药管理局“十二五”重点专科建设项目。申报材料上报后，2012年2月经国家中医药管理局审核确定，自治区8所中医、民族医医院的20个专科获得了国家中医药管理局“十二五”重点专科项目（其中10个专科获得“十二五”重点专科建设项目，10个专科获得“十二五”重点专科培育项目）。

（二）2012年国家临床重点专科项目

根据国家中医药管理局国家临床重点专科评审程序，自治区中医医院、自治区维吾尔医医院和喀什地区维吾尔医医院的4个专科通过书面评审获得参加答辩资格。2012年8月，自治区中医医院骨伤科和自治区维吾尔医医院肺病科获得国家临床重点专科项目支持（每个项目单位300万元，此项工作为新疆维吾尔自治区中医民族医药管理局绩效考核指标），完成了2012年卫生厅绩效考核指标任务。

（三）国家中医药管理局内涵建设项目和自治区重点专科项目

为进一步加强县级中医、民族医医院能力建设，根据国家“十一五”期间项目安排情况，2012年新疆组织全区县级中医、民族医医院申报特色专科建设项目、急诊急救项目和中药房建设项目等国家中医药管理局内涵建设项目。经各单位积极申报，共有42所县级中医、民族医医院申报内涵建设项目共96个项目，其中特色专科建设项目58个、急诊急救项目21个、中药房建设项目17个。

（四）中医、民族医医院医药卫生体制改革补助资金使用的监督管理工作

2012年，国家中医药管理局地县两级中医、民族医医院拨付医药卫生体制改革补助资金1.68亿元用于医院设备配置采购工作。按照实施方案和《政府采购法》等相关法律、法规，截至2012年12月，全区中医、民族医医院医疗设备购置累计执行数17453.87万元。多数设备已投入使用，个别医院因医疗用房紧张，设备无法展开而闲置。

（五）中医、民族医医院评审工作

根据国家中医药管理局的统一部署，2012年5月24～26日，新疆维吾尔自治区中医民族医药管理局组织专家完成了自治区中医医院三级中医医院试评工作。根据评审程序要求，新疆维吾尔自治区中医民族医药管理局对疆内10名综合医院的专家进行现场培训并提出工作要求，确定了自治区中医医院保留三级甲等中医医院，并向国家中医药管理局提出备案申请。

根据国家中医药管理局统一安排，乌鲁木齐市中医医院于2012年6月27、28日，昌吉州中医医院于2012年6月29、30日，完成了三级中医医院复审；和田地区维吾尔医院于2012年9月10、11日完成了三级维吾尔医医院评审，并向国家中医药管理局提出备案申请。2012年10月，国家中医药管理局批复同意自治区中医医院、乌鲁木齐市中医医院、昌吉州中医医院为三级甲等中医医院。2012年12月，国家中医药管理局批复同意和田地区维吾尔医医院为三级甲等民族医医院，根据程序，新疆维吾尔自治区中医民族医药管理局已在自治区卫生厅和自治区中医民族药管理局网站上对评审结论进行公示。

为进一步做好二级中医民族医医院的评审工作，新疆维吾尔自治区中医民族医药管理局于2012年10月和11月分别针对二级中医医院和民族医医院举办了2期以中医医院评审标准解读为主题的医院管理人员培训班，全区共有198名学员参加了培训。根据国家中医药管理局的要求，新疆维吾尔自治区中医民族医药管理局组织专家对乌苏市中医医院、霍城县中医医院和叶城县维吾尔医医院进行了二级中医医院和民族医医院的试评工作，正在对试评工作情况进行汇总。

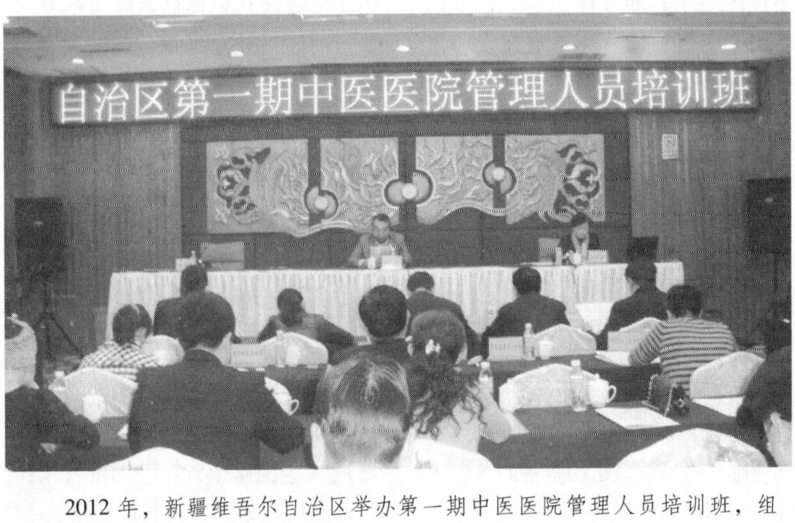

2012年，新疆维吾尔自治区举办第一期中医医院管理人员培训班，组织学习新的医院评审标准和要求

（六）基层中医药服务能力提升工程相关准备工作

新疆维吾尔自治区中医民族医药管理局组织全区1221人，分87个分会场参加了国家组织召开的提升工程启动会。研究制定分年度工作目标，请各地、州、市卫生局协助开展此次情况摸底工作，并认真填写基层医疗卫生机构中医、民族医药服务能力调查表，请各地根据本辖区基础工作情况，提出本辖区目标值，工作正在进行当中。

根据提升工程的整体工作要求，新疆继续组织基层中医药工作先进单位创建活动，完成了乌鲁木齐市米东区复审。对克拉玛依区中医药工作开展情况进行了省级评估，上报国家中医药管理局候选全国基层中医药工作先进单位，并于2012年11月通过了公示。阿克苏地区第一人民医院积极创建全国综合医院中医药工作先进单位，现已通过国家中医药管理局和卫生部审核。

（七）重点民族医医院创建工作

喀什地区维吾尔医医院和阿勒泰地区哈医医院于2012年1月被确定为全国第二批重点民族医医院建设单位。两所医院均按照国家中医药管理局要求制订了项目建设计划及实施方案，项目建设工作于2012年2月正式启动。

（八）民族医药文献整理及适宜技术筛选推广工作

新疆督促完成了20部文献的整理、翻译、校勘工作，其中维吾尔医药15部，哈萨克医药2部，柯尔克孜医药、塔塔尔医药及塔吉克医药各1部，做好了文献出版的前期准备工作；督促完成新疆民族医药古籍文献总目的制定；组织完成民族医药适宜技术的培训工作。完成19项维吾尔医药适宜技术和1项哈

萨克医药适宜的培训工作，培训人次达到823人次，超额完成培训任务，为20项民族医药适宜技术的临床推广应用奠定了基础；组织开展民族医药适宜技术项目的督导评估和病例观察工作。2012年7～11月，组织专家分别赴和田地区、喀什地区、阿克苏地区、克州、巴州、吐鲁番地区、博州、伊犁州等辖区内的40家维吾尔医医疗机构，对19项适宜技术的临床推广应用、观察病例的质量及进度进行督导评估和现场培训、技术指导，解决项目实施过程中存在的实际问题，督促各级民族医医疗机构累计完成29153例病例的观察任务，完成率达到97.2%；督促完成19项维吾尔医药和1项哈萨克医药适宜技术课件制作校本的编写和现场拍摄工作；组织开展民族医药诊疗技术的调查，征集诊疗技术，为今后开展诊疗技术临床推广应用奠定重要基础。

四、中医药、民族医药人才培养工作

一是认真组织开展第五批全国老中医、民族医药专家学术经验继承工作指导老师和继承人的遴选工作，自治区11名专家和22名专业技术人员被确定为第五批全国老中医、民族医药专家学术经验继承工作指导老师和继承人。二是认真组织开展第三批全国优秀中医临床人才研修项目新疆培养对象的选拔工作，自治区7名人员被确定第三批全国优秀中医临床人才研修项目的学员。三是按照中医类别全科医师转岗培训项目实施方案，委托新疆医科大学中医学院和乌鲁木齐市卫生局组织举办了两期中医类别全科医师转岗培训，为各地（州）城市社区中心培训84人，加强了城市社区中医、民族医药人才培养。四是协助卫生厅科教处做好面向农牧区高中起点中医专业本科层次免费教育50人和面向农牧区高中起点中医、民族医专科层次免费教育项目90人招生计划及名额分配方案。五是督促完成2012年度国家级中医药继续教育项目，开展42项继续教育项目的培训。六是协助国家中医药管理局完成自治区第二批全国优秀中医临床人才研修项目2名学员的结业考核工作，2名学员顺利通过国家中医药管理局结业考核。七是组织完成自治区第四批全国老中医、民族医药专家学术经验继承项目14名继承人的结业考核工作，14名继承人顺利通过国家中医药管理局结业考核。八是完成自治区第四批全国老中医药专家学术经验继承工作和第二批全国优秀中医临床人才研修项目优秀指导老师、优秀继承人、先进管理单位和优秀结业论文、优秀管理者等推荐工作。

五、中医药、民族医药研究平台建设

一是继续推进国家中医临床研究基地建设。新疆维吾尔自治区中医民族医药管理局加强国家中医临床研究基地建设的组织协调和督导检查，发现问题及时召集专项会议研究解决；不断加强艾滋病研究科研队伍的建设，成立了由自治区中医医院、自治区传染病医院、伊犁州中医医院、自治区疾病控制预防中心和地州疾病控制预防中心为主体的联合研究团队；积极组织基地开展以研究和防治慢阻肺病种为主的科研专项课题的申报。2012年度组织推荐21项国家中医临床研究基地业务建设科研专项课题，通过审核立项课题7项。与河南中医学院一附院、新疆医科大学第一附属医院、新疆维吾尔自治区人民医院、独山子职工医院、喀什人民医院等单位建立了长期合作关系；积极申报国家中医临床研究基地建设协作单位，结合自治区实际需求，成功申报新疆维吾尔自治区人民医院、中国人民解放军兰州军区乌鲁木齐总医院、新疆维吾尔自治区传染病医院、天津中医药大学第二附属医院为国家中医临床研究基地新疆基地建设协作单位。

二是组织开展国家药物临床试验机构资格认定工作。积极组织和田地区维吾尔医医院、喀什地区维吾尔医医院和墨玉县维吾尔医医院开展国家药物临床试验试点机构资格的认定工作，组织编写申报材料，并赴申报单位指导现场布置、人员培训及档案归档等各项工作。

三是2012年4和10月，国家食品药品监督管理局认证管理中心专家组分别对和田地区维吾尔医医院申报的维吾尔医心血管内科等6个专业、喀什地区维吾尔医医院申报的维吾尔医皮肤科等5个专业进行现场检查。根据专家组的评定意见，以上2家医院已基本具备开展药物临床试验的条件。

四是积极配合做好国家中医药管理局“十一五”中医民族医药4个重点学科中期检查工作，按照检查指标体系进行自查、资料汇总，认真安排专家组赴疆现场检查的各项事宜。

五是组织开展“十二五”国家中医药管理局中医药重点学科的申报工作，筛选推荐了12个学科，其中9项中医、民族医药重点学科被列入“十二五”国家中医药管理局中医药重点学科建设项目。

六、中医药、民族医药文化宣传等工作

一是与新疆电视台开办的中医药知识讲座专栏节目，已于2012年6月3日进行了首次播出。推荐相关专家进行知识讲座，同时积极与中医药学会和民族医药学会加以协调、沟通，组织相关中医、民族医药专家赴基层开展义诊、健康知识讲座、科普知识宣传等工作。

二是按照卫生厅有关宣传和政务公开的要求，新疆维吾尔自治区中医民族医药管理局把注重信息员队伍的建设放在了首位，派员进行专题培训，以提高信息员的业务素质。新疆维吾尔自治区中医民族医药管理局投稿7篇，分别刊登在中国中医药报5篇、中医药管理杂志2篇，为新疆日报、新疆经济报、新疆法制报、天山网等媒体提供材料数十余篇，接待各类媒体采访数次。

三是由新疆维吾尔自治区中医民族医药管理局组织，经自治区维吾尔医药研究所和新疆人民卫生出版社挖掘整理的《维吾尔医药学古籍》、《中国医学百科全书维吾尔医学分卷》已行出版，并面向全区42所维吾尔医医院下发通知，做好书籍的征订工作。

四是加强民族医药学会建设工作，中国民族医药学会成立了中国民族医药学会维吾尔医药分会，组织召开了中国民族医药学会维吾尔医药分会成立大会，大会选举产生了理事、理事长。

七、中医药对外交流与合作

新疆维吾尔自治区中医民族医药管理局积极组织申报全区中医、民族医医院管理人员赴法国学习考察有关项目。

八、党风廉政建设和机关效能建设工作

一是按照国家中医药管理局创先争优活动领导小组的要求，成立了新疆维吾尔自治区中医民族医药系统创先争优指导小组，完成了新疆地区“二优一先”活动代表的推荐和自治区党建基本情况统计上报工作。

二是抓好政务公开和效能考评工作。按照自治区卫生厅的统一部署，完成了新疆维吾尔自治区中医民族医药管理局行政职权申报表的申报和权力运行图的制作工作。

（赵新建）

【新疆生产建设兵团2012年中医药工作概况】

一、促进中医药事业发展

认真贯彻落实《国务院关于扶持和促进中医药事业发展的若干意见》，兵团卫生局制定下发《新疆生产建设兵团关于扶持和促进中医药事业发展的实施意见》的和《卫生局贯彻落实〈新疆生产建设兵团关于扶持和促进中医药事业发展的实施意见〉实施方案》，进一步加强兵团中医药服务体系建设，开展兵团中医医院、中西医结合医院能力建设；加强兵、师两级综合医院中医科以及团场医院中医门诊、病房及中药房的设置和建设；强化连队卫生室提供适宜的中医药技术服务能力，进一步建立和完善覆盖兵、师、团、连中医药服务网络和服务功能，以满足职工群众对中医药服务需求。完成兵团中医药应急工作先进集体和先进个人的推荐工作。

二、三名三进工程

兵团卫生局积极推动《卫生局贯彻落实〈新疆生产建设兵团关于扶持和促进中医药事业发展的实施意见〉实施方案》的贯彻落实，进一步加强中医药服务体系建设，加强中医“名医、名科、名院”建设，发挥示范作用，带动医疗机构中医药综合服务能力和中医药防病治病能力的提高；切实发挥名中医作用，加快中医药学科带头人和中医技术骨干培养，促进中医药特色优势建设与发展。下发《兵团卫生局关于推进中医“三名三进”工程活动的实施方案》，开展兵团中医“树名医、建名科、创名院”建设及中医药“进团场、进连队、进家庭”的“三名三进”工程活动。制定符合兵团实际的《中医特色示范连队卫生室（社区服务站）基本标准》、《按乡镇卫生院能力建设的团场医院（社区服务中心）示范中医门诊基本标准》、《按县级医院能力建设团场医院示范中医科标准》、《兵团综合医院示范中医科基本标准》、《兵团级中医名院基本标准》、《兵团级中医特色名科基本标准》、《兵团“名中医”基本条件》等“名中医、名科、名院”建设基本标准，推进“三名三进”工程实施。经个人申报、单位审核、师（市）卫生行政部门审核，全年共遴选推荐的兵团名中医13名。

三、重点专科建设

积极做好中医药重点专科建设项目及其他中医药项目申报、实施工作。兵团卫生局完成兵团中医医院中医传染病学，二师库尔勒中西医结合医院中医内分泌学、中医肾病学、中医肿瘤病学，七师奎屯中医医院中医老年病学等国家中医药重点学科建设项目的申报工作。开展兵团基层常见病、多发病中医药适宜技术推广能力建设项目组织编报工作，上报兵团医院、四师医院、五师医院、石河子市人民医院、九师医院、五师83团医院、十师187团医院、十二师104团中西医结合医院、建工师卡子湾医院为兵团基层常见病、多发病中医药适宜技术推广能力建设项目单位，为兵团形成基层常见病、多发病中医药适宜技术推广长效机制奠定了基础。

四、中医药人才培训工作

认真做好兵团全国第三批优秀中医药临床人才研修项目培养工作，选拔兵团中医医院中医一科主任杨百京、三师医院中医科主任姚丽为培养对象，开展优秀中医药临床人才研修培养。组织举办中医药管理人员培训班，对兵团中医医院、兵团医院中医科、一师阿拉尔中西结合医医院、二师库尔勒中西结合医医院、奎屯中医医院、十二师104团中西结合医院、十三师哈密红星医院中医分院管理人员进行培训；依托石河子大学医学院培训中心、兵团医院中医科、奎屯中医医院举办兵团中医适宜技术培训班4期，培训各类中医药人员320名。

五、中药饮片管理

进一步规范中药饮片的购进、验收、储存、使用、处方、煎煮等管理工作，对医疗机构中药饮片使用、管理情况开展自查，并组织专家对南疆片区医疗机构使用、管理中药饮片工作情况进行现场督导。

六、中医药对口支援

认真贯彻落实中央新疆工作座谈会和国家中医药管理局《关于支持新疆生产建设兵团中医药事业跨越式发展的指导意见》（国中医药办发〔2011〕30号）精神，兵团卫生局积极推动兵团中医药事业实现跨越式发展，制订下发《关于贯彻落实国家中医药管理局〈关于支持新疆生产建设兵团中医药事业跨越式发展的指导意见〉实施方案》，指导和督促各相关单位贯彻落实。积极协调国家中医药管理局对口支援衔接工作，组织协调石河子大学医学院、兵团中医医院、兵团医院中医科、一师阿拉尔中西结合医医院、二师库尔勒中西结合医医院、奎屯中医医院、十二师104团中西结合医院、十三师哈密红星医院中医分院、兵团甘草种植基地分别与北京中医药大学、中医科学院西苑医院、中国中医科学院广安门医院、中国中医科学院望京医院、东直门医院、中国针灸研究所门诊部、中国中医药科技开发交流中心开展对口支援工作。

（李　鹏）

【沈阳市2012年中医药工作概况】

一、贯彻落实《实施意见》

为了使财政资金效益达到最大化，沈阳市在基层中医药事业发展方面：一是为了达到城市中医院支援农村中医院的扶持效果，利用基层中医医疗服务体系建设专项资金为三县一市中医院购置了全自动煎药机、脑循环功能治疗仪等11件急需的中医设备。二是为配合基本药物改革，用3年时间大力开展中医适宜技术推广年活动，2012年利用基层中医医疗服务体系建设专项资金，对85个达到工作目标的社区卫生服务中心及乡镇卫生院进行了奖励。三是利用先进区奖励资金，对获得全国社区中医药工作先进单位的铁西、大东、东陵（浑南）区分别给予50万元奖励。

二、创建全国基层中医药工作

以开展全国社区中医药工作先进市创建工作为抓手，沈阳市积极推进基层中医药先进单位（先进区、先进县）创建工作。对相关区、县进行创建和复核工作的培训及督导，多次到相关区县召开现场会议，督促、检查、指导项目单位开展自查自纠，对照国家、省先进区标准完善内涵建设。通过不懈努力，沈河区顺利通过了国家专家评估组的评审，获得了全国社区中医药工作先进单位称号。至此沈阳市5个城区全部入全国社区中医药工作先进单位行列。与此同时，于洪区也顺利通过了辽宁省中医药管理局的评审，获得了辽宁省社区中医药工作先进区称号。皇姑区、苏家屯区和新民市顺利通过了全国基层中医药工作先进单位的复核。在创建全国先进区、县过程中，仅沈河、于洪、皇姑、苏家、新民市就投入600余万元，为基层卫生机构购置了急需的中医诊疗设备，对中医药综合服务区进行调整和中医文化特色装修等。

三、城乡基层中医药服务网络建设

一是“中医适宜技术推广年”活动取得了显著效果。2012年是沈阳市开展“中医适宜技术推广年”活动的第二年，沈阳市的目标是在上年推广5项适宜技术基础之上，达到每个基层卫生服务机构掌握8种以上中医适宜技术。二是基层中医药服务网络建设进一步完善。通过目标责任状考核和大力推广中医适宜技术给予奖励进行引导，极大调动了各区、县（市）引进中医药人员的积极性，苏家屯区、皇姑区等辖区政府投入大量资金，用于引进中医药人员，使沈阳市社区卫生服务中心和乡镇卫生院设置中医科及中药房两项指标大幅度提高。三是城市中医院对口支援农村中医院取得了很好效果。对龙头单位的区、县（市）中医院，采取以人员和技术帮扶为主，以政府财政支持为辅。2012年5月，沈阳市深入农村召开现场会，组织省、市9家中医医疗机构对三县一市中医院进行帮扶，制订了帮扶方案，签订了帮扶协议。同时，沈阳市利用基层中医医疗服务体系建设资金对三县一市中医院给予设备上的支持。

四、重点专科建设和等级医院评审工作

在重点学科建设方面，沈阳市取得了2个国家中医药管理局中医药重点学科建设单位、1个国家临床重点专科、6个国家中医药管理局“十二五”重点专科。沈阳市中西医结合医院皮肤科获得卫生部临床重点专科称号；沈阳市第二中医医院中西医结合临床学科和沈阳市第六医院中医传染病学科被确定为国家中医药管理局中医药重点学科建设单位；沈阳市中医院针灸科等6个专科被确定为国家中医药管理局“十二五”重点专科，至此沈阳市国家级中医重点专科已达10个。沈阳市中医院风湿科等8个重点专科被确定为省“十二五”中医（中西医结合）重点专科。沈阳市中西医结合医院获得了1个国家中医药管理局中医临床路径课题项目及300万元课题经费；沈阳市传染病院获得了2个国家中医药管理局牵头课题项目及483万元的课题经费。

等级医院评审方面，按照国家和辽宁省中医药管理局统一部署，沈阳市全面开展了中医医院评审工作。沈阳市中医院等5家单位均通过了国家中医药管理局等级评审，获得国家三级甲等中医（中西医结合）医院的称号。

五、中医药人才培养工作

人才队伍建设是发展中医药事业的重点，也是沈阳市中医药工作的重中之重。2012年沈阳市儿童医院关丽君等3人入选第三批全国优秀中医临床人才研修项目，沈阳市中医院肖瑞崇等3人、沈阳市中医院姚岚等10人分别入选第五批全国老中医药专家学术经验继承工作指导老师及继承人名单。继续举办“学经典、做临床”中医系列讲座和中医药适宜技术推广培训班，对全市基层卫生医疗机构医生，特别是社区卫生服务机构、乡镇卫生院中医药人员进行中医药理论和适宜技术的培训。

六、中医药文化建设

一是继续开展“中医中药中国行”活动。2012年3月，国家“中医中药中国行·进乡村、进社区、进家庭”活动第二次来到辽宁，国家中医药管理局和省、市中医药管理局及东陵区卫生局共同在沈阳市东陵区（浑南新区）举办了启动仪式，并在和平区等5处分会场分别邀请12名专家为社区医疗机构和农村基层医疗机构专业技术人员进行中医药知识技能培训，举办培训讲座5场，培训基层医疗技术人员850余人，发放培训书籍750本。二是开展“中医药科普宣传周”活动。2012年9月17日，在于洪广场举行辽宁省暨沈阳市“中医中药中国行·文化科普宣传周”活动启动仪式及中医义诊、咨询宣传活动，省、市中医药管理局及于洪区政府领导出席了启动仪式，活动组织24家中医（中西医结合）医院派出医疗专家97人、护士43人，进社区35个，进乡镇18个，义诊人数4000余人次，咨询人数4000余人次，发放宣传品数量11000余份，发放药品1000余份，摆放宣传板数量100余个，出动车辆40余台。

（张　悦）

【长春市2012年中医药工作概况】

一、中医药参与深化医改工作

推进公立医院改革试点工作。2012年，长春市农安县中医院被确定为省公立中医医院改革试点县。2012年2月，医院除中药饮片外，全部药品实行零差率销售。农安县农合对中医药扶持政策也得到了落实，对新农合住院患者发生的中药饮片和中医非药物治疗产生的费用，报销比例提高5%，运行情况较好。

开展基本公共卫生服务试点工作。在国家基本公共卫生服务中医药服务项目中，长春市朝阳区、绿园区、双阳区被确定为第二批国家基本公共卫生服务中医药服务项目试点地区，长春市宽城区被确定为吉林省基本公共卫生服务中医药服务项目试点地区，各区均开展了此项试点工作，积极探索在基本公共卫生服务中充分发挥中医药作用的有效途径和模式。

开展中药饮片统一配送工作。长春市食品药品监督管理局和长春市中医药管理局联合印发了《医疗机构中药饮片实施集中统一配送试点方案》，在长春市县（市）区级以上公立中医医疗机构实行了临床用中药饮片的集中统一配送。

推进民营中医医疗机构工作有序开展。长春市开展中医坐堂医工作。长春市中医药管理局和长春市食品药品监督管理局联合制定印发了《长春市药品零售企业设置中医坐堂医诊所工作实施方案（试行)》，从房舍、人员资质、从业范围等方面进行了细致规定，2012年，长春市有5家药品零售企业被批准设置了中医坐堂医诊所。2012年，长春市中医药管理局在长春市南关区开展了民营中医医疗机构规范化管理试点工作，制订了《长春市民营中医医疗机构规范化管理试点工作方案》及考核细则，编制印刷了《中医药相关法规文件汇编》600册，为长春市南关区3家民营中医医院，17家中医、中西医结合门诊部，44家中医、中西医结合诊所统一制作了牌匾、诊室标牌、公示板、医务人员胸牌，统一制定了门诊住院病历、处方书写格式标准等均已下发。

二、中医药人才培养工作

大力开展国家和吉林省中医师承、优才项目。2012年，长春市有3名继承人以优异的成绩通过了国家中医药管理局第四批全国老中医药专家学术经验继承人结业考核，同时，国家中医药管理局还开展了第五批全国老中医药专家学术经验继承项目遴选工作。长春市有2名指导老师、4名继承人参加了此项目，在第三批全国优秀中医临床人才研修项目中，长春市双阳区武卫东通过考试成为全省唯一一名地市级项目人员。长春市中医药管理局还对25名吉林省第一批师承项目继承人和9名吉林省第一批优才项目人员进行了结业考试考核。

积极开展吉林省中医医院住院医师规范化培训工作。按照吉林省中医药管理局要求，经过积极准备建设，长春市中医院被吉林省中医药管理局确定为全省中医医院住院医师规范化培训基地。长春市共有8名新上岗的中医毕业生参加了吉林省中医医院住院医师规范化培训。

启动实施乡镇卫生院中医师和针灸按摩人员培训项目。长春市卫生局、长春市中医药管理局组织开办了初级培训班，共有164名农村卫生技术人员参加了培训和临床实践。

加强中医药人员业务交流工作。长春市绿园区中医院针灸科顾树红主任受澳大利亚宋庆龄基金会邀请，出席了在澳大利亚悉尼市举行的“2012关爱行动——权威中医专家悉尼慈善义诊”活动，弘扬了祖国传统医学，同时也加强了与国外中医药工作者的经验交流。

三、中医药预防保健服务

长春市中医药管理局制订印发了《长春市中医“治未病”健康工程方案》，要求全市所有社区卫生服务中心开展11项以上中医“治未病”预防保健服务项目。

积极开展国家中医药管理局中医“治未病”预防保健服务试点项目。长春市南关区、绿园区被列为国家中医药管理局第二批中医“治未病”预防保健服务试点地区，长春市双阳区太平镇中心卫生院被列为国家中医药管理局第四批中医“治未病”预防保健服务试点单位。

四、中医药科研、重点专科（专病）建设工作

加强中医药科技平台管理。2012年，吉林省中医药管理局对长春市3个省级中医临床研究室和1个省级名老中医工作室进行了评估验收，现3个研究室有相关科研课题10项。

加强中医药科研项目申报及管理。长春市中医药管理局组织各中医院开展了省中医药管理局2012～2014年度科技项目招标工作，全市共申报了29项科研课题。长春市有吉林省中医药管理局2010～2012年度科研课题15项，2011～2013年度科研课题6项，2012～2014年度科研课题9项。

加强中医重点专科建设。长春市共有21个专科（专病）被吉林省中医药管理局评为“十二五”重点专科。

五、争创全国先进工作

长春市完成了榆树市全国农村中医药工作先进单位期满复核工作，并成功完成了德惠市、九台市、农安县的全国农村中医药工作先进单位创建工作。

榆树市医院中医药工作取得了优异的成绩，被评为了全国综合医院中医药工作示范单位。

长春市传染病医院被国家中医药管理局评为全国中医药应急工作先进集体。

长春市中医药管理局被国家中医药管理局评为《中国中医药年鉴》工作优秀单位。

长春市被国家中医药管理局评为全国基层中医药工作先进单位（地市级）。

长春市人民政府副秘书长卢福建代表长春市政府在2012年的全国

中医药工作会议上进行了经验介绍；长春市卫生局局长齐国华代表长春市分别在全国地市级以上地区创建全国基层中医药工作先进单位工作座谈会和全国地级市卫生局长中医药工作培训班上进行了经验介绍。

2012年5月8日，河南省南阳市中医管理局在主管局长的带领下，一行24人到长春市参观学习了社区中医药发展模式，并在绿园区正阳、青年社区卫生服务中心实地考察。

六、中医准入监管工作

认真做好2012年中医、中西医结合类别执业医师考试报名、实践技能考试和综合理论笔试考试工作。按照吉林省中医药管理局要求，吉林省辽源市的中医、中西医结合类别的考试报名及实践技能考试综合理论笔试考试工作在长春市进行。共有1119名中医类别考生通过了资格审查（其中长春地区1036人，辽源地区83人），并参加了实践技能考试。共有629名考生参加了中医类别综合理论笔试考试。

继续开展虚假违法中医医疗广告监测工作。长春市中医药管理局对2012年国家中医药管理局和吉林省中医药管理局监测到的虚假违法中医医疗广告移交长春市卫生局卫生监督所进行了查处，同时，长春市中医药管理局制订印发了长春市中医医疗广告监测实施方案，利用有限资源，监测报纸虚假违法中医医疗广告共计160余条。

七、其他主要工作

加强了基层常见病、多发病中医药适宜技术网络建设。2012年，长春市所有县（市）区级中医医院均开设了中医药适宜技术网络平台，与国家级网络平台实现了共享，使全市基层人员均能及时接受国家级技术培训。

开展中医医院等级评审工作。长春市中医药管理局组织召开了长春市中医医院等级评审申报工作会议。组织长春地区各中医院申报评审。

2012年，长春市各县（市）区卫生局、中医院报送吉林省中医药管理局网站信息共计252条，在中国中医药报、吉林日报、长春日报、各级政府网站、电视台报送并发表新闻报道、中医药讲座共计578次（条）。

做好吉林省基层优秀中医评选推荐工作。长春市中医药管理局制定了《长春地区吉林省基层优秀中医评选推荐实施方案》及其工作程序。组织专家对推荐候选人进行了评审，并在各地进行了公示，长春市共推荐28名符合条件的中医人员申报吉林省基层优秀中医。

（何勇健）

【哈尔滨市2012年中医药工作概况】《哈尔滨市人民政府关于扶持和促进中医药事业发展的实施意见》（哈政综〔2012〕26号）正式出台。这是哈尔滨市有史以来市政府第一次发布针对中医工作发展的专项文件，具有里程碑意义，为哈尔滨市未来5年乃至更长一段时期的中医工作发展确立了明确的目标，进一步明确了对于中医药事业的优惠政策和措施，建立了各级政府部门支持中医药发展的联动机制，使哈尔滨市中医药事业的发展迈入了高速轨道。

积极推进基层中医药先进单位的创建工作。2012年，哈尔滨选取了2个创建工作基础较好的地区呼兰区和尚志市申报了此项工作，并顺利通过了专家组的全面验收，获得了全国农村中医药工作先进单位光荣称号。南岗区获得全国首批社区中医药工作先进区已满5年，按照国家要求2012年进行了复审。

全面铺开基本公共卫生服务中医药服务项目试点。哈尔滨印发了《哈尔滨市卫生局关于在基本公共卫生服务中开展中医药服务项目的通知》（哈卫中发〔2012〕78号），要求全市各社区卫生服务中心和乡镇卫生院积极开展基本公共卫生服务中医药服务项目，要求每个单位在高血压中医药健康指导、糖尿病中医药健康指导、老年人中医药健康指导、孕产妇中医药健康指导、0～6岁儿童中医药健康指导等项目中选取2项开展试点工作，并认真做好相关数据的收集整理和统计分析。2011年，道里区被确定为全国基本公共卫生服务中医药服务试点地区。2012年，哈尔滨又将其他5个中医药服务示范区申报为试点地区，同时各区也积极行动起来，加大宣传推进力度。

继续做好人才培养工作。哈尔滨市采取多样化、多层次的方式培养人才，针对基层开展了县级中医技术骨干培训和社区中医全科医师转岗培训，共有46人参加了培训，这是哈尔滨市首批获得国家颁发的社区中医全科医师证书的社区医生。聘请上海市闸北区卫生局局长王志泉进行专项讲座，全市有120多名社区医生参加了培训。开展了“中医中药中国行·进社区、进农村、进家庭”巡讲活动，全市共有750多名基层医生参加了学习。为了解决县级中医医院老中医经验传承问题，从2010年开始，哈尔滨市实施了县级老中医经验继承工作，在全市选择了28名指导老师和56名学员，采用理论学习和传统跟师实践相结合的方式，用3年的时间学习，2012年末经过考试，56名学员顺利获得了师承结业证书。

召开了全市中医工作会议。会议总结了2011年中医工作，部署了2012年工作重点。对14个取得国家、省级先进和试点项目的地区和单位进行了表彰。

组织实施考试工作。哈尔滨完成了1824人中医类执业医师资格考试报名资格审核和实践技能考试工作。较2011年增长200多人，考生人数仍然持上升趋势。开展了传统医学医术确有专长人员考核工作，全市共有168人和外地市委托考核的10人参加了考核。

认真准备中医医院评审工作。根据国家中医药管理局的安排，哈尔滨市中医医院和骨伤科医院参加了三级中医医院等级评审工作，并且获得了专家组的一致好评。呼兰区、阿城区中医医院也顺利通过了二级中医医院评审的试评。

大力发展民族医事业。带领朝鲜民族医院的院长、医务科长等赴杜蒙蒙医医院、延边朝医医院参观学习。黑龙江省中医药管理局积极协调，争取参加2013年民族医医院评审工作。

配合黑龙江省卫生厅药政处开展基本药物监管工作。哈尔滨市对全市二、三级综合医院和中医医院网上集中采购招标药品执行情况进行了检查，哈尔滨市二级医院是全省执行网上招标药品集中采购最好的城市。编印了10000套（每套3张）黑龙江省部分基本药物公示表，印发全市社区卫生服务中心（站）、乡镇卫生院、村卫生所（室）。宣传基本药物名称、规格、厂家、价格，为群众提供透明的基本药物信息，也便于群众进行监督。

推进中医药治疗艾滋病项目，全年累计免费治疗患者79人次。哈尔滨市中医院、哈尔滨市传染病院被确定为全国中医药防治传染病基地。

（刘世斌）

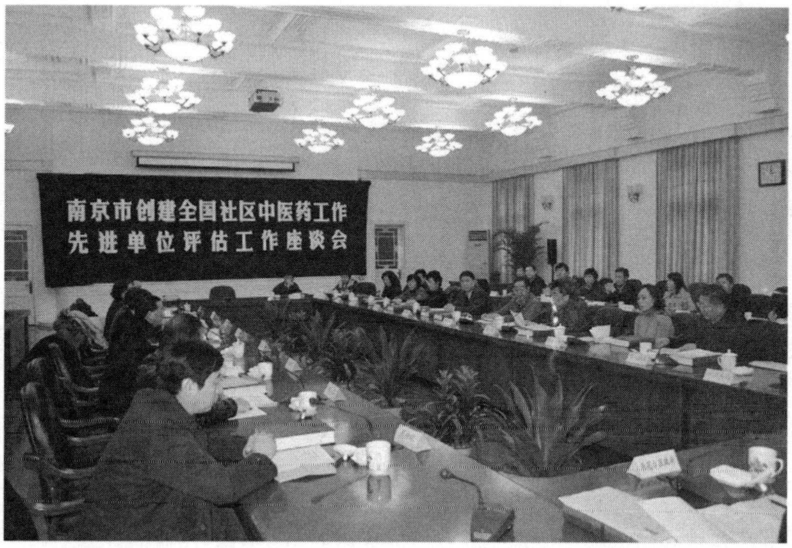

2012年12月13日，南京市创建全国社区中医药工作先进单位评估工作座谈会召开

【南京市2012年中医药工作概况】

一、中医药参与深化医改工作

深入贯彻落实《南京市人民政府关于深化医药卫生体制改革的实施意见》精神，南京市中医院积极推进内部运行机制的改革，着力打造的医生围着病人转的多中心一体化诊疗模式多次受到国家中医药管理局的认可，并在全国范围内推行。江宁区中医院被列为破除“以药养医”为关键环节的县级医院综合改革试点单位之一，积极探索公立医院管理体制、补偿机制、人事分配、药品供应、价格机制等综合改革。在基本药物制度建设中，落实中西药并重的原则，鼓励中药的应用。南京市新农合参保者看病就医使用中医药服务项目报销比例较上一年显著提高。在促进基本公共卫生服务逐步均等化方面，积极发挥中医药“治未病”的优势，通过开展中医体质辨识服务，八城区在建立居民健康档案中根据居民不同体质开展中医药健康指导。对重点人群，制订了中医药养生保健方案，对高血压、糖尿病、冠心病等慢性病患者，运用中医药知识和方法进行健康管理服务，并对相关危险因素进行中医药行为干预。

二、基层中医药工作

紧扣《南京市基层中医药工作五年规划》，南京市以创建全国社区中医药工作先进单位为抓手，大力加强基层中医药服务体系建设，成功创建成为全国社区中医药工作先进单位（地市级以上地区）。各区统筹规划，加强社区卫生服务机构中医科、中药设置，加强中医药人员的配备和培养。积极推广中医适宜技术，不断提高社区卫生服务机构中医科室中医治疗率，基本满足主城区社区居民在15分钟内享受到优质便捷的中医药服务的需求。玄武、鼓楼、下关、建邺4个区成功创建成为全国社区中医药工作先进单位。秦淮区双塘等7个江苏省中医药特色社区卫生服务中心建设单位顺利通过省中医药局专家组的考评验收。高淳东坝等4个镇卫生院中医院顺利通过省乡镇卫生院示范中医科的验收，江宁区谷里卫生院被列为乡镇卫生院示范中医科建设单位。

三、中医药服务能力提升工作

2012年，南京市二级以中医机构总诊疗人次248.5万，入院人数61700。门诊药物处方1967902张，其中中草药处方438072张，占处方总数的22.26%。积极参与新一轮三级中医院评审工作，南京市中医院以高分通过三级甲等中医院的评审。南京市中医院肿瘤科、心血管科和南京市中西医结合医院儿科被列为国家中医药管理局“十二五”重点专科建设项目，南京市中医院临床药学、护理和南京市中西医结合医院的“治未病”中心、南京市脑科医院神志科被列为国家中医药管理局“十二五”重点专科培育项目。南京市中西医结合医院的“治未病”中心被国家中医药管理局列入第四批“治未病”预防保健服务试点单位。老五县中医院的6个国家级农村医疗机构中医特色专科（专病）和农村医疗机构针灸理疗康复特色专科项目进行了评估验收。浦口区中医院儿科、秦淮区中医院妇科被列为省“十二五”中医重点专科建设单位，实现了南京市区级中医院省重点专科零的突破。

四、中医药人才培养

全面总结四批全国老中医药专家学术经验继承工作，南京市在全市遴选5位老中医、10名中年青骨干参加第五批全国老中医药专家学术经验继承工作。遴选了5名中青年骨干参加第二批江苏省优秀中青年中医临床人才研修项目培养工作。全市67名中医类别全科医师通过了江苏省中医药局组织的岗位培训结业考试。组织南京地区148名中医住院医师进行了中医类别住院医师规范化培训技能考试。3名省中医药领军人才培养对象顺便通过年度考核评估工作。

五、中医药法制建设和中医文化建设工作

南京市卫生局组织开展了第二届“中医药就在你身边”中医药文化科普巡讲和中医药文化科普宣传周活动，使中医药走进社区、农村、学校，免费发放科普资料近万份。南京中医药学会成功举办了加强对中医医疗广告初审和监管，打击非法行医，维护中医医疗服务市场秩序。继续做好中医类执业医师资格考试组织工作。按照《医疗机构管理条例》、《南京市医疗机构设置规划》等法律、法规，完成了5所医疗机构的设置许可及执业登记，完成有关中医医疗机构执业许可证的年度校验工作及相关项目的变更登记工作。

（毕　磊）

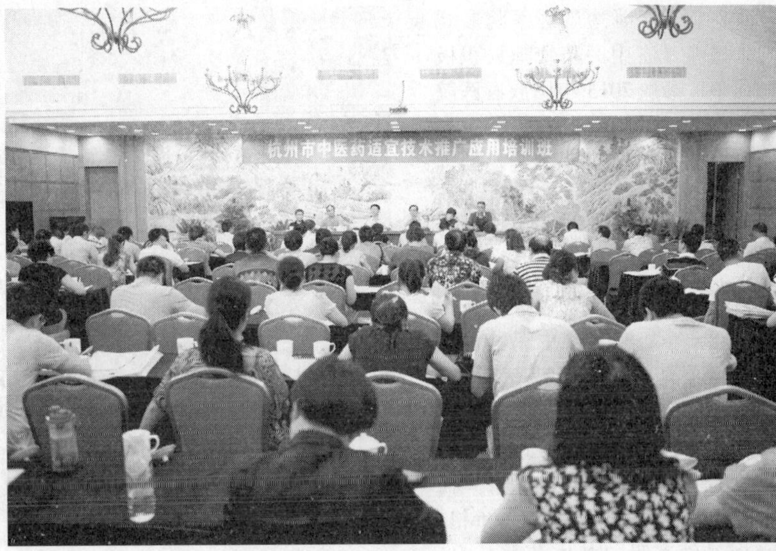

2012年8月17日，杭州市卫生局举办中医药适宜技术推广应用培训班

【杭州市2012年中医药工作概况】

一、中医药参与医改工作

推进公立中医医院改革试点。杭州市卫生局指导富阳市中医医院、临安市中医院等公立中医医院改革试点单位有序开展试点工作，推进药品零差率、调整部分医疗服务价格、支付方式等管理体制和运行机制改革，并注重中医药特色优势的发挥。

发挥中医药在促进基本公共卫生服务均等化中的作用。杭州市卫生局继续开展中医药防治哮喘病、高血压项目。根据项目实施方案，针对低保家庭3～7岁儿童和60岁以上老年哮喘病人，免费开展穴位敷贴冬病夏治治疗各100例；针对低保家庭60岁以上老年高血压病人，免费开展中医药适宜技术防治100例。

完善中医药服务网络建设。杭州市卫生局指导杭州市中医院丁桥分院、萧山区中医院、余杭区中医院、富阳市中医院、淳安县中医院做好新建、改扩建工作，重点关注服务流程、中医药文化元素的设置。积极协调临安市做好中医院的规划立项工作。

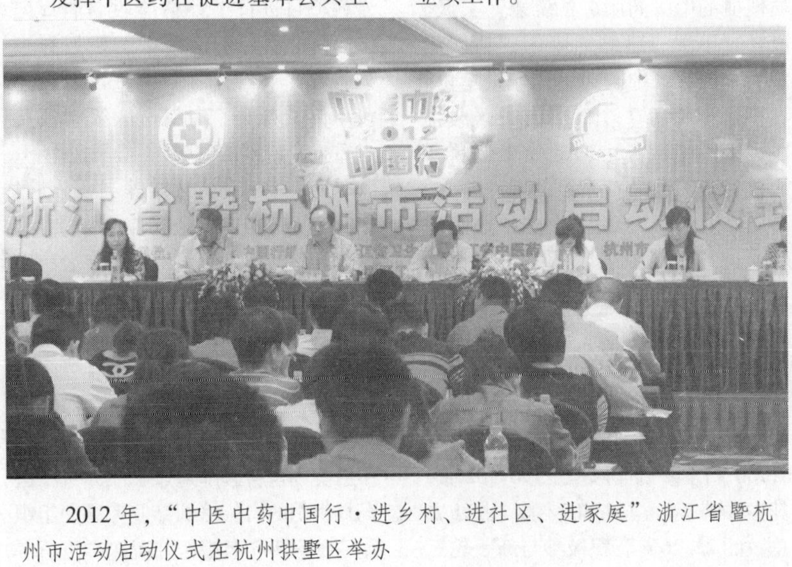

2012年，“中医中药中国行·进乡村、进社区、进家庭”浙江省暨杭州市活动启动仪式在杭州拱墅区举办

二、中医药服务能力提升工程

优化中医药发展环境。杭州市卫生局推动各级政府成立中医药工作领导小组，形成卫生部门牵头、多个部门密切合作的协作机制。积极与人力社会保障局、食品药品监督局沟通对接，研究制定医保等扶持政策，鼓励和使用院内制剂。继续把5项指标的落实情况作为对各地“卫生强区（县）”考核目标，列入医改3年任务目标考核，督促各区、县（市）完善中医药的扶持政策，加大对中医药事业的经费投入。促进中医药事业发展，让人民群众得实惠。

健全基层中医药服务网络。按照有场所、有人员、有项目、有特色、有效益的“五有”标准规定和风格一体化、文化传统化、服务人性化、功能多样化、项目特色化等“五化”要求，杭州市卫生局规范化建设社区卫生服务中心和乡镇卫生院的中医科和中药房。健全社区和农村中医药服务网络，增进社区中医药氛围，加强卫生服务站和村卫生室的中医能力建设，夯实中医服务“网底”。

推广基层中医药适宜技术。2012年8月，杭州市正式启动杭州市基层中医适宜技术推广应用培训工作，利用2年时间，分类、分层、有计划地开展培训工作，加大中医药适宜技术推广应用力度，推进基层中医药服务能力提升工程。在每个乡镇卫生院推广10项中医药适宜技术，在每个村卫生室推广5项中医药适宜技术。积极引导农村和社区居民应用中医药防治常见病、多发病，提升健康水平。举办杭州市中医药适宜技术比武。

巩固扩大全国基层中医药工作先进单位成果。余杭区成功创建全国社区中医药工作先进单位。富阳市、临安市、淳安县成功通过了国家中医药管理局组织的全国农村中医工作先进单位复评。杭州市国家级基层中医药工作先进区、县（市）已达到11家。

积极开展“中医中药中国行”活动。2012年“中医中药中国行·进乡村、进社区、进家庭”活动浙江省暨杭州市活动启动仪式于2012年10月9日在拱墅区隆重举行。启动仪式后即在拱墅区、西湖区、萧山区、富阳市和淳安县开展基层中医药骨干医生培训，共800人次参加。

三、加强中医医院管理，突出中医药特色优势。

继续开展中医医院等级评审工作。杭州市卫生局组织临安市中医院、桐庐县中医院、萧山中医骨伤科医院参加浙江省卫生厅组织的二级甲等中医院（专科医院）的复评。先后组织专家对上述3家医院进行二甲初评，指导医院认真查找存在缺陷，制定整改措施，确保医院等级评审工作取得实效，避免走过场现象发生。组织专家开展二级乙等中医院（专科医院）评审工作。

继续开展中医医院管理年活动。杭州市卫生局重点做好国家中医药管理局检查考评后有关建议的整改和完善，在强化中医药特色，加强人员配备，规范临床科室、重点学科建设，加强中药药事管理、中医护理管理，完善中医药文化和预防保健措施等方面来强化中医医院的内涵建设，不断提升中医医院的综合服务能力。

加强重点专科建设。杭州市完成国家中医药管理局重点专科申报工作，新获国家中医药管理局“十二五”中医药重点专科建设项目5项和培育项目2项。以重点专科建设打造了一批在防治常见病、多发病以及重大疑难疾病方面独具疗效、具有广泛社会影响的中医“名科”，带动“名医”培养，推动“名院”建设，进一步提升中医药服务水平。

四、中医药行业监管

按照国家《医院中医科室基本标准》、《医疗机构中药饮片管理规范》、《医疗机构校验管理办法（试行）》等文件规章的要求，杭州市完成了市级中医医疗机构的校验工作。

继续开展中药饮片处方管理督导工作。杭州市卫生局指导区、县（市）卫生行政部门进一步加强卫生行业监管，开展中药饮片处方管理专项整治，对广大中医药工作者加强大医精诚、合理用药的教育，有效遏制中药饮片销售与个人收入相挂钩的不正之风，保护和促进中医药事业的健康发展。

五、中医药人才培养工作

杭州市卫生局配合浙江省中医药管理局完成了第四批全国老中医药专家学术经验继承工作结业考核，并组织开展了第五批全国老中医药专家学术经验继承遴选和第三批全国优秀中医临床人才研修项目培养对象选拔工作。杭州市有7名同志被确定为第五批全国老中医药专家学术经验继承工作指导老师，20名同志被确定为学术继承人，5名同志入选第三批全国优秀中医临床人才培养对象。

杭州市积极申报2012年全国和省名老中医药专家传承工作室建设项目。入选全国名老中医药专家传承工作室建设项目1项和省名老中医专家传承工作室建设项目8项。入选国家中医药管理局中医学术流派传承工作室建设项目2项。

继续开展第二期杭州市名中医学术经验继承工作。通报了上年度考核情况并完成中期考核。

做好第11期西学中班实习带教和结业工作。经过2年的培训，386名学员通过了浙江省中医药继续教育中心组织进行的主干课程结业考核，为杭州市基层医疗机构又新添了中西医结合人才。

完成中医类别医师资格考试报名资格复核和终审，最终审核合格696人。完成中医类别医师资格考试实践技能考官推荐和培训工作，并顺利完成杭州市中医类别医师资格考试工作。

杭州市卫生局积极配合浙江省中医药管理局，稳妥地做好了2012年传统医学师承和确有专长人员考核报名及考务工作。

六、中医“治未病“工作

发挥中医药在居民健康档案、健康教育以及慢病防治中的作用，完善“治未病”服务模式和服务规范，探索建立中医预防保健服务体系。2012年12月25～26日，由国家中医药管理局医政司主办，拱墅区卫生局及中华中医药学会医院管理分会承办的基层中医“治未病”服务工作推进会在杭州召开。国家中医药管理局医政司副司长杨龙会、浙江省卫生厅厅长杨敬、浙江省中医药管理局局长徐伟伟、杭州市卫生局滕建荣局长等领导参加，来自全国各地240家社区卫生服务中心的“治未病”专业人员、社区中医药人才近350人参加了会议。

（罗燕斐）

【济南市2012年中医药工作概况】

一、创建全国基层中医药工作先进单位

长清区、历城区创建为全国农村中医药工作先进单位，槐荫区、市中区创建为全国社区中医药工作先进单位。在创建过程中，在各县（市）区人民政府重视支持的基础上，济南市中医管理局组织专家对每个区进行了2次督导，对中医药科室集中设置、人员配备及中医药服务能力进行实地指导，全部创建为全国基层中医药工作先进单位。章丘市、历下区通过全国基层中医药工作先进单位期满复核。济南市已有8个县（市）区成为全国基层中医药工作先进单位，将申报全国基层中医药工作先进单位荣誉称号，

二、开展“中医药文化年活动”

2012年10月23日，由山东省省委宣传部、卫生厅等主办，长清区人民政府、济南市卫生局、山东中医药大学等承办的“中国（长清）扁鹊中医药文化节”在山东中医药大学（长清校区）开幕。同时，在长清区银东广场组织20名专家举行了大型义诊活动。卫生部副部长、国家中医药管理局局长王国强，山东省副省长王随莲出席了本次活动。

2012年11月7日，济南市举行了全市中医药知识技能大赛。由19个单位组成的21支代表队共有63名选手分别参加了针灸、推拿和中药3个专业的角逐。组织参与全省杏林书画大赛、摄影大赛、感悟“大医精诚”演讲比赛、齐鲁名中医宣传、全省道地药材文化节、中医膏方节等活动。在长清、济阳分别举行“中医中药中国行·进乡村、进社区、进家庭”暨中医药文化科普知识山东巡讲，开展中医药“大篷车”活动，面向农村、社区等基层百姓开展中医药文化知识宣传。

三、迎接三级中医院等级评审，促进中医院发展

2012年10月，济南市中医院和章丘市中医院通过第一批三级中医医院等级评审。国家中医药管理局专家组于2012年8月13～16日对两家医院进行了等级评审，2个医院取得三级甲等中医医院标牌。

四、实施新一轮重点专科建设，突出中医药特色优势

济南卫生局、财政局遴选确定济南市第三批中医药重点专科建设项目20个，每个专科给予一定资助。对原有的17个重点中医专科进行了专项督导，5个农村中医特色专科建设项目迎接全国评审验收，在新一轮山东省重点中医专科建设项目中，13个列入省级重点专科。

五、其他中医药工作卓有成效

济南市中医管理局组织专家并在山东省中医管理局提供部分处方的基础上，编印62个常见病的《基层常见病中医处方集》3000册，每个卫生室1册、每个乡镇卫生院和社区卫生机构各2册，免费发放到基层医疗机构人员手中。对济南市名中医“薪火传承231工程”的20位指导老师及33名传承人进行了现场督导，对各指导老师及传承人分别给予1万元的资助。对基层15名传统医学确有专长人员进行了考核，山东省卫生厅认定13人确有专长。

（郭通道）

【武汉市2012年中医药工作概况】

一、武汉市中医药资源和业务基本情况

截至2012年底，武汉市公立中医院共10家，其中三级中医院2家，二级中医院6家，一级中医院2家。实际开放床位3905张，比上年增长12.67%；中医院人员总数4988人，其中中医药人员1238人，比上年增长35.6%；总诊疗人次399万人次，比上年增长21.28%；出院人数14万人次，比上年增长27.54%；业务收入近20亿元，比上年增长29.79%。全市社区卫生服务中心中医类医师542人，占社区卫生服务中心医师比例的23.61%；乡镇卫生院中医类医师354人，占乡镇卫生院医师比例的20.13%；基层中医药服务量达214万人次，占基层总服务量的29.04%；病床使用率93.99%，比上年增长13.4个百分点。

二、武汉市基层中医药服务体系建设

（一）基层创建国家基层中医药先进单位

在武汉市成功创建省和全国社区中医药先进单位后，根据《国家中医药管理局关于印发全国基层中医药工作先进单位建设工作管理办法的通知》（国中医药医政发〔2010〕46号）要求，武汉市制订了《市卫生局全面创建全国基层中医药服务先进单位工作方案》（武卫〔2012〕98号），确定了用2年时间分批推动武汉市新城区创建全国农村中医药先进单位的工作目标。专门成立了创建工作领导小组和工作专班，召开了创建工作推进会，并组织专家小组对黄陂、新洲、汉南3个创建区进行了多次专项督导和指导检查。

各创建区区委、区政府高度重视，采取成立创建领导小组和工作专班、召开全区动员大会、制订实施方案、层层签订责任书、划拨专项经费等多项推动措施，卓有成效地将本区农村中医药工作提升到一个新的水平。新洲区成功通过国家组织的复核评估专家组评估，黄陂区、汉南区成功通过国家组织的创建评估专家组评估。3个区已经被国家中医药管理局命名为全国农村中医药先进单位，使武汉市向创建国家中医药基层先进单位（市）的目标又迈进了一步。

（二）“三堂一室”建设

根据湖北省卫生厅《湖北省中医药“三堂一室”基本建设标准和评审验收细则（试行）》的要求，武汉市增加财政专项资金，整体推进全市“三堂一室”建设。全市二级及以上中医医院全部建立了“名医堂”、“养生堂”和“知名中医工作室”，100%的社区卫生服务中心和90%的乡镇卫生院建立了“国医堂”，通过“三堂一室”建设，进一步夯实了武汉市以区级中医院为龙头、以乡镇卫生院和社区卫生服务中心为枢纽、以村卫生室和社区卫生服务站为网底的基层中医药服务体系。湖北省卫生厅在全省中医药工作会上公布命名了全省首批313个国医堂，其中武汉市有161个，武汉市建设中医“三堂一室”的经验在2012年的全国中医药工作会议上作了大会经验交流。

（三）综合医院中医药示范单位

根据卫生部、国家中医药管理局和总后勤部卫生部《关于开展全国综合医院中医药工作示范单位创建活动》（国中医药发〔2009〕26号）要求，武汉市卫生局在武汉市综合医院中积极开展创建全国中医药示范单位活动。2012年，在湖北省中医药工作会议上，对武汉市第三医院、武汉市八医院、黄陂区人民医院、武钢总医院进行了表彰，并将其命名为湖北省综合医院中医药工作示范单位。卫生部、国家中医药管理局、总后勤部《关于命名北京大学第一医院等93家单位为全国综合医院中医药工作示范单位的决定》（国中医药医政发〔2012〕2号）中，武汉市第三医院、黄陂区人民医院被命名为全国综合医院中医药工作示范单位。

2012年，武汉市中心医院、武汉市五医院、武汉市普仁医院被命名为湖北省综合医院中医药工作示范单位。武汉市中心医院、武汉市五医院通过国家组织的综合医院中医药工作示范单位评估，被国家中医药管理局命名为全国综合医院中医药工作示范单位。

（四）“十县百镇千村”中医药示范单位创建工作

按照省厅的统一部署，武汉市积极开展创建活动，经过省厅组织评选考核，武汉市黄陂区中医医院被省卫生厅命名为湖北省中医药服务示范县中医医院，蔡甸区永安卫生院等8个乡镇卫生院被告命名为湖北省中医药示范乡镇卫生院，汉南区纱帽街东风村卫生室等45个村卫生室被命名为湖北省中医药服务示范村卫生室。

（五）三级中医医院评审

根据国家的统一部署，湖北省三级中医院评审工作于2011年5月全面启动。武汉市中医医院、武汉市中西医结合医院以优异成绩评审通过。通过评审，黄陂区中医医院根据医院发展实际，对自身建设和工作提出了高标准，在医院管理、医疗技术、医疗服务、文化建设等方面全面实施提升工程，积极开展三级甲等医院创建工作。

三、中医药科研和重点专科建设

一是积极开展市级重点专科建设工作，推动武汉市各中医医院重点专科（专病）建设，武汉市印发了《武汉市“十二五”市级中医重点专科（专病）项目建设工作方案》（武卫〔2012〕36号），制定了《武汉市“十二五”中医重点专科（专病）立项评审标准》，并组织专家对全市2012年度申报中医重点专科（专病）的建设项目进行了评估检查。根据评估结果，蔡甸区中医医院针灸理疗康复科、武汉市八医院南院康复科、黄陂区中医院妇科、新洲区中医院康复科、洪山区中医院中医脑病科5个专科（专病）列入“十二五”武汉市中医（中西医结合）重点专科（专病）建设项目。武汉市中心医院康复科，武汉市三医院老年病科，武汉市中医医院推拿科、肛肠科、妇科，武汉市第一医院老年病科、肿瘤科、血液科，武汉市武昌医院中西医结合疼痛科，武汉市医疗救治中心中医肝病专科10个专科（专病）评为武汉市中医（中西医结合）重点专科（专病）项目。

二是积极申报省级中医（中西结合）重点（专病）项目。经湖北省卫生厅中医药管理局评审，武汉市中医医院风湿病科、心血管科、瘰疬科，武汉市中西医结合医院周围血管科、内分泌科，武汉市第二中西医结合医院骨伤科，武汉市八医院肛肠科等7个专科，被省卫生厅中医药管理局确定为“十一五”中医专科（专病）。

三是努力争创国家级中医重点专科（专病）项目。武汉市中西医结合医院脾胃科、武汉市中医医院骨伤科评为卫生部临床重点专科。武汉市中医医院脾胃病科、风湿病科，武汉市中西医结合医院心血管科、康复科、耳鼻喉科，武汉市儿童医院儿科，6个专科列为国家重点建设项目。武汉市中医医院预防保健科、重症医学科和武汉市中西医结合医院护理学3个专科列为国家重点培育项目。

截至2012年底，武汉地区卫生部中医类重点专科8个（市属单位3项），国家中医药管理局重点专科33项（市区属单位24项），省中医重点专科32项（市区属单位23项）。

四、中医药适宜技术和应用

武汉市组织各区培训基地的师资人员积极参加全省县级培训基地的师资人员培训。加强了基层中医药适宜技术推广应用视频网络建设，定期组织收看专家授课。各区结合工作实际积极开展多种形式的适宜技术培训活动，中医药适宜技术培训已全面覆盖区、乡、村三级，深受基层医务人员和群众欢迎。

五、中医药文化建设

2012年，由国家中医药管理局、中国中医药报社和湖北省卫生厅联合举办的“中医中药中国行·进乡村、进社区、进家庭大型科普宣传活动”正式启动，武汉市积极参加，全市各区都积极开展“三进”活动，黄陂区、新洲区、汉南区结合创建工作，在进乡村、进社区、进家庭的基础上，延伸到进机关、进部队、进学校，在进行科普宣传的同时开展中医药免费体验日活动，有效地扩大了中医药知识知晓率和影响，取得良好效果。

武汉市各级中医院、社区卫生服务中心、乡镇卫生院按照《中医医院中医药文化建设指南》的要求，参照《湖北省中医机构中医药文化建设形象设计指南》，普遍加强了中医药文化建设，建筑风格和内部装饰等方面充分体现中医药文化特色，营造良好的中医药文化氛围。武汉市中西医结合医院、武汉市中医医院被评为省中医文化建设示范单位。

六、“以病人为中心、以发挥中医药特色优势为主题”的中医医院管理年活动和“三好一满意”活动更加深入

2011年以督查中医医院医疗质量和医疗安全为重点，武汉市卫生局对武汉市二级中医医院进行了3次交叉检查。

武汉市中西医结合医院坚持不断优化服务流程，将创建全国文明城市、市级文明单位与贯彻落实“三好一满意”、“便民惠民”等活动紧密结合起来，通过优化门诊布局，实行“一医一患”诊查制度，为患者提供私密性保护等举措，进一步规范服务行为。通过推行门诊“一卡通”，开展预约挂号服务，实行门诊分时段就诊等措施，有效缩短了患者就诊时间。通过加强医技辅助科室建设，缩短检查预约时限，

开展日间手术、节假日手术，达到了减少患者住院天数、减轻患者医疗负担的目的，先后荣获全国中医药系统创先争优活动先进集体、湖北省卫生系统思想政治工作先进单位、全省“三万”活动先进工作组、武汉市卫生系统先进基层党委等荣誉称号。

武汉市中医医院对服务流程进行了优化和再造。在进一步扩大预约挂号服务的基础上，开展了功能科等医技科室的预约检查，有效地规范了诊察流程；通过实行窗口弹性工作制、增派配方人员等一系列措施进一步增强门诊高峰时段的服务能力；不断强化业余门诊和夜间门诊，并实施午间门诊，为方便病员就诊、提高门诊效率起到积极作用；深入开展便民服务，实行急危重患者“先诊疗后结算”的付费模式，全面畅通绿色通道。加强核心制度的落实与考核，在优化专家门诊和病房管理的基础上进一步健全各项核心制度和工作流程的落实措施，并将落实情况纳入科室和医师的绩效考核中，不断提升安全意识；全面开展病历质量、新入院病员和急危重症病员检查，针对临床路径、医患沟通、上级医师查房、会诊、中医辨证施治、辨证用药等各环节，重抓落实，并在考核、反馈、整改等过程中不断提高。医院被卫生部授予了全国卫生系统先进集体和全国卫生系统“创先争优”活动先进单位荣誉称号，并先后荣获全省卫生系统思想政治工作先进单位，湖北省、武汉市先进基层党委，湖北省百佳理财先进单位，武汉市文明单位，武汉市卫生系统绩效管理先进单位等多项殊荣。

七、在医疗卫生体制改革中积极发挥中医药特色优势

一是在基本公共卫生服务均等化工作中，积极推进中医药预防保健技术和方法的应用。在硚口区妇幼保健院开展了中医药全程参与孕产妇保健工作，被国家中医药管理局列为“治未病”预防保健服务试点单位，组织编写了《中医药参与孕产妇保健指南》。洪山区中医医院将康复训练摆在至关重要的位置，提出了信心输入-共同参与-快速启动-扶持监督-人文关怀的康复训练模式，改变以往单纯用西药治疗和单纯中药补气、活血、祛瘀的传统治疗方法，缩短了病程，解除了病痛，使许多中风瘫痪的病人逐步达到生活自理。青山区将中医药参与健康教育为重点，全面试行中医药针对重点人群特别是慢病人群的干预，其工作方法和措施受到国家中医药管理局的重视和肯定。二是在全市基层医疗卫生服务体系建设中，加强了县级中医院和乡镇卫生院、社区卫生服务中心标准化中医科室建设，实施中医药服务能力提升工程，提高了中医药服务的可及性。三是积极推动在医疗保障制度建设中提高报销比例，从政策上对中医药的提供与利用给予鼓励。

（黄建昌）

【广州市2012年中医药工作概况】

2012年2月3日，广州医学院第一附属医院、广州医学院荔湾医院被卫生部、国家中医药管理局命名为全国综合医院中医药工作示范单位。

2012年3月7日，广州市中医医院脑病科、针灸科，广州市中西医结合医院肿瘤科，广州市第八人民医院肝病科，广州市精神病医院神志病科，5个专科被国家中医药管理局确定为国家“十二五”重点专科建设项目。

2012年3月21日，广州市中医医院内分泌科等13个专科被广东省中医药局确定为广东省“十二五”中医重点专科建设项目；广州市越秀区中医医院肿瘤科等24个专科被确定为广东省“十二五”中医特色专科建设项目。

2012年3月30日，广州市卫生局完成了2012年中医药、中西医结合科研课题的评审工作，确定47项市级中医药、中西医结合科研课题立项资助课题，获得广东省中医药局立项资助科研课题35项，立项不资助科研课题15项。

2012年4月5日，广东广州市中医医院“炎症性肠病的中西医结合诊治进展”等3个继续教育项目被国家中医药管理局中医药继续教育委员会确定为2012年度国家级中医药继续教育项目。

2012年4月10日，广州市第八人民医院“中西医结合治疗传染病新进展”等6项中医药继续教育项目被广东省中医药局确定为2012年度广东省中医药继续教育项目。

2012年4月18日，广州市中医医院祝维峰等22人通过广东省中医药局组织的优秀中医临床人才研修项目结业考核，被广东省中医药局授予广东省优秀中医临床人才称号。

2012年6月15～16日，6月26～28日，国家中医药管理局委派的专家组分别对广州市中医医院和广州市中西医结合医院开展了三级中医医院、中西医结合医院评审工作。

2012年6月29日，广州市中医医院吴维城和荔湾区中医医院沈坚华被国家中医药管理局确定为第五批全国老中医药专家学术经验继承工作指导老师。

2012年8月10日，广州市中医医院魏丹蕾等7人通过选拔考试，被国家中医药管理局确定为第三批全国优秀中医临床人才研修项目培养对象。

2012年8月17日，广州市第八人民医院“针刺调节术后ICCs修复再生微环境的作用及其microRNA调控”被国家自然科学基金委员会批准为2012年度国家自然科学基金资助项目。

2012年9月10日，广州市精神病医院“加味逍遥散产前开发研究”等3项科研项目获得2012年广东省中医药局建设中医药强省重点科研项目立项，资助金额30万元。

2012年9月26日，广州医学院第三附属医院、广州市红十字会医院被广东省中医药局确定为广东省综合医院中医药工作示范单位。

2012年10月16～17日，由广东省中医药局委派的专家组对增城市中医医院开展了二级中医医院试评工作。

2012年11月9日，广州市海珠区被广东省中医药局批准为广东省社区中医药工作先进单位。

2012年12月23日，广州市中医医院等9所中医医院被广州市卫生局确定为广州市中医医疗机构急救能力建设单位，广州市财政投入经费250万元，支持9所中医医院的急救能力建设工作。

2012年12月1～2日，国家中医药管理局委派专家组对广州市番禺区中医医院开展了三级中医医院等级评审工作。

2012年12月27日，广州医学院第三附属医院、广州市红十字会医院被国家中医药管理局命名为全国综合医院中医药工作示范单位。

2012年12月27日，广州市海珠区被国家中医药管理局命名为全国基层中医药工作先进单位，广州市荔湾区通过全国基层中医药工作先进单位复核。至此，广州市共有8个全国基层中医药工作先进单位。

（杨克彬、肖　枫）

【成都市2012年中医药工作概况】

一、概况

2012年，成都市中医药工作坚持以深化医改为总揽，“健康成都”建设为根本，不断完善中医药医疗保健体系，提升中医药服务基层能力，全市中医药工作取得可喜成绩。全市20个区（市）县中有19个区（市）县建成或通过国家专家组全国农村（社区）中医药工作先进单位评审。成都市被国家中医药管理局命名为全国社区中医药工作先进单位，获得全国基层中医药工作先进单位称号。

二、成都市人民政府《进一步加快中医药事业发展的意见》出台

2012年9月27日，成都市人民政府出台《进一步加快中医药事业发展的意见》，为全市中医药事业发展指明方向，提出任务，提供了政策保障。

近两年，受成都市卫生局委托，多位中医药专家和管理专家多次到各医疗卫生单位调查研究，参加论证会、研讨会，参与发展成都中医药事业决策咨询、论证，并参加文件的起草和修改。先后完成了《成都市中药产业自主创新与发展研究》、《关于加快成都中医事业发展的对策研究》和《关于扶持和促进成都中医药事业发展的调研报告》，为市政府决策做了扎实的基础工作，尤其是院校、科研院所、大型医院和企业，为发展成都中医药事业、提高成都中医药水平作出积极贡献。2012年为集中进行修改，征求、协调各方面意见做了大量工作。

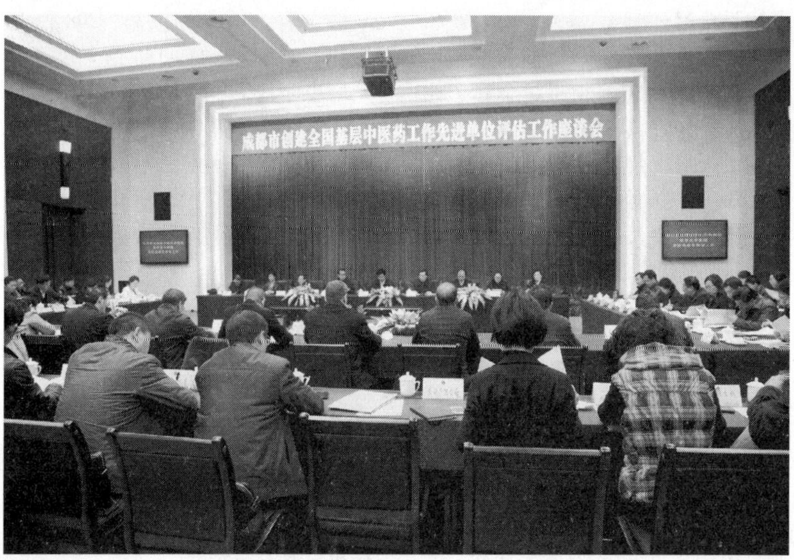

2012年12月31日，成都市获得全国基层中医药工作先进单位称号，召开了成都市创建全国基层中医药工作先进单位评估工作座谈会

三、中医药服务纳入医疗社会保险报销项目新增44项

2012年10月10日，成都市人社局、卫生局、中医管理局联合发文，批准将44项中医药服务纳入医疗社会保险报销，从2013年1月1日执行。全市中医药服务纳入医疗社会保险报销项目由69项增加到113项，国家规定124个中医诊疗项目中，成都可报销比例已达到91%。

2011年，有关中医药专家协助成都市中医管理局完成了“有关中医药收费、中药报销比例、医保如何支持中医中药”的调研工作，并形成专题报告和人民代表的提案。2012年，成都市组织专家又多次到省、市、区级医院调查，了解中医药服务项目及费用报销情况。帮助各级中医医院制订中医药服务技术标准59项，协助市卫生局撰写专题报告，组织人大代表提案，参加市卫生局、市人社局的论证会。

四、成都市创建全国基层中医药工作先进单位通过评估

全市有9个区（市）县创建成为全国农村（社区）中医工先进单位，10个区（市）县通过国家专家组全国农村（社区）中医药工作先进单位评审。全部乡镇卫生院完成了集中诊疗区建设及中医科、中药房规范化建设，进一步提升了基层中医药服务能力。成都市被国家中医药管理局命名为全国社区中医药工作先进单位。2012年12月31日，成都市获得全国基层中医药工作先进单位称号。

五、中医药服务体系进一步完善

全市218家乡镇卫生院、81个社区卫生服务中心完成中医集中诊疗区建设（分别占乡镇卫生院、社区卫生服务中心总数的96%和97%），统一配置全电脑多功能熏蒸床、牵引仪等诊疗设备，中医医疗机构和基层中医药服务的环境和条件得到较大改善。基本完成基层卫生服务站“三化两服务（标准化、规范化、信息化、基本医疗服务和公共卫生服务）”建设。全市农村、社区的中医药服务量平均达到40%

以上，较2005年增长约10%。

中医“治未病”工程和中医药防治重大疾病工程项目有序推进，成都市中西医结合医院“治未病·刮痧保健中心”被确定为四川省中医药治未病健康工程建设项目，“小儿脑瘫防治中心”被确定为四川省中医药防治重大疾病工程建设项目，发挥了对基层中医“治未病”的技术支撑和指导作用。成都市传染病医院深入开展中医药防治急性传染病工作，成为四川省重要的传染病防治基地。

全市中医医疗机构执业医师（含助理）8554人，占执业医师（含助理）总人数的21%；全市社区卫生服务机构和镇卫生院的中医师占全市医师总数的31%。全市基层中医药服务量平均达到40%以上，处于四川省领先水平。

基层中医药服务能力在惠及城乡百姓、全面推进城乡一体化进程中得到快速提升，特色服务品牌凸显，形成了探索区域健康管理的“青羊模式”，肖家河“中医药特色一条街”和温江区“芙蓉长卷——中医药产业园区”等，受领导的肯定。

六、县级中医医院评出首批三级医院

2012年，彭州市、都江堰市、双流县、郫县、新都区中医医院和成都肛肠医院6家中医医疗机构通过国家三级乙等中医医院评审，实现了成都市县级中医医院和中医专科医院创建三级中医医疗机构的历史性跨越。

七、中医药师承教育工作全面铺开

2012年4月12日，成都市人民政府办公厅召开中医师承工作专题会议，市政府分管领导、分管副秘书长以及成都市卫生局、财政局、人社局和成都中医药大学的分管负责同志参加。会议作出在全市开展中医药师承教育工作的决定，并决定划拨专项经费。市财政拨专款60万元用于《全域成都·中医药文化系列丛书》的挖掘、整理、编撰和出版，拨付100万元专款用于中医特殊师承教育工作。

2012年9月，第四批四川省和第三批成都市中医药师承教育工作启动，成都市中医管理局聘请成都中医药大学、四川省中医药科学院、成都市中西医结合医院等单位的中医药专家26人，作为成都市中医药特别师承教育导师。在全市范围遴选第四批四川省中医药学术继承人40名、第三批成都市中医药学术继承人80名，并制订了教学管理办法，成立相应的管理机构。

2012年11月，全部学术继承人进岗学习。县级中医医院和社区卫生服务中心、镇卫生院的中医人员占学术继承人总数80%以上，学习继承的专业包括中医内、外、儿、妇科和针灸、推拿、肛肠、刮痧等，各医院根据特色专科建设需要，派遣学习中医急症、中医肛肠和针灸科的人员较多。部分符合条件的学术继承人将参加成都中医药大学举办的研究生课程班学习。这批成都市中医药师承教育的教学周期为3年，全市统一考核合格后才能结业。

成都市中医管理局正在制订市属区（市）县和医疗卫生单位中医药学术继承工作管理办法，教学质量、结业考核和监督指导工作，由成都市中医药师承教育教学办公室负责。

八、成都市第五次中医医院院长研讨会召开

2012年3月14~15日，成都市第五次中医医院院长研讨会在彭州市召开，市、县中医医院院长、部门相关人员，共40余人参加。

2012年，编辑、印刷了《成都市中医医院院长研讨会会刊2011年卷》，赠送有关部门和单位，扩大交流范围。

九、中医药科研

2012年，根据四川省中医药管理局的部署，成都市的中医药专家参加四川省中医药管理局科研课题“川派中医药名家学术思想及临床经验研究”招标，获准立项5项，分别是中医名家黄济川、李仲恩、王文雄、杨天鹏、王静安的学术思想和临床经验研究。经研究、整理工作已进入实施阶段。

2012年，成都市中医管理局邀请各方面专家参与《全域成都·中医药文化系列丛书》的编写工作。《黄詹张按摩学概述》一书已经出版，《黄济川大肠肛门病学概述》和《传统急救源流与变迁》也将于近期出版，《解读“难经”》的书稿已送出版社编辑，还有一批预约的书稿正在撰写、修改中。

十、国家级试点工作

一是青羊区和双流县全国基本公共卫生服务中医药服务项目试点工作。青羊区投入专项77.5万元，开展了65岁以上老人（全区共计6.2万余人，占重点人群的20%）中医药健康指导项目试点工作，实施《老年人群中医健康管理人群评估方案》，65岁以上老人基本中医健康管理率达到80%，年底健康指导率达到40%。双流县投入专项60万元，在东升、华阳等8个点位开展了2型糖尿病患者中医健康管理项目试点工作，管理人数为10296人，其中中医试点服务人数1267人。二是郫县全国第二批“治未病”工作试点工作，制订了试点方案，投入专项50万元，以县中医院“治未病”中心、体检科为基地，带领镇卫生院完成慢性病人档案、门诊高血压和糖尿病特殊疾病居民档案等基础资料，于2012年完成了123份高血压病、95份糖尿病、208份儿童和187份孕产妇、185份老年重点人群患者中医健康管理建档工作。在郫筒镇、犀浦镇社区卫生服务中心等4个点位建立“治未病”工作室，开展试点工作。三是都江堰市国家中医药养生保健准入试点工作已提出实施方案，起草了《中医养生保健服务结果准入基本标准》（试行）。四是彭州市、都江堰市、崇州市、大邑县确定为国家中药资源普查试点单位，均按照相关部署和要求，在普查大队专家的指导下开展工作，已完成首批资源情况报送。

十一、国家级中医药防治传染病重点研究室建设

中医药治疗手足口病、重型病毒性肝炎、迟缓性麻痹症等方面取得良好效果，并形成中药治疗重型病毒性肝炎的有效方剂“肝脾疏络饮”。积极参与各项国家、省、市级科研项目并取得科研成果，中标四川省中医药管理局重大疑难疾病防治研究课题“肝衰竭患者中西医结合治疗与西医治疗的临床研究”；撰写了“十二五”重大专项子项目“发热伴呼吸道症候群诊疗预案及重症救治研究”的实施方案、工作手册、各种调查表、CRF表、中西医结合方案、标准操作流程等，并提交专家讨论后定稿；正在开展省中医药管理局课题“中医药及中西医结合治疗手足口病的临床方案制订及疗效评价研究”。中西医结合传染病学科已列为国家中医药管理局“十二五”重点学科建设单位。在核心期刊上发表与待发表论文8篇；在建肝病、肝纤维化、艾滋病、呼吸道感染病等疾病的有关信息数据库7个。还印发了《成都市手足口病中医药防治方案（2012版）》，指导全市的中医药防治工作。

十二、成都中医药学会被评为“四星级”学会

成都中医药学会紧密结合成都卫生工作和中医药事业发展，围绕“三服务一加强”，坚持宗旨，服务社会，服务科技工作者，较好地发挥了党和政府联系科技工作者的桥梁及纽带作用。多年来一直坚持举办成都市科协科技年会、学术讲座、研讨（培训）班。学会经常组织专家、教授到县中医院和镇卫生院、社区卫生服务中心讲课、辅导业务，开展义诊咨询活动。先后到温江红十字医院、崇州市中医医院、彭州市中医医院、温江区中医医院、都江堰市人民医院、都江堰市中医医院、大邑县中医医院、崇州市中医医院等开展义诊活动，并从学科建设、人员调配、临床科室布局、中药房管理、医院发展等方面提出建议。学术活动质量有所提高，学术影响力和显示度有所增加。同时较好地完成了上级交办的各项任务，积极开展与企业的合作，推动中医中药互动发展。为适应中医药事业发展，满足群众需求，相继成立了中医护理专业委员会、疾病预防与控制专业委员会和健康管理专业委员会，社区中医药工作专业委员会的筹备工作已经启动。

学会组织专家编写《中医“治未病”养生保健手册》，以通俗易懂，简洁明快的语言宣传、介绍中医药养生保健知识，免费发给中医药人员和群众。现已编辑了6册，印刷3万多本。由于实用性强，需要的人多，有的医疗单位进行了翻印，有的医药企业也准备翻印。

2012年，成都中医药学会被市科协评为年度先进学会和年度项目“特色活动”学会，被市民政局评为“四星级”学会，会员刁本恕被评为全国“郭春园式的好医生”。

（肖泽国）

【西安市2012年中医药工作概况】

2012年，西安市紧紧围绕医改“保基本、强基层、建机制”的要求，以建立完善基层中医药服务网络为重点，以创建全国基层中医药工作先进单位为抓手，不断强化政府责任和政策支持，全市基层中医药服务能力显著提升，中医药事业得到长足发展。西安市123个社区卫生服务中心和100个乡镇卫生院全部设立了中医科、中药房，以提供中医药服务为主的村卫生室和社区卫生服务站1218个，达到40%。全市中医类别执业医师占执业医师总数的23.7%，社区卫生服务中心、乡镇卫生院的中医药人员比例分别达到29.73%和26.33%。有8个区（县）中医医院成为二级甲等中医医院。随着2012年7个区县创建任务的完成，全市13个区县全部成为全国基层中医药工作先进单位，西安市也荣获了地市级全国基层（社区和农村）中医药工作先进单位的称号。

一、中医药政策与法规

西安市制定《西安市关于扶持和促进中医药事业发展的实施意见》、《西安市加强基层中医药工作5年规划》和《西安市加强基层中医药工作实施方案》等文件，为进一步优化中医药发展环境提供了政策保障。

二、中医药服务网络建设

进一步加强中医药服务网络建设。西安市中医医院整体迁建项目完成主体建设，西安市五院外妇楼改造投入使用，13个区（县）中医医院全部进行了基本建设。2012年，西安市区县财政共投入1.15亿元，对社区卫生服务中心和乡镇卫生院进行标准化建设与改造，为社区卫生服务机构、乡镇卫生院和村卫生室配备熏蒸、牵引、中药柜、煎药机、针灸、火罐、TDP神灯等中医诊疗设施。经过持续建设投入，已基本形成全市基层中医药服务三级网络。

三、中医药人才培养

2012年，西安市培训县、乡中医临床技术骨干19名，中医类别全科医师转岗培训16名，举办市、县“西学中班”培训人员270名，对全省4个地市的27名确有专长人员进行了理论考试和临床实践技能考核，遴选国家级名老中医学术经验继承工作指导老师3名、省级指导老师5名、继承人18名。推荐省级名中医11名。加强中医医院特色优势专科建设，西安市中医院肛肠科被确定为卫生部临床重点专科建设单位，新增国家重点中医专科建设单位6个、省级重点专科建设项目3个、特色专科项目2个。西安市中医医院、西安市第五医院通过了国家中医药管理局三级甲等中医、中西医结合医院评审。完成创建全国综合医院中医药工作先进单位2个。

四、中医药预防保健工作

西安市广泛开展中医体质辨识与养生指导工作，制订针对老年人、妇女、儿童等重点人群的中医保健方案，印制发放中医药宣传保健知识手册，新城区开展的中医药儿童保健服务项目试点，未央区实施的慢病管理项目试点，高陵、户县中医院承担的“治未病”项目试点各有特色，带动了全市基层医疗卫生机构中医药公共卫生服务项目的规范开展。持续开展基层常见病、多发病中医药适宜技术培训推广活动，13个区（县）均建成适宜技术推广基地，5个区（县）的视频网络已形成常态化培训，印制发放适宜技术手册7594册，各社区卫生服务中心和乡镇卫生院能够掌握并应用10种以上中医药适宜技术，提供6种以上中医药服务，社区卫生服务站和村卫生室掌握并应用4种以上中医药适宜技术。

五、中医药参与医改

西安市发改、财政、编制、人事、药监等部门围绕县级公立医院改革，分别出台区（县）中医医院在岗职工工资实行全额预算、按照编制床位数与医务人员1∶1.6的比例核定人员编制、历史债务由政府打包偿还、对中医药医保报销比例提高10 %等相关政策，对中医药工作给予倾斜和支持，为推动中医药事业可持续发展提供了有力保障。

（刘智敏）

【大连市2012年中医药工作概况】

一、加强贯彻落实辽宁省卫生厅《实施意见》取得新成效

一是根据国务院《若干意见》和辽宁省政府《实施意见》精神，大连市卫生局拟草了《大连市人民政府关于扶持和促进中医药事业发展的实施意见》（征求意见稿），从完善服务体系、发挥特色优势、推进继承与创新、提高科研能力和水平、加强人才队伍建设、支持中药产业发展、加强文化建设与国际交流及切实加强对中医药工作的领导等方面对大连市中医药事业的发展进行了全面的部署。二是积极参与《辽宁省关于实施基层中医药服务能力提升工程的意见》的制定工作，该意见已进入征求意见阶段。三是积极争取和落实专项经费，确保各项工作的顺利实施。2012年，中央财政安排大连市中医药专项资金38.1万，用于名老中医传承等项目；大连市财政继续安排223万元中医药事业发展专项经费，用于开展创建全国社区中医药工作先进单位等项目。四是全市中医医疗机构运转情况良好，各项指标有了较大幅度提高。与2011年相比，全市中医医疗机构床位使用率提高了6.7个百分点、年门诊量提高了20.13%，年急诊量提高了24.3%，年住院人次提高了14.8%，年总收入提高了19.7%，人均业务收入提高了25%，每床装备费增加了16.7%。

二、中医医院中医药特色内涵建设

中医医院等级评审工作全面开展。按照国家和省中医药管理局统一部署，大连市全面开展了中医医院评审工作。大连市中医医院和大连市中西医结合医院经过国家中医药管理局专家组的验收评审，通过了全国三级甲等中医医院复核；金州区中医医院、庄河市中医医院和瓦房店市中医医院已向国家中医药管理局提出申请，由二级甲等中医医院晋级为三级中医医院，现正准备接受国家中医药管理局的评审。其余2家县区中医院也已按照国家相关标准要求做好准备，迎接二级甲等中医医院复核。

专科建设成果显著。大连市中医医院的肿瘤科被国家中医药管理局批准为“十二五”重点专科；大连市中医院的护理学和大连市中西医结合医院的康复科被国家中医药管理局批准为“十二五”培育专科建设项目；大连市中医院的骨伤科、皮肤科，大连市中西医结合医院的骨伤科、心血管科和大连市儿童医院的中西医结合儿科被确定为辽宁省“十二五”中医（中西医结合）重点专科；金州区中医院的肿瘤科、骨伤科，普兰店市中医院的中风病专科，旅顺口区中医院的骨伤科和庄河市中医院的中风专科被确定为辽宁省“十二五”中医特色专科。

三、中医药服务网络建设

大连在市内四区开展了创建全国社区中医药工作先进单位工作，通过动员、部署、建设等一年的创建工作，市内四区均通过辽宁省和国家中医药管理局的验收审查，取得了辽宁省中医药特色社区卫生服务示范区和全国社区中医药工作先进单位的称号，实现了中医药参与城市社区卫生服务全覆盖，走在全省前列。

大连市继续在各级综合医院中推广《综合医院中医临床科室基本标准》、《医院中药设置基本要求》和《医疗机构中药室管理规范》，将上述要求纳入卫生局年度考核目标之中，大力推进综合医院中医药工作的开展。

四、中医药人才培养工作

大连市高层次中医药人才培养取得优异成绩，顺利完成了第四批全国名老中医药专家学术经验继承工作和第二批全国优秀中医临床人才研修项目，大连第四批继承工作10名继承人和第二批研修项目1名学员均以优秀的成绩通过了出师考核和结业考核，并有2人次获得国家中医药管理局表彰。组织开展了第五批全国名老中医药专家学术经验继承工作和第三批全国优秀中医临床人才研修项目，通过国家和辽宁省中医药管理局的遴选和审核，大连共有8名继承人和1名学员入围第五批继承工作和第三批研修项目。继续开展大连市省名中医学术经验继承工作，对继承人进行日常管理和年度考核工作。

大连市卫生局组织机关人员参加中医临床专科技术骨干培训项目，10名县级中医医疗机构专科技术骨干到辽宁省中医药大学附属医院接受了为其3个月的专科方向的规范化培训；组织参与辽宁省农村基层人员中医专业成人高等学历教育项目，大连市共有56名基层中医药人员入选该项目，现正在接受免费大专学历成人教育。

五、中医药文化建设工作

大连市组织人员参加了全省中医药科普巡讲专家培训班，通过培训和巡回讲座，逐步培养建立了大连本土的中医药文化科普专家队伍。通过北国网《健康频道》的“辽宁省中医药文化科普宣传专栏”，宣传大连市名老中医和各中医院的重点专科，展示本市中医药的特色资源和优势。积极配合国家局开展“中医中药中国行·进乡村、进社区、进家庭”大连站活动，在大连市内、金州新区和普兰店市组织开展了3场大型科普讲座，听课人数500余人。

六、其他主要工作

大连市顺利完成了全市2012年全国中医执业医师考试报名、审核、送审、实践技能考核和理论笔试工作，共受理报名人数427人，资格审核通过407人，实践技能考核通过292人，通过率为71.7%，组织实施了大连市确有专长人员考核的报名、审核和考试工作，受理考试33人，通过11人，通过率为33.3%。完成了辖区内中医执业医师注册及变更390人次。参与涉及中医科目的新增医疗机构审批5家、诊疗科目变更6家、换发许可4家、年检校验4家。

（王金玉）

【宁波市2012年中医药工作概况】

一、积极贯彻落实扶持和促进中医药事业发展的意见

全力推进市政府《关于贯彻落实扶持和促进中医药事业发展的意见》（简称《意见》）的贯彻落实，加大资金投入。宁波各县（市）、区纷纷将《意见》贯彻执行情况特别是对中医类经常性经费补助情况列入政府年度卫生工作目标管理考核内容，并积极开展对《意见》贯彻落实的督导检查，建立绩效评估机制，保证各项措施和资金落到实处。市、县两级财政继续对同级综合医院和中医医院按每中医门诊人次8元、每中医住院床日15元的标准给予补助。据不完全统计，2012年全市此专项补助约4082万元，较2011年增长14.8%，其中市级财政补助约1300万元，余姚、慈溪及北仑等地仅此专项补助经费近500万元。各项保障措施落到实处，极大地推进了中医事业的发展。

与其同时，宁波市发布实施《宁波市“十二五”期间深化医药卫生体制改革实施方案》（以下简称《方案》），将增强中医药服务能力为主要工作目标之一。《方案》注重与贯彻落实《意见》、深化医改紧密结合，提出了坚持立足城乡基层，优化资源配置，加强中医药服务体系建设口号，并布置了多项工作任务。其中，明确提出要求宁波市中医院达到三级甲等中医院，并重点推动县（市）级中医医院建设项目，使每个县（市）都有一家政府举办的二级甲等标准建设的中医院。计划到2015年，100%的社区卫生服务中心和95%的乡镇卫生院设立中医科，80%以上的社区卫生服务站、70%以上的村卫生室依照规范要求，提供中医药服务。在实施中医药“人才强业”计划，加强国家、省和市名中医药专家学术经验继承工作的同时，加强中药资源保护、研究、开发和合理利用。在全市各单位的支持下，确定的各项重点任务和项目正扎实推进。

二、以中医“三名”战略为重点的内涵建设

以“创先争优”、“三好一满意”、等级医院检查等为契机，以中医“名院、名科、名医”建设为重点，通过坚持发挥中医药特色优势，以中医药文化来丰富医院管理内涵，加大中医医疗质量管理和控制的力度，规范中医医疗服务行为，完善中医医疗服务功能，各中医医院的综合实力得到了全面提升。2012年，宁波市中医院、奉化市中医医院分别成功创建为国家级三级甲等中医医院与三级乙等中医医院。同期，根据中医“名院”建设标准和等级医院相关标准，全市6家二级及以上中医医院全部顺利通过省中医药管理局医院等级评审评估检查。几家重点中医医院发展势头良好，业务量增幅明显。其中宁波市中医院继续保持浓厚的中医药氛围，2012年门诊总量达到101.9万人次，同比增加9.5%；业务总收入3.8亿，同比增长13.6%，其中中药收入占药品收入的48.3%；出院1.3万人次，同比增长7.8%。

按照国家中医药管理局“十二五”重点专科项目及浙江省中医药重点学科项目建设标准与要求，各项目建设单位均及时落实相关配套经费，加强各中医“名科”优势病种研究，促进了中医专科、专病的建设发展。2012年，宁波市中医院肿瘤科被确定为国家中医药管理局“十二五”重点专科建设项目。余姚市中医医院中医消化内科、慈溪市中医医院中西医结合消化内科学、慈溪市第三人民医院中西医结合骨伤科学被省卫生厅确定为2012年浙江省中医药重点学科基层优势类建设单位。经验收审查，宁波市中医院内分泌科被授予国家中医药管理局“十一五”重点专科；宁波市中医院男性科等8家省重点专科各项指标符合建设标准与要求，被授予浙江省中医药重点专科称号。宁波市中医院儿科等8家宁波市中医重点（含扶植）学科也正积极做好专科的建设与规范管理，加大经费投

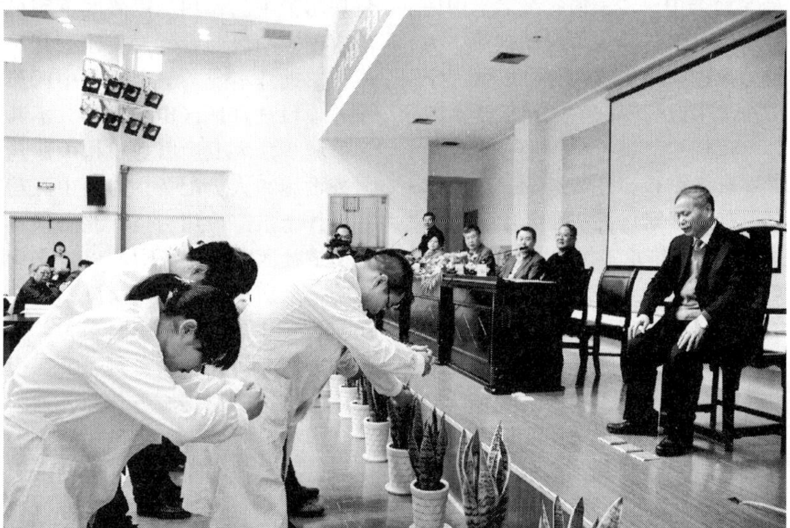

2012年3月16日，全国名老中医专家王晖传承工作室在宁波市中医院启动，多名弟子拜师学习

入和政策保障，力争在临床能力、人员梯队、硬件建设等各方面上一个新台阶。

宁波市中医药科研项目也取的可喜成果。2012年入选2012年度浙江省中医药科学研究基金计划10项、宁波市科技局研究基金计划2项，获浙江省中医药科学技术奖奖励二等奖1项、三等奖2项。

近年来，宁波市名中医人才辈出，慈溪市人民医院林吉品主任中医师被确定为第五批全国中医药专家学术经验继承工作指导老师；宁波市中医院王邦才主任荣获全国优秀中医临床人才称号；宁波市第一医院朱可奇主任等3人被确定为第三批全国优秀中医临床人才研修项目培养对象；镇海区中医医院刘飞霞医师、象山县中医医院王赛飞医师顺利通过了第四批全国老中医药专家学术经验继承人出师验收。在此良好形势下，2012年，宁波市卫生局联合人事局等部门按照民主、公开、择优的选拔方式，开展了第二届市级名中医评选工作。

宁波市积极推进中医药人才培养和基层队伍建设，以培养和造就适应中医药事业发展需求的各级各类中医药人才为目标，全面加强了中医学术传承工作。全国名老中医专家王晖传承工作室、全国名老中医专家钟一棠传承工作室及洪善贻等5名老中医专家的省级名老中医专家传承工作室先后启动建设。为全面推进师承培养项目，根据《宁波市老中医药专家学术经验继承工作管理规定（试行）》。经过单位推荐、资格审核、考试遴选、双向选择，确定了第一批宁波名中医药专家学术经验继承工作指导老师19人与继承人40人，正式开展实施。

2012年，宁波全面推开中医新模式住院医师规范化培训工作，宁波市中医院等9家中医医院被认定为浙江省第一批中医住院医师规范化临床（后备）培训基地，海曙区西门望春社区卫生服务中心等20家社区卫生服务中心被认定为实践基地。宁波市中医类医师有80余人参加新模式培训。此外，开展了多项国家级、省级继教班，强化继续教育项目内在质量与效果监管，全面提高办班质量，有效提高了中医药继续教育参与率，并顺利完成传统医学师承和传统医学确有专长考核工作。

三、中医药参与城乡社区卫生服务工作

2012年，宁波市印发《宁波市深化医药卫生体制改革2012年度主要工作安排》等文件，继续强调，要坚持预防为主、以农村为重点、中西医并重的方针，大力发挥中医药在公共卫生中的作用。各县（市）、区纷纷以争创国家级、省级基层中医药工作先进单位为抓手，借鉴慈溪市创建全国农村中医药工作先进单位的成果经验，将创建工作列为年度重点工作计划。各地政府多次组织会议，协调落实创建工作部署，扎实推进该项工作。宁波市镇海区、北仑区顺利通过了国家中医药管理局评估验收，授予全国社区中医药工作先进单位。镇海区、北仑区、江北区3区及其辖区内6家社区卫生服务中心成功创建为省级中医药特色社区卫生服务示范区及示范中心。

同期，慈溪市作为国家中医药管理局基本公共卫生服务中医药服务项目试点单位，充分发挥了中医药在居民健康档案、健康教育以及慢病防治中的作用。镇海区也积极响应国家中医药管理局要求，开展了第二批基本公共卫生服务中医药服务项目试点地区申报工作，不断完善城乡社区卫生服务机构中医药服务设施和人员配备，加大中医药适宜技术推广应用力度。北仑区霞浦街道社区卫生服务中心以“未病先防，已病早治，既病防变，病愈防复发”主题活动，不断完善“治未病”服务模式和服务规范，探索建立中医预防保健服务体系，列入为全国第四批“治未病”预防保健服务试点单位。江北区也启动中医“治未病”健康工程，并作为2012年江北区政府十大实事工程之一。

此外，宁波市各县（市）、区继续对其辖区内3～7岁低保家庭和60岁以上老年哮喘病人开展穴位敷贴冬病夏治、对60岁以上老年高血压病人开展中医药适宜技术防治。认真落实医改任务，做好低保特殊病人的中医药适宜技术防治工作。据不完全统计，2012年全市共完成中医药防治哮喘病、高血压分别为236例与150例，充分发挥了中医药在防治常见病、多发病中的作用。

四、中医药科普宣传和文化传承活动

加强中医健康教育，提高群众中医药知识知晓率。宁波市举办多期中医名家大讲堂、中医药学术培训和科普讲座等各类学术讲座与沙龙，超千人次的群众参与学习，取得了积极的社会反响。其中，海曙区以责任医生团队为单位，在社区开展中医药健康教育，以及开展中医食疗、进补、疾病防治等方面的健康教育活动和讲座。先后走进鼓楼、西门、月湖等8个街道，积极探讨中医方面的养生保健诊疗知识，开展社区中药材甄别会、“三一二经络锻炼”等特色中医药文化普及活动。同时，还组织志愿者将中医药文化带进奉化、宁海等结对农村和革命老区，通过讲解中医常用药材，培养群众的自我保健意识，推进中医药健康知识普及和适宜技术推广应用，弘扬中医药文化。

此外，宁波市中医院作为全国中医药文化重点建设单位，2012年用于中医文化建设方面投入达27.9万元，组织出版发行《宁波中医药文化史》、《宁波中医药文化志》，为宁波市中医药文化建设提供了文献保障。

（柯春海）

【厦门市2012年中医药工作概况】

一、中医“三名”战略

（一）积极推进中医院各项建设，打造海西知名中医医院

认真做好医院管理年的考核与评估以及等级医院建设工作。2012年，厦门市卫生局协助厦门市中医院成功通过国家中医药管理局三级甲等中医院复评、授牌；2012年厦门市中医院门诊病人达230万人

次，住院病人达3.5万人次，业务收入超过6亿元，平均住院天数控制到12.91天。已成为全省规模最大的中医医院之一。同安中医院完成新院整体搬迁后，于2012年10月通过了福建省卫生厅组织的二级甲等中医医院复评的试评。全年同安中医院门诊人次27.27万人次，住院病人6772人次，业务收入6052万元，较2011年同期增长22%～45%。

抓全国重点中医院建设项目，厦门市中医院一期配套工程培训楼已投入使用并发挥了良好的作用；推动二期工程康复楼项目和加快制剂楼建设进度，制剂楼重新申报，已完成新的一轮工程招标，力争在2013年上半年投入使用。厦门市中医院还对煎药室和病区中药房进行了新址改造。

推动医院信息化进程。为提升中医医院综合实力，厦门市中医院推行了“临床路径管理系统”、“门诊流程改造系统”、“抗生素分级管理系统”、“合理用药管理系统”及“办公自动化系统”等多个系统。

（二）中医重点学科、重点专科

厦门市卫生局积极组织厦门市中医系统申报国家级、省市重点专科建设项目。其中有1个项目（厦门市中医院儿科）成功通过国家临床重点专科（中医专业）建设项目立项评审；2个项目（厦门市中医院骨伤科、风湿病科）获国家中医药管理局“十二五”重点专科建设单位；4个项目（厦门市中医院肝科、儿科、肛肠科及脾胃科）顺利通过了国家评审验收，中医肝胆病学科通过教育部中期评估；2个中医重点专科、1个规划专科获厦门市第四周期学科建设项目立项资助。厦门市中山医院还获全国综合医院示范中医科建设项目立项。以上项目3年建设期将获得660万国家与厦门市财政资助。

此外，厦门市积极建设并通过了国家中医药管理局中医肝胆病学重点学科，2012年11月顺利通过了教育部重点学科中期评估，获得好评。

（三）中医药人才培养工作

通过名老中医师承工作，培养优秀中医人才，打造中医名医队伍。2012年厦门市积极申报并获得各级学术经验继承项目的经费及政策支持：获全国第五批老中医药专家学术经验继承工作指导老师2名、继承人4名；第三批全国优秀中医临床人才研修项目5名；全国名老中医传承工作室建设项目1个（涂福音）、福建省第三批老中医药专家学术经验继承工作指导老师7名、继承人14名；厦门市第三批优秀中青年中医后备人才项目指导老师7名、后备人才11名。以上项目3年可获国家省市84万财政资助。此外，组织对厦门市第二批优秀中青年中医后备人才项目进行验收，11名学生以优良的成绩通过了考核出师。

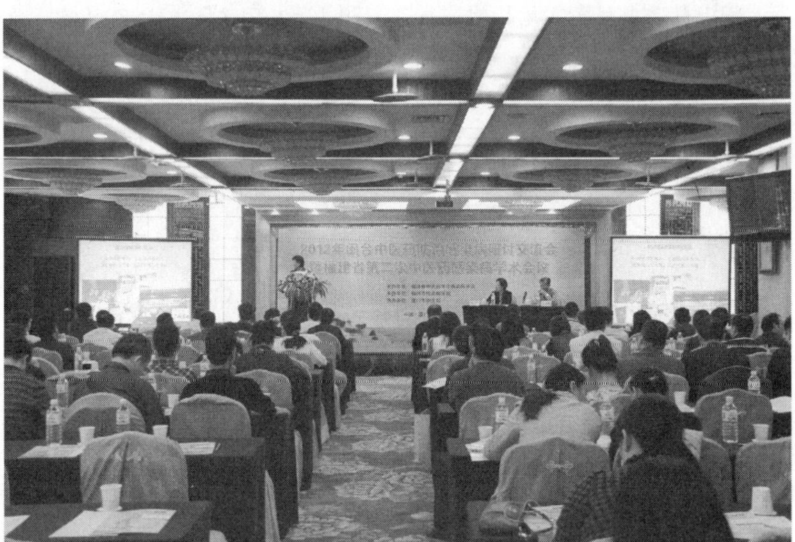

2012年11月3日，厦门市举办2012年闽台中医药防治感染病研讨交流会暨福建省第二次中医药感染病学术会议

（四）中医药科技管理

厦门积极推进厦门市中医院国家药理基地建设，并取得了突破性进展，2012年3月，医院迎接国家中医药管理局现场检查，通过国家食品药品监督管理局和卫生部审核，并取得了资格证书，达到了不少于6个专业组取得资格认证的目标。

建设中医药管理局中医药防治传染病重点研究室（临床基地），主要进行乙型脑炎中医药防治等科研活动。正在编排出版专著《康良石教授中医肝病理论与实践》一书。同时研究室5项立项课题进展顺利。

2012年厦门市中医系统共获国家级3项、省级27项、市级12项科研课题立项，并获得厦门市科技进步奖三等奖和福建省科技进步三等奖各1项。

（五）突出中医药特色优势是中医办院长期贯彻的基本方针

强调体质辨识，发挥中医在“治未病”和治疗慢性疾病方面的独特优势，厦门市继续开展已成熟应用的“三伏灸”、“三九灸”，推广“膏方门诊”，并在海峡论坛期间推广中医特色疗法体验，获得了民众的好评。厦门市中医院继续发挥中医特色，提高临床疗效，结合已确定的36项中医特色门诊，积极开展“治未病”工作。

充分发挥中医药治疗慢性疾病的优势，并把发展慢病、突出中医药特色作为社区医疗的中长期重点规划内容，组织专家下社区门诊，并推进慢病医院-社区一体化管理试点，将所辖各社区医疗服务中心慢病患者纳入管理，日均增长近百人，适时开展社区慢病随访，充分发挥中医药在社区疾病治疗、健康保健方面的作用。

突出中医护理特色，市、区中医医院继续在50%的科室深入开展中医特色护理，定期检查并评价，提出整改措施，持续改进。加强对全体护理人员的中医药知识与技能培训，利用“5·12”国际护士节，开展中西医护理技术操作及有奖抢答等比赛，在强化技能的同时也丰富了日常文化生活。

二、基层中医药能力建设

加强基层中医药服务能力建设，厦门市每年投入30万元建设乡镇卫生院、社区卫生服务中心的中医科中药房项目，并定期组织专家对建设项目进行指导、考核与验收，也对国家中医药管理局、福建省卫生厅的农村中医重点专科、专病项目进行督查指导，确保项目的建设质量，借力培养基层中医药人才。

贯彻落实国家中医药管理局创建全国基层（农村/社区）中医药工作先进单位的工作，布署和启动厦门市创建全国基层中医药工作先进单位的工作。制订厦门市创建工作实施方案，成立创建工作领导小组，召开动员大会，组织相关人员赴先进地区进行考察学习，多次到同安区、海沧区各社区卫生服务中心进行现场检查与督导，组织专家制订厦门市八大重点人群与慢性病中医保健方案等。

三、中医对外、对台交流工作

深入开展对台中医适宜技术培训工作。依托厦门海峡中医药合作发展中心，厦门市举办了5期中医临床适宜技术培训班。

推进“海峡（厦门）中医药科技平台”建设。平台研究团队已组建完成，研究场所、仪器设备等硬件投入已逐步到位，累计发表论文32篇，出版论著6本，申请国家专利12项；平台子项目——海峡药物临床试验技术平台通过国家食品药品监督管理局现场检查。同中国医学科学院中药研究所、中国医学科学院植物研究所、北京中医药大学以及台湾中国医药大学、台湾工业技术研究院生物与医药研究所等两岸主要研究机构建立了良好关系。厦门大学与台湾工业技术研究院生物与医药研究所、台湾昌历实业有限公司、台湾南方开发有限公司等台湾合作方5个项目全面启动，另有近多个有合作意向项目。

举办2012海峡中医药发展与合作研讨会。2012年会议的主题是“加强两岸中医药交流合作，促进两岸中医药互利共赢”；国家中医药管理局副局长于文明、国务院台湾事务办公室交流局局长程金中、福建省卫生厅副厅长阮诗玮、厦门市副市长黄强出席了开幕式并致辞。两岸中医药领域权威专家、学者和企业界知名人士以及中医爱好者270余人（其中台湾170余人）参加了会议；研讨会除学术研讨外，还安排了两个配套活动，一是举办中医特色诊疗体验活动；二是开展生物医药推介活动。

举办2012年两岸青年中医药科普夏令营。由厦门市卫生局与厦门市红十字会、民革厦门市委联合举办为期5天的夏令营活动。主题是“弘扬国粹，传承中医药文化”。参加夏令营的80余名两岸营员分别来自台湾中医药大学、厦大医学院、厦门医学高等专科学校等5所院校。厦门市政协副主席潘世建等参加了开营式。活动以参观闽台中医药博物馆、百草园、厦大医学院、中医药讲座、参观红十字遗体和器官捐献文化馆、红十字文化示范馆等为主。

积极打造中医药文化品牌——慈济保生文化。厦门市在慈济宫景区内择址规划“闽台中医药博物馆”，建设国家级中医药科普文化宣传基地。每年4月举办海峡两岸保生大帝慈济文化节。保生大帝慈济文化节已从区级文化活动升格为海峡两岸区域性文化节庆，形成了海沧青礁慈济祖宫、龙海白礁慈济祖宫和台湾保生大帝信仰总会合办并轮流承办的机制，保生大帝信俗也成功入选国家级非物质文化遗产保护名录，青礁慈济宫更成为全国六大对台交流示范基地之一。

四、贯彻落实医改政策，以改革促发展

厦门市统一印发慢性病一体化防治管理实施方案，各社区指定专人负责“居民健康信息系统”和“慢性病管理子系统”，及时填报信息，实现病人信息的共享利用和病人诊治的无缝衔接式管理。通过门诊就诊管理高血压16897人次、糖尿病6758人次，及时更新健康档案资料，使居民健康档案成为“活档”。

各社区落实厦门市基本药物临时用药目录，满足社区患者用药需求，备案增补临时用药35种，方便了居民就医取药。全年中医院下辖的4个社区卫生服务中心共减免挂号费15.9万元，药品零差价优惠180万元，门诊量达335821人次，业

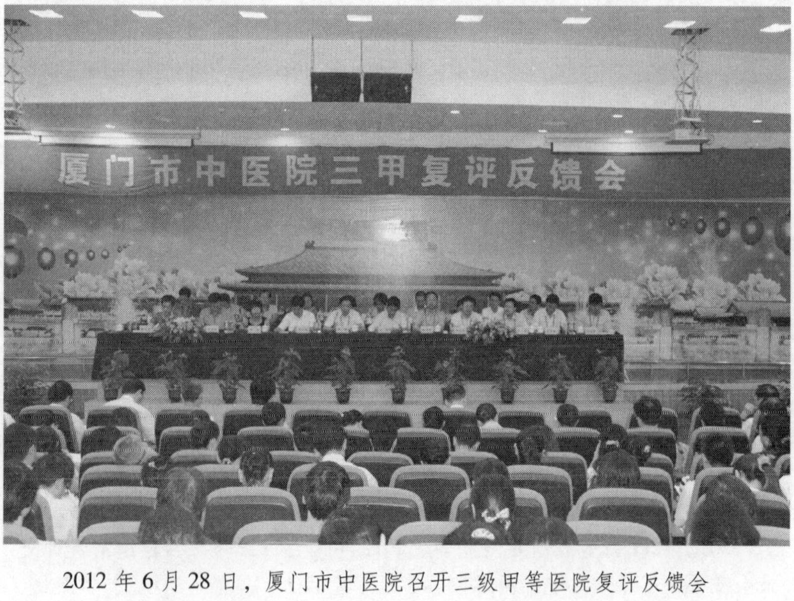

2012年6月28日，厦门市中医院召开三级甲等医院复评反馈会

务收入2327.23万元，与2011年同期相比增加79.58%。

积极开展中医优势单病种质量管理及临床路径工作。厦门市中医医院建立三级医疗控制体系，负责开展和监督单病种质量及临床路径工作。成立医院和科室单病种质量及临床路径管理领导小组，制定单病种质量及临床路径管理有关规章制度，对临床路径实施过程的效果评价和分析。厦门市中医医院每个中医临床科室均制定出了3个中医优势病种，开展了中医临床路径病种23个。

厦门市中医院还推行了“日间手术”信息化管理，对指定病种开展“择日住院手术”，将门诊术前的检验、检查项目转入住院结算等措施，并将“平均住院日和病床周转次数”作为各科室质量管理与绩效考核主要内容。2012年厦门市中医院平均住院天数已降至12.99天，创造历史新低，在中医行业里处于领先地位。

加强大型公立医院对口支援镇卫生院工作是医改的一项重要内容，厦门市根据卫生部《关于印发“城乡医院对口支援工作管理办法”（试行）的通知》精神，继续做好选送中医医务人员参加援外、援疆工作，共选拔了援疆干部3人，援宁干部1人。

（黄木林、陈学勤）

【青岛市2012年中医药工作概况】

一、中医药预防保健工作

2012年，在财力比较紧张的情况下，青岛市安排了中医公共卫生服务专项资金200万元，制订了《青岛市2012年中医体质量化辨识与调养指导公共卫生服务项目实施方案》，组织专家研制了《青岛市中医体质量化辨识与调养指导计算机操作系统（2012版）》，制订了《青岛市中医体质量化辨识与调养指导方案（2012版）》、《〈青岛市中医体质量化辨识与调养指导方案（2012版）〉解读》和《青岛市中医体质量化辨识与调养指导服务规程》，新版方案进一步丰富、完善了调养指导方案的内容，增强了可操作性。2012年6月起，青岛市在全市范围内全面启动该公卫项目，目标人群为60~64周岁的常住居民，定点服务机构每服务1人，市财政补贴5元，区、市财政补足缺口资金，全年共有24万青岛居民受益。

青岛市在充分发挥中医药在公共卫生服务中的作用方面的积极探索和经验做法，受到了卫生部和国家中医药管理局有关领导的高度重视和充分肯定，在2012年全国中医药工作厅局长座谈会上，卫生部副部长、国家中医药管理局局长王国强对青岛市的先进做法和成功经验给予了充分肯定和积极评价。《中国中医药报》、《健康报》分别以《我国首个中医公卫服务项目落户山东青岛》、《青岛为市民提供个性化养生指导》为题进行了报道。

青岛市大力推进中医药预防保健服务。2012年7月17日~8月16日，在全市范围内组织有关医疗机构举办了以“冬病夏治”为主题的第八个“养生保健宣传月”活动。活动期间，188家定点服务机构通过接诊指导、上门服务、科普讲座、发放宣传材料等丰富多彩的形式，充分发挥中医药“简、便、廉、验”的特色与优势，开展体质辨识、养生指导和以冬病夏治为主的“治未病”服务，服务群众超过10万人次。2012年11月13日~12月31日，青岛市还举办了第二届中医养生膏方节，开展膏方知识宣传活动，活动期间开膏方免收挂号费和一般诊察费，引导群众冬季科学养生，与冬病夏治相呼应，还开展了“三九贴”、“三九灸”等“治未病”服务，促进了中医药文化和养生保健知识进农村、进社区、进家庭。

二、中医药参与医药卫生体制改革

青岛市认真落实国家基本药物制度的相关要求，推动各级医疗机构按要求配备、使用中药饮片和属于基本药物的中成药。在制订《青岛市医改“十二五”规划与实施方案》、《青岛市公立医院改革指导意见》过程中，创造性地融入了鼓励使用和提供中医药服务政策、中医医疗预防保健服务体系建设、开展中医药人才培养系列项目等内容。在《2012年青岛市新型农村合作医疗工作方案》中融入了中医药优惠政策。

在基层医疗卫生机构中，青岛市推广使用20种“简、便、廉、验”的中医药适宜技术，使所有的医院、社区卫生服务中心（站）、镇卫生院、村卫生室都能开展中医药适宜技术，实现基层医疗卫生机构中医药服务全覆盖；积极创建和巩固国家级、省级基层中医药工作先进单位，黄岛区通过国家中医药管理局专家组复评，再次获得全国基层中医药工作先进单位称号；即墨市通过国家中医药管理局组织的正式评审，成为青岛市第3个全国基层中医药工作先进单位。

三、中医药特色优质服务促进工程

（一）中医医疗机构内涵建设

2012年，青岛市进一步巩固中医医院管理年活动成果，组织全市各级中医医院按照国家、省中医药管理局的有关要求认真开展中医医院等级评审准备工作，突出中医药特色与医疗安全指标，鼓励开展中药专方传统加工、小锅煎药等特色药事服务项目、中医传统特色疗法继承。在2012年9月国家中医药管理局组织开展的三级中医医院等级评审中，青岛市中医医院、山东青岛中西医结合医院、黄岛区中医医院均通过了三级甲等中医院评审。

加强中医（中西医结合）医疗质量监测考评控制中心建设，建全覆盖全行业的质控体系，2012年10月30日~11月9日，组织专家对全市各级各类中医（中西医结合）医院开展了中医医疗质量考评工作，同时对全市卫生行业中医特色专科建设情况和创建人民满意的医疗卫生机构工作情况进行督查，促进了各医疗机构中医药服务质量和服务水平的全面提升。组织开展了中医临床研究基地、综合（专科）医院中医药工作示范单位和中医特色社区卫生服务中心（站）、镇卫生院、村卫生室创建工作，青岛市传染病医院被国家中医药管理局命名为全国综合医院中医药工作示范单位；青岛市中心医院被推荐为全省综合医院中医药工作示范单位；10所市级中医特色镇卫生院、社区卫生服务中心通过青岛市卫生局专家组评审验收；组织开展了传统医学确有专长人员临床实践技能考核工作，青岛市有6名申报人员被山东省卫生厅确认为传统医学确有专长人员；启动了青岛市传染病医院承担的传染病中医临床研究基地建设项目，逐步提高重大疾病防治能力；加强中医药监督工作，青岛市卫生局联合青岛市城市管理执法局开展了推拿按摩服务机构专项整治活动，进一步规范了推拿、按摩服务机构的执业行为，并为研究探索推拿、按摩服务机构监管机制奠定了基础。

（二）中医药文化建设

青岛市制订了《青岛市中医药文化建设工程实施方案（2012～2014年）》，成立青岛市中医药文化建设工程领导小组和办公室，办公室安排了专门的工作人员负责中医药文化建设的具体工作；组织举办了中医护理技能竞赛、中医药书画大赛以及扁鹊中医药文化节、中医药文化科普宣传周等系列活动，荣获山东省卫生厅、山东省中医药管理局组织的全省中医药系统感悟“大医精诚”演讲比赛第一名、优秀组织奖和全省中医药知识技能大赛推拿专业第一名。

利用各种形式，面向广大人民群众和卫生工作者，青岛市积极做好中医药文化和科普知识的宣传工作，大力弘扬“大医精诚”的中医药核心价值观，向基层送政策、送知识、送文化、送信息；积极推动每所中医（中西医结合）医院建好一处集中反映中医药文化亮点的场所，建立了宣传中医药知识的网站、院刊（报）、宣传栏，通过开展中医药文化与科普宣传工作培养了一批中医理论扎实、表述能力较强、仪表形象良好的中医宣传型人才。

三、实施科教兴业战略，着力打造品牌学科，培养引进优秀人才，促进中医药学术繁荣

（一）重点专科、重点学科、重点实验室创建工作

2012年2月，青岛市中医医院心血管科、青岛市传染病医院肝病科3个科室被确定为国家中医药管理局“十二五”重点专科项目建设单位；青岛市中医医院护理学、山东青岛中西医结合医院神志病科被确定为国家中医药管理局“十二五”重点专科项目培育单位；青岛市传染病医院被国家中医药管理局确定为第三批中医药防治传染病临床基地建设单位。青岛市中医医院肺病科被卫生部、国家中医药管理局确定为国家临床重点专科（中医专业），获得专项资金300万元，实现了青岛市卫生系统“零”的突破。

加强农村中医特色专科建设工作，青岛市组织有关区市中医医院强化中医内涵建设，在人才队伍、设备配置、规模扩大、适宜技术推广、先进技术引进应用等方面取得了显著成效。2012年6月，即墨市中医医院肛肠科等3个农村医疗机构中医特色专科和黄岛区中医医院康复科等3个农村医疗机构针灸康复特色专科均通过了国家中医药管理局组织的评审验收；同月，青岛市中医医院小儿科等10个科被山东省卫生厅、山东省中医药管理局确定为山东省重点中医专科建设单位；2012年9月，组织市级以上重点中医学科（专科）开展“寻标、对标、达标、夺标、创标”活动，专门召开五标建设答辩会，开拓思路，制订计划，落实责任，推出措施，有力地促进了学科（专科）建设升级。

（二）中医药人才培养工作

青岛市组织开展了国家级、省级、市级、县级、村级多层次的名老中医带徒工作，青岛市吉中强等3名导师和纪文岩等6名继承人被确定为全国第五批老中医药专家学术经验继承工作师徒；黄祖明等21名指导老师和刘秀平等42名继承人分别被省中医药管理局确定为省级、县级、镇村级中医继承工作师徒；青岛市卫生局与青岛市人社局联合公布了周兆山等17名指导老师和胡勇等25名市级学术继承人；组织各有关单位积极开展国家级、省级名中医传承工作室建设工作，山东青岛中西医结合医院姚开炳名中医工作室被国家中医药管理局确定为国家级名中医传承工作室建设单位，吉中强等4个名中医工作室被省中医药管理局确定为省级名中医传承工作室建设单位，葛湄菲等9个名中医工作室被青岛市卫生局和财政局联合确定为市级名中医工作室建设单位；遴选确定了46名中医临床技术骨干培养对象，集中赴济南培训，回青岛后重点培养，促使他们尽快成长为中医药理论扎实、临床诊疗技术精湛、享有较高知名度的中医临床技术骨干；为将热爱中医药的西医人员培养成为能够熟练掌握中医药基本理论、基本知识和基本技能，较好地运用中医、中西医结合方法防治疾病的中西医结合人才，青岛市海慈医疗集团举办了全市“西学中”普及班，学制两年，全市有240余名西医人员参加了培训。

（范存亮）

【深圳市2012年中医药工作概况】

一、中医医疗服务各项业务营运指标

（一）服务机构数量大幅上升

截至2012年末，深圳市有中医医疗机构359个（2012年末全市拥有各类医疗机构2568个，其中包括社康），比2011年（302个）增加18.9%，其中中医、中西医结合医院8个，中医门诊部12个，中医诊所255个，中医馆32个，中医“坐堂医”诊所52个。

（二）服务能力显著提升

中医执业医师（含助理执业医师）2770人，占全市执业医师（23544人）的11.8%，比2011年（2319人）增加16.37%。

中医医疗机构床位数1764张，占全市床位数（27984）的6.30%，比2011年（1522）增加13.7%。

中医医疗机构2012年总诊疗人次930.1万人次，占全市疗人次(8864.7万人次)的10.5%；出院人数53854人次。占全市出院人数(105.1万人次)的5.1%。业务收入达到17.52亿元。

4家中医院（深圳市、罗湖、福田、宝安区中医院）2012年总诊疗人数582.5万人次，占全市中医医疗机构2012年总诊疗人次的62.6%；4家中医院2012年出院人数43312人次，占全市中医医疗机构2012年出院人数的80.4%。

（三）中医药资源大幅增长

2012年，龙岗区中医院正式开业，该院按照三级甲等医院一次性投资建成，占地6万多平方米，建筑面积8万平方，投资7多亿元，开放500张病床；新址罗湖区中医院破土动工，按照三级甲等医院建设，占地2.5万平方米，建筑面积7.23万平方米，投资7.9亿元，设计床位400张；福田中医院已完成一期建设，2012年二期建设已开工，投资4亿元，建筑面积7万平方米，建成后医院床位数达700张；宝安中医院分3期建设，总投资10亿元，开放床位将达到850张。一期改造工程投资3.6亿元已破土动工，完成后新增病床500张。

（四）中医专款扶持大大追加

各卫生行政部门大力落实医改政策和有关法规，积极争取政府专项财政扶持，市、区各级财政还对中医院的建设采取扶植政策，每年拨300万~500万元专项业务经费补贴，有力地推动了中医药事业的发展。中医专项补贴经费由无到有，并有专项经费大幅增长，促进中医重点学科和特色专科及人才队伍建设得到了全面加强。2011年和2012年每年都有固定的1100万专项中医经费，主要用于全市，如49个中医重点学科与特色专科；32个放心中药房；师承教育、人才培训；5个区级单位的全国中医药示范社区和3家综合医院中医工作示范单位达标创建活动。

二、中医药标准化建设

一是制定出版《深圳经济特区中医药系列标准与规范》，并制定《深圳经济特区中医药系列标准与规范实施意见》，推进中医药服务体系的数字化、标准化、规范化和信息化建设，积极拓展中医药服务能力与水平。《深圳经济特区中医药系列标准与规范》是我国首个城市11项中医药系列地方标准，被列为国家中医药管理局《中医药标准化中长期发展规划纲要（2011~2020年）》重点任务之一。二是制定印发《深圳市冬病夏治“三伏灸”技术操作规程（试行）》，规范深圳市冬病夏治“三伏灸”行为，确保医疗安全，提高医疗质量。三是召开贯彻落实《深圳经济特区中医药系列标准与规范》会议。卫生部副部长、国家中医药管理局局长王国强出席会议并讲话，对深圳在全国首个城市推出地方中医药系列标准给予充分肯定，对中医药的标准化、规范化建设做了积极探索，这项成果和举措引领全国。四是加强标准与规范的系列培训宣传。举办了4期《深圳经济特区中医药系列标准与规范》培训班，卫生行政、医药执法骨干和医疗中医药业务管理骨干，医药行政执法人员、药品生产、流通和零售企业、社会医疗机构负责人以及相关人员参加了培训。

三、社区中医药服务能力建设

一是启动了创建全国社区中医药工作先进单位活动。全市以各行政区为单位，分为两批进行创建，确定罗湖区、福田区、南山区、盐田区（复核）、光明新区为第一批创建全国社区中医药工作示范区单位；宝安、龙岗、坪山新区为第二批创建全国社区中医药工作示范区单位。并为第一批创建全国社区中医药工作先进单位下拨了专项经费250万元。罗湖区被国家中医药管理局确认为创建全国社区中医药工作先进单位，这是“十二五”期间深圳市首家被确认为创建全国社区中医药工作先进单位的单位。二是进行了深圳市社区健康服务中心开展中医药工作情况调查，摸清了深圳市社区健康服务中心开展中医药工作的情况。全市接受调查的578家社康中心，有304家配备中医师，占53%；有202家设置中药房或中药柜，占35%；有406家开展了中医适宜技术服务，占70%。深圳市在社康中心工作的中医师共553人，其中高级职称116人，中级职称217人，初级职称220人。在社康中心工作总医师数2774人，中医师占20%。三是开展中医适宜技术师资培训。由深圳市卫人委集中举办2期中医适宜技术师资培训班，共有175人参加了培训，其中167人取得了师资证书，8人取得了助理证书。之后各区都相继开展了本辖区中医适宜技术培训工作，社区中医药服务能力明显提升。

四、中医“治未病”

一是拟定《深圳市中医“治未病”预防保健体系建设方案》，拟设立“深圳市预防保健服务技术指导中心”指导全市医疗机构开展中医“治未病”服务。二是开展深圳市中医“治未病”及中医药适宜技术培训基地申报工作。通过组织专家对基地申报材料的审核和现场评估，确定了深圳市中医院、福田区中医院等13家医院为中医“治未病”及中医适宜技术培训基地，深圳市人民医院等4家医院为建设单位。三是深入宣传中医“治未病”理念。2011年12月21日至2013年1月9日，廖利平主编的《让你不生病》一书在《晶报》连载，引起了社会的强烈反响和市民的追捧。该书荣获中共深圳市委宣传部、深圳市社会科学联合会第五届哲学社会科学优秀成果奖一等奖。

五、中医药强市人才培训工程

一是继续开展中医药专家学术经验继承工作。确定了第二、三批学术经验继承人；对首批名中医药专家学术经验继承工作进行了阶段考核，共有指导老师48人，继承人57人。二是开展第二批西医学习中医培训班。共有来自全市各级各类医疗机构的120名西医临床医师参加培训。三是确定第五批全国老中医药专家学术经验继承工作指导老师及继承人。继国家开展第一批全国名老中医学术经验继承工作以来，深圳市共有指导老师10人，继承人15人。

通过3年的跟师学习和临床实践，培养造就了一批热爱中医药、医德高尚、理论功底扎实、实践能力较强的高层次中医药人才。四是确定了第三批全国优秀中医临床人才研修项目培养对象。通过单位推荐、省中医药局组织的选拔考试，深圳市第二人民医院李一明医师、罗湖区中医院廖蔚茜医师入选。

六、中医名院、名科建设

名院建设方面，深圳市中医院顺利通过三级甲等中医院医院复审，广州中医药大学深圳临床医学院在该院成立，并以此为依托筹建深圳传统医药学教育特色学院；宝安区中医院建筑面积26858.6平方米，总投资1.8亿元的新住院大楼开工建设，成功创建三级甲等中医院；福田区中医院通过全国公开招聘，产生了新的领导班子，推进"植入式"合作办医，成立"名中医馆"，创建为广州中医药大学教学医院；深圳平乐骨伤科医院成功创建为广州中医药大学非直属附属医院，坪山新区政府与该院合作的深圳平乐骨伤科医院暨坪山中医院项目进展顺利；大鹏新区南澳人民医院在原有基础上筹建大鹏新区中医医院；罗湖区人民医院成功创建全国综合医院中医药工作示范单位。

名科建设方面，深圳市中医院针灸科、肾病科、深圳平乐骨伤科医院老年骨科被确定为"十一五"国家级中医重点专科；深圳市中医院脾胃科、神志科、内分泌科3个中医专科被确定为国家级的"十二五"中医重点专科建设项目；深圳市中医院肺病科、深圳市人民医院老年病科等8个中医专科被确定为广东省"十二五"中医重点专科建设项目；罗湖区中医院肛肠科、宝安区中医院儿科等9个中医专科被确定为广东省"十二五"中医特色专科建设项目。2012年9月24～27日，深圳市卫人委委托深圳市中医药学会对深圳市49个深圳市中医特色专科（专病）进行了督导评估。根据评估结果给特色专科（专病）匹配专项经费720万元，以进一步促进中医特色专科（专病）学科群的发展。

深圳市有49个市级中医重点、特色专科（专病），其中国家级重点专科（含3个建设项目）7个，省中医重点专科（含8个建设项目）23个，省中医特色专科（含9个建设项目）17个，国家重点中医药研究室2个。

七、中医科研和继续教育

2012年，中标国家自然科学基金2项，广东省中医药强省科研课题32项，其中资助课题15项，非资助课题17项。承担国家级、省级、市级中医药继续教育项目79项，其中国家级10项，省级24项，市级41项，市级临时项目4项。各中医医院针对不同级别的中医从业人员制定有针对性的培训计划和培训内容，不断推进各级各类中医药专业技术人员和管理人员的继续教育，丰富了中医药继续教育内容和形式。

（武肇玲）

军队篇

军 队 篇

【军队2012年中医药工作概况】

一、制定颁发军队首部中医药工作综合法规

以总参谋部、总政治部、总后勤部名义颁发《军队中医药管理规定》（简称《规定》），成为军队首部中医药工作综合法规。《规定》共八章三十七条，包括各级卫生部门和医疗机构的中医药管理职责，中医药医疗保健、教育科研、交流合作、保障措施及奖励与处分等。《规定》作为军队中医药管理的上位法和基础性法规，是当前和今后一个时期军队中医药管理的重要指导和遵循依据。《规定》的颁发实施，将进一步加强军队中医药工作的规范化、标准化、制度化建设，有效解决中医药工作在发展方向、运行管理、服务保障、业务建设等方面存在的困难和问题，推进中医药工作持续健康发展。

二、全面启动基层部队中医药服务能力建设

总后卫生部会同国家中医药管理局、卫生部、人力资源和社会保障部、国家食品药品监督管理局等五部门印发《关于实施基层中医药服务能力提升工程的意见》，联合召开全国启动会议。总后卫生部制定下发《关于加强全军基层部队中医药服务能力建设的通知》，国家中医药管理局将通知主要内容向全国中医药系统转发。组织指导第二军医大学编写军队中医药技能培训系列教材和教学大纲，赋予2个全军中医药技能培训基地、16个全军中医药技能培训中心培训任务，标志着全军基层部队中医药服务能力建设将提升到一个新的水平。

三、拓展深化中医药人才培养工作

军队中医药师承研究生导师队伍进一步调整充实，培养模式更加成熟，培养质量逐年提高，第五批中医药师承博士、硕士研究生顺利毕业。“军队中医师承研究生培养理论及实践研究”获得全军教学成果二等奖。第二军医大学筹备承担中医八年制专业培养任务，把传统师承教育与研究生学历学位教育和本科教育相结合，探索形成了比较完整的研究生教学计划、方案和评估机制。

四、扎实推进中医药工作的军民融合发展

总后卫生部会同国家中医药管理局、卫生部组织开展2012年全国综合医院中医药工作示范单位申报评估工作，沈阳军区第208医院、北京军区北戴河疗养院、兰州军区兰州总医院、济南军区青岛第二疗养院、南京军区第454医院、空军载人离心机医学训练基地6所军队单位被评为全国综合医院中医药工作示范单位。总后卫生部医疗管理局会同北京市中医管理局拓展深化首都中医药工作军民融合机制，协调组织海军医学研究所、中国航天员科研训练中心、第302医院与中国中医科学院、北京中医药大学等建立专项协作机制。

（周登峰）

医疗机构篇

【2012年中医药医疗机构一览表】

机构名称	地址	法人代表（单位负责人）	政府办卫生机构隶属关系	级别	等次	编制床位（张）	实有床位（张）	编制人数	在岗职工数
中国中医科学院望京医院	北京市朝阳区望京中环南路6号	朱立国	中央属	三级	甲等	1 100	701	580	1 120
中国中医科学院广安门医院	北京市宣武区北线阁5号	王　阶	中央属	三级	甲等	609	609	1 020	1 383
中国中医科学院西苑医院	北京市海淀区西苑操场1号	唐旭东	中央属	三级	甲等	525	558	1 011	1 398
中国中医科学院眼科医院	北京市石景山区鲁谷路33号	范吉平	中央属	三级	未评级	800	227	151	291
北京中医药大学东方医院	北京市丰台区方庄小区芳星园一区六号	张允岭	中央属	三级	甲等	600	716	1 173	1 387
北京中医药大学东直门医院	北京市东城区海运仓5号	王耀献	中央属	三级	甲等	574	588	813	1 253
首都医科大学附属北京中医医院	北京市东城区美术馆后街23号	刘清泉	省（自治区、直辖市）属	三级	甲等	565	610	1 300	1 405
北京按摩医院	北京市西城区宝产胡同7号	赖　伟	省（自治区、直辖市）属	二级	未评级	56	44	80	245
天津市中西医结合医院	天津市南开三纬路122号	李　平	省（自治区、直辖市）属	三级	甲等	464	464	983	1 228
天津中医药大学第一附属医院	天津市南开区鞍山西道314号	马　融	省（自治区、直辖市）属	三级	甲等	1 300	1 300	2 865	1 919
天津中医药大学第二附属医院	天津市河北区真理道816号	孙增涛	省（自治区、直辖市）属	三级	甲等	504	504	1 024	928
天津市中医药研究院附属医院	天津市红桥区北马路354号	范玉强	省（自治区、直辖市）属	三级	甲等	600	478	1 218	950
河北省中医院	河北省石家庄市中山东路389号	李佃贵	省（自治区、直辖市）属	三级	甲等	800	800	675	790
山西中医学院第三中医院（山西省针灸研究所）	山西省太原市小店区平阳路北园街2号	雷　鸣	省（自治区、直辖市）属	三级	甲等	300	300	246	352
山西省中医药研究院（山西省中医院）	山西省太原市迎泽区并州西街46号	王晞星	省（自治区、直辖市）属	三级	甲等	1 058	978	1 403	831
山西省活血化瘀研究所（山西省中西医结合妇科医院）	山西省太原市解放南路85号	肖传实	省（自治区、直辖市）属	二级	甲等	40	40	59	48

卫生技术人员	执业医师	其中：中医类别	执业助理医师	其中：中医类别	药师（士）	西药师（士）	中药师（士）	房屋建筑面积（平方米）	万元以上设备总价值（万元）	总收入（千元）	总支出（千元）	总资产（千元）	总诊疗人次数（人次）	入院人数（人次）	出院人数（人次）
860	310	203	0	0	61	24	37	67 705	13 112	687 968	671 554	593 654	1 244 711	14 493	14 378
1 148	422	366	0	0	173	7	166	70 402	33 894	1 427 792	1 405 044	1 256 073	2 600 882	15 474	15 464
1 050	377	289	0	0	188	34	154	77 730	29 620	1 039 945	977 848	1 186 988	1 786 270	14 003	14 015
219	88	60	1	0	20	5	15	18 500	6 379	151 329	139 997	203 158	249 895	4 386	4 364
1 134	472	335	0	0	82	23	59	87 454	21 044	941 114	920 302	773 911	1 682 933	16 807	16 819
1 021	366	265	5	3	83	23	60	77 570	16 635	1 007 490	1 057 364	490 822	1 658 134	16 196	16 190
1 211	394	354	0	0	165	42	123	53 103	23 314	1 130 568	1 051 530	953 749	1 914 232	14 415	14 415
186	123	117	2	0	3	1	2	3 859	1 894	72 090	64 403	86 978	730 758	876	887
979	387	102	0	0	46	31	15	117 921	20 144	602 490	582 704	1 176 585	610 121	20 760	20 721
1 601	586	460	5	3	143	24	119	69 726	15 134	1 452 965	1 262 962	1 718 930	2 516 720	36 645	36 717
801	294	221	0	0	82	13	69	24 860	7 411	572 610	513 782	386 123	1 233 230	12 127	12 151
693	220	138	5	2	130	42	88	75 700	3 693	487 858	471 302	243 383	1 248 172	7 695	7 730
633	333	249	4	2	48	23	25	55 300	594	351 476	327 143	543 031	432 523	14 216	14 053
300	103	68	4	2	19	11	8	12 630	2 800	72 374	59 890	67 201	80 733	5 413	5 343
666	360	257	0	0	81	11	70	49 186	7 168	579 704	603 079	428 526	643 448	17 175	17 155
38	15	5	0	0	3	3	0	1 361	344	4 406	4 246	3 762	8 872	288	288

机构名称	地址	法人代表（单位负责人）	政府办卫生机构隶属关系	级别	等次	编制床位（张）	实有床位（张）	编制人数	在岗职工数
山西职工医学院附属医院(山西省肛肠医院)	山西省太原市双塔寺32号	杨优帅	省(自治区、直辖市)属	二级	甲等	100	56	130	164
山西中医学院中西医结合医院(太原铁路中心医院)	山西省太原市杏花岭区府东街13号	赵建平	省(自治区、直辖市)属	三级	甲等	600	800	1 106	1 209
山西中医学院附属医院	山西省太原市晋祠路一段75号	李廷荃	省(自治区、直辖市)属	三级	甲等	500	401	638	809
内蒙古自治区中蒙医院	内蒙古自治区呼和浩特市健康街15号	苏根元	省(自治区、直辖市)属	三级	甲等	500	400	668	544
辽宁中医药大学附属第三医院	辽宁省沈阳市和平区十一纬路35号	张　蕤	省(自治区、直辖市)属	三级	未评级	200	200	240	232
辽宁中医药大学附属第二医院	辽宁省沈阳市皇姑区黄河北大街60号	李国信	省(自治区、直辖市)属	三级	甲等	520	520	915	539
辽宁中医药大学附属医院	辽宁省沈阳市皇姑区北陵大街33号	吕晓东	省(自治区、直辖市)属	三级	甲等	1 600	1 700	1 738	2 163
辽宁中医药大学附属第四医院	辽宁省沈阳市苏家屯区雪松路9号	许　斌	省(自治区、直辖市)属	二级	甲等	308	392	365	365
吉林省中医中药研究院附属医院	吉林省长春市宽城区团山街89-1号	周建民	省(自治区、直辖市)属	二级	乙等	100	93	56	47
长春中医药大学附属医院	吉林省长春工农大路1478号	宋柏林	省(自治区、直辖市)属	三级	甲等	1 200	1 635	872	1 408
吉林省中西医结合医院	吉林省长春市朝阳区工农大路43号	周建民	省(自治区、直辖市)属	三级	乙等	450	535	495	470
黑龙江中医药大学附属第二医院	黑龙江省哈尔滨市南岗区果戈里大街411号	张晓峰	省(自治区、直辖市)属	三级	甲等	800	961	544	626
黑龙江省中西医结合研究所附属医院	黑龙江省哈尔滨市香坊区赣水路220号	李显筑	省(自治区、直辖市)属	二级	未评级	60	60	95	95
黑龙江中医药大学附属第一医院	黑龙江省哈尔滨市香坊区和平路26号	郭鲁义	省(自治区、直辖市)属	三级	甲等	600	728	1 037	1 126
黑龙江省中医研究院	黑龙江省哈尔滨市香坊区三辅街142号	王学军	省(自治区、直辖市)属	三级	甲等	1 006	1 006	509	1 249
黑龙江省中医药学校附属医院	黑龙江省兰西县兰西镇	王兰清	省(自治区、直辖市)属	二级	乙等	50	50	57	57

（续表）

卫生技术人员	执业医师	其中：中医类别	执业助理医师	其中：中医类别	药师（士）	西药师（士）	中药师（士）	房屋建筑面积（平方米）	万元以上设备总价值（万元）	总收入（千元）	总支出（千元）	总资产（千元）	总诊疗人次数（人次）	入院人数（人次）	出院人数（人次）
121	48	22	2	0	12	11	1	3 011	243	33 812	31 227	74 747	7 804	1 461	1 465
1 051	370	84	16	7	58	41	17	48 663	2153	465 984	460 419	362 828	320 511	22 889	22 796
697	256	173	3	1	58	17	41	46 500	6 614	158 081	147 780	294 326	215 290	7 196	7 125
385	189	170	0	0	46	3	43	18 065	6 668	174 108	115 959	188 324	294 572	10 697	10 905
165	62	39	0	0	15	1	14	6 614	376	37 858	42 732	60 107	26 498	3 903	3 927
423	246	197	0	0	36	8	28	39 553	5 672	176 351	159 193	255 424	161 507	12 744	12 652
1 843	638	533	1	0	144	32	112	128 172	18 106	779 212	756 852	1 158 042	1 303 256	37 661	37 460
310	125	65	5	0	26	22	4	19 744	2 329	77 170	87 917	55 386	135 496	8 284	8 310
42	19	3	1	0	4	3	1	2 800	741	15 770	14 758	16 789	58 393	1 810	1 805
1 135	429	392	0	0	92	13	79	102 245	17 109	685 896	651 969	899 143	1 775 751	40 129	40 281
371	144	112	0	0	20	4	16	38 026	4 579	165 916	155 700	225 884	239 604	7 454	7 464
519	187	156	0	0	48	14	34	54 139	1 169	266 961	265 643	432 592	240 484	18 156	18 099
62	33	23	0	0	4	0	4	3 521	99	9 841	9 841	8 530	1 469	1	1
914	472	372	2	2	71	28	43	109 324	1 903	557 286	553 452	692 785	785 822	24 317	24 407
968	326	289	10	7	67	20	47	58 946	8 998	394 250	378 158	536 096	520 923	21 701	21 747
47	21	6	2	1	4	3	1	802	8	3 366	0	598	44 100	1 021	1 018

机构名称	地址	法人代表（单位负责人）	政府办卫生机构隶属关系	级别	等次	编制床位（张）	实有床位（张）	编制人数	在岗职工数
上海中医药大学附属曙光医院	上海市普安路185号	周 华	省（自治区、直辖市）属	三级	甲等	1 200	1 202	1 680	1 793
上海中医药大学附属龙华医院	上海市宛平南路725号	肖 臻	省（自治区、直辖市）属	三级	甲等	853	956	1 392	1 516
上海市中医医院	上海市芷江中路274号	虞坚尔	省（自治区、直辖市）属	三级	甲等	450	505	765	857
上海中医药大学附属岳阳中西医结合医院	上海市甘河路110号	房 敏	省（自治区、直辖市）属	三级	甲等	900	878	1 268	1 242
江苏省中医院	江苏省南京市汉中路155号	方祝元	省（自治区、直辖市）属	三级	甲等	2 500	2 312	1 450	2 452
江苏省第二中医院	江苏省南京市南湖路23号	于 勇	省（自治区、直辖市）属	三级	未评级	600	450	190	519
江苏省中西医结合医院	江苏省南京市迈皋桥十字街	王小宁	省（自治区、直辖市）属	三级	甲等	730	598	810	1 076
浙江省中医院	浙江省杭州市上城区邮电路54号	吕 宾	省（自治区、直辖市）属	三级	甲等	1 500	1 502	1 347	1 981
浙江省新华医院	浙江省杭州市潮王路318号	蔡宛如	省（自治区、直辖市）属	三级	甲等	1 200	909	500	950
浙江省立同德医院	浙江省杭州市西湖区古翠路234号	柴可群	省（自治区、直辖市）属	三级	甲等	1 350	1 334	866	1 434
浙江中医药大学附属第三医院	浙江省杭州市莫干山路219号	姚新苗	省（自治区、直辖市）属	三级	甲等	460	450	273	658
安徽中医学院附属针灸医院	安徽省合肥市寿春路300号	侯 勇	省（自治区、直辖市）属	三级	甲等	300	300	210	442
安徽中医学院第一附属医院	安徽省合肥市梅山路117号	杨 骏	省（自治区、直辖市）属	三级	甲等	1 000	1 360	1 527	1 364
福建中医药大学附属第二人民医院	福建省福州市鼓楼区湖东支路13号	卢明忠	省（自治区、直辖市）属	三级	甲等	568	653	777	1 486
福建中医药大学附属康复医院	福建省福州市鼓楼区五四路282号	王诗忠	省（自治区、直辖市）属	三级	未评级	750	200	400	329

（续表）

卫生技术人员	执业医师	其中：中医类别	执业助理医师	其中：中医类别	药师（士）	西药师（士）	中药师（士）	房屋建筑面积（平方米）	万元以上设备总价值（万元）	总收入（千元）	总支出（千元）	总资产（千元）	总诊疗人次数（人次）	入院人数（人次）	出院人数（人次）
1 509	476	297	0	0	159	47	112	137 973	26 322	1 574 848	1 501 779	1 040 343	2 830 418	47 960	47 891
1 235	447	338	0	0	195	70	125	96 688	24 192	1 365 246	1 300 437	1 221 713	2 483 979	32 044	32 069
678	285	230	2	2	70	22	48	43 960	14 427	687 808	666 989	334 854	1 756 632	12 921	12 977
1 020	349	226	0	0	121	39	82	63 302	19 338	1 071 812	1 010 607	936 043	2 302 389	27 420	27 454
2 166	728	430	1	0	177	60	117	201 000	50 557	1 741 011	1 753 622	1 998 913	3 667 867	45 595	45 341
432	150	88	0	0	36	12	24	51 338	5 689	156 071	159 900	291 471	386 277	8 607	8 622
885	318	147	1	0	60	17	43	47 560	19 884	472 015	472 458	523 418	764 663	19 431	19 400
1 723	662	332	3	2	164	81	83	107 034	32 378	1 409 064	1 337 162	1 481 267	2 429 380	41 736	41 662
834	337	105	0	0	50	37	13	61 000	11 695	524 302	526 641	443 546	702 167	16 517	16 386
1 231	424	108	2	0	87	60	27	105 008	26 590	858 431	784 272	853 508	1470 845	26 032	25 896
524	217	133	2	2	65	28	37	37 752	5 463	286 413	258 727	276 492	600 774	3 724	6 681
378	128	122	1	1	21	6	15	13 000	1 333	128 798	120 990	251 657	166 529	5 605	5 577
1 189	417	271	0	0	104	48	56	64 727	14 206	718 064	601 670	771 684	1 038 913	30 612	30 673
1 254	426	275	1	1	149	76	73	54 698	14 093	634 765	621 790	601 109	1 548 490	20 286	20 124
279	111	85	1	1	15	9	6	30 668	4 534	34 500	9 613	38 996	19 950	491	584

机构名称	地址	法人代表（单位负责人）	政府办卫生机构隶属关系	级别	等次	编制床位（张）	实有床位（张）	编制人数	在岗职工数
福建中医药大学附属人民医院	福建省福州市台江区八一七中路602号	刘建忠	省（自治区、直辖市）属	三级	甲等	1 200	750	1 476	1 177
江西省中医学院附属医院	江西省南昌市八一大道445号	陈明人	省（自治区、直辖市）属	三级	甲等	1 600	1 212	672	1 185
山东中医药大学附属医院	山东省济南市历下区文化西路42号	杨传华	省（自治区、直辖市）属	三级	甲等	1 600	1 161	1 492	1 207
山东中医药大学第二附属医院	山东省济南市经八路1号	蔼　明	省（自治区、直辖市）属	三级	甲等	601	873	1 023	1 024
湖北省中医医院	湖北省武汉市武昌区花园山4号	邓小川	省（自治区、直辖市）属	三级	甲等	750	645	1 450	1 119
湖北省中医院（光谷院区）	湖北省武汉市珞瑜路	邓小川	省（自治区、直辖市）属	三级	甲等	500	500	600	598
湖南省中医药研究院附属医院	湖南省长沙市麓山路58号	柏正平	省（自治区、直辖市）属	三级	甲等	455	540	728	559
湖南中医学院第二附属医院	湖南省长沙市蔡锷北路233号	肖四旺	省（自治区、直辖市）属	三级	甲等	600	606	710	447
湖南中医药大学第一附属医院	湖南省长沙市韶山中路95号	谭元生	省（自治区、直辖市）属	三级	甲等	1 800	990	1 385	1 348
广州中医药大学第一附属医院	广东省广州市三元机场路	樊粤光	省（自治区、直辖市）属	三级	甲等	1 250	1 250	1 804	1 935
广东省第二中医院	广东省广州市恒福路60号	涂瑶生	省（自治区、直辖市）属	三级	未评级	1 000	1 019	240	984
广东省中医院	广东省广州市大德路111号	陈达灿	省（自治区、直辖市）属	三级	甲等	2 631	2 397	3 815	3 721
广州中医药大学附属骨伤科医院	广东省广州市江南西路青竹大街17号	谢华民	省（自治区、直辖市）属	二级	甲等	140	130	320	315
广西中医药大学附属瑞康医院	广西南宁市南京路39号	梁　健	省（自治区、直辖市）属	三级	甲等	1 200	1 338	738	2 175
广西骨伤医院	广西南宁市新民路32号	杨　渊	省（自治区、直辖市）属	三级	甲等	224	182	182	189
广西中医学院第一附属医院	广西南宁市东葛路89－9号	黄贵华	省（自治区、直辖市）属	三级	甲等	1 100	1 347	895	2 222
海南省中医院	海南省海口市和平北路47号	陈少仕	省（自治区、直辖市）属	三级	甲等	900	598	424	895

（续表）

卫生技术人员	执业医师	其中：中医类别	执业助理医师	其中：中医类别	药师（士）	西药师（士）	中药师（士）	房屋建筑面积（平方米）	万元以上设备总价值（万元）	总收入（千元）	总支出（千元）	总资产（千元）	总诊疗人次数（人次）	入院人数（人次）	出院人数（人次）
1 051	380	229	2	1	97	44	53	76 805	14 609	533 734	496 758	551 863	1 039 429	23 219	23 293
950	397	282	2	1	73	36	37	34 460	10 454	513 384	484 803	628 875	681 251	24 841	24 743
1 013	522	423	0	0	133	14	119	114 076	12 216	996 865	1 094 198	1 234 843	1 621 995	24 419	24 335
917	435	116	18	1	75	52	23	69 296	3 586	422 724	406 856	500 109	609 232	14 529	14 487
1 021	479	293	2	0	85	38	47	129 099	1 500	580 344	524 176	549 589	748 944	20 688	20 689
482	127	95	1	1	38	17	21	53 750	4 043	300 314	258 026	273 939	445 994	14 825	14 763
446	154	107	0	0	67	10	57	29 000	4 847	204 940	195 937	154 629	245 440	11 210	11 128
336	185	160	0	0	30	3	27	30 336	4 634	218 156	22 0597	374 114	356 746	13 538	13 530
1 077	403	283	1	1	98	21	77	124 634	17 200	766 645	729 199	818 855	925 210	33 097	33 094
1 558	602	443	3	2	193	78	115	147 788	38 426	1 406 735	1 375 867	1 344 755	2 918 404	44 437	44 458
897	307	221	6	6	64	26	38	30 191	11 666	494 899	461 252	477 551	913 406	21 034	20 978
3 394	1 186	896	0	0	453	215	238	257 842	118 335	2 807 853	2 717 424	3 226 246	6 055 439	74 479	74 506
237	75	60	1	0	23	5	18	5 906	4 541	134 705	134 705	250 422	325 334	3 607	3 634
1 662	608	264	5	2	96	56	40	57 768	30 850	685 528	767 007	947 720	682 069	31 364	31 384
285	66	28	3	2	18	12	6	20 695	4 603	80 440	80 395	74 558	229 235	4 758	4 782
1 865	650	421	14	7	105	48	57	161 920	25 112	868 226	845 979	870 338	1 426 652	38 754	38 820
276	186	5	4	68	35	33	56 662	14 036	299 762	301 285	460 425	363 921	12 869	12 879	782

机构名称	地址	法人代表（单位负责人）	政府办卫生机构隶属关系	级别	等次	编制床位（张）	实有床位（张）	编制人数	在岗职工数
重庆市中医院	重庆市江北区盘溪七支路6号	左国庆	省(自治区、直辖市)属	三级	甲等	1 017	1 025	1 427	1 164
成都中医药大学附属医院	四川省成都市十二桥路39－41号	钟　森	省(自治区、直辖市)属	三级	甲等	2 000	1 424	1 200	1 805
四川省中西医结合医院	四川省成都市人民南路四段51号	王　超	省(自治区、直辖市)属	三级	乙等	800	403	260	586
四川省骨科医院	四川省成都市武侯区一环路西一段132号	虞亚明	省(自治区、直辖市)属	三级	甲等	600	600	181	528
泸州医学院附属中医医院	四川省泸州市龙马潭区春晖路16号	杨思进	省(自治区、直辖市)属	三级	甲等	1 200	960	500	964
贵阳中医学院第一附属医院	贵州省贵阳市宝山北路171号	朱广旗	省(自治区、直辖市)属	三级	甲等	1 000	1 041	1 500	1 145
贵阳中医学院第二附属医院	贵州省贵阳市飞山街83号	凌湘柱	省(自治区、直辖市)属	三级	甲等	700	562	1 120	956
西藏自治区藏医院	西藏拉萨市娘热路	占　堆	省(自治区、直辖市)属	三级	甲等	300	276	517	530
陕西省中医医院	陕西省西安市莲湖区西华门4号	刘勤社	省(自治区、直辖市)属	三级	甲等	800	500	800	920
甘肃省中医院	青海省兰州市七里河区瓜州路416号	李盛华	省(自治区、直辖市)属	三级	甲等	967	967	960	848
青海省藏医院	青海省西宁市南山路97号	艾措千	省(自治区、直辖市)属	三级	甲等	460	400	223	393
青海省中医院	青海省西宁市七一路338号	陈卫国	省(自治区、直辖市)属	三级	甲等	606	606	539	760
宁夏回族自治区中医医院	宁夏银川市西夏区北京西路114号	黄　涌	省(自治区、直辖市)属	三级	乙等	473	483	232	551
新疆维吾尔自治区维吾尔医医院	新疆乌鲁木齐市延安路776号	斯拉甫艾白	省(自治区、直辖市)属	三级	甲等	500	304	287	570

（续表）

卫生技术人员	执业医师	其中：中医类别	执业助理医师	其中：中医类别	药师（士）	西药师（士）	中药师（士）	房屋建筑面积（平方米）	万元以上设备总价值（万元）	总收入（千元）	总支出（千元）	总资产（千元）	总诊疗人次数（人次）	入院人数（人次）	出院人数（人次）
932	451	180	0	0	106	23	83	69 904	14 000	838 271	804 761	779 740	1 226 503	33 451	33 290
1 381	401	290	0	0	104	33	71	129 788	29 790	844 693	825 281	944 050	1 199 436	31 809	31 594
508	219	161	1	0	37	15	22	20 168	36 744	160 958	143 463	150 233	255 000	8 364	8 287
408	148	99	3	3	20	7	13	51 440	7 190	266 916	235 786	422 973	321 601	11 668	11 664
791	300	139	0	0	69	43	26	87 710	13 593	515 303	456 277	545 875	512 720	29 574	29 403
948	323	250	1	1	66	10	56	56 063	11 393	316 972	331 243	763 329	467 549	20 140	19 243
779	277	190	4	2	64	32	32	29 548	8 720	326 834	366 039	459 979	390 580	17 080	17 026
365	173	173	34	34	44	7	37	73 130	548	159 183	166 040	189 232	291 993	5 226	5 211
685	230	197	2	1	62	13	49	23 691	3 339	258 177	242 889	336 618	585 045	14 186	14 174
705	348	250	3	3	65	28	37	131 657	10 919	427 335	429 295	709 871	462 473	24 470	24 490
281	133	133	2	2	30	7	23	37 994	243	103 656	107 877	212 135	99 729	8 224	8 726
650	227	152	3	0	80	59	21	44 005	8 817	251 341	214 118	223 645	398 615	15 216	14 963
504	159	87	3	0	52	20	32	28 437	8 465	111 608	139 709	179 449	325 097	8 249	8 217
433	125	62	15	12	93	45	48	27 780	3 330	159 054	158 705	131 366	157 260	5 574	5 571

科研机构篇

【2012年中医药科研单位一览表】

机构名称	地址	邮政编码	电话	传真	主管单位	内设国家(重点/工程)实验室个数	内设国家工程(研究/技术研究)中心个数
北京市中医研究所	北京市东城区美术馆后街23号	100010	010-52176951	010-52176849	北京市中医管理局	0	0
中国中医科学院(院部)	北京市东城区东直门南小街16号	100700	010-64013948	010-64013948	国家中医药管理局	0	0
中国中医科学院第二临床医药研究所	北京市宣武区北线阁5号	100053	010-88001471	010-63014195	中国中医科学院	0	0
中国中医科学院第一临床医药研究所	北京市海淀区西苑操场1号	100091	010-62879814	010-62879814	中国中医科学院	0	0
中国中医科学院医学实验中心	北京市东城区东直门内南小街16号	100700	010-64014411-3325	010-64020477	中国中医科学院	0	0
中国中医科学院中医临床基础医学研究所	北京市东城区东直门内南小街16号	100700	010-64014411-3307	010-84032881	中国中医科学院	0	0
中国中医科学院中医基础理论研究所	北京市东城区东直门内南小街16号	100700	010-64014411-2578	010-64013896	中国中医科学院	0	0
中国中医科学院针灸研究所	北京市东城区东直门内南小街16号	100700	010-64014411-2911	010-64060868	中国中医科学院	0	0
中国中医科学院中药研究所	北京市东城区东直门内南小街16号	100700	010-64032656	010-64013996	中国中医科学院	0	0
中国医学科学院药用植物研究所	北京市海淀区马连洼北路151号	100193	010-57833020	010-57833020	卫生部	0	1
张家口市中医研究所	河北省张家口市桥东区滨河北路56号	075000	0313-2089299	0313-2089296	张家口市卫生局	0	0
河北省中医药研究院	河北省石家庄市建华南大街209号	050031	0311-85363980	0311-85363980	河北省教育厅	0	0
山西省医药与生命科学研究院	山西省太原市小店区平阳路61号	030006	0351-7327982	0351-7241446	山西省食品药品监督管理局	0	0
山西省中医药研究院	山西省太原市并州西街46号	030012	0351-4668162	0351-4668200	山西省卫生厅	0	0
山西省活血化瘀研究所	山西省太原市解放南路85号	030001	0351-4639136	0351-4639141	山西省卫生厅	0	0
山西省针灸研究所	山西省太原市平阳路北园街2号	030006	0351-7236352	0351-7236352	山西省卫生厅	0	0
太原市中医医院	山西省太原市杏花岭区坝陵南街2号	030009	15034119068	0351-5678599	太原市卫生局	0	0Q

从业人员（包括招聘人员）	从事科技活动人员	其中：女性	其中：科技管理人员	课题活动人员	科技服务人员	从事生产、经营活动人员	其他人员（医疗、工程设计、教学培训、后勤服务等人员）	外聘的流动学者（编制在其他单位）	招收的非本单位在读研究生	离退休人员总数	从事科技活动人员总数	其中：博士毕业	硕士毕业	本科毕业	大专毕业	其中：高级职称	中级职称	负责人
31	17	14	2	15	0	0	14	0	2	34	17	5	8	4	0	3	6	李　萍
183	138	76	91	42	5	0	45	0	0	244	138	21	37	39	31	54	49	刘保廷
1383	534	334	6	468	60	0	849	0	7	444	534	144	149	139	3	227	215	王　阶
883	258	125	5	167	86	0	625	0	54	474	258	74	71	73	40	50	52	唐旭东
52	52	33	14	38	0	0	0	2	9	0	52	23	16	11	2	20	18	于友华
79	75	45	5	65	5	0	4	6	10	0	75	45	25	5	0	30	25	吕爱平
91	89	46	15	66	8	0	2	0	0	112	89	36	7	30	15	45	38	潘桂娟
166	155	105	10	79	66	0	11	0	0	222	155	35	42	48	28	76	41	朱　兵
204	193	102	8	175	10	0	11	0	63	197	193	67	37	44	19	80	63	陈士林
273	273	133	42	185	46	0	0	0	58	223	273	131	31	47	22	94	117	孙晓波
1	1	0	1	0	0	0	0	0	0	12	1	0	0	1	0	1	0	王韶军
73	63	37	10	42	11	0	10	0	1	25	63	1	15	13	19	18	22	王亚利
90	78	31	12	53	13	4	8	0	0	39	78	4	15	36	15	21	33	王建功
131	86	29	14	66	6	27	18	3	11	0	86	3	13	42	20	28	27	王睎星
19	16	10	5	11	0	0	3	0	0	10	16	0	1	9	5	6	4	王智全
73	53	33	29	10	14	16	4	0	2	19	53	2	10	4	2	25	20	雷　鸣
257	228	165	20	10	198	0	29	0	0	171	228	0	14	91	65	34	28	裴伟俭

机构名称	地址	邮政编码	电话	传真	主管单位	内设国家（重点/工程）实验室个数	内设国家工程（研究/技术研究）中心个数
内蒙古自治区医药工业研究所有限责任公司	内蒙古呼和浩特市大学东街99号	010010	13948519670	0471－2336777	无	0	0
内蒙古自治区中医研究所	内蒙古呼和浩特市建康街15号	010020	0471－6920987	0471－6929047	内蒙古自治区卫生厅	0	0
内蒙古锡林郭勒盟蒙医研究所	内蒙古锡林郭勒盟锡林浩特市	026000	0479－8272207	0479－8279739	内蒙古锡林郭勒盟卫生局	0	0
内蒙古阿拉善盟蒙医药研究所	内蒙古阿拉善阿左旗巴彦浩特镇	750306	13804735395	/	内蒙古阿拉善盟卫生局	0	0
内蒙古鄂尔多斯市蒙医研究所	内蒙古鄂尔多斯市康巴什新区康惠路乐康街交汇南侧	017000	0477－8332557	0477－833523	内蒙古鄂尔多斯市卫生局	0	0
内蒙古通辽市蒙医研究所	内蒙古通辽市和平路北段	028000	0475－6388624	0475－8835373	内蒙古通辽市卫生局	0	0
内蒙古呼和浩特市中蒙医研究所	内蒙古呼和浩特市回民区文化宫街29号	010030	0471－6672809	0471－6935635	内蒙古呼和浩特市卫生局	0	0
沈阳市中医研究所	辽宁省沈阳市和平区三好街23号	110004	0419－23891067	0419－23893338	沈阳市卫生局	0	0
辽宁省中医药研究院	辽宁省沈阳市皇姑区黄河北大街60号	110034	024－86803001	024－86803005	辽宁省卫生厅	0	0
辽阳市中医中药研究所	辽宁省辽阳市白塔区东六道街40号	111000	0419－3232576	0419－3228134	辽阳市卫生局	0	0
铁岭市中医研究所	辽宁省铁岭市银州区体育馆路23号	112000	024－72818084	024－72882085	铁岭市卫生局	0	0
吉林省中医药科学院	吉林省长春市工农大路1745号	130021	0431－86058605	0431－8595768	吉林省卫生厅	0	0
吉林人参研究院	吉林省通化市龙泉路666号	134001	0435－3269806	0435－3220898	吉林省工业和信息化厅	0	1
黑龙江省中西医结合研究所	黑龙江省哈尔滨市香坊区赣水路220号	150090	0451－82316677	0451－82316671	黑龙江省中医管理局	0	0
黑龙江省黑河市医药科学研究所	黑龙江省黑河市海兰街187号	164300	0435－8223306	/	黑河市工信委	0	0
黑龙江省中医研究院	黑龙江省哈尔滨市香坊区三辅街142号	150036	0451－55653086	0451－55654578	黑龙江省中医药管理局	0	0
黑龙江中医药大学中医基本理论研究所	黑龙江省哈尔滨市香坊区和平路24号	150040	0451－87266836	0451－87266988	黑龙江省教育厅	0	0

（续表）

从业人员（包括招聘人员）	从事科技活动人员	其中：女性	其中：科技管理人员	课题活动人员	科技服务人员	从事生产、经营活动人员	其他人员（医疗、工程设计、教学培训、后勤服务等人员）	外聘的流动学者（编制在其他单位）	招收的非本单位在读研究生	离退休人员总数	从事科技活动人员总数	其中：博士毕业	硕士毕业	本科毕业	大专毕业	其中：高级职称	中级职称	负责人
16	10	3	2	4	4	4	2	0	0	0	10	0	2	6	2	4	4	杜瑞林
60	50	25	4	39	7	0	10	0	12	45	50	3	13	29	5	27	22	苏根元
151	120	87	26	73	21	24	7	0	0	66	120	0	1	43	72	40	54	斯琴巴特尔
15	15	5	5	8	2	0	0	0	0	0	15	0	1	14	0	10	5	杨巴嘎纳
193	151	99	22	21	108	0	42	0	0	45	151	1	5	72	38	34	30	布　仁
74	51	32	5	14	32	8	15	0	0	33	51	1	2	28	19	16	18	齐双山
344	239	197	10	102	127	0	105	0	0	85	239	0	50	95	94	36	46	莎仁格日勒
125	120	77	6	59	55	0	5	0	0	0	120	5	19	71	20	54	36	李　丹
152	152	97	10	82	60	0	0	0	0	296	152	5	57	75	15	58	51	李国信
3	3	0	2	1	0	0	0	0	0	9	3	0	0	0	0	1	0	耿　巍
16	16	10	2	0	14	0	0	0	0	4	16	0	0	10	4	4	8	宋友梅
734	403	0	6	120	277	0	331	0	0	239	403	20	80	178	103	130	207	周建民
64	59	16	4	44	11	0	5	0	0	23	59	1	5	31	19	11	21	董树群
94	74	51	7	65	2	0	20	0	0	35	74	1	14	40	11	33	27	李显筑
17	9	5	3	4	2	0	8	0	0	33	9	0	0	2	7	1	6	孙宇芳
1006	877	791	94	551	232	0	129	5	153	291	877	33	221	356	267	226	209	王　顺
60	54	30	5	45	4	4	2	86	15	32	54	10	15	24	3	32	18	刘树民

机构名称	地址	邮政编码	电话	传真	主管单位	内设国家(重点/工程)实验室个数	内设国家工程(研究/技术研究)中心个数
上海市气功研究所	上海市徐汇区宛平南路650号	200030	021－64394141	021－64383936	上海市卫生局	0	0
上海市针灸经络研究所	上海市徐汇区宛平南路650号	200030	021－64381106	021－64390339	上海市卫生局	0	0
苏州市中医药研究所	江苏省苏州市沧浪新城杨素路18号	215009	0512－67872506	0512－67872506	苏州市卫生局	0	0
江苏省中医药研究院	江苏省南京市红山路十字街100号	210028	025－85637817	025－85502829	江苏省科技厅	0	0
浙江省中医药研究院	浙江省杭州天目山路132号	310007	0571－89972026	/	浙江省卫生厅	0	0
浙江省中药研究所	浙江省杭州市西溪路553号	310023	0571－85241075	0571－85241901	浙江省科技厅	0	0
安徽省医学科学研究院	安徽省合肥市永红路15号	230061	0551－62836393	0551－62822696	安徽省卫生厅	0	0
黄山市新安医学研究中心	安徽省黄山市屯溪区黄山中路28号	245000	0559－2512249	0559－2512249	黄山市卫生局	0	0
福建省中医药研究院	福建省福州市五四路282号	350003	0591－83570943	0591－83570943	福建中医药大学	0	0
泉州市医药研究所	福建省泉州市鲤城区县后街米仓巷	362000	0595－22783045	/	泉州市卫生局	0	0
福建省宁德市医药研究所	福建省宁德市署前路7号	352100	0593－2822452	/	宁德市卫生局	0	0
江西省中医药研究院	江西省南昌市文教路529号	330046	0791－88511741	0791－88511741	江西省卫生厅	0	0
山东省中医药研究院	山东省济南市燕子山西路7号	250014	0531－82949803	/	山东省卫生厅	0	0
青岛市中西医结合研究所	山东省青岛市市南区嘉祥路3号	266002	0532－82619172	0532－82612230	青岛市科技局	0	0
青岛市中医研究所	山东省青岛市人民路4号	266033	0532－83777061	0532－83777551	青岛市中医管理局	0	0
南阳市中医中药研究所	河南省南阳市工农南路52号	473000	0377－63229775	0377－63252052	南阳市卫生局	0	0
河南省正骨研究院	河南省洛阳市厘河区启明南路82号	471002	0379－63546536	0379－63552102	河南省中医管理局	0	0
河南省中医药研究院	河南省郑州市城北路7号	450004	0371－66352618	0371－66317058	河南省中医管理局	0	0
湖北省农业科学院中药材研究所	湖北省恩施市学院路253号	445000	0718－8410985	0718－8410985	湖北省农业科学院	0	0

（续表）

从业人员（包括招聘人员）	从事科技活动人员	其中：女性	其中：科技管理人员	课题活动人员	科技服务人员	从事生产、经营活动人员	其他人员（医疗、工程设计、教学培训、后勤服务等人员）	外聘的流动学者（编制在其他单位）	招收的非本单位在读研究生	离退休人员总数	从事科技活动人员总数	其中：博士毕业	硕士毕业	本科毕业	大专毕业	其中：高级职称	中级职称	负责人
50	30	14	6	21	3	0	20	1	6	67	30	4	8	12	6	8	17	李　洁
80	54	54	7	35	12	0	26	17	16	1	54	20	12	8	6	17	24	房　敏
23	23	8	2	21	0	0	0	0	5	0	23	4	3	15	1	19	1	葛惠男
1112	1003	713	56	405	542	0	109	0	117	117	1003	37	207	396	297	210	193	王小宁
105	86	46	6	64	16	0	19	3	13	94	86	6	33	27	10	45	19	柴可群
49	39	16	8	31	0	0	10	1	4	15	39	1	12	25	1	20	8	王志安
59	52	27	14	37	1	0	7	0	0	59	52	2	23	13	5	11	24	李筱青
24	16	0	2	5	9	3	5	0	0	13	16	0	0	7	8	3	6	江国庆
101	68	39	15	37	16	5	28	0	21	104	68	5	25	27	3	12	30	周美兰
11	11	4	2	7	2	0	0	0	0	13	11	0	4	3	2	3	3	苏　齐
14	10	5	2	8	0	0	4	0	0	5	10	0	0	7	3	1	6	章楚缨
107	87	43	17	44	26	0	20	0	4	45	87	0	10	49	20	33	25	余　炅
136	75	42	14	54	7	39	22	0	0	60	75	7	27	31	6	28	23	赵渤年
75	68	24	3	62	3	0	7	0	0	2	68	1	20	45	2	15	25	丁文龙
93	93	45	3	80	10	0	0	0	61	21	93	11	50	32	0	29	41	吉中强
14	14	7	1	11	2	0	0	3	0	5	14	0	0	7	6	4	5	包飞建
20	20	4	3	15	2	0	0	0	0	15	20	6	5	9	0	13	7	杜天信
62	57	31	9	38	10	0	5	0	15	101	57	5	7	43	2	34	20	韩颖萍
25	21	5	1	19	1	2	2	0	0	5	21	1	7	7	6	5	8	廖朝林

机构名称	地址	邮政编码	电话	传真	主管单位	内设国家（重点/工程）实验室个数	内设国家工程（研究/技术研究）中心个数
湖南省中医药研究院	湖南省长沙市河西麓山路58号	410006	0731－88854257	0731－88854257	湖南省科技厅	0	0
广东省潮州市医药研究所	广东省潮州市城新西路吉怡路中段	521011	0768－2296231	0768－2296231	潮州市卫生局	0	0
广东省中医研究所	广东省广州市恒福路60号	510095	020－83576735	020－83590979	广东省中医药局	1	0
广东省中药研究所	广东省广州市天河区龙洞北路321号	510520	020－28854859	020－37216184	广东省卫生厅	0	0
广西壮族自治区民族医药研究院	广西南宁市明秀东路234号	530001	0771－3137645	0771－3132303	广西壮族自治区卫生厅	0	0
广西壮族自治区药用植物园	广西南宁市长堽路189号	530023	0771－5602461	0771－5602461	广西壮族自治区卫生厅	1	0
广西壮族自治区中医药研究院	广西壮族自治区南宁市东葛路20－1号	530022	0771－5877473	0771－5867737	广西壮族自治区卫生厅	0	0
广西壮族自治区中医骨伤科研究所	广西南宁市新民路32号	530012	0771－2809369	0771－2809369	广西壮族自治区卫生厅	0	0
南宁市针灸研究所	广西南宁市共和路209号	530012	0771－2621469	/	南宁市卫生局	0	0
中国医学科学院药用植物研究所海南分所	海南省万宁市兴隆	571533	0898－62553667	0898－62552046	中国医学科学院药用植物研究所	0	0
重庆市中药研究院	重庆市南岸区黄桷垭南山路34号	400065	023－89029012	023－89029008	重庆市科学技术委员会	0	0
重庆市中医研究院	重庆市江北区盘溪七支路6号	400021	023－67063760	023－67063760	重庆市卫生局	1	0
重庆市药物种植研究所	重庆市南川区三泉镇	408435	023－71480394	023－71480128	重庆市科学技术委员会	0	0
甘孜藏族自治州藏医药研究所	四川省甘孜藏族自治州康定县炉城南路23号	626000	0836－2838633	0836－2838503	甘孜藏族自治州卫生局	0	0
绵阳市中医药研究所	四川省绵阳市涪城路14号	621000	18781643285	0816－2242452	绵阳市卫生局	0	0
成都市中医药研究所	四川省成都市高新南区繁雄大道万象北路18号	610041	028－85315215	028－86667179	成都市中医管理局	0	0
四川省中医药科学院	四川省成都市人民南路四段51号	610041	028－85237056	028－85237056	四川省中医药管理局	0	0
成都市中草药研究所	四川省成都市新都区新繁镇正西街130号	610501	028－82726171	028－82722252	成都市医院管理局	0	0

（续表）

从业人员（包括招聘人员）	从事科技活动人员	其中：女性	其中：科技管理人员	课题活动人员	科技服务人员	从事生产、经营活动人员	其他人员（医疗、工程设计、教学培训、后勤服务等人员）	外聘的流动学者（编制在其他单位）	招收的非本单位在读研究生	离退休人员总数	从事科技活动人员总数	其中：博士毕业	硕士毕业	本科毕业	大专毕业	其中：高级职称	中级职称	负责人
692	479	292	70	272	137	79	134	0	0	212	479	18	83	206	125	105	113	谭达全
20	20	6	6	4	10	0	0	0	0	17	20	0	0	4	9	0	2	陈　涛
28	28	12	1	24	3	0	0	28	12	4	28	11	10	7	0	15	5	涂瑶生
40	36	18	5	29	2	0	4	0	0	5	36	4	6	23	3	15	12	严　振
229	45	24	15	27	3	164	20	0	0	63	45	1	14	19	6	20	12	钟　鸣
451	206	103	21	107	78	85	160	32	11	228	206	22	53	41	28	19	39	缪剑华
188	142	63	15	110	17	15	31	0	0	152	142	0	21	49	26	24	46	陈小刚
285	157	84	7	138	12	118	10	2	5	115	157	0	17	111	29	40	53	杨　渊
278	28	16	16	4	8	221	29	0	0	93	28	0	7	17	4	13	15	黄　科
46	29	8	0	29	0	4	13	0	0	34	29	4	17	5	3	6	17	魏建和
233	154	78	33	96	25	59	20	3	4	216	154	6	40	77	31	41	65	杨大坚
1817	289	179	16	238	35	0	1528	2	2	962	289	14	80	151	36	119	80	左国庆
145	90	29	12	55	23	36	19	0	0	104	90	0	17	34	26	23	26	钱齐妮
15	15	4	2	10	3	0	0	0	0	1	15	0	0	1	14	7	6	白玛卓嘎
15	13	5	2	8	3	1	1	0	0	5	13	0	2	8	2	6	5	任清良
84	52	45	2	28	22	18	14	0	0	0	52	2	6	40	4	22	28	徐荣华
186	167	80	24	137	6	0	19	0	0	95	167	23	22	94	28	63	59	徐学民
14	7	0	2	2	3	0	7	0	0	16	7	0	0	3	4	0	5	李　丽

机构名称	地址	邮政编码	电话	传真	主管单位	内设国家（重点/工程）实验室个数	内设国家工程（研究/技术研究）中心个数
四川省中医药科学院中医研究所	四川省成都市四道街20号	610031	028－86635874	028－86634673	四川省中医药管理局	0	0
贵阳药用植物园	贵州省贵阳市沙冲南路202号	550007	0851－3804323	0851－3832053	贵阳市科学技术局	0	0
黔东南苗族侗族自治州民族医药研究院	贵州省凯里市金井路6号	556000	0855－8218793	0855－8218898	黔东南苗族侗族自治州卫生局	0	0
楚雄州彝族医药研究所	云南省楚雄市鹿城西路327号	675000	0878－3164436	0878－3164436	楚雄州卫生局	0	0
中国医学科学院药用植物研究所云南分所	云南省景洪市宣慰大道138号	666100	0691－2136981	0691－2122161	中国医学科学院药用植物研究所	0	0
西双版纳傣族自治州民族医药研究所	云南省景洪市曼弄枫菩提大道园丁小区旁	666100	0691－2723109	0691－2723109	西双版纳州卫生局	0	0
普洱市民族传统医药研究所	云南省普洱市思茅区洗马河路55号	665000	0879－2122145	0879－2122145	普洱市卫生局	0	0
云南省中医中药研究院	云南省昆明市五华区莲花池学府路139号	650223	0871－65128102	0871－5111569	云南省卫生厅	0	0
陕西省中医药研究院	陕西省西安市西华门2号	710003	029－87251692	029－87213096	陕西省卫生厅	0	0
陕西中药研究所	陕西省咸阳市毕塬西路16号	712000	029－88316226	029－33213063	陕西省医药控股集团有限责任公司	0	0
甘肃省中医药研究院	甘肃省兰州市七里河区瓜州路418号	730050	15002551535	0931－2687021	甘肃省卫生厅	0	0
天祝藏族自治县藏医药开发研究所	甘肃省天祝县华藏寺镇祝贡北路8号	733200	0935－3124250	0935－3124250	天祝藏族自治县卫生局	0	0
甘南藏族自治州藏医药研究院	甘肃省甘南州合作市人民街44号	747000	0941－8212251	0941－8212431	甘南州卫生局	0	0
宁夏回族自治区中医研究院	宁夏银川市西夏区北京西路114号	750021	0951－5600581	0951－2020247	宁夏卫生厅	0	0
新疆维吾尔医药研究所	新疆乌鲁木齐市延安路776号附1号	830049	0991－2565663	0991－2557730	新疆维吾尔自治区卫生厅	0	0
新疆中药民族药研究所	新疆乌鲁木齐市新民路九号	830002	0991－2633131	0991－8820158	新疆维吾尔自治区卫生厅	0	0
新疆中医药研究院	新疆乌鲁木齐市黄河路116号	830000	0991－5564396	0991－5848747	新疆维吾尔自治区科技厅	0	0

（续表）

从业人员（包括招聘人员）	从事科技活动人员	其中：女性	其中：科技管理人员	课题活动人员	科技服务人员	从事生产、经营活动人员	其他人员（医疗、工程设计、教学培训、后勤服务等人员）	外聘的流动学者（编制在其他单位）	招收的非本单位在读研究生	离退休人员总数	从事科技活动人员总数	其中：博士毕业	硕士毕业	本科毕业	大专毕业	其中：高级职称	中级职称	负责人
347	301	208	5	296	0	0	46	0	0	97	301	2	41	107	77	60	71	邓英均
47	38	11	18	4	16	6	3	3	0	25	38	0	0	17	16	9	13	朱　虹
52	8	6	1	4	3	37	7	1	0	5	8	0	1	4	3	3	2	郭伟伟
31	26	5	1	25	0	0	5	0	0	0	26	0	2	24	0	9	12	杨本雷
41	28	11	6	17	5	8	5	0	0	51	28	0	14	9	5	7	5	马小军
142	131	104	20	15	96	0	11	0	0	46	131	0	2	61	55	14	47	段立纲
29	29	12	3	26	0	0	0	0	0	10	29	0	1	12	9	5	9	付开聪
78	65	44	16	41	8	0	13	0	0	44	65	1	10	43	11	21	37	/
920	790	564	98	685	7	8	122	0	0	396	790	12	101	239	347	151	129	刘勤社
141	95	56	26	55	14	11	35	1	0	104	95	0	2	41	47	13	28	同卓斌
72	72	27	12	38	22	0	0	0	0	10	72	8	28	18	7	19	23	李兴勇
28	19	6	3	9	7	6	3	0	0	1	19	0	1	12	6	0	6	朵德廷
126	106	72	8	57	41	7	13	0	0	0	106	0	1	55	50	19	42	杨宏权
620	89	48	2	43	44	0	531	0	8	10	89	1	30	58	0	26	63	黄　涌
30	28	10	9	19	0	0	2	2	0	2	28	0	10	15	3	8	16	伊河山·伊
32	30	15	2	23	5	0	2	57	0	27	30	0	8	20	2	8	14	贾晓光
100	100	43	9	0	91	0	0	0	4	3	100	12	25	43	7	80	11	卢　勇

院校篇

【北京中医药大学】

党委书记：吴建伟
校　　长：高思华
党委副书记：常　江、谷晓红
副 校 长：王庆国、徐　孝、靳琦、乔延江
纪委书记：常　江（兼）
校长助理：翟双庆、王　伟、邬国强
党委常委：马继福
工会主席：常　江
基础医学院院长：李宇航
中药学院常务副院长：石任兵
针灸推拿学院院长：赵百孝
管理学院院长：张其成
护理学院院长：郝玉芳
人文学院院长：王梅红
国际学院院长：傅延龄
台港澳中医学部主任：牛　欣
第一临床医学（东直门医院）院院长：王耀献
第二临床医学院（东方医院）院长：张允岭
第三附属医院院长：唐启盛
继续教育学院院长：李献平
远程教育学院院长：于永杰
地　　址：北京市北三环东路11号（西校区）
　　　　　北京市北四环东路望京中环南路6号（东校区）
邮　　编：100029（西校区）
　　　　　100102（东校区）
电　　话：010－64286426（西校区）
　　　　　010－84738608（东校区）
传　　真：010－64213841（西校区）
　　　　　010－84738611（东校区）
电子信箱：yaoxueyuan2003@126.com
网　　址：www.bucm.edu.cn

专业统计

2012年，学校职工人数1271人。专任教师581人，其中教授164人，副教授225人，讲师171人，助教21人。

专业设置	学制（年）	2012年毕业生数	2012年招生数	在校生数
中医学	5	430	494	2 093
中药学	4	107	192	502
制药工程学	4	115	59	359
针灸推拿学	5	102	58	435
公共事业管理学	5	92	67	371
工商管理学	4	72	40	225
护理学	4	118	144	481
英语（医学）	5	42	58	251
法学（医药卫生）	4	55	63	187
中医学（留学生本科）	4	212	117	730
护理学（专科）	3	162	151	438
中药学（专科）	3	0	36	36
合计	/	**1507**	**1479**	**6108**

注：以上为本专科学生统计数据。

研究生教育

在校硕士研究生2507人，2012年招收硕士研究生1014人，毕业851人。（其中：留学生在校硕士研究生83人，2012年招收留学生硕士研究生26人，留学生毕业28人）。

在校博士研究生664人，2012年招收博士研究生211人，毕业201人。（其中：留学生在校博士研究生25人，2012年招收留学生博士研究生6人，留学生毕业16人）。

硕士学位专业设置：中医基础理论、中医临床基础、中医医史文献、方剂学、中医诊断学、中医内科学、中医外科学、中医骨伤科学、中医妇科学、中医儿科学、中医五官科学、针灸推拿学、民族医学、中医体质学、中医临床药学、中医皮肤性病学、医药卫生法学、中医药外语、中医药管理学、中医养生康复学、中西医结合基础、中西医结合临床、中西医结合内科学、中西医结合外科学、中西医结合骨科学、中西医结合妇科学、中西医结合五官科学、中西医结合肿瘤学、中西医结合循证医学、中西医结合药理学、中西医结合护理学、药物分析学、微生物与生化药学、中药资源学、中药炮制学、中药鉴定学、中药化学、中药分析学、中药药理学、中药药剂学、临床中药学、民族药学、社会医学与卫生事业管理

博士学位专业设置：中医基础理论、中医临床基础、中医医史文献、方剂学、中医诊断学、中医内科学、中医外科学、中医骨伤科学、中医妇科学、中医儿科学、中医五官科学、针灸推拿学、民族医学、中医体质学、中医临床药学、中医皮肤性病学、医药卫生法学、中医药外语、中医药管理学、中医养生康复学、中西医结合基础、中西医结合临床、中西医结合内科学、中西医结合外科学、中西医结合骨科学、中西医结合妇科学、中西医结合五官科学、中西医结合肿瘤学、中西医结合循证医学、中西医结合药理学、中西医结合护理学、中药资源学、中药炮制学、中药鉴定学、中药化学、中药分析学、中药药理学、中药药剂学、临床中药学、民族药学

重点学科及学科带头人

国家重点学科

中医基础理论：王　琦
中医诊断学：陈家旭
中西医结合基础：牛建昭

方剂学：谢　鸣
中医内科学：姜良铎
中医临床基础：王庆国
中医医史文献（暂缺）
针灸推拿学（暂缺）
中医外科学（暂缺）
中医妇科学（暂缺）
中医骨伤科学（暂缺）
中医儿科学（暂缺）
中医五官科学（暂缺）
民族医药（暂缺）
中药学（暂缺）

国家中医药管理局重点学科

伤寒学：李宇航
中医基础理论：高思华
中医脑病学：高　颖
中西医结合基础：刘建平
中药化学：石任兵
中药分析学：乔延江
临床中药学：张　冰
中医诊断学：陈家旭
中药鉴定学：刘春生
中药药理学：孙建宁
针灸学：赵百孝
中西医结合临床：林　谦
中医肝胆病学：叶永安
中医妇科学：金　哲
中医全科医学：唐启盛
中医肺病学：苏惠萍
中医内分泌病学：赵进喜
中医老年病学：田金洲
中医急诊学：刘清泉
中医骨伤科学：王庆甫
中医血液病学：李冬云
内经学：翟双庆
金匮要略：贾春华
古汉语与医古文：王育林
中医脑病学（东方医院）：张允岭
中医痹病学：朱跃兰
中医肛肠病学：刘仍海
中医乳腺病学：裴晓华
中医周围血管病学：庞　鹤
中医男科学：李海松
中医儿科学：王素梅
中医眼科学：周　剑
中医耳鼻喉科学：刘大新
中医护理学：郝玉芳
推拿学：于天源
中西医结合基础（药理）：王　伟
中西医结合临床：王　显
中医药信息学：乔延江
中医文化学：张其成
中医神志病学：曲　森
中医循证医学：刘建平
中医体质学：王　琦
中医药英语：吴　青
中医国际传播学：张立平
中医药管理学：程　薇
医药卫生法学：王梅红
航天中医药学：郑虎占
航海中医药学：李　峰

北京市重点学科

中西医结合：刘建平
中医护理学：郝玉芳
中医临床基础：王庆国
中医医史文献：严季澜
中医外科学：李曰庆
中医药管理学：房耘耘
中西医结合临床：李乃卿
中医人文学：张其成
中西医结合基础：刘建平
中医护理学：郝玉芳

重点实验室及负责人

教育部工程研究中心

中药制药与新药开发关键技术工程研究中心：乔延江
中药材规范化生产工程研究中心：王文全

教育部重点实验室

中医内科学实验室：李澎涛
中医养生学实验室：刘铜华
证候与方剂基础研究实验室：王庆国

国家中医药管理局中医药科研三级实验室

细胞生物化学实验室：郭顺根
神经免疫实验室：王天芳
病理学实验室：李澎涛
细胞分子生物学实验室：华　茜
微生物与免疫实验室：顾立刚
中药鉴定实验室：张贵君
中药药理实验室：孙建宁
中药制剂实验室：倪　健
中药分析实验室：马长华
中药化学实验室：石任兵
针灸生物学实验室：张露芬
中药药理学实验室（东直门医院）：王蓬文
神经细胞分子生物学实验室（东直门医院）：高　颖
细胞分子技术实验室（东方医院）：张允岭

北京市重点实验室

中药基础与新药研究实验室：乔延江
中医内科学实验室：王硕仁
证候与方剂基础研究实验室：王庆国

北京市教委工程研究中心

中药质量控制技术工程研究中心：石任兵

科研、教学服务机构及负责人

科研实验中心（原中医药科技发展中心）：卢建秋
教育技术中心：靳振洋
期刊中心：李　岩
图书馆：梁永萱
中医药博物馆：卢　颖

（杨　苏）

【天津中医药大学】

党委书记：张金钟
校　　长：张伯礼
常务副校长：高秀梅
党委副书记：李庆和、杨清海
纪委书记：张福兰
副 校 长：于　越、刘红军、周桂桐、孙晓雷、程翼宇
中医学院院长：孟静岩
中药学院院长：张艳军
针灸学院院长：郭　义
护理学院院长：孟繁洁
人文管理学院院长：何　强
中医药工程学院院长：陆小左
研究生院院长：徐宗佩
国际教育学院院长：应森林
继续教育学院院长：王慧生
地　　址：天津市南开区鞍山西道312号
邮　　编：300193
电　　话：022－59596111
传　　真：022－59596110
电子信箱：tcmoffice@163.com
网　　址：www.tjutcm.edu.cn

专业统计

2012年，学校教职工1126人。专业教师774人，其中教授165人，副教授246人，讲师269人，助教94人。

专业设置	学制（年）	2012年毕业生数	2012年招生数	在校生数
汉语言	4	40	28	118
对外汉语言	4	0	28	86
应用心理学	4	43	51	218
制药工程	4	0	46	95
康复治疗学	4	0	45	77
中医学	5	245	115	811
中医学	7	110	320	1485
针灸推拿学	5	107	44	286
中西医临床医学	5	105	28	304
护理学	4	244	437	1428
护理学	5	94	0	259
药学	4	0	48	101
药学	5	92	0	158
中药学	4	105	95	539
药物制剂	4	49	99	348
中药资源与开发	4	0	46	180
中药制药	4	0	46	93
市场营销	4	44	149	508
公共事业管理	4	43	52	203
劳动与社会保障	4	51	51	221
合计	/	1372	1728	7518

注：上表为本专科学生数。

研究生教育

在校硕士研究生2012人，2012年招收硕士研究生637人，毕业623人。

在校博士研究生185人，2012年招收博士研究生66人，毕业53人。

硕士学位专业设置（含自主设置专业）：中医基础理论、中医临床基础、中医医史文献、方剂学、中医诊断学、中医内科学、中医外科学、中医骨伤科学、中医妇科学、中医儿科学、中医五官科学、针灸推拿学、民族医学、中医预防医学、临床评价、病理学与病理生理学、人体解剖与组织胚胎学、免疫学、病原生物学、放射医学、老年病学、神经病学、影像医学与核医学、肿瘤学、中西医结合基础、中西医结合临床、中药学、中药制药工程学、生药学、药物分析学、药理学、药物化学、药剂学、微生物学与生化药学、食品药学、护理学、护理教育学、临床护理学、中国古典文献学、管理科学与工程、医疗安全与风险管理、医药产业战略、生物医学工程、中医工程学、诊疗仪器

博士学位专业设置：中医基础理论、中医临床基础、中医医史文献、方剂学、中医诊断学、中医内科学、中医外科学、中医骨伤科学、中医妇科学、中医儿科学、中医五官科学、针灸推拿学、民族医学、中医预防医学、临床评价、中西医结合基础、中西医结合临床、中医工程学、中药学、中药制药工程学

重点学科及学科带头人

教育部重点学科

针灸推拿学：石学敏

中医内科学：张伯礼

国家中医药管理局重点学科

中医妇科学：宋殿荣

针灸学：石学敏

方剂学：高秀梅

中医心病学：毛静远

中医肺病学：孙增涛

中医肾病学：杨洪涛

中医疮疡病学：张朝晖

中医儿科学：马　融

中药药理学：张艳军

中西医结合基础：张军平

中医药工程学：王益民

温病学：王秀莲

中医各家学说：秦玉龙

中医心病学：杜武勋

中医痹病学：刘　维

中医血液病学：史哲新

中医疮疡病学：王　军

中医护理学：王维宁

推拿病学：王金贵

临床中药学：王保和

中医预防学：王泓午

中医“治未病”学：王德惠

中医神志病学：颜　红

天津市重点学科

针灸推拿学：石学敏

中医内科学：张伯礼

中药学：高秀梅

中医基础理论：孟静岩

中西医结合基础：范英昌

重点实验室及负责人

省部共建国家重点实验室培育基地

天津市现代中药实验室：朱　彦

国家级国际联合研究中心

中意中医药联合实验室：张伯礼

教育部重点实验室

方剂学教育部重点实验室（天津中医药大学）：高秀梅

教育部工程研究中心

现代中药发现与制剂技术教育部工程研究中心：高秀梅

教育部创新团队

组分中药基础与应用研究：何　新

针刺治疗脑病：王　舒

天津市技术工程中心

天津市组分中药技术工程中心：程翼宇

天津市中药外用药技术工程中心：张伯礼

国家中医药管理局中医药科研三级实验室

中药药理实验室：王　怡

分子生物学实验室：于建春

细胞生物学实验室：王　虹

病理实验室：范英昌

医用化学传感器实验室：郭　义

呼吸功能实验室：孙增涛

中药制剂实验室：崔元璐

中药毒理实验室：胡利民

中药化学实验室：王　涛

中药制剂实验室：李进

针刺量效关系实验室：樊小农

认知和运动分析实验室：于　涛

肾脏组织生物学实验室：杨洪涛

推拿手法生物效应实验室：王金贵

国家中医药管理局重点研究室

针刺效应重点研究室：王　舒

方剂配伍重点研究室：高秀梅

天津市重点实验室

中药药理重点实验室：胡利民

针灸学重点实验室：王　舒

中药化学与分析重点实验室：王　涛

天津市卫生局重点研究室

针刺效应重点研究室：王　舒

方剂配伍重点研究室：高秀梅

心系疾病证治重点研究室：张军平

肺科“治未病”重点研究室：孙增涛

中医药儿科脑病重点研究室：马　融

中医药生殖健康重点研究室：宋殿荣

中药药性重点研究室：张德芹

中医药研究方法与应用重点研究室：王泓午

附属机构及负责人

天津中医药大学第一附属医院：马　融

天津中医药大学第二附属医院：孙增涛

天津中医药大学附属保康医院：郭利平

天津中医药大学附属武清中医院：刁殿军

天津中医药大学附属北辰中医院：陈国华

天津中医药大学附属南开中医院：王金生

（张志国、张　杰）

【河北医科大学中医学院】

院　　长：董尚朴

党委书记：龚　克

地　　址：河北省石家庄市新石南路326号

邮　　编：050091

电　　话：0311－86265097

传　　真：0311－83829047

电子信箱：zyxy207@hebmu.edu.cn

网　　址：www.hbzhyw.cn

专业统计

2012年，学院职工人数105人。专任教师88人，其中教授29人，副教授17人，讲师25人，助教17人。

专业设置	学制（年）	2012年毕业生数	2012年招生数	在校生数
中医学	5	238	185	1055
针灸推拿学	5	74	86	413
针灸推拿学	3	0	113	335
中药学	4	48	45	167
合计	/	360	329	1970

注：上表为本专科学生数。

研究生教育

在校硕士研究生52人，2012年招收硕士研究生16人，毕业16人。

在校博士研究生11人，2012年招收博士研究生5人，毕业1人。

硕士学位专业设置：中医学、中药学

博士专业设置：中医诊断学

重点学科及学科带头人

国家中医药管理局重点建设学科

针灸学：贾春生

校级重点学科

中医基础理论：王四平

中药学：张一昕

中医诊断学：周俊琴

重点实验室及负责人

校级重点实验室

中医学院实验中心：王鑫国

（河北医科大学中医学院）

【辽宁中医药大学】

党委书记：贺　伟

校　　长：杨关林

党委副书记：初 杰
副 校 长：苏 杰、石 岩、康廷国、张立德、吕晓东
基础医学院院长：谷 松
药学院院长：谢 明
针灸推拿学院院长：陈以国
护理学院院长：于 睿
经济管理学院院长：景 浩
信息工程学院院长：刘建平
外国语学院院长：曹玉麟
研究生学院院长：刘春英
国际教育学院院长：刘景峰
继续教育学院院长：李海权
第一临床学院院长：吕晓东
第二临床学院院长：李国信
第三临床学院院长：张 燚
第四临床学院院长：许 斌
地 址：辽宁省沈阳市皇姑区崇山东路79号
邮 编：110032
电 话：024－31207108
传 真：024－31207133
电子信箱：office@ lnutcm. edu. cn
网 址：www. lnutcm. edu. cn

专业统计

2012年，学校职工人数889人。专任教师561人，其中教授86人，副教授132人，讲师114人，助教229人。

专业设置	学制（年）	2012年毕业生数	2012年招生数	在校生数
公共事业管理	4	57	30	145
物流管理	4	0	29	55
市场营销（医药物流方向）	4	25	0	56
市场营销（中药方向）	4	55	0	146
市场营销	4	0	42	50
医学信息工程	4	0	25	48
针灸推拿学（英语班）	6	27	30	232
针灸推拿学（日语班）	6	26	0	0
针灸推拿学（康复医学方向）	5	27	0	122
针灸推拿学（运动医学方向）	5	0	0	119
针灸推拿学	5	32	114	236
中医学（骨伤方向）	5	29	0	181
中医学	5	88	147	530
英语	4	28	28	112
制药工程	4	59	149	419
食品科学与工程	4	27	27	114
护理学（英语班）	4	59	91	459
护理学（日语班）	4	0	30	59
护理学	4	93	59	377
中西医临床医学	5	91	105	519
药物制剂	4	89	83	467
药学	4	86	91	359
信息管理与信息系统	4	0	26	74
中医学七年制	5	29	118	264
中医学七年制（实验班）	5	0	61	61
中医学七年制（英语方向）	5	28	0	89
中医学七年制（中西医结合方向）	5	60	0	334
中医学七年制（信息工程方向）	5	16	0	0
中医学七年制（针灸推拿方向）	5	24	0	116
中医学七年制（骨伤方向）	5	21	0	0
中医学英语班	6	54	29	269
中药学（中药分析方向）	4	30	0	85
中药学（英语班）	5	62	58	395
中药学	4	82	149	461
市场营销（中药营销）	2	25	30	60
中药学（中药制剂）	2	30	30	61
护理学（高级护理）	3	28	26	85
护理学（中专升本科）	4	0	116	116
合计	/	1387	1723	7275

注：上表为本专科学生数。

研究生教育

在校硕士研究生1428人，2012年招收硕士研究生579人，毕业527人。

在校博士研究生157人，2012年招收博士研究生53人，毕业44人。

硕士学位专业设置：思想政治教育、中医基础理论、中医临床基础、中医医史文献、方剂学、中医诊断学、中医内科学、中医外科学、中医骨伤科学、中医妇科学、中医儿科学、中医五官科学、针灸推拿学、中西医结合基础、中西医结合临床、生药学、药理学、中药学

博士学位专业设置：中医基础理论、中医临床基础、中医医史文献、方剂学、中医诊断学、中医内科学、中医外科学、中医骨伤科学、中医妇科学、中医儿科学、中医五官科学、针灸推拿学、中西医结合基础、中西医结合临床、生药学、中药学

重点学科及学科带头人

国家重点学科

中医基础理论：郑洪新

国家中医药管理局重点学科

中医基础理论：郑洪新

方剂学：范　颖

伤寒学：谷　松

中医神志病学：任　路

中药鉴定学：康廷国

中药炮制学：贾天柱

中西医结合基础：关洪全

中西医结合临床（附属医院）：杨关林

中医儿科学（附属医院）：王雪峰

中医脾胃病学（附属医院）：王垂杰

中医内分泌病学（附属医院）：于世家

中医心病学（附属医院）：王凤荣

中医肾病学（附属医院）：何学红

中医痹病学（附属医院）：高明利

中医血液病学（附属医院）：刘宝文

中医老年病学（附属医院）：陈民

中医耳鼻喉科学（附属医院）：孙海波

中医络病学（附属医院）：吕晓东

中医传染病学（附属医院）：卢秉久

中医预防医学（附属医院）：马晓燕

中医临床药理学（附属医院）：王文萍

中医肺病学（附属二院）：乔世举

中医预防医学（附属二院）：董波

临床中药学（附属二院）：李国信

中医肛肠病学（附属三院）：田振国

中医皮肤病学(附属三院)：张　燚

辽宁省教育厅重点学科

中医学：石　岩

方剂学：马　骥

中西医结合临床：杨关林

中药学：康廷国

生药学：康廷国

中医基础理论：郑洪新

中医内科学：于世家

针灸推拿学：陈以国

辽宁省中医药管理局重点学科

中医基础理论：郑洪新

方剂学：马　骥

内经学：鞠宝兆

针灸推拿学：陈以国

中药鉴定学：翟延君

中药炮制学：贾天柱

中西医结合基础：关洪全

中西医结合临床（附属医院）：杨关林

中医儿科学（附属医院）：王雪峰

中医心病学（附属医院）：王凤荣

中医脑病学（附属医院）：王健

中医脾胃病学（附属医院）：王垂杰

中医肺病学（附属医院）：吕晓东

中医内分泌学（附属医院）：于世家

中医肿瘤病学（附属医院）：殷东风

中医疮疡病学（附属医院）：吕延伟

中医骨伤科学（附属医院）：侯德才

中医耳鼻喉科学（附属医院）：孙海波

中医肺病学（附属二院）：乔世举

临床中药学（附属二院）：李国信

中医肛肠病学（附属三院）：田振国

重点实验室及负责人

省部共建教育部重点实验室

中医脏象理论及应用：杨关林

国家中医药管理局中医药科研三级实验室

病毒实验室：王雪峰

中药质量分析实验室：康廷国

针灸电生理实验室：陈以国

中药药理实验室：张　宏

分子生物实验室：才丽平

中药分析实验室：尤献民

中药临床药理实验室：李国信

生理实验室：王德山

临床药代动力学实验室：王文萍

分子免疫实验室：杨关林

中药制剂实验室：贾天柱

国家中医药管理局中医药科研二级实验室

形态学实验室：刘春英

生理实验室：王德山

中药药理实验室：程嘉艺

中药制药实验室：程　岚

中药分析实验室：娄志华

中药药理实验室：陈颖平

分子生物学实验：殷东风

标记免疫实验室：于世家

免疫化学实验室：王垂杰

中药分析实验室：尤献民

中药药剂学实验室：王月敏

病理实验室：田振国

分子生物学实验室：贺动芒

药理实验室：王学亚

免疫实验室：张　健

病理实验室：朱天义

药物制剂实验室：邓铁宏

免疫实验室：关洪全

中药临床药理：李国信

中药药代动力学实验室：王文萍

辽宁省重点实验室

辽宁中医药现代研究实验室：康廷国

中医分子生物重点实验室：郑洪新

针灸生物学重点实验室：陈以国

病毒重点实验室：王雪峰

辽宁省中药临床药代动力学重点实验室：王文萍

辽宁省现代中药制剂重点实验室：李国信

辽宁省中药鉴定与品质评价重点实验室：康廷国

辽宁省中医分子免疫学重点实验室：杨关林

辽宁省中医临床验方系统评价重点实验室：梁茂新

辽宁省中药活性筛选重点实验室：张 宏

辽宁省中医分子生物学重点实验室：郑洪新

辽宁省中医肺病重点实验室：吕晓东

辽宁省中药炮制重点实验室：贾天柱

辽宁省中药有效复方再评价重点实验室：张立德

辽宁临床中药重点实验室：李国信

沈阳市重点实验室

沈阳市中药复方研究重点实验室：孙科峰

沈阳市中医药分子生物学重点实验室：张立德

附属机构及负责人

辽宁中医药大学附属医院（辽宁省中医院）：吕晓东

辽宁中医药大学附属二院（辽宁省中医药研究院）：李国信

辽宁中医药大学附属三院（辽宁省肛肠医院）：张 燚

辽宁中医药大学附属四院（辽宁省中西医结合医院）：许 斌

（李 睿）

【长春中医药大学】

党委书记：陈海英

校　　长：王之虹

党委副书记：周 立

副 校 长：曲晓波、刘宏岩

纪委书记：周 进

副 校 长：姜彤伟、宋柏林

基础医学院院长：苏 颖

第一临床学院院长：宋柏林

药学院院长：邱智东

针灸推拿学院院长：王富春

护理学院院长：刘兴山

人文管理学院院长：都晓春

研究生学院院长：王洪峰

国际教育学院院长：刘 森

继续教育学院院长：曹世奎

地　　址：吉林省长春市净月经济开发区博硕路1035号

邮　　编：130117

电　　话：0431－86172513

传　　真：0431－86172345

电子信箱：ccutcm@163.com

网　　址：www.ccucm.edu.cn

专业统计

2012年，学校职工人数941人。专任教师563人，其中教授83人，副教授162人，讲师211人，助教103人。（此数据不包含附属医院）

专业设置	学制（年）	2012年毕业生数	2012年招生数	在校生数
英语	4	48	27	148
日语	4	46	28	157
生物科学	4	35	0	53
生物技术	4	0	0	53
生物技术（生物制药）	4	0	0	59
制药工程	4	148	112	508
生物制药	4	0	37	86
临床医学	5	94	135	601
中医学	5	125	403	1077
中医学（中西医结合）	5	119	0	665
中医学（中医骨伤科学）	5	54	61	390
中医学（健康医学）	5	0	0	85
中医学（全科医学）	5	0	0	55
针灸推拿学	5	62	362	794
针灸推拿学（全科医学）	5	46	0	420
针灸推拿学（英语强化）	5	30	0	232
针灸推拿学（康复治疗）	5	0	0	376
护理学	4	174	171	717
护理系（英语）	4	57	55	233
药学	4	114	78	378
药学（临床药学）	4	0	42	151

（续表）

专业设置	学制（年）	2012年毕业生数	2012年招生数	在校生数
中药学	4	141	74	404
中药学（保健食品）	4	0	42	123
药物制剂	4	100	39	271
市场营销（药品营销）	4	84	71	408
公共事业管理（卫生事业管理）	4	46	36	176
公共事业管理（药事管理）	4	53	39	197
公共事业管理（卫生监督）	4	48	38	205
合计	/	1624	1850	8969

注：上表为本专科学生数。

研究生教育

在校硕士研究生人，2012年招收硕士研究生395人，毕业308人。

在校博士研究生人，2012年招收博士研究生18人，毕业6人。

硕士学位专业设置：中医基础理论、中医临床基础、中医医史文献、方剂学、中医诊断学、中医内科学、中医外科学、中医骨伤科学、中医妇科学、中医儿科学、中医五官科学、针灸推拿学、中西医结合基础、中西医结合临床、药物化学、药剂学、生药学、药物分析学、微生物与生化药学、药理学、中药学、护理学

博士学位专业设置：中医学一级学科、中药学一级学科

重点学科及学科带头人

国家中医药管理局重点学科

中医脑病学：赵建军

中医心病学：邓　悦

中医肺病学：宫晓燕、王　檀

中医骨伤科学：赵文海

针灸学：王富春

推拿学：王之虹

药用动物学：张　辉

中药药理学：曲晓波

内经学：苏　颖

中医护理学：刘兴山

中医络病学：朴春丽

中医康复学：宋柏林

中医神志病学：王　健

中医眼病学：魏丽娟

中西医结合临床：王中男

中医全科医学：张守琳

中医预防医学：赵为民

中医耳鼻喉科学：韩　梅

吉林省中医药管理局重点学科

方剂学：王　迪

中药分析学：贡济宇

中医康复学：丛德毓

中西医结合临床：冷向阳

中医儿科学：原晓风

中医内分泌病学：朴春丽

中西医结合基础：张永和

中医肛肠病学：周建华

中医眼科学：魏丽娟

中医护理学：刘兴山

吉林省教育厅“十二五”优势特色学科

中医学：王之虹

中西医结合：王中男

中药学：曲晓波

重点实验室及负责人

省部共建重点实验室

中药有效成分教育部重点实验室：高其品

国家发改委重点实验室

长白山道地药材产业技术国家地方联合工程研究中心：曲晓波

长春国家生物产业基地医药中试平台：邱智东

国家中医药管理局重点研究室

药用动物可持续利用重点研究室：张　辉

中风病破血化瘀重点研究室：赵建军

国家中医临床研究基地：宋柏林

国家中医药管理局中医药科研三级实验室

中药动物药实验室：张　辉

中药药理实验室：张大方

中药药理实验室：张永和

中药药物分析实验室：贡济宇

中药化学实验室：高其品

国家中医药管理局名老中医药专家传承工作室

国医大师任继学传承工作室：任喜杰

刘柏龄名老中医药专家传承工作室：李成刚

杨宗孟名老中医药专家传承工作室：凌　霞

王烈名老中医药传承工作室：孙丽平

胡永盛名老中医药专家传承工作室：王　檀

黄永生名老中医药专家传承工作室：姜丽红

阎洪臣名老中医药传承工作室：王　健

南征名老中医药传承工作室：朴春丽

邓名鲁教授中药三级资源研究工作室：张　辉

吉林省人民政府重点实验室

吉林省人参科学研究院：刘淑莹

吉林省科技厅重点实验室

吉林省中药生物大分子重点实验室：高其品

中药有效成分研究国际科技合作基地：高其品

中韩传统医药研发国际科技合作基地：陈心智

吉林省现代中药研究院：赵大庆

吉林省教育厅重点实验室

长白山道地药材关键技术工程中心：曲晓波

中药有效成分重点实验室：高其品

药用动物可持续利用重点实验：张　辉

吉林省卫生厅重点实验室

中药化学实验室：张　辉

心血管病实验室：黄永生

护理医学实验室：吕淑琴

吉林省中药药理学重点实验室：张大方

中药化学重点实验室单元：刘永强

吉林省中医药管理局中医药科研二级实验室

微生物学与免疫学实验室：罗　晶

生物化学实验室：孙　聪

生理实验室：钱佳利

中药动物药实验室：孙佳明

基础部药理实验室：韩　阳

中药炮制实验室：魏秀德

中药药剂实验室：邱智东

中药药理实验室：张大方

中药化学实验室：王继彦

临床（中药）药理实验室：张永和

病理与组织胚胎实验室：于兰英

中药品种质量鉴定实验室：姜大成

医学科研信息处理中心：周　喆

解剖实验室：杨茂有

制药工艺实验室：王　沛

风湿病免疫检测实验室：王成武

鼻功能检测实验室：韩　梅

中医方剂实验室：张文风

吉林省中医药管理局科学研究室

中医基础理论研究室：苏　颖

针灸研究室：王富春

护理基础研究室：闫　力

中医护理技术研究室：刘兴山

中西医结合护理研究室：梁伍今

推拿研究室：刘明军

中药药剂研究室：邱智东

中药化学研究室：高其品

天然药物开发研究室：张　辉

中药药理毒理研究室：张大方

中医药古籍文献情报研究室：赵宏岩

咳喘病研究室：王　檀

儿科肺系疾病研究室：原晓风

肛肠大肠疾病研究室：周建华

脑病研究室：赵建军

中医糖尿病研究室：朴春丽

中药新药研究室：张永和

中医妇科研究室：李春光

中医肝病研究室：刘铁军

中医骨伤病研究室：李新建

中医内科心血管研究室：邓　悦

中医眼科研究室：魏丽娟

中医急症研究室：闫凤杰

中药动物药重点研究室：张　辉

中医内科脑病重点研究室：赵建军

中医骨伤疾病重点研究室：赵文海

中药资源学重点研究室：邓明鲁

中医基础理论重点研究室：苏　颖

中医内科心血管病重点研究室：邓　悦

中医药临床药理重点研究室：张永和

吉林省发改委重点实验室

吉林省北药产业化关键技术工程实验室：林　喆

吉林省中药现代工程研究中心：高其品

长春中医药大学重点实验室

中医基础研究所：刘宏岩

中医临床研究所：宋柏林

中医手法研究所：王之虹

社会科学与卫生发展研究所：陈海英

附属机构及负责人

长春中医药大学第一附属医院：宋柏林

（田　巍）

【黑龙江中医药大学】

党委书记：袁　纲

党委副书记、校长：匡海学

党委副书记：陈亚平、姚凤祯

党委常委、副校长：程　伟

党委常委、纪委书记：黄　友

党委常委、副校长：王喜军

副 校 长：田振坤、李　冀

党委常委、副校长：孙忠人

党委常委、工会主席：柳　鸣

基础医学院院长：姜德友

药学院院长：李永吉

临床医学院院长：郭鲁义

针灸推拿学院院长：张晓峰

佳木斯学院院长：李建民

成人教育学院院长：梁　华

国际教育学院院长：王爱萍

研究生学院院长：陈　晶

人文与管理学院院长：李和伟

中医药研究院院长：刘树民

康复医学院：暂无

护理学院：暂无

地　　址：黑龙江省哈尔滨市香坊区和平路 24 号

邮　　编：150040

电　　话：0451 - 82193000

传　　真：0451 - 82110652

电子信箱：hljucm@ hljucm. net

网　　址：www. hljucm. net

专业统计

2012 年，学校职工人数2965人。专任教师 926 人，其中教授 224 人，副教授 314 人，讲师 302 人，助教 86 人。

专业设置	学制（年）	2012 年毕业生数	2012 年招生数	在校生数
古典文献	4	0	0	162
生物技术	4	144	124	543
应用心理学	4	43	39	162
制药工程	4	191	184	716
食品科学与工程	4	90	30	147
康复治疗学	4	47	34	165

（续表）

专业设置	学制（年）	2012 年毕业生数	2012 年招生数	在校生数
医学美容技术	4	53	48	189
中医学	5	119	119	490
中医学七年制	7	120	120	596
针灸推拿学	5	167	167	655
中西医临床医学	5	459	639	2743
护理学	4	211	211	942
药学	4	87	58	312
中药学	4	92	92	300
药物制剂	4	284	186	801
中药资源与开发	4	44	36	163
市场营销	4	0	29	137
公共事业管理	4	43	25	145
合计	/	2194	2141	9368

注：上表为本专科学生数。

研究生教育

在校硕士研究生1731人，2012年招收硕士研究生512人，毕业624人。

在校博士研究生235人，2012年招收博士研究生79人，毕业77人。

硕士学位专业设置：人体解剖与组织胚胎学、护理学、康复医学与理疗学、中医基础理论、中医临床基础、中医医史文献、方剂学、中医诊断学、中医内科学、中医外科学、中医骨伤科学、中医妇科学、中医儿科学、中医五官科学、针灸推拿学、民族医学（含藏医学、蒙医学等）、中医护理学、中医伦理学、中西医结合基础、中西医结合临床、药物化学、药剂学、生药学、药物分析学、微生物与生化药、药理学、中药学、社会医学与卫生事业管理

博士学位专业设置：中医基础理论、中医临床基础、中医医史文献、方剂学、中医诊断学、中医内科学、中医外科学、中医骨伤科学、中医妇科学、中医儿科学、中医五官科学、针灸推拿学、民族医学（含藏医学、蒙医学等）、中西医结合基础、中西医结合临床、药物化学、药剂学、生药学、药物分析学、微生物与生化药学、药理学、中药学

重点学科及学科带头人

国家重点学科

中药学：匡海学、王喜军

方剂学：李　冀

国家重点（培育）学科

中医内科学：周亚滨

国家中医药管理局重点学科

中药化学：匡海学

方剂学：李　冀

中医妇科学：吴效科

中医内科内分泌学：马　健

中医内科心病学：周亚滨

针灸学：孙忠人

中药鉴定学：王喜军

金匮要略：姜德友

中医康复学：唐　强

黑龙江省教育厅重点学科

康复医学与理疗学：唐　强

中药创新药物学科群：匡海学

中医学（一级学科）：李　冀

中西医结合（一级学科）：邹　伟

药学（一级学科）：王喜军

中医外科学：王玉玺

中医骨伤科学：董清平

中药学：匡海学

中医妇科学：吴效科

中医内科学：周亚滨

针灸推拿学：孙忠人

黑龙江省人保厅重点学科

中医基础理论：曹洪欣、谢　宁

中医医史文献：常存库

中医骨伤科学：董清平

中西医结合基础：苏云明

中西医结合临床：邹　伟

中医内科心血管病学：暂无

中医消化病学：谢晶日

中医妇科学：丛慧芳

中医康复学：唐　强

中医临床基础：李敬孝

生药学：王喜军

针灸推拿学：孙忠人

中医内科学：周亚滨

中医妇科学：侯丽辉

方剂学：李　冀

方剂学：段富津

中药学：匡海学

黑龙江中医药大学重点学科

中药化学：匡海学

中药药理学：李廷利

康复医学与理疗学：唐　强

中药鉴定学：都晓伟

药物分析学：孙　晖

药理学：苏云明

中医诊断学：刘华生

药剂学：李永吉

生物化学与分子生物学：于英君

中西医结合临床神经内科学：邹　伟

中药资源学：王振月

临床中药学：赵文静

中西医结合临床骨伤科学：张晓峰

马克思主义理论与思想政治教

育：佟子林

中医外科学：杨素清

重点实验室及负责人

教育部重点实验室

北药基础与应用研究重点实验室：匡海学

国家中医药管理局中医药科研三级实验室

方药分析实验室：李　冀

分子生物学实验室：周亚滨

中药药理（妇科）实验室：吴效科

中药质量评价与血清药物化学实验室：王喜军

中药化学实验室：匡海学

中药材质量控制实验室：孙　晖

中药药理（行为）实验室：李廷利

中药制剂实验室：李永吉

细胞分子生物学实验室：姜德友

中药毒理实验室：刘树民

国家中医药管理局重点研究室

中药血清药物化学重点研究室：王喜军

方剂配伍重点研究室：李　冀

不孕症痰瘀证治重点研究室：吴效科

黑龙江省科技厅重点实验室

天然药物药效物质基础研究实验室：匡海学

中药血清药物化学重点实验室：王喜军

针灸临床神经生物学重点实验室：孙忠人

黑龙江省教育厅高校重点实验室

北药基础与应用研究重点实验室：匡海学

黑龙江省教育厅工程中心

GAP：王喜军

GLP：周忠光

科技部科研基地

中医药国际科技合作基地：匡海学

国家中医药管理局科研基地

中医药国际科技合作基地：匡海学

国家中医临床研究基地：郭鲁义

黑龙江省教育厅科研基地

中药新药研发技术平台：匡海学

黑龙江省科技厅科研基地

中医基本理论研究所：刘树民

附属机构

附属一院院长：郭鲁义

附属二院院长：张晓峰

（焦丁宁）

【上海中医药大学】

校　　长：陈凯先

党委书记、学校法人代表兼党校校长：谢建群

党委副书记、工会主席：何星海

党委副书记、纪委书记：王　群

副 校 长：刘　平、余小明、施建蓉、胡鸿毅、张　瑾

基础医学院院长：叶　进

中药学院院长：陶建生

针推学院院长：沈雪勇

护理学院院长：何文忠

医技学院院长：王秀兰

康复（医）学院院长：褚立希

地　　址：上海浦东蔡伦路1200号

邮　　编：201203

电　　话：021－51322222

传　　真：021－51322000

电子信箱：zyd. xb@ 163. com

网　　址：www. shutcm. edu. cn

专业统计

2012年，学校职工人数1268人。专任教师717人，其中教授120人，副教授186人，讲师344人，助教56人。

专业设置	学制（年）	2012年毕业生数	2012年招生数	在校生数
中医学（七年制）	7	177	95	880
中医学	5	75	75	330
中医学（骨伤）	5	30	0	118
中医学（运动医学）	5	0	0	65
针灸推拿学	5	35	29	162
中西医临床医学	5	62	63	344
营养学	4	0	46	144
康复治疗学	4	28	83	255
护理学	4	141	185	666
药学	4	72	62	240
中药学	4	102	133	511
公共事业管理	4	38	27	97
中医学（专升本）	3	15	5	26
针灸推拿学（专升本）	3	10	6	16
营养学（专升本）	2	0	13	21
康复治疗学（专升本）	2	3	9	19
中药学（专升本）	2	14	16	34
中药制药技术	3	23	65	161
护理	3	229	70	206

（续表）

专业设置	学制（年）	2012年毕业生数	2012年招生数	在校生数
康复治疗技术	3	55	62	152
医学营养	3	69	37	104
医疗美容技术	3	49	46	138
合计	/	1227	1127	4689

注：上表为本专科学生数。

研究生教育

在校硕士研究生1594人，2012年招收硕士研究生580人，毕业556人。

在校博士研究生450人，2012年招收博士研究生138人，毕业122人。

硕士学位专业设置：中医基础理论、中医临床基础、中医医史文献、方剂学、中医诊断学、中医内科学、中医外科学、中医骨伤科学、中医妇科学、中医儿科学、中医五官科学、针灸推拿学、中医外语、中医保健体育、中医工程、中医伦理学、中西医结合基础、中西医结合临床、药剂学、生药学、药理学、中药学、中药制药工程、全科医学

博士学位专业设置：中医基础理论、中医临床基础、中医医史文献、方剂学、中医诊断学、中医内科学、中医外科学、中医骨伤科学、中医妇科学、中医儿科学、中医五官科学、针灸推拿学、中西医结合基础、中西医结合临床、中药学

重点学科及学科带头人

国家重点学科

中医内科学

中医外科学

中医骨伤科学

中药学

国家重点学科（培育）

中医医史文献学

针灸推拿学

国家中医药管理局重点学科

中医各家学说：朱邦贤

中医诊断学：王忆勤

药用植物学：王峥涛

中医药工程学：杨华元

中医肝胆病学：胡义扬

中医肾病学：何立群

中医肿瘤病学：许　玲

中医肛肠病学：曹永清

中医骨伤科学：王拥军

针灸学：沈雪勇

推拿学：房　敏

中医传染病学：陈建杰

中西医结合临床：张　腾

中医康复学：张　宏

中西医结合基础：施建蓉

中医基础理论：方肇勤

内经学：陈　晓

中医疮疡病学：阙华发

中西医结合临床：周　嘉

中医血液病学：周永明

中医痹病学：苏　励

中西医结合临床：李　琦

中医急诊学：方邦江

中医皮肤病学：李　斌

中医护理学：张雅丽

中医文献学：张如青

中医史学：陈丽云

中医全科医学：彭　文

古汉语与医古文：刘庆宇

中医护理学：周文琴

中医养生学：周英豪

中医儿科学：虞坚尔

中医神志病学：王翘楚

中医文化学：李其忠

中医复杂科学：苏式兵

中医“治未病”学：张振贤

中医药信息学：周　华

中医乳腺病学：刘　胜

上海高校一流学科（省部级）

中药学

中医学

中西医结合

科学技术史

药学

护理学

上海市教委重点学科

中西医结合基础：施建蓉

中西医结合临床：徐列明、高月求

中医脾胃病学：季　光

中药药剂学：冯　怡

中药临床药理学：蒋　健

重点实验室及负责人

省部共建教育部重点实验室

中药标准化：王峥涛

肝肾疾病病证：刘　平

筋骨理论与治法：王拥军

教育部工程研究中心

中药现代制剂技术：贾　伟

国家中医药管理局重点研究室

中药新资源与品质评价：王峥涛

传统医药法律保护：宋晓亭

脊柱退变肾骨相关：王拥军

慢性肝病虚损：徐列明

中医医疗服务评估：沈远东

针灸免疫效应：吴焕淦

中医药防治传染病：陈建杰

上海市重点实验室

复方中药重点实验室：王峥涛

中医临床重点实验室：刘成海

附属机构及负责人

龙华医院：肖　臻

曙光医院：周　华

岳阳医院：房　敏

中医文献研究所：张如青

针灸经络研究所：吴焕淦

气功研究所：李　洁

中医老年医学研究所：陈　川

（张晓馨）

【南京中医药大学】

党委书记：陈涤平

党委副书记、校长：吴勉华

党委副书记、纪委书记：马家忠

党委副书记、副校长：王长青

副校长：蔡宝昌、段金廒、黄桂成、翟天灵

副校长、第一附属医院院长：方祝元

第一附属医院党委书记：翟玉祥
副 校 长：程海波
基础医学院院长：马　健
第一临床医学院院长：汪　悦
第二临床医学院院长：顾一煌
药学院院长：吴　皓
经贸管理学院院长：申俊龙
护理学院院长：徐桂华
外国语学院院长：姚　欣
信息技术学院：王旭东
心理学院院长：李荐中
人文与政治教育学院院长：张宗明

地　　址：江苏省南京市栖霞区仙林大道138号
邮　　编：210023
电　　话：025－85811001
传　　真：025－85811006
电子信箱：xzbox@njutcm.edu.cn
网　　址：www.njutcm.edu.cn

专业统计

2012年，学校职工人数1376人。专任教师779人，其中教授149人，副教授200人，讲师333人，助教23人。

专业设置	学制（年）	2012年毕业生数	2012年招生数	在校生数
食品质量与安全	4	0	38	40
应用心理学	4	63	46	254
应用心理学	5	2	0	0
针灸推拿学	5	69	76	354
国际经济与贸易	4	65	90	313
中医学	7	242	216	1143
中医学	5	65	169	773
英语	4	64	75	276
制药工程	4	37	66	231
计算机科学与技术	4	105	60	460
康复治疗学	4	65	90	242
药事管理	4	0	51	51
护理学	5	68	41	284
护理学	4	117	282	955
中药资源与开发	4	62	68	263
营养学	4	0	37	37
市场营销	4	67	87	288
中西医临床医学	5	178	328	1547
药物制剂	4	49	60	238
药学	4	82	111	403
眼视光学	4	0	27	95
信息管理与信息系统	4	74	55	259
生物制药	4	0	112	300
中药学	4	107	51	349
中药学	5	47	0	0
中药制药	4	0	52	120
公共事业管理	4	64	201	670
合计	/	1833	2541	10562

注：上表为本专科学生数。

研究生教育

在校硕士研究生2018人，2012年招收硕士研究生575人，毕业695人。

在校博士研究生340人，2012年招收硕士研究生95人，毕业81人。

硕士学位专业设置：中医基础理论、中医临床基础、中医医史文献、方剂学、中医诊断学、中医内科学、中医外科学、中医骨伤科学、中医妇科学、中医儿科学、中医五官科学、针灸推拿学、中医康复学、中医外语、中医全科医学、中西医结合基础、中西医结合临床、中西医结合内科学、中西医结合外科学、中西医结合护理、中药学、中药炮制学、中药药理学、中药药剂学、中药资源与鉴定、中药化学与分析药物化学、药剂学、生药学、药物分析学、药物分析学、微生物与生

化药学、药理学、康复医学与理疗学、社会医学与卫生事业管理

博士学位专业设置：中医基础理论、中医临床基础、中医医史文献、方剂学、中医诊断学、中医内科学、中医外科学、中医骨伤科学、中医妇科学、中医儿科学、中医五官科学、针灸推拿学、中医康复学、中西医结合基础、中西医结合临床、中西医结合内科学（自主设置）、中西医结合外科学、中药学、中药炮制学、中药药理学、中药药剂学、中药资源与鉴定、中药化学与分析

重点学科及学科带头人

国家级重点学科

中药学（一级学科）：蔡宝昌

中医医史文献：王旭东

中医儿科学：汪受传

省级重点学科

中医学（一级学科）：吴勉华

中药学（一级学科）：蔡宝昌

中西医结合（一级学科）：刘沈林

护理学（一级学科）：徐桂华

中医学（一级学科）：吴勉华

中医内科学：薛博瑜

中医学（一级学科）：吴勉华

中医临床基础：马　健

方剂学：孙世发

中医诊断学：吴承玉

中医内科学：薛博瑜

中医外科：潘立群

中医妇科：谈　勇

针灸推拿学：王玲玲

中医医史文献学：王旭东

中药炮制学：吴　皓

中医儿科学：韩新民

针灸学：徐　斌

方剂学：樊巧玲

中医妇科学：谈　勇

中医肝胆病学：薛博瑜

中医护理学：徐桂华

温病学：马　健

药用植物学：吴启南

中药药理学：陆　茵

中医脾胃病学：孙　伟

中医肾病学：沈　洪

中医肛肠病学：金黑鹰

伤寒学：周春祥

中医诊断学：吴承玉

中医痹病学：周学平

中医肿瘤学：吴勉华

中医骨伤科学：黄桂成

中医耳鼻喉科学：严道南

中医养生学：陈涤平

推拿学：顾一煌

中药药剂学：狄留庆

中药化学：李　祥

临床中药学：唐德财

中西医结合基础：詹　臻

中医药信息学：虞　舜

中医文化学：张宗明

中医药管理学：申俊龙

中药资源化学：段金廒

中医皮肤病学：闵仲生

中西医结合临床：：刘沈林

中医心病学：陈晓虎

校级重点学科

中药药理学：许惠琴

中医五官科学：丁淑华

中西医结合基础：詹　臻

社会医学与卫生事业管理：申俊龙

思想政治教育：金　鑫

应用心理学：杜文东

应用语言学：王银泉

计算机科学与技术：李玲娟

重点实验室及负责人

省级重点实验室

中药炮制规范化及标准化教育部工程研究中心：蔡宝昌

江苏省理血方剂创新药物工程中心：段金廒

中药高效给药系统工程技术研究中心：狄留庆

江苏省植物药深加工工程研究中心：郭立玮

江苏省中医药研究与新药创制中心：吴勉华

江苏省海洋药物研究开发中心：吴　皓

针药结合重点实验室：王玲玲

中医瘀热病机重点研究室：吴勉华

中药炮制标准重点研究室：蔡宝昌

中药炮制重点实验室：蔡宝昌

针灸学重点实验室：王玲玲

方剂研究重点实验室：段金廒

江苏省方剂高技术研究重点实验室：段金廒

中药药效与安全性评价重点实验室（北京清华工业开发研究院－南京中医药大学中药及天然药物研究中心）：陆　茵

中药制剂实验室：郭立玮

中药质量标准实验室：吴　皓

针灸生物医学实验室：王玲玲

分子生物学（温病）实验室：马　健

中药炮制实验室：蔡宝昌

中药化学实验室：丁安伟

分子生物学（儿科）实验室：赵　霞

中药药理实验室：陆　茵

中医肝病药效评价实验室：薛博瑜

中药微丸产业化工程技术研究中心：狄留庆

南京市中医药健康养生工程技术研究中心：陈涤平

校级重点实验室

中医脑病研究重点实验室：吴灏昕

中药复方分离重点实验室：郭立玮

附属机构及负责人

第一附属医院（江苏省中医院）：方祝元

第二附属医院（江苏省第二中医院）：于　勇

第三附属医院（南京市中医院）：陈延年

常州附属医院（常州市中医医院）：张　琪

无锡附属医院（无锡市中医医院）：王彬夫

徐州附属医院（徐州市中医院）：王心力

苏州附属医院（苏州市中医医院）：葛惠男

昆山附属医院（昆山市中医医院）：冯全林

盐城附属医院（盐城市中医院）：李志山

泰州附属医院（泰州市中医院）：毛　跃

附属中西医结合医院（江苏省中西医结合医院）：王小宁

南通附属医院（南通市中医院）：施振东

附属南京八一医院（中国人民解放军第八一医院）：茅建华

常熟附属医院（常熟市中医院）：周剑锋

扬州附属医院（扬州市中医院）：谈绍安

江阴附属医院（江阴市中医院）：龚 伟

姜堰附属医院（姜堰市中医院）：沈宇清

张家港附属医院（张家港市中医院）：王建春

连云港附属医院（连云港市中医院）：李秀连

镇江附属医院（镇江市中医院）：王小平

武进附属医院（常州市武进中医院）：杨 波

（龙于飞）

【浙江中医药大学】

党委书记：孙秋华

党委副书记：范永升、黄文秀、熊耀康

纪委书记：茹惠祥

校　　长：范永升

副 校 长：李俊伟、张光霁、方剑乔

副校级巡视员：夏鲁杭

国际教育学院院长：陈华德

成人教育学院（继续教育学院）院长：戴其舟

滨江学院院长：李俊伟（兼）

基础医学院院长：柴可夫

第一临床医学院院长：吕 宾

第二临床医学院院长：蔡宛如

第三临床医学院院长：姚新苗

药学院院长：李范珠

管理学院院长：王 悦

生命科学学院院长：朱君华

听力与言语科学学院院长：王永华

护理学院院长：马小琴

信息技术学院副院长（主持工作）：王海舜

生物工程学院院长：万海同

外国语学院副院长（主持工作）：顾晔

口腔医学院院长：谷志远

地　　址：浙江省杭州市滨江区滨文路548号

邮　　编：310053

电　　话：0571－86633177/86613501

传　　真：0571－86613500

电子信箱：xiaoban@ zcmu. edu. cn

网　　址：www. zcmu. edu. cn

专业统计

2012年，学校职工人数1153人。专任教师836人，其中教授167人，副教授234人，讲师327人，助教108人。

专业设置	学制（年）	2012年毕业生数	2012年招生数	在校学生
英语	4	115	146	578
生物科学	4	54	63	220
生物技术	4	68	63	222
计算机科学与技术	4	142	170	557
制药工程	4	82	75	257
食品科学与工程	4	55	40	196
生物工程	4	64	85	261
临床医学	5	129	224	957
医学检验	4	85	0	0
医学检验	5	58	93	298
医学检验（卫生检验）	5	0	30	65
康复治疗学	4	60	60	208
听力学	4	64	136	373
口腔医学	5	61	62	320
中医学	5	137	89	520
中医学	7	58	90	458
中医学（七年制针灸推拿）	7	0	30	60
针灸推拿学	5	112	87	592
中西医临床医学	5	64	0	68
护理学	4	198	294	1 014
药学类	4	0	0	277
药学	4	176	91	386
中药学	4	101	130	319
药物制剂	4	37	62	102
市场营销	4	139	155	526

（续表）

专业设置	学制（年）	2012年毕业生数	2012年招生数	在校学生
公共事业管理	4	106	96	352
公共事业管理（健康管理）	4	0	31	66
临床医学（医学影像）	5	0	55	111
中草药栽培与鉴定	4	0	30	56
医学信息工程	4	0	30	30
计算机科学与技术（专升本）	2	30	31	60
临床医学（专升本）	3	0	12	47
药学（专升本）	2	59	69	131
市场营销（专升本）	2	66	76	152
合计	/	2320	2705	9839

注：上表为本专科学生数。

研究生教育

在校硕士研究生1421人，2012年招收硕士研究生464人，毕业503人。

在校博士研究生168人，2012年招收博士研究生51人，毕业41人。

硕士学位专业设置：中医基础理论、中医临床基础、中医医史文献、方剂学、中医诊断学、中医内科学、中医外科学、中医骨伤科学、中医妇科学、中医儿科学、中医五官科学、针灸推拿学、中医药卫生事业管理（目录外）、中西医结合基础、中西医结合临床、中药学、中医药市场营销（目录外）、内科学、儿科学、老年病学、神经病学、精神病与精神卫生学、皮肤病与性病学、影像医学与核医学、临床检验诊断学、外科学、妇产科学、眼科学、耳鼻咽喉科学、肿瘤学、康复医学与理疗学、运动医学、麻醉学、急诊医学、全科医学、听力学（目录外）、药物化学、药剂学、生药学、药物分析学、微生物与生化药学、药理学、护理学、生物化工

博士学位专业设置：中医基础理论、中医临床基础、中医医史文献、方剂学、中医诊断学、中医内科学、中医外科学、中医骨伤科学、中医妇科学、中医儿科学、中医五官科学、针灸推拿学、中西医结合临床、中药学

重点学科及学科带头人

国家级重点学科

中医临床基础：范永升

省重中之重一级学科

中医学：范永升

省级重中之重学科

中药学：吕圭源

中西医结合：宋　康

部局级重点学科

中医脾胃病学：吕　宾

金匮要略：范永升

中医诊断学：徐　珊

中药药剂学：李范珠

针灸学：方剑乔

中医血液病学：高瑞兰

中医肿瘤病学：郭　勇

中医痹病学：温成平

中医骨伤科学：童培健

中医肺病学：王　真

中医基础理论：张光霁

中医护理学：孙秋华

中药药理学：吕圭源

中医药信息学：江依法

中医药工程学：万海同

中医实验动物学：陈民利

中医药生物技术学：丁志山

中医"治未病"学：沈敏鹤

中医皮肤病学：曹　毅

中医外治学：宣丽华

中西医结合临床：吕　宾

中医预防医学：史晓林

中医全科医学：蔡宛如

中医康复学：姚新苗

推拿学：范炳华

省级重点学科B类

中医骨伤科学：肖鲁伟

中西医结合基础：沃兴德

中医诊断学：龚一萍

中药资源学：黄　真

省级重点学科

动物学：陈民利

精神病与精神卫生学：陶　明

影像医学与核医学：许茂盛

妇产科学：吕　玲

口腔基础医学：谷志远

微生物和生化药物：丁志山

护理学：孙秋华

浙江省社科"学科共建"

公共管理：王　悦

浙江省医学重点学科

医学实验动物学：陈民利

浙江省中医药重点学科

中西医结合基础医学（心血管）：沃兴德

中医药实验动物学：陈民利

中医诊断学：龚一萍

方剂学：连建伟

中药学：吕圭源

中医临床基础：郑小伟

中西医结合基础医学（脑病）：万海同

中药资源工程学：张如松

针灸学：方剑乔

推拿学：范炳华

中西医结合呼吸病学：宋　康

中西医结合血液病学：周郁鸿

中西医结合内分泌学：黄　琦

中医骨伤科学：童培建

中西医结合肿瘤学：郭　勇

中西医结合神经内科学：陈　眉

中西医结合妇科学：蒋学禄

中西医结合外科学：裘华森

中医儿科学：董　勤

中西医结合消化内科学：吕　宾

中西医结合骨伤科学：吴建民

中西医结合风湿免疫病学：范永升

中药药效毒理学：李昌煜

中药药物代谢动力学：万海同

中西医结合比较心血管病学：毛　威

中西医结合整合胃肠病学：孟立娜

中医肿瘤维持治疗学：沈敏鹤

中医代谢病学：倪海祥

中西医结合医学影像学：许茂盛

中西医结合重症医学：江荣林

中西医结合血液免疫学：沈建平

中西医结合急诊内科学：黄小民

中西医结合男科学：吕伯东

中西医结合慢病防治学：黄抒伟

中医老年骨伤学：姚新苗

中西医结合全科医学：李俊伟

中医药信息管理学：熊耀康

中医临床评价方法学：陈　健

重点实验室及负责人

浙江省重点实验室建设单位（省级）

浙江省中医风湿免疫病省级重点实验室：范永升

浙江省中药治疗高血压及相关疾病药理研究重点实验室：吕圭源

浙江省骨关节疾病中医药干预技术研究重点实验室：童培建

国家中医药管理局中医药科研三级实验室

免疫实验室：范永升

脂代谢实验室：沃兴德

血液细胞分子生物学实验室：高瑞兰

骨重建技术实验室：童培建

临床病理实验室：宋　康

中药药理实验室：吕圭源

实验动物实验室：陈民利

中药炮制实验室：葛卫红

中药制剂实验室：李范珠

神经生物学（针灸）实验室：刘　喆

省级专项建设实验室（厅局级）

蛋白组学实验室：沃兴德

中药药效毒理实验室：吕圭源

中医免疫风湿病实验室：范永升

中药资源工程学实验室：张如松

血液细胞分子生物学实验室：高瑞兰

中药制剂实验室：李范珠

针灸神经生物学实验室：方剑乔

医学动物实验室：陈民利

中药体外代谢实验室：葛卫红

中药标准化研究实验室建设实验室：尹　华

分析测试中心实验室：葛尔宁

中药材种质资源与评价实验室：黄　真

中医脑病实验室：万海同

新型药物传递系统实验室：石森林

中药炮制实验室：张　云

中医骨伤实验室：肖鲁伟

中医免疫风湿病实验室：范永升

中药药效毒理实验室：吕圭源

针灸神经生物学实验室：方剑乔

中医药实验动物学实验室：陈民利

中医心血管病实验室：沃兴德

血液细胞分子生物学实验室：高瑞兰

呼吸功能实验室：宋　康

附属机构及负责人

附属第一医院院长：吕　宾

附属第二医院院长：蔡宛如

附属第三医院院长：姚新苗

（柴林海）

【安徽中医学院】

党委书记：王大鹏

党委副书记、院长：王　键

党委副书记：雷广宁

党委委员、副院长：彭代银、李泽庚、张永群

中医临床学院：周美启

针灸骨伤临床学院：胡　玲

药学院：戴　敏

中西医结合临床学院：黄金玲

护理学院：池建淮

医药经济管理学院：李　珑

医药信息工程学院：王宗殿

人文学院：魏骅

国际教育交流学院：王茎

继续教育学院：李瑞洲

地　　址：安徽省合肥市梅山路103号

邮　　编：230038

电　　话：0551－65169009

网　　址：www.ahtcm.edu.cn

专业统计

2012年，学校职工人数（不含附属医院）989人。专任教师685人，其中教授159人，副教授253人，讲师207人，助教66人。

专业设置	学制（年）	2012年毕业生数	2012年招生数	在校生数
中医学	5	304	254	1322
针灸推拿学	5	118	128	850
中西医临床医学	5	315	215	1463
护理学	4	347	422	1464
药学	4	127	57	437
中药学	4	111	43	383
药物制剂	4	62	126	309
制药工程	4	117	125	309
信息管理与信息系统	4	50	53	196
人力资源管理	4	54	60	221
公共事业管理	4	50	52	188

（续表）

专业设置	学制（年）	2012年毕业生数	2012年招生数	在校生数
国际经济与贸易	4	61	116	347
应用心理学	4	58	59	223
计算机科学与技术	4	114	192	674
医疗器械工程	4	0	57	57
康复治疗学	4	58	126	295
对外汉语	4	0	37	107
中西医临床（专升本）	3	81	91	265
药学（专升本）	2	159	173	309
医药营销（专）	3	41	48	147
针灸推拿学（专）	3	50	48	143
护理学（专）	3	116	106	331
药学（专）	3	52	53	160
合计	/	2445	2641	10200

注：上表为本专科学生数。

研究生教育

在校硕士研究生820人，2012年招收硕士研究生300人，毕业243人。

硕士学位专业设置：中医基础理论、中医临床基础、中医医史文献、方剂学、中医诊断学、中医内科学、中医外科学、中医骨伤学、中医儿科学、中医妇科学、中医五官科学、针灸推拿学、中西医结合基础、中西医结合临床、药物化学、药剂学、生药学、药物分析学、微生物与生化药学、药理学、中药学

重点学科及学科带头人

国家中医药管理局重点学科

中医基础理论：王　键

中医肺病学：李泽庚

中医痹病学：刘　健

中医内分泌病学：方朝晖

针灸学：杨　骏

药用植物学：彭代银

中医文化学：王　键

中医疮疡病学：于庆生

中西医结合临床：杨文明

中医老年病学：张念志

中药化学：王　刚

临床中药学：夏伦祝

中医传染病学：张国梁

中医史学：陆　翔

中医养生学：牛淑平

中医“治未病”：肖　伟

中医药信息学：阚红星

省级重点学科

中医学（A类）：王　键

中医基础理论：王　键

中医内科学：刘　健

中药学：戴　敏

针灸推拿学：胡　玲

中西医结合临床：杨文明

中西医结合基础：申国明

中医妇科学：李伟莉

中医诊断学：李泽庚

中医外科学：于庆生

方剂学：方向明

药剂学：桂双英

中药药理学：汪　宁

重点实验室及负责人

国家级重点实验室

慢性阻塞性肺疾病肺气虚证重点研究室：李泽庚

细胞分子生物学（脑病）三级实验室：王　键

神经生物学（针灸）三级实验室：胡　玲

免疫学三级实验室：刘　健

中药药剂三级实验室：夏伦祝

数字化影像技术三级实验室：李传富

省部级重点实验室

省部共建教育部新安医学重点实验室：王　键

安徽省中药研究与开发重点实验室：王　键

现代中药安徽省重点实验室：王德群

针灸基础与技术安徽省重点实验室培育基地：胡　玲

现代中药安徽省工程技术研究中心：彭代银

现代中医内科应用基础与开发研究安徽省实验室：刘　健

安徽省中药临床试验研发服务能力建设科技公共服务平台：李泽庚

安徽省中药制剂工程技术研究中心：桂双英

附属机构及负责人

一附院：杨　骏

二附院：侯　勇

新安医学研究中心：王　键

神经病研究所：韩咏竹

药物研究所：戴　敏

针灸经络研究所：胡　玲

计算机中医应用研究所：马宗华

中医药研究所：周美启

科研实验中心：李庆林

中西医结合研究所：申国明

临床医学研究所：骞家张

安徽中医学院门诊部（国医堂）：肖殿明

中西医结合医院：何光远

（秦　瑜）

【福建中医药大学】

党委书记：黄有霖

校　　长：陈立典
党委副书记：谭卫星
党委常委、纪委书记：肖　铮
党委常委、副校长：李灿东、陈兴炎
副 校 长：刘献祥
党委常委、副校长：郑　健
海外教育学院院长：张文光
成人教育学院院长：陈　莘
研究生部主任：林丹红
中医学院院长：纪立金
中西医结合学院院长：施　红
药学院院长：褚克丹
骨伤学院院长：张　俐
针灸学院院长：吴　强
管理学院院长：蔡建鹰
护理学院院长：陈锦秀
康复医学院院长：陶　静
体育部主任：周美兰
地　　址：福建省福州市闽侯上街华佗路1号（旗山校区）
福建省福州市五四路282号（屏山校区）
邮　　编：350122（旗山校区）
350003（屏山校区）
电　　话：0591－22861989
传　　真：0591－22861989
电子信箱：yzbgs@ fjtcm. edu. cn
网　　址：www. fjtcm. edu. cn

专业统计

2012年，学校职工人数1260人。专任教师844人，其中教授156人，副教授196人，讲师295人，助教163人。

专业设置	学制（年）	2012年毕业生数	2012年招生数	在校生数
应用心理学（临床心理学方向）	4	58	0	0
生物医学工程	5	0	0	115
制药工程	4	57	0	173
食品科学与工程	4	57	42	212
临床医学	5	0	515	1193
临床医学（放疗方向）	5	57	0	57
临床医学（骨伤科学方向）	5	0	0	134
临床医学（康复医学方向）	5	0	0	362
临床医学（生物工程方向）	5	0	0	60
医学影像学	4	59	45	222
康复治疗学	4	0	149	262
七年制中医学	7	84	351	705
七年制中医学（修园班）	7	0	35	67
七年制中医学（针灸推拿方向）	7	0	0	55
七年制中医学（中医骨伤方向）	5	0	0	150
中医学（临床心理学方向）	5	0	0	166
中医学（文科）	5	0	0	157
中医学（英语方向）	5	0	0	29
中医学	5	259	243	989
中医学（中医骨伤方向）	5	1	0	60
针灸推拿学	5	47	149	429
针灸推拿学（康复医学方向）	5	100	0	118
针灸推拿学（中医美容方向）	5	54	0	203
中西医临床医学	5	182	59	417
中西医临床医学（骨伤科学方向）	5	62	0	189
中西医临床医学（放疗方向）	5	1	0	0
护理学	4	222	233	938
护理学	5	222	0	0
药学	4	147	115	464
中药学	4	54	58	221
药物制剂	4	61	56	221
信息管理与信息系统	4	0	41	80
市场营销（药品营销方向）	4	56	58	207
公共事业管理（健康保险方向）	4	0	0	78
公共事业管理（卫生管理方向）	4	59	43	188

（续表）

专业设置	学制（年）	2012 年毕业生数	2012 年招生数	在校生数
公共事业管理（信息管理方向）	4	0	0	102
公共事业管理（医事法律方向）	5	59	56	261
临床医学（专升本）	3	0	116	247
口腔医学（成人业余）	3	60	0	0
中西医结合（成人业余）	3	57	29	132
护理（成人业余）	4	373	127	1038
药学（成人业余）	3	28	37	77
中药（成人业余）	3	32	36	95
临床医学（成人业余专升本）	3	22	24	61
中医学（成人业余专升本）	3	34	28	61
针灸推拿学（成人业余专升本）	3	34	30	89
中西医临床医学（成人业余专升本）	3	43	46	117
护理学（成人业余专升本）	3	149	116	443
药学（成人业余专升本）	3	21	98	209
中药学（成人业余专升本）	3	87	139	297
合计	/	2898	3074	12150

注：上表为本专科学生数。

研究生教育

在校硕士研究生1100人，2012年招收硕士研究生378人，毕业347人。

在校博士研究生88人，2012年招收博士研究生28人，毕业9人。

硕士学位专业设置：药剂学、生药学、方剂学、药理学、中药学、护理学、内科学、肿瘤学、儿科学、眼科学、麻醉学、外科学、妇产科学、神经病学、急诊医学、老年医学、运动医学、药物化学、药物分析学、中医内科学、中医外科学、中医妇科学、中医儿科学、中医五官科学、针灸推拿学、中医诊断学、中医基础理论、中医临床基础、中医医史文献、中医骨伤科学、耳鼻咽喉科学、中西医结合基础、中西医结合临床、皮肤病与性病学、临床检验诊断学、影像医学与核医学、微生物与生化药学、康复医学与理疗学、病理学与病理生理学、精神病与精神卫生学、中医康复学、临床医学、老年医学、神经病学、妇产科学、运动医学、急诊医学、影像医学与核医学、全科医学

博士学位专业设置：中医基础理论、中医临床基础、中医医史文献、方剂学、中医诊断学、中医内科学、中医外科学、中医骨伤科学、中医妇科学、中医儿科学、中医五官科学、针灸推拿学、中西医结合基础、中西医结合临床

重点学科及学科带头人

国家中医药管理局重点学科

中医诊断学：李灿东

方剂学：阮时宝

伤寒学：张喜奎

中医文献学：肖林榕

中医骨伤科学：张　俐

中医康复学：王诗忠

中医脾胃病学：纪立金

中医护理学：陈锦秀

针灸学：吴　强

中药化学：吴锦忠

中西医结合临床：刘献祥

内经学：纪立金

中医急诊学：文　丹

中医养生学：林慧光

推拿学：苏友新

中药分析学：陈　丹

临床中药学：邱颂平

中西医结合基础：施　红

中医心理学：蔡建鹰

中医预防医学：黄守清

国家重点学科培育建设学科

中西医结合临床：刘献祥

省级重点学科

中医诊断学：李灿东

方剂学：吴水生

中医临床基础：张喜奎

中医文献学：肖林榕

中医骨伤科学：张　俐

中医康复学：王诗忠

中医脾胃病学：纪立金

中医护理学：陈锦秀

针灸推拿学：吴　强

中药学：褚克丹

中西医结合临床：刘献祥

中医药信息学：林丹红

重点实验室及负责人

国家中医药管理局中医药科研三级实验室

病理生理学实验室：黄秀榕

针灸生理实验室：许金森

骨重建生物力学实验室：张　俐

中医康复技术实验室：洪振丰

分子生物学实验室：施　红

中药药理（细胞结构与功能）实验室：陈文列

中药生药学实验室：吴锦忠

细胞生物学实验室：蔡　晶

教育部省部共建重点实验室

中医骨伤及运动康复实验室：张　俐

国家中医药管理局科研中心

中医药文献检索中心：林丹红

省级重点实验室、中心、基地

福建省高校中西医结合基础重点实验室：陈文列

福建省高校中药学重点实验室：褚克丹

福建省闽台中医文化文献研究中心：林端宜

福建省中药研究开发工程实验室：吴水生

闽产中药研发科技平台：褚克丹

福建省中药产业技术开发基地：吴水生

福建省中西医结合老年性疾病重点实验室：刘献祥

福建省兔类实验动物技术服务基地：王训立

福建省运动功能康复重点实验室：陈立典

福建省高校中医证研究重点实验室：李灿东

闽台中医药科研合作基地：陈立典

省级工程技术研究中心

福建省中药临床前研究与质量控制工程技术研究中心：胡　娟

福建省中药制剂与质量控制工程技术研究中心：陈　丹

福建省康复技术工程研究中心：陈立典

福建省卫生厅中医药科研二级实验室

中药药理毒理实验室：吴符火

舌苔脱落细胞实验室：高碧珍

四诊资料标准化采集实验室：林雪娟

证素辨证与数据挖掘技术实验室：甘慧娟

中西医结合基础综合实验室：何才姑

中药制剂与质量控制实验室：陈　丹

方药分析实验室：吴水生

福建省卫生厅中医药科研一级实验室

电生理实验室：纪　峰

附属机构及负责人

福建中西医结合研究院：刘献祥

福建省中医药研究院：周美兰

福建中医药大学附属人民医院：刘建忠

福建中医药大学附属第二人民医院：卢明忠

福建中医药大学附属第三人民医院：刘建忠（兼）

福建中医药大学附属康复医院：王诗忠

福建中医药大学附属厦门中医院：陈进春

福建中医药大学附属漳州中医院：曾宏翔

福建中医药大学附属厦门第三医院：叶惠龙

福建中医药大学附属三明市第二医院：吕凯明

福建中医药大学附属福鼎市医院：李桂心

福建中医药大学附属福建省福州神经精神病防治院：方　向

福建中医药大学附属泉州市正骨医院：徐福东

福建中医药大学附属三明中西医结合医院：林从全

福建中医药大学附属泉州中医院：刘宪俊

（郑新兴）

【江西中医学院】

党委书记：刘红宁

党委副书记：王金平

党委委员、副院长兼附属医院院长：陈明人

党委委员、副院长兼科技学院院长：左铮云

副 院 长：杨世林

党委委员、副院长：何晓晖、朱卫丰

党委委员、副院长兼药学院院长：杨　明

党委委员、纪委书记：刘　青

临床医学院院长兼附属医院副院长：刁军成

基础医学院院长兼生命科学学院院长：汪建民

计算机学院院长：杜建强

经济与管理学院党委书记：姚东明

人文学院党委书记：张广海

护理学院院长：李卫国

针灸学院院长、附属医院副院长：陈日新

高等职业技术学院副院长：吴　伟

研究生部主任：乐毅敏

继续教育学院院长兼培训学院院长：游卫平

国际教育学院院长、党总支书记兼国际交流培训中心主任：刘新亚

地　　址：江西省南昌市湾里区兴湾大道818号

邮　　编：330004

电　　话：0791-87118822/87118855

传　　真：0791-87118800

电子信箱：jzyb@jxtcmi.com

网　　址：www.jxtcmi.com

专业统计

2012年，学校职工人数1010人。专任教师771人，其中教授136人，副教授282人，讲师304人，助教49人。

专业设置	学制（年）	2012年毕业生数	2012年招生数	在校生数
中医学（含国际交流方向、骨伤方向、维吾尔医学方向）	5	345	379	2136
中西医临床医学	5	292	249	1393
护理学	4	78	109	381
护理学类（中外合作办学）	4	0	85	170
针灸推拿学（含康复方向）	5	80	195	893
中药学（含国际交流方向、维吾尔药学方向）	4	152	188	739

（续表）

专业设置	学制（年）	2012年毕业生数	2012年招生数	在校生数
制药工程	4	86	84	387
生物工程（含生物制药方向）	4	47	79	311
环境科学	4	20	37	66
中药资源与开发	4	32	0	74
药学（含医药营销方向）	4	359	348	1440
药物制剂	4	91	73	356
保险（含健康保险方向）	4	63	58	410
公共事业管理（含法学方向、卫生管理方向）	4	90	67	288
计算机科学与技术（含医药软件开发方向、医药信息方向）	4	66	95	241
生物医学工程（含医疗电子方向）	4	69	134	350
英语	4	38	29	110
应用心理学	4	36	34	148
应用化学	4	33	38	164
音乐学（音乐治疗方向）	4	44	29	146
市场营销	4	0	41	117
中药制药	4	0	69	115
中药（专科）	3	62	50	162
医药营销（专科）	3	36	40	115
护理（专科）	3	90	104	290
药物制剂技术（专科）	3	68	67	178
药学（专科）	3	112	75	231
医疗美容技术（专科）	3	47	48	158
针灸推拿（专科）	3	43	63	191
合计	/	2479	2867	11760

注：上表为本专科学生数。

研究生教育

在校硕士研究生964人，2012年招收硕士研究生347人，毕业278人。

在校博士研究生3人，2012年招收博士研究生1人。

硕士学位专业设置：计算机科学与技术、中医基础理论、中医临床基础、中医医史文献、方剂学、中医诊断学、中医内科学、中医外科学、中医骨伤科学、中医妇科学、中医儿科学、中医五官科学、针灸推拿学、中医耳鼻喉科学、中医肛肠病学、中西医结合基础、中西医结合临床、药物化学、药剂学、生药学、药物分析学、药理学、中药药剂学、临床中药学、社会医学与卫生事业管理、中医药信息学、中药炮制学、中药资源学、中药化学、中药药理学、中药分析学、中药鉴定学、药事管理学

博士学位专业设置：中药学（与北京中医药大学联合培养）

重点学科及学科带头人

国家中医药管理局重点学科

中药炮制学：龚千锋

中药药剂学：罗晓健

中西医结合基础：汪建民

中医肺病学：薛汉荣

中医骨伤科学：万小明

针灸学：康明非

伤寒学：蒋小敏

中医诊断学：丁成华

中医心病学：刘中勇

中医疮疡病学：王万春

中医养生学：蒋力生

中医康复医学：余　航

中医全科医学：廖为民

药用植物学：罗学明

中药化学：罗永明

中药分析学：饶　毅

中医药信息学：杜建强

中医心理学：刘红宁

江西高校高水平学科

中药学：刘红宁

中医学：陈日新

江西省“十二五”重点学科

药学：杨世林

公共管理：王素珍

中西医结合：汪建民　教授

重点实验室及负责人

国家级重点实验室

中药固体制剂制造技术国家工程研究中心：杨世林

中蒙药丸剂关键技术及工艺国家地方联合工程研究中心：杨　明

省级重点实验室

现代中药制剂教育部重点实验

室：杨　明

江西省实验清洁级大小鼠生产基地：徐　彭

江西省中药种质资源工程技术研究中心：罗光明

江西省现代中药制剂及质量控制重点实验室：饶　毅

江中国家工程研究中心博士后工作站：杨世林

国家药品临床研究基地：陈明人

江西省樟帮中药饮片炮制技术工程中心：龚千锋

江西省制药工程技术产学研合作示范（培育）基地：王跃生

江西现代中药产业技术创新战略联盟：刘红宁

热敏灸重点研究室：陈日新

江西创新药物与高效节能制药设备（江西省2011协同创新中心）：杨世林

国家中医药管理局中医药科研三级实验室：

中药质量控制实验室：刘荣华

中药制剂实验室：廖正根

中药制剂实验室：罗晓健

中药资源评价实验室：罗光明

腧穴热敏实验室：康明非

中药质量控制中药制剂实验室：饶　毅

市级重点实验室

江西省高等学校中医信息化工程技术研究中心：刘英锋

江西省南方灸疗中心：陈日新

南昌市现代中药制剂及质量控制重点实验室：饶　毅

南昌市现代中药制剂及质量控制重点实验室：杨　明

江西省高等学校艾灸学重点实验室：陈日新

附属机构及负责人

江西中医学院附属医院（江西省中医院）：陈明人

江西中医学院第二附属医院（南钢医院）：李钢生

江西中医学院附属中西医结合医院（南昌市中西医结合医院）：魏友平

江西中医学院附属鹰潭中医院：宋卫国

江西中医学院附属丰城中医院：胡国龙

江西中医学院附属宜春中医院：周亚林

江西中医学院附属九江中医院：王水华

江西中医学院附属玉山中医院：严建平

江西中医学院附属新余中医院：胡　敏

江西中医学院附属赣州中医院：马仲华

江西江中医药包装厂：谢伏明

江西江中安可科技有限公司：谢伏明

（寇汗为）

【山东中医药大学】

党委书记：于富华

校　　长：欧阳兵

党委副书记：姜少华

副 校 长：高　毅

纪委书记：毛有高

副 校 长：高树中、田立新、张成博

基础医学院院长：石作荣

药学院院长：田景振

针灸推拿学院院长：韩　涛

护理学院院长：陈莉军

信息管理学院院长：王振国

人文社科学院院长：崔瑞兰

外国语学院院长：杨继国

理工学院院长：曹　慧

体育艺术学院院长：于华荣

第一临床学院院长：杨传华

第二临床学院院长：葛　明

附属眼科医院：毕宏生

地　　址：山东省济南市长清大学科技园

邮　　编：250355

电　　话：0531－89628012

传　　真：0531－89628015

网　　址：www.sdutcm.edu.cn

专业统计

2012年，学校职工人数963人。专任教师687人，其中教授103人，副教授213人，讲师321人，助教50人。

专业设置	学制（年）	2012年毕业生数	2012年招生数	在校生数
法学	4	57	87	333
社会体育	4	50	115	460
运动人体科学	4	0	53	175
英语	4	50	101	305
应用心理学	4	60	108	371
计算机科学与技术	4	92	102	364
生物医学工程	4	53	57	225
制药工程	4	182	238	1148
营养学	4	73	58	258
眼视光学	4	55	54	195
康复治疗学	4	48	59	229
中医学	7	292	453	1917
中医学	5	118	257	1210
针灸推拿学	5	108	310	1014
中西医临床医学	5	346	354	1863

（续表）

专业设置	学制（年）	2012年毕业生数	2012年招生数	在校生数
护理学	5	130	449	1789
药学	4	123	123	498
中药学	4	274	226	1199
中草药栽培与鉴定	4	48	50	183
信息管理与信息系统	4	50	57	209
市场营销	4	165	143	537
公共事业管理	4	0	55	108
合计	/	2693	3509	14590

注：上表为本专科学生数。

研究生教育

在校硕士研究生2291人，2012年招收硕士研究生869人，毕业1060人。

在校博士研究生229人，2012年招收博士研究生68人，毕业57人。

硕士学位专业设置：马克思主义中国化研究、应用心理学、生物医学工程、影像医学与核医学、眼科学、中医基础理论、中医临床基础、中医医史文献、方剂学、中医诊断学、中医内科学、中医外科学、中医骨伤科学、中医妇科学、中医儿科学、中医五官科学、针灸推拿学、中西医结合基础、中西医结合临床、药物化学、药剂学、生药学、药物分析学、微生物与生化药学、药理学、中药学、护理学、内科学、老年医学、妇产科学、外科学、临床医学、工程管理

博士学位专业设置：中医基础理论、中医临床基础、中医医史文献、方剂学、中医诊断学、中医内科学、中医外科学、中医骨伤科学、中医妇科学、中医儿科学、中医五官科学、针灸推拿学、中西医结合基础、中西医结合临床、中药学

重点学科及学科带头人

国家重点学科

中医基础理论：乔明琦

中医医史文献：人王振国

国家重点（培育）学科

中医内科学：尹常健

国家中医药管理局重点学科

中医基础理论：乔明琦

中医文献学：王振国

中医心病学：杨传华

中医脑病学：齐向华

中医肿瘤病学：齐元富

中医妇科学：王冬梅

中医儿科学：李燕宁

中医全科医学：姜建国

针灸学：吴富东

中药药剂学：田景振

中西医结合基础：王世军

中西医结合临床：毕宏生

内经学：王小平

金匮要略：吕翠霞

中医各家学说：张成博

中医健康管理学：张思超

中医教育学：石作荣

中医情志学：张甦颖

中医外治学：高树中

中医康复学：商庆新

中医心理学：张伯华

中医文化学：欧阳兵

中医肝胆病学：李　勇

中医护理学：李　平

中西医结合临床：张　伟

中医预防医学：高　毅

中医男科学：孙　伟

中医预防医学：冯建华

中医眼科学：马晓华

省部级重点学科

中医基础理论：乔明琦

中医医史文献：王振国

中医内学：尹常健

中西医结合基础：王世军

中药学：田景振

针灸推拿学：吴富东

中医儿科学：李燕宁

方剂学：王均宁

中医妇科学：王冬梅

中医外科学：宋爱莉

生药学：李　峰

眼科学：毕宏生

中医骨伤科学：徐展望

中医全科医学：姜建国

重点科研平台及负责人

国家中医药管理局中医药三级科研实验室

中医药经典理论实验室：张惠云

中药质量分析实验室（天然药物实验室）：张惠云

微循环实验室（中西医结合肿瘤防治技术实验室）：王世军

细胞生物学实验室：郑广娟

中药制剂实验室：于维萍

视觉分析实验室：毕宏生

国家中医药管理局重点研究室

辅助生殖技术实验室：孙　伟

中医学术流派重点研究室：王振国

省级工程技术研究中心

高血压病血脉理论及应用：杨传华

山东省中医经方工程技术研究中心：王世军

山东省中药炮制工程技术研究中心：田景振

山东省重点实验室

山东省中药材良种选育工程技术研究中心：张永清

中医药基础研究重点实验室：张惠云

“十二五”强化建设重点实验室

中西医结合眼病防治技术：毕宏生

“十二五”重点实验室

中药资源学：张永清

中西医结合肿瘤防治：王世军

中医心血管病：李运伦

天然药物：张惠云

强化建设人文社会科学基地

中药制剂：杨培民

省级工程实验室

中医文献与文化研究中心：王振国

山东省中药药效物质发现与纯化工程实验室：田景振

附属机构及负责人

附属医院院长：杨传华

第二附属医院院长：葛 明

附属眼科医院：毕宏生

（杨春涛）

【河南中医学院】

党委书记：孙建中

院　　长：郑玉玲

正院级领导：徐玉芳

党委副书记、工会主席：段荣章

党委副书记、纪委书记：郭海波

党委副书记：张丽霞

副 院 长：李建生、刘文第、郭德欣、许二平、付 强

地　　址：河南省郑州市金水路1号（老校址）

河南省郑州市金水东路龙子湖高校园区（新校址）

邮　　编：450008（老校址）

450046（新校址）

电　　话：0371－65945879

传　　真：0371－65944307

电子信箱：dyb@hactcm.edu.cn

网　　址：www.hactcm.edu.cn

专业统计

2012年，学校职工人数1293人。专任教师897人，其中教授174人，副教授377人，讲师412人，助教93人。

专业设置	学制（年）	2012年毕业生数	2012年招生数	在校生数
专科				
计算机应用技术	2	60	0	60
计算机网络技术	2	0	0	4
计算机信息管理	2	0	0	41
软件技术	2	0	0	0
图形图像制作	2	20	0	20
本科				
英语（医学英语）	4	73	107	382
计算机科学与技术	4	51	108	363
制药工程	4	82	85	337
制药工程（中药制药）	4	76	0	158
预防医学（营养与食品卫生）	5	70	77	333
中医学	5	259	156	1092
中医学（中医骨伤科学）	5	170	202	991
中医学（中外联合办学）	5	67	0	67
针灸推拿学	5	170	123	774
针灸推拿学（英语方向）	5	74	0	196
针灸推拿学（中外联合办学）	5	22	0	15
针灸推拿学（中国功夫）	5	0	0	600
中西医临床医学	5	649	739	1756
中西医临床医学（康复治疗学）	5	83	0	312
中西医临床医学（五官科学）	5	0	0	62
中西医临床医学（农村全科医师）	5	0	121	845
中西医临床医学（定向农村全科医师）	5	0	0	143
中西医临床医学（医学心理学）	5	55	57	229
中西医临床医学（中外联合办学）	5	0	0	3
护理学（中西医结合）	4	152	158	783
护理学（护理英语）	4	79	79	319
护理学（护理日语）	4	39	59	209
护理学（中外联合办学）	4	0	0	37
护理学（中外联合办学）	5	0	0	280
药学	4	85	116	440
中药学	4	87	87	414
中药学（中药学英语）	4	77	0	77
药物制剂	4	103	82	346
信息管理与信息系统	4	30	141	243
市场营销（医药贸易）	4	109	161	556
市场营销（医药文化产业管理）	4	0	0	86

（续表）

专业设置	学制（年）	2012年毕业生数	2012年招生数	在校生数
公共事业管理（医药编辑出版）	4	0	84	230
公共事业管理（卫生事业管理）	4	116	80	422
公共事业管理（健康保险）	4	0	82	315
中医学	3	121	78	273
针灸推拿学	3	126	130	462
中药学	2	192	184	376
合计	/	3060	3296	14651

注：上表为本专科学生数。

研究生教育

在校硕士研究生1238人，2012年招收硕士研究生437人，毕业363人。

硕士学位专业设置：中医基础理论、中医临床基础、中医内科学、中医外科学、中医妇科学、中医五官科学、中西医结合基础、药物化学、药剂学、生药学、病理学与病理生理学、思想政治教育、马克思主义基本原理、麻醉学、中医诊断学、中医医史文献、方剂学、中医骨伤科学、中医儿科学、针灸推拿学、中西医结合临床、药物分析学、药理学、中药学、康复医学与理疗学、马克思主义中国化研究、方剂学、民族医学、微生物与生化药学、人体解剖与组织胚胎学、免疫学、病原生物学、运动医学、法医学、放射医学、航空航天与航海医学、内科学、儿科学、国外马克思研究、急诊医学、老年医学、神经医学、精神病与精神卫生学、皮肤病与性病学、影像医学与核医学、临床检验诊断学、护理学、外科学、妇产科学、眼科学、耳鼻咽喉科学、肿瘤学、中国近现代史基本问题研究

重点学科及学科带头人

局级重点学科

中医基础理论：司富春

方剂学：王　付

伤寒学：王振亮

中医各家学说：徐江雁

中医预防医学：申　杰

中药化学：冯卫生

中药鉴定学：陈随清

中医实验动物学：苗明三

中医儿科学：丁　樱

中医肝胆病学：赵文霞

中医肺病学：李建生

临床中药学：李学林

中医传染病学：李　真

中医脑病学：王新志

中医康复学：冯晓东

中医护理学：秦元梅

中医心病学：韩丽华

全科医学：孟　毅

中医妇科学：傅金英

中医养生学：侯江红

中医男科学：孙自学

针灸学：高希言

推拿学；王华兰

中医文化学：郭德欣

省级重点学科

基础医学：朱艳琴

药学：苗明三

中药学：冯卫生

无机化学：杨怀霞

临床医学：关怀敏

中医学：李建生

中西医结合：朱明军

护理学：秦元梅

公共管理：谢世平

思想政治教育：李　艳

省级重点学科覆盖二级学科

临床检验与诊断学：孟　毅

中医儿科学：侯江红

中医妇科学：傅金英

中医骨伤科学：杨　豪

中医内科学：王振涛

中医外科学：席作武

中医五官科学：张凤梅

病理与病理生理学：李瑞琴

病原生物学：张小莉

方剂学：王　付

人体解剖与组织胚胎学：游言文

中西医结合基础：杨丽萍

中医基础理论：司富春

中医临床基础：王振亮

中医医史文献：徐江雁

中医诊断学：谢文英

高等教育管理：贾成祥

社会医学与卫生事业管理：谢世平

运动医学：翟向阳

临床中药学：崔　瑛

药剂学：贾永艳

药理学：苗明三

药物分析学：白　雁

中药化学：冯卫生

中药鉴定学：陈随清

中药炮制学：张振凌

中药资源学：董诚明

康复医学与理疗学：冯晓东

中西医结合临床：张　翥

中医儿科学：丁　樱

中医骨伤科学：李慧英

中医内科学：赵文霞

中医外科学：刘佃温

中医五官科：学李莹

针灸推拿学：高希言

中医骨伤科学：李　康

中医内科学：周立华

校级重点学科

生物化学与分子生物学：郑晓珂

生理学：高剑峰

有机化学：武雪芬

制药工程：王宪龄

数学：崔红新

中药药剂学：贾永艳

临床检验诊断学：卢依平

中医急诊学：崔应麟

西医外科学：王世东
中医护理学：刘　静
心理学：许振国
工商管理：张丽青
英语语言文学：郭先英
计算机应用技术：王晓鹏
民族传统体育学：孙再玲
成人教育学：谢有良
中医哲学：张玉清

重点实验室及负责人

科技部国际科技合作基地

河南中医学院：李　真

国家中医临床研究基地

河南中医学院第一附属医院：李　真

国家中医药管理局中医药国际合作基地

河南中医学院第一附属医院：李　真

国家中医药管理局重点研究室

中医药防治艾滋病研究室：郭会军
中医心血管病研究室：郭会军

国家中医药管理局中医药科研三级实验室

艾滋病检测实验室：郭会军
中药制剂实验室：王又红
病理（肾脏）实验室：丁　樱
中药药理（呼吸）实验室：李素云
中药质量分析实验室：刘　伟
中药药理实验室：白　明

世界针灸学会联合会教育基地

世界针灸联合会：路　玫

河南省重点实验室

河南省中医药防治感染病重点实验室：李　真
河南省中药资源与中药化学重点实验室：陈随清

河南省工程技术研究中心

河南省中药材开发工程技术研究中心：冯卫生
河南省中药质量控制与评价工程技术研究中心：白　雁

产学研共建工程研发创新平台

道地药材深加工河南省工程实验室：苗明三

博士后科研工作站

河南中医学院第一附属医院：李　真

河南省高校人文社科重点研究基地

中医药与经济社会发展研究中心：徐江雁

河南省高校重点实验室培育基地

河南省高校中医药防治老年病重点实验室培育基地：李建生
中药药效评价与中药深加工重点实验室（教育部重点实验室培育基地）：苗明三
中医方证信号传导实验室（河南省重点实验室培育基地）：司富春

河南省高校重点学科开放实验室

河南省高校中医内科学重点学科开放实验室：李建生
河南省高校中药学重点学科开放实验室：冯卫生
河南省高校药效评价开放实验室：苗明三

河南省高校工程技术研究中心

河南省高校中药材开发工程技术研究中心：冯卫生
河南省高校中药质量控制与评价工程技术研究中心：白　雁
河南省高校药效评价工程技术研究中心：苗明三

河南省非物质文化遗产研究基地

河南中医学院：徐江雁

河南省全科医生培养基地

河南省卫生厅：韩丽华

郑州市重点实验室

郑州市组分中药重点实验室：白　明
郑州市针灸临床重点实验室：王民集
郑州市中医药转化医学重点实验室：苗艳艳

校级重点实验室

预防医学研究与评价中心：申　杰
中原医学研究中心：徐江雁
儿科研究所：丁　樱
经方研究所：王　付
针灸基础研究所：王民集
中医诊断研究所：王国斌
中药制药工程研究所：王宪龄
肿瘤研究所：王祥麒
血管病研究所：王新志
互联网应用技术研究所：刘文第
中医药外语研究所：刘　伟
中医外科研究所：刘佃温
中药制剂研究所：刘雅敏
中医生殖医学研究所：刘自学
中西医结合研究所：朱明军
中医药文献研究所：许敬生
名医学术思想传承研究所：张文学
眩晕病研究所：张怀亮
中医药信息化研究所：张佩江
中药饮片炮制研究所：张振凌
糖尿病研究所：李　真
中医骨伤研究所：李　沛
急诊医学研究所：李连章
老年医学研究所：李建生
李振华学术思想研究所：李郑生
呼吸病研究所：李素云
中西医结合心血管病研究所：杜挺海
邵经明学术思想研究所：邵素菊
黄帝内经研究所：周发祥
药物研究所：苗明三
中医“治未病”理论与应用研究所：洪素兰
消化病研究所：赵文霞
中医风湿病研究所：郭会卿
热病研究所：郭选贤
本草研究所：崔　瑛
中医理论与临床应用研究所：崔应珉
中医妇科研究所：傅金英
艾滋病研究所：彭　勃
肝病研究所：禄保平
心血管病研究所：韩丽华
红外谱技术应用研究室：白　雁
中药质量标准及药效物质基础研究室：李喜凤
中药质量分析研究室：刘　伟
临床药理研究室：张　宾
医药统计研究室：崔红新
天然药物结构修饰与新药研究室：杨　云
周围血管病研究室：周　涛
肛肠病研究室：刘佃温
皮肤病研究室：孟　丽
脑病研究室：常学辉
针灸临床研究室：邵素梅
心力衰竭研究室：金先红
推拿研究室：王华兰
中西医结合帕金森病研究所：周云枝

中医基础研究所：司富春

张磊学术经验研究所：孙玉信

卫生管理研究所：张丽青

中药研究所：陈随清

中医药民间疗法研究所：侯士良

应用心理学研究所：徐玉芳

附属机构及负责人

河南中医学院第一附属医院党委书记：郭新民

河南中医学院第一附属医院院长：朱明军

河南中医学院第二附属医院党委书记：王海亮

河南中医学院第二附属医院院长：韩丽华

河南中医学院第三附属医院党委书记：李庆海

河南中医学院第三附属医院院长：田 力

（张顺超）

【湖北中医药大学】

党委书记：汪 华

校 长：王 华

党委副书记：张良玉、李水清

副 校 长：王 平、黄必胜、陈运中

纪委书记：陈建华

正校级干部：尹 舲

中医临床学院院长：李家庚

管理学院院长：黄明安

临床医学院常务副院长：向 楠

人文学院院长：胡 真

针灸骨伤学院院长：陈邦国

国际教育学院院长：付 萍

药学院院长：郑国华

基础医学院院长：邹小娟

检验学院院长：宁 勇

护理学院院长：胡 慧

信息工程学院院长：赵 臻

职业技术学院院长：童思雄

外语系主任：刘殿刚

继续教育学院院长：蒋冠斌

体育课部主任：于 勇

地 址：湖北省武汉市洪山区黄家湖西路1号

邮 编：430065

电 话：027－68890088

传 真：027－68890017

电子信箱：Webmaster@hbtcm.edu.cn

网 址：www.hbtcm.edu.cn

专业统计

2012年，学校职工人数1183人。专任教师856人，其中教授127人，副教授272人，讲师366人，助教282人。

专业设置	学制（年）	2012年毕业生数	2012年招生数	在校生数
高中起点本科				
英语	4	99	116	380
生物技术	4	90	54	230
应用心理学	4	89	83	285
医学信息工程	4	40	107	424
制药工程	4	149	117	427
卫生检验	4	38	58	203
医学检验	4	125	130	625
中医学	7	53	35	174
中医学（中西医结合）	7	52	50	211
中医学（针灸推拿学）	7	42	38	113
中医学（中医骨伤方向）	7	5	0	63
中医学	5	82	252	1168
中医学（中医骨伤方向）	5	63	124	615
中医学（美容康复方向）	5	50	63	445
针灸推拿学	5	58	136	624
针灸推拿学（针刀医学方向）	5	45	61	261
针灸推拿学（涉外方向）	5	0	64	468
中西医临床医学	5	182	259	1814
中西医临床医学（全科医学方向）	5	0	61	186
护理学	4	107	302	963
护理学（涉外方向）	5	0	0	311
药学	4	123	243	937
中药学	4	66	207	722
药物制剂	4	66	112	498
中药资源与开发	4	22	102	332

（续表）

专业设置	学制（年）	2012年毕业生数	2012年招生数	在校生数
信息管理与信息系统	4	66	93	262
市场营销	4	119	109	458
市场营销（医药国际贸易方向）	4	0	120	120
市场营销（物流方向）	4	72	57	259
公共事业管理	4	42	124	354
公共事业管理（医疗保险方向）	4	59	72	268
公共事业管理（医事法学方向）	4	59	80	266
小计	/	2109	3439	14466
专科起点本科				
医学检验	2	67	74	144
中医学	3	28	29	80
针灸推拿学	3	73	68	194
护理学	2	27	26	63
药学	2	63	59	109
中药学	2	12	10	17
市场营销	2	32	24	46
小计	/	302	290	653
专科				
中药制药技术	3	49	97	185
食品营养与检测	3	18	6	57
医药营销	3	92	107	310
针灸推拿	3	79	118	320
护理	3	203	92	610
药学	3	143	149	476
医学检验技术	3	124	105	304
医疗美容技术	3	0	39	238
卫生检验与检疫技术	3	26	0	32
小计	/	734	713	2532
合计	/	3145	4442	17651

注：上表为本专科学生数。

研究生教育

在校硕士研究生952人，2012年招收硕士研究生257人，毕业482人。

在校博士研究生164人，2012年招收博士研究生53人，毕业45人。

硕士学位专业设置：中医基础理论、中医临床基础、中医医史文献、方剂学、中医诊断学、中医内科学、中医外科学、中医骨伤科学、中医妇科学、中医儿科学、针灸推拿学、中医五官科学、中西医结合基础、中西医结合临床、药物化学、药剂学、生药学、药物分析学、药理学、微生物与生化药学、中药学、临床检验诊断学、管理科学与工程

博士学位专业设置：中医基础理论、中医临床基础、中医医史文献、方剂学、中医诊断学、中医内科学、中医外科学、中医骨伤科学、中医妇科学、中医儿科学、针灸推拿学、中医五官科学、中药学

重点学科及学科带头人

国家中医药管理局重点学科

针灸学：王　华

内经学：王　平

伤寒学：李家庚

中医肝胆病学：盛国光

中医肾病学：王小琴

中医脑病学：董梦久

中医药信息学：赵　臻

中医诊断学：邹小娟

临床中药学：周祯祥

中药炮治学：刘艳菊

药用矿物学：黄必胜

中医文化学：胡　真

中医护理学：胡　慧

中医传染病学：陈盛铎

中医老年病学：甘爱萍

省级重点优势学科

中医学：王　华

省级重点特色学科

中药学：郑国华

省级重点培育学科

护理学：胡　慧

校级重点学科

思想政治教育：汪　华

中西医结合基础：陈泽斌

生物化学与分子生物学：姚群峰

生药学：潘宏林

中药化学：卢金清

中药炮制学：刘艳菊

社会医学与卫生事业管理：黄明安

重点实验室及负责人

教育部重点实验室

中药资源与中药复方重点实验室：方念伯

国家中医药管理局中医药科研三级实验室

中药药理科研实验室：陈　刚

细胞分子生物学实验室：李瀚旻

中药化学实验室：方念伯

国家中医药管理局重点研究室

老年性痴呆醒脑益智重点研究室：王　平

慢性肝病肝肾论治重点研究室：盛国光

湖北省重点实验室及工程技术研究中心

湖北省中药资源与中药化学重点研究室：刘焱文

湖北中小企业共性技术中药工程研发推广中心：刘焱文

湖北省中药标准化工程技术研究中心：方念伯

武汉市科技局重点实验室

武汉市中药创新与规范化工程技术研究中心：刘焱文

武汉市中药现代化共性关键技术中试平台：刘焱文

校企合作实验室

湖北省药用植物校企共建研发中心共建中药新药研究室：刘焱文

（陈　军）

【湖南中医药大学】

党委书记、研究院党委书记：黄惠勇

党委副书记、校长：廖端芳

研究院党委副书记、院长、学校党委委员、副校长、工会主席：谭达全

党委副书记、副校长、研究院副院长：政德

党委副书记、研究院党委副书记：秦裕辉

党委委员、副校长、研究院副院长：周小青

党委委员、纪委书记：肖小芹

副校长：何清湖

党委委员、副校长：葛金文、谭元生、彭清华、柏正平

正厅级督导员：吕祖建、蒋士生

中医学院院长：喻　嵘

中西医结合学院院长：邓常青

药学院院长：李顺祥

管理与信息工程学院党委书记：余建明

护理学院院长：陈　燕

湘杏学院院长：李木清

针灸推拿学院副院长：李铁浪

继续教育学院院长：陈革新

人文社科学院院长：毛新志

体育艺术部书记、主任：汪利人

研究生教育学院书记、院长：阳仁达

国际教育学院副院长：李江山

第一中医临床学院院长：谭元生

第二中医临床学院院长：肖四旺

医学院书记：肖子曾

医学院院长：张秋雁

临床医学院院长：谭李红

洛阳正骨学院院长：杜大信

地　　址：湖南长沙市岳麓区含浦科教园学士路300号含浦校区（主校区）
湖南省长沙市韶山中路113号（东塘校区）

邮　　编：410208（主校区）
410007（东塘校区）

电　　话：0731－88458000

传　　真：0731－88458111

电子信箱：hnutcm@163.com

网　　址：www.hnctcm.edu.cn

专业统计

2012年，学校职工人数985人。专任教师746人，其中教授142人，副教授169人，讲师240人，助教72人。

专业设置	学制（年）	2012年毕业生数	2012年招生数	在校生数
英语	4	72	44	200
应用心理学	4	80	50	268
计算机科学与技术	4	50	44	162
制药工程	4	60	60	236
食品科学与工程	4	0	43	176
生物工程	4	50	47	194
临床医学	5	167	320	1157
医学影像学	5	72	144	589
医学检验	4	55	60	247
康复治疗学	4	53	74	210
口腔医学	5	75	70	385
中医学	7	194	348	1118
中医学	5	219	356	1519
针灸推拿学	5	87	166	629
中西医临床医学	5	272	275	923

（续表）

专业设置	学制（年）	2012年毕业生数	2012年招生数	在校生数
护理学	4	200	180	960
药学	4	137	188	745
中药学	4	114	104	546
药物制剂	4	67	56	235
中药资源与开发	4	38	44	153
市场营销	4	65	54	286
公共事业管理	4	60	46	171
针灸推拿学（专科）	3	0	40	113
中药学（专科）	3	74	41	120
护理学（专科）	3	173	102	360
湘杏学院应用心理学	4	44	34	115
湘杏学院制药工程	4	35	29	96
湘杏学院生物工程	4	12	13	36
湘杏学院医学影像学	5	30	0	160
湘杏学院中医学	5	139	292	1 343
湘杏学院针灸推拿学	5	34	108	419
湘杏学院中西医临床医学	5	423	437	2 367
湘杏学院护理学	4	192	266	1190
湘杏学院药学	4	84	90	365
湘杏学院中药学	4	16	23	61
湘杏学院药物制剂	4	23	10	38
湘杏学院市场营销	4	9	17	20
合计	/	3475	4275	17912

注：上表为本专科学生数。

研究生教育

在校硕士研究生1417人，其中本硕连读6、7年级学生371人，在职研究生145人。2012年招收硕士研究生595人，其中本硕连读6年级学生194人，在职研究生59人。2012年毕业454人，其中在职研究生50人。

在校博士研究生177人，2012年招收博士研究生63人，毕业50人。

硕士学位专业设置：中医基础理论、中医临床基础、中医医史文献、方剂学、中医诊断学、中医内科学、中医外科学、中医骨伤科学、中医妇科学、中医儿科学、中医五官科学、针灸推拿学、民族医学、中西医结合基础、中西医结合临床、药理学、药物分析学、药物化学、药剂学、生药学、微生物与生化药学、全科医学、马克思主义中国化、中医药膳学、中医药信息学、医药经济与管理、中药制药工程、中药生物工程、中西医结合精神病学、中西医结合护理学

博士学位专业设置：中医基础理论、中医临床基础、中医医史文献、方剂学、中医诊断学、中医内科学、中医外科学、中医骨伤科学、中医妇科学、中医儿科学、中医五官科学、针灸推拿学、民族医学、中西医结合临床、中医亚健康、中医肿瘤

重点学科及学科带头人

国家重点学科

中医诊断学：周小青

国家中医管理局重点学科

中医诊断学：周小青

中医眼科学：彭清华

中医皮肤科学：杨志波

中医肿瘤病学：蒋益兰

中医妇科学：雷　磊

中医肝胆病学：孙克伟

针灸学：常小荣

中西医结合临床（心脑疾病）：葛金文

中药药剂学：夏新华

方剂学：贺又舜

药用植物学：李顺祥

中医药信息学：晏峻峰

中医老年病学：卜献春

中医骨伤科学：仇湘中

中医儿科：王孟清

中医康复学：张　泓

各家学说：黄政德

中医男科学：何清湖

中医耳鼻喉科：朱镇华

推拿学：常小荣

中药炮制学：蒋孟良

中医肛肠病学：何永恒

湖南省优势特色重点学科

中医诊断学：周小青

中医内科学：蔡光先、黄政德

湖南省重点学科

中医诊断学：周小青

中医内科学：蔡光先、黄政德

中医外科学：杨志波

中医五官科学：田道法

中西医结合临床：何清湖

针灸推拿学：常小荣

方剂学：贺又舜

中药学：李顺祥、郭建生

药学：廖端芳

中西医结合基础：葛金文

"十二五"校级重点学科

人体解剖学与组织胚胎学：陈安

病原生物学：卢芳国

病理学与病理生理学：张 熙

中医基础理论：谭达全

中医临床基础：赵国荣

药物分析学：刘向前

中医儿科学：王孟清

生物工程：鲁耀邦

推拿学：李江山

护理学：陈 燕

马克思主义中国化：叶利军

中医心理学：谢静涛

社会医学与卫生事业管理：宁德斌

中医药信息学：晏峻峰

口腔医学：谭 劲

中西医结合临床（骨伤科学）：卢 敏

中医骨伤科学：肖四旺

肿瘤学：徐基平

重点实验室及负责人

国家级重点实验室

国家中医临床研究基地国家肝病临床研究基地：谭元生

国家重点实验室培育基地湖南省中药粉体与创新药物重点实验室：蔡光先

国家发改委工程实验室中药粉体关键技术及装备国家地方联合工程实验室：蔡光先

教育部工程研究中心

医药粉体技术教育部工程研究中心：张水寒

教育部重点实验室

中医内科学重点实验室：蔡光先

国家中医管理局重点研究室

超微中药临床应用重点研究室：张水寒

经脉－脏腑相关重点研究室：常小荣

国家中医药管理局中医药科研三级实验室

血管生物学实验室：严 杰

病理生理实验室：顾 星

中药制剂实验室：王实强

中药药理实验室：郑 兵

针灸生物信息分析实验室：岳增辉

分子病理与药理实验室：雷 磊

中药药性与药效实验室：鲁耀邦

中药质量与资源实验室：刘塔斯

肝脏病理与细胞免疫实验室：孙克伟

中药药理与药效组分筛选（心血管病）实验室：谭元生

皮肤免疫病理学实验室：杨志波

国家中医药管理局中医药科研二级实验室

显微形态学实验室：熊艾君

分子生物学实验室：刘群良

病原微生物实验室：伍参荣

骨伤治疗技术实验室：田心义

中药化学实验室：杜方麓

中药生药学实验室：周日宝

干细胞中药调控与应用实验室：廖端芳

湖南省重点实验室

中医诊断学实验室：周小青

中药有毒有害物质快速检测及脱除工程技术研究中心：廖端芳

湖南省工程技术中心

中药超微技术湖南省工程技术中心：张水寒

中药超微技术工程中心：蔡光先

中药有毒物质防控技术湖南省工程实验室：廖端芳

湖南省教育厅高校重点实验室

中医病证实验室：赵新广

中药现代化研究实验室：郭建生

中医内科学实验室：蔡光先

针灸生物信息分析实验室：岳增辉

细胞生物学与分子技术实验室：葛金文

湖南省中医药管理局重点研究室

重型肝炎证治研究室：孙克伟

中医皮肤性病特色疗法研究室：杨志波

肿瘤研究室：蒋益兰

附属机构及负责人

湖南中医药大学第一附属医院（直属）党委书记：郭志华

湖南中医药大学第一附属医院（直属）院长：谭元生

湖南中医药大学第二附属医院（直属）党委书记：伍一文

湖南中医药大学第二附属医院（直属）院长：肖四旺

湖南中医药大学附属中西医结合医院（直属）党委书记：朱克俭

湖南中医药大学附属中西医结合医院（直属）院长：柏正平

湖南中医药大学附属（人民）医院（非直属）党委书记：龚跃平

湖南中医药大学附属（人民）医院（非直属）院长：谭李红

湖南中医药大学附属衡阳医院（非直属）党委书记：龙双才

湖南中医药大学附属衡阳医院（非直属）院长：王诚喜

湖南中医药大学附属常德医院（非直属）院长：邵先舫

湖南中医药大学附属常德医院（非直属）党委副书记：刘志军

湖南中医药大学附属洛阳正骨医院（非直属）党委书记：高书图

湖南中医药大学附属洛阳正骨医院（非直属）院长：杜天信

湖南中医药大学附属宁乡人民医院（非直属）党委书记：李梅良

湖南中医药大学附属宁乡人民医院（非直属）院长：文大志

湖南中医药大学附属岳阳中医院（非直属）党委书记：邓寅风

湖南中医药大学附属岳阳中医院（非直属）院长：向明波

湖南中医药大学附属第二中西医结合医院（非直属）党委书记：盛志新

湖南中医药大学附属第二中西医结合医院（非直属）院长：周平

湖南中医药大学附属垫江医院（非直属）党委书记兼院长：刘明怀

湖南中医药大学附属福田中医院（非直属）党委书记：罗建良

湖南中医药大学附属福田中医院（非直属）院长：张天奉

（孟 瑛）

【广州中医药大学】

党委书记：黄　斌

校　　长：王省良

党委副书记：王省良、孙晓生、陈英华

副 校 长：王宁生、陈蔚文、刘晟、刘小虹、郭　姣、许能贵

第一临床医学院（第一附属医院）院长：樊粤光

第二临床医学院（第二附属医院、广东省中医院、广东省中医药科学院）院长：陈达灿

第三临床医学院（第三附属医院）院长：谢华民

国际学院（外事处、港澳台事务办）院长：王洪琦

基础医学院院长：郑　洪

中药学院院长：赖小平

针灸推拿学院院长：李素荷

经济与管理学院院长：邱鸿钟

人文社科学院（思想政治理论课教学部）院长：李悦书

护理学院院长：李伊为

医学信息工程学院院长：刘东辉

职业技术学院（广东省中医药职业学院、继续教育学院）院长：黄水清

体育健康学院院长：潘华山

脾胃研究所所长：陈蔚文

热带医学研究所所长：符林春

临床药理研究所所长：王　奇

高等教育研究所（中医药发展研究中心）所长、主任：陈建南

中药资源科学与工程研究中心副主任：詹若挺

实验动物中心主任：王　萧

博物馆馆长：蓝韶清

图书馆馆长：张　正

地　　址：广东省广州市番禺区广州大学城外环东路232号（主校区）
广东省广州市白云区机场路12号（三元里校区）

邮　　编：510006（主校区）
510405（三元里校区）

电　　话：020－39358190

传　　真：020－39359999

电子信箱：xuzw@ gzhtcm. edu. cn

网　　址：www. gzhtcm. edu. cn

专业统计

2012年，学校本部教职工人数1075人。专任教师628人，其中教授158人，副教授194人，讲师221人，助教34人。

专业名称	学制（年）	2012年毕业生数	2012年招生数	在校生数
中医学	7	276	212	1193
中医学	5	510	755	3257
针灸推拿学	5	100	132	597
中西医临床医学	5	153	161	938
国际经济与贸易	4	176	249	747
体育教育	4	91	131	470
英语	4	60	116	419
应用心理学	4	98	92	378
计算机科学与技术	4	110	107	539
制药工程（中药）	4	202	86	690
康复治疗学	4	57	61	234
护理学	4	219	212	797
药学	4	107	109	432
中药学	4	296	289	1193
药物制剂	4	89	90	352
中药资源与开发	4	72	43	215
中药制药	4	0	70	99
公共事业管理	4	104	114	453
医学信息工程	4	0	58	58
针灸推拿	3	244	90	335
护理（高级护理）	3	258	73	298
中药	3	219	51	189
医疗美容技术	3	107	51	160
合计	/	3548	3352	14043

注：上表为本专科学生数。

研究生教育

在校硕士研究生2618人，2012年招收硕士研究生944人，毕业789人。

在校博士研究生851人，2012年招收博士研究生269人，毕业262人。

硕士学位专业设置：中医妇科学、中医内科学、中医临床基础、针灸推拿学、中医基础理论、中医骨伤科学、中医诊断学、中医医史文献、中医五官科学、方剂学、中医儿科学、中医外科学、中西医结合临床、中西医结合基础、中药学、药剂学、生药学、药物分析学、药物化学、微生物与生化药学、药理学、科学技术哲学、社会医学与卫生事业管理、思想政治教育、影像医学与核医学、麻醉学、临床检验诊断学、内科学、儿科学、老年医学、神经病学、精神病与精神卫生学、皮肤病学与性病学、外科学、妇产科学、眼科学、耳鼻喉科学、肿瘤学、康复医学与理疗学、运动医学、急诊医学、临床护理学、基础护理学、社区护理学、护理教育学、全科医学

博士学位专业设置：中医基础理论、中医临床基础、中医诊断学、方剂学、中医医史文献、中医内科学、中医外科学、中医儿科学、中医妇科学、中医骨伤科学、中医五官科学、针灸推拿学、中西医结合基础、中西医结合临床、中药学、中医养生学、中医康复学、中医肿瘤学、中医心理学

重点学科及学科带头人

国家级重点学科

中医学（一级学科）：徐志伟

中医临床基础（二级学科）：林培政

中医内科学（二级学科）：冼绍祥

中医骨伤科学（二级学科）：樊粤光

中医妇科学（二级学科）：罗颂平

中医基础理论（二级学科）：徐志伟

国家中医药管理局重点学科

伤寒学（第一附属医院）：李赛美

中医妇科学（第一附属医院）：罗颂平

中医骨伤科学（第一附属医院）：樊粤光

中医脾胃病学（第一附属医院）：刘凤斌

金匮要略（第一附属医院）：林昌松

温病学（第一附属医院）：吴智兵

中医儿科学（第一附属医院）：许华

中医预防医学（第一附属医院）：陈瑞芳

中医心病学（广东省中医院）：阮新民

中医脑病学（广东省中医院）：黄　燕

中医皮肤病学（广东省中医院）：范瑞强

中医急诊学（广东省中医院）：罗　翌

中医肛肠病学（第二附属医院）：罗湛滨

中医耳鼻喉科学（第二附属医院）：李云英

中医传染病学（第二附属医院）：池晓玲

中医预防医学（第二附属医院）：林嬿钊

中医神志病学（第二附属医院）：李　艳

中医养生学（第二附属医院）：杨志敏

中药药剂学（校本部）：赖小平

中药药理学（校本部）：陈蔚文

中医护理学（校本部）：陈佩仪

中医养生学（校本部）：刘焕兰

中医心理学（校本部）：邱鸿钟

临床中药学（校本部）：吴庆光

中医药信息学（校本部）：刘东辉

省级重点学科

中医学（一级学科）：徐志伟

中药学（一级学科）：陈蔚文

中西医结合基础（二级学科）：王宁生

重点实验室及负责人

国家发展计划委员会重点实验室

国家中药现代化工程技术研究中心（合作）：赖小平

科技部重点实验室

新药（中药）安全评价研究重点实验室：王宁生

国家新药（中药）临床试验研究中心：赖世隆

教育部重点实验室

教育部现代中成药工程研究中心：陈英华

中药资源科学：陈蔚文

国家中医药管理局中医药科研三级实验室

中药药理实验室：郑广娟

中药药理（消化）实验室：陈蔚文

原虫与病毒实验室：符林春

中药制剂实验室：丘小惠

分子生物学实验室：韩　凌

细胞生物学实验室：方永奇

免疫实验室：王培训

中药化学实验室：赖小平

中药药理（药效评价）实验室：吴清和

中药药代动力学实验室：曾　星

国家食品药品监督管理局重点实验室

国家食品药品临床研究基地（一院）：张惠臣

国家食品药品临床研究基地（二院）：赖世隆

国家食品药品临床研究基地（粤海医院）：符林春

国家食品药品监督管理局药品临床研究培训中心：赖世隆

广东省科技厅重点实验室

广东省中医治法与中药创制研究重点实验室：徐志伟

广东省代谢性疾病中医药防治重点实验室：郭　姣

广东省中医证候临床研究重点实验室：罗云坚

新药非临床安全评价中心：王宁生

新药临床实验研究中心：赖世隆

广东省中医急症研究重点实验室：罗云坚

广东省海洋药物重点实验室GLP药理毒理实验室（合作）：王宁生

广东省新药筛选重点实验室：赖小平

遗传工程小鼠资源库技术平台（合作）：邹移海

广东省教育厅重点实验室

中医疑难病证重点实验室：林培政

中药资源科学：陈蔚文

中药有效性与安全性研究重点实验室：王宁生

中医女性生殖调节与安全性研究：罗颂平

广州市科技局重点实验室

中药新药研发重点实验室：赖小平

附属机构及负责人

第一附属医院院长：樊粤光

第二附属医院（广东省中医院）院长：陈达灿

第三附属医院院长：谢华民

附属粤海医院院长：黄德裕（聘任）

广州中医药大学祈福医院院长：彭磷基

附属深圳中医院院长：李顺民

附属中山中医院院长：林　棉

附属广州中医院院长：黄德弘

附属佛山中医院院长：刘效仿

附属广东第二中医院院长：涂瑶生

附属南海妇产儿童医院院长：潘佩光

附属茂名中医院院长：黎治荣

附属湛江第一中医院院长：蔡柏

附属湛江第二中医院院长：肖波

附属台山中医院院长：黄长联

附属广州中西医结合医院院长：熊传银

附属东莞中医院院长：郑志文

附属新会中医院院长：陈小龙

附属广东中西医结合医院院长：谢　兵

附属汕头中医院院长：郑衍平

附属顺德中医院院长：林永刚

附属南海中医院院长：陈少仕

附属重庆北碚中医院院长：尹平

附属清远中医院院长：冯伟勋

附属三亚中医院院长：刘德喜

附属深圳宝安区中医院院长：林晓生

（林　辉、陈麦秋）

【广西中医药大学】

党委书记：朱　华

校　　长：唐　农

党委副书记：董塔健

党委副书记、纪委书记：杨连招

副 校 长：罗伟生、吴琪俊、庞宇舟、冷　静、戴　铭

副厅级领导：项光谋、李培春、邓家刚、陈雪斌

基础医学院：龚名师、林　江

药学院：王　勤、陈　勇

壮医药学院：林　辰

瑶医药学院：李　彤

骨伤学院：周红海

针灸推拿学院：蒋闽义、范郁山

研究生学院：吴　林、姜建萍

人文社科学院：李怀泽、韦兆钧

成人教育学院：韦艾凌、何天富

高等职业技术学院：邓远美

国际合作与交流学院：蒋基昌

护理学院：冼锦华、吴　彬

第一临床医学院：李敏智、黄贵华

瑞康临床医学院：唐友明、梁　健

第三临床医学院（柳州）：蓝宁生、杨建青

桂林临床医学院：陆安权、杨　斌

第五临床医学院（玉林）：李飞鹏、谭　跃

第六临床医学院（梧州）：罗世东、甘秀天

制药工程系：但旭辉、蒋　林

地　　址：广西壮族自治区南宁市西乡塘区明秀东路179号（明秀校区）
广西壮族自治区南宁市青秀区五合大道13号（仙葫校区）

邮　　编：530001（明秀校区）

电　　话：0771－3137577（校办）

传　　真：0771－3137517（校办）

电子信箱：zyd3137577@163.com

网　　址：www.gxtcmu.edu.cn

专业统计

2012年，学校职工人数为5164人（含附属单位）。专任教师854人，其中教授131人，副教授404人，讲师272人，助教47人。

专业设置	学制（年）	2012年毕业生数	2012年招生数	2012年在校生数
本科				
普通本科生	/	1158	1482	5881
其中：女	/	746	1002	3976
高中起点本科	/	1122	1431	5784
公共事业管理（卫生方向）	4	44	51	212
药物制剂	4	0	55	161
药学	4	92	81	324
信息管理与信息系统	4	0	28	76
中药学	4	83	83	317
医学检验	4	0	55	55
临床医学	5	70	130	308
中药资源与开发	4	26	33	110

（续表）

专业设置	学制（年）	2012年毕业生数	2012年招生数	2012年在校生数
市场营销（医药营销方向）	4	52	52	268
口腔医学	5	44	30	100
中西医临床医学	5	89	111	559
中医学	5	116	0	302
中医学（含中医学、骨伤科学方向）	5	0	0	141
中医学（含中医学、骨伤科学、运动医学方向）	5	0	155	165
中医学（定向班）	5	0	50	100
中医学（骨伤科学方向）	5	63	0	151
中医学（传统中医方向）	5	0	22	194
中医学（对外中医方向）	6	56	57	264
中医学（壮医学方向）	5	1	0	178
中医学（运动医学方向）	5	1	0	83
制药工程	4	56	55	148
食品科学与工程	4	50	52	128
生物医学工程	4	0	0	22
应用心理学（医学方向）	5	0	0	70
壮医学	5	0	58	100
针灸推拿学	5	79	95	435
康复治疗学	4	0	26	65
护理学	4	98	77	373
护理学（英语方向）	5	102	75	375
专科起点本科	/	36	51	97
公共事业管理（卫生方向）	2	0	0	1
中药学	2	0	2	3
药学	2	9	8	16
中西医临床医学	3	4	0	2
口腔医学	3	6	8	14
市场营销（医药营销方向）	2	1	4	5
临床医学	3	4	0	0
护理学	2	3	9	12
针灸推拿学	3	9	19	43
食品科学与工程	2	0	1	1
专科				
普通专科	/	893	886	3074
其中：女	/	707	708	2445
高中起点专科	/	816	886	3016
医疗美容技术	3	111	90	344
针灸推拿	3	155	134	541
药学	3	86	105	357
中药	3	0	35	183
护理	3	195	277	810
口腔医学	3	155	156	514
护理（口腔护理方向）	3	42	18	81
医药营销	3	72	45	160
中医骨伤	3	0	26	26
对口招收中职生	0	77	0	58

（续表）

专业设置	学制（年）	2012年毕业生数	2012年招生数	2012年在校生数
护理	2	56	0	56
针灸推拿	2	21	0	2

注：上表为本专科学生数。

研究生教育

在校硕士研究生1058人，2012年招收硕士研究生373人，毕业325人。

硕士学位专业设置：中医基础理论、中西医结合临床、康复医学与理疗学、中医临床基础、内科学、运动医学、中医医史文献、儿科学、麻醉学、方剂学、老年病学、急诊医学、中医诊断学、神经病学、全科医学、中医内科学、精神病与精神卫生学、药物化学、中医外科学、皮肤病与性病学、药剂学、中医骨伤科学、影像医学与核医学、生药学、中医妇科学、临床检验诊断学、药物分析学、中医儿科学、外科学、微生物与生化药学、中医五官科学、妇产科学、药理学、针灸推拿学、眼科学、中药学、民族医学、耳鼻咽喉科学、中西医结合基础、肿瘤学

重点学科及学科带头人

国家中医药管理局重点学科

中医各家学说：戴　铭

中药药理学：谢金鲜

临床中药学：秦华珍

推拿学：庞　军

中医骨伤科学：陈　锋

民族医学（壮医学）：庞宇舟

中西医结合临床（第一临床医学院）：唐　农

中西医结合临床（瑞康临床医学院）：梁　健

中医皮肤病学：周　萌

中医儿科学：王力宁

中医耳鼻喉科学：张　勉

中医急诊学：卢健棋

中医老年病学：莫云秋

中医全科医学：张　春

国家中医药管理局中医药重点培育学科

中医传染病学（第一临床医学院）：毛德文

中医传染病学（瑞康临床医学院）：邓　鑫

中医预防医学：农泽宁

海洋中药学：邓家刚

广西高校重点学科

中药学：邓家刚

中医内科学：唐　农

中西医结合临床：梁　健

壮医药学：庞宇舟

广西中医药大学重点学科

民族医学（壮医药学）：庞宇舟

针灸学：范郁山

中医基础理论：陈贵海

中医诊断学：刘燕平

中药生药学：辛　宁

临床中药学：秦华珍

中医（中西医结合）内科脑病学：刘　泰

中医（中西医结合）内科肝病学：毛德文

中医（中西医结合）内科消化系病学：林寿宁

中医骨伤科学：周红海

中西医结合骨伤科学：陈　锋

广西中医药大学重点扶持学科

经典中医临床研究学科群：刘力红

中医药（含民族医药）产业化发展研究学科群：林　江

教育管理学：黄贵华

重点实验室及负责人

国家中医药管理局中医药科研三级实验室

中（壮）药化学与质量分析实验室：覃洁萍

中药药理实验室：邓家刚

医学分子生物学实验室：韦艾凌

医学分子生物学实验室：周倍伊

自治区金源单位

广西中医药大学中药药效筛选研究中心：邓家刚

自治区级重点实验室

广西中药药效研究重点实验室：邓家刚

广西中医基础研究重点实验室：唐　农

中药学实验教学中心：辛　宁

中西医基础实验教学中心：陈贵海

中医技能实验教学中心：唐　农

护理技能实验教学中心：徐冬英

广西高校重点实验室

药学中心实验室：覃洁萍

中药药理学实验室：郑作文

中医临床研究重点实验室：韦艾凌

国家中医药管理局中医药科研二级实验室

神经行为学实验室：陈贵海

分子生物学实验室：王　坤

中药药效筛选研究实验室：邓家刚

中药药理学实验室：郑作文

中药提取纯化与质量分析实验室：覃洁萍

中药生药学实验室：辛　宁

分子生物医学实验室：韦艾凌

肝病分子生物学实验室：毛德文

脑病免疫生化实验室：刘　泰

细胞分子生物医学实验室：梁　健

消化内镜与病理实验室：林寿宁

骨伤生物力学实验室：崔　伟

附属机构及负责人

广西中医药大学第一附属医院：黄贵华、李敏智

广西中医药大学附属瑞康医院：梁　健、唐友明

广西中医药大学第三附属医院：杨建青、蓝宁生

广西中医药大学附属桂林医院：杨　斌、陆安权

广西中医药大学第五附属医院：谭　跃、李飞鹏

广西中医药大学第六附属医院：甘秀天、罗世东

广西中医药大学附属骨伤医院：杨　渊、韦浩明

广西中医药大学附属贺州医院：贝光明、张　飚

广西中医药大学附属防城港医院：徐　奎

广西中医药大学附属北海市中医医院：唐继华、徐辉才

广西中医药大学制药厂：但旭辉、蒋　林

广西中医药大学附属中医学校：吴　彬、冼锦华

（蓝开宝、刘识文）

【成都中医药大学】

地　　址：四川省成都市温江区柳台大道1166号

邮　　编：611137

电　　话：028－61800000

传　　真：028－61800013

电子信箱：xb@ cdutcm. edu. cn

网　　址：www. cdutcm. edu. cn

专业统计

专业设置	学制（年）	2012年毕业生数	2012年招生数	在校生数
本科				
普通本科生	/	3073	3571	15184
高中起点本科	/	2991	3571	14976
专科起点本科	/	82	0	208
藏医学	5	27	29	66
护理学	5	232	443	2080
护理学	3	18	0	37
藏药学	4	67	50	157
工商管理	2	0	0	7
工商管理	4	0	93	399
临床医学（定向）	5	0	114	234
临床医学	5	193	262	1378
临床医学	3	3	0	34
药物制剂	2	8	0	10
药物制剂	4	85	56	108
中药资源与开发	4	0	59	211
食品质量与安全	2	4	0	10
食品质量与安全	4	64	52	213
药学	2	10	0	18
药学	4	137	57	312
医学信息工程	4	0	46	46
卫生检验	4	0	58	263
卫生检验	2	0	0	9
医学检验	2	17	0	24
医学检验	4	191	256	820
中西医临床医学	5	379	181	1344
应用心理学	4	66	81	379
应用心理学	2	2	0	5
预防医学	4	0	65	120
康复治疗学	5	72	56	373
康复治疗学	3	0	0	12
中医学	3	0	0	6
中医学（定向）	5	0	98	198
中医学	5	302	350	1724
对外汉语	4	61	53	196
生物技术	4	0	52	102
英语	2	1	0	6

（续表）

专业设置	学制（年）	2012 年毕业生数	2012 年招生数	在校生数
英语	4	68	46	215
中药学（基地班）	4	42	49	167
中药学	4	258	171	703
市场营销	4	123	90	416
市场营销	2	8	0	7
植物保护	2	0	0	0
植物保护	4	30	0	34
制药工程	4	67	58	237
生物科学	2	3	0	4
生物科学	4	55	52	220
日语	4	0	45	45
运动人体科学	4	35	0	28
体育教育	4	124	178	540
针灸推拿学	5	133	145	760
针灸推拿学	3	0	0	4
公共事业管理	4	180	115	564
公共事业管理	2	8	0	6
社会体育	2	0	0	9
社会体育	4	0	111	324
专科				
普通专科生	/	1808	1046	4529
医学营养	3	47	69	168
旅游管理	3	55	57	174
中医学	3	54	0	0
针灸推拿	3	0	0	170
护理	3	328	282	889
医学检验技术	3	161	168	436
中药	2	44	0	120
护理	2	272	0	531
卫生监督	3	51	0	91
医疗美容技术	3	0	0	64
卫生检验与检疫技术	3	45	56	198
药学	3	60	98	203
食品营养与检测	3	36	0	0
临床医学	3	144	0	248
心理咨询	3	0	0	0
应用日语	3	24	0	93
社会体育	3	68	0	139
临床医学	3	0	54	54
卫生信息管理	3	43	0	71
医药营销	3	66	112	374
中药制药技术	3	65	0	99
药物制剂技术	3	48	86	86
应用英语	3	30	0	0
医学生物技术	3	37	37	125
康复治疗技术	3	66	27	86
医药营销	2	6	0	36
中药制药技术	2	32	0	74

（续表）

专业设置	学制（年）	2012年毕业生数	2012年招生数	在校生数
康复治疗技术	2	26	0	0
对口招收中职生	/	0	54	54
五年制高职转入	/	380	0	761
高中起点专科	/	1428	992	3714

注：上表为本专科学生数。

研究生教育

在校硕士研究生1863人，2012年招收714人，毕业624人。

在校博士研究生267人，2012年招收91人，毕业84人。

硕士学位专业设置：中药学、中医基础理论、中医五官科学、针灸推拿学、中西医结合临床、民族医学（含藏医学、蒙医学等）、生药学、药物分析学、药剂学、药物化学、中医学、中医骨伤科学、护理学、中西医结合、社会医学与卫生事业管理、药理学、中西医结合基础、中医医史文献、方剂学、中医诊断学、中医内科学、中医外科学、免疫学、康复医学与理疗学、人体解剖与组织胚胎学、马克思主义中国化研究、中医临床基础、中医妇科学、中医儿科学、中医五官科学、中西医结合临床、药物化学、药剂学、康复医学与理疗学、中医外科学、中医骨伤科学、护理学、药理学

博士学位专业设置：中医医史文献、中医诊断学、中医骨伤科学、方剂学、中医五官科学、中西医结合基础、中医诊断学、中医基础理论、中医妇科学、中医妇科学、中医外科学、中医内科学、民族医学、中药学、中医临床基础、针灸推拿学、针灸推拿学、中医儿科学、中西医结合临床

（成都中医药大学）

【重庆医科大学中医学院】

地　　址：重庆市沙坪坝区大学城中路重庆医科大学中医药学院
邮　　编：401331
电　　话：023－65712064
传　　真：023－65712061
电子信箱：zhongyixy@163.com
网　　址：http://202.202.128.32/php/zyy

（重庆医科大学中医学院）

【贵阳中医学院】

党委书记：孔德明
党委副书记、院长：梁光义
党委副书记、纪委书记：袁黔华
党委副书记：王念屏
党委委员、副院长：吴晓黎、吴志刚、苏玉水、滕　红、刘　文
基础医学院院长：张作涛
药学院院长：杜　江
第一临床医学院院长：朱广旗
第二临床医学院常务副院长：凌湘柱
骨伤学院副院长：陈久毅（主持工作）
针灸推拿学院院长：崔　瑾
护理学院院长：段亚平
医学人文学院院长：陈　瑶
职业技术学院院长：韩建民

地　　址：贵州省贵阳市市东路50号（贵阳中医学院）
邮　　编：550002
电　　话：0851－5652678
传　　真：0851－5652789

专业统计

2012年，学院职工人数732人。专任教师431人，其中教授65人，副教授161人，讲师151人，助教54人。

专业设置	学制（年）	2012年毕业生		2012招生数		在校生数	
		二本/高职	三本	二本/高职	三本	二本/高职	三本
中医学	5	64	0	144	0	457	0
中医学（免费定向）	5	0	0	50	0	99	0
中医学（英语方向）	5	0	0	35	0	140	0
中医学（英语方向）	6	33	0	0	0	65	0
中医学（全科医学）	5	0	0	121	0	227	0
中医学（中西医结合英语方向）	6	46	0	0	0	91	0
中西医临床医学	5	178	355	185	362	916	2164
针灸推拿学	5	73	37	109	67	421	309
针灸推拿学（康复治疗方向）	5	0	0	63	0	63	0
针灸推拿学（英语方向）	5	0	0	0	0	0	0
中医学（骨伤方向）	5	77	2	122	99	433	564
护理学	4	165	232	148	105	607	736
护理学（英语方向）	5	0	0	32	0	130	0
护理学（英语方向）	6	48	0	0	0	88	0

（续表）

专业设置	学制（年）	2012 年毕业生		2012 招生数		在校生数	
		二本/高职	三本	二本/高职	三本	二本/高职	三本
法学	4	48	3	42	0	220	0
劳动与社会保障	4	35	0	0	0	0	0
中西医临床医学（4.5+1.5 试点班）	7	0	0	72	0	348	0
中药学	4	112	0	178	36	505	133
中药学（分析方向）	4	0	0	0	0	52	0
中药学（苗药方向）	4	0	0	0	0	0	0
中药学（涉外方向）	4	0	0	0	0	0	0
中药学（营销方向）	4	41	0	64	0	224	0
药物制剂	4	61	29	69	0	237	0
制药工程	4	52	0	64	0	237	0
少数民族预科	1	0	0	101	0	101	0
护理学（高职）	3	59	0	0	0	165	0
中药制药技术（高职）	3	48	0	41	0	41	0
医药营销（高职）	3	49	0	39	0	39	0
合计	/	**1189**	**658**	**1679**	**669**	**5906**	**3906**

注：上表为本专科学生数。

研究生教育

在校硕士研究生 618 人，2012 年招收硕士研究生 225 人，毕业 190 人。

硕士学位专业设置：中医基础理论、中医临床基础、中医医史文献、方剂学、中医诊断学、中医内科学、中医外科学、中医骨伤科学、中医妇科学、中医儿科学、中医五官科学、针灸推拿学、中医老年医学、民族医学、中西医结合基础、中西医结合临床、中西医结合心理学、中西医结合护理学、生药学

重点学科及学科带头人

国家级重点学科

中药学（民族药学）：梁光义

省级特色重点学科

中药学：梁光义

针灸推拿学：崔　瑾

省级重点学科

中药学：梁光义

中医基础理论：冯　泳

中医内科学：朱广旗

中医骨伤科学：陈久毅

针灸推拿学：崔　瑾

中西医结合临床：孔德明

国家中医药管理局重点学科

针灸学：崔　瑾

中医内分泌学：孔德明

中医脑病学：朱广旗

中医血液病学：黄礼明

药用植物学：何顺志

中医眼科学：肖家翔

中医耳鼻喉科学：张燕平

中医护理学：段亚平

中药药剂学：张永萍

中医肛肠病学：符中柱

中药化学：梁光义

民族医学：熊芳丽

民族药学：杜　江

中西医结合临床：张　帆

中医络病学：杨孝芳

中医心理学：胡　捷

中医预防医学：欧江琴

中医药英语：林　雅

重点实验室及负责人

贵州省科技厅重点实验室

贵州省中药生药重点实验室：梁光义

贵州省科技厅重点实验室

贵州省中药制剂研究开发中心：张永萍

中药分析实验室：靳凤芸

中药制剂实验室：张永萍

附属机构及负责人

贵阳中医学院第一附属医院党委书记：张培琴

贵阳中医学院第一附属医院院长：朱广旗

贵阳中医学院第二附属医院党委书记：刘　枫

贵阳中医学院第二附属医院常务副院长：凌湘柱

（张　廷）

【云南中医学院】

党委书记：杨建军

党委副书记：王树发、王翠岗

校　　长：李玛琳

副 校 长：李　莹、陆炜諠、熊磊、李世辉

纪委书记：杨中梁

基础医学院院长：淤泽溥

临床医学院院长：秦国政

针灸推拿学院院长：张　运

中药学院院长：张庆芝

药学院院长：饶高雄

民族医药学院院长：张　超

护理学院院长：陈祖琨
人文与管理学院院长：熊官旭
国际教育学院院长：周　青
思想政治理论课教学研究部主任：张　丽
信息技术学院院长：吕　峰
继续教育学院院长：卞　瑶

地　　址：云南省昆明市呈贡新城雨花路1076号
邮　　编：650500
电　　话：0871－65919000
传　　真：0871－65919009
网　　址：www.ynutcm.edu.cn

专业统计

2012年，学校教职工人数629人。专任教师515人。其中教授59人，副教授131人，讲师235人，助教81人，未定职9人。

专业设置	学制（年）	2012年毕业生数	2012年招生数	在校生数
中医学	3	1	0	171
针灸推拿学	3	0	0	189
应用心理学	4	0	0	115
计算机科学与技术	4	0	43	43
制药工程	4	48	96	394
食品科学与工程	4	0	45	133
康复治疗学	4	0	67	67
中医学	5	159	271	986
针灸推拿学	5	47	317	905
中西医临床医学	5	101	392	1191
护理学	5	49	0	96
护理学	4	0	230	820
药学	4	0	167	470
中药学	4	241	154	692
药物制剂	4	52	89	238
中草药栽培与鉴定	4	0	41	157
中药资源与开发	4	0	47	183
市场营销	4	45	68	341
公共事业管理	4	43	39	192
中医学	2	99	86	197
合计	/	885	2152	7580

注：上表为本专科学生数。

研究生教育

在校硕士研究生497人，2012年招收硕士研究生193人，毕业130人。

硕士学位专业设置：中医基础理论、中医临床基础、中医医史文献、方剂学、中医诊断学、中医内科学、中医外科学、中医骨伤科学、中医妇科学、中医儿科学、中医五官科学、针灸推拿学、民族医学、中西医结合基础、中西医结合临床、中医内科学、中医外科学、中医骨伤科学、中医儿科学、全科医师、药物化学、药剂学、生药学、药物分析、药理学

重点学科及学科带头人

局级重点学科

中医男科学：秦国政
中医痹病学：彭江云
中医肾病学：吉　勤
中医老年病学：万启南
中医儿科学：熊　磊
推拿学：王春林
中医预防医学：何渝煦
中医耳鼻喉科学：周家璇
中医药微生态学：陈文慧
中医心理学：秦　竹
中医文化学：王　寅
临床中药学：包照日格图
彝药学：李玛琳
傣药学：冯德强
傣医学：张　超
中医药对外合作管理学：周　青

省级重点学科

中医内科学：彭江云
临床中药学：包照日格图
实用中药学：钱子刚
民族医学：郑　进
针灸学：王建明
中医西传学：贺　霆

省级优势特色学科

中西医结合：彭江云、陈文慧
中医基础理论：楚更五
中西医结合基础：袁嘉丽
药学：饶高雄

院级重点学科

中药药理学：林　青
中医诊断学：杨　梅
中西医结合基础：袁嘉丽
民族医学：郑　进
思想政治教育：张　丽

重点实验室及负责人

国家中医药管理局中医药科研三级实验室

中药药理实验室：林　青
中药药理（免疫）实验室：包照日格图

云南省高校重点实验室

民族药现代研究重点实验室：淤泽溥

中医药分子生物学重点实验室：袁嘉丽

天然药物活性成分与功能重点实验室：饶高雄

云南省高校工程研究中心

中药材优良种苗繁育工程研究中心：钱子刚

云南省高等学校本科教学示范中心

中药学实验教学示范中心：钱子刚

基础医学实验教学示范中心：袁嘉丽

临床技能综合模拟实验中心：张　宏

附属机构及负责人

云南中医学院第一附属医院院长：秦国政

云南中医学院第三附属医院院长：李　雷

云南中医学院第四附属医院院长：张　竣

云南中医学院第五附属医院院长：杨本雷

云南中医学院第六附属医院院长：段立纲

附属曲靖医院院长：余雄武

（蔡云海）

【西藏藏医学院】

地　　址：西藏自治区拉萨市城关区当热中路10号
邮　　编：850000
电　　话：0891－6387272
传　　真：0891－6389296
电子信箱：zyxymsk123@sina.com
网　　址：www.ttmc.edu.cn

专业统计

专业设置	学制（年）	2012年毕业生数	2012年招生数	在校生数
普通本科生	/	70	204	761
高中起点本科	/	70	204	761
藏药学	5	35	50	275
藏医学	5	35	154	486
高中起点专科	/	104	0	253
普通专科生	/	104	0	253
藏医学	3	104	0	253

注：上表为本专科学生数。

研究生教育

在校硕士研究生56人，2012年招收16人，毕业7人。

在校博士研究生14人，2012年招收5人，毕业3人。

硕士学位专业设置：民族医学（藏医学）

博士学位专业设置（与北京中医药大学联合培养）：民族医学（藏医学）

（西藏藏医学院）

【甘肃中医学院】

党委书记：王海燕
院　　长：李金田
党委副书记、纪委书记：李志魁
党委常委、副院长：王安平
党委常委、副院长兼附属医院院长：李应东
党委常委、副院长：郑贵森
中医医疗系主任：宋　敏
药学系主任：李成义
针灸推拿系主任：方晓丽
临床医学系主任：刘　丽
中西医结合系主任：戴恩来
护理系主任：武权生
经贸与管理系主任：云立新
社会科学部副主任：陈利民
基础课部主任：李沛清
公共课部主任：王世钦
藏医学院院长：赵苏静
继续教育学院院长：魏东明
地　　址：甘肃省兰州市城关区定西东路35号
邮　　编：730000
电　　话：0931－8765555
传　　真：0931－8627950
电子信箱：yb@gszy.edu.cn
网　　址：www.gszy.edu.cn

专业统计

2012年，学校职工人数539人。专任教师406人，其中教授60人，副教授103人，讲师188人，助教32人。

专业设置	学制（年）	2012毕业生数	2012年招生数	在校生数
中医学	5	66	101	719
中医学（免费医学定向）	5	0	60	110
中医学（骨伤科学方向）	5	47	107	652
藏医学	5	37	101	432
针灸推拿学	5	41	122	505
康复治疗学	4	0	46	46
中西医临床医学	5	67	220	1031
临床医学	5	70	266	1148

（续表）

专业设置	学制	2012 毕业生数	2012 年招生数	在校生数
临床医学（免费医学定向）	5	0	40	170
医学影像学	5	45	101	466
医学检验	4	0	49	49
预防医学	5	0	45	96
中药学	4	41	58	232
药物制剂	4	42	56	238
中草药栽培与鉴定	4	33	52	201
护理学	4	101	179	666
公共事业管理	4	40	59	222
国际经济与贸易	4	37	50	192
医学信息工程	4	0	39	39
预科班	1	0	91	91
中西医临床医学（专科起点本科）	2	0	0	27
临床医学（专科起点本科）	2	75	39	105
护理学（专科起点本科）	2	0	39	39
合计	/	742	1920	7476

注：上表为本专科学生数。

研究生教育

在校硕士研究生427人，2012年招收硕士研究生158人，毕业140人。

硕士学位专业设置：中医基础理论、中医临床基础、内科学、中医医史文献、儿科学、方剂学、老年医学、中医诊断学、神经病学、中医内科学、精神病与精神卫生学、中医外科学、皮肤病与性病学、中医骨伤科学、影像医学与核医学、中医妇科学、临床检验诊断学、中医儿科学、外科学、中医五官科学、妇产科学、针灸推拿学、眼科学、民族医学、耳鼻咽喉科学、中西医结合基础、肿瘤学、中西医结合临床、康复医学与理疗学、运动医学、麻醉学、急诊医学

重点学科及学科带头人

国家中医药管理局“十一五”中医药重点学科

伤寒学（西部地区扶持学科）：李金田

中药鉴定学：李成义

中医骨伤科学（第一附属医院）：李盛华

针灸学（第二附属医院）：何天有

中西医结合临床（第二附属医院）：李应东

国家中医药管理局“十二五”中医药重点学科

中药化学：郭　玫

中医老年病学：吴红彦

民族医学（敦煌医学）：李应存

中西医结合基础：刘永琦

中医痹病学（第一附属医院）：王海东

中医血液病学（第一附属医院）：王兰英

临床中药学（第一附属医院）：刘效栓

甘肃高校省级重点学科

中医学：李金田

中西医结合：李应东

中药学：郭　玫

精神病与精神卫生学：陈林庆

甘肃省医疗卫生重点学科

方剂学：吴红彦

中西医结合基础：刘永琦

中医内科学：金智生

中医药剂科（第一附属医院）：刘效栓

中医脑病科（第一附属医院）：李妍怡

中医消化科（第一附属医院）：田旭东

中医老年病科（第一附属医院）：邴雅君

中西医结合心肾科（第二附属医院）：钟　栩、马鸿斌

中西医结合呼吸科（第二附属医院）：李　红

甘肃中医学院重点学科

中医临床基础：李金田

中医骨伤科学：宋　敏

针灸推拿学：何天有

中医儿科学：史正刚

方剂学：吴红彦

中西医结合临床：李应东

中西医结合基础：刘永琦

中药鉴定学：李成义

中药化学：郭　玫

甘肃中医学院重点建设学科

基础医学：路权云

护理学：李丹琳

马克思主义理论：郑建辉

外国语言文学：张长江

临床医学：刘　丽

中医内科学：金智生

中药资源学：王引权

重点实验室及负责人

省部共建教育部重点实验室

敦煌医学与转化：李金田

省级重点实验室

中药药理与毒理学实验室：任远

甘肃省教育厅高校重点实验室

中（藏）药化学与质量研究实验室：赵　磊

甘肃省高校人文社科重点研究基地

敦煌医学文献整理与应用研究中心：李应存

国家中医药管理局中医药科研三级实验室

中药生药实验室：李成义

中药药理实验室：马　骏

中药化学实验室：郭　玫

国家中医药管理局中医药科研二级实验室

中药制剂实验室：景　明

中药制药实验室：魏舒畅

中西医结合基础科研实验室：刘永琦

中药免疫与分子生物学实验室：郑云霞

院级重点实验室

肺病实验室：李金田

脑神经研究实验室：史正刚

中医骨伤学科实验室：宋　敏

心血管病实验室：李应东

细胞生物学与分子免疫学实验室：刘永琦

方剂现代研究实验室：吴红彦

中药鉴定实验室：李成义

针灸学与系统生物学实验室：何天有

中药化学实验室：郭　玫

院级研究所（中心）

中（藏）药资源研究所：晋　玲

药用植物遗传育种研究所：杜　弢

药用植物生理生态研究所：王引权

当归研究所：王亚丽

中（藏）药加工与制剂技术工程研究所：魏舒畅

方药现代研究与新药创制研究所：吴红彦

中医药循证医学研究所：徐厚谦

中医药文化发展研究中心：史正刚

系统生物学与中医药转化研究所：刘永琦

中医预防医学研究所：郑贵森

医用纳米材料与技术研究所：王治龙

中医药文化研究与传播中心：吴俏燕

传统医学与心理研究所：陈利民

敦煌医学研究所：李金田

皇甫谧针灸研究所：何天有

中西医结合研究所：李应东

教学基地临床研究室

骨伤特色疗法临床研究室：李盛华

脾胃病临床研究室：田旭东

中药制剂研发临床研究室：刘效栓

脑病临床研究室：李妍怡、杨瑞龙

中西医结合心肾临床研究室：李应东

中医骨伤临床研究室：张晓刚

针灸临床研究室：魏清琳

中药炮制临床研究室：靳子明

省级工程技术研究中心（工程实验室）

甘肃省科技厅甘肃省中药现代化工程技术研发中心

兰州市政府兰州中药现代化工程技术研究开发中心

甘肃省发改委甘肃省中药新产品创制工程实验室

甘肃省发改委（技术依托）甘肃道地中药材当归黄芪等加工炮制及种植工程研究中心

甘肃省首批“2011协同创新中心”

甘肃省教育厅西北中藏药协同创新中心：李金田

附属机构及负责人

第一附属医院（甘肃省中医院）院长：李盛华

第二附属医院院长：李应东

（李孟霏）

【宁夏医科大学中医学院】

党总支书记：周建辅

院　　长：牛　阳（兼）

党总支副书记：钱月慧

副 院 长：徐武清、王全年、马玉宝、马英锋

地　　址：宁夏银川市兴庆区胜利街1160号（宁夏医科大学中医学院）

邮　　编：750004

电　　话：0951－6880501

传　　真：0951－6880501

电子信箱：niuyang0227@163.com

专业统计

2012年，学校职工人数60人。专任教师49人，其中教授12人，副教授21人，讲师14人，助教2人。

专业设置	学制（年）	2012年毕业生数	2012年招生数	在校生数
中医学	5	36	39	206
中西医临床医学	5	38	40	209
针灸推拿学	5	33	40	203
中医学（回医方向）	5	0	0	38（2011年招收）
中医学（全科定向）	5	0	30	30
合计	/	107	149	686

注：上表为本专科学生数。

研究生教育

在校硕士研究生58人，2012年招收硕士研究生28人，毕业13人。

硕士学位专业设置：中医学

重点学科及学科带头人

国家级重点学科

中医脾胃病：朱西杰

温病学：牛　阳

中医诊断学：梁　岩

推拿学：马惠昇

回医学：牛　阳

重点实验室及负责人

省部级重点研究室

回药现代化省部共建教育部重

点实验室：牛 阳

附属机构及负责人

宁夏医科大学附属回医中医院：刘敬霞

（刘 英）

【新疆医科大学中医学院】

地 址：新疆乌鲁木齐市新医路393号

邮 编：830011

电 话：0991－4363310

传 真：0991－4363310

电子信箱：gongzhong@xjmu.edu.cn

网 址：www.xjmu.edu.cn/zyxy/index.asp

（新疆医科大学中医学院）

社会团体篇

一、全国性社会团体

【中华中医药学会】

秘 书 长：李俊德

副秘书长：曹正逵、谢 钟

地 址：北京市朝阳区樱花园东街甲4号

邮 编：100029

电 话：010－64218316

传 真：010－64297983

网 址：www.cacm.org.cn

电子信箱：cacmbgs@163.com

机构设置：办公室、学术部、继续教育部、国际交流部、科技合作部、科学技术奖励办公室、推广发展部、后勤保卫部、信息管理部、财务科

2012年学会工作概况

见直属单位篇。

【中国中西医结合学会】

会 长：陈凯先

常务副会长：陈香美

副 会 长：王 阶、王文健、吕爱平、许树强、吴 刚、吴以岭、吴伟康、张伯礼、李显筑、凌昌全、高思华、曹洪欣、黄光英

秘 书 长：穆大伟

副秘书长：王文健、马晓昌、张京春、魏日胞

地 址：北京市东直门内南小街16号

邮 编：100700

电 话：010－64010688/64025672

传 真：010－64010688/84035154

网 址：www.caim.org.cn

电子信箱：caim@caim.org.cn

常设机构：秘书处

业务范围：学术交流、科学普及、继续教育、编辑出版、成果推广、咨询服务

期 刊：《中国中西医结合杂志》、《中国结合医学杂志》(英文)、《中国中西医结合外科杂志》、《中国骨伤》、《中国中西医结合急救杂志》、《中国中西医结合肾病杂志》、《中国中西医结合皮肤性病杂志》、《中国中西医结合耳鼻咽喉科杂志》、《中国中西医结合影像学杂志》、《中西医结合心脑血管病杂志》

2012年学会工作概况

一、深入开展学术交流

2012年，学会组织举办学术活动51个，其中国际学术会议3个，国内学术会议、研讨会48个。参会专家、学者3万余人次，编印学术论文集51种，交流学术论文14000余篇。

世界中西医结合大会是学会的重点品牌国际交流学术活动，已分别于1997年、2002年和2007年成功举办三届。2012年10月20～22日，学会在天津隆重召开第四届世界中西医结合大会，来自世界各地的专家、学者850人出席会议。会议由中国中西医结合学会主办，天津市中西医结合研究院、天津市中西医结合学会和天津市中西医结合医院共同承办。中国中西医结合学会名誉会长、天津市中西医结合学会会长吴咸中院士担任大会主席，并致开幕词。国家中医药管理局副局长于文明，天津市委常委、教卫工委书记朱丽萍，中国中西医结合学会会长陈凯先，天津市科协常务副主席杨鑫传，天津市卫生局局长王贺胜，天津市中西医结合医院院长李平等领导在开幕式上讲话。陈可冀、陈香美、孙燕、郝希山、陈洪铎、吴以岭等院士出席会议。

大会主题：结合创新，持续发展。会议总结交流了2007年第三届世界中西医结合大会以来结合医学发展的新成就、新经验和新趋势。会议同时举办了肾病专业、皮肤性病与变态反应疾病专业、普通外科专业、妇产科专业、管理专业和药学专业6个分会场，分别交流各学科的进展和成就。

由肿瘤专业委员会组织召开的第四届国际中医、中西医结合肿瘤学术大会于2012年4月在江苏南京举办，500余名国内外代表出席会议。会议以"中西并重，多学科融合，建立肿瘤治疗新模式"为主题，介绍了国内外防治肿瘤的最新进展和成果。

脑心同治专业委员会成立一年来，积极开展学术活动，2012年5月在海口召开第二届全国中西医结合脑心同治学术交流会，450余人参加会议，并先后在河南、湖北、山东、黑龙江、内蒙古等多个省、市举办学术活动，累计7300余名从事心脑血管疾病工作的专家、学者出席会议。

二、加强组织队伍建设

学会及各省、市中西医结合学会高度重视会员发展工作，积极发展优秀科技工作者入会。部分省、市中西医结合学会进行了会员调查、换发会员证等工作，既密切了与会

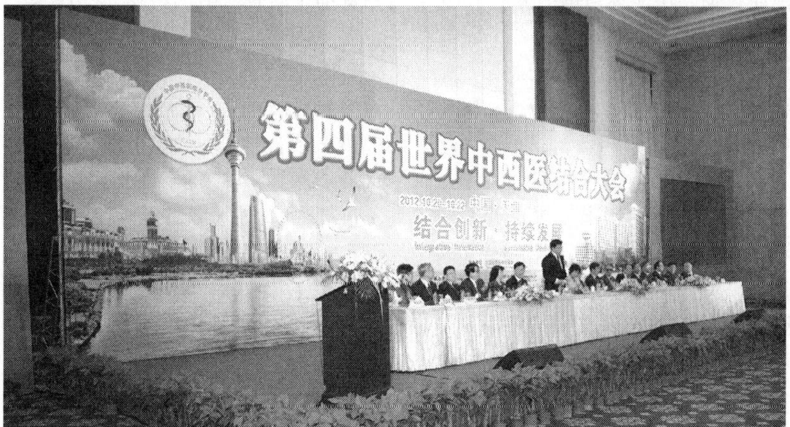

2012年10月20～22日，中国中西医结合学会在天津召开第四届世界中西医结合大会，来自世界各地的专家、学者850人出席会议

员的联系，又摸清了会员队伍的基本情况。

为了适应中西医结合学科不断发展的需要，学会努力建立健全学会分支机构（专业委员会）。2011年向中国科协和民政部申报成立全科、营养、口腔、血管脉络病专业委员会，2012年又申报了成立麻醉、神经外科等专业委员会。其中成立血管脉络病专业委员会的申请获得批准，其他申请仍在审批中。学会的分支机构已达51个。

根据《中国中西医结合学会专业委员会管理规定》和《关于规范专业委员会换届工作的意见》，2012年学会组织任期届满的活血化瘀、肿瘤、微循环、围手术期、泌尿外科、血液病、妇产科、儿科、老年医学、脊柱医学、呼吸病、耳鼻咽喉科、内分泌等专业委员会及青年工作委员会进行了改选换届。

按照民政部社团局的要求，学会参加了年度社团检查，并按规定进行财务审计。2012年度学会各项活动符合章程规定的宗旨和业务范围，以全部合格的成绩通过年检。

学会参加了中国科协组织的第五届全国优秀科技工作者推荐工作，推荐张亭栋、凌昌全、吕爱平、王硕仁等同志为第五届全国优秀科技工作者候选人，中国科协审批通过。

中西医结合标准化工作取得一定进展，如消化疾病专业委员会自2001年起先后组织制定了肝硬化、慢性胃炎、功能性消化不良等15种消化系统常见病的中西医结合诊疗指南。《中国中西医结合杂志》已陆续发表中西医结合诊疗指南、方案40余种。

学会已向有关管理部门上报了制订中西医结合国家标准的工作计划，计划组织制定15个中西医结合专科的临床诊疗术语，19个系统、101种临床常见病的中西医结合诊疗指南和疗效评价标准，仍在待批中。

三、人才培养继续教育

2012年，学会计划举办继续项目32项，其中20项经国家中医药管理局批准列入局继教项目。按计划如期举办28项，参加学习和培训6800余人次。培训内容涉及心脑血管疾病、呼吸、肿瘤、肾病、急救、皮肤病、骨科、眼科、烧伤、围手术期、消化、肝病、风湿病、影像学、妇产科、血液病、周围血管病、传染病、循证医学、时间生物医学等。

四、奖励优秀科技成果

中国中西医结合学会科学技术奖经国家奖励办批准设立以来，已累计评审、表彰优秀科技成果7批，共250项。学会始终坚持公开、公平、公正的原则，严谨认真、客观公正地评选优秀获奖项目。

2012年4月，学会在江苏南京举行颁奖大会，陈凯先会长向荣获2011年度科技奖的36个项目（一等奖6项、二等奖10项、三等奖20项）颁发了奖杯、证书和奖金。

2012年度中国中西医结合学会科学技术奖的申报、评审工作已顺利展开。各有关单位推荐申报项目114项，经形式审查，101项符合条件参加初审。2012年8月在北京召开初审会，评选出43个候选项目。在《中国中医药报》和学会网站公示后，于2012年12月召开终审会，评选出一等奖6项、二等奖9项、三等奖20项。

五、努力办好学术期刊

学会主办的《中国中西医结合杂志》积极参加了2012年度中国科协精品科技期刊工程项目评审工作，荣获中国科协精品科技期刊培育计划资助。同时，中国科协于2012年设立了优秀国际科技期刊奖。《中国结合医学杂志（英文版）》荣获优秀国际科技期刊三等奖，为《中国中西医结合杂志》及英文版进一步提高学术质量，扩大学术影响提供了良好契机。

经学会编辑工作委员会积极筹备，2012年11月2日，学会在江西南昌召开了第七届编辑工作委员会第四次工作会议，中西医结合学术期刊编辑部的负责人和编辑人员40余人出席。全体人员就提高科技期刊质量、2013年的学术安排和期刊改企转制工作等问题进行了热烈的讨论，达成多项共识。

学会自2006年建立了学会网站，设专人管理和维护。学会网站及时、有效地发布中西医结合信息，成为服务会员的重要平台，也是国内外科技工作者了解中西医结合工作的主要窗口。学会网站累计访问量已达19.7万人次。

（孔令青、穆大伟）

【中国针灸学会】

会　　长：刘保延
副 会 长：方剑乔、王　华、王麟鹏、王　舒、王之虹、刘智斌、朱　兵、许能贵、吴富东、张　仁、沈志祥、陈立典、梁繁荣
秘 书 长：杨金生
副秘书长：贾晓健、刘炜宏、刘清国、文碧玲
地　　址：北京东直门内南小街16号
邮　　编：100700
电　　话：010－64030959/64030611/64014411 转 2274、3065、3063、3062
网　　址：www. caam. cn
电子信箱：d12@ cast. org. cn
常设机构：办公室、学术部、咨询培训部
业务范围：围绕本学科组织学术交流和研究，编辑出版针灸期刊，进行针灸科普宣传，对在职专业人员进行培训，向有关部门推荐科技人才及学术成果，组织进行有关标准制定、科技咨询、国际交流与合作等工作
期　　刊：《中国针灸》、《针刺研究》、《世界针灸杂志》

2012年学会工作概况

2012年，中国针灸学会新发展个人会员470人，完成了标准化工作委员会等7个分支机构的换届选举，修订并发布了《中国针灸学会分支机构管理办法》。

2012年度召开了1次理事会，3次常务理事会。总会及各分支机构共组织召开全国性和国际性学术会议14项，参会总人数2171人，共编

印论文集10册。举办高水平的专题学术报告224人次，会议交流学术论文841篇，境外参会代表71人。

成功申报并完成2012年度国家级继续教育项目10项，举办学习、研修等各类培训班79期，培训学员1902人次。

《中国针灸》杂志荣获国家中医药管理局第四届全国中医药优秀期刊评刊活动一等奖；荣获2012年度中国科协精品科技期刊出版质量提升项目资助。《针刺研究》被列为的“中国精品科技期刊”；《针刺研究》杂志网站于2012年6月正式开通，网上采编系统同期使用。《世界针灸杂志》荣获国家中医药管理局组织评选的第四届全国中医药优秀期刊三等奖。

一、科技奖评审工作

2012年3月26日，中国针灸学会和上海绿谷集团在北京正式签署了全面战略合作协议。绿谷集团出资100万元人民币连续支持三届“中国针灸学会科学技术奖评奖活动”；同时，双方今后还将在中医针灸学术交流等方面开展进一步的合作。

2012年4月，2012年中国针灸学会科学技术奖评奖活动正式启动，截至2012年6月共收到申报项目30项。2012年8月至11月，经初评会、网上公示、终评会、常务理事会审议等程序，最终评选出11个项目获得2012年中国针灸学会科学技

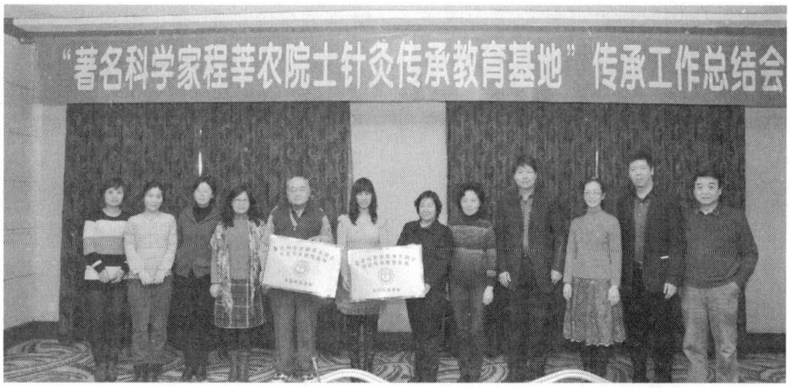

2013年1月10日，中国针灸学会在北京召开“著名科学家程莘农院士针灸传承教育基地”传承工作总结会

术奖，其中一等奖2项、二等奖5项、三等奖4项。

二、人才举荐工作

2012年11月，中国针灸学会被国家中医药管理局评为《中国中医药年鉴》工作优秀单位；贾晓健同志被评为《中国中医药年鉴》工作先进个人。

2012年12月，学会向中国科协推荐的刘保延、吴焕淦、许能贵3位同志获得“全国优秀科技工作者”荣誉称号。

三、承担课题任务

2012年，学会承担“2012年度中国科协学会改革发展基础工程项目——会员工作体系建设类”等6个项目，完成3项。完成中国中医科学院自主选题“我国针灸服务收费合理性研究与对策分析”项目。

学会组织完成中国科协《2011～2012针灸学学科发展报告》。

四、学术交流活动

2012年8月6～8日，学会在甘肃省平凉市灵台县举行了以“缅怀针灸先祖，弘扬中医针灸文化遗产，推进中华文化大繁荣”为主题的首届皇甫谧故里拜祖大典暨《针灸甲乙经》学术思想国际研讨会。来自国内外中医针灸界及甘肃省平凉市灵台县各级嘉宾五千余人以及社会群众上万人参加了首届皇甫谧故里拜祖大典活动。

2012年10月26～27日，学会在福建中医药大学旗山校区举办了全国中医药院校技能大赛——2012′华佗杯针灸推拿临床技能大赛。来自全国的165名参赛选手、28所高等医药院校代表、部分医疗机构、医药企业单位领导及福建中医药大学的师生代表参加了开幕式。大赛产生了学生组个人单项奖、临床教师组个人单项奖、学生组全能奖、临床教师组全能奖以及团体奖。

2012年12月26～29日，学会在广东广州组织召开了中国针灸学会中医针灸临床特色疗法交流暨第十届全国中青年针灸推拿学术研讨会——“973”计划中医理论专题2012年度交流会针灸分论坛。

五、针灸标准化工作

中国针灸学会标准化工作委员会启动了中国针灸学会标准项目《针刀技术操作规范》的研制；承担了针灸行业标准项目《针灸技术操作规范通则》的研制工作；启动了

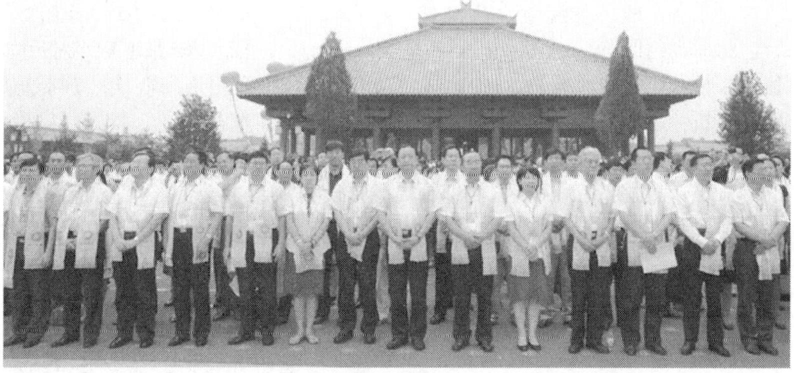

2012年8月6～8日，中国针灸学会在甘肃省平凉市灵台县举行了以“缅怀针灸先祖，弘扬中医针灸文化遗产，推进中华文化大繁荣”为主题的首届皇甫谧故里拜祖大典暨《针灸甲乙经》学术思想国际研讨会

两项针灸国家标准《针灸门诊服务规范》与《针灸临床实践指南制定及评估规范》的研制。

学会推动国际标准项目《针灸针》进入ISO委员会阶段；提出了《灸具》与《电针仪》两项ISO新工作项目提案；完成了6位WG3、WG4专家的国内注册工作；召开了ISO/TC249/WG3、WG4中方近期工作部署研讨会。

六、科普工作

2012年学会成立了两个科普志愿者医师宣讲团，2012年6月9日，中国针灸学会科普志愿者医师宣讲团第一团在湖北郧县成立；2012年8月8日，中国针灸学会科普志愿者医师宣讲团第二团在甘肃灵台成立。

2012年，学会举办大型义诊、讲座活动3次，其他讲座及科普宣传10余次。2012年11月21日，学会举办了中医针灸科普讲座，全国各地80余名基层医务工作者参加了科普讲座培训。培训邀请了中国针灸学会秘书长杨金生、副秘书长刘炜宏为学员授课，并免费赠送国家中医药管理局编写的针灸科普书籍《中医针灸健康指南》给学员。

科普工作委员会编辑出版了3期科普简讯（电子版）；完成了解放军音像出版社拍摄的《国家标准针灸技术操作规范应用指导》系列光盘(下)《腕踝针》、《火针》的制作。

七、著名科学家程莘农院士针灸传承教育基地建设工作

学会承担完成了2012年度中国科协继续教育试点项目——著名科学家程莘农院士针灸传承教育基地建设工作。2012年8月，学会和北京市非物质文化遗产“程氏针灸”传承基地——大诚中医针灸医院联合举办了国医大师程莘农院士针灸高级传承班。传承班邀请了国医大师程莘农院士的弟子、传承人等15位专家教授前来授课，为35名基层针灸医师传授国医大师程莘农院士针灸临床经验。

八、网站信息化工作

2012年，学会网站共发布新闻信息80条，学术交流信息12条，继续教育信息41条，通知公告信息11条，科技奖励信息4条，修改栏目设置4个，维护网站3个数据库平台。学会与新浪网健康频道联合举办了养生坛－针灸专家访谈系列节目3期，题为“追寻针灸历史 走近针灸大家”、“针灸的神奇功效和适应证”和“冬病夏治‘三伏灸’治百病”。

（董晓佳）

【中国民间中医医药研究开发协会】

会　　长：沈志祥
副 会 长：吴英萍、孙光周、张晓彤、郑伟达、黄克勤、尹远平、陈珞珈、于更生、陈　浩
秘 书 长：李秀媛
常设机构：学术部、培训部、咨询开发部、国际部、会员部、期刊部、标准建设部、继续教育部、网络部、合作部
地　　址：北京市东城区东中街22号西总布胡同9号
邮　　编：100005

（中国民间中医医药研究开发协会）

【中国民族医药学会】

会　　长：马建中
常务副会长：梁　峻
副 会 长：王　居、王庆国、乌　兰（蒙）、占　堆（藏）、刘凯列、田华咏（土家）、许志仁、曹洪欣、昂青才旦（藏）、帕尔哈提（维）、黄传贵（彝）、梁　峻、董润生、黄汉儒（壮）
秘 书 长：梁　峻（兼）
副秘书长：赵文华
常设机构：秘书处下设综合办公室（财务室、民族医药综合业务办）、事业发展部、学术部
地　　址：北京市东城区东直门内小南街16号科学院大白楼8层
邮　　编：100700

（中国民族医药学会）

【中国中医药信息研究会】

会　　长：贺兴东
副 会 长：李大宁、饶克勤、姚乃礼、曹洪欣、姚高升、陈珞珈
秘 书 长：姚高升（兼）
副秘书长：蒋　健、朱家卿
常设机构：办公室
地　　址：北京市东城区东直门内南小街16号
邮　　编：100700

（中国中医药信息研究会）

【中国中药协会】

会　　长：房书亭
副 会 长：李光甫、王　瑛、李怀荣、梅　群、闫希军、郝非非、李振江、李秀林、修涞贵、刘　巍、陈保华、许锦柏、徐镜人、王守柏、李大鹏、胡季强、冯根生、熊和平、孙耀志、余克建、马兴田、杨荣明、邱华伟、邹节明、石才金、郭家学、雷菊芳
秘 书 长：王桂华
常设机构：办公室、会员部、信息部、政策研究与对外宣传部、科技部、分支机构管理部
地　　址：北京市东城区夕照寺东玖大厦B座3层
邮　　编：100061

（中国中药协会）

【中国中医药研究促进会】

会　　长：张大宁
副 会 长：王　琦、王福根、乌日图、史宇广、许有玲、李佩文、杨世林、张相玉、罗景虹、莫用元、高　翔、黄泰康、董志昌
秘 书 长：岳　路
常设机构：办公室、会员组织部、学术教务部、国际交流部、项目部、医院与特诊部、器药与养生部、院校与研发部
地　　址：北京市东城区安定门外大街55号
邮　　编：100009

（中国中医药研究促进会）

【中国医学气功学会】

会　　长：林　健

秘 书 长：马　琦

常设机构：秘书处（下设办公室）、学术部（含学术委员会）、培训部、咨询部、组织委员会、国际交流委员会、宣传委员会

地　　址：北京市北三环东路11号北京中医药大学教二楼09室（32－甲信箱）

邮　　编：100029

（中国医学气功学会）

【中国药膳研究会】

会　　长：沙凤桐

副 会 长：高　普、高思华、杨　锐、罗增刚、李　浩

秘 书 长：高　普

副秘书长：李宝华、赵国新、祖绍先、焦明耀

地　　址：北京市海淀区西苑操场1号中国中医科学院西苑医院院内

邮　　编：100091

电　　话：010－62876295

网　　址：www.chinayaoshan.com.cn

电子信箱：jschen201@sina.com

常设机构：办公室

业务范围：开展药膳理论研究，组织药膳产品开发，进行药膳国内、外学术交流以及专业展览、咨询服务等

2012年学会工作概况

一、认真学习领会十八大精神，深入贯彻落实科学发展观

学会组织领导班子成员认真学习领会党的十八大精神，准确把握十八大精神实质。

二、加强领导班子建设，顺利完成换届选举工作

根据民政部和国家中医药管理局有关文件精神以及本会章程的有关规定，在民政部和国家中医药管理局的领导和指导下，中国药膳研究会领导班子经过充分酝酿和准备工作，于2012年7月15日在北京召开了中国药膳研究会第二届会员代表大会。经过规范的选举程序，选举产生了中国药膳研究会第二届理事会会长、副会长和秘书长。

三、加强药膳标准化建设，起草标准化项目书

2012年10月10日，研究会召开常务理事扩大会议，沙凤桐会长传达了全国中医药标准化工作座谈会会议的有关文件，重点传达了卫生部副部长王国强在全国中医药标准化工作座谈会上的报告精神。

根据国家中医药管理局《中医药标准化中长期发展规划》的项目要求，中国药膳研究会召开会长办公会专题研究讨论，组织相关专家，起草制定了《药膳标准化项目书》，计划在5年内完成食材标准180种、药膳保健品标准30种、四季养生药膳80种；培训药膳制作、指导人员1万名；发行宣传品6.5万份；选择6个居民小区推广药膳健康计划。项目书现已上报国家中医药管理局，项目的实施将推动药膳的标准化进程。

研究会成立中医药膳标准化课题领导小组，下设5个课题组。安排中青年专家牵头组成5个课题组并撰写标准药膳食谱，分别是：中医内科（老年病、常见病）常用药膳标准组、中医肿瘤科常用中医药膳标准组、中医眼科药膳标准组、"治未病"保健预防药膳标准组和妇科药膳标准组。

四、加强药膳学术国际交流，促进药膳事业国际化发展

研究会在立足国内发展的同时，加强与国外药膳组织的联系，积极开展与日本、韩国、美国及我国港、澳、台地区的学术交流。中日药膳交流始自2000年，通过中日双方药膳工作者的辛勤耕耘，中日药膳事业在药膳理论、药膳制作、学术交流与合作等方面都取得了长足进展，加强了中日药膳专业人才的培养，已联合评选出600余名国际药膳师（士），有力地推动了药膳事业的国际化发展。

五、举办药膳技术大赛，推动技术普及发展

2012年10月26～27日，中国药膳研究会在北京天通绿色生态园隆重举办第七届"大通阿胶杯"中国药膳养生技术制作（烹饪）大赛。来自全国10多个省、市的32个团队、300余名选手参赛。

六、加强药膳人才培养，促进药膳队伍建设

研究会积极与各省、市药膳机构联合，采取各种培训形式，促进药膳专业人才培养。认真贯彻落实《国家中医药管理局关于积极发展中医预防保健服务的实施意见》，讨论制订《药膳大师规范化培训方案》，对药膳大师加强"治未病"理念及其内涵的培训，加强药膳制作技术的训练，大力培养药膳职业技能人才，打造一支理论精通、技术过硬的药膳大师队伍。2012年，中国药膳研究会共发展个人会员753名；中国药膳大师59人，药膳师4人；国际药膳师65名，国际药膳调理师（士）25名；团体会员单位6个，定点单位2个，定点餐厅2个。2012年，研究会积极与国家中医药管理局考试认证中心、人力资源和社会保障部进行沟通和联系，做好药膳指导师和药膳制作师的执业资格认证工作。

（陈建生、罗增刚）

【中卫中医药发展研究中心】

地　　址：北京市朝阳区樱花东街甲4号

邮　　编：100029

内设机构：综合业务部、研究开发部、技术推广部、肥胖研究部、药膳研究部、中医美容研究部

（中卫中医药发展研究中心）

【世针针灸交流中心】

主　　任：邓良月、邓爱英

地　　址：北京市东城区夕照寺东玖大厦B座701

邮　　编：100061

（世界针灸交流中心）

【当代中医药发展研究中心】

名誉理事长：顾秀莲

名誉主任：佘　靖

理 事 长：张镜源
副理事长：邓铁涛、路志正、姚振华、徐建中
秘 书 长：徐建中
理　　事（按姓氏笔画为序）：
王　阶、王孝涛、王　琦、邓铁涛、邓耀华、叶永安、孙光荣、朱良春、许润三、刘志明、刘彦龙、张镜源、张代钊、李功韬、李经纬、陆广莘、陈士奎、陈彤云、吴咸中、何伟诚、孟宪民、姚振华、费开扬、施宝华、胡佩珍、郑仁瑞、赵思亮、赵世界、赵　勇、唐由之、徐建中、高思华、郭新志、曹洪欣、谢秉臻、董栋华、路志正
监 事 长：房书亭
监　　事：程培佳、党翔知
主　　任：张镜源
副 主 任（按姓氏笔画为序）：
邓耀华、孙光荣、刘彦龙、李功韬、何伟诚、姚振华、孟宪民、郑仁瑞、赵思亮、高思华、徐建中、谢秉臻、董栋华
地　　址：北京市西城区鼓楼西大街75号
邮　　编：100009
电　　话：010－68427983
传　　真：010－68427893
（当代中医药发展研究中心）

【中和亚健康服务中心】
主　　任：孙　涛
常务副主任：朱　嵘
副 主 任：吴浩恺
主任助理：黄博明、李丽慧
常设机构：办公室、财务室、学术部、培训部、项目部、咨询部、编辑部、会展部、国际部、信息技术部、技术开发部、企业战略部
地　　址：北京市朝阳区三里屯幸福一村55号国家中医药管理局机关服务局312室
邮　　编：100027
电　　话：010－64168672/64132645/64130958
传　　真：010－64130087
电子信箱：zhsh009@126.com
网　　址：www.zhsh.org.cn
（中和亚健康服务中心）

【中域药物经济学发展应用中心】
地　　址：北京市东城区安定门外大街55号
邮　　编：100009
办 公 室：刘　平
（中域药物经济与发展应用中心）

二、总部设在中国的中医药国际组织

【世界中医药学会联合会】
主　　席：佘　靖
副 主 席：李振吉（中国）、房书亭（中国）、邓良月（中国）、林子强（澳大利亚）、董志林（荷兰）、赵英杰（新加坡）、屠英（美国）、田小明（美国）、屠英（美国）、王超群（加拿大）、乔万那尔弟 Carlo（意大利）、蔡宝德 PedroChoy（葡萄牙）、沈惠军（英国）、卢加宁（俄罗斯）、麦克Michael Jabbour（美国）、孙庆涪（南非）、江永生（莫桑比克）
秘 书 长：李振吉
副秘书长：姜再增、黄建银、徐春波、陈立新
地　　址：北京市朝阳区小营路19号财富嘉园A座5－3层
邮　　编：100101
电　　话：010－58239006/58650036
网　　址：www.wfcms.org
电子信箱：wfcms.zhbgs@Gmail.com
常设机构：世界中联秘书处
业务范围：制定与中医药有关的国际组织标准，推动中医药在世界各国健康有序发展；开展各类学术活动，促进世界各国和地区中医药团体之间的交流与合作，提高中医药学术水平；构建中医药国际交流平台，促进中医药、保健品和医疗器械的产品交流；组织开展各类、各级中医药从业人员的资格（水平）考试，提高中医药从业人员的素质；开展各类、各级中医药医疗、技能、保健培训，提高中医药医疗、保健人员的业务能力；提供人才交流服

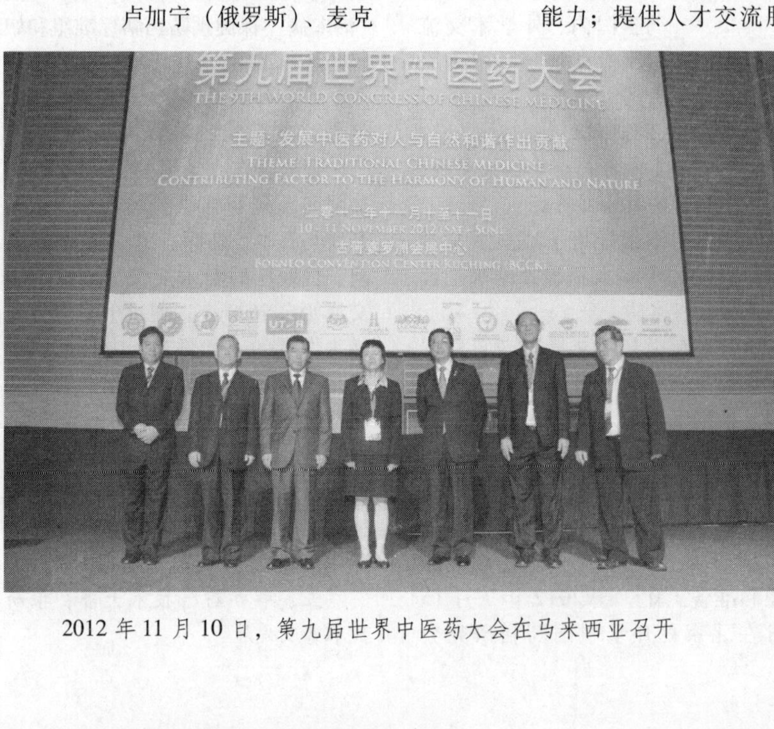
第九届世界中医药大会
主题：发展中医药对人与自然和谐作出贡献
古晋婆罗洲会展中心

2012年11月10日，第九届世界中医药大会在马来西亚召开

务、保障中医药团体的人才需求，促进中医药团体的发展；建立门户网站，开展信息交流，提供咨询服务、远程培训和网上办公；出版发行学术刊物，宣传中医药特色和优势等

期　　刊：《世界中医药》

2012 年学会工作概况

2012 年 11 月 10 日，联合会在马来西亚古晋市召开了第九届世界中医药大会，大会主题是“发展中医药　对人与自然和谐作出贡献”。世界中联主席佘靖、马来西亚卫生部部长拿督斯里廖中莱、马来西亚华人医药总会会长丁家骅、中国驻古晋总领事馆总领事李树钢以及大会协办单位代表中国医药物资协会常务副会长刘忠良出席会议并致辞。大会由世界中联副主席兼秘书长李振吉主持。来自世界 26 个国家和地区的代表及专家、学者共1000余人参会。大会共收到学术论文 220 多篇，大会学术交流了 100 篇。大会设立了专家现场义诊及咨询活动、中医药产品暨服务贸易展览会和专家工作坊，为各国代表提供了临床诊疗技术展示和研发成果推广的平台，扩大了中医药在马来西亚的影响，促进了中医药事业的国际传播与发展。

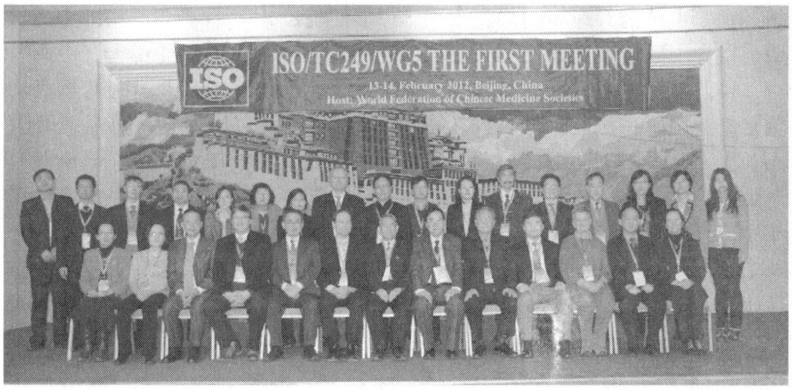
ISO/TC249/WG5 THE FIRST MEETING
13-14, February 2012, Beijing, China
Host: World Federation of Chinese Medicine Societies

2012 年 2 月 13 ~ 4 日，由世界中医药学会联合会承办的 ISOTC249 WG5 第一次工作组会议在北京召开

2012 年 6 月 23 日，世界中联在吉林省吉林市召开了世界中联第三届第二次理事会与第一次监事会，来自美国、英国、南非、秘鲁、荷兰、中国香港等 22 个国家和地区的近 100 位世界中联理事会、监事会成员参加了会议。中国卫生部副部长、国家中医药管理局局长王国强，世界中联主席佘靖，世界中联副主席兼秘书长李振吉，吉林省省长王儒林，吉林省副省长王化文，山东省政协副主席王新陆，国家中医药管理局国际合作司副司长吴振斗等领导出席了会议开幕式。世界中联主席佘靖致开幕词，王儒林省长致欢迎辞，王国强副部长兼局长作了重要讲话。会上，世界中联副秘书长黄建银、徐春波分别报告了关于专业委员会建设和中医药国际标准化进展情况。会议听取了屠英副主席代表全美华裔中医药总会提出的关于承办 2013 年第十届世界中医药大会的申请报告。会议审议通过了《世界中医学专业核心课程（草案）》。《中医基本名词术语中意对照国际标准（草案）》，会议同意2013 年在美国举办第十届世界中医药大会及世界中联成立 10 周年庆典活动。

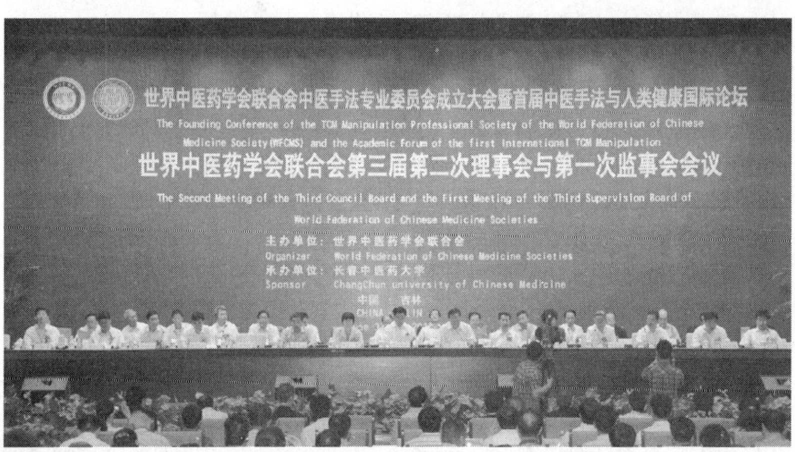
世界中医药学会联合会中医手法专业委员会成立大会暨首届中医手法与人类健康国际论坛
The Founding Conference of the TCM Manipulation Professional Society of the World Federation of Chinese Medicine Society(WFCMS) and the Academic Forum of the first International TCM Manipulation
世界中医药学会联合会第三届第二次理事会与第一次监事会会议
The Second Meeting of the Third Council Board and the First Meeting of the Third Supervision Board of World Federation of Chinese Medicine Societies
主办单位：世界中医药学会联合会
Organizer World Federation of Chinese Medicine Societies
承办单位：长春中医药大学
Sponsor ChangChun University of Chinese Medicine
中国 吉林

2012 年 6 月 23 日，世界中医药学会联合会在吉林省吉林市召开了世界中联第三届第二次理事会与第一次监事会

联合会在马来西亚召开了世界中联第三届第三次理事会与第二次监事会会议。世界中联副主席兼秘书长李振吉教授主持会议，佘靖主席作了《世界中联 2011 ~ 2012 年度工作报告》，总结了世界中联在国际交往、学术交流、组织建设、国际标准化建设、国际培训、《世界中医药》杂志多国发行等方面的工作情况，并为今后的工作方向提出了建议。李振吉秘书长介绍了《世界中联中医药机构评估办法（草案）》，会议还向与会代表介绍了《世界中联国际会议体系建设情况》、《世界中医药大会学术委员会设置方案》和《世界中联成立十周年系列庆祝活动草案》，美国华裔中医药总会介绍了《第十届世界中医药大会筹备进展》，会议还就世界中联秘书处提交的各项报告、会员之间进一步加强联系和合作等事宜进行了充分的讨论。澳大利亚、加拿大、新加坡、西班牙、荷兰等会员介绍了中医药在本国的发展现状及本团体 2013 年的学术交流计划，并为秘书处今后的工作提出了意见和建议。

联合会在北京召开了世界中联 2012 年专业（工作）委员会会长级会议。来自各专业（工作）委员会的会长、副会长、秘书长等 140 余人参加了会议。世界中联主席佘

靖、国家中医药管理局副局长于文明、世界中联副主席兼秘书长李振吉、民政部民间组织管理局副局长贾晓九、国家中医药管理局人教司司长姜再旸等出席了大会开幕式。李振吉副主席兼秘书长传达了2011年中医药工作会议精神，姜再旸副秘书长作《世界中联秘书处2011年工作报告》，徐春波副秘书长作《世界中联专业委员会2011年工作报告》，黄建银副秘书长介绍了世界中联国际会议品牌建设的有关情况，常文佐副秘书长介绍了关于《世界中医药学会联合会专业委员会组织管理规定》和《世界中医药学会联合会专业（工作）委员会学术会议管理细则》的修订说明。各专业（工作）委员会在会议上进行了工作交流。会上还表彰了2010～2011年专业（工作）委员会先进集体并颁奖。

2012年2月13～14日，世界中联（ISO/TC249A级联络组织）在北京承办了ISO/TC249 WG5（informatics of TCM中医药信息学）第一次工作组会议，来自澳大利亚、中国、德国、日本、韩国、挪威、美国7个国家和世界中联的25位专家参加了会议。ISO/TC249秘书处沈远东秘书长、桑珍、李静出席了会议。世界中联副主席兼秘书长李振吉教授出席会议并致欢迎辞。澳大利亚、中国、德国和韩国代表在会上介绍了中医药信息在本国的发展情况。会议讨论了WG5工作范围、工作计划和中医药基本名词术语、中药材基本名词术语、中草药编码系统和中医药临床术语分类标准等4项国际标准提案进行了讨论。

2012年3月24日，联合会在南非开普敦召开了世界中联首届中医药发展非洲论坛，来自世界11个国家或地区的260多位代表参加了论坛。世界中联副主席兼秘书长李振吉主持了论坛开幕式，中国驻开普敦副总领事童德发先生，前中国驻南非开普敦总领事陆苗耕先生，南非西开普大学副校长Ingrid Miller教授，南非西开普大学社区和健康科学院院长Klopper教授，南非中医针灸学会会长Mahomed博士，中国科学院孙汉董院士，中国医药物资协会名誉会长、国家食品药品监督管理局原副局长任德权，中国中医科学院党委副书记张为佳等出席论坛开幕式并先后致辞。世界中联副秘书长黄建银宣读了世界卫生组织发给论坛的贺信。南非卫生部传统医学司长Isaac Mayeng，广东省卫生厅厅长姚志彬、副厅长彭炜，北京中医药大学校长高思华，长春中医药大学校长王之虹，南非卫生委员会注册官员Louis Mullinde，南非国家标准局官员Roy Alan Roos，南非西开普省议会议员卫生委员会主席Anroux Marais以及中国驻开普敦领事馆科技参赞张智祥，世界中联副主席董志林、沈惠军等出席了开幕式。论坛主要议题有：中医药管理与发展策略研究；中医药及中医针灸基础理论研究；中医药对重大疾病防治及针灸临床研究与应用；传统医学发展策略；传统医学学术研究及临床应用；中医药在南非及非洲发展的有关问题等。论坛还专门设立了工作坊和相关展示，由中国针灸专家向南非中医针灸专家专题介绍一些病症的针灸疗法。论坛还设置了道地药材国际贸易专题论坛，研讨道地药材的种植、加工、生产和贸易等议题，并发布道地药材国际贸易联盟《开普敦宣言》，呼吁采取行动共同保护生物多样性，保护道地药材资源以求资源的可持续利用与发展，促进以合理方式共享资源理念的传播，与国际社会一起共同保护地球生物资源。

2012年7月15～22日，联合会在德国慕尼黑市举办了第二届中欧中医药合作与发展论坛，世界中联副主席兼秘书长李振吉、慕尼黑科技大学副校长孟丽秋、慕尼黑科技大学医学系主任Peter Henningsen、慕尼黑科技大学补充医学与自然疗法中心主任Dieter Melchart、北京中医药大学科技处处长刘桐华、北京中医药大学魁茨汀医院德方院长安东·施道丁尔和中方院长戴京璋出席了论坛，来自中国、德国和英国等国家和地区的近百位专家学者参加了论坛。

2012年5月21～24日，世界中联副主席兼秘书长李振吉率世界中联代表团参加了在韩国大田召开的ISO/TC249第三次全体大会。来自澳大利亚、加拿大、中国、德国、意大利、日本、挪威、韩国、新加坡、南非、西班牙、泰国、蒙古、美国共14个国家和世界中联、世界针联两个A级联络组织共130位代表参加了会议。

2012年9月23～24日，联合会在墨西哥墨西哥城召开了首届世界中联美洲中医药国际合作与发展论坛。来自墨西哥、中国、美国、古巴等国家的500余名代表参加了大会。世界中联副主席兼秘书长李振吉率领世界中联代表团参加了此次大会，并在开幕式上讲话。中国驻墨西哥大使馆教育参赞丁文林，墨西哥州立大学校长José Angel Fernández García，墨西哥针刀学会名誉会长宋钦福、会长玛瑞亚等出席了大会开幕式并讲话。大会进行了学术交流，与会专家和代表在中医药管理与发展策略研究、中医药及中医针灸基础理论研究、中医药对重大疾病防治研究与应用、针刀医学的临床安全研究及最新进展、墨西哥传统草药的功效探讨等方面展开深入的研讨，展示各个学术领域取得的新成果、新进展。此次大会对美洲中医药的发展，尤其是墨西哥中医药发展发挥了积极的作用。

世界中联通过了联合国教科文组织在法国巴黎召开的《非物质文化遗产保护公约》第四届缔约国大会认证，正式成为非物质文化遗产保护咨询机构。

（杨抒宁、王　璐）

【世界针灸学会联合会】

名誉主席：王国强

主　　席：邓良月

副 主 席：李科元（澳大利亚）、惠青（巴西）、Cedric Kim Tat Cheung（加拿大）、刘保延（中国）、El Gogary

Mohamed Kamal（埃及）、Denis Colin（法国）、Michael Germann（德国）、Juliana Tjandra（印度尼西亚）、李国瑞（意大利）、Tsutani Kiichiro（日本）、申泰镐（韩国）、Paddy McBride（新西兰）、Arne Kausland（挪威）、刘嘉扬（新加坡）、Ramon M Calduch（西班牙）、刘蕴（美国）、Nguyen Tai Thu（越南）、Igor Pisarevskiy（俄罗斯）

秘书长：沈志祥

司　库：李维衡

执　委：Tomi Hardjatno（印度尼西亚）、Chu Ke Shin（阿根廷）、孙榕榕（阿根廷）、James Flower（澳大利亚）、Paulo Cesar Barbosa（巴西）、张冬月（加拿大）、吴滨江（加拿大）、麻颖（中国）、陈家泽（中国香港）、黄琼（中国澳门）、黄诚仁（中国台北）、林昭庚（中国台北）、Christian Mouglalis（法国）、Pascal Beaufreton（法国）、Andreas Rinnoessel（德国）、Nils von Below（德国）、Cracolici Franco（意大利）、Filomena Bangrazi Petti（意大利）、Naomi Takasawa（日本）、Wakayama Ikuro（日本）、金容奭（韩国）、廖春华（马来西亚）、Kevin Plaisted（新西兰）、Mitsuharu Tsuchiya（葡萄牙）、Kabba Anand（美国）、Lin Rongsheng（美国）、Nguyen Ba Quang（越南）

地　址：北京东城区夕照寺街东玖大厦B座七层

邮　编：100061

电　话：010－87194950/87194951

电子信箱：wfas2007m@yahoo.com.cn

网　址：www.wfas.org.cn

常设机构：秘书处

业务范围：理论研究、学术交流、业务培训、书刊编辑、国际合作、咨询服务

期　刊：《世界针灸杂志》（英文，季刊）

（世界针灸学会联合会）

【世界医学气功学会联合会】

主　席：高鹤亭（中国）

副主席：吴道霖（意大利）、龙致贤（中国）、黄志伟（美国）、田小明（美国）、马克思·本卡特（瑞典）、加斯伯尔·戈西亚·洛伯兹（西班牙）、带津良一（日本）、王汉鼎（加拿大）、王超群（加拿大）、林菁（香港）、杨武财（中国台湾）、徐展略（泰国）、李啓（德国）、郑守曾（中国）、林中鹏（中国）、傅秦增（中国）、许明堂（美国）、林建（中国）、罗悠真（中国）、早岛妙聽（日本）

秘书长：龙致贤

常务副秘书长：华　源

副秘书长：青岛大明（日本）、王雷（中国）、艾伦·凯尔森（澳大利亚）、罗曼蒂·阿尔巴特（澳大利亚）、汤姆·沙娜汉（爱尔兰）

地　址：北京朝阳区和平街北口北京中医药大学内中药系楼311室

邮　编：100029

网　址：www.bucm.edu.cn/qgxh

电子信箱：wasmq89@163.com

常设机构：世界医学气功秘书处

业务范围：理论研究、学术交流、书刊编辑、国际合作、咨询服务

期　刊：《世界医学气功学会年通讯》

（华　源）

三、地方性社会团体

1. 北京市

【北京中医药学会】

名誉会长：张炳厚

会　长：赵　静

副会长（以姓氏笔画排序）：边宝生、许树强、齐　昉、李俊德、杨明会、陈　誩、周德安、姜在旸、高思华、曹洪欣、梅　群、谢阳谷

秘书长：高丹枫

副秘书长：王春生、邓　娟、林　谦、李秀惠

地　址：北京市东城区东单三条甲7号120室

邮　编：100005

电　话：010－65223477

网　址：www.bjacm.org

电子信箱：bjzyyxh@sohu.com

（北京中医药学会）

【北京中西医结合学会】

会　长：王茝生

副会长：王　阶、王　辰、王笑民、王晓民、吴红金、张澍田、李　林、杨明会、杨晋翔、赵　静、赵锡银、唐旭东、史载祥

秘书长：赵锡银

副秘书长：刘　刚、于晓刚、李　萍

地　址：北京市东城区东单三条甲7号121室

邮　编：100005

电　话：010－65250460

网　址：www.bjatw.com

电子信箱：15811147199@126.com

（刘　刚）

【北京针灸学会】

会　长：周德安

副会长：朱　江、朱　兵、刘保延、程海英、齐　昉

秘书长：王麟鹏

副秘书长：黄　毅

地　址：北京市东四十条27号

邮　　编：100007
电　　话：010－52176644
电子信箱：Bjzjxh9495@126.com

（黄　毅）

【北京中医协会】
会　　长：谢阳谷
副 会 长：曹洪欣、郑守曾、李俊德、杨明会、许树强、陈　誩
秘 书 长：朱桂荣
副秘书长：胡荫奇、王书臣、林　谦、屠志涛、黄　毅、殷　青、程治馨
地　　址：北京市朝阳区小关北里218号
邮　　编：100029
电　　话：010－64007339
网　　址：www.bjtcm.gov.cn/bjtcma
电子信箱：czx522@163.com

（程治馨）

2. 天津市

【天津市中医药学会】
会　　长：张大宁
副 会 长：张伯礼、马　融、孙增涛、范玉强、王生田、陈宝贵、苗福来、郝菲菲
秘 书 长：苗福来
副秘书长：李树茂
地　　址：天津市和平区南京路98号
邮　　编：300040
电　　话：022－23032602
电子信箱：tjszyyxh@126.com

（苗福来）

【天津市中西医结合学会】
会　　长：张伯礼
副 会 长：崔乃强、范玉强、马信龙、张玉环、白仁骁、朱广丽
秘 书 长：葛文华
地　　址：天津市和平区南京路98号
邮　　编：300040
电　　话：022－23032635
电子信箱：zxjhxh@163.com

（葛文华）

【天津市针灸学会】
会　　长：石学敏
副 会 长：李　平、张智龙、张玉莲、韩景献、刁殿军、熊　杰
秘 书 长：丁惠玲
副秘书长：边金玲、李　岩
地　　址：天津市和平区南京路98号
邮　　编：300040
电　　话：022－23120580
电子信箱：tjzj0580@163.com

（丁惠玲）

3. 河北省

【河北省中医药学会】
名誉会长：吴以岭
会　　长：孙万珍
副 会 长：马玉琛、王亚利、王彦田、王振邦、田振华、刘玉洁、刘亚娴、刘增祥、张　锐、张书臣、张国恩、张明柱、张树峰、李佃贵、陈振山、周海平、武　智、段云波、耿东华、高社光、董尚朴、解庆凡、裴　林
秘 书 长：武　智（兼）
副秘书长：陈振山（兼）、王彦刚
地　　址：河北省石家庄市槐安东路97号
邮　　编：050021
电　　话：0311－85804846
电子信箱：hbzyyxh@163.com

（于　清）

【河北省中西医结合学会】
会　　长：李佃贵
副 会 长：孙万珍、李春岩、温进坤、张英泽、王士杰、闫宝勇、王艳君、陈志强、杜惠兰、吴以岭、李　江、董福生、石仲仁、王　洪、郭纪生、李炳茂、王立新、杨淑莲、李春华、张　健、蒋贵煜、炜　海、丁广谦、李合群、付瑞平、王钢柱
秘 书 长：王艳君
副秘书长：武　智、李志华、杜惠兰、刘月林、韩同彪、高长玉、赵玉斌
地　　址：河北省石家庄市槐安东路97号
邮　　编：050021
电　　话：0311—85804846
电子信箱：hbzyyxh@163.com

（刘桂香）

【河北省针灸学会】
会　　长：康锁彬
常务副会长：贾春生
副 会 长：于　岩、王艳君、王盛增、白志杰、李永方、李桂林、段云波、袁　军、崔林华
秘 书 长：武　智
副秘书长：张　彬
地　　址：河北省石家庄市槐安东路97号
邮　　编：050021
电　　话：0311－85804846
电子信箱：hbszjxh9@126.com

（刘桂香）

4. 山西省

【山西省中医药学会】
理 事 长：周　然
副理事长：文　渊、王晞星、冯前进、白兆芝、乔连厚、齐炳义、张文广、李先荣、杨恩建、徐生旺、柴瑞霭、贾汉章、魏中海
秘 书 长：文　渊（兼）
副秘书长：任光荣、李明奎、邹本贵
地　　址：山西省太原市东华门23号
邮　　编：030013
电　　话：0351－3580330
电子信箱：lj－1973@163.com

（赵红娟）

【山西省中西医结合学会】
理 事 长：王裕颐
副理事长：张　才、李文学、李秀莲、杨　波、赵通理、柴瑞霁、陶功定、冯五金、宋明锁
秘 书 长：宋明锁（兼）
副秘书长：李静萍、赵建平、郭媛媛
地　　址：山西省太原市并州西街46号
邮　　编：030012
电　　话：0351－4091118

（宋明锁）

【山西省针灸学会】
理 事 长：焦顺发
副理事长：祁 越、李建仲、李济春、杨恩来、施土生、郭耀康、冀来喜
秘 书 长：冀来喜（兼）
副秘书长：燕 平、李明磊
地 址：山西省太原市并州西街46号
邮 编：030006
电 话：0351-7240217

（冀来喜）

5. 内蒙古自治区

【内蒙古自治区蒙医药学会】
会 长：乌 兰
副 会 长：于连云、巴特尔、乌力吉特古斯、巴根那、巴雅尔、布仁达来、黄志刚、毅 和
副秘书长：阿古拉、杭盖巴特尔
地 址：内蒙古呼和浩特市新华大街63号8号楼
邮 编：010055
电 话：0471-6944929
电子信箱：xinrong0913@sohu.com

（高欣荣）

【内蒙古自治区中医药学会】
会 长：乌 兰
副 会 长：于连云、苏根元、赵清树、桂 忠、白永和、赛西娅、云 梁
秘 书 长：于连云
副秘书长：陈玉华、赵清树
地 址：内蒙古呼和浩特市新华大街63号8号楼
邮 编：010055
电 话：0471-6944929
电子信箱：xinrong0913@sohu.com

（高欣荣）

6. 辽宁省

【辽宁省中医药学会】
会 长：从丹江
副 会 长：曹建波、杨关林、赵 午
秘 书 长：曹建波
副秘书长：温家祥
地 址：辽宁省沈阳市和平区集贤街79号407室
邮 编：110005
电 话：024-23397508
网 址：www.lnzyy.org
电子信箱：LZH23397508@163.com

（王卫祖）

7. 吉林省

【吉林省中医药学会】
会 长：邱德亮
副 会 长：王之虹、宋柏林、周建民、南 征、相世和、于乃博、田洪赋、高 陆、李一奎、于江波
秘 书 长：朱桂祯
地 址：吉林省长春市净月经济开发区博硕路1035号
邮 编：130117
电 话：0431-86172416
网 址：www.jlzyy.com
电子信箱：jlszyyxh2006@163.com

（朱桂祯）

8. 黑龙江省

【黑龙江省中医药学会】
会 长：索天仁
副 会 长：栗德林、王国才、匡海学、王喜军、谷 励、李 冀、田振坤、孙忠人、王学军、赵永厚
秘 书 长：于黎明
地 址：黑龙江省哈尔滨市香坊区三辅街142号门诊225室
邮 编：150036
电 话：0451-55651561
电子信箱：zhongyiyaoxuehui@163.com

（李淑芳、周 杨）

9. 上海市

【上海市中医药学会】
会 长：严世芸
副 会 长：谢建群、郑 锦、沈远东、周 华、陆金根、房 敏、虞坚尔、季伟苹、花根才、范忠泽、杨 弘、许锦柏、尚 云、凌昌全
秘 书 长：顾 璜
副秘书长：谈美蓉
地 址：上海市静安区北京西路1623号
邮 编：200040
电 话：021-62532271
网 址：www.shatcm.org
电子信箱：shatcm@sina.cn

（华福俊）

【上海市中西医结合学会】
会 长：王文健
副 会 长：刘 平、郑 锦、凌昌全、周 华、房 敏、虞坚尔、陆金根、李永忠、郑佩颖、朱玉陵
秘 书 长：张友根
副秘书长：李文伟、向延卫
地 址：上海市静安区北京西路1623号
邮 编：200040
电 话：021-62581714
网 址：www.shcim.org
电子信箱：yg1623402@163.com

（于 芸）

【上海市针灸学会】
会 长：吴焕淦
副 会 长：丁光宏、沈雪勇、东贵荣、王文清
秘 书 长：刘慧荣
副秘书长：祁妙国
地 址：上海市静安区北京西路1623号
邮 编：200040
电 话：021-62678864/64644238
电子信箱：lhr_tcm@139.com

（刘慧荣）

10. 江苏省

【江苏省中医药学会】
会 长：陈亦江
副 会 长：吴勉华、刘沈林、黄亚博、曾庆琪、葛惠男、陈延年、王心力、萧 伟
秘 书 长：黄亚博（兼）
地 址：江苏省南京市汉中路282号
邮 编：210029
电 话：025-86617283

传　　真：025－86617283
网　　址：www. jstcm. com（江苏中医药信息网）
电子信箱：zyxh@ jswst. gov. cn

（陈　宁）

【江苏省中西医结合学会】
会　　长：陈亦江
副 会 长：张前德、蔡宝昌、黄亚博、王小宁、王　水、赵　伟、张　琪、唐仁茂
秘 书 长：黄亚博（兼）
地　　址：江苏省南京市汉中路282号
邮　　编：210029
电　　话：025－86617283
传　　真：025－86617283
网　　址：www. jstcm. com（江苏中医药信息网）
电子信箱：zyxh@ jswst. gov. cn

（陈　宁）

【江苏省针灸学会】
会　　长：陈亦江
副 会 长：夏有兵、黄亚博、于　勇、施振东、孙建华、仲远明
秘 书 长：黄亚博（兼）
地　　址：江苏省南京市汉中路282号
邮　　编：210029
电　　话：025－86617283
传　　真：025－86617283
网　　址：www. jstcm. com（江苏中医药信息网）
电子信箱：zyxh@ jswst. gov. cn

（陈　宁）

11. 浙江省

【浙江省中医药学会】
会　　长：肖鲁伟
副 会 长：王坤根、王　晖、孙秋华、吕圭源、宋　康、沈敏鹤、杨　勇、范永升、陈学奇、柴可群、程锦国、魏　明
秘 书 长：沈敏鹤
副秘书长：王晓鸣、何琦环
地　　址：浙江省杭州市武林广场8号浙江省科协大楼十楼1006
邮　　编：310003
电　　话：0571－85166805
网　　址：www. zjszyyxh. com
电子信箱：zjszyyxh@ 126. com

（朱泓雨）

【浙江省中西医结合学会】
会　　长：吴章穆
副 会 长：江南艳、何　革、何　超、肖鲁伟、姒健敏、宋　康、沃兴德、陈勇毅、柴可群、曹启峰
秘 书 长：陈勇毅（兼）
副秘书长：江南艳、张文娟
地　　址：浙江省杭州市古翠路234号
邮　　编：310012
电　　话：0572－88849116
网　　址：www. zjtcmwm. com
电子信箱：zjzxyxh@ sohu. com

（张文娟）

【浙江省针灸学会】
会　　长：王坤根
副 会 长：方剑乔
秘 书 长：陈华德
地　　址：浙江省杭州市莫干山路219号
邮　　编：310005
电　　话：0571－88393504
网　　址：www. zjszjxh. com
电子信箱：zjszjxh@ 163. com

（陈　勤）

12. 安徽省

【安徽省中医药学会】
理 事 长：武琼宇
副理事长：王　键（常务）、董明培、张荣生、彭代银、李泽庚、杨　骏、程宜福、齐建华、杨匀保、侯　勇、赵国胜
秘 书 长：董明培（兼）
副秘书长：杨匀保（常务）、徐经凤、李克文、王纪常、刘　健、黄学勇
地　　址：安徽省合肥市马鞍山路509号
邮　　编：230051
电　　话：0551－62998077

（王继学）

【安徽省针灸学会】
理 事 长：杨　骏
副理事长：胡　玲（常务）、储浩然、沈德凯、杜荣昶、彭长林
秘 书 长：储浩然（兼）
副秘书长：彭长林、李鹏飞、沈晓明
地　　址：安徽省合肥市六安路205号（寿春路300号）
邮　　编：230061
电　　话：0551－62665105

（王继学）

13. 福建省

【福建省中医药学会】
会　　长：阮诗玮
副 会 长：杜　建、陈立典、陈杨荣、李灿东、杨叔禹、薛金发、方　群、赵向华、林秀明
秘 书 长：林秀明（林颖代理）
副秘书长：崔晓榕
地　　址：福建省福州市鼓屏路61号
邮　　编：350003
电　　话：0591－87818827
电子信箱：fjszyyxh@ 163. com

（林　颖）

【福建省中西医结合学会】
会　　长：吴和木
副 会 长：王和鸣、陈美华、谢金森、陈端生、吕凯明、郑　健、徐国兴、杨叔禹
秘 书 长：崔晓榕
副秘书长：郭双燕
地　　址：福建省福州市鼓楼区鼓屏路61号福建省卫生厅内9号楼
邮　　编：350003
电　　话：0591－87824528
电子信箱：zxyjhxh@ 163. com

（郭双燕）

【福建省针灸学会】
会　　长：陈立典
副 会 长：张　炜、李　沛、吴　强、苏稼夫
秘 书 长：张　炜（兼）
副秘书长：肖钦朗、吴明霞、姚志芳、林巧红

地　　址：福建省福州市鼓楼区鼓屏路61号
邮　　编：350003
电　　话：0591－87824528
电子信箱：fjszjxh@163.com

（肖钦朗）

【福建省中医药研究促进会】
会　　长：刘献祥
副 会 长：赖应辉（常务）、万文蓉、叶国维、朱　琪、李　晔、吴培增、陈　慧、林贤旺、郑东海、郑美凤、郑振财、郭为汀、郭东宇、黄文渊、黄河清、潘丽贞
秘 书 长：赖应辉（兼）
副秘书长：马天勇、林　强、俞鼎芬、黄国先、黄　海
地　　址：福建省福州市鼓楼区湖东路276号同心楼10层
邮　　编：350003
电　　话：0591－88016552
电子信箱：f88016552@126.com

（陈庆禄）

14. 江西省

【江西省中医药学会】
会　　长：曹　麒
副 会 长：熊墨年、刘红宁、陈明人、程兆盛、魏国华、谢建祥
秘 书 长：熊墨年
副秘书长：刘希伟、傅华荣、余　炅
地　　址：江西省南昌市文教路529号
邮　　编：330046
电　　话：0791－88515485
网　　址：www.jxzyyxh.cn
电子信箱：zyxhjx221@21cn.com

（郑林华）

【江西省中西医结合学会】
会　　长：曹　麒
副 会 长：徐炽度、汤益明、龚琼模、程兆盛、李国贤、江长波、陈明人、左铮云、李志刚
秘 书 长：李志刚（兼）
副秘书长：伊　凡、吴跃进
地　　址：江西省南昌市文教路529号
邮　　编：330046
电　　话：0791－88511741
电子信箱：wyjin09@126.com

（郑林华）

【江西省针灸学会】
会　　长：陈日新
副 会 长：康明非、洪恩四、伊　凡
秘 书 长：康明非
副秘书长：迟振海
地　　址：江西省南昌市八一大道445号
邮　　编：330006
电　　话：0791－88526872
电子信箱：348916661@qq.com

（郑林华）

15. 山东省

【山东中医药学会】
会　　长：包文辉
副 会 长：于淑芳、蔡剑前、李长华、杨传华、尹常健、李安源、田景振、谭远超、欧阳兵、马其江、吉中强
秘 书 长：于淑芳（兼）
地　　址：山东省济南市燕东新路9号
邮　　编：250014
电　　话：0531－67873166
网　　址：www.sdtcm.net
电子信箱：sdtcma@126.com

（韩　莉）

【山东中西医结合学会】
会　　长：王新陆
副 会 长：刘绍绪、曹晓岚、高　毅、李长华、武继彪、赵家军、冯建华、高海青、吉中强
秘 书 长：曹晓岚（兼）
地　　址：山东省济南市燕东新路9号
邮　　编：250014
电　　话：0531－67873166
网　　址：www.sdtcm.net
电子信箱：sdtcma@126.com

（韩　莉）

【山东针灸学会】
会　　长：吴富东
副 会 长：李长华、乞蔚国、高树中、刘继明、谭绮纹
秘 书 长：谭绮纹
副秘书长：王　锐、陈少宗、张永臣
地　　址：山东省济南市燕东新路9号
邮　　编：250014
电　　话：0531－67873166
网　　址：www.sdtcm.net
电子信箱：sdtcma@126.com

（韩　莉）

16. 河南省

【河南省中医药学会】
会　　长：夏祖昌
副 会 长：张重刚、韩新峰、郑玉玲、孙耀志、张玉新、王　力、方家选
秘 书 长：王端权
副秘书长：田元生
地　　址：河南省郑州市金水区城北路7号
邮　　编：450004
电　　话：0371－66353785
电子信箱：hnszyyxh@sina.com

（樊美戈）

17. 湖北省

【湖北省中医管理学会】
会　　长：姚　云
副 会 长：刘学安、王　华、赵映前、吕文亮、朱宏斌、张荒生
秘 书 长：刘学安
地　　址：湖北省武汉市洪山区珞瑜路856号（湖北省中医院光谷院区）
邮　　编：430074
电　　话：027－86648213（传真）
电子信箱：hbzygl@126.com

（陈重阳）

【湖北省中医中药学会】
会　　长：王　华
副 会 长：赵映前、邓小川、刘学安、胡永年、王胜利、金建年、张荒生、朱宏斌
秘 书 长：胡永年
副秘书长：陈建华、程桃英、费兰波、薛　莎

地　　址：湖北省武汉市洪山区黄家湖西路1号行政楼A座419室
邮　　编：430065
电　　话：027－68890076（传真）
网　　址：www.hbzyy.org.cn

（刘俊峰）

18. 湖南省

【湖南省中医药学会】
会　　长：邵湘宁
副 会 长：蔡光先、郭子华、谭元生、肖四旺、袁长津、廖端芳、郭争鸣、柏正平
秘 书 长：刘祖贞
副秘书长：陈栋材
地　　址：湖南省长沙市湘雅路30号
邮　　编：410008
电　　话：0731—84822174（传真）
网　　址：www.ws120.org
电子信箱：hnzyyxh@126.com

（胡细庭、刘振宇）

【湖南省中西医结合学会】
会　　长：邵湘宁
副 会 长：尤昭玲、卢岳华、李国忠、梁清华、秦裕辉、陈建龙、黄政德、钟　飞
秘 书 长：刘祖贞
副秘书长：葛金文
地　　址：湖南省长沙市湘雅路30号
邮　　编：410008
电　　话：0731－84822174（传真）
网　　址：www.ws120.org
电子信箱：hnzyyxh@126.com

（胡细庭、陆　灵）

19. 广东省

【广东省中医药学会】
会　　长：吕玉波
副 会 长：徐志伟、郭　姣、樊粤光、李楚源、邝日建、吕志平、涂瑶生、许冬瑾、金世明
秘 书 长：金世明（兼）
常务副秘书长：何羿婷
地　　址：广东省广州市淘金北路77号（麓湖阁南塔）404室
邮　　编：510095
电　　话：020－83600105/83600103
网　　址：www.lngygy.com/xuehui.asp
电子信箱：gdzyyxh@163.com

（金世明）

【广东省中西医结合学会】
会　　长：吴伟康
常务副会长：郭　姣
副 会 长：吕志平、老昌辉、余细勇、张荣华、杨希山、林培政、罗荣城、郑学宝、姚　红
秘 书 长：金世明
常务副秘书长：杨建新
副秘书长：张诗军
地　　址：广东省广州市淘金北路77号（麓湖阁南塔）404室
邮　　编：510095
电　　话：020－83600105/83600103
网　　址：www.lngygy.com
电子信箱：gdzyyxh@163.com

（金世明）

20. 广西壮族自治区

【广西中医药学会】
会　　长：甘　霖
执行会长：唐　农
副 会 长：邓家刚、韦浩明、韦葵葵、刘华钢、许淑清、张　茵、陈　洋、陈小刚、陈宇龄、庞　军、庞宇舟、庞声航、罗伟生、郑　进、钟　鸣、唐友明、黄岑汉、黄贵华、覃迅云、缪剑华、戴　铭
秘 书 长：黄波夫
常务副秘书长：李　方、梁启成、吴胜华
副秘书长：赵立春、张占江、郑光珊、李　婕、唐宏亮
地　　址：广西南宁市桃源路35号区卫生厅内
邮　　编：530021
电　　话：0771－2802519
电子信箱：lifang8888@163.com

（李　方）

【广西中西医结合学会】
会　　长：王荣慈
常务副会长：梁　健
副 会 长：毛志红、方显明、李　方、李荣祝、杨　渊、杨　斌、杨丽莎、陈良细、周元明、赵劲民、葛宪民、黎忠文
秘 书 长：李　方
副秘书长：唐乾利、林寿宁
地　　址：广西南宁市桃源路35号区卫生厅内
邮　　编：530021
电　　话：0771－2802519
电子信箱：lifang8888@163.com

（李　方）

【广西针灸学会】
会　　长：范郁山
副 会 长：庞　勇、岳　进、李　方、唐华生、赵彩娇、杜　艳、吴新贵、郑建宇
秘 书 长：赵彩娇
副秘书长：吴健文、胡艳影、潘小霞、罗　燕、何列涛、黄卫强、王希琳、徐　辉、陈　勇、杨镇升
地　　址：广西南宁市明秀东路179号
邮　　编：530001
电　　话：0771－3137370
电子信箱：gxzjxh2011@126.com

（罗　燕）

21. 海南省

【海南省中医药学会】
会　　长：陈少仕
副 会 长：张永杰、孙公凯、周文雄、刘德喜、王海安
秘 书 长：蔡　敏
副秘书长：杨少林
地　　址：海南省海口市和平北路47号海南省中医院
邮　　编：570203
电　　话：0898－66110218
电子信箱：69158811@163.com

（蔡　敏）

【海南省针灸学会】
会　　长：辜孔进
副 会 长：孙　畅、罗和平
秘 书 长：李健强

副秘书长：黄健琳
地　　址：海南省海口市龙华路33号海南医学院附属医院针灸科
邮　　编：570102
电　　话：0898－66774471/13006029228（李健强）
（李健强）

【海南省中西医结合学会】
会　　长：杨　华
副 会 长：韩　平、武　伟、邢　愚、蔡　毅
秘 书 长：韩　平
地　　址：海南省海口市龙华路海南医学院附属医院中医科（韩平收）
邮　　编：570102
电　　话：13907595311（韩平）
电子信箱：hanping88@126.com
（韩　平）

22. 重庆市

【重庆市中医药学会】
会　　长：周天寒
副 会 长：曾定伦、王辉武、张渝生、向明成、杨国汉、叶秀英、曹文富、李延萍、毛得宏、杨隆奎、杨大坚
秘 书 长：杨国汉（兼）
副秘书长：李　进、王　俊、漆　敏、张安富、吴朝华
地　　址：重庆市江北区盘溪七支路6号
邮　　编：400021
电　　话：023－67063895
网　　址：www.cqacm.org
电子信箱：934405879@qq.com
（漆　敏）

【重庆市中西医结合学会】
会　　长：高　丹
副 会 长：罗长坤、史若飞、吴志刚、曹文富、李荣亨
秘 书 长：马　力
副秘书长：徐迪雄、陈永忠、何丽芳、罗　勇
地　　址：重庆市渝中区道门口40号
邮　　编：400011
电　　话：023－63815494
电子信箱：MaLi8218@126.com
（吴　宽）

【重庆市针灸学会】
会　　长：陈永忠
副 会 长：郭剑华（常务副会长）、余朋千、王毅刚、廖惠萍、卓廉士、温木生
秘 书 长：余朋千
副秘书长：王竹行、杨进廉、何文先
地　　址：重庆市江北区盘溪七支路6号
邮　　编：400021
电　　话：023－67063895
电子信箱：cqzjxh@126.com
（何文先）

【重庆市中医药行业协会】
会　　长：高　丹
副 会 长：尹　平、毛德宏、曹文富、刘明怀、刘建忠、陈苕青、李　洪、钟德宏、徐晓玉、陈　犁、杨金兵、赵　毅、陈　涛、尤　聪、熊世超、冯　坤
秘 书 长：曾定伦
地　　址：重庆市江北区盘溪七路6号（重庆市中医院综合楼3楼）
邮　　编：400021
电　　话：023－63715737/67064066
传　　真：023－63715737
电子信箱：406048941@qq.com
（龚　亮）

23. 贵州省

【贵州省中医药学会】
名誉会长：贺志光
会　　长：赵　松
副 会 长：董湘玉（常务）、刘尚义、沈冯君、邱德文、凌湘力
秘 书 长：凌湘力
副秘书长：唐仕勇、徐学义、刘学义、周　茜、张光富、庄畋畋
地　　址：贵州省贵阳市贵医街28号贵阳医学院附属医院中医科
邮　　编：550004
电　　话：0851－6750715
电子信箱：gzszyxh@126.com
（凌湘力）

【贵州省中西医结合学会】
会　　长：孔德明
副 会 长：王家辉、田　明、石承先、江　超、张光奇、凌湘力、凌湘柱
秘 书 长：李志伟
副秘书长：李　燕、郑曙光、黄礼明
地　　址：贵州省贵阳市市东路50号贵阳中医学院内
邮　　编：550002
网　　址：www.gzaim.com
电子信箱：gzzxy@foxmail.com
（李志伟）

【贵州省针灸学会】
会　　长：朱广旗
副 会 长：崔　瑾、冯玲媚、王光义、李丽红、陈学农、周佐涛、何顺峰、米曙光
秘 书 长：李丽红（兼）
副秘书长：张　军、付有春、吴远华
地　　址：贵州省贵阳市市北路11号
邮　　编：550004
电　　话：0851－6827446
（李丽红）

【贵州省中医多学科研究会】
会　　长：杨　柱
副 会 长：吴元黔
秘 书 长：吴元黔（兼）
副秘书长：冯　泳
地　　址：贵州省贵阳市市东路50号贵阳中医学院内
邮　　编：550002
电　　话：0851－5652448
电子信箱：gzszydxkyjh@sina.com
（冯　泳）

24. 云南省

【云南省中医药学会】
会　　长：郑　进
副 会 长：秦国政、李世辉、赵　勇、朱兆云、许勇刚、彭江云、陈　钢、葛元靖

秘 书 长：葛元靖（兼）
副秘书长：苏贵强、李兆福
地　　址：云南省昆明市光华街120号
邮　　编：650021
电　　话：0871－63613387
电子信箱：YNSzyyxh@qq.com
（苏贵强）

【云南省中西医结合学会】
会　　长：熊　磊
副 会 长：宁亚功、李树清、倪　昆、韦　嘉、谭　晶、包　可、叶建州、李　雷、周树云
秘 书 长：葛元靖
副秘书长：吕　琳、李帆冰
地　　址：云南省昆明市光华街120号
邮　　编：650021
电　　话：0871－63613387
电子信箱：YNSzyyxh@qq.com
（苏贵强）

【云南省针灸学会】
会　　长：黄禾生
副 会 长：管遵惠、李　琦、柴本福、姜云武、韩励兵、林忆平
秘 书 长：葛元靖
副秘书长：李绍荣、施　静
地　　址：云南省昆明市光华街120号
邮　　编：650021
电　　话：0871－63613387
电子信箱：YNSzyyxh@qq.com
（苏贵强）

25. 陕西省

【陕西省中医药学会】
会　　长：范　兵
副 会 长：唐俊琪、刘华为、周永学、米烈汉、张德兴、刘顺智、田惠民、李联社
秘 书 长：张德兴
副秘书长：袁瑞华、许建秦
地　　址：陕西省西安市西华门2号
邮　　编：710003
电　　话：029－87250672/87275672
电子信箱：sxszyyxh@126.com
（张德兴、张玉茜）

【陕西省针灸学会】
会　　长：苏荣彪
副 会 长：周志杰、吴锡强、贾成文、王长海、刘智斌、黄琳娜、毕宇峰
秘 书 长：张德兴
副秘书长：张卫华
地　　址：陕西省西安市西华门2号
邮　　编：710003
电　　话：029－87250672/87275672
电子信箱：sxszyyxh@126.com
（张德兴、张玉茜）

【陕西省中西医结合学会】
会　　长：刘绍国
副 会 长：魏少阳、刘勤社、王静怡、王宗仁、王建华、赵步长、董协良
秘 书 长：张德兴
副秘书长：蒋宏伟
地　　址：陕西省西安市西华门2号
邮　　编：710003
电　　话：029－87250672/87275672
电子信箱：sxszyyxh@126.com
（张德兴、张玉茜）

26. 甘肃省

【甘肃省中医药学会】
名誉会长：刘维忠、李存文
会　　长：侯志民
常务副会长：甘培尚
副 会 长：王自立、张士卿、李金田、李盛华、郑贵森、鄢卫东、崔庆荣、毛春燕、舒　劲、薛开华、潘　文、李顺保、赵　斌、赵文鼎、闵云山、毛照海、张晓刚、许　筠、贡布东智、莫小平、蒲朝晖、李应东、张志明、赵继荣、李兴勇
秘 书 长：崔庆荣
副秘书长：潘　文、史正刚、王　颖、王凤丽、毛　臻
地　　址：甘肃省兰州市定西东路35号
邮　　编：730000
电　　话：15002557335（刘福文）
网　　址：www.gstcm.com
电子信箱：116545026@qq.com
（甘肃省中医药学会）

【甘肃省中西医结合学会】
名誉会长：裴正学、赵健雄
会　　长：刘延祯
常务副会长：李应东
副 会 长：郭天康、李　强、李盛华、郑贵森、蒲朝晖、刘国安、戴恩来、张有成、余　勤、李妍怡、雷鹏举、李维义、邱玉梅
秘 书 长：刘保健、
副秘书长：刑喜平、张红伟
地　　址：甘肃省兰州市城关区嘉峪关西路732号。
邮　　编：730020
电　　话：13893139305（刑喜平）、13993171245（张红伟）
（甘肃省中西医结合学会）

【甘肃省针灸学会】
会　　长：李　强
常务副会长：何天有
副 会 长：李盛华、杨继良、谢君国、李　军、毛春燕、邱连利、张洪涛、魏玉香、雒成林、方晓丽、孙其斌、魏清琳
秘 书 长：雒成林（兼）
副秘书长：肖　红、陈国廉、李　军、秦晓光、杨才德
常务理事：王海东、金钰钧、杨才德、王瑜琴、杨继若、王建文、付　伟、张元澧
地　　址：甘肃省兰州市定西东路35号
邮　　编：730000
电　　话：13609318823（雒成林）
（甘肃省针灸学会）

27. 青海省

【青海省中医学会】
会　　长：陈卫国
副 会 长：黄立成、赵德跃、韩　文、邓尔禄、李福安、亢泽峰、王晓勤、文绍敦、顾　群、高春江
秘 书 长：燕小霞
副秘书长：杨国利、张玉国、江　华、靳晓红
地　　址：青海省西宁市七一路338号
邮　　编：810000

电　　话：0971－8456222－6690
电子信箱：qhszyxh@126.com

（燕小霞）

【青海省藏医药学会】
会　　长：艾措千
副 会 长：久美多杰、昂青才旦、李先加（学院）、多　杰、李先加（医院）、孙泰俊、端　智
秘 书 长：昂青才旦
副秘书长：李先加、多　杰、华旦诺尔桑
地　　址：青海省西宁市南山东路97号青海省藏医药学会
邮　　编：810007
电　　话：0971－8204657
网　　址：www.tmst.org
电子信箱：qtms010@163.com

（青措吉）

28. 宁夏回族自治区

【宁夏中医药学会】
会　　长：王忠和
副 会 长：牛　阳、高如宏、张　武、刘本臣
秘 书 长：高如宏
副秘书长：刘　瑛、钱月慧
地　　址：宁夏银川市西夏区北京西路114号
邮　　编：750021
电　　话：0951－2024646
电子信箱：gaoruhong@gmail.com

（高如宏）

【宁夏中西医结合学会】
会　　长：马秀珍
副 会 长：黄　涌（常务）、俞大鸿、童安荣、王凤莲、谢振华
秘 书 长：童安荣（兼）
副秘书长：李晓龙、赵　军
地　　址：宁夏银川市西夏区北京西路114号
邮　　编：750021
电　　话：0951－2022276
电子信箱：13709575543@163.com

（李晓龙）

【宁夏针灸学会】
会　　长：李遇春
副 会 长：牛　阳、张　武、高如宏、胡雨华
秘 书 长：牛　阳（兼）
副秘书长：杨丽美、王宇国、刘　瑛
地　　址：宁夏银川市兴庆区胜利街1160号（宁夏医科大学中医学院）
邮　　编：750004
电　　话：0951－6880501/6880507
电子信箱：niuyang0227@163.com/yanglm1987@sohu.com

（杨丽美）

29. 新疆维吾尔自治区

【新疆维吾尔自治区中医药学会】
会　　长：周铭心
副 会 长：耿　直、卢　勇、王　杰、张永平、王北疆
秘 书 长：王　杰（兼）
副秘书长：柯　岗、冯　东、孟庆才、李崇瑞、安冬青
地　　址：新疆乌鲁木齐市天山区龙泉街191号
邮　　编：830004
电　　话：0991－8561035
电子信箱：xjzyybjb@163.com

（夏小凡）

【新疆中西医结合学会】
会　　长：李全智
副 会 长：王北疆、张咏南、安冬青、单丽娟、孟庆才
秘 书 长：刘　健
副秘书长：李风森、庞　彬、王璐琳、张洪亮
地　　址：新疆维吾尔自治区中医医院116号
电　　话：0991－5817719
网　　址：www.caim.org.cn
电子信箱：caim@caim.org.cn

（庞　彬）

【新疆维吾尔自治区民族医药学会】
会　　长：哈木拉提·吾甫尔
常务副会长：斯拉甫·艾白
秘 书 长：伊河山·伊明
学会地址：新疆乌鲁木齐市延安路36号附1号
邮　　编：830001
电　　话：0991－2565663
传　　真：0991－2557730

（艾克拜尔·亚森）

【中国民族医药学会维吾尔医药学分会】
会　　长：帕尔哈提·克力木
副 会 长：斯拉甫·艾白（常务）、巴黑·玉素甫、吐尔洪·艾买尔、茹仙古丽·沙吾尔、肖盖提·阿布都拉、凯赛尔·阿不都克热木、伊河山·伊明、玉苏甫·买提努尔
秘 书 长：玉苏甫·买提努尔
副秘书长：居来提·托合提、亚尔买买提·斯拉依力
地　　址：新疆乌鲁木齐市延安路776号
电　　话：0991－2566307

（艾则孜·亚森）

30. 长春市

【长春市中医学会】
会　　长：于乃博
副 会 长：曲　生、陈明强、李玉泉、孙艳静、孟晓东
秘 书 长：何艳华
副秘书长：付　强
地　　址：吉林省长春市新发路1198号
邮　　编：130051
电　　话：82726476
电子信箱：fuqiang04551@163.com

（崔文慧）

31. 南京市

【南京中医药学会】
会　　长：刘玉成
副 会 长：李　俭、张　骠、张钟爱、单兆伟、王旭东、操海明
秘 书 长：黄　洁
副秘书长：赵小寅
地　　址：江苏省南京市金陵路1号
邮　　编：210001
电　　话：025－52276531
网　　址：www.njzyyxh.cn

（黄　洁、赵小寅）

【南京中西医结合学会】
理 事 长：丁义江
副理事长：杨大锁、申俊龙、王佩娟、彭宇竹、林 建、王连生、龙明智
秘 书 长：冷丽丽
副秘书长：童 华、郑艳辉
地 址：江苏省南京市孝陵卫179号
邮 编：210014
电 话：025－84432495
（王晓敏）

【南京针灸学会】
理 事 长：王玲玲
副理事长：李 俭、仲远明、陆 瑾、周华龙
秘 书 长：何青谷
副秘书长：陈朝明
地 址：江苏省南京市金陵路1号
邮 编：210001
电 话：025－52276119
（何青谷）

32. 杭州市

【杭州市中医药协会】
会 长：董 陆
副 会 长：张玉柱、李自明、杨 勇、郭怡飚、陶筱娟、鲁 盈
秘 书 长：钱慧琳
副秘书长：童蒙应、葛小平
地 址：浙江省杭州市体育场路453号
邮 编：310007
电 话：0571－85827937
电子信箱：hzszyyxh@ yahoo. com. cn
（钱慧琳）

【杭州市中西医结合学会】
名誉理事长：傅学铨
理事长（兼法人）：何 革
副理事长：高 炎、张延祥、杨 勇、邵征洋、张永华、李自明
秘 书 长：虞玉凤
副秘书长：傅志泉、王 峻
地 址：浙江省杭州市环城东路208号
邮 编：310003
电 话：56109508
电子信箱：HZYYF@ HZ. CN
（虞玉凤）

【杭州市针灸推拿学会】
会 长：詹 强
副 会 长：朱月伟（常务副会长）、冯伟民、金亚蓓、周志华
秘 书 长：王 健
副 秘 长：孙占玲、倪克锋
地 址：浙江省杭州市新华路86号
邮 编：310003
电 话：0571－87072930
电子信箱：hzxcqfby@ 163. com
（王 健）

33. 广州市

【广州市中医药学会】
会 长：林鹏翔
副 会 长：吴维城、祝维峰、冯崇廉、郝建军
秘 书 长：祝维峰（兼）
地 址：广东省广州市文德南路厂后街14号2—3楼
邮 编：510115
地 址：广东省广州市珠玑路16号广州市中医医院科教科
邮 编：510130
电 话：020－81226220
电子信箱：zysgz@ 163. com
（林鹏翔）

34. 成都市

【成都中医药学会】
会 长：赵 文
副 会 长：肖泽国、余曙光、杨向东、顾兴平、张 毅、虞亚明、陆 华、郭志雄
秘 书 长：朱自彬
副秘书长：常德贵、李玉兰
地 址：四川省成都市贝森南路18号
邮 编：610091
电 话：81708142
网 址：www. cdyxh. org（成都市医学信息所、成都医科学会）
电子信箱：liupeiya666@ yahoo. com. cn
（王 玲）

【成都中西医结合学会】
理 事 长：孙汴生
副理事长：张泰怀、罗才贵、夏 庆、徐俊波、陈福安、陈学忠
秘 书 长：周家骧
常务副秘书长：丁 烯、吴孝清
地 址：四川省成都市贝森南路18号
邮 编：610091
电 话：028－81708240
网 址：www. cdyxh. org（成都市医学信息所、成都医科学会）
电子信箱：xhth2005@ yahoo. com. cn
（王 玲）

【成都针灸学会】
理 事 长：罗才贵
常务副理事长：周家骧
副理事长：梁繁荣、彭晓虹、刘育才
秘 书 长：邱 玲
副秘书长：王 玲、刘旭光
地 址：四川省成都市红星路一段44号
邮 编：610017
电 话：86911027
电子信箱：cdzjxh@ 126. com
（王 玲）

35. 大连市

【大连市中医药学会】
会 长：李春梅
副 会 长：王保民、石志超、王 凡、李 铁、白长川、战丽彬
秘 书 长：张有民
副秘书长：李 铁、谢建国
地 址：辽宁省大连市西岗区新开路82号越秀大厦4楼
邮 编：116012
电 话：83632606
电子信箱：zhongyichu@ dl. cn
（王金玉）

36. 宁波市

【宁波市中医药学会】
会 长：王 晖
副 会 长：洪善贻、叶 海、黄志强、陈学达、王明如、沈树恩、王建康、高 巍、沈晓敏、

崔　云、董幼祺、项志秋
秘 书 长：沈树恩（兼）
副秘书长：崔　云（兼）、柯春海、沈　力、余　静
地　　址：浙江省宁波市丽园北路819号
邮　　编：315010
电　　话：0574－87242750
电子信箱：nbszyy@yahoo.cn

（张可可）

【宁波市中西医结合学会】
会　　长：杨国栋
副 会 长：洪中立、缪正秋、周文华、周宏奎、沈晓敏
秘 书 长：陆传统
副秘书长：缪解铃、朱　波
地　　址：浙江省宁波市海曙区西北街42号
邮　　编：315010
电　　话：0574－87210069/13805892820
电子信箱：nbzxy@zj.com

（陆传统）

【宁波市针灸学会】
会　　长：沈晓敏
副 会 长：曹秀娟、陈　雷、张　奕、张　艺
秘 书 长：陈　雷（兼）
地　　址：浙江省宁波市丽园北路819号
邮　　编：315010
电　　话：0574－87242750

37. 厦门市

【厦门市中西医结合学会】
会　　长：杨叔禹
副 会 长：王效民、刘祖国、姜　燕、耿学斯
秘 书 长：陈国源
副秘书长：谢永丹、陈　健、白新胜、黄腾蛟
地　　址：福建省厦门市思明区同安路2号B幢401室
邮　　编：361003
电　　话：2058094
电子信箱：y2058094@126.com

（陈学勤、郑惠新）

【厦门市中医药学会】
会　　长：陈进春
副 会 长：高树彬、陈国良、伍德娜、林钦钦、王彦辉
副秘书长：孙　健、张瑞良、陈少玫
地　　址：福建省厦门市思明区同安路2号B幢401室
邮　　编：361003
电　　话：0592－2058094
电子信箱：y2058094@126.com

（陈学勤、郑惠新）

【厦门市针灸学会】
会　　长：陆　汎
副 会 长：谢俊杰、赵银龙、周然密
秘 书 长：万文蓉
副秘书长：李　月、钱小燕、程绍鲁
地　　址：福建省厦门市思明区同安路2号B幢401室
邮　　编：361003
电　　话：0592－2058094
电子信箱：y2058094@126.com

（陈学勤、郑惠新）

38. 青岛市

【青岛市中医药学会】
会　　长：张　华
副 会 长：吉中强、王者令、赵国磊、丁文龙、于俊生、李富玉、赵振爱、谢旭善
秘 书 长：赵国磊（兼）
副秘书长：唐　明、汪运富、朱维平、范存亮、王　莉、毕元兑
地　　址：山东省青岛市闽江路7号
邮　　编：266071
电　　话：0532－85912536
电子信箱：qingdaozhongyichu@163.com

（范存亮）

【青岛市中西医结合学会】
会　　长：吉中强
副 会 长：王者令、赵国磊、丁文龙、王万春、唐　明、王晓光
秘 书 长：王　莉
地　　址：山东省青岛市人民路4号（青岛市海慈医疗集团）
邮　　编：266033
电　　话：0532－83777576
电子信箱：wangli70@126.com

（吴桂芝）

【青岛市针灸学会】
会　　长：吉中强
副 会 长：汪运富、朱维平、刘立安、裴海涛、刘红石、祝明浩
秘 书 长：刘立安（兼）
副秘书长：戚其华
地　　址：山东省青岛市人民路4号（青岛市海慈医疗集团）
邮　　编：266033
电　　话：0532－83777576
电子信箱：wangli70@126.com

（戚其华）

【青岛市药膳研究会】
会　　长：于俊生
副 会 长：钟进义、赵国磊、程显凯、赵振爱、薄　涛、王国忠
秘 书 长：杨　红
副秘书长：孙金芳、魏陵博
地　　址：山东省青岛市人民路4号（青岛市海慈医疗集团）
邮　　编：266033
电　　话：0532－83777123
电子信箱：yanghong916@163.com

（杨　红）

39. 深圳市

【深圳市中医药学会】
会　　长：杨卓欣
副 会 长：孟庆春、刘安国、廖利平、李顺民、周大桥、张培钦、金庆文、黄剑虹
秘 书 长：李惠林
副秘书长：皮　敏、刘若缨
地　　址：广东省深圳市福华路1号深圳市中医院学会办公室
邮　　编：518033
电　　话：0755－88359666－3336
网　　址：www.szzyyxh.cn
电子信箱：szzyyxh@126.com

（刘若缨）

【深圳市针灸学会】
会　　长：杨卓欣

副 会 长：孙外主、史鉴欧、骆仲达、金远林、陈少辉、廖澍华、骆钧梵、朱进贵
秘 书 长：于海波
副秘书长：皮 敏、罗 燕
地 址：广东省深圳市福华路1号深圳市中医院内
邮 编：518033
电 话：0755－88359666－3336
网 址：www.szzyyxh.cn/ctma
电子信箱：szzjxh@163.com

（皮 敏）

【深圳市中西医结合学会】

会 长：肖德明
副 会 长：吴正治（常务）、李顺民、王成友、杨大国
秘 书 长：刘立昌
副秘书长：邓旭光、邱 洁、朱 炎、张永锋、贾秀琴
地 址：广东省深圳市振华东路深圳市第二人民医院中西医结合分院内
邮 编：518031
电 话：0755－83243036/13823166819
电子信箱：szzxyfy@163.com

（朱 炎）

大事记篇

【2012年中医药工作大事记】

1月5日 2012年全国卫生工作会议在北京召开。会议主题是：深入贯彻党的十七大与十七届三中、四中、五中、六中全会和中央经济工作会议精神，以邓小平理论和“三个代表”重要思想为指导，全面落实科学发展观，围绕深化医改这个中心，总结2011年卫生工作，部署2012年工作任务，坚定信心，振奋精神，扎实工作，确保人民群众共享医药卫生改革发展成果。卫生部部长陈竺在会上作了题为《突出重点 攻坚克难全面落实医改和各项卫生工作任务》的工作报告。会议由卫生部党组书记张茅主持。卫生部副部长黄洁夫、王国强、马晓伟、陈啸宏、邵明立、刘谦、尹力，中央纪委驻卫生部纪检组组长李熙等出席会议。

1月10～11日 全国中医药工作会议在北京召开，中共中央政治局常委、国务院副总理李克强对会议作重要批示，卫生部部长陈竺出席会议并作重要讲话，卫生部副部长、国家中医药管理局局长王国强在会上作了题为《服务大局、奋发有为 努力开创中医药事业科学发展的新局面》的主题报告。各省（区、市）、新疆生产建设兵团主管中医药工作的卫生厅（局）长、中医药管理局局长、卫生厅局中医处处长以及有关部门代表近300人参加会议。

2月1日 国家中医药管理局召开2012年全国中药资源普查试点工作专家指导组工作会议。李大宁副局长出席并讲话。

2月8日 2012年全国中医医政工作会议在福建省厦门市召开。卫生部副部长、国家中医药管理局局长王国强在会上部署了2012年中医医政6个方面重点工作。国家中医药管理局副局长马建中出席会议。全国各省、区、市及新疆生产建设兵团中医药管理部门负责人、医政处长160多人参加会议。

2月8日 中国非物质文化遗产生产性保护成果大展在北京全国农业展览馆举办。该展览由文化部联合国家发展改革委员会、国家中医药管理局等13个部门与北京市政府联合主办，188项非物质文化遗产项目展出，近170位传承人现场讲解。

2月10日 中国中医科学院人才工作会在北京召开。卫生部副部长、国家中医药管理局局长王国强出席并作重要讲话。国家中医药管理局党组成员、中国中医科学院党委书记王志勇作工作报告，中国中医科学院院长张伯礼主持会议。

2月11日 中医中药中国行“进乡村·进社区·进家庭”2012年首站活动在广西启动。

2月13日 国家中医药管理局在河北石家庄召开中医药立法工作座谈会。卫生部副部长、国家中医药管理局局长王国强出席并讲话。河北省副省长孙士彬出席会议并致辞，国家中医药管理局副局长于文明主持会议。

2月14日 2011年度国家科学技术奖励大会在北京举行，13项中医药成果荣获国家科技奖，其中国家技术发明奖1项、国家科学技术进步奖12项。

2月18日 中西医结合防治传染病军民融合式发展战略合作启动会在北京举行。卫生部副部长、国家中医药管理局局长王国强，总后勤部卫生部副部长方国恩为战略合作首席科学家王永炎院士授牌，包括中国中医科学院和解放军第302医院两家发起单位在内的7家临床、科研、教育机构和制药企业负责人签署合作协议。国家中医药管理局党组成员、中国中医科学院党委书记王志勇以及张伯礼、吴以岭院士等出席启动仪式。

2月18日 由中国工程院医药卫生学部、中华中医药学会、中华医学会、中国中西医结合学会、中国医师协会、中国医院协会、世界中医药学会联合会等共同主办的第八届国际络病学大会在北京召开，卫生部副部长、国家中医药管理局局长王国强和吴以岭、陈灏珠、杨胜利、陈可冀、陈凯先、高润霖、张运、郝希山、张伯礼、于金明10位院士及来自美国、英国等学者近2000人参会，通过广泛的学术交流，推动络病学科走向现代化和国际化。

2月23～25日 由国家中医药管理局国际合作司主办、上海市中医药发展办公室承办的世界卫生组织传统医学国际疾病分类项目（WHO-ICTM）第二次工作会议在上海召开。

2月23日 全国人大教科文卫委员会在北京召开中医药立法座谈会，全国人大教科文卫委员会副主任委员宋法棠出席并讲话。全国人大教科文卫委员会副主任委员李志坚、任茂东出席会议，全国人大教科文卫委员会副主任委员程津培主持会议。国家中医药管理局副局长于文明汇报了中医药立法工作情况。来自中医药行业的全国人大代表、全国政协委员和有关专家、学者参加了会议。

2月23日 国医大师何任因病医治无效在浙江杭州逝世，享年93岁。

2月25日 由中华中医药学会主办，深圳市卫生和人口计划生育委员会、深圳市中医药学会、深圳平乐骨伤科医院承办的全国“郭春园式的好医生”颁奖庆典在深圳举办。大会授予刁本恕、麻柔等97位中医“郭春园式的好医生”称号。

3月1日 由国家中医药管理局主办，江西省卫生厅和南昌市卫生局承办的全国地市级以上地区创建全国基层中医药工作先进单位工作座谈会在江西南昌召开。国家中医药管理局副局长马建中出席并讲话，江西省卫生厅副厅长曹麒，南昌市人民政府副市长姚燕平致辞。来自全国30个省、自治区、直辖市卫生厅、中医药管理局主管厅、局长和中医处长，50多个地市级卫生局、中医药管理局局长、中医处长参会。

3月11日 国家中医药管理局和宁夏回族自治区政府在北京签署了共同促进宁夏中医药、回医药事业发展的协议。卫生部部长陈竺、宁夏回族自治区主席王正伟出席签署仪式并致辞。

3 月 22 日　卫生部文明办在福建福州召开卫生系统全国文明单位表彰大会。全国中医药系统共有 8 家单位获得或继续保留全国文明单位荣誉称号。

3 月 24～25 日　首届中非中医药合作与发展论坛道地药材国际贸易专题论坛在南非开普敦召开，期间发布了《开普敦宣言》。

3 月 29～30 日　2012 年国家中医临床研究基地业务建设工作会在安徽合肥召开。各省、自治区、直辖市中医药管理部门负责同志，国家中医临床研究基地业务建设督导组专家，各基地负责人等 180 余人参加会议。

4 月 7 日　卫生部副部长、国家中医药管理局局长王国强在广东广州会见了柬埔寨王国卫生部国务秘书朱永兴代表团一行，双方签署了《中国国家中医药管理局和柬埔寨王国卫生部关于传统医学领域的合作谅解备忘录》。

4 月 13 日　国际标准化组织（ISO）副主席伊丽莎白博士在国家标准委、国家标准研究院、上海市质量技术监督局等有关领导陪同下，专程访问落户在上海的国际标准组织/中医药技术委员会（ISO/TC249）秘书处并考察工作。

4 月 21～22 日　首届中国民族医药教育成果和经验交流会暨中国民族医药学会教育研究分会成立大会在北京召开。国家中医药管理局副局长、中国民族医药学会会长马建中出席并讲话。

5 月 3 日　国家中医药管理局召开纪念建团 90 周年暨基层调研实践活动推进会。卫生部副部长、国家中医药管理局局长王国强，国家中医药管理局副局长马建中出席会议。

5 月 4 日　国家中医药管理局在北京召开了中医药海外发展战略研讨会。卫生部副部长、国家中医药管理局局长王国强出席会议并讲话。会议由国家中医药管理局副局长于文明主持。局各司室和直属单位负责人，部分省、市中医药行政管理部门负责人及部分医、教、研机构负责人共约 70 人参会。

5 月 10 日　国家中医药管理局与江苏省人民政府在江苏南京签署《促进江苏省中医药事业发展合作协议》。江苏省省长李学勇会见卫生部副部长、国家中医药管理局局长王国强一行，副省长何权与王国强共同出席签约仪式并讲话，省政府秘书长毛伟明等参加会见。

5 月 15 日　国家中医药管理局在甘肃兰州召开基层中医药服务能力推进工程中医药厅局长座谈会。

5 月 17 日　全国高等中医药教育学会党建和思想政治工作研究会第 21 次年会在浙江杭州召开。卫生部副部长、国家中医药管理局局长王国强出席并讲话。

5 月 18 日　国家中医药管理局省级民族医特色医疗服务能力建设项目启动会在青海西宁举行。

5 月 20～21 日　2012 中医药针灸国际交流会在北京召开。来自奥地利、埃塞俄比亚、津巴布韦、伊拉克、叙利亚等 30 余个国家和地区近 100 名医学界专业人士参会并进行研讨。会议由首都医科大学附属北京中医医院主办，北京中医医院针灸中心、北京市国际针灸培训中心承办，北京针灸学会协办。

5 月 21～24 日　国际标准化组织中医药标准化技术委员会（ISO/TC249）第三次会议在韩国召开，中国、澳大利亚、加拿大、德国、意大利、日本等 14 个成员国参加。国家中医药管理局、国家标准化管理委员会围绕 ISO 国际标准项目这一主要议题，提交了 10 个项目进行会议讨论。

5 月 23 日　《中国近代中医药期刊汇编》出版座谈会在北京人民大会堂召开，这标志着历时 5 年、首次大规模系统整理出版的中医药近代期刊文献集面世。全国人民代表大会常务委员会副委员长韩启德、新闻出版总署副署长邬书林、国家中医药管理局副局长吴刚等出席会议并讲话。

5 月 23 日　香港浸会大学宣布，该校图书馆“中医药数字化项目”荣获美国图书馆协会颁发的“2012 年国际图书馆创新大奖”，成为 2012 年全球 4 所获奖的图书馆之一，也是唯一得奖的大学图书馆。

5 月 25 日　广西中医药壮瑶医药大会在广西南宁召开。广西壮族自治区主席马飚，卫生部副部长、国家中医药管理局局长王国强，自治区领导沈北海、黄道伟、余远辉、荣仕星、李康等出席大会。

5 月 26 日　由中日友好医院、中华中医药学会主办的焦树德诞辰 90 周年纪念暨焦树德学术经验研讨会在人民大会堂召开。国家中医药管理局党组成员、中国中医科学院党委书记王志勇出席会议，并转达了国家中医药管理局及卫生部副部长、国家中医药管理局局长王国强对会议召开的祝贺及对焦树德家属的慰问。世界中医药学会联合会主席佘靖、国医大师路志正等出席了会议。

5 月 26 日　全国温病论坛暨温病辨治思路临床应用高级研修班在北京举行。论坛由中华中医药学会、北京中医药大学主办，北京中医药大学孔光一名医传承工作站、北京中医药大学研究生会承办。

5 月 26～27 日　由中国医师协会主办的第四届全国“治未病”发展论坛暨 2011 年工作总结表彰大会在北京举行。

5 月 28～29 日　首届中国（北京）国际服务贸易交易会（京交会）在北京国家会议中心开幕。中共中央政治局常委、国务院总理温家宝出席开幕式并发表题为《在扩大开放中推动服务贸易发展》的演讲。开幕式前，温家宝参观了主题核心展区健康与社会服务主题中的中医药展区。会议期间，首届京交会中医药服务贸易展启动仪式在北京国家会议中心举行，卫生部副部长、国家中医药管理局局长王国强，北京市人民政府副市长丁向阳，商务部部长助理仇鸿出席会议并致辞，仪式由国家中医药管理局副局长于文明主持。来自商务部、国家中医药管理局及北京市中医药系统代表、京交会参展及参会单位、在京中医药机构、驻华使馆等机构的共计100余位代表出席。

6月4~8日 联合国教科文组织《非物质文化遗产保护公约》第四届缔约国大会在法国巴黎联合国教科文组织总部召开，世界中医药学会联合会通过该大会认证，正式成为联合国教科文组织《非物质文化遗产保护公约》第四届缔约国大会认证的咨询机构，接受非物质文化遗产的有关咨询。

6月5日 国家中医药管理局召开全面贯彻落实中医药事业发展“十二五”规划视频会议。卫生部副部长、国家中医药管理局局长王国强出席并讲话。国家中医药管理局副局长吴刚，局党组成员、中国中医科学院党委书记王志勇和相关部门负责人出席了会议。各省（市、区）卫生厅（局）和中医药管理局有关负责人在分会场参加会议。

6月7~8日 太湖文化论坛中医药文化发展（南昌）高级别会议在江西南昌江中药谷开幕。论坛以“促进人类自然和谐健康发展”为主题。全国政协副主席张梅颖，卫生部副部长、国家中医药管理局局长王国强，江西省常务副省长凌成兴、副省长洪礼和，以及越南前国家主席陈德良、土库曼斯坦副总理萨帕尔杜尔德·托伊利耶夫出席。会议由太湖文化论坛、国家中医药管理局、江西省人民政府主办，中国中医科学院、江西省国资委、江中制药、江西中医学院承办。

6月11日 国家中医药管理局中药资源普查试点工作领导小组办公室在北京组织召开2012年度新增省份普查试点工作会议。领导小组办公室主任、国家中医药管理局副局长李大宁出席并讲话。来自18个省（市、区）的中医药行政管理部门、技术依托单位的代表共50余人参加了这次会议。

6月11~20日 由全国政协副主席李兆焯带队，以全国政协委员、提案委员会副主任王瑞祥为组长，全国政协委员、提案委员会副主任毛林坤和全国政协委员、卫生部副部长兼国家中医药管理局局长王国强为副组长的全国政协调研组，先后深入湖南省和内蒙古自治区城市社区和乡村调研。

6月13日 第九届光华工程科技奖颁奖大会在北京举行。中共中央政治局委员、国务委员刘延东，中国科学院院长白春礼，中国工程院院长周济为获奖科学家颁奖。中国中医科学院研究员黄璐琦获第九届光华工程科技奖青年奖。

6月13~14日 2012年全国职业院校技能大赛——“同仁堂杯”中药传统技能大赛在山东烟台开赛。全国27个省市66支代表队的132名参赛选手参赛。

6月15日 由辽宁省科技厅、辽宁省民委、辽宁省中药学会等单位主办的2012年第二届满族医药国际论坛在辽宁丹东举行，国家中医药管理局副局长于文明出席并讲话。

6月15日 中国中医科学院王永炎院士在中南海接过中共中央政治局常委、国务院总理温家宝颁发的聘书，成为新任中央文史研究馆馆员。一同被聘为中央文史研究馆馆员的还有杨福家、梁晓声、叶嘉莹、刘大钧等。

6月16日 由中华中医药学会肿瘤分会主办，中国人民解放军海军总医院、《中医药管理杂志》社承办，《中医》杂志社、《中国当代医药》杂志社、《中医临床研究》杂志社协办，以“回归中医思维，继承与创新并重，倡导多学科规范化综合治疗”为主题的首届全国中医肿瘤高峰论坛在北京举办。

6月17~18日 2012海峡中医药发展与合作研讨会作为第四届海峡论坛的配套活动在福建厦门举办。国家中医药管理局副局长于文明、国务院台湾事务办公室交流局局长程金中出席开幕式并致辞。本届研讨会由国家中医药管理局和厦门市政府共同主办，国家中医药管理局对台港澳中医药交流合作中心、中国中医科学院等单位承办。

6月19日 国家中医药管理局在广东广州召开全国“治未病”预防保健服务试点单位第七次会议。卫生部副部长、国家中医药管理局局长王国强出席会议并讲话。国家中医药管理局副局长马建中出席会议。

6月19~20日 国家中医药发展论坛（“珠江论坛”）第六届学术研讨会在广东广州召开。论坛以“针灸研究发展战略——加快创新发展、提高针灸临床和科研水平”为主题。卫生部副部长、国家中医药管理局局长王国强，中国科学院院士韩济生，中国中医科学院常务副院长刘保延等作了主题报告。副局长李大宁、科技部社发司副司长杨哲以及广东省科技厅、发改委有关领导出席了论坛。

6月21日 中国中医科学院与北京电视台《养生堂》栏目战略合作签字仪式在北京电视台举行，双方就《养生堂》栏目开展战略合作，共同策划并开展中医药养生、保健以及疾病防治领域相关电视节目的制作与活动。卫生部副部长、国家中医药管理局局长王国强，国家中医药管理局党组成员、中国中医科学院党委书记王志勇等出席了签字仪式并讲话。

6月23日 世界中医药学会联合会在吉林成立中医手法专业委员会。世界中联第三届第二次理事会与第一次监事会同期召开。吉林省省长王儒林，卫生部副部长、国家中医药管理局局长王国强，世界中联主席佘靖、副主席兼秘书长李振吉出席会议。会议还举办了首届中医手法与人类健康国际论坛。

6月22日~7月4日 由国务院侨办、中国海外交流协会主办的“文化中国·名家讲坛”走进法国、匈牙利、奥地利等国，中国中医科学院针灸研究所杨金生教授和北京中医药大学程凯教授进行了4次“中医文化和养生保健”对外讲座，并进行了8场座谈。

6月26日 第八届“中国医师奖”颁奖大会在北京人民大会堂隆重举行。包括7名中医、中医骨伤、中西医结合、民族医在内的102位医师获奖。

6月26日 国家中医药管理局

主办的第八期中医医院院长培训班正式开班，来自重庆、福建、甘肃、安徽等地的各中医医院负责人参加了培训。

7 月 4 日 全国蒙医药信息化工作座谈会在内蒙古呼和浩特市召开。来自内蒙古、辽宁、黑龙江、青海、新疆等省、区的蒙医药信息化工作相关负责人参加了会议。

7 月 5 日 国家中医药管理局在北京召开中医药标准应用评价和标准化项目启动会。国家中医药管理局副局长于文明出席并讲话。

7 月 6 日 首届京交会中医药专题总结大会在北京举行，会上表彰了京交会期间中医药服务贸易版块贡献突出单位。国家中医药管理局传统医药国际交流中心、北京市中医药对外交流与技术合作中心获优秀组织单位奖，中国中医科学院广安门医院、望京医院和中国北京同仁堂集团有限责任公司、北京康仁堂药业有限公司获成果突出单位奖，中国中医药报获优秀宣传单位奖。

7 月 10～11 日 由国家中医药管理局主办，上海市卫生局、上海市中医药发展办公室、上海市浦东新区人民政府承办的以“探索、改革、创新、发展”为主题的国家中医药发展改革综合论坛在沪举行。卫生部副部长、国家中医药管理局局长王国强，上海市副市长沈晓明等出席。

7 月 13～14 日 由中国中医科学院主办的 2012 中医药继承创新发展高峰论坛在北京举行。卫生部副部长、国家中医药管理局局长王国强出席并讲话。

7 月 14 日 中华中医药学会在北京召开中医常见病诊疗指南系列标准发布会。中医外科、妇科、儿科、眼科、耳鼻喉科、皮肤科、肛肠科、骨伤科共 8 个临床专科 229 项标准正式发布，《中医古籍整理规范》10 项标准同时发布。卫生部副部长、国家中医药管理局局长、中华中医药学会会长王国强出席会议并讲话。

7 月 19 日 卫生部副部长、国家中医药管理局局长王国强会见了世界卫生组织总干事陈冯富珍一行。

7 月 19～20 日 全国中医药文化宣传教育基地工作座谈会在山东聊城召开，来自全国各省级中医药管理部门文化建设部门工作的负责同志及基地代表约 90 人参会。国家中医药管理局副局长吴刚出席并讲话。

7 月 27 日 国家中医药管理局召开暑期办公会。卫生部副部长、国家中医药管理局局长王国强，副局长吴刚、于文明、李大宁、马建中，局党组成员王志勇等领导出席会议并讲话。

7 月 27 日 由国家中医药管理局教材办公室、中华中医药学会中医药文化分会等主办的全国中医药文化入学教育学术与工作研讨会暨《中医文化入学教育》师资培训会在内蒙古满洲里举行。

7 月 31 日 中国航天员科研训练中心与北京中医药大学举办战略合作协议签字仪式。卫生部副部长、国家中医药管理局局长王国强和副局长李大宁，总后勤部政委赵林、总后卫生部副部长李清杰出席。

8 月 4～10 日 首届加拿大中医药文化节暨第四届国际中医药与亚健康学术大会、世界中医药学会联合会亚健康专业委员会年会在加拿大蒙特利尔举办。

8 月 6 日 首届皇甫谧故里拜祖大典暨《针灸甲乙经》学术思想国际研讨会在甘肃平凉灵台县召开。卫生部副部长、国家中医药管理局局长王国强出席并讲话。活动由中国针灸学会主办，甘肃中医学院等承办。甘肃省政协副主席栗震亚、甘肃省卫生厅厅长刘维忠等出席。

8 月 8 日 由国家中医药管理局和北京商社联合主办的《北京商报——中华医药周刊》创刊。国家中医药管理局副局长吴刚出席创刊仪式。

8 月 11 日 由中华中医药学会主办的全国中医药标志性文化内涵学术交流会暨中医药标志性优秀文化作品颁奖会在甘肃兰州召开。来自全国 30 个省、市的 140 余名专家和代表参会。

8 月 11～12 日 第七届中医药发展论坛暨中医药文化大发展高峰会在北京举行。全国人大常委会副委员长、中国工程院院士桑国卫，十届全国人大常委会副委员长顾秀莲，十届全国政协副主席张怀西，卫生部原部长高强等领导，与 400 多位专家、学者一同出席论坛开幕式。卫生部副部长、国家中医药管理局局长王国强就新时期中医药文化建设的目标和任务等发表讲话。

8 月 14 日 中国香港特区行政长官梁振英宣布成立中医药发展委员会，设立委员会筹备小组，正式开展工作。

8 月 16 日 由中国自然资源学会天然药物资源专业委员会、中国药材 GAP 研究促进会（香港）、甘肃省人民政府主办，甘肃中医学院、兰州大得利生物化学制药有限公司、南京中医药大学承办的海峡两岸暨 CSNR 全国第 10 届中药及天然药物资源学术研讨会在甘肃兰州召开。来自全国 31 个省、自治区、直辖市以及港、澳、台等地区 120 余家单位的专家与代表出席会议。

8 月 16 日 由香港贸易发展局、现代化中医药国际协会主办，国家中医药管理局协办的第十一届国际现代化中医药及健康产品展览会暨会议在香港开幕。

8 月 18～19 日 第三届腹针国际学术研讨会暨腹针 40 年研究与展望大会在北京召开，来自中、美、法、英、意、新加坡等 10 个国家和地区的 130 多位腹针专家、学者、医生参会，并见证了首家腹针疑难病会诊中心的成立。

8 月 23 日 世界中医药学会联合会体质研究专业委员会成立大会暨第一届学术年会、首届国际体质医学论坛在北京召开。国家中医药管理局副局长李大宁、中国科学院院士陈可冀、中国工程院院士周宏灏等出席会议。

8 月 24 日 由文化部、国家中医药管理局主办的《中华医藏》编纂工作会议在北京召开。文化部副部长赵少华，卫生部副部长、国家中医药管理局局长王国强等出席会议并讲话。

8月26日 以“弘扬中华文化·传承中医针灸”为主题的国医大师程莘农院士学术思想传承大会在北京国子监举行。卫生部副部长、国家中医药管理局局长王国强，国务院侨务办公室副主任何亚非，全国政协文教体卫委员会副主任张秋俭，国家中医药管理局党组成员、中国中医科学院党委书记王志勇，中国中医科学院院长、中国工程院院士张伯礼，中国中医科学院常务副院长、中国针灸学会会长刘保延等出席大会。

8月29~30日 国家中医药发展论坛（“珠江论坛”）第七届学术研讨会在广东广州召开。论坛以“中药资源可持续发展关键问题”为主题。国家中医药管理局副局长李大宁及广东省发改委、科技厅和中医药局等有关领导出席。

9月1日 第六届中药饮片产业创新与发展论坛在甘肃兰州市举行。论坛由中国医药保健品进出口商会和中国中医药报社共同主办，甘肃省陇药协会、奇正藏药集团有限公司、甘肃巨龙供销集团股份有限公司承办。来自政府主管部门、国外商协会及海内外专家和全国饮片行业的代表近200人出席会议。

9月4~7日 海峡两岸卫生合作框架协议中医药工作组第二次会议暨第一届两岸中医药研究合作与交流研讨会在台湾台北举行。

9月6~10日 2012年国际（亳州）中医药博览会暨第28届全国（亳州）中药材交易会在安徽亳州举行。卫生部副部长、国家中医药管理局局长王国强，安徽省委常委、宣传部部长曹征海，安徽省人大常委会副主任陈先森、省政协副主席王鹤龄，亳州市委书记方春明等出席开幕式。

9月11日 国家中医药管理局、卫生部、人力资源和社会保障部、国家食品药品监督管理局、总后卫生部五部门联合召开基层中医药服务能力提升工程启动工作会议。会议在北京设主会场，在各省（区、市）和各市（地）设了343个视频分会场。在主会场参加会议的有国家发展改革委、卫生部、人力资源和社会保障部、国家食品药品监督管理局、总后卫生部、国家中医药管理局有关司局负责人；各省（区、市）、新疆生产建设兵团、副省级城市卫生厅局相关负责人。参加视频分会场的有省、市、县三级中医药、卫生、人力资源社会保障、食品药品监管部门、各级中医医院和部分基层医疗卫生机构负责人，共计3.2万余人。天津、广西等地区省级分会场在主会场会议结束后，由卫生厅局主要领导马上主持召开贯彻落实会议。

9月11~12日 国家中医药管理局在北京召开2012年全国中医医政工作座谈会，国家中医药管理局副局长马建中出席并讲话。

9月15日 由中华中医药学会和中和亚健康服务中心主办的2012年中医药与亚健康产业创新发展年会在北京开幕，国家中医药管理局副局长马建中出席并讲话。

9月16日 国家中医药管理局第三批全国优秀中医临床人才研修项目启动，第一期培训班在北京开班。511名从全国各地经过严格遴选的中医（中西医结合）主任医师作为第三批研修学员，进行为期3年的经典研修、跟师学习和临床实践。

9月18日 贯彻国家五部委“关于实施基层中医药服务能力提升工程”的大型公益活动“向65万农村卫生室捐赠《中成药临床合理使用读本》”在北京启动。卫生部副部长、国家中医药管理局局长王国强出席启动仪式并讲话。活动由北京市惠民医药卫生事业发展基金会主办。来自北京、天津、河南等11省市的基层代表现场接受了捐赠。

9月23日 “禾邦杯”全国中医药院校第十一届传统保健体育运动会在成都中医药大学开幕，共有全国26所中医药院校及2所中医药高专的28支代表队参赛，500余名教练员、运动员在4天的比赛中展开角逐。四川省副省长黄彦蓉、四川省政协副主席陈杰、国家中医药管理局副局长李大宁等出席开幕式。

9月23日 2012中国-东盟中医药服务贸易合作论坛在广西壮族自治区南宁举办，中国和东盟国家中医药行业的有关代表近200人出席。

9月26日 国家中医药管理局在北京举办了县级公立中医医院综合改革试点县（市）试点政策培训班。

9月27日 全国中医药标准化工作座谈会在贵州贵阳召开。卫生部副部长、国家中医药管理局局长王国强出席并讲话。

10月20~22日 第四届世界中西医结合大会在天津召开。国家中医药管理局副局长于文明出席并讲话。来自我国内地、港澳台地区以及美国、德国、荷兰、日本、马来西亚、阿联酋等专家及代表共800多人参会。

10月23日 由国家中医药管理局主办的中药标准化国际合作研讨会在北京举行。国家中医药管理局副局长李大宁、中国中医科学院院长张伯礼、欧洲药品管理局草药专家委员会主席维尔纳·克诺斯、美国植物药委员会主席马克·布鲁门萨尔等以及国内、外有关专家出席会议。

10月23日 由山东省委宣传部、山东省卫生厅、山东省中医药管理局、世界针灸学会联合会、道地药材国际贸易联盟和中国医药物资协会主办，济南市长清区政府、济南市卫生局、山东中医药大学、山东中医药文化产业园等单位承办的首届中国（长清）扁鹊中医药文化节在山东济南开幕。卫生部副部长、国家中医药管理局局长王国强出席。

10月24日 广东省委、省政府召开广东省中医药强省建设大会。中共中央政治局委员、广东省委书记汪洋主持并作重要讲话。广东省委副书记、省长朱小丹，省人大常委会主任欧广源，省政协主席黄龙云以及卫生部副部长、国家中医药管理局局长王国强等领导出席。

10月25日 由全国中医药高等教育学会主办，福建中医药大学承办的第九届中医药高等教育校长论坛在福建福州举行。卫生部副部长、国家中医药管理局局长王国强出席。来自全国28所中医药高等院校的校（院）长、综合性大学医学院校院长、教育专家共80多人参加。

10月26~27日 全国中医药院校技能大赛——2012华佗杯针灸推拿临床技能大赛在福建福州举行。卫生部副部长、国家中医药管理局局长王国强出席开幕式。来自全国28所高等中医药院校的针灸推拿专业本科在校生和学校直属附属医院中青年临床教师共165名选手参赛。活动由全国中医药高等教育学会、中国针灸学会主办，福建中医药大学承办。

10月26~27日 国家中医药发展论坛（“珠江论坛”）第八届学术研讨会在广东广州举办。本届论坛以中药现代化发展关键问题对对策为主题进行了讨论。

10月27日 第七届“大通阿胶杯”中国药膳养生技术制作（烹饪）大赛在北京举行。卫生部副部长、国家中医药管理局局长王国强出席并讲话。来自哈尔滨、内蒙古、福建、海南、江苏、河北、江西、北京等全国10余个省、市、自治区的40多个团体300名选手积极参赛。经评选，16家单位荣获团体特金奖，10家单位荣获团体金奖，13人荣获个人全能特金奖，20人荣获个人单项特金奖，80人荣获个人金奖。

10月27~29日 首届全国民间中医药开发工程大会在北京举行。

10月12日 国家中医药管理局办公室在新疆召开了维吾尔医药信息化建设工作座谈会。新疆维吾尔自治区卫生厅副厅长、中医民族医药管理局局长帕尔哈提·克力木参加会议。

10月29日 国家中医药管理局与卢森堡国家健康研究中心在北京共同举办了中卢中医药合作与欧盟第七框架肿瘤项目研讨会。

10月30日 国家中医药管理局在江苏泰州召开了中医药国际标准战略研讨会暨ISO/TC249工作进展座谈会。国家中医药管理局副局长于文明，原副局长李振吉，中国工程院院士张伯礼，中国科学院院士陈凯先，中国工程院院士韩济生及国家标准化管理委员会国际合作部主任郭辉等领导和专家出席了会议。

11月1日 创建全国基层中医药工作先进单位评估工作座谈会在山东召开。国家中医药管理局副局长马建中出席。

11月1~3日 中国中医科学院在北京举办2012中韩传统医学研讨会。国家中医药管理局国际合作司司长王笑频，韩国驻华使馆参赞韩荣燮，中国工程院院士、中国中医科学院院长张伯礼，韩国韩医学院院长崔升勋等与专家学者共100余人出席。

11月6日 国家中医药管理局在北京召开创先争优总结表彰大会。全国中医药系统创先争优活动100个先进集体、200名先进个人、100名指导工作先进个人和局机关及直属单位创先争优活动50个先进基层党组织、100名优秀共产党员和50名优秀党务工作者受到表彰。

11月9~11日 第十四届全国中医糖尿病大会暨国家中医临床研究基地中医药防治糖尿病临床研究联盟工作会议在河南郑州召开。

11月16~18日 世界针灸学会联合会2012印尼国际针灸学术研讨会在印度尼西亚万隆开幕，来自28个国家和地区的500余名代表参会。会议由世界针灸学会联合会主办，印尼全国针灸联合会承办。

11月18日 中国中医科学院中国医史文献研究所成立30周年纪念活动在北京举行。

11月26日 全国中医药应急工作会议在四川成都召开。本次会议是新中国成立以来召开的第一次全国中医药应急工作会议。卫生部副部长、国家中医药管理局局长王国强出席并讲话。四川省副省长陈文华、国家中医药管理局副局长李大宁出席会议。

11月27日 第二届国际扶阳论坛暨第五届扶阳论坛在四川成都召开。卫生部副部长、国家中医药管理局局长王国强参加开幕式并讲话。四川省副省长陈文华出席。

12月2日 由中国藏学研究中心、北京藏医院和藏医药研究所联合举办的第三届全国藏医高级研修班在北京结束，西藏、青海、四川、甘肃、云南和北京6个地区的140名学员结业。

12月6日 国家中医药管理局第三期中医药文化科普巡讲专家培训班开班，全国各省、市的90余名中医药专家围绕中医药文化科普宗旨、内容、专题设计、科普语言表达和演讲技巧等方面进行系统培训并接受考核。

12月10日 大型秦腔历史剧《济世布衣皇甫谧》在山西太原上演，正式拉开了该剧在全国巡演的帷幕。巡演由国家中医药管理局、甘肃省人民政府联合主办，甘肃省卫生厅、文化厅、文联和中共平凉市委、平凉市人民政府承办。

12月14日 国家中医药管理局在湖南衡阳召开纪念“衡阳会议”30周年座谈会。卫生部副部长、国家中医药管理局局长王国强出席会议并讲话。

12月15日 杏林寻宝——第四届全国中医药特色技术演示会在广东广州举行。原广东省人大常委会副主任、省常务副省长钟阳胜，广东省副省长林少春，广东省卫生厅副厅长、省中医药局局长彭炜等领导出席活动，并为献宝的专家颁发证书。

12月15日 第三届鲜药学术研讨会在北京召开。会议由中华中医药学会和中国癌症基金会鲜药学术委员会共同举办。

12月15日 以“中医文化创意设计”为主题的“天堰挑战杯”第二届全国高等医学院校中医药创意设计竞赛在天津中医药大学举行。

12月17日 《中国中医药年鉴》创刊30周年座谈会在北京举行，卫生部副部长、国家中医药管理局局长、《中国中医药年鉴》编委会主任王国强出席座谈会并讲话。国家中医药管理局副局长吴刚，局党组成员、中国中医科学院党委书记王志勇，中国中药协会会长房书亭及总后卫生部医疗管理局、中国卫生年鉴、中国食品药品管理年鉴负责人，各省、自治区、直辖市中医药管理部门、参编单位代表等近百名代表参加座谈。

12月18日 中国中医科学院中药资源中心成立。卫生部副部长、国家中医药管理局局长王国强，国家中医药管理局副局长李大宁，局党组成员、中国中医科学院党委书记王志勇，中国中医科学院院长张伯礼，中国工程院院士王永炎、肖培根以及国家发改委、科技部、国家食品药品监管局、国家自然科学基金委等有关部门负责人出席该中心揭牌仪式。中国中医科学院副院长黄璐琦兼任该中心主任。

12月19日 中国中医科学院与中央电视台《健康之路》栏目组《24节气养生》系列节目合作拍摄启动仪式举办。国家中医药管理局党组成员、中国中医科学院党委书记王志勇出席签约仪式并讲话。

12月21～22日 国家中医药发展论坛（“珠江论坛”）第九届学术研讨会在广东广州召开。论坛以“中药材规范化种植及综合开发关键问题与对策”为主题。国家中医药管理局副局长李大宁出席。

12月24日 国家中医药管理局机关召开惩治和预防腐败体系建设情况检查工作会。国家中医药管理局副局长马建中，中纪委监察部驻卫生部纪检组副组长、监察局局长王大方，副局长申红中参会。

12月25日 共青团国家中医药管理局直属机关第三次代表大会在北京召开。卫生部副部长、国家中医药管理局党组书记、局长王国强，国家中医药管理局副局长、直属机关党委书记马建中等领导出席。

12月27～28日 “973”计划中医理论专题2012年度交流会在广东广州举行。卫生部副部长、国家中医药管理局局长王国强出席并讲话。

12月30日 北京中医药大学公开选拔校长面试会举行。辽宁中医药大学副校长石岩、中山大学副校长徐安龙、山西中医学院党委书记张俊龙和中南大学副校长张灼华共4名竞聘者参加面试。

数据篇

一、中医资源

2012 年全国卫生机构、中医机构的机构、人员情况

	机构数（个）	职工总数（个）	其中：					
			卫生技术人员	内：				
				中医执业医师	中医执业助理医师	中药师（士）	见习中医师
全国卫生机构	**948 540**	**9 108 705**	**6 668 549**	**305 372**	**51 407**	**107 630**	**12 473**
其中：中医机构	39 305	818 775	691 444	132 581	10 149	36 007	5 721
中医机构/全国卫生机构（%）	4.14	8.99	10.37	43.42	19.74	33.45	45.87
卫生部门卫生机构	**138 395**	**6 021 835**	**4 892 325**	**203 142**	**34 767**	**81 628**	**9 451**
其中：中医机构	2 639	671 588	563 597	93 425	5 310	26 881	4 773
中医机构/卫生部门卫生机构（%）	1.91	11.15	11.52	45.99	15.27	32.93	50.50

注：上表中，全国中医药人员总数为 476 882 人，占全国卫生技术人员总数的 7.15%；全国中医机构中医药人员总数为 184 458 人，占全国中医药人员总数的 38.68%。

2012 年按类别分全国诊所、卫生所、医务室基本情况

	机构数（个）	人员总数（人）	其中：	
			中医执业医师	中医执业助理医师
总　计	**187 872**	**523 722**	**30 997**	**3 812**
其中：普通	84 660	190 715	—	—
中医	27 209	50 838	22 838	2 848
中西医结合	7 088	17 643	3 644	582
民族医	410	718	239	36
口腔	19 670	46 783	—	—
其他	38 701	98 339	—	—

2012 年全国村卫生室机构、人员情况

	机构数（个）	执业（助理）医师（人）	其中：		卫生员（人）
			总人数	其中：以中医、中西医结合或民族医为主的人数	
总　计	**652 572**	**131 506**	**1 022 869**	**57 076**	**71 550**
按行医方式分					
西医为主	440 658	—	684 531	20 311	49 681
中医为主	22 701	5 933	27 999	4 226	2 366
中西医结合	189 213	45 521	310 339	32 539	19 503

2012 年全国村卫生室收支、服务情况

	总收入（千元）	总支出（千元）	诊疗人次数（人次）	其中：出诊人次数
总　计	**36 937 218.45**	**33 308 644.93**	**1 927 075 808**	**204 519 953**
按行医方式分				
西医为主	24 666 695.35	22 200 490.27	1 305 551 484	136 961 961
中医为主	918 058.31	832 950.54	51 707 486	5 613 604
中西医结合	11 352 464.78	10 275 204.11	569 816 838	61 944 388

2012年全国卫生机构中医药人员增减情况

单位：人

增减（%）	2011年	2012年	增减数	增减（%）
全国卫生机构卫技人员数	**6 192 858**	**6 668 549**	**475 691**	**7.68**
其中：中医药人员数	420 329	476 882	56 553	13.45
内：中医执业医师	267 225	305 372	38 147	14.28
中医执业助理医师	42 047	51 407	9 360	22.26
见习中医师	10 941	12 473	1 532	14.00
中药师（士）	100 116	107 630	7 514	7.51

注：此表含诊所、卫生所、医务室、社区卫生服务站的统计数据，下表同。

2012年全国中医机构中医药人员增减情况

单位：人

	2011年	2012年	增减数	增减（%）
全国中医机构卫技人员数	**627 269**	**691 444**	**64 175**	**10.23**
其中：中医药人员数	158 945	184 458	25 513	16.05
内：中医执业医师	113 077	132 581	19 504	17.25
中医执业助理医师	8 173	10 149	1 976	24.18
见习中医师	4 878	5 721	843	17.28
中药师（士）	32 817	36 007	3 190	9.72

全国中医、中药人员历年基本情况

单位：人

	2002年	2003年	2004年	2005年	2006年
全国卫生技术人员数	**4 269 779**	**4 306 471**	**4 389 998**	**4 460 187**	**4 624 140**
其中：中医执业（助理）医师数	251 851	245 041	242 107	234 685	236 545
执业中药师数	18 304	19 088	19 643	19 533	21 324

	2007年	2008年	2009年	2010年	2011年	2012年
全国卫生技术人员数	**4 787 610**	**5 030 038**	**5 396 941**	**5 866 158**	**6 192 858**	**6 668 549**
其中：中医执业（助理）医师数	241 933	253 233	272 579	294 104	309 272	356 779
见习中医师	9 351	10 790	11 958	13 168	10 941	12 473
中药师（士）	82 494	88 673	93 178	97 100	100 116	107 630

2012年全国中医医疗机构的机构、床位数

	机构数（个）	实有床位数（张）	在岗职工数（人）	其中：卫生技术人员数
总计	**39 257**	**613 582**	**815 690**	**689 836**
中医类医院	3 397	612 777	731 415	611 070
中医类门诊部	1 215	805	15 076	12 083
中医类诊所	34 645	0	69 199	66 683

2012年全国中医医疗机构卫生技术人员数（一）

单位：人

	卫生技术人员	执业医师	其中：中医类别	执业助理医师	其中：中医类别
总计	**689 836**	**251 817**	**132 022**	**27 453**	**10 128**
中医类医院	611 070	208 415	101 025	21 235	6 316
中医类门诊部	12 083	6 020	4 276	563	346
中医类诊所	66 683	37 382	26 721	5 655	3 466

注：执业医师中医类别即为中医执业医师，执业助理医师中医类别就是执业助理中医师，但执业医师中医类别和执业助理医师中医类别是比较规范的说法。

2012年全国中医医疗机构卫生技术人员数（二）

单位：人

	注册护士	其中：助产士	药师（士）	其中：	
				西药师（士）	中药师（士）
总计	**251 804**	**5 153**	**60 269**	**24 400**	**35 869**
中医类医院	238 143	5 068	51 536	22 843	28 693
中医类门诊部	2 446	17	1 528	389	1 139
中医类诊所	11 215	68	7 205	1 168	6 037

2012年全国中医医疗机构卫生技术人员数（三）

单位：人

	检验技师（士）	影像技师（士）	其他卫生技术人员	其中：	
				见习医师	内：中医
总计	**22 176**	**12 891**	**63 426**	**21 503**	**5 721**
中医类医院	21 591	12 675	57 475	20 319	5 325
中医类门诊部	410	148	968	221	131
中医类诊所	175	68	4 983	963	265

2012年全国中医医疗机构收入支出情况

	总收入（千元）	总支出（千元）	收入支出差额（千元）	收入收益率（%）
总计	**205 158 939**	**196 355 325**	**8 803 614**	**4.29**
中医类医院	198 803 113	190 808 577	7 994 536	4.02
中医类门诊部	3 104 843	2 773 765	331 078	10.66
中医类诊所	3 250 983	2 772 983	478 000	14.70

2012年分市、县中医类医院机构、床位数

	机构数（个）	编制床位（张）	实有床位（张）	其中：	
				特需服务床位	负压病房床位
总计	**3 397**	**614 595**	**612 777**	**3 839**	**825**
市	1 816	391 799	382 044	2 730	385
县	1 581	222 796	230 733	1 109	440

2012年分市、县中医类医院人员数

单位：人

	在岗职工数	其中：卫生技术人员	其他技术人员	管理人员	工勤技能人员
总计	**731 415**	**611 070**	**29 586**	**33 508**	**57 251**
市	479 945	399 771	19 916	23 454	36 804
县	251 470	211 299	9 670	10 054	20 447

2012年分市、县中医类医院卫生技术人员数（一）

单位：人

	卫生技术人员	执业医师	其中：中医类别	执业助理医师	其中：中医类别
总计	**611 070**	**208 415**	**101 025**	**21 235**	**6 316**
市	399 771	141 000	73 287	9 113	3 001
县	211 299	67 415	27 738	12 122	3 315

2012年分市、县中医类医院卫生技术人员数（二）

单位：人

	注册护士	其中：助产士	药师（士）	其中：西药师（士）	中药师（士）
总计	**238 143**	**5 068**	**51 536**	**22 843**	**28 693**
市	161 422	2 799	34 007	14 684	19 323
县	76 721	2 269	17 529	8 159	9 370

2012年分市、县中医类医院卫生技术人员数（三）

单位：人

	检验技师（士）	影像技师（士）	其他卫生技术人员	其中：见习医师	内：中医
总计	**21 591**	**12 675**	**57 475**	**20 319**	**5 325**
市	13 829	7 149	33 251	12 134	3 567
县	7 762	5 526	24 224	8 185	1 758

2012年分市、县中医类医院年内培训情况

单位：人

	参加政府举办的岗位培训人次数	接受继续医学教育人数	进修半年以上人数
总计	**183 409**	**314 012**	**13 628**
市	132 776	228 019	7 561
县	50 633	85 993	6 067

2012年分市、县中医类医院机构、床位增减情况

	机构数（个）				床位数（张）			
	2011年	2012年	增减数	增减（%）	2011年	2012年	增减数	增减（%）
总计	**3 308**	**3 397**	**89**	**2.69**	**529 349**	**612 777**	**83 428**	**15.76**
市	1 745	1 816	71	4.07	331 550	382 044	50 494	15.23
县	1 563	1 581	18	1.15	197 799	230 733	32 934	16.65

2012 年分市、县中医类医院人员增减情况

单位：人

	2011 年	2012 年	增减数	增减（%）
总计	**662 074**	**731 415**	**69 341**	**10.47**
市	431 717	479 945	48 228	11.17
县	230 357	251 470	21 113	9.17

2012 年分市、县中医类医院房屋建筑面积情况

	年末房屋建筑面积（m^2）	其中：业务用房面积(m^2)	业务用房中危房面积（m^2）	年末租房面积（m^2）	其中：业务用房面积(m^2)	本年房屋租金（万元）
总计	**42 623 800**	**34 263 770**	**687 667**	**2 179 585**	**1 756 204**	**6 480 006**
市	28 597 678	22 894 162	293 889	1 730 817	1 394 946	6 283 713
县	14 026 122	11 369 608	393 778	448 768	361 258	196 293

2012 年分市、县中医类医院年内基本建设投资情况（一）

	本年批准基建项目（个）	批准基建项目建筑面积（m^2）	本年完成实际投资额(万元)	其中：财政性投资	单位自有资金	银行贷款
总计	**975**	**7 872 232**	**20 135 533**	**9 105 323**	**548 036**	**10 291 915**
市	798	5 717 087	9 808 249	259 795	184 854	9 227 331
县	177	2 155 145	10 327 284	8 845 528	363 182	1 064 584

2012 年分市、县中医类医院年内基本建设投资情况（二）

	本年房屋竣工面积（m^2）	本年新增固定资产（万元）	本年因新扩建增加床位（张）
总计	**3 492 647**	**816 466**	**30 483**
市	2 248 922	491 486	18 561
县	1 243 725	324 980	11 922

2012 年分市、县中医类医院万元以上设备拥有情况

	万元以上设备总价值（万元）	万元以上设备台数			
		合计	10 万元～49 万元	50 万元～99 万元	100 万元以上
总计	**5 281 115**	**367 399**	**65 906**	**10 190**	**8 038**
市	3 879 628	265 684	48 819	7 162	5 846
县	1 401 487	101 715	17 087	3 028	2 192

2012 年分市、县中医类医院收入与费用情况

	总收入（千元）	总费用/支出（千元）	收入支出差额（千元）	收入收益率（%）
总计	**198 803 113**	**190 808 577**	**7 994 536**	**4.02**
市	150 949 068	145 155 942	5 793 126	3.84
县	47 854 045	45 652 635	2 201 410	4.60

2012 年分市、县中医类医院收入情况

单位：千元

	总收入	其中：医疗收入	财政补助收入	科教项目收入	其他收入
总计	**198 803 113**	**176 586 530**	**17 578 384**	**1 074 198**	**3 564 001**
市	150 949 068	134 504 939	12 715 804	1 054 983	2 673 342
县	47 854 045	42 081 591	4 862 580	19 215	890 659

2012 年分市、县中医类医院总收入中保险补偿情况

单位：千元

	城镇职工基本医疗保险	城镇居民基本医疗保险	新型农村合作医疗补偿收入
总计	**24 688 699**	**3 810 405**	**12 195 033**
市	22 231 076	2 837 962	5 206 225
县	2 457 623	972 443	6 988 808

2012 年分市、县中医类医院总费用情况

单位：千元

	总费用/支出	其中：医疗业务成本	财政项目补助支出	科教项目支出	管理费用	其他支出
总计	**190 808 577**	**152 428 413**	**7 423 054**	**613 725**	**24 780 830**	**5 562 555**
市	145 155 942	116 607 772	5 608 298	564 390	18 586 653	3 788 829
县	45 652 635	35 820 641	1 814 756	49 335	6 194 177	1 773 726

2012 年分市、县中医类医院资产情况

单位：千元

	总资产	流动资产	非流动资产	其中：固定资产	在建工程	无形资产
总计	**219 152 718**	**89 228 570**	**129 924 148**	**89 819 410**	**32 620 195**	**2 426 101**
市	165 195 458	69 465 829	95 729 629	63 428 841	26 871 243	1 664 521
县	53 957 260	19 762 741	34 194 519	26 390 569	5 748 952	761 580

2012 年分市、县中医类医院负债与净资产情况

单位：千元

	负债	流动负债	非流动负债	净资产	其中：事业基金	专用基金
总计	**99 795 146**	**71 083 196**	**28 711 950**	**119 357 572**	**67 324 215**	**9 312 958**
市	73 998 729	53 743 828	20 254 901	91 196 729	52 282 935	7 178 709
县	25 796 417	17 339 368	8 457 049	28 160 843	15 041 280	2 134 249

2012 年全国中医类医院机构、床位数

	机构数（个）	编制床位（张）	实有床位（张）	其中：特需服务床位	负压病房床位
总计	**3 397**	**614 595**	**612 777**	**3 839**	**825**
中医医院	2 886	552 179	547 967	3 346	537
中西医结合医院	312	46 161	49 844	334	194
民族医医院	199	16 255	14 966	159	94

2012 年全国中医类医院人员数

单位：个

	在岗职工数	其中：卫生技术人员	其他技术人员	管理人员	工勤技能人员
总计	**731 415**	**611 070**	**29 586**	**33 508**	**57 251**
中医医院	655 925	549 196	26 319	29 367	51 043
中西医结合医院	60 831	49 875	2 500	3 468	4 988
民族医医院	14 659	11 999	767	673	1 220

2012 年全国中医类医院卫生技术人员数（一）

单位：人

	卫生技术人员	执业医师	其中：中医类别	执业助理医师	其中：中医类别
总计	**611 070**	**208 415**	**101 025**	**21 235**	**6 316**
中医医院	549 196	186 947	92 678	18 951	5 457
中西医结合医院	49 875	17 041	5 461	1 338	353
民族医医院	11 999	4 427	2 886	946	506

2012 年全国中医类医院卫生技术人员数（二）

单位：人

	注册护士	其中：助产士	药师（士）	其中：西药师（士）	中药师（士）
总计	**238 143**	**5 068**	**51 536**	**22 843**	**28 693**
中医医院	213 526	4 392	46 924	20 572	26 352
中西医结合医院	21 292	578	3 300	1 916	1 384
民族医医院	3 325	98	1 312	355	957

2012 年全国中医类医院卫生技术人员数（三）

单位：人

	检验技师（士）	影像技师（士）	其他卫生技术人员	其中：见习医师	内：中医
总计	**21 591**	**12 675**	**57 475**	**20 319**	**5 325**
中医医院	19 369	11 491	51 988	18 519	4 968
中西医结合医院	1 847	940	4 117	1 424	198
民族医医院	375	244	1 370	376	159

2012 年全国中医类医院年内培训情况

单位：人

	参加政府举办的岗位培训人次数	接受继续医学教育人数	进修半年以上人数
总计	**183 409**	**314 012**	**13 628**
中医医院	172 929	285 851	12 382
中西医结合医院	8 302	23 747	737
民族医医院	2 178	4 414	509

2012 年全国中医类医院的机构、床位增减情况

	机构数（个）				床位数（张）			
	2011 年	2012 年	增减数	增减（%）	2011 年	2012 年	增减数	增减（%）
总计	**3 308**	**3 397**	**89**	**2.69**	**529 349**	**612 777**	**83 428**	**15.76**
中医医院	2 831	2 886	55	1.94	477 078	547 967	70 889	14.86
中西医结合医院	277	312	35	12.64	38 787	49 844	11 057	28.51
民族医医院	200	199	-1	-0.50	13 484	14 966	1 482	10.99

2012年全国中医类医院人员增减情况

单位：人

	2011年	2012年	增减数	增减（%）
总计	**662 074**	**731 415**	**69 341**	**10.47**
中医医院	599 200	655 925	56 725	9.47
中西医结合医院	49 340	60 831	11 491	23.29
民族医医院	13 534	14 659	1 125	8.31

2012年全国中医类医院房屋建筑面积情况

	年末房屋建筑面积（m^2）	其中：业务用房面积（m^2）	业务用房中危房面积（m^2）	年末租房面积（m^2）	其中：业务用房面积（m^2）	本年房屋租金（万元）
总计	**42 623 800**	**34 263 770**	**687 667**	**2 179 585**	**1 756 204**	**6 480 006**
中医医院	38 151 977	30 583 191	640 016	1 688 092	1 350 689	802 137
中西医结合医院	3 382 109	2 871 019	27 445	417 481	352 566	5 677 570
民族医医院	1 089 714	809 560	20 206	74 012	52 949	299

2012年全国中医类医院年内基本建设投资情况（一）

	本年批准基建项目（个）	批准基建项目建筑面积（m^2）	本年实际完成投资额（万元）	其中：		
				财政性投资	单位自有资金	银行贷款
总计	**975**	**7 872 232**	**20 135 533**	**9 105 323**	**548 036**	**10 291 915**
中医医院	875	7 388 838	20 058 205	9 084 212	534 057	10 252 804
中西医结合医院	19	409 211	60 374	8 457	12 979	37 945
民族医医院	81	74 183	16 954	12 654	1 000	1 166

2012年全国中医类医院年内基本建设投资情况（二）

	本年房屋竣工面积（m^2）	本年新增固定资产（万元）	本年因新扩建增加床位（张）
总计	**3 492 647**	**816 466**	**30 483**
中医医院	3 169 262	715 914	28 541
中西医结合医院	301 065	88 580	1 573
民族医医院	22 320	11 972	369

2012年全国中医类医院万元以上设备拥有情况

	万元以上设备总价值（万元）	万元以上设备台数（台/套）			
		合计	10万元～49万元	50万元～100万元	100万元以上
总计	**5 281 115**	**367 399**	**65 906**	**10 190**	**8 038**
中医医院	4 677 379	328 327	58 564	9 015	7 244
中西医结合医院	515 998	33 745	6 493	988	690
民族医医院	87 738	5 327	849	187	104

2012年全国中医类医院收入与费用情况

	总收入（千元）	总费用/支出（千元）	收入支出差额（千元）	收入收益率（%）
总计	**198 803 113**	**190 808 577**	**7 994 536**	**4.02**
中医医院	176 892 718	169 869 925	7 022 793	3.97
中西医结合医院	19 071 508	18 233 054	838 454	4.40
民族医医院	2 838 887	2 705 598	133 289	4.70

2012 年全国中医类医院收入情况

单位：千元

	总收入	其中：			
		医疗收入	财政补助收入	科教项目收入	其他收入
总计	**198 803 113**	**176 586 530**	**17 578 384**	**1 074 198**	**3 564 001**
中医医院	176 892 718	158 085 021	14 762 225	950 468	3 095 004
中西医结合医院	19 071 508	16 806 643	1 757 406	112 639	394 820
民族医医院	2 838 887	1 694 866	1 058 753	11 091	74 177

2012 年全国中医类医院总收入中保险补偿情况

单位：千元

	城镇职工基本医疗保险	城镇居民基本医疗保险	新型农村合作医疗补偿收入
总计	**24 688 699**	**3 810 405**	**12 195 033**
中医医院	21 367 977	3 494 449	11 732 206
中西医结合医院	3 215 875	294 433	344 218
民族医医院	104 847	21 523	118 609

2012 年全国中医类医院总费用情况

单位：千元

	总费用/支出	其中：				
		医疗业务成本	财政项目补助支出	科教项目支出	管理费用	其他支出
总计	**190 808 577**	**152 428 413**	**7 423 054**	**613 725**	**24 780 830**	**5 562 555**
中医医院	169 869 925	136 242 448	6 428 805	533 862	22 082 781	4 582 029
中西医结合医院	18 233 054	14 507 460	652 254	74 002	2 299 521	699 817
民族医医院	2 705 598	1 678 505	341 995	5 861	398 528	280 709

2012 年全国中医类医院资产情况

单位：千元

	总资产	流动资产	非流动资产	其中：		
				固定资产	在建工程	无形资产
总计	**219 152 718**	**89 228 570**	**129 924 148**	**89 819 410**	**32 620 195**	**2 426 101**
中医医院	194 570 762	79 079 136	115 491 626	79 610 899	29 103 939	2 248 667
中西医结合医院	20 814 500	8 896 318	11 918 182	8 274 802	3 176 058	137 796
民族医医院	3 767 456	1 253 116	2 514 340	1 933 709	340 198	39 638

2012 年全国中医类医院负债与净资产情况

单位：千元

	负债	流动负债	非流动负债	净资产	其中：	
					事业基金	专用基金
总计	**99 795 146**	**71 083 196**	**28 711 950**	**119 357 572**	**67 324 215**	**9 312 958**
中医医院	89 705 595	63 108 908	26 596 687	104 865 167	60 600 559	8 273 956
中西医结合医院	8 986 612	7 028 955	1 957 657	11 827 888	5 777 427	839 804
民族医医院	1 102 939	945 333	157 606	2 664 517	946 229	199 198

2012 年全国中医医院机构、床位数

	机构数（个）	编制床位（张）	实有床位（张）	其中：特需服务床位	负压病房床位
总计	**2 886**	**552 179**	**547 967**	**3 346**	**537**
中医综合医院	**2 484**	**524 056**	**520 620**	**3 017**	**485**
中医专科医院	**402**	**28 123**	**27 347**	**329**	**52**
肛肠医院	49	2 934	2 684	95	0
骨伤医院	166	15 749	16 252	94	5
针灸医院	12	525	527	0	0
按摩医院	27	1 607	1 368	23	0
其他中医专科医院	148	7 308	6 516	117	47

2012 年全国中医医院人员数

单位：人

	在岗职工数	其中：卫生技术人员	其他技术人员	管理人员	工勤技能人员
总计	**655 925**	**549 196**	**26 319**	**29 367**	**51 043**
中医综合医院	**628 332**	**527 598**	**24 654**	**27 421**	**48 659**
中医专科医院	**27 593**	**21 598**	**1 665**	**1 946**	**2 384**
肛肠医院	2 347	1 831	144	196	176
骨伤医院	15 863	12 800	813	923	1 327
针灸医院	659	563	15	51	30
按摩医院	1 818	1 095	340	178	205
其他中医专科医院	6 906	5 309	353	598	646

2012 年全国中医医院卫生技术人员数（一）

单位：人

	卫生技术人员	执业医师	其中：中医类别	执业助理医师	其中：中医类别
总计	**549 196**	**186 947**	**92 678**	**18 951**	**5 457**
中医综合医院	**527 598**	**180 004**	**88 964**	**17 708**	**4 957**
中医专科医院	**21 598**	**6 943**	**3 714**	**1 243**	**500**
肛肠医院	1 831	591	217	81	25
骨伤医院	12 800	3 924	1 998	760	266
针灸医院	563	215	190	16	11
按摩医院	1 095	428	296	76	43
其他中医专科医院	5 309	1 785	1 013	310	155

2012 年全国中医医院卫生技术人员数（二）

单位：人

	注册护士	其中：助产士	药师（士）	其中：西药师（士）	中药师（士）
总计	**213 526**	**4 392**	**46 924**	**20 572**	**26 352**
中医综合医院	**205 558**	**4 343**	**45 376**	**19 856**	**25 520**
中医专科医院	**7 968**	**49**	**1 548**	**716**	**832**
肛肠医院	760	1	137	70	67
骨伤医院	4 930	16	869	421	448
针灸医院	224	0	38	10	28
按摩医院	241	8	41	22	19
其他中医专科医院	1 813	24	463	193	270

2012 年全国中医医院卫生技术人员数（三）

单位：人

	检验技师（士）	影像技师（士）	其他卫生技术人员	其中：见习医师	内：中医
总计	**19 369**	**11 491**	**51 988**	**18 519**	**4 968**
中医综合医院	**18 643**	**10 937**	**49 372**	**17 658**	**4 675**
中医专科医院	**726**	**554**	**2 616**	**861**	**293**
肛肠医院	82	35	145	55	20
骨伤医院	390	332	1 595	521	149
针灸医院	14	17	39	31	24
按摩医院	23	21	265	46	29
其他中医专科医院	217	149	572	208	71

2012 年全国中医医院年内培训情况

单位：人

	参加政府举办的岗位培训人次数	接受继续医学教育人数	进修半年以上人数
总计	**172 929**	**285 851**	**12 382**
中医综合医院	**168 733**	**278 545**	**12 047**
中医专科医院	**4 196**	**7 306**	**335**
肛肠医院	664	597	27
骨伤医院	2 762	4 848	117
针灸医院	5	465	27
按摩医院	269	325	25
其他中医专科医院	496	1 071	139

2012 年全国中医医院的机构、床位增减情况

	机构数（个）				床位数（张）			
	2011 年	2012 年	增减数	增减（%）	2011 年	2012 年	增减数	增减（%）
总计	**2 831**	**2 886**	**55**	**1.94**	**477 078**	**547 967**	**70 889**	**14.86**
中医综合医院	**2 391**	**2 484**	**93**	**3.89**	**447 249**	**520 620**	**73 371**	**16.40**
中医专科医院	**440**	**402**	**-38**	**-8.64**	**29 829**	**27 347**	**-2 482**	**-8.32**
肛肠医院	47	49	2	4.26	2 525	2 684	159	6.30
骨伤医院	167	166	-1	-0.60	16 078	16 252	174	1.08
针灸医院	11	12	1	9.09	772	527	-245	-31.74
按摩医院	28	27	-1	-3.57	1 317	1 368	51	3.87
其他中医专科医院	187	148	-39	-20.86	9 137	6 516	-2 621	-28.69

2012 年全国中医医院人员增减情况

单位：人

	2011 年	2012 年	增减数	增减（%）
总计	**599 200**	**655 925**	**56 725**	**9.47**
中医综合医院	**569 023**	**628 332**	**59 309**	**10.42**
中医专科医院	**30 177**	**27 593**	**-2 584**	**-8.56**
肛肠医院	2 162	2 347	185	8.56
骨伤医院	15 753	15 863	110	0.70
针灸医院	870	659	-211	-24.25
按摩医院	1 800	1 818	18	1.00
其他中医专科医院	9 592	6 906	-2 686	-28.00

2012年全国中医医院房屋建筑面积情况

	年末房屋建筑面积（m²）	其中：业务用房面积(m²)	业务用房中危房面积（m²）	年末租房面积（m²）	其中：业务用房面积(m²)	本年房屋租金（万元）
总计	**38 151 977**	**30 583 191**	**640 016**	**1 688 092**	**1 350 689**	**802 137**
中医综合医院	**36 247 231**	**29 114 212**	**618 716**	**1 427 860**	**1 130 539**	**646 550**
中医专科医院	**1 904 746**	**1 468 979**	**21 300**	**260 232**	**220 150**	**155 587**
肛肠医院	119 762	101 519	0	30 538	27 006	150 564
骨伤医院	1 187 076	908 014	19 760	83 843	70 858	2 217
针灸医院	22 325	19 680	0	7 344	6 203	44
按摩医院	81 764	57 006	710	11 225	10 296	126
其他中医专科医院	493 819	382 760	830	127 282	105 787	2 636

2012年全国中医医院年内基本建设投资情况（一）

	本年批准基建项目（个）	批准基建项目建筑面积（m²）	本年实际完成投资额（万元）	其中：财政性投资	单位自有资金	银行贷款
总计	**875**	**7 388 838**	**20 058 205**	**9 084 212**	**534 057**	**10 252 804**
中医综合医院	**862**	**7 306 561**	**18 737 293**	**9 079 118**	**224 868**	**9 247 769**
中医专科医院	**13**	**82 277**	**1 320 912**	**5 094**	**309 189**	**1 005 035**
肛肠医院	2	5 600	2 444	0	210	1 100
骨伤医院	10	73 777	13 473	4 694	6 899	1 720
针灸医院	0	0	0	0	0	0
按摩医院	0	0	413	400	13	0
其他中医专科医院	1	2 900	1 304 582	0	302 067	1 002 215

2012年全国中医医院年内基本建设投资情况（二）

	本年房屋竣工面积（m²）	本年新增固定资产（万元）	本年因新扩建增加床位（张）
总计	**3 169 262**	**715 914**	**28 541**
中医综合医院	**3 141 844**	**683 949**	**28 030**
中医专科医院	**27 418**	**31 965**	**511**
肛肠医院	12 025	1 417	93
骨伤医院	3 600	19 934	186
针灸医院	0	39	0
按摩医院	0	1 089	0
其他中医专科医院	11 793	9 486	232

2012年全国中医医院万元以上设备拥有情况

	万元以上设备总价值（万元）	万元以上设备台数（台/套）			
		合计	10万元～49万元	50万元～99万元	100万元以上
总计	**4 677 379**	**328 327**	**58 564**	**9 015**	**7 244**
中医综合医院	**4 501 530**	**313 589**	**56 108**	**8 621**	**6 987**
中医专科医院	**175 849**	**14 738**	**2 456**	**394**	**257**
肛肠医院	6 896	708	190	7	6
骨伤医院	128 688	11 399	1 791	290	208
针灸医院	1 900	193	36	6	1
按摩医院	5 894	410	62	9	4
其他中医专科医院	32 471	2 028	377	82	38

2012 年全国中医医院收入与费用情况

	总收入（千元）	总费用/支出（千元）	收入支出差额（千元）	收入收益率（%）
总计	**176 892 718**	**169 869 925**	**7 022 793**	**3.97**
中医综合医院	**170 273 014**	**163 562 894**	**6 710 120**	**3.94**
中医专科医院	**6 619 704**	**6 307 031**	**312 673**	**4.72**
肛肠医院	361 977	364 747	-2 770	-0.77
骨伤医院	4 737 727	4 514 584	223 143	4.71
针灸医院	181 248	158 445	22 803	12.58
按摩医院	253 223	231 032	22 191	8.76
其他中医专科医院	1 085 529	1 038 223	47 306	4.36

2012 年全国中医医院收入情况

单位：千元

	总收入	其中：			
		医疗收入	财政补助收入	科教项目收入	其他收入
总计	**176 892 718**	**158 085 021**	**14 762 225**	**950 468**	**3 095 004**
中医综合医院	**170 273 014**	**152 073 637**	**14 327 148**	**25 962 676**	**2 934 439**
中医专科医院	**6 619 704**	**6 011 384**	**435 077**	**937 790**	**160 565**
肛肠医院	361 977	303 135	55 222	430	3 190
骨伤医院	4 737 727	4 404 462	192 780	9 041	131 444
针灸医院	181 248	132 932	47 248	230	838
按摩医院	253 223	173 900	69 447	55	9 821
其他中医专科医院	1 085 529	996 955	70 380	2 922	15 272

2012 年全国中医医院总收入中保险补偿情况

单位：千元

	城镇职工基本医疗保险	城镇居民基本医疗保险	新型农村合作医疗补偿收入
总计	**21 367 977**	**3 494 449**	**11 732 206**
中医综合医院	**20 888 597**	**3 441 675**	**11 580 689**
中医专科医院	**479 380**	**52 774**	**151 517**
肛肠医院	55 192	7 337	17 391
骨伤医院	297 167	29 731	111 534
针灸医院	43 212	8 650	2 484
按摩医院	2 515	254	476
其他中医专科医院	81 294	6 802	19 632

2012 年全国中医医院总费用情况

单位：千元

	总费用/支出	其中：				
		医疗业务成本	财政项目补助支出	科教项目支出	管理费用	其他支出
总计	**169 869 925**	**136 242 448**	**6 428 805**	**533 862**	**22 082 781**	**4 582 029**
中医综合医院	**163 562 894**	**131 578 805**	**6 195 891**	**524 978**	**21 185 468**	**4 077 752**
中医专科医院	**6 307 031**	**4 663 643**	**232 914**	**8 884**	**897 313**	**504 277**
肛肠医院	364 747	229 210	29 178	242	66 181	39 936
骨伤医院	4 514 584	3 453 399	133 185	3 944	616 217	307 839
针灸医院	158 445	95 052	40 252	85	15 867	7 189
按摩医院	231 032	128 601	17 090	101	40 997	44 243
其他中医专科医院	1 038 223	757 381	13 209	4 512	158 051	105 070

2012年全国中医医院资产情况

单位：千元

	总资产	流动资产	非流动资产	其中：固定资产	在建工程	无形资产
总计	**194 570 762**	**79 079 136**	**115 491 626**	**79 610 899**	**29 103 939**	**2 248 667**
中医综合医院	**186 326 951**	**75 487 403**	**110 839 548**	**76 218 813**	**28 441 819**	**1 937 935**
中医专科医院	**8 243 811**	**3 591 733**	**4 652 078**	**3 392 086**	**662 120**	**310 732**
肛肠医院	445 162	159 872	285 290	183 001	93 792	4 050
骨伤医院	5 532 302	2 530 857	3 001 445	2 288 361	365 834	89 097
针灸医院	354 916	146 376	208 540	70 416	135 507	362
按摩医院	251 289	125 313	125 976	124 012	175	312
其他中医专科医院	1 660 142	629 315	1 030 827	726 296	66 812	216 911

2012年全国中医医院负债与净资产情况

单位：千元

	负债	流动负债	非流动负债	净资产	其中：事业基金	专用基金
总计	**89 705 595**	**63 108 908**	**26 596 687**	**104 865 167**	**60 600 559**	**8 273 956**
中医综合医院	**86 670 713**	**60 708 037**	**25 962 676**	**99 656 238**	**58 123 210**	**7 821 527**
中医专科医院	**3 034 882**	**2 400 871**	**634 011**	**5 208 929**	**2 477 349**	**452 429**
肛肠医院	164 687	125 964	38 723	280 475	107 854	27 831
骨伤医院	2 150 522	1 812 039	338 483	3 381 780	2 024 388	262 024
针灸医院	97 541	46 689	50 852	257 375	48 492	97 114
按摩医院	53 479	47 788	5 691	197 810	61 763	24 358
其他中医专科医院	568 653	368 391	200 262	1 091 489	234 852	41 102

2012年民族医医院机构、床位数

	机构数（个）	编制床位（张）	实有床位（张）	其中：特需服务床位	负压病房床位
总计	**199**	**16 255**	**14 966**	**159**	**94**
蒙医医院	57	4 545	3 791	36	5
藏医医院	69	3 919	3 156	42	36
维医医院	42	5 523	6 169	65	31
傣医医院	1	300	100	0	0
其他民族医医院	30	1 968	1 750	16	22

2012年民族医医院人员数

单位：人

	在岗职工数	其中：卫生技术人员	其他技术人员	管理人员	工勤技能人员
总计	**14 659**	**11 999**	**767**	**673**	**1 220**
蒙医医院	4 457	3 790	186	199	282
藏医医院	3 642	2 839	196	223	384
维医医院	4 435	3 581	294	136	424
傣医医院	142	120	8	3	11
其他民族医医院	1 983	1 669	83	112	119

2012年民族医医院卫生技术人员数（一）

单位：人

	卫生技术人员	执业医师	其中：中医类别	执业助理医师	其中：中医类别
总计	**11 999**	**4 427**	**2 886**	**946**	**506**
蒙医医院	3 790	1 473	1 078	169	88
藏医医院	2 839	1 398	1 079	274	187
维医医院	3 581	985	530	380	200
傣医医院	120	46	28	2	1
其他民族医医院	1 669	525	171	121	30

2012年民族医医院卫生技术人员数（二）

单位：人

	注册护士	其中：助产士	药师（士）	其中：西药师（士）	中药师（士）
总计	**3 325**	**98**	**1 312**	**355**	**957**
蒙医医院	1 049	15	446	58	388
藏医医院	591	15	210	42	168
维医医院	1 076	39	481	145	336
傣医医院	38	0	15	5	10
其他民族医医院	571	29	160	105	55

2012年民族医医院卫生技术人员数（三）

单位：人

	检验技师（士）	影像技师（士）	其他卫生技术人员	其中：见习医师	内：中医
总计	**375**	**244**	**1 370**	**376**	**159**
蒙医医院	107	89	457	143	74
藏医医院	75	44	247	32	7
维医医院	127	70	462	108	53
傣医医院	4	5	10	9	9
其他民族医医院	62	36	194	84	16

2012年民族医医院年内培训情况

单位：人

	参加政府举办的岗位培训人次数	接受继续医学教育人数	进修半年以上人数
总计	**2 178**	**4 414**	**509**
蒙医医院	821	1 835	197
藏医医院	352	579	115
维医医院	678	1 299	127
傣医医院	3	129	11
其他民族医医院	324	572	59

2012年民族医医院机构、床位增减情况

	机构数（个）				床位数（张）			
	2011年	2012年	增减数	增减（%）	2011年	2012年	增减数	增减（%）
总计	**200**	**199**	**-1**	**-0.50**	**13 484**	**14 966**	**1 482**	**10.99**
蒙医医院	54	57	3	5.56	3 204	3 791	587	18.32
藏医医院	73	69	-4	-5.48	2 897	3 156	259	8.94
维医医院	42	42	0	0.00	5 718	6 169	451	7.89
傣医医院	1	1	0	0.00	49	100	51	104.08
其他民族医医院	30	30	0	0.00	1 616	1 750	134	8.29

2012年民族医医院人员增减情况

单位：人

	2011年	2012年	增减数	增减（%）
总计	**13 534**	**14 659**	**1 125**	**8.31**
蒙医医院	4 027	4 457	430	10.68
藏医医院	3 370	3 642	272	8.07
维医医院	4 159	4 435	276	6.64
傣医医院	137	142	5	3.65
其他民族医医院	1 841	1 983	142	7.71

2012年民族医医院房屋建筑面积情况

	年末房屋建筑面积（m^2）	其中：业务用房面积(m^2)	业务用房中危房面积（m^2）	年末租房面积（m^2）	其中：业务用房面积(m^2)	本年房屋租金（万元）
总计	**1 089 714**	**809 560**	**20 206**	**74 012**	**52 949**	**299**
蒙医医院	262 268	225 899	3 383	6 095	4 520	78
藏医医院	429 398	282 438	8 142	47 365	32 914	13
维医医院	309 457	226 565	8 671	7 651	3 949	10
傣医医院	4 938	4 938	0	0	0	0
其他民族医医院	83 653	69 720	10	12 901	11 566	198

2012年民族医医院年内基本建设投资情况（一）

	本年批准基建项目（个）	批准基建项目建筑面积（m^2）	本年实际完成投资额（万元）	其中：		
				财政性投资	单位自有资金	银行贷款
总计	**81**	**74 183**	**16 954**	**12 654**	**1 000**	**1 166**
蒙医医院	1	13 753	1 552	1 200	352	0
藏医医院	11	43 761	5 627	3 297	230	0
维医医院	67	4 021	7 499	6 299	0	1 166
傣医医院	0	0	0	0	0	0
其他民族医医院	2	12 648	2 276	1 858	418	0

2012年民族医医院年内基本建设投资情况（二）

	本年房屋竣工面积（m^2）	本年新增固定资产（万元）	本年因新扩建增加床位（张）
总计	**22 320**	**11 972**	**369**
蒙医医院	2 553	3 206	23
藏医医院	13 236	2 429	228
维医医院	6 531	4 170	100
傣医医院	0	0	0
其他民族医医院	0	2 167	18

2012年民族医医院万元以上设备拥有情况

单位：台（套）

	万元以上设备总价值（万元）	万元以上设备台数			
		合计	10万元~49万元	50万元~99万元	100万元以上
总计	**87 738**	**5 327**	**849**	**187**	**104**
蒙医医院	25 092	1 749	216	51	38
藏医医院	29 279	1 027	169	45	11
维医医院	20 411	1 420	292	61	33
傣医医院	1 274	133	17	2	2
其他民族医医院	11 682	998	155	28	20

2012 年民族医医院收入与费用情况

	总收入（千元）	总费用/支出（千元）	收入支出差额（千元）	收入收益率（%）
总计	**2 838 887**	**2 705 598**	**133 289**	**4.70**
蒙医医院	813 902	790 784	23 118	2.84
藏医医院	738 646	695 352	43 294	5.86
维医医院	948 423	872 204	76 219	8.04
傣医医院	24 670	26 010	-1 340	-5.43
其他民族医医院	313 246	321 248	-8 002	-2.55

2012 年民族医医院收入情况

单位：千元

	总收入	其中：			
		医疗收入	财政补助收入	科教项目收入	其他收入
总计	**2 838 887**	**1 694 866**	**1 058 753**	**11 091**	**74 177**
蒙医医院	813 902	490 409	301 022	2 877	19 594
藏医医院	738 646	418 784	312 048	50	7 764
维医医院	948 423	555 034	348 936	3 531	40 922
傣医医院	24 670	13 511	8 695	309	2 155
其他民族医医院	313 246	217 128	88 052	4 324	3 742

2012 年民族医医院总收入中保险补偿情况

单位：千元

	城镇职工基本医疗保险	城镇居民基本医疗保险	新型农村合作医疗补偿收入
总计	**104 847**	**21 523**	**118 609**
蒙医医院	34 343	5 546	54 008
藏医医院	21 380	428	7 795
维医医院	30 256	11 869	24 525
傣医医院	4 704	136	1 196
其他民族医医院	14 164	3 544	31 085

2012 年民族医医院总费用情况

单位：千元

	总费用/支出	其中：				
		医疗业务成本	财政项目补助支出	科教项目支出	管理费用	其他支出
总计	**2 705 598**	**1 678 505**	**341 995**	**5 861**	**398 528**	**280 709**
蒙医医院	790 784	538 261	61 636	473	126 120	64 294
藏医医院	695 352	400 418	98 609	101	98 678	97 546
维医医院	872 204	534 186	139 376	2 522	117 679	78 441
傣医医院	26 010	16 754	3 343	297	4 780	836
其他民族医医院	321 248	188 886	39 031	2 468	51 271	39 592

2012 年民族医医院资产情况

单位：千元

	总资产	流动资产	非流动资产	其中：		
				固定资产	在建工程	无形资产
总计	**3 767 456**	**1 253 116**	**2 514 340**	**1 933 709**	**340 198**	**39 638**
蒙医医院	1 050 137	285 511	764 626	492 240	223 522	5 182
藏医医院	1 142 888	406 651	736 237	595 322	27 918	17 610
维医医院	1 125 609	402 659	722 950	622 368	54 466	4 294
傣医医院	24 111	7 892	16 219	16 206	0	13
其他民族医医院	424 711	150 403	274 308	207 573	34 292	12 539

2012年民族医医院负债与净资产情况

单位：千元

	负债	流动负债	非流动负债	净资产	其中：	
					事业基金	专用基金
总计	**1 102 939**	**945 333**	**157 606**	**2 664 517**	**946 229**	**199 198**
蒙医医院	390 210	326 077	64 133	659 927	214 992	63 187
藏医医院	267 220	243 815	23 405	875 668	330 562	83 569
维医医院	269 653	243 035	26 618	855 956	335 680	41 127
傣医医院	3 027	3 027	0	21 084	7 562	428
其他民族医医院	172 829	129 379	43 450	251 882	57 433	10 887

2012年各地区中医类医院机构、床位数

	机构数（个）	编制床位（张）	实有床位（张）	其中：	
				特需服务床位	负压病房床位
全国总计	**3 397**	**614 595**	**612 777**	**3 839**	**825**
北京市	136	16 901	15 519	119	0
天津市	37	6 044	6 358	134	0
河北省	210	28 382	30 274	74	10
山西省	208	15 577	14 614	192	83
内蒙古自治区	117	12 441	11 684	48	22
辽宁省	106	19 687	19 925	788	1
吉林省	82	12 600	13 112	51	173
黑龙江省	142	17 133	16 330	233	39
上海市	24	7 141	7 879	62	20
江苏省	106	33 908	34 981	147	104
浙江省	138	32 507	28 859	298	7
安徽省	104	19 231	20 878	81	0
福建省	85	16 514	15 997	104	0
江西省	105	20 347	18 984	109	25
山东省	168	43 687	46 265	221	22
河南省	210	45 849	42 809	354	0
湖北省	110	29 117	27 889	35	9
湖南省	144	37 899	36 792	109	74
广东省	150	37 925	34 702	55	65
广西壮族自治区	100	16 850	20 078	17	18
海南省	23	3 514	3 047	0	0
重庆市	52	11 254	12 636	12	0
四川省	220	43 225	42 523	127	0
贵州省	82	11 715	13 294	20	1
云南省	129	17 356	19 458	39	0
西藏自治区	10	763	869	0	0
陕西省	146	20 189	20 668	124	50
甘肃省	85	17 406	15 676	140	15
青海省	43	3 520	3 421	33	36
宁夏回族自治区	24	3 153	3 261	0	0
新疆维吾尔自治区	101	12 760	13 995	113	51

2012年各地区中医类医院人员数

单位：人

	在岗职工数	其中：			
		卫生技术人员	其他技术人员	管理人员	工勤技能人员
全国总计	**731 415**	**611 070**	**29 586**	**33 508**	**57 251**
北京市	25 604	20 382	1 211	1 605	2 406
天津市	11 083	8 931	391	1 020	741
河北省	35 102	28 742	1 962	1 378	3 020
山西省	16 875	14 087	873	800	1 115
内蒙古自治区	14 147	11 943	720	533	951
辽宁省	22 512	18 412	1 044	1 153	1 903
吉林省	16 859	13 740	691	1 096	1 332
黑龙江省	21 584	17 554	897	1 371	1 762
上海市	12 103	9 941	742	674	746
江苏省	45 326	38 436	1 560	1 954	3 376
浙江省	40 661	34 604	1 708	1 534	2 815
安徽省	24 896	21 012	1 210	899	1 775
福建省	19 906	17 036	790	533	1 547
江西省	22 254	19 312	543	783	1 616
山东省	53 028	46 524	2 653	1 374	2 477
河南省	50 403	41 007	2 337	2 342	4 717
湖北省	30 787	26 330	1 087	1 609	1 761
湖南省	41 927	34 854	1 744	2 162	3 167
广东省	51 995	43 063	1 537	2 269	5 126
广西壮族自治区	29 027	23 765	613	1 376	3 273
海南省	4 108	3 369	112	224	403
重庆市	13 708	11 382	398	650	1 278
四川省	44 747	37 313	1 620	2 128	3 686
贵州省	12 085	10 256	653	515	661
云南省	15 372	13 013	733	503	1 123
西藏自治区	1 088	807	26	85	170
陕西省	25 697	21 442	417	1 956	1 882
甘肃省	10 472	8 865	314	314	979
青海省	3 092	2 591	153	95	253
宁夏回族自治区	3 231	2 797	133	105	196
新疆维吾尔自治区	11 736	9 560	714	468	994

2012年各地区中医类医院卫生技术人员数（一）

单位：人

	卫生技术人员	执业医师	其中：中医类别	执业助理医师	其中：中医类别
全国总计	**611 070**	**208 415**	**101 025**	**21 235**	**6 316**
北京市	20 382	7 969	5 079	332	150
天津市	8 931	3 486	2 000	160	45
河北省	28 742	10 901	4 760	1 891	586
山西省	14 087	5 567	2 656	725	198
内蒙古自治区	11 943	4 376	2 308	600	181
辽宁省	18 412	6 870	3 533	714	183
吉林省	13 740	5 243	2 773	398	120
黑龙江省	17 554	6 494	3 043	710	186
上海市	9 941	3 612	1 915	24	9
江苏省	38 436	14 001	5 939	383	59
浙江省	34 604	12 329	5 120	592	148
安徽省	21 012	6 919	3 223	694	179
福建省	17 036	5 617	3 013	329	102
江西省	19 312	6 461	2 908	507	162
山东省	46 524	16 396	6 671	1 846	447
河南省	41 007	12 527	6 304	2 788	834
湖北省	26 330	8 665	4 107	787	236
湖南省	34 854	10 035	5 139	1 522	483
广东省	43 063	13 823	7 433	1 290	353
广西壮族自治区	23 765	7 112	3 524	575	181
海南省	3 369	941	520	84	21
重庆市	11 382	3 656	1 486	356	114
四川省	37 313	12 573	5 934	960	348
贵州省	10 256	3 259	1 672	397	147
云南省	13 013	4 778	2 353	518	143
西藏自治区	807	398	389	59	51
陕西省	21 442	5 649	2 283	774	122
甘肃省	8 865	3 625	1 979	422	180
青海省	2 591	1 033	603	108	45
宁夏回族自治区	2 797	934	454	114	28
新疆维吾尔自治区	9 560	3 166	1 904	576	275

2012 年各地区中医类医院卫生技术人员数（二）

单位：人

	注册护士	其中：助产士	药师（士）	其中：西药师（士）	中药师（士）
全国总计	**238 143**	**5 068**	**51 536**	**22 843**	**28 693**
北京市	7 453	28	1 926	598	1 328
天津市	3 008	27	800	297	503
河北省	9 430	299	1 954	946	1 008
山西省	4 779	147	1 105	465	640
内蒙古自治区	3 803	63	1 165	334	831
辽宁省	6 850	109	1 672	622	1 050
吉林省	4 691	44	1 175	512	663
黑龙江省	5 562	52	1 674	612	1 062
上海市	4 235	0	1 043	439	604
江苏省	16 349	261	2 981	1 473	1 508
浙江省	14 091	365	3 100	1 579	1 521
安徽省	8 665	174	1 606	734	872
福建省	7 128	594	1 508	724	784
江西省	7 968	252	1 795	833	962
山东省	17 327	343	3 403	1 561	1 842
河南省	15 206	252	3 384	1 374	2 010
湖北省	11 199	163	2 444	971	1 473
湖南省	15 303	303	3 238	1 169	2 069
广东省	17 463	214	4 366	2 191	2 175
广西壮族自治区	10 291	329	1 803	1 049	754
海南省	1 495	73	293	158	135
重庆市	4 760	48	860	419	441
四川省	15 716	231	2 656	1 321	1 335
贵州省	4 155	243	701	291	410
云南省	4 703	108	1 033	517	516
西藏自治区	168	6	79	11	68
陕西省	8 476	142	1 636	725	911
甘肃省	2 732	85	647	276	371
青海省	862	19	265	139	126
宁夏回族自治区	864	21	302	141	161
新疆维吾尔自治区	3 337	73	898	345	553

2012 年各地区中医类医院卫生技术人员数（三）

单位：人

	检验技师（士）	影像技师（士）	其他卫生技术人员	其中：	
				见习医师	内：中医
全国总计	**21 591**	**12 675**	**57 475**	**20 319**	**5 325**
北京市	678	319	1 705	532	327
天津市	314	119	1 044	309	157
河北省	1 049	748	2 769	699	129
山西省	556	318	1 037	242	64
内蒙古自治区	389	348	1 262	437	171
辽宁省	662	375	1 269	410	112
吉林省	451	318	1 464	307	74
黑龙江省	718	497	1 899	547	121
上海市	407	148	472	70	6
江苏省	1 266	460	2 996	1 535	295
浙江省	1 272	449	2 771	1 248	392
安徽省	749	530	1 849	862	173
福建省	595	313	1 546	466	111
江西省	770	413	1 398	457	132
山东省	1 583	1 088	4 881	1 350	268
河南省	1 461	1 183	4 458	1 602	271
湖北省	1 014	526	1 695	640	118
湖南省	1 201	953	2 602	790	251
广东省	1 401	610	4 110	1 229	259
广西壮族自治区	811	394	2 779	1 219	413
海南省	119	38	399	194	44
重庆市	382	154	1 214	446	101
四川省	1 246	652	3 510	1 395	417
贵州省	371	248	1 125	523	221
云南省	428	272	1 281	481	191
西藏自治区	19	16	68	19	7
陕西省	848	644	3 415	1 553	176
甘肃省	300	250	889	376	164
青海省	109	64	150	6	1
宁夏回族自治区	92	73	418	144	64
新疆维吾尔自治区	330	155	1 000	231	95

2012 年各地区中医类医院的机构、床位增减情况

	机构数（个）				床位数（张）			
	2011 年	2012 年	增减数	增减（%）	2011 年	2012 年	增减数	增减（%）
全国总计	**3 308**	**3 397**	**89**	**2.69**	**529 349**	**612 777**	**83 428**	**15.76**
北京市	115	136	21	18.26	11 824	15 519	3 695	31.25
天津市	36	37	1	2.78	5 550	6 358	808	14.56
河北省	214	210	-4	-1.87	27 686	30 274	2 588	9.35
山西省	212	208	-4	-1.89	13 361	14 614	1 253	9.38
内蒙古自治区	112	117	5	4.46	10 615	11 684	1 069	10.07
辽宁省	105	106	1	0.95	17 232	19 925	2 693	15.63
吉林省	85	82	-3	-3.53	12 875	13 112	237	1.84
黑龙江省	133	142	9	6.77	15 054	16 330	1 276	8.48
上海市	22	24	2	9.09	7 115	7 879	764	10.74
江苏省	100	106	6	6.00	29 633	34 981	5 348	18.05
浙江省	129	138	9	6.98	26 321	28 859	2 538	9.64
安徽省	101	104	3	2.97	16 970	20 878	3 908	23.03
福建省	81	85	4	4.94	13 885	15 997	2 112	15.21
江西省	105	105	0	0.00	15 019	18 984	3 965	26.40
山东省	166	168	2	1.20	40 646	46 265	5 619	13.82
河南省	205	210	5	2.44	37 025	42 809	5 784	15.62
湖北省	104	110	6	5.77	23 160	27 889	4 729	20.42
湖南省	145	144	-1	-0.69	33 428	36 792	3 364	10.06
广东省	150	150	0	0.00	31 260	34 702	3 442	11.01
广西壮族自治区	97	100	3	3.09	18 018	20 078	2 060	11.43
海南省	22	23	1	4.55	2 639	3 047	408	15.46
重庆市	51	52	1	1.96	10 395	12 636	2 241	21.56
四川省	213	220	7	3.29	33 698	42 523	8 825	26.19
贵州省	75	82	7	9.33	10 142	13 294	3 152	31.08
云南省	122	129	7	5.74	16 156	19 458	3 302	20.44
西藏自治区	19	10	-9	-47.37	929	869	-60	-6.46
陕西省	147	146	-1	-0.68	17 861	20 668	2 807	15.72
甘肃省	82	85	3	3.66	12 153	15 676	3 523	28.99
青海省	40	43	3	7.50	3 040	3 421	381	12.53
宁夏回族自治区	24	24	0	0.00	2 880	3 261	381	13.23
新疆维吾尔自治区	96	101	5	5.21	12 779	13 995	1 216	9.52

2012 年各地区中医类医院人员增减情况

单位：人

	2011 年	2012 年	增减数	增减（%）
全国总计	**662 074**	**731 415**	**69 341**	**10.47**
北京市	20 579	25 604	5 025	24.42
天津市	10 430	11 083	653	6.26
河北省	33 784	35 102	1 318	3.90
山西省	15 505	16 875	1 370	8.84
内蒙古自治区	12 456	14 147	1 691	13.58
辽宁省	20 847	22 512	1 665	7.99
吉林省	16 648	16 859	211	1.27
黑龙江省	21 632	21 584	-48	-0.22
上海市	10 792	12 103	1 311	12.15
江苏省	40 369	45 326	4 957	12.28
浙江省	37 717	40 661	2 944	7.81
安徽省	21 697	24 896	3 199	14.74
福建省	17 730	19 906	2 176	12.27
江西省	20 268	22 254	1 986	9.80
山东省	48 347	53 028	4 681	9.68
河南省	46 169	50 403	4 234	9.17
湖北省	26 404	30 787	4 383	16.60
湖南省	38 506	41 927	3 421	8.88
广东省	49 265	51 995	2 730	5.54
广西壮族自治区	26 403	29 027	2 624	9.94
海南省	3 520	4 108	588	16.70
重庆市	12 137	13 708	1 571	12.94
四川省	37 834	44 747	6 913	18.27
贵州省	9 665	12 085	2 420	25.04
云南省	13 944	15 372	1 428	10.24
西藏自治区	1 244	1 088	-156	-12.54
陕西省	21 684	25 697	4 013	18.51
甘肃省	9 565	10 472	907	9.48
青海省	2 938	3 092	154	5.24
宁夏回族自治区	2 937	3 231	294	10.01
新疆维吾尔自治区	11 058	11 736	678	6.13

2012年各地区中医医院机构、床位数

	机构数（个）	编制床位（张）	实有床位（张）	其中：	
				特需服务床位	负压病房床位
全国总计	**2 886**	**552 179**	**547 967**	**3 346**	**537**
北京市	122	13 063	11 814	114	0
天津市	31	4 740	5 196	134	0
河北省	175	24 327	25 543	54	10
山西省	193	14 425	13 378	188	83
内蒙古自治区	62	7 802	7 798	27	15
辽宁省	100	18 811	18 965	772	1
吉林省	72	11 103	11 611	21	101
黑龙江省	127	16 305	15 544	223	19
上海市	17	4 619	5 222	23	20
江苏省	89	31 148	31 864	133	58
浙江省	122	29 173	26 207	199	1
安徽省	91	18 150	19 460	69	0
福建省	75	14 224	13 329	65	0
江西省	98	19 418	18 082	109	25
山东省	158	42 494	44 407	215	22
河南省	201	45 041	41 806	354	0
湖北省	95	25 993	24 937	35	9
湖南省	128	36 688	35 501	108	74
广东省	141	36 611	33 564	51	62
广西壮族自治区	86	13 879	16 977	4	1
海南省	19	3 384	2 917	0	0
重庆市	43	10 244	11 734	12	0
四川省	173	37 940	36 288	94	0
贵州省	70	10 788	12 205	20	1
云南省	106	15 611	17 792	32	0
西藏自治区	0	0	0	0	0
陕西省	140	18 858	19 380	114	0
甘肃省	70	16 066	14 500	128	15
青海省	13	1 778	1 912	0	0
宁夏回族自治区	19	3 013	3 124	0	0
新疆维吾尔自治区	50	6 483	6 910	48	20

2012年各地区中医医院人员数

单位：人

	在岗职工数	其中：卫生技术人员	其他技术人员	管理人员	工勤技能人员
全国总计	**655 925**	**549 196**	**26 319**	**29 367**	**51 043**
北京市	21 583	17 274	891	1 438	1 980
天津市	8 464	7 047	193	738	486
河北省	29 607	24 145	1 730	1 148	2 584
山西省	14 955	12 487	803	677	988
内蒙古自治区	9 419	7 911	517	331	660
辽宁省	21 750	17 820	1 023	1 075	1 832
吉林省	15 098	12 368	586	936	1 208
黑龙江省	20 826	16 955	847	1 326	1 698
上海市	8 281	6 798	511	459	513
江苏省	40 870	34 749	1 389	1 767	2 965
浙江省	37 074	31 501	1 559	1 356	2 658
安徽省	23 389	19 743	1 179	827	1 640
福建省	17 197	14 677	699	448	1 373
江西省	20 913	18 164	490	745	1 514
山东省	51 166	44 951	2 586	1 229	2 400
河南省	49 271	40 102	2 291	2 291	4 587
湖北省	27 349	23 340	1 036	1 393	1 580
湖南省	40 724	33 863	1 683	2 100	3 078
广东省	49 738	41 315	1 451	2 109	4 863
广西壮族自治区	23 951	19 761	512	1 082	2 596
海南省	3 872	3 201	82	203	386
重庆市	12 734	10 563	379	595	1 197
四川省	38 298	31 920	1 422	1 791	3 165
贵州省	11 361	9 636	622	471	632
云南省	13 527	11 618	558	414	937
西藏自治区	0	0	0	0	0
陕西省	23 814	19 877	404	1 745	1 788
甘肃省	9 327	7 888	258	269	912
青海省	1 852	1 612	82	31	127
宁夏回族自治区	3 038	2 649	126	94	169
新疆维吾尔自治区	6 477	5 261	410	279	527

2012 年各地区中医医院卫生技术人员数（一）

单位：人

	卫生技术人员	执业医师	其中： 中医类别	执业助理医师	其中： 中医类别
全国总计	**549 196**	**186 947**	**92 678**	**18 951**	**5 457**
北京市	17 274	6 759	4 626	265	129
天津市	7 047	2 824	1 725	128	31
河北省	24 145	9 208	4 176	1 695	512
山西省	12 487	5 030	2 527	679	183
内蒙古自治区	7 911	2 826	1 268	416	102
辽宁省	17 820	6 639	3 417	662	174
吉林省	12 368	4 712	2 527	382	119
黑龙江省	16 955	6 256	2 982	680	179
上海市	6 798	2 501	1 509	18	9
江苏省	34 749	12 670	5 619	352	57
浙江省	31 501	11 235	4 850	524	138
安徽省	19 743	6 492	3 060	650	163
福建省	14 677	4 854	2 817	291	91
江西省	18 164	6 079	2 796	482	156
山东省	44 951	15 760	6 478	1 803	438
河南省	40 102	12 236	6 204	2 661	795
湖北省	23 340	7 637	3 799	739	218
湖南省	33 863	9 804	5 071	1 414	462
广东省	41 315	13 250	7 107	1 250	345
广西壮族自治区	19 761	5 758	3 034	494	153
海南省	3 201	902	513	75	21
重庆市	10 563	3 397	1 406	324	102
四川省	31 920	10 739	5 304	823	289
贵州省	9 636	3 072	1 630	338	130
云南省	11 618	4 319	2 210	448	125
西藏自治区	0	0	0	0	0
陕西省	19 877	5 203	2 213	737	122
甘肃省	7 888	3 258	1 802	345	126
青海省	1 612	604	250	32	3
宁夏回族自治区	2 649	897	447	100	27
新疆维吾尔自治区	5 261	2 026	1 311	144	58

2012年各地区中医医院卫生技术人员数（二）

单位：人

	注册护士	其中：助产士	药师（士）	其中：西药师（士）	中药师（士）
全国总计	**213 526**	**4 392**	**46 924**	**20 572**	**26 352**
北京市	6 204	13	1 768	520	1 248
天津市	2 357	20	574	210	364
河北省	7 654	244	1 728	805	923
山西省	4 060	111	1 016	403	613
内蒙古自治区	2 649	38	709	257	452
辽宁省	6 659	103	1 604	589	1 015
吉林省	4 117	41	1 058	461	597
黑龙江省	5 378	51	1 633	589	1 044
上海市	2 824	0	763	291	472
江苏省	14 671	230	2 752	1 333	1 419
浙江省	12 766	311	2 868	1 433	1 435
安徽省	8 109	160	1 538	690	848
福建省	5 979	518	1 363	631	732
江西省	7 452	222	1 710	775	935
山东省	16 782	323	3 258	1 464	1 794
河南省	14 959	243	3 337	1 352	1 985
湖北省	9 637	136	2 291	884	1 407
湖南省	14 908	281	3 160	1 124	2 036
广东省	16 731	200	4 225	2 112	2 113
广西壮族自治区	8 530	274	1 540	875	665
海南省	1 426	69	278	148	130
重庆市	4 404	45	803	382	421
四川省	13 353	194	2 359	1 166	1 193
贵州省	3 949	228	670	276	394
云南省	4 244	90	926	448	478
西藏自治区	0	0	0	0	0
陕西省	7 762	117	1 558	673	885
甘肃省	2 474	65	578	238	340
青海省	597	14	172	115	57
宁夏回族自治区	829	19	289	132	157
新疆维吾尔自治区	2 062	32	396	196	200

2012年各地区中医医院卫生技术人员数（三）

单位：人

	检验技师（士）	影像技师（士）	其他卫生技术人员	其中：	
				见习医师	内：中医
全国总计	**19 369**	**11 491**	**51 988**	**18 519**	**4 968**
北京市	588	284	1 406	412	298
天津市	228	68	868	298	157
河北省	890	614	2 356	572	110
山西省	487	280	935	222	61
内蒙古自治区	269	252	790	305	98
辽宁省	637	368	1 251	410	112
吉林省	411	305	1 383	275	71
黑龙江省	693	481	1 834	528	120
上海市	268	96	328	43	6
江苏省	1 125	393	2 786	1 440	287
浙江省	1 150	402	2 556	1 106	371
安徽省	710	505	1 739	785	173
福建省	525	284	1 381	406	109
江西省	727	393	1 321	456	132
山东省	1 506	1 037	4 805	1 343	267
河南省	1 427	1 157	4 325	1 574	270
湖北省	907	478	1 651	631	115
湖南省	1 169	924	2 484	728	221
广东省	1 342	594	3 923	1 186	254
广西壮族自治区	667	343	2 429	1 064	373
海南省	111	31	378	189	44
重庆市	353	143	1 139	400	100
四川省	1 071	571	3 004	1 248	399
贵州省	346	227	1 034	480	209
云南省	371	225	1 085	409	176
西藏自治区	0	0	0	0	0
陕西省	784	616	3 217	1 470	172
甘肃省	266	227	740	324	157
青海省	71	53	83	1	1
宁夏回族自治区	85	69	380	143	64
新疆维吾尔自治区	185	71	377	71	41

2012年各地区中医医院的机构、床位增减情况

	机构数（个）				床位数（张）			
	2011年	2012年	增减数	增减（%）	2011年	2012年	增减数	增减（%）
全国总计	**2 831**	**2 886**	**55**	**1.94**	**477 078**	**547 967**	**70 889**	**14.86**
北京市	104	122	18	17.31	10 608	11 814	1 206	11.37
天津市	30	31	1	3.33	4 353	5 196	843	19.37
河北省	179	175	-4	-2.23	23 203	25 543	2 340	10.08
山西省	199	193	-6	-3.02	12 879	13 378	499	3.87
内蒙古自治区	61	62	1	1.64	7 246	7 798	552	7.62
辽宁省	98	100	2	2.04	16 784	18 965	2 181	12.99
吉林省	75	72	-3	-4.00	11 497	11 611	114	0.99
黑龙江省	122	127	5	4.10	14 277	15 544	1 267	8.87
上海市	17	17	0	0.00	5 199	5 222	23	0.44
江苏省	86	89	3	3.49	27 187	31 864	4 677	17.20
浙江省	113	122	9	7.96	23 699	26 207	2 508	10.58
安徽省	88	91	3	3.41	15 733	19 460	3 727	23.69
福建省	71	75	4	5.63	11 596	13 329	1 733	14.94
江西省	97	98	1	1.03	14 276	18 082	3 806	26.66
山东省	157	158	1	0.64	39 047	44 407	5 360	13.73
河南省	197	201	4	2.03	36 167	41 806	5 639	15.59
湖北省	91	95	4	4.40	20 289	24 937	4 648	22.91
湖南省	129	128	-1	-0.78	32 275	35 501	3 226	10.00
广东省	141	141	0	0.00	30 345	33 564	3 219	10.61
广西壮族自治区	85	86	1	1.18	15 180	16 977	1 797	11.84
海南省	19	19	0	0.00	2 554	2 917	363	14.21
重庆市	43	43	0	0.00	9 460	11 734	2 274	24.04
四川省	173	173	0	0.00	30 173	36 288	6 115	20.27
贵州省	67	70	3	4.48	9 406	12 205	2 799	29.76
云南省	101	106	5	4.95	14 716	17 792	3 076	20.90
西藏自治区	0	0	0	—	0	0	0	—
陕西省	142	140	-2	-1.41	16 985	19 380	2 395	14.10
甘肃省	68	70	2	2.94	11 220	14 500	3 280	29.23
青海省	13	13	0	0.00	1 808	1 912	104	5.75
宁夏回族自治区	19	19	0	0.00	2 774	3 124	350	12.62
新疆维吾尔自治区	46	50	4	8.70	6 142	6 910	768	12.50

2012 年各地区中医医院人员增减情况

	2011 年	2012 年	增减数	增减（%）
全国总计	**599 200**	**655 925**	**56 725**	**9.47**
北京市	18 751	21 583	2 832	15.10
天津市	7 933	8 464	531	6.69
河北省	28 363	29 607	1 244	4.39
山西省	14 715	14 955	240	1.63
内蒙古自治区	8 422	9 419	997	11.84
辽宁省	20 357	21 750	1 393	6.84
吉林省	14 949	15 098	149	1.00
黑龙江省	20 785	20 826	41	0.20
上海市	8 159	8 281	122	1.50
江苏省	36 489	40 870	4 381	12.01
浙江省	34 298	37 074	2 776	8.09
安徽省	20 566	23 389	2 823	13.73
福建省	15 195	17 197	2 002	13.18
江西省	18 972	20 913	1 941	10.23
山东省	46 606	51 166	4 560	9.78
河南省	45 239	49 271	4 032	8.91
湖北省	23 797	27 349	3 552	14.93
湖南省	37 377	40 724	3 347	8.95
广东省	47 195	49 738	2 543	5.39
广西壮族自治区	21 776	23 951	2 175	9.99
海南省	3 376	3 872	496	14.69
重庆市	10 947	12 734	1 787	16.32
四川省	33 885	38 298	4 413	13.02
贵州省	9 149	11 361	2 212	24.18
云南省	12 223	13 527	1 304	10.67
西藏自治区	0	0	0	—
陕西省	20 567	23 814	3 247	15.79
甘肃省	8 472	9 327	855	10.09
青海省	1 869	1 852	-17	-0.91
宁夏回族自治区	2 755	3 038	283	10.27
新疆维吾尔自治区	6 013	6 477	464	7.72

2012年各地区中西医结合医院机构、床位数

单位：人

	机构数（个）	编制床位（张）	实有床位（张）	其中：特需服务床位	负压病房床位
全国总计	**312**	**46 161**	**49 844**	**334**	**194**
北京市	11	3 638	3 585	5	0
天津市	6	1 304	1 162	0	0
河北省	35	4 055	4 731	20	0
山西省	15	1 152	1 236	4	0
内蒙古自治区	9	948	935	5	2
辽宁省	5	576	660	0	0
吉林省	8	1 357	1 419	30	70
黑龙江省	9	516	519	0	0
上海市	7	2 522	2 657	39	0
江苏省	17	2 760	3 117	14	46
浙江省	16	3 334	2 652	99	6
安徽省	13	1 081	1 418	12	0
福建省	8	2 190	2 598	39	0
江西省	7	929	902	0	0
山东省	9	1 143	1 793	0	0
河南省	9	808	1 003	0	0
湖北省	13	2 869	2 636	0	0
湖南省	13	1 137	1 233	1	0
广东省	9	1 314	1 138	4	3
广西壮族自治区	10	2 739	2 858	13	17
海南省	4	130	130	0	0
重庆市	9	1 010	902	0	0
四川省	24	4 211	5 750	32	0
贵州省	8	482	743	0	0
云南省	20	1 385	1 491	7	0
西藏自治区	0	0	0	0	0
陕西省	6	1 331	1 288	10	50
甘肃省	4	630	630	0	0
青海省	1	60	30	0	0
宁夏回族自治区	3	120	86	0	0
新疆维吾尔自治区	4	430	542	0	0

2012年各地区中西医结合医院人员数

单位：人

	在岗职工数	其中：			
		卫生技术人员	其他技术人员	管理人员	工勤技能人员
全国总计	**60 831**	**49 875**	**2 500**	**3 468**	**4 988**
北京市	3 569	2 772	258	145	394
天津市	2 619	1 884	198	282	255
河北省	5 495	4 597	232	230	436
山西省	1 920	1 600	70	123	127
内蒙古自治区	912	754	29	67	62
辽宁省	621	494	21	39	67
吉林省	1 620	1 249	105	144	122
黑龙江省	466	378	29	25	34
上海市	3 822	3 143	231	215	233
江苏省	4 456	3 687	171	187	411
浙江省	3 587	3 103	149	178	157
安徽省	1 507	1 269	31	72	135
福建省	2 606	2 268	90	78	170
江西省	1 341	1 148	53	38	102
山东省	1 763	1 495	67	129	72
河南省	1 132	905	46	51	130
湖北省	3 087	2 676	27	211	173
湖南省	1 164	962	55	60	87
广东省	2 257	1 748	86	160	263
广西壮族自治区	4 632	3 631	92	273	636
海南省	236	168	30	21	17
重庆市	974	819	19	55	81
四川省	5 860	4 911	184	293	472
贵州省	422	365	10	30	17
云南省	1 604	1 195	164	84	161
西藏自治区	0	0	0	0	0
陕西省	1 883	1 565	13	211	94
甘肃省	550	461	25	23	41
青海省	32	28	1	1	2
宁夏回族自治区	171	130	7	9	25
新疆维吾尔自治区	523	470	7	34	12

2012年各地区中西医结合医院卫生技术人员数（一）

单位：人

	卫生技术人员	执业医师	其中：中医类别	执业助理医师	其中：中医类别
全国总计	**49 875**	**17 041**	**5 461**	**1 338**	**353**
北京市	2 772	1 021	382	53	18
天津市	1 884	662	275	32	14
河北省	4 597	1 693	584	196	74
山西省	1 600	537	129	46	15
内蒙古自治区	754	265	86	52	10
辽宁省	494	193	82	44	5
吉林省	1 249	476	206	15	1
黑龙江省	378	173	47	10	3
上海市	3 143	1 111	406	6	0
江苏省	3 687	1 331	320	31	2
浙江省	3 103	1 094	270	68	10
安徽省	1 269	427	163	44	16
福建省	2 268	739	192	28	9
江西省	1 148	382	112	25	6
山东省	1 495	604	185	42	9
河南省	905	291	100	127	39
湖北省	2 676	920	293	28	13
湖南省	962	219	64	107	20
广东省	1 748	573	326	40	8
广西壮族自治区	3 631	1 268	439	42	12
海南省	168	39	7	9	0
重庆市	819	259	80	32	12
四川省	4 911	1 551	448	70	19
贵州省	365	110	31	32	17
云南省	1 195	372	89	64	14
西藏自治区	0	0	0	0	0
陕西省	1 565	446	70	37	0
甘肃省	461	172	48	14	3
青海省	28	11	6	0	0
宁夏回族自治区	130	31	3	13	0
新疆维吾尔自治区	470	71	18	31	4

2012 年各地区中西医结合医院卫生技术人员数（二）

单位：人

	注册护士	其中：助产士	药师（士）	其中：西药师（士）	中药师（士）
全国总计	**21 292**	**578**	**3 300**	**1 916**	**1 384**
北京市	1 165	15	141	73	68
天津市	651	7	226	87	139
河北省	1 776	55	226	141	85
山西省	719	36	89	62	27
内蒙古自治区	256	13	77	38	39
辽宁省	177	6	39	28	11
吉林省	539	3	93	32	61
黑龙江省	105	1	22	11	11
上海市	1 411	0	280	148	132
江苏省	1 678	31	229	140	89
浙江省	1 325	54	232	146	86
安徽省	556	14	68	44	24
福建省	1 119	71	137	88	49
江西省	516	30	85	58	27
山东省	516	20	135	89	46
河南省	247	9	47	22	25
湖北省	1 412	16	134	81	53
湖南省	390	22	72	44	28
广东省	732	14	141	79	62
广西壮族自治区	1 668	51	218	139	79
海南省	69	4	15	10	5
重庆市	356	3	57	37	20
四川省	2 301	37	277	150	127
贵州省	107	13	21	9	12
云南省	400	17	85	61	24
西藏自治区	0	0	0	0	0
陕西省	714	25	78	52	26
甘肃省	165	9	43	27	16
青海省	9	0	4	2	2
宁夏回族自治区	31	2	8	6	2
新疆维吾尔自治区	182	0	21	12	9

2012年各地区中西医结合医院卫生技术人员数（三）

单位：人

	检验技师（士）	影像技师（士）	其他卫生技术人员	其中：	
				见习医师	内：中医
全国总计	**1 847**	**940**	**4 117**	**1 424**	**198**
北京市	77	26	289	114	26
天津市	86	51	176	11	0
河北省	159	134	413	127	19
山西省	69	38	102	20	3
内蒙古自治区	33	21	50	1	0
辽宁省	20	6	15	0	0
吉林省	38	13	75	27	2
黑龙江省	15	10	43	9	1
上海市	139	52	144	27	0
江苏省	141	67	210	95	8
浙江省	122	47	215	142	21
安徽省	39	25	110	77	0
福建省	65	27	153	59	2
江西省	43	20	77	1	0
山东省	73	50	75	7	1
河南省	34	26	133	28	1
湖北省	101	41	40	5	3
湖南省	31	29	114	62	30
广东省	59	16	187	43	5
广西壮族自治区	128	44	263	128	33
海南省	8	7	21	5	0
重庆市	29	11	75	46	1
四川省	170	76	466	145	18
贵州省	15	16	64	31	10
云南省	50	38	186	63	6
西藏自治区	0	0	0	0	0
陕西省	64	28	198	83	4
甘肃省	20	12	35	24	4
青海省	1	0	3	3	0
宁夏回族自治区	6	3	38	1	0
新疆维吾尔自治区	12	6	147	40	0

2012 年各地区中西医结合医院的机构、床位增减情况

	机构数（个）				床位数（张）			
	2011 年	2012 年	增减数	增减（%）	2011 年	2012 年	增减数	增减（%）
全国总计	**277**	**312**	**35**	**12.64**	**38 787**	**49 844**	**11 057**	**28.51**
北京市	8	11	3	37.50	1 099	3 585	2 486	226.21
天津市	6	6	0	0.00	1 197	1 162	-35	-2.92
河北省	35	35	0	0.00	4 483	4 731	248	5.53
山西省	13	15	2	15.38	482	1 236	754	156.43
内蒙古自治区	7	9	2	28.57	791	935	144	18.20
辽宁省	5	5	0	0.00	268	660	392	146.27
吉林省	8	8	0	0.00	1 298	1 419	121	9.32
黑龙江省	7	9	2	28.57	612	519	-93	-15.20
上海市	5	7	2	40.00	1 916	2 657	741	38.67
江苏省	14	17	3	21.43	2 446	3 117	671	27.43
浙江省	16	16	0	0.00	2 622	2 652	30	1.14
安徽省	13	13	0	0.00	1 237	1 418	181	14.63
福建省	8	8	0	0.00	2 219	2 598	379	17.08
江西省	8	7	-1	-12.50	743	902	159	21.40
山东省	9	9	0	0.00	1 599	1 793	194	12.13
河南省	8	9	1	12.50	858	1 003	145	16.90
湖北省	11	13	2	18.18	2 602	2 636	34	1.31
湖南省	13	13	0	0.00	1 123	1 233	110	9.80
广东省	9	9	0	0.00	915	1 138	223	24.37
广西壮族自治区	8	10	2	25.00	2 605	2 858	253	9.71
海南省	3	4	1	33.33	85	130	45	52.94
重庆市	8	9	1	12.50	935	902	-33	-3.53
四川省	18	24	6	33.33	3 087	5 750	2 663	86.26
贵州省	4	8	4	100.00	430	743	313	72.79
云南省	17	20	3	17.65	1 144	1 491	347	30.33
西藏自治区	0	0	0	-	0	0	0	-
陕西省	5	6	1	20.00	876	1 288	412	47.03
甘肃省	3	4	1	33.33	430	630	200	46.51
青海省	1	1	0	0.00	30	30	0	0.00
宁夏回族自治区	3	3	0	0.00	86	86	0	0.00
新疆维吾尔自治区	4	4	0	0.00	569	542	-27	-4.75

2012年各地区中西医结合医院人员增减情况

	2011年	2012年	增减数	增减（%）
全国总计	**49 340**	**60 831**	**11 491**	**23.29**
北京市	1 562	3 569	2 007	128.49
天津市	2 497	2 619	122	4.89
河北省	5 421	5 495	74	1.37
山西省	790	1 920	1 130	143.04
内蒙古自治区	691	912	221	31.98
辽宁省	319	621	302	94.67
吉林省	1 557	1 620	63	4.05
黑龙江省	626	466	-160	-25.56
上海市	2 633	3 822	1 189	45.16
江苏省	3 880	4 456	576	14.85
浙江省	3 419	3 587	168	4.91
安徽省	1 131	1 507	376	33.24
福建省	2 432	2 606	174	7.15
江西省	1 296	1 341	45	3.47
山东省	1 741	1 763	22	1.26
河南省	930	1 132	202	21.72
湖北省	2 352	3 087	735	31.25
湖南省	1 079	1 164	85	7.88
广东省	2 070	2 257	187	9.03
广西壮族自治区	4 197	4 632	435	10.36
海南省	144	236	92	63.89
重庆市	1 190	974	-216	-18.15
四川省	3 391	5 860	2 469	72.81
贵州省	255	422	167	65.49
云南省	1 361	1 604	243	17.85
西藏自治区	0	0	0	—
陕西省	1 117	1 883	766	68.58
甘肃省	501	550	49	9.78
青海省	48	32	-16	-33.33
宁夏回族自治区	156	171	15	9.62
新疆维吾尔自治区	554	523	-31	-5.60

2012年各地区民族医医院机构、床位数

单位：人

	机构数（个）	编制床位（张）	实有床位（张）	其中：	
				特需服务床位	负压病房床位
全国总计	**199**	**16 255**	**14 966**	**159**	**94**
北京市	3	200	120	0	0
内蒙古自治区	46	3 691	2 951	16	5
辽宁省	1	300	300	16	0
吉林省	2	140	82	0	2
黑龙江省	6	312	267	10	20
福建省	2	100	70	0	0
山东省	1	50	65	6	0
湖北省	2	255	316	0	0
湖南省	3	74	58	0	0
广西壮族自治区	4	232	243	0	0
四川省	23	1 074	485	1	0
贵州省	4	445	346	0	0
云南省	3	360	175	0	0
西藏自治区	10	763	869	0	0
陕西省	0	0	0	0	0
甘肃省	11	710	546	12	0
青海省	29	1 682	1 479	33	36
宁夏回族自治区	2	20	51	0	0
新疆维吾尔自治区	47	5 847	6 543	65	31

2012年各地区民族医医院人员数

单位：人

	在岗职工数	其中：			
		卫生技术人员	其他技术人员	管理人员	工勤技能人员
全国总计	**14 659**	**11 999**	**767**	**673**	**1 220**
北京市	452	336	62	22	32
内蒙古自治区	3 816	3 278	174	135	229
辽宁省	141	98	0	39	4
吉林省	141	123	0	16	2
黑龙江省	292	221	21	20	30
福建省	103	91	1	7	4
山东省	99	78	0	16	5
湖北省	351	314	24	5	8
湖南省	39	29	6	2	2

（续表）

	在岗职工数	其中：卫生技术人员	其他技术人员	管理人员	工勤技能人员
广西壮族自治区	444	373	9	21	41
四川省	589	482	14	44	49
贵州省	302	255	21	14	12
云南省	241	200	11	5	25
西藏自治区	1 088	807	26	85	170
陕西省	0	0	0	0	0
甘肃省	595	516	31	22	26
青海省	1 208	951	70	63	124
宁夏回族自治区	22	18	0	2	2
新疆维吾尔自治区	4 736	3 829	297	155	455

2012年各地区民族医医院卫生技术人员数（一）

单位：人

	卫生技术人员	执业医师	其中：中医类别	执业助理医师	其中：中医类别
全国总计	**11 999**	**4 427**	**2 886**	**946**	**506**
北京市	336	189	71	14	3
内蒙古自治区	3 278	1 285	954	132	69
辽宁省	98	38	34	8	4
吉林省	123	55	40	1	0
黑龙江省	221	65	14	20	4
福建省	91	24	4	10	2
山东省	78	32	8	1	0
湖北省	314	108	15	20	5
湖南省	29	12	4	1	1
广西壮族自治区	373	86	51	39	16
四川省	482	283	182	67	40
贵州省	255	77	11	27	0
云南省	200	87	54	6	4
西藏自治区	807	398	389	59	51
陕西省	0	0	0	0	0
甘肃省	516	195	129	63	51
青海省	951	418	347	76	42
宁夏回族自治区	18	6	4	1	1
新疆维吾尔自治区	3 829	1 069	575	401	213

2012 年各地区民族医医院卫生技术人员数（二）

单位：人

	注册护士	其中：助产士	药师（士）	其中：	
				西药师（士）	中药师（士）
全国总计	**3 325**	**98**	**1 312**	**355**	**957**
北京市	84	0	17	5	12
内蒙古自治区	898	12	379	39	340
辽宁省	14	0	29	5	24
吉林省	35	0	24	19	5
黑龙江省	79	0	19	12	7
福建省	30	5	8	5	3
山东省	29	0	10	8	2
湖北省	150	11	19	6	13
湖南省	5	0	6	1	5
广西壮族自治区	93	4	45	35	10
四川省	62	0	20	5	15
贵州省	99	2	10	6	4
云南省	59	1	22	8	14
西藏自治区	168	6	79	11	68
陕西省	0	0	0	0	0
甘肃省	93	11	26	11	15
青海省	256	5	89	22	67
宁夏回族自治区	4	0	5	3	2
新疆维吾尔自治区	1 167	41	505	154	351

2012 年各地区民族医医院卫生技术人员数（三）

单位：人

	检验技师（士）	影像技师（士）	其他卫生技术人员	其中：	
				见习医师	内：中医
全国总计	**375**	**244**	**1 370**	**376**	**159**
北京市	13	9	10	6	3
内蒙古自治区	87	75	422	131	73
辽宁省	5	1	3	0	0
吉林省	2	0	6	5	1
黑龙江省	10	6	22	10	0
福建省	5	2	12	1	0
山东省	4	1	1	0	0
湖北省	6	7	4	4	0
湖南省	1	0	4	0	0

（续表）

	检验技师（士）	影像技师（士）	其他卫生技术人员	其中：	
				见习医师	内：中医
广西壮族自治区	16	7	87	27	7
四川省	5	5	40	2	0
贵州省	10	5	27	12	2
云南省	7	9	10	9	9
西藏自治区	19	16	68	19	7
陕西省	0	0	0	0	0
甘肃省	14	11	114	28	3
青海省	37	11	64	2	0
宁夏回族自治区	1	1	0	0	0
新疆维吾尔自治区	133	78	476	120	54

2012年各地区民族医医院的机构、床位增减情况

	机构数（个）				床位数（张）			
	2011年	2012年	增减数	增减（%）	2011年	2012年	增减数	增减（%）
全国总计	**200**	**199**	**-1**	**-0.50**	**13 484**	**14 966**	**1 482**	**10.99**
北京市	3	3	0	0.00	117	120	3	2.56
内蒙古自治区	44	46	2	4.55	2 578	2 951	373	14.47
辽宁省	2	1	-1	-50.00	180	300	120	66.67
吉林省	2	2	0	0.00	80	82	2	2.50
黑龙江省	4	6	2	50.00	165	267	102	61.82
福建省	2	2	0	0.00	70	70	0	0.00
山东省	0	1	1	-	0	65	65	-
湖北省	2	2	0	0.00	269	316	47	17.47
湖南省	3	3	0	0.00	30	58	28	93.33
广西壮族自治区	4	4	0	0.00	233	243	10	4.29
四川省	22	23	1	4.55	438	485	47	10.73
贵州省	4	4	0	0.00	306	346	40	13.07
云南省	4	3	-1	-25.00	296	175	-121	-40.88
西藏自治区	19	10	-9	-47.37	929	869	-60	-6.46
陕西省	0	0	0	-	0	0	0	-
甘肃省	11	11	0	0.00	503	546	43	8.55
青海省	26	29	3	11.54	1 202	1 479	277	23.04
宁夏回族自治区	2	2	0	0.00	20	51	31	155.00
新疆维吾尔自治区	46	47	1	2.17	6 068	6 543	475	7.83

2012年各地区民族医医院人员增减情况

	2011年	2012年	增减数	增减（%）
全国总计	**13 534**	**14 659**	**1 125**	**8.31**
北京市	266	452	186	69.92
内蒙古自治区	3 343	3 816	473	14.15
辽宁省	171	141	-30	-17.54
吉林省	142	141	-1	-0.70
黑龙江省	221	292	71	32.13
福建省	103	103	0	0.00
山东省	0	99	99	—
湖北省	255	351	96	37.65
湖南省	50	39	-11	-22.00
广西壮族自治区	430	444	14	3.26
四川省	558	589	31	5.56
贵州省	261	302	41	15.71
云南省	360	241	-119	-33.06
西藏自治区	1 244	1 088	-156	-12.54
陕西省	0	0	0	—
甘肃省	592	595	3	0.51
青海省	1 021	1 208	187	18.32
宁夏回族自治区	26	22	-4	-15.38
新疆维吾尔自治区	4 491	4 736	245	5.46

2012年按床位数分组的中医类医院数情况

单位：个

	总计	0~49张	50~99张	100~199张	200~299张
总计	**3 397**	**968**	**698**	**792**	**366**
中医医院	2 886	723	577	721	341
中西医结合医院	312	144	68	38	19
民族医医院	199	101	53	33	6

续表

	300~399张	400~499张	500~799张	800张及以上
总计	**189**	**160**	**153**	**71**
中医医院	175	149	141	59
中西医结合医院	10	10	11	12
民族医医院	4	1	1	0

2012 年按等级分组的中医类医院数情况

单位：个

	合计	中医医院	中西医结合医院	民族医医院
总计	**3 397**	**2 886**	**312**	**199**
三级	**304**	**269**	**31**	**4**
三级甲等	221	194	24	3
三级乙等	71	66	4	1
三级丙等	0	0	0	0
未评等次	12	9	3	0
二级	**1 751**	**1 607**	**59**	**85**
二级甲等	1 016	953	33	30
二级乙等	514	466	15	33
二级丙等	13	8	2	3
未评等次	208	180	9	19
一级	**413**	**304**	**76**	**33**
一级甲等	88	65	14	9
一级乙等	30	21	6	3
一级丙等	38	32	4	2
未评等次	257	186	52	19
其他	**929**	**706**	**146**	**77**

2012 年中医医院等级情况

单位：人

	合计	中医综合医院	中医专科医院	其中：肛肠医院	骨伤医院	针灸医院	按摩医院	其他中医专科医院
总计	**2 886**	**2 484**	**402**	**49**	**166**	**12**	**27**	**148**
三级	**269**	**259**	**10**	**2**	**5**	**1**	**0**	**2**
三级甲等	194	188	6	1	4	1	0	0
三级乙等	66	65	1	0	1	0	0	0
三级丙等	0	0	0	0	0	0	0	0
未评等次	9	6	3	1	0	0	0	2
二级	**1 607**	**1 557**	**50**	**9**	**27**	**0**	**6**	**8**
二级甲等	953	932	21	4	13	0	1	3
二级乙等	466	452	14	3	7	0	2	2
二级丙等	8	7	1	0	1	0	0	0
未评等次	180	166	14	2	6	0	3	3
一级	**304**	**201**	**103**	**17**	**51**	**2**	**6**	**27**
一级甲等	65	43	22	3	15	0	1	3
一级乙等	21	15	6	1	4	0	1	0
一级丙等	32	25	7	0	6	1	0	0
未评等次	186	118	68	13	26	1	4	24
其他	**706**	**467**	**239**	**21**	**83**	**9**	**15**	**111**

2012年民族医医院等级情况

单位：个

	合计	蒙医医院	藏医医院	维医医院	傣医医院	其他民族医医院
总计	**199**	**57**	**69**	**42**	**1**	**30**
三级	**4**	**0**	**2**	**1**	**1**	**0**
三级甲等	3	0	2	1	0	0
三级乙等	1	0	0	0	1	0
三级丙等	0	0	0	0	0	0
未评等次	0	0	0	0	0	0
二级	**85**	**38**	**21**	**19**	**0**	**7**
二级甲等	30	11	12	3	0	4
二级乙等	33	20	6	5	0	2
二级丙等	3	2	1	0	0	0
未评等次	19	5	2	11	0	1
一级	**33**	**5**	**3**	**18**	**0**	**7**
一级甲等	9	3	2	3	0	1
一级乙等	3	0	0	1	0	2
一级丙等	2	0	0	0	0	2
未评等次	19	2	1	14	0	2
其他	**77**	**14**	**43**	**4**	**0**	**16**

2012年各地区万人口中医类医院床位数及万人口全国中医执业（助理）医师数

地　区	人口（万人）	床位数（张）	床位数/万人口（张）	全国位次	中医执业（助理）医师数（人）	中医执业（助理）医师数/万人口（人）	全国位次
全国总计	**135 404**	**612 777**	**4.53**	**—**	**356 779**	**2.63**	**—**
北京市	2 069	15 519	7.50	1	13 146	6.35	1
天津市	1 413	6 358	4.50	16	5 336	3.78	5
河北省	7 288	30 274	4.15	24	19 283	2.65	13
山西省	3 611	14 614	4.05	25	13 101	3.63	6
内蒙古自治区	2 490	11 684	4.69	13	10 461	4.20	2
辽宁省	4 389	19 925	4.54	15	11 260	2.57	19
吉林省	2 750	13 112	4.77	12	7 806	2.84	11
黑龙江省	3 834	16 330	4.26	21	8 858	2.31	22
上海市	2 380	7 879	3.31	29	6 162	2.59	16
江苏省	7 920	34 981	4.42	17	17 090	2.16	25
浙江省	5 477	28 859	5.27	7	16 458	3.00	10
安徽省	5 988	20 878	3.49	27	9 566	1.60	30
福建省	3 748	15 997	4.27	20	10 543	2.81	12
江西省	4 504	18 984	4.21	22	9 099	2.02	27
山东省	9 685	46 265	4.78	11	22 676	2.34	21

（续表）

地　区	人口（万人）	床位数（张）	床位数/万人口（张）	全国位次	中医执业（助理）医师数（人）	中医执业（助理）医师数/万人口（人）	全国位次
河南省	9 406	42 809	4.55	14	21 728	2.31	23
湖北省	5 779	27 889	4.83	10	12 946	2.24	24
湖南省	6 639	36 792	5.54	5	15 880	2.39	20
广东省	10 594	34 702	3.28	30	27 410	2.59	17
广西壮族自治区	4 682	20 078	4.29	19	9 736	2.08	26
海南省	887	3 047	3.44	28	1 382	1.56	31
重庆市	2 945	12 636	4.29	18	10 477	3.56	7
四川省	8 076	42 523	5.27	8	32 189	3.99	3
贵州省	3 484	13 294	3.82	26	6 032	1.73	29
云南省	4 659	19 458	4.18	23	8 321	1.79	28
西藏自治区	308	869	2.82	31	998	3.24	8
陕西省	3 753	20 668	5.51	6	9 703	2.59	18
甘肃省	2 578	15 676	6.08	3	9 771	3.79	4
青海省	573	3 421	5.97	4	1 848	3.22	9
宁夏回族自治区	647	3 261	5.04	9	1 707	2.64	14
新疆维吾尔自治区	2 233	13 995	6.27	2	5 806	2.60	15

二、中医医疗机构运营与服务

2012年医疗卫生机构分科床位、门急诊人次及出院人数

科室名称	实有床位（张）	门急诊人次（人次）	出院人数（人）	构成（%）		
				实有床位	门急诊人次	出院人数
总计	**5 723 852**	**4 215 627 676**	**178 403 343**	**100.00**	**100.00**	**100.00**
中医合计	**707 262**	**643 227 461**	**20 223 090**	**12.36**	**15.26**	**11.34**
中医科	621 331	568 473 027	18 111 783	10.86	13.48	10.15
民族医学科	21 027	28 132 533	429 905	0.37	0.67	0.24
中西医结合科	64 904	46 621 901	1 681 402	1.13	1.11	0.94

2012年全国医院、中医类医院门诊服务情况（一）

	机构数（个）	总诊疗人次数（人次）					
		总计	其中：门急诊人次数				家庭卫生服务人次数
			合计	门诊人次数	急诊人次数		
					小计	死亡数	
医院	**23 121**	**2 541 616 095**	**2 483 091 057**	**2 266 463 220**	**216 627 837**	**188 915**	**4 979 719**
中医类医院	**3 397**	**451 202 220**	**439 002 788**	**410 647 462**	**28 355 326**	**17 510**	**903 550**
中医医院	2 886	407 051 930	396 012 649	370 716 323	25 296 326	15 449	455 392
中西医结合医院	312	37 690 970	36 796 272	33 949 460	2 846 812	1 999	402 129
民族医医院	199	6 459 320	6 193 867	5 981 679	212 188	62	46 029

2012年全国医院、中医类医院门诊服务情况（二）

	观察室留观病例		健康检查人次数（人次）	总诊疗人次中：预约诊疗人次数（人次）	急诊死亡率（%）	观察室病死率（%）	预约诊疗人次占总诊疗人次百分比（%）
	例数（例）	死亡人数（人）					
医院	**35 160 076**	**33 317**	**141 210 555**	**129 075 661**	**0.09**	**0.09**	**5.08**
中医类医院	**4 874 083**	**3 229**	**20 696 314**	**21 539 195**	**0.06**	**0.07**	**4.77**
中医医院	4 391 413	2 988	17 927 126	19 485 260	0.06	0.07	4.79
中西医结合医院	449 972	230	2 637 164	2 030 899	0.07	0.05	5.39
民族医医院	32 698	11	132 024	23 036	0.03	0.03	0.36

2012年全国医院、中医类医院住院服务情况（一）

单位：人

	入院人数	出院人数		转往基层医疗卫生机构
		总计	死亡人数	
医院	**127 274 360**	**127 059 628**	**527 653**	**248 008**
中医类医院	**18 055 221**	**17 989 489**	**63 842**	**35 862**
中医医院	16 416 838	16 362 172	54 666	31 788
中西医结合医院	1 297 442	1 290 360	8 807	1 860
民族医医院	340 941	336 957	369	2 214

2012年全国医院、中医类医院住院服务情况（二）

	住院病人手术人次数（人次）	每百门急诊的入院人数（人）	死亡率（%）	医院向基层医疗卫生机构转诊率（%）
医院	**34 414 851**	**5.13**	**0.42**	**0.20**
中医类医院	**4 123 835**	**4.11**	**0.35**	**0.20**
中医医院	3 735 771	4.15	0.33	0.19
中西医结合医院	360 784	3.53	0.68	0.14
民族医医院	27 280	5.50	0.11	0.66

2012年全国医院、中医类医院处方使用情况

	门诊处方（张）				
	总计	使用抗菌药物处方		中医处方数	
		小计	比例（%）	小计	比例（%）
医院	—	—	**16.39**	—	**15.12**
中医类医院	**453 240 265**	**59 284 037**	**13.08**	**185 276 404**	**40.88**
中医医院	412 419 484	54 713 437	13.27	172 124 148	41.74
中西医结合医院	37 513 086	4 040 018	10.77	11 254 239	30.00
民族医医院	3 307 695	530 582	16.04	1 898 017	57.38

2012年全国医院、中医类医院病床使用情况（一）

	实有床位数（张）	实际开放总床日数（日）	平均开放病床数（张）	实际占用总床日数（日）	出院者占用总床日数（日）
医院	**4 158 539**	**1 456 856 660**	**3 980 483**	**1 312 380 404**	**1 271 513 356**
中医类医院	**612 752**	**214 282 811**	**585 472**	**188 615 496**	**184 023 759**
中医医院	547 942	192 032 007	524 678	170 069 560	166 291 341
中西医结合医院	49 844	17 205 708	47 010	14 780 050	13 955 514
民族医医院	14 966	5 045 096	13 784	3 765 886	3 776 904

2012年全国医院、中医类医院病床使用情况（二）

	观察床数（张）	全年开设家庭病床总数（张）	病床周转次数（次）	病床工作日（日）	病床使用率（%）	出院者平均住院日（日）
医院	**404 622**	**647 313**	**31.92**	**329.70**	**90.08**	**10.01**
中医类医院	**71 755**	**189 014**	**30.73**	**322.16**	**88.02**	**10.23**
中医医院	68 251	175 039	31.19	324.14	88.56	10.16
中西医结合医院	2 539	6 806	27.45	314.40	85.90	10.82
民族医医院	965	7 169	24.45	273.21	74.64	11.21

2012年全国医院、中医类医院医师工作效率

	医师人均全年担负		医师人均每日担负		医师人均年业务收入（元）
	诊疗人次（人次）	住院床日（日）	诊疗人次（人次）	住院床日（日）	
医院	**1 811.57**	**935.41**	**7.25**	**2.56**	**1 001 451.90**
中医类医院	**1 965.58**	**821.67**	**7.83**	**2.25**	**784 456.92**
中医医院	1 977.90	826.38	7.91	2.26	782 814.91
中西医结合医院	2 050.76	804.18	8.20	2.20	935 930.30
民族医医院	1 202.18	700.89	4.81	1.92	329 246.79

2012年分市、县中医类医院门诊服务情况（一）

	机构数（个）	总诊疗人次数（人次）					
		总计	其中：门急诊人次数				家庭卫生服务人次数
			合计	门诊人次数	急诊人次数		
					小计	死亡数	
总计	**3 353**	**451 202 220**	**439 002 788**	**410 647 462**	**28 355 326**	**17 510**	**903 550**
市	1 781	322 268 339	313 373 934	293 220 815	20 153 119	12 959	734 469
县	1 572	128 933 881	125 628 854	117 426 647	8 202 207	4 551	169 081

2012年分市、县中医类医院门诊服务情况（二）

	门急诊人次占总诊疗人次（%）	观察室		观察室病死率（%）	健康检查人数（人）	其中：职业健康检查人次数
		留观病例数	死亡人数			
总计	**97.30**	**4 874 083**	**3 229**	**0.07**	**20 696 314**	**21 539 195**
市	97.24	2 927 507	2 579	0.09	14 664 538	20 624 012
县	97.44	1 946 576	650	0.03	6 031 776	915 183

2012年分市、县中医类医院住院服务情况

	入院人数（人）	出院人数（人）				住院病人手术人次数（人次）	每百门急诊的入院人数（人）
		总计	转往基层医疗卫生机构	死亡	病死率（%）		
总计	**18 055 221**	**17 989 489**	**35 862**	**63 842**	**0.35**	**4 123 835**	**4.11**
市	10 099 647	10 084 902	17 109	50 171	0.50	2 559 557	3.22
县	7 955 574	7 904 587	18 753	13 671	0.17	1 564 278	6.33

2012 年分市、县中医类医院处方使用情况

	门诊处方（张）				
	总计	使用抗菌药物处方数		中医处方数	
		小计	比例（%）	小计	比例（%）
总计	**453 240 265**	**59 284 037**	**13.08**	**185 276 404**	**40.88**
市	350 070 892	37 866 597	10.82	148 421 504	42.40
县	103 169 373	21 417 440	20.76	36 854 900	35.72

2012 年分市、县中医类医院病床使用情况（一）

	编制床位（张）	实有床位数（张）	其中：特需服务床位	负压病房床位	实际开放总床日数（床日）	平均开放病床数（张）
总计	**614 550**	**612 752**	**3 839**	**825**	**214 282 811**	**585 472**
市	391 754	382 019	2 730	385	133 622 540	365 089
县	222 796	230 733	1 109	440	80 660 271	220 383

2012 年分市、县中医类医院病床使用情况（二）

	实际占用总床日数（床日）	出院者占用总床日数（床日）	观察床数（张）	全年开设家庭病床总数（张）
总计	**188 615 496**	**184 023 759**	**71 753**	**189 014**
市	119 871 145	117 114 499	24 298	112 930
县	68 744 351	66 909 260	47 455	76 084

2012 年分市、县中医类医院病床使用情况（三）

	病床周转次数（次）	病床工作日（日）	病床使用率（%）	出院者平均住院日（日）
总计	**30.73**	**322.16**	**88.02**	**10.23**
市	27.62	328.33	89.71	11.61
县	35.87	311.93	85.23	8.46

2012 年分市、县中医类医院医师工作效率

	医师人均全年担负		医师人均每日担负	
	诊疗人次（人次）	住院床日（日）	诊疗人次（人次）	住院床日（日）
总计	**1 965.58**	**821.67**	**7.86**	**2.24**
市	2 147.65	798.84	8.59	2.18
县	1 621.89	864.75	6.49	2.36

2012 年全国卫生部门综合医院、政府办中医综合医院院均总收支情况

	机构数（个）	总收入（千元）	总支出（千元）
综合医院合计	**4 678**	**205 662.53**	**195 559.60**
部属	25	2 642 605.52	2 493 538.52
省属	222	979 257.22	934 336.93
地级市属	938	347 733.47	330 351.30
县级市属	1 535	121 815.47	116 792.30
县属	1 958	84 508.84	79 632.72
中医综合医院合计	**2 139**	**77 252.91**	**74 120.31**
部属	5	1 020 861.80	1 006 422.40
省属	55	629 424.91	599 208.67
地级市属	291	154 672.03	149 936.87
县级市属	562	66 108.33	63 218.87
县属	1 226	35 366.12	33 763.55

2012 年全国卫生部门综合医院、政府办中医综合医院院均总收入情况

单位：千元

	总收入	其中：			
		医疗收入	财政补助收入	科教项目收入	其他收入
综合医院合计	**205 662.53**	**186 330.82**	**15 277.44**	**832.22**	**3 222.04**
部属	2 642 605.52	2 355 978.52	165 838.64	62 636.04	58 152.32
省属	979 257.22	884 254.38	71 811.41	6 643.38	16 548.04
地级市属	347 733.47	317 076.40	25 598.27	654.28	4 404.53
县级市属	121 815.47	110 809.34	8 673.76	95.32	2 237.05
县属	84 508.84	76 068.26	7 177.93	47.17	1 215.48
中医综合医院合计	**77 252.91**	**68 851.68**	**6 628.99**	**438.31**	**1 333.93**
部属	1 020 861.80	900 149.60	74 005.40	35 778.60	10 928.20
省属	629 424.91	554 563.51	55 224.95	8 890.65	10 745.80
地级市属	154 672.03	139 258.14	12 591.16	354.43	2 468.30
县级市属	66 108.33	59 402.80	5 192.85	277.48	1 235.20
县属	35 366.12	31 291.61	3 417.29	8.64	648.58

2012 年全国卫生部门综合医院、政府办中医综合医院院均医疗收入情况

单位：千元

	医疗收入	其中：	
		门诊收入	住院收入
综合医院合计	**186 330.82**	**61 172.73**	**125 158.09**
部属	2 355 978.52	841 451.76	1 514 526.76
省属	884 254.38	283 481.76	600 772.62
地级市属	317 076.40	102 017.62	215 058.78
县级市属	110 809.34	39 404.54	71 404.80
县属	76 068.26	23 502.70	52 565.56
中医综合医院合计	**68 851.68**	**29 500.79**	**39 350.89**
部属	900 149.60	625 768.20	274 381.40
省属	554 563.51	274 639.85	279 923.65
地级市属	139 258.14	61 307.95	77 950.19
县级市属	59 402.80	24 603.77	34 799.03
县属	31 291.61	10 766.91	20 524.70

2012 年全国卫生部门综合医院、政府办中医综合医院院均门诊收入情况（一）

单位：千元

	门诊收入	内：			
		挂号收入	诊察收入	检查收入	化验收入
综合医院合计	**61 172.73**	**524.14**	**1 040.22**	**12 797.15**	**6 058.41**
部属	841 451.76	9 572.84	15 979.76	131 315.56	90 770.76
省属	283 481.76	2 863.78	4 805.92	50 526.30	27 421.05
地级市属	102 017.62	756.48	1 634.84	20 838.93	9 903.66
县级市属	39 404.54	310.96	709.52	8 660.87	4 014.39
县属	23 502.70	199.16	396.91	6 396.31	2 315.00
中医综合医院合计	**29 500.79**	**358.38**	**492.44**	**4 235.45**	**1 926.24**
部属	625 768.20	8 466.00	9 653.80	42 327.80	29 030.40
省属	274 639.85	5 075.40	4 824.36	23 780.65	17 170.16
地级市属	61 307.95	707.80	998.13	7 941.56	3 999.32
县级市属	24 603.77	228.77	415.92	4 111.14	1 651.82
县属	10 766.91	90.18	175.79	2 380.58	765.58

2012 年全国卫生部门综合医院、政府办中医综合医院院均门诊收入情况（二）

	内： 治疗收入	手术收入	卫生材料收入	药品收入	药事服务费收入
综合医院合计	**5 640.86**	**1 109.43**	**1 410.24**	**30 116.91**	**62.04**
部属	71 073.28	13 985.12	22 996.60	459 359.88	0.00
省属	25 536.39	6 730.39	7 249.05	147 019.16	458.34
地级市属	9 593.47	1 671.80	2 294.82	51 370.54	20.79
县级市属	3 810.19	664.78	892.71	18 554.96	61.63
县属	2 091.27	386.90	454.56	10 264.16	37.98
中医综合医院合计	**2 783.93**	**310.48**	**353.62**	**18 083.02**	**48.79**
部属	32 327.60	2 380.20	6 728.60	489 478.20	00.0
省属	22 868.65	1 689.75	2 399.45	191 368.51	230.40
地级市属	6 432.41	562.09	700.04	37 856.89	46.29
县级市属	2 615.87	340.57	376.97	13 800.64	60.36
县属	973.46	166.65	142.92	5 656.28	36.14

2012 年全国卫生部门综合医院、政府办中医综合医院院均住院收入情况（一）

单位：千元

	住院收入	内： 床位收入	诊察收入	检查收入	化验收入	治疗收入
综合医院合计	**125 158.09**	**4 812.10**	**867.91**	**9 771.17**	**11 698.87**	**16 033.50**
部属	1 514 526.76	48 907.56	6 720.96	99 902.52	114 919.00	149 206.32
省属	600 772.62	19 236.09	3 069.38	45 141.49	51 270.77	64 882.89
地级市属	215 058.78	8 066.45	1 386.45	18 202.62	20 963.43	29 162.29
县级市属	71 404.80	3 220.33	585.13	5 547.79	7 124.28	9 437.83
县属	52 565.56	2 302.54	516.85	3 881.84	5 042.27	7 675.83
中医综合医院合计	**39 350.89**	**1 805.24**	**357.52**	**2 732.91**	**3 448.89**	**6 151.01**
部属	274 381.40	8 711.60	1 606.60	23 876.60	28 579.20	39 659.60
省属	279 923.65	12 101.36	1 785.44	20 913.45	26 874.64	42 985.82
地级市属	77 950.19	3 845.79	596.14	5 491.08	7 159.47	13 490.84
县级市属	34 799.03	1 601.78	322.69	2 316.53	2 912.52	5 116.71
县属	20 524.70	924.10	247.69	1 367.27	1 660.62	3 093.85

2012 年全国卫生部门综合医院、政府办中医综合医院院均住院收入情况（二）

单位：千元

	内： 手术收入	护理收入	卫生材料收入	药品收入	药事服务费收入
综合医院合计	**8 390.25**	**2 370.87**	**16 702.66**	**51 275.51**	**68.18**
部属	108 041.28	17 069.64	362 818.64	583 493.36	0.00
省属	37 953.89	7 966.25	116 732.33	238 989.66	174.77
地级市属	13 495.65	3 934.08	28 406.51	86 616.01	89.28
县级市属	5 204.27	1 495.95	6 315.24	30 333.42	45.82
县属	3 817.84	1 485.81	3 478.44	22 684.46	64.39
中医综合医院合计	**2 500.53**	**814.62**	**2 886.85**	**17 643.17**	**55.78**
部属	5 985.40	1 542.40	34 727.00	121 665.00	0.00
省属	10 391.82	3 229.95	26 558.45	129 728.11	289.76
地级市属	4 440.29	1 364.53	6 697.19	32 850.09	57.27
县级市属	2 643.19	733.88	2 382.05	15 772.35	51.93
县属	1 606.48	609.78	1 022.05	9 438.77	46.92

2012 年全国卫生部门综合医院、政府办中医综合医院院均药品收入情况（一）

单位：千元

	药品收入合计	门诊收入中的药品收入	其中：西药收入	中草药收入	中成药收入
综合医院合计	**81 392.42**	**30 116.91**	**23 800.77**	**1 377.35**	**4 938.80**
部属	1 042 853.24	459 359.88	369 615.00	15 176.12	74 568.76
省属	386 008.82	147 019.16	115 873.04	5 230.09	25 916.04
地级市属	137 986.55	51 370.54	39 573.47	2 381.32	9 415.76
县级市属	48 888.38	18 554.96	15 151.96	1 026.97	2 376.03
县属	32 948.62	10 264.16	8 170.39	558.05	1 535.71
中医综合医院合计	**35 726.19**	**18 083.02**	**7 337.19**	**5 779.39**	**4 966.44**
部属	611 143.20	489 478.20	137 404.80	182 304.60	169 768.80
省属	321 096.62	191 368.51	58 099.11	73 773.71	59 495.69
地级市属	70 706.98	37 856.89	14 711.69	12 038.45	11 106.75
县级市属	29 572.99	13 800.64	6 985.76	3 610.12	3 204.76
县属	15 095.05	5 656.28	2 940.19	1 517.91	1 198.18

2012 年全国卫生部门综合医院、政府办中医综合医院院均药品收入情况（二）

单位：千元

	住院收入中的药品收入	其中：西药收入	中草药收入	中成药收入	门诊和住院药品收入中：基本药物收入
综合医院合计	**51 275.51**	**48 812.10**	**349.27**	**2 114.13**	**10 209.00**
部属	583 493.36	558 745.88	1 930.92	22 816.56	63 999.68
省属	238 989.66	228 291.62	1 096.35	9 601.69	38 241.47
地级市属	86 616.01	81 741.21	683.75	4 191.05	17 868.45
县级市属	30 333.42	28 978.61	222.93	1 131.88	6 863.61
县属	22 684.46	21 725.33	183.19	775.94	5 297.17
中医综合医院合计	**17 643.17**	**13 826.55**	**1 235.38**	**2 581.23**	**4 463.97**
部属	121 665.00	93 925.60	10 652.00	17 087.40	121 450.40
省属	129 728.11	95 532.87	9 939.96	24 255.27	21 158.36
地级市属	32 850.09	24 801.69	2 465.09	5 583.31	8 146.15
县级市属	15 772.35	12 947.04	903.62	1 921.68	3 402.35
县属	9 438.77	7 632.57	666.68	1 139.52	2 850.58

2012 年全国卫生部门综合医院、政府办中医综合医院院均财政补助收入情况

单位：千元

	财政补助收入	其中：基本支出	项目支出	
			小计	基本建设资金
综合医院合计	**15 277.44**	**8 464.77**	**6 812.67**	**2 135.83**
部属	165 838.64	80 350.56	85 488.08	29 582.00
省属	71 811.41	29 761.74	42 049.67	9 254.80
地级市属	25 598.27	13 746.47	11 851.80	3 916.80
县级市属	8 673.76	5 658.48	3 015.28	1 114.04
县属	7 177.93	4 802.04	2 375.90	926.09
中医综合医院合计	**6 628.99**	**3 705.19**	**2 923.80**	**802.09**
部属	74 005.40	29 435.40	44 570.00	21 682.00
省属	55 224.95	20 245.31	34 979.64	5 792.69
地级市属	12 591.16	8 124.38	4 466.78	735.52
县级市属	5 192.85	3 200.42	1 992.43	835.43
县属	3 417.29	2 040.70	1 376.59	493.57

2012年全国卫生部门综合医院、政府办中医综合医院院均总支出情况（一）

单位：千元

	总费用/支出	其中：医疗业务成本	财政项目补助支出	科教项目支出	管理费用	其他支出
综合医院合计	**195 559.60**	**161 067.44**	**6 262.30**	**728.22**	**24 876.39**	**2 625.26**
部属	2 493 538.52	2 091 210.56	97 896.92	47 496.60	237 003.08	19 931.36
省属	934 336.93	778 692.64	39 052.37	4 810.06	103 377.78	8 404.08
地级市属	330 351.30	273 342.39	9 629.36	736.33	43 493.00	3 150.21
县级市属	116 792.30	95 763.75	2 756.98	236.55	15 845.92	2 189.11
县属	79 632.72	63 805.38	2 509.54	49.84	11 428.44	1 839.52
中医综合医院合计	**74 120.31**	**59 969.85**	**2 863.72**	**243.24**	**9 563.05**	**1 480.45**
部属	1 006 422.40	846 423.20	35 480.20	28 100.40	81 615.80	14 802.80
省属	599 208.67	489 204.60	35 814.78	4 675.07	62 674.53	6 839.69
地级市属	149 936.87	121 931.87	4 285.47	184.94	21 467.21	2 067.38
县级市属	63 218.87	51 460.82	1 940.17	43.25	8 361.48	1 413.15
县属	33 763.55	26 699.82	1 338.37	36.32	4 611.80	1 077.23

2012年全国卫生部门综合医院、政府办中医综合医院院均总支出情况（二）

单位：千元

	总费用/支出	总费用/支出中：人员经费	卫生材料费	药品费：小计	基本药物支出
综合医院合计	**195 559.60**	**51 856.77**	**27 762.47**	**69 526.11**	**9 155.98**
部属	2 493 538.52	568 782.96	423 157.08	918 158.48	49 731.64
省属	934 336.93	232 505.12	165 459.63	331 028.78	34 449.26
地级市属	330 351.30	88 349.63	49 076.59	118 567.26	16 019.17
县级市属	116 792.30	33 235.66	13 621.39	41 646.44	5 725.97
县属	79 632.72	21 890.48	7 977.11	27 404.20	5 171.25
中医综合医院合计	**74 120.31**	**20 491.09**	**6 480.79**	**29 334.61**	**4 594.76**
部属	1 006 422.40	201 165.60	95 963.40	524 092.60	99 865.20
省属	599 208.67	148 500.58	57 759.58	268 961.64	38 909.07
地级市属	149 936.87	42 786.52	13 943.91	58 624.24	6 563.43
县级市属	63 218.87	18 448.35	5 678.44	23 576.03	3 028.69
县属	33 763.55	9 655.99	2 411.78	12 254.48	2 917.44

2012 年全国卫生部门综合医院、政府办中医综合医院门诊患者负担情况

单位：元

	平均每诊疗人次医疗费	内：挂号费	药费	检查费	治疗费
综合医院合计	**198.35**	**1.70**	**97.65**	**41.49**	**18.29**
部属	360.11	4.10	196.59	56.20	30.42
省属	287.75	2.91	149.23	51.29	25.92
地级市属	204.33	1.52	102.89	41.74	19.21
县级市属	161.33	1.27	75.97	35.46	15.60
县属	142.75	1.21	62.34	38.85	12.70
中医综合医院合计	**166.11**	**2.02**	**101.82**	**23.85**	**15.68**
部属	348.70	4.72	272.75	23.59	18.01
省属	253.60	4.69	176.71	21.96	21.12
地级市属	177.76	2.05	109.76	23.03	18.65
县级市属	146.69	1.36	82.28	24.51	15.60
县属	113.10	0.95	59.42	25.01	10.23

2012 年全国卫生部门综合医院、政府办中医综合医院住院患者负担情况

单位：元

	出院者人均医疗费	内：床位费	药费	检查费	治疗费	手术费	出院者平均每日住院医疗费
综合医院合计	**7 403.48**	**284.65**	**3 033.10**	**577.99**	**948.43**	**496.31**	**793.46**
部属	18 818.68	607.70	7 250.17	1 241.33	1 853.96	1 342.46	1 871.21
省属	14 369.78	460.10	5 716.36	1 079.73	1 551.92	907.81	1 327.42
地级市属	9 269.36	347.68	3 733.28	784.56	1 256.94	581.68	849.01
县级市属	5 620.22	253.47	2 387.52	436.66	742.84	409.62	640.65
县属	3 880.26	169.97	1 674.51	286.55	566.61	281.82	493.65
中医综合医院合计	**5 482.53**	**251.51**	**2 458.12**	**380.76**	**856.98**	**348.38**	**543.39**
部属	17 848.03	566.67	7 914.10	1 553.13	2 579.79	389.34	1 202.76
省属	11 847.80	512.19	5 490.76	885.16	1 819.38	439.83	826.97
地级市属	7 541.39	372.07	3 178.12	531.24	1 305.19	429.58	584.76
县级市属	5 088.51	234.22	2 306.32	338.74	748.19	386.50	535.47
县属	3 531.64	159.01	1 624.11	235.26	532.35	276.42	420.59

2012 年全国卫生部门综合医院、政府办中医综合医院医师工作效率

	医师人均全年担负		医师人均每日担负		医师人均年业务收入（元）
	诊疗人次（人次）	住院床日（日）	诊疗人次（人次）	住院床日（日）	
综合医院合计	**1 908.15**	**975.93**	**7.63**	**2.70**	**1 152 846.34**
部属	2 632.29	911.79	10.53	2.54	2 654 085.39
省属	2 132.60	979.71	8.53	2.71	1 914 138.48
地级市属	1 932.28	980.35	7.73	2.73	1 227 152.79
县级市属	1 947.97	888.90	7.79	2.46	883 738.89
县属	1 640.47	1 060.99	6.56	2.91	757 934.23
中医综合医院合计	**2 007.31**	**837.18**	**8.03**	**2.29**	**793 298.73**
部属	4 596.79	590.25	18.39	1.61	2 333 703.38
省属	3 008.36	943.98	12.03	2.58	1 570 382.95
地级市属	2 189.49	866.16	8.76	2.37	899 722.79
县级市属	1 876.36	741.06	7.51	2.02	678 342.25
县属	1 634.21	863.35	6.54	2.36	548 317.93

2012 年中医类医院分科床位、门急诊人次、出院人数

科室名称	实有床位（张）	门急诊人次（人次）	出院人数（人）	构成（%）		
				实有床位	门急诊人次	出院人数
总计	**612 777**	**439 002 788**	**17 989 489**	**100.00**	**100.00**	**100.00**
预防保健科	522	3 956 273	22 211	0.09	0.90	0.12
内科	201 392	141 819 195	6 086 491	32.87	32.30	33.83
外科	100 210	31 534 021	2 881 279	16.35	7.18	16.02
儿科	27 281	31 935 487	1 262 821	4.45	7.27	7.02
妇产科	53 936	39 576 886	2 268 783	8.80	9.02	12.61
眼科	7 904	9 224 156	274 195	1.29	2.10	1.52
耳鼻咽喉科	6 470	10 244 144	214 216	1.06	2.33	1.19
口腔科	1 109	8 986 546	17 170	0.18	2.05	0.10
皮肤科	3 980	17 141 514	87 173	0.65	3.90	0.48
肿瘤科	15 250	3 836 931	338 134	2.49	0.87	1.88
急诊医学科	7 273	21 969 974	231 082	1.19	5.00	1.28
康复医学科	14 876	5 702 205	267 216	2.43	1.30	1.49
骨伤科	87 507	32 107 144	2 116 737	14.28	7.31	11.77
肛肠科	20 306	5 207 688	504 079	3.31	1.19	2.80
针灸科	23 102	20 055 500	525 207	3.77	4.57	2.92
推拿科	7 080	8 715 873	158 014	1.16	1.99	0.88
蒙医学科	333	226 097	6 544	0.05	0.05	0.04
藏医学科	457	325 792	7 267	0.07	0.07	0.04
维吾尔医学科	924	167 942	19 111	0.15	0.04	0.11
傣医学科	25	6 891	554	0.00	0.00	0.00
彝医学科	0	8 150	5	0.00	0.00	0.00
其他民族医学科	1 620	1 036 615	28 971	0.26	0.24	0.16
中西医结合科	15 632	14 480 039	360 802	2.55	3.30	2.01
老年病科	4 507	1 957 460	86 258	0.74	0.45	0.48
其他	11 081	28 780 265	225 169	1.81	6.56	1.25

2012 年中医医院分科床位、门急诊人次、出院人数

科室名称	实有床位（张）	门急诊人次（人次）	出院人数（人）	构成（%）		
				实有床位	门急诊人次	出院人数
总计	**547 967**	**396 012 649**	**16 362 172**	**100.00**	**100.00**	**100.00**
预防保健科	314	3 452 656	17 133	0.06	0.87	0.10
内科	181 220	129 669 499	5 573 928	33.07	32.74	34.07
外科	89 197	28 112 181	2 607 988	16.28	7.10	15.94
儿科	25 466	29 385 221	1 191 051	4.65	7.42	7.28
妇产科	48 059	35 934 869	2 056 642	8.77	9.07	12.57
眼科	7 192	8 339 890	248 309	1.31	2.11	1.52
耳鼻咽喉科	5 854	9 442 859	196 994	1.07	2.38	1.20
口腔科	972	8 024 779	15 369	0.18	2.03	0.09
皮肤科	2 912	14 857 654	64 984	0.53	3.75	0.40
肿瘤科	13 886	3 646 020	310 745	2.53	0.92	1.90
急诊医学科	6 760	20 435 760	217 098	1.23	5.16	1.33
康复医学科	13 213	5 228 699	243 813	2.41	1.32	1.49

（续表）

科室名称	实有床位（张）	门急诊人次（人次）	出院人数（人）	构成（%）		
				实有床位	门急诊人次	出院人数
骨伤科	83 212	30 586 786	2 019 125	15.19	7.72	12.34
肛肠科	18 946	4 799 377	468 869	3.46	1.21	2.87
针灸科	22 246	19 179 143	510 948	4.06	4.84	3.12
推拿科	6 753	8 331 723	152 296	1.23	2.10	0.93
蒙医学科	85	51 694	2 217	0.02	0.01	0.01
藏医学科	0	2 025	5	0.00	0.00	0.00
维吾尔医学科	36	24 072	1 048	0.01	0.01	0.01
傣医学科	0	110	5	0.00	0.00	0.00
彝医学科	0	7 709	5	0.00	0.00	0.00
其他民族医学科	887	563 753	18 246	0.16	0.14	0.11
中西医结合科	8 527	10 210 230	211 372	1.56	2.58	1.29
老年病科	3 928	1 701 821	79 391	0.72	0.43	0.49
其他	8 302	24 024 119	154 591	1.52	6.07	0.94

2012年中西医医院分科床位、门急诊人次、出院人数

科室名称	实有床位（张）	门急诊人次（人次）	出院人数（人）	构成（%）		
				实有床位	门急诊人次	出院人数
总计	**49 844**	**36 796 272**	**1 290 360**	**100.00**	**100.00**	**100.00**
预防保健科	133	459 016	4 212	0.27	1.25	0.33
内科	15 229	9 767 124	388 390	30.55	26.54	30.10
外科	8 795	2 940 375	223 234	17.65	7.99	17.30
儿科	1 557	2 377 911	65 440	3.12	6.46	5.07
妇产科	4 119	3 211 127	156 653	8.26	8.73	12.14
眼科	671	833 840	25 130	1.35	2.27	1.95
耳鼻咽喉科	610	776 126	17 202	1.22	2.11	1.33
口腔科	131	870 846	1 780	0.26	2.37	0.14
皮肤科	328	2 120 506	8 666	0.66	5.76	0.67
肿瘤科	1 274	163 935	26 620	2.56	0.45	2.06
急诊医学科	400	1 391 540	10 454	0.80	3.78	0.81
康复医学科	1 339	401 506	18 576	2.69	1.09	1.44
骨伤科	3 716	1 352 579	87 563	7.46	3.68	6.79
肛肠科	1 163	366 837	32 190	2.33	1.00	2.49
针灸科	577	681 563	8 713	1.16	1.85	0.68
推拿科	205	317 184	3 800	0.41	0.86	0.29
蒙医学科	5	5 978	123	0.01	0.02	0.01
藏医学科	0	531	0	0.00	0.00	0.00
维吾尔医学科	0	0	0	0.00	0.00	0.00
傣医学科	0	0	0	0.00	0.00	0.00
彝医学科	0	0	0	0.00	0.00	0.00
其他民族医学科	6	42 303	65	0.01	0.11	0.01
中西医结合科	6 713	4 012 651	142 320	13.47	10.91	11.03
老年病科	579	249 464	6 867	1.16	0.68	0.53
其他	2 294	4 453 330	62 362	4.60	12.10	4.83

2012 年民族医医院分科床位、门急诊人次、出院人数

科室名称	实有床位（张）	门急诊人次（人次）	出院人数（人）	构成（%）		
				实有床位	门急诊人次	出院人数
总计	**14 966**	**6 193 867**	**336 957**	**100.00**	**100.00**	**100.00**
预防保健科	75	44 601	866	0.50	0.72	0.26
内科	4 943	2 382 572	124 173	33.03	38.47	36.85
外科	2 218	481 465	50 057	14.82	7.77	14.86
儿科	258	172 355	6 330	1.72	2.78	1.88
妇产科	1 758	430 890	55 488	11.75	6.96	16.47
眼科	41	50 426	756	0.27	0.81	0.22
耳鼻咽喉科	6	25 159	20	0.04	0.41	0.01
口腔科	6	90 921	21	0.04	1.47	0.01
皮肤科	740	163 354	13 523	4.94	2.64	4.01
肿瘤科	90	26 976	769	0.60	0.44	0.23
急诊医学科	113	142 674	3 530	0.76	2.30	1.05
康复医学科	324	72 000	4 827	2.16	1.16	1.43
骨伤科	579	167 779	10 049	3.87	2.71	2.98
肛肠科	197	41 474	3 020	1.32	0.67	0.90
针灸科	279	194 794	5 546	1.86	3.14	1.65
推拿科	122	66 966	1 918	0.82	1.08	0.57
蒙医学科	243	168 425	4 204	1.62	2.72	1.25
藏医学科	457	323 236	7 262	3.05	5.22	2.16
维吾尔医学科	888	143 870	18 063	5.93	2.32	5.36
傣医学科	25	6 781	549	0.17	0.11	0.16
彝医学科	0	441	0	0.00	0.01	0.00
其他民族医学科	727	430 559	10 660	4.86	6.95	3.16
中西医结合科	392	257 158	7 110	2.62	4.15	2.11
老年病科	0	6 175	0	0.00	0.10	0.00
其他	485	302 816	8 216	3.24	4.89	2.44

2012 年政府办中医类医院按地区分院均总收支情况

地　　区	机构数（个）	总收入（千元）	总支出（千元）
全国总计	**2 498**	**75 582.61**	**72 508.01**
北京市	30	387 561.23	374 611.70
天津市	19	250 024.11	236 279.68
河北省	148	40 529.94	38 382.99
山西省	124	22 456.50	21 489.65
内蒙古自治区	103	26 982.70	25 908.87
辽宁省	72	59 834.64	58 646.40
吉林省	67	46 716.79	45 278.07
黑龙江省	94	42 399.19	41 490.95
上海市	21	380 786.62	368 858.90
江苏省	79	203 177.48	197 571.13
浙江省	88	176 632.65	171 299.58
安徽省	84	62 175.71	57 611.18
福建省	67	79 556.49	75 084.75
江西省	96	50 392.76	47 066.59
山东省	122	95 146.16	93 062.92

（续表）

地　区	机构数（个）	总收入（千元）	总支出（千元）
河南省	155	56 840.88	54 006.96
湖北省	84	83 836.18	76 856.36、
湖南省	117	72 005.10	69 890.95
广东省	119	149 522.78	146 077.08
广西壮族自治区	91	66 389.64	64 856.96
海南省	18	52 679.56	53 711.78
重庆市	43	89 914.95	86 113.51
四川省	173	65 339.18	60 948.14
贵州省	65	42 706.86	40 952.62
云南省	96	41 210.82	37 657.60
西藏自治区	9	27 614.00	26 376.00
陕西省	114	36 892.95	35 538.31
甘肃省	76	34 008.21	32 569.75
青海省	41	18 093.02	16 480.37
宁夏回族自治区	18	36 164.61	37 143.94
新疆维吾尔自治区	65	53 205.89	48 736.66

2012 年政府办中医类医院按地区分院均总收入情况（一）

地区	总收入（千元）	其中：			
		医疗收入	财政补助收入	科教项目收入	其他收入
全国总计	**75 582.61**	**66 857.49**	**6 931.50**	**426.93**	**1 366.69**
北京市	387 561.23	334 366.83	41 649.90	7 087.43	4 457.07
天津市	250 024.11	220 419.00	21 968.00	3 126.47	4 510.63
河北省	40 529.94	38 135.54	1 860.24	62.40	471.76
山西省	22 456.50	18 013.47	4 188.68	14.97	239.39
内蒙古自治区	26 982.70	19 805.85	6 611.37	42.52	522.95
辽宁省	59 834.64	54 855.69	4 144.36	201.36	633.22
吉林省	46 716.79	35 428.99	9 327.73	710.18	1 249.90
黑龙江省	42 399.19	36 020.85	5 852.12	93.89	432.33
上海市	380 786.62	317 713.10	33 748.95	13 668.81	15 655.76
江苏省	203 177.48	186 178.65	10 980.25	2 179.76	3 838.82
浙江省	176 632.65	160 421.69	11 692.74	156.05	4 362.17
安徽省	62 175.71	54 245.12	6 744.38	100.05	1 086.17
福建省	79 556.49	71 329.54	7 151.60	93.27	982.09
江西省	50 392.76	45 178.94	4 437.22	122.72	653.89
山东省	95 146.16	88 005.32	5 141.61	133.05	1 866.18

（续表）

地区	总收入（千元）	其中：			
		医疗收入	财政补助收入	科教项目收入	其他收入
河南省	56 840.88	52 109.14	3 425.54	109.28	1 196.92
湖北省	83 836.18	75 821.80	6 286.68	82.44	1 645.26
湖南省	72 005.10	66 604.07	4 083.57	284.52	1 032.94
广东省	149 522.78	136 888.16	10 164.90	755.71	1 714.01
广西壮族自治区	66 389.64	59 576.23	5 809.33	95.75	908.33
海南省	52 679.56	40 452.67	8 956.50	22.83	3 247.56
重庆市	89 914.95	79 980.53	8 311.65	16.49	1 606.28
四川省	65 339.18	58 274.02	5 982.69	82.20	1 000.28
贵州省	42 706.86	35 645.54	6 354.11	10.82	696.40
云南省	41 210.82	34 189.74	6 256.04	40.06	724.98
西藏自治区	27 614.00	14 056.22	13 385.33	5.56	166.89
陕西省	36 892.95	30 730.59	5 160.39	58.21	943.76
甘肃省	34 008.21	26 845.09	6 609.93	8.21	544.97
青海省	18 093.02	13 582.34	4 081.39	6.83	422.46
宁夏回族自治区	36 164.61	28 280.28	6 776.11	162.22	946.00
新疆维吾尔自治区	53 205.89	41 903.28	10 032.14	95.85	1 174.63

2012 年政府办中医类医院按地区分院均总收入情况（二）

地区	总收入（千元）	总收入中：		
		城镇职工基本医疗保险	城镇居民基本医疗保险	新型农村合作医疗补偿收入
全国总计	**75 582.61**	**9 577.43**	**1 479.83**	**4 727.91**
北京市	387 561.23	123 546.50	14 474.83	7 285.13
天津市	250 024.11	95 195.21	6 493.74	0.00
河北省	40 529.94	616.82	77.27	2 189.47
山西省	22 456.50	2 651.24	195.43	757.59
内蒙古自治区	26 982.70	1 274.11	344.15	1 997.24
辽宁省	59 834.64	11 839.29	1 129.75	5 532.11
吉林省	46 716.79	1 965.79	694.78	2 414.37
黑龙江省	42 399.19	3 054.40	710.81	2 211.21
上海市	380 786.62	105 829.24	6 474.81	1 958.90
江苏省	203 177.48	38 089.33	5 891.06	9 659.47
浙江省	176 632.65	17 792.34	2 874.18	6 659.42
安徽省	62 175.71	4 625.50	1 267.29	7 981.39
福建省	79 556.49	14 041.45	1 306.90	3 856.13
江西省	50 392.76	3 637.04	875.08	4 385.14
山东省	95 146.16	5 294.75	1 350.88	8 370.89

（续表）

地区	总收入（千元）	总收入中：城镇职工基本医疗保险	城镇居民基本医疗保险	新型农村合作医疗补偿收入
河南省	56 840.88	4 831.34	919.83	8 884.63
湖北省	83 836.18	13 716.75	2 148.19	8 253.76
湖南省	72 005.10	4 887.14	989.07	4 037.95
广东省	149 522.78	9 638.29	1 720.74	2 815.88
广西壮族自治区	66 389.64	3 211.68	480.99	5 485.43
海南省	52 679.56	2 552.28	785.06	2 119.06
重庆市	89 914.95	8 909.58	4 171.30	8 768.88
四川省	65 339.18	7 280.72	2 161.55	5 884.36
贵州省	42 706.86	2 799.94	596.91	3 060.06
云南省	41 210.82	3 818.45	613.58	5 904.46
西藏自治区	27 614.00	0.00	0.00	0.00
陕西省	36 892.95	2 308.44	630.63	4 128.67
甘肃省	34 008.21	1 714.76	529.67	3 273.05
青海省	18 093.02	2 895.71	301.78	1 079.61
宁夏回族自治区	36 164.61	2 423.44	1 991.17	1 218.78
新疆维吾尔自治区	53 205.89	11 693.22	973.08	1 186.95

2012 年政府办中医类医院按地区分院均医疗收入情况

地区	医疗收入（千元）	其中：门诊收入	住院收入	门诊和住院药品收入中：基本药物收入（千元）
全国总计	**66 857.49**	**28 462.44**	**38 395.05**	**4 228.93**
北京市	334 366.83	235 475.57	98 891.27	49 052.33
天津市	220 419.00	133 810.89	86 608.11	5 501.05
河北省	38 135.54	13 278.28	24 857.26	2 385.43
山西省	18 013.47	6 930.77	11 082.70	1 004.95
内蒙古自治区	19 805.85	8 916.57	10 889.28	2 012.07
辽宁省	54 855.69	23 075.71	31 779.99	4 159.43
吉林省	35 428.99	15 799.57	19 629.42	1 105.34
黑龙江省	36 020.85	17 560.51	18 460.34	2 550.39
上海市	317 713.10	204 674.62	113 038.48	27 346.52
江苏省	186 178.65	82 937.67	103 240.97	12 773.71
浙江省	160 421.69	85 777.08	74 644.61	10 931.03
安徽省	54 245.12	17 823.50	36 421.62	4 674.87
福建省	71 329.54	31 080.43	40 249.10	2 073.52
江西省	45 178.94	15 003.54	30 175.40	1 785.32
山东省	88 005.32	29 892.14	58 113.18	4 866.02

（续表）

地区	医疗收入（千元）	其中：门诊收入	住院收入	门诊和住院药品收入中：基本药物收入（千元）
河南省	52 109.14	16 933.93	35 175.21	3 059.88
湖北省	75 821.80	28 575.02	47 246.77	5 649.42
湖南省	66 604.07	18 003.32	48 600.75	2 542.57
广东省	136 888.16	64 284.60	72 603.56	1 928.78
广西壮族自治区	59 576.23	20 178.59	39 397.64	3 038.80
海南省	40 452.67	15 177.61	25 275.06	1 176.50
重庆市	79 980.53	30 007.91	49 972.63	8 560.74
四川省	58 274.02	18 167.94	40 106.08	5 326.60
贵州省	35 645.54	11 215.45	24 430.09	1 319.32
云南省	34 189.74	11 534.66	22 655.08	2 268.20
西藏自治区	14 056.22	6 309.11	7 747.11	0.00
陕西省	30 730.59	10 713.78	20 016.81	1 996.18
甘肃省	26 845.09	7 831.36	19 013.74	2 439.99
青海省	13 582.34	4 859.00	8 723.34	566.73
宁夏回族自治区	28 280.28	13 572.11	14 708.17	1 326.33
新疆维吾尔自治区	41 903.28	12 862.46	29 040.82	320.42

2012年政府办中医类医院按地区分院均财政补助收入情况

地区	财政补助收入（千元）	其中：基本支出	项目支出：小计	项目支出：其中：基本建设资金
全国总计	**6 931.50**	**3 865.79**	**3 065.72**	**842.23**
北京市	41 649.90	22 895.47	18 754.43	4 074.17
天津市	21 968.00	11 330.79	10 637.21	0.00
河北省	1 860.24	974.89	885.35	103.73
山西省	4 188.68	2 684.23	1 504.44	227.26
内蒙古自治区	6 611.37	5 179.93	1 431.44	557.63
辽宁省	4 144.36	2 163.64	1 980.72	646.74
吉林省	9 327.73	7 404.96	1 922.78	253.28
黑龙江省	5 852.12	4 018.99	1 833.13	815.48
上海市	33 748.95	20 416.43	13 332.52	3 314.67
江苏省	10 980.25	5 414.87	5 565.38	2 098.16
浙江省	11 692.74	5 689.93	6 002.81	1 346.08
安徽省	6 744.38	2 492.20	4 252.18	1 556.90
福建省	7 151.60	3 099.24	4 052.36	1 057.51
江西省	4 437.22	2 320.81	2 116.41	1 518.13
山东省	5 141.61	3 217.25	1 924.36	460.82

（续表）

地区	财政补助收入（千元）	其中：		
		基本支出	项目支出	
			小计	其中：基本建设资金
河南省	3 425.54	2 058.77	1 366.76	589.15
湖北省	6 286.68	3 274.79	3 011.89	411.74
湖南省	4 083.57	2 024.48	2 059.09	646.81
广东省	10 164.90	3 909.38	6 255.52	1 251.43
广西壮族自治区	5 809.33	2 739.23	3 070.10	983.99
海南省	8 956.50	2 366.50	6 590.00	3 064.28
重庆市	8 311.65	4 677.07	3 634.58	770.77
四川省	5 982.69	2 880.87	3 101.82	902.66
贵州省	6 354.11	4 236.02	2 118.09	393.89
云南省	6 256.04	3 592.46	2 663.58	415.73
西藏自治区	13 385.33	7 974.89	5 410.44	44.44
陕西省	5 160.39	3 891.04	1 269.35	512.67
甘肃省	6 609.93	4 072.05	2 537.88	1 106.51
青海省	4 081.39	3 448.17	633.22	0.00
宁夏回族自治区	6 776.11	4 270.83	2 505.28	378.28
新疆维吾尔自治区	10 032.14	5 750.11	4 282.03	1 282.15

2012年政府办中医类医院按地区分院均门诊收入情况

地区	门诊收入（千元）	内：			
		检查收入	化验收入	药品收入	药事服务费收入
全国总计	**28 462.44**	**4 038.54**	**1 844.06**	**17 377.22**	**44.77**
北京市	235 475.57	16 153.20	11 496.80	178 692.67	0.00
天津市	133 810.89	4 830.63	5 707.11	100 162.16	26.05
河北省	13 278.28	3 002.17	1 006.09	6 992.61	11.39
山西省	6 930.77	1 029.72	494.85	4 026.91	98.50
内蒙古自治区	8 916.57	1 514.13	661.29	5 223.54	9.60
辽宁省	23 075.71	3 571.04	1 142.24	14 775.50	17.54
吉林省	15 799.57	3 111.88	1 092.79	8 470.57	2.19
黑龙江省	17 560.51	2 913.63	1 003.69	10 801.29	30.66
上海市	204 674.62	11 685.52	13 281.62	140 819.33	0.00
江苏省	82 937.67	10 188.46	5 411.59	49 921.43	344.70
浙江省	85 777.08	8 010.84	6 091.74	57 436.33	69.10
安徽省	17 823.50	3 930.82	1 222.76	9 787.56	30.31
福建省	31 080.43	6 155.19	3 344.84	16 226.27	30.93
江西省	15 003.54	3 255.05	899.43	8 446.35	6.01
山东省	29 892.14	6 209.08	2 108.75	16 293.75	60.21

（续表）

地区	门诊收入（千元）	内：检查收入	化验收入	药品收入	药事服务费收入
河南省	16 933.93	3 534.72	1 108.19	9 271.43	10.74
湖北省	28 575.02	3 921.49	1 760.63	16 808.40	22.20
湖南省	18 003.32	3 847.65	1 163.84	9 581.85	13.56
广东省	64 284.60	9 092.21	4 689.29	37 002.66	7.89
广西壮族自治区	20 178.59	3 397.65	1 439.11	10 936.81	33.71
海南省	15 177.61	2 733.44	1 063.22	8 678.00	6.39
重庆市	30 007.91	5 245.86	1 477.79	17 432.56	41.70
四川省	18 167.94	3 640.01	1 178.13	9 164.68	85.05
贵州省	11 215.45	2 237.95	582.85	5 290.03	196.26
云南省	11 534.66	1 850.23	670.65	6 837.31	2.90
西藏自治区	6 309.11	508.33	118.22	4 671.78	45.11
陕西省	10 713.78	2 022.31	640.63	5 940.84	35.22
甘肃省	7 831.36	1 517.05	468.61	4 241.68	10.72
青海省	4 859.00	628.80	238.83	3 172.22	16.71
宁夏回族自治区	13 572.11	1 827.39	700.00	8 647.00	0.00
新疆维吾尔自治区	12 862.46	1 866.69	712.75	8 839.22	24.74

2012 年政府办中医类医院按地区分院均住院收入情况

地区	住院收入（千元）	内：床位收入	检查收入	化验收入	手术收入	药品收入	药事服务费收入
全国总计	**38 395.05**	**1 761.40**	**2 682.98**	**3 364.23**	**2 425.72**	**16 964.32**	**52.67**
北京市	98 891.27	3 718.50	8 398.77	11 292.53	1 937.97	41 908.13	0.00
天津市	86 608.11	3 712.11	3 359.58	8 781.53	2 161.47	41 661.05	0.26
河北省	24 857.26	1 075.28	1 836.41	1 974.82	1 468.04	12 684.12	0.34
山西省	11 082.70	384.19	878.87	996.55	593.94	5 233.94	3.12
内蒙古自治区	10 889.28	488.50	750.31	732.31	444.96	6 120.25	1.03
辽宁省	31 779.99	1 520.04	2 714.60	2 978.00	1 718.25	15 313.74	32.61
吉林省	19 629.42	1 081.75	1 268.22	1 372.12	1 090.54	9 847.82	2.90
黑龙江省	18 460.34	840.07	985.11	1 128.29	674.66	10 530.65	28.61
上海市	113 038.48	6 484.86	6 539.10	15 697.76	7 683.14	51 720.71	0.00
江苏省	103 240.97	4 462.32	6 553.16	8 924.20	5 265.71	50 107.16	402.72
浙江省	74 644.61	3 876.26	3 355.35	7 238.76	4 814.60	36 421.32	10.44
安徽省	36 421.62	1 486.69	2 485.52	2 746.37	2 572.27	17 197.30	33.29
福建省	40 249.10	1 828.69	3 287.70	3 643.12	3 040.19	16 403.19	42.40
江西省	30 175.40	1 225.60	1 864.25	2 164.58	3 019.93	14 951.42	11.68
山东省	58 113.18	2 742.70	3 394.39	3 703.59	4 550.46	27 903.23	92.74

（续表）

地区	住院收入（千元）	内：床位收入	检查收入	化验收入	手术收入	药品收入	药事服务费收入
河南省	35 175.21	1 515.46	2 389.28	2 460.97	2 568.95	15 304.98	39.02
湖北省	47 246.77	2 305.20	3 780.65	4 417.24	3 693.14	18 951.76	9.70
湖南省	48 600.75	2 036.50	3 394.08	4 307.47	3 144.50	21 774.91	59.03
广东省	72 603.56	4 110.22	6 044.87	7 124.55	5 244.79	24 189.70	12.10
广西壮族自治区	39 397.64	1 233.03	2 895.35	4 514.43	1 942.10	15 313.15	22.15
海南省	25 275.06	1 239.33	1 857.17	2 410.61	1 123.39	10 883.44	27.11
重庆市	49 972.63	2 068.72	3 570.37	3 677.60	2 926.07	23 181.74	5.72
四川省	40 106.08	1 888.38	3 013.72	3 274.02	2 631.08	15 384.02	199.09
贵州省	24 430.09	1 004.03	1 836.78	1 908.88	1 705.48	9 001.38	230.57
云南省	22 655.08	1 210.36	1 749.16	1 953.99	1 128.13	9 181.45	0.92
西藏自治区	7 747.11	1 287.67	698.11	271.78	173.44	3 425.67	0.00
陕西省	20 016.81	1 066.87	1 528.59	1 545.21	1 633.86	8 822.31	42.04
甘肃省	19 013.74	762.17	1 432.99	1 654.84	1 502.89	8 469.24	18.47
青海省	8 723.34	409.24	463.22	1 083.95	392.37	4 517.98	18.34
宁夏回族自治区	14 708.17	657.89	915.50	1 457.33	641.28	7 430.61	0.00
新疆维吾尔自治区	29 040.82	971.28	2 990.68	3 364.58	1 080.08	10 500.02	8.72

2012年政府办中医类医院按地区分院均药品收入情况（一）

地区	门诊收入中的药品收入(千元)	其中：西药收入	中草药收入	中成药收入
全国总计	**17 377.22**	**7 276.87**	**5 339.89**	**4 760.46**
北京市	178 692.67	58 326.07	54 383.63	65 982.97
天津市	100 162.16	41 687.58	30 260.89	28 213.68
河北省	6 992.61	3 267.97	1 906.10	1 818.54
山西省	4 026.91	1 421.04	1 799.39	806.48
内蒙古自治区	5 223.54	2 402.17	1 501.87	1 319.50
辽宁省	14 775.50	4 390.08	4 820.69	5 564.72
吉林省	8 470.57	2 655.96	4 001.24	1 813.37
黑龙江省	10 801.29	2 844.17	5 313.64	2 643.48
上海市	140 819.33	48 831.95	55 643.10	36 344.29
江苏省	49 921.43	23 658.57	13 286.34	12 976.52
浙江省	57 436.33	26 768.32	18 383.18	12 284.83
安徽省	9 787.56	4 832.60	2 656.67	2 298.30
福建省	16 226.27	9 897.45	2 833.22	3 495.60
江西省	8 446.35	3 878.11	2 322.67	2 245.57
山东省	16 293.75	7 582.05	4 933.04	3 778.66

（续表）

地区	门诊收入中的药品收入（千元）	其中：		
		西药收入	中草药收入	中成药收入
河南省	9 271.43	3 176.62	3 191.54	2 903.26
湖北省	16 808.40	7 328.02	5 470.55	4 009.83
湖南省	9 581.85	3 774.88	3 086.97	2 720.01
广东省	37 002.66	16 858.92	9 164.39	10 979.35
广西壮族自治区	10 936.81	5 319.32	2 791.96	2 825.54
海南省	8 678.00	4 121.72	2 342.72	2 213.56
重庆市	17 432.56	6 922.67	5 117.33	5 392.56
四川省	9 164.68	3 968.36	2 847.12	2 349.21
贵州省	5 290.03	2 851.17	1 562.88	875.98
云南省	6 837.31	3 365.68	2 016.77	1 454.86
西藏自治区	4 671.78	297.00	116.67	4 258.11
陕西省	5 940.84	2 612.37	1 838.34	1 490.13
甘肃省	4 241.68	1 947.18	1 231.57	1 062.93
青海省	3 172.22	1 018.63	934.51	1 219.07
宁夏回族自治区	8 647.00	3 184.44	2 822.72	2 639.83
新疆维吾尔自治区	8 839.22	3 021.03	2 785.15	3 033.03

2012 年政府办中医类医院按地区分院均药品收入情况（二）

地区	住院收入中的药品收入（千元）	其中：		
		西药收入	中草药收入	中成药收入
全国总计	**16 964.32**	**13 333.00**	**1 159.20**	**2 472.11**
北京市	41 908.13	32 371.30	3 546.97	5 989.87
天津市	41 661.05	34 178.21	3 593.16	3 889.68
河北省	12 684.12	10 476.60	621.10	1 586.42
山西省	5 233.94	3 950.27	497.47	786.20
内蒙古自治区	6 120.25	4 485.65	410.67	1 223.93
辽宁省	15 313.74	10 857.64	1 316.83	3 139.26
吉林省	9 847.82	6 986.09	832.24	2 029.49
黑龙江省	10 530.65	8 045.35	756.91	1 728.38
上海市	51 720.71	41 011.24	1 446.86	9 262.62
江苏省	50 107.16	41 896.38	1 638.78	6 572.00
浙江省	36 421.32	32 274.65	1 639.27	2 507.40
安徽省	17 197.30	13 816.49	1 228.11	2 152.70
福建省	16 403.19	14 294.69	433.31	1 675.19
江西省	14 951.42	11 549.08	1 071.69	2 330.65
山东省	27 903.23	23 606.40	1 219.78	3 077.05

（续表）

地区	住院收入中的药品收入（千元）	其中：西药收入	中草药收入	中成药收入
河南省	15 304.98	10 953.63	1 373.34	2 978.01
湖北省	18 951.76	15 112.51	1 568.46	2 270.79
湖南省	21 774.91	16 724.84	2 257.20	2 792.88
广东省	24 189.70	17 640.67	2 089.50	4 459.52
广西壮族自治区	15 313.15	11 570.11	1 204.38	2 538.66
海南省	10 883.44	8 002.33	921.50	1 959.61
重庆市	23 181.74	17 504.58	840.95	4 836.21
四川省	15 384.02	11 002.73	1 316.74	3 064.54
贵州省	9 001.38	7 426.12	726.40	848.86
云南省	9 181.45	7 387.61	518.91	1 274.93
西藏自治区	3 425.67	1 888.67	60.33	1 476.67
陕西省	8 822.31	7 696.05	411.39	714.87
甘肃省	8 469.24	6 160.53	1 144.53	1 164.18
青海省	4 517.98	3 158.22	403.46	956.29
宁夏回族自治区	7 430.61	4 808.67	962.50	1 659.44
新疆维吾尔自治区	10 500.02	6 333.78	1 577.78	2 588.45

2012年政府办中医类医院按地区分院均总支出情况（一）

地区	总费用/支出（千元）	其中：医疗业务成本	财政项目补助支出	科教项目支出	管理费用	其他支出
全国总计	**72 508.01**	**58 412.48**	**2 943.81**	**239.15**	**9 377.26**	**1 535.30**
北京市	374 611.70	309 654.20	14 770.27	5 513.60	40 334.10	4 339.53
天津市	236 279.68	198 478.63	8 334.79	1 604.84	19 308.37	8 553.05
河北省	38 382.99	31 573.71	885.52	23.32	4 490.97	1 409.47
山西省	21 489.65	16 604.80	1 296.57	41.08	2 901.20	645.99
内蒙古自治区	25 908.87	19 184.76	1 465.84	18.93	4 103.76	1 135.58
辽宁省	58 646.40	48 043.07	1 726.15	201.42	7 929.44	746.32
吉林省	45 278.07	33 573.48	1 305.01	456.42	9 296.27	646.90
黑龙江省	41 490.95	32 154.85	2 031.17	85.47	6 521.72	697.73
上海市	368 858.90	312 368.43	12 728.38	5 343.10	29 580.81	8 838.19
江苏省	197 571.13	162 870.72	5 886.23	224.10	26 692.53	1 897.54
浙江省	171 299.58	145 120.03	5 637.09	366.65	18 249.09	1 926.72
安徽省	57 611.18	45 714.45	3 150.32	117.50	6 968.20	1 660.70
福建省	75 084.75	63 063.18	3 662.37	85.34	7 008.39	1 265.46
江西省	47 066.59	38 195.18	1 559.63	69.21	5 762.67	1 479.92
山东省	93 062.92	75 498.68	2 744.83	160.09	13 252.75	1 406.57

（续表）

地区	总费用/支出（千元）	其中：医疗业务成本	财政项目补助支出	科教项目支出	管理费用	其他支出
河南省	54 006.96	45 414.16	1 563.59	118.63	6 139.14	771.43
湖北省	76 856.36	60 839.48	2 816.05	107.98	11 008.61	2 084.25
湖南省	69 890.95	53 487.62	1 835.91	185.80	12 517.66	1 863.97
广东省	146 077.08	118 462.48	6 266.73	331.28	18 279.98	2 736.61
广西壮族自治区	64 856.96	51 010.35	2 834.23	21.89	8 670.91	2 319.57
海南省	53 711.78	35 584.83	7 642.11	6.67	6 641.61	3 836.56
重庆市	86 113.51	67 992.26	4 072.77	214.05	13 289.56	544.88
四川省	60 948.14	47 891.23	3 109.16	110.94	8 508.50	1 328.31
贵州省	40 952.62	31 460.60	1 369.74	7.51	6 952.69	1 162.08
云南省	37 657.60	29 683.44	2 038.63	23.91	4 975.30	936.33
西藏自治区	26 376.00	13 182.89	6 221.67	0.00	5 519.44	1 452.00
陕西省	35 538.31	27 525.50	1 568.00	33.12	5 460.37	951.32
甘肃省	32 569.75	24 374.17	3 323.32	24.74	3 863.97	983.55
青海省	16 480.37	11 211.93	686.61	15.02	2 589.63	1 977.17
宁夏回族自治区	37 143.94	26 905.22	3 096.06	37.44	6 103.50	1 001.72
新疆维吾尔自治区	48 736.66	35 863.09	4 305.57	78.28	6 972.83	1 516.89

2012 年政府办中医类医院按地区分院均总支出情况（二）

地区	总费用/支出（千元）	总费用/支出中：人员经费	卫生材料费	药品费	
				小计	基本药物支出
全国总计	**72 508.01**	**20 032.35**	**6 621.72**	**28 270.70**	**4 447.00**
北京市	374 611.70	78 649.03	33 285.73	188 958.07	35 737.40
天津市	236 279.68	61 924.68	14 966.63	119 684.11	5 505.11
河北省	38 382.99	9 285.25	2 654.22	14 566.24	2 769.45
山西省	21 489.65	5 534.92	1 583.07	7 661.69	825.89
内蒙古自治区	25 908.87	8 686.24	1 379.06	8 760.73	1 314.57
辽宁省	58 646.40	14 518.35	4 449.61	24 751.29	3 439.47
吉林省	45 278.07	14 598.24	2 574.90	14 880.22	1 125.58
黑龙江省	41 490.95	10 556.27	2 248.63	17 891.05	3 169.37
上海市	368 858.90	109 377.76	30 679.76	163 470.00	12 931.57
江苏省	197 571.13	5 234.68	21 973.44	81 157.32	14 990.39
浙江省	171 299.58	49 304.36	16 806.86	73 383.11	8 340.17
安徽省	57 611.18	13 889.24	4 580.60	22 290.25	5 095.94
福建省	75 084.75	22 131.57	9 693.27	28 457.79	3 062.82
江西省	47 066.59	11 887.22	3 856.56	18 470.58	1 985.66
山东省	93 062.92	22 521.99	9 396.87	35 573.87	5 600.57

（续表）

地区	总费用/支出（千元）	总费用/支出中：			
		人员经费	卫生材料费	药品费	
				小计	基本药物支出
全国总计	**72 508.01**	**20 032.35**	**6 621.72**	**28 270.70**	**4 447.00**
河南省	54 006.96	13 507.17	5 394.63	20 487.63	3 859.31
湖北省	76 856.36	22 239.85	6 186.01	29 437.76	4 994.32
湖南省	69 890.95	20 330.36	5 963.74	23 630.32	2 250.99
广东省	146 077.08	44 340.08	16 158.25	53 593.52	12 262.54
广西壮族自治区	64 856.96	18 893.65	6 723.36	22 308.23	2 718.48
海南省	53 711.78	12 749.17	3 083.67	14 101.50	1 104.00
重庆市	86 113.51	25 975.81	6 278.07	34 295.19	8 915.81
四川省	60 948.14	18 178.76	6 517.14	20 094.86	4 124.03
贵州省	40 952.62	13 021.97	2 856.09	12 528.85	1 371.97
云南省	37 657.60	10 979.68	2 864.90	13 848.95	3 103.19
西藏自治区	26 376.00	4 867.11	476.22	3 455.67	16.33
陕西省	35 538.31	11 077.09	2 930.75	12 728.12	1 477.17
甘肃省	32 569.75	9 235.82	2 026.91	10 703.82	3 128.93
青海省	16 480.37	4 414.49	1 037.07	5 986.34	448.83
宁夏回族自治区	37 143.94	10 490.22	2 194.17	13 982.44	830.50
新疆维吾尔自治区	48 736.66	13 690.03	5 174.95	16 182.80	540.23

2012年政府办中医类医院按地区分院均总支出情况（三）

地区	人员经费(千元)	其中：			
		基本工资	津贴补贴	奖金	绩效工资
全国总计	**20 032.35**	**3 518.73**	**2 019.64**	**2 746.15**	**4 100.02**
北京市	78 649.03	7 836.50	7 571.73	9 448.00	27 904.67
天津市	61 924.68	6 546.95	8 935.32	17 168.42	2 348.26
河北省	9 285.25	2 863.94	677.60	930.74	1 221.49
山西省	5 534.92	1 593.03	573.15	966.10	879.05
内蒙古自治区	8 686.24	2 484.49	1 620.99	582.97	991.35
辽宁省	14 518.35	4 488.06	3 759.65	535.61	1 570.25
吉林省	14 598.24	4 290.19	2 007.91	416.45	3 173.33
黑龙江省	10 556.27	3 189.09	2 263.22	514.50	1 143.23
上海市	109 377.76	11 539.05	8 457.95	51 193.86	398.24
江苏省	55 234.68	6 421.54	3 797.66	6 721.72	14 916.96
浙江省	49 304.36	4 361.94	482.47	2 231.03	20 921.26
安徽省	13 889.24	2 773.83	1 699.93	2 150.39	1 578.30
福建省	22 131.57	2 603.43	2 703.10	5 169.94	1 170.60
江西省	11 887.22	2 767.97	880.74	1 204.85	2 571.50
山东省	22 521.99	4 421.78	3 809.89	1 282.35	2 526.44

（续表）

地区	人员经费(千元)	其中：			
		基本工资	津贴补贴	奖金	绩效工资
河南省	13 507.17	5 152.34	1 373.59	1 313.95	2 247.99
湖北省	22 239.85	5 264.06	1 437.99	1 692.24	5 827.19
湖南省	20 330.36	4 204.50	2 148.19	4 450.07	3 019.03
广东省	44 340.08	4 826.29	4 702.01	7 908.43	5 814.89
广西壮族自治区	18 893.65	3 484.26	2 126.91	2 449.88	2 170.85
海南省	12 749.17	2 836.94	1 819.39	1 811.61	3 000.00
重庆市	25 975.81	2 952.14	892.56	5 827.07	6 337.23
四川省	18 178.76	2 630.20	1 100.98	2 992.88	5 926.66
贵州省	13 021.97	1 879.60	999.38	1 377.97	2 022.51
云南省	10 979.68	1 790.77	941.01	470.85	3 629.41
西藏自治区	4 867.11	1 749.89	2 439.22	171.78	0.00
陕西省	11 077.09	2 709.96	1 098.56	922.96	3 292.57
甘肃省	9 235.82	2 318.33	2 421.08	334.83	1 790.54
青海省	4 414.49	1 191.71	1 041.93	291.20	696.05
宁夏回族自治区	10 490.22	2 146.72	1 761.83	520.28	1 891.44
新疆维吾尔自治区	13 690.03	2 414.37	2 120.77	1 485.32	3 918.65

2012 年政府办中医类医院按地区分院均医疗业务成本及管理费用情况

地区	医疗业务成本（千元）	其中：			管理费用（千元）	
		临床服务成本	医疗技术成本	医疗辅助成本	小计	离退休费
全国总计	**58 412.48**	**24 961.71**	**10 554.39**	**3 929.94**	**9 377.26**	**1 556.56**
北京市	309 654.20	149 684.47	38 494.73	8 753.27	40 334.10	9 697.67
天津市	198 478.63	100 003.68	42 451.37	9 846.42	19 308.37	7 224.05
河北省	31 573.71	11 894.27	3 712.67	2 435.24	4 490.97	138.16
山西省	16 604.80	5 074.40	1 804.60	1 072.62	2 901.20	579.72
内蒙古自治区	19 184.76	7 792.19	2 103.08	1 606.33	4 103.76	908.97
辽宁省	48 043.07	21 305.94	7 816.43	1 672.35	7 929.44	1 315.88
吉林省	33 573.48	16 471.13	5 435.07	2 613.18	9 296.27	2 610.07
黑龙江省	32 154.85	11 655.05	8 225.21	3 989.60	6 521.72	1 134.99
上海市	312 368.43	141 700.95	108 458.43	21 567.00	29 580.81	3 863.19
江苏省	162 870.72	74 746.20	29 069.76	7 458.44	26 692.53	3 884.27
浙江省	145 120.03	66 025.90	40 783.35	5 530.93	18 249.09	3 030.05
安徽省	45 714.45	21 915.31	7 155.55	3 489.04	6 968.20	1 173.00
福建省	63 063.18	26 623.73	25 802.49	2 703.60	7 008.39	1 036.27
江西省	38 195.18	15 971.79	5 286.59	2 978.96	5 762.67	1 197.39
山东省	75 498.68	34 065.73	10 499.68	4 713.77	13 252.75	1 088.84

（续表）

地区	医疗业务成本（千元）	其中：			管理费用（千元）	
		临床服务成本	医疗技术成本	医疗辅助成本	小计	离退休费
河南省	45 414.16	15 208.43	7 363.99	4 800.99	6 139.14	962.35
湖北省	60 839.48	28 700.92	11 733.17	5 381.75	11 008.61	1 836.58
湖南省	53 487.62	22 374.10	9 152.00	4 715.03	12 517.66	1 238.03
广东省	118 462.48	33 757.25	8 339.85	5 339.93	18 279.98	2 746.69
广西壮族自治区	51 010.35	28 688.67	8 705.09	4 089.16	8 670.91	1 691.62
海南省	35 584.83	20 931.33	3 838.06	1 348.72	6 641.61	129.28
重庆市	67 992.26	39 360.47	11 093.00	14 523.88	13 289.56	3 003.44
四川省	47 891.23	23 222.87	10 314.55	4 149.80	8 508.50	1 594.76
贵州省	31 460.60	7 167.62	2 728.03	2 490.97	6 952.69	1 581.46
云南省	29 683.44	13 132.83	3 415.16	1 441.97	4 975.30	1 044.90
西藏自治区	13 182.89	3 583.44	4 064.89	686.22	5 519.44	908.78
陕西省	27 525.50	11 853.13	5 305.18	3 044.93	5 460.37	855.10
甘肃省	24 374.17	11 021.68	2 862.63	2 200.14	3 863.97	858.18
青海省	11 211.93	4 852.07	1 265.88	580.39	2 589.63	552.56
宁夏回族自治区	26 905.22	7 768.44	2 841.67	2 342.50	6 103.50	1 234.61
新疆维吾尔自治区	35 863.09	9 943.88	10 031.55	2 535.85	6 972.83	1 109.95

2012年政府办中医类医院按地区分门诊患者负担情况

地　　区	门诊病人次诊疗费（元）	内：			
		挂号费	药费	检查费	治疗费
全国总计	**166.64**	**2.10**	**101.74**	**23.64**	**16.18**
北京市	302.07	2.71	229.23	20.72	22.64
天津市	240.44	3.44	179.98	8.68	17.81
河北省	142.94	0.82	75.28	32.32	11.82
山西省	161.90	0.96	94.07	24.05	15.49
内蒙古自治区	138.73	2.42	81.27	23.56	12.85
辽宁省	199.56	1.18	127.78	30.88	19.47
吉林省	139.95	3.98	75.03	27.56	17.18
黑龙江省	196.71	1.18	120.99	32.64	19.56
上海市	232.63	13.87	160.05	13.28	15.27
江苏省	195.71	1.37	117.80	24.04	18.51
浙江省	181.64	2.26	121.63	16.96	11.85
安徽省	142.06	0.94	78.01	31.33	11.88
福建省	136.96	1.37	71.51	27.12	12.31
江西省	129.65	1.98	72.99	28.13	11.40
山东省	159.98	0.93	87.20	33.23	15.07

（续表）

地　　区	门诊病人次诊疗费（元）	内：			
		挂号费	药费	检查费	治疗费
河南省	114.34	0.61	62.60	23.87	13.17
湖北省	159.11	0.96	93.59	21.84	21.34
湖南省	152.99	1.51	81.43	32.70	12.97
广东省	160.51	1.49	92.39	22.70	22.66
广西壮族自治区	122.72	0.51	66.51	20.66	16.59
海南省	144.82	2.63	82.80	26.08	14.80
重庆市	174.43	1.48	101.33	30.49	17.83
四川省	129.14	1.93	65.15	25.87	15.81
贵州省	149.90	0.96	70.71	29.91	23.05
云南省	96.86	0.37	57.42	15.54	11.71
西藏自治区	88.23	5.84	65.33	7.11	5.65
陕西省	141.51	1.79	78.47	26.71	16.61
甘肃省	87.12	1.94	47.19	16.88	7.89
青海省	133.63	1.39	87.24	17.29	12.14
宁夏回族自治区	94.26	1.17	60.06	12.69	9.93
新疆维吾尔自治区	165.44	1.07	113.69	24.01	11.15

2012年政府办中医类医院按地区分住院患者负担情况

地　　区	住院病人人均住院费用（元）	内：					出院者日均住院费用（元）
		床位费	药费	检查费	治疗费	手术费	
全国总计	**5 681.31**	**260.63**	**2 510.21**	**397.00**	**873.91**	**358.93**	**553.73**
北京市	13 552.69	509.61	5 743.36	1 151.02	2 377.79	265.59	918.22
天津市	10 819.04	463.71	5 204.28	419.68	1 715.70	270.01	922.73
河北省	4 340.03	187.74	2 214.62	320.63	585.31	256.32	512.08
山西省	5 717.30	198.19	2 700.06	453.39	960.09	306.40	502.60
内蒙古自治区	4 301.19	192.96	2 417.46	296.37	551.70	175.76	418.92
辽宁省	5 990.34	286.52	2 886.55	511.69	909.85	323.88	497.36
吉林省	4 694.84	258.73	2 355.34	303.33	807.55	260.83	426.30
黑龙江省	5 043.09	229.50	2 876.82	269.12	752.76	184.31	443.85
上海市	10 295.26	590.62	4 710.59	595.56	594.39	699.76	876.05
江苏省	8 235.32	355.95	3 996.94	522.73	824.87	420.03	784.49
浙江省	8 870.33	460.63	4 328.10	398.73	713.46	572.14	769.98
安徽省	4 604.83	187.96	2 174.27	314.25	687.22	325.22	502.28
福建省	5 203.87	236.43	2 120.79	425.07	554.01	393.07	561.01
江西省	4 551.28	184.85	2 255.08	281.18	666.29	455.49	498.22
山东省	5 284.97	249.43	2 537.60	308.70	797.67	413.83	578.81

（续表）

地　　区	住院病人人均住院费用（元）	内：床位费	药费	检查费	治疗费	手术费	出院者日均住院费用（元）
河南省	4 757.73	204.98	2 070.12	323.17	809.37	347.47	447.99
湖北省	4 668.46	227.78	1 872.63	373.57	900.62	364.92	454.94
湖南省	4 762.01	199.54	2 133.56	332.56	673.65	308.10	486.95
广东省	8 504.81	481.47	2 833.59	708.10	1 726.13	614.38	841.79
广西壮族自治区	5 414.12	169.45	2 104.37	397.89	1 091.23	266.89	563.28
海南省	6 367.76	312.24	2 741.96	467.89	1 181.06	283.02	632.15
重庆市	5 633.32	233.20	2 613.23	402.48	937.64	329.85	512.20
四川省	5 437.62	256.03	2 085.78	408.60	1 047.07	356.72	506.77
贵州省	3 932.89	161.63	1 449.09	295.70	830.61	274.56	416.92
云南省	4 216.02	225.24	1 708.63	325.51	829.24	209.94	401.25
西藏自治区	4 509.96	749.61	1 994.24	406.40	488.81	100.97	273.14
陕西省	4 223.68	225.12	1 861.57	322.54	606.17	344.76	383.25
甘肃省	3 540.89	141.94	1 577.21	266.86	511.17	279.88	354.98
青海省	3 867.15	181.42	2 002.87	205.35	411.86	173.94	383.93
宁夏回族自治区	3 020.23	135.09	1 525.83	187.99	545.91	131.68	286.55
新疆维吾尔自治区	5 060.23	169.24	1 829.58	521.11	1 081.46	188.20	445.69

2012年政府办中医类医院按地区分医院医师工作效率

地　　区	医师人均担负年诊疗人次（人次）	医师人均担负年住院床日（日）	医师人均每日担负诊疗人次（人次）	医师人均每日担负住院床日（日）
全国总计	**2 014.51**	**838.36**	**8.06**	**2.29**
北京市	3 976.62	612.62	15.91	1.67
天津市	3 278.72	567.51	13.11	1.55
河北省	1 229.37	687.91	4.92	1.88
山西省	961.83	531.16	3.85	1.45
内蒙古自治区	1 389.58	585.85	5.56	1.60
辽宁省	1 242.61	716.17	4.97	1.96
吉林省	1 380.56	575.00	5.52	1.57
黑龙江省	1 291.00	615.64	5.16	1.68
上海市	5 126.60	750.96	20.51	2.05
江苏省	2 517.23	786.79	10.07	2.15
浙江省	3 500.91	718.87	14.00	1.96
安徽省	1 458.24	860.93	5.83	2.35
福建省	2 708.70	855.65	10.83	2.34
江西省	1 643.19	879.28	6.57	2.40
山东省	1 334.83	738.22	5.34	2.02

（续表）

地　　区	医师人均担负年诊疗人次（人次）	医师人均担负年住院床日（日）	医师人均每日担负诊疗人次（人次）	医师人均每日担负住院床日（日）
河南省	1 663.73	916.95	6.65	2.51
湖北省	1 682.40	996.46	6.73	2.72
湖南省	1 232.34	1 067.88	4.93	2.92
广东省	3 344.15	726.85	13.38	1.99
广西壮族自治区	1 971.17	846.34	7.88	2.31
海南省	1 950.82	775.99	7.80	2.12
重庆市	1 864.31	1 090.08	7.46	2.98
四川省	1 920.87	1 102.44	7.68	3.01
贵州省	1 394.25	1 106.38	5.58	3.02
云南省	2 391.65	1 150.94	9.57	3.14
西藏自治区	1 443.05	575.70	5.77	1.57
陕西省	1 497.94	1 050.56	5.99	2.87
甘肃省	1 779.98	1 126.93	7.12	3.08
青海省	1 325.19	851.82	5.30	2.33
宁夏回族自治区	2 633.77	974.88	10.54	2.66
新疆维吾尔自治区	1 537.41	1 285.80	6.15	3.51

2012 年全国中医类医院中医特色指标

	年内中医“治未病”服务人次数（人次）	年末开展中医医疗技术总数（个）	年末中药制剂室面积（m^2）	年末中药制剂品种数（种）	年末5000元以上中医诊疗设备台数（台）
中医类医院	**56 974 357**	**1 951 345**	**624 656**	**70 147**	**91 021**
中医医院	53 046 301	1 701 554	529 607	52 338	83 829
中西医结合医院	2 321 350	98 623	29 810	5 148	4 575
民族医医院	1 606 706	151 168	65 239	12 661	2 617

2012 年全国中医类医院中医诊疗设备统计

单位：台/套

	电针治疗设备台数	中药熏洗设备台数	中医电疗设备台数	中医磁疗设备台数	中医康复训练设备台数	煎药机台（套）数
中医类医院	**11 601**	**7 002**	**17 993**	**7 941**	**13 424**	**9 583**
中医医院	10 896	6 280	16 782	7 338	12 421	8 864
中西医结合医院	427	374	801	396	685	453
民族医医院	278	348	410	207	318	266

2012 年全国中医医院中医特色指标

	年内中医“治未病”服务人次数（人次）	年末开展中医医疗技术总数（个）	年末中药制剂室面积（m^2）	年末中药制剂品种数（种）	年末5000元以上中医诊疗设备台数（台）
总计	**53 046 301**	**1 701 554**	**529 607**	**52 338**	**83 829**
中医综合医院	**50 411 037**	**1 594 519**	**496 317**	**49 691**	**80 320**
中医专科医院	**2 635 264**	**107 035**	**33 290**	**2 647**	**3 509**
肛肠医院	128 230	882	2 215	105	327
骨伤医院	1 354 941	14 431	21 081	763	2 037
针灸医院	292 974	84	0	2	47
按摩医院	267 399	63 565	0	1	187
其他中医专科医院	591 720	28 073	9 994	1 776	911

2012年全国中医医院中医诊疗设备统计

单位：台/套

	电针治疗设备台数	中药熏洗设备台数	中医电疗设备台数	中医磁疗设备台数	中医康复训练设备台数	煎药机台（套）数
总计	**10 896**	**6 280**	**16 782**	**7 338**	**12 421**	**8 864**
中医综合医院	**10 557**	**5 858**	**16 136**	**7 115**	**11 545**	**8 499**
中医专科医院	**339**	**422**	**646**	**223**	**876**	**365**
肛肠医院	12	66	71	34	18	31
骨伤医院	158	213	362	105	565	150
针灸医院	3	5	5	2	26	6
按摩医院	57	17	59	10	37	5
其他中医专科医院	109	121	149	72	230	173

2012年全国民族医医院中医特色指标

	年内中医“治未病”服务人次数（人次）	年末开展中医医疗技术总数（个）	年末中药制剂室面积（m^2）	年末中药制剂品种数（种）	年末5000元以上中医诊疗设备台数（台）
总计	**1 606 706**	**151 168**	**65 239**	**12 661**	**2 617**
蒙医医院	645 554	15 650	17 835	2 939	658
藏医医院	584 323	114 157	22 211	6 437	470
维医医院	225 651	21 000	22 807	2 909	994
傣医医院	0	59	753	29	110
其他民族医医院	151 178	302	1 633	347	385

2012年全国民族医医院中医诊疗设备统计

单位：台/套

	电针治疗设备台数	中药熏洗设备台数	中医电疗设备台数	中医磁疗设备台数	中医康复训练设备台数	煎药机台（套）数
总计	**278**	**348**	**410**	**207**	**318**	**266**
蒙医医院	94	59	109	61	105	86
藏医医院	19	113	76	40	47	28
维医医院	63	142	147	48	86	106
傣医医院	9	5	20	1	0	1
其他民族医医院	93	29	58	57	80	45

2012年全国中医类门诊部、所服务提供情况

	机构数（个）	本年诊疗人次数（人次）	其中：出诊人次数	年末床位数（张）	本年出院人数（人）
合计	**35 603**	**115 410 692**	**3 734 847**	**805**	**6 195**
中医类门诊部	**1 120**	**12 908 408**	**1 453 994**	**805**	**6 195**
中医门诊部	845	10 695 317	1 273 018	423	2 922
中西医结合门诊部	266	2 178 455	178 270	363	2 993
民族医门诊部	9	34 636	2 706	19	280
中医类诊所	**34 483**	**102 502 284**	**2 280 853**	**0**	**0**
中医诊所	27 058	78 577 049	1 477 742	0	0
中西医结合诊所	7 025	22 910 482	788 646	0	0
民族医诊所	400	1 014 753	14 465	0	0

2012 年全国中医类门诊部、所收入支出情况

	总收入（千元）			总支出（千元）		
	总额	其中：		总额	其中：	
		医疗收入	其中：药品收入		人员经费	药品支出
合计	**6 353 798**	**5 524 854**	**4 111 088**	**5 544 808**	**1 869 003**	**2 961 688**
中医类门诊部	**3 104 584**	**2 879 010**	**2 380 854**	**2 772 681**	**663 240**	**1 700 724**
中医门诊部	2 894 500	2 709 259	2 273 648	2 582 030	587 527	1 612 598
中西医结合门诊部	201 864	161 607	101 040	183 341	73 187	83 539
民族医门诊部	8 220	8 144	6 166	7 310	2 526	4 587
中医类诊所	**3 249 214**	**2 645 844**	**1 730 234**	**2 772 127**	**1 205 763**	**1 260 964**
中医诊所	2 468 925	2 014 350	1 309 536	2 112 706	918 773	954 721
中西医结合诊所	750 656	607 485	405 005	637 392	278 193	295 526
民族医诊所	29 633	24 009	15 693	22 029	8 797	10 717

三、中医教育

2012 年全国高等中医药院校数及开设中医药专业的高等西医药院校、高等非医药院校机构数

单位：所

	高等中医药院校	设置中医药专业的高等西医药院校	设置中医药专业的高等非医药院校、研究院所
总　计	**45**	**90**	**118**
普通高等学校	**45**	**90**	**118**
其中：大学	15	19	72
学院	10	22	16
独立学院	9	5	5
高等专科学校	9	25	2
高等职业学校	1	19	23
分校、大专班	1	0	0

2012 年全国高等中医药院校统招研究生、本科、专科毕业、招生、在校学生数

	院校数（所）	毕业生数（人）	招生数（人）	在校学生数（人）	预计毕业生数（人）
高等中医药院校总计	—	**121 075**	**156 182**	**523 385**	**129 948**
博士生	15	1 109	1 268	4 027	1 438
硕士生	24	10 689	11 010	31 181	10 359
普通本科、专科生	45	76 733	91 555	360 071	84 121
成人本科、专科生	33	29 391	47 698	112 096	34 030
网络本科、专科生	1	3 153	4 651	16 010	—
其中：民族医院校	—	**6 314**	**10 427**	**31 988**	**8 432**
博士生	1	3	5	14	3
硕士生	1	7	16	56	15
普通本科、专科生	5	5 223	7 002	24 495	6 475
成人本科、专科生	4	1 081	3 404	7 423	1 939

2012年全国高等中医药院校在职人员攻读硕士学位分专业（领域）学生数

单位：人

专业名称	授予学位数	招生数	在校学生数			
			合计	一年级	二年级	三年级及以上
攻读硕士学位人员	**724**	**428**	**1 884**	**457**	**509**	**918**
学术型学位	**547**	**384**	**1 705**	**413**	**454**	**838**
思想政治教育	1	0	1	0	0	1
生物医学工程	0	1	2	1	1	0
影像医学与核医学	0	5	8	5	3	0
护理学	4	16	40	16	13	11
外科学	0	0	1	0	0	1
康复医学与理疗学	0	0	3	0	0	3
公共卫生与预防医学新专业	0	21	84	21	27	36
应用心理学	0	0	1	0	0	1
临床检验诊断学	4	0	0	0	0	0
中医基础理论	14	2	40	2	11	27
中医临床基础	13	11	46	11	13	22
中医医史文献	18	6	22	7	5	10
方剂学	9	0	12	3	2	7
中医诊断学	10	1	14	1	3	10
中医内科学	59	39	148	39	45	64
中医外科学	14	9	40	9	7	24
中医骨伤科学	34	11	64	13	14	37
中医妇科学	13	4	19	5	6	8
中医儿科学	7	11	22	11	2	9
中医五官科学	4	5	18	5	3	10
针灸推拿学	60	34	196	35	68	93
民族医学（含：藏医学、蒙医学等）	0	1	7	1	3	3
中医学新专业	1	23	77	23	14	40
中西医结合基础	35	10	69	14	16	39
中西医结合临床	130	72	327	72	84	171
中西医结合新专业	5	19	37	19	10	8
药物化学	4	2	11	2	1	8

（续表）

专业名称	授予学位数	招生数	在校学生数			
			合计	一年级	二年级	三年级及以上
药剂学	25	10	50	17	10	23
生药学	6	2	7	3	3	1
药物分析学	2	6	17	6	4	7
药理学	3	4	12	4	3	5
中药学	67	30	205	39	59	107
中药学新专业	5	28	100	28	24	48
社会医学与卫生事业管理	0	1	5	1	0	4
专业学位	**177**	**44**	**179**	**44**	**55**	**80**
临床医学	177	44	179	44	55	80

2012 年全国高等中医药院校其他学生情况

	院校数（所）	结业生数（人）	注册学生数（人）
高等中医药院校总计	—	**15 861**	**10 184**
研究生课程进修班	12	761	2 204
普通预科生	5	0	390
进修及培训	12	9 627	4 754
其中：资格证书培训	5	1 773	83
岗位证书培训	5	3 700	2 753
其中：民族医院校	—	**0**	**0**
普通预科生	0	0	0

2012 年全国高等西医药院校中医药专业

	院校数（所）	毕业生数（人）	招生数（人）	在校学生数（人）	预计毕业生数（人）
设置中医药专业的高等西医药院校总计	—	**14 715**	**18 389**	**61 715**	**16 290**
博士生	7	67	71	246	91
硕士生	31	609	784	1 981	594
普通本科、专科生	77	10 892	14 187	51 510	12 907
成人本专科生	35	3 147	3 347	7 978	2 698

2012 年全国高等非医药院校中医药专业研究生、本科、专科毕业、招生、在校学生数

	机构数（所）	毕业生数（人）	招生数（人）	在校学生数（人）	预计毕业生数（人）
设置中医药专业的高等非医药院校、研究院所总计	—	**9 491**	**11 725**	**36 230**	**9 581**
博士生	14	43	86	260	106
硕士生	46	463	496	1 432	506
普通本科、专科生	90	6 537	7 197	26 790	6 522
成人本专科生	29	2 448	3 946	7 748	2 447

2012年全国高等中医药院校攻读博士学位分专业毕业、招生、在校学生数

单位：人

专业名称	毕业生数		招生数	在校学生数	预计毕业生数
	小计	其中：授学位			
攻读博士学位人员总计	**1 109**	**1 088**	**1 268**	**4 027**	**1 438**
学术型学位	**1 010**	**993**	**1 095**	**3 539**	**1 307**
中医学	19	19	5	53	21
中医基础理论	60	57	51	201	90
中医临床基础	70	72	60	222	93
中医医史文献	32	31	42	137	58
方剂学	34	35	35	99	29
中医诊断学	24	21	21	80	37
中医内科学	181	182	181	586	208
中医外科学	21	19	20	72	30
中医骨伤科学	36	37	24	106	41
中医妇科学	36	36	37	120	44
中医儿科学	10	11	11	27	8
中医五官科学	10	10	6	25	9
针灸推拿学	132	127	153	426	143
民族医学（含：藏医学、蒙医学等）	8	6	16	40	9
中医学新专业	1	2	2	13	6
中西医结合临床	116	108	144	470	181
生药学	7	7	6	20	8
中药学	144	141	159	512	199
中药学新专业	12	13	46	106	19
中西医结合基础	57	59	76	224	74
专业学位	**99**	**95**	**173**	**488**	**131**
临床医学	99	95	173	487	131
中药学	0	0	0	1	0

2012年全国高等中医药院校攻读硕士学位分专业毕业、招生、在校学生数

单位：人

专业名称	毕业生数		招生数	在校学生数	预计毕业生数
	小计	其中：授学位			
攻读硕士学位人员总计	**10 689**	**10 516**	**11 010**	**31 181**	**10 359**
学术型学位	**6 512**	**6 403**	**5 599**	**17 875**	**6 576**
中医学	910	898	618	1 868	889
中医基础理论	123	124	151	404	113
中医临床基础	242	227	231	664	200
中医医史文献	75	75	96	257	67
方剂学	86	83	102	285	96
中医诊断学	60	55	73	175	45
中医内科学	585	572	430	1 773	648
中医外科学	208	198	61	416	170
中医骨伤科学	237	230	103	481	184
中医妇科学	200	196	103	465	197
中医儿科学	110	103	47	228	88
中医五官科学	63	63	17	105	46
针灸推拿学	569	557	485	1 745	597
民族医学（含：藏医学、蒙医学等）	13	13	22	77	23
中医学新专业	33	31	40	111	34
中西医结合基础	165	162	205	520	175
中西医结合临床	597	583	351	1 179	415
中西医结合新专业	1	1	13	53	27
药物化学	88	87	111	319	99
药剂学	242	241	290	841	289
生药学	168	168	116	383	144
药物分析学	184	185	164	519	208
微生物与生化药学	36	38	50	99	41
药理学	128	127	125	396	154
中药学	911	900	869	2 899	1 133
中药学新专业	95	96	115	287	89
社会医学与卫生事业管理	105	112	127	323	106
科学技术哲学	1	1	6	18	6
马克思主义中国化研究	11	11	11	31	13
思想政治教育	13	13	27	62	17
应用心理学	5	5	3	13	6
中国古典文献学	1	1	6	7	0

（续表）

专业名称	毕业生数		招生数	在校学生数	预计毕业生数
	小计	其中：授学位			
生物化工	4	4	8	24	9
生物医学工程	6	6	8	25	8
人体解剖与组织胚胎学	3	3	3	8	3
免疫学	1	1	6	10	2
病理学与病理生理学	2	2	1	8	3
内科学	25	25	25	86	25
老年医学	1	1	3	5	1
神经病学	3	3	16	22	1
影像医学与核医学	37	37	23	51	23
临床检验诊断学	15	15	13	24	10
护理学	75	75	117	274	83
外科学	0	0	30	40	5
眼科学	3	3	11	24	10
肿瘤学	6	6	5	11	4
康复医学与理疗学	15	15	32	84	25
麻醉学	6	6	14	21	6
药学	0	0	6	6	0
药学新专业	0	0	5	5	0
运动医学	0	0	1	1	0
中西医结合	45	45	60	99	39
儿科学	0	0	1	1	0
耳鼻咽喉科学	0	0	1	1	0
妇产科学	0	0	16	16	0
管理科学与工程	0	0	10	10	0
基础医学新专业	0	0	3	3	0
急诊医学	0	0	2	2	0
计算机应用技术	0	0	2	2	0
精神病与精神卫生学	0	0	1	1	0
临床医学	0	0	6	6	0
临床医学新专业	0	0	0	0	0
皮肤病与性病学	0	0	2	2	0
专业学位	**4 177**	**4 113**	**5 411**	**13 306**	**3 783**
中药学	8	8	376	952	142
临床医学	4 169	4 105	5 027	12 332	3 633
护理	0	0	0	8	8
药学	0	0	8	14	0

2012年全国高等中医药院校本科分专业毕业、招生、在校学生数

单位：人

专业名称	年制	毕业生数		招生数	在校学生数	预计毕业生数
		小计	其中：授学位			
本科总计	—	49 688	48 475	65 877	275 679	55 189
国际经济与贸易	2	38	37	0	93	61
	4	405	390	583	1 897	337
保险	4	101	97	175	644	196
法学	4	163	161	257	1 007	214
体育教育	4	215	213	309	1 010	216
社会体育	2	0	0	0	9	6
	4	50	50	226	784	176
运动人体科学	4	35	35	53	203	58
汉语言文学	4	41	41	50	215	54
汉语言	4	40	40	28	118	39
对外汉语	4	61	61	175	446	39
古典文献	4	0	0	0	55	29
英语	2	1	1	0	6	4
	4	770	764	929	3 507	741
	5	93	92	155	667	104
日语	4	46	44	73	202	53
电子商务	4	141	134	52	617	240
音乐学	4	44	42	29	146	46
应用化学	4	33	33	38	164	38
生物科学	2	3	3	0	4	2
	4	144	141	115	493	158
生物技术	4	302	302	349	1 304	261
环境科学	4	20	20	37	66	0
应用心理学	2	2	2	30	51	21
	4	671	667	711	2 871	646
	5	139	139	157	726	205
计算机科学与技术	2	30	30	0	97	29
	4	765	749	924	3 458	809
公共管理类新专业	5	92	92	67	371	87
生物医学工程	4	151	143	231	827	152
医学信息工程	4	40	39	305	645	96
制药工程	2	2	2	0	3	2
	4	1 808	1 780	1 835	7 642	1 725
生物制药	4	0	0	153	386	0

（续表）

专业名称	年制	毕业生数		招生数	在校学生数	预计毕业生数
		小计	其中：授学位			
食品科学与工程	2	0	0	0	1	0
	4	279	275	279	1 106	265
食品质量与安全	2	4	4	0	10	6
	4	64	64	92	253	54
生物工程	4	204	198	224	903	216
植物保护	2	0	0	0	0	0
	4	30	30	0	34	34
预防医学	4	0	0	65	120	0
	5	42	42	279	938	162
卫生检验	2	0	0	0	9	6
	4	38	38	116	466	107
营养学	2	0	0	0	21	8
	4	73	73	141	438	120
临床医学	2	75	75	0	105	66
	3	124	16	0	328	25
	5	2 112	2 068	3 571	14 806	2 497
麻醉学	4	0	0	83	259	47
医学影像学	4	59	59	112	457	93
	5	266	263	473	2 131	330
医学检验	2	84	84	0	168	82
	4	439	436	563	1 907	508
	5	228	228	436	1 658	178
眼视光学	4	55	55	81	290	43
听力学	4	64	63	136	373	61
教育学	4	43	43	39	162	43
康复治疗学	2	7	7	0	39	30
	3	0	0	0	31	4
	4	416	407	923	2 361	407
	5	117	117	223	694	130
口腔医学	3	6	6	0	14	6
	4	0	0	78	279	67
	5	238	236	215	1 069	189
中医学类	5	471	463	377	2 368	500
	6	54	53	29	269	58

（续表）

专业名称	年制	毕业生数		招生数	在校学生数	预计毕业生数
		小计	其中：授学位			
针灸推拿学	2	56	56	0	134	67
	3	314	292	0	935	285
	5	2 684	2 613	4 504	20 103	3 290
	6	53	50	30	232	31
中医学	2	232	222	0	433	243
	3	208	206	0	571	213
	5	6 809	6 610	11 880	50 782	8 226
	6	56	56	57	264	104
	7	1 201	1 205	1 830	7 872	1 089
生物工程类新专业	4	0	0	0	22	0
藏医学	5	99	97	284	984	188
中西医临床医学	2	0	0	0	27	27
	3	146	140	0	675	214
	5	5 771	5 575	6 409	32 412	6 265
	6	39	39	72	317	55
壮医学	5	0	0	58	100	0
护理学类	4	106	106	160	627	123
护理学	2	220	202	0	734	386
	3	46	47	0	122	51
	4	5 131	5 084	7 703	28 400	5 928
	5	1 098	1 019	1 095	5 777	1 140
药学类	4	0	0	0	277	0
药事管理	4	0	0	51	51	0
药学	2	336	335	0	635	290
	4	2 486	2 427	2 962	11 281	2 632
	5	92	92	0	158	50
药物制剂	2	18	18	0	21	15
	4	1 535	1 505	1 761	6 334	1 569
中药学	2	434	407	0	811	444
	4	3 531	3 444	3 679	14 684	3 686
	5	109	105	58	395	85
医疗器械工程	4	0	0	57	57	0
中草药栽培与鉴定	4	81	80	172	598	90
藏药学	4	67	67	50	157	48
	5	35	35	50	275	32
中药资源与开发	4	296	291	603	2 032	311

（续表）

专业名称	年制	毕业生数		招生数	在校学生数	预计毕业生数
		小计	其中：授学位			
中药制药	4	48	43	423	978	92
药学类新专业	4	115	113	59	359	122
信息管理与信息系统	4	306	299	624	2 016	326
人力资源管理	4	54	52	60	221	53
工商管理	2	0	0	0	7	5
	4	426	417	367	1 792	581
市场营销	2	207	204	0	335	166
	4	1 279	1 272	1 840	6 596	1 465
医学技术	2	0	0	0	1	0
	4	53	53	44	189	55
物流管理	4	0	0	29	55	0
公共事业管理	2	8	8	0	7	3
	4	1 720	1 697	2 139	8 344	1 834
	5	59	59	56	261	57
劳动与社会保障	4	86	86	51	221	67
文化产业管理	4	0	0	79	207	0

2012年全国高等中医药院校专科分专业毕业、招生、在校学生数

单位：人

专业名称	年制	毕业生数	招生数	在校学生数	预计毕业生数
专科总计	—	**27 045**	**25 678**	**84 392**	**28 932**
中草药栽培技术	3	22	46	64	18
生物制药技术	3	0	59	210	68
中药制药技术	2	143	0	260	136
	3	690	717	2 047	692
药物制剂技术	2	343	0	394	229
	3	290	477	1 051	236
药品质量检测技术	3	136	160	478	158
药品经营与管理	3	112	209	576	106
药品电子仪器与维护	3	16	21	66	26
计算机应用技术	2	63	0	60	60
计算机信息管理	2	112	41	41	0
	3	36	74	174	48

（续表）

专业名称	年制	毕业生数	招生数	在校学生数	预计毕业生数
软件技术	2	53	0	0	0
图形图像制作	2	66	0	20	20
食品营养与检测	3	54	6	57	10
营养与食品卫生	3	19	36	174	67
医疗保险实务	3	0	0	20	13
市场营销	3	66	147	336	81
医药营销	2	6	0	36	9
	3	472	431	1 373	535
连锁经营管理	3	13	0	0	0
临床医学	2	51	0	58	16
	3	1 835	2 235	7 007	2 510
口腔医学	3	286	330	993	309
中医学	2	70	0	357	72
	3	3 044	2 886	8 669	2 860
藏医学	3	104	0	253	109
维医学	3	265	216	990	252
针灸推拿	2	63	0	553	163
	3	2 831	2 621	8 539	2 943
中医骨伤	3	436	437	1 171	381
护理	2	842	0	2 768	1 218
	3	7 741	7 651	24 542	8 736
助产	3	588	610	1 868	556
涉外护理	3	0	65	65	0
中药	2	133	0	323	136
	3	1 233	1 304	3 931	1 240
药学	3	1 208	1 190	3 571	1 183
维药学	3	58	64	276	72
医学检验技术	3	828	920	2 550	760
医学生物技术	3	37	37	125	45
医学影像技术	3	302	503	1 229	316
眼视光技术	3	0	30	30	0
康复治疗技术	2	26	0	35	0
	3	701	742	2 093	664
口腔医学技术	3	0	128	152	0
医学营养	3	163	146	466	185
医疗美容技术	3	899	948	3 334	1 234
卫生检验与检疫技术	3	71	105	279	113
医学技术类新专业	3	169	0	0	0

（续表）

专业名称	年制	毕业生数	招生数	在校学生数	预计毕业生数
卫生监督	3	51	0	91	49
卫生信息管理	3	43	0	71	37
公共卫生管理	3	0	28	60	18
旅游管理	3	74	57	198	95
涉外旅游	3	17	0	0	0
家政服务	3	11	1	4	0
社区康复	3	0	0	20	0
心理咨询	3	0	0	0	0
应用英语	3	30	0	0	0
应用日语	3	24	0	93	46
社会体育	3	68	0	139	71
体育保健	3	31	0	52	31

2012 年全国高等西医药院校攻读中医类博士学位分专业毕业、招生、在校学生数

单位：人

专业名称	毕业生数		招生数	在校学生数	预计毕业生数
	小计	其中：授学位			
攻读博士学位人员总计	**67**	**63**	**71**	**246**	**91**
学术型学位	**67**	**63**	**71**	**246**	**91**
中医诊断学	1	0	3	8	2
中医骨伤科学	0	0	0	1	0
针灸推拿学	0	0	0	3	0
中西医结合基础	11	11	14	41	13
中西医结合临床	33	31	25	90	38
中西医结合新专业	1	1	4	18	9
中药学	6	5	11	35	7
中药学新专业	15	15	14	50	22

2012 年全国高等西医药院校攻读中医类硕士学位分专业毕业、招生、在校学生数

单位：人

专业名称	毕业生数		招生数	在校学生数	预计毕业生数
	小计	其中：授学位			
攻读硕士学位人员总计	**609**	**591**	**784**	**1 981**	**594**
学术型学位	**600**	**582**	**481**	**1 515**	**556**
中医基础理论	5	5	3	6	2
中医临床基础	22	19	40	99	29
中医医史文献	0	0	3	6	0
方剂学	2	2	3	20	8
中医诊断学	2	2	5	11	3
中医内科学	60	59	34	102	41
中医外科学	14	14	2	3	0
中医骨伤科学	1	1	4	6	1
中医妇科学	1	1	1	2	1

（续表）

专业名称	毕业生数		招生数	在校学生数	预计毕业生数
	小计	其中：授学位			
中医儿科学	2	2	0	2	2
针灸推拿学	29	29	24	77	26
民族医学（含：藏医学、蒙医学等）	27	18	24	79	31
中西医结合基础	28	28	35	90	28
中西医结合临床	197	195	99	381	155
中药学	130	127	125	425	168
中药学新专业	80	80	79	206	61
专业学位	**9**	**9**	**303**	**466**	**38**
临床医学	0	0	70	138	28
中药学	9	9	233	328	10

2012 年全国高等西医药院校本科中医药专业毕业、招生、在校学生数

单位：人

专业名称	年制	毕业生数		招生数	在校学生数	预计毕业生数
		小计	其中：授学位			
本科总计	**—**	**5 380**	**5 220**	**6 473**	**29 228**	**5 859**
国际经济与贸易	4	129	128	0	188	188
临床医学	5	62	62	101	558	94
	7	34	34	0	28	28
中医学	2	11	4	0	0	0
	3	2	2	0	26	0
	5	1 184	1 144	1 743	8 790	1 434
针灸推拿学	2	0	0	0	5	0
	3	0	0	0	15	0
	5	374	350	794	3 159	515
制药工程	4	33	33	49	182	50
维医学	2	0	0	0	6	0
	5	46	45	56	351	45
蒙医学	3	0	0	0	4	0
	5	78	76	208	724	120
中西医临床医学	3	118	117	0	105	27
	5	1 026	986	1 288	6 350	1 214
哈医学	5	0	0	0	29	0
护理学	4	0	0	0	26	26
中药学	2	58	58	0	113	55
	4	1 885	1 847	1 730	6 996	1 743
	5	34	33	65	273	28
中草药栽培与鉴定	4	63	63	0	66	66
中药资源与开发	4	190	187	223	715	188
蒙药学	4	53	51	40	153	38
中药制药	4	0	0	58	124	0
药学类新专业	4	0	0	118	242	0

2012年全国高等西医药院校专科中医药分专业毕业、招生、在校学生数

单位：人

专业名称	年制	毕业生数	招生数	在校学生数	预计毕业生数
专科总计	—	**5 512**	**7 714**	**22 282**	**7 048**
中药制药技术	2	196	133	341	145
	3	745	553	1 804	740
中医学	2	400	0	527	240
	3	799	2 004	5 834	1 909
蒙医学	3	31	98	307	103
医学技术类新专业	3	122	189	482	147
针灸推拿	2	33	0	109	41
	3	993	1 587	4 245	1 229
中医骨伤	2	42	0	71	35
	3	277	306	920	289
临床医学类新专业	2	0	0	3	3
中药	2	32	0	340	173
	3	1 688	2 555	6 646	1 799
中药鉴定与质量检测技术	3	54	49	179	99
现代中药技术	3	100	213	447	96
中医保健康复技术	3	0	27	27	0

2012年全国高等非医药类院校攻读博士学位分专业毕业、招生、在校学生数

单位：人

专业名称	毕业生数		招生数	在校学生数	预计毕业生数
	小计	其中：授学位			
攻读博士学位人员总计	**43**	**35**	**86**	**260**	**106**
学术型学位	**41**	**34**	**77**	**246**	**103**
民族医学（含：藏医学、蒙医学等）	1	1	1	10	6
中西医结合	1	1	2	20	14
中西医结合基础	6	4	7	23	12
中西医结合临床	25	22	40	132	50
中药学	5	5	3	26	17
中药学新专业	3	1	24	35	4
专业学位	**2**	**1**	**9**	**14**	**3**
临床医学	2	1	9	14	3

2012 年全国高等非医药类院校攻读硕士学位分专业毕业、招生、在校学生数

单位：人

专业名称	毕业生数		招生数	在校学生数	预计毕业生数
	小计	其中：授学位			
攻读硕士学位人员总计	**463**	**456**	**496**	**1 432**	**506**
学术型学位	**457**	**450**	**376**	**1 210**	**436**
中医基础理论	7	7	7	33	8
中医临床基础	0	0	1	1	0
中医内科学	41	39	30	95	36
中医骨伤科学	0	0	3	4	0
中医妇科学	0	0	1	1	0
针灸推拿学	0	0	4	4	0
民族医学（含：藏医学、蒙医学等）	31	31	15	73	29
中西医结合基础	18	17	14	39	13
中西医结合临床	146	147	84	288	123
中西医结合	0	0	0	1	1
中西医结合新专业	1	1	0	1	0
中药学	166	162	183	543	177
中药学新专业	47	46	34	127	49
专业学位	**6**	**6**	**120**	**222**	**70**
临床医学	5	5	19	41	8
口腔医学	1	1	2	4	2
中药学	0	0	99	177	60

2012 年全国高等非医药院校本科中医药专业毕业、招生、在校学生数

单位：人

专业名称	年制	毕业生数		招生数	在校学生数	预计毕业生数
		小计	其中：授学位			
本科总计	**—**	**3 348**	**3 268**	**3 939**	**17 017**	**3 345**
中医学	3	264	261	0	409	169
	5	629	625	855	3 809	636
针灸推拿学	3	20	20	0	43	14
	5	199	197	234	1 103	214
蒙医学	5	112	112	140	764	111
藏医学	5	41	39	74	333	39
中西医临床医学	3	9	9	0	23	7
	4	0	0	52	120	0
	5	222	216	484	2 117	247

（续表）

专业名称	年制	毕业生数		招生数	在校学生数	预计毕业生数
		小计	其中：授学位			
护理学	4	0	0	35	61	0
中药学	2	10	10	0	20	6
	4	1 222	1 187	1 371	5 467	1 303
中草药栽培与鉴定	4	234	225	229	1 084	255
藏药学	4	46	39	0	102	46
中药资源与开发	4	271	261	399	1 311	239
蒙药学	4	28	28	30	142	19
药学（藏西医结合方向）	4	41	39	36	109	40

2012年全国高等非医药院校专科中医药分专业毕业、招生、在校学生数

单位：人

专业名称	年制	毕业生数	招生数	在校学生数	预计毕业生数
专科总计	—	**3 189**	**3 258**	**9 773**	**3 177**
中医学	2	17	0	15	5
	3	884	1 001	2 752	888
蒙医学	2	0	0	23	0
	3	0	17	44	23
蒙药学	3	0	13	13	0
医学技术类新专业	2	44	0	77	29
针灸推拿	2	11	0	201	5
	3	509	466	1 552	543
中医骨伤	3	118	113	266	82
傣医学	3	48	31	114	52
护理	3	0	22	132	44
中药	2	148	0	445	285
	3	1 410	1 595	4 139	1 221

2012年全国高等中医药院校留学生基本情况

单位：人

项目	毕（结）业生数	授予学位数	招生数	在校学生数
总计	**2 179**	**1 113**	**1 590**	**5 393**
其中：女	1 083	521	769	2 495
分层次统计：				
博士	82	73	104	383
硕士	172	168	261	812
本科	910	872	670	3 704
专科	2	0	0	12
培训	1 013	0	555	482

（续表）

项目	毕（结）业生数	授予学位数	招生数	在校学生数
分大洲统计：				
亚洲	1 654	984	1 234	4 595
非洲	29	18	48	106
欧洲	159	31	111	287
北美洲	222	46	133	248
南美洲	68	7	51	69
大洋洲	47	27	13	88
分资助类型统计：				
国际组织资助	0	0	0	0
中国政府资助	88	60	109	310
本国政府资助	0	0	0	4
学校间交换	7	0	4	5
自费	2 084	1 053	1 477	5 074

2012 年全国高等中医药院校教职工数

单位：人

	教职工数									另有其他人员		
	合计	校本部教职工					科研机构人员	校办企业职工	其他附设机构人员	合计	其中：	
		小计	专任教师	行政人员	教辅人员	工勤人员					聘请校外教师	离退休人员
总计	**39 265**	**34 280**	**24 448**	**4 316**	**3 155**	**2 361**	**343**	**521**	**4 121**	**21 556**	**8 546**	**13 010**
其中：女	19 700	16 932	12 637	1 958	1 715	622	165	231	2 372	10 841	3 872	6 969
聘任制	8 196	6 321	4 705	761	528	327	2	169	1 704	0	0	0
其中：女	4 405	3 111	2 392	344	277	98	0	91	1 203	0	0	0

2012 年全国高等中医药院校教职工数（分职称）

单位：人

	教职工数								
	合计	校本部教职工					科研机构人员	校办企业职工	其他附设机构人员
		小计	专任教师	行政人员	教辅人员	工勤人员			
总　计	**39 265**	**34 280**	**24 448**	**4 316**	**3 155**	**2 361**	**343**	**521**	**4 121**
正高级	4 379	4 176	3 971	146	47	12	49	6	148
副高级	8 835	8 325	7 305	465	448	107	76	30	404
中级	12 563	11 295	8 415	1 435	1 296	149	111	88	1 069
初级	7 561	5 906	3 827	1 162	803	114	49	76	1 530
无职称	5 927	4 578	930	1 108	561	1 979	58	321	970

2012年全国高等中医药院校聘任制教职工数（分职称）

单位：人

	教职工数								
	合计	校本部教职工					科研机构人员	校办企业职工	其他附设机构人员
		小计	专任教师	行政人员	教辅人员	工勤人员			
总　计	**8 196**	**6 321**	**4 705**	**761**	**528**	**327**	**2**	**169**	**1 704**
正高级	872	857	803	39	15	0	0	0	15
副高级	1 263	1 258	1 141	61	56	0	1	0	4
中级	1 872	1 822	1 481	151	147	43	1	11	38
初级	2 520	1 559	1 056	271	172	60	0	12	949
无职称	1 669	825	224	239	138	224	0	146	698

2012年全国高等中医药院校授课专任、聘请校外教师岗位分类情况

单位：人

	本年授课专任教师				本学年授课聘请校外教师			
	合计	公共课基础课	专业课		合计	公共课基础课	专业课	
			小计	其中：双师型			小计	其中：双师型
总　计	**24 203**	**6 852**	**17 351**	**2 225**	**8 546**	**1 500**	**7 046**	**1 027**
其中：女	12 511	3 782	8 729	1 102	3 872	732	3 140	457
正高级	3 962	662	3 300	495	2 387	263	2 124	401
副高级	7 252	1 701	5 551	847	3 297	525	2 772	367
中级	8 298	2 786	5 512	883	2 244	480	1 764	259
初级	3 799	1 322	2 477	0	538	187	351	0
无职称	892	381	511	0	80	45	35	0

2012年全国高等中医药院校未授课专任教师情况

单位：人

	合计	进修	科研	病休	其他
总　计	**245**	**164**	**5**	**3**	**73**
其中：女	126	79	3	2	42
正高级	9	7	0	0	2
副高级	53	45	1	0	7
中级	117	90	4	2	21
初级	28	22	0	1	5
无职称	38	0	0	0	38

2012年全国高等中医药院校专任教师学历情况

单位：人

	总计	博士研究生	硕士研究生	本科	专科及以下
专任教师	**24 448**	**4 140**	**9 517**	**10 283**	**508**
其中：女	12 637	1 933	5 268	5 163	273
正高级	3 971	1 035	917	1 954	65
副高级	7 305	1 470	1 893	3 803	139
中级	8 415	1 467	3 867	2 933	148
初级	3 827	102	2 382	1 281	62
未定职级	930	66	458	312	94

2012 年全国高等中医药院校聘请校外教师学历情况

单位：人

	总计	博士研究生	硕士研究生	本科	专科及以下
聘请校外教师总计	**8 546**	**1 001**	**2 660**	**4 186**	**699**
其中：女	3 872	374	1 104	1 927	467
正高级	2 387	416	794	1 156	21
副高级	3 297	355	874	1 886	182
中级	2 244	204	721	834	485
初级	538	21	217	289	11
未定职级	80	5	54	21	0
聘请校外教师中：外教	56	9	18	20	9
其他高校	1 027	185	400	408	34

2012 年全国高等中医药院校专任教师按职称分年龄情况

单位：人

	合　计	30 岁及以下	31 ~ 40 岁	41 ~ 50 岁	51 ~ 60 岁	61 岁及以上
总　计	**24 448**	**4 586**	**9 708**	**6 901**	**2 975**	**278**
其中：女	12 637	2 956	5 195	3 181	1 220	85
正高级	3 971	0	115	2 025	1 595	236
副高级	7 305	17	2 337	3 768	1 147	36
中级	8 415	1 425	5 821	984	179	6
初级	3 827	2 418	1 283	88	38	0
未定职级	930	726	152	36	16	0

2012 年全国高等中医药院校专任教师按学历分年龄情况

单位：人

	合　计	30 岁及以下	31 ~ 40 岁	41 ~ 50 岁	51 ~ 60 岁	61 岁及以上
总　计	**24 448**	**4 586**	**9 708**	**6 901**	**2 975**	**278**
博士研究生	4 140	326	2 145	1 404	258	7
硕士研究生	9 517	2 726	4 563	1 656	531	41
本科	10 283	1 481	2 929	3 669	1 991	213
专科及以下	508	53	71	172	195	17

2012 年全国高等中医药院校专任教师所教专业情况

单位：人

	总计	哲学	经济学	法学	教育学	文学	历史学	理学	工学	农学	医学	管理学
总　计	**24 448**	**620**	**240**	**331**	**1 144**	**1 487**	**94**	**1 560**	**918**	**67**	**17 292**	**695**
正高级	3 971	51	18	18	58	66	8	212	75	10	3 399	56
副高级	7 305	165	65	79	271	336	38	410	220	11	5 549	161
中级	8 415	245	92	147	421	653	31	603	428	21	5 484	290
初级	3 827	141	42	75	310	365	14	286	151	19	2 281	143
无职称	930	18	23	12	84	67	3	49	44	6	579	45

2012年全国高等中医药院校专任教师变动情况（一）

单位：人

	上学年初报表专任教师数	本学年初报表专任教师数	减少教师数			
			合计	自然减员	调离教师岗位	其他
专任教师总计	**23 492**	**24 448**	**780**	**271**	**96**	**413**
其中：女	12 039	12 637	393	107	48	238

2011年全国高等中医药院校专任教师变动情况（二）

单位：人

	增加教师数							
	合计	录用毕业生			外单位教师调入		校内外非教师调入	
		小计	其中：研究生		小计	其中：高校调入	小计	其中：本校调整
			小计	本校毕业				
专任教师总计	**1 736**	**1 061**	**891**	**170**	**329**	**215**	**346**	**179**
其中：女	991	663	564	105	138	71	190	118

2012年全国高等中医药院校研究生指导教师情况（一）

单位：人

		合计	30岁及以下	30～35岁	36～40岁	41～45岁
总　计		**10 568**	**1**	**246**	**1 118**	**2 266**
其中：女		3 889	1	93	488	851
分职称	正高级	6 051	1	58	115	794
	副高级	4 464	0	186	1 000	1 454
	中级	53	0	2	3	18
分指导关系	博士导师	767	0	1	12	41
	硕士导师	8 876	1	244	1 095	2 138
	博士、硕士导师	925	0	1	11	87

2012年全国高等中医药院校研究生指导教师情况（二）

单位：人

		合计	46～50岁	51～55岁	56～60岁	60岁以上
总　计		**3 500**	**1 707**	**1 152**	**340**	**238**
其中：女		1 298	647	372	89	50
分职称	正高级	2 284	1 379	944	299	177
	副高级	1 203	321	205	38	57
	中级	13	7	3	3	4
分指导关系	博士导师	240	151	137	88	97
	硕士导师	2 948	1 399	835	156	60
	博士、硕士导师	312	157	180	96	81

2012 年全国高等中医药院校资产情况（一）

	占地面积（m^2）			图书（万册）		计算机数（台）	
	合计	其中：绿化用地面积	其中：运动场地面积	合计	当年新增	合计	教学用计算机数
学校产权	25 587 601	7 579 598	1 791 123	3 078. 60	204. 19	86 754	63 477
非学校产权	3 804 922	784 589	92 059	96. 11	5. 75	2 277	2 277
1. 独立使用	2 501 050	446 330	77 059	69. 16	5. 75	120	120
2. 共同使用	1 303 872	338 259	15 000	26. 95	0. 00	2 157	2 157

2012 年全国高等中医药院校资产情况（二）

	多媒体教室座位数（个）	语音实验室座位数（个）	固定资产总值（万元）				
			合计	其中：教学、科研仪器设备资产		其中：信息化设备资产	
				小计	当年新增	小计	其中软件
学校产权	373 934	23 007	1 792 360. 46	407 015. 15	58 364. 32	84 070. 17	8 482. 70
非学校产权	4 454	1 203	27 841. 74	4 215. 50	27. 04	0. 00	0. 00
1. 独立使用	72	64	9 653. 14	2 617. 50	27. 04	0. 00	0. 00
2. 共同使用	4 382	1 139	18 188. 60	1 598. 00	0. 00	0. 00	0. 00

2012 年全国高等中医药院校信息化建设情况（一）

	上学年度信息化经费投入（万元）			网络信息点数（个）		校园网出口总带宽（Mbps）
	合计	其中：建设经费	其中：运行经费	合计	其中：无线接入	
合计	44 993. 67	8 133. 32	36 687. 85	222 111	13 987	20 352. 00

2011 年全国高等中医药院校信息化建设情况（二）

	上网课程数（门）	电子邮件系统用户数（个）	管理信息系统数据总量（GB）	数字资源量（GB）		信息化培训人次(人次)	信息化工作人员数(人)
				小计	其中：电子图书		
合计	2 995	44 358	33 129. 76	809 433. 88	285 962. 52	11 792	670

2012年全国高等中医药院校房屋面积情况

单位：平方米

	学校产权建筑面积				正在施工面积	非学校产权建筑面积		
	合计	其中：危房	当年新增	被外单位借用		小计	独立使用	共同使用
总　计	**11 259 574**	**29 977**	**729 138**	**27 499**	**1 303 290**	**1 795 232**	**1 143 906**	**651 326**
一、教学及辅助用房	5 154 457	22 007	404 695	0	557 012	1 123 364	598 965	524 399
其中：教室	1 679 856	7 377	135 359	0	272 116	233 929	214 829	19 100
图书馆	657 762	0	22 776	0	110 576	77 242	46 242	31 000
实验室、实习场所	2 050 755	13 228	194 083	0	108 213	774 462	309 557	464 905
专用科研用房	289 267	0	0	0	42 692	5 000	2 000	3 000
体育馆	313 100	0	30 670	0	20 630	22 358	16 564	5 794
会堂	163 717	1 402	21 807	0	2 785	10 373	9 773	600
二、行政办公用房	758 615	7 564	46 426	0	20 777	58 810	56 810	2 000
三、生活用房	3 793 414	406	275 368	27 499	547 331	613 058	488 131	124 927
其中：学生宿舍（公寓）	2 928 484	0	254 054	9 983	455 576	550 425	434 298	116 127
学生食堂	358 975	0	9 750	0	52 923	42 090	34 290	7 800
教工单身宿舍	71 928	0	0	0	25 522	4 863	4 863	0
教工食堂	25 135	0	5 153	0	0	677	677	0
生活福利及其他用房	408 892	406	6 411	17 516	13 310	15 003	14 003	1 000
四、教工住宅	1 256 970	0	0	0	121 280	0	0	0
五、其他用房	296 118	0	2 649	0	56 890	0	0	0

2012年全国中等中医药院校数及开设中医药专业的中等西医药院校、中等非医药院校机构数

单位：所

	中等中医药院校	设置中医药专业的中等西医药院校	设置中医药专业的中等非医药院校
总　计	**52**	**221**	**66**
其中：调整后中等职业学校	5	42	1
中等技术学校	25	87	12
成人中等专业学校	2	11	1
职业高中学校	6	46	25
附设中职班	11	30	25
其他机构	3	5	2

2012年全国中等中医药学校按学生类别分毕业、招生、在校学生数

	学校数（所）	毕业生数(人)	招生数（人）	在校学生数（人）	预计毕业生数(人)
中等中医药学校总计	**—**	**40 700**	**43 439**	**126 707**	**40 230**
其中：民族医学校	5	1 397	1 564	5 325	2 360
调整后中职全日制学生	5	2 109	3 358	10 062	2 219
调整后中职非全日制学生	0	0	0	0	0
普通中专学生	38	33 535	36 867	106 530	34 171
成人中专全日制学生	5	3 914	2 412	7 864	3 175
成人中专非全日制学生	1	321	0	0	0
职业高中学生	7	821	802	2 251	665

2012年全国中等中医药学校分专业毕业、招生、在校学生数

单位：人

专业名称	毕业生数	招生数	在校学生数					预计毕业生数
			小计	一年级	二年级	三年级	四年级及以上	
总　计	**40 700**	**43 439**	**126 707**	**43 440**	**39 381**	**41 115**	**2 771**	**40 230**
果蔬花卉生产技术	0	0	47	0	0	47	0	47
中草药种植	0	0	43	0	0	43	0	43
建筑装饰	79	60	189	60	56	73	0	73
数控技术应用	52	250	531	250	146	135	0	135
计算机应用	89	264	586	264	179	143	0	143
计算机网络技术	0	6	47	6	27	14	0	14
软件与信息服务	69	0	27	0	0	27	0	27
电子技术应用	42	52	133	52	48	33	0	33
护理	16 154	19 236	57 689	19 236	17 956	18 503	1 994	18 282
助产	703	917	2 749	917	845	933	54	940
农村医学	2 901	770	4 591	770	1 327	2 380	114	2 808
营养与保健	1	0	0	0	0	0	0	0
康复技术	114	235	541	235	148	158	0	139
医学检验技术	384	417	1 156	417	312	427	0	468
医学影像技术	118	186	606	186	202	218	0	218
口腔修复工艺	136	88	296	88	78	130	0	130
药剂	2 215	3 768	10 056	3 768	3 388	2 900	0	2 826
中医护理	3 531	5 283	12 393	5 283	3 454	3 656	0	3 652
中医	5 849	4 578	13 928	4 578	4 380	4 381	589	3 559
藏医医疗与藏药	462	62	161	62	46	53	0	53
维医医疗与维药	0	200	600	200	200	200	0	200
蒙医医疗与蒙药	32	0	37	0	37	0	0	0
中医康复保健	614	610	2 312	610	840	862	0	917
中药	1 377	1 201	4 150	1 201	1 146	1 783	20	1 620
中药制药	327	571	1 456	572	435	449	0	411
制药技术	0	149	195	149	46	0	0	0
药品食品检验	0	57	119	57	46	16	0	16
制药设备维修	0	0	46	0	18	28	0	0
医药卫生类新专业	291	235	582	235	93	254	0	254
会计	670	716	2 197	716	735	746	0	746
市场营销	78	47	161	47	67	47	0	47
电子商务	27	17	51	17	15	19	0	19
财经商贸类新专业	36	11	36	11	17	8	0	8
工艺美术	20	20	50	20	18	12	0	12
学前教育	14	414	1 130	414	432	284	0	284
其他新专业	1 822	1 171	3 575	1 171	1 199	1 205	0	1 205
服装制作与生产管理	0	0	18	0	18	0	0	0
临床医学	373	616	1 701	616	612	473	0	473
口腔医学	1 838	394	807	394	330	83	0	83
公共卫生与预防医学	5	0	12	0	0	12	0	12
法医学类	20	12	35	12	8	15	0	15
护理学类	70	55	148	55	51	42	0	42
药学类	0	41	71	41	28	2	0	2
生物技术制药	0	19	31	19	12	0	0	0
医药卫生类	81	458	845	458	182	205	0	85
管理科学与工程类	106	253	573	253	204	116	0	189

2012年全国中等西医药学校中医药专业按学生类别分毕业、招生、在校学生数

	学校数（所）	毕业生数(人)	招生数（人）	在校学生数（人）	预计毕业生数(人)
设置中医药专业的中等西医药学校总计	—	**23 060**	**17 977**	**56 048**	**19 288**
调整后中职全日制学生	62	3 986	3 532	12 593	4 732
调整后中职非全日制学生	7	1 660	77	667	302
普通中专学生	170	12 884	9 645	29 820	10 156
成人中专全日制学生	11	330	216	677	301
成人中专非全日制学生	5	508	402	435	89
职业高中学生	56	3 692	4 105	11 856	3 708

2012年全国中等西医药学校中医药专业分专业毕业、招生、在校学生数

单位：人

专业名称	毕业生数	招生数	在校学生数					预计毕业生数
			小计	一年级	二年级	三年级	四年级及以上	
总　计	**23 060**	**17 977**	**56 048**	**17 984**	**18 301**	**19 176**	**587**	**19 288**
护理	0	0	9	0	9	0	0	0
药剂	157	0	158	0	11	147	0	124
中医护理	1 781	1 519	3 192	1 520	913	715	44	713
中医	8 274	2 816	12 603	2 816	3 463	6 287	37	6 393
藏医医疗与藏药	2 198	1 453	4 775	1 453	1 579	1 702	41	1 598
蒙医医疗与蒙药	90	39	204	39	112	53	0	53
中医康复保健	1 761	1 937	6 939	1 939	2 901	2 050	49	2 272
中药	6 005	7 319	19 797	7 323	6 387	5 700	387	5 683
中药制药	2 647	2 699	7 658	2 699	2 682	2 277	0	2 320
医药卫生类新专业	147	195	713	195	244	245	29	132

2012年全国中等非医药学校中医药专业按学生类别分毕业、招生、在校学生数

	学校数（所）	毕业生数(人)	招生数（人）	在校学生数（人）	预计毕业生数(人)
设置中医药专业的中等非医药学校总计	—	**3 357**	**3 522**	**9 575**	**3 013**
调整后中职全日制学生	2	28	13	39	5
调整后中职非全日制学生	0	0	0	0	0
普通中专学生	41	1 791	1 892	4 729	1 321
成人中专全日制学生	7	258	93	517	210
成人中专非全日制学生	2	0	242	439	62
职业高中学生	30	1 280	1 282	3 851	1 415

2012年全国中等非医药学校中医药专业分专业毕业、招生、在校学生数

单位：人

专业名称	毕业生数	招生数	在校学生数					预计毕业生数
			小计	一年级	二年级	三年级	四年级及以上	
总　计	**3 357**	**3 522**	**9 575**	**3 522**	**3 124**	**2 929**	**0**	**3 013**
中医	579	692	1 470	692	515	263	0	263
中医护理	158	192	466	192	95	179	0	179
中医康复保健	399	557	1 391	557	371	463	0	419
中药	1 000	865	2 730	865	923	942	0	978
中药制药	1 150	1 051	3 126	1 051	1 076	999	0	1 091
针灸推拿	71	165	392	165	144	83	0	83

2012年全国中等中医药学校培训学生情况

单位：人

	总计	其中：少数民族	一周至一个月以下	一个月至半年以下	半年以上	总计中：		总计中：		
						资格证书培训	岗位证书培训	第一产业培训	第二产业培训	第三产业培训
结业生数	14 312	173	1 561	9 363	3 388	5 942	8 268	4 468	4 050	5 794
注册学生数	19 222	1 210	4 300	14 317	605	10 829	5 644	4 468	4 050	10 704

2012年全国中等中医药学校教职工数

单位：人

	教职工数								聘请校外教师
	合计	校本部教职工					校办企业职工	其他附设机构人员	
		小计	专任教师	行政人员	教辅人员	工勤人员			
总　计	**4 267**	**4 140**	**2 970**	**523**	**281**	**366**	**31**	**96**	**781**
其中：女	2 144	2 068	1 578	209	140	141	15	61	432
聘任制	1 013	1 001	877	43	42	39	12	0	0
其中：女	563	555	505	16	20	14	8	0	0

2012年全国中等中医药学校教职工数（分职称）

单位：人

	教职工数								聘请校外教师
	合计	校本部教职工					校办企业职工	其他附设机构人员	
		小计	专任教师	行政人员	教辅人员	工勤人员			
总　计	**4 267**	**4 140**	**2 970**	**523**	**281**	**366**	**31**	**96**	**781**
正高级	70	70	51	18	1	0	0	0	172
副高级	855	853	760	79	14	0	0	2	215
中级	1 377	1 376	1 080	176	115	5	1	0	257
初级	1 170	1 166	897	146	96	27	4	0	130
无职称	795	675	182	104	55	334	26	94	7

2012年全国中等中医药学校聘任制教职工数（分职称）

单位：人

	教职工数								聘请校外教师
	合计	校本部教职工					校办企业职工	其他附设机构人员	
		小计	专任教师	行政人员	教辅人员	工勤人员			
总　计	**1 013**	**1 001**	**877**	**43**	**42**	**39**	**12**	**0**	**0**
正高级	7	7	6	1	0	0	0	0	0
副高级	240	240	238	2	0	0	0	0	0
中级	328	328	304	7	17	0	0	0	0
初级	248	246	221	13	12	0	2	0	0
无职称	190	180	108	20	13	39	10	0	0

2012年全国中等中医药学校不同职称专任教师的学历构成

单位：%

	合计	博士	硕士	本科	专科及以下
总　计	**100.00**	**0.27**	**8.65**	**78.65**	**12.42**
正高级	100.00	5.88	11.76	80.39	1.96
副高级	100.00	0.39	11.18	83.95	4.47
中级	100.00	0.09	8.43	76.11	15.37
初级	100.00	0.11	4.35	82.16	13.38
无职称	100.00	0.00	19.78	53.85	26.37
其中：实习指导课教师	100.00	0.00	6.67	84.44	8.89

2012年全国中等中医药学校不同职称专任教师的年龄构成

单位：%

	合　计	30岁及以下	31~40岁	41~50岁	51~60岁	61岁及以上
总计	**100.00**	**22.12**	**44.24**	**26.57**	**6.57**	**0.51**
正高级	100.00	0.00	1.96	52.94	35.29	9.80
副高级	100.00	0.00	21.58	61.18	16.71	0.53
中级	100.00	9.91	61.57	23.70	4.35	0.46
初级	100.00	45.37	50.50	3.68	0.33	0.11
无职称	100.00	78.57	17.03	4.40	0.00	0.00

2012年全国中等中医药学校资产情况（一）

	占地面积（平方米）			图书藏量			
	合计	其中：绿化用地面积	其中：运动场地面积	图书（册）		数字资源量（GB）	
				合计	当年新增	合计	电子图书（GB）
学校产权	1 988 312	461 112	304 701	2 168 156	40 510	10 060	8 355
非学校产权	410 307	100 505	37 359	317 700	5 000	322	98
1. 独立使用	124 898	57 900	7 760	125 000	5 000	112	98
2. 共同使用	285 409	42 605	29 599	192 700	0	210	0

2012年全国中等中医药学校资产情况（二）

	多媒体教室座位数（个）	语音实验室座位数（个）	固定资产总值（万元）		
			合计	其中：教学、实习仪器设备资产值	
				小计	当年新增
学校产权	29 559	8 257	160 346.83	22 490.15	2 579.65
非学校产权	364	63	7 210.40	870.33	2.00
1. 独立使用	300	0	1 120.40	76.00	2.00
2. 共同使用	64	63	6 090.00	794.33	0.00

2012年全国中等中医药学校资产情况（三）

	上学年度信息化经费投入（万元）				网络信息点数（个）	
	合计	其中：			合计	其中：无线接入
		硬件设施	数字资源建设	信息技术培训		
合计	1 104.33	988.36	71.82	41.65	6 566	963

校园网出口总带宽（Mbps）	上网课程数（门）	数字资源量（GB）		受过信息技术相关培训的专任教师（人次）	信息化工作人员数（人）
		小计	其中：电子图书		
2 056	152	8 033	3 948	1 054	168

2012年全国中等中医药学校房屋面积情况

单位：平方米

	学校产权建筑面积				正在施工面积	非学校产权建筑面积		
	合计	其中：				小计	独立使用	共同使用
		危房	当年新增	被外单位借用				
总计	**1 082 444**	**2 489**	**6 398**	**0**	**52 550**	**236 178**	**109 057**	**127 121**
一、教学及辅助用房	485 431	1 356	0	0	23 266	118 982	43 581	75 401
其中：教室	247 926	1 356	0	0	6 000	62 585	16 306	46 279
图书馆	43 667	0	0	0	12 266	20 310	9 857	10 453
实验室、实习场所	170 324	0	0	0	0	21 705	12 346	9 359
体育馆	11 736	0	0	0	5 000	12 831	4 652	8 179
会堂	11 778	0	0	0	0	1 551	420	1 131
二、行政办公用房	70 229	0	0	0	6 132	3 660	2 958	702
三、生活用房	438 540	1 133	6 398	0	23 152	106 131	55 113	51 018
其中：学生宿舍（公寓）	303 652	752	6 078	0	16 350	76 435	43 735	32 700
学生食堂	59 218	241	320	0	6 242	25 398	7 971	17 427
教工单身宿舍	28 151	0	0	0	0	1 448	1 248	200
教工食堂	6 154	0	0	0	0	110	0	110
生活福利及其他用房	41 365	140	0	0	560	2 740	2 159	581
四、教工住宅	76 692	0	0	0	0	0	0	0
五、其他用房	11 552	0	0	0	0	7 405	7 405	0

四、中医药科研

1. 科学研究与技术开发机构

2012 年科学研究与技术开发机构人员情况

单位：人

	机构数（个）	从业人员	从业人员按工作性质分类			外聘的流动学者	招收的非本单位在读研究生	离退休人员总数
			从事科技活动人员	从事生产、经营活动人员	其他人员			
全国	**88**	**16 875**	**10 451**	**1 019**	**5 405**	**258**	**705**	**7 357**
其中：								
中医部委属科研机构	11	3 401	1 824	12	1 565	8	201	2 001
中医省属科研机构	46	11 143	6 947	676	3 520	243	438	4 620
中医地、市属科研机构	31	2 331	1 680	331	320	7	66	736

2012 年科学研究与技术开发机构从事科技活动人员情况

单位：人

	从事科技活动人员	其中：女性	其中：		
			科技管理人员	课题活动人员	科技服务人员
全 国	**10 451**	**6 258**	**1 161**	**6 393**	**2 897**
其中：					
中医部委属科研机构	1 824	1 018	202	1 331	291
中医省属科研机构	6 947	4 178	758	4 380	1 809
中医地、市属科研机构	1 680	1 062	201	682	797

2012 年科学研究与技术开发机构从事科技活动人员按学历统计

单位：人

	合计	其中：			
		博士毕业	硕士毕业	本科毕业	大专毕业
全国	**10 451**	**922**	**2 101**	**4 141**	**2 372**
其中：					
中医部委属科研机构	1 824	580	446	450	168
中医省属科研机构	6 947	317	1 463	2 890	1 687
中医地、市属科研机构	1 680	25	192	801	517

2012 年科学研究与技术开发机构从事科技活动人员按职称统计

单位：人

	合计	其中：			
		高级职称	中级职称	初级职称	其他
全国	**10 451**	**3 029**	**3 121**	**3 340**	**961**
其中：					
中医部委属科研机构	1 824	689	640	251	244
专业技术人员分类比重（%）	100.00	37.77	35.09	13.76	13.38
中医省属科研机构	6 947	1 928	1 971	2 536	512
专业技术人员分类比重（%）	100.00	27.75	28.37	36.50	7.37
中医地、市属科研机构	1 680	412	510	553	205
专业技术人员分类比重（%）	100.00	24.52	30.36	32.92	12.20

2012年科学研究与技术开发机构人员流动情况（一）

单位：人

	本年新增人员	应届高校毕业生	招聘的其他人员	招聘的其他人员主要来源						其他新增人员
				其中：						
				来自研究院所	来自企业		来自高等学校	来自国外	来自政府部门	
					人数	其中：外资或合资企业				
全国	**1 698**	**685**	**625**	**60**	**34**	**10**	**121**	**3**	**0**	**388**
其中：										
中医部委属科研机构	224	117	98	50	14	10	27	1	0	9
中医省属科研机构	1 241	455	421	10	20	0	13	2	0	365
中医地、市属科研机构	233	113	106	0	0	0	81	0	0	14

2012年科学研究与技术开发机构人员流动情况（二）

单位：人

	本年减少人员	离退休人员	离开本单位的人员	离开本单位的人员中：						其他减少人员	本年不在岗人员
				流向研究院所	流向企业		流向高等学校	出国	流向政府部门		
					人数	其中：外资或合资企业					
全国	**646**	**377**	**228**	**17**	**13**	**1**	**13**	**5**	**14**	**41**	**162**
其中：											
中医部委属科研机构	107	70	33	13	2	1	2	2	1	4	46
中医省属科研机构	421	224	165	4	11	0	10	3	12	32	54
中医地、市属科研机构	118	83	30	0	0	0	1	0	1	5	62

2012年科学研究与技术开发机构经常费收入情况（一）

单位：千元

	本年收入总额*	科技活动收入			生产、经营活动收入	其他收入		用于科技活动的借贷款
		合计	其中：			合计	其中：用于离退休人员的政府拨款	
			政府资金	非政府资金				
全国	**6 992 197**	**1 634 841**	**1 448 795**	**186 046**	**636 351**	**4 721 005**	**210 399**	**2 850**
其中：								
中医部委属科研机构	2 957 532	595 388	526 549	68 839	5 356	2 356 788	64 586	0
中医省属科研机构	3 595 915	865 465	764 424	101 041	576 110	2 154 340	126 748	2 850
中医地、市属科研机构	438 750	173 988	157 822	16 166	54 885	209 877	19 065	0

注：不含代管经费和转拨外单位经费。

2012年科学研究与技术开发机构经常费收入情况（二）

单位：千元

	政府资金					非政府资金合计			
	合计	其中：财政拨款	承担政府科研项目收入	其他	全部政府资金中:来自地方政府的资金	合计	其中：技术性收入 合计	其中：来自企业	国外资金
全国	**1 448 795**	**1 076 290**	**350 522**	**21 983**	**232 851**	**186 046**	**133 783**	**58 810**	**242**
其中：									
中医部委属科研机构	526 549	359 254	167 295	0	3 201	68 839	67 155	35 072	18
中医省属科研机构	764 424	577 705	174 151	12 568	187 897	101 041	50 811	23 738	224
中医地、市属科研机构	157 822	139 331	9 076	9 415	41 753	16 166	15 817	0	0

2012年科学研究与技术开发机构经常费支出情况（一）

单位：千元

	本年内部支出	内部支出按支出的活动性质分						
		科技活动支出				生产经营活动支出		其他支出*
		合计	其中：人员劳务费	设备购置费	其他日常支出	合计	其中经营税金	
全国	**6 761 795**	**1 723 836**	**733 810**	**266 717**	**723 309**	**272 189**	**397**	**4 765 770**
其中：								
中医部委属科研机构	2 904 629	672 190	252 074	73 660	346 456	1 162	0	2 231 277
中医省属科研机构	3 439 506	819 422	355 774	170 700	292 948	218 230	395	2 401 854
中医地、市属科研机构	417 660	232 224	125 962	22 357	83 905	52 797	2	132 639

注：其他支出含医疗、工程设计、教学培训等活动支出。

2012年科学研究与技术开发机构经常费支出情况（二）

单位：千元

	本年内部支出	内部支出按支出的经济性质和具体用途分				本年外部支出总额	
		工资福利支出	对个人和家庭补助	商品和服务支出	其他	合计	其中：科技活动经费外部支出
全国	**6 761 795**	**1 489 156**	**497 676**	**3 468 235**	**1 306 668**	**220 115**	**51 179**
其中：							
中医部委属科研机构	2 904 629	486 659	166 859	1 199 594	1 051 517	12 311	12 311
中医省属科研机构	3 439 506	846 008	289 044	2 116 130	188 264	207 304	38 368
中医地、市属科研机构	417 660	156 489	41 773	152 511	66 887	500	500

2012年科学研究与技术开发机构基本建设情况（一）

单位：千元

	基本建设投资实际完成额				
	合计	按用途分			
		科研仪器设备	科研土建工程	生产经营土建与设备	生活土建与设备
全国	**2 386 667**	**74 905**	**266 564**	**2 044 756**	**442**
其中：					
中医部委属科研机构	106 798	8 178	43 113	55 065	442
中医省属科研机构	2 279 514	66 377	223 446	1 989 691	0
中医地、市属科研机构	355	350	5	0	0

2012年科学研究与技术开发机构基本建设情况（二）

单位：千元

	科研基建				
	合计	按来源分			
		政府资金	企业资金	事业单位资金	其他资金
全国	**341 469**	**63 901**	**0**	**276 840**	**728**
其中：					
中医部委属科研机构	51 291	12 547	0	38 744	0
中医省属科研机构	289 823	51 299	0	237 796	728
中医地、市属科研机构	355	55	0	300	0

2012年科学研究与技术开发机构固定资产情况

单位：千元

	年末固定资产原价	其中：		
		科研房屋建筑物	科研仪器设备	
			合计	其中：进口
全国	**3 996 616**	**836 225**	**1 544 767**	**498 614**
其中：				
中医部委属科研机构	1 249 714	140 156	578 410	288 636
中医省属科研机构	2 258 722	555 643	721 249	198 835
中医地、市属科研机构	488 180	140 426	245 108	11 143

2012年科学研究与技术开发机构在研课题情况（一）

单位：个

	课题数合计	其中：		基础研究	其中：		应用研究	其中：	
		当年开题	当年完成		当年开题	当年完成		当年开题	当年完成
全国	**2 374**	**817**	**784**	**335**	**133**	**94**	**1 087**	**407**	**349**
其中：									
中医部委属科研机构	693	262	285	141	61	36	318	121	132
中医省属科研机构	1 541	497	467	194	72	58	728	276	198
中医地、市属科研机构	140	58	32	0	0	0	41	10	19

2012 年科学研究与技术开发机构在研课题情况（二）

单位：个

	试验发展	其中：当年开题	当年完成	研究与发展成果应用	其中：当年开题	当年完成	科技服务	其中：当年开题	当年完成
全国	**684**	**196**	**249**	**126**	**38**	**28**	**142**	**43**	**64**
其中：									
中医部委属科研机构	166	58	82	19	11	4	49	11	31
中医省属科研机构	463	103	166	96	22	24	60	24	21
中医地、市属科研机构	55	35	1	11	5	0	33	8	12

2012 年科学研究与技术开发机构课题经费内部支出情况

单位：千元

	合计	基础研究	应用研究	试验发展	研究与试验发展成果应用	科技服务
全国	**600 451**	**59 162**	**236 975**	**195 421**	**48 033**	**60 861**
其中：						
中医部委属科研机构	327 069	38 092	143 380	103 614	14 260	27 723
中医省属科研机构	233 118	21 070	87 550	70 135	32 748	21 614
中医地、市属科研机构	40 265	0	6 045	21 671	1 025	11 523

2012 年科学研究与技术开发机构课题折合工作量统计

单位：人年

	合计	基础研究	应用研究	试验发展	研究与试验发展成果应用	科技服务
全国	**4 470**	**593**	**1 759**	**1 464**	**324**	**330**
其中：						
中医部委属科研机构	1 188	265	442	322	43	116
中医省属科研机构	2 848	327	1 232	944	245	100
中医地、市属科研机构	433	0	85	198	36	114

2012 年科学研究与技术开发机构 R&D 课题来源

单位：个

	合计	国家科技项目	地方科技项目	企业委托科技项目	自选科技项目	国际合作科技项目	其他科技项目
全国	**2 106**	**641**	**1 220**	**32**	**105**	**16**	**92**
其中：							
中医部委属科研机构	625	443	104	0	60	9	9
中医省属科研机构	1 385	183	1 050	32	31	7	82
中医地、市属科研机构	96	15	66	0	14	0	1

2012年科学研究与技术开发机构R&D人员情况

单位：个

	R&D人员合计	其中：女性	按学历分				按工作量分	
			博士毕业	硕士毕业	本科毕业	其他	R&D全时人员	R&D非全时人员
全国	**5 763**	**2 997**	**787**	**1 661**	**2 384**	**931**	**3 212**	**2 551**
其中：								
中医部委属科研机构	1 249	681	472	328	290	159	939	310
中医省属科研机构	3 948	2 022	296	1 220	1 798	634	2 014	1 934
中医地、市属科研机构	566	294	19	113	296	138	259	307

2012年科学研究与技术开发机构R&D工作量情况

单位：人年

	R&D人员折合全时工作量	R&D人员折合全时工作量按人员工作岗位性质分		
		研究人员	技术人员	其他辅助人员
全国	**4 582**	**2 468**	**1 546**	**568**
其中：				
中医部委属科研机构	1 130	618	405	107
中医省属科研机构	3 066	1 636	1 014	416
中医地、市属科研机构	386	214	127	45

2012年科学研究与技术开发机构R&D经费

单位：千元

	R&D经费内部支出			R&D经费外部支出				
	合计	R&D经常费支出	R&D基本建设费	合计	其中：对国内科研机构支出	对国内高等学校支出	对国内企业支出	对境外机构支出
全国	**911 826**	**856 887**	**54 939**	**37 875**	**34 265**	**2 242**	**1 094**	**0**
其中：								
中医部委属科研机构	431 719	413 574	18 145	11 809	10 803	732	0	0
中医省属科研机构	421 325	384 843	36 482	26 066	23 462	1 510	1 094	0
中医地、市属科研机构	58 782	58 470	312	0	0	0	0	0

2012年科学研究与技术开发机构R&D经常费支出明细（一）

单位：千元

	合计	按费用类别分			按活动类型分		
		人员费用（含工资）	设备购置费	其他	基础研究	应用研究	试验发展
全国	**856 887**	**357 149**	**126 550**	**373 188**	**112 886**	**389 282**	**354 719**
其中：							
中医部委属科研机构	413 574	142 137	41 850	229 587	61 538	191 304	160 732
中医省属科研机构	384 843	185 756	80 115	118 972	51 348	176 638	156 857
中医地、市属科研机构	58 470	29 256	4 585	24 629	0	21 340	37 130

2012年科学研究与技术开发机构R&D经常费支出明细（二）

单位：千元

	按经费来源分				
	政府资金	企业资金	事业单位资金	国外资金	其他资金
全国	**693 150**	**22 274**	**134 786**	**1 620**	**5 057**
其中：					
中医部委属科研机构	357 810	0	54 955	0	809
中医省属科研机构	309 854	21 274	47 847	1 620	4 248
中医地、市属科研机构	25 486	1 000	31 984	0	0

2012年科学研究与技术开发机构R&D基本建设费明细

单位：千元

	合计	按费用类别分		按经费来源分				
		仪器设备费	土建费	政府资金	企业资金	事业单位资金	国外资金	其他资金
全国	**54 939**	**43 747**	**11 192**	**22 878**	**0**	**31 333**	**0**	**728**
其中：								
中医部委属科研机构	18 145	7 682	10 463	11 309	0	6 836	0	0
中医省属科研机构	36 482	35 754	728	11 557	0	24 197	0	728
中医地、市属科研机构	312	311	1	12	0	300	0	0

2012年科学研究与技术开发机构科技成果情况（一）

	科技论文与科技著作		
	发表科技论文（篇）		出版科技著作（种）
	合计	其中：国外发表	
全国	**5 973**	**499**	**238**
其中：			
中医部委属科研机构	2 396	386	79
中医省属科研机构	3 142	108	132
中医地、市属科研机构	435	5	27

2012年科学研究与技术开发机构科技成果情况（二）

	专利							
	专利申请受理数(件)		专利授权数（件）			有效发明专利数（件）	专利所有权转让及许可数（件）	专利所有权转让与许可收入（千元）
	件数	其中：发明专利	件数	其中：发明专利	其中：国外授权			
全国	**279**	**230**	**155**	**131**	**0**	**380**	**2**	**103**
其中：								
中医部委属科研机构	100	98	35	34	0	102	0	0
中医省属科研机构	152	129	107	92	0	273	2	103
中医地、市属科研机构	27	3	13	5	0	5	0	0

2012 年科学研究与技术开发机构科技成果情况（三）

	其他产出				
	形成国家或行业标准数（项）	集成电路布图设计登记数（件）	植物新品种权授予数（项）	软件著作权数（件）	新药证书数（件）
全国	**1**	**0**	**3**	**8**	**0**
其中：					
中医部委属科研机构	0	0	0	8	0
中医省属科研机构	1	0	1	0	0
中医地、市属科研机构	0	0	2	0	0

2012 年科学研究与技术开发机构对外科技服务活动情况

单位：人年

	参加对外科技服务活动工作量合计	科技成果的示范性推广工作	为用户提供可行性报告、技术方案、建议及进行技术论证等技术咨询工作	为社会和公众提供的测试、标准化、计量、计算、质量和专利服务	科技信息文献服务	其他科技服务活动	科技培训工作
全国	**5 640**	**143**	**446**	**165**	**91**	**4 385**	**410**
其中：							
中医部委属科研机构	373	8	15	51	29	157	113
中医省属科研机构	714	115	83	104	59	240	113
中医地、市属科研机构	4 553	20	348	10	3	3 988	184

2012 年科学研究与技术开发机构重点发展学科情况

单位：个

	重点学科数合计	其中：						
		基础医学其他学科	内科学	药物化学	中医学	中西医结合学	中药学	中医学与中药学其他学科
全国	**191**	**1**	**2**	**2**	**40**	**7**	**68**	**5**
其中：								
中医部委属科研机构	48	1	0	0	21	1	19	0
中医省属科研机构	111	0	2	2	16	6	49	5
中医地、市属科研机构	32	0	0	0	3	0	0	0

2. 科学技术信息和文献机构

2012 年科学技术信息和文献机构人员情况

单位：人

机构数	从业人员	从业人员按工作性质分类			外聘的流动学者	招收的非本单位在读研究生	离退休人员总数
		从事科技活动人员	从事生产、经营活动人员	其他人员			
2	130	129	0	1	14	36	120

2012年科学技术信息和文献机构从事科技活动人员情况

单位：人

从事科技活动人员	其中：女性	其中：科技管理人员	课题活动人员	科技服务人员
129	87	17	110	2

2012年科学技术信息和文献机构从事科技活动人员按学历统计

单位：人

合计	博士毕业	硕士毕业	本科毕业	大专毕业
129	42	44	25	9

2012年科学技术信息和文献机构从事科技活动人员

单位：人

合计	高级职称	中级职称	初级职称	其他
129	54	51	17	7

2012年科学技术信息和文献机构人员流动情况（一）

单位：人

本年新增人员	应届高校毕业生	招聘的其他人员	招聘的其他人员主要来源						其他新增人员
			其中：来自研究院所	来自企业		来自高等学校	来自国外	来自政府部门	
				人数	其中：外资或合资企业				
12	9	3	3	0	0	0	0	0	0

2012年科学技术信息和文献机构人员流动情况（二）

单位：人

本年减少人员	离退休人员	离开本单位的人员	离开本单位的人员						其他减少人员	本年不在岗人员
			其中：流向研究院所	流向企业		流向高等学校	出国	流向政府部门		
				人数	其中：外资或合资企业					
7	3	3	0	0	0	0	0	0	1	0

2012年科学技术信息和文献机构经常费收入情况（一）

单位：千元

本年收入总额	科技活动收入			生产、经营活动收入	其他收入		用于科技活动的借贷款
	合计	其中：政府资金	非政府资金		合计	其中：用于离退休人员的政府拨款	
64 550	58 313	54 357	3 956	0	6 237	6 077	0

2012 年科学技术信息和文献机构经常费收入情况（二）

单位：千元

政府资金					非政府资金			
合计	其中：			政府资金中：来自地方政府的资金	合计	其中：		
	财政拨款	承担政府科研项目收入	其他			技术性收入		国外资金
						合计	其中：来自企业	
54 357	41 356	13 001	0	0	3 956	1 978	0	0

2012 年科学技术信息和文献机构经常费支出情况（一）

单位：千元

本年内部支出	内部支出按支出的活动性质分						
	科技活动支出				经营活动支出		其他活动支出
	合计	其中：			合计	其中：经营税金	
		人员费用	设备购置费	其他日常支出			
60 749	53 696	7 449	2 122	44 125	0	0	7 053

2012 年科学技术信息和文献机构经常费支出情况（二）

单位：千元

本年内部支出	内部支出按支出的经济性质和具体用途分				本年外部支出总额	
	工资福利支出	对个人和家庭补助	商品和服务支出	其他	合计	其中：科技活动经费外部支出
60 749	7 522	8 369	44 858	0	0	0

2012 年科学技术信息和文献机构基本建设情况

单位：千元

基本建设投资实际完成额					科研基建				
合计	按用途分				合计	按来源分			
	科研仪器设备	科研土建工程	生产经营土建与设备	生活土建与设备		政府资金	企业资金	事业单位资金	其他资金
25 400	0	25 400	0	0	25 400	25 400	0	0	0

2012 年科学技术信息和文献机构固定资产情况

单位：千元

年末固定资产原价			
合计	其中：		
	科研房屋建筑物	科研仪器设备	
		合计	其中：
			进口
61 764	29 087	30 981	0

2012年科学技术信息和文献机构在研课题情况（一）

单位：个

课题数合计	其中：		基础研究	其中：		应用研究	其中：	
	当年开题	当年完成		当年开题	当年完成		当年开题	当年完成
74	18	39	1	0	0	7	4	2

2012年科学技术信息和文献机构在研课题情况（二）

单位：个

试验发展	其中：		研究与试验发展成果应用	其中：		科技服务	其中：	
	当年开题	当年完成		当年开题	当年完成		当年开题	当年完成
37	9	22	10	1	9	19	4	6

2012年科学技术信息和文献机构课题经费内部支出情况

单位：千元

合计	基础研究	应用研究	试验发展	研究与试验发展成果应用	科技服务
14 550.80	28.10	840.40	6 378.50	521.30	6 782.50

2012年科学技术信息和文献机构课题折合工作量统计

单位：人年

合计	基础研究	应用研究	试验发展	研究与试验发展成果应用	科技服务
110. 60	0.30	8.50	47.80	13.00	41.00

2012年科学技术信息和文献机构R&D课题来源

单位：个

合计	国家科技项目	地方科技项目	企业委托科技项目	自选科技项目	国际合作科技项目	其他科技项目
45	20	3	0	0	0	22

2012年科学技术信息和文献机构R&D人员情况

单位：人

R&D人员合计	其中：女性	按工作量分	按学历分				
		R&D非全时人员	博士毕业	硕士毕业	本科毕业	其他	R&D全时人员
85	46	18	24	34	9	70	15

2012年科学技术信息和文献机构R&D工作量情况

单位：人年

R&D人员折合全时工作量	按工作性质分		
	研究人员	技术人员	其他辅助人员
80	52	24	4

2012 年科学技术信息和文献机构 R&D 经费

单位：千元

R&D 经费内部支出			R&D 经费外部支出				
合计	R&D 经常费支出	R&D 基本建设费	合计	其中：对国内科研机构支出	对国内高等学校支出	对国内企业支出	对境外机构支出
27 578	12 005	15 573	0	0	0	0	0

2012 年科学技术信息和文献机构 R&D 经常费支出明细

单位：千元

R&D 经常费支出											
合计	按费用类别分			按经费来源分					按活动类型分		
	人员费用	设备购置费	其他	政府资金	企业资金	事业单位资金	国外资金	其他资金	基础研究	应用研究	试验发展
12 005	3 757	1 241	7 007	11 575	0	430	0	0	38	1 325	10 642

2012 年科学技术信息和文献机构 R&D 基本建设费明细

单位：千元

R&D 基本建设费							
合计	按费用类别分		按经费来源分				
	仪器设备费	土建费	政府资金	企业资金	事业单位资金	国外资金	其他资金
15 573	0	15 573	15 573	0	0	0	0

2012 年科学技术信息和文献机构科技成果情况（一）

科技论文与科技著作		
发表科技论文（篇）		出版科技著作（种）
篇数	其中：国外发表（篇）	
157	0	7

2012 年科学技术信息和文献机构科技成果情况（二）

专利							
专利申请受理数（件）		专利授权数（件）			有效发明专利数（件）	专利所有权转让及许可数（件）	专利所有权转让与许可收入（千元）
件数	其中：发明专利	件数	其中：发明专利	其中：国外授权			
1	1	0	0	0	0	0	0

2012年科学技术信息和文献机构科技成果情况（三）

其他产出				
形成国家或行业标准数（项）	集成电路布图设计登记数	植物新品种权授予数（项）	软件著作权数（件）	新药证书数（件）
0	0	0	1	0

2012年科学技术信息和文献机构对外科技服务活动情况

单位：人年

科技成果的示范性推广工作	为用户提供可行性报告、技术方案、建议及进行技术论证等技术咨询工作	地形、地质和水文考察、天文、气象和地震的日常观察	为社会和公众提供的测试、标准化、计量、计算、质量和专利服务	科技信息文献服务	其他科技服务活动	科技培训工作
0	0	0	0	2	2	1

2012年科学技术信息和文献机构馆藏累计情况

图书、资料（册）	其中：		期刊（种）	其中：	缩微制品（张）	音像制品（张）	电子期刊（种）
	外文会议记录	外文科技报告		外文原版期刊			
326 775	0	0	5 199	220	0	0	0

2012年科学技术信息和文献机构引进国外数据库情况

书目文摘型			全文文献型			数值型			多媒体型		
数量（个）	数据记录量总量（万条）	数据记录量当年更新量（万条）	数量（个）	数据记录量总量（万条）	数据记录量当年更新量（万条）	数量（个）	数据记录量总量（万条）	数据记录量当年更新量（万条）	数量（个）	数据记录量总量（万条）	数据记录量当年更新量（万条）
3	0	0	3	0	0	6	0	0	0	0	0

2012年科学技术信息和文献机构引进国内数据库情况

书目文摘型			全文文献型			数值型			多媒体型		
数量（个）	数据记录量总量（万条）	数据记录量当年更新量（万条）	数量（个）	数据记录量总量（万条）	数据记录量当年更新量（万条）	数量（个）	数据记录量总量（万条）	数据记录量当年更新量（万条）	数量（个）	数据记录量总量（万条）	数据记录量当年更新量（万条）
6	0	0	14	0	0	0	0	0	0	0	0

2012 年科学技术信息和文献机构自建数据库情况

书目文摘型			全文文献型			数值型			多媒体型		
数量（个）	数据记录量总量（万条）	数据记录量当年更新量（万条）	数量（个）	数据记录量总量（万条）	数据记录量当年更新量（万条）	数量（个）	数据记录量总量（万条）	数据记录量当年更新量（万条）	数量（个）	数据记录量总量（万条）	数据记录量当年更新量（万条）
2	180	16	3	512	103	0	0	0	1	20	5

2012 年科学技术信息和文献机构计算机有关设备情况

单位：台

计算机有关设备	其中：					复印机	摄、录像机	印刷设备
	大、中型机	小型机	微机	终端	扫描设备			
525	0	17	261	163	68	13	14	0

2012 年科学技术信息和文献机构网络情况

自建网络（个）		对外联网网上用户数（个）			
网络数	网上用户数	DIALOG	STN	OCLC	INTERNET
1	2 028	0	0	200	212

2012 年科学技术信息和文献机构信息服务情况

阅览（人次）	外借		资料复制（千页）	读者咨询（人次）	缩微制作（张）	课题检索（个）	查新（项）	专题咨询服务（次）	信息分析研究报告（篇）
	人次	册次							
1 118	1 150	1 849	1	45	0	4	310	22	21

2012 年科学技术信息和文献机构文献服务情况

文献信息加工		声像制作（部）	翻译（万字）		出版印刷			
文摘（篇）	数据库数据加工（条）		中译外	外译中	图书、资料（万字）	连续出版物（万字）	其中：电子版（种）	科技报告（种）
2 674	0	0	2	7	0	609	0	0

2012 年科学技术信息和文献机构电子信息利用情况

数据库检索			网络信息检索			电子期刊利用			从网上获得信息			向网上发布信息		
次数（次）	机时（小时）	信息量（兆字节）	次数（次）	机时（小时）	信息量（兆字节）	次数（次）	机时（小时）	信息量（兆字节）	次数（次）	机时（小时）	信息量（兆字节）	次数（次）	机时（小时）	信息量（兆字节）
444 000	21 360	14 964	0	0	0	0	0	0	0	0	0	0	0	0

3. R&D 活动单位

2012 年 R&D 活动单位人员概况（一）

单位：人

机构数（个）	年末从业人员数	从事科技活动人员						
		合计	其中：女性	其中：博士毕业	硕士毕业	本科毕业	其他学历
27	2 086	882	419	140	277	360	105

2012 年 R&D 活动单位人员概况（二）

单位：人

从事科技活动人员	其中：高级职称	中级职称	从事生产、经营活动人员	其他人员
882	284	267	65	1 139

2012 年 R&D 活动单位经费情况（一）

单位：千元

本年总收入	其中：科技活动收入	生产、经营活动收入	其他收入	科技活动经费筹集额合计
997 378	143 424	15 834	838 120	340

2012 年 R&D 活动单位经费情况（二）

单位：千元

总收入	其中：政府资金	内：承担政府科研项目收入	企业资金	国外资金	其他资金	其他收入	其中：用于离退休人员的政府拨款
143 424	102 198	40 216	28 917	68	12 241	838 120	9 527

2012 年 R&D 活动单位经费支出与固定资产（一）

单位：千元

本年内部支出总额	其中人员劳动费	其中：科技经费内部支出	生产、经营活动	其他支出	本年外部支出	其中：科技经费外部支出	年末固定资产原价	其中：科研仪器设备
950 072	191 132	203 936	19 107	727 029	18 158	17 058	721 307	85 007

2012 年 R&D 活动单位经费支出与固定资产（二）

单位：千元

科技经费内部支出	其中：科技活动经常费支出	内：		
		人员劳务费	设备购置费	其他日常支出
203 936	190 845	82 657	22 309	85 879

2012 年 R&D 活动单位经费支出与固定资产（三）

单位：千元

科技活动基本建设费	其中 1：	其中 2：			
	科研土建费	政府资金	企业资金	国外资金	其他资金
13 091	6 115	6 200	6 709	0	182

2012 年 R&D 活动单位 R&D 活动情况（一）

单位：人

R&D 人员合计	其中 1：	其中 2：	按学历分				按工作量分	
	女性	高中级职称	博士毕业	硕士毕业	本科毕业	其他	R&D 全时人员	R&D 非全时人员
466	235	213	91	142	188	45	299	167

2012 年 R&D 活动单位 R&D 活动情况（二）

R&D 人员折合全时工作量（人年）	按人员工作岗位性质分（人年）			R&D 经费内部支出（千元）	其中：R&D 基本建设费（千元）	其中：土建费（千元）
	研究人员	技术人员	其他辅助人员			
387	199	140	48	159 753	11 765	5 315

2012 年 R&D 活动单位 R&D 活动情况（三）

单位：千元

R&D 经费内部支出按来源分					R&D 经费外部支出	其中：			
政府资金	企业资金	事业单位资金	国外资金	其他资金		对国外科研机构支出	对国内高等学校支出	对国内企业支出	对境外机构支出
94 046	47 162	10 995	0	7 550	15 633	69	144	14 200	1 050

2012 年 R&D 活动单位论文与专利情况（一）

科技论文与科技著作		
发表科技论文（篇）		出版科技著作（种）
篇数	其中：国外发表（篇）	
388	12	36

2012 年 R&D 活动单位论文与专利情况（二）

专利							
专利申请受理数（件）		专利授权数（件）			有效发明专利数（件）	专利所有权转让及许可数（件）	专利所有权转让与许可收入（千元）
件数	其中：发明专利（件）	件数	其中：发明专利（件）	其中：国外授权（件）			
19	10	21	11	0	57	1	0

2012 年 R&D 活动单位论文与专利情况（三）

其他产出				
形成国家或行业标准数（项）	集成电路布图设计登记数（件）	植物新品种权授予数（项）	软件著作权数（件）	新药证书数（件）
0	0	0	3	0

4. 县属研究与开发机构

2012 年县属研究与开发机构组织工作及人员情况（一）

机构数（个）	当年举办各类技术培训班		已创办各类农村科技协作组织个数	从业人员（人）	其中：专业技术人员（人）	按工作性质分			
	班次	人次				从事科技活动人员	其中1：科技管理人员	课题活动人员	科技服务人员
17	99	5 733	6	816	687	345	62	194	89

2012 年县属研究与开发机构组织工作及人员情况（二）

单位：人

按工作性质分								离退休人员总数
其中2：				其中3：		从事生产、经营活动	其他人员（生活、后勤服务等）	
博士毕业	硕士毕业	本科毕业	大专毕业	高级职称	中级职称			
3	9	128	101	38	158	388	83	202

2012 年县属研究与开发机构经费收入情况（一）

单位：千元

本年总收入	科技活动收入	生产经营收入	其他收入	
			合计	其中：用于离退休人员的政府拨款
132 801	16 103	112 078	4 620	1 329

2012 年县属研究与开发机构经费收入情况（二）

单位：千元

科技活动收入	科技活动收入来源							用于科技活动的借贷款
	政府资金			技术性收入		国外资金	其他资金	
	合计	其中：财政拨款	其中：承担政府科研项目收入	合计	其中：来自企业			
16 103	11 741	9 223	1 723	3 019	2 330	732	611	0

2012 年县属研究与开发机构经费支出与固定资产情况（一）

单位：千元

本年内部支出总额	内部支出按支出的活动性质分						
	科技活动支出				经营活动支出		其他活动支出
	合计	其中：人员费用	设备购置费	其他日常支出	合计	其中：经营税金	
124 092	20 140	13 001	2 222	4 917	94 224	30	9 728

2012 年县属研究与开发机构经费支出与固定资产情况（二）

单位：千元

本年内部支出总额*	按支出的经济性质和具体用途分				本年外部支出总额		固定资产情况	
							年末固定资产原价	
	工资福利支出	对个人和家庭补助	商品和服务支出	其他	合计	其中：科技活动经费外部支出	合计	其中：科研仪器设备
124 092	41 475	7 479	54 928	20 210	122	30	85 520	23 658

2012 年县属研究与开发机构基本建设情况

单位：千元

基本建设投资实际完成额	按用途分				科研基建	按来源分			
	科研仪器设备	科研土建工程	生产经营土建与设备	生活土建与设备		政府拨款	企业资金	事业单位资金	其他资金
13 075	40	35	13 000	0	75	0	0	40	35

2012 年县属研究与开发机构课题综合情况

课题类型	课题数合计（个）	经费内部支出（千元）		课题人员折合全时工作量合计（人年）	
		合计	其中：政府资金	合计	其中：研究人员
合计	**24**	**7 050.80**	**2 114.90**	**126.80**	**36.30**
试验发展	18	837.70	92.30	65.00	19.70
研究与试验发展成果应用	2	2 490.00	1 791.00	25.00	6.00
科技服务	4	3 723.10	231.60	36.80	10.60

五、中医财政拨款

2012 年国家财政支出及卫生部门医疗卫生财政拨款情况

单位：亿元

项　　目	绝对数	占国家财政支出比重（%）
国家财政支出	**125 712.30**	**100.00**
其中：医疗卫生	7 198.80	5.73
卫生部门财政拨款	3 464.65	2.76
其中：医疗卫生	3 120.51	2.48
中医机构财政拨款	202.30	0.16
其中：医疗卫生	172.68	0.14

2012 年卫生部门财政拨款按功能分类情况

单位：万元

项　　目	医疗卫生机构财政拨款	中医机构财政拨款	中医机构所占比例（%）
合计	**34 646 494.28**	**2 022 985.86**	**5.84**
一般公共服务	65 191.64	13 992.52	21.46
外交	59 129.96	270.00	0.46
公共安全	1 390.07	12.81	0.92
教育	478 359.96	39 901.92	8.34
科学技术	240 167.07	48 644.89	20.25
文化体育与传媒	1 115.74	294.00	26.35
社会保障和就业	1 639 338.61	142 586.60	8.70
社会保险基金支出	61 661.67	717.98	1.16
医疗卫生	31 205 129.32	1 726 842.60	5.53
城乡社区事务	206 621.77	15 890.86	7.69
其他支出	179 835.27	2 562.64	1.42

2012 年卫生部门医疗卫生财政拨款按功能分类情况

单位：万元

项　　目	医疗卫生机构财政拨款	中医机构财政拨款	中医机构所占比例（%）
医疗卫生	**31 205 129.32**	**1 726 842.60**	**5.53**
医疗卫生管理事务	2 026 099.04	8 997.81	0.44
公立医院	9 850 725.80	1 491 946.34	15.15
基层医疗卫生机构	8 121 874.58	32 688.70	0.40
公共卫生	8 098 454.75	67 699.74	0.84
医疗保障	1 838 628.63	25 170.73	1.37
中医药	116 391.36	75 667.23	65.01
食品和药品监督管理事务	58 656.85	28.00	0.05
其他医疗卫生支出	1 094 298.31	24 644.04	2.25

2012年卫生部门医疗卫生财政拨款分省一览表

单位：万元

地　　区	医疗卫生机构财政拨款	中医机构财政拨款	中医机构所占比例（%）
卫生部汇总	**31 205 129.32**	**1 726 842.60**	**5.53**
北京市	1 464 232.81	62 425.61	4.26
天津市	540 722.61	46 187.63	8.54
河北省	1 200 549.06	39 498.26	3.29
山西省	862 262.88	49 739.62	5.77
内蒙古自治区	969 280.86	80 849.46	8.34
辽宁省	707 766.55	30 395.34	4.29
吉林省	775 548.24	63 980.59	8.25
黑龙江省	742 547.39	55 007.93	7.41
上海市	1 623 884.72	66 607.30	4.10
江苏省	1 963 444.12	91 131.10	4.64
浙江省	1 711 753.74	109 557.54	6.40
安徽省	795 217.87	44 672.07	5.62
福建省	821 691.88	47 760.04	5.81
江西省	746 370.90	43 841.71	5.87
山东省	1 440 846.68	70 869.29	4.92
河南省	1 316 737.20	58 284.47	4.43
湖北省	960 164.76	51 602.82	5.37
湖南省	1 030 932.57	49 073.81	4.76
广东省	1 935 910.34	120 443.72	6.22
广西壮族自治区	1 061 060.47	57 005.80	5.37
海南省	336 625.34	18 509.36	5.50
重庆市	565 087.34	24 375.40	4.31
四川省	1 784 875.40	94 944.78	5.32
贵州省	956 407.34	43 410.68	4.54
云南省	1 035 345.95	54 639.77	5.28
西藏自治区	241 713.30	17 660.88	7.31
陕西省	975 256.23	60 591.92	6.21
甘肃省	651 842.91	56 840.90	8.72
青海省	271 338.36	15 907.10	5.86
宁夏回族自治区	222 634.76	9 833.65	4.42
新疆维吾尔自治区	873 119.83	57 896.33	6.63
新疆生产建设兵团	168 135.62	670.63	0.40
卫生部直属单位	419 194.17	0.00	0.00
国家中医药管理局	32 627.10	32 627.10	100.00

2012年中医机构医疗卫生财政拨款按功能分类分省一览表（一）

单位：万元

地　　区	医疗卫生合计	医疗卫生管理事务	公立医院	基层医疗卫生机构	公共卫生
卫生部汇总	**1 726 842.60**	**8 997.81**	**1 491 946.34**	**32 688.70**	**67 699.74**
北京市	62 425.61	764.78	49 457.46	118.17	1 972.30
天津市	46 187.63	12.25	39 587.33	2 189.46	2 350.38
河北省	39 498.26	22.61	34 852.01	18.32	1 731.09
山西省	49 739.62	45.36	39 371.08	84.80	4 433.82
内蒙古自治区	80 849.46	50.99	74 507.39	859.48	2 898.07
辽宁省	30 395.34	117.23	25 999.72	456.32	773.75
吉林省	63 980.59	175.57	56 516.81	1 655.46	2 420.96
黑龙江省	55 007.93	0.00	47 774.57	693.49	166.30
上海市	66 607.30	118.66	62 157.21	26.52	808.00
江苏省	91 131.10	2 747.62	67 069.94	7 665.59	2 652.81
浙江省	109 557.54	538.68	92 740.73	3 536.46	4 588.54
安徽省	44 672.07	25.06	37 450.15	93.94	774.78
福建省	47 760.04	10.00	43 268.04	683.66	413.67
江西省	43 841.71	69.43	39 446.16	467.09	1 456.96
山东省	70 869.29	51.95	63 705.17	890.19	3 304.50
河南省	58 284.47	278.97	52 917.26	44.75	3 431.18
湖北省	51 602.82	0.51	44 857.69	508.22	2 194.05
湖南省	49 073.81	288.52	44 206.50	637.07	1 657.20
广东省	120 443.72	278.66	108 671.29	2 870.71	1 369.19
广西壮族自治区	57 005.80	11.73	48 794.41	1 731.71	3 131.14
海南省	18 509.36	0.00	17 814.65	1.00	554.24
重庆市	24 375.40	147.65	15 270.45	2 305.76	4 245.80
四川省	94 944.78	497.82	77 252.00	2 119.38	3 745.05
贵州省	43 410.68	0.00	41 336.66	19.56	884.10
云南省	54 639.77	18.90	45 453.28	1 288.97	5 382.01
西藏自治区	17 660.88	0.00	15 238.72	0.00	1 665.20
陕西省	60 591.92	194.49	55 617.99	825.82	1 264.34
甘肃省	56 840.90	387.95	51 928.29	828.41	2 012.18
青海省	15 907.10	237.83	13 167.04	6.07	2 350.37
宁夏回族自治区	9 833.65	9.78	8 417.21	17.20	940.45
新疆维吾尔自治区	57 896.33	3.00	50 370.60	45.14	2 127.28
新疆生产建设兵团	670.63	0.00	670.63	0.00	0.00
国家中医药管理局	32 627.10	1 891.81	26 057.89	0.00	0.00

2012年中医机构医疗卫生财政拨款按功能分类分省一览表（二）

单位：万元

地区	医疗保障	中医药	其中：中医（民族医）药专项	其中：其他中医药支出	食品和药品监督管理事务	其他医疗卫生支出
卫生部汇总	**25 170.73**	**75 667.23**	**59 977.73**	**15 689.51**	**28.00**	**24 644.04**
北京市	1 627.81	3 567.52	3 174.16	393.36	0.00	4 917.58
天津市	1 841.39	176.06	79.00	97.06	1.00	29.76
河北省	605.85	2 165.37	879.50	1 285.87	0.00	103.00
山西省	4 654.75	1 149.80	1 105.24	44.56	0.00	0.00
内蒙古自治区	632.92	1 544.62	754.33	790.29	0.00	356.00
辽宁省	207.64	1 486.09	1 227.09	259.00	0.00	1 354.59
吉林省	1 720.95	1 441.85	1 280.00	161.85	0.00	49.00
黑龙江省	651.89	5 499.88	5 429.88	70.00	0.00	221.80
上海市	831.94	2 438.34	0.00	2 438.34	0.00	226.64
江苏省	812.18	8 736.00	8 512.60	223.40	0.00	1 446.95
浙江省	2 431.35	3 841.80	3 490.33	351.47	10.00	1 869.97
安徽省	155.94	1 252.56	1 132.39	120.17	0.00	4 919.64
福建省	863.55	1 842.55	1 842.55	0.00	0.00	678.57
江西省	101.05	1 876.58	983.26	893.32	0.00	424.43
山东省	968.92	1 366.65	1 146.65	220.00	0.00	581.92
河南省	373.64	1 173.60	1 153.60	20.00	0.00	65.08
湖北省	448.07	2 939.67	1 307.50	1 632.17	0.00	654.61
湖南省	75.55	2 118.80	1 717.12	401.68	0.00	90.17
广东省	1 407.46	4 408.66	3 732.80	675.85	7.00	1 430.74
广西壮族自治区	728.49	2 544.73	1 029.14	1 515.59	0.00	63.58
海南省	75.46	14.00	0.00	14.00	0.00	50.00
重庆市	892.04	1 224.10	1 214.10	10.00	0.00	289.61
四川省	876.57	7 913.10	7 318.35	594.74	10.00	2 530.87
贵州省	406.95	209.05	76.00	133.05	0.00	554.36
云南省	1 410.21	344.84	290.34	54.50	0.00	741.57
西藏自治区	0.00	756.96	756.96	0.00	0.00	0.00
陕西省	35.27	2 261.66	881.66	1 380.00	0.00	392.34
甘肃省	11.52	1 487.01	600.10	886.91	0.00	185.53
青海省	44.46	85.58	85.58	0.00	0.00	15.75
宁夏回族自治区	92.06	356.95	287.04	69.91	0.00	0.00
新疆维吾尔自治区	184.85	5 065.46	5 065.46	0.00	0.00	100.00
新疆生产建设兵团	0.00	0.00	0.00	0.00	0.00	0.00
国家中医药管理局	0.00	4 377.40	3 425.00	952.40	0.00	300.00

六、中医药期刊

【中医药期刊一览表】

名称	主管单位	主办单位	编委会主任	主编/副主编	编辑部主任/社长	创刊时间	出刊周期	刊号	
								ISSN	CN
中华中医药杂志	中国科学技术协会	中华中医药学会		佘　靖	闫志安	1986－7	月刊	1673－1727	11－5334/R
中医杂志	国家中医药管理局	中华中医药学会、中国中医科学院	胡熙明	曹洪欣	李春梅	1955－1	半月刊	1001－1668	11－2166/R
世界中西医结合杂志	中国科学技术协会	中华中医药学会		路志正	刘润兰	2006－7	月刊	1673－6613	11－5511/R
中国中西医结合杂志	中国科学技术协会	中国中西医结合学会、中国中医科学院	陈可冀	陈可冀	李焕荣	1981－7	月刊	1003－5370	11－2787/R
中国结合医学杂志（英文版）	国家中医药管理局	中国中西医结合学会、中国中医科学院	陈可冀	陈可冀	徐　浩	1995	月刊	1672－0415	11－4928/R
中华医史杂志	中国科学技术协会	中华医学会		李经纬	王振瑞	1947－3	双月	0255－7053	11－2155/R
中国中药杂志	中国科学技术协会	中国药学会		肖培根	李　禾	1955－7	半月	1001－5302	11－2272/R
中国实验方剂学杂志	国家中医药管理局	中国中医科学院中药研究所、中国中西医结合学会中药专业委员会	黄璐琦	姜廷良	蔡仲德	1995－10	月刊	1005－9903	11－3495/R
中国针灸	中国科学技术协会	中国针灸学会、中国中医科学院针灸研究所	李维衡	刘炜宏	齐淑兰	1981－1	月刊	0255－2930	11－2024/R
国外医学·中医中药分册	卫生部	中国中医科学院中医药信息研究所		张志军	樊红雨	1978	双月	1001－1145	11－2382/R
中医教育	教育部	北京中医药大学		乔旺忠	李　岩	1982－11	双月	1003－305X	11－1349/R
中国骨伤	国家中医药管理局	中国中医科学院、中国中西医结合学会	李为农	董福慧	李为农	1987－11	月刊	1003－0034	11－2483/R
中国中医眼科杂志	国家中医药管理局	中国中医科学院	唐由之	唐由之	杨　薇	1991－11	双月	1002－4379	11－2849/R
北京中医药大学学报	教育部	北京中医药大学		王永炎	梁吉春	1959	月刊	1006－2157	11－3574/R
北京中医药	北京市中医管理局	北京中医药学会、北京中西医结合学会		谢阳谷	高丹枫	2009	月刊	1674－1307	11－5635/R

单价(元)	开本	页数	地址	邮编	E-mail	电话	传真	核心期刊
30.0	大16开	208	北京市朝阳区和平街北口樱花路甲4号	100029	64216650@vip.163.com	010-64216650	010-64216650	是
9.8	大16开	96	北京市东直门内南小街16号	100700	jtcmcn@188.com	010-64035632	010-64050205	是
10.0	大16开	96	北京市北四环东路115号院6号楼109室	100101	sjzxyjh@126.com	010-64822253	010-64822253	是
20.0	大16开	144	北京市海淀区西苑操场1号	100091	cjim@cjim.cn	010-62876547	010-62874291	是
40.0	大16开	80	北京市海淀区西苑操场1号	100091	cjim@cjim.cn	010-62877592	010-62874291	是
10.0	大16开	64	北京市东直门内南小街16号	100700	zhonghuayishi@yahoo.com.cn	010-64014411-3217	010-84015484	/
30.0	大16开	128	北京市东直门内南小街16号中国中药杂志社	100700	cjcmm2006@126.com	010-64045830	010-84022522	是
10.0	大16开	110	北京市东直门内南小街16号	100700	czd@vip.sina.com	010-84076882	010-84076882	是
13.0	大16开	104	北京市东直门内南小街16号	100700	zhenjiubj@vip.sina.com	010-84014607	010-84046331	是
12.0	大16开	64	北京市东直门内南小街16号	100700	guowaiyixue@yahoo.com.cn	010-64014411-3225	无	/
10.0	大16开	88	北京市北三环东路11号《中医教育》编辑部	100029	ecm1982@sina.com.cn	010-64286602	010-64286848	否
20.0	大16开	80	北京市东直门内南小街16号	100700	zggszz@sina.com	010-84020925	010-84036581	是
12.0	大16开	64	北京市石景山区鲁谷路33号	100040	zyophthal@163.com	010-68668940	010-68684148	是
6.0	大16开	72	北京市北三环东路11号	100029	jbutcm@yahoo.com.cn	010-64287405	010-64286848	是
8.0	大16开	80	北京市东单三条甲7号	100005	bjzy1589@126.com	010-65231589	010-65251589	是

名称	主管单位	主办单位	编委会主任	主编/副主编	编辑部主任/社长	创刊时间	出刊周期	刊号	
								ISSN	CN
中医药管理杂志	国家中医药管理局	国家中医药管理局		佘靖	苏庆明	1991-2	双月	1007-9203	11-3070/R
中国中医基础医学杂志	国家中医药管理局	中国中医科学院基础理论研究所		孟庆云	马晓彤	1995-1	月刊	1006-3250	11-3554/R
中国民间疗法	国家中医药管理局	中国中医药出版社、中国民间中医药研究开发协会		王国辰	芮立新	1993	月刊	1007-5798	11-3555/R
光明中医	国家中医药管理局	中华中医药学会	邓铁涛	杨建宇	范竹雯	1985-5	月刊	1003-8914	11-1592/R
中国医学文摘·中医	国家中医药管理局	中国中医科学院中医药信息研究所		崔蒙	魏民	1977	双月	0254-9042	11-2371/R
国际中医中药杂志	卫生部	中华医学会、中国中医科学院中医药信息研究所	崔蒙	曹洪欣	樊红雨	2009	双月	1673-4246	11-5398/R
家庭中医药	国家中医药管理局	中国中医科学院中药研究所	黄璐琦	张瑞贤	李国坤	1993-11	月刊	1005-3743	11-3379/R
中国中医药信息杂志	国家中医药管理局	中国中医科学院中医药信息研究所		叶祖光	蔡德英	1994-6	月刊	1005-5304	11-3519/R
针刺研究	国家中医药管理局	中国中医科学院针灸研究所、中国针灸学会		朱兵	韩焱晶	1976-10	双月	1000-0607	11-2274/R
世界针灸杂志(英文版)	国家中医药管理局	世界针灸学会联合会、中国中医科学院针灸研究所、中国针灸学会		黄龙祥	韩焱晶	1991-8	季刊	1003-5257	11-2892/R
中华养生保健	国家中医药管理局	中华中医药学会		郑守曾	龙志贤	1983	月刊	1009-8011	11-4536/R
中国现代中药	国家中医药管理局	中国中药协会、中国医药集团总公司、中国药材集团公司	李光甫	张敏国		2006	月刊	1673-4890	11-5442/R
中国中西医结合急救杂志	中国科学技术协会	中国中西医结合学会		王今达	李银平	1994-11	双月	1008-9691	12-1312/R
中国中西医结合外科杂志	中国科学技术协会	中国中西医结合学会、天津市中西医结合急腹症研究所	吴咸中	吴咸中	屈振亮	1994-12	双月	1007-6948	12-1249/R

（续表）

单价（元）	开本	页数	地址	邮编	E-mail	电话	传真	核心期刊
8.0	大16开	64	北京市朝阳区樱花东街甲4号	100029	zyyg@ chinajournal. net. cn	010－64062098	010－64285191	/
8.0	大16开	80	北京市东直门内南小街16号	100700	zhongyijichu@ 126. com	010－64013896	无	是
9.0	大16开	80	北京市北三环东路28号易亨大厦	100013	zgmjlf@ periodicals. net. cn	010－64405732	010－64405731	/
10.0	大16开	180	北京西城区三里河南一巷11号院2号楼401室（北京105信箱）	100036	gmzyzy@ sina. com	010－68580939	010－68580939	否
20.0	大16开	88	北京市东直门内南小街16号	100700	lwz@ mail. cintcm. ac. cn	010－64014411－3212	010－64013995	/
12.0	大16开	96	北京市东直门内南小街17号	100700	guowaiyixue@ yahoo. com. cn	010－64014411－3225	010－64014411－3225	是
5.5	大16开	80	北京市东直门内南小街16号	100700	jtzyy@ 126. com	010－64052170	010－64014411－2985	否
10.0	大16开	112	北京市东直门内南小街16号	100700	lxx@ mail. cintcm. ac. cn	010－64058131	010－64058131	/
20.0	大16开	88	北京市东直门内南小街16号	100700	zcyj2468@ sina. com	010－84014607	010－84046331	是
20.0	大16开	72	北京市东直门内南小街16号	100700	sjyj2468@ sina. com	010－84014607	010－84046331	否
4.6	大16开	56	北京市朝阳区北三环东路11号科研楼116号	100029	globalfanshion@ 163. com	010－64286904	010－64220034	/
10.0	大16开	64	北京市宣武区广安门外大街248号机械大厦12层	100055	zybjb@ 163. com	010－63314605	010－63314278	/
6.9	大16开	64	天津市和平区睦南道122号	300050	cccm@ em120. com	022－23306917	022－23306917	/
16.0	大16开	104	天津市南开区三纬路122号	300100	zxyjhwk@ hotmail. com	022－27420471	022－27420471	是

名称	主管单位	主办单位	编委会主任	主编/副主编	编辑部主任/社长	创刊时间	出刊周期	刊号	
								ISSN	CN
中国中医药现代远程教育	国家中医药管理局	世中联(北京)远程教育科技发展中心	佘靖	杨建宇	郭明明	2003-5	月刊	1672-2779	11-5024/R
中草药	国家食品药品监督管理局	天津药物研究院、中国药学会	汤立达	汤立达	陈常青	1970-1	月刊	0253-2670	12-1108/R
中草药英文版(Chinese Herbal Medcinc)	国家食品药品监督管理局	天津药物研究院、中国医学科学院药用植物研究所	汤立达	肖培根	陈常青	2009	季刊	1674-6384	12-1410/R
药物评价研究	国家食品药品监督管理局	天津药物研究院、中国药学会	刘昌孝	汤立达	袁永兵	2009	双月	1674-6376	12-1409/R
现代药物与临床	国家食品药品监督管理局	天津药物研究院、中国药学会	汤立达	邹美香	解学星	2009	双月	1674-5515	12-1407/R
天津中医药大学学报	天津市教委	天津中医药大学	戴锡孟	张伯礼	李彦	1982-12	季刊	1005-7145	12-1180/R
天津中医	天津市卫生局	天津中医药大学、天津中医药学会、天津中西医结合学会	林立军	张伯礼	李彦	1984-10	双月	1672-1519	12-1349/R
河北中医	河北省卫生厅	河北省医学情报研究所	孙万珍	李立	李立	1979-10	月刊	1002-2619	13-1067/R
现代中西医结合杂志	河北省科学技术协会	中国中西医结合学会、中华中医药学会	吴咸中	戴砚田	高亚非	1992-10	旬刊	1008-8849	13-1283/R
河北中医药学报	河北省教育厅	河北医科大学	宗全和	宗全和	王文智	1986-9	季刊	1007-5615	13-1214/R
现代养生	河北省卫生厅	河北省医疗气功医院		施永筠	徐大年	2001	月刊	1671-0223	13-1305/R
中西医结合心脑血管病杂志	山西省卫生厅	山西医科大学第一医院	陈可冀	王斌全 吕吉元	韩世范	2003	月刊	1672-1349	14-1312/R
中医外治杂志	山西省卫生厅	山西省中医药学会		赵尚华	朱庆文	1991-7	双月	1006-978X	14-1195/R
山西中医	山西省卫生厅	山西省中医药学会、山西省中医药研究院	赵震寰	王晞星		1985-1	月刊	1000-7156	14-1110/R

（续表）

单价（元）	开本	页数	地址	邮编	E-mail	电话	传真	核心期刊
10.0	大16开	196	北京市复兴门南大街甲2号知医堂101室	100031	tougao@ zyyycjy. com	010 – 57289308	010 – 87363190	否
35.0	大16开	208	天津市南开区鞍山西道308号	300193	zzcy@ tipress. com	022 – 27474913	022 – 23006821	是
30.0	大16开	80	天津市南开区鞍山西道308号	3000193	zzcy@ tipress. com	022 – 27474913	022 – 23006821	否
15.0	大16开	80	天津市南开区鞍山西道308号	3000193	der@ tiprpress. com	022 – 23006822	022 – 23006822	否
15.0	大16开	80	天津市南开区鞍山西道308号	3000193	dc@ tipress. com	022 – 23006823	022 – 23006823	否
4.0	大16开	56	天津市南开区鞍山西道312号	300193	xuebaobj@ tjutcm. edu. cn	022 – 23051018	022 – 27470216	/
6.0	大16开	88	天津市南开区鞍山西道312号	300193	xuebaobj@ tjutcm. edu. cn	022 – 23051018	022 – 27470216	/
10.0	大16开	160	河北省石家庄市和平西路299号	050071	hbzhyi@ tom. com	0311 – 85989625	0311 – 85989628	是
10.0	大16开	112	河北省石家庄市北城路35号D8 – 1 – 201	050061	lwz@ 87738668. com	0311 – 87738668	0311 – 87738668	是
5.0	大16开	48	河北省石家庄市新石南路326号中医学院内	050091	zyxb407@ hebmu. edu. cn	0311 – 86265053	无	是
8.0	大16开	64	河北省北戴河海滨东经路198号	066100	xdyszzs@ sina. com	0335 – 4041257	0335 – 4034209	/
7.0	大16开	96	山西省太原市解放南路85号	030001	zxyjhxnxgbzz@ vip. 163. com	0351 – 4639124	0351 – 4032852	/
6.0	大16开	64	山西省晋城市南大街周元巷	048000	zywzzz@ 163. net	0356 – 2630030	0356 – 2630030	/
5.0	大16开	64	山西省太原市并州西街16号	030012	sxzyj@ 163. com	0351 – 4668082	0351 – 4150230	是

名称	主管单位	主办单位	编委会主任	主编/副主编	编辑部主任/社长	创刊时间	出刊周期	刊号	
								ISSN	CN
中国民族医药杂志	国家中医药管理局	全国中医药图书情报工作委员会	乌　兰	苏根元	陈玉华	1995－5	月刊	1006－6810	15－1175/R
内蒙古中医药	内蒙古自治区卫生厅	内蒙古自治区中医药学会、内蒙古自治区中蒙医研究所	乌　兰	苏根元 塞西娅	陈玉华	1982－2	半月	1006－0979	15－1101/R
中华中医药学刊	国家中医药管理局	中华中医药学会、辽宁中医药大学	李俊德	杨关林	覃　芳	1982－9	月刊	1673－7717	21－1546/R
辽宁中医杂志	辽宁省卫生厅	辽宁中医药大学、辽宁省中医药学会	杨关林	杨关林	覃　芳	1958－10	月刊	1000－1719	21－1128/R
辽宁中医药大学学报	辽宁省教育厅	辽宁中医药大学	杨关林	杨关林	覃　芳	1984	月刊	1673－842X	21－1543/R
吉林中医药	吉林省教育厅	长春中医药大学	王之虹	曲晓波	阎　琪	1979	月刊	1003－5699	22－1119/R
长春中医药大学学报	吉林省教育厅	长春中医药大学		曲晓波	阎　琪	1985	双月	1007－4813	22－1375/R
中国中医药科技杂志	国家中医药管理局	中华中医药学会	陈可冀	陈可冀		1994－1	双月	1005－7072	23－1353/R
中医药学报	黑龙江省教育厅	黑龙江中医药大学、中国中医药学会中医编辑学会		匡海学		1973－1	双月	1002－2392	23－1193/R
中医药信息	黑龙江省教育厅	黑龙江中医药大学、中国科学技术情报学会		匡海学		1984－4	双月	1002－2406	23－1194/R
针灸临床杂志	黑龙江省教育厅	黑龙江中医药大学、中国针灸学会临床分会		孙申田		1984	月刊	1005－0779	23－1354/R
黑龙江中医药	黑龙江省中医管理局	黑龙江省中医研究院		王学军	王学军	1958－1	双月	1000－9906	23－1221/R
中成药	国家科委、国家新闻出版总署	国家食品药品监督管理局信息中心中成药信息站	任德权	朱立中 陈勇隽		1978	月刊	1001－1528	31－1368/R
中医文献杂志	上海市卫生局	上海市中医文献馆、中华中医药学会		方松春	杨悦娅	1983	双月	1006－4737	31－1682/R

（续表）

单价（元）	开本	页数	地址	邮编	E-mail	电话	传真	核心期刊
8.0	大16开	80	内蒙古自治区呼和浩特市健康路11号	010020	zgmzyyzz@126.com	0471-6920167	0471-6933673	/
6.0	大16开	128	内蒙古自治区呼和浩特市健康路11号	010020	nmgzyyhhht@163.com	0471-6920167	0471-6933673	/
10.0	大16开	224	辽宁省沈阳市皇姑区崇山东路79号	110032	zhzyyxk@vip.163.com	024-31207045	024-31207045	是
10.0	大16开	192	辽宁省沈阳市皇姑区崇山东路79号	110032	lnzy@vip.163.com	024-31207233	024-31207045	是
8.0	大16开	224	辽宁省沈阳市皇姑区崇山东路79号	110847	zyxb@vip.163.com	024-31207232	024-31207231	是
8.0	大16开	96	吉林省长春市净月开发区博硕路1035号	130117	jlzyybjb@126.com	0431-86172606	0431-86172606	是
10.0	大16开	160	吉林省长春市净月开发区博硕路1035号	130117	jlzyybjb@126.com	0431-86172608	0431-86172606	/
10.0	大16开	80	黑龙江省哈尔滨市南岗区阿什河街122号	150001	jtcmst@163.com	0451-53671501	0451-85971128	是
3.0	大16开	58	黑龙江省哈尔滨市和平路24号	150040	zyyxbhl@sina.com	0451-82117809	0451-82117809	/
3.0	大16开	66	黑龙江省哈尔滨市和平路24号	150040	zyyxxbjb@sina.com	0451-82117809	0451-82117809	/
3.6	大16开	54	黑龙江省哈尔滨市和平路24号	150040	zjlczz@sina.com	0451-82117809	0451-82117809	/
5.0	大16开	64	黑龙江省哈尔滨市香坊区三辅街142号	150036	hljzyy@163.com	0451-55643615	0451-55643615	/
15.0	大16开	128	上海市汉口路239号131室	200002	med@stn.sh.cn	021-36213275	021-63213363	/
8.0	大16开	56	上海市瑞金二路156号	200020	shtcmliter@yahoo.com.cn	021-54669083-8012	021-54669086-8012	否

名称	主管单位	主办单位	编委会主任	主编/副主编	编辑部主任/社长	创刊时间	出刊周期	刊号	
								ISSN	CN
上海针灸杂志	上海市卫生局	上海市针灸经络研究所	陈汉平	黄琴峰	马晓芃	1982－1	月刊	1005－0957	31－1317/R
针灸推拿医学(英文版)	上海市卫生局	上海市针灸经络研究所	陈汉平	陈汉平	马晓芃	2003	双月	1672－3597	31－1908/R
中医药文化	上海市教育委员会	上海中医药大学	段逸山	王　群	华卫国	2005	双月	1673－6281	31－1971/R
上海中医药杂志	上海市教育委员会	上海中医药大学、上海市中医药学会		谢建群	华卫国	1955－6	月刊	1007－1334	31－1276/R
上海中医药大学学报	上海市教育委员会	上海中医药大学、上海市中医药研究院		谢建群	华卫国	1987－6	月刊	1008－861X	31－1788/R
江苏中医药	江苏省卫生厅、江苏省中医药局	江苏省中医药学会、江苏省中西医结合学会、江苏省针灸学会	张继泽	黄亚博	黄亚博	1956－10	月刊	1672－397X	32－1630/R
南京中医药大学学报	江苏省教育厅	南京中医药大学	项　平	范欣生	范欣生	1959－6	月刊	1000－5005	32－1247/R
养生月刊	浙江省中医药管理局	浙江省中医药研究院	吴章穆	柴可群	陈永灿	1980－12	月刊	1671－1734	33－1265/R
浙江中医杂志	浙江省中医药管理局	浙江省中医药研究院	吴章穆	柴可群	陈永灿	1956－12	月刊	0411－8421	33－1083/R
浙江中医药大学学报	浙江省教育厅	浙江中医药大学	肖鲁伟	肖鲁伟	朱君华	1977	双月	1005－5509	33－1077/R
浙江中西医结合杂志	浙江省卫生厅	浙江省中西医结合学会、浙江省中西医结合医院	何　革	何　革	李晓玲	1991	月刊	1005－4561	33－1177/R
现代中药研究与实践	安徽省卫生厅	安徽中医药高等专科学校、中华中医药学会中药鉴定委员会	赵国胜	赵国胜	王道玉	1987－1	双月	1673－6427	34－1267/R
安徽中医学院学报	安徽省教育厅	安徽中医学院	王　键	马宗华	姚实林	1981	双月	1000－2219	34－1066/R
中医药临床杂志	安徽省卫生厅	中华中医药学会、中医药临床杂志社	武琼宇	王　键	黄　辉	1988－12	月刊	1672－7134	34－1268/R

（续表）

单价（元）	开本	页数	地址	邮编	E-mail	电话	传真	核心期刊
6.0	大16开	62	上海市宛平南路650号	200030	SHZJ@ chinajournal. net. cn	021 –64382181	021 –64382181	是
80.0	大16开	64	上海市宛平南路650号	200030	zjtnyx@ 163. com	021 –64382181	021 –64382181	/
6.8	大16开	56	上海市浦东新区蔡伦路1200号	201203	zyywh@ 126. com	021 –51322541	021 –51322541	/
8.0	大16开	88	上海市浦东新区蔡伦路1200号	201203	shzyyzz@ 126. com	021 –51322541	021 –51322541	是
8.0	大16开	88	上海市浦东新区蔡伦路1200号	201203	shzyyxb@ 126. com	021 –51322541	021 –51322541	是
8.0	大16开	80	江苏省南京市汉中路282号	210029	jstcm@ vip. 163. com	025 –86617285	025 –86556817	是
5.0	大16开	66	江苏省南京市汉中路282号	210029	xb@ njutcm. edu. cn	025 –86798051	025 –86798051	/
4.5	大32开	96	浙江省杭州市天目山路132号	310007	ysyk1980@ 163. com	0571 –88849074	0571 –88845196	否
8.0	大16开	80	浙江省杭州市天目山路132号	310007	zjzyzz1956@ 163. com	0571 –88849074	0571 –88845196	是
5.0	大16开	140	浙江省杭州市滨江区滨文路548号	310053	zjzyxb@ 163. com	0571 –86613692	0571 –86613717	/
8.0	大16开	66	浙江省杭州市环城东路208号	310003	zj85186890@ 126. com	0571 –85186890	0571 –85186890	否
10.0	大16开	88	安徽省芜湖市乌霞山西路18号	241002	jzzy@ chinajournal. net. cn	0553 –4836136	0553 –4836136	是
6.0	大16开	80	安徽省合肥市梅山路103号安徽中医学院内	230038	ahxbbjb@ 163. com	0551 –5169048	0551 –5169046	是
6.0	大16开	96	安徽省合肥市永红路15号	230061	cjtcm@ 163. com	0551 –2821750	0551 –2821570	是

名称	主管单位	主办单位	编委会主任	主编/副主编	编辑部主任/社长	创刊时间	出刊周期	刊号	
								ISSN	CN
中国中西医结合耳鼻咽喉科杂志	中国科学技术协会	中国中西医结合学会	杨和钧 唐有法	杨和钧 唐有法	唐有法	1993－11	双月	1007－4856	34－1159/R
福建中医药	福建中医药大学	福建中医药大学	陈立典	李灿东	陈成东	1956－7	双月	1000－338X	35－1073/R
福建中医药大学学报	福建中医药大学	福建中医药大学	陈立典	李灿东	陈成东	1991－11	双月	1004－5627	35－1308/R
江西中医药	江西省新闻出版局	江西中医学院、江西省中医药学会	刘红宁	刘红宁	蒋力生	1951－4	月刊	0411－9584	36－1095/R
江西中医学院学报	江西省新闻出版局	江西中医学院	刘红宁	刘红宁	蒋力生	1988－10	双月	1005－9431	36－1192/R
山东中医药大学学报	山东省教育厅	山东中医药大学	邹枳隆	皋永利	皋永利	1977－2	双月	1007－659X	37－1279/R
山东中医杂志	山东省卫生厅	山东中医药学会、山东中医药大学	王新陆	皋永利	皋永利	1981－10	月刊	0257－358X	37－1164/R
中医研究	河南省卫生厅	中华中医药学会、河南省中医药研究院		石鹤峰	宋红湘	1988－1	月刊	1001－6910	41－1124/R
国医论坛	河南省中医管理局	中华中医药学会、河南省南阳中医药学校	夏祖昌	方家选	赵体浩	1986－2	双月	1002－1078	41－1110/R
中医正骨	国家中医药管理局	河南省正骨研究院、中华中医药学会	郭维淮	郭维淮	王智勇	1989－12	月刊	1001－6015	41－1162/R
河南中医	河南中医学院	中国中医药学会河南分会、河南中医学院	李振华	郑玉玲	蒋士卿	1976－6	月刊	1003－5028	41－1114/R
中医学报	中国科学技术协会	中华中医药学会、河南中医学院	李俊德	郑玉玲	蒋士卿		月刊	1674－8999	41－1411/R
中西医结合肝病杂志	湖北省教育厅	中国中西医结合学会、湖北中医药大学	王伯祥	王伯祥	彭　萌	1991－6	双月	1005－0264	42－1322/R
中国中西医结合消化杂志	教育部	华中科技大学同济医学院	陈泽民	陈泽民	李道本	1993－10	双月	1671－038X	42－1612/R

（续表）

单价（元）	开本	页数	地址	邮编	E-mail	电话	传真	核心期刊
12.0	大16开	80	安徽省安庆市孝肃路42号	246004	ent93@163.com	0556－5519852	0556－5545966	是
4.5	大16开	64	福建省福州市五四路282号	350003	fjzy@fjtcm.edu.cn	0591－83570396	0591－83570396	/
5.0	大16开	72	福建省福州市五四路282号	350003	xb@fjtcm.edu.cn	0591－83570396	0591－83570396	/
4.8	大16开	80	江西省南昌市阳明路56号	330006	jxzybjb@vip.sina.com	0791－7119831	0791－7119829	/
5.0	大16开	104	江西省南昌市阳明路56号	330006	jxzybjb@vip.sina.com	0791－7119831	0791－7119829	/
5.0	大16开	80	山东省济南市长清大学科技园山东中医药大学	250355	xuebao@sdutcm.edu.cn	0531－89628059	0531－89628060	是
4.5	大16开	72	山东省济南市长清大学科技园山东中医药大学	250355	zazhi@sdutcm.edu.cn	0531－89628059	0531－89628060	是
6.0	大16开	80	河南省郑州市城北路7号	450004	zgzyyj@yahoo.com.cn	0371－66322705	0371－66331608	/
5.0	大16开	56	河南省南阳市卧龙路1439号（南阳医专院内）	473061	gylt1986@126.com	0377－63529058	0377－63529598	否
8.0	大16开	80	河南省洛阳市启明南路82号	471002	zyzg1989@126.com	0379－63551943	0379－63552102	是
6.0	大16开	128	河南省郑州市金水路1号	450008	hnzy@hactcm.edu.cn	0371－65676877	0371－65962977	是
10.0	大16开	128	河南省郑州市金水路1号	450008	ctcm@hactcm.edu.cn	0371－65676818	0371－65962977	是
8.0	大16开	64	湖北省武汉市花园山4号	430061	zxygbzz@163.com	027－88854726	027－88854726	是
6.8	大16开	72	湖北省武汉市解放大道1277号协和医院内	430022	zxyxh@whuh.com	027－85726835	无	/

名称	主管单位	主办单位	编委会主任	主编/副主编	编辑部主任/社长	创刊时间	出刊周期	刊号	
								ISSN	CN
时珍国医国药	湖北省黄石市卫生局	时珍国医国药杂志社	肖培根 梅全喜	朱保华	尚　璜	1990	月刊	1008－0805	42－1436/R
中国中医骨伤科杂志	中国科学技术协会	中华中医药学会	施　杞	李同生	李同生	1993－2	月刊	1005－0205	42－1340/R
湖北民族学院学报·医学版	湖北省教委	湖北民族学院		谭志松	雷　翔	1982	季刊	1008－8164	42－1590/R
湖北中医杂志	湖北省教育厅	湖北中医药大学		王　华	李汉鑫	1979－7	月刊	1000－0704	42－1189/R
湖北中医药大学学报	湖北省教育厅	湖北中医药大学	李汉鑫	王　华	李汉鑫	1979－7	双月	1008－987X	42－1452/R
湖南中医杂志	湖南省卫生厅	湖南省中医药研究院	蔡光先	蔡光先	姚　勤	1985－5	双月	1003－7705	43－1105/R
中医药导报	湖南省卫生厅	湖南省中医药学会、湖南中医管理局	周绍明	袁长津	郭子华	1994－4	月刊	1672－951X	43－1446/R
湖南中医药大学学报	湖南省教育厅	湖南中医药大学	尤昭玲	尤昭玲	徐爱良	1994－4	双月	1674－070X	43－1472/R
新中医	国家中医药管理局	广州中医药大学、中华中医药学会	王省良	郭桃美	郭桃美	1969－12	月刊	0256－7415	44－1231/R
中药新药与临床药理	国家食品药品监督管理局	广州中医药大学	王宁生	王宁生	邓响潮	1990－6	双月	1003－9783	44－1308/R
广州中医药大学学报	广东省教育厅	广州中医药大学	徐志伟	陈蔚文	陈彩英	1984	双月	1007－3213	44－1425/R
中药材	国家食品药品监督管理局	国家食品药品监督管理局中药材信息中心站	任德全	元四辉		1978－1	月刊	1001－4454	44－1286/R
按摩与导引	广东省中医药局	广东省中医研究院	罗　凛	邝日建		1985－4	月刊	1008－1879	44－1214/R
深圳中西医结合杂志	深圳市卫生局	深圳市中西医结合临床研究所	王成友	吴正治	李晓萍	1991	双月	1007－0893	44－1419/R
广西中医药	广西中医药大学	中华中医药学会广西分会、广西中医学院	朱　华	朱　华	林　江	1977－8	双月	1003－0719	45－1123/R
广西中医药大学学报	广西中医药大学	广西中医药大学	朱　华	朱　华	林　江	1905－7	季刊	1008－7486	45－1245/R
中国中医急症	国家中医药管理局	中华中医药学会		晁恩祥	江　洪	1977－8	月刊	1004－745X	50－1102/R

（续表）

单价（元）	开本	页数	地址	邮编	E-mail	电话	传真	核心期刊
15.0	大16开	256	湖北省黄石市黄石大道874号	435000	shizhenchina@163.com	0714-6247076	0714-6224836	是
8.0	大16开	72	湖北省武汉市洪山区珞瑜路856号	430074	admin@totcm.org	027-87409653	027-87409641	/
6.0	大16开	64	湖北省恩施市	445000	e3myxbbjb@public.es.hb.cn、fbmz@chinajournal.net.cn	0718-8430535	0718-8431581	/
4.0	大16开	64	湖北省武汉市洪山区黄家湖西路1号	430065	hbzy@vip.163.com	027-68890234	无	/
7.0	大16开	80	湖北省武汉市洪山区黄家湖西路1号	430065	hbzy@vip.163.com	027-68890234	无	/
4.0	大16开	80	湖南省长沙市麓山路58号	410006	hnzy188@sohu.com	0731-8888572	0731-8888572	/
6.0	大16开	114	湖南省长沙市湘雅路30号	410008	hnzyydb@163.net	0731-4365506	0731-4828502	/
6.0	大16开	80	湖南省长沙市韶山中路113号	410007	xuebaotcm@126.com	0731-5381063	0731-5381063	/
15.0	大16开	160	广东省广州市机场路12号大院广州中医药大学三元里期刊楼	510405	840395339@qq.com	020-36585930	020-36590326	否
10.0	大16开	80	广东省广州市机场路12号大院	510405	zz@adr.com.cn	020-36585613	020-36590367	/
8.0	大16开	99	广东省广州市机场路12号大院	510405	gzzyxb@gzhtcm.edu.cn	020-36585268	020-36585697	是
25.0	大16开	180	广东省广州市中山二路24号中粤大厦10楼	510080	gdzycn@pub.guangzhou.gd.cn	020-87665465	020-87665465	是
5.0	大16开	48	广东省广州市恒福路60号	510095	wrht2319@sina.com	020-88546498	020-83592829	/
8.0	大16开	64	深圳市笋岗西路深圳市第二人民医院内	518035	szzxyjhzz@yahoo.com.cn	0755-83228956	0755-83228956	是
4.5	大16开	62	广西壮族自治区南宁市明秀东路179号广西中医药大学内	530001	Gxzy@chinajournal.net.cn	0771-3137545	无	否
6.0	大16开	120	广西壮族自治区南宁市明秀东路179号广西中医药大学内	530001	gszb@chinajournal.net.cn	0771-3137545	无	否
10.0	大16开	184	重庆市江北区盘溪七支路6号	400021	zgzyjz@yahoo.com.cn	023-67064128	023-63521390	是

名称	主管单位	主办单位	编委会主任	主编/副主编	编辑部主任/社长	创刊时间	出刊周期	刊号	
								ISSN	CN
实用中医药杂志	重庆市教育委员会	重庆医科大学中医药学院	刘路明	吴昌培	罗荣汉	1978－3	月刊	1004－2814	50－1056/R
中药药理与临床	四川省中医药管理局	中国药理学会	王建华	邓文龙	邓文龙	1985－10	双月	1001－859X	51－1188/R
成都中医药大学学报	四川省教育厅	成都中医药大学	梁繁荣	梁繁荣	陈　钢	1958－10	季刊	1004－0668	51－1162/R
四川中医	四川省卫生厅	四川省中医学会		方连举	方连举	1982－10	月刊	1000－3649	51－1186/R
贵阳中医学院学报	贵阳中医学院	贵阳中医学院	梁光义	梁光义	李良栋	1979－7	双月	1002－1108	52－5011/G2
中国民族民间医药	云南省科协技术协会	云南省民族民间医药研究会	郑　进 黄传贵	郑　进 黄传贵	黄传贵	1992－8	半月	1007－8517	53－1102/R
云南中医学院学报	云南省教育厅	云南中医学院	郑　进	毕　云	岳胜难	1978－3	双月	1000－2723	53－1048/R
云南中医中药杂志	云南省卫生厅	云南省中医药研究所、云南省中医药学会、云南省针灸学会、云南省中西医结合学会		詹文涛	曹惠芬	1980－2	双月	1007－2349	53－1120/R
陕西中医学院学报	陕西省教育厅	陕西中医学院	周永学	张喜德	张喜德	1978－1	双月	1002－168X	61－1083/R
现代中医药	陕西省教育厅	陕西中医学院	周永学	张喜德	张喜德	2002－3	双月	1672－0571	61－1397/R
陕西中医	陕西省中医管理局	陕西省中医药学会	杨世兴	杨世兴	张德兴	1980	月刊	1000－7369	61－1105/R
中医儿科杂志	甘肃省教育厅	甘肃中医学院、中华中医药学会	李金田	张士卿	高慧琴	2005－8	双月	1673－4297	61－1176/R
甘肃中医学院学报	甘肃省教育厅	甘肃中医学院	李金田	李金田	高慧琴	1984－7	双月	1003－8450	62－1062/R
甘肃中医	甘肃省卫生厅	甘肃省中医药研究院	王自立	潘　文	潘　文	1988	月刊	1004－6852	62－1089/R
新疆中医药	新疆维吾尔自治区卫生厅	新疆维吾尔自治区中医药学会	牟全胜	牟全胜	柯　岗	1981－1	双月	1009－3931	65－1067/R

（续表）

单价（元）	开本	页数	地址	邮编	E-mail	电话	传真	核心期刊
4.0	大16开	64	重庆市渝中区山城巷82号	400010	ZYAO@ chinajournal. net. cn	023 – 63846413	023 – 63846413	/
8.0	大16开	64	四川省成都市人民南路四段51号	610041	zyyl707@ 163. cn	028 – 85234707	028 – 85234707	/
5.0	大16开	96	四川省成都市十二桥路37号	610075	CDZY – xb@ 163. net	028 – 87779907	028 – 87763471	是
5.0	大16开	112	四川省成都市文庙西街80号	610041	schzhy@ sina. com	028 – 86159421	028 – 86159421	/
5.0	大16开	120	贵州省贵阳市市东路50号	550002	gyzyxyxb@ 126. com	0851 – 5652096	0851 – 5652096	是
16.0	大16开	168/198	云南省昆明市关通路57号黄家医大楼5号	650200	zgyy1992@ 163. com	0871 – 5349183	0871 – 5339255	/
6.0	大16开	72	云南省昆明市关上双桥路201号	650200	ynzyxyxb@ yahoo. com. cn	0871 – 7150987	0871 – 7150987	/
5.0	大16开	64	云南省昆明市学府路139号	650223	yzyy@ chinajournal. net. cn	0871 – 5183005	0871 – 5183005	/
5.0	大16开	78	陕西省咸阳市世纪大道中段	712046	shxzhzs@ 163. com	029 – 38185250	029 – 38185238	/
5.0	大16开	78	陕西省咸阳市世纪大道中段	712046	shxzhzs@ 163. com	029 – 38185250	029 – 38185238	/
7.0	大16开	128	陕西省西安市西华门2号	710003	shanxizi@ sohu. com	029 – 87257807	029 – 87250672	/
5.0	大16开	64	甘肃省兰州市定西东路35号	730000	zyekzz@ 163. com	0931 – 8765573	0931 – 8765520	否
5.0	大16开	80	甘肃省兰州市定西东路35号	730000	gszyxyxb@ 163. com	0931 – 8765458	0931 – 8765458	否
4.5	大16开	80	甘肃省兰州市七里河区安西路518号	730050	gszyyk@ 126. com	0931 – 2337364	0931 – 2337364	/
6.0	大16开	86	新疆维吾尔自治区乌鲁木齐市天山区龙泉街191号	830004	xjkegang@ 163. com	0991 – 8561035	0991 – 8551838	/

荣誉篇

【13 项中医药成果获 2011 年度国家科技奖】 2012 年 2 月 14 日，2011 年度国家科学技术奖励大会在北京召开，13 项中医药项目获国家科技奖。其中国家技术发明奖 1 项、国家科学技术进步奖 12 项。

获得国家技术发明奖二等奖的“丹参多酚酸盐及其粉针剂”项目由中国科学院上海药物所和上海绿谷制药有限公司共同完成，主要完成人为宣利江、王逸平、徐亚明等。

获得国家科学技术进步奖二等奖的“道地药材形成机理研究及应用”项目由中国中医科学院中药研究所、中国医学科学院药用植物研究所、山东省分析测试中心、天津大学共同完成。主要完成人为黄璐琦、胡世林、肖培根等。

获得国家科学技术进步奖二等奖的“中药资源化学研究体系建立及其应用”项目由南京中医药大学、江苏康缘药业股份有限公司、江苏省中医药研究院、甘肃岷归中药材科技有限公司共同完成。主要完成人为段金廒、萧伟、钱士辉等。

获得国家科学技术进步奖二等奖的“芪参益气滴丸对心肌梗死二级预防的临床试验”由天津中医药大学、中国中医科学院、北京大学第一医院、中国中医科学院西苑医院、天津天士力制药股份有限公司联合完成。主要完成人为张伯礼、商洪才、姚晨等。

获得国家科学技术进步奖二等奖的“人参新品种选育与规范化栽培及系列产品开发”项目由吉林农业大学、中国农业科学院特产研究所、修正药业集团、吉林敖东药业集团股份有限公司共同完成。主要完成人为张连学、杨利民、冯家等。

获得国家科学技术进步奖二等奖的“益气化瘀法治疗椎间盘退变性疾病的基础研究和临床应用”项目由上海中医药大学附属龙华医院、上海市黄浦区中心医院、上海现代中医药股份有限公司共同完成。主要完成人为王拥军、施杞、石仰山等。

获得国家科学技术进步奖二等奖的“代谢综合征的中医认识及整体治疗”项目由中国中医科学院广安门医院、天津天士力集团有限公司共同完成。主要完成人为仝小林、连凤梅、朱永宏等。

获得国家科学技术进步奖二等奖的“中药连花清瘟治疗流行性感冒研究”项目由石家庄以岭药业股份有限公司、首都医科大学附属北京佑安医院共同完成。主要完成人为贾振华、吴以岭、郭双庚等。

获得国家科学技术进步奖二等奖的“肝脾肾同治法辨证治疗 2 型糖尿病临床研究”由北京中医药大学、中国中医科学院研究生院、中国中医科学院广安门医院、北京中医药大学东直门医院、北京中医药大学东方医院、北京世纪坛医院共同完成。主要完成人为高思华、龚燕冰、倪青等。

获得国家科学技术进步奖二等奖的“人参皂苷新作用靶点及其临床应用”项目由中国人民解放军第二军医大学完成。主要完成人为凌昌全、李敏、封颖璐等。

获得国家科学技术进步奖二等奖的“中药配方颗粒产业化关键技术研究与应用”项目由广东省中医研究所、江阴天江药业有限公司、广东一方制药有限公司共同完成。主要完成人为涂瑶生、周嘉琳、谭登平等。

获得国家科学技术进步奖二等奖的“面向临床的中药药性与品质评价模式和方法”项目由中国人民解放军第三〇二医院、武汉大学共同完成。主要完成人为肖小河、赵艳玲、王伽伯等。

获得国家科学技术进步奖二等奖的“从毒瘀虚论治系统性红斑狼疮的增效减毒方案构建与应用”项目由浙江中医药大学、中国中医科学院广安门医院、上海中医药大学附属龙华医院、浙江大学医学院附属第二医院、天津中医药大学第一附属医院、浙江大学共同完成。主要完成人为范永升、温成平、姜泉等。

（高　欣）

【11 个中医药项目获 2012 年度国家科技奖】 2013 年 1 月 18 日，2012 年度国家科学技术奖励大会在北京举行。两个中医药项目，分获国家自然科学奖二等奖和国家技术发明奖二等奖。在国家科技进步奖中，医药卫生领域共有 30 项（含创新团队奖 1 项），其中，中医药项目 1 个获一等奖、8 个获二等奖。

一、国家自然科学奖二等奖

项目：中药复杂体系活性成分系统分析方法及其在质量标准中的应用研究。

主要完成人：果德安（北京大学、中国科学院上海药物研究所），叶敏（北京大学），吴婉莹（中国科学院上海药物研究所），关树宏（中国科学院上海药物研究所），刘璇（中国科学院上海药物研究所）。

二、国家技术发明奖二等奖

项目：细胞膜色谱技术及其在中药筛选中的应用。

主要完成人：贺浪冲（西安交通大学），王嗣岑（西安交通大学），杨广德（西安交通大学），袁秉祥（西安交通大学），李西玲（西安交通大学），张彦民（西安交通大学）。

【2011～2012 年度中医药系统全国青年文明号、青年岗位能手】

卫生系统全国青年文明号名单（中医药系统）

首都医科大学附属北京中医医院针灸科病房

青海省中医院急诊科

中国中医科学院西苑医院综合内科病房（原干部病房）护理组

中国中医科学院广安门医院门诊中草药调剂室

福建省晋江市中医院急诊医学部

全国卫生系统青年岗位能手名单（中医药系统）

王　亮　宁夏回族自治区中医医院消化内科住院医师

伊博文　中国中医科学院西苑医院中药制剂室副主任、主管药师

全国卫生系统全国青年文明号、青年岗位能手创建活动优秀组织奖名单（中医药系统）

广东省中医院（广州中医药大学第二附属医院）团委

重庆市中医院团委

（高　欣）

【2012年白求恩奖章获得者及卫生系统先进名单（中医药系统）】 在2013年1月7日召开的全国卫生工作会议上，魏文斌等10位“白求恩奖章”获得者、首都医科大学附属北京友谊医院等197个全国卫生系统先进集体、杨新春等580位先进工作者、100个全国新型农村合作医疗工作先进集体和200位先进个人获表彰。

江苏省中医院主任中医师夏桂成是中医系统唯一的白求恩奖章获得者。中医（民族医）系统共有上海中医药大学附属曙光医院、山西中医学院附属医院等32家单位获先进集体称号，中国中医科学院广安门医院路志正、北京中医药大学东直门医院王耀献等多位中医（民族医）工作者获先进工作者称号。

（杨志云）

【7名中医（民族医）师获第八届中国医师奖】 2012年6月26日，第八届“中国医师奖”颁奖大会在北京人民大会堂举行。包括7名中医、中医骨伤、中西医结合、民族医在内的102位医师获奖。他们是北京市朝阳区中医医院侯瑞祥，重庆市巫山县中医院刘仁毅，广东肇庆市中医院梁剑波，成都中医药大学附属医院、四川省中医院何成诗，成都军区总医院呼永河，卫生部北京医院郑志坚，内蒙古鄂托克旗蒙医院夏日巴特尔。

（冯　磊）

【2012年国家中医药管理局党群工作先进情况】 2012年，国家中医药管理局机关和直属单位各级党组织紧紧围绕党组中心任务和直属机关党委工作部署，结合自身工作实际，开展了丰富多彩的党群活动，取得丰硕成果。全年共有83个集体和276名个人在党群口17个省部级以上奖项中获得表彰。

2012年2月16日，中央国家机关妇工委决定（国妇工发〔2012〕6号文件），授予国家中医药管理局直属机关妇女工作委员会“2011年中央国家机关妇女工作创意奖”。

2012年4月19日，首都精神文明建设委员会决定（精建〔2012〕9号文件），授予中国中医科学院广安门医院“首都文明单位标兵”称号，授予中国中医科学院西苑医院、望京医院、眼科医院“首都文明单位”称号。

2012年4月26日，中央国家机关工委决定（国工办发〔2012〕25号文件），授予中国中医科学院西苑医院心血管病中心常务副主任、心血管一科主任徐浩第二届“中央国家机关青年五四奖章”。

2012年4月26日，中央国家机关工会联合会通报，授予国家中医药管理局“当好主力军、建功十二五、迎接十八大”首届中央国家机关公文写作技能大赛优秀组织奖；国家中医药管理局法监司查德忠、医政司邴媛媛，中国中医科学院广安门医院殷海波3名同志获大赛三等奖；国家中医药管理局黄莹、直属单位支英杰等63名同志获大赛优秀奖。

2012年5月14日，经复查合格，中央国家机关精神文明建设协调领导小组审定（国机精办〔2012〕4号文件），中国中医科学院广安门医院继续享有“中央国家机关文明单位标兵”称号，国家中医药管理局机关服务中心、中国中医科学院西苑医院、望京医院、眼科医院继续享有“中央国家机关文明单位”称号。

2012年7月，中华全国总工会决定，授予国家中医药管理局直属机关工会2011年度市级“工会财务工作先进单位”称号。

2012年8月6日，全国医药卫生系统创先争优活动指导小组决定（卫创先指发〔2012〕4号文件），授予国家中医药管理局党委、国家中医药管理局机关服务中心党支部、中国中医科学院党委、中国中医科学院广安门医院党委、中国中医药报社第一党支部等5个基层党组织“全国医药卫生系统创先争优活动先进集体”称号；授予国家中医药管理局直属机关党委办公室主任陈梦生、国家中医药管理局医政司司长许志仁、中国中医科学院中医临床基础医学研究所所长王永炎、中国中医科学院广安门医院肿瘤科主任林洪生、中国中医科学院中药所青蒿素研究中心主任屠呦呦、中国中医药出版社社长办公室主任罗会斌6名同志“全国医药卫生系统创先争优活动先进个人”称号；授予国家中医药管理局直属机关党委常务副书记杨锐、中国中医科学院党委书记王志勇2名同志“全国医药卫生系统创先争优活动指导工作先进个人”称号。

2012年8月31日，中央国家机关工会联合会决定，给予国家中医药管理局直属机关工会2011年度财务工作优秀奖。

2012年9月，中央国家机关妇女工作委员会向国家中医药管理局直属机关妇工委颁发“喜迎盛会巾帼情——中央国家机关女司长访谈活动”优秀组织奖。

2012年9月29日，国家中医药管理局创先争优活动领导小组决定（国中医药创先发〔2012〕4号文件），授予国家中医药管理局人事教育司党支部等50个基层党组织“国家中医药管理局直属机关创先争优活动先进基层党组织”称号；授予邢超等100名同志“国家中医药管理局直属机关创先争优活动优秀共产党员”称号；授予杨锐等50名同志“国家中医药管理局直属机关创先争优活动优秀党务工作者”称号。

2012年10月11日，中央国家机关工委办公室通报（国工办发〔2012〕47号文件），中央国家机关工委研究室、全国党建研究会机关专委会、中央国家机关党建研究会、《紫光阁》杂志社等4部门联合授予国家中医药管理局“机关文化建设：理论与实践”主题征文活动优秀组织奖；中国中医科学院广安门医院张丽、戴红霞、殷海波3位同志的论文《传承中医医德　弘扬中医药文化》获得优秀奖。

2012年10月31日，中央国家机关团工委决定（国团工发〔2012〕15号文件），命名中国中医科学院西苑医院血液科护理组、中国中医科学院广安门医院肿瘤科十五病区护理组“2011～2012年度中央国家机关青年文明号”称号。

2012年11月5日，中国教科文卫体全国委员会决定（教科文卫体工〔2012〕37号文件），授予国家中医药管理局直属机关妇委会“先进工会女职工组织”称号；授予中国中医科学院党委常务副书记、工会主席仇芙林“先进女职工工作者”称号；授予国家中医药管理局直属机关党委常务副书记、工会主席杨锐“先进女职工之友”称号。

2012年12月10日，在中央国家机关第二届干部职工太极拳交流大赛中，国家中医药管理局直属机关工会获得集体铜奖。中国中医科学院广安门医院吴皓、王映辉、王斌、危剑安4名同志获得5个项目金奖（其中王皓同志获得2个项目金奖）；中国中医科学院广安门医院王斌、俞良娟，中医基础研究所徐世杰，临床基础研究所赵静，共4名同志获得4个项目银奖；中国中医科学院广安门医院俞良娟、吕卫华、危剑安，西苑医院范乐，临床基础研究所赵静，科技合作中心吉军，共6名同志获得6个项目铜奖。

2012年12月18日，中央国家机关工委办公室通报（国工办发〔2012〕67号文件），国家中医药管理局直属机关党委2011年度党内统计报表被评为“中央国家机关2011年度全优报表”。

2012年12月18日，国家中医药管理局直属机关团委决定（国中医药机团发〔2012〕13号文件），授予黄橙紫等20名同志2009~2012年度“国家中医药管理局直属机关优秀共青团员”称号；授予刘灿等11名同志2009~2012年度“国家中医药管理局直属机关优秀共青团干部”称号；授予中国中医科学院团委等8个基层团组织2009~2012年度“国家中医药管理局直属机关五四红旗团委（团支部）”称号。

2012年12月20日，北京市公安局给予国家中医药管理局维护稳定工作办公室副主任、局社会管理综合治理办公室主任杨锐记“个人三等功”。

（刘　灿）

【2012年全国教科文卫体系统先进工会女职工组织、先进女职工工作者、先进女职工之友名单（中医药系统）】

先进工会女职工组织

黑龙江中医药大学工会女职工委员会

湖南中医药大学工会女职工委员会

国家中医药管理局直属机关妇委会

先进女职工工作者

张晓云　黑龙江中医药大学附属第二医院工会副主席、女职工委员会主任

仇芙林　中国中医科学院党委常务副书记、工会主席

先进女职工之友

贾学萍　山西中医学院党委副书记

杨　锐　国家中医药管理局直属机关党委常务副书记、工会主席

（高　欣）

【全国医药卫生系统、全国中医药系统创先争优活动“三先”和国家中医药管理局直属机关创先争优活动“两优一先”表彰名单】

全国医药卫生系统创先争优活动“三先”表彰名单

全国医药卫生系统创先争优活动先进集体（5个）

国家中医药管理局机关服务中心党支部

中国中医科学院党委

中国中医科学院广安门医院党委

中国中医药报社第一党支部

国家中医药管理局直属机关党委

全国医药卫生系统创先争优活动先进个人（6名）

许志仁　国家中医药管理局医政司司长

陈梦生　国家中医药管理局直属机关党委办公室主任

王永炎　中国中医科学院中医临床基础医学研究所所长

林洪生　中国中医科学院广安门医院肿瘤科主任、党支部书记

屠呦呦　中国中医科学院中药所青蒿素研究中心主任

罗会斌　中国中医药出版社社长办公室主任

全国医药卫生系统创先争优活动指导工作先进个人（2名）

杨　锐　国家中医药管理局直属机关党委常务副书记，局创先争优活动领导小组办公室副主任，全国医药卫生系统创先争优活动指导小组办公室副主任

王志勇　国家中医药管理局党组成员、中国中医科学院党委书记、局创先争优活动领导小组副组长，中国中医科学院创先争优活动领导小组组长

全国中医药系统创先争优活动“三先”表彰名单

全国中医药系统创先争优活动先进集体（100个）

北　京

密云县中医医院党委

北京中西医结合医院党委

昌平区华一医院党总支

宣武中医医院党委

天　津

天津市中医药研究院党委

天津中医药大学第一附属医院党委

武清区中医医院党委

河　北

石家庄市中医院党委

沧州中西医结合医院党委

唐山市迁安市中医院党总支

廊坊市香河县中医院党支部

山　西

山西中医学院附属医院党委

山西省中医药研究院党委

山西中医学院党委

内蒙古

鄂尔多斯市蒙医医院蒙医研究所党总支

赤峰市宁城县蒙医中医医院党支部

通辽市库伦旗蒙医医院党支部

辽　宁

沈阳市中医医院党委

大连市中医医院党委

吉　林

吉林省中医药管理局机关党总支

长春中医药大学附属医院党委

松原市前郭县中医院党总支

黑龙江

黑龙江省中医研究院党委

黑龙江中医药大学附属第二医院党委

上 海

上海中医药大学附属龙华医院党委

上海中医药大学附属曙光医院党委

江 苏

南京市中医院党委

常州市中医院党委

苏州市中医院党委

南通市中医院党委

泰州市中医院党委

江苏省中医药研究院党委

浙 江

浙江省立同德医院党委

浙江省中医院党委

杭州市红十字会医院（浙江省中西医结合医院）党委

慈溪市卫生局党委

温州市中西医结合医院党委

湖州市中医院党委

安 徽

安徽中医学院附属针灸医院党委

太和县中医院党委

福 建

泉州市正骨医院党支部

尤溪县中医院党支部

江 西

分宜县中医院党支部

江西省中医药研究院医院党支部

山 东

济南市卫生局党委

青岛市卫生局党委

潍坊市中医院党委

兖州市中医院党总支

临沂市卫生局党委

山东中医药大学第二附属医院党委

山东中医药高等专科学校党委

河 南

洛阳正骨医院党委

罗山县中医院党支部

洛阳市第一中医院党委

漯河市中医院党委

内黄县中医院党支部

睢县中医院党委

湖 北

湖北省中医院党委

武汉市中西医结合医院党委

黄石市中医医院党委

荆州市中医医院党委

宜昌市中医医院党委

湖 南

湖南中医药高等专科学校附属第一医院党委

湖南中医药大学第一附属医院党委

湘西土家族苗族自治州民族中医院党委

安化县中医院党总支

常德市第一中医院党委

广 东

广东省中医院党委

广东省中西医结合医院沙头分院党总支

深圳市中医院党委

清远市连州市中医院党支部

梅州市中医院党总支

中山市中医院党委

湛江市第一中医院党委

广 西

桂林市中医医院党委

防城港市中医医院党委

海 南

琼海市中医院党委

重 庆

江北区中医院党委

垫江县中医院党委

四 川

泸州市中医医院党委

内江市中医医院党委

江油市中医医院党总支

安岳县中医医院党支部

泸州医学院附属中医医院党委

四川省中西医结合医院党委

贵 州

贵阳市花溪区中医医院党支部

云 南

普洱市中医医院党总支

陆良县中医医院党支部

嵩明县中医医院党支部

西 藏

山南地区藏医医院党委

陕 西

蒲城县中医医院党总支

三原县中医医院党支部

山阳县中医医院党支部

甘 肃

甘肃省中医院党委

岷县中医医院党支部

青 海

果洛州藏医院党支部

宁 夏

石嘴山市中医院党支部

新 疆

昌吉州阜康市中医医院党支部

巴州库尔勒市维吾尔医医院党支部

兵 团

兵团奎屯中医医院党委

全国中医药系统创先争优活动先进个人（200名）

北 京

刘红旭 首都医科大学附属北京中医医院心血管科主任

王秀娟 首都医科大学中医药学院党委书记

焦智华 石景山区中医医院针灸科主任

王春生 北京市回民医院副院长、中医党支部书记

张玉萍 北京中医药大学东直门医院后勤保障处处长

沈雁鹏 延庆县中医医院党总支副书记、副院长

康 佳 北京市鼓楼中医医院院长

天 津

刘新桥 天津中医药大学第一附属医院医政处处长、急诊科主任

李 智 和平区中医医院院长、党支部书记

张建和 宝坻区中医医院院长、党总支副书记

李亚川 蓟县中医医院针灸科主任

河 北

段云波 河北省中医药管理局局长

徐 勇 石家庄市中医院党委书记

张素英 石家庄市新乐市中医

医院副院长、党总支副书记

戴恩海　唐山市乐亭县中医院院长、党支部书记

梅冬艳　秦皇岛中医医院党委书记

马立川　保定市唐县卫生局副局长，中医院院长、党支部书记

李振海　邯郸市涉县中医院院长、党总支委员

魏勇军　邯郸市魏县中医院党总支书记

山　西

魏中海　山西中医学院附属医院院长

樊东升　山西省中西医结合医院党委书记

安玉兰　山西中医学院第三中医院党委书记

乔二龙　山西省中医院团委副书记

续建国　太原市中医院党委办公室主任

内蒙古

纳贡毕力格　内蒙古国际蒙医医院蒙医心身医学科主任

苏根元　内蒙古中蒙医医院院长、党委书记

额尔敦朝鲁　内蒙古民族大学附属医院党委书记

尚晓良　巴彦淖尔市五原县中蒙医医院院长

辽　宁

许　森　锦州凌海市中医院院长、党委书记

曹　林　鞍山市中医院党委书记

杨泽华　丹东市中医院大内科主任、脑病专科主任

吉　林

李立新　吉林省中医药科学院副院长

朱桂祯　吉林省中医药学会秘书长

李　欣　敦化市中医医院院长

赵中立　公主岭市卫生局副局长、中医药管理局局长

黑龙江

刘　岩　黑龙江省中医药学校校长助理、财务审计科科长

陈祖仁　牡丹江市中医院院长、党委书记

吴　芳　嫩江县中医院院长、党总支书记

武鹏翥　鸡西市中医院院长、党总支书记

马庆华　望奎县中医院院长、党总支书记

上　海

曹烨民　虹口区中西医结合医院脉管病科主任

黄雪元　嘉定区中医医院急诊科主任

顾彩红　青浦区中医医院护理部主任

徐　方　奉贤区中医医院眼科主任

樊水玉　上海华氏大药房有限公司华氏北区强华店营业员

江　苏

刘万里　南京市中西医结合医院院长

陆　曙　无锡市中医医院副院长

王心力　徐州市中医院院长、党委副书记

冯全林　昆山市中医医院院长

王爱民　如东县中医院院长、党委书记

李建军　连云港市中医院党委书记

闵建成　金湖县中医院副院长

周志德　盐城市卫生局主任科员

吴祝平　仪征市中医院院长、党委书记

王小平　镇江市中医院院长、党委书记

朱　云　泰州市卫生局中医处处长

吴君彦　宿迁市中医院党办主任

刘沈林　南京中医药大学原副校长、江苏省中医院原院长

浙　江

王新昌　浙江中医药大学附属第二医院风湿病科副主任

徐　缨　浙江中医药大学附属第三医院党委委员、纪委委员、院办党办主任

祝光礼　杭州市中医院心血管病科主任

沈晓敏　宁波市中医院院长

黄建平　温州市中医院院长

胡长安　长兴县中医院大内科主任

钱静华　嘉兴市中医院副院长

侯春光　诸暨市中医院副院长、党委委员

何松明　金华市中医院六病区护士长

傅巧琴　龙游县中医院妇产科主任医师

王忠岳　龙舟市中医骨伤联合医院院长、党委委员

周文斌　玉环县中医院副院长

邹新花　丽水市中医医院副院长、党委副书记

安　徽

徐经世　安徽省中医学院第一附属医院原党委书记

陈先进　芜湖市中医医院骨三科主任

李道昌　六安市中医医院院长、党委书记

吴福宁　铜陵市中医医院副院长、党总支副书记

许国银　天长市中医医院院长

福　建

李学麟　福建省人民医院传统内科主任

李　芹　福州市传染病医院副院长

陈进春　厦门市中医院院长

林石明　漳州市中医院骨伤科党支部书记

黄宝英　宁德市医院中心实验室主任

江　西

吴　飒　鹰潭市中医院儿科主任

陈少波　寻乌县中医院副院长、党支部书记

喻文球　江西中医学院附属医院中医外科主任、中医外科教研室主任、皮肤病研究所所长

周豪民　南丰县中医院副院长

苏远麟　宁都县中医院院长

吴梅兴　崇人县中医院院长

山　东

崔　骞　青州市卫生局中医科科长

董建文　山东中医药大学第二附属医院大外科主任

窦明滨　日照市卫生局副局长、党委委员

郝敬忠　菏泽市中医医院院长、

党委书记
李守鲁　聊城市卫生局副调研员
牛　晖　山东省卫生厅中医药业务处副调研员
秦满意　枣庄市卫生局中医科科长
秦　璞　青岛市海慈医疗集团党委书记
唐长冬　济宁市卫生局中医药管理科科长
王朝阳　莱芜市卫生局中医药与卫生科教科科长、局团委书记
王培良　烟台市卫生局中医药管理科科长
吴继士　泰安市宁阳县卫生局（中医药管理局）党委副书记、宁阳县中医医院党总支书记
于宗渊　山东省中医药研究院中心实验室主任
张　娟　东营市卫生局中医科副主任科员
张钦德　山东中医药高等专科学校中药系主任
赵吉来　山东省卫生厅中医药综合处副处长

河　南

庞国明　开封市中医院院长、党委书记
孙玉信　河南中医学院第三附属医院内一科主任
行利萍　洛阳市嵩县中医院护理部主任
刘会勋　河南省中医院党办主任
孙社营　渑池县中医院院长
李军民　项城市中医院院长、党支部书记
杨小平　河南省中医药研究院附属医院肝胆脾胃科主任
赵文霞　河南中医学院第一附属医院大内科主任
刘尚才　洛阳正骨医院医学检验中心主任
康进忠　安阳市中医院脑病二科副主任
郭光俊　登封市大金店镇梅村社区卫生服务站（梅村中医卫生所）所长、党支部书记

湖　北

鲁　焱　武汉市中医医院办公室主任
段华汛　襄阳市中医医院院长、党委副书记
殷义选　十堰市中医医院院长、党委书记
张双斌　孝感市中医医院院长
曾　勇　黄冈市中医医院院长、党总支书记
徐匹夫　崇阳县中医医院院长
向大安　建始县中医医院院长、党总支书记
王以兵　天门市中医医院医务科主任

湖　南

王诚喜　衡阳市中医医院院长
蒋益兰　湖南省中医药研究院中医肿瘤研究所副所长
胡小军　岳阳市卫生局党组成员、副局长
唐泰山　郴州市桂阳县中医院院长
袁尚锋　株洲市中医伤科医院副院长兼髋关节科主任
谷志优　桑植县民族中医院院长、党总支书记

广　东

陈志雄　广东省中医药大学附属骨伤科医院院长、党委副书记
沈坚华　广州市荔湾区中医院院长
苏亮洪　珠海市斗门区侨立中医院党总支书记
蔡沙芒　汕头市潮阳区中医院院长、党总支书记
苏伟坚　佛山市高明区中医院院长、党支部书记
张万峰　韶关市南雄市中医院副院长、党总支书记
陈罗新　河源市龙川县中医院院长、党支部书记
吴志光　梅州市丰顺县中医院院长、党支部书记
严　武　惠州市惠阳区中医院院长、党支部书记
李美瑜　汕尾市海丰县中医院院长、党支部书记
阮永队　东莞市塘厦医院副院长
刘浩端　中山市黄浦人民医院中医科主任
黄长联　江门市台山市中医院院长、党总支委员
吴安任　湛江市徐闻县中医院院长、党支部书记
梁　炎　茂名市信宜市中医院院长、党支部书记
黄传成　肇庆市四会市中医院院长、党支部书记
吴立初　潮州市饶平县中医院院长、党支部书记
王民森　揭阳市普宁市中医院院长、党总支书记
黄烘均　云浮县郁南市中医院院长、党支部书记

广　西

陈　勇　梧州市中医医院针灸推拿科主任
陆　桢　钦州市浦北县中医院院长、党支部书记
李凤珍　广西壮医医院（广西民族医药研究院）壮医风湿病科主任
陈世新　桂平市中医医院院长
李　红　百色市中医医院医务科副主任、妇产科主任、党总支宣传委员

海　南

郑肇良　海口市中医医院副院长

重　庆

尹　平　北碚区中医院院长
毛得宏　永川区中医院院长
王洪白　黔江区中心医院主任医师
陶　惠　沙坪坝区卫生局副局长、党委委员

四　川

陈　锦　双流县中医医院副院长、党总支副书记
杨正春　自贡市中医医院院长
何世平　罗江县中医院党支部书记
贾天贵　广元市中医医院院长
李国强　射洪县中医院院长、党委书记
姚　玲　长宁县中医院副院长
周声明　开江县中医院院长、党支部书记
苟中富　巴中市中医医院副院长、党总支书记
陈若雷　天全县中医医院副院长、党支部副书记
雷　勇　若尔盖县藏医院院长

周卫红　凉山州中西医结合医院门诊医技党支部书记

贵　州

黄春明　毕节市金沙县中医医院副院长

董平高　六盘水市盘县中医医院副院长

蔡洪军　铜仁市石阡县中医医院医务办主任

刘忠伦　遵义市绥阳县中医医院院长

云　南

余雄武　曲靖市中医医院院长、党总支书记

李广文　文山州中医医院副院长、党总支书记

段　萍　大理州中医医院副院长、党总支副书记

杨本雷　楚雄州中医医院院长、党委书记，云南省彝医院院长

张用明　腾冲县中医医院院长、党支部书记

西　藏

格桑平措　西藏自治区藏医医院主治医师

尼　玛　那曲地区双湖特别行政区藏医医院院长

陕　西

胡佐宇　志丹县中医医院院长

景晨曦　乾县中医医院院长

刘玉泉　安康市中医院院长、党委副书记

倪国栋　定边县中医医院院长

冉书为　汉中市卫生局中医与科教科副科长

赵　锋　西安市中医医院副院长、党委书记

王贵生　眉县卫生局局长、党委书记

闫咏梅　陕西中医学院附属医院内科第一党支部书记

甘　肃

甘培尚　甘肃省卫生厅党组成员、省中医药管理局局长

毛春燕　甘肃省中医学校校长、党委委员

衡天锁　庆阳市中医医院中医骨伤科副主任医师

苏亚平　庄浪县中医医院院长、党支部书记

青　海

韩晓平　华隆县中医院院长、党支部书记

索南达杰　青海省藏医院主治医师

宁　夏

黄　涌　宁夏回族自治区中医医院院长、党委副书记

刘本臣　银川市中医医院院长、党委书记

新　疆

李风森　新疆维吾尔自治区中医医院副院长、党委委员

董翠新　昌吉州中医医院院长、党委副书记

热汗古丽·亚生　阿克苏地区库车县维吾尔医医院内二科主任

兵　团

边文贵　兵团中医医院二科主任

班新能　兵团奎屯中医医院院长

全国中医药系统创先争优活动指导工作先进个人（100名）

北　京

徐希胜　房山区中医医院党总支书记、院长

郑秀霞　门头沟区中医医院党总支书记

李雅琴　中国中医科学院广安门医院南区（北京市大兴区卫生局）党总支副书记

魏　青　顺义区中医医院党委书记、副院长

天　津

宋　津　天津中医药大学第二附属医院党委书记

刘建国　南开区中医医院党总支书记

郭　艳　汉沽区中医医院党总支书记

河　北

王绍军　张家口市中医研究所附属医院党委书记、院长

刘继东　唐山市玉田县中医医院党总支书记、院长

桑志武　衡水市故城县中医医院党支部书记、院长

刘书清　邢台市卫生局党组成员、副局长

山　西

赵红娟　山西省卫生厅中医药管理局调研员

郭军只　长治市卫生局机关党支部宣传委员、中医科科长

李祥林　运城市中医医院党委书记、院长

内蒙古

范洪章　呼伦贝尔市鄂温克族自治旗卫生局党总支书记、局长

白全龙　兴安盟科右中旗蒙医药研究所蒙医医院党总支书记、院长

徐广武　赤峰市巴林左旗中蒙医医院党支部书记、院长

辽　宁

王欣宇　辽宁中医药大学附属医院党办主任

董　波　辽宁中医药大学附属第二医院心血管科党支部书记、主任

吉　林

王　青　长春市绿园区中医院党支部书记、院长

赵　辉　辽源市中医院党委书记

尚桂芝　桦甸市卫生局党委副书记、副局长，桦甸市中医药管理局局长

黑龙江

高志刚　佳木斯市中医院党委书记、院长

陈　宏　齐齐哈尔市中医院党委书记、院长

上　海

金立国　上海中医药大学附属岳阳中西医结合医院党委书记

孙　虹　上海市中医医院党委书记

江　苏

龚　伟　江阴市中医院党委书记、院长

王　进　邳州市中医院党委书记、院长

潘荣华　溧阳市中医院党委书记、院长

李志山　盐城市中医院党委副书记、院长

谈绍安　扬州市中医院党委书记、院长

许黎明　镇江市卫生局党委副书记

浙　江

柴可群　浙江省立同德医院党委副书记、院长

刘新功　杭州市拱墅区卫生局党委副书记、副局长

水黎明　宁波市江东区卫生局党委副书记、副局长

程志文　永嘉县中医院党委书记、副院长

冯　刚　绍兴市中医院党委书记

黄菊秀　遂昌县中医院党办主任

安　徽

彭长林　安徽中医学院第一附属医院党委副书记

杜鹏程　安徽省中医药管理局副主任科员

余焰林　宿松县卫生局党委副书记、局长

福　建

薛金发　福州市市直卫生系统党委书记

李荣荣　龙岩市卫生局党组成员、副局长

江　西

吴　敏　南昌市中西医结合医院党办主任、团委书记

汪金贵　万年县中医院党支部书记、院长

山　东

耿　杰　济南市中医医院党委书记、院长

李秋恒　淄博市中医医院党委书记

王孙伟　威海市卫生局中医药管理办公室副科长

牛纪华　临沂市中医医院党委副书记、副院长

栾淑凌　德州联合医院党总支副书记

高金昌　滨州市中医药管理局局长

崔　苏　山东中医药大学附属医院（山东省中医院）党委副书记、纪委书记

河　南

李爱国　洛阳第一中医院党委书记

王希浩　河南省中医药研究院党委副书记、纪委书记

赵红霞　洛阳正骨医院党办主任、院办主任

杨　豪　河南省中医院党委书记、副院长

郭书敏　河南中医学院针灸推拿学院、第三附属医院党委副书记

郭新民　河南中医学院第一附属医院党委书记

湖　北

郑水平　荆门市中医医院党委书记

潘和长　鄂州市中医医院党委委员、副院长

郑德元　随州市中医医院党总支书记、院长

程铁兵　仙桃市中医医院党办主任

刘运雄　潜江市中医医院党支部书记、院长

湖　南

肖四旺　湖南中医药大学第二附属医院党委副书记、院长

谢宏赞　湘潭市中医医院党委副书记、院长

李文贵　通道侗族自治县民族中医医院党支部副书记、院长

刘和平　邵阳市卫生局中医管理科科长

胡见求　宁远县中医医院党支部书记、副院长

广　东

古展群　广州中医药大学第一附属医院党委书记

李万程　云浮市卫生局党组书记、局长

李宇明　江门市五邑中医院党委书记、院长

黄甫初　广州市越秀区卫生局党委副书记、局长

林晓生　深圳市宝安区中医院党委书记、院长

李学应　阳江市阳春市中医院党支部委员、院长

周亦农　广东省第二中医院临床第六党支部书记、淘金门诊部主任

广　西

周元明　广西中医药大学附属瑞康医院党委书记

黎忠文　玉林市骨科医院党委书记、院长

重　庆

谭邦华　开县中医院党委副书记

罗腾超　梁平县中医院党支部书记

四　川

张学东　攀枝花市卫生局党委副书记

王青松　乐山市中医医院党委书记、院长

胡启庞　南充市顺庆区卫生局党委副书记、副局长

何亚莉　邻水县中医医院党支部宣传委员、副院长

强文社　甘孜州藏医院党支部副书记、副院长

段俊国　成都中医药大学附属医院党委书记

贵　州

金鸣昌　黔东南州卫生局党组书记

云　南

李世辉　云南省中医医院党委书记

陈旺昌　鲁甸县中医医院党支部书记、院长

郑文学　新平县中医医院党支部书记

西　藏

向巴格列　昌都地区藏医医院党委委员、副院长

陕　西

苏荣彪　陕西省卫生厅机关第四党支部书记、陕西省中医药管理局副局长

张振勇　宝鸡市中医药管理局局长

赵长利　长安区卫生局党委书记

陈龙顺　紫阳县中医院党支部书记、院长

甘　肃

马维正　临夏州卫生局党组书记、局长

蒲朝晖　天水市卫生局党委副书记、局长

青　海

陈卫国　青海省中医院党委副书记、院长

宁　夏

俞大鸿　宁夏回族自治区卫生

厅机关党总支委员、中医药管理局调研员

新　疆

帕尔哈提·克里木　新疆维吾尔自治区卫生厅党组成员、副厅长、自治区中医民族医药管理局局长

张舯领　新疆维吾尔自治区维吾尔医医院党委书记、副院长

国家中医药管理局直属机关创先争优活动“两优一先”表彰名单

国家中医药管理局直属机关创先争优活动先进基层党组织（50个）

国家中医药管理局人事教育司党支部

国家中医药管理局医政司党支部

国家中医药管理局机关服务中心党支部

中国中医科学院党委

中国中医科学院西苑医院党委

中国中医科学院西苑医院血液科党支部

中国中医科学院西苑医院门诊第二党支部

中国中医科学院西苑医院药剂科党支部

中国中医科学院西苑医院门诊第一党支部

中国中医科学院西苑医院经管保健党支部

中国中医科学院西苑医院呼吸科党支部

中国中医科学院西苑医院儿科党支部

中国中医科学院广安门医院党委

中国中医科学院广安门医院内科第三党支部

中国中医科学院广安门医院皮泌党支部

中国中医科学院广安门医院药剂科党支部

中国中医科学院广安门医院内科消化党支部

中国中医科学院广安门医院党群党支部

中国中医科学院广安门医院检验科党支部

中国中医科学院广安门医院财务党支部

中国中医科学院望京医院党委

中国中医科学院望京医院手术室党支部

中国中医科学院望京医院脊柱一科党支部

中国中医科学院望京医院脊柱二科党支部

中国中医科学院望京医院骨研所党支部

中国中医科学院望京医院放射科党支部

中国中医科学院望京医院针灸科（脑病科）党支部

中国中医科学院眼科医院第一党支部

中国中医科学院眼科医院第二党支部

中国中医科学院中药研究所第二党支部

中国中医科学院中药研究所第三党支部

中国中医科学院中药研究所第五党支部

中国中医科学院针灸研究所党委

中国中医科学院针灸研究所针灸医院党支部

中国中医科学院中医基础理论研究所第一党支部

中国中医科学院中医基础理论研究所第三党支部

中国中医科学院中医药信息研究所党委

中国中医科学院中医药信息研究所文献资源党支部

中国中医科学院中医临床基础医学研究所党支部

中国中医科学院研究生院党总支

中国中医科学院院直机关离退休党总支

中国中医科学院院直机关离退休党总支离休党支部

中国中医科学院院直党总支第一党支部

中国中医科学院院直党总支第二党支部

中国中医科学院院直党总支第三党支部

中华中医药学会党支部

中国中医药报社第一党支部

中国中医药出版社第二党支部

国家中医药管理局对台港澳中医药交流合作中心党支部

国家中医药管理局中医师资格认证中心党支部

国家中医药管理局直属机关创先争优活动优秀共产党员（100名）

邢　超　国家中医药管理局办公室秘书处主任科员

张欣霞　国家中医药管理局人事教育司师承继教处副处长

曲慧勇　国家中医药管理局人事教育司人事处主任科员

陈梦生　国家中医药管理局直属机关党委办公室主任

黄橙紫　国家中医药管理局规划财务司预算财务处科员

桑滨生　国家中医药管理局政策法规与监督司巡视员兼副司长

许志仁　国家中医药管理局医政司司长

王思成　国家中医药管理局科技司中医科技处副处长

王笑频　国家中医药管理局国际合作司司长

张洪魁　国家中医药管理局原副局长（退休）

严建文　国家中医药管理局原巡视员（退休）

赵莉蓉　国家中医药管理局机关服务中心物业处副主任科员

黄　铮　国家中医药管理局机关服务中心办公室副主任科员

麻　柔　中国中医科学院西苑医院主任医师、医院党委委员

李秋艳　中国中医科学院西苑医院医务处副处长、门诊办公室主任

刘小英　中国中医科学院西苑医院门诊部副主任、党支部书记

张晓军　中国中医科学院西苑医院主任医师、外科党支部书记

房定亚　中国中医科学院西苑医院主任医师

李　权　中国中医科学院西苑医院主任医师、肛肠科党支部书记

高善荣　中国中医科学院西苑医院药剂科副主任

文　杰　中国中医科学院西苑医院心血管二科护士长

何晓庆　中国中医科学院西苑医院专职物价员

项春燕　中国中医科学院西苑医院肿瘤科护士长

张旭丽　中国中医科学院西苑医院主管护师、呼吸科党支部委员

李跃华　中国中医科学院西苑医院老年病中心主任

刘龙涛　中国中医科学院西苑医院副主任医师、教育处科员

路　佳　中国中医科学院西苑医院儿科护师

曹玉璋　中国中医科学院西苑医院高干病房副主任医师

宋洪华　中国中医科学院西苑医院退休第三支部书记

林洪生　中国中医科学院广安门医院肿瘤科主任医师、党支部书记

刁其双　中国中医科学院广安门医院肿瘤科门诊护士长

仝小林　中国中医科学院广安门医院副院长

冯兴华　中国中医科学院广安门医院风湿病科主任医师

石风祥　中国中医科学院广安门医院放射科副主任、党支部书记

安　苹　中国中医科学院广安门医院行政保卫处科长

齐文升　中国中医科学院广安门医院急诊科主任

吴　烈　中国中医科学院广安门医院眼科主任

张　予　中国中医科学院广安门医院耳鼻喉科主任

杨　涛　中国中医科学院广安门医院针灸科副主任医师、党支部书记

花宝金　中国中医科学院广安门医院副院长

姚魁武　中国中医科学院广安门医院教育处副处长

赵　冰　中国中医科学院广安门医院医务处副处长、门诊办公室主任

郭育兰　中国中医科学院广安门医院第二中医门诊部主任

阎　桐　中国中医科学院广安门医院工会主席、行政保卫处处长

谢利民　中国中医科学院广安门医院骨科主任、党支部书记

魏军平　中国中医科学院广安门医院医务处处长

刘秀芹　中国中医科学院望京医院医务处主任医师

刘　静　中国中医科学院望京医院眼科主任

吴增安　中国中医科学院望京医院外科主任

李　军　中国中医科学院望京医院工会副主席、团委书记

李国辉　中国中医科学院望京医院药剂科副主任

杨　济　中国中医科学院望京医院门诊办公室主任

陈志强　中国中医科学院望京医院外科副主任

陈　枫　中国中医科学院望京医院针灸科主任

夏玉卿　中国中医科学院望京医院电热针门诊主任医师（离休）

高景华　中国中医科学院望京医院脊柱二科主任

康建平　中国中医科学院眼科医院副院长

亢泽峰　中国中医科学院眼科医院副院长

邵爱娟　中国中医科学院中药研究所办公室主任

沈　新　中国中医科学院中药研究所财务处处长

姜廷良　中国中医科学院中药研究所研究员

屠呦呦　中国中医科学院中药研究所终身研究员

朱　兵　中国中医科学院针灸研究所所长

吴中朝　中国中医科学院针灸研究所针灸医院常务副院长

张守信　中国中医科学院针灸研究所办公室主任

石　宏　中国中医科学院针灸研究所副主任技师、党支部书记

潘桂娟　中国中医科学院中医基础理论研究所所长

金香兰　中国中医科学院中医基础理论研究所研究员

刘丽梅　中国中医科学院中医基础理论研究所中医方证基础研究中心主任、第四党支部书记

张华敏　中国中医科学院中医药信息研究所副所长

崔　蒙　中国中医科学院中医药信息研究所所长

刘玉玮　中国中医科学院中国医史文献研究所工会主席

吕爱平　中国中医科学院中医临床基础医学研究所常务副所长

杨　鸿　中国中医科学院医学实验中心分子生物学实验室主任

代金刚　中国中医科学院医学实验中心研发实验服务基地办公室主治医师

史欣德　中国中医科学院研究生院研究员

张瑞祥　中国中医科学院原副院长（退休）

张延硕　中国中医科学院原纪委书记（离休）、院直机关离退休党总支离休党支部书记

闫孝诚　中国中医科学院原副院长（退休）、院直机关离退休党总支退休党支部书记

刘保延　中国中医科学院常务副院长

范吉平　中国中医科学院副院长兼眼科医院院长

杨友群　中国中医科学院副院长

李宗友　中国中医科学院院长办公室主任

常　暖　中国中医科学院科研管理处处长

谢　钟　中华中医药学会副秘书长、党支部副书记

庄乾竹　中华中医药学会信息部副主任

何春生　中国中医药报社办公室主任

海　霞　中国中医药报社专刊编辑部主任

厉秀昀　中国中医药报社编辑

罗会斌　中国中医药出版社社长办公室主任

王淑珍　中国中医药出版社教材编辑部主任

徐国强　中国中医药出版社市场部主任

魏　伟　中国中医药科技开发交流中心党支部书记、主任助理

于伟光　国家中医药管理局传统医药国际交流中心调研员

赵　莉　国家中医药管理局对台港澳中医药交流合作中心党支部书记、医疗处处长

白　桦　中国中医药国际合作中心主任科员

李鹤白　中国中医药国际合作中心学术部主任

陈　晖　中国中医药国际合作中心北京王府中西医结合医院七病区护士长

王颖辉　中国中医药国际合作中心北京王府中西医结合医院内三科主治医师

左同建　中国中医药国际合作中心北京王府中西医结合医院检验科检验师

国家中医药管理局直属机关创先争优活动优秀党务工作者(50名)

杨　锐　国家中医药管理局直属机关党委常务副书记

杨荣臣　国家中医药管理局医政司党支部委员、医疗管理处处长

吴振斗　国家中医药管理局国际合作司党支部委员、副司长

曹　云　中国中医科学院西苑医院党委书记

唐旭东　中国中医科学院西苑医院党委委员、院长

黄尧洲　中国中医科学院西苑医院党委委员、副院长

段　玲　中国中医科学院西苑医院党委副书记兼纪委书记

李　浩　中国中医科学院西苑医院党委委员、教育处处长

尼　欣　中国中医科学院西苑医院党团办副主任、团委书记

胡晓梅　中国中医科学院西苑医院血液科党支部书记、副主任

张燕萍　中国中医科学院西苑医院呼吸科党支部书记

王　阶　中国中医科学院广安门医院党委书记、院长

王映辉　中国中医科学院广安门医院党委委员、副院长

任亚平　中国中医科学院广安门医院经济管理处党支部书记、处长

李梅芳　中国中医科学院广安门医院离休党支部书记

陈振酉　中国中医科学院广安门医院办公室主任

胡元会　中国中医科学院广安门医院党委委员、副院长

殷海波　中国中医科学院广安门医院党委副书记兼纪委书记

曹　炜　中国中医科学院广安门医院党委办公室主任

程爱华　中国中医科学院望京医院党委书记

王秀英　中国中医科学院望京医院党委办公室副主任

朱立国　中国中医科学院望京医院党委委员、院长

吴　彦　中国中医科学院望京医院党委副书记兼纪委书记

宋春田　中国中医科学院望京医院党委委员、人事处处长

高　云　中国中医科学院望京医院党委委员、副院长

曹艳霞　中国中医科学院望京医院护理部副主任

朱亚春　中国中医科学院眼科医院党委副书记兼纪委书记

周　兴　中国中医科学院中药研究所党委书记

朱晓新　中国中医科学院中药研究所党委委员、副所长

郭　伟　中国中医科学院中药研究所党委办公室主任

张　丽　中国中医科学院针灸研究所党委书记、副所长

董晓彤　中国中医科学院针灸研究所党委办公室主任

焦　久　中国中医科学院中医基础理论研究所党委书记

李景远　中国中医科学院中医基础理论研究所党委办公室主任

彭春龙　中国中医科学院中医药信息研究所党委书记

储戟农　中国中医科学院中医药信息研究所人事处党支部书记、处长

柳长华　中国中医科学院中国医史文献研究所党支部书记、所长

王燕平　中国中医科学院中医临床基础医学研究所党支部委员、副所长

宋春生　中国中医科学院研究生院党总支书记、常务副院长

王　红　中国中医科学院离退休干部管理处党支部书记、处长

王志勇　中国中医科学院党委书记、副院长

仇芙林　中国中医科学院党委常务副书记兼纪委书记

张为佳　中国中医科学院党委副书记

冯鹏翔　中国中医科学院党委办公室主任

张　峥　中国中医科学院院直党总支书记、纪检监察处处长

曹正逵　中华中医药学会党支部副书记、副秘书长

王华章　中国中医药报社原副社长（退休）、第三党支部书记

王国辰　中国中医药出版社党总支书记、社长

侯　喆　国家中医药管理局传统医药国际交流中心党支部委员、项目推广处处长

秦树坤　中国中医药国际合作中心党总支常务副书记

（高　欣）

【2009～2012年度国家中医药管理局直属机关优秀共青团员、优秀共青团干部和五四红旗团委（团支部）名单】

优秀共青团员

黄橙紫　黄　莹　罗　嘉
胡　洋　马　芸　赖娟清
周　静　史　跃　李　男
于海倩　孟思璠　周　旋
董　全　刘　邢　孙　磊
韩　伟　秦　玲　康　羽
向　佳　付方园

优秀共青团干部

刘　灿　刘　睦　童晨光
伊博文　吴红卫　刘　阳
宗志勇　王　彬　赵红霞
高新军　王　喆

五四红旗团委（团支部）

中国中医科学院团委
中国中医科学院西苑医院团委
中国中医科学院西苑医院第六

团支部

中国中医科学院广安门医院团委

中国中医科学院广安门医院药剂科团支部

中国中医科学院望京医院团委

中国中医科学院望京医院药剂科团支部

中国中医药报社团支部

（高　欣）

【24家单位获评国家中医药管理局首批重点研究室优秀项目】 2012年，国家中医药管理局组织专家对建设期满3年的102个重点研究室第一批建设项目进行了验收。根据总体评价和综合评分，共95个项目通过验收，其中24个为优秀项目，另有7个项目被限期整改。

（陈斐然）

【国家中医药管理局命名全国38县12区为中医药先进单位】 国家中医药管理局将吉林省延吉市、江苏省阜宁县等38个县（市、区）命名为全国农村中医药工作先进单位，将吉林省吉林市船营区、江苏省南京市鼓楼区等12个区命名为全国社区中医药工作先进单位。先进单位荣誉称号自发文之日起生效，有效期5年。名单见文献篇。

（谭　欣）

【国家中医药管理局评出第二批全国优秀中医临床人才】 第二批全国优秀中医临床人才研修项目自2008年12月启动，经考核、审定，国家中医药管理局授予222人全国优秀中医临床人才称号。名单见文献篇。

（高　欣）

【国家中医药管理局评出《中国中医药年鉴》优秀单位和个人】 2012年11月，为鼓励多年来在《中国中医药年鉴》《简称年鉴》工作中表现突出的单位和个人，树立榜样、充分调动参编人员的积极性，使《年鉴》编辑和发行工作再上新台阶，《年鉴》编委会决定对为《年鉴》工作作出优异成绩的98个优秀单位、101名先进个人以及28名从事《年鉴》编撰工作20年以上的特别贡献奖获得者予以表彰。名单见文献篇。

（高　欣）

【国家中医药管理局评出5种全国中医药优秀期刊】 2012年，国家中医药管理局公布了第四届全国中医药优秀期刊评选结果，中国中西医结合杂志、中医杂志、中国针灸、中华中医药杂志、中国中药杂志获一等奖。

为提升中医药期刊办刊水平，繁荣中医药文化与学术，调动广大中医药期刊工作者的积极性和创造性，鼓励和表彰近年来在宣传党的中医药方针政策、普及中医药知识、传递中医药信息等方面作出优异成绩的中医药期刊，国家中医药管理局举办了第四届全国中医药优秀期刊评选活动。经过资格审查、专家委员会评审、公示等规定程序，从79种中医药期刊（含民族医药期刊）中共评选出了35种中医药优秀期刊，其中一等奖5名，二等奖10名，三等奖20名。具体名单见文献篇。

（张东风）

【2011年中国中西医结合学会科学技术奖】 2012年4月13日，中西医结合界的权威奖项——中国中西医结合学会科学技术奖2011年度获奖项目在江苏南京颁奖。37项获奖项目从102项参审成果中脱颖而出，其中一等奖6项、二等奖10项、三等奖20项、科普奖1项。6项一等奖代表了近年来我国中西医结合研究的最高水平。

一等奖项目（6项）

1. 多囊卵巢综合征冲任停滞的生物学机制

吴效科　侯丽辉　薛惠英　吴鸿裕　杨新鸣　彭　艳　胡　敏　张跃辉　匡洪影　李　妍

黑龙江中医药大学

2. 清热化湿法为主中西医结合治疗胰腺癌的临床及应用研究

刘鲁明　陈　震　孟志强　王　鹏　沈晔华　花永强　林钧华　周振华　陈　颢　于尔辛

复旦大学附属肿瘤医院

3. 症候性疲劳的诊断与治疗研究

贾丹兵　李乃民　李春杰　刘　珊　唐立明　巩沅鑫　王希贝　李仕维

中国人民解放军第二一一医院

4. 补肾强督法为主的综合疗法治疗强直性脊柱炎临床和实验系列研究

阎小萍　陶庆文　孔维萍　王建明　徐　愿　王　昊　张英泽　朱俊岭　罗　薇　路　平　金笛儿　马　骁　张　楠　颜　珏　张　卫　鞠　海　彭建英　易竞阳　邱新萍

中日友好医院

5. 以中医治则统领的治疗非小细胞肺癌的队列研究

林洪生　侯　炜　花宝金　张培彤　李　杰　王沈玉　解　英　王国平　谢广茹　程　颖　张　越　徐丽艳　陈信义　贾立群　李萍萍　王笑民　朱尧武　马长武　赫　捷　刘　杰　张美英　姚　晨　刘建平　李树奇　张培宇　贺用和　董海涛　杨宗艳　熊　露　卢雯平　石闻光　赵　炜　张　英　刘　浩　闫洪飞　林　飞　关念波　刘　硕　周雍明　郑红刚　李道睿　张　葛　关天宇　李丛煌

中国中医科学院广安门医院、辽宁省肿瘤医院、山西省肿瘤医院、天津医科大学附属肿瘤医院、吉林省肿瘤医院、首都医科大学附属北京胸科医院、北京中医药大学东直门医院、中日友好医院、北京肿瘤医院、首都医科大学附属北京中医医院、中国中医科学院西苑医院、赤峰市医院、诺思格（北京）医药科技开发有限公司

6. 洋金花治疗银屑病的基础与应用研究

匡海学　杨炳友　王秋红　肖洪彬　夏永刚　唐　玲　吕邵娃　邹　伟　姜　海　赵权涛　刘玉婕

黑龙江中医药大学

二等奖项目（10项）

1. 通里攻下法修复MODS肠神经-ICC-平滑肌网络损伤实验研究

齐清会　梁国刚　谢明征　马　涛　陈泽宇　勇　前　刘　勇　刘金荣　代从新　张栋梁　周　丽

大连医科附属第一医院

2. 基于循环内分泌机制的中医

中药抗心肌纤维化机理研究
赵凌杰 董晓蕾 郭郡浩 沈思钰
商 玮 赵智明 陆 乐 蔡佳宇
焦东东 钱善凤

中国人民解放军南京军区南京总医院

3. 温郁金提取物防治胃癌及结肠的作用机制研究
吕 宾 蔡利军 徐 毅 金海峰
马忠俊 何必立 徐 磊 俞林峰
沈 雁 张潇雨 黄 伟

浙江中医药大学附属第一医院

4. 类风湿关节炎的发病机制、早期诊断与中西医结合治疗
王 勇 张荣华 柏干苹 方勇飞
李景怡 万 萍 钟 兵 邹庆华
石 颖

第三军医大学第一附属医院

5. 温补脾肾法治疗艾滋病HAART疗法血液毒性的研究
蒋士卿 孙宏新 徐英敏 许二平
关 华 郭长河 冀爱英 屈 冰
蔡庆春 蒋艳铃 闫国立 裴俊文
王红玲 蒋立峰 王公社

河南中医学院、河南省上蔡县中医院

6. 活血解毒法治疗慢性前列腺炎的应用基础研究
张亚强 刘猷枋 卢建新 高筱松
宋竖旗 刘 兵 庞 然 杨志强
陈国宏 刘英山 刘咏梅 李 敏
于慧兰

中国中医科学院广安门医院

7. 系统性红斑狼疮患者雌激素受体致病相关性及狼疮2号干预调控机制的实验研究
陈 宏 门剑龙 张京玲 丁素先
樊 仪

天津市中医药研究院附院、天津医科大学总医院、南开大学

8. 急性心肌梗死中西医结合临床路径的构建与评价研究
张敏州 陈伯钧 王 磊 郭力恒
丁邦晗 张 军 陈全福 罗海明
何汉康 王肖龙 杨海玉 吴 旸
缪灿铭 陈晓虎 张 俭 欧爱华
张晓璇 招煦杰

广州中医药大学第二附属医院、上海中医药大学附属岳阳中西医结合医院、广西柳州市中医院、上海中医药大学附属曙光医院、广东省江门市五邑中医院、北京中医药大学东方医院、广东省中山市中医院、江苏省中医院

9. 中西医结合治疗拇趾外翻诊疗规范化研究
温建民 孙卫东 胡海威 徐颖鹏
桑志成 佟 云 蒋科卫 程 程
刘建伟 谢利民 林顺福 荀淑英
赵丽君 孙永生 梁 朝 林新晓
陈 思 吴夏勃 戴鹤玲 洪 军

中国中医科学院望京医院、中国中医科学院广安门医院、华北电网北京电力总医院、北京中医药大学附属第三医院（冶金医院）

10. 中药饮片用量标准研究
杨洪军 唐仕欢 黄璐明 黄璐琦
张瑞贤 （以下为参加人员，排名不分先后）：周超凡 张卫 吴宏伟
林淑芳 王文萍 王有鹏 王 怡
韦艾凌 乔之龙 刘合刚 陈 畅
张小萍 张佩青 张迎春 李 军
李 耿 杨卫彬 杨关林 杨培民
冼绍祥 周亚滨 罗才贵 贺祝英
赵翡翠 唐洪梅 唐旭东 徐 惠
辛军华 淮晓勇 章新根 照日格图 蔡海英

中国中医科学院中药研究所，（以下为参加单位，排名不分先后）：中国中医科学院广安门医院、西苑医院、黑龙江中医药大学附属第一医院、内蒙古中蒙医医院、山西中医学院第二中医院、陕西中医学院附属医院、新疆医科大学附属中医医院、山东中医药大学附属医院、江西中医学院附属医院、湖北省中医院、广州中医药大学附属医院、上海中医药大学附属岳阳中西医结合医院、江苏省中医院、云南中医学院附属医院、贵阳中医学院附属医院、河南中医学院附属医院、中国中医科学院中医基础理论研究所、中日友好医院

三等奖项目（20项）

1. 生肌膏微环境调控的组织工程皮肤和骨的研究
李秀兰 姚康德 张 杨 徐 瑾
郭 悦 徐卫国 尹玉姬 张文海
静蔼晨 冯俊奇 华云旗 王敬博
白人骁

天津市天津医院、天津大学

2. 关木通所含马兜铃酸致肾脏损害发病机制及药物干预研究
王会玲 王巍巍 万晨旭 张金元
黄 健

中国人民解放军第四五五医院

3. 湿阻证的病理机制及平胃散作用机理研究
刘德芳 郭明阳 闫 翔 黄秀深
刘太华 杨大春 张 俊 罗 勇
陈易华

成都军区总医院、成都中医药大学

4. 益气活血补肾法治疗早期糖尿病肾病的临床应用及作用机制
徐蓉娟 李 红 葛芳芳 唐 红
顾 贤 杨 华 彭 欣 江 泳
宋怡萍

上海中医药大学附属龙华医院

5. 胃食管反流病中医诊疗与作用机制
朱生樑 程艳梅 孙永顺 李 黎
王宏伟 王晓素 方盛泉 马淑颖
汤 瑾 孙 吉

上海中医药大学附属岳阳中西医结合医院

6. 传承和发展清肝益肾、断经消瘤法治疗子宫肌瘤的临床实践及作用机制
张婷婷 朱南孙 孟 炜 胡国华
季培英 赵 莉 谭 蕾 须义贞
陆建英 董 莉 沈春晕

上海中医药大学附属岳阳中西医结合医院、上海市中医医院

7. 鹿茸健骨胶囊（骨痿灵）治疗骨质疏松症的研究
冷向阳 李晓春 李新建 李振华
李志士 黄铁根 罗宗键 李绍军
王旭凯 刘钟华

长春中医药大学附属医院

8. 平乐正骨手法复位微创内固定治疗股骨转子间骨折的临床研究
刘又文 高书图 杜文生 陈献韬
陈晓霞 杜贵强 张晓东 陈 柯
段卫峰 李建明 张 颖 米豫飞
田可为

河南省洛阳正骨医院

9. 中西医结合整体观救治危重烧伤的应用研究
吕国忠 朱宇刚 虞俊杰 蔡良良

赵 朋 苏青和 顾在秋 袁琴芳 丁羚涛 严 炯 张 烽

无锡市中西医结合医院（无锡市第三人民医院）

10. 疏肝理气法治疗慢性前列腺炎的基础与临床研究

张敏建 史亚磊 程宛钧 褚克丹 程心玲 潘旭东

福建中医药大学附属人民医院

11. 运用数理方法研究代谢综合征中医证型的分类及其特征

杨叔禹 吕崇山 李学军 闫 冰 王丽英 余亚信 吴 洁

厦门大学附属第一医院

12. 醒脑解郁胶囊对卒中后抑郁症单胺类神经递质含量的影响及临床应用

闫咏梅 刘 力 范文涛 王 倩 缪 峰 杜晓泉 汶医宁 李会琪 权志博 陆 晖

陕西中医学院

13. 强壮灵合剂防治小儿反复呼吸道感染临床研究

王绍洁 崔振泽 李 辉 阎 利 侍晓萍 邵 辉 矫承媛 宋 丽 高莉娟 周力音

大连市儿童医院

14. 中西医结合治疗应用于大器官联合移植的临床研究

李 平 王京祥 姚开炳 丁文龙 辛善栋 刘一桩 闫世明

山东青岛中西医结合医院

15. "菌毒炎并治"治疗脓毒症的机制研究及临床观察

李志军 任 崧 王东强 李 杰 王庆树 贾书心 陈 莉 李 庆 张万祥 房爱芹 吴月芹 赵 欣 田永超 付鹏亮 李 双

天津市第一中心医院、天津医科大学附属肿瘤医院、天津市南开区中医医院、天津市天和医院

16. 激素依赖性皮炎的中西医结合治疗及动态病理研究

潘炜华 温 海 廖万清

上海长征医院

17. 白癜风自身免疫机制及中药对黑素细胞凋亡和黑素生成影响的系列研究

涂彩霞 林 茂 林熙然 顾劲松 马景昕 赵达明 王傲雪 巴东霞 刘之力 谭雪晶

大连医科大学附属第二医院

18. 蝙蝠葛酚性碱对脑缺血的神经保护机制研究

苏云明 白 云 苏 慧 肖佳音 杜永强 王志国 赵大卓 李 卉 孟 岩 边亚娟

黑龙江中医药大学

19. 奇正消痛贴膏作用机理实验研究

雷菊芳 陈维武 刘凯列 张琼文 李智勤 王永志 谢益宽 李 忠 王文杰 李卫东 张 彤 李汇华 彭珊瑛 李 敏 许文频 沈 楠 王彦峰 兰顺利 刘渊宏 路 杰 等

西藏奇正藏药股份有限公司

20. 中药巴布剂共性技术的适宜性研究

刘淑芝 梁日欣 杜茂波 李曼玲 王 岚 王彦礼 康 琛 金日显 李军红 周钟鸣

中国中医科学院中药研究所

科普奖项目（1项）

《知名专家进社区谈医说病——肛肠病》

谭静范 吴佐周 朱钢 秦澎湃 段宏岩 王 敏 张玉茹 贾山 叶 明

北京市肛肠医院（二龙路医院）（中国中西医结合学会）

【2011年度中华中医药学会科学技术奖】 2011年度中华中医药学会科学技术奖经过多项审查，最终有109项成果脱颖而出，其中一等奖10项，二等奖39项，三等奖60项。

一等奖10项

1. 补肾活血法治疗帕金森病的基础及应用研究

杨明会 李绍旦 窦永起 李 敏 王海明 李军艳 雒晓东 史恒军 陈建宗 曹 科 刘 毅

中国人民解放军总医院

2. 中医肺病咳喘的辨治研究

李友林 王 伟 孙瑞华 江芳超 阎 玥 罗社文 倪 健 符 思 孟闫燕 樊长征 陈馨馨 王辛秋 焉 石 宋 芊 杨 璐

中日友好医院、北京中医药大学、武警总医院

3. 桂枝茯苓胶囊生产过程质量控制关键技术研究

萧 伟 王振中 毕宇安 柳于介 章晨峰 王正宽 李家春 范麒如 孙晓萍

江苏康缘药业股份有限公司

4. 充血性心力衰竭能量代谢调控及中药干预作用

曹雪滨 王士雯 胡元会 何建成 李俊峡 张 刚 曹海涛 王玉乾 崔英凯 王艳飞 杨冬梅 周 潇 马永娜 徐淑乐 王冬颖

中国人民解放军第252医院、解放军总医院、中国中医科学院广安门医院、上海中医药大学基础医学院、解放军白求恩国际和平医院

5. 中药全过程质量控制技术及其在生脉注射液工业生产中的应用

唐仁茂 刘汉清 秦 林 徐柏颐 欧阳强 闵文林 何益民 唐海涛 朱善意 丛旭东 周九兰 张冬梅 沈小林 凌 斌 马继梅

江苏苏中药业集团股份有限公司

6. 中药改善人类精子超微结构及子代安全性评价

王 琦 陈 斌 刘保兴 吴卫平 张亚强 胡海翔 王 济 李英帅 李玲孺 倪 诚 张惠敏 杨玲玲

北京中医药大学

7. 大宗道地药材茯苓栽培与加工关键技术研究及产业化

蔡光先 张荣利 陈春霞 王先有 戴甲木 刘塔斯 刘燎原 夏俊开 刘柏炎 谢昭明 张 豪 吴泳晖 乔民安 黄定祥

湖南补天药业有限公司、湖南中医药大学、湖南省中医药研究院、靖州苗族侗族自治县茯苓专业协会

8. 缺血性中风早期康复和避免复发中医方案研究

王永炎 谢雁鸣 邹忆怀 赵性泉 韩舰华 赵宜军 王新志 高凡珠 王燕平 杨 靖 叶晓勤 毕 齐 曹晓岚 宇文亚 陈红霞

中国中医科学院中医临床基础医学研究所、中国中医科学院、北京中医药大学东直门医院、首都医科大学附属天坛医院、天津中医药大学第二

附属医院、河南中医学院第一附属医院、首都医科大学附属安贞医院、山东中医药大学第二附属医院、广东省中医院、邢台市人民医院

9. 通降理论治疗胃食管反流病的基础研究及临床应用

唐旭东 李保双 吴红梅 李振华 王凤云 王 萍 吴丹明 卞立群 赵迎盼 张丽颖 宋秀江 钟 民 冯月香 刘 珊

中国中医科学院西苑医院、中国中医科学院广安门医院

10. 银杏达莫注射剂制备工艺创新与临床应用

窦啟玲 田金洲 郎洪平 时 晶 张圣贵 倪敬年 夏晓辉 黄彩河 徐 蓉 张林生 胡 峰 杨清波 田紫平 窦晖翔 周 馨

贵州益佰制药股份有限公司、北京中医药大学东直门医院

二等奖 39 项（含科普 5 项）

1. 基于"虚邪瘀"理论的风湿病学科体系建立及相关研究

娄玉钤 娄高峰 娄多峰 刘雅敏 王承德 吴启富 娄玉州 娄伯恩 李满意 李 坚

河南风湿病医院、河南中医学院、北京顺天德中医医院、南方医科大学附属南方医院、河南省中医院

2. 治疗动脉硬化闭塞症新药材蓬子菜的临床应用及实验研究

赵 钢 李令根 李 为 高 杰 王建明 于文慧 吕勃川 贾 振 黄艳洪 刘晓松

黑龙江中医药大学

3. 中药介入治疗恶性肿瘤的临床疗效评价及新剂型研究

范忠泽 孙 珏 李 琦 王金玉 赵泽华 许建华 王 炎 殷佩浩 周利红 刘宁宁

上海中医药大学附属普陀医院

4. 国医大师颜正华学术思想与临证经验研究

张 冰 吴嘉瑞 常章富 高新颖 张济中 邱 浩

北京中医药大学

5. 三七总皂苷治疗类风湿关节炎的临床和作用机理研究

蔡 辉 姚茹冰 赵智明 郭郡浩 商 玮 沈思钰 高佩芳 郑召岭 胡 兵

中国人民解放军南京军区南京总医院

6. 解毒化浊法治疗慢性萎缩性胃炎癌前病变的临床与实验研究

李佃贵 王彦刚 杜艳茹 赵宝玉 裴 林 赵玉斌 娄莹莹 高绍芳 王正品 张金丽

河北省中医院

7. 补肾健脾化瘀中药提高围绝经期及绝经后妇女生活质量的临床研究

邓伟民 黄 海 刘艳娟 李晓昊 杨 槐 邵 玉 周 丽 张金玉 韩丽萍

广州军区广州总医院

8. 调理肝脾法治疗瘰疬的临床与实验研究

钮晓红 冷丽丽 陈磊垚 夏公旭 蔡 蓉 李明吾 贾晓斌 沈明勤 黄子慧 徐志红

南京市中西医结合医院

9. 多层次构建肾阳虚证客观化研究平台及在临床中医辨证治疗中的应用价值

何立群 黄 迪 张昕贤 杨雪军 沈沛成 侯卫国 蒋宇峰 李 屹 唐 英 高建东

上海中医药大学附属曙光医院

10. 中华生存质量量表的研制及其应用

刘凤斌 梁国辉 赵 利 方积乾 李培武 林丽珠 王维琼 郎建英 李晓华

广州中医药大学第一附属医院

11. 银屑灵片治疗银屑病的作用机制及物质基础研究

卢传坚 赵瑞芝 闫玉红 韩 凌 吴晓霞 禤国维 黄咏菁 刘凤年 禤美玲

广州中医药大学第二临床医学院（广东省中医院）

12. 肺气虚证及肺阴虚证患者证本质的对比研究

李泽庚 彭 波 童佳兵 杨 程 张念志 季红燕 王成阳 王国俊 张四春 张 超

安徽中医学院第一附属医院

13. 中医药治疗脱发病的系列研究

陈达灿 禤国维 朱培成 刘 维 陈修漾 胡东流 韩 凌 王敏华

广东省中医院

14. 中药复方制剂治疗慢性乙肝肝纤维化的基础及临床研究

程明亮 吴 君 李诚秀 丁一生 姚玉梅 杨 勤 吴亚云 耿晓霞 陆荫英 胡爱荣

贵阳医学院附属医院

15. 妇科肿瘤的发生机制及中药单体土荆皮酸干预的实验研究

胡 云 吴效科 李克深 侯丽辉 彭 艳 王耀先 胡 敏

中国人民解放军第211医院

16. 麻黄汤组成原理研究

罗佳波 余林中 谭晓梅 贺 丰 朱全红 魏凤环 李吉来 莫志贤 吴昭晖 陈飞龙

南方医科大学

17. 烧伤湿性医疗技术的规范化推广应用研究

唐乾利 张 力 李杰辉 覃文玺 伍松合 李 峰 覃智标 狄钾骐 孙平良 郭 璐

广西中医药大学

18. 辅助中药新药研发的文献分析系统的建立与应用

崔 蒙 尹爱宁 刘 静 雷 蕾 刘丽红 温先荣 李园白 林丹红 张竹绿 杨 阳

中国中医科学院中医药信息研究所、福建中医药大学、上海中医药大学、山西中医学院、河南中医药研究院

19. 认知障碍的针刺证治及效应规律

于建春 于 涛 张雪竹 成海燕 贾玉洁 陈付艳 石江伟 聂 坤 付 于 韩景献

天津中医药大学第一附属医院

20. 骶髂关节解剖型棒－板内固定系统的研制

郑 琦 徐荣明 毕大卫 石仕元 李 明 廖胜辉 应小樟 龚遂良 魏 威 费 骏

浙江省中西医结合医院

21. 小补心汤类中药抗抑郁作用机制及其物质基础研究

张有志 李云峰 于能江 赵毅民

安　磊　袁　莉　张黎明　赵　楠
陈红霞　杨　明

中国人民解放军军事医学科学院毒物药物研究所

22. “肝肾双排法”治疗儿童高铅血症及拮抗神经损害的机制研究
马　融　张喜莲　刘　璇　薛　征
魏小维　李新民　董承超　刘琳琳
晋文蔓　王亚雷

天津中医药大学第一附属医院

23. 针刺治疗慢性非细菌性前列腺炎局部细胞因子调控的基础与临床研究
亓兴亮　潘付堂　吴卫志　张爱华
李中伟

山东省皮肤病性病防治研究所

24. 痰邪致病机理及相关化痰方药作用的研究
王　平　陈　刚　刘松林　张茂林
田代志　邹小娟　程方平　吴秀艳
程　静　张丽君

湖北中医药大学

25. 健脾化湿通络法对类风湿关节炎关节外病变的影响及机制研究
刘　健　黄传兵　汪　元　范海霞
王桂珍　陈瑞莲　葛　瑶　万　磊

安徽中医学院第一附属医院

26. 中药改善睡眠作用的实验方法体系的建立与实施
李廷利　黄莉莉　许光辉　齐凤琴
金　阳　郭冷秋　朱维莉　黄玉新
王　莹　闫立地

黑龙江中医药大学

27. 健脾化瘀解毒法防治慢性萎缩性胃炎的胃黏膜保护机制研究（健脾化瘀解毒法防治慢性萎缩性胃炎的分子生物学机制研究）
潘华峰　刘友章　赵　霞　赵自明
史亚飞　冯毅翀　刘　静　邹移海
任金玲

广州中医药大学

28. 肾病辨证创新体系的建立与应用
王永钧　陈洪宇　程晓霞　朱彩凤
张敏鸥　周柳沙方一卿　高　菁
李　靖　陶筱娟

杭州市中医院

29. 三种卷柏的化学成分及药理作用研究
郑晓珂　冯卫生　王小兰　王彦志
裴素娟　武慧敏　翟品芳　闫秀娟
魏　悦　吕鹏飞

河南中医学院

30.“小儿抽动－秽语综合征”刘弼臣教授特色诊疗方案
徐荣谦　王俊宏　史英杰　于作洋
郑　军　孙洮玉　夏桂选

北京中医药大学、中国中医科学院广安门医院、中日友好医院、首都医科大学附属北京中医医院

31. 益糖康胶囊治疗糖尿病的临床前研究
石　岩　杨宇峰　刘　鹏　王　莉
杨晓阳　吕　悦　滕　飞　张冰冰
迟寿军　金　岩

辽宁中医药大学

32. 牛磺酸对肝纤维化及肝硬化门脉高压的抑制作用
梁　健　邓　鑫　吴发胜　赵立春
张亚萍　陈　夏　蒋祖玲　张锡流

广西中医学院附属瑞康医院

33. 仙灵骨松方防治糖皮质激素诱发骨质疏松实验及临床研究
李志英　刘保国　盖自宽　刘建霞
乔国勇　王永风　郑海萍　张向阳

河北工程大学

34. 经方剂量折算标准及对当今方剂组方规律影响的研究
范吉平　程先宽　韩振蕴　陈志刚
曹克刚　章正祥　苏　芮

中国中医科学院、北京中医药大学东方医院

35.《中药知识产权保护》（第二版）
刘铜华　肖诗鹰　樊红雨　杨　静
贺　莹　吴　萍　宋江秀　刘桂明
王智民　杨金生

北京中医药大学

36.《无知与偏见——中医存废百年之争》

张效霞

山东中医药大学

37.《张国玺谈中医养生》
张国玺　陈冬牛　黄　倩

中国中医科学院西苑医院

38.《改变糖尿病患者一生的饮食计划》
梁晓春　吴群励　屈　岭

中国医学科学院、北京协和医院

39.《中西医皮肤美容技术》
宋业强　董雅琴　张长林　程　丽
赵　颖　王庆华　杜　迎

山东中医药大学附属医院

三等奖60项

1. 丹参、当归等治疗乳腺增生病的研究
王燕燕　宋兴福　黄　骥　刘红兵
杨洪发　崔向军　彭　艳　李婷婷

三峡大学第一临床医学院、宜昌市中心人民医院

2. 芎芷痛瘀散的新药研发
郭宇洁　葛争艳　洪晓华　王俐钧
徐　立　孟　硕　任　烨　任钧国

中国中医科学院西苑医院、河北神达药业有限公司

3. 健脾益肾法治疗重症肌无力的临床应用及基础研究
刘　萍　章怡祎　张静生　鲍文晶
丁旭峰　蔡珏峰　孙　巍　牛广华

上海中医药大学附属龙华医院、辽宁中医药大学附属医院

4. 增液汤对干燥综合征模型鼠特征性病变和免疫机理研究
孙丽英　吴晓丹　白　晶　刘畅鑫
刘迪谦　杨　勇　王东岩

黑龙江中医药大学

5. 痹痛定胶囊治疗类风湿性关节炎实验及临床应用
张荒生　张压西　李建武　张义生
马志毅　冯彦斌　熊源胤　陈建华

武汉市中医医院

6. 益气养精解毒散结治法在晚期非小细胞肺癌治疗中的应用和发展
徐振晔　王菊勇　赵晓珍　王立芳
周卫东　崔　清　郑　展　吕梅君

上海中医药大学附属龙华医院、上海交通大学附属胸科医院、同济大学附属胸科医院、上海市嘉定中医医院

7. 中药补肾为主联合西药治疗再生障碍性贫血疗效评价及用药选择的研究
麻　柔　唐旭东　张姗姗　刘　锋
胡晓梅　许勇钢　杨晓红　王洪志

中国中医科学院西苑医院

8. 中药防治非增殖期糖尿病视网膜病变临床研究
高健生　接传红　宋剑涛　严　京
郭欣璐　张丽霞　吴正正　陈子燕

中国中医科学院眼科医院

9. 不同感染状态慢性乙型肝炎辨证治疗的临床疗效及其免疫机制

高月求 陈建杰 孙学华 朱晓骏 李 曼 王灵台 杨婉凤 乐 敏

上海中医药大学附属曙光医院

10. 中药多组分纳米载药系统的设计、构建与优化

陈 彦 贾晓斌 吕慧侠 周建平 狄留庆 张振海 孙 娥 陈 斌

江苏省中医药研究院、中国药科大学、南京中医药大学

11. 尚德俊学术思想及临证研究

陈柏楠 秦红松 周黎丽 周 涛 刘 明 侯玉芬 刘 政 宋岳梅

山东中医药大学附属医院

12.《黄帝内经》生态医学思想与现代意义的研究

陶功定 冯前进 刘润兰 门九章 郭 蕾 李俊莲

山西中医学院

13. 红豆杉的中医药综合利用研究

孔繁智 朱婉萍 吴绵斌 熊耀康 黄飞华 徐志宝 徐关兴 陈小囡

浙江省中医药研究院、浙江大学、浙江中医药大学、宁波泰康红豆杉生物工程有限公司、杭州东方文化园旅业集团公司

14. 壮医目诊的规范化与应用研究

钟 鸣 李 彤 李 珪 庞声航 庞 军 牙廷艺 王大东 吴隐鑫

广西民族医药研究院、广西民族医院、南宁市红十字会医院

15. 新安医学降压中药玉夏胶囊治疗高血压临床疗效

郑梅生 王小顺 彭俊宇 朱 琳 周明林 郑云菊 陈志祥 祁 俊

芜湖市中医医院

16. 针刺治疗女性更年期抑郁症及对血清雌激素和单胺类物质的影响

周胜红 吴富东 王 昕 王 瑜 宋家玉 陈 忠 陆永辉

山东省中医药研究院

17. 益气活血法对胃癌前病变基因表达的实验研究

王垂杰 张 军 于世杰 白 光 刘 林 李 岩 李玉锋 姜 巍

辽宁中医药大学

18. 冬病夏治消喘膏穴位贴敷疗法防治慢性阻塞性肺病的临床研究

李国勤 林英翔 林江涛 王 蕾 张 鸿 刘国梁 董 征 边永君

中国中医科学院广安门医院、首都医科大学朝阳医院、中日友好医院

19. 中医健康量表的研发及初步应用

吴大嵘 赖世隆 周罗晶 郭新峰 欧爱华 杨小波 梁伟雄 张广清

广东省中医院

20. 凉血生肌法对冠心病介入后再狭窄及远期心血管事件影响的临床研究

林 谦 农一兵 吴 旸 崔晓云 王 轩 宋麦芬 金 刚 廖家桢

北京中医药大学东方医院

21. 胃癌前病变细胞分子生物学基础与中医证候的相关性研究

袁红霞 杨幼新 冯 莉 宋淑平 代二庆 袁红梅 赵 强 马 艳

天津中医药大学

22. 健脾清肺法对慢性阻塞性肺疾病急性恶化干预的临床研究与应用

史锁芳 刘志辉 潘金火 魏 瑜 王德钧 梁 栋 孙 钢 孔祥文

江苏省中医院、南京市中医院、苏州市中医院、兴化市中医院

23. 止咳苗药干扰慢性阻塞性肺病主要致病细胞因子的研究

葛正行 周 洵 谭 韬

贵阳中医学院

24. 基于"痰瘀致瘖"理论治疗"慢喉瘖"的系列研究

李云英 陈文勇 郭强中 何青莲 陈彩凤 卢标清 朱任良 陶 波

广州中医药大学第二附属医院(广东省中医院)

25. 管正斋老中医子午流注、灵龟八法学术经验的整理研究

管遵惠 谭保华 易 荣 丁丽玲 李 群 郭翠萍

昆明市中医医院

26. 中医诊断亚型证的量化及规范化研究

周小青 罗尧岳 刘建新 袁肇凯 吴正治 刘新华 郭振球 谢梦洲

湖南中医药大学

27. 剪口结扎结合 PPH 术治疗混合痔的临床研究

何永恒 胡响当 肖志国 李 可 刘 景 韩金红 刘海光

湖南中医药大学

28. 生血合剂治疗再生障碍性贫血的临床疗效及机理研究

周永明 陆嘉惠 陈其文 胡明辉 朱文伟 薛志忠 黄振翘 周韶虹

上海中医药大学附属岳阳中西医结合医院

29. 川党参规范化生产技术及质量评价研究

彭 锐 李隆云 宋 丹 马 鹏 孙年喜 陈大霞 王爱平 伍晓丽

重庆市中药研究院

30. 温阳化饮方对哮喘寒饮蕴肺证模型 Th1/Th2 相关细胞因子分泌的影响

张庆祥 孙广仁 于少泓 杨 勇 于 梅 郑秀丽 孙明江 张 丹

山东中医药大学

31. 活血健脑胶囊的药学研究及其对神经元损伤保护的实验研究

卢跃卿 申 霞 樊来应 任小巧 刘志斌 杨冀平 卢 旻

河南中医学院第一附属医院

32. 前列冲剂治疗前列腺增生症膀胱逼尿肌收缩功能受损的临床与实验研究

张春和 陈天波 秦国政 李焱风 丁世霖

云南中医学院第一附属医院(云南省中医医院)

33. 原发性骨质疏松症中医证候联合遗传基因多态性的应用研究

葛继荣 陈 可 李生强 谢丽华 赖玉链 汪培清 林心舜 薛 莲

福建省中医药研究院

34. 中药穴位注射治疗勃起功能障碍的随机对照研究

崔 云 冯 奕 陈 雷 周 毅 杨燮樵 孙一红 贺 娟 郑 武

宁波市中医院、宁波市第二医院、宁波市医疗中心李惠利医院

35. 糖脂平颗粒剂对肥胖型 2 型糖尿病作用机理的研究

张晓昀 王旭玲 刘 松 刘欣阳

马天阳 秦泗关 王 丽 王 涛
黑龙江省中医研究院

36. 防治脂肪肝的新药保肝消脂颗粒的研制
谢晶日 李 明 王静滨 梁国英
刘朝霞 王海强 李贺薇 张 杨
黑龙江中医药大学

37. 氩氦刀微创冷冻技术联合中药治疗肺癌的系列研究
胡凯文 李泉旺 姜 敏 刘传波
安 超 孙 韬 何秀兰 左明焕
北京中医药大学

38. 广西藤茶主要活性成分开发应用基础研究
覃洁萍 王乃平 钟正贤 陈卫卫
谭建宁 蔡 毅 冯 旭 陈学芬
广西中医学院、广西壮族自治区中医药研究院

39. 中西医结合黄褐斑基础理论与诊疗内涵探讨
叶世龙 刘爱芹
深圳市宝安区中医院

40. 慢传输性便秘中西医结合治疗的实验及临床研究
于永铎 尹玲慧 张虹玺 陈 萌
张 焱 刘铁龙 辛世勇 林学军
辽宁中医药大学附属第三医院

41. 新资源灰毡毛忍冬的系列应用基础研究
周日宝 童巧珍 雷志钧 王朝晖
潘清平
湖南中医药大学

42. 中药单体治疗2型糖尿病及其并发症疗效及机理的系列研究
郎江明 魏爱生 陈 苹 叶建红
陈发胜 王甫能 蒋开平 黄 彪
佛山市中医院

43.《伤寒论》研究
张喜奎 王旭丽 朱为坤 周 媛
李灵辉
福建中医药大学

44. 相对穴理论及临床应用
杨志新 杨 然 王佩琛 田志杰
董世涛 宋成军
承德医学院

45. 藏诺培根胶囊的开发与应用研究
王智森 高 飞 马跃华 赵献超
安丽娜 赵正平 吴存虎 刘水娟
石家庄藏诺生物科技有限公司

46. 中药寒热属性的现代科学内涵与TRP通道蛋白的相关性研究
隋 峰 姜廷良 霍海如 李沧海
马悦颖 杜新亮 李兰芳 郭淑英
中国中医科学院中药研究所

47. 山茱萸种质资源的研究与评价
陈随清 张云彬 李雪菊 董诚明
殷鹏辉 王利丽 代丽萍 王红霞
河南中医学院

48. 缺血性中风急性期综合治疗方案
赵德喜 赵建军 王 健 姚金文
庆 軎 金 锋 姜慧强 张为民
长春中医药大学

49. 艾炷隔姜灸治疗化疗所致白细胞减少症的多中心临床在评价
赵喜新 路 玫 朱 霞 高 萍
李艳丽 林宪军 马东阳 郭现辉
河南中医学院第三附属医院、河南省肿瘤医院、河南中医学院第一附属医院、河南省中医院

50. 珍珠口疮冲剂治疗复发性口腔溃疡的实验与临床研究
阮时宝 吴符火 林源桐 余祖燕
苑述刚 陈学习
福建中医药大学

51. 慢性胃炎中医湿证临床诊断标准研究
王忆勤 李福凤 付晶晶 燕海霞
何建成 郎庆波 郝一鸣 许朝霞
上海中医药大学

52. 三参滋胃饮治疗慢性萎缩性胃炎
董宇翔 韩春霞 王遵来 张二力
洪英杰 项柏冬 朱慧明 许 丹
吉林大学第一医院

53. 运用组织芯片技术观察黄芪建中汤对大鼠慢性萎缩性胃炎的干预作用
蒋时红 蒋士卿 刘旺根 王 琦
彭 新 孙 宁 郑 攀
河南中医学院

54. 活血舒筋手法辨证使用治疗肩凝症
王 平 古恩鹏 张君涛 穆 刚
孔令勤 李远栋 杨 光 金哲峰
天津中医药大学第一附属医院

55. 冠状动脉粥样硬化形成及心绞痛发作中医防治规律研究
杨宝元 张 洁 高宪玺 史俊玲
李禾花 董印宏 冯 伟
唐山市中医医院

56. 豁痰祛瘀法治疗血管性痴呆的疗效及机理研究
黄俊山 林求诚 郭双燕 林 坚
张维波 郑兴敏
福建省中医药研究院

57. 鹿茸多肽抗骨质疏松作用的机制研究
林 喆 曲晓波 李 娜 林 贺
李 辉 蒙海燕 赵丽晶
长春中医药大学

58. 平喘宁治疗哮喘病的作用机制研究
方向明 马宗华 邬锡琴 王丽娜
章 健 李 梦 解光艳 南淑玲
安徽中医学院、合肥工业大学

59. 中药“脊髓康”治疗脊髓损伤的实验及临床研究
王建伟 马 勇 吴 毛 张亚峰
田小武 尹 恒 张 贤 徐 兵
无锡市中医医院、南京中医药大学、无锡市人民医院

60. 骶髂关节移位导致腰腿痛疾病病因研究及针刀治疗
葛恒君 葛恒清 蒋 涛 蒋 梅
苗雨丰 林祥崧
北京世华针刀中医医院、江苏省中西医结合医院、福州中惠风湿骨关节专科医院

2011年度李时珍医药创新奖获奖人选

1. 首都医科大学附属北京中医医院 刘红旭

完成项目：中医药治疗急性心肌梗死多中心十年质量管理及其动态信息监控

完成单位：首都医科大学附属北京中医医院、首都医科大学附属北京安贞医院、北京中医药大学东直门医院、中国中医科学院西苑医院、北京中医药大学东方医院中国中医科学研广安门医院、中国中医科学院望京医院。

完成人员：刘红旭 王硕仁
赵 冬 尚菊菊 周 琦 田静峰
孙佳艺 雷 燕 林史大 卓石卉
高 伟 胡元会 鲁卫星 霍艳明

2. 香港浸会大学 刘良

完成项目：抗关节炎中药制剂质量控制与药效评价方法的创新及产品研发。

完成单位：香港浸会大学 湖南正清制药集团股份有限公司

完成人员：刘 良 吴飞驰 周 华 姜志宏 仇 萍 刘中秋 王培训 黄宇明 谢 莹 蔡 雄 黄远帆 李晓娟 邱赛红 王静蓉

3. 湖南中医药大学尤昭玲

完成项目：寿胎丸安胎分子机制及生殖遗传安全性研究

完成单位：湖南中医药大学

完成人员：尤昭玲 刘丹卓 赵新广 雷 磊 刘惠萍 赖毛华 何冬梅 熊 桀

（高 欣）

【2012年中国中西医结合学会科学技术奖】

一等奖（6项）

1. 基于病证相关、方证相应理论解析不同功效古典方剂治疗肝硬化的方证效应基础

刘 平 胡义扬 孙明瑜 王晓玲 刘成海 慕永平 都广礼 李风华 陈高峰 王 磊 龙爱华 刘 成

上海中医药大学附属曙光医院

2. 复方天蓟片对急性肾损伤的保护作用及机制研究

魏日胞 王永新 陈香美 丁 瑞 张五星 徐 荣 李 昕 詹 皓 冯 哲 辛益妹 郑晓勇 陈良恩 洪 权 杨 悦 张 政

中国人民解放军总医院、中国人民解放军空军航空医学研究所、中国人民解放军第309医院、中国人民解放军空军总医院

3. 慢性阻塞性肺疾病的证治规律研究与辨证治疗方案构建

李建生 李素云 王明航 余学庆 王至婉 马利军 孙子凯 张 伟 张海龙 谢 洋 白云苹 王燕芳 曹 帆 王海峰 周 淼

河南中医学院

4. 中西医结合诊疗腰椎失稳性疾病的基础研究与临床应用

谭远超 张恩忠 邵诗泽 杨永军 刘 峻 张 卫 周纪平 陶 君 初仁珠 姚树强

山东文登整骨医院、山东省骨伤研究所

5. 心血管血栓性疾病“瘀毒”病因病机理论创新的系统研究

陈可冀 史大卓 徐 浩 殷惠军 张京春 蒋跃绒 王承龙 高铸烨 薛 梅 缪 宇 王培利 郭春雨 尚春华 马晓娟 付长庚

中国中医科学院西苑医院

6. 中医方剂药物代谢组学研究

王喜军 孙 晖 张爱华 闫广利 王 萍 韩 莹 孙文军 张 宁 张 贺 吴修红

黑龙江中医药大学

二等奖（9项）

1. 病毒性心肌炎证治规律及中西医结合治疗的临床研究

张军平 朱亚萍 刘 虹 吕仕超 郭晓辰 肖 楠 张俊清 周亚男 张晓岚 丁彬彬

天津中医药大学第一附属医院

2. 血府逐瘀汤诱导内皮祖细胞促血管新生研究

高 冬 宋 军 陈可冀 郑良朴 林久茂 林 薇 武一曼 逯 波 陈 岩 林 凡

福建中医药大学、中国中医科学院医学实验中心、中国中医科学院西苑医院

3. 类风湿性关节炎寒热证候分类科学基础与应用

吕爱平 姜 淼 吕 诚 何羿婷 闫小萍 查青林 肖 诚 陈 果 杨 静

中国中医科学院中医临床基础医学研究所、广东省中医院、中日友好医院、江西中医学院

4. 多囊卵巢综合征病理模型的构建及隐丹参酮干预

杨新鸣 吴效科 侯丽辉 张跃辉 胡 敏 彭 艳

黑龙江中医药大学附属第一医院

5. 重症医学科脓毒症的流行病学及中西医结合临床与基础研究

王 鸣 彭 炜 舒志军 周 铭 蔡 敏 陆 磊 董海生 吴 俊 朱 虹 张胜华 季 刚

上海市中西医结合医院

6. 中西医结合诊治肝硬化关键技术及应用

梁 健 邓 鑫 李中华 涂燕云 郑景辉 黄 彬 刘旭东 罗 远 赵晓芳

广西中医学院附属瑞康医院

7. 清热凉血方药治疗血热型银屑病临床机理研究

白彦萍 龙立平 宋佩华 张立新 杨顶权 蔓小红 郑占才 李 锘

中日友好医院

8. 人参皂苷Rd治疗急性缺血性脑卒中的临床研究

赵 钢 曾 星 杨金升 夏结来 文爱东 刘学东 叶瑞东 史 明 李 力 韩军良 张 琛 张云霞 张 潇 李 玲 孙 东 夏 峰 王 强 董海龙 饶志仁

第四军医大学、广州中医药大学第二附属医院、兰州军区总医院

9. 以中药含片、咀嚼片为核心的中药片剂现代产业化关键技术

刘红宁 易敏之 刘旭海 罗晓健 卢建中 杨世林 乐渝宁 李诒光 陈小荣 龚晓英

江西中医学院、江中药业股份有限公司、北京翰林航宇科技发展有限公司、哈尔滨纳诺医药化工设备有限公司

三等奖（20项）

1. 多囊卵巢综合征中医证型的内分泌代谢特征研究

王兴娟 戴 婷 王 静 靳 岭 曾晓聆 金华良 陈 熠 刘 颖 松下和子 汪夭湛 贾丽娜

复旦大学附属华山医院

2. 中药五谷虫对感染创面抗菌作用的系列研究

王寿宇 吕德成 张 振 张卫国 曲学玲 王江宁 李 巍 汤 欣 王 凯 宋 蔚 刘艳伟

大连医科大学附属第一医院

3. 中西医结合分期综合防治痛风性关节炎的临床与机制研究

张 明 王一飞 李 斌 周 蜜 金若敏 徐文彬 周 敏 徐 蓉 李福伦 王红梅 范 斌 肖夏懿 李伯华 顾荻青 陈 洁

上海中医药大学附属岳阳中西医结合医院

4. 中药温胆汤在腹腔镜胃底折叠术围手术期的应用

秦鸣放 杨慧琪 王 庆 勾承月 李 宁 王震宇 邹富胜 赵宏志

天津市南开医院

5. 心力衰竭气阴两虚证及参麦注射液干预的代谢组学研究

毛静远 王恒和 常艳旭 王贤良 侯雅竹 王占武 赵桂峰 赵志强 黄 芪 葛永彬 林艳萍 阮吉寿

天津中医药大学第一附属医院

6. 补肾调冲中药治疗卵巢早衰的临床与实验研究

高 慧 陈亚丰 马冬云 夏 天 韩 冰 肖玉红 雷 威 潘玉华 李 莉

承德医学院附属医院

7. 中医药治疗艾滋病研究及平台建立

邓 鑫 梁 健 庞 军 苏齐鉴 刘振威 张亚萍 姜 枫 李永亮 吴卫群 李 璇 艾 军 周 盟

广西中医学院附属瑞康医院

8. 中西医结合治疗IgA肾病的临床与实验研究

阮诗玮 王 智 吴 竞 郑 京 丘余良 杨爱国 洪江淮 王 伟 吴 艺

福建中医药大学附属人民医院

9. 滋补肝肾、通络解毒法治疗帕金森病的临床应用及作用机制

袁灿兴 何建成 陈 运 叶 青 安红梅 周 洁 李 俊 王秀薇 顾 超 沈维娜

上海中医药大学附属龙华医院、上海中医药大学

10. 支气管哮喘的发病机制及中药单体防治研究

周林福 殷凯生 黄 茂 张明顺 朱 毅 王 彤

南京医科大学

11. 激素性股骨头坏死的病机及中药干预研究

童培建 金红婷 吴承亮 厉 驹 毛 强 俞索静 季卫锋 何帮剑 单乐天 王知青

浙江中医药大学

12. 大黄附子汤对重症胰腺炎急性肺损伤防治作用的基础与临床研究

路小光 战丽彬 康 新 范治伟 王迎莉 白黎智 于 健 杨荣利 张晓宇 庞洪刚 刚 丽

大连大学附属中山医院

13. 耳针激活耳迷走神经调节内脏功能的效应及机制研究

高昕妍 朱 兵 荣培晶 贲 卉 何 伟 梅志刚 赵玉雪 刘 坤 李 亮 李艳华

中国中科学院针灸研究所

14. 坎离颗粒加载治疗慢性心力衰竭的临床研究及机制探讨

蒋梅先 贾美君 阮小芬 姚成增 刘永明 郑 静 于笑天 徐德生 吴大正 马 丽

上海中医药大学附属曙光医院

15. 生血灵脾肾气火相关治疗免疫性血小板减少症疗效评价和作用机理

周永明 朱文伟 黄振翘 胡明辉 鲍计章 陆嘉惠 周韶虹 薛志忠 徐玲玲 孙曼萍 邹奎昌

上海中医药大学附属岳阳中西医结合医院

16. 益气化瘀为主综合方案治疗糖尿病性溃疡的临床应用及作用机制

阙华发 唐汉钧 王云飞 张 臻 向寰宇 刘晓鸫 徐杰男 邢 捷 沈 亮 单 玮

上海中医药大学附属龙华医院

17. 冰片对某些药物眼内促透作用及提高疗效的研究与应用

崔 浩 刘晶晶 张丽琼 李志坚 金 迪 滕 岩 贾智艳 杨洪滨 宋昊刚 白政忠 张秋生 徐晓琳

哈尔滨医科大学眼科研究所

18. 南蛇滕总萜抗癌物质基础及作用机制的研究

刘延庆 钱亚云 张 华 张 舰 戴小军 王维民 陈高阳 杨庆伟 员 林 侯 莹 李国青 朱耀东 马 慧 崔平方 季 雪

扬州大学

19. 葛根素注射不良反应的研究和成果应用

张幸国 马葵芬 饶跃峰 赵青威 王如伟 张相宜 柳 琳 陈志根 李范珠 吴 健

浙江大学医学院附属第一医院

20. 中西医结合治疗银屑病的基础研究

顾 军 毕新岭 张 红 徐晓光 汪五清 卜晓琳

上海长海医院

科普奖（1项）

现代女性保健热线丛书

牛建昭 薛晓鸥 艾 浩 段 斐 李 颖 周 俭 陶仕英 谢 伟 韩艳梅 寇素茹 李 荣 温玉库 刘建辉

北京中医药大学

（高 欣）

【2012年度中华中医药学会科学技术奖】

一等奖13项

1. 中药毒性研究方法与应用

高 月 范骁辉 王宇光 程翼宇 高秀梅 王书芳 马增春 张 晗 肖成荣 陆倍倍 谭洪玲 代方国 梁乾德 刘 明 汤响林

中国人民解放军军事医学科学院放射与辐射医学研究所、浙江大学、天津中医药大学

2. 病证结合动物模型“拟临床研究”方法的建立与应用

刘建勋 林成仁 李欣志 任建勋 李 磊 任钧国 付建华 苗 兰 于 震 孙明谦 马晓斌 苗 阳 陈可远 马永刚 杨 斌

中国中医科学院西苑医院

3. 脉络学说构建及其指导血管病变防治研究

吴以岭 杨跃进 贾振华 吴伟康 葛均波 曾定尹 吴宗贵 李澎涛 刘志民 魏 聪 袁国强 王宏涛

河北以岭医药研究院有限公司、中国医学科学院、阜外心血管病医院、中山大学复旦大学附属中山医院、中国医科大学、中国人民解放军第二军医大学、第二附属医院北京中医药大学东直门医院

4. 以肝为枢调脂化浊法的实验和临床研究及应用

郭 姣 唐春萍 何 伟 荣向路

朴胜华 贝伟剑 唐富天 郭 彤
罗朵生 胡因铭

广东药学院、广州中医药大学

5. 疏风解毒胶囊研究与产业化

朱月信 李文军 马 凯 曹勇陈
培 胜 杨春杰 杨景生 郑太华
李翔宇 廖彩震 朱月刚

安徽济人药业有限公司

6. 面向临床安全性和有效性的中药注射剂质量控制体系建立及其应用

萧 伟 凌 娅 王振中 毕宇安
丁 岗 柳于介 章晨峰 荣根新
王永香 时云龙 高晓艳 徐忠坤
徐桂红 宋亚玲 王团结

江苏康缘药业股份有限公司

7. 益气活血利水法治疗慢性心力衰竭的应用研究

冼绍祥 杨忠奇 汪朝晖 欧 明
黄衍寿 丁有钦 卢丽萍 洪永敦
李南夷 陈宇鹏 吴 辉 于扬文
李小兵 黄习文 陈 洁

广州中医药大学第一附属医院

8. 中药粉针剂现代技术适宜性与设备工程化研究

倪 健 王英新 杜守颖 蔡程科
孙建宁 吴 清 王宝华 马志强
韩立炜 王英姿 张文芯 尹兴斌

北京中医药大学、哈药集团中药二厂

9. 冠心病心绞痛介入前后证候动态演变规律的研究

王 阶 邢雁伟 何庆勇 姚魁武
朱明军 衷敬柏 熊兴江 马长生
褚福永 孙晓伟 李 军 曹 炜
汤艳莉 滕 菲 杨晓忱

中国中医科学院广安门医院、河南中医学院第一附属医院、中国中医科学院西苑医院、首都医科大学安贞医院

10. "镇静安神针法"治疗失眠的特色技术与应用

王之虹 王富春 方剑乔 冀来喜
严兴科 徐晓红 高 颖 周 丹
李 铁 王朝辉 于宏君 张 欣
刘成禹 哈丽娟 张 杰

长春中医药大学、浙江中医药大学、山西中医学院、甘肃中医学院

11. 脑梗死急性期火毒证辨证规范的初步建立及验证

张允岭 邹忆怀 郭蓉娟 朱陵群
张立平 陈志刚 刘文娜 王硕仁
刘雪梅 金香兰 张綦慧 张志辰
王嘉麟 李宗衡 郑 宏

北京中医药大学

12.《身在中医——走进中医的世界》

李灿东

福建中医药大学

13.《领导干部健康顾问》

吴阶平 白 晶 杨 勇 刘迪谦
吴晓丹 张 林 郁得水 李俊德
王永炎 颜正华

中华中医药学会、北京中医药大学、中国民族卫生协会

二等奖42项

1. 艾滋病核心病机、证治规律与疗效评价系列研究中国中医科学院

王 健 何丽云 刘 颖 邹 雯
徐立然 邓 鑫 方 路 闫世艳
王玉光 李秀惠

中国中医科学院中医临床基础医学研究所、河南中医学院第一附属医院、广西中医学院附属瑞康医院、云南中医中药研究院、首都医科大学附属地坛医院、首都医科大学附属佑安医院

2. 循经感传机理的研究

许金森 胡翔龙 陈 铭 潘晓华
郑淑霞 吴宝华 吴祖星

福建省中医药研究院

3. 亚健康状态中医辨识与分类系统的建立与运用

杨志敏 杨小波 王 琦 黄 鹂
张嗣博 成建国 杨 涛 张丽娜
林嫕钊 欧爱华

广东省中医院、北京中医药大学、上海中医药大学附属龙华医院、重庆中医研究院、中国中医科学院广安门医院、成都中医药大学附属医院、广州市奥正计算机科技有限公司

4. 支气管哮喘中医证治研究

孙增涛 刘恩顺 王 强 封继宏
张 弦 刘 健 关 鹏 李小娟
刘 伟 廉 富

天津中医药大学第二附属医院

5. 益气活血中药对放射性肺损伤的防治

王炳胜 张 海 吕国士 李德炳
李凤玉 张秀丽 雒书朋 鲁传冬
纪文达 刘秀芳

中国人民解放军北京军区第251医院

6. 傣医药基础理论的整理及应用研究

郑 进 林艳芳 张 超 段立纲
吴永贵 玉腊波 叶建州 杨 梅
赵应红 陈 普

云南中医学院、西双版纳傣族自治州傣医医院

7. 补肾方药治疗原发性骨质疏松症的现代生物学基础及新药研发

谢雁鸣 王和鸣 邓文龙 鞠大宏
崔天红 沈 霖 周文泉 高 蕊
田 峰 葛继荣

中国中医科学院中医临床基础医学研究所、中国中医科学院西苑医院、北京岐黄制药有限公司、福建省中医药研究院、四川省中医药科学院、华中科技大学同济医学院附属协和医院

8. 甲型H1N1流感中医药应对模式及临床研究

王玉光 王融冰 毛 羽 李兴旺
杜洪波 蔡 超 卢联合 王晓静
周桂琴 徐艳丽

首都医科大学附属北京地坛医院

9. 中医药治疗社区常见病关键技术的研究

梁 健 邓 鑫 梁永华 桂雄斌
黄龙坚 李 璇 郑景辉 白广德
陈日兰 张 春

广西中医学院附属瑞康医院

10. 中医药防治酒精性肝纤维化的基础与临床研究

丁 霞 李 健 杨晋翔 刘 敏
牛建昭 李晓林 师 宁 陈 亮
李丹光

北京中医药大学

11. 渝产道地药材黄连的系统研究与开发

钟国跃 李隆云 陈仕江 叶小利
李学刚 罗维早 瞿显友 陈大霞

重庆市中药研究院西南大学

12. 益气活血法防治糖尿病眼部并发症的作用及机制研究
金　明　邓　辉　苑　维　潘　琳
刘海丹　项占梅　李立甲
中日友好医院

13. 多囊卵巢综合征文献库的建立和利用
吴效科　侯丽辉　吴泰相　吴鸿裕
宋殿荣　贺丰杰　李伟莉　梁瑞宁
邵小光　薛惠英
黑龙江中医药大学附属第一医院、天津中医药大学第二附属医院、陕西中医学院临床医学院、安徽中医学院第一附属医院、江西中医学院附属医院大连市妇产医院、淮安市妇幼保健院

14. 育龄妇女方药生殖遗传安全性研究体系建立与应用
尤昭玲　刘丹卓　赵新广　卢晓燕
彭　汨
湖南中医药大学

15. 辨证选用隔物灸治疗膝原发性骨关节炎的临床规范及机理研究
杨　骏　张庆萍　阎怀士　李　飞
韩　为　程红亮　孙　奎　黄学勇
王　频　杨永晖
安徽中医学院第一附属医院、安徽中医学院附属针灸医院、安徽省立医院

16. 抗痴呆中药复方筛选体系的建立及温胆汤改良方作用研究
王　平　孔明望　石和元　刘　玲
胡　慧　刘　萍　胡玉萍　胡亚萍
杨　晨　田代志
湖北中医药大学

17. 肿瘤患者舌苔形成分子调控网络的构建与验证
詹　瑧　张军峰　郝晋丰　范　媛
王瑞平　佟书娟　张春兵　吴　娟
杨亚平　于　光
南京中医药大学、南京市中西医结合医院、江苏省口腔医院

18. 中药注射剂的安全性关键问题研究
梁爱华　李贻奎　张金艳　杨　华
张启伟　刘　婷　雷　帆　李春英
张　嘉　周长新
中国中医科学院中药研究所、中国中医科学院西苑医院、雅安三九药业有限公司、湖南正清制药集团股份有限公司、正大青春宝药业有限公司、清华大学、浙江大学

19. 中药复方及其有效部位干预糖耐量异常作用机制研究
刘铜华　郭翔宇　王　芬　徐暾海
牛　洁　贾淑明　杨丽霞　江　南
王志程　黄链莎
北京中医药大学

20. 当归规范化种植与可持续利用
李应东　晋　玲　蔺海明　刘效瑞
杜　弢　刘　凯　郭增祥　柴兆祥
吴　迪　崔治家
甘肃中医学院、定西市旱作农业科研推广中心、甘肃农业大学

21. 中药升降浮沉作用特征及其临床应用示例研究
翟华强　王燕平　徐暾海　孟繁蕴
欧　敏　张　冰　刘　洋　刘迪谦
黄江荣　颜正华
北京中医药大学、中国中医科学院中医临床基础医学研究所、北京师范大学、中国人民解放军海军总医院、长江大学

22. 中药外治恶性胸腹腔积液的研究与临床应用
贾立群　李佩文　谭煌英　程志强
崔慧娟　朱世杰　万冬桂　李　园
娄彦妮　刘　猛
中日友好医院

23. 疲劳的量化评定及疲劳性亚健康（肝郁脾虚型）的中医药干预研究
王天芳　薛晓琳　韩　萍　王佳佳
李　力　王文萍　张雅静　邢建民
吴秀艳　赵　燕
北京中医药大学、北京小汤山医院、河南中医学院第一附属医院、辽宁中医药大学附属医院

24. 消岩汤对气虚毒瘀型非小细胞肺癌化疗“减毒增效”作用的系列研究
贾英杰　刘东颖　姚　嫱　张　莹
李小江　杨佩颖　陈　军　孙一予
章　伟　李　正
天津中医药大学第附属医院

25. 藏诺参甘片研发与应用研究
王智森　高　飞　韩桂茹　赵正平
吴存虎
石家庄藏诺生物股份有限公司

26. 口服配合内镜喷洒微米大黄炭治疗消化性溃疡出血的疗效及机制研究
时昭红　毛德华　张　书　张　耕
胡　伟　周晓黎　王日权　郝建军
吴玉芳　李铁西
武汉市中西医结合医院

27. 基于气血理论的黄芪纳米微乳胶原促进血管新生机理的系列实验研究
潘立群　姚　昶　蔡旭兵　余东升
南京中医药大学

28. 柴黄益肾颗粒治疗慢性肾脏病的新药研发和相关机制研究
李　平　张浩军　祖　宁　李　忻
陈　钢　赵婷婷　付桂香　郭景珍
董　晞　沙　洪
中日友好医院

29. 益气养阴、活血化瘀方药防治慢性病毒性心肌损伤的研究
韩佳瑞　陈会君　左振魁　王　岩
张　晶　刘影哲　李　杨　孙　静
客　蕊　邓立梅
黑龙江省络病学会、河南省中医院

30. 补肾疏肝散结法治疗乳腺增生病的基础与应用研究
钱丽旗　高　飞　马建丽　刘皈阳
李素那　战大伟　杨丁友　于　洋
郑彬丽
解放军总医院第一附属医院

31. 小儿肾脏疾病临床病理与中医证型关系的研究
刘光陵　高远赋　夏正坤　袁　斌
任献国　何　旭　徐　敏　范忠民
茅　松
南京军区南京总医院、江苏省中医院

32. 解毒化浊调肝法干预癫痫认知障碍的基础与临床研究
裴　林　高社光　齐建兴　吕金仓
孙小民　孔吉良　商爱江　杨成书
苗文丽　杨　艳
河北省中医药研究院

33. HIV/AIDS中医证候流行病学及中医证候量表研究
谢世平　李根林　陈建设　郭选贤
许前磊　潘万旗　张　淼　周　青
马建萍　王　勇
河南中医学院

34. 病毒性慢性乙型肝炎中医辨证规范和疗效评价体系的建立
陈建杰 周 华 凌琪华 杨婉凤
张盛杰 聂红明 高月求 商斌仪
卓蕴慧 陈晓蓉
上海中医药大学附属曙光医院

35. 原发性肝癌患者舌象的模式识别与临床应用
凌昌全 岳小强 李 斌 刘 庆
邓伟哲 高静东 刘 龙 王丽娜
辛海量 董慧娟
上海长海医院

36. 针对慢性乙型肝炎关键环节的中药研发与应用
韩 晋 袁海龙 黄正明 赵庆国
丁晋彪 周 旭 吴荣荣 谢 进
刘 森 陈红鸽
解放军第三〇二医院

37. “筋骨失衡，以筋为先”理论在颈椎病推拿临床的研究与应用
房 敏 严隽陶 沈国权 姜淑云
孙武权 龚 利 朱清广 吴嘉容
上海中医药大学附属岳阳中西医结合医院

38. 寻常型银屑病的中医整体治疗及基础研究
刘瓦利 崔炳南 王俊慧 闫雨荷
李 敏 张晓红 吴小红 宋 坪
孙永新 丁 旭
中国中医科学院广安门医院皮肤科

39. 医院健康教育的规范化研究
穆 欣 王东梅 王丽芹 阚丽君
仇 颖 任 蓁 李 芳 王淑荣
黑龙江中医药大学附属第一医院

40.《李佩文养生诗话》
李佩文
中日友好医院

41.《图说中国文化》（中医中药卷）
王富春 赵宏岩 周 丹 李 铁
刘 磊 岳公雷 高 颖
长春中医药大学

42.《甲型H1N1流感防控知识——附中医防治感冒实用知识》
邱模炎 姚 磊 高 峰 胡建民
李葆青 秦 蓁 朱立国 高杰东
吴 蔚 李 楠
中国中医科学院望京医院、人民军医出版社、沈阳农业大学畜牧兽医学院、辽宁省动物疫病预防控制中心、福建省安溪县中医医院

三等奖72项

1. 通络止痛胶囊对佐剂性关节炎大鼠Th1/Th2及其细胞因子网络的调控
侯丽萍 周晓莉 田 俊 田永峰
郝建军
太原市类风湿病医院

2. 优质特色饮片的规范化生产和过程控制技术应用示范
许冬瑾 向飞军 吴晓东 姜 涛
吴小明 陈华师 冯凯霞 李华坚
康美药业股份有限公司

3. 特色护理技术在中医妇产科国家重点专科中的建立和应用
孙 锐 高敬书 穆 欣 孙 荣
马丽平 黄 晶 贾丽丹 王东梅
黑龙江中医药大学附属第一医院

4. 射干中ISOFX类成分抗病毒新药开发研究
李国信 邹桂欣 赵金明 姜 鸿
王光函 齐 越 秦文艳 张 颖
辽宁中医药大学附属第二医院

5. 加参强心方干预充血性心力衰竭心室重塑的机理研究
王保和 徐 强 郭志军 孙兰军
赵英强 张晓丽 汪 涛 李竹庭
天津中医药大学第二附属医院

6. 中药对钙超载心肌损伤的保护作用
陆 曙 张志斌 龚少愚 苏 伟
杨庆有 张敏娟
无锡市中医医院

7. 复方桐叶烧伤油的研制与产业化
朱克俭 殷海波 尹天雷 刘天舒
姚福成 朱 沛 丁正香 姚福宏
湖南省中医药研究院、中国中医科学院广安门医院

8. 调理脾胃法诊疗冠心病心绞痛方案的挖掘与应用
李 平 高荣林 鲁卫星 张学智
王 飞 马洪皓 周雪忠 文天才
北京中医药大学第三附属医院、中国中医科学院广安门医院、北京中医药大学东直门医院、北京大学第一医院、成都中医药大学附属医院

9. 中医药治疗肝炎后肝硬化系列研究
邓 鑫 梁 健 李中华 涂燕云
李玉兰 张亚萍 黄龙坚 赵立春
广西中医学院附属瑞康医院

10. 藏药十五味萝蒂明目丸对紫外线诱导晶状体混浊防治作用的分子机制
亢泽峰 李伟华 韩 培 李 凌
梁丽娜 王江辉 马雪英 张 蓉
中国中医科学院眼科医院

11. 浊瘀痹相关理论的研究及临床应用
朱良春 朱婉华 蒋 恬 顾冬梅
蒋 熙 张爱红 徐 蕾 周正球
南通市良春中医药研究所、南通良春风湿病医院、南通市中医院、南京市中医院、常州市中医医院

12. 肠胃清逆转结直肠癌耐药的研究
孙 珏 许建华 王金玉 李 琦
张 勇 邓皖利 李朝衡 石晓兰
上海中医药大学附属普陀医院、上海市普陀区中心医院

13. 扶正法为主治疗轻中活动度系统性红斑狼疮的临床及作用机制研究
陈湘君 苏 励 顾军花 茅建春
母小真 刘淑清 钟丽丹 曲环汝
上海中医药大学附属龙华医院

14. 动脉粥样硬化“痰瘀”病因及“内清外柔”防治策略研究
陈 民 吕晓东 于 睿 张静生
关雪峰 吴文胜 张 哲 赵 钢
辽宁中医药大学

15. 循经取穴电针对缺血性脑损伤神经保护作用机制研究
王 军 范军铭 贾士奇 周红艳
于 震 王玉升 张 薇 刘慧霞
河南省中医药研究院

16. 消瘤保肺丸对肺癌侵袭、转移过程中黏附分子表达的影响
孙宏新 蒋士卿 刘鸿雁 蒋艳玲
张香芝 王玲玲 郜新莲 蒋立峰
河南中医学院、郑州大学

17. 益气补肾颗粒治疗微小残留白血病临床疗效及免疫调节机制
麻 柔 许勇钢 杨晓红 孙淑贞
晓 梅 张姗姗 唐旭东 刘 风
中国中医科学院西苑医院

18. 大黄蟅虫丸治疗慢性肾脏病的临床和实验研究
孙　伟　陈继红　刘　丽　赖仁胜
严志林　朱萱萱　何伟明　高　坤
江苏省中医院、兴化市中医院

19. 益肾降浊冲剂治疗慢性肾功能衰竭的临床与实验研究
阮诗玮　郑敏麟　郑　京　丘余良
叶彬华　白发臣　吴　竞
福建中医药大学附属人民医院、福建中医药大学

20. 蝮蛇咬伤中医药干预综合治疗规范化研究
喻文球　王万春　军　成　龚丽萍
李金娥　谌莉媚　严张仁　钟吉富
江西中医学院附属医院、江西省修水县中医院、江西省萍乡市湘雅萍矿合作医院

21. 益气活血法抗心肌缺血再灌注损伤机制及临床应用
黄政德　田雪飞　李鑫辉　王庆高
喻　嵘　易刚强　廖　菁
湖南中医药大学

22. 肛门病术后电针白环俞止痛法
周建华　陈　亮　李国峰　支晨阳
赵东旭　闫成秋　宫晓燕　黄孝玲
长春中医药大学

23. 中医肛肠挂线疗法机理及其操作方案的规范化研究
李国栋　李　峨　寇玉明　袁　亮
何颖华　刘仍海　罗　敏　曲牟文
中国中医科学院广安门医院

24. 清热宣肺化痰法防治病毒诱发儿童哮喘的研究
王孟清　罗银河　董晓斐　杨静宜
黄　胜　焦珞珈　黄　婷　周　姗
湖南中医药大学

25. 不同中医治法对胆固醇结石防治作用的实验研究
方邦江　周　爽　朱培庭　张静喆
陈宝瑾　裴新军　郭　全　邹长鹏
上海中医药大学附属龙华医院

26. 创新性继承奚九一教授治疗糖尿病足理论经验暨推广
曹烨民　奚九一　赵　诚　朱训生
章浩伟　方豫东　王义成　李厚铨
上海市中西医结合医院

27. 质控图检测法评判针刺手法提插法操作实践
陈美仁　郭　翔　李　强　黄宇辉
李迎红　胡　蓉
湖南中医药高等专科学校

28. 糖心康防治糖尿病心肌损伤的基因组学研究
姜德友　白玉宾　柳成刚　刘春红
姚　丽　王　兵　刘　征　解　颖
黑龙江中医药大学

29. 肝硬化常见并发症中医外治法临床研究
施维群　倪　伟　章　亮　杨育林
林胜文　茹清静　蔡国英　张　磊
浙江中医药大学附属二院

30. 重症肌无力PRO量表的研制及其应用
刘凤斌　刘小斌　陈新林　李培武
庄昆海　杨云英　佘世锋　张铮铮
广州中医药大学第一附属医院

31. 基于肺喜温恶寒理论治疗慢支新药化痰降气胶囊的研究
李泽庚　韩明向　张念志　夏伦祝
彭　波　高家荣　孟　楣　陈　浩
安徽中医学院第一附属医院

32. 雷公藤有效成分对类风湿关节炎治疗新靶点MIF的作用
李振彬　杨志霞　刘彦卿　徐　铮
齐　静
中国人民解放军白求恩国际和平医院、河北省中医院

33. 中药与骨髓间充质干细胞移植技术治疗缺血性脑血管病的基础和临床研究
池明宇　张玉琴　唐广海　杨　健
刘树权　李　檀　程晓丽　王　琦
辽宁省血栓病中西医结合医疗中心

34. 清肺口服液治疗小儿呼吸道合胞病毒性肺炎的分子机理研究
赵　霞　汪受传　徐建亚　任现志
罗　卉　陈彩霞　张　沛　徐　珊
南京中医药大学

35. 健脾补肾活血解毒法治疗骨髓增生异常综合征临床应用及作用机制
陆嘉惠　周永明　曾　庆　孙伟玲
胡令彦　周韶虹　许　毅　胡明辉
上海中医药大学附属岳阳中西医结合医院

36. 从筋论治膝痹的临床方案优化及相关机理研究
詹红生　曹月龙　庞　坚　石印玉
赵咏芳　王　翔　徐　宇
上海中医药大学附属曙光医院

37. 中医药治疗强直性脊柱炎规范化及疗效评价研究
冯兴华　姜　泉　刘宏潇　王海隆
何夏秀　张华东　唐晓颇　许凤全
中国中医科学院广安门医院、安徽中医学院附属医院、山东中医药大学附属医院、天津中医药大学第一附属医院、中国中医科学院西苑医院

38. 超声波强化中药材提取装置的研究
曹　晖　吴水芝　陈春贵　周　俊
彭招华
国家中药现代化工程技术研究中心

39. 益气养阴活血法对新诊断2型糖尿病患者亚临床血管病变的干预研究
方朝晖　张　军　陈文实　郭　彦
柳　燕　张静波　李　韬　陆瑞敏
安徽中医学院第一附属医院

40. 骶骨–骨盆动态冲击试验及生物力学研究
全仁夫　胡文跃　谢利军　李　强
李　伟
浙江省萧山中医院

41. 通补开泄法治疗冠心病的理论探索和临床及实验研究
安冬青　赵明芬　薛　洁　洪　军
王晓峰　夏昌隆　姜　林　胡金霞
新疆医科大学

42. 补脑膏治疗血管性痴呆的临床和实验研究
李妍怡　刘志军　胡敏棣　杨　涛
窦友义　杨瑞龙　东　红
甘肃省中医院

43. 荔枝核及其皂苷增强代谢综合征–2型糖尿病高脂血症胰岛素敏感性
郭洁文　叶碧波　廖惠芳　潘竞锵
简小兵　魏丹蕾　戴莲仪　李丽明
广州市中医医院、广东省药物研究所、广州中医药大学

44. 升血灵联合ATG、CSA治疗急性再生障碍性贫血
周郁鸿　沈建平　叶宝东　胡致平
高瑞兰　沈一平　武利强　邵科钉
浙江省中医院（浙江中医药大

学附属第一医院）

45. 养阴益肺通络疗法治疗肺痿病临床研究

董 瑞 董 莹 秦洪义 耿占峰
李壮花 徐 丽 张树森 张立国

北京康益德中西医结合肺科医院

46. 益气活血中药抗动脉粥样硬化临床疗效应用研究

张 艳 卢秉久 张 兰 宫丽鸿
于 睿 朱爱松 王 辰 宋亭亭

辽宁中医药大学附属医院

47. 通冠胶囊对动脉粥样硬化血管内皮功能影响的研究

陈伯钧 张敏州 方志坚 张国雄
陈全福 曾 靖 夏晓莉 李志尚

广州中医药大学第二附属医院

48. 养阴药配伍及成分调节凋亡VEC信号通路及相关基因的系统生物学研究

张 旭 杨 进 蒋凤荣 龚婕宁
王明艳 陆兔林 许冬青 卞慧敏

南京中医药大学

49. 艾滋病常见机会性感染与HAART毒副作用的中医证候研究

李 峰 王玉光 王融冰 倪 量
宋月晗 刘 燕 张彦敏 王翠芳

北京中医药大学、首都医科大学附属北京地坛医院

50. 宽心合剂对心肌缺血再灌注损伤的心肌保护作用

尚小明 李 霞 纪 征 张春来
姜玉凤 卢 峰 刘长青 赵庆霞

唐山市工人医院

51. 建昌帮炆制地黄的特色工艺及质量标准研究

胡志方 王小平 黄少卿 胡律江
李淑雯 周铁文

江西中医药高等专科学校

52. 黄药子肝脏毒理学及配伍减毒机制研究

刘树民 卢 芳 赵 艳 崔立然
索 晴 于栋华 汤 青

黑龙江中医药大学

53. 闽产南靖巴戟天促进骨生成的实验研究

王和鸣 李 楠 郭素华 陈伯仪
高弘建

福建中医药大学

54. 芪参益气滴丸干预心梗后心室重构的临床及实验研究

杜武勋 刘长玉 朱明丹 肖学凤
冯利民 张建平 张红霞 朱林平

天津中医药大学第二附属医院

55. 中医药为主治疗脊柱结核截瘫临床研究

李廷俊 李振平 高金梅 王小勤
刘兆亮 李子平 李翠平 闫银生

吕梁市中医药研究院

56. 小包装中药饮片的品规设定与调剂运用

叶世登 徐惠芳 李智杰 张荒生
纪青松 杨小平 周才新 梅 凌

武汉市中医医院、湖北天济中药饮片有限公司

57. 涤痰开窍汤对脑卒中后抑郁的干预性治疗研究

陈 眉 裘 涛 许茂盛 黄 侃
张伟骏 张 莉 王 静

浙江省中医院

58. 中药沸腾造粒、片剂包衣在线检测技术的研究

罗晓健 严盈富 刘旭海 陈 震
范玫玫 张国松 饶小勇 何军庆

江西本草天工科技有限责任公司、南昌航空大学

59. 中药小复方干预阿霉素心脏毒性损伤大鼠的效应机制研究

范 颖 马 骥 乔 铁 于彩娜
梁茂新 李海波

辽宁中医药大学

60. 清热解毒化痰散结法治疗聚合性痤疮的作用机制研究

翁丽丽 单敬文 聂 明 柯 岩
陈 华 叶佩真 汪静宜 梅 梅

厦门市中医院

61. 温理奇阳调平气机法抢救肌无力危象的理论探讨与临床研究

陈金亮 胡军勇 罗亚萍 周顺林
王殿华 丁福艳 黄 涛 华 玲

河北以岭医院

62. 小儿紫癜性肾炎肾小管功能检测和药物干预的临床观察

黄岩杰 丁 樱 王妍炜 陈文霞
杨晓青 李 静 陈 晓 刘丽娟

河南中医学院

63. 卢氏化癌系列中药制剂治疗癌症

卢保健 卢明珠 马丽华 卢保华
卢兴隆 姜国军 王桂萍 关立明

吉林省梅河口市天都肿瘤研究所

64. 新血府逐瘀汤干预高血压心肌纤维化及与血栓病危险因子相关性研究

吉中强 纪文岩 卢英红 李 洁
武文辉 王 慧 于广宇 迟伟峰

青岛市海慈医疗集团

65. 2型糖尿病合并冠心病证候及益气活血方抗心肌间质纤维化的分子机制

倪 青

中国中医科学院广安门医院

66. 活血通络凝胶对关节镜下清理术后膝骨性关节炎的疗效及对IL-1的影响

林晓生 王海燕 尹建平 刘 汉
王 健 金远林 陈海良

深圳市宝安区中医院

67. 清热燥湿凉血法治疗溃疡性结肠炎免疫机理研究及临床观察

范 恒 沈 霖 唐 庆 邱明义
陈 瑞 王全胜 薛卡明 谢纪文

华中科技大学同济医学院附属协和医院

68. 解毒通络法对心肌缺血再灌注的实验研究

刘玉洁 胡忠民 张 磊 李立军
郑桂玲 孙 伟 黄占柱

唐山市中医医院

69. 复元康胶囊治疗Ⅰ、Ⅱ型精神分裂症及其对自由基代谢影响的研究

赵永厚 柴剑波 赵玉萍 于 明
张 浩 张 丽 王伟明 程 伟

黑龙江省精神心理卫生研究中心、黑龙江神志医院

70. 糖尿病胰岛素抵抗的肝内炎症机制及解毒通络调肝法的干预性研究

朴春丽 陈 曦 于 淼 何 泽
韩 辅 包 扬 米 佳 李金博

长春中医药大学

71. 养阴抗毒法防治激素副作用的机制研究

史恒军 雎 岩 侯 颖 丁 鑫
李 宁 赵宁侠 张立勇 陈 儒

第四军医大学

72. 胃肠型高原反应的实验研究及中药疗效观察

张红武　曹昌霞　彭全升　袁振才　何晓宏

青海大学附属医院

2012年度李时珍医药创新奖获奖

高　颖

北京中医药大学

完成项目：中风病证候诊断及病证结合评价体系的研究与应用

完成单位：北京中医药大学、天津中医药大学、广州中医药大学第二附属医院、首都医科大学宣武医院

完成人员：高　颖　王庆国　马　斌　张军平　黄　燕　贾建平　蔡业峰　张玉莲　魏翠柏　刘　强　耿晓娟　曹克刚　周　莉　常静玲　王雪飞

（高　欣）

【第四届中国针灸学会科技奖】 2013年1月27日，第四届中国针灸学会科学技术奖揭晓，共有一等奖2项　二等奖5项　三等奖4项。

一等奖（2项）

1. 女性生殖障碍的针刺疗效机制

吴效科　邹　伟　韩凤娟　冯　异　张明敏　吴泰相　吴鸿裕　张跃辉　胡　敏

黑龙江中医药大学附属第一医院、复旦大学、华中科技大学同济医学院附属同济医院、香港大学妇产科学系

2. 针灸择期治疗贝尔面瘫临床方案评价及作用机制研究

李　瑛　李　妍　刘立安　吴　曦　赵　凌　董军宇　李桂平　郑　晖　张　微

成都中医药大学、天津中医药大学第一附属医院、青岛市海慈医疗集团

二等奖（5项）

1. 针刺镇痛累积效应与海马－下丘脑神经内分泌活动关系的研究

2. 针灸、推拿和骨伤技术标准分类与基本标准目录研究

3. 从一经司控多脏、多经调控一脏研究经穴效应的相对特异性

4. 针灸治疗功能性便秘规范化方案研究

5. 中风应急救治技术——手十二井穴刺络放血法的临床与实验研究

三等奖（4项）

1. 经穴特异性效应及其关键影响因素研究

2. 缺血性中风恢复期中医综合治疗方案的临床疗效评价研究

3. 针刺缓解中风痉挛性瘫痪诊疗方案的研究

4. 针灸病谱

（谭　欣、巨　锋）

【4项中医药科研成果获2012年中华医学科技奖】 2013年1月27日，由中华医学会主办，扬子江药业集团协办的中华医学科技奖2012年获奖项目在北京揭晓，共有85项医学科研成果获奖，4项中医药科研成果获得三等奖。

这4项科研成果分别是：大连医科大学附属第二医院的"滋补脾阴法对中枢神经系统损伤修复防治策略的研究"、上海中医药大学附属龙华医院等单位的"基于方证相应的胃癌脾虚证研究与临床应用"、北京中医药大学东方医院的"慢性心衰中西医结合生存质量评价量表的研究"以及上海中医药大学的"中药制药工艺新技术的研究与应用"。

（高　欣）

【中国中药协会评出中药行业工业百强】 在2012中国中药行业年度峰会上，主办单位中国中药协会等发布了2012中国中药行业工业百强等项目榜单。

"2012中国中药行业工业企业主营业务收入百强"排前10位的是：天津中新药业、云南白药、山东步长制药、神威药业、天津天士力、北京同仁堂股份、江苏康缘药业、石家庄以岭药业、北京同仁堂科技、江西济民可信集团。排序依据为企业填报数据、上市公司报表、工信部公布的企业主营业务销售收入数据等，通过综合评价，结合临床专家推荐意见、公众网络投票、行业专家终审及推荐意见等。

首次评选的"2012中国中药行业首批中药材优秀产地县"是甘肃岷县、河南禹州市、湖南邵东县、吉林抚松县、浙江磐安县、山东平邑县、四川三台县、贵州大方县、山西浑源县、湖北利川市。

（张东风）

【江苏无锡市中医医院获国家金卡工程优秀成果金蚂蚁奖优秀应用成果奖】 2012年，由江苏省无锡市中医医院主持的"基于物联网的智能医护系统应用示范"项目入围"国家金卡工程优秀成果金蚂蚁奖"并摘得了"优秀应用成果奖"，成为全国卫生系统唯一的获奖单位。

"国家金卡工程优秀成果金蚂蚁奖"是国内智能卡建设领域年度最高奖项。作为全国数字化医院建设示范单位，无锡市中医医院率先将物联网技术与医疗行业应用相结合，在医院数字化建设中融入物联网技术成果，致力于打造"智慧型物联网医院"。此次获奖项目"基于物联网的智能医护系统应用示范"主要包括以电子病历为核心的医院智能医护系统、无线网络技术在智能医疗和无线办公中的应用，基于无线射频识别技术的病患管理、员工管理和物品管理，基于传感技术的环境监测系统及应用以及物联网综合集成医院信息管理平台等。此项目的研发和应用能有效控制医疗风险和医疗缺陷，提高医院精细化管理水平。

（陈斐然）

【中国中医科学院广安门医院、江苏省无锡市中医医院、广东省中医院获中国卫生信息学会首届"卫生信息化推进优秀奖"】 2012年，按照《中国卫生信息学会关于开展首届"卫生信息化推进优秀奖"评选活动的通知》（卫信学会函〔2012〕7号）要求，经各省和有关单位推荐，专家评议并公示，中国卫生信息学会决定授予河南省卫生厅信息中心、中国人民解放军卫生信息中心等49个单位，为首届"卫生信息

化推进优秀奖”获奖单位。中医药系统中，中国中医科学院广安门医院、江苏省无锡市中医医院、广东省中医院获中国卫生信息学会首届“卫生信息化推进优秀奖”。

（陈斐然）

【中华中医药学会获评中国科协科普工作优秀学会】 2012年，在中国科协召开的全国学会2012年度科普工作交流会上，中华中医药学会被评为2011年度科普工作优秀学会。

（冯 磊）

【片仔癀文化品牌研究被中国企业联合会、国务院资企改革局、工业和信息化部等评委全国企业管理现代化创新成果】 2012年，全国企业管理现代化创新成果审定委员会公布了第18届全国企业管理现代化创新成果，由中华老字号片仔癀药业股份有限公司申报的《以文化为核心的中华老字号企业品牌建设》，在各省筛选推荐的451项成果中脱颖而出，获创新成果二等奖。此奖项是由中国企业联合会、国务院国资委企业改革局、工业和信息化部等共同主办的国家级企业管理创新成果评选。

（君 实）

【复方苦参注射液研究荣获由科技部和国家科学技术奖励工作办公室批准的首届华夏医疗保健科技奖一等奖】 2011年度华夏医疗保健国际交流促进科技奖颁奖大会在北京举行，66项医卫成果获得奖励。山西振东制药股份有限公司的“岩舒牌复方苦参注射液研究与应用”等15个项目获一等奖。

岩舒牌复方苦参注射液是享有自主知识产权的独家、专利、国家中药保护品种。该药由苦参、白土苓经现代化中药提取技术制备而成，临床研究证明其有效缓解各种癌痛，提升机体免疫力，显著降低放化疗所致不良反应，提高生存质量和延长中位生存期，广泛应用于多种癌症实体瘤的联合治疗。

华夏医疗保健国际交流促进科技奖是经科技部和国家科学技术奖励工作办公室批准，由北京医疗保健国际交流促进会设立和承办，面向全国医药卫生行业的科学技术奖。该奖项主要奖励在基础医学、临床医学、预防医学与卫生学、药学、中医中药学等领域取得突出成绩的个人和单位。2012年为首届评选，此后计划每年评选一次。

（樊 丹）

【藏医专家尼玛获中国非物质文化遗产保护中心中华非遗传承人薪传奖】

2012年，国家级非物质文化遗产——藏药七十味珍珠丸赛太炮制技艺传承人尼玛荣获首批中华非物质文化遗产传承人薪传奖，也是全国民族医药界唯一获奖的藏医专家。

七十味珍珠丸赛太炮制技艺被评定为“国家级非物质文化遗产”，尼玛以师带徒、传帮带的形式完整保留了七十味珍珠丸赛太炮制的独特技艺。该炮制技艺一直被视为是藏医药领域内技术水平高、工艺复杂、周期长、难度大的炮制工艺，其炮制流程十分讲究，具有很强的实践性和经验性。

“薪传奖”是为表彰作出杰出贡献的各级非遗代表性传承人，以推动非遗的保护及中华优秀传统文化的继承和弘扬而设立的专业奖项。2012年，首届60位得主从全国1488名国家级非遗代表性传承人中推荐评选产生。

（郝 蓉）

【黄璐琦获第九届光华工程科技奖青年奖】 2012年6月13日，第九届光华工程科技奖颁奖大会在北京举行。中共中央政治局委员、国务委员刘延东，中国科学院院长白春礼，中国工程院院长周济为获奖科学家颁奖。中国中医科学院研究员黄璐琦获第九届光华工程科技奖青年奖。

黄璐琦现为国家中医药管理局中药鉴定重点学科带头人，第四次全国中药资源普查试点工作专家指导组组长。曾担任国家“973”计划项目首席科学家，一直从事中药资源学和分子生药学研究，以第一完成人获国家科学技术进步二等奖3项和中国专利优秀奖1项。在国内外一级刊物发表论文300余篇，其中SCI文章65篇，专利4项。

光华工程科技奖被誉为中国工程科技界最高奖项，由中国工程院承办，每两年评选一次，主要奖励在工程科技及管理领域取得突出成绩和重要贡献的工程师和科学家。自1996年首届颁奖，至2012年已是第9届，共计174人获奖。

（任 壮）

【王永炎院士被聘为中央文史研究馆馆员】 2012年6月15日，中国中医科学院王永炎院士在中南海接过中共中央政治局常委、国务院总理温家宝颁发的聘书，成为新任中央文史研究馆馆员。一同被聘为中央文史研究馆馆员的还有杨福家、梁晓声、叶嘉莹、刘大钧等。

王永炎，中国工程院院士，中国中医科学院院名誉院长。从事中医内科学研究、教育、医疗40余年。主持制定的中风病中医诊断与疗效评定标准，已经被推广试行，先后获卫生部重大科技成果奖、国家教委科技进步一等奖、国家级科技进步三等奖等。

中央文史研究馆是党和政府为团结和安排老年知识分子而设立的、具有统战性和荣誉性的文史研究机构。它的宗旨是“敬老崇文”。馆长、副馆长、馆员由国务院总理聘任。受聘者都是耆年硕学之士、社会名流和专家学者。中央文史研究馆在团结有“德、才、望”的文化名人，编志、著书、文史研究和书画创作，开展统战联谊和促进祖国和平统一，为两个文明建设服务等方面都作出了积极的贡献。

（杨志云）

【李梢获2012年度杰出青年科学基金】 国家自然科学基金委公布了2012年度国家杰出青年科学基金获得者名单。清华大学李梢教授由于在中医药生物信息学、中药网络药理学上的开拓性工作和成果，成为

2012年度中医药学科唯一的杰青获得者，李梢也是“中医药学研究新技术和新方法”领域首位该基金获得者。

国家杰出青年科学基金旨在促进青年科学人才的成长，培养和造就一批进入世界科技前沿的优秀学术带头人。该基金资助45周岁以下、在自然科学基础研究或应用基础研究方面作出突出创新性或创造性成果的优秀青年学者。

（张　成）

【刘保延、王琦、张大宁当选国际欧亚科学院院士】 2012年11月24日，国际欧亚科学院第十六次中国院士大会召开，我国中医学者中国中医科学院刘保延、北京中医药大学王琦、天津市中医药研究院张大宁正式成为国际欧亚科学院院士。

会上，国际欧亚科学院中国科学中心向2012年新当选的18位院士颁发了院士证书。此次入选国际欧亚科学院院士的中国学者是：戴金星、方精云、姜庆五、黎夏、李扬、李义虎、刘保延、刘文汇、毛汉英、邵亚平、沈祖尧、王琦、杨兆光、曾益新、张大宁、张景安、张亚勤、赵伟。

新当选的院士来自医疗、环境、化学、生物、社科等多个领域，这将有助于我国开展更广泛的国际科技合作。

国际欧亚科学院成立于1994年，总部设在莫斯科，是由世界著名的自然科学家、工程技术专家学者和管理与社会科学家组成的高层次的非政府科学组织，现拥有来自全球46个国家和地区的600多位院士。

国际欧亚科学院先后12次推选中国院士（包括港、澳、台和外籍华裔科学家）共147位，中国成为该科学院的第二大成员国，仅次于俄罗斯的国家科学中心。本次3位中医学者是该院首次评选出的中医学科领域院士。

链接

刘保延，中国中医科学院首席研究员、常务副院长，博士生导师，“973”计划项目“中医辨证论治临床疗效评价基本理论研究”首席科学家。提出了中医临床研究以人为核心的“阶梯递进研究模式和方法”，研发的“中医临床科研信息共享系统”，解决了中医临床信息规范、全面、快捷采集，海量复杂临床数据整理、数据仓库构建以及数据挖掘等技术问题，相关研究成果获得国家科技进步二等奖。兼任中国针灸学会会长、世界针灸学会联合会副主席、全国针灸标准技术委员会主任委员、世界卫生组织传统医学顾问、国家中医药管理局临床评价重点实验室主任。

王琦，北京中医药大学二级教授，主任医师，研究员，博士生导师，“973”计划项目“中医原创思维与健康状态辨识方法体系研究”首席科学家，北京中医药大学中医体质与生殖医学研究中心主任，国家中医药管理局中医体质辨识重点实验室主任。主编出版了我国第一部男科系统专著《中医男科学》。第一次明确提出中医体质学说概念，主编《中医体质学说》，将中医体质学分化成一门独立的学科。

张大宁，中医肾病专家，天津中医药研究院名誉院长，长期从事肾病医学教研工作，提出的“心－肾轴心系统学说”和“补肾活血法”已为医学界所公认。1998年8月，为了表彰他在肾病领域的杰出贡献，将中国科学院新发现的8311号小行星命名为“张大宁星”。

（冯　磊）

【王振义、陈竺获圣捷尔吉癌症研究奖】 2012年，全美癌症研究基金会将第七届圣捷尔吉癌症研究创新成就奖授予中国工程院院士王振义和中国科学院院士陈竺，以表彰他们在急性早幼粒细胞白血病（APL）研究中取得的原创性成果及开发的全新疗法。卫生部党组书记、副部长张茅，卫生部副部长、国家中医药管理局局长王国强分别代表卫生部、国家中医药管理局，致信祝贺王振义院士和陈竺院士获奖。

急性早幼粒细胞白血病曾被认为是最为凶险、病程发展迅速的白血病之一。王振义、陈竺两位科学家将传统中药的砷剂与西药结合起来用于治疗，使急性早幼粒细胞白血病患者的“五年无病生存率”从大约25%跃升至95%，如今这种联合疗法已成为急性早幼粒细胞白血病标准疗法。

全美癌症研究基金会成立于1973年，是美国最大的癌症研究公益机构。圣捷尔吉癌症研究创新成就奖由全美癌症研究基金会设立，用以奖励在癌症研究中作出非凡贡献的开创型科学家及其杰出科研成果，获奖者将得到2.5万美元奖金。

链接

王振义，1924年出生，江苏省兴化人，内科血液学专家，中国工程院院士，法国科学院外籍院士，上海交通大学医学院附属瑞金医院终身教授。

陈竺，1953年出生，江苏镇江人，中国血液学、分子生物学家，原上海第二医科大学医疗系血液病学硕士，法国巴黎第七大学博士。现任卫生部部长、中国科学院院士、美国科学院外籍院士、法国科学院外籍院士、上海交通大学医学院教授、上海交通大学医学院附属瑞金医院终身教授。

（胡　彬）

【《张其成讲读周易》丛书获国际易学奖】 2012年，北京中医药大学张其成教授撰写的《张其成讲读周易》丛书荣获第五届国际易学伯崑奖（学术奖），这是我国唯一获得该奖的学术著作。该丛书经国际易学联合会国际易学奖评审委员会评定，共分《易学与中医》、《易道主干》、《易图探秘》、《象数易学》、《易经感悟》、《周易人生智慧》6种。

国际易学联合会是在中国民政部注册、由中国社会科学院主管的国际易学学术组织，1997年设立国际易学奖，每4年评选一次，每次评审各国易学著作1～2部为国际易学伯崑奖（学术奖）。

（张　国）

管理干部篇

【国家中医药管理局局领导】

卫生部党组成员、副部长，国家中医药管理局党组书记、局长：王国强

副局长、党组成员：吴　刚

副局长：于文明

副局长、党组成员：李大宁

副局长、党组成员：马建中

党组成员，中国中医科学院党委书记、副院长：王志勇

【国家中医药管理局司长、副司长、主任、副主任】

◆办公室

主　　任：王　炼

巡视员兼副主任：徐皖生

副主任：赵　明

副主任：吴厚新

副巡视员兼综合处处长：陈　伟（2012年10月任职）

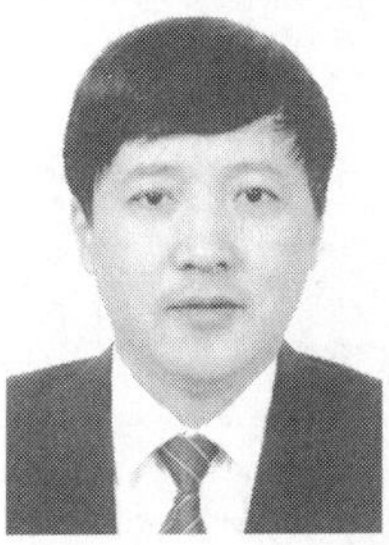

陈伟，男，1959年生，汉族，中国共产党员，籍贯山东惠民，大学学历。1979年11月参加工作。1979年11月～1980年9月，在西藏军区政治部文化工作站工作；1980年9月～1983年9月，在成都军区军医学院药学专业学习；1983年8月～1988年9月，任西藏军区总院药局药师；1988年9月～1992年3月，任南京军区总医院临床药理室临床药师（其间：1989年9月～1991年7月，在上海第二军医大学药学系学习）；1992年3月～1998年2月，历任北京军区卫戍区副营、正营、副团职助理员（其间：1995年9月～1998年6月，在上海第二军医大学卫生管理系学习）；1998年2月～2002年4月，任国家中医药管理局办公室秘书处助理调研员；2002年4月～2004年4月，任国家中医药管理局办公室综合处调研员；2004年4月～2012年10月，任国家中医药管理局办公室综合处处长（其间：2007年7月～2009年9月，北京中医药大学管理学院研究生毕业）；2012年10月至今，任国家中医药管理局办公室副巡视员、综合处处长。

◆人事教育司

司　　长：姜在旸

巡视员兼副司长：洪　净

副司长（副局级）：卢国慧

副巡视员、中国中医科学院党委副书记：张为佳

副巡视员兼离退休干部办公室主任：马继红

◆规划财务司

司　长：王志勇（2012年2月免职）

司　长：曹洪欣（2012年2月任职）

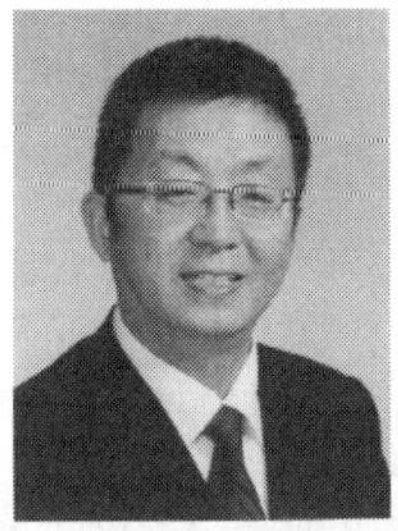

曹洪欣，男，1958年生，汉族，中国共产党员，研究生学历，博士学位，1985年4月参加工作。1978年9月～1983年7月，在黑龙江中医学院中医专业学习；1983年9月～1986年7月，在黑龙江中医学院攻读中医基础理论专业硕士研究生；1986年7月～1988年9月，任黑龙江中医学院中医基础诊断教研室教师；1988年9月～1991年7月，在黑龙江中医学院攻读中医内科专业博士研究生；1991年7月～1994年5月，历任黑龙江中医学院基础部教师、副教授、教授；1994年5月～1994年12月，任黑龙江中医学院基础部副主任；1994年12月～1995年5月，任黑龙江中医学院院长助理；1995年5月～1995年12月，任黑龙江中医学院院长助理、党委委员；1995年12月～1996年5月，任黑龙江中医学院副院长、党委委员、博士研究生导师；1996年5月～1999年7月，任黑龙江中医药大学副校长、党委委员；1999年7月～2003年3月，任黑龙江中医药大学党委副书记、校长；2003年3月～2003年9月，任中国中医研究院党委委员、常委、院长；2003年9月～2005年11月，任中国中医研究院党委委员、常委、党委副书记、院长；2005年11月～2006年1月，任中国中医科学院党委委员、常委、党委副书记、院长；2006年1月～2010年12月，任中国中医科学院党委委员、常委、党委副书记、院长、研究生院院长；2010年12月～2012年2月，任中国中医科学院研究生院院长（正局级）（其间，2011年9月～2012年1月参加中央党校第31期中青年干部一班学习）；2012年2月起，任国家中医药管理局规划财务司司长（正局级）。

副司长：武　东

◆政策法规与监督司

司　长：查德忠（2012年7月赴安徽省亳州市挂职，任副市长，时间1年）

巡视员兼副司长：桑滨生

副司长（副局级）：麻　颖

◆医政司（中西医结合与民族医药司）

司　长：许志仁

巡视员兼副司长：蒋　健（2012年1月赴广东省中医院挂职，任党委副书记、副院长，时间1年）

副司长：杨龙会

副司长：金二澄

◆科技司

司　长：苏钢强（2012年4月赴江苏省泰州市挂职，任副市长，时间1年）

副司长：李　昱

副司长：黄璐琦（挂职，时间为2012年3月~2013年2月）

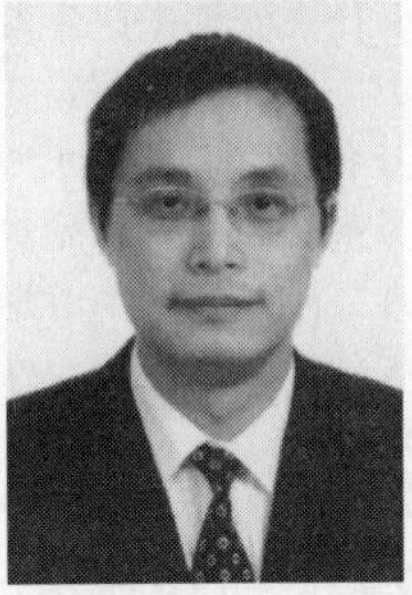

黄璐琦，男，1968年生，汉族，江西婺源人，中国共产党党员，研究生学历，博士学位，1992年8月参加工作。1985年8月~1989年7月，在江西中医学院中药系学习；1989年9月~1992年7月，在中国中医研究院中药研究所攻读硕士研究生；1992年8月~1995年7月，任中国中医研究院中药研究所实习研究员（其间，1992年7月~1995年7月，在北京大学医学部药学院攻读博士研究生）；1995年8月~1997年11月，任中国中医研究院中药研究所生药室副研究员；1997年12月~2000年7月，任中国中医研究院中药研究所副所长、研究员；2000年8月~2002年11月，任中国中医研究院中药研究所代所长、研究员；2002年11月~2008年10月，任中国中医研究院中药研究所所长、研究员（其间，2001年6月~2005年12月，在中国科学院自动化研究所攻读博士后；2007年3月~2007年7月，在中央党校半年制中青班学习）；2008年12月~2012年10月，任中国中医科学院副院长、党委委员、常委，中国中医科学院中药研究所所长、研究员；2012年10月~2012年12月，任中国中医科学院副院长、党委委员、常委；2012年12月起，任中国中医科学院副院长、党委委员、常委，中国中医科学院中药资源中心主任〔其间，2012年3月起，任国家中医药管理局科技司副司长（挂职，时间：2012年3月~2014年2月）〕。

◆国际合作司（港澳台办公室）

司　长：王笑频

副司长：吴振斗

◆直属机关党委

常务副书记：杨　锐

【国家中医药管理局直属单位正、副职领导】

◆中国中医科学院

党委书记、副院长：王志勇

院长、中国中医科学院研究生院院长：张伯礼（2012年3月任中国中医科学院研究生院院长）

常务副院长：刘保延

常务副书记、纪委书记：仇笑林

副院长、中国中医科学院中药研究所所长：黄璐琦（2012年10月免中国中医科学院中药研究所所长职务）

副院长、中国中医科学院眼科医院院长：范吉平

国家中医药管理局人事教育司副巡视员、中国中医科学院党委副书记：张为佳

副院长：杨友群

◆中华中医药学会

秘书长：李俊德（2012年12月免职）

副秘书长：曹正逵

副秘书长：谢　钟

◆中国中医药报社

社长、总编辑：陈贵廷（2012年12月免职）

副社长：濮传文

副总编辑：胡京京

副社长：陆　静

副总编辑：王淑军

◆中国中医药出版社

社　长：王国辰

副社长：林超岱

副社长：李秀明

◆中国中医药科技开发交流中心

主　任：黄　晖

副主任：杨德昌

◆国家中医药管理局传统医药国际交流中心

主　任：沈毓龙（2012年8月免职）

◆国家中医药管理局对台港澳中医药交流合作中心

主　任：王承德（2012年8月免职）

◆国家中医药管理局中医师资格认证中心

主　任：王北婴

副主任：李亚宁

◆国家中医药管理局机关服务中心

主　任：孙涛

副主任（副局级）、党支部书记：张秀英

副主任（副局级）：刘伯尧

副主任：关树华

【各省、自治区、直辖市、新疆生产建设兵团、计划单列市、副省级省会城市主管中医厅局长、中医药局（处）长】

◆北京市中医管理局

局　长：赵　静（女）

副局长：屠志涛

◆天津市卫生局中医处

党委副书记、副局长（主管中医工作）：林立军

中医一处处长：陈子震

中医二处副处长：程　森

◆河北省中医药管理局

副厅长：于素伟（女）

局　长：段云波

调研员：陈振山

副局长：韩同彪

副局长：王培芝（女）

副调研员：孙庆臣

副调研员：徐卫华

◆山西省卫生厅中医药管理局

副厅长：王　峻

局　长：张　波

副局长：刘　浚

◆内蒙古自治区蒙中医药管理局

副厅长、局长：乌　兰（女）

副局长：于连云（女）

副局长：扎拉嘎呼（女）

◆辽宁省中医药管理局

副厅长、局长：董德刚

副局长：曹建波

副局长：张立军

◆吉林省中医药管理局

副厅长兼局长：邱德亮

副局长：李芳生

副局长：罗　庚

◆黑龙江省中医管理局

副厅长、局长：王学军（2012年12月任黑龙江省卫生厅党组成员、副厅长，黑龙江省中医药管理局局长）

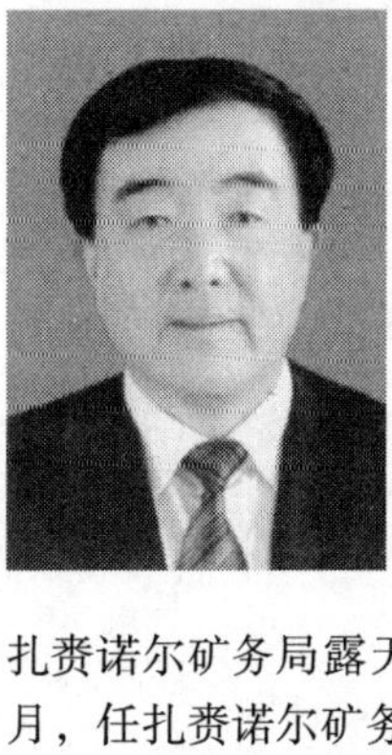

王学军，男，汉族，1957年8月生，内蒙古自治区扎赉诺尔人。1972年4月参加工作，1981年10月加入中国共产党。黑龙江中医学院中医专业、哈尔滨医科大学与澳大利亚拉筹伯大学联合培养卫生事业管理硕士研究生班毕业，医学硕士，主任医师，博士生导师。

1972年4月至1976年12月，扎赉诺尔矿务局露天矿工人；1976年12月至1978年9月，任扎赉诺尔矿务局职工医院外科护士；1978年9月至1983年8月，黑龙江省中医学院学生；1983年8月至1984年6月，任大兴安岭呼源林场宣传委员；1984年6

月至1985年8月，任大兴安岭呼中林业局团委副书记；1985年8月至1986年10月，任大兴安岭呼源林业局党委副书记；1986年10月至1989年11月，任黑龙江省中医管理局业务处副主任科员；1989年11月至1992年6月，任黑龙江省中医管理局业务处主任科员；1992年6月1994年11月，任黑龙江省中西医结合所副所长（副处级）；1994年11月至1996年7月，任黑龙江省中医研究院副院长；1996年7月至2001年2月，任黑龙江省中医研究院党委书记兼副院长；2001年2月至2012年12月，任黑龙江省中医研究院院长（2001年12月至2002年9月，在哈尔滨医科大学与澳大利亚拉筹伯大学的联合培养的社会医学与卫生事业管理专业硕士研究生学习）；2012年12月至今，任黑龙江省卫生厅党组成员、副厅长，黑龙江省中医药管理局局长。

◆上海市中医药发展办公室

上海市卫生局副局长、上海市中医药发展办公室主任：郑　锦（女）（2012年3月，任上海市卫生局副局长、上海市中医药发展办公室主任）

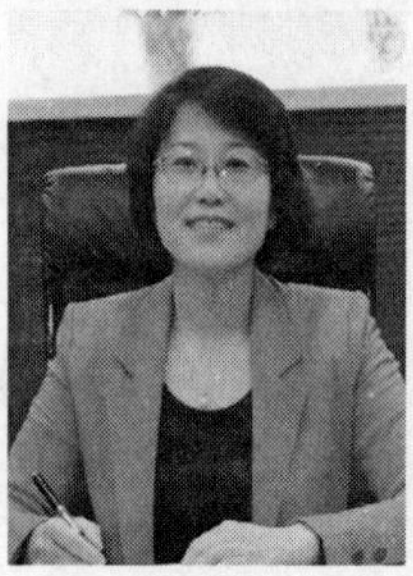

郑锦，女，1968年生，籍贯辽宁大连，医学硕士、主任医师、研究员、硕士生导师。1997年起，历任上海中医药大学附属龙华医院的团委书记、人事处处长、科教副院长、医疗副院长、院长；2012年3月，任上海市卫生局副局长、上海市中医药发展办公室主任。兼任中华中医药学会常务理事、世界中医药学会联合会伦理专业委员会副主任委员、上海市中医药学会副会长、上海市中西医学会副会长、上海市医院协会第一届理事会常务理事、上海市中医药学会第八届妇科分会副主任委员、上海市中医药学会络病专业委员会主任委员。2007年被评为全国中医医院优秀院长。2006年参加上海申康医院发展中心组织的赴哈佛公共卫生学院的管理培训，2007年完成中欧国际工商管理学院在职医院管理课程的学习。

◆江苏省中医药局

副厅长、局长：陈亦江

◆浙江省中医药管理局

副厅长：张　平

局　长：徐伟伟

副局长：陈学奇

副局长：江南艳（女）

◆安徽省中医药管理局

局　长：董明培

副局长：肖　锋

◆福建省卫生厅中医药管理处（福建省中医药管理局）

副厅长：阮诗玮

◆江西省中医管理局

副厅长：程关华

局　长：钟玉祥

副局长：刘希伟

◆山东省中医药管理局

局　长：武继彪

副局长：刘绍绪

副局长：董树山

◆河南省中医管理局

副厅长、局长：张重刚（2012年7月任河南省卫生厅党组成员、副厅长，河南省中医管理局局长）

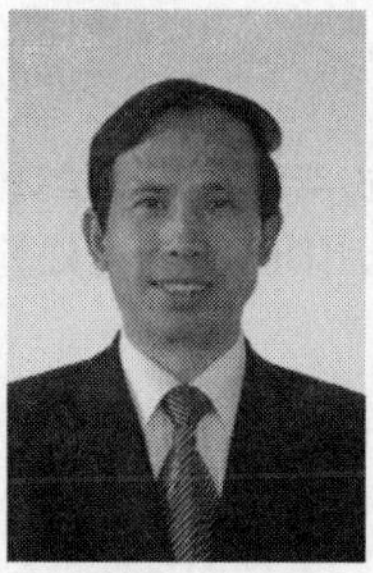

张重刚，男，汉族，1958年7月出生，研究生学历。1987年12月加入中国共产党，1981年3月参加工作。历任河南省中医药研究院副院长、副书记。河南省中医管理局综合处处长、业务处处长、副局长。2012年7月，任河南省卫生厅党组成员、副厅长，河南省中医管理局局长。

副局长：韩新峰

◆湖北省中医药管理局

副厅长：姚　云

局　长：刘学安

◆湖南省中医药管理局

局　长：邵湘宁

副局长：李国忠

副局长：毛泽禾

◆广东省中医药局

副厅长、局长：彭　炜（女）

副局长：曹礼忠

副局长：李梓廉

副巡视员：张英哲

◆广西壮族自治区中医管理局

副厅长、局长：甘　霖

常务副局长：庞　军

副局长：吕　琳（女）

◆海南省卫生厅中医处

副厅长：吴　明（2012年2月任海南省卫生厅副厅长）

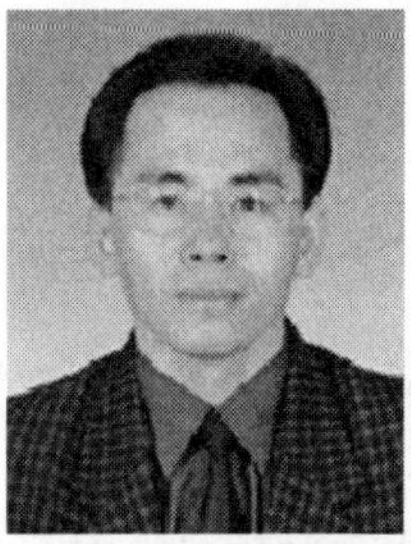

吴明，男，汉族，1962年5月生，籍贯海南澄迈，医学硕士学位，主任医师、研究员，1986年7月参加工作，民盟盟员。历任海南省人民医院心脏电生理研究室主任、内二科副主任兼心脏电生理研究室主任、科教处处长兼心血管内科副主任、科教处处长兼心血管内科主任、海南省人民医院副院长。现任五届海南省政协常务委员、民盟海南省委会副主任委员。2012年2月任海南省卫生厅副厅长，分管计划财务处、科技教育处、中医处工作。

◆重庆市卫生局中医处

副局长：方明金

◆四川省中医药管理局

局　长：杨殿兴

副局长：冯兴奎

副局长：田兴军

局机关党委书记：罗　建

◆贵州省中医管理局

副厅长：花继明

局　长：杨　洪

◆云南省中医管理局（云南省卫生厅中医处）

副厅长、局长：郑　进

◆西藏自治区藏医药管理局

副厅长：喜　乐

局　长：张永兰

副局长：德　吉（女）

◆陕西省中医管理局

副厅长、局长：范　兵

副局长：苏荣彪

◆甘肃省中医药管理局

局　长：甘培尚

副局长：崔庆荣

◆青海省中藏医药管理局

副厅长：颉学辉

局　长：江　华

◆宁夏回族自治区中医药（回医药）管理局

副厅长：马秀珍（2012年1～10月）

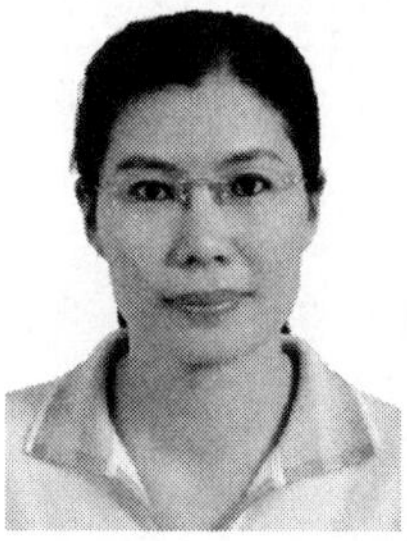

马秀珍，女，汉族，籍贯青海。1963年5月出生，1982年毕业于宁夏银南卫生学校。2000年，中央党校行政管理本科毕业；2001年，在中科院经济管理专业研究生班学习；1982年8月起，在中宁县卫生防疫站工作；1987年，到银川市新城区工作，先后任区卫生防疫站办公室主任、卫生局副局长兼防疫站站长；1998年起，任新城区副区长；2004年5月，经公开选拔任自治区卫生厅副厅长。兼任宁夏回族自治区政协委员、九三学社宁夏区委会常委、自治区青联委员。2012年5月，任九三学社宁夏区委会主任委员（正厅级），2012年10月驻会。

副厅长、局长：田丰年（2012年10月任）

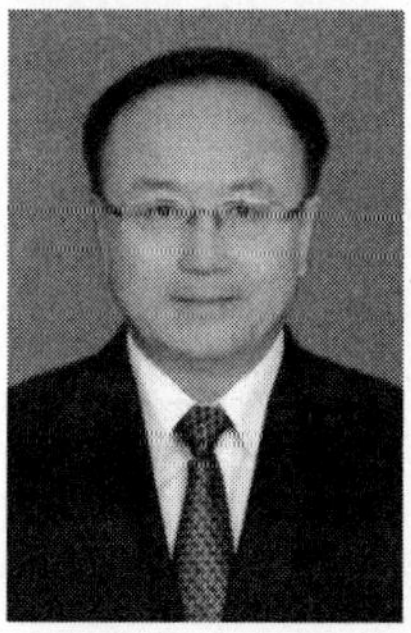

男，汉族，籍贯宁夏平罗，1963年12月出生，中国共产党党员，大学学历。1985年7月，宁夏医学院临床医学专业毕业后在平罗县人民医院工作；1998年3月，任平罗县人民医院院长；1999年7月，任平罗县卫生局党委书记、县人民医院院长；2002年1月，任平罗县人大常委会党组副书记（副处级）、县人民医院院长；2003年3月，任银川市中医医院党委副书记、院长；2005年11月，任银川市第一人民医院党委书记、副院长（正处级）；2006年10月，任银川市卫生党工委书记、卫生局局长；2011年9月，任自治区人民医院党委书记；2012年10月，任自治区卫生厅党组成员、自治区卫生厅副厅长兼自治区中

医药（回医药）管理局局长。

局　长：井树礼

副局长、调研员：俞大鸿

◆新疆维吾尔自治区中医民族医药管理局

副厅长、局长：帕尔哈提·克力木

副局长：庞爱民

副局长：赵新建

◆沈阳市中医管理局

副局长：赵　午

◆长春市中医药管理局

局　长：赵福玉

◆哈尔滨市卫生局中医处

局　长：李若奇

◆南京市卫生局中医处

局　长：胡万进

副巡视员：潘淮宁

◆杭州市卫生局中医处

副局长：杨建华

◆济南市中医管理局

局　长：房泽国

◆武汉市卫生局中医处

副局长：金建年

◆广州市卫生局中医药管理处

局　长：黄炯烈

副局长：唐小平

◆成都市卫生局中医处

局　长：杨小广

副局长：赵　文

◆西安市卫生局中医处

局　长：王艳红（女）

副局长：刘　英（女）

◆大连市卫生局中医处

副局长：梁英政

◆宁波市卫生局医政与中医处

局　长：王仁元

◆厦门市卫生局科教中医处

局　长：杨叔禹（2013年3月任）

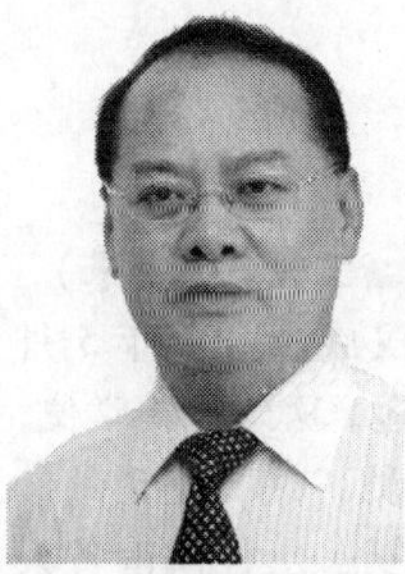

杨叔禹，男，中国共产党党员，1958年3月出生，籍贯吉林，医学博士，主任医师，教授，博士研究生导师。先后毕业于辽宁省辽宁中医学院中医班、中国中医研究院研究生班、厦门大学管理学院、福建中医药大学。1983年8月至1996年10月，在辽宁省营口市中医医院工作；1993年10月起任副院长；1996年10月调到厦门，为厦门国际中医培训交流中心主任医师；1999年3月，任厦门第一门诊部主任；2000年12月，任厦门市中医院院长；2002年12月，任厦门市卫生局副局长；2005年7月，任厦门市第一医院院长；2012年3月至今，任厦门市卫生局局长、厦门医学会会长、厦门糖尿病研究所所长、厦门大学医学院副院长。

副局长：王挹青（女）

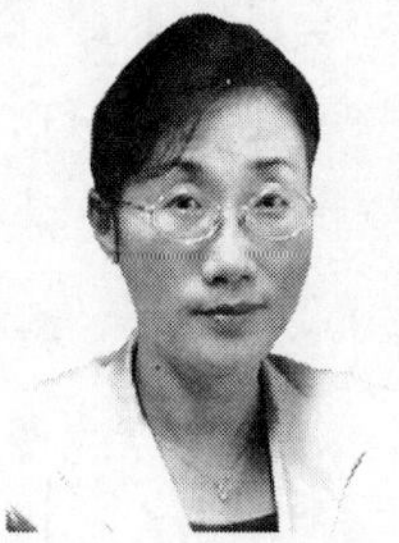

王挹青，女，主任医师，医学博士，教授，硕士生导师；厦门市卫生局副局长，原任厦门大学附属中山医院副院长、厦门市心脏中心副主任、厦门大学医学院临床医学系主任。厦门市首届医学科学与技术带头人，厦门市拔尖人才，中国病理学会动脉粥样硬化专业常委、福建省中华医学会心血管分会常委、厦门心血管病学会主任委员。厦门市政协委员。擅长动脉粥样硬化基础和临床研究，曾深造于香港大学玛丽医院心脏科，对冠心病、高血压、心力衰竭、心肌病等疑难疾病的诊治有很高造诣。从事的细胞和血管再生研究是动脉粥样硬化防治前沿课题。主持省、部、市科研课题十余项，曾获中华医学会论文一等奖和厦门市科学进步奖三项。以通讯作者或第一作者发表SCI源等核心期刊50多篇。曾获得林巧稚精神奖和厦门市十佳青年医生暨青年突击手等多项荣誉称号。

◆青岛市卫生局中医处

副局长：张　华（女）

◆深圳市卫生和人口计划生育委员会中医处

副主任：许四虎

机构名录篇

【国家中医药管理局】

截至2012年12月，国家中医药管理局行政编制98名。其中，两委人员编制1名，援派机动编制2名，离退休干部工作人员编制3名。

◆办公室

行政编制15名，其中：正副司长职数3名，综合处3名，秘书处4名，信访办公室2名，新闻办公室（文化建设处）3名。

◆人事教育司

行政编制13名，其中：正副司长职数3名，干部处3名，人事处2名，师承继教处3名，综合协调处2名。

◆规划财务司

行政编制9名，其中：正副司长职数2名，规划投资处4名，预算财务处3名。

◆政策法规与监督司

行政编制11名，其中：正副司长职数2名，政策研究室2名，法规与标准处（行政复议办公室）4名，监督处3名。

◆医政司（中西医结合与民族医药司）

行政编制13名，其中：正副司长职数3名，医疗管理处4名，基层服务管理处4名，中西医结合与民族医药处（综合处）2名。

◆科技司

行政编制10名，其中：正副司长职数2名，中医科技处4名，中药科技处4名。

◆国际合作司（港澳台办公室）

行政编制11名，其中：正副司长职数2名，亚美多边处3名，欧大非洲处4名，港澳台处2名。

◆机关党委

行政编制5名，其中：机关党委专职副书记1名，机关党委办公室（纪检监察室）4名。

另，离退休干部办公室由人事教育司代管，行政编制3名。

【国家中医药管理局直属单位】

◆中国中医科学院（中国中医药国际合作中心）

地　　址：北京市东城区东直门内南小街16号
邮　　编：100700
电　　话：010－64014356
传　　真：010－64007743
电子信箱：yzbgs@ mail. cacms. ac. cn
网　　址：www. cacms. ac. cn
内设机构及机构概况：院本部职能处室及内设中心事业编制361人（创新体系135人）；西苑医院事业编制990人；广安门医院事业编制1035人；望京医院事业编制580人（望京医院360人，骨研所220人）；眼科医院事业编制190人；中药研究所事业编制320人（创新体系140人）；针灸研究所事业编制350人（创新体系100人）；中医基础理论研究所事业编制222人（创新体系100人）；中医药信息研究所事业编制150人（创新体系80人）；中国医史文献研究所事业编制60人（创新体系50人）；中医临床基础医学研究所事业编制90人（创新体系90人）；医学实验中心事业编制100人（创新体系100人）；研究生院事业编制45人；中医药资源中心编制60人；产业单位：杂志社、实验药厂、科技合作中心等事业编制152人。

◆中华中医药学会

地　　址：北京市朝阳区樱花园东街甲4号
邮　　编：100029
电　　话：010－64218316
传　　真：010－64297983
电子信箱：cacmbgs@ 163. com
网　　址：www. cacm. org. cn
内设机构：办公室、学术部、继续教育与科学普及部、国际交流部、奖励办公室、科技合作部、推广发展部、信息部、后勤保卫部。
机构概况：中华中医药学会是我国成立最早、规模最大的中医药学术团体。秘书处现有编制数27人。

◆中国中医药报社

地　　址：北京市朝阳区北沙滩甲4号
邮　　编：100192
电　　话：010－64854537
传　　真：010－64854537
电子信箱：cntcm@ 263. net. cn
网　　址：www. cntcm. com. cn
机构概况：内设党总支办公室、办公室、财务部、通联发行部、国际部、新闻编辑部、专刊编辑部、记者部、影像网络部。党总支办公室设党办主任1人；办公室设主任1人，职员5人；财务部设主任1人，职员1人；通联发行部设主任、副主任各1人，职员4人；国际部设主任、副主任各1人，职员2人；新闻编辑部设主任1人，职员5人；专刊编辑部设主任1人，职员5人；记者部设主任1人，职员6人；影像网络部设主任1人，职员8人。

◆中国中医药出版社

地　　址：北京市北三环东路28号易亨大厦16层
邮　　编：100013
电　　话：010－64405719
传　　真：010－64405719
机构概况：内设办公室（党办、人事处），计财处，总编室，第一、二、三、四编辑部，中国民间疗法杂志编辑部，中国中医药年鉴编辑部，出版部，发行部，市场部。有非常设机构：

国家中医药管理局中医药文化建设与科学普及专家委员会办公室、国家中医药管理局教材办公室、全国中医药高等教育学会教材建设研究会秘书处。拥有职工 108 人，其中局管干部 3 人，中层干部 13 人，具有高职称 24 人、中级职称 28 人，中医药专业编辑 48 人（其中博士 7 人，硕士 34 人，本科 7 人）。

◆中国中医药科技开发交流中心

地　　址：北京市朝阳区幸福一村 55 号
邮　　编：100027
电　　话：010－64176178
传　　真：010－64176178
网　　址：www. tcm. cn
机构概况：内设办公室、交流推广部、新药开发部、民族医药部、战略研究部、医药发展部、网络资讯部、医学工程部、实验工程部。

◆国家中医药管理局传统医药国际交流中心（国家中医药管理局人才交流中心）

地　　址：北京市朝阳区幸福一村 55 号
邮　　编：100027
电　　话：010－64175335
传　　真：010－64175247
电子信箱：ciectcm@ vip. sina. com
网　　址：www. ciectcm. com
内设机构：综合人事处、项目合作处、项目联络处、项目推广处。

◆国家中医药管理局对台港澳中医药交流合作中心

地　　址：北京市朝阳区幸福一村 55 号
邮　　编：100027
电　　话：010－64160440
传　　真：010－64176014
电子信箱：tgazx@ 126. com
内设机构：办公室、交流处、合作处、医疗处。
机构概况：正式员工 15 人，其中博士 2 人，硕士 1 人，本科生 6 人。具有正高职称 2 人、副高职称 1 人、中级职称 2 人，以中医药专业为主。

◆国家中医药管理局中医师资格认证中心（国家中医药管理局职业技能鉴定指导中心）

地　　址：北京市西城区北三环中路 3 号 1 幢 2 层
邮　　编：100029
电　　话：010－62062243
传　　真：010－62062877
电子信箱：tcmtest@ sina. com
网　　址：www. tcmtest. com. cn
机构概况：国家中医药管理局中医师资格认证中于 2000 年 12 月 19 日，经中央编制委员会办公室批准成立，编制 13 人。2007 年 3 月 16 日，经中央编制委员会办公室批准，加挂国家中医药管理局职业技能鉴定指导中心牌子。内设综合处、信息统计处、医师资格考试处一处、医师资格考试处二处、技术资格考试处、职业技能鉴定一处、职业技能鉴定二处。

◆国家中医药管理局机关服务中心

地　　址：北京市东城区工体西路 1 号
邮　　编：100027
电　　话：010－59957742
传　　真：010－59957745
内设机构：办公室、财务处、物业处、外事项目处、科研开发处，监测与信息处、节能处、科技项目处。
机构概况：现有职工 47 人，其中在编人员 22 人，聘用人员 25 人。局管干部 4 人，中层管理干部 7 人。其中博士研究生 2 人，硕士研究生 5 人，大学学历 19 人。

【地方中医药管理局】

◆北京市中医管理局

地　　址：北京市西城区枣林前街 70 号
邮　　编：100053
电　　话：010－83970023
传　　真：010－83970022
网　　址：www. bjtcm. gov. cn
内设机构及机构概况：医政处（基层卫生处），编制 8 人。科教处，编制 6 人。办公室，编制 5 人。规划财务处，编制 6 人。

◆天津市卫生局中医处

地　　址：天津市和平区贵州路 94 号
电　　话：022－23337688
传　　真：022－23337688
电子信箱：tianjinzhongyichu@ 163. com
网　　址：www. tjwsj. gov. cn
内设机构：中医一处、中医二处。
机构概况：现有处长 1 人，副处长 1 人，主任科员 2 人，科员 1 人。

◆河北省中医药管理局

地　　址：河北省石家庄市合作路 42 号
邮　　编：050051
电　　话：0311－85989760
传　　真：0311－85989760
电子信箱：zongheke517@ 163. com
网　　址：www. hebwst. gov. cn
内设机构：综合科、医政科、科教科。
机构概况：行政编制 10 人。

◆山西省卫生厅中医药管理局

地　　址：陕西省太原市建设北路 99 号
邮　　编：030013
电　　话：0351 - 3580207/3580330
传　　真：0351 - 3580330
机构概况：行政编制 5 人，其中局长 1 人、副局长 1 人。

◆内蒙古自治区蒙中医药管理局

地　　址：内蒙古呼和浩特市新华大街 63 号 8 号楼
邮　　编：010055
电　　话：0471 - 6944929
传　　真：0471 - 6944929
电子信箱：yuehj1001@ sohu. com
网　　址：www. nmwst. gov. cn
内设机构：蒙中医药管理局一处、蒙中医药管理局二处。
机构概况：行政编制 4 人。

◆辽宁省中医药管理局

地　　址：辽宁省沈阳市和平区和平南大街 82 号
邮　　编：110005
电　　话：024 - 23391315
传　　真：024 - 23391315
电子信箱：lnzhongyiju@ 163. com
机构概况：正式编制 6 人，局长由辽宁省卫生厅主管副厅长担任。2012 年，设有副厅级局长 1 人，正处级副局长 1 人，副处级副局长 1 人，主任科员 3 人。

◆吉林省中医药管理局

地　　址：吉林省长春市人民大街 1551A 号省政府 6 号办公楼
邮　　编：130051
电　　话：0431 - 88904063
传　　真：0431 - 88904093
电子信箱：jltcmbgs@ 163. com
网　　址：www. jltcm. gov. cn
内设机构：办公室（规划财务处）、法监处（行政审批办公室）、医政处（中西医结合与民族医药处）、科技处、机关党委（人事教育处）。
机构概况：行政编制 24 人，机关工勤编制 3 人。

◆黑龙江省中医管理局

地　　址：黑龙江省哈尔滨市南岗区赣水路 36 号
邮　　编：150009
电　　话：0451 - 85971106
传　　真：0451 - 859771106
内设机构：计财处、科教处、医政处。

◆上海市中医药发展办公室

地　　址：上海市静安区北京西路 1477 号
邮　　编：200040
电　　话：021 - 22121629
传　　真：021 - 22121628
电子信箱：shzyyglc@ 163. com
内设机构：中医药服务监管处、中医药传承发展处（综合协调处）。

◆江苏省中医药局

地　　址：江苏省南京市中央路 42 号
邮　　编：210008
电　　话：025 - 83620532
网　　址：www. jstcm. gov. cn
内设机构：中医综合业务处、中医医政科教处。
机构概况：行政编制 11 人，在职在编 7 人。

◆浙江省中医药管理局

地　　址：浙江省杭州市庆春路 216 号
邮　　编：310006
电　　话：0571 - 87709076
传　　真：0571 - 87709166
电子信箱：wstzyyj@ zjwst. gov. cn
网　　址：www. zjtcm. gov. cn
机构概况：浙江省中医药管理局由浙江省卫生厅领导和管理，局长高配副厅级，现有编制 8 人，在编 6 人，有局长 1 人，副局长 2 人。

◆安徽省中医药管理局

地　　址：安徽省合肥市马鞍山路 509 号
邮　　编：230051
电　　话：0551 - 62998076
传　　真：0551 - 62998136
电子信箱：ahtcm2242903@ 126. com
网　　址：www. ahwst. gov. cn
机构概况：处级建制，局长高配副厅级，行政编制 7 人。

◆福建省卫生厅中医药管理处（福建省中医药管理局）

地　　址：福建省福州市鼓楼区鼓屏路 61 号
邮　　编：350003
电　　话：0591 - 87833674/87824293/87851001/87274537
传　　真：0591 - 87859750
电子信箱：fjswstzyc@ 126. com
网　　址：www. fjpjhb. gov. cn
机构概况：分管副厅长 1 人，编制 5 人。

◆江西省中医管理局

地　　址：江西省南昌市省政府大院西二路 6 号
邮　　编：330046
电　　话：0791 - 86207827
传　　真：0791 - 86266281

电子信箱：jxswstzyc@ yahoo. cn
网　　址：www. jxwst. gov. cn
机构概况：江西省卫生厅处室（正处级），同时挂江西省中医管理局牌子，编制数5人，实有4人。

◆山东省中医药管理局
地　　址：山东省济南市燕东新路9号
邮　　编：250014
电　　话：0531－67876296
传　　真：0531－67876319
电子信箱：wstzyyzhc@ 163. com
网　　址：www. sdws. gov. cn
内设机构：中医药综合处、中医药业务处。
机构概况：行政编制9人，实有人员10人，其中局长1人，副局长（处长）2人，副处长1人，副调研员1人，科级干部5人。

◆河南省中医管理局
地　　址：河南省郑州市黄河路19号省医科教大厦
邮　　编：450003
电　　话：0371－65897817
传　　真：0371－65897817
电子信箱：zyjzhc@ 126. com
网　　址：www. tcm. gov. cn
内设机构：综合处、业务处。
机构概况：1988年河南省省委、省政府批准成立河南省中医管理局，为副厅级建制，编制10人，内设副处级办公室，计划财务单列，人事、党务、后勤归省卫生厅管理。1996年河南省政府机构改革，在河南省中医管理局的原办公室的基础上，分设为正处级的综合处和业务处，编制增加到12人。

◆湖北省中医药管理局
地　　址：湖北省武汉市洪山区卓刀泉北路2号
邮　　编：430079
电　　话：027－87824786
传　　真：027－87366423
电子信箱：wstzyc@ 163. com
网　　址：www. hbws. gov. cn
机构概况：行政编制6人，在职工作人员7人，均为公务员编制。

◆湖南省中医药管理局
地　　址：湖南省长沙市湘雅路30号
邮　　编：410008
电　　话：0731－84828512
传　　真：0731－84822038
电子信箱：786884966@ QQ. com
网　　址：www. hnws. cn/zygl/pass. asp
内设机构：综合处、医政处、科技教育处。
机构概况：湖南省人民政府办公厅《关于印发湖南省中医药管理局主要职责内设机构和人员编制规定的通知》（湘政办发〔2007〕18号）文件确定湖南省中医药管理局为湖南省卫生厅主管全省中医药事业的直属副厅级机构，全额拨款事业编制15人。其中：局长（副厅级）1人，副局长（正处级）2人；副处级领导职数3人。湖南省中医药管理局机关党群、纪检监察、干部人事和行政后勤等工作，由湖南省卫生厅统一管理。

◆广西壮族自治区中医药管理局
地　　址：广西南宁市桃源路35号
邮　　编：530021
电　　话：0771－2801309
传　　真：0771－2825931
电子信箱：gxwstzyc@ 163. com
网　　址：www. gxnews. com. cn
机构概况：广西壮族自治区中医药管理局成立于2007年12月，前身是广西壮族自治区卫生厅中医处，为广西壮族自治区卫生厅内设处级局，现有编制5人，实际工作人数6人。

◆重庆市卫生局
地　　址：重庆市渝北区松石北路418号
邮　　编：401147
电　　话：023－67705034
传　　真：023－67705034
电子信箱：cqzyerchu@ 163. com
网　　址：www. cqwsj. gov. cn
内设机构：中医一处、中医二处。
机构概况：中医一处行政编制6人（主管全市中医医政工作）、中医二处行政编制5人（主管全市中医综合、中医科研教育、国际交流合作等工作）。

◆四川省中医药管理局
地　　址：四川省成都市永兴巷15号
邮　　编：610012
电　　话：028－86623427
传　　真：028－86625761
内设机构：内设办公室、规划财务处、医政处（民族医药与基层中医处）、科技处、人事教育处（国际合作处）。
机构概况：行政编制37名。

◆贵州省中医管理局
地　　址：贵州省政府大院5号楼10楼贵州省中医药管理局
邮　　编：550004
电　　话：0851－6815561

传　　真：0851－6815561

◆云南省中医管理局（云南省卫生厅中医处）

地　　址：云南省昆明市关上国贸路85号政通大厦
邮　　编：650200
电　　话：0871－7195136
传　　真：0871－7195137
电子信箱：ynwstzyc@126.com
网　　址：www.pbh.yn.gov.cn
机构概况：云南省中医管理局是在云南省卫生厅中医处的基础上成立的内设处级机构，由分管副厅长兼任局长，编制8人（不含局长）。

◆西藏自治区藏医药管理局

地　　址：西藏自治区拉萨市北京中路103号
邮　　编：850001
电　　话：0891－6289581
传　　真：0891－6289582
电子信箱：ZYYGLJ@163.com
机构概况：行政编制5人。

◆陕西省中医管理局

地　　址：陕西省西安市莲湖路112号
邮　　编：710003
电　　话：029－87325317
传　　真：029－87345442
内设机构：综合处、医疗科研处。
机构概况：陕西省中医药管理局前身为陕西省卫生厅中医处，2005年改设为省卫生厅下属事业机构，授权承担全省中医行政管理工作，下设综合处、医疗科研处2个处，局长由省卫生厅1名副厅长兼任。2009年，陕西省政府办公厅下发《陕西省卫生厅主要职责内设机构和人员编制规定》，陕西省中医管理局更名为省中医药管理局，副厅级建制，主要职责、内设机构和人员编制维持不变，仍由省卫生厅管理。

◆甘肃省中医药管理局

地　　址：甘肃省兰州市城关区白银路220号
邮　　编：730030
电　　话：0931－4818126
传　　真：0931－4818135
网　　址：www.tcm.gsws.gov.cn
机构概况：副厅级领导职数1人，处级领导职数2人，行政编制10人。

◆青海省中藏医药管理局

地　　址：青海省西宁市西大街12号
邮　　编：810000
电　　话：0971－8244247
传　　真：0971－8239212
电子信箱：qhszzyyglj@126.com
网　　址：www.qhwst.gov.cn
机构概况：行政编制3人。

◆宁夏回族自治区中医药（回医药）管理局

地　　址：宁夏回族自治区银川市解放西街101号
邮　　编：750001
电　　话：0951－5022124
传　　真：0951－5022124
电子信箱：nx_zyyj@sina.com
机构概况：1984年宁夏回族自治区卫生厅设置中医处，为正处级行政管理机构，核定编制4名，负责全区中医（含中西医结合、民族医药）工作行业管理。1988年，增挂自治区中医管理局牌子（正处级），编制不变。在2000政府机构改革时，更名为卫生厅中医药管理局（正处级），内部调编4名。2012年经自治区编办同意，成立自治区中医药管理局，兼挂自治区回医药管理局牌子，局长由自治区卫生厅副厅长兼任，内设参公事业编制10名。

◆新疆维吾尔自治区中医民族医药管理局

地　　址：新疆维吾尔自治区乌鲁木齐市龙泉街191号
邮　　编：830004
电　　话：0991－8565132
传　　真：0991－8565132
电子信箱：569242770@sina.com
网　　址：www.xjwst.gov.com.cn
内设机构：办公室、医政处、科教处（自治区中药民族药产业化促进办公室）。
机构概况：事业编制20人，其中局长1人（副厅级），副局长2人，内设机构领导职数6人。

◆沈阳市中医管理局

地　　址：辽宁省沈阳市和平区北七马路13号
邮　　编：110001
电　　话：024－23412357
传　　真：024－23412357
电子信箱：syzyglj@126.com

◆长春市中医药管理局

地　　址：吉林省长春市东南湖大路1281号
邮　　编：130033
电　　话：0431－84692058
传　　真：0431－84692058
电子信箱：ccswsjzyc@163.com
内设机构：中医处。
机构概况：编制3人，实际工作人员4人。

◆哈尔滨市卫生局中医管理局
地　　址：黑龙江省哈尔滨市松北区世纪大道1号（市政府832室）
电　　话：0451－84664507
邮　　编：150028
电子信箱：hrbzhongyichu@126.com
机构概况：中医处人员行政编制2人。

◆南京市卫生局中医处
地　　址：江苏省南京市双龙巷22号
邮　　编：210008
电　　话：025－57714771
传　　真：025－57714771
网　　址：www.njh.gov.cn
内设机构：中医处。

◆杭州市卫生局中医处
地　　址：浙江省杭州市孝女路2号
邮　　编：310006
电　　话：0571－87014860
传　　真：0571－87014860
电子信箱：hzwsjzyc@163.com
机构概况：中医处行政编制3人，处长1人。

◆济南市中医管理局
地　　址：山东省济南省济南市历下区龙洞路龙奥大厦11楼
邮　　编：250001
电　　话：0531－66601663

◆武汉市卫生局中医管理处
地　　址：湖北省武汉市江岸区江汉北路20号
邮　　编：430014
电　　话：027－82770105/85697910
传　　真：027－82770119（传真）
电子信箱：whswsjzyc@126.com
网　　址：www.whwsj.gov.cn
机构概况：编制3人，实际工作人员2人。

◆广州市卫生局中医处
地　　址：广东省广州市东风西路182号
邮　　编：510180
电　　话：020－81084504
传　　真：020－81085166
电子信箱：xiaofeng@gzmed.gov.cn
网　　址：www.gzmed.gov.cn

◆西安市中医药管理局
地　　址：陕西省西安市北郊凤城八路109号
邮　　编：710007
电　　话：029－86787685
传　　真：029－86787684
电子信箱：xawsjzyc@126.com

◆大连市卫生局
地　　址：辽宁省大连市西岗区新开路82号越秀大厦4楼
邮　　编：116012
电　　话：0411－83632606
传　　真：0411－83632606
电子信箱：dlzhongyichu@163.com

◆宁波市卫生局医政与中医处
地　　址：浙江省宁波市永丰路237号
邮　　编：315010
电　　话：0574－87363585
传　　真：0574－87363936
电子信箱：nbws@nbws.gov.cn
网　　址：www.nbws.gov.cn

◆厦门市卫生局科教中医处
地　　址：福建省厦门市同安路2号天鹭大厦B幢6楼606
邮　　编：361003
电　　话：0592－2057612
传　　真：0592－2057613
电子信箱：xmkjzyc@126.com
网　　址：www.xmhealth.gov.cn

◆青岛市中医管理局
地　　址：山东省青岛市闽江路7号
邮　　编：266071
电　　话：0532－85912536
传　　真：0532－85912356
电子信箱：qingdaozhongyichu@163.com
网　　址：http://qdzyy.qingdao.gov.cn/
内设机构：青岛市中医管理局学会办公室。
机构概况：行政编制4人，有主管副局长1人，处长1人，副处长1人。

◆深圳市卫生和人口计划生育委员会中医处
地　　址：广东省深圳市罗湖区田贝一路21号大院
邮　　编：518020
电　　话：0755－25621859
传　　真：0755－25500297
电子信箱：szwsj@szhealth.gov.cn
网　　址：www.szhealth.gov.cn
机构概况：中医处编制5人，实际工作人员5人。

港澳台地区篇

【香港设立中医药发展委员会筹备小组】 2012年8月14日，中国香港特区行政长官梁振英宣布成立中医药发展委员会，设立委员会筹备小组，展开正式工作。中医药发展委员会筹备小组主席由特区政府食物及卫生局局长高永文出任，成员包括中医药界和香港3所中医药学院的代表。据悉，小组将就委员会职能和人选提供意见，并制订委员会未来的重点工作方向。

（周志彬）

【香港将为200余种中草药建立标准】 2012年12月，香港中药材标准国际专家委员会第7次会议在香港召开，50多名来自中国内地、澳大利亚、德国和美国等地的中草药专家出席，为2011～2012年度香港常用中药材建立标准工作作最后审核。该委员会在过去10年已为140种中草药建立标准。委员会在此次会议中将复核和认可香港中药材标准计划中的63种中草药的科研工作结果，令计划覆盖的中草药总数达203种。

（邓志慧）

【香港浸会大学中医药数字化项目获国际创新奖】 2012年5月23日，香港浸会大学图书馆“中医药数字化项目”荣获美国图书馆协会颁发的“2012年国际图书馆创新大奖”，成为2012年全球4所获奖的图书馆之一，也是唯一得奖的大学图书馆。

该项目包括药用植物图像数据库和中药标本资料库，由该校中医药学院和图书馆合作创建，旨在推动中医药的发展及协助教学及研究的工作。药用植物图像数据库收藏了千余种药用植物的图片，并附有中英语说明。中药标本资料库的设立旨在促进大众对中药的种类、鉴定和效用的认识。两个数据库均免费供全球使用。据统计资料显示，自2011年6月以来，仅“药用植物图像数据库”已有来自132个国家/地区的8万多人次到访，共浏览60多万页的资料。

“国际图书馆创新大奖”由美国图书馆协会于2007年设立，旨在嘉奖对国际图书馆管理有创新贡献的项目。

（中　新）

国外篇

【中医药在美国】 从上世纪90年代开始，美国政府包括白宫、国会、公共卫生服务部和国家卫生研究院决定发展补充替代医学，在美国现代医学史翻开了崭新的一页。补充替代医学的范围涵盖除西医以外的各种医学和疗法，相当于世界卫生组织所规范的“传统医学”，补充替代医学正在美国医疗保健系统中发挥着越来越重要的作用。中国传统医学早已成为补充替代医学的重要组成部分，20年来在美国得到了健康的发展。如果说，西方现代医学的创立和发展对人类的健康和保健起了决定性的保障作用，那么补充替代医学的兴起则为保健系统增添了新的重要举措。它不仅给医师和患者提供了更多和更好的医疗选择，而且由于不同疗法之间的配合可以取长补短，提高了医疗服务质量，更有效地解除了患者的病痛。

补充替代医学最早称为“替代医学”或“另类医学”，随后美国国会决定于1992年在美国国家卫生研究院成立替代医学办公室而定名。1998年，国家补充替代医学中心在国家卫生研究院正式成立，从此进一步确定了“补充替代医学”的定义和研究领域。

一、补充替代医学在美国的发展

促进补充替代医学在美国发展的社会背景中有几个重要因素需要阐述：首先就是越来越多的患者和他们的亲属强烈要求政府重视对癌症和艾滋病等疑难病症的研究，希望寻求一切可能的新疗法，以期拯救自己和亲人的生命。政府必须重视民众的要求而去作出相应的改革。其二是常规西医疗法对某些疑难病症及慢性病缺乏有效的治疗，而且长期服用一些西药的副作用危害较大，所以需要寻求新疗法以补足西医之短。其三是美国医疗保健开支连年上升，在2011年高达国民经济总产值的17%，成为沉重的开支负担。美国朝野共同认识到“医疗开支必须节流”，而补充替代医学的费用普遍较低，副作用又少，自然迎合了美国社会的需求。

美国国家卫生研究院（National Institutes of Health，NIH）在1991年5月决定率先在国家临床中心创立第一个中医针灸诊所，并首次任命了临床中医针灸顾问医师负责治疗其门诊和住院患者，开创了美国国家医学最高权威医院启用针灸治疗患者的先河。同年10月，美国国会决定在NIH成立替代医学办公室。1996年，美国食品药物管理局（FDA）终于结束了长达二三十年之久的对针灸的“实验”和“观察”阶段，批准了针灸针作为正式医疗器械，归属医务人员专用。1997年，美国NIH决定召开中医针灸评估会议，肯定了中医针灸的临床有效性和安全性，成为中医针灸在美国发展的里程碑。1998年美国国家补充替代医学中心（以下简称“国家中心”）在NIH成立，正式成为NIH所属的研究所，领导补充替代医学的科学发展。

二、美国白宫及国会医疗改革的决策

2000年，美国克林顿总统在朝野共同呼吁“医疗要改革”的形势下，决定以命令的方式成立白宫补充替代医学政策顾问委员会，并授权该委员会认真调查各种补充替代医学的现状，旨在挖掘其潜力，发挥其作用，有利于美国广大民众。2002年由该委员会起草的白宫医政报告正式获得批准，该文件囊括了几十种补充替代医学和疗法，充分肯定了补充替代医学的医疗价值和发展的重要性。“中国传统医学”这一名称首次正式出现在白宫医政文件之中，它列属于独立的医学体系，而不再仅仅是“一种疗法”，中医在美国多年沿用的名称“东方医学”也明确地改为“中国传统医学”（Traditional Chinese Medicine，TCM），它包括了中医中药、针灸、按摩推拿及气功等多种疗法。这些正本清源的举措使中国传统医学出现在各种政府医政文件之中。中国传统医学从此在美国补充替代医学中确立了合法地位。这无疑是中医在美国发展的重要突破，对今后中医的发展颇具战略意义。在美国国家医政改革中，提倡和发展包括中医在内的补充替代医学旨在为民所用，是美国医政改革的正确决策。

三、美国国家中心指导和支持中医的发展

国家中心自1998年成立以来，一直享有国家最高医疗卫生研究机构的信誉和权威。它的宗旨是通过严谨的科学研究向美国医学界、广大民众和国家政策决策人提供重要的科研信息，探讨各种补充替代医学的有效性和安全性，从而充分利用这一重要的医疗保健资源。

国家中心的经费每年由国会拨款，2011年达1.3亿美元，主要用于资助各种补充替代医学的基础和临床研究。中心一贯重视和支持中国传统医学的研究。根据统计：在1998～2012年期间，国家中心资助的针灸研究达160项，资助总和超过1.5亿美元；中医药研究共36项目，计5000万美元；太极拳研究共33项，计2800万美元；气功研究共19项，计1000万美元。以上资助中医的研究总共为248项，共计资助约为2.36亿美元。这些公开公平投标所得到的中医资助项目充分表明了以美国国家中心为代表的医学界和政策决策人对中医在美国发展的重视和期望。

四、中医针灸在美国正向纵深发展

根据华盛顿中华医学研究所临床中心的统计数字表明：2007～2012年，向该中心推荐患者的西医师达500位，其新患者总数逐年增多，数以千计。中医针灸所治疗的临床范围从治疗疼痛面向神经科、风湿病科、变态反应病科、皮肤病科和心理科疾病等方向扩展。在美国，由西医推荐采用针灸治疗的患者多因接受常规治疗而疗效不著，使得针灸成为患者的最后选择。同时，中医针灸又常常成为西医的辅助疗法，例如癌症患者在接受放疗和化疗的同时，采用针灸疗法以缓解患者的恶心、疲倦和失眠等症状；手术后患者常采用针灸配合理疗，有利于患者的康复；不孕症患者使用针灸配合西医治疗，以期提高怀孕的成功率，并舒缓神经紧张等症状。

随着针灸的合法化，中医针灸的发展在美国进入稳定增长期，其治疗的有效性和安全性得到了医学界和民众的普遍的肯定。美国的50个州中已有44个州批准颁发针灸执照。各州均有明确的法规管理，并要求执照针灸师必须按期完成继续教育学分。美国设有专门负责针灸的统一考试机构（NCCAOM），通过者授予专业证书，凭证书到所属州申请执照。美国现有数以百计的中医针灸学院提供3～4年课程，可授予学士和硕士学位；其博士学位正在试行中。2004年，美国1394所医院中有370所医院提供补充替代医学治疗，42所医院为住院患者提供针灸治疗。美国多数医学院包括军医大学已为医学生设有针灸选修课，有利于他们日后的临床实践。美国医疗保险公司系统的政策也发生了相应的重要改变。美国已有超过半数的保险公司已向患者提供针灸医疗付费，从“不支付”到“支付”这一政策的根本改变受到患者的普遍拥护，自然也就促进了更多的患者能采用针灸疗法。

五、中医药研究获支持和资助

中医针灸在美国受到承认和肯定而列入健康保健系统之后，中医中药的医疗价值也自然引起了美国医学界的关注。美国国家中心业已资助了几十项中医中药的研究课题。这些初步研究至少需要3～5年，才能得到一些可靠的科研数据。重视科研数据的美国医学界期盼着这一医学领域的进展和成果。

美国国家中心已先后资助成立了6个补充替代医学协作中心，其研究项目开始多以针灸为主，而近年来已明显增加了中医药的研究内容。协作中心的成立可得到500万美元的国家资助。每个中心通常有多项研究课题及课题资助费，并聘有中医专家担任其重要职务。例如：纽约爱因斯坦医学院协作中心主攻“中药治疗哮喘和过敏”的研究课题已颇有进展，该中心的新研复方中药获得美国FDA的批准进入三期临床；纽约癌症医院协作中心研究的复方中药配合西医治疗癌症取得可喜的成果，也进入由FDA批准的三期临床；马里兰大学医学院研究中心进行中药及针灸治疗骨性关节炎和自身免疫性关节炎的研究以及麻省哈佛大学医学院协作中心正进行中药和针灸戒毒和戒酒的研究等。

美国国家癌症研究所近年来加大对应用中医中药和针灸治疗癌症给予的支持和资助：专门成立了审阅、评估各种补充替代医学的编辑委员会。该委员会负责审阅和编辑各种发表的论文资料，并向美国医学界提供可靠的论文数据，从而用于指导和提高西医师对各种补充替代医学的认识和了解。与此同时，它还为美国民众提供较易理解的通俗版本，深受患者欢迎。

美国国家中心已与中国签订了有关合作协议书：由中国国家中医药管理局和中医研究院组成的中国代表团于2006年应邀来NIH访问，首次与美国国家卫生研究院签署国际合作意向书，以共同加强中医药和针灸的研究协作。美国国家中心明确表达了与中国长期合作的意愿。中美双方签署合作意向书从而促进了发展中医的国际合作，将必然受益于中美双方。

六、中药在美国发展的新政策

美国食品药物管理局（FDA）根据国家医疗政策的要求，已相应修改了有关中医药和保健品的具体法规条例。其一，中药如属天然植物药，按“药”对待，可遵循FDA颁布的《植物药研制指导法规》，包括复方中药均可提出申请成为新药。尽管任何一种植物药都有可能成为美国FDA批准的新药，但审批程序绝非易事，因为FDA对天然植物药和西药均采用同样的严格标准。其二，大部分中药及草药均列入食品补充剂，即属保健品。FDA按食品补充剂规范中草药，采取了宽松的管理方法，扩大了中草药的应用空间，有助于中药包括新开发产品在美国的发展。

中药作为保健品正在美国得到广泛的临床应用。美国的执照针灸医师多在应用中草药和针灸配合治疗多种疾病。在中药剂型上，除了使用传统的中药饮片以外，提炼的颗粒剂和胶囊剂因使用方便更受到欢迎。此外中药在临床上的应用范围也正在扩大，其中包括癌症、关节炎、骨质疏松症、运动创伤、高脂血症、前列腺肥大、糖尿病、花粉过敏症、哮喘、肥胖症、周围性神经性炎和心理障碍等许多疾病。应当承认，美国公众对使用包括中药在内的保健品的认可观念正在逐步改变，根据2002年美国国家公布的统计数字：包括中草药制剂在内的食品添加剂早已被美国广大消费者所接受。仅2001年，美国就有约1.58亿人自费购买服用，共花费170亿美元。近年来这一巨大消费的市场需求有增加的趋势。

七、发展中医药的任务依然艰巨

中医中药的研究在美国还在初始阶段，范围尚小，可靠的科研数据尚显不足，特别是缺乏双盲法的临床结果。少数中草药制剂存在重金属和农药的污染，个别制剂含有害成分，这些少数或个别现象往往一旦被查出就会引起舆论界的负面反应。事实上，有关中草药的科研资料和最新发展信息在美国医学界和公众中推广显得不够得力，多数消费者对中草药制剂缺乏了解，中草药制剂在美国消费者的平台上还没有信得过的品牌。美国的中医中药专业人员的水平参差不齐，一部分执业人员的专业能力有待进一步的提高。值得提到的是，世界中医药学会联合会已在国际上实行了中医师（CMD）职称考试并颁发证书。这一重要举措推动了世界各国中医师专业队伍的发展和壮大，提高了中医师专业标准和水平，是中医向世界发展的长远战略步骤。从2008年起在美国开始举行的CMD考试并颁发中医师证书的意义重大，然而持续推广仍是当务之急。美国及世界各国都需要有高水平的专业中医师作为发展中医的专业队伍。在美国需要形成的中医“粉丝”支持网还不够广泛和健全，应当争取到包括西医界、中医及其他补充替代医学界、新闻媒介、各种专业学会、疾病基金会和广大病患的广泛支持。

（田小明）

【中医药在非洲】

一、中医药在非洲从针灸起步

传统医药是非洲传统文化的一个重要组成部分，民间有应用传统医药的历史，很多非洲民众的医疗卫生保健依赖传统医药。

自1960年以来，中国一直向非洲派出援非医疗队，为改善当地医疗条件作出了贡献；同时，也培养了一批当地医疗卫生人员，非洲人民由此也有机会更多地了解中医药。非洲来华留学学习中医药的人数已超过1000多人，遍及非洲大多数国家和地区，有些学生还获得了硕士学位，中医药教育为中医药进入非洲开辟了发展之路。

此外，天津天士力集团已在南非设立了分公司，南非当地华人中医师已在南非注册了很多中药品种，开展中药贸易。据有关部门统计，1998年，我国对南非中药出口为37万美元，只占当年我国对非洲中药出口总值的3.5%；1999年达49万美元，同比增长了32.4%；2001年对南非出口达到了156万美元，占我国对非洲中药出口总值的15.8%，比2000年同比增长了2.5倍。

到2007年，统计数据显示，我国中药出口非洲超过100万美元的有南非、摩洛哥、贝宁和尼日利亚，出口超过10万美元的有14个国家。南非是中医药在非洲大陆发展较好的国家之一，南非的发展模式可为中医药进入非洲乃至世界其他国家提供参考和借鉴。

因中国与南非建立外交关系比较晚，中医药在南非传播发展较迟，种族隔离期间因中非间缺乏正常文化贸易关系，使中医药在南非传播发展受到了极大限制。中医的起步是近30年以针灸疗法开始的。早期中医针灸师主要来自中国台湾与香港，后来又有一些英国人和南美人辗转来到南非行医。除针灸按摩外，没有成规模中药贸易。1994年种族隔离结束后，中医药在南非进入了快速发展期。

二、当地传统给中医药带来机遇

中医药在南非的发展将会辐射和带动中医药在非洲的传播与发展。非洲黑人有使用草药的传统，当地草药师被称做“桑高麻”，所以对中医药比较容易接受。中国传统气功武术等文化早已深入大众，所以中医药容易被当地黑人接受。中医药的发展除高端白人市场外，真正的市场应该是广大黑人群体。中医药在黑人社区可以获得更快成功，并且有广阔的市场需求。目前中医药主要在白人和部分有色人群体中开展。南非种族隔离制度结束后，随着中南关系逐渐正常化，一批毕业于国内中医药大学的医师来到南非开业。推动了中医师水平的提高，带动了中草药应用的扩大。

南非当地传统草药被认为是黑人文化的一部分，得到了社会各阶层的尊重和重视。政策层面上，政府管理部门对草药包括中草药采取了相对开放的政策，为中医药发展提供了机遇。

一是2000年南非政府通过法律程序确认包括中医针灸在内的补充医疗的合法地位。

二是2002年2～8月，南非政府对南非市场上的各种草药制品进行申报登记。申报登记后的可合法进入市场销售。以此为契机，中国有些中医药企业和南非本土化中医药企业成功在南非注册了中药品种，中药制品进入了南非零售市场。比如风油精、仁丹、红花油、花露水、六神丸等产品早已在非洲建立了信誉，近10余年来云南白药，丹参滴丸等一批产品也已落户南非。

三是2003年中医针灸医师在南非合法化。使中医进入了法制化发展的轨道，中草药临床应用及贸易也进入了快速发展期。

四是2004年完成了首批中医针灸医师注册。南非中医针灸学会的中医师参与了对中医申请注册医师的再培训，并受南非卫生委员会委托作为考官参与注册工作，可为中国中医师进入南非提供咨询的便利。

五是中医医疗于2011年正式纳入南非医疗体系。

随着欧美中医药的广泛发展，南非针灸从业人员增加，影响扩大，先后成立了几个针灸学会。南非中医针灸学会、南非中西医结合学会、南非西医针灸学会、南部非洲中医药学会是当地比较有影响的中医药团体。其中南非西医针灸学会自1996年起就开始聘请国内中医学者，到2000年先后举办了10余期西学中进修班，300余名西医大夫接受了中医培训，开始接触、学习中医的遣方用药。在培训中强调遵循中医传统理论与方法，许多接受培训的医师日后成为推动中医针灸合法化的重要力量。

南非知名大学西开普大学中医专业的设立，进一步促进了人才培养，使中医药高级人才本土化，对中医药融入本土医疗保健体系有深远影响。非洲论坛就是由西开普大学中医系具体负责承办，该校教职员工积极参与学术交流，中医药非洲论坛将会常态化，每两年举办一次，将会进一步促进中医药文化的传播和中医药人才本土化培养。西开普大学中医专业的毕业生很多自己开业，扩大了中医师本土化队伍，也有利于“以医带药”模式在南非及非洲发展中医药。

三、面临挑战：语言、疗效和营销

尽管中医药在南非及非洲有很好的发展机遇，但也面临诸多挑战。中医药走向世界面临的共同挑战就是：语言、疗效和营销。这是南非中医针灸学会副会长、南非中草药公司董事长张毅先生18年在南非发展中医药的经验总结。

语言能力是中医走向世界必须解决的重要问题。除了一些国家对于中医注册有硬性的语言水平要求外，流利的外语有利于与患者沟通，建立信任感，也有利于进一步了解病情，提出治疗方案，提高治疗效果。长期凭借翻译不是解决问题的之道，我国中医药教育必须狠抓外语水平，培养一批精通外语的新中医人才，有利于中医药的国际传播与发展。

疗效是中医在海外生存与发展的根本保证。中医海外从业，没有疗效就无法长期生存下去，所以必须要有过硬的医术，可以针对某些疾病，形成自己的诊疗特色，建立信誉，树立自身医疗品牌，以便在市场竞争中生存与发展。

市场营销是中医在海外医疗市场上不断发展建立品牌的重要手段。中国有句古语："酒好也怕巷子深"，中医在异国他乡，人生地不熟，没有一定的市场营销能力很难打开局面。市场营销涉及当地文化风俗、价值观念等。如南非人动物保护意识较强，尤其白人群体，很多人拒绝服含动物成分的草药制品。中国早已颁布禁用犀牛角规定，中医就需要宣传和倡导使用道地药材，反对和限制使用动物药，这有利于获得外国人的价值认同，对提高中草药声誉有重要意义。

另外，要注重树立中药品牌。比如道地药材是中国中药的重要品牌，宣传和倡导道地药材，有利于中药的海外销售，但树立中药品牌要全行业共同努力。

（黄建银）

【中医药在俄罗斯】

·俄罗斯约有中医师2.3万人；

·67%的人相信包括传统中医在内的传统医学；

·乡村和小城市中草药用药占40%～50%；

·有3.5万余人接受过正规的气功培训。

一、中医机构日益增多

俄罗斯人口有1.3亿，俄罗斯国家社会研究所的统计数据显示，有67%的人相信包括传统中医在内的传统医学。在俄罗斯，中医师目前估计已达2.3万人，其中大部分是针灸师；很多城市都有私人中医诊所；大城市里设有国立中医针灸研究与治疗机构。

在俄罗斯，开设的中医学院和中医研究机构日益增多。2005年初，俄罗斯医学科学院、俄罗斯营养医学院、俄罗斯传统医学院以及其他医学研究和教育机构组建了"东方医学研究院"，从临床应用、学术研究、医学教育等多方面来认识和应用中医学，把地道的中医引进俄罗斯。2005年9月，该机构在莫斯科、圣彼得堡、新西伯利亚建立了中医门诊部，作为试点基地已开始投入使用。

"古中医"意象医学在俄罗斯独树一帜。意象医学专家在俄罗斯有600多位，分布在俄罗斯的80个城市。许多开展意象医学诊疗的私人诊疗中心逐渐得到客户的认可，接受调理的客户越来越多。

二、重视传统草药研究与应用

俄罗斯很重视传统草药研究。草药资源丰富，有4000多种，有些中药在俄罗斯广泛分布。民间应用广泛，在乡村和小城市，中草药会占到用药的40%～50%。俄罗斯直接应用在临床的中草药有谷精草、牛膝、五味子、大黄等。

在前苏联药典中，植物药占24%，并且包含有现代药理研究。新版药典内容变化不大。据统计，到1991年苏联解体之前，研究人员已对3200多种植物药进行了化学成分分析。而近年来未做最新统计。

随着中国中药企业产品进入俄罗斯，正式申报俄罗斯药品许可证的已有十几种中成药，如华佗再造丸、三九胃泰、虫草胶囊、冬虫夏草口服液、银杏叶胶囊等。但更多在俄罗斯注册的中药，申报的都是保健食品许可证。

三、中医针灸发展迅速

在前苏联时期，中医针灸曾得到法律认可，从20世纪50年代开始，国家有关机构对其进行过系统地研究，1976年起，在一些医学院校中设立针灸专业。

针灸被命名为针刺反射疗法，它虽源于中医，但又不完全是中医针灸，而是结合了西医反射作用原理，其方法与中医针灸相似，但临床应用时期和适应证则有所不同，如脑出血性中风，半年后才能用针刺，因为西医认为，早期应用会使血压升高，导致脑部再次出血。

在俄罗斯医院的针灸部通常采用激光穴位治疗仪和大型穴位电疗仪；而很多俄罗斯本国研制的小型家庭型电疗仪常见于私人诊所里。这些仪器颇受民众欢迎。

俄罗斯有《康复医学》和《针灸治疗法》两个影响力较大的核心期刊。翻译发行了俄文版中医经典《黄帝内经》、《难经》，还新出版了《新针灸学》、《中医基础理论学》、《时间针灸学》等书籍。

四、尚无中医培训完整体系

俄罗斯的医疗规章制度十分严格。在俄罗斯只有在拿到西医院校毕业证书基础之上，再通过继续教育才能拿到其中一种传统疗法的专业证书，才有资格在这个领域合法行医。对针灸来说，还需要在神经科进修1年并接受3个月以上的专门培训。

而有一所专门的学院——圣彼得堡国家健康学院附属意象医学发展学院，令那些没有医学教育背景学员，毕业后也可以取得行医许可证（限于传统医学领域），准许在意象医学治疗领域从业。该院在2003年获得俄罗斯教育部的专职教育许可证，可以培养意象医学调理师、食品保健师和按摩师。

此外，中国的中医专业因目前在俄罗斯尚没有完整的中医培训体系，找不到相同的专业和学历，所以中医专业毕业证书还得不到官方承认。而医学院校西医学历较容易被俄罗斯教育部承认，通过执业考试就能从事临床工作。

五、中医保健功法受欢迎

气功和中国其他传统的自我保健和自我调理功法，如八段锦、易筋经等，很早就引起俄罗斯人的兴趣。很多人已把这些功法作为自己的主要保健手段。在新一代医师中，把气功作为临床治疗的辅助手段的医生比较常见。

一直以来俄罗斯人和中医就有着亲密的接触。1992年，中国曾派一个中医师代表团到俄罗斯北极城市穆尔曼斯科，为当地患者进行调理，得到了广泛认可。1996年，时任俄罗斯的总统叶利钦接受了中医的系统调理，疗效明显。前任俄罗斯大使也是坚定的中医支持者和拥护者，经常采用中医治病调理。

根据内部资料，俄中两国政府之间正在筹划几个方面的合作：建立中草药标准，协助中草药注册，规范在俄罗斯境内中医诊疗活动，规范中医师的行医资格等事项，与在俄罗斯行医的中医合作，共同开发研究项目。俄罗斯政府希望把中医纳入“为了健康的俄罗斯”工程计划。

（张东风）

【澳洲中医实行统一注册】 据《澳洲日报》报道，从2012年7月1日起，澳联邦政府要求所有的中医执业者进行注册，而且其教育、培训以及英语水准必须达到最低标准。

除了维多利亚州，澳洲其他地区都没有中医管理机构，联邦政府实施全国性的注册之后，管理将更加规范。全澳洲有约4000名中医执业者，其中约1200名在维多利亚州，这意味着其他近3000名中医若没有加入澳洲针灸中医学会这类有严格标准的协会，一般没有其他资格认证，难以断定某些中医师是否合格。

（商务部）

【加拿大设“BC省中医针灸日”】

加拿大BC省（不列颠哥伦比亚省）政府认定2012年后每年6月3日为“BC省中医针灸日”，以表彰中医界长期为大众健康作出的努力和贡献，同时让更多民众了解中医专业所提供的服务和治疗。这是加拿大首个省份设中医针灸日。

BC省中医专业从业人员多年来提供医疗及保健服务，以保障社会大众的身心健康。中医业界自1996~2008年积极争取中医立法，将政府低收入补助正式纳入政府医疗保险体系以帮助病患预防疾病，减少病痛及减轻经济负担，现已取得显著成效。截至2012年，BC省已有1500位中医针灸师为居民提供服务。

在中医医疗服务逐渐增多的同时，BC省政府与公众也进一步认识到中医治疗对提升民众生命和生活品质的贡献。此前加拿大已有温哥华等6个城市相继设立了“市中医针灸日”。

（陈斐然、黄建银）

【首届加拿大中医药文化节举行】

2012年8月4~10日，首届加拿大中医药文化节暨第四届国际中医药与亚健康学术大会、世界中医药学会联合会亚健康专业委员会年会在加拿大蒙特利尔市举办。

文化节期间，来自中国、美国、英国、法国、巴西等10余个国家和地区的中医药界专家就中医药与亚健康相关的学术和产业相关问题进行了热烈讨论，并就中医药和西医合作开发的可行性进行探讨。

文化节由中和亚健康服务中心、Tai-e世界自然医学会联合总会、Tai-e中医学院、满地可华人联合总会联合主办，来自中国驻蒙特利尔总领事馆、越南驻加拿大大使馆、中国国家中医药管理局、当地中西医药企业及华侨、华人社会团体等机构的500多人参加活动。

（冯　磊）

附录篇

一、2012 年国家中医药管理局部分工作文件一览表

【2012 年国家中医药管理局部分工作文件一览表】

文件号	文件名	日期
国中医药医政函〔2012〕1 号	关于公布国家中医药管理局第三批中医药防治传染病临床基地建设单位名单的通知	1 月 6 日
国中医药办医政发〔2012〕1 号	国家中医药管理局办公室关于印发痫病等 12 个病种中医临床路径（试行）的通知	1 月 6 日
国中医药办医政发〔2012〕2 号	国家中医药管理局办公室关于公布中医诊疗设备评估选型推荐品目（2011 版第一批）的通知	1 月 6 日
国中医药办医政发〔2012〕3 号	国家中医药管理局办公室关于印发头部内伤病等 6 个病种中医临床路径（试行）的通知	1 月 9 日
国中医药医政函〔2012〕5 号	国家中医药管理局关于确定第二批重点民族医医院建设单位的通知	1 月 16 日
国中医药医政函〔2012〕6 号	国家中医药管理局关于确定第三批重点中西医结合医院建设单位的通知	1 月 16 日
国中医药医政函〔2012〕7 号	国家中医药管理局关于确定第四批“治未病”预防保健服务试点单位的通知	1 月 16 日
国中医药医政函〔2012〕8 号	国家中医药管理局关于确定中医养生保健服务机构准入试点地区的通知	1 月 16 日
国中医药医政函〔2012〕9 号	国家中医药管理局关于确定第二批“治未病”预防保健服务试点地区的通知	1 月 16 日
国中医药医政发〔2012〕3 号	关于命名北京大学第一医院等 93 家单位为全国综合医院中医药工作示范单位的决定	2 月 3 日
国中医药医政发〔2012〕2 号	国家中医药管理局关于公布“十二五”重点专科建设项目和培育项目名单的通知	2 月 9 日
国中医药医政发〔2012〕4 号	国家中医药管理局关于印发《中医医院医疗设备配置标准（试行）》的通知	2 月 10 日
国中医药办医政发〔2012〕9 号	国家中医药管理局办公室关于印发 2012 年中医临床路径管理试点工作方案的通知	2 月 15 日
国中医药医政发〔2012〕5 号	国家中医药管理局关于印发中医医院肝病科等 5 个科室建设与管理指南（试行）的通知	2 月 16 日
国中医药医政发〔2012〕6 号	国家中医药管理局关于印发民间医药近期重点工作实施方案的通知	2 月 23 日
国中医药办科技发〔2012〕11号	国家中医药管理局办公室关于印发《国家中医临床研究基地业务建设科研专项管理办法》和《国家中医临床研究基地科研协作单位管理办法》的通知	3 月 5 日
国中医药科技发〔2012〕7 号	国家中医药管理局关于印发《中医药行业科研专项项目管理暂行办法》的通知	3 月 13 日
国中医药办医政发〔2012〕13号	国家中医药管理局办公室关于印发全国中医药系统“三好一满意”活动 2012 年工作方案的通知	3 月 28 日
国中医药办发〔2012〕9 号	国家中医药管理局关于确定天津市中医药研究院“津门医粹——中医药文化博物馆”、天津市达仁堂京万红药业“乐家老铺药酒工坊”为全国中医药文化宣传教育基地的通知	4 月 16 日
国中医药科技函〔2012〕56 号	国家中医药管理局关于成立国家中医临床研究基地中医药防治血液病临床研究联盟的通知	4 月 17 日
国中医药办发〔2012〕10 号	国家中医药管理局关于印发中医药文化建设“十二五”规划的通知	4 月 20 日

（续表）

文件号	文件名	日期
国中医药办人教发〔2012〕19号	国家中医药管理局办公室关于印发全国优秀中医临床人才研修项目考试大纲及第三批实施方案和培训大纲的通知	5月2日
国中医药办人教发〔2012〕20号	国家中医药管理局办公室关于开展第五批全国老中医药专家学术经验继承遴选工作的通知	5月2日
国中医药办医政发〔2012〕22号	国家中医药管理局办公室关于进一步加强中药饮片管理保证用药安全的通知	5月4日
国中医药办函〔2012〕104号	关于公布首届全国优秀中医药文化科普图书推荐名单的通知	5月9日
国中医药医政函〔2012〕94号	国家中医药管理局关于印发三级中医医院、中西医结合医院和民族医医院分等标准和评审核心指标的通知	5月28日
国中医药医政函〔2012〕95号	国家中医药管理局关于印发三级中医医院、中西医结合医院和民族医医院评审标准的通知	5月28日
国中医药办医政发〔2012〕28号	关于印发国家中医药管理局深化医药卫生体制改革2012年主要工作及分工安排的通知	5月28日
国中医药办医政发〔2012〕29号	国家中医药管理局办公室关于印发三级中医医院、中西医结合医院和民族医医院评审标准实施细则的通知	5月28日
国中医药医政函〔2012〕96号	国家中医药管理局关于印发《中医医院评审暂行办法》通知	5月29日
国中医药科技函〔2012〕97号	国家中医药管理局关于公布第一批国家中医临床研究基地科研协作单位名单的通知	5月29日
国中医药办发〔2012〕21号	国家中医药管理局关于印发《关于支持和促进贵州中医药、民族医药事业又好又快发展的实施意见》的通知	5月30日
国中医药科技函〔2012〕98号	国家中医药管理局关于印发《国家中医药管理局重点研究室建设项目管理办法》的通知	5月31日
国中医药办医政发〔2012〕32号	国家中医药管理局办公室关于开展三级中医医院评审工作的通知	6月11日
国中医药办医政发〔2012〕31号	关于做好2012年全国综合医院中医药工作示范单位申报评估工作的通知	6月19日
国中医药办科技发〔2012〕34号	国家中医药管理局办公室关于调整中药资源普查试点工作领导小组的通知	6月29日
国中医药办人教发〔2012〕37号	国家中医药管理局、国务院学位委员会办公室关于第五批全国老中医药专家学术经验继承工作继承人攻读临床医学（中医师承）专业学位相关工作的通知	7月9日
国中医药办医政发〔2012〕38号	国家中医药管理局办公室关于印发《国家中医重点专科协作组管理工作方案》的通知	7月10日
国中医药办发〔2012〕28号	国家中医药管理局关于印发中医药信息化建设"十二五"规划的通知	7月11日
国中医药办人教发〔2012〕40号	国家中医药管理局办公室关于印发第五批全国老中医药专家学术经验继承工作实施方案的通知	7月12日
国中医药办医政发〔2012〕39号	国家中医药管理局办公室关于公布中医诊疗设备评估选型推荐品目（2011版第三批）的通知	7月13日
国中医药人教函〔2012〕148号	国家中医药管理局关于公布第三批全国优秀中医临床人才研修项目培训对象名单的通知	7月23日
国中医药人教函〔2012〕149号	国家中医药管理局关于确定2012年全国名老中医药专家传承工作室建设项目专家名单的通知	7月24日
国中医药医政发〔2012〕29号	国家中医药管理局关于印发三级中医专科医院分等标准和评审核心指标的通知	8月1日

（续表）

文件号	文件名	日期
国中医药医政发〔2012〕30号	国家中医药管理局关于印发三级中医专科医院评审标准的通知	8月1日
国中医药办医政发〔2012〕42号	国家中医药管理局办公室关于印发三级中医专科医院评审标准实施细则的通知	8月1日
国中医药医政发〔2012〕31号	关于实施基层中医药服务能力提升工程的意见	8月8日
国中医药人教发〔2012〕32号	国家中医药管理局关于公布"十二五"中医药重点学科建设单位的通知	8月22日
国中医药办医政发〔2012〕43号	国家中医药管理局办公室关于印发中医医疗技术协作组管理工作方案的通知	8月28日
国中医药办函〔2012〕184号	国家中医药管理局关于确定安徽省亳州市华佗纪念馆为全国中医药文化宣传教育基地的通知	8月30日
国中医药人教发〔2012〕33号	关于国家中医药管理局人事教育司国际合作司处室调整的通知	9月3日
国中医药人教发〔2012〕34号	关于核定局机关各部门内设机构和人员编制的通知	9月3日
国中医药人教函〔2012〕186号	国家中医药管理局关于公布第二批全国优秀中医临床人才的通知	9月5日
国中医药人教函〔2012〕187号	国家中医药管理局关于公布第四批全国老中医药专家学术经验继承人出师验收合格人员的通知	9月5日
国中医药办人教发〔2012〕44号	国家中医药管理局办公室关于建立国家基本药物中药原料资源动态监测和信息服务体系的通知	9月7日
国中医药办人教发〔2012〕46号	国家中医药管理局办公室关于国家中医药管理局重点研究室第一批建设项目验收情况的通知	9月17日
国中医药医政发〔2012〕35号	关于印发《中医类别全科医生规范化培养标准（试行）》的通知	9月17日
国中医药法监发〔2012〕36号	国家中医药管理局关于成立中医药标准化管理协调等三个委员会的通知	9月18日
国中医药医政发〔2012〕37号	关于成立基层中医药服务能力提升工程领导小组的通知	9月24日
国中医药医政发〔2012〕38号	关于印发基层中医药服务能力提升工程实施方案的通知	9月25日
国中医药办发〔2012〕40号	关于印发《国家中医药管理局公文处理实施细则》的通知	10月10日
国中医药科技发〔2012〕39号	国家中医药管理局关于下达2012年度国家中医临床研究基地业务建设科研专项立项计划的通知	10月11日
国中医药人教函〔2012〕204号	国家中医药管理局关于支持江西中医学院更名为江西中医药大学的函	10月16日
国中医药办信发〔2012〕51号	国家中医药管理局办公室关于印发中医医院评审组织管理工作方案的通知	10月29日
国中医药办发〔2012〕41号	国家中医药管理局关于支持和促进新疆维吾尔自治区中医药民族医药事业跨越式发展的意见	10月30日
国中医药办秘发〔2012〕52号	关于印发《国家中医药管理局公文格式细则》的通知	10月31日
国中医药办医政发〔2012〕53号	国家中医药管理局办公室关于印发《中医"治未病"服务工作协作组管理工作方案》的通知	11月5日

（续表）

文件号	文件名	日期
国中医药医政发〔2012〕42号	国家中医药管理局关于成立突发公共事件中医药应急工作机构的通知	11月6日
国中医药办规财发〔2012〕54号	国家中医药管理局办公室关于印发中医药事业发展“十二五”规划分工方案的通知	11月8日
国中医药办人教发〔2012〕49号	国家中医药管理局关于印发全国中医药传承博士后工作实施方案的通知	11月15日
国中医药办信发〔2012〕50号	国家中医药管理局关于印发《关于加强中医药信访工作的意见》的通知	11月15日
国中医药办新发〔2012〕55号	国家中医药管理局办公室关于公布第四届全国中医药优秀期刊评选结果的通知	11月15日
国中医药办综发〔2012〕56号	国家中医药管理局办公室关于表彰《中国中医药年鉴》工作优秀单位、特别贡献奖获得者和先进个人的通知	11月15日
国中医药法监发〔2012〕43号	国家中医药管理局关于印发《中医药标准化中长期发展规划纲要（2011～2020年）》的通知	11月19日
国中医药医政发〔2012〕44号	国家中医药管理局关于确定全国中医药应急工作先进集体和先进个人的通知	11月22日
国中医药法监发〔2012〕45号	国家中医药管理局关于印发《中医药标准制定管理办法（试行）》的通知	11月29日
国中医药办函〔2012〕230号	国家中医药管理局关于同意《中外健康文摘》杂志变更期刊的复函	12月3日
国中医药医政发〔2012〕46号	国家中医药管理局关于命名吉林省延吉市等50个地区为全国基层中医药工作先进单位的决定	12月5日
国中医药医政发〔2012〕47号	国家中医药管理局关于印发《中医医院“治未病”科建设与管理指南（试行）》的通知	12月10日
国中医药科技发〔2012〕48号	国家中医药管理局关于印发《国家中医药管理局科技项目管理暂行办法》的通知	12月17日
国中医药办函〔2012〕245号	国家中医药管理局关于同意世界中医药学会联合会创办《世界睡眠医学杂志》的复函	12月20日
国中医药办函〔2012〕248号	国家中医药管理局关于确定北京市东城区地坛中医药养生文化主题公园为全国中医药文化宣传教育基地的通知	12月20日
国中医药办函〔2012〕245号	关于命名首都医科大学宣武医院等82家单位为全国综合医院中医药工作示范单位的决定	12月21日
国中医药医政发〔2012〕50号	国家中医药管理局关于命名天津市等8个地区为全国基层中医药工作先进单位（地市级以上地区）的决定	12月27日
国中医药医政发〔2012〕51号	国家中医药管理局关于命名天津市东丽区等81个地区为全国基层中医药工作先进单位的决定	12月27日
国中医药医政发〔2012〕52号	国家中医药管理局关于命名北京市房山区等145个地区为全国基层中医药工作先进单位的决定	12月27日
国中医药办医政发〔2012〕58号	国家中医药管理局办公室关于印发肱骨髁上骨折等12个病种中医临床路径（试行）的通知	12月27日
国中医药办医政发〔2012〕59号	国家中医药管理局办公室关于印发怔忡等8个病种中医临床路径（试行）的通知	12月27日
国中医药办医政发〔2012〕60号	国家中医药管理局办公室关于印发乳癖等10个病种中医临床路径（试行）的通知	12月27日
国中医药办医政发〔2012〕61号	国家中医药管理局办公室关于隐疹等10个病种中医临床路径（试行）的通知	12月27日

二、2012 年国家中医药管理局部分联合印发文件一览表

【2012 年国家中医药管理局部分联合印发文件一览表】

文件号	文件名	日期
发改社会〔2012〕287 号	关于印发全科医生执业方式和服务模式改革试点工作方案的通知	2 月 6 日
商服贸发〔2012〕64 号	商务部等十四部门关于促进中医药服务贸易发展的若干意见	3 月 5 日
卫办医政发〔2012〕47 号	关于印发《2012 年推广优质护理服务工作方案》的通知	4 月 19 日
卫办规财函〔2012〕356 号	关于做好医师实践技能考试收费有关问题的通知	4 月 18 日
发改价格〔2012〕1170 号	关于规范医疗服务价格管理及有关问题的通知	5 月 4 日
卫办医管发〔2012〕76 号	关于印发县级医院骨干医师培训项目管理办法（试行）的通知	6 月 6 日
教职成厅〔2012〕2 号	教育部办公厅、国家中医药管理局办公室关于公布 2012 年中等职业教育中医类专业点备案结果的通知	6 月 21 日
卫办医管发〔2012〕91 号	关于实施 2012 年度万名医师支援农村卫生工程项目和县级医师骨干医师培训项目的通知	7 月 17 日

北京中医药大学东方医院

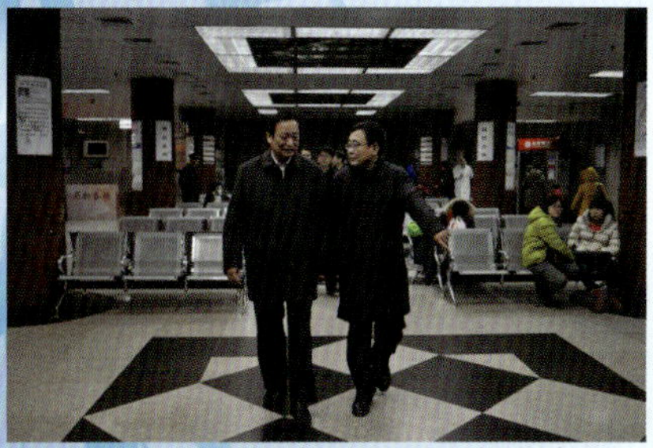

2013年2月7日，卫生部副部长、国家中医药管理局局长王国强来东方医院视察慰问

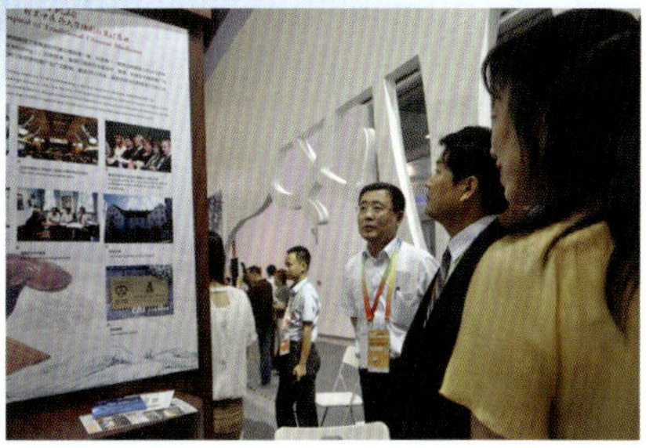

2012年5月28～31日，北京中医药大学东方医院参加北京市首届京交会

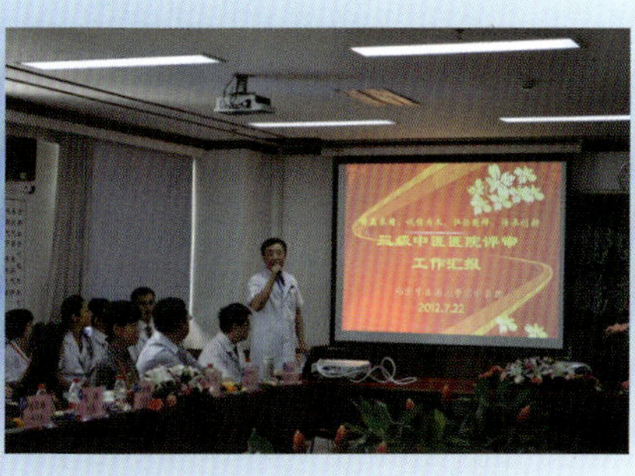

2012年7月22～23日，北京中医药大学东方医院通过三级甲等中医院等级评审

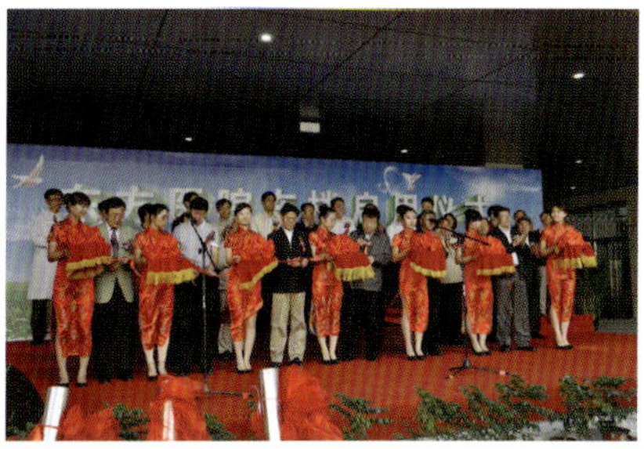

2012年9月28日，医院东楼（教学科研楼）启用

东方医院是北京中医药大学第二临床医学院，是一所特色明显、功能齐全、设备先进，集医疗、教学、科研、预防和健康咨询为一体的三级甲等中医医院，是教育部“211”工程建设的北京中医药大学附属医院、北京市医疗保险定点医院。医院现为一院两区（即东方医院方庄院区和东方医院二七院区）。

东方医院“十二五”期间开放床位将达到1200张，日均门诊量达到6000多人次，设有临床科室39个。医院技术力量雄厚，诊疗方法以中医为主、中西医结合。现有高级职称近200名；博硕研究生导师近100名；6名专家享受政府特殊津贴；3名专家被国家确定为师承制教育导师；9名专家被确定为北京市老中医药专家学术经验继承工作指导老师；另外还有一大批中青年学科、专科带头人出诊查房。

东方医院现有卫生部国家临床重点专科中医建设项目3个，分别是脑病科、心内科、妇科；国家中医药管理局重点专科项目14个，分别是脑病科、肾病科、心血管科、妇科、肺病科、脾胃病科、儿科、皮肤科、耳鼻喉科、肿瘤科、眼科、周围血管科、护理学部、预防保健科（“治未病”中心）。拥有北京市中医特色诊疗中心8个,分别是脑病科、呼吸热病科、儿科、妇科、推拿科、肛肠科、耳鼻咽喉科、“治未病”中心。医院同时是卫生部国家脑卒中筛查与防治基地,另有北京市中医病案质控中心落户医院。

开院至今，医院开展了包括国家“973”计划课题等在内的共566项科学研究，现拥有国家中医药管理局细胞分子技术三级实验室，是卫生部国家食品药品监督管理局中药新药临床试验基地。医院目前承担着教育部“211”工程三期重点建设项目，是国家中医药管理局重点研究室、北京市重点学科建设单位，是中华中医药学会耳鼻喉科分会、中华中医药学会脉管病专业委员会、全国中医性学专业委员会及北京市等多个学术团体的主任委员或托管单位。北京市“薪火工程”名老中医学术传承研究及工作室站的建设单位设在东方医院。

作为北京中医药大学第二临床医学院，医院为国家培养了一批高素质专门人才。学院现设有中医内科专业等11个研究生招生专业，建有中医学、中西医结合博士后流动站，现有博士学位授权点6个，硕士学位授权点11个，共设18个临床教研室，拥有医疗教学床位800张。日前，医院承担有北京中医药大学校五年制、七年制科研方向班和北京中医药大学——新加坡南洋理工大学中医—生物双学位项目班临床课课堂授课、毕业实习等教学任务。

我们将以“大医精诚、救死扶伤、患者至上”为宗旨，以“精益求精、诚信为本、弘扬国粹、传承创新”为理念，竭诚为广大患者服务。

首都医科大学附属北京友谊医院

王宝恩名医工作室简介

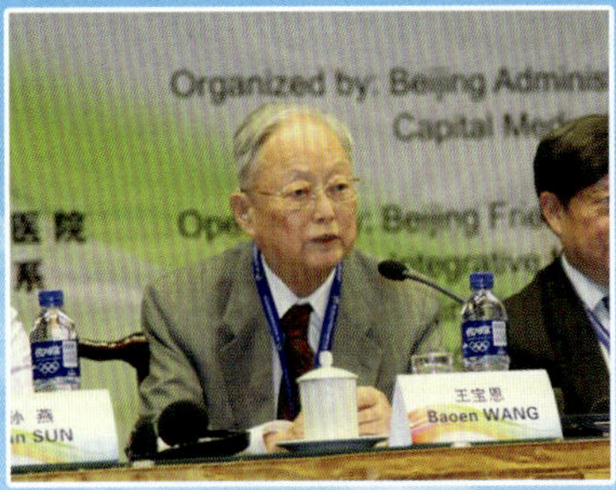

王宝恩教授

为全面系统整理和研究王宝恩教授的临床经验及学术思想，进一步继承王宝恩教授学术经验，探索名医传承模式，王宝恩名医工作室于2007年获国家中医药管理局批准成立。通过多年的建设，工作室搭建了王宝恩教授学术传承平台、特色服务平台、人才培养平台、学术交流平台及文化展示平台五个平台。

王宝恩教授是首都医科大学附属北京友谊医院名誉院长、教授、主任医师、博士生导师。现任首都医科大学消化病学中心名誉主任。王宝恩教授1948年毕业于北京大学医学院。先后担任中华医学会常务理事、内科学分会、消化学分会、肝病学分会主任委员，国际肝病学会、美国肝病学会会员及亚太肝病学会执行委员，欧洲肝病学会会员，中国中西医结合学会肝病专业委员会主任委员、中西医结合急救医学专业委员会副主任委员，曾受聘于美国约翰·霍普金斯大学客座教授。

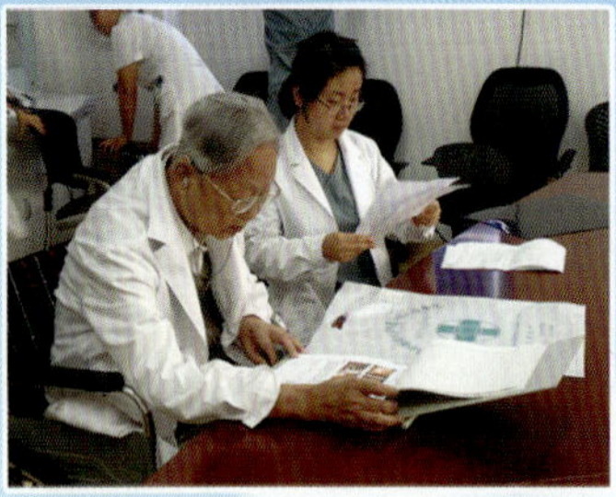

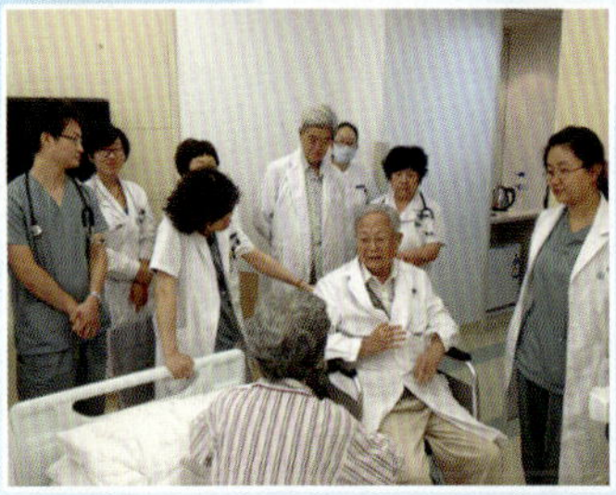

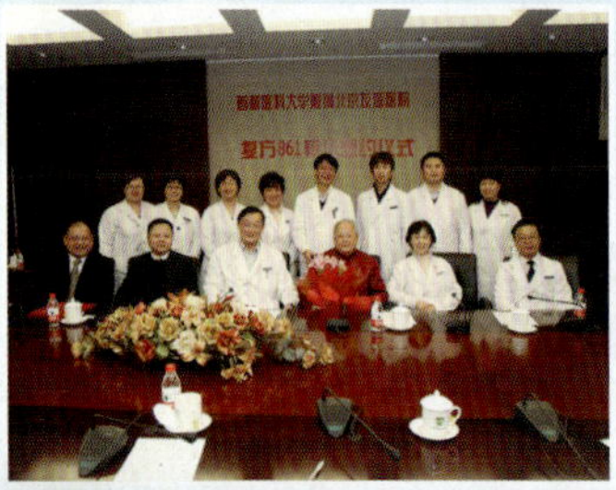

半个多世纪以来，他辛勤耕耘，锐意进取，在消化、肝病、急救医学和中西医结合领域的临床与实验研究方面，取得了居国际前沿水平的最新成果。在65年的临床实践中，先后发表论文400余篇，主编专著6部。作为主要完成人先后获国家级及部级科研成果17项、北京市科研成果22项。从1978年至今已培养博士后研究生2名、博士37名、硕士29名。

王宝恩名医工作室建立了本学派体系的传承谱系：

学术思想传承脉络之一：急性感染、重症感染合并多脏衰中西医结合的诊治及临床研究，传承人有张淑文、王红、李昂、段美丽、齐文杰、王超。

学术思想传承脉络之二：胃肠消化病学及肝病学采用分子生物学等方法探讨中医中药，尤其861合剂对肝纤维化的治疗作用，传承人有卓焕慈、赵淑颖、贾继东、段钟平、阴赪宏、尤红、马红、尹姗姗。

学术思想传承脉络之三：中西医结合研究思路与方法。传承人为李丽。

关于中西医结合研究思路，王宝恩教授认为，中西医结合的关键就在于发挥中西医学各自的优势和长处，以中西医结合的方法治疗疾病，其疗效应该既优于单用中药，亦优于单用西药。如在慢性乙肝抗肝纤维化的临床研究中，以益肝灵作为空白对照与基础用药，将240例患者随机分为四组用药一年半，用无创数学模型及部分患者前后两次肝脏穿刺做检测，结果显示：以中药861合剂与抗病毒西药阿德福韦酯合用，对肝纤维化S4期（即早期肝硬化）的逆转率达到了48.28%，显著优于单用861合剂（逆转率14%）或单用阿德福韦酯（逆转率27.27%）的疗效，解决了肝纤维化难以逆转的医学难题。在重症感染并发多脏器功能不全的抢救中，在西医擅长的方面，如感染、微循环障碍等使用西医西药治疗；而在中医擅长的方面，如持续高热（实热证）、血流动力学异常（血瘀证）、胃肠道屏障、动力损伤（腑气不通证），给予相应的中医方药治疗，则能够使MODS（多脏器功能障碍综合征）的生存率达到71.6%，MSOF（多系统器官衰竭）的生存率也可达到58.6%，显著提高了临床抢救的成功率。这两例已成为中西医结合的典范。

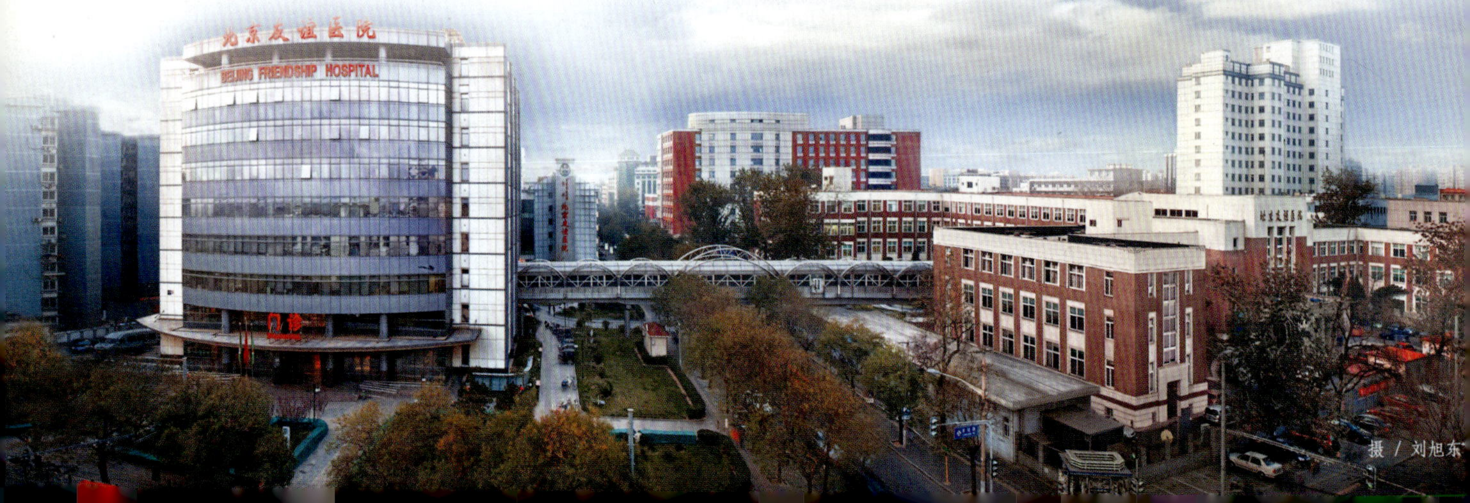

摄 / 刘旭东

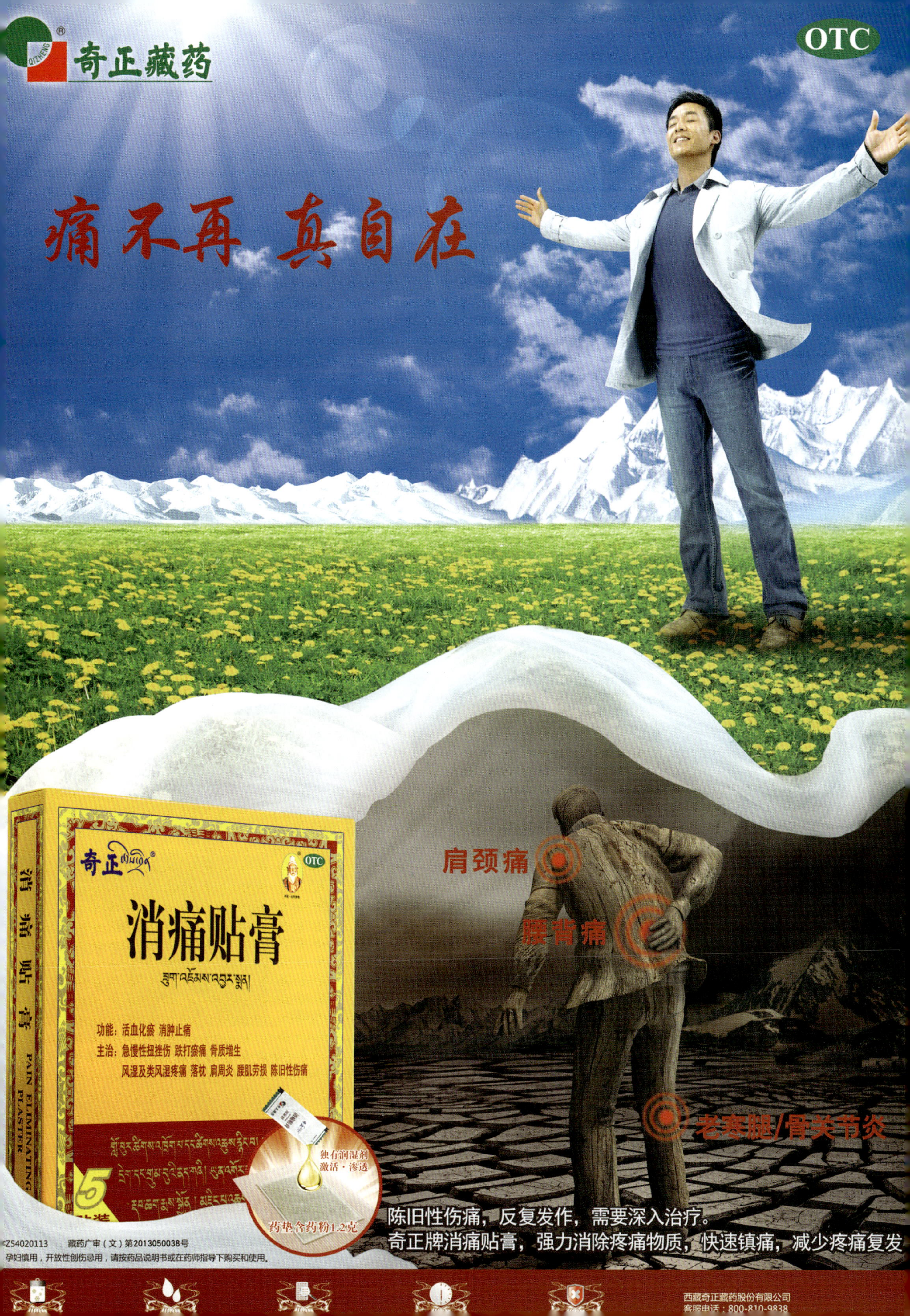
奇正藏药
OTC
痛不再 真自在
奇正
消痛贴膏
功能：活血化瘀 消肿止痛
主治：急慢性扭挫伤 跌打瘀痛 骨质增生
风湿及类风湿疼痛 落枕 肩周炎 腰肌劳损 陈旧性伤痛
PAIN ELIMINATING PLASTER
独有润湿剂
激活 · 渗透
药垫含药粉1.2克
肩颈痛
腰背痛
老寒腿/骨关节炎
陈旧性伤痛，反复发作，需要深入治疗。
奇正牌消痛贴膏，强力消除疼痛物质，快速镇痛，减少疼痛复发
Z54020113 藏药广审（文）第2013050038号
孕妇慎用，开放性创伤忌用，请按药品说明书或在药师指导下购买和使用。
西藏奇正藏药股份有限公司
客服电话：800-810-9838

成都国际商贸城荷花池中药材专业市场

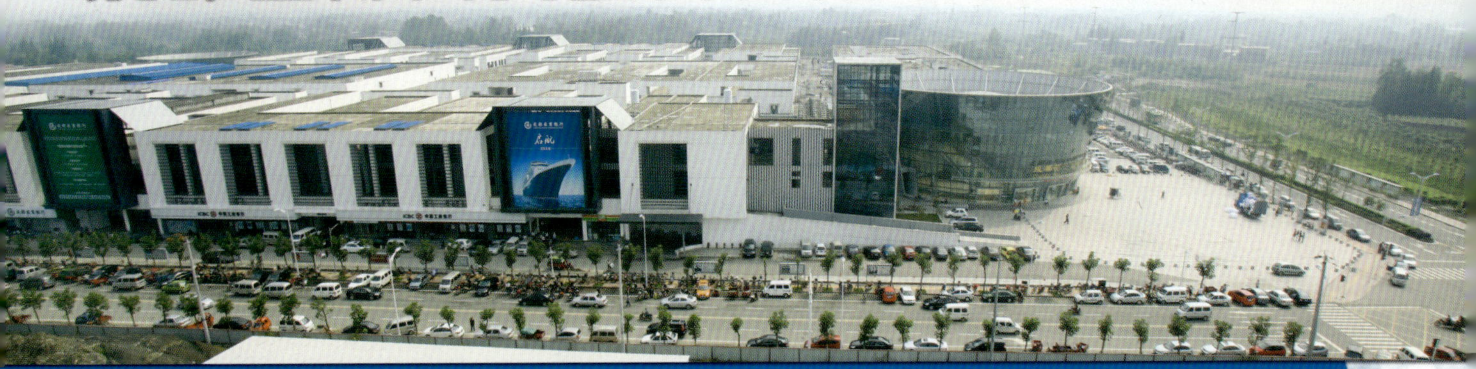

成都国际商贸城荷花池中药材专业市场是成都国际商贸城的首推项目，占地面积142亩，建筑面积20万平方米，市场内设4000多个展位，是全国设施先进、单体面积较大的中药材专业市场。

成都荷花池中药材市场创建30年来，依托祖国大西南丰富的中药材资源，在国内拥有庞大的、固定的消费群体，先后经历4次大的布局调整，跻身全国17个中药材专业市场之一，曾经被国家贸易部授予“全国最具活力市场”、“全国销售额最大市场”称号。

2009年8月，成都荷花池中药材市场整体迁入成都国际商贸城，拉开了全国中药材专业市场新一轮升级换代的序幕。成都国际商贸城荷花池中药材专业市场自2009年8月6日试运营业以来，已有1900多家经营户入驻，市场人流量达2万/天。市场内陈列中药材4500多种，云集了来自四川、西藏、云南、贵州、广州、安徽等地的多种特色药材，是中西部地区中药材的集散中心。

成都荷花池中药材专业市场采用现代化的商铺设计理念，拥有中央空调、专业的通风采光设备和自动关合天窗等现代化设施，使荷花池中药材专业市场成为“会呼吸的市场”。市场采用地下、地面和屋面停车，紧贴市场两侧各设置了一条直跑式车道，可直接到达市场每层。每个商位内分别设有固话端口、宽带终端，每个商位均接入POS设备，同时电子商务平台的搭建将真正实现市场的现代化交易。

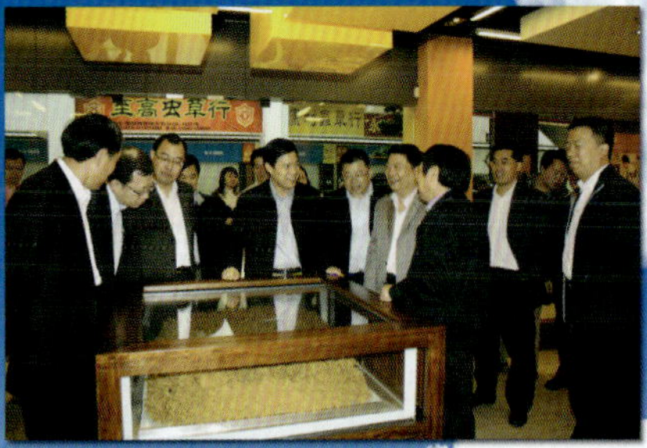

2010年5月21日，商务部副部长钟山到成都国际商贸城视察

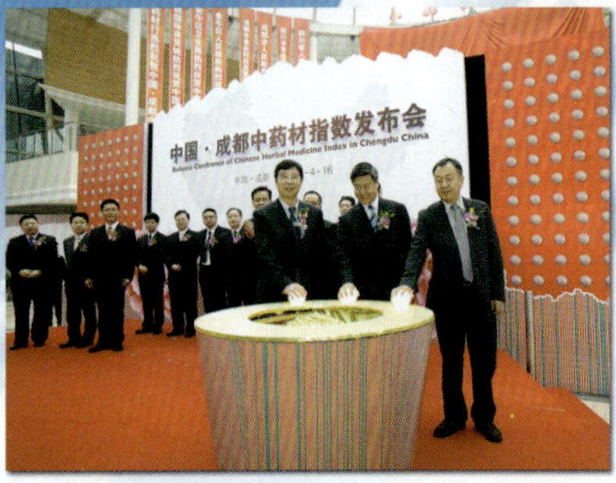

成都市委常委徐季桢（左一）、商务部部长助理李荣灿（左二）、四川省人民政府秘书长李家国（右一）共同发布中药材指数

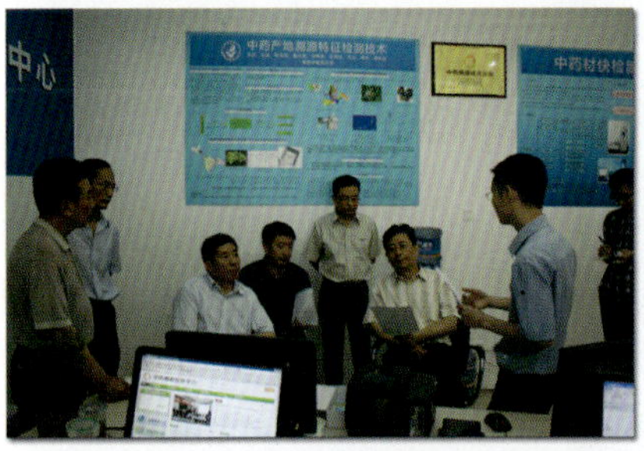

2011年6月16日，国家中医药管理局副局长李大宁到成都国际商贸城调研中药溯源试点工作

成都国际商贸城荷花池中药材专业市场大事记

2010年，在伊厦成都国际商贸城股份有限公司的积极推动下，成都国际商贸城荷花池中药材专业市场创立了全国首个青年（大学生）创业园区及电子商务孵化基地，不断探索中药材种植、流通，推广整合营销新思路。

2010年6月“中国•成都中药材指数”由商务部批准立项。

2010年10月，成都市人民政府组织成都中医药大学、浙江工商大学、伊厦成都国际商贸城股份有限公司完成中药材商品分类标准编制并通过专家论证。

2010年12月，商务部组织国家信息中心等专家组对中国•成都中药材指数编制方案进行论证，之后“中国•成都中药材指数”开始试运行。

2011年4月16日，中国•成都中药材指数正式向全球发布。

2011年5月25日，商务部、国家中医药管理局、国家食品药品监督管理局正式下文批复四川省率先进行中药溯源试点工作。

2012年3月16日，四川省中药溯源工作情况汇报会在成都国际商贸城隆重召开，中药溯源系统的实际应用将实现中药材“来源可知、去向可追、质量可查、服务监督、责任可究”，让老百姓吃上放心药。

上善若水，乃为行业先锋

——武汉市中医医院坚持公益性服务社会不动摇

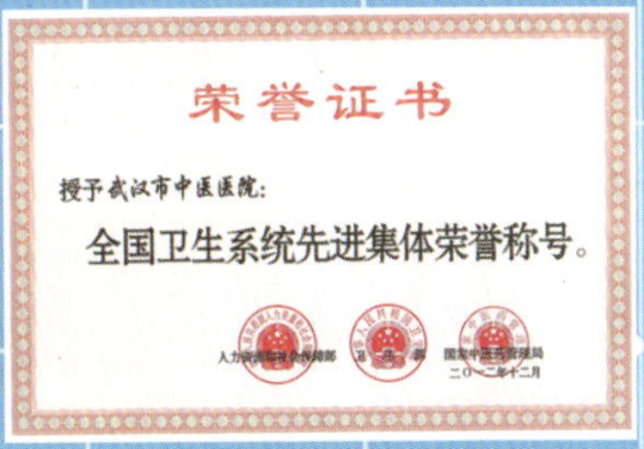

2012年，医院获全国卫生系统先进集体荣誉称号

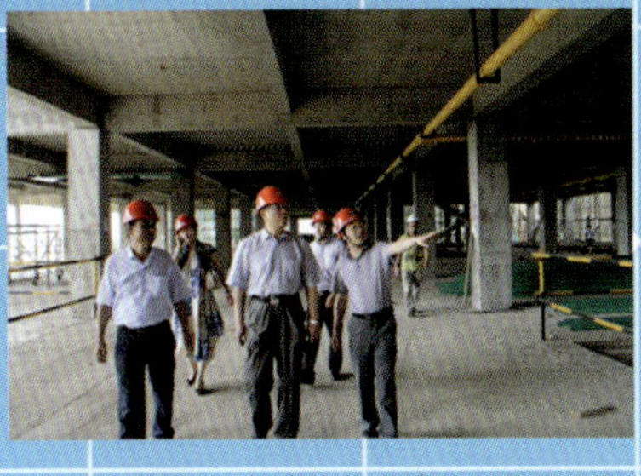

2012年6月，国家中医药管理局原医政司司长孙塑伦莅临医院视察汉阳院区建设工作

在医改浪潮风云变化的新时代，武汉市中医医院紧握“稳”和“改”的辩证法，奋勇拼搏，创造了傲人业绩。上善若水，武汉市中医医院举全院之力坚持公益性服务社会不动摇，获得职工福利和患者利益共赢，实为中部地区中医医疗机构之先锋。

一、以构建平台为基础，打造一流品牌

2012年，医院年门急诊量107.6万人次，出院病人数2.34万人次，病床周转率34.6次，平均住院日12.5天，中药饮片处方61万余张，煎煮中草药87万付。全院26个临床科室中，已打造出1个国家临床重点专科、2个国家中医药重点学科、7个国家局级重点专科和7个省市级重点专科，医院乃至湖北地区优势学科群正在形成。

医院集特色之长、资源之优，构建了多个技术平台。

学术交流平台。医院充分发挥重点专科协作组、牵头单位以及省市学会主委单位的积极作用，组织开展重点病种临床路径研究、疗效评价等工作。积极争取省、市级学术地位并通过主办专业学术年会、学术讲座等活动，加强院际技术交流协作，构建了良好的区域联合攻关机制。

资源共享平台。利用两个国家三级实验室、省级动物实验室、中药制剂、炮制等技术优势，医院对内开展质量控制、临床药事咨询、动物实验等，把优势资源转化为医院临床和科研发展的支撑；对外承担委托加工、中药质量测定等，实现技术在行业内的共享与快速延伸。

继续教育平台。医院积极开展继续教育、基层医师培训等工作，进一步增强技术辐射。2012年，医院充分运用国家级继续教育平台，开展中药制剂培训班等国家级和中华医学会系列继教项目7项、省市级10项，参与学员扩展至安徽、江西、甘肃等多个省市；组织开展全省县级医疗机构医务人员培训23人次。

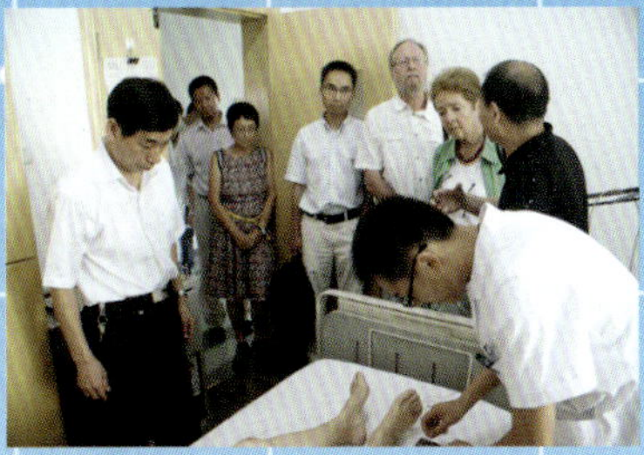

2012年7月，德国自然疗法协会专家莅临医院参观中医药传统医学发展现状

国际合作平台。2012年，医院接待了德国政府团体及医疗专家、捷克斯洛伐克科希策市市长、泰国卫生行政长官等政府和卫生行政领导，医院随省政府卫生考察团前往德国和乌克兰等国就国际医疗合作深入交换意见，并在一定程度上展示了中医药文化和诊疗优势，为医院启动中医药国际项目铺筑了道路。

二、以举办社区卫生服务中心为抓手，先行探索医联体模式

2006年，在国家“保基层、强基础”的政策指导下，经武汉市卫生局批准，开办上海街社区卫生服务中心，自此开始探索大医院在建设公共卫生方面的作用机制。通过双向转诊、允许医疗人才在两级医疗机构间流动、绩效工资等一系列管理手段创新，将上海街社区卫生服务中心打造成武汉地区社区医疗机构的典范。建设初期，该社区2007年年门急诊人次数为12675人次，未开展住院服务。到2012年该社区年门急诊人次数达44869，住院人次数1175人次，病床周转58.6次。6年间，上海街社区卫生服务中心从无到有，实现了突破性的发展；6年间，武汉市中医医院摸索出一条具有中医特色的医联体之路。

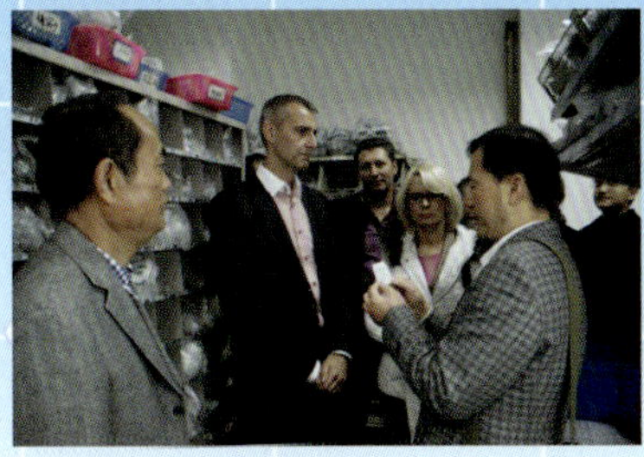

2012年11月，斯洛伐克科西策市市长理查德•腊喜先生率团访问医院

三、以对口支援为支点，牢树公益品牌

2012年，医院继续深入推进援疆援藏、对口支援、基层帮扶等工作，全面推进武陵山区医疗扶植工作，得到当地政府和百姓的广泛好评。医院服务格局的不断变化和完善，服务领域、服务范围不断拓展，充分展现了公立医院服务为民、保障民生的品质。

四、以标准化建设为轴心，力树行业标杆

作为国家中医药管理局标准化工作建设单位中一家地市级中医医院，2012年，武汉市中医医院在做好脑病、风湿、糖尿病等标准化项目评价工作的同时，对22个专业、95个病种中医临床路径及诊疗常规进行培训和应用，针对辨证论治、辨证用药等多个环节进行优化，提升临床诊疗效果；完成国家中医药科研专项“30种中药饮片规格及其质量评价标准研究”标本采集和品规设定；组织召开湖北省中医药标准化培训工作会，力促标准化在区域范围内全面推广。

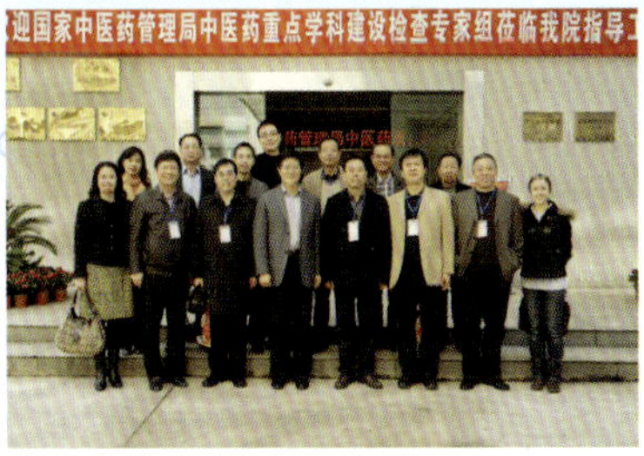

2012年11月，国家重点学科中药药剂学通过国家中医药管理局中期评估检查

“滚滚长江东逝水，浪花淘尽英雄”。2012年，医院再次被授予全国卫生系统先进集体荣誉称号，并荣获全国医药卫生系统创先争优活动先进集体。未来，武汉市中医院中医人将继续秉承“大医精诚”之魂，怀着对生命的敬畏，砥砺进取，奋力彰显公益性，把握武汉市建设国家医疗卫生服务中心战略机遇，在建设现代化中医医院康庄大道上愈走愈强。

苏州市中医医院

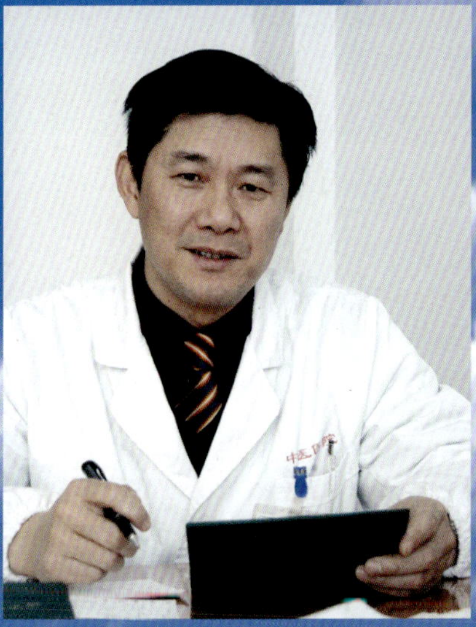

苏州市中医医院院长、党委书记——葛惠男

苏州是吴门医派的发祥地，人文荟萃，名医辈出，吴门医派对中医学的发展作出了不可磨灭的贡献。肩负着传承吴门医派历史重任的苏州市中医医院创建于1956年，经过50多年的发展，现已成为一所医疗、教学、科研相结合的综合性中医医院。是全国示范中医医院和三级甲等中医院、南京中医药大学苏州附属医院、上海中医药大学联合培养研究生基地、国家药品临床研究基地单位。苏州市中医药研究所、苏州市中医学会、苏州市中西医结合学会、苏州中医药博物馆设于本院。

医院科室齐全，设有内科、外科、骨伤科、肛肠科、妇科、生殖医学科、儿科、针灸科、推拿科、皮肤科、耳鼻喉科、眼科、口腔科、口腔修复科、男性科、急诊科、重症监护室、110/120急救站以及“治未病”服务科、体检中心、药学部、放射科、检验科、功能检查科、病理科等。骨伤科是卫生部临床重点专科建设项目以及国家中医药管理局临床重点专科；脾胃病科是国家中医药管理局临床重点专科；中医妇科和临床药学分别为国家中医药管理局临床重点专科建设项目和培育项目；呼吸科为江苏省中医药局临床重点专科；肿瘤内科和肛肠科为江苏省中医药局临床重点专科建设项目；心血管内科和针灸科分别是苏州市重点学科和苏州市中医临床重点专科；中药临床药学实验室为国家中医药科研二级实验室。中医特色显著的重点专科专病不仅受到苏州地区广大群众的欢迎，而且还在省内以及周边省、市具有广泛的影响。

医院现有职工1000多名，拥有享受国务院特殊津贴专家、全国老中医药专家学术经验继承工作指导老师和江苏省老中医药专家学术经验继承工作指导老师、江苏省名中医、江苏省名中西医结合专家、江苏省“333工程”培养对象、全国优秀中医临床人才研修项目培养对象、江苏省中医药领军人才培养对象、苏州市“平江杰出人才”、苏州市医学重点人才培养对象以及南京中医药大学、上海中医药大学博士及硕士研究生导师。一大批杰出人才以其精湛的医术、高尚的医德继承发扬了吴门医派的文化特色和医学人文精神，树立起了医院的品牌形象。

2010年底，医院从古城区景德路整体搬迁至现址沧浪新城，总建筑面积89000平方米，核定床位778张。2012年，医院完成总收入5.37亿元，门急诊量已达120万人次。医院医疗设备先进，医疗设施达到国内领先水平。医院的建筑充分体现了中医特色、地方风貌和现代气息，融合了苏州古典园林造园艺术的中药植物园，更增添了医院浓厚的中医文化氛围。医院一如既往地坚持为广大市民提供中医及中西医结合的基本医疗服务和急诊、急救服务，并开展以中医中药为主的调养、康复和以中医传统特色疗法为手段的特需医疗服务，以满足广大市民的不同需求。

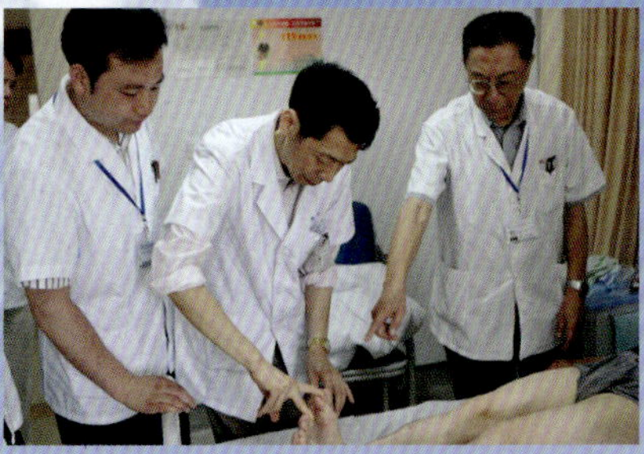

卫生部临床重点专科建设项目以及国家中医药管理局临床重点专科——骨伤科

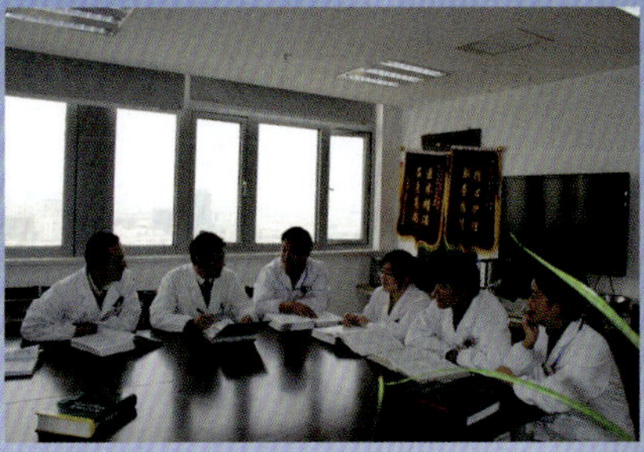

国家中医药管理局临床重点专科——脾胃病科

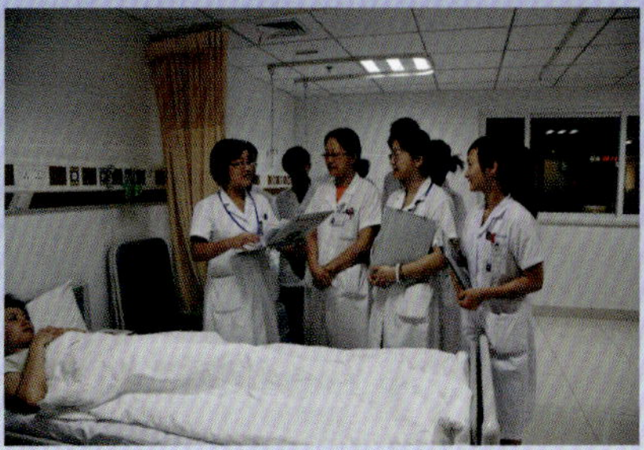

国家中医药管理局临床重点专科建设项目和培育项目——中医妇科

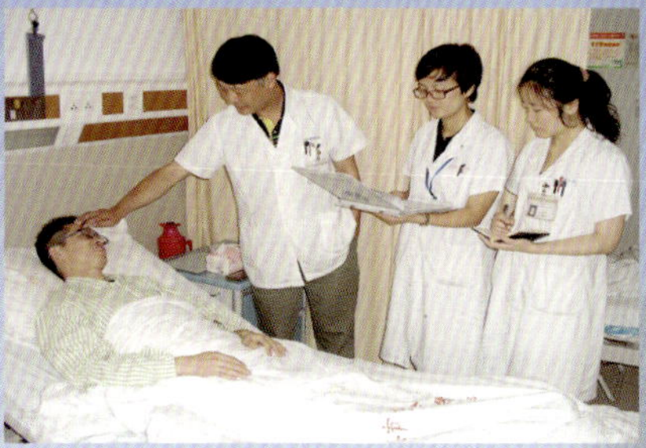

国家中医药管理局临床重点专科建设项目和培育项目——临床药学

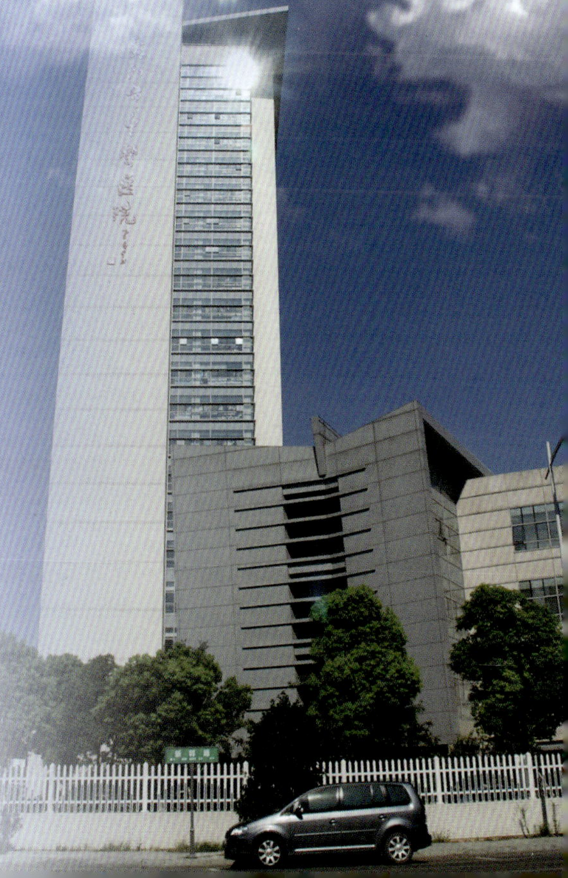

持续改进 精细管理 开创医院发展新局面

——记张家港市中医医院2013发展之旅

2013年，张家港市中医医院深入开展“以病人为中心，发挥中医药特色优势，提高中医临床疗效”为主题的三级中医医院持续改进活动，围绕3个提升（即提升精细化管理水平、提升综合服务能力和提升社会满意度）下工夫，各项工作取得了长足的进步。

一、推进精细管理，夯实医院发展基础

一是分别举办全院科主任论坛和护士长论坛，交流各科的管理思路、各病区的精细化管理举措和经验。二是优化院部每日晨交班，实施行政、护理和医疗组内、外科二线班联合交班制，便于第一时间掌握前24小时内的危急重症患者情况，由分管院长实行“分片包干”，把握重点环节，及早消除安全隐患。三是成立医院内训部，对本院青年医务人员启动以优质服务为核心内容的内训。

二、加强内涵建设，持续提升医疗服务质量和服务水平

一是健全全院科室质控管理网络，对运行病历不定期抽查，严把病历质量关。二是通过多种形式的教育，强化了医务人员的医疗质量和医疗安全意识。三是通过增设专病（专科）门诊、优化预约流程、规范门诊秩序，加强门急诊能力建设。四是启动“先诊疗、后付费”模式探索，方便百姓就医。

三、坚持科教兴院，努力提升医院科技水平

一是以南京中医药大学为依托，聘任科技院长主管科研工作。与南京中医药大学合作建立研究生工作站，今年由医院导师培养的首批5名硕士研究生顺利通过了论文答辩。二是完善科研奖励机制，鼓励医务人员积极开展科研活动。2013年申报科研项目40项，其中国家自然资金1项，省自然基金1项，省科技厅3项，省中管局15项，苏州市10项，张家港市10项。三是创新实习生教学模式，强化住院医师规范化培训，规范继续教育，严格教学管理。

四、加强中医能力建设，精心培育特色优势

一是组织耳鼻喉科申报2013～2014年国家临床重点专科及江苏省“十二五”中医药重点学科，组织脑病科、肛肠科、肺病科、肿瘤科、脾胃病科、骨伤科申报2013年苏州市临床重点专科工作，加强重点专科建设。二是启动第三批师承教学、“港城英才计划”，依托健康英才网面向全国招聘后备高层次人才，加强中医人才队伍建设。三是先后组织4批30余人次赴北京、天津、广西、甘肃等地参观、考察、进修、培训中医适宜技术并在全院大力推广。四是扎实开展中医药文化惠民工程，向全社会普及中医保健养生知识。

五、加强信息化建设和设备投入，提升医院服务能力

一是实施全院Pacs系统、住院医师工作站、电子医嘱、申请单、LIS、全院无线网络覆盖，推行移动护理、查房等，信息化建设稳步推进。二是加大设备投入、加强设备管理。先后购进包括西门子3.0T核磁共振在内的一批先进设备。三是完善绩效考核体系，细化量化考核指标。四是完善基础设施建设，新建的急诊综合楼于12月底全面投入使用。

六、加强医院文化及党建精神文明建设，助推医院可持续发展

一是启动并实施贯穿全年的第二届中医文化节，共分“实力”、“美丽”、“幸福”3个大板块、15项子活动。二是在全院启动2013“服务零投诉”竞赛、星级服务窗口和窗口之星评选、医德医风先进科室评选等活动。三是组织开展各种主题活动，党建带动群建工作取得新发展。组织党团员志愿者启动了医院又一个全市志愿服务合作伙伴项目“情满夕阳——南城区域关爱空巢老人健康关爱行动”。四是加强对外宣传，提升医院整体社会形象。

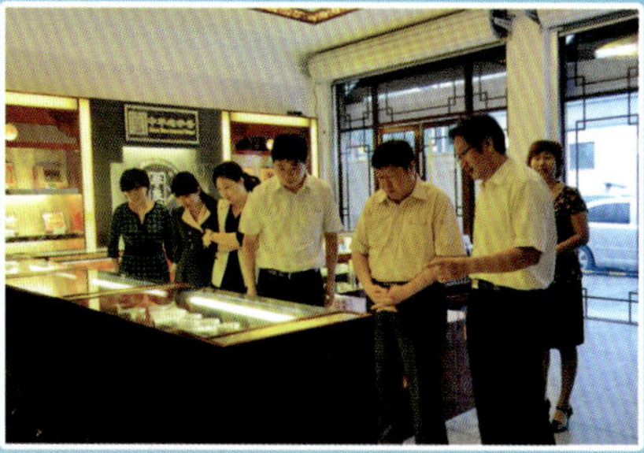

国家中医药管理局副局长吴刚视察医院杨舍老街中医门诊部

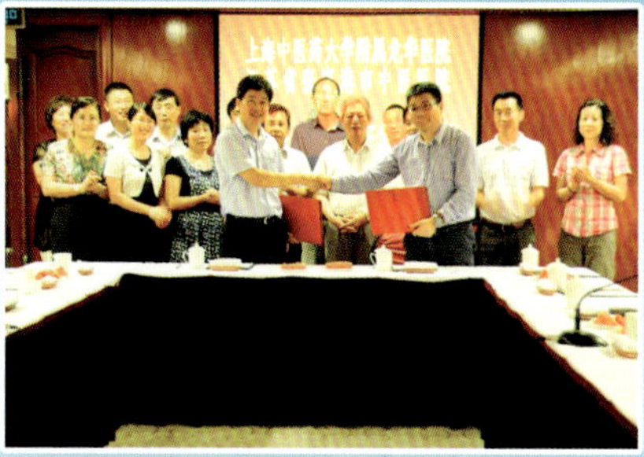

医院与上海龙华医院签订战略发展合作协议

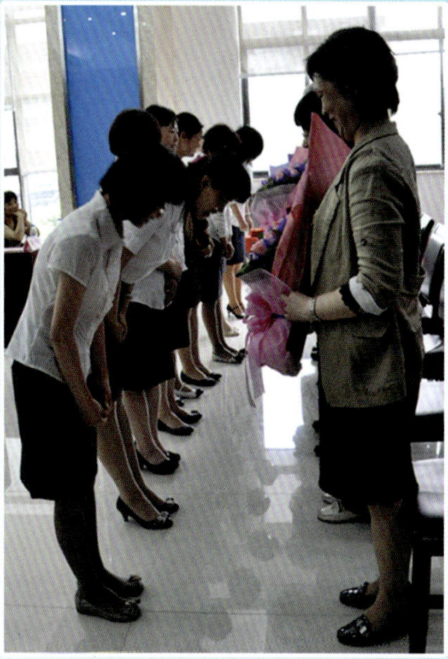

医院与上海龙华医院专家建立师承关系

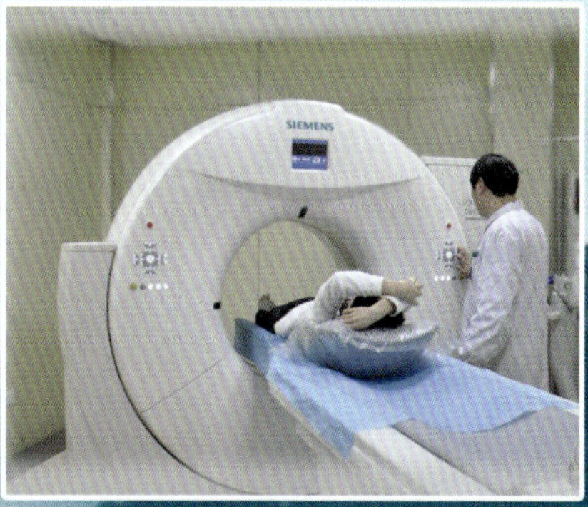

西门子64排128层螺旋CT

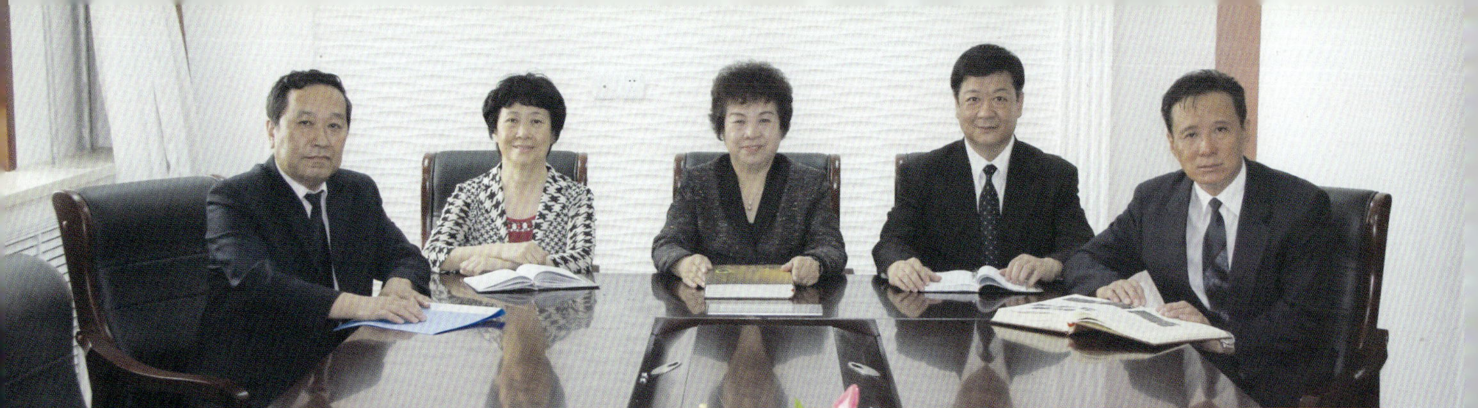

凝神聚力　开拓创新 实现医院跨越式发展

——记哈尔滨市中医医院辉煌56载发展历程

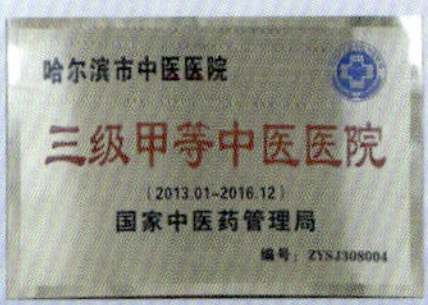

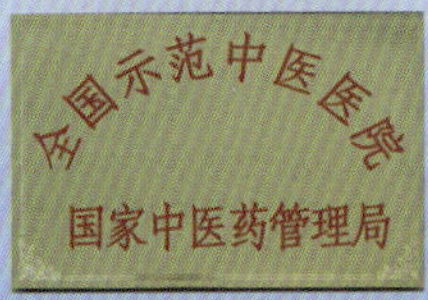

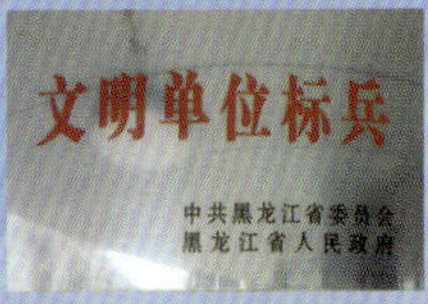

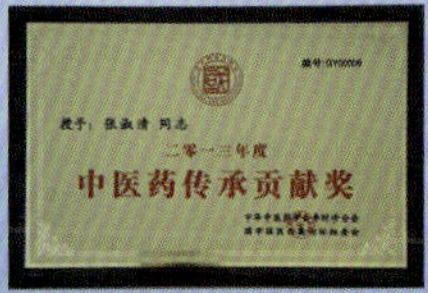

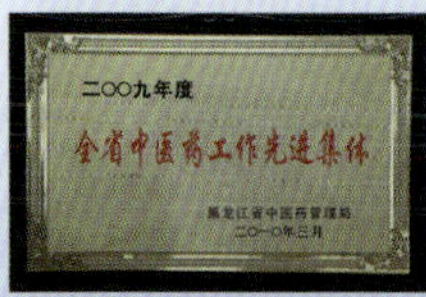

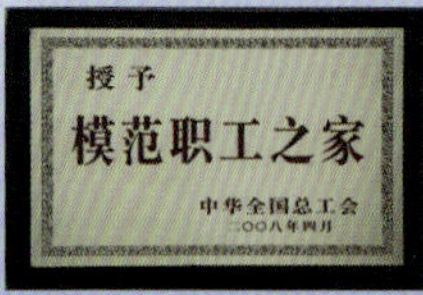

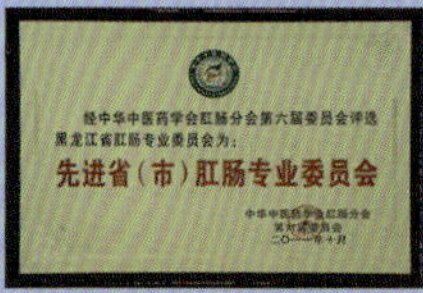

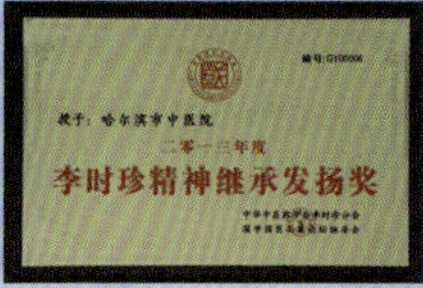

1957年7月，哈尔滨市第三工人医院暨哈尔滨市中医医院的前身建立。当时医院设10个门诊和临床科室，开放床位162张，职工130人。1973年，正式更名为哈尔滨市中医医院。1997年，医院搬迁至哈尔滨市道里区建国街副270号。2001年，原哈尔滨市肛肠医院并入哈尔滨市中医医院。2008年，以张淑清院长为首的新领导班子正式组建。新领导班子坚持以人为本、创新管理、科技兴院的方针，医院得到了跨越的发展。

经过56年的艰苦奋斗，医院现已发展成为集医疗、教学、科研、预防、保健、康复为一体的三级甲等医院和全国示范中医医院。黑龙江中医药大学第三临床医学院、哈尔滨市中医药研究所、哈尔滨市肛肠学会和哈尔滨市中医传统按摩手法学会等机构均隶属于医院。目前，医院占地面积2.1万平方米，建筑面积3.0万平方米，业务用房面积2.1万平方米。院内设有门诊楼、医技楼、13层住院楼、9层国家重点专科楼、制剂楼等，设国家二级实验室2个、省级继续教育基地3个，同时开设1个社区卫生服务中心。

医院开设床位760张，年门诊量达22万人次，年收治病人近12000人次，床位使用率达到95%。设临床科室16个，医技科室11个，临床分科和专家专病门诊28个。继承和开发秘、验药方，研制成丸、散、膏、丹、冲剂、口服液、胶囊等60多个品种。现有在岗职工644人，其中卫生技术人员511人，正高级职称人员104人，副高级职称人员116人，博士7人，硕士81人。医院固定资产1.3亿多元，设备总值5000多万元。

医院坚持实行“大专科、小综合”的发展道路，现有卫生部重点专科1个（肛肠大专科）国家中医药管理局重点专科4个（肛肠大专科、脑病大专科、肾病专科、心血管专科）。小儿推拿科被确定为国家中医药管理局小儿斜颈协作组组长单位，并荣获“全国小儿推拿行业2012年度标兵单位”荣誉称号。2009年，医院被确立为全国“治未病”预防保健服务试点单位、全国中医药传染病防治临床基地。2010年，总建筑规模1.5万平方米的九层重点专科楼竣工并投入使用。2012年，医院开设的爱建社区卫生服务中心正式启用，同年购置了1700平方米新行政办公楼。

近几年，医院坚持“科教兴院”战略，完成国家级科研课题2项，省级科研课题3项。获黑龙江省科技进步奖3项、哈尔滨市科技进步奖2项、黑龙江省中医药科学技术奖4项、黑龙江省医药卫生科技进步三等奖1项、黑龙江省卫生厅新技术引进应用奖17项、哈市卫生局新技术引进应用奖18项。中标黑龙江省卫生厅科研招标项目5项，省中医管理局科研招标中标14项，哈尔滨市科技局招标中标3项。发表SCI论文一篇。目前，医院现有1名国家级肛肠重点专科带头人，6名省级名中医，6名市级名中医，1名市德艺双馨名中医，18名专家分别担任全国有关学术委员会的常务理事、理事等相关职务。

医院服务水平不断提高，服务态度满意率达98.7%，服务质量满意率达98.6%，服务收费满意率达97.1%。社会美誉度也逐年提升。医院曾先后获得全国医院文化建设先进单位、国家优秀无烟中医医院、第二届全国中医护理先进集体、第二届全国中医特色护理优秀科室、省文明单位标兵、省第十届劳动模范集体 、省卫生系统医院文化建设先进单位、省中医工作先进单位、市第28届劳模单位等殊荣。药剂科被评为2006年度“感动哈尔滨”先进集体。

承岐黄，济众生，创辉煌，哈尔滨市中医院人秉承大医精诚医院理念，努力践行科学发展观，不断开拓创新，努力实现跨越式的发展。

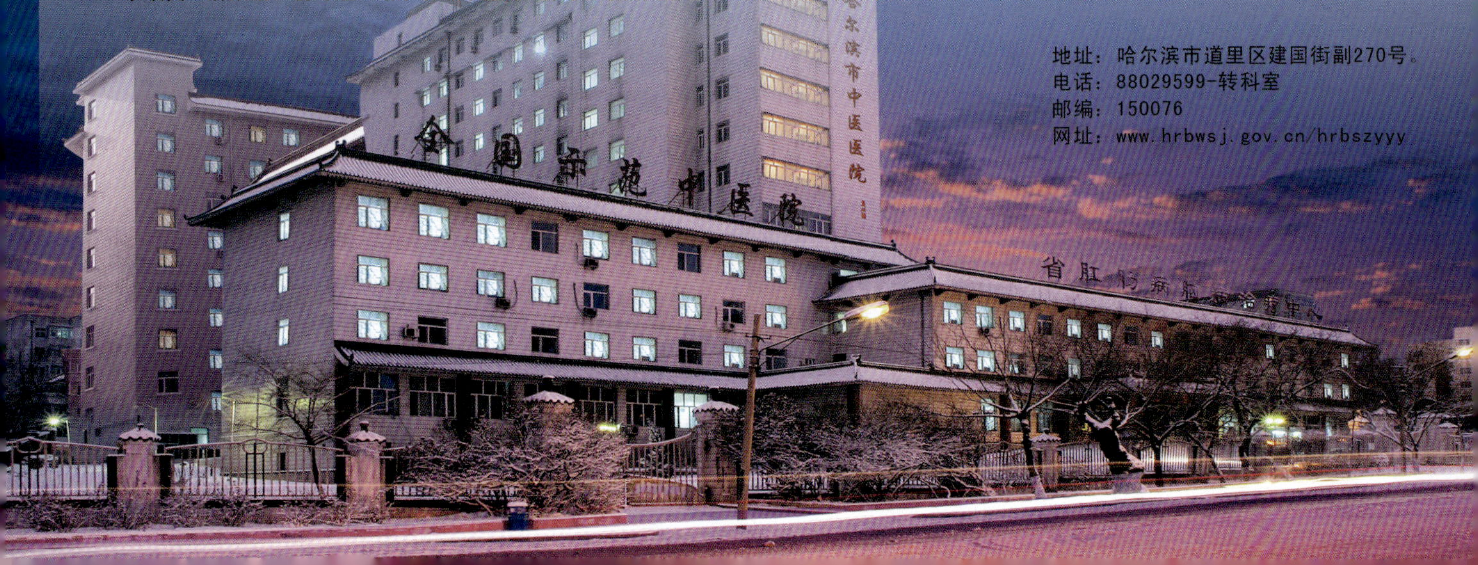

地址：哈尔滨市道里区建国街副270号。
电话：88029599-转科室
邮编：150076
网址：www.hrbwsj.gov.cn/hrbszyyy

保定市第一中医院

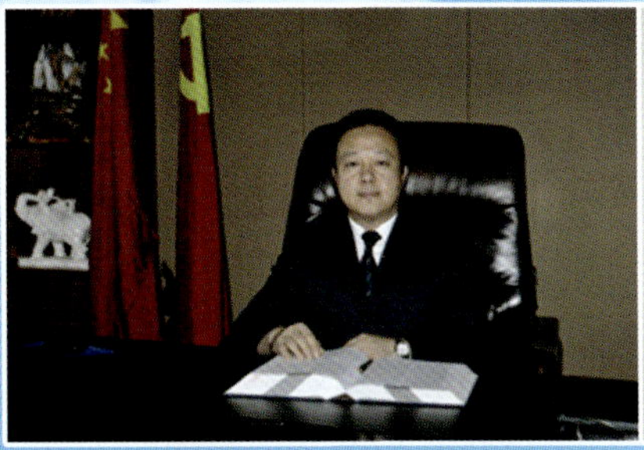

党委书记、院长齐峰

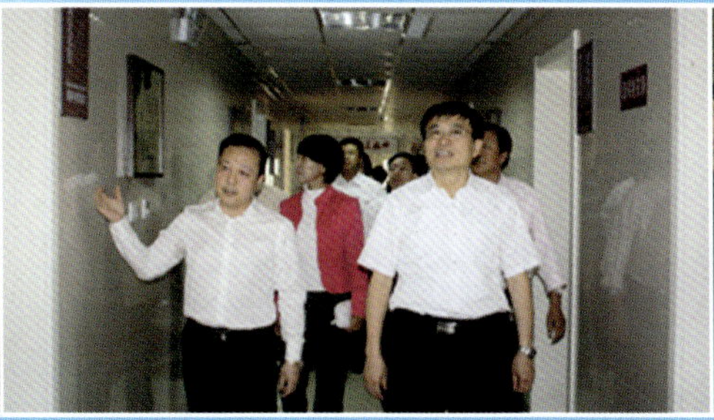

国家中医药管理局副局长于文明来院视察工作

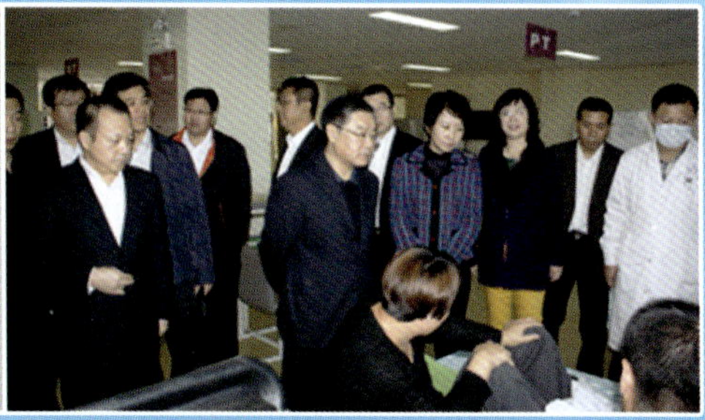

国家中医药管理局副局长马建中来院视察工作

保定市第一中医院始建于1949年，是一所集医疗、科研、教学、预防、保健、康复为一体的三级甲等综合性中医院，是北京中药大学和河北医科大学附属保定医院，为省级示范中医院。

医院固定资产达2亿元，编制床位500张。全院员工近700人，高级职称141人，硕士研究生导师5人，博、硕研究生56人，省级名医3人，市级名医12人，国家、省级优秀临床人才10名，市新世纪学术技术带头人18名，有较合理的人才梯队。医院注重“内培外引”，全面加强人才建设，科教兴院，努力培养医学后备人才。近年来获得多项省市级科研成果，撰写了大量有价值的论文和专著。目前，医院承担着世界卫生组织和国家、省级科研项目。

医院设备齐全，设备总价值9千余万元，全院有临床科室、医技科室、职能科室等共计63个。医院具有较完备的学科体系，其中国家级重点学科3个，国家“十二五”重点发展专科2个，国家级名中医工作室1个，国家级教育培训基地1个，省级重点专科5个，省级重点研究室和养生“治未病”中心各1个，市级重点专科3个。医院年门诊量30万人次，年收治病人近万人次。

医院中医药特色优势明显，中医药临床疗效显著，综合服务能力较强，有较明显的文化特色，将文化建设融入医院发展建设之中，利用文化的力量引领、带动、凝聚、规范医院的发展。医院始终坚持公立医院的公益性，一切为了患者的健康，为患者提供全方位的医疗保健康复服务。

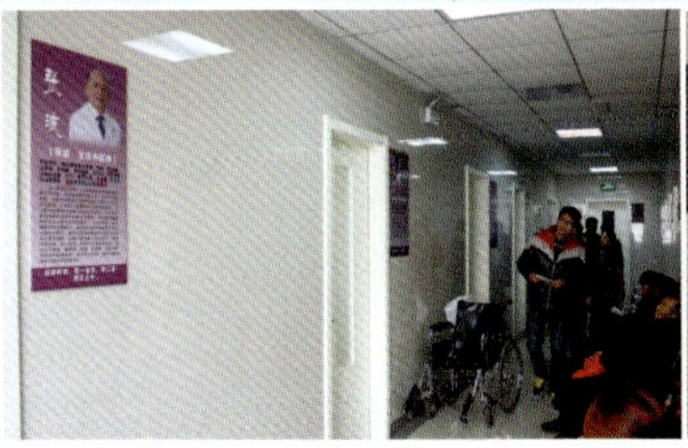

名医工作室

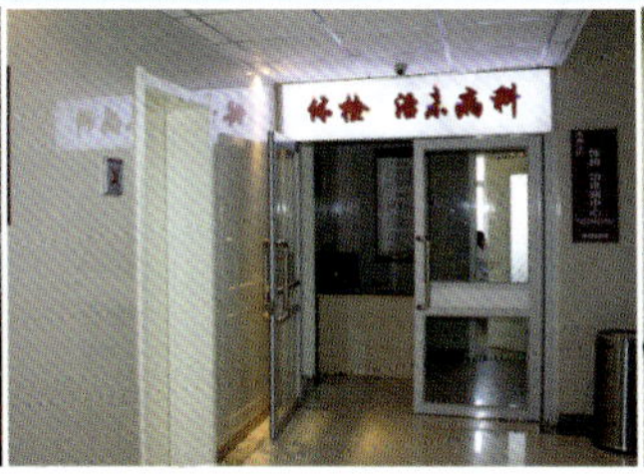

体检“治未病”中心

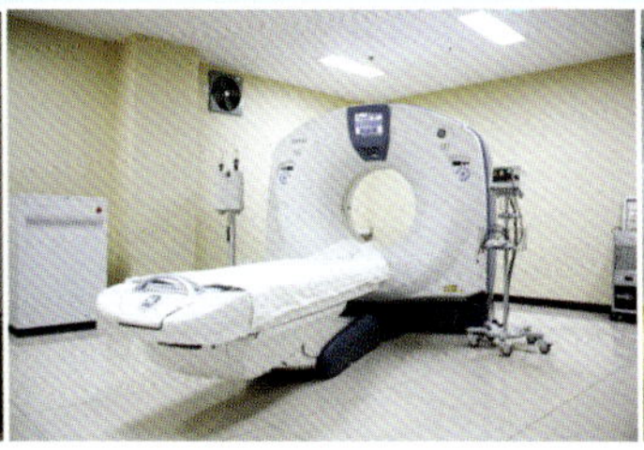

64排128层（动态500排）CT

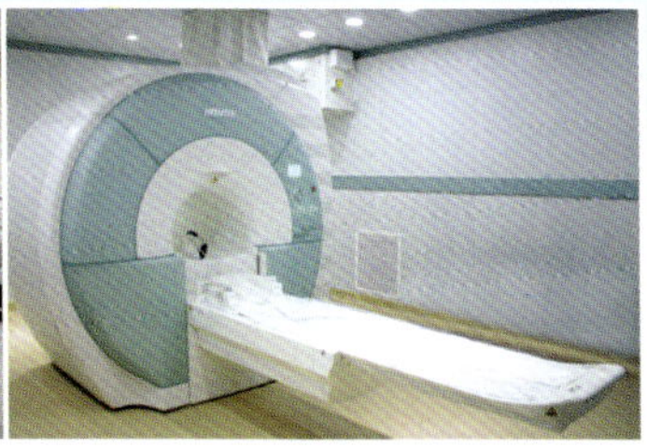

核磁共振仪

黄石市中医院

2012年，医院深入贯彻实施科学发展观和国家医药卫生体制改革，坚持以“资源优化年”为主线，以迎接国家中医药管理局三级甲等中医院复评为契机，全面推进医院资源优化配置工作，取得新的显著成效，进一步巩固和扩大了“两院”资源战略重组成果。

——组织得到优化。医院党委获国家中医药管理局创先争优活动先进集体。

——结构得到优化。“两院”资源战略重组形成了“一院三区”的可持续、跨越式发展新格局。成功应对全年重大突发性公共卫生事件，1200多名患者无一例误诊、漏诊和死亡，得到了部、省、市、局领导的好评。

——管理得到优化。今年7月，医院在国家中医药管理局组织的三级甲等中医院医院复评中一举达标。

——学科建设得到优化。建成2个国家级临床重点专科，1个国家级临床重点专科建设单位（填补全市空白），3个省级临床重点专科，1个省级重点专科建设单位，1个市级临床重点专科，4个院级临床重点专科，形成了国家级、省级、市级、院级四级学科建设体系。

——人才队伍得到优化。全年引进硕士研究生28人，提前并超额完成“十二五”目标。朱志纯获得全省中医大师称号，培养2名市级名医。

——创先争优有声有色。围绕“喜迎十八大、争创新业绩、全面抓转型、奋力促发展”的主题，先后开展“省文明单位创建”、“青年文明号创建”、“学党史、知党情、跟党走”党史知识竞赛、“5·12国际护士节”小改小革竞赛、“‘双节’青年志愿者行动”等一系列迎建活动。周虹被评为全国卫生系统创先争优先进个人，感染性疾病科获“全市创先争优十佳示范窗口”荣誉称号。

经过全院干部职工的共同努力，全年医院总收入11276万元，同比增长9.04%，增加了935万元。其中医疗业务收入9648万元，同比增长11.55%，增加了999万元；门诊量206223人次，出院人数14036人次，增长10.8%；病床使用率89.9%，病床周转次数 23.0次。全年发放职工工资及福利（含奖金）3997万元，同比增长16%，增加544万元。高规格承办全省规划财务工作会议和2012年全省卫生系统文明创建推进会，医院连续三次获得省文明单位称号，进一步增强了单位对职工的凝聚力、向心力，医院两个效益逐年提升。

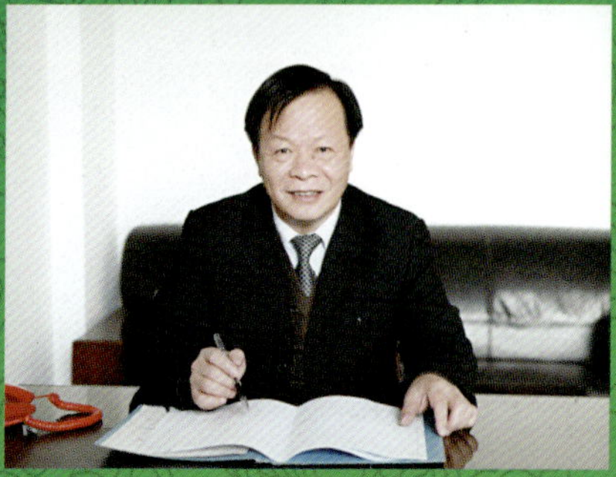

黄石中医医院（市传染病医院）党委书记、院长周虹

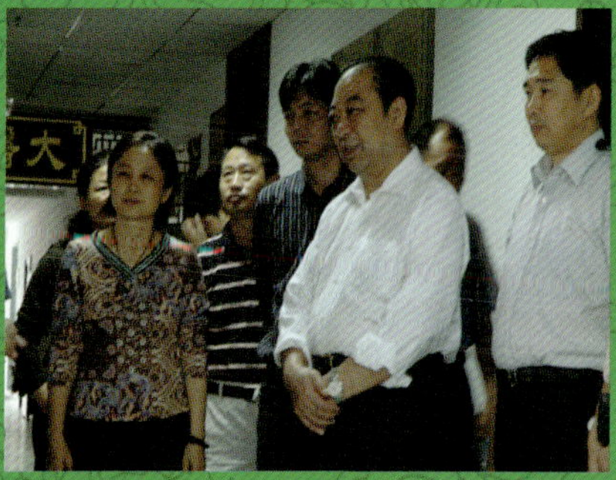

2012年9月，安徽省卫生厅党组书记、厅长杨有旺（左二）在黄石市卫生局党委书记罗祖均（左三）、局长周文萍（左一）的陪同下到黄石中医医院视察“治未病”中心

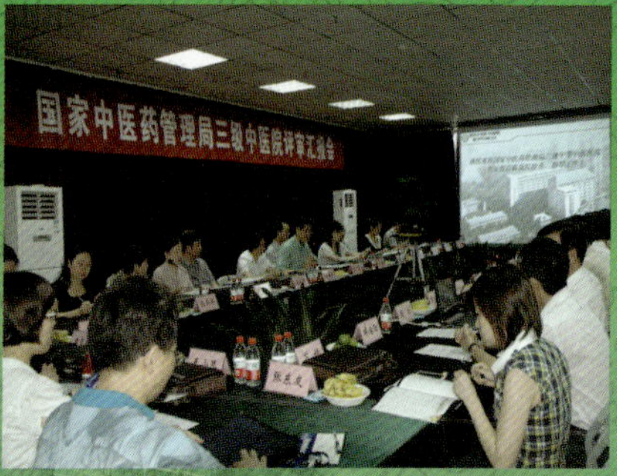

2012年7月23日，黄石市中医医院（传染病医院）迎接国家中医药管理局三级中医医院评审

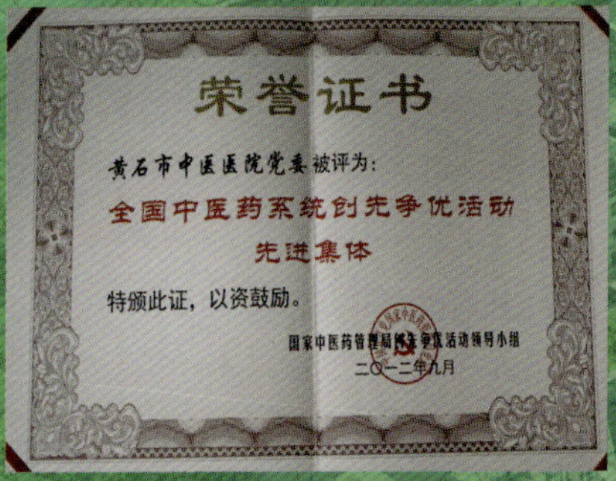

荣誉证书

黄石市中医医院党委被评为：

全国中医药系统创先争优活动

先进集体

特颁此证，以资鼓励。

国家中医药管理局创先争优活动领导小组

二〇一二年九月

2012年，医院被国家中医药管理局评为“全国中医药系统创先争优活动先进集体”

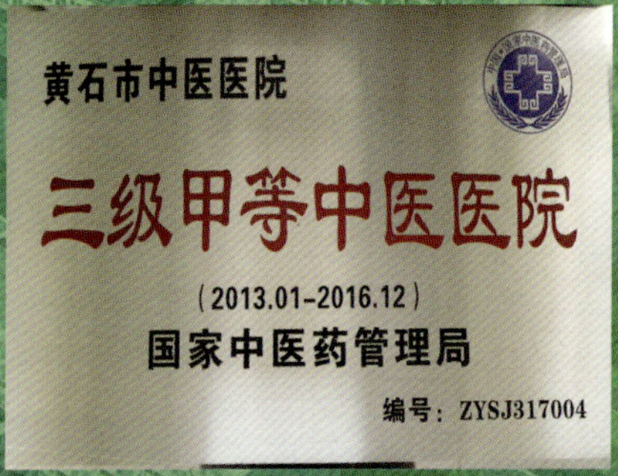

黄石市中医医院

三级甲等中医医院

（2013.01-2016.12）

国家中医药管理局

编号：ZYSJ317004

2012年7月，医院经过国家三甲医院的复评后，被评为三级甲等中医医院

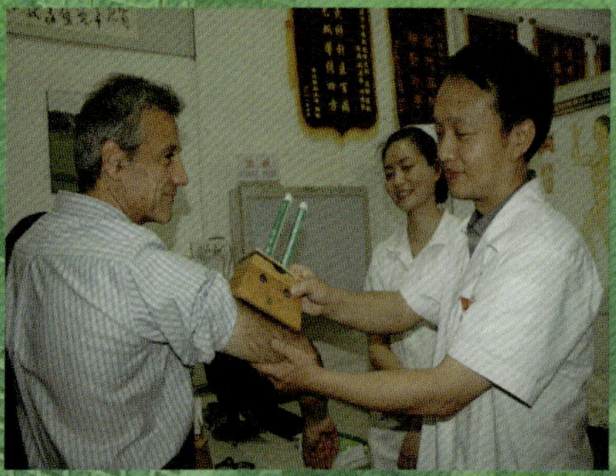

2012年5月18日，意大利急症医学专家来到黄石市中医医院（市传染病医院）参观中医特色治疗，罗伯特博士对中医针灸、艾灸、火罐等疗法倍感神奇。图为罗伯特博士在亲身体验艾灸疗法

日照市中医医院

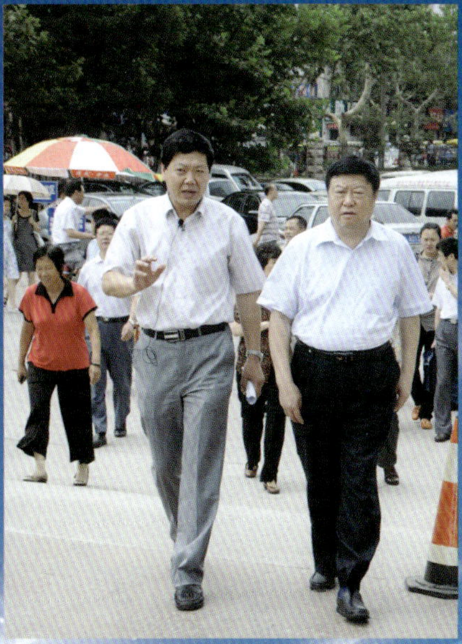

国家中医药管理局副局长吴刚来院视察

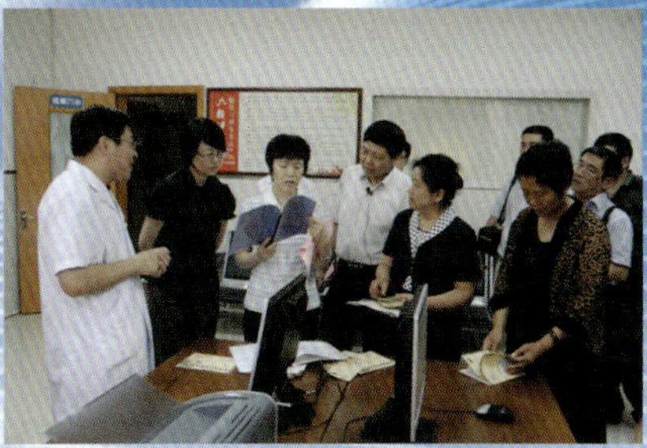

全国政协委员、卫生部原副部长、国家中医药管理局原局长佘靖来院视察

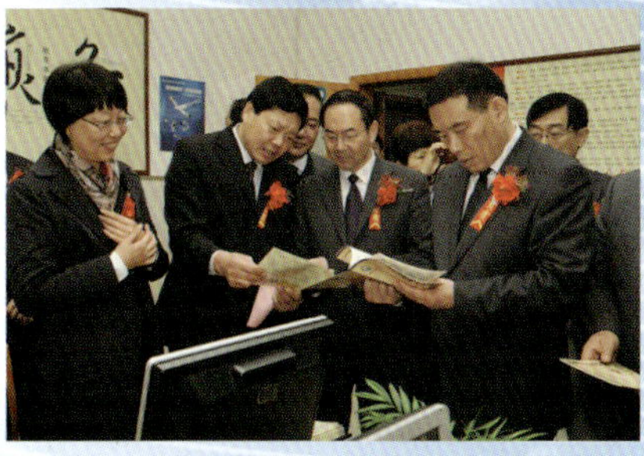

山东省中医药管理局局长武继彪来院视察工作

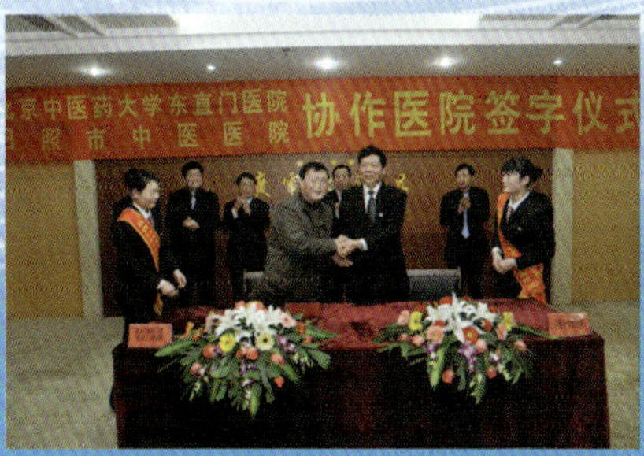

医院与北京中医药大学东直门医院建立协作关系

日照市中医医院于1999年1月开诊，是山东省最年轻的市级中医医院。多年来，在各级党委政府的正确领导和各有关部门及社会各界的大力支持下，紧紧围绕省、市政府确定的建设“中医特色突出、综合服务功能强、专科优势明显”的现代化综合性中医医院的发展目标，始终坚持“大医精诚、惠泽百姓”办院宗旨和“仁爱、尚学、惠民、敬业”院训，遵循“突出中医特色、增强综合优势”的发展思路，抢抓机遇，真抓实干，现已成为一所集中西医医疗、科研、教学、康复、保健为一体的三级甲等综合性中医医院，是山东中医药大学附属医院。现占地50.9亩，业务用房8.9万平方米；编制床位1000张，开放床位1080张；现有职工1252人，其中卫生技术人员1123人，高级职称专家135人，硕、博士研究生188人，全国名老中医药专家学术经验继承指导老师2人，享受国务院特殊津贴专家2人，山东省劳动模范1人，山东省名中医专家1人，山东省高层次优秀中医临床人才1人，市级名医和有突出贡献专家13人；设行政、临床、医技等72个科室，其中临床科室36个、医技科室13个；拥有国家重点专科和建设单位2个，省重点专科建设单位3个，市重点专科17个；2012年新投资2500多万元更新了CT、核磁共振等大型设备，共装备万元以上诊疗设备513台件、中医诊疗设备262台件，总值1.3亿多元，医院整体水平位居全省市级中医医院前列。2012年，医院门诊量40.6万人次，出院病人3.7万人次。2009年以来，连续4年行评受到市委、市政府表彰；2011年创建为省级文明单位；2012年成功创建为三级甲等中医医院，被省卫生厅表彰为全省“群众满意的医疗卫生机构”。

医院荣誉

三级甲等中医医院
全国地市级以上重点中医医院建设单位
国家“十一五”重点专科（脑病科）
国家“十二五”重点专科建设项目单位（肝病科）
山东中医药大学附属医院
全国百姓放心示范品牌医院
省级文明单位
全省中医工作先进集体
全省群众满意的医疗卫生机构
全省医德医风示范单位
全省卫生系统诚信建设先进单位
全省卫生系统纪检监察工作先进集体
省级无烟医疗卫生单位
全市行风建设先进单位
日照市文明优质服务示范单位
日照市办事公开示范点

地址：日照市望海路35号　邮编：276800　电话：0633-8290588/8290123　传真：0633-8290598

泸州医学院附属中医医院

泸州医学院附属中医医院是一所集医疗、教学、科研、预防保健于一体的具有中西医结合特色的三级甲等综合性教学医院。医院通过了ISO9001质量认证，先后获得了全国重点建设中医医院、中国百强品牌医院、全国卫生系统先进集体、全国中医药系统创先争优活动先进集体、全国冬病夏治先进单位、全国省级综合性医院文化建设先进单位、全国名老中医师承工作管理先进单位、全国中医药文化建设先进单位、全国中医药科普知识宣传教育先进单位、全国医院文化建设创新单位、全国中医电子病历示范单位、四川省委教育工委先进基层党组织、四川省医药卫生系统先进集体、泸州市先进基层党组织、泸州市110社会服务应急联动一等奖等殊荣。

医院建筑面积10万余平方米，现拥有城北新院、水井沟门诊部、忠山住院部及驾驶员体检中心。医院现有编制床位2000张，设有40余个临床和辅检科室，其中有卫生部国家临床重点专科建设项目——脑病科、肾病科，有国家级重点专科——耳鼻咽喉科，有国家级重点建设专科及培育项目——脑病科、肝病科、肾病科和重症医学科，有国家中医重点专科协作组成员单位——“治未病”中心、护理学、临床药学，有四川省重点专科——耳鼻咽喉科、心脑病科、脾胃病科、肝胆病科、肾病科、骨伤科，有四川省重点建设专科——肺病科、皮肤科、肛肠科、儿科、妇产科、肿瘤科和一批院级重点专科。拥有四川省中医药管理局二级实验室、四川省中医药重大疾病防治协作中心、四川省中医药“治未病”中心、全国师承名老中医传承教育工作室及四川省名中医工作室等。医院制剂室为四川省中药制剂能力建设单位。

医院拥有双源CT、高分辨1.5T核磁共振机（MRI）、DR、16排螺旋CT、DSA机、肿瘤适形放疗等先进设备以及层流手术室。

医院现有在职职工1000余人，其中高级职称专家130余人，博士研究生导师和硕士研究生导师50余人，国家级、省级学术专委会委员以上专家数十余人。

医院与泸州医学院中西医结合学院实行院系合一。有中西医临床医学和中医学两个本科专业以及中西医结合皮肤性病学、中西医结合眼耳鼻喉学、中西医结合骨伤学3个辅修专业。有中西医结合、中医学2个一级学科硕士学位授权点，中西医临床医学为国家级特色专业，中西医结合临床为国家中医药管理局“十二五”中医药重点学科建设单位、四川省重点学科、四川省高等教育“质量工程”项目，中医学为四川省精品课程。

医院先后与德国、美国、日本、加拿大、俄罗斯、葡萄牙等国家建立了学术交流、科研合作及长期教学合作关系。医院科研氛围浓厚，先后承担国家自然科学基金课题，国家“八五”科技攻关课题，国家“十一五”、“十二五”科技支撑计划课题，“863”、“973”子课题等科研项目，先后在国内外各级医学刊物上发表学术论文千余篇。

医院始终坚持“管理治院、质量立院、特色办院、科教兴院、人才强院”的办院方针，弘扬“团结建院，艰苦建院”的医院精神，恪守“德业并修，精诚致远”的医院院训，肩负“仁和精诚，佑护生命”的医院使命，坚持“以德聚人，以文化人”的管理理念，践行“千方百计，臻于至善”的服务理念，以实际行动实现“省内一流、国内知名的中医、中西医结合特色现代化医院”的医院愿景。

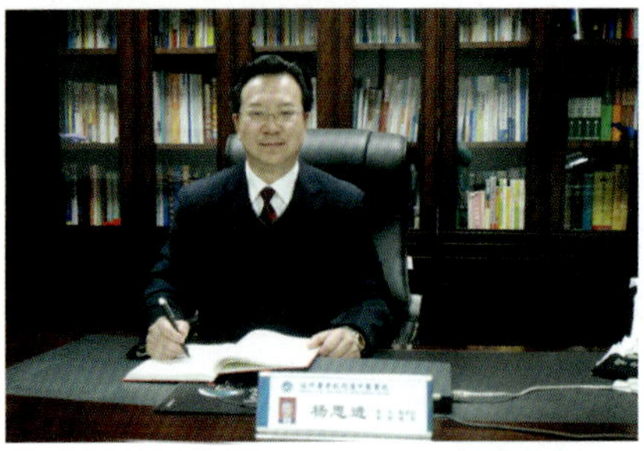

医院院长、博士生导师杨思进教授

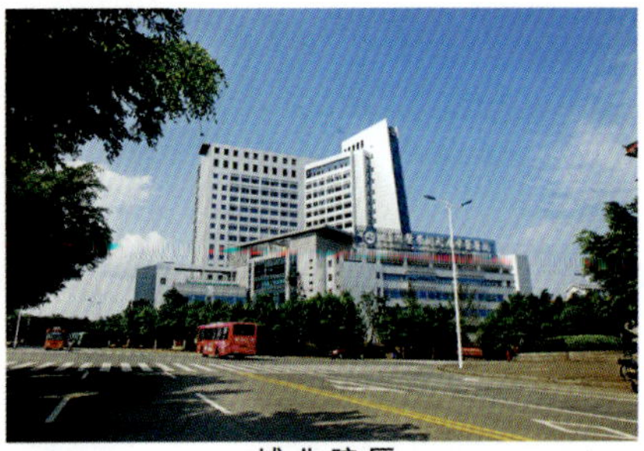

城北院区

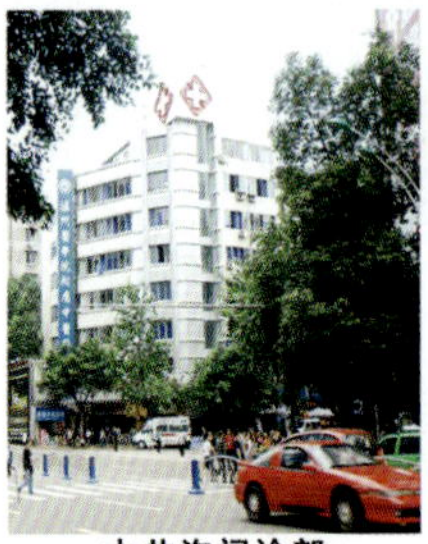

水井沟门诊部

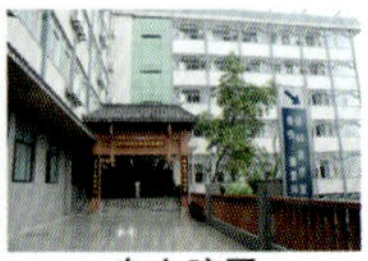

忠山院区

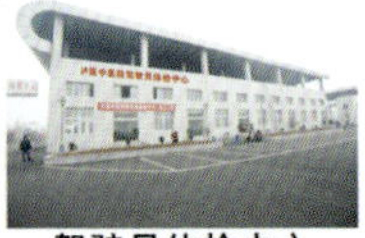

驾驶员体检中心

一院四地

城北新院鸟瞰图

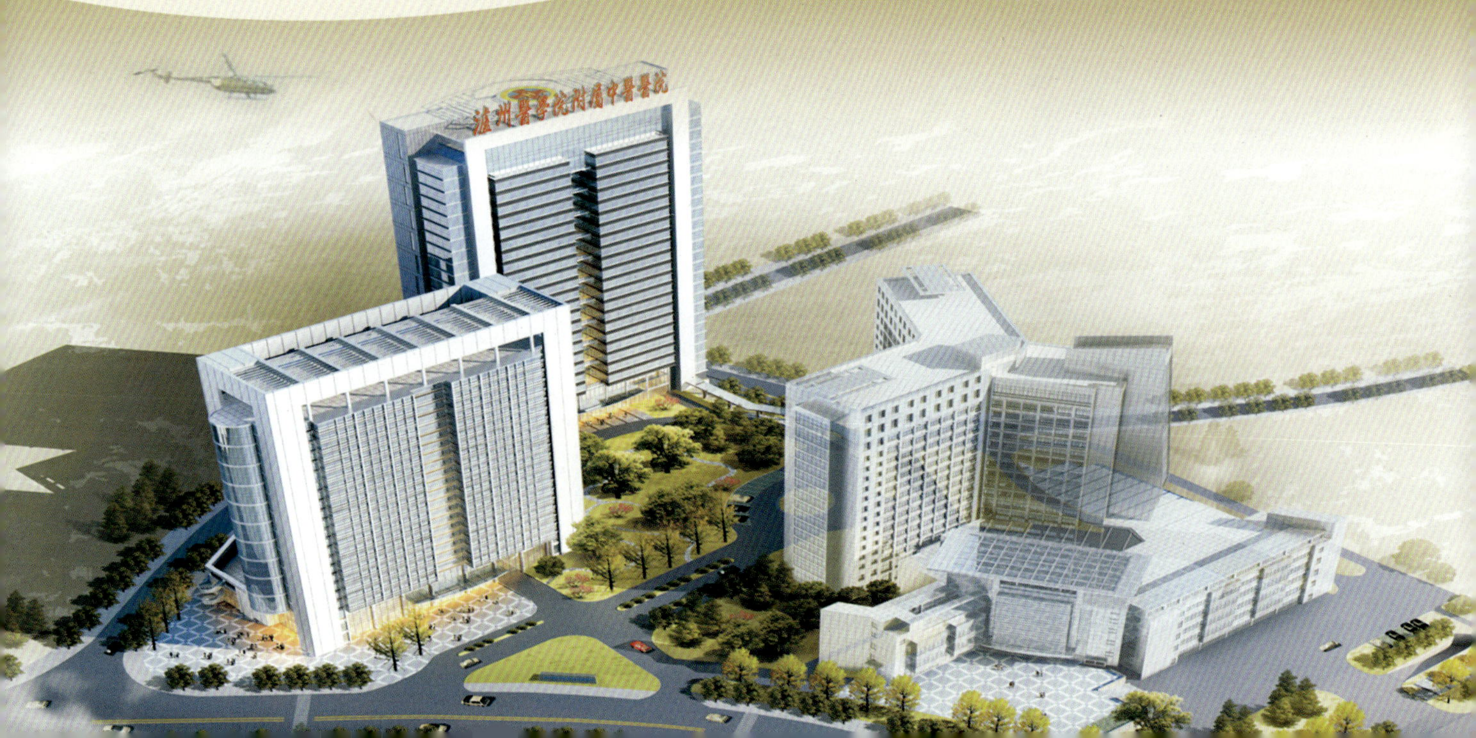

福建省中医药研究院

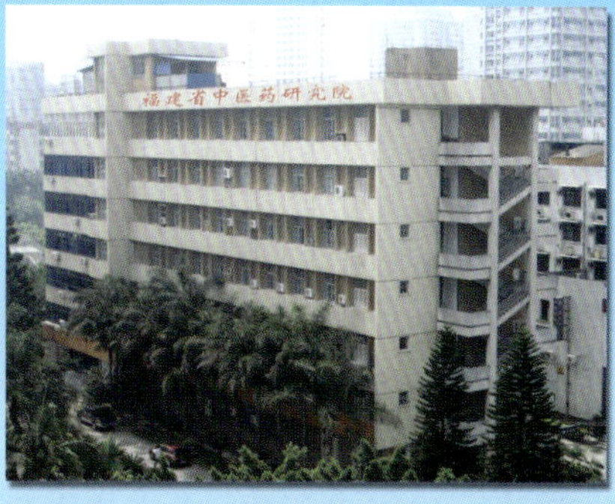

福建省中医药研究院是福建省公益类中医中药科学研究机构，长期致力于福建省中医药科研事业。前身系成立于1955年的福建省中医药学术研究委员会，在此基础上成立了福建省中医研究所，1975年更名福建省医药研究所；1982年改称福建省中医药研究所；1992年经省编办批准更为现名。经过50余年的发展壮大，福建省中医药研究院在经络研究、中药研究开发、中医基础、临床研究等中医药的科学研究方面已达到省级先进水平。现拥有国家中医药管理局首批建设的经络感传重点研究室，国家中医药管理局针灸生理三级实验室，国家食品药品监督管理局药物临床试验机构，福建省青草药开发服务中心，福建省卫生厅首批建设的中医药防治老年脑功能障碍研究、针灸仪器研究、中药抗肿瘤的生物和化学评价研究3个重点研究室，6个国家中医药管理局中医药科研二级实验室；院内设有经络、基础、药物、临床4个研究所，科技产品研发及成果转化中心、比较医学中心等，并附设综合门诊部及福州三利得营养保健品厂、台湾牛樟芝大陆研发中心及台湾产特色植物大陆研发中心等。现有专业技术人员90多人，其中高级职称人员38人，博士学位10人。

至2013年5月，研究院共完成科研课题500多项，取得173项科研成果，其中部省级以上成果有73项。发表科研论文2000多篇，编写书籍160余部，近几年共承担科研课题70余项，其中国家攀登计划“经络研究”课题3项，国家自然基金8项，获省部级以上科研成果奖15项。参与开发研究的新药有三尖杉酯碱和高三尖杉酯碱、阴可净、满山白、买麻藤、盐肤木、软脉灵、冠脉乐及珍石消渴胶囊等，其中三尖杉酯碱荣获国家自然科学三等奖。先后与日本冈山大学、三得利公司等进行合作，开展乌龙茶研究取得多项成果。

福建省中医药研究院附属医院设在福建中医药大学附属第二人民医院，主要承担医疗、教学、科研及新药临床研究任务。1992年1月由卫生部批准成立福建省中医药研究院国家药品临床研究基地（老年病用药专业），2013年再次通过国家食品药品监督管理局药物临床试验机构资格认定，现有专业中医脑血管、中医呼吸、中医心血管、中医消化、中医肾病、中医骨科。自研究院药物临床试验机构开展工作以来，已完成中药新药临床试验113多项。

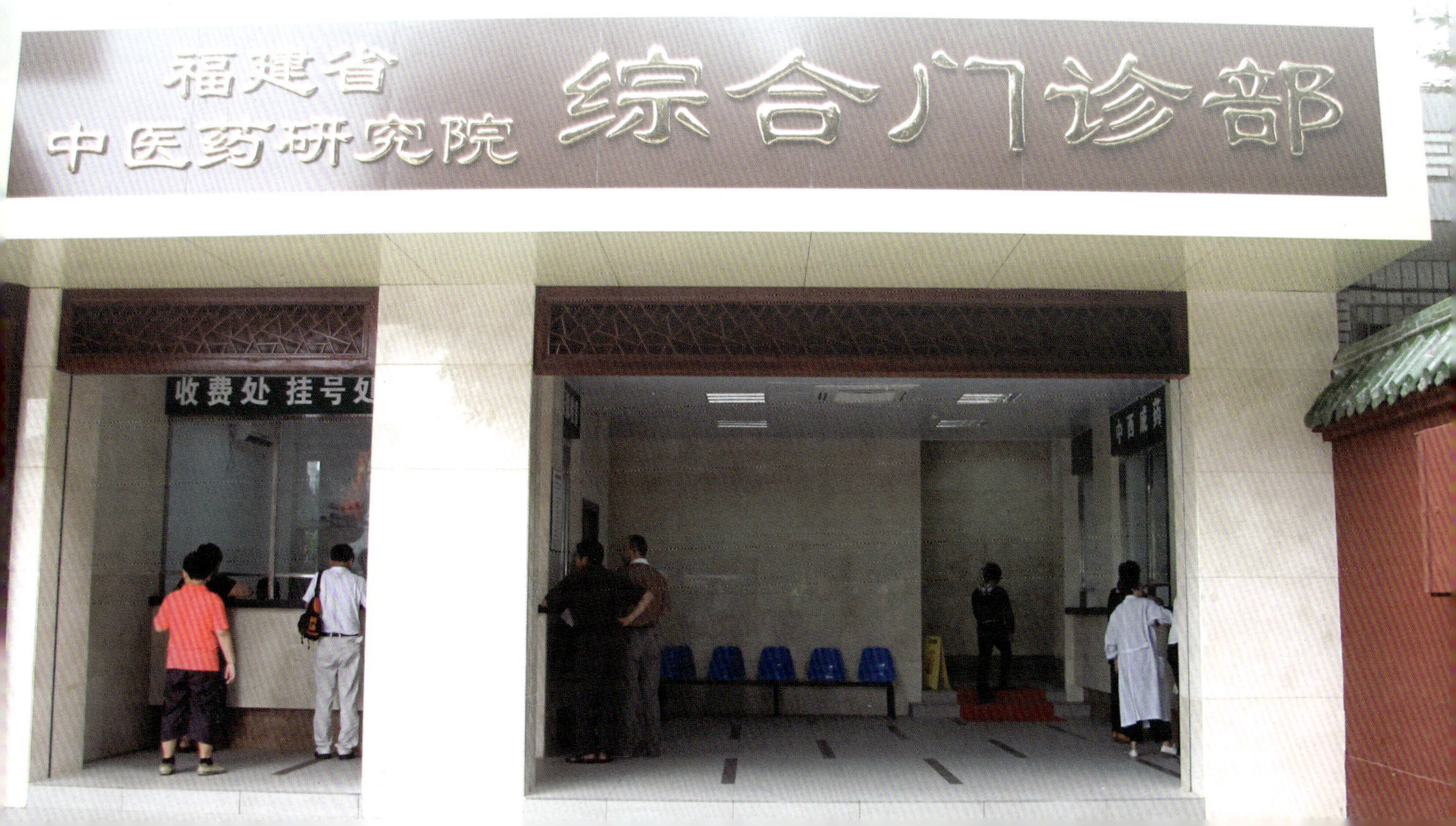

辽宁中医药大学

学校网址：http://www.lnutcm.edu.cn

【概 况】

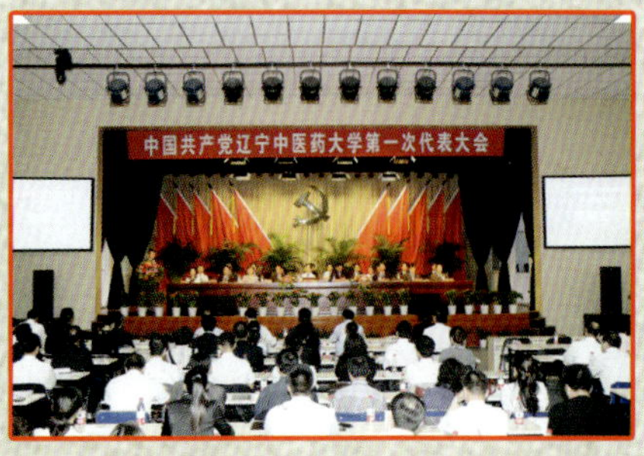

中国共产党辽宁中医药大学第一次代表大会隆重召开

辽宁中医药大学成立于1958年，主校区位于辽宁省会沈阳，分校区位于大连和本溪，是辽宁省培养中医、中药、针灸推拿、中西医临床医学、高级护理人才和医学相关人才的高等院校。学校现有1个国家重点学科、26个国家中医药重点学科、7个省高等学校重点学科、3个博士后科研流动站、3个一级学科博士学位授权学科、16个二级学科博士学位授权点、3个一级学科硕士学位授权学科、19个二级学科硕士学位授权点。学校现有“973”计划首席科学家1名、国家名师1名、国医大师1名、全国老中医药专家学术经验继承指导教师22名；2人入选国家百千万人才工程；49人享受国务院特殊津贴。学校实验室和临床研究基地承担和完成国家重大科研项目数十项、省级科研项目数百项，发表学术论文数千篇、著作数百部，科研经费年均突破亿元。

【党建和思想政治工作】

学校召开中共辽宁中医药大学第一次代表大会；先后荣获了全国和辽宁省创先争优先进基层党组织；组织党委理论中心组学习和全校政治理论学习活动；对全校科级以上干部进行新一届聘期的调整工作；召开廉政建设工作会议，签订《党风廉政建设责任状》。校长杨关林新当选为农工党辽宁省委副主任委员，医疗管理处处长王垂杰新当选为民革辽宁省委副主任委员，辽宁中医药大学附属二院副院长郭少武新当选为农工党沈阳市委副主任委员。

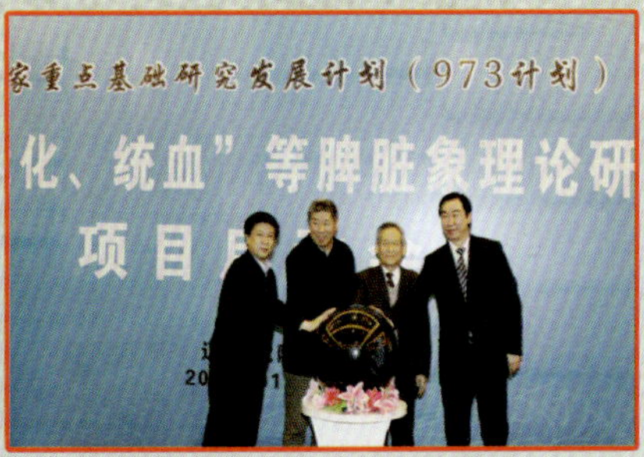

学校科研立项工作获重大突破，成功申报“973”计划中医理论专项“‘脾主运化、统血’等脾脏象理论研究”项目，校长杨关林荣获“973”首席科学家称号

【人才队伍建设】

学校启动“杏林学者青蓝工程”人才培养计划，遴选出首批杏林学者5人、杏林优秀人才19人和杏林杰出青年39人。学校有3人被辽宁省人社厅推荐到国务院参加政府特殊津贴专家评选；1人通过卫生部有突出贡献中青年专家评审；1人被辽宁省人社厅推荐参加“国家特支计划”百千万工程领军人才评选；1人入选第二批辽宁特聘教授；1人被评为辽宁省优秀教师；完成各级各类专业技术职务评聘工作。

【教学工作】

学校完成食品质量与安全、康复治疗学、医学检验技术和汉语言4个新专业的申报工作；方剂学课程入选国家级精品资源共享课建设课程；学校总投入100万元启动中医励志班项目和大学生创新创业项目，先后获得首届三北地区中医大学生临床能力竞赛团体总分第一名；全国中医药院校技能大赛暨针灸推拿临床技能大赛团体二等奖；全国高等医学院校大学生中医药创意设计竞赛一等奖。成立高等中医药教育研究及评价中心，共获得20个辽宁省高等教育教学改革研究项目、2个辽宁省大学生实践教育基地建设项目、30个辽宁省大学生创新创业训练计划项目。

中西医结合、中药学两个博士后流动站顺利通过国家评估；成为全国首批临床医学硕士专业学位授权点下增列全科医学专业的硕士培养单位，进入首批开展全科医生高层次人才培养的院校行列；完成《中西医结合护理自主设置目录外二级学科论证方案》的备案；接收第一批中国政府奖学金来华留学生16名。

【科研工作】

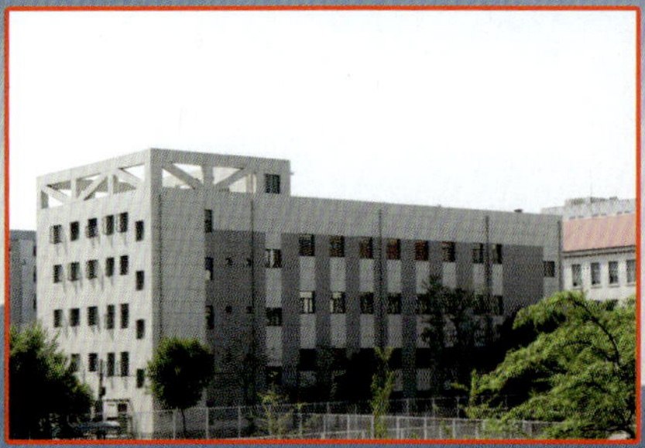

新建成的3000平方米SPF级实验动物中心，是集生产、教学、科研三位一体的公共实验技术服务平台，具备国内最先进的实验动物设施环境

学校获得“973”计划中医理论专项“‘脾主运化、统血’等脾脏象理论研究”项目的立项，实现了学校乃至辽宁省属高校“973”项目首席承担单位零的突破。中标“973”计划中医理论专项课题3项、分课题1项、国家自然基金17项、教育部博士点基金4项、留学归国基金1项、教育部人文社科一般项目1项、国家机器人重点实验室项目1项，总经费近3700万元。12项科技成果荣获省市等级别的各项奖励，其中获辽宁省科技进步一等奖1项。申请18项发明专利和5项实用新型专利；获得授权发明专利4项、实用新型专利3项。

【学科建设】

学校共有14个学科获批为国家中医药管理局“十二五”中医药重点学科；以优异的成绩通过了12个国家中医药管理局“十一五”中医药学科中期检查，中医学等5个学科通过省教育厅“提升高校核心竞争力特色学科建设工程”学科项目绩效考核。全年共分配学科建设专项经费1581万元。

湖南中医药大学

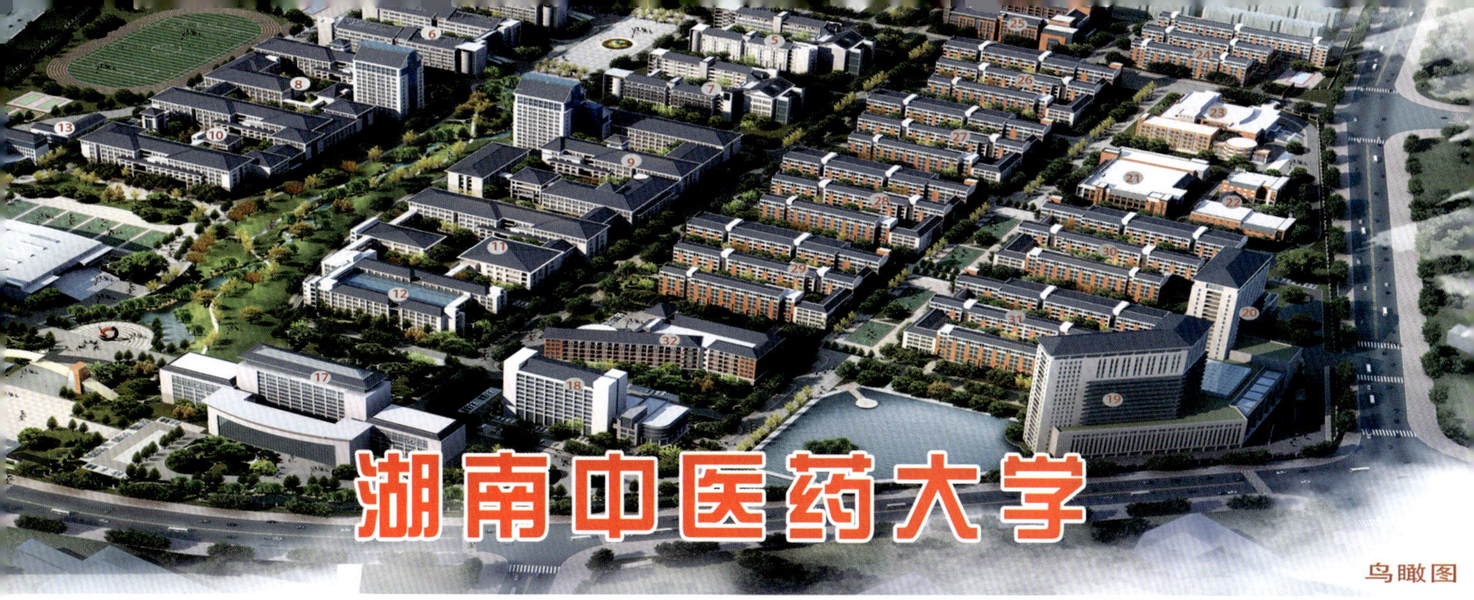

鸟瞰图

学校创办于1934年，时名湖南国医专科学校，1960年改为普通高等本科院校湖南中医学院，2002年与省中医药研究院合并，2006年更名为湖南中医药大学，2012年进入本科一批录取序列。目前学校与省中医药研究院实行校院合一的管理体制。校（院）共有五大院区，总占地面积1500余亩。下设16个学院（部）、16个研究中心（所）、5个校办（产）企业。

学校开设21个本科专业，现有国家级、省级特色专业11个，国家级、省级精品课程10门，国家级、省级实验教学示范中心6个，国家级、省级优秀教学团队5个。拥有博士点16个，硕士点31个，博士后科研流动站2个。现有学生总人数31070人，近3年本科毕业生年终就业率平均为96.7%，位居全省高校前列。

学校构建了以医学学科为主体，医、理、工、管、文等学科门类协调发展的学科体系，有国家重点学科1个、国家中医药管理局重点学科23个、湖南省优势特色重点学科2个、湖南省重点学科10个，有国家级科研平台3个、省部级科研平台25个。

学校有直属附属医院3所，非直属附属医院10所，第一附属医院被列为国家中医临床研究基地建设单位，第二附属医院被列为全国重点建设中医院，附属中西医结合医院为全国重点建设中西医结合医院之一。各附属医院拥有肝病、眼底病等24个国家重点中医专科（专病）中心。

2008年以来，学校在籍境外学生人数每年以20%的增速上涨，为28个国家和地区培养了近2000名中医药人才，与加拿大中央学院、香港大学等20所境外院校建立了医疗、教学、科研合作关系。2012年以来，先后与美国新英格兰中医学院签署了合办中医孔子学院的协议，与马来西亚林肯大学签订了战略合作框架和合作办学协议，与巴基斯坦卡拉奇大学联合成立了“中巴民族医药研究中心”，成功申报欧盟框架计划中国健康领域国内首个联络点。

学校将坚持质量办学、特色办学、开放办学的理念，围绕内涵建设、基础建设、管理水平、教学质量、人才质量、科研实力、社会服务能力等多个方面，不断提升核心竞争力和综合实力，努力实现全面发展的第二次跨越。

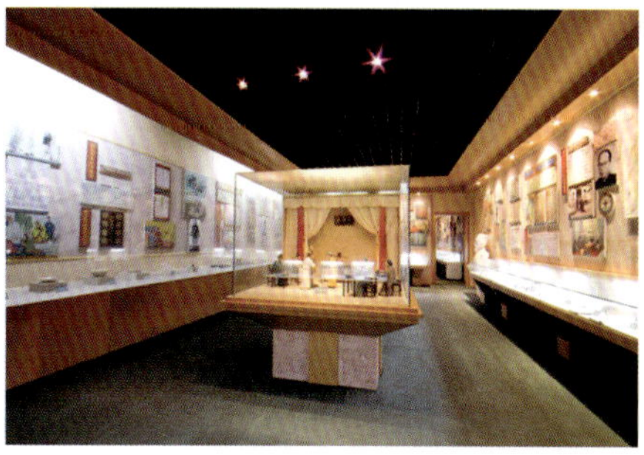

针灸陈列馆

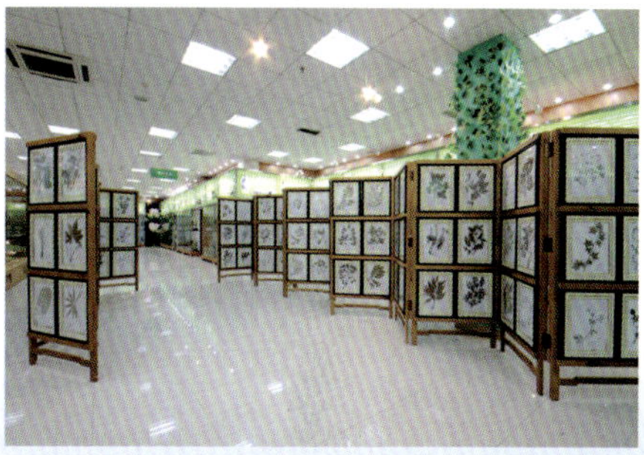

中医药标本馆

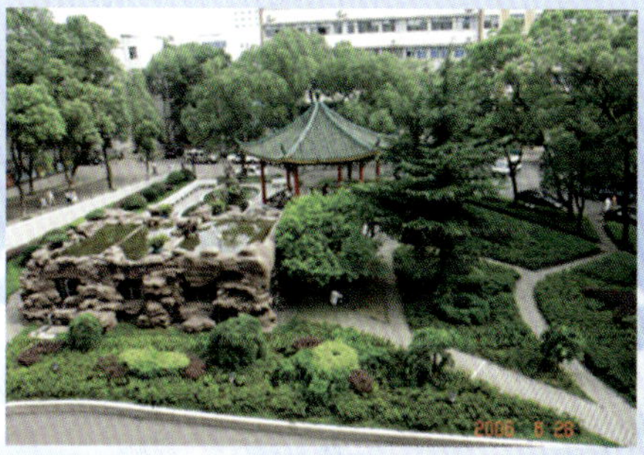

东塘校区校院实景

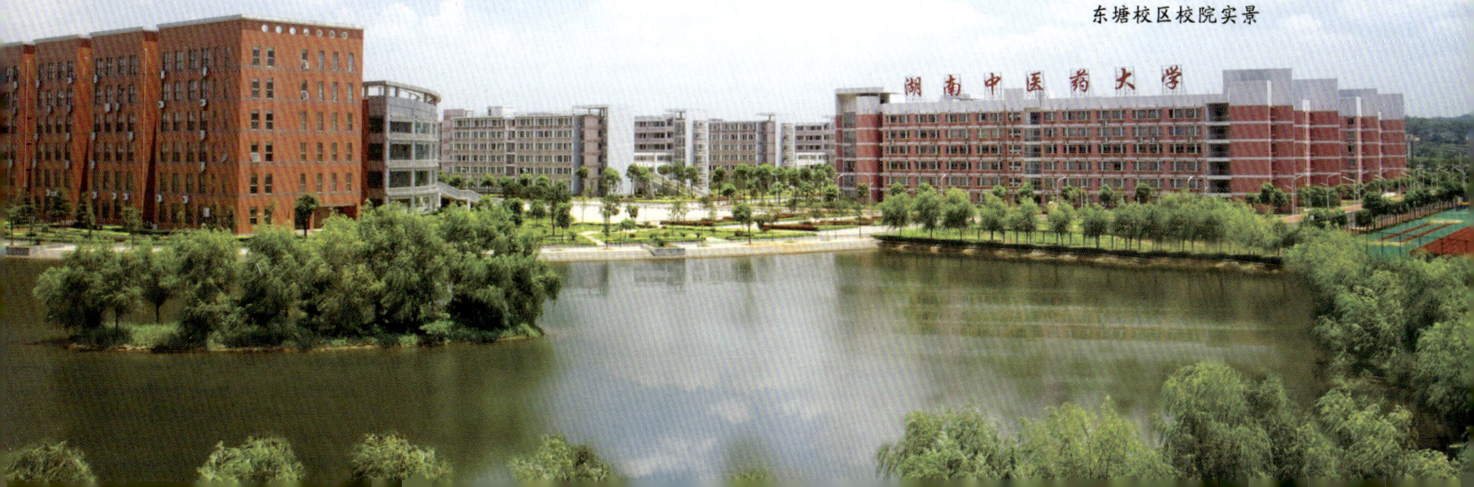

湖南中医药高等专科学校

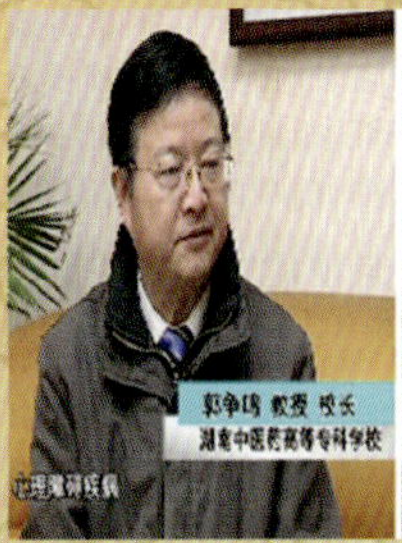
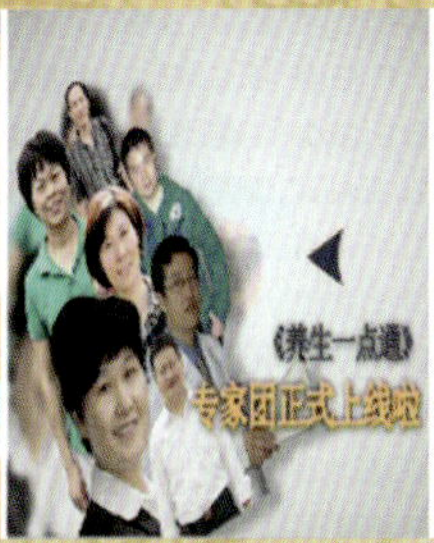
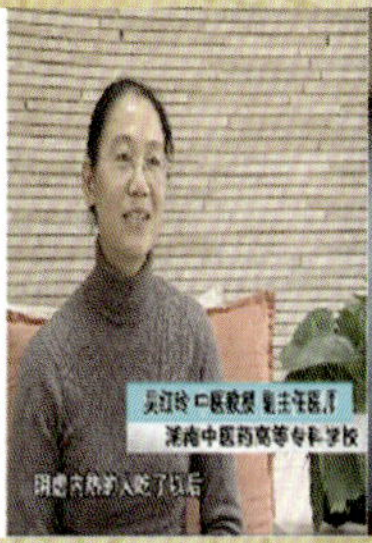

2012年学校与株洲市电视台合作“养生一点通”栏目荣获“全国十佳健康品牌栏目”

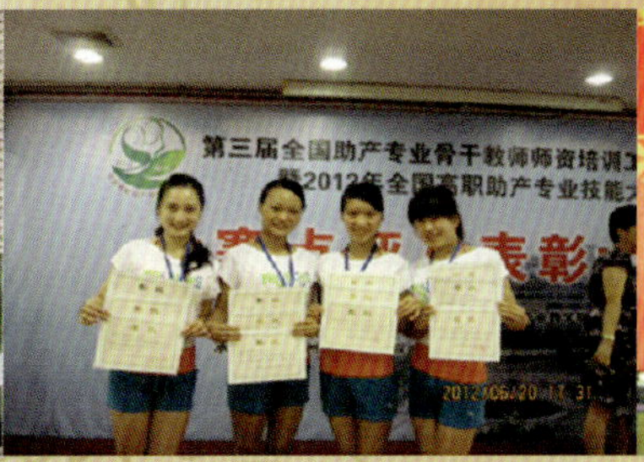

2012年学生参加第三届全国助产专业技能大赛，获得个人和团体一等奖

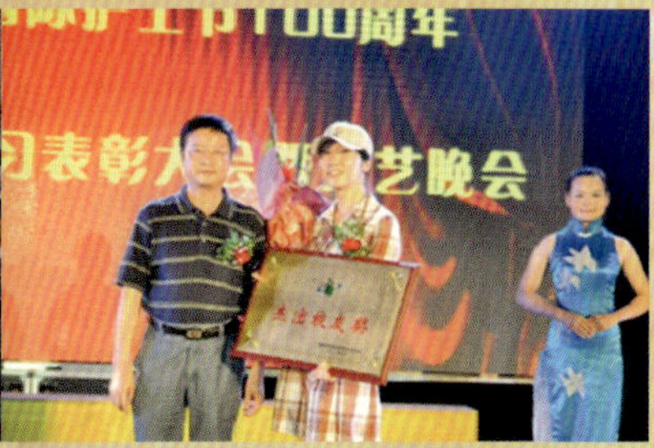

2012年5月护士节，杰出校友何遥回母校作专题演讲

学校是2004年经教育部批准成立，由湖南省卫生厅、湖南省教育厅管理的公立全日制普通高等专科学校，地处全国两型社会综合配套改革试验区、中南地区最大的交通枢纽株洲市，是湖南省中医药实用型技能性人才的主要培养基地。

招生就业成绩斐然：在生源比去年再降的情况下，2012年学校争取高招计划数1800名，比去年增加了4.11%，报到2030人。全面落实就业工程：2012届毕业生初次就业率达85%以上，年终就业率超过90%。在年底教育厅组织的就业工作“一把手工程”督查中，获得优秀等次。

专业课程扎实推进：推拿学科成为国家中医药管理局重点学科；中药专业获“2012年中央财政支持的职业教育专业建设项目”；针灸推拿专业成功申报湖南省“十二五”专业综合改革试点专业；《推拿手法学》通过省级精品课程复审；《推拿手法技术》正转型为国家级精品资源共享课程；新设专业药学、医学影像学顺利开班授课。

教学基地充实规范：落实实践基地115家，落实2504名学生实习岗位需求。全年组织到20余家单位进行实习检查，确保临床实习质量。举办了17家医院院长及相关科室负责人参加的首届临床教学工作座谈会；与附属第一医院、千金药业召开了“优秀实习教学基地”建设与教学工作座谈会；与株洲中医骨伤医院成功申报“校企合作人才培养示范基地项目”；完成新增12家教学医院挂牌授牌，初步构建了立体临床教学基地网。

师资团队合理优化：目前学校共有教职工357人，具有博士、硕士学位教师113人（其中博士5人）；副高以上职称140人，“双师型”教师占专任教师的73%，师资队伍结构渐趋合理。2013年共选拔录用23名优秀人才，成功引进2名医药学博士。推荐国内访问学者6人，青年骨干教师2人，评审校级青年骨干教师1人，派出2人到美国进修，支持2名教师在职攻读博士学位，有7名教师攻读硕士学位，多人在全国和省教学比赛获一等奖。

科学技术提质增量：科研课题项目申报：课题立项43项，3项为国家局级，8项为省部级，2项为省局级重点，35项市厅级。获奖项目：湖南省中医药科技成果奖一等奖1项，湖南省自然科学优秀论文三等奖2项，湖南省教育科学研究工作协会优秀论文一等奖1项、二等奖5项、三等奖6项；组织编写的《中医药，让我们更健康》养生宣传册受到株洲市民的普遍欢迎；与株洲市电视台合作“养生一点通”栏目荣获“全国十佳健康品牌栏目”。

人才质量全面提升：助产、中药专业学生在全国技能比武大赛中均取得团体一等奖和个人第一名的好成绩；2012届护理专业毕业生参加护士执业资格考试，通过率高达99.9%，再创新高；9名学生参加全国大学生英语知识竞赛荣获1个特等奖、8个一等奖；参加湖南省普通高校大学生英语演讲赛获得专科组团体一等奖；参加株洲市2012年大学生创业计划大赛获一等奖；参加湖南省第五届“绿叶杯”大学生创业计划竞赛获铜奖。

校园文化引领主流：何遥校友先进事迹经中央电视台、光明日报等媒体报道后，学校党委及时下发了通知，发出向何遥学习的倡议书；在5·12国际护士节邀请何遥来校，向广大学子作报告；派专人参加何遥事迹报告团，在省、市、县举行何遥同志先进事迹报告会。学校还精心编辑出版了《最美护士何遥》一书，对提升学校美誉度起到了积极的作用。2012级在校生彭云霞在父亲意外遭遇车祸后，毅然决定捐献父亲器官，在社会产生强烈反响。

校址：湖南省株洲市芦淞区芦淞路136号　电话：0731－28519008/28519148/28519048

传真：0731---28519168　邮编：412012　电子邮箱：hnzyygzb@163.com　网址：www.hntcmc.net

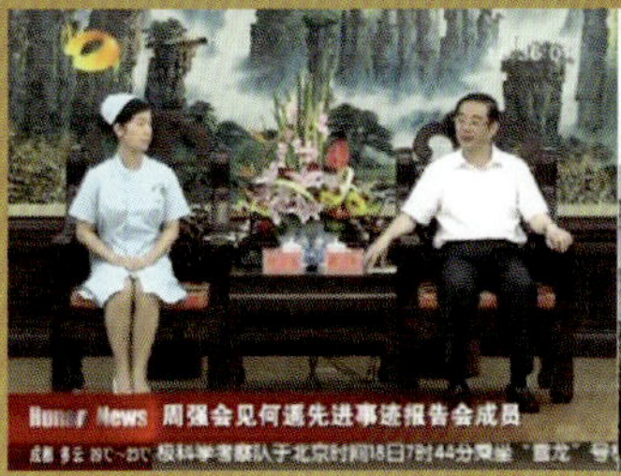

2012年7月，省委书记周强会见何遥同志先进事迹报告团成员

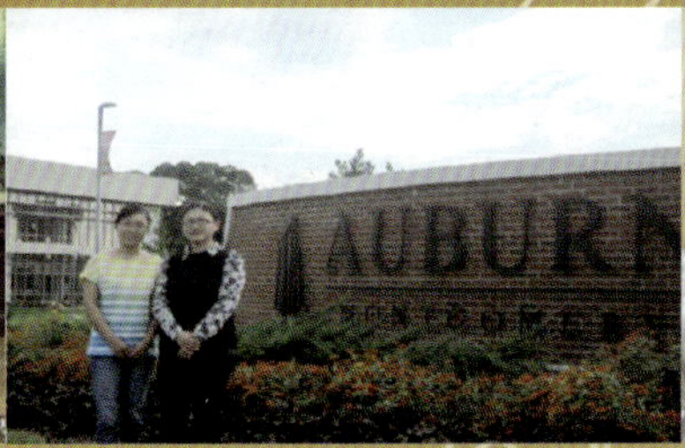

2012年，护理系两位老师在美国蒙哥马利奥本大学做访问学者

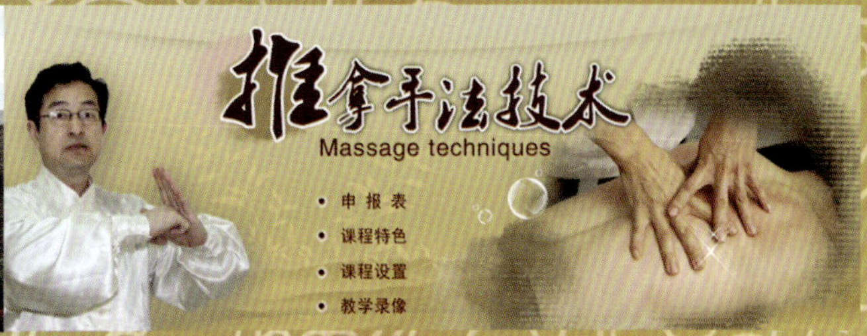

2012年王德瑜教授主持的《推拿手法技术》成为国家精品资源共享课程，推拿学科被确定为国家中医药管理局的重点学科

黑龙江中医药大学

黑龙江中医药大学始建于1954年，经半个多世纪的建设与发展，学校已成为具有较高教学、科研、医疗水平，在国内外有一定影响的高等中医药院校，现为黑龙江省重点建设的高水平大学。学校于2004年获得全国首批教育部本科教学工作水平评估优秀结论；2007年全国首家通过教育部本科中医学专业认证单位；2008年被确定为国家中医临床研究基地建设单位；2009年晋升全国精神文明建设工作先进单位。

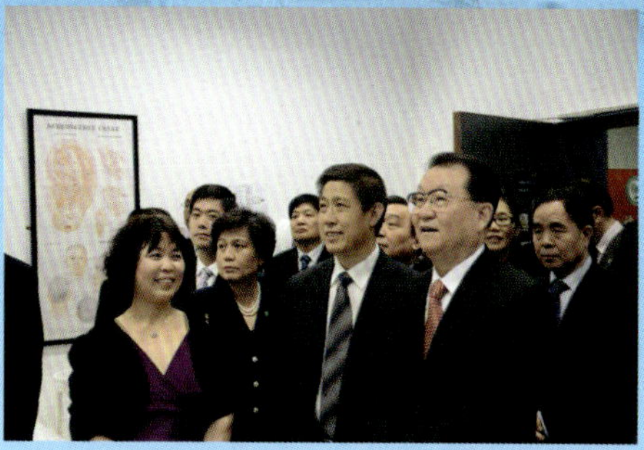

时任中央政治局常委李长春同志视察学校中医孔子学院

学校下设12个学院、9个附属医院、1个研究院、27个教学医院和85个实习基地。有22个学科具有博士学位授予权，28个学科具有硕士学位授予权。现有全日制在校生15537人，其中博士研究生236人，硕士研究生1764人，本科生9905人。学校设有中医学、中药学、中西医结合、药学4个博士后科研流动站。学校有国家级重点学科4个，国家中医药管理局重点学科21个，国家级精品课程8门。学校教学实验中心被确定为首批国家级实验教学示范中心。“十五”以来，获国家教学成果一等奖1项、二等奖5项。

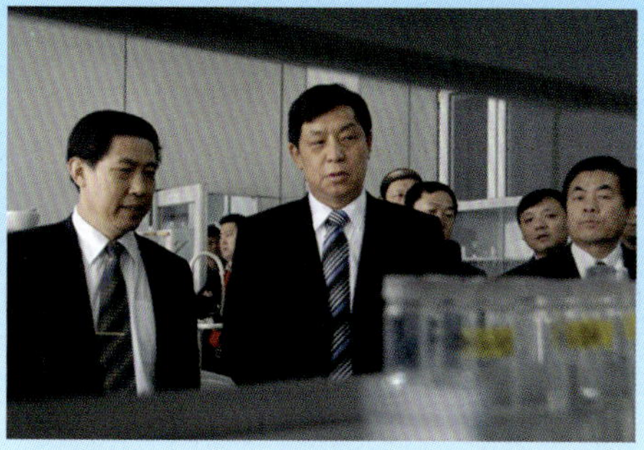

时任黑龙江省省长栗战书同志来学校视察

学校现有省部共建教育部重点实验室1个，国家中医药管理局重点研究室3个，国家中医药管理局中医药科研三级实验室10个，科技部中医药国际科技合作基地1个。“十五”以来，获得各级各类科研课题立项2070项，其中国家“973”项目4项、“863”项目1项；获得各级各类奖励566项，其中国家技术发明二等奖1项、国家科技进步二等奖6项，现为国家“973”计划项目首席科学家单位。学校2008年和2012年学校各有1篇论文获得“全国优秀博士学位论文”。在中药血清药物化学研究、中药天然药物药效物质基础研究方面处于国际先进水平，在方剂配伍规律、针灸作用机理研究和中医药治疗内科、妇科、肾病等重大疾病的临床研究方面处于国内领先水平。

学校现有教职工3043人（校本部1169人）。其中教授、副教授及相应职称人员929名；博士生导师114人，硕士生导师375人；有41位专家享受政府特殊津贴，卫生部有突出贡献中青年专家3名，百千万人才工程国家级人选4人，国家级教学名师3名；全国先进工作者1名，巾帼建功标兵1名，全国优秀教师6名；现有长江学者讲座教授1人，龙江学者特聘教授12人，国家级教学团队3个。

学校具有接收外国留学生和港澳台学生学历教育资格，是教育部首批批准招收来华留学生院校之一，已同世界上30多个国家和地区的近40所医学院校或研究机构开展了教育、医疗、科技合作与交流。学校与英国伦敦南岸大学创办的世界首家中医孔子学院，连续4次被评为“优秀孔子学院”称号。

学校正在党的十八大精神指引下，以科学发展观统领学校全局，继续解放思想，深化改革，科学发展，和谐发展，率先发展，为建设国内一流、国际上有一定影响的高水平中医药大学而努力奋斗！

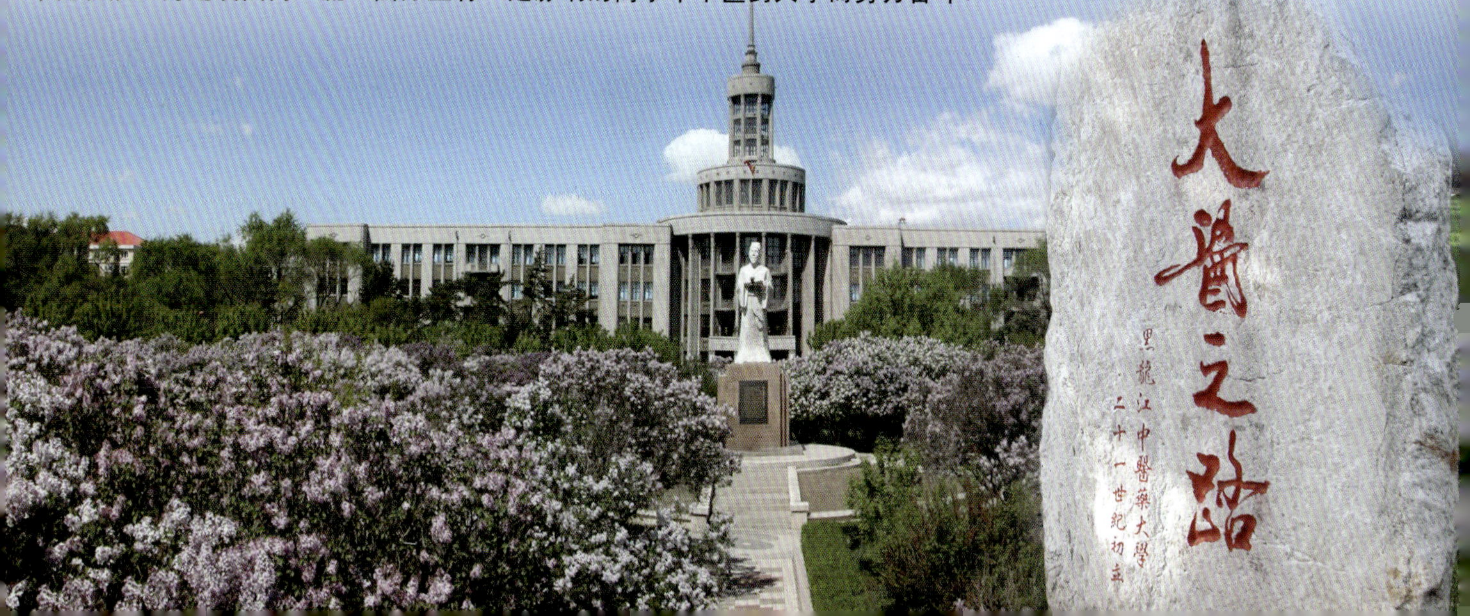

安徽中医学院

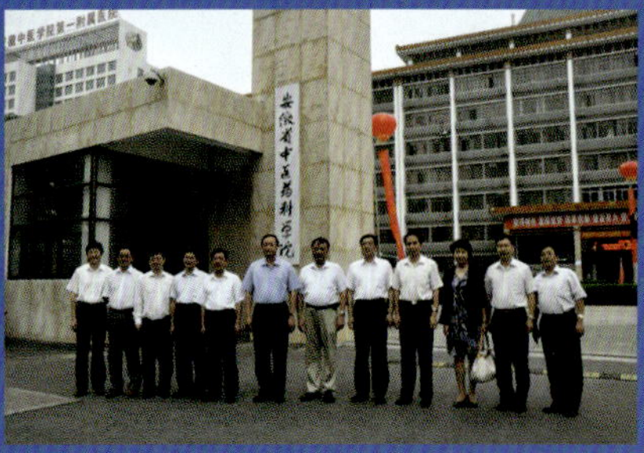

2012年9月，国家卫生部副部长、国家中医药管理局局长王国强一行至我校调研指导工作。

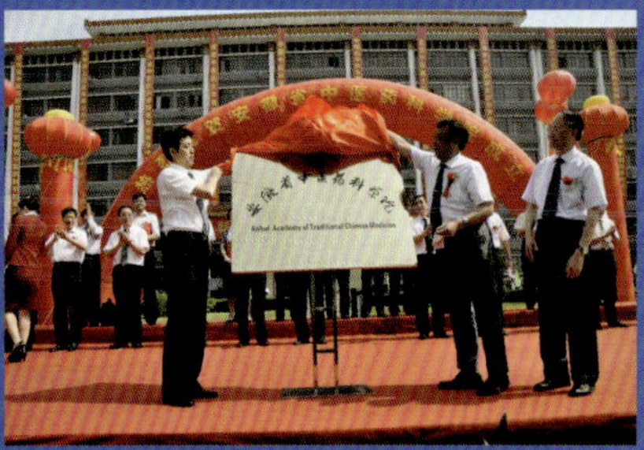

2012年5月，安徽省中医药科学院在我校正式成立，副省长谢广祥出席揭牌仪式。

安徽中医学院创建于1959年，其前身为1952年创立的安徽省中医进修班（学校）。1959年，安徽省人民政府正式批准成立安徽中医学院，郭沫若先生题写校名。1970年，安徽中医学院并入安徽医学院。1975年，教育部批准恢复安徽中医学院。2000年，安徽省医药学校并入安徽中医学院。2011年，省政府批准在安徽中医学院的基础上组建成立安徽省中医药科学院。

学校是国家中医临床研究基地、国家中药现代化科技产业（安徽）基地、国家中医药国际合作基地、国家药品临床研究基地、硕士研究生推荐免试单位。

学校现占地总面积1171亩，有梅山路、史河路、少荃湖3个校区。教学科研仪器设备总值9456万元。图书馆藏书170.2万册（其中纸质图书89.3万册），古籍部珍藏古籍线装书3.3万册，是“全国古籍重点保护单位”。中药标本中心储藏了11万份药用植物蜡叶标本，是全国医药院校珍藏标本最丰富的标本馆。新安医学文化中心是安徽省中医药文化宣传教育基地。

学校现有全日制在校生11043人（其中硕士生820人）。现有13个二级学院（部），2所直属附属医院，4所非直属附属医院。现有教职工2400多人（含两所附院），其中副高以上职称人员500余人，皖江学者讲席教授2人，博士生导师16人，硕士生导师298人；享受国务院特殊津贴专家35人、省政府特殊津贴专家5人；有安徽省学术与技术带头人、后备人才18人；有国家名老中医学术经验项目指导老师26人。有来自国内外的56名知名专家、学者担任学校客座教授。

学校现有29个本科专业（方向）（其中教育部高等学校特色专业5个，均已列入一本招生），有2个一级学科博士学位授予点，4个一级学科硕士学位授予点，25个二级学科硕士学位授予点，2个硕士专业学位授权点，5个博士生联合培养基地。有 17个国家中医药管理局重点建设学科，1个省级重中之重学科，12个省级重点建设学科，6个卫生部国家临床重点专科，21个国家中医药管理局重点建设专科、23个安徽省中医药重点专科。

学校坚持“弘扬新安医学，培育中医人才”的办学特色。现有2个国家级教学团队、3个省级教学团队，1门国家级精品课程，16门省级精品课程。近5年来，学校先后获国家级、省级质量工程项目100余项，国家级教学成果奖1项、省级教学成果特等奖1项、一等奖4项。2008年以来，学校毕业生平均就业率在94%以上，连续获得安徽省普通高校就业工作“先进集体”或“标兵单位”称号。

学校大力推进科技强校战略。近5年来，学校共承担各级各类项目1400余项，其中承担国家“973”计划、国家“863”计划等国家级项目90项，科研经费2亿余元；取得研究成果300余项，获得省部级以上科技奖励27项。现有4个省级科技创新团队，24个省级以上重点实验室及工程（技术）研究中心。建立了安徽省中药材科技产业战略联盟。学校与黄山、亳州、绩溪、舒城等市、县人民政府签订全面合作协议，与河南宛西、江苏康缘、深圳三九等国内知名中医药企业签订战略合作协议，建有亳州济人药业等25个产、学、研合作基地。

学校与美国、澳大利亚等20多个国家和地区的41个医疗和教育机构建立了友好合作关系。1994年获准招收国外留学生，先后有20多个国家和地区的学员来校攻读硕士、学士学位以及临床研修。与美国、瑞典、新加坡、日本、韩国及我国港、澳、台地区的院校开展学者互访和学生交流活动。

“十二五”期间，学校将以科学发展观为指导，坚定中医信念，弘扬中医精神，秉承“至精至诚、惟是惟新”的理念，实施“质量立校、人才兴校、科技强校、特色弘校、文化塑校、和谐融校”的办学方略，努力建成富有特色、卓有贡献、高水平、有影响的安徽中医药大学，为建设美好安徽、服务人民大众健康作出更大贡献。

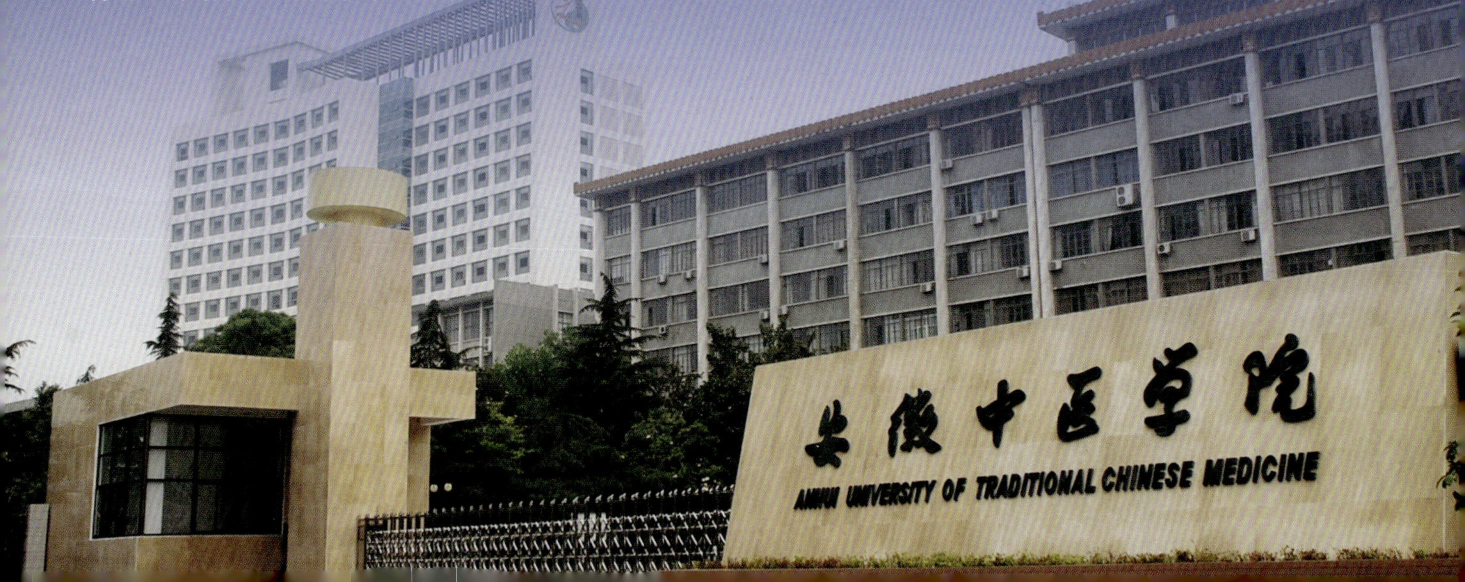

香港中文大学中医学院

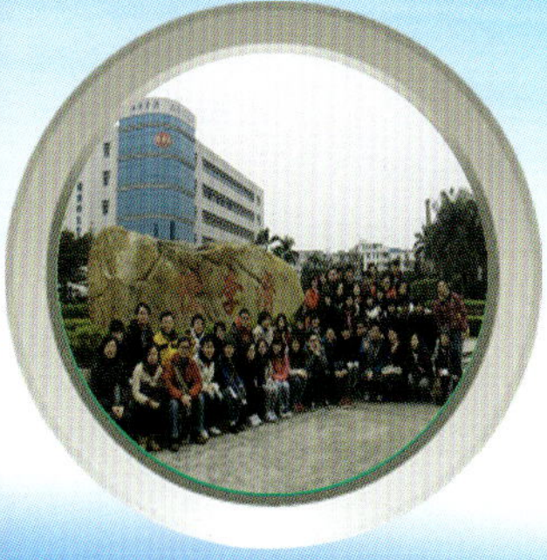

学院师生参观广州中医药大学

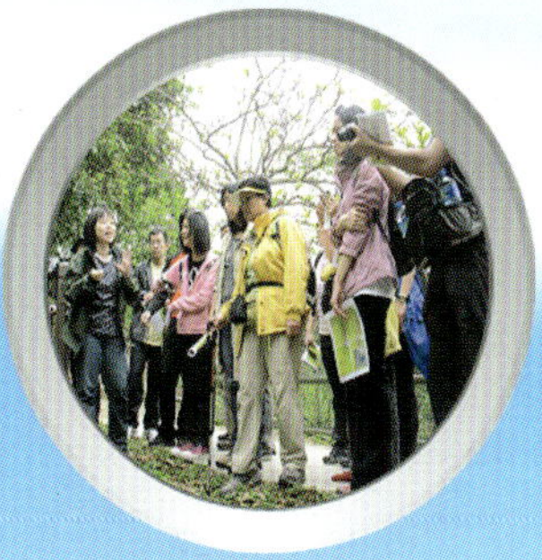

行山认药

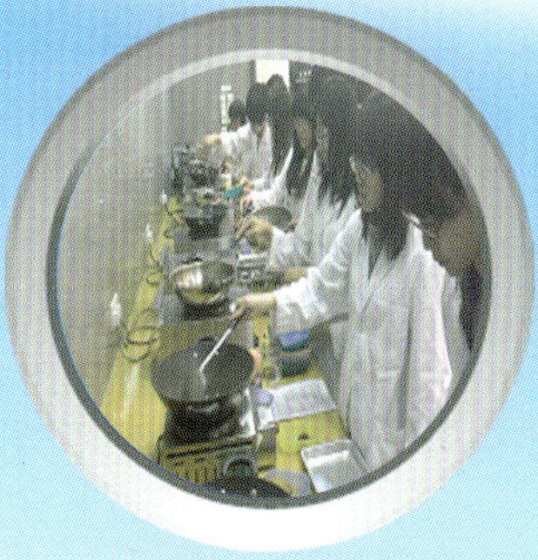

中药炮制

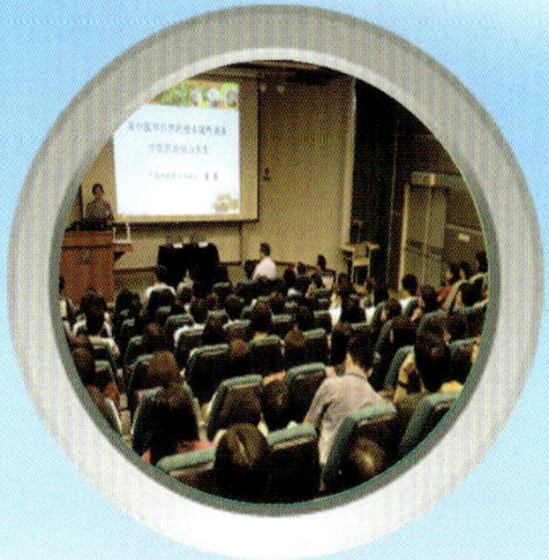

“从中医学自然的根本属性谈谈中医的治病与养生”讲座

简介：

香港中文大学中医学院于1998年成立，15年间培养学生500多名。学院不但培育新一代中医师，并为在职中医师提供持续进修专业课程，加深他们对中医药学知识的理解与认识，学院还致力向公众推广中医普及教育，广受各界赞赏。

经过大学校董会通过，学院由2013年7月1日起正式转属医学院，成为未来发展及计划的一个重要里程碑。

本学院开办的课程包括：

中医学学士学位
中医学硕士学位
中医学理学硕士
针灸学理学硕士
中医药学哲学硕士/博士学位

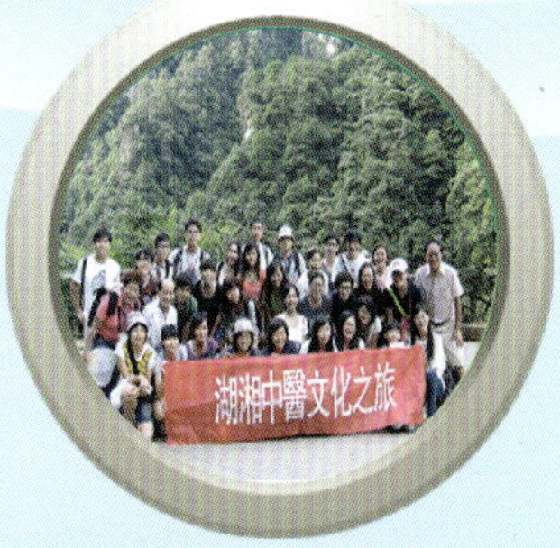

第二届湖湘中医文化之旅

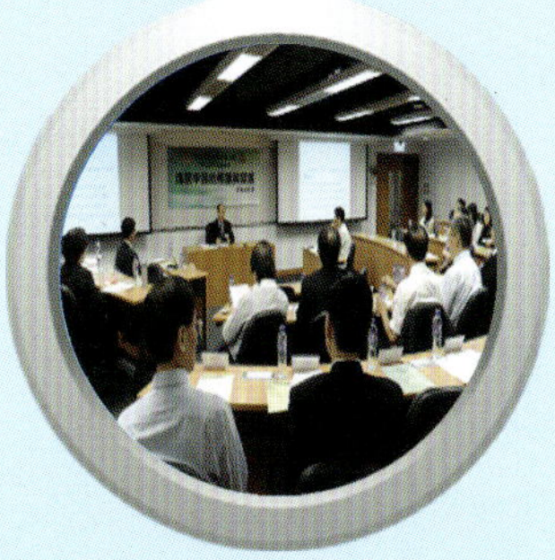

传统中医的根源与发展学术研讨会

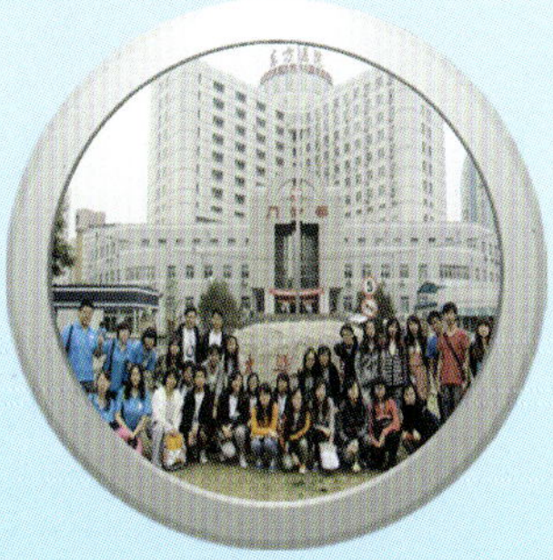

第四届京港中医药学生交流营

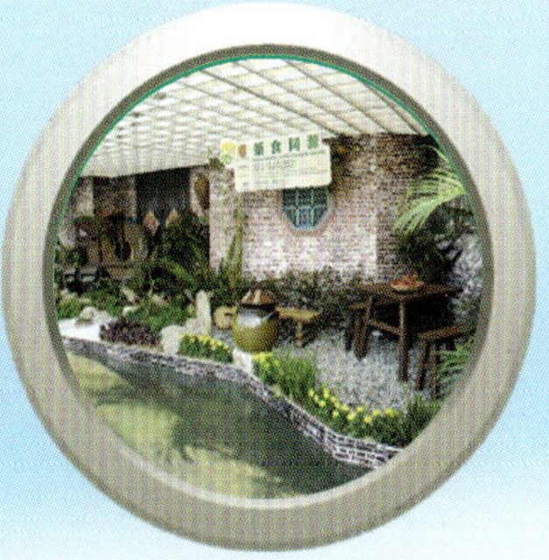

香港花卉展览

联系方法

电话：(852) 3943 4328 / 3943 1346
传真：(852) 2603 7203
电邮：scm@cuhk.edu.hk
地址：香港新界香港中文大学信和楼一楼中医学院
网址：www.scm.cuhk.edu.hk

香港浸会大学中医药学院

香港浸会大学是香港一间由大学教育资助委员会资助开办中医药本科课程的高等院校，于1999年成立中医药学院。学院不仅是香港中医药界的先驱，经过十多年的努力耕耘，至今已成为本港综合实力较强的中医药教研机构。学院本着“精诚济世，博学笃行”的精神，推动中医药标准化、现代化、国际化以及中西医结合，增进公众健康，并建立中医教学医院，为中医药的发展作出贡献。

优质教育　培育英才

学院有一支优秀的中医药教学、研究及医疗保健团队，为培育具有国际视野的中医药人才作出贡献。学院开办了中医学学士及生物医学学士（荣誉）、中药学学士（荣誉）课程，也开办了硕士、博士学位课程，以及各类型持续与专业培训课程和博士后研究人员计划，提供完整的高等教育中医药人才培训体制，也有学生及校友近年在国际比赛中获奖。

创新科研　成绩斐然

学院的科研实力雄厚，专家、学者经常在国际著名学术期刊（包括《自然一医学》杂志等）发表论文，并且取得多项美国、中国及香港专利。按照学院的研究发展策略，学院先后成立了岑尧宽岑碧泉纪念癌症炎症研究中心、骨与关节疾病转化医学研究所、化学生物传感与计量学国家重点实验室（湖南大学）香港浸会大学分室、陈新滋院士骨与关节疾病转化医学研究室及暨南大学与香港浸会大学新药开发联合实验室、中国中医科学院中医临床基础医学研究所一香港浸会大学骨与关节疾病转化医学研究所中西医结合转化医学研究中心等，汇聚了香港与内地的科研精英，从事涉及多学科的交叉领域研究工作。

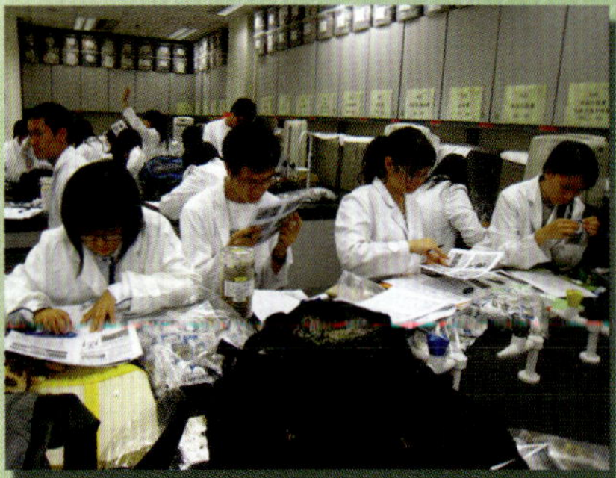

中医药学院本科生上课情况

仁心仁术　救病扶危

随着社会对中医药医疗服务需求的日益殷切，学院不断扩展其中医药诊所网络，现设有15间诊所，遍布香港各区。除了服务社会大众，这些诊所亦是中医学生进行临床见习的基地。学院的专家、学者充分利用诊所提供的条件进行临床研究，发表研究报告，以循证医学阐述中医药疗效。

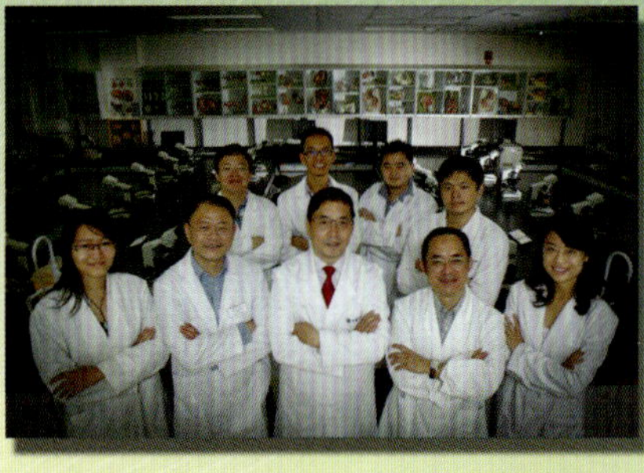

吕爱平院长（前排中）出任化学生物传感与计量学国家重点实验室（湖南大学）香港浸会大学分室主任，率领其团队与湖南大学共同开展研究

国际交流 紧密合作

香港的中医药发展有赖于中央政府和香港特区政府的高度重视和大力支持，学院作为促进中医药迈向标准化和国际化的平台，经常主办大型学术研讨会和交流活动，广邀中国内地及海外享负盛名的学者、专家主持学术讲座，介绍他们最新的研究成果并分享经验，包括举办2012香港中药创新药物研发高峰论坛及主办全球传统医药大学网络第四届年会。此外，学院也委任了6位杰出学者和国医大师为荣誉教授，并邀请他们分享研究及医治心得，借此加强交流，共同促进中医药的发展。

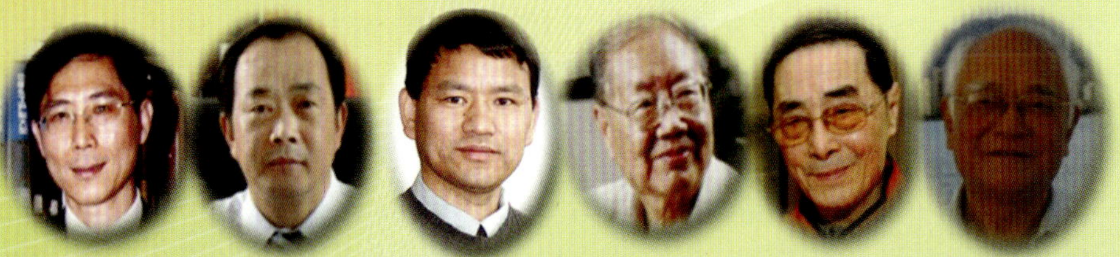

陈凯先教授、果德安教授、谭蔚泓教授和国医大师朱良春教授、陆广莘教授、李济仁教授出任学院荣誉教授(从左到右排序，排名不分先后)

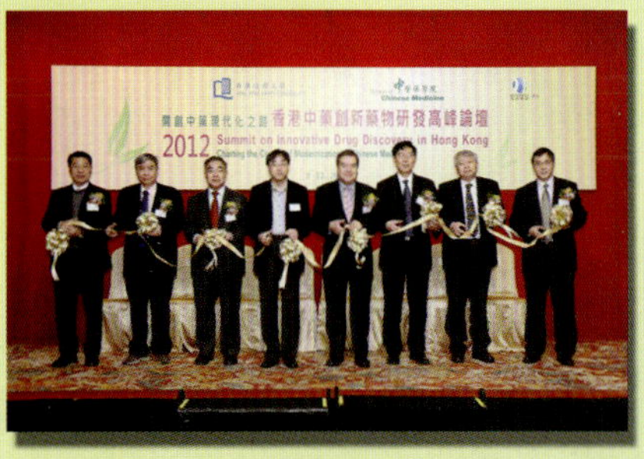

学院努力创新科研成绩，通过举办各类学术会议，促进与其他高校和科研机构、产业界及政府机构的交流合作

知识转移 惠泽社群

学院成立香港中药检定中心及浸大中医药研究所有限公司，利用学院的专业知识与技术服务社会，为中药及中成药产品进行质量检测及保证。通过中心严格检测的产品可取得香港A唛优质中药认证。浸大中医药研究所有限公司生产的“浸大尚方”品牌中药健康产品的销售业务持续扩展。

学院对中医药推广及普及不遗余力，并取得骄人的成绩，专家、学者先后推出药用植物图像资料库及中药材图像资料库并免费开放使用，令全球的医务人员及研究者受惠无穷。学院专家透过著书、举办新闻发布会公布学术和临床研究结果以及接受媒体访问，借此向公众传递中医药信息。

香港浸会大学中医药学院　地址：香港九龙塘浸会大学道7号赛马会中医药学院大楼　电话：852-34115387
传真：852-34112902　电子邮件：scm@hkbu.edu.hk　网址：http://scm.hkbu.edu.hk

香港大学中医药学院

学院简介

香港大学中医药学院于1998年成立，早期开办兼读制教育为主的证书及文凭课程。学院于2002年重组，在大学校内设立院址，现隶属香港大学李嘉诚医学院。学院办学特色以中医为主，结合最新的现代医学知识实施教学，教师团队均拥有卓越的科研及临床经验。在香港大学及李嘉诚医学院的支持下，学院近年发展迅速，在教、医、研三方面均取得显著成果。

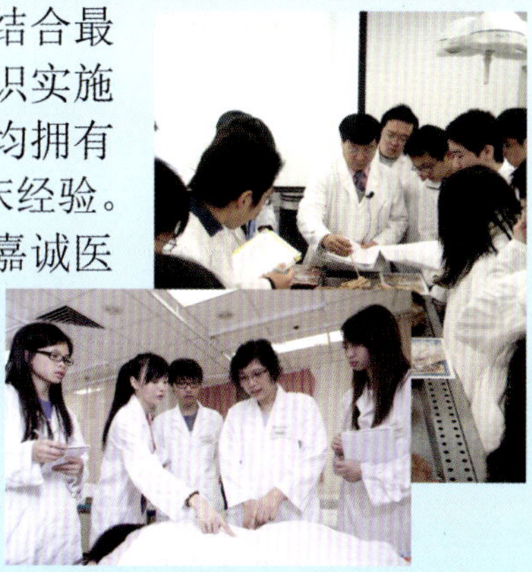

临床发展

为配合学院医、教、研的发展和社会对中医临床服务需求的增长，香港大学中医药学院自2002年起至今成立共7间中医临床教研中心（其中2间直属于香港大学中医药学院，5间由香港大学与香港医院管理局及非牟利机构合办），为中医药临床教学、研究及毕业生提供实践培训基地，同时为香港市民提供优质中医临床服务。

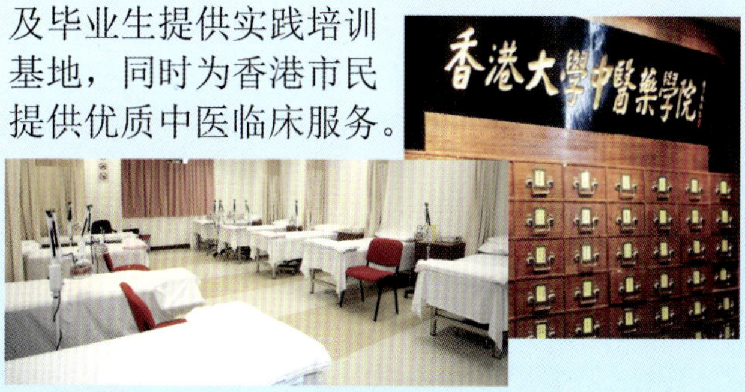

教学发展

学院自2002年起通过联招途径招收中医全科学士全日制学生。目的是培训具备深厚中医理论和基础生物医学科学知识、掌握实际临床技能和具有终身学习能力的新一代中医专业人才，以促进香港地区中医药及中西医结合的发展。学生毕业后可参加香港中医执业资格试，考试合格后成为注册中医。

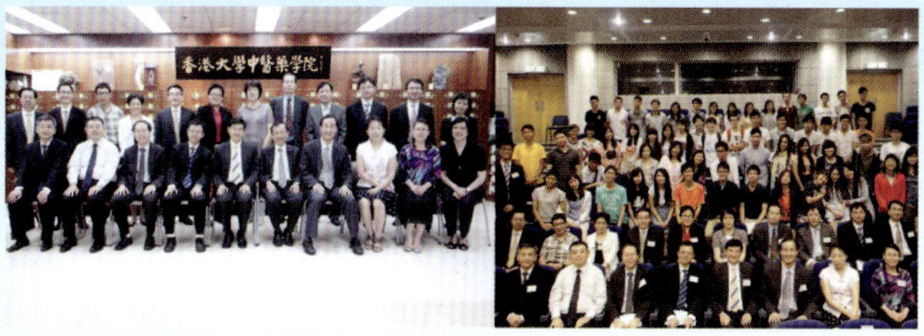

此外，学院亦提供兼读制硕士深造课程，包括中医学硕士(针灸学)、中医学硕士内科学及理科硕士(中药学)，以培养一批理论、研究与实践并重的高质素中医药专业人才。对象主要为中医全科学士毕业生、西医及其他相关医疗专业人士、注册中医及中药管理、科研及中药业界人士。另一方面，学院自2004年以来致力于为香港培养高层次中医药科研人才，招收不同学科(包括中医药学及生化学等)的研究生，以推进中医药学的科学化和现代化。

科研发展及研究成果

学院近年科研发展方向主要为中医防治老年相关疾病研究，如心脑血管疾病、更年期综合征及肿瘤、精神疾病及中药质量控制研究等，先后获得国家、香港特区政府及大学多项研究资助，其中包括研究资助局优配研究基金科研项目、创新及科技基金科研项目及国家自然科学基金合作项目等。学院近年发表的SCI论文超过200篇，同时亦获得包括美国及中国的多项专利。

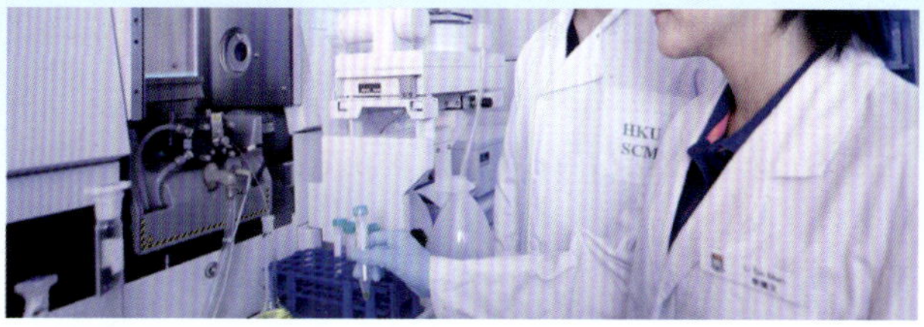

学术活动及国际交流合作

学院定期举办各种国际及本地学术会议及专题讲座。自2002年起举办庞鼎元国际中医药研讨会，邀请国内外知名专家到港演讲，为中医药业界提供学术交流平台，并向香港市民推广中医药保健知识。此外，学院亦与国内外著名大学及机构广泛开展教学科研合作及学术交流，如美国马里兰大学、上海中医药大学等，以推进中医药国际化。

学院资料

地址：香港薄扶林沙宣道10号香港大学中医药学院
网址：www.scm.hku.hk
电话：(852)-2589 0498 传真：(852)-2872 5476

发展中的重庆医科大学中医药学院

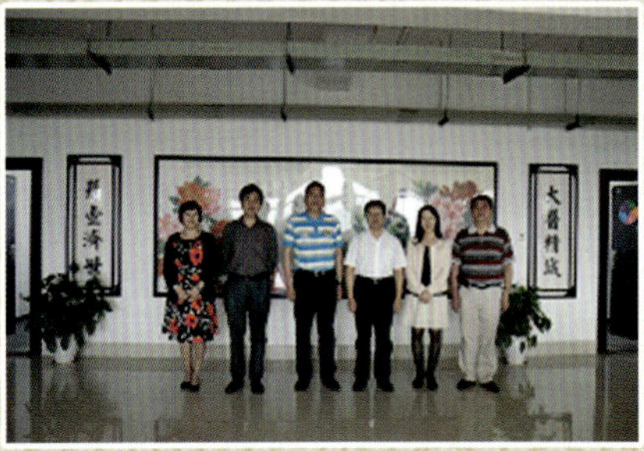

团结奋进的中医药学院党政领导班子

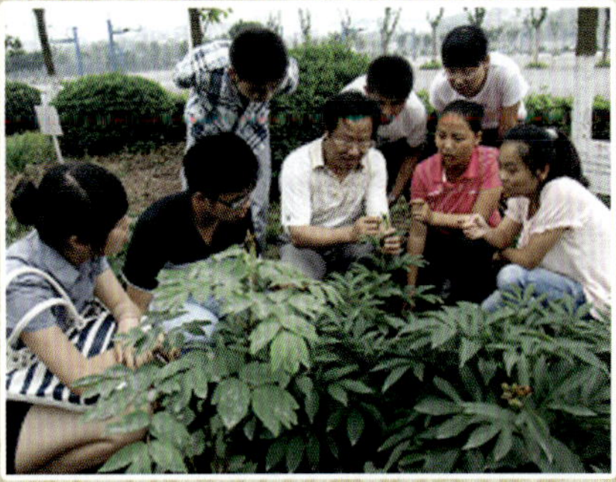

专业老师在学校药用植物园指导学生

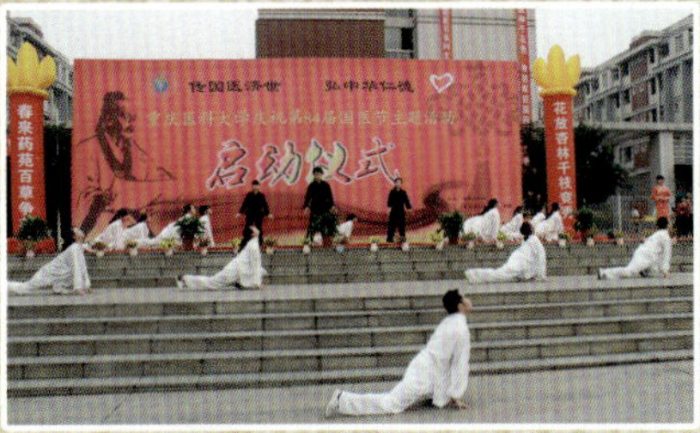

中医药学子表演易筋经

重庆医科大学中医药学院建立于2001年，其前身是1951年西南军政委员会卫生部创办的重庆中医进修学校。重庆中医进修学校是我国建立最早的中医药教育基地，1986年被时任卫生部副部长兼国家中医药管理局局长胡熙明誉为“中医黄埔”，学校首任校长鲁之俊曾于1955年在北京受到毛主席的接见。学校曾先后更名为四川省重庆中医学校、重庆市中医学校，曾为国家中医药管理局重点中医药学校，我国著名中医药学家鲁之俊、任应秋、吴棹仙、冉雪峰、胡光慈、沈仲奎等曾在这里执教和任职。2001年11月14日，根据重庆市人民政府（渝府〔2001〕286号）文件批复，重庆市中医学校整体并入重庆医科大学，组建为“重庆医科大学中医药学院”。

学院以培养高层次中医药人才为主体，紧紧围绕中医学（包括针灸推拿学）、中西医结合医学、中药学三个一级学科，充分应用重庆医科大学医学、理学、工学、管理学、文学、法学等学科门类的整体优势，培养包括研究生、本科生、留学生等在内的高等中医药专业人才。办学类型涉及普通高等教育、成人高等教育、继续教育、对外中医药教育等多种形式，形成了以高层次人才培养、教育教学特色化为发展方向的中医药高等教育体系。

教研室及教师：学院设有7个中医药教研室，拥有一批知名的中医药教学、科研和临床专家。其中重庆市名中医5人，重庆市学术和技术带头人及后备人选3人，重庆市中医药学会副会长1人，重庆市中西医结合学会副会长1人，重庆市中医药行业协会副会长1人，重庆市针灸学会副会长1人，各学会副秘书长及常务理事8人，各学会专业委员会副主任委员以上职务15人，其中主任委员6人；教授12人，副教授30人，硕士研究生导师20人，具有硕士学位以上的教师占78%，博士学位教师占20%。

主要教学与科研成就：学院有重庆市中医药实验教学示范中心1个，重庆市特色专业1个，重庆市精品课程2门，学校优质课程5门；编写出版全国高等中医药院校教材45部(人民卫生出版社、科学出版社等出版)，其中主编9部，副主编12部。承担包括国家自然科学基金在内的各级纵向科研课题100余项，发表学术论文600余篇；出版学术著作25部，其中主编12部。学院主办的《实用中医药杂志》创刊于1985年，为《CAJ-CD规范》执行优秀期刊。2012年教育部“全国第三轮学科评估”结果显示，在全国中医学国家重点学科及博士点学科全部参评的情况下，重庆医科大学中医药学院“中医学学科”整体水平排名第15位，人才培养质量排名第14位。

学科及专业：学院现有15个二级学科硕士学位授权点（中医药类），15个重庆市重点学科（二级学科，中医药类）6个普通高等教育本科专业及方向：中医学专业、针灸推拿学专业、中药学专业、中医学（康复治疗方向）、中医学（骨伤方向）、中药学（中药制药方向）；2个成人高等教育本科与专科专业（中西医临床医学、中药学）。

科研与教学基地：学院有中医药研究室1个，重庆市科委中药产业联盟研究基地1个，药用植物园1个，中医药实验教学中心1个（下设中医实验室、中药实验室），中医教学实习医院11所（其中三级甲等中医院4所，二级甲等中医院7所），中药实践教学基地15个。

学院坚持以“人才培养、科技创新、社会服务、文化传扬”为己任，以学生为中心，以提高教育教学质量为核心，努力探索西医院校中医药高等教育发展模式，着力突出办学特色，以造就高素质创新型中医药人才为目标，努力构建以培养高层次人才为主体的中医药高等教育体系；以建设重点学科为龙头，努力打造优势突出、特色鲜明的中医药学科与专业体系；注重办学的开放性，广泛进行中医药国际交流，努力推进中医药国际化进程。

学校校长：雷寒　学校党委书记：吴小翎　学院院长：曹文富　学院党总支书记：江杨岗　学院副院长：李进、王建伟

院址：重庆市沙坪坝区大学城中路61号　电话：023-65712064

保山中医药高等专科学校

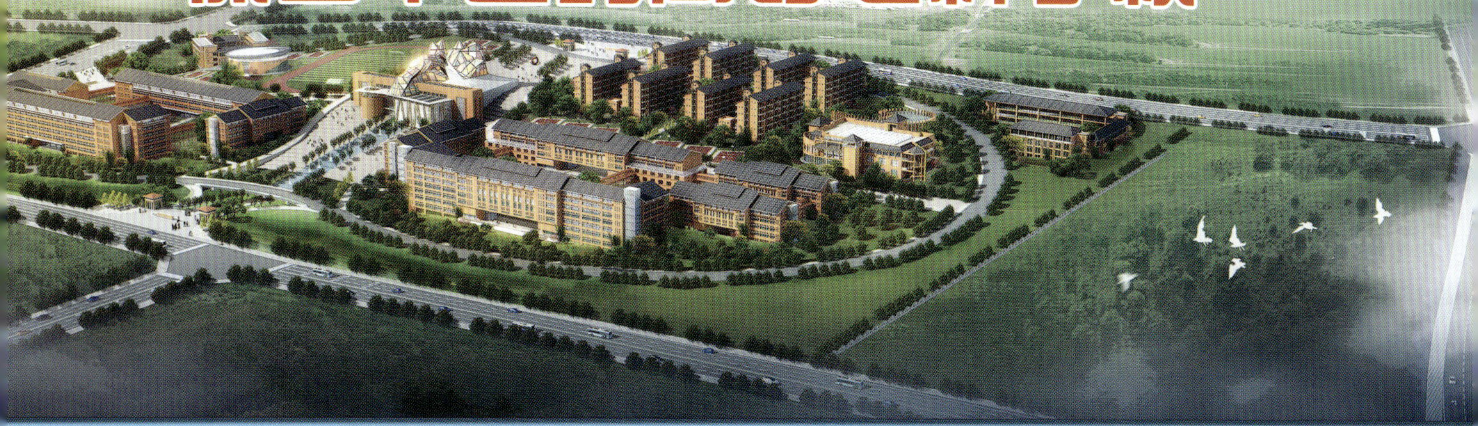

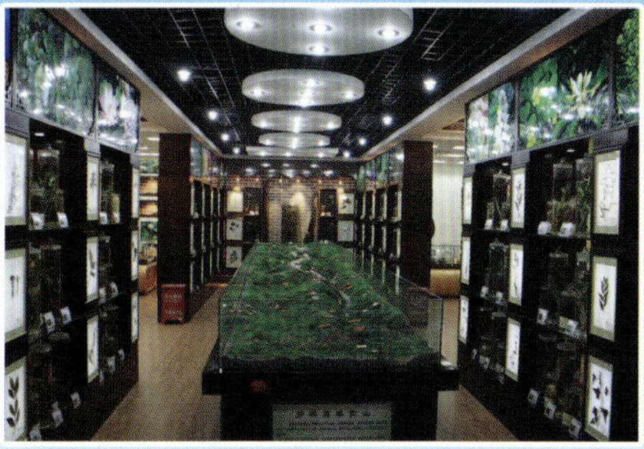

高黎贡山民族医药馆

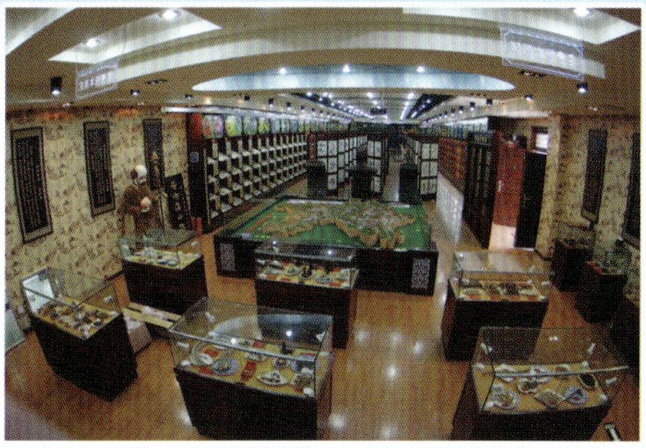

现代化的中药标本馆

保山中医药高等专科学校，是2006年2月经教育部批准，在原国家级重点中专保山卫生学校基础上升格而来的云南省的一所中医药学科特色鲜明、中西医专业综合发展的公办全日制普通中医药高等专科学校。学校创建于1965年6月，现有校本部、中医药部、继续教育部3个校区，“十二五”期间规划用地531亩、建筑面积19万平方米的新校区建设正稳步有序推进。

专业设置科学合理：学校普通专科批准招生的专业和专业方向共20个，现招生的专业有中医、针灸推拿、临床医学、护理、护理（中医方向）、中药、医学检验技术、卫生检验与检疫技术、康复治疗技术、中医骨伤10个，同时开办有成人专科专业2个（护理、临床医学），合办成人本科专业6个（护理、临床医学、药学、中医、中药、中西医结合）。针灸推拿专业和中药专业为省级特色专业；中医专业是云南省同类学校中的骨干专业；护理专业是教育部认定的全国15个示范专业教学点之一，是云南省教育厅承担技能型紧缺人才培养院校专业。

人才队伍不断壮大：学校现有教职工222名，其中，专任教师180名，教授7名，副教授45名，硕士研究生学历教师69名。先后聘请11名国内外知名学者、专家担任学校客座教授，1202位专家为学校兼职教师。

学术科教研取得实效：学校成立有医学与社会科学研究所， 自办《保山医药》刊物。在研国家中医药管理局“十二五”中医药教育教学改革研究课题2项，云南省自然科学基金项目1项，省级教学改革研究项目5项，省、市级其他科研项目30余项。有省级教学名师4名，省级名师工作室1个，省级教学团队2个，省级校外实训基地4个，省级精品课程4门，省级“十二五”规划教材4部等。2012年学校教师在各级各类刊物上共发表论文94篇，其中在核心期刊发表16篇，73人次教师参编各类正式出版发行的教材及相关专业辅导书共计38部。

交流合作全面深化：学校有直属附属医院1所、非直属附属医院2所、教学医院8所、实习医院和企业67个、云南省高职高专示范实习实训基地5个，建成了“一室一园两馆五中心”的校内实践教学平台。先后与澳大利亚教育管理集团、澳大利亚斯威本国立科技大学、德国慕尼黑生物多样性医学中心、泰国宋卡王子大学、泰国清莱皇家大学、韩国药膳协会、印度尼西亚卫生健康学院、加拿大卫生部国家微生物研究所等建立了友好合作关系，与南京中医药大学、云南中医学院签定合作协议。成功举办两期缅甸临床医学专业学历班，毕业80余人。学校有短期留学生70余人次，接收学历教育留学生16人。

招生就业形势喜人：学校每年招生1500余人，现有各类在校生近5000人。2009年，首届大专毕业生年终就业率达97%， 2010届、2011届、2012届年终就业率均达98%以上，护理、中药专业就业率达100%，荣获2011年、2012年云南省高校毕业生就业工作二等奖。建校以来为云南省边疆地区及周边国家培养了各类医疗卫生技术人才2万余人。

面向未来，学校将努力打造成为滇西中医药人才培养（训）基地（中心），滇西民族医药研发、展示与人才培养中心，面向周边国家的中医药与中国文化国际合作区域交流中心，云南面向西南邻国中医药职业教育的示范窗口。

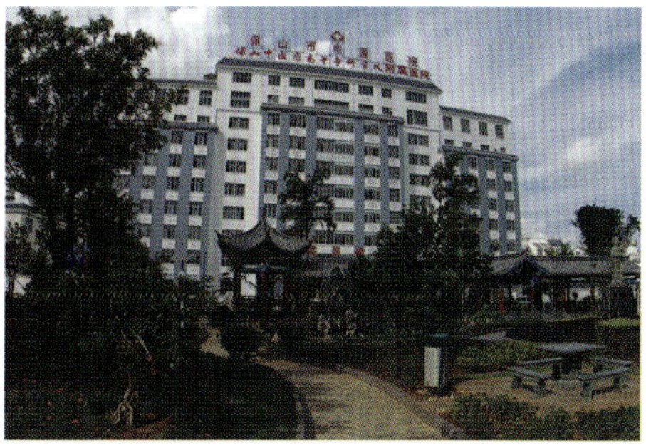

直属附属医院

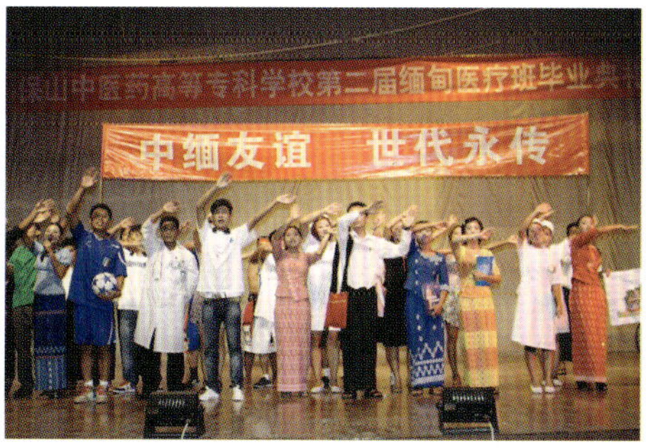

为周边国家开办的医学教育班顺利毕业

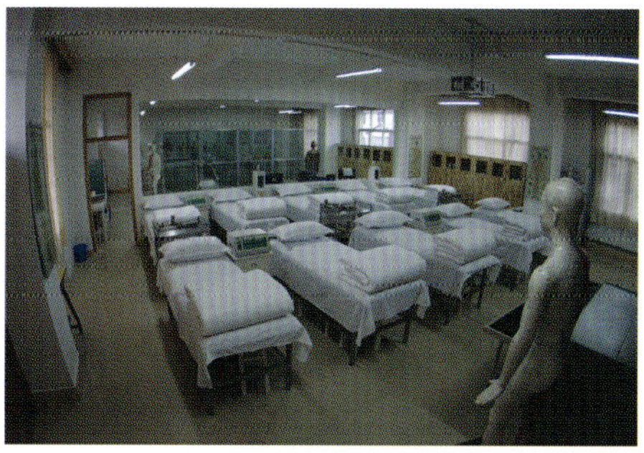

针推实训中心

黑龙江省望奎县中医医院

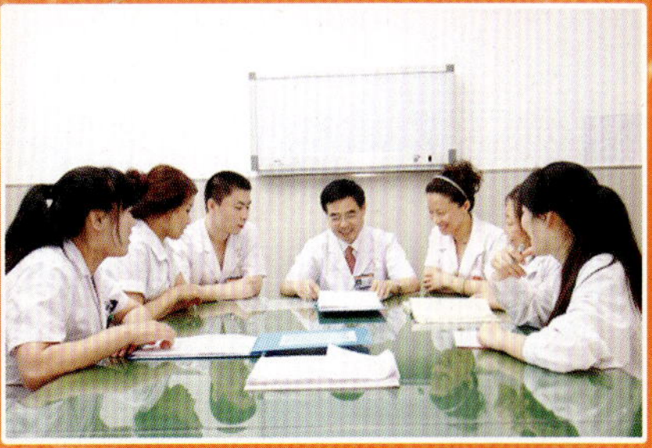

院长马庆华（中）深入科室指导科研工作

近年来，医院高度重视科技工作与发展中医特色优势工作相结合，紧紧围绕“科技强院，人才兴院”目标，集中力量，强力推进。**一是科研工作与特色专科建设相结合。**医院始终把科研工作放在医院发展的首要位置，继承和运用中医传统的方法研究中医、发展中医，几年来共发表论文60余篇，出版论著16部，完成省级科研成果2项、市级科研成果23项。突出特色专科：医院脑病科、胸痹专病、针灸理疗康复科、肛肠科、骨伤科、肾病科先后被确定为国家、省、市级重点专科（专病），其他专科也都在临床诊治上形成了各自的特色优势；扩大针灸理疗康复科。医院将推广普、简、验、廉的中医药适宜技术作为重点工作，成立了国家级中医药适宜技术视频网络平台培训基地。购置康复设备40余台件。医院采用中医药适宜技术治疗常见病、多发病达到20种以上。**二是科研工作与人才队伍建设相结合。**医院不断加大人才队伍建设。搞好师承教育，由8位老师带教业务骨干，通过系统学习使中医临床诊断技术水平得到普遍提高。开展“读经典、做临床”活动，积极促进医务人员自觉研习四大经典为代表的中医古籍文献，形成人人学经典、自觉用经典的良好氛围。加大培训力度，几年来医务人员系统学习8个方面中医专业知识。选派50多名医务人员到北京等知名医院进修学习，从省中医药大学等单位聘请专家教授来院进行中医理论讲座和临床指导。积极引进人才，医院先后从黑龙江中医药大学等大专院校招聘本科生30余名，其中硕士研究生5名。**三是科研工作与基础设施建设相结合。**加强基础设施建设，为打造科技兴院平台，创造良好的科研环境，医院新建、翻建了16360平方米医院综合楼、医技综合楼、病房楼和阳光大厅。应用现代医学仪器，作为研究中医科技的辅助工具，医院先后引进核磁机、CT机等高新医疗设备100余台件，先进的医疗设备为医务人员开展科研、教学、诊断提供了硬件条件。医院成功引进微创技术，已开展了普外、妇科、五官等相关科室的微创技术服务。

几年来，医院通过强化科研学术、人才培养，使医院各项工作呈现出跨越发展的强劲态势。

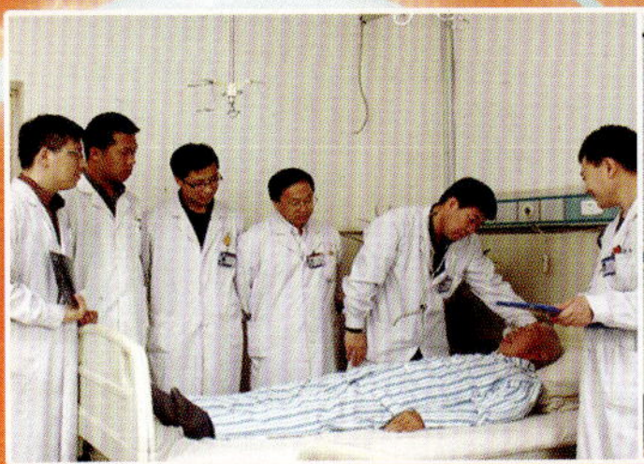

副院长兼脑病科主任范景海（右二）为患者会诊

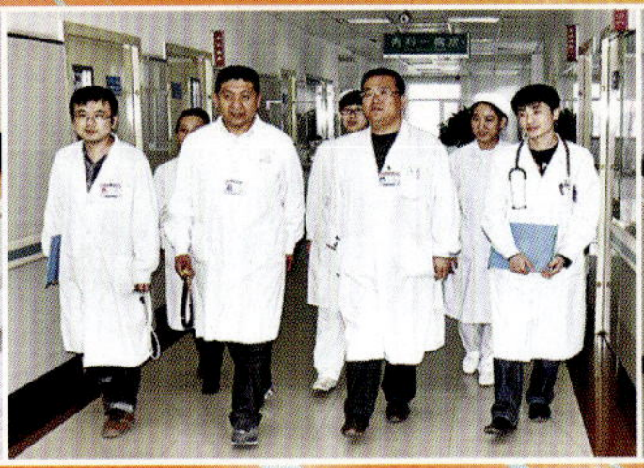

副院长兼内一科（胸痹专病）主任郭俊杰（左二）带领医务人员查房

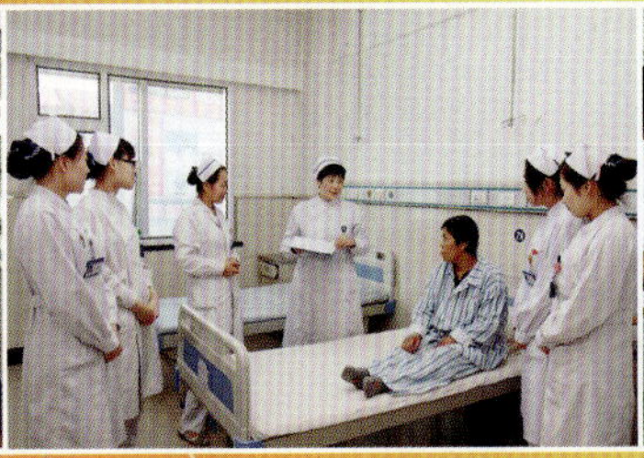

副院长贾桂芝（左四）深入病区进行护理查房

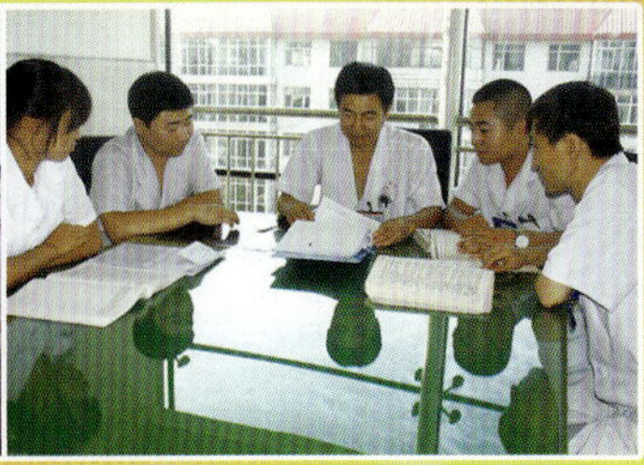

副院长兼外一科主任张辉（中）为医务人员讲解微创技术

强基固本　发挥特色
着力打造民族品牌医院

库伦旗蒙医医院始建于1978年，经过35年几代人的艰苦创业，跨越式发展成为蒙医特色突出、疗效显著、管理科学的国家二级甲等蒙医医院。医院编制床位300张，员工186名，占地面积17200平方米。在原有3500平方米的综合楼的基础上，2012年投资3000万元新建9100平方米的病房楼及附属用房有望年底投入使用。医院拥有16排 CT、DR、高端飞利浦彩超、进口全自动生化及血细胞分析仪、低温等离子灭菌器和尼如哈治疗仪等价值百万余元的蒙医特色诊疗设备。医院引进具有兼容蒙古语电子病历软件的数字软件系统，逐步实现无纸化办公及区域信息互联互通。始终体现医院公益性，为完善蒙医药“三进”工程，医院进行长期电视公益健康讲座和免费发放健康处方小册，传授蒙医药养生保健方法、蒙医“治未病”诊疗技术、防治传染病知识。

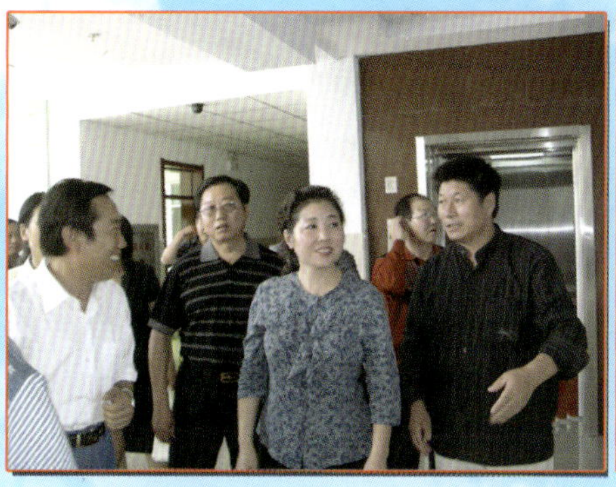

内蒙古族自治区卫生厅副厅长乌兰在原旗长的陪同下视察医院

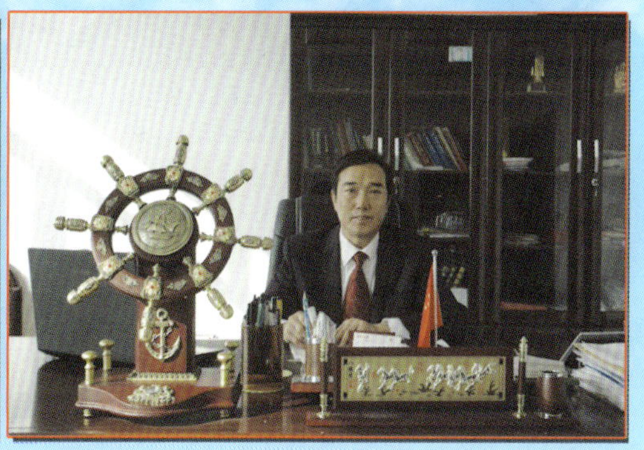

院长胡日查

2012年7月，医院举办首届库伦旗蒙中医药学术交流会，搭建了全旗蒙中医学术交流平台；启用了国家中医药管理局适宜技术推广网络示教平台，对医院特色专科、理论实践均起到了促进作用；响应国家自治区名老中医师承教育工作要求，医院为1名自治区名医、1名首批名老蒙医选定继承人，开展了蒙医师承教育。医院脑病科、肝病科、五疗科等专病、专科逐渐形成特色，效果显著，助推了全院科研课题的发展。

作为自治区卫生厅蒙医医院文化建设试点单位，医院组织实施本院文化建设方案，行为规范、核心价值观念、环境形象充分体现浓郁的蒙医药文化特色。制定院训、院徽、院歌的同时，医院紧紧围绕医药卫生体制改革大局，坚持转变工作作风，提高工作效率，全面推进惩治和预防腐败体系建设，以严谨科学的管理和医德医风建设，成为全国中医药系统创先争优活动先进集体，员工曾获得过全区民族团结进步模范个人、市五一劳动奖章、自治区卫生系统医德标兵、全国中医药文化建设先进个人等殊荣。

狠抓全面质量控制，院内质量管理委员会推行以医疗、护理、职能、院感科等为主的全院工作质控及持续改进制度，工作质量与科室、人员效益挂钩。在检查中发现问题并督促改进，确保医疗质量高效运行，杜绝各类事故的发生。按照医改精神和医院新财务管理办法的要求，医院研究部署并逐步推行了成本核算制，完善医院服务。

医院认真落实医院中长期规划及通辽市2013年蒙医药事业行动计划，以“走出去、请进来”的方式不断输送人才学习锻炼的基础上，科学设岗引进人才，巩固队伍建设；营造政策环境，不断遴选专病、专科、专药，医院院特色科室和重点专科逐渐壮大，医院核心竞争力稳步提升，医院综合实力、品牌效应逐年显现。

库伦旗蒙医医院成为内蒙古自治区首批国家二级甲等蒙医医院，正不断强基固本，发挥特色，为着力打造民族品牌医院而昂首阔步前进。

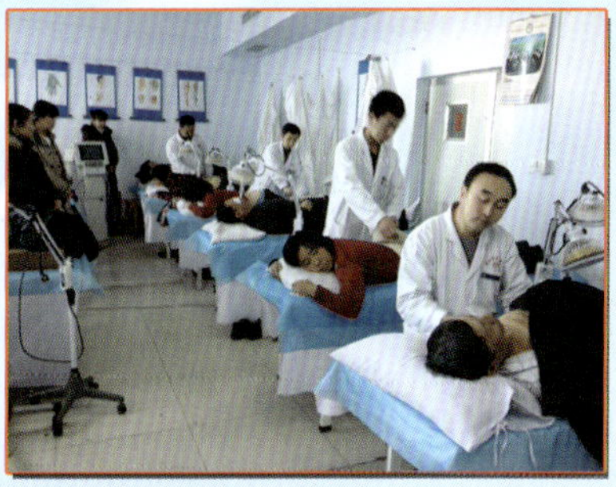

市重点专科——五疗科医师在认真诊疗

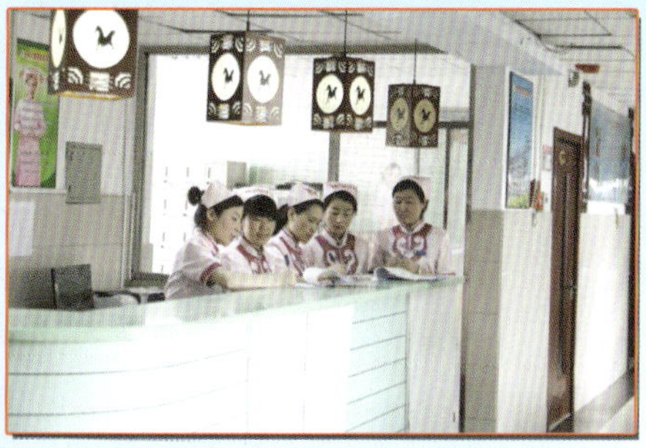

护士着蒙古袍式工作服认真工作

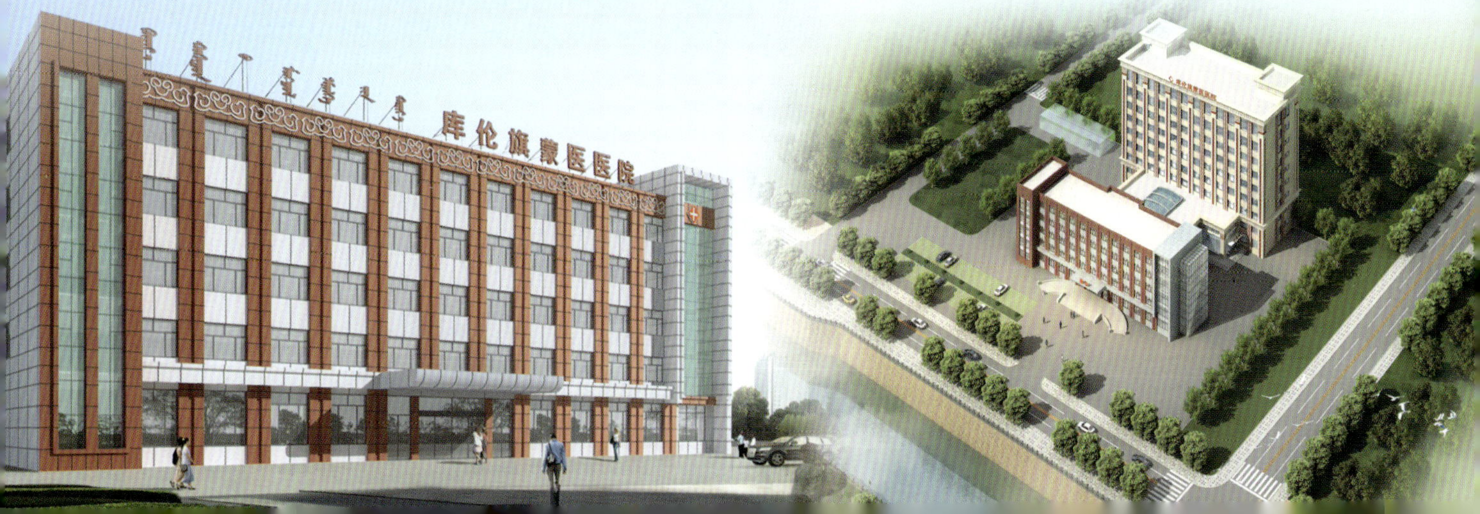

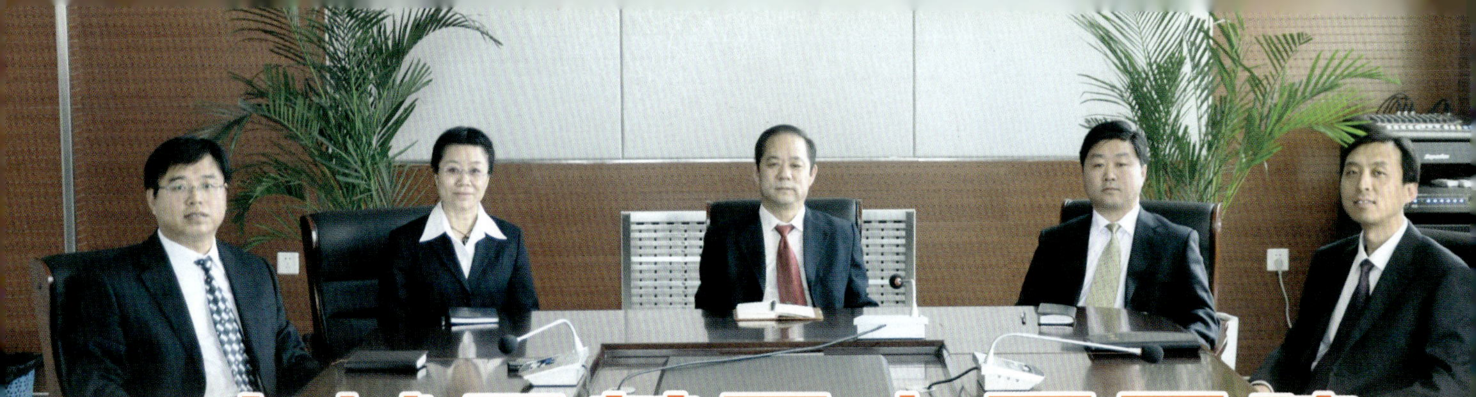

宁城县蒙医中医医院

宁城县蒙医中医医院始建于1969年，其前身是宁城县中蒙医院，是三级乙等蒙医中医医院，同时挂牌赤峰市精神病防治院、赤峰市精神卫生中心。目前，医院占地面积6.4万平方米，建筑面积5.2万平方米。现有职工733名，其中卫生技术人员占职工总数的80%，研究生学历33人，副主任医师以上职称31人，主治医（药、护、技）师106人。医院编制床位600张，实际开床位750张，设有脑病科、康复科、针灸推拿科、蒙医五疗科、普外、妇、儿、骨伤科、脑病外科、心血管内科、内一科（肺病、脾胃、内分泌）、内二科（肾病、血液、肿瘤）、精神科（中医神志病科）男疗区及女疗区、心理病房、精神康复科等16个临床科室和一个分院。

医院在全面发展的同时，积极探索中西医结合治疗脑血管病的新方法，确定了中医神志病科（精神科）、脑病科、康复科为医院特色专科。2012年10月，中医神志病科成为国家级重点建设学科，这是赤峰市第一个国家级重点建设学科。近期，脑病科通过国家中医药管理局专家评审，得到了专家组的认可和好评，有望成为全国基层重点建设专科。

医院是世界卫生组织认知行为治疗工作站、蒙古国国家公立精神卫生中心友好医院、卫生部颅内微创血肿清除术协作单位、全国血栓病医疗中心协作单位、北京中医药大学东方医院、首都医科大学附属北京安定医院、中国中医科学院西苑医院、首都医科大学附属佑安医院、首都医科大学附属世纪坛医院、首都医科大学附属北京中医医院等单位的协作医院。同时也是辽宁中医药大学实习医院以及辽宁中医医疗集团医院、辽宁省肛肠医院宁城分院、赤峰学院教学医院、鄂尔多斯卫生学校教学医院。

医院主要设备有飞利浦64排128层螺旋CT、0.5T核磁共振、美国全数字化拍片机（DR）、飞利浦高端彩超、数字胃肠机、钼靶、德国产腹腔镜、胶囊胃镜、大生化分析仪、高压氧舱、第五代体外冲击波碎石机等200余台件。2012年共收治住院病人14461人，门诊量12万人次，业务收入9800万元。

医院先后被评为市级文明单位、文明单位标兵、市“文明杯”竞赛优胜单位、全市行业作风先进集体、赤峰市“诚信单位”、“诚信赤峰”建设先进单位、赤峰市爱国卫生先进单位、赤峰市思想政治工作示范单位、赤峰市医院管理年活动先进单位、自治区三星级“诚信单位”、自治区“文明单位”、自治区文明单位标兵。2012年医院被评为赤峰市首届“十大公益爱心企业”，全市护理知识竞赛团体第一名、技能团体第三名，医院党支部被评为全国中医药系统创先争优活动先进集体。近期，医院又在全国近2万所医疗机构中脱颖而出，获得全国群众满意医疗卫生机构。

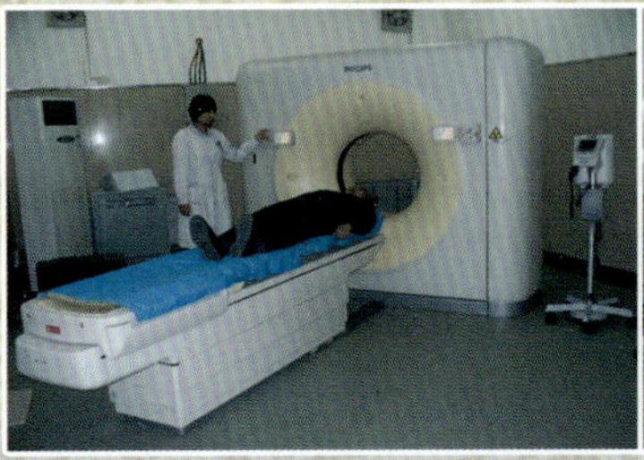

飞利浦64排128层螺旋CT

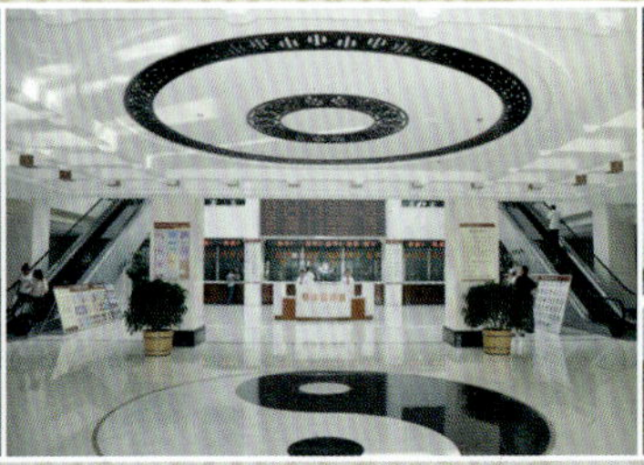

环境幽雅的门诊大厅

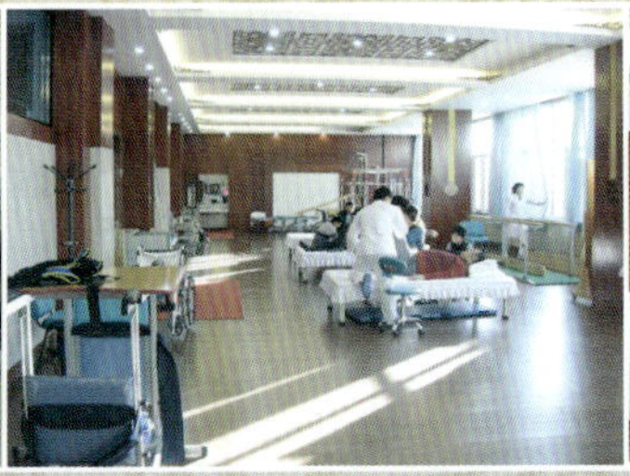

神经康复科

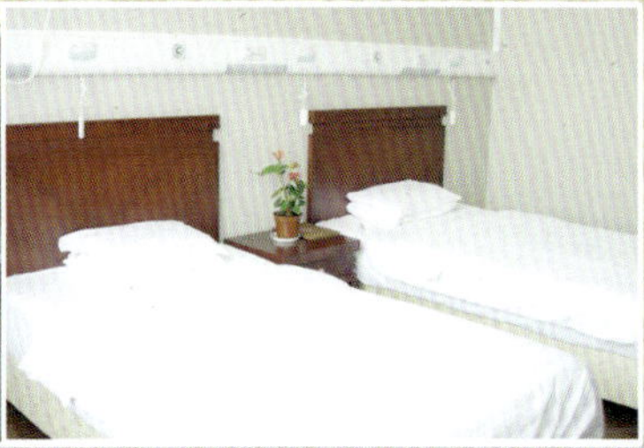

高级病房

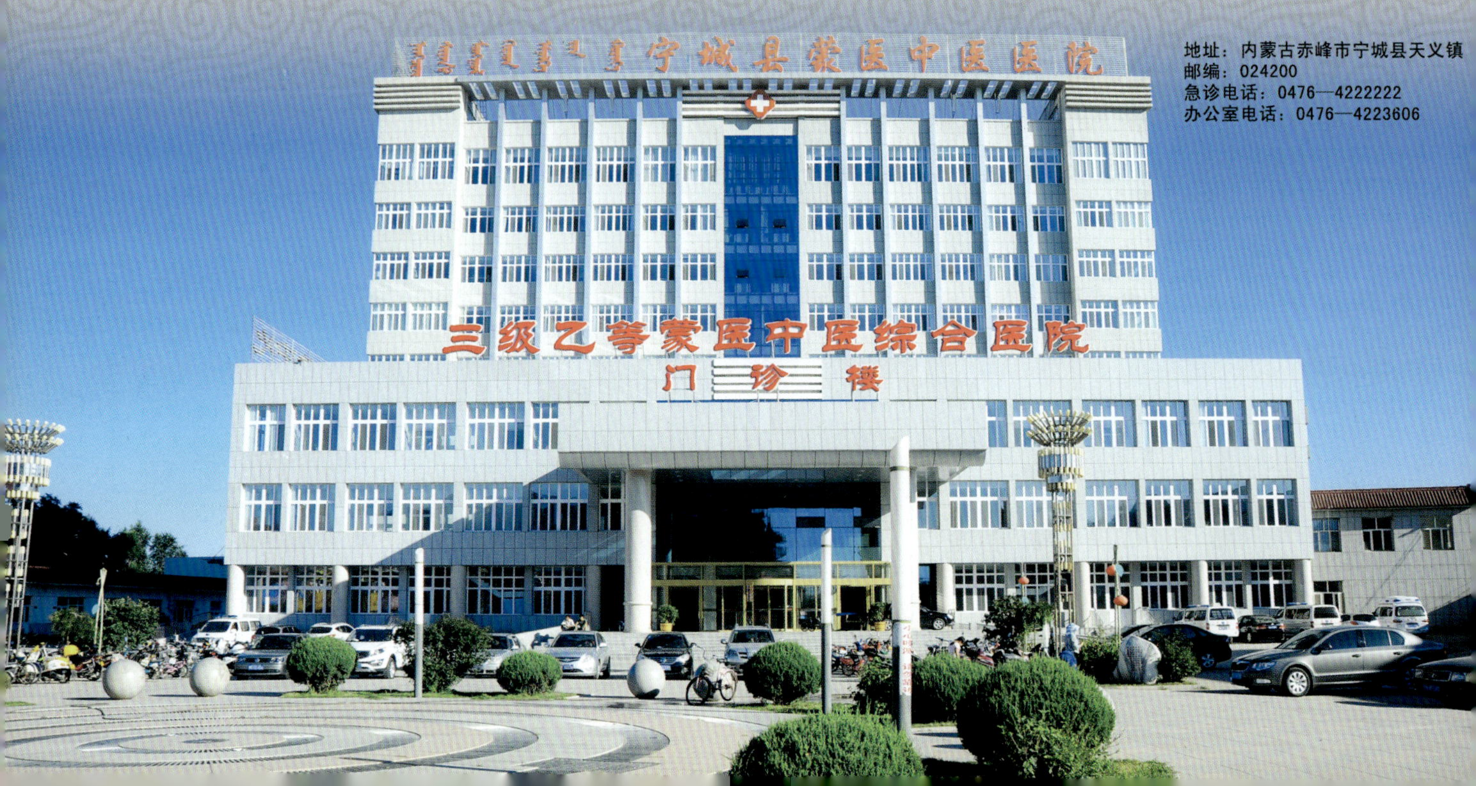

地址：内蒙古赤峰市宁城县天义镇
邮编：024200
急诊电话：0476—4222222
办公室电话：0476—4223606

拉萨康松藏医骨病专科医院

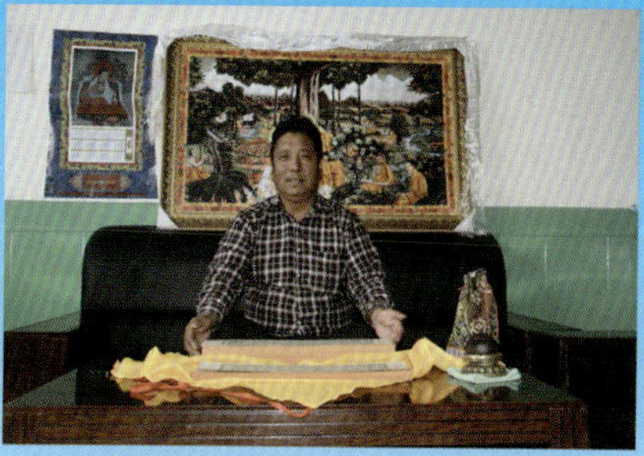

国家中医药管理局全国首批藏医学术流派传承工作室建设单位——拉萨康松藏医骨病专科医院院长、藏医“康”派学术传承人旦增达杰

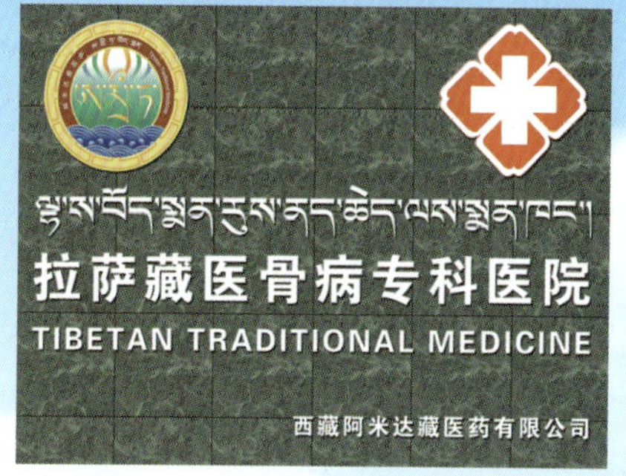

拉萨康松藏医骨病专科医院是由西藏拉萨康松藏医骨病医院有限公司全额投资，独家创办的一所医药结合、具有“康松”品牌及“康派”藏医药文化特色的藏医医院。

拉萨康松藏医骨病专科医院于2012年进入国家中医药管理局首批“中医学术流派传承工作室建设项目”名单，成为这个项目全国首家藏医医院。康松人恪守“工艺繁琐绝不省工序、药草珍贵绝不可减缩”的古训，药品以“配方独特、选料上乘、工艺精湛、疗效显著”而始终得到广大患者的极高褒赏。

拉萨康松藏医骨病专科医院位于拉萨城市中心地带，占地面积2500平方米，医院外装采用藏式建筑风格，内饰充满绿色健康理念，将雪域明珠拉萨古都风貌与藏医药传统文化进行了有机结合。

医院坚持以“传统藏医为主、现代医药为辅”、“大专科、小综合”有机结合的办院方针，设有“康”派临床研究室、“康”派示范专家门诊、普通门诊、理化检查中心和住院部、藏医美体养生中心、藏药浴中心。

“康”派示范专家门诊是弘扬藏医“康”派文化，体现康松“同修仁德、济世养生”理念，树立和提升拉萨康松藏医骨病专科医院学术品牌的窗口。专家门诊聘请西藏地区乃至全国医术精湛、医德高尚的数名藏医专家，以著名藏医专家的学术水平、独特的临床诊疗技术、确切的治疗效果和康松的藏药品牌优势有机结合，创建优秀企业品牌与著名专家相结合的管理模式，医药结合，满足社会多层次医疗需求和亚健康消费群体需求，为海内外患者提供一流的藏医药医疗和保健服务。

普通门诊设有藏医骨病专科、“关节与脊柱”藏医内科、藏医妇科、藏医皮肤科、藏医美体养生科、藏医外治科、藏药浴中心和西医内科等科室。医院还充分发挥康松的藏药优势，为广大患者提供冬虫夏草、藏红花等土特产品和名贵藏药材专卖。

住院部作为医院“高档次服务”的代表，秉承“未病预防，即病调养，病愈防复”的藏医传统养生理念。通过先进的检测手段和高水平专家“问、望、切”会诊，准确评估出个人身体现状。由专业医师制定全天候个性化健康养生方案，并从养生保健、科学用药、调养精神、体格锻炼、合理饮食等几方面督促实施。建立健康档案并在出院后提供健康追踪和保健提示等服务。住院部共有病房13间，其中单人间6间，双人间4间，豪华套房3间。房间布置在医院正规病房配套设施的基础上提升了温馨感和舒适度，内有藏式沙发、柜子、药师佛唐卡布置和工艺摆件等。

医院优势病种：拉萨康松藏医骨病专科医院发挥专家特长、康派特色，长期结合临床研究总结出以下疾病治疗优势。①风湿、类风湿关节炎、痛风、骨质增生、椎间盘突出、强直性脊柱炎、颈椎病、肩周炎、股骨头坏死、坐骨神经痛等脊柱与关节骨病。②高血压、高脂血，心脑血疾病、癫痫、偏瘫、半身不遂，糖尿病，肝硬化、酒肝等各种肝胆病，胃炎、胃溃疡。对术后及放、化疗后的各种肿瘤康复治疗有独到之处。

医院在突出藏医药特色和发挥藏医药优势的基础上，按照现代化、数字化的要求，加强信息化建设，全面实行医疗、医技、药剂、病房、护理、服务的数字化和科学化管理，既方便患者又提升了医院的管理水平。

拉萨康松藏医骨病专科医院将秉承“关爱生命，服务健康”的核心理念，坚持“名院、名科、名医、名药”的发展战略，以平等博爱之心，大医精诚之道，地道品质之药，热忱为来自海内外广大患者提供优质、周到、方便、快捷、温馨的医疗保健服务。

地址：拉萨市城关区团结新村南街3号　邮编：850000　咨询热线：0891-6320705　6320605　手机 13989908844　网址：www.lsgbyy.com

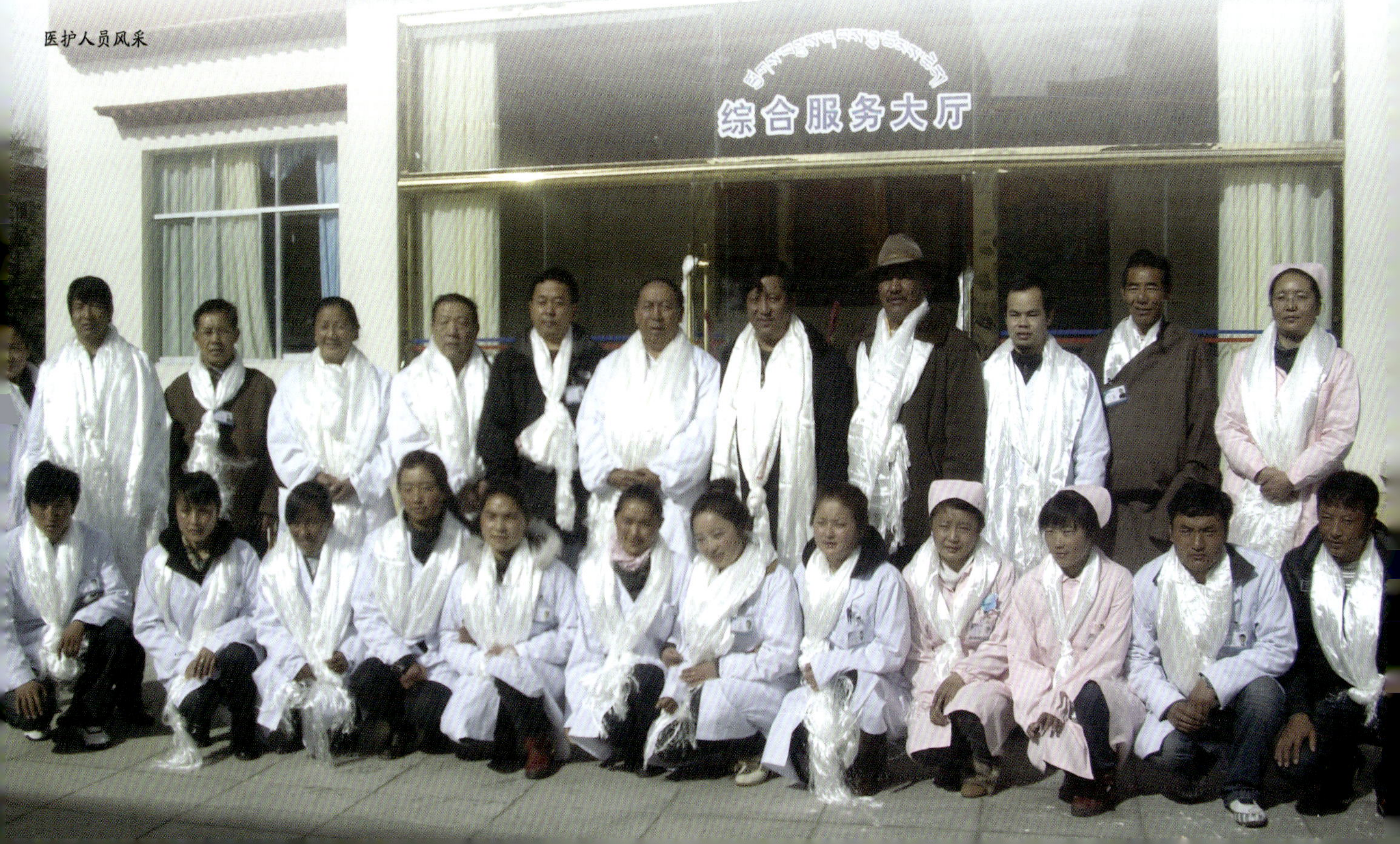

医护人员风采

复旦大学附属妇产科医院

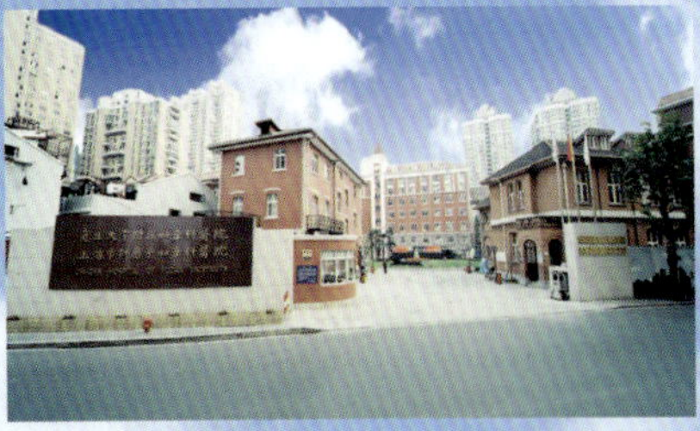

复旦大学附属妇产科黄浦院区

复旦大学附属妇产科医院是集医疗、教学和科研于一体的卫生部部管三级甲等妇产科专科医院，亚专科设置齐全，学科发展平衡，人才梯队完善，是国家重点学科、上海市重点学科。医院医疗技术力量雄厚，疑难杂症的诊断与治疗得到华东地区乃至全国妇产科界和社会的认可，核定床位820张。年门急诊量、出院病人数、住院病人手术数、分娩量均为上海妇产科专科医院之首。2010年，妇科和产科双双入选首批国家临床重点专科建设项目，2012年中医妇科入选国家中医药管理局“十二五”重点专科建设项目。

中西医结合科创建于1956年，科室开创者中医名家唐吉父与国内著名中西医结合专家李超荆、俞瑾教授是国内开展妇产科中西医结合研究创始者之一，在国内首先提出中医“肾主生殖” 理论对女性生殖调节作用，此后在国内得到同行广泛的认可和应用，对中西医结合事业发展作出了重大贡献。医院中西医结合科成为上海市中西医结合月经病诊疗中心和上海市医学领先专业中西医妇科重点学科，近年来列入复旦大学妇产科“985”工程重点学科、教育部复旦大学“中西医结合临床”重点学科建设单位，也加入国家“211工程”三期重点学科“复旦中西医结合基础与临床的创新发展研究” 建设行列。科室设立上海市名老中医曹玲仙教授中医妇科工作室和上海市名老中医俞瑾教授学术经验研究工作室。2008年，科室获上海市中医临床优势专科“中西医结合诊治自然流产”建设项目，并已顺利完成优势专科建设；2012年起成为国家中医药管理局“十二五”中西医结合妇科重点专科建设单位。中西医结合科侧重于吸取中医妇科传统医学精华，充分发挥中医药、针灸特色和优势，将其有机地融入现代医学临床和基础研究中，诊断治疗各种原因不孕症、内分泌失调月经病、反复自然流产、子宫内膜异位症、盆腔炎、围绝经期综合征等均卓有成效，其中多囊卵巢综合征、青春期功血、反复自然流产、痛经等方面的研究成果达到国内先进水平。

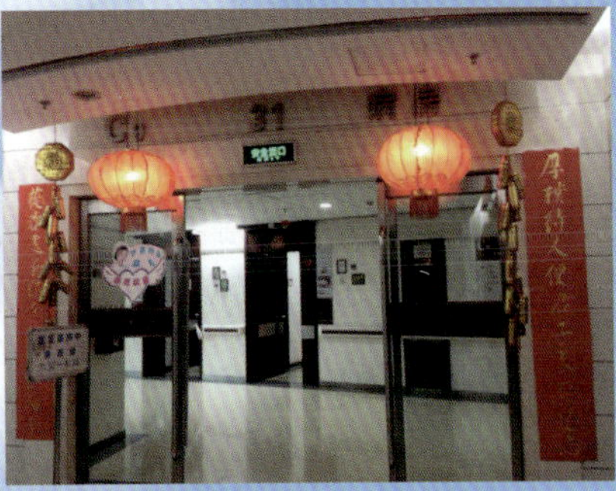

中西医结合科病房一景

科室拥有李超荆、俞瑾、归绥琪、曹玲仙、邵公权等全国名老中医和徐丛剑教授、朱芝玲主任、王文君主任等中西医结合著名专家，共有教授、主任医师7名，副教授、副主任医师15名，博导5名，硕导5名，获博士学位9人，硕士学位9人，全国名老中医1名，从师于全国名老中医已出师5名，上海市名老中医1名，学术继承人5名，高层次西医学习中医5人。科室承担多项科研项目，获国家高技术研究发展计划（“863”计划）生物和医学技术领域生物信息与生物计算技术项目目标导向类课题“妇科常见恶性肿瘤的生物标志物谱发现及临床应用”1项及“十一五”国家科技支撑计划“社区妇女保健适宜技术”1项；参与“十一五”攻关合作项目1项；与美国哥伦比亚大学联合获美国国立卫生院(NIH)基金2项；近3年获国家自然科学基金6项及部、市、局级基金等20多项，获省、部级科技成果奖共36项，获专利5项，已转让正在研发的新药2项；发表论文200余篇，其中SCI论文20余篇，最高影响因子为18.97。

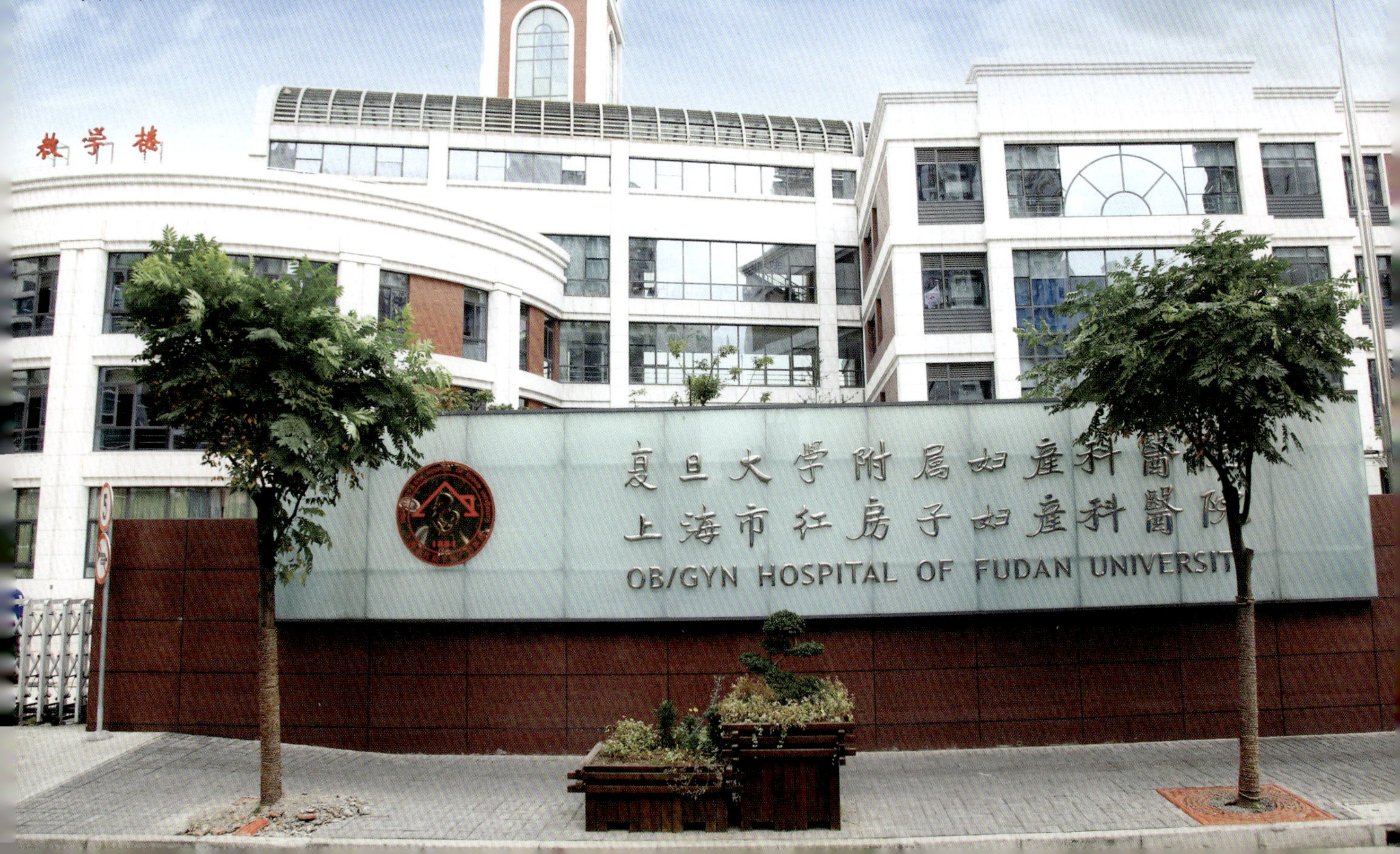

国家“973”项目为平衡针3秒见效提供科技支撑

王文远——北京军区总医院全军平衡针灸中心

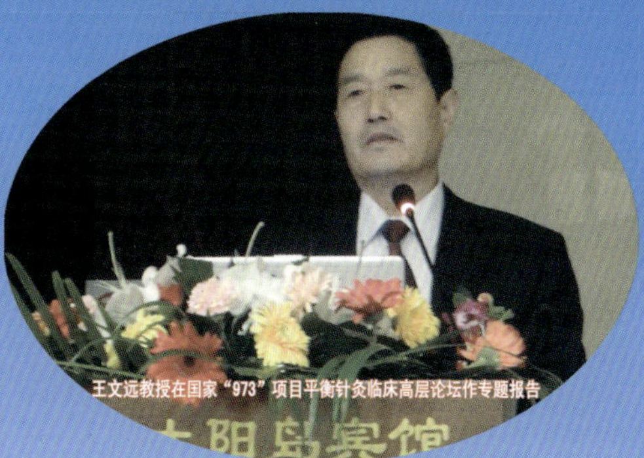

王文远教授在国家“973”项目平衡针灸临床高层论坛作专题报告

平衡针诞生于20世纪60年代，祖国大地开遍中医之花。老百姓采集加工应用中药，传统针、手针、耳针、水针、埋线、割治、针刺治疗聋哑，针刺麻醉等新医疗法应运而生。医疗队下农村、进工厂、到边疆，进一步推动了中医的普及。平衡针就是在这样的大背景下，在部队各级首长的关怀支持下，王文远教授采用绿色安全有效的针灸技术，紧紧围绕部队训练伤这个困扰官兵的大课题，进行了长达40余年的潜心研究，经数万次的针感体验和全军10万多例部队训练伤的临床探索，终于根据大脑两个半球的交叉支配原理，在外周神经上发现了38个平衡穴位，经全国4000多家医院临床验证，军内外3万余人的推广，证明了该技术可快速镇痛，降压，降脂、降糖、提高免疫，调节神经、内分泌，临床涉及800多种常见病、多发病。形成了一穴治多病，3秒见效的特色技术。该技术先后被总后卫生部列为全军基层部队适宜技术推广项目，卫生部第二批国家中医药管理局第一批全国农村与社区适宜技术推广项目，国家级重点专科。从此在针灸疗法中增加了一个新疗法——平衡针灸。

2007年，科技部和国家中医药管理局批准了平衡针疗法的“973”课题，以探求平衡针有效的作用原理。课题由北京中医药大学承担，北京军区总医院、北医三院、中国中医科学院望京医院、北京天坛医院、北京老年病医院、广东省中医院、山东省临沂市人民医院7家三甲医院的80余名研究人员参与。

传统针灸进针多，一个病人平均60根针，60个穴位，留针30分钟；平衡针一个病人一根针，一个部位，一个脏器，一个病一个穴位，针刺时间不超过3秒钟。在7家医院临床观察中，3秒钟90%以上病人见效，没有一例发生不良反应，进一步证明平衡针灸疗法的安全性。

经过近4年的努力，课题研究取得重大发现，阐明了平衡针45毫秒中枢干预的神经电生理机制，为平衡针临床3秒见效提供了科学依据。由此研究得出结论：平衡针灸快速镇痛作用机制可能与针刺信号阻滞了痛信号的传导，抑制皮层痛放电神经元的数量有关。平衡针灸对皮层痛觉诱发电位潜伏期影响最佳时段是针刺即刻45毫秒（即45‰秒）；针刺信号和痛信号可以在人类大脑皮层的相应体感区汇聚，汇聚的结果是平衡针刺信号抑制了痛信号，这可能与抑制皮层痛放电神经元的数量和阻滞了痛信号的传递、抑制痛传导有关，正好解释了平衡针临床3秒钟见效的根本原因。

平衡针的针刺靶点就是神经。现在信息传递的路径有了，大脑中枢又是如何依靠神经传递修复病变部位的呢？中枢调控下作为信息通路的神经是如何表达中枢指令的？这种表达方式主要是对神经递质产生影响！课题组通过对肩周炎模鼠、对腰突根性神经痛大鼠影响的实验研究证实：平衡针可以减轻神经根的水肿，松解粘连，加强神经纤维轴突运输，促进代谢，有利于神经水肿的消散，以达到镇痛效果。同时，还有助于改善病变局部的血液循环，使血运加快，缓解神经根的水肿和脱髓鞘变化。这些生理变化都要依靠针刺对神经递质释放的影响完成。平衡针可降低血循环中IL-1β的表达，减少炎症细胞的聚集，加速组织间的代谢，促进炎性物质转运和降解，减轻炎性反应。平衡针可减低应激条件下下丘脑和循环血中β-EP的含量，促进神经损伤的修复，协同整个神经—内分泌—免疫网络建立机体新的平衡状态。由此可见，针刺对于神经递质的影响，是中枢调控发挥作用的重要环节，也是修复病变组织的直接载体。

人体是一个复杂的有机整体，针刺作用的表达更是在中枢参与下的复杂过程，对其机理的探讨还需要我们付出更多的时间和努力。作为创新学科的平衡针灸，在临床疗效和试验研究方面取得的成果，都为针灸的发展和未来研究提供了新的思路。我们相信，在广大针灸同仁们的共同努力下，我们必将超越经典，再创辉煌。

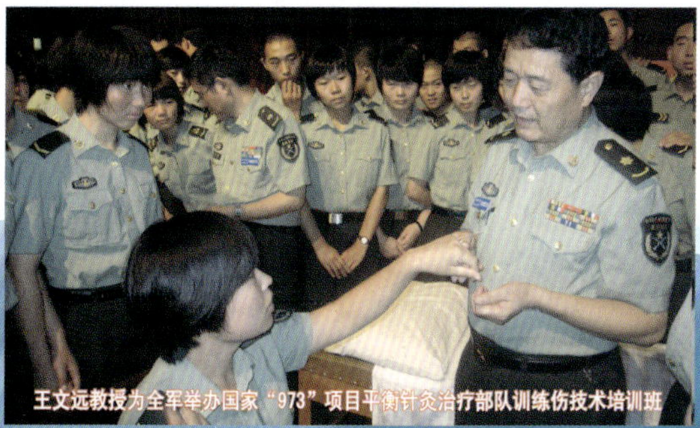

王文远教授为全军举办国家“973”项目平衡针灸治疗部队训练伤技术培训班

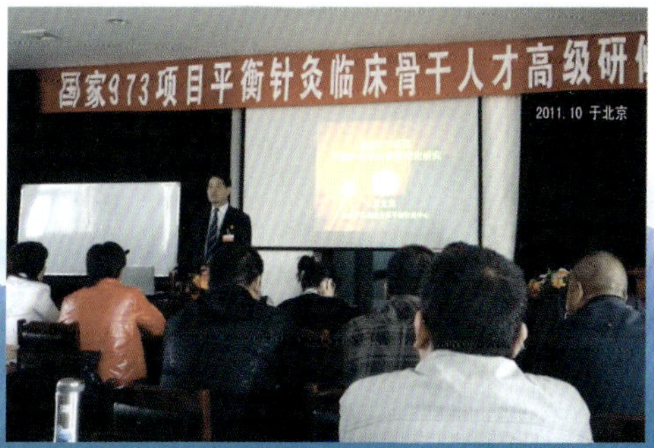

在国家军队的大力支持下，我们将进一步探讨人体自我调节的生命科学原理，进一步揭示平衡针通过针刺神经靶点中枢整合调控机制的内涵，不断深入研究，为针灸打开科学的大门，把中医学宝库中的各种珍宝展示给世界。实践将证明针灸是科学的。

北京鼓楼中医医院

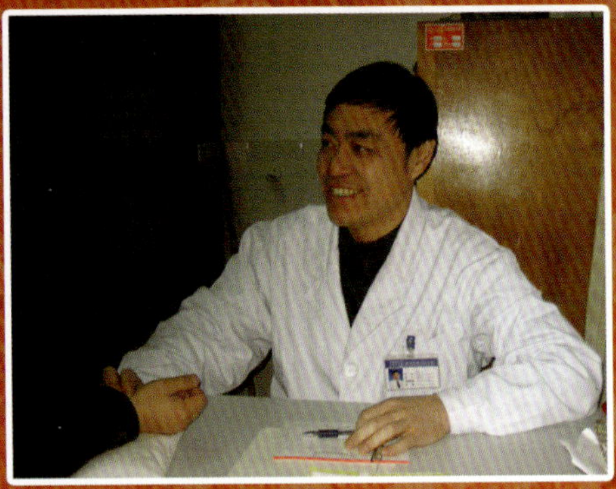

国家级名老中医陈文伯学术继承人男科陈生主任医师为患者诊治

北京鼓楼中医医院成立于 1951年，是集医、教、研、养生、保健于一体的综合性涉外中医医院，1997年、2012年两次顺利通过二级甲等中医院评审，2010年被确定为国家中医药综合改革示范基地，2011年被评为首批“北京中医药文化旅游示范基地”。

医院建筑面积13428平方米，建院62年，开放床位130张，日门诊量2000人次。北京市鼓楼中医医院在职职工332人，有各类专家人才79人，副主任医师以上职称 36人，博士研究生3人，硕士21人。

医院拥有经北京市中医管理局批准设立的全国公立“京城名医馆”。名医馆汇聚京城名医30多名，有国家级名老中医传承工作室2个，有名老中医学术思想传承人46名，中青年名中医传承人20名，形成燕京医学流派传承谱。

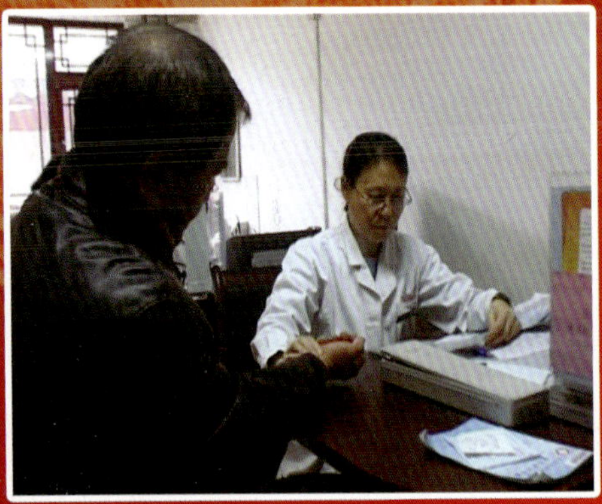

国家级名老中医方和谦学术继承人王桂萍主任医师为患者诊治

医院高度重视专科建设，拥有北京市中医管理局重点学科2个（为中医男科、中医骨伤科）。男科系统总结陈文伯教授中医男科理论体系渊源、传承脉络、重要学术思想特点及具有鲜明特色的临床治疗经验。骨伤科在保持传统马氏中医优势的同时，不断扩展服务项目，广泛使用适宜技术如手法、走罐、药罐、药浴等，年门诊量15000余人次，内部制剂创造经济收入1500多万元。

医院设有临床科室17个，男科、骨伤科、内科、外科（肛肠科）、妇科、康复科、针灸科、皮肤科、推拿科、儿科、眼科、耳鼻喉科、急诊科、感染疾病科、口腔科、“治未病”中心及疼痛专科。医院有医技科室6个：药剂科、检验科、放射科、功能检查科、手术室、供应室。医院自成立以来便致力于创新和开拓问、闻、望、切与辨证施治，以中国传统医学为基础，通过运用中医特色诊断方法，对治疗常规疾病以及非常规性疑难杂症等的治疗一直处在中医学的前沿，获得美国及澳大利亚权威认证及发明专利证书，是一所具有特色中医治疗方向的医院。目前已开展中医特色疗法69种，配置国家中医药管理局推荐诊疗设备129台，常年应用的院内中药制剂18种。医院提供免费送代煎汤药服务，提供四季养生茶，365天在地坛养生园内开展知识讲座、健康宣教、养生指导、保健诊疗服务。

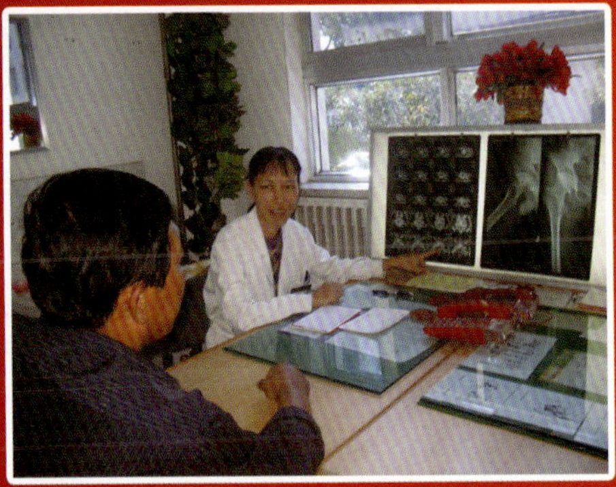

国家级名老中医马在山学术经验继承人朱蜀云副主任医师在为患者诊治

医院将以仁德为本、博爱济世为宗旨，按照修德至善、博爱至诚、精医至真、尽责至美的院训，打造一个品牌（京城名医馆），巩固两个重点专科（男科、股骨头坏死），完善3个体系，学科体系建设有所突破，形成新的“名科”、人才队伍建设有所提升，重点培养一批“名医”、中医药治疗手段、服务领域有所突破，形成以“名院”为目标，以中医药文化建设为载体，按照文化塑院、名医强院、特色立院的战略方针，构建人文与医学科学相结合的中医特色临床基地，将鼓楼中医医院建设成为名医荟萃、国内一流、国际知名的中医院。

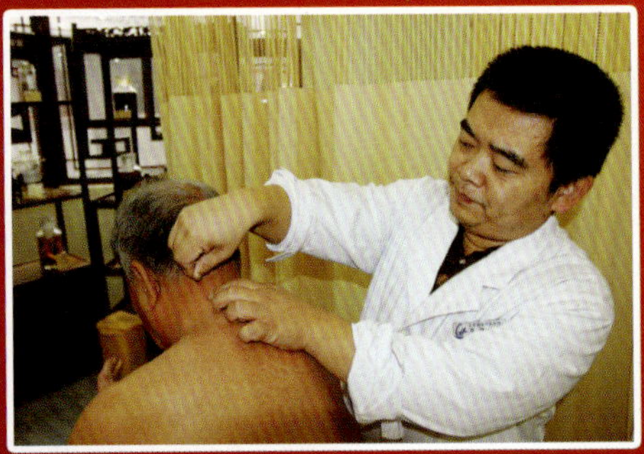

骨伤科主治医师李峥，中医学硕士学位，师承市级名中医张士杰教授、赵吉平教授、郝万山教授。善于用古法针刺技术治疗多种疾病

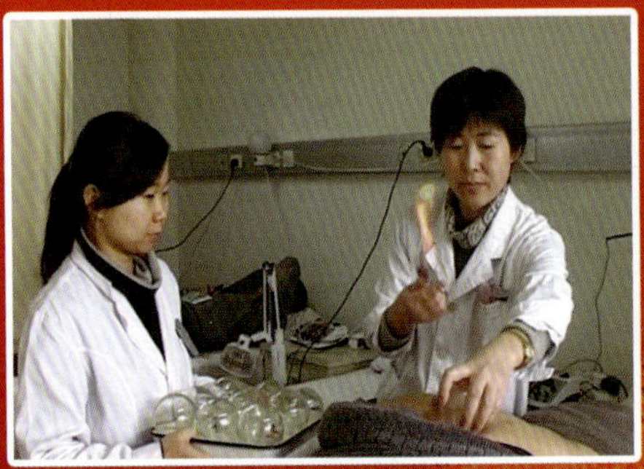

王芳副主任医师进行中医技术培训

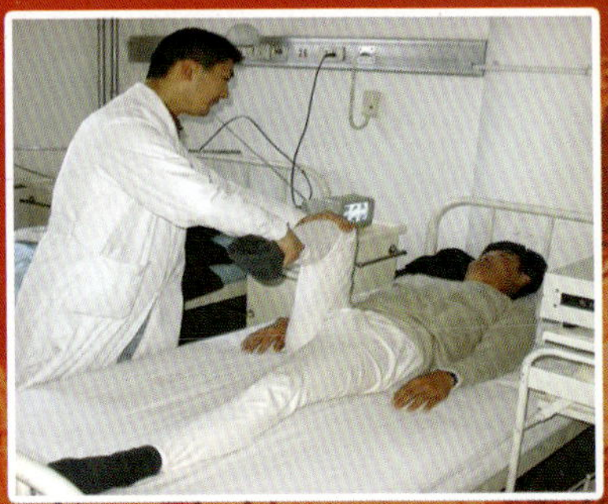

对股骨头坏死患者在应用马氏骨片的基础上进行康复及手法治疗

上海市嘉定区中医医院

上海市嘉定区中医医院成立于1979年6月1日。30多年来，在几代中医人的共同努力下，医院规模不断扩大，中医药学术地位不断提升，已成为集医疗、预防、保健、康复、科研、教学为一体的二级甲等中医医院。医院于1994年被国家中医药管理局评为全国示范中医医院；1995年被卫生部、人事部授予全国卫生系统先进集体光荣称号；1991年～2012年，连续11届蝉联上海市文明单位荣誉称号。

医院核定床位204张，现有职工421人，其中专业技术人员390人，分别为博士学历4人、硕士学历34名、本科学历154名、大专学历139名，取得高级职称资格人员30名，中级职称人员142名。全院设有17个临床科室，其中中医类科室有13个，同时开设6个医技科室，药剂科下设中药房（库）、中药制剂室、中药煎药室。2012年医院门急诊服务75万人次，其中中医门诊服务40万人次；出院病人5928人次，手术病人2670人次。

医院以“扬中医中药济世、承仁心仁术为民”为宗旨，坚持“大专科、小综合”的发展方向，秉承“突出特色、培养人才、发展专科、树立品牌”的办院理念，医院的学科、人才和文化建设取得了长足进步。2008年、2009年医院被列为国家中医药管理局第一批、第二批中医文化建设试点单位，2012年医院被列为国家中医药管理局第四批“治未病”预防保健服务试点单位。同年，肛肠科被列为国家中医药管理局“十二五”重点专科建设项目、上海市重点学科建设项目；针推科被列为第三批上海市中医临床优势专科建设项目。儿科、妇科、皮肤科、眼科等特色专科，脾胃病、消渴病、肾病、脑病、心病、肺病等特色专病因特色鲜明、疗效显著深受百姓欢迎。医院注重“联大靠强”，聘请名老中医来院开展带教、查房及诊疗等工作。2008年，医院成立中医工作室，启动中医师承工作，至今中医工作室共有4名老专家带教8名青年医师，3名流派传人与6名青年医师结对。此外，医院还开展“西学中”、“中医学经典”等培训班；与上海中医药大学研究生院联合培养硕士研究生，努力培养青年中医人才。

作为嘉定区中医药工作龙头单位，医院在全方位提供中医药特色医疗、保健服务的同时，与全区13家社区卫生服务中心176个服务站点结对，指导开展中医药适宜技术推广工作，让中医药“简、便、验、廉”的特色深入人心。

面对中医药事业发展的崭新机遇，嘉定区中医医院将一如既往地秉承“厚德济民、励志弘医”之院训，传承中医药文化，发展中医特色学科，服务百姓人家，为将医院早日建成“百姓信赖，综合实力强，中医药特色鲜明，全国领先的二级甲等中医医院”而努力奋斗。

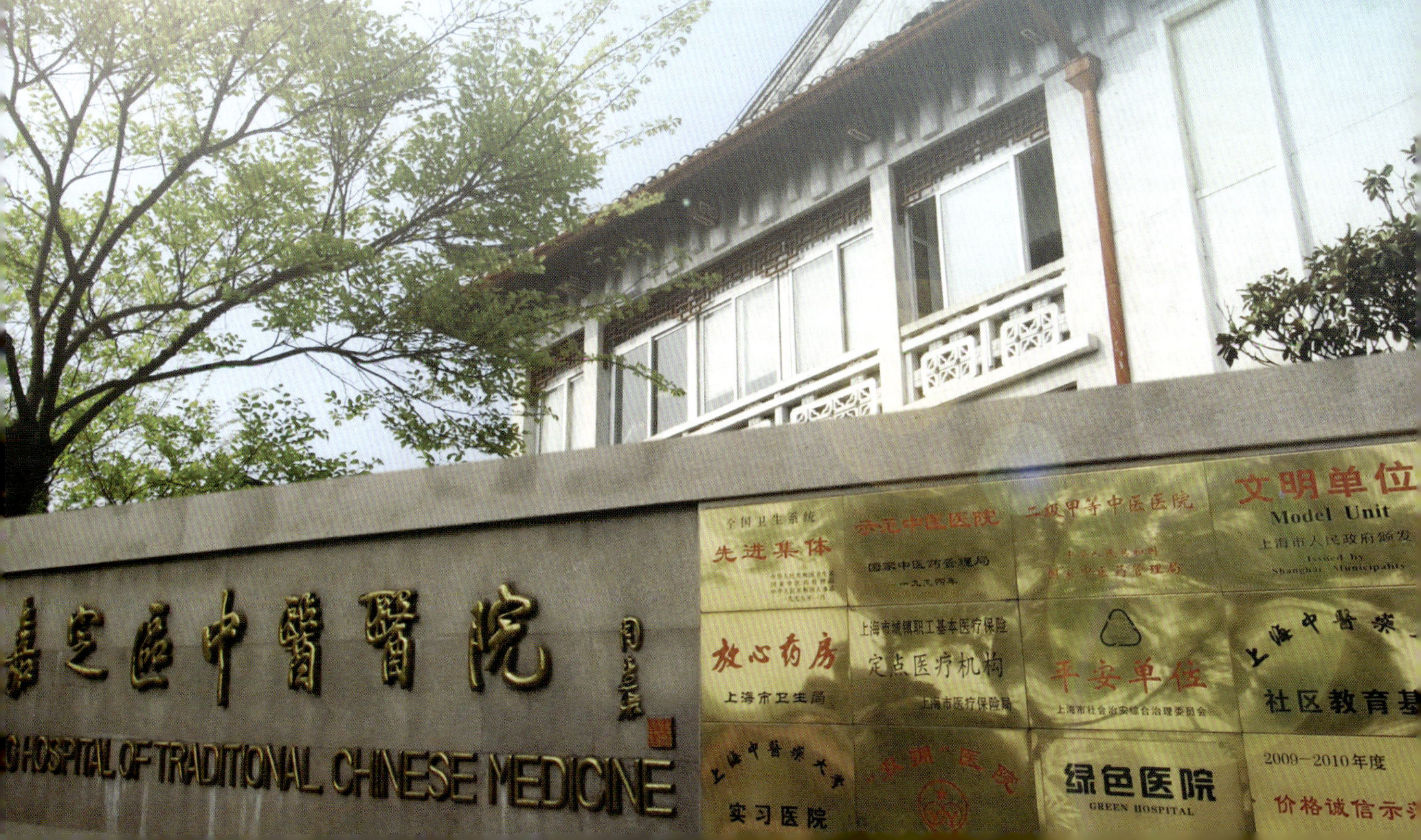

不断发展壮大的武汉市黄陂区中医医院

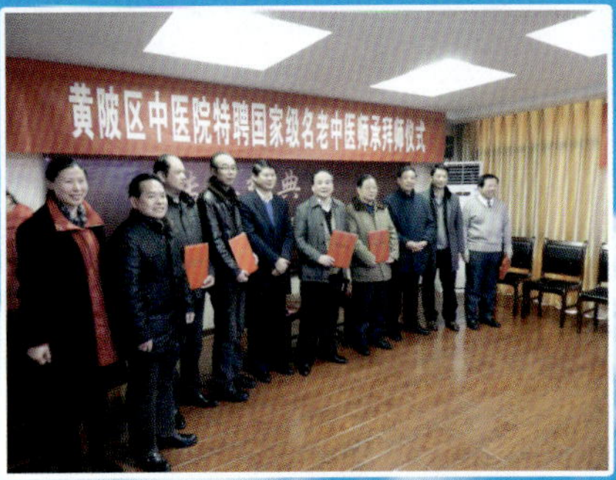
黄陂区中医院特聘国家级名老中医师承拜师仪式

拜师仪式

武汉市黄陂区中医医院是集医疗、预防、康复、教学、保健、科研为一体的综合医院，服务黄陂113万百姓，服务范围辐射全市及周边省、市，是武汉地区全国县级示范中医医院，是武汉市第二中医医院、湖北中医药大学实习医院和24小时全国卫星医学频道黄陂教学基地、黄陂区各种医疗保险的定点医疗机构。武汉市辖区内新农合转诊医院。

全院现有人员600人，其中专业技术人员510人，高级职称94人、中级职称149人，研究生学历27人、本科学历219人，副院长王友明入选第三批全国优秀中医临床人才研修项目培养对象。医院有湖北省知名中医段世彪、武汉市知名中医杜献琛坐诊，常年聘请全国知名中医涂晋文教授、张介眉教授带徒坐诊。

医院门诊开设集中医特色为一体的“三堂一室”、“治未病”科、耳鼻咽喉科、眼科、口腔科、皮肤科等20个一级科室，年诊疗量31万人次；住院部编制床位数800张，设有心血管病科、脑病科、老年病科、外科、妇产科、骨伤科、儿科、针灸科、肛肠科9个病区；出院病人22842人次，手术病人4600台次，中医药使用比例65.3%。心血管病专科、脑病科为“十二五”省级重点专科，妇科为市级重点专科建设单位。

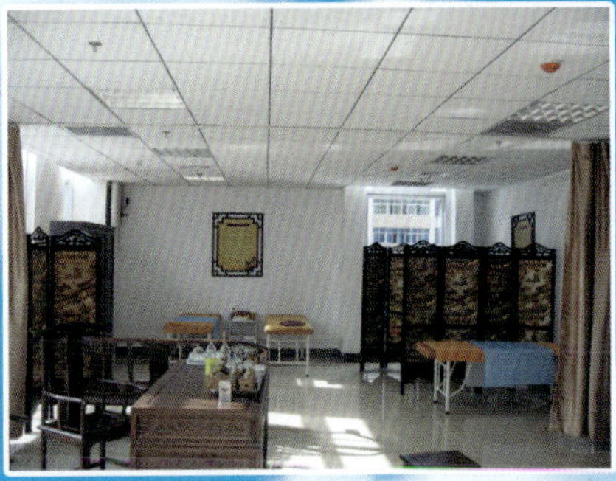

养生堂

1963年，黄陂县卫生局为落实党的中医政策筹集资金3万余元建县中医医院。先在县城关人民巷口建成300平方米用房，于1965年3月正式开业应诊。

1969年9月，全国实行精减机构，县中医院并入县人民医院。

1980年元旦，县委、县政府落实中央（1979）56号文件精神，下发文件重建县中医医院。1980年2月医院开业应诊，当时工作人员29人，固定资产3万元，业务用房300平方米，医疗设备价值7000元，设有中医内科、针灸科、骨伤科3个业务科室，院址仍设在县城关人民巷口。

1984年，经县政府批准，征用县城关棉织厂土地3044平方米，进行医院迁建，先改建旧厂房为住院部1050平方米。1985年8月，又建成1950平方米的新门诊部大楼，医院从人民巷口迁到中山大道252号。这是县中医院一个历史性的转折点，奠定了发展基础。

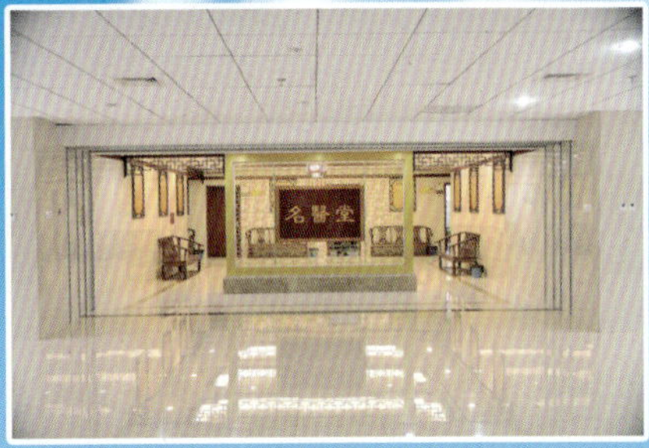
名醫堂

名医堂

1993年3月，由张介眉、杜献琛主编的由中国医药科技出版社发行74万字的著作《人体排出物异常症诊断治疗学》获武汉市科技进步三等奖。

1994年9月，经湖北省卫生厅验收合格，同年10月正式下发文件宣布黄陂县中医医院为二级甲等合格医院。1994年11月，又经国家中医药管理局验收合格达标，评定为全国县级示范中医医院。

1998年9月，黄陂撤县建区。黄陂县中医医院更名为黄陂区中医医院。其地名更改为黄陂区前川大道48号。

2009年6月，黄陂区委、区政府新建区人民医院，在前川街板桥大道61号改扩建新的区中医医院，并于11月28日整体搬迁。院址为黄陂区前川街板桥大道61号。

2010年10月，新建成的18000平方米的（门诊、外科住院）综合大楼。内科住院楼危房改建被列为2011年政府为民办好十件实事之一。区政府投资2940万元拆除原危房，新建一幢十层住院楼。建成后床位将达800张，占地面积18242平方米，建筑面积27966平方米。

2013年4月，医院通过国家三级中医医院评审。

2013年5月，国家卫计委副主任、国家中医药管理局局长王国强，国家卫计委妇幼健康服务司司长张世琨，国家中医药管理局医政司巡视员、副司长蒋健来医院调研指导中医药工作。

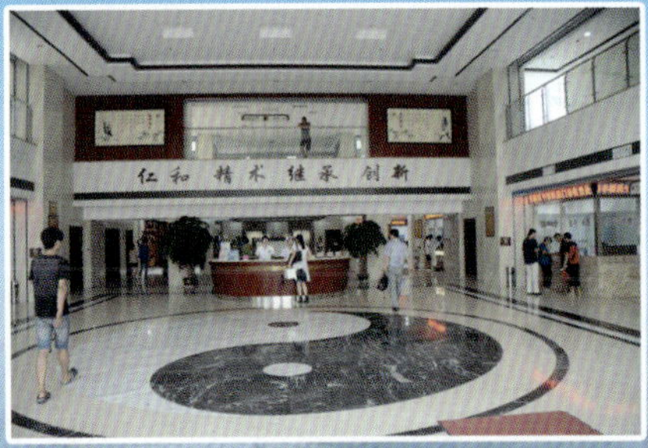
仁和 精术 继承 创新

门诊大厅

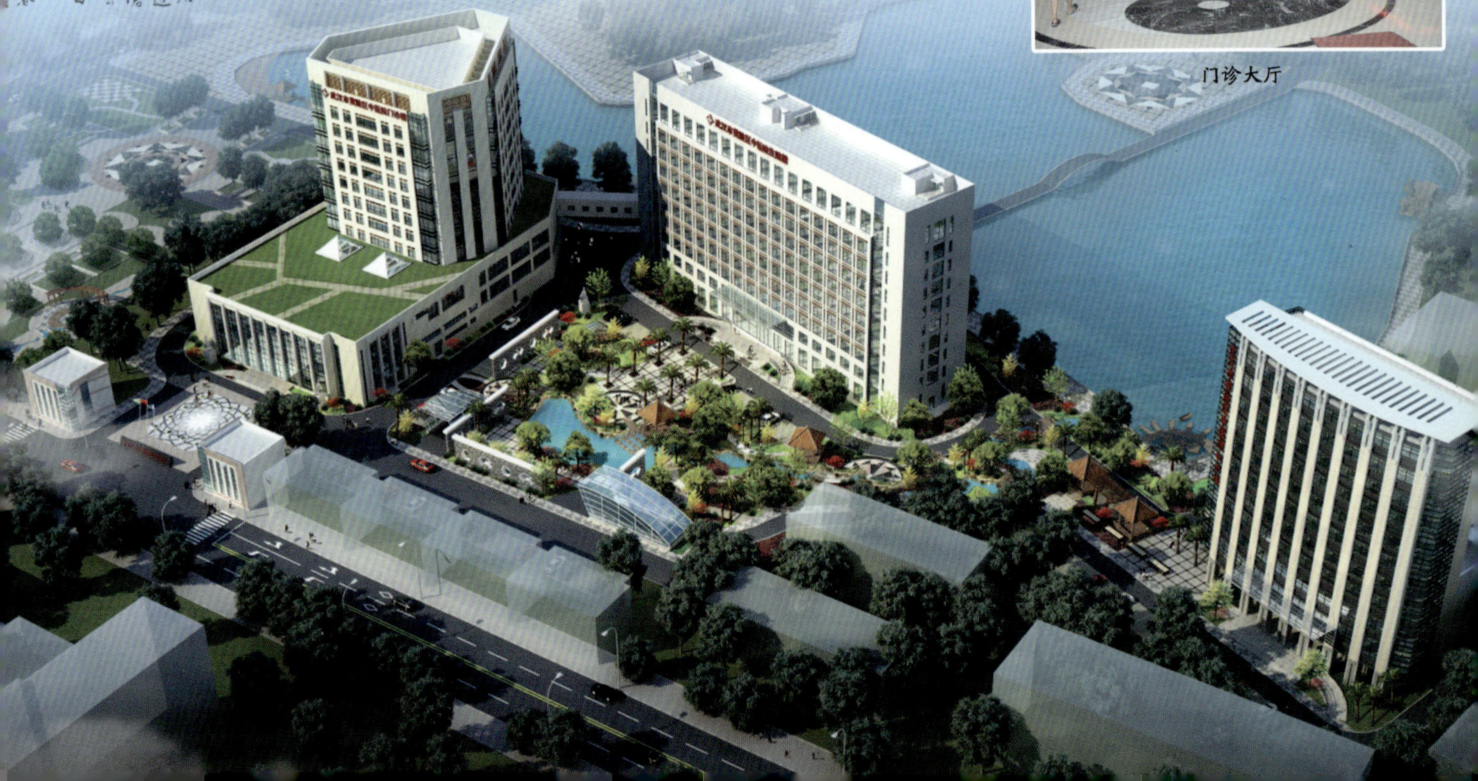

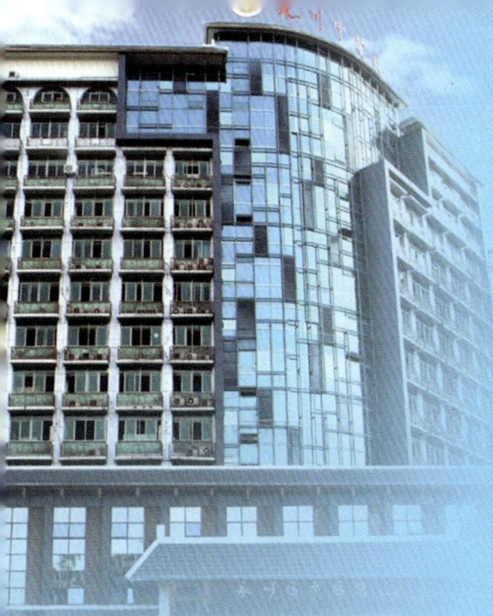

举全力攻坚克难 圆创建三甲梦想

——永川区中医医院创三级甲等医院纪实

金秋时节，硕果累累。经过3年多的积极备战，2013年10月25日，永川区中医医院以优异的成绩顺利通过了三级甲等中医医院的评审。这意味着，经过数代中医人的不懈努力，永川区中医医院将有望在年内获得国家最高医院等级授牌，终圆三甲梦想。

全力以赴，全面提升医院综合服务能力

医院成立了以院长为组长的“三甲”创建领导小组，下设创建办公室，领导全院开展多种多样的活动，营造浓厚的创建氛围。召开专题会议，细化标准，任务到科，责任到人。先后10次组织200人次外出学习取经，开展模拟评审4次，邀请专家指导培训6次，全院职工全部参加培训，促进全院干部职工吃透并掌握创建标准。全院职工全力以赴，以评促建，全面提升医院综合服务能力。

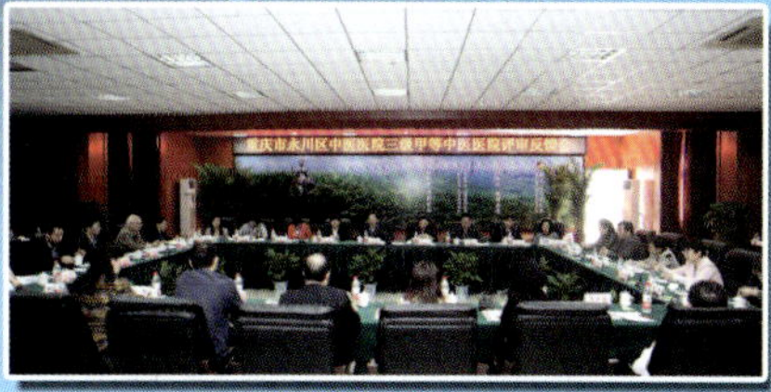

改善就医环境。医院投资1.2亿元在现址改扩建住院综合大楼，建成建筑面积2.6万平方米、拥有17个病区、功能齐备、设施一流的住院综合大楼，使医院总面积翻番，就医环境得到极大地改善。同时，对门诊大楼、住院综合大楼B幢室内外墙进行全面改造，并注重突出中医文化建筑风格，为患者营造了温馨舒适的就医环境。

狠抓专科建设。医院狠抓专科建设和学科建设，积极开展创名院、建名科、树名医活动，投入3000余万元，新建肾病科、眼科、产科、儿科、外三科、推拿科、肿瘤科7个病区。投入资金260万元组建功能齐全、设备完善、中医文化氛围浓厚的“治未病”科，该科室是渝西片区“重庆市工伤康复定点机构”特色科室。

提升诊断水平。医院投资3000余万元在渝西地区率先引进德国进口西门子1.5T超导核磁共振，美国进口GE64排128层螺旋CT和vividE9大型彩超等先进医疗设备。配置全自动牵引床、骨创伤治疗仪、药物熏蒸仪等100余件中医诊疗设备，诊断水平大幅提升。医院投入800余万元，加快信息化建设，全面完成HIS、PACS、LIS、办公OA、合理用药系统升级，达到三甲医院信息化建设要求。

弘扬中医文化。医院投入500余万元用于加强中医药文化建设，委托知名高校专业文化咨询团队系统规划，打造精品中医药文化，医院院徽设计获全国中医药标志性文化二等奖，制作了中医药文化画册、专题片，重新编印《员工手册》和《中医药知识经典读本》，规范职工的行为准则、文明用语。雕筑中医药文化氛围浓厚的国医之光大型浮雕，开设名医馆、杏林苑、济世堂，统一更新全院标识标牌。

以评促建，建设工作取得实效

坚持中医院姓“中”的信念不动摇，中医特色优势得到充分发挥。落实了发挥中医药特色优势措施61条。临床科室制定单病种诊疗规范19个，建立中医优势病种诊疗方案数49个。开展中医诊疗技术项目61项，中医特色服务项目81项，设立了16个中医综合治疗室，中医诊疗设备达到14类、96种。2012年该院门诊处方总数为17.2万张，其中中药处方14.5万张，占门诊处方比例的84.02%；中药饮片处方5.3万张，占门诊处方总数的30.9%；中药饮片处方数占门诊人次的比例53.67%。

实施人才战略，人才结构明显优化。近三年引进中医类博士生、硕士生48人，本科生58人，新增高级职称人员28名，市级名中医2名，全院中医类执业医师占执业医师比提升为61.6%，中药学专业技术人员占药学人员比提升为65.5%。

专科优势突出，医疗质量持续提高。医疗质量管理体系健全，病人安全得到切实保障，中医临床治疗效果明显提高。针灸科成为国家中医药管理局农村中医特色专科、国家“十二五”重点专科培育科室、重庆市重点专科；耳鼻喉科是重庆市中医重点专科、全国重点专科协作单位；肛肠科是重庆市中医重点专科建设单位；妇科是重庆市“十二五”中医重点专科建设项目。

药事管理规范，临床用药安全有保障。医疗机构中药制剂达到31个品种，在研中药制剂品种10个，共12种剂型。开展了抗菌药物专项整治活动。从2012年8月至今，医院抗菌药物使用指标全部达标。

立足科研兴院，推动技术进步。近三年来，医院先后承担各级科研课题31项，获市、区科技进步奖和软科学奖5项。永川区中医医院着力打造功能齐全、综合实力雄厚、中医特色突出、医教研水平较高的国家“三甲”中医医院，全方位打造成为的渝西中医医教研中心、工伤康复中心、康复养老中心，成为永川建设区域性医疗中心的又一支撑，让永川百万群众乃至渝西群众享受优质医院服务。

地址：重庆市永川区迎宾大道2号　　电话023-49822211

雍阳杏林以加速度谋发展

——天津中医药大学武清中医院

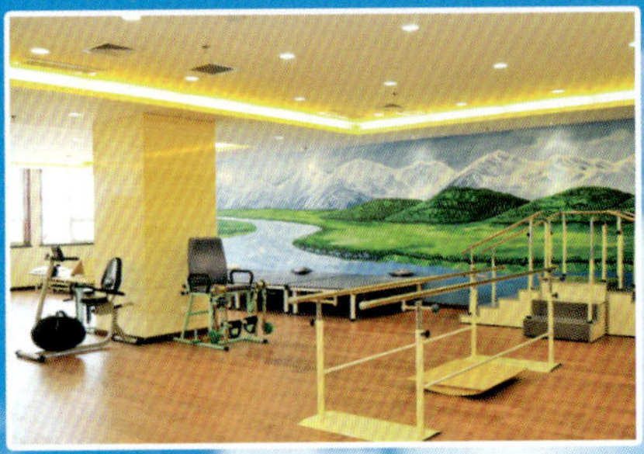

康复楼康复锻炼室

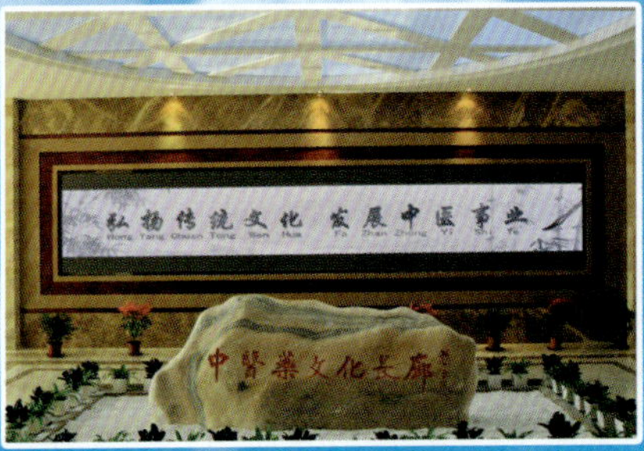

中医药文化长廊

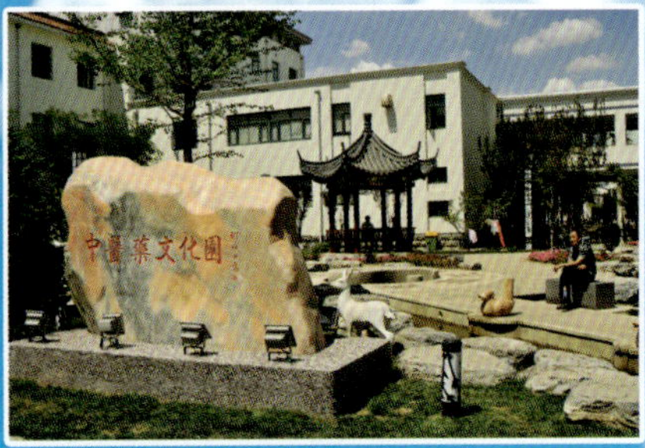

中医药文化园

2013年，天津中医药大学武清中医院抓住晋升三甲医院的契机，以全面提升医院综合服务功能、综合技术能力和服务水平为中心，进一步改善医院基础设施及设备条件，规范和加强医疗质量管理，完善和优化服务流程，加快了医院发展。

一、改善医院硬件条件，提升综合服务功能

一是完成了5200平方米供应中心项目建设工程和设备购置，并顺利投入使用。二是完成了2200平方米餐饮楼项目建设，配备了新型餐饮设备，实现了每餐供应2000人次的能力。二是新购置了美国GE高端彩超、高清晰电子胃镜、电子纤维结肠镜、进口腹腔镜、前列腺气化电切镜、输尿管镜、椎间盘镜、尿沉渣分析仪等一批大中型先进医疗设备。

二、加强科室业务建设，提高医疗技术水平

一是进行了专科化的学科设置。门诊一楼设置了20个专科门诊，二楼新设置了10个专病门诊，三楼设置了10个专家门诊，整合了急诊科和院前急救，优化了门急诊流程。外科设有普外、胸外、脑外、血管外科、手足外科等6个专科；内科设有以脑病、心血管病、内分泌、肿瘤、康复等8个专科；妇产科形成了产科、妇科等3个专业科室。

二是引进一批新技术项目。针灸康复科引进和开展了督灸治疗颈椎病项目；妇科引进了蜡疗治疗妇科盆腔感染项目，心血管病二科开展了急诊PCI术治疗急性心梗项目；外一科独立开展了前列腺电切术治疗前列腺肥大项目；骨伤科开展了双侧股骨头置换术治疗股骨头坏死项目，外三科开展了胃转流术治疗2型糖尿病项目；针灸康复科开展了运动疗法和作业疗法治疗中风后遗症和小儿脑瘫后遗症项目。彩超室开展了超声引导下介入治疗肾囊肿、肝囊肿项目；内镜室开展了无痛胃镜检查项目和镜下息肉切除术。

三是聘用一批著名医学专家教授。皮肤科、耳鼻喉科、眼科、肾病科、心血管病科、肿瘤科、医学影像科、超声科、内镜科等科室，分别聘请了天津医大总医院、天津市医大二附院、天津市人民医院、天津市中医一附院、天津市肿瘤医院以及解放军301医院、309医院等专家、教授定期来院应诊查房，指导临床教学工作，带来了国内一流的技术和理念，为医院技术水平提升作出了重要贡献。

三、持续开展优质服务，建设群众满意医院

一是进行医护人员服务意识的教育。2013年4月和7月，医院聘请培训专家对门诊临床医技科室、收费药房等窗口科室的医药护技人员和新入职一年的新员工、三年内新升职的中层，进行服务意识、服务技能、服务礼仪、高效沟通的专题培训。邀请全国劳模、十八大代表孔祥瑞、付玉玲、徐文华做“当好主力军，共筑中国梦”的宣讲。

二是对服务流程进行了优化。门诊增设了8个收费窗口及彩超室、心电图室和抽血窗口，检验结果实行自助打印，缩短病人等候时间。住院部开展包餐服务、无陪护服务，解决患者用餐和家属陪护的困难；开展住院检查陪检服务；煎药室实行午间连班制度；门诊、急诊和住院楼安排全天导诊服务，备有轮椅、平车、纸杯和雨伞等生活用品；急诊开通24小时急救绿色通道，实行无假日门诊和夜诊。

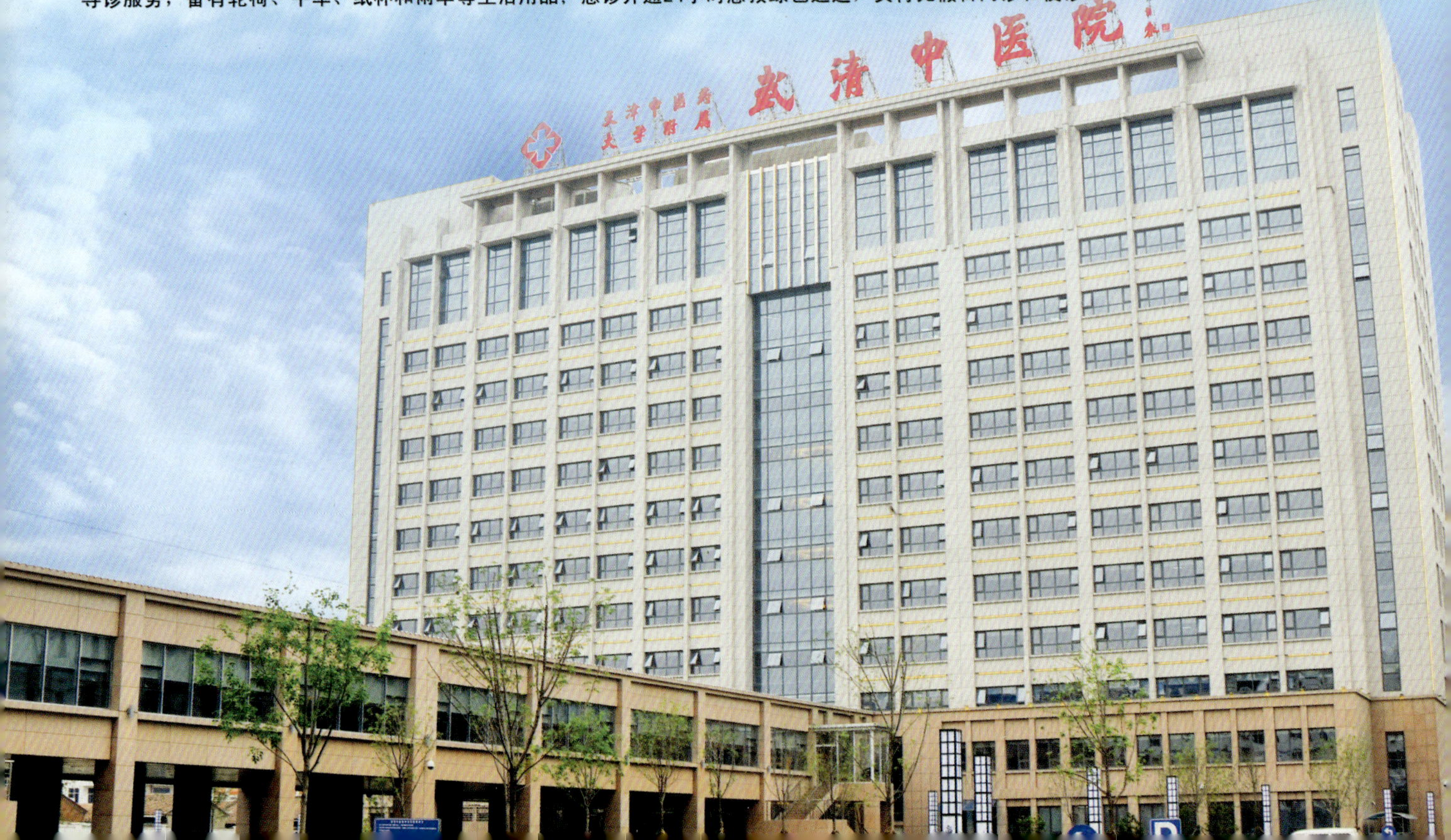

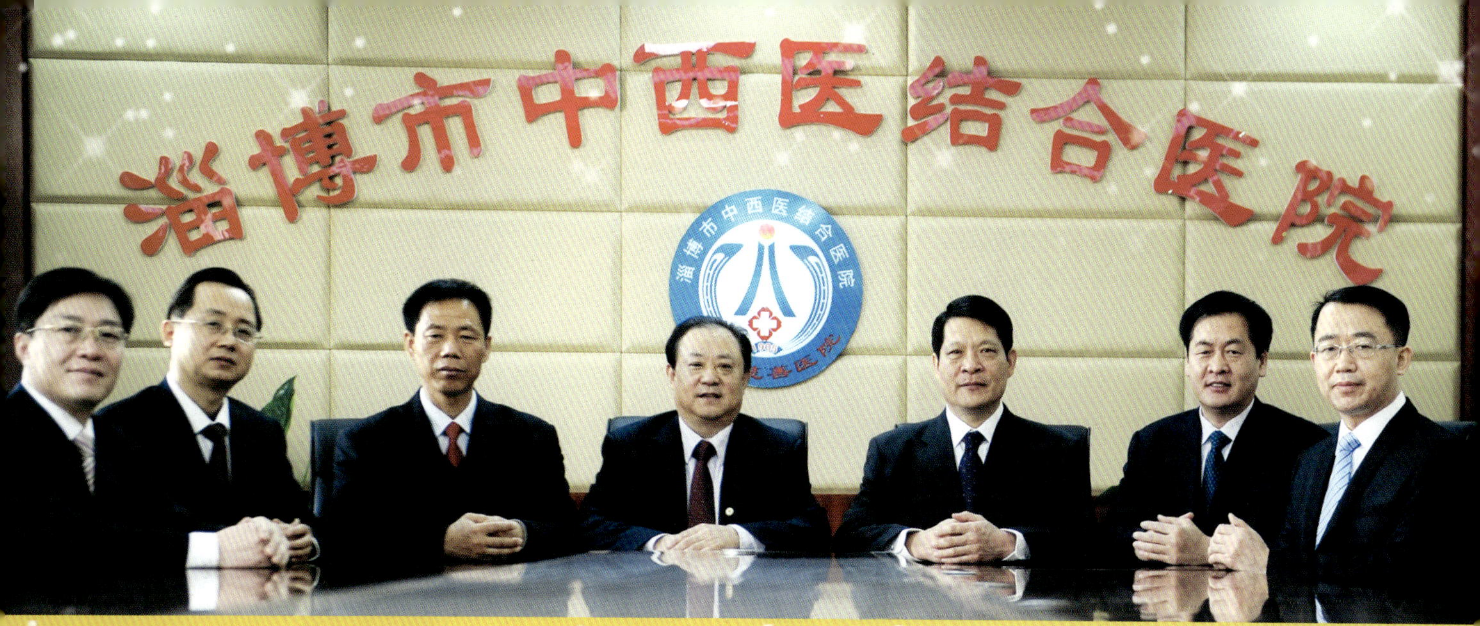

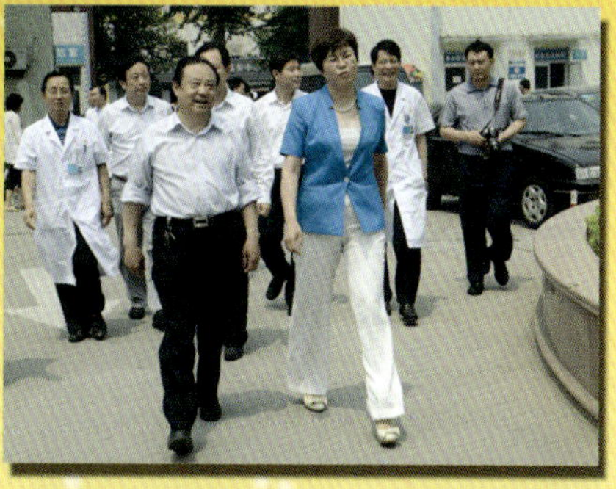

山东省卫生厅副厅长袭燕一行视察医院康复工作

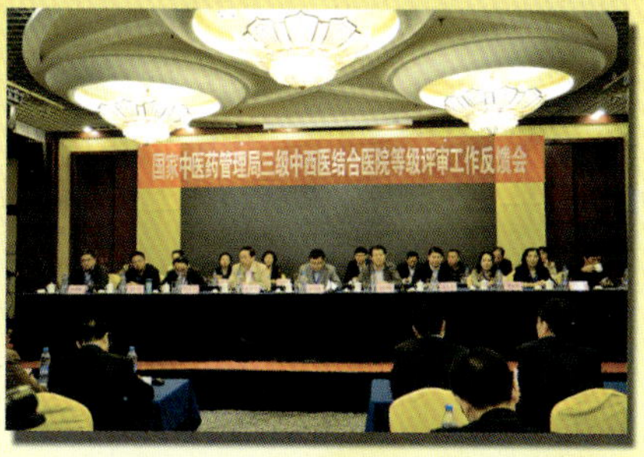

国家中医药管理局评审淄博市中西医结合医院为三级甲等中西医结合医院反馈会

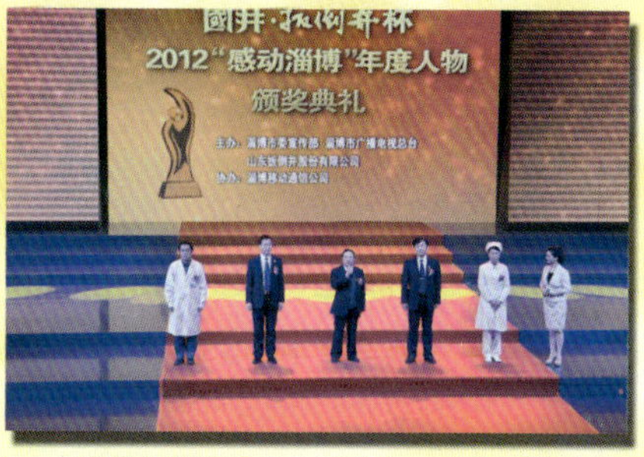

淄博市中西医结合医院先心病爱心救助团队荣获2012感动淄博年度人物

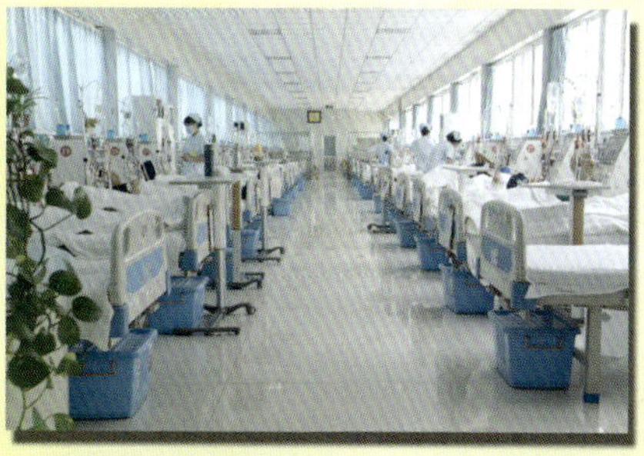

鲁中地区规模最大的血液透析净化中心，对贫困尿毒症患者实施医疗救助

淄博市中西医结合医院始建于1905年，其前身淄博铁路医院已有108年的历史。2004年，医院改制划归淄博市委、市政府管理，更名为淄博市第八人民医院。医院先后被确定为淄博市慈善医院、中华慈善淄博医院、山东省慈善总会定点医院。2011 年，淄博市商业医院整建制并入医院，同年挂牌淄博市中西医结合医院。2013年，淄博市委、市政府、市编委将淄博市中西医结合医院确定为医院的第一名称，并规划设置为淄博市三级中西医结合医院。同年10月18日，医院顺利通过国家中医药管理局三级甲等医院评审，开启了百年医院的新征程。

2013年是淄博市中西医结合医院的“品牌建设年”。把中西医结合医院打造为支撑医院发展的最大项目、一号工程和第一品牌。以创先争优、“三好一满意”活动为载体，巩固慈善医院品牌。目前医院有一个国家级重点专科（神志病科），一个省级重点专科创建单位（中西医结合妇科），两个市级中医重点专科（中西医结合呼吸科、中西医结合脑病科），一个市级重点学科（超声诊断科），一个“中医治未病工程中心”（中医科）。采取“以点带面，全面开花”的中西医融合术，成立中西医结合综合部，下设“治未病”科、中西医结合妇科、针灸推拿科、TTM 4个独立专科，实现中西医在各病种诊疗工作中的完美结合。

近年来，在市委、市政府和上级主管部门的正确领导下，医院始终坚持“小综合、大专科、中西医结合的发展方向，突出老年病、康复医学特色，实施高科技人才带动，做大亮点项目，做响慈善医院，在淄博乃至鲁中地区创出品牌，促进医院全面、和谐、可持续发展”的发展战略。坚持贯彻“六实”管理方针，努力打造中医规范、西医领先、中西医结合标本兼治、完美诊疗为特色的强势品牌，推动医院可持续发展。医院成功创建省级文明单位、山东省消费者满意单位，荣获山东省“为民服务、创先争优”示范窗口单位、全省卫生系统两好一满意示范集体、2012感动淄博年度人物、振兴淄博五一劳动奖状等荣誉称号。

防城港市中医医院

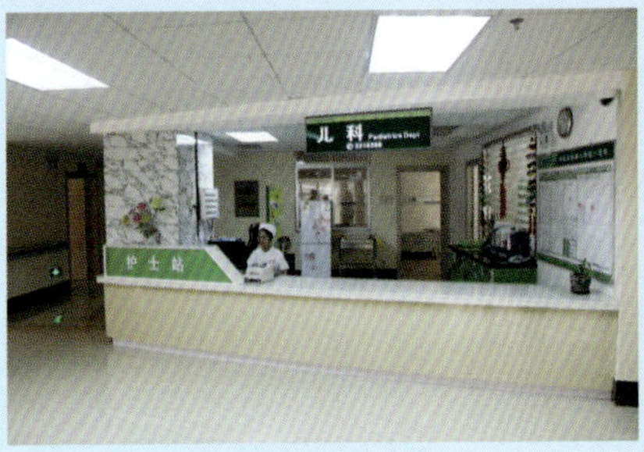

整洁舒适的病房

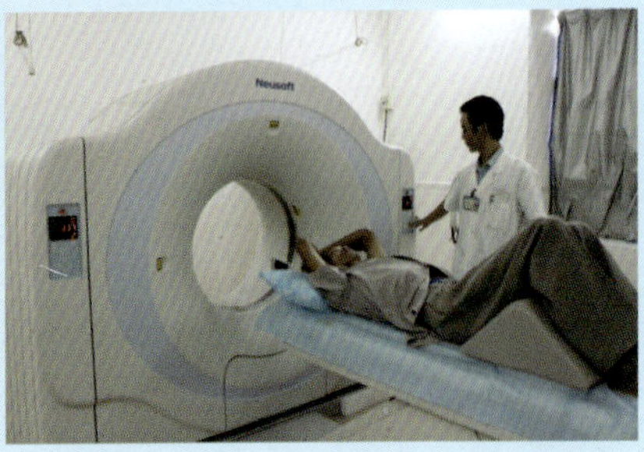

16排螺旋CT

防城港市中医医院创建于1981年4月。建院32年来，在防城港市市委、市政府、市卫生局以及上级主管部门的正确领导和大力支持下，在全院职工的共同努力下，医院实现了跨越式发展，各项事业取得了令人瞩目的成绩，于2011年9月顺利通过了国家三级甲等中医医院评审，成为了北部湾沿海三市（钦州、北海、防城港）首家三级甲等中医医院、广西中医药大学附属防城港医院，是一所集医疗、教学、预防、保健、科研为一体的综合性国家三级甲等中医医院，承担着全市中医基本医疗、预防、保健、基层转诊以及中医药适宜技术推广、乡村中医药人员培训和业务指导等工作。

近年来，医院以开展“医院管理年”活动和“三好一满意”活动为契机，坚持“中医为主，中西医结合，精中医、强西医，突出专科特色，增强综合实力”的发展方向，突出专科优势，实施科技兴院战略，促进了医院高效健康快速发展。目前医院占地面积28001平方米，业务用房56000平方米。医院现有职工529人，中级以上职称132人，硕士研究生16人，在职研究生42人，拥有广西名老中医、广西名中医、广西优秀青年中医、广西中（壮）医优秀临床人才研修人员多名。医院开设1个综合门诊，16个住院病区；开放床位600张；设有急诊科、重症医学科、针灸科、推拿科、内科、儿科、骨伤科、外科、妇科、产科、肛肠科、皮肤科、耳鼻喉科、眼科、口腔科等业务科室及31个中医专病门诊。重症医学科、血液透析室首批通过自治区卫生厅评审准入；针灸科被确定为国家中医药管理局“十二五”重点专科培育项目；骨伤科被列为自治区重点中医专科建设单位；中医妇科是“广西基层中医民族医重点专科”建设单位；蛇伤科被列为“广西农村医疗机构中医民族特色专科（专病）”建设单位。医院配置了16层螺旋CT、数字胃肠机、DR、体外震波碎石机、气压弹道碎石器、彩色B超、血滤机、腹腔镜、胆道镜、关节镜、电子胃镜、肠镜等先进医疗设备。

30多年来，医院始终坚持“以病人为中心”的服务宗旨，竭诚为防城港市人民提供优质、安全、高效、便捷的医疗服务，努力为广大人民的健康事业作出应有的贡献。

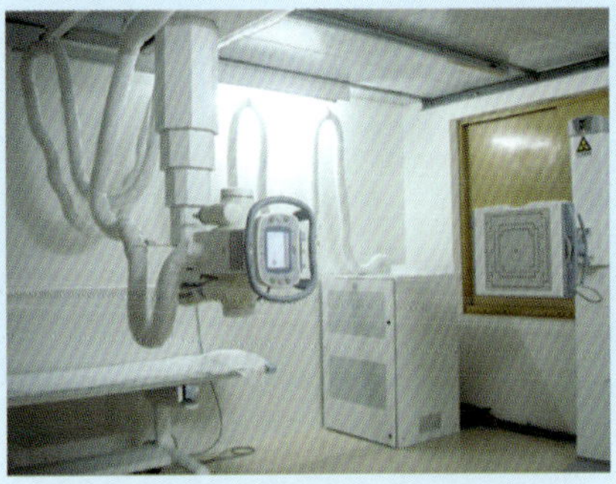

DR机

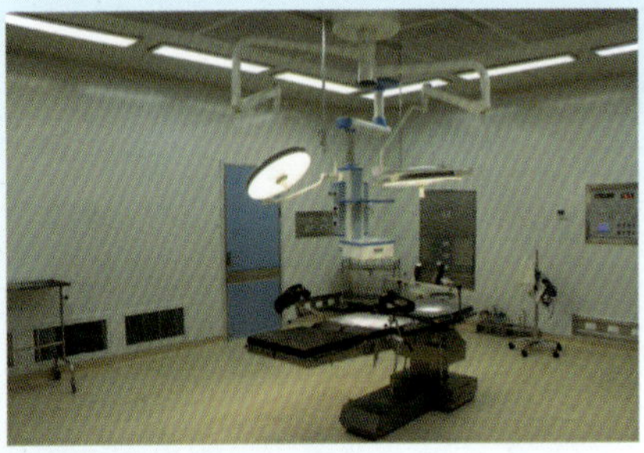

洁净手术间

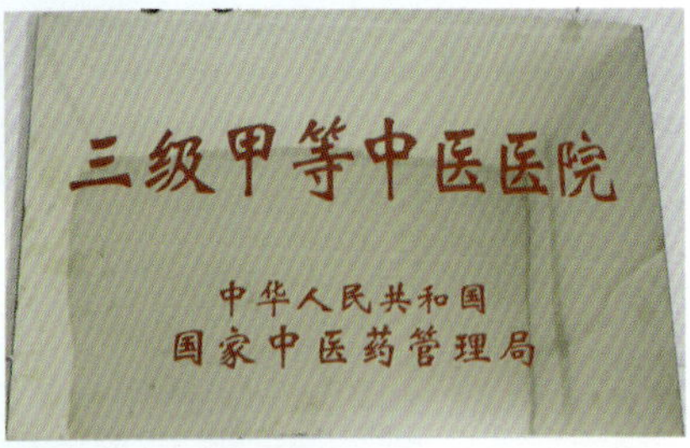

三级甲等中医医院

地址：防城港市防城镇二桥东路8号
咨询电话：0770-3252140
预约电话：12580　0770-3275593

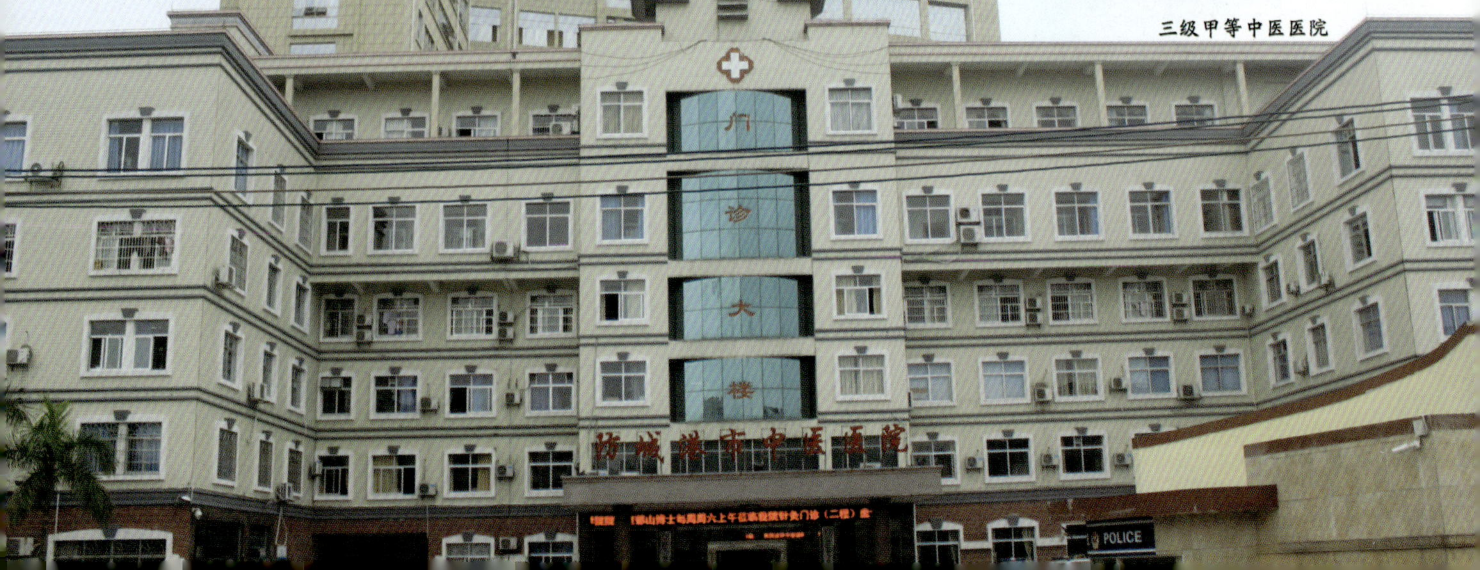

跨跃发展的河南省项城市中医院

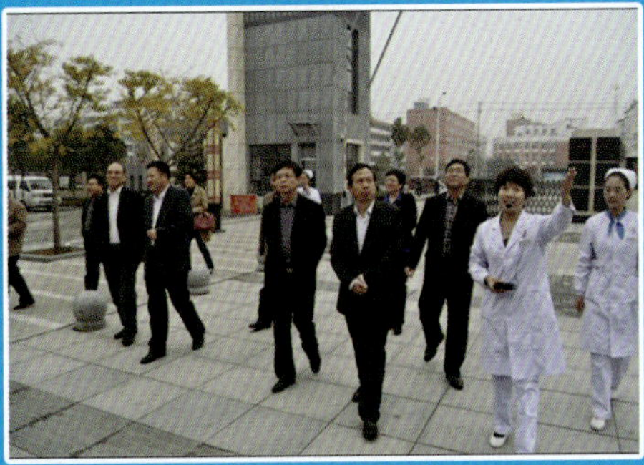

2013年10月30日，河南省卫生厅党组成员、副厅长、省中医管理局局长张重刚视察项城市中医院

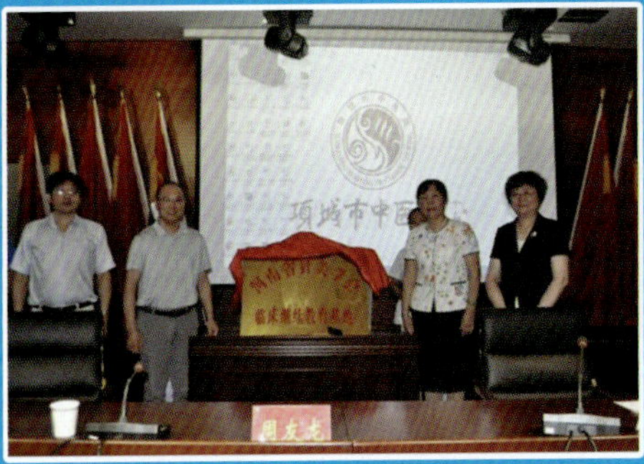

2013年6月29日，河南省针灸学会临床继续教育基地在项城市中医院揭牌

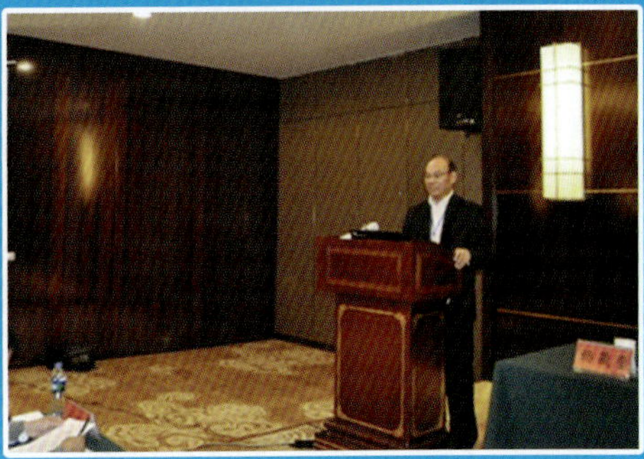

2013年10月24日，项城市中医院李军民院长在周口市基层中医工作现场会上作经典经验介绍

项城市中医院始建于1986年，是一所集医疗、急救、教学、科研、康复、体检为一体的综合性二级甲等中医院，设有肿瘤、康复、脾胃肝胆、骨伤、妇产等14个一级科室和检验科、影像科等28个二级科室，开放床位496张。

一、新址启用，奠定百年基业

医院新址占地120亩，建筑面积45000平方米的门诊和病房综合楼被评为国家二级绿色建筑。建主风格既具有传统特色，又具有现代气息；既雄伟壮观，又充分体现人性化；既温馨舒适，又节能环保。门诊大厅四层通透，宽阔明亮，琴瑟悠扬，温馨宜人；病房楼流程简明，美观大方，充满温馨，极具人性。医院斥资9000万元，购置了64层CT、1.5T光纤核磁共振等先进的设备，真正使群众不出项城就能享受到省级乃至国家级医院的基本设施服务。

二、突出特色，打造特色专科

遵循院有专科、科有专病、人有专长的原则，医院先后成立了心脑病科、内分泌肺病科、肿瘤科、康复科、脾胃肝胆科5个独具特色的中医专科。广泛采用中医传统的针灸、艾灸、推拿、牵引、拔火罐、药熏等疗法，成立"治未病"中心，进行中医体质辨识、亚健康中医疗法干预，受到社会各界的一致好评。

三、感动服务，彰显以人为本理念

实施感动服务，病人想到的，想到做到；病人没想到的，也想到做到；病人认为已经做得比较好的，应做得比病人想象的还要好，真情到永远，真正做到看一个病人，交一个朋友，获一方信息，亮一块牌子。2011年，医院在全省率先实行"先治病，后付钱"的服务模式，万余名患者享受到这一模式的优越性，充分体现了医院以人为本的人文理念，取得了很好的社会效益。

四、中医文化，传承发扬光大

医院始终把中医文化建设作为医院发展的法宝。设计了寓意和谐美好的院徽，谱写了激昂澎湃、催人奋进的院歌。将"顾客至上，服务第一"作为服务宗旨，"弘德、精术、衡和、致远"作为院训，"自强发奋，求真博爱"作为医院精神，把"以人为本，以德为先，以技择优"作为人才理念，灌输到每个员工的脑海里。向全体员工发放《员工手册》。请专业培训师来院讲学，并对员工进行礼仪培训，提高了全体员工的文化素养。

五、精细化管理，调动员工劳动热情

医院自去年开始实施精细化管理模式，为此设立医院质量管理委员会和16个分支委员会，建立五级质量管理网，将管理指标、质量指标、效率指标、效益指标、终末指标细化到科室、班组和经管医生、责任护士，各层级职责明确，各司其职，相互监督、互动与反馈。周小结，月中结，季大结，年终总评比，奖优罚劣。从而使管理从自上而下变为自下而上，从领导行政硬性管理变为员工自我柔性管理，从要我干变为我要干，调动了员工的劳动热情，提高了工作效率。

六、科研成果丰硕，中医服务网络初步形成

近年来，医院获省科研成果奖3项、周口市科技进步奖8项、项城科技进步奖6项。医护人员在医学期刊发表学术论文53篇，其中国家级38篇、省级15篇。

医院信息化建设同样显现出可喜景象：与中行项城分行共建的银医系统已开通；点击项城市中医院网站，可随时浏览医院动态、专家风采等信息；实施就医"一卡通"，挂号、就诊、住院、缴费、病历、检查等"轻轻一点，内容尽现"。中医服务网络初步建成拓宽了服务范围，提升了服务能力，使医院综合服务水平迈上新台阶。

七、跳跃发展，经济和社会效益连年攀升

严格的质量控制机制、灵活的经营机制、有效的用人机制、效能结合的分配机制，促进医院跳跃发展，经济和社会效益连年攀升，由1999年年收入200万元增长到到2010年的业务收入4607.36万元、2011年业务收入6500万元、2012年成为全省总收入突破亿元大关的一家县级中医院，在全省中医医院管理评价中连续两年获县级中医院总分第一名，连续7年居周口市第一名。项城市中医院也被评为第二届全国中医特色护理优秀科室、全国中医药系统优质护理先进病房、河南省卫生系统先进集体、河南省卫生工作先进单位、河南省创新医院等30多个市级以上荣誉称号。院长李军民被评为全国中医药系统创先争优活动先进个人。

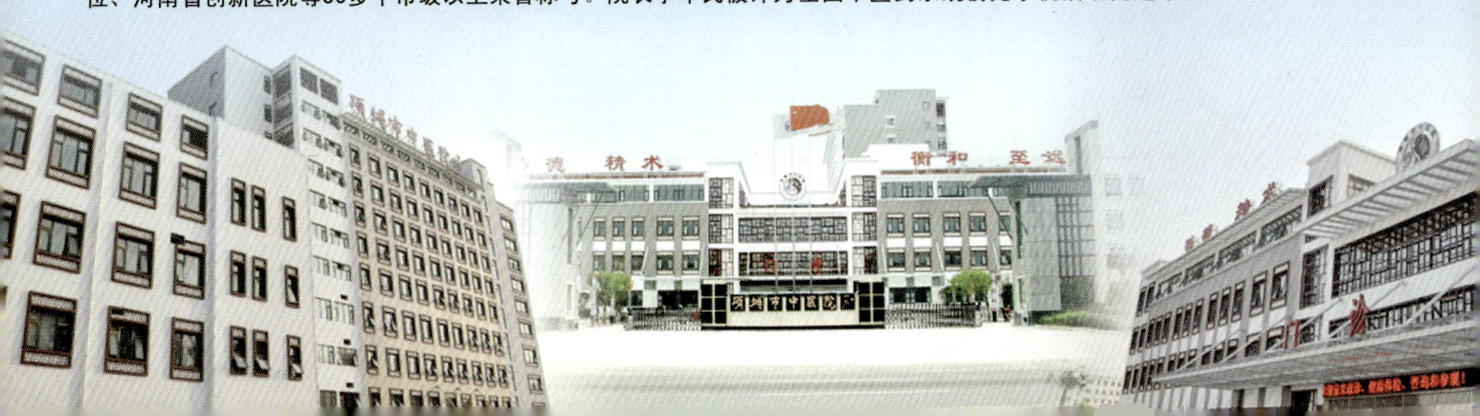

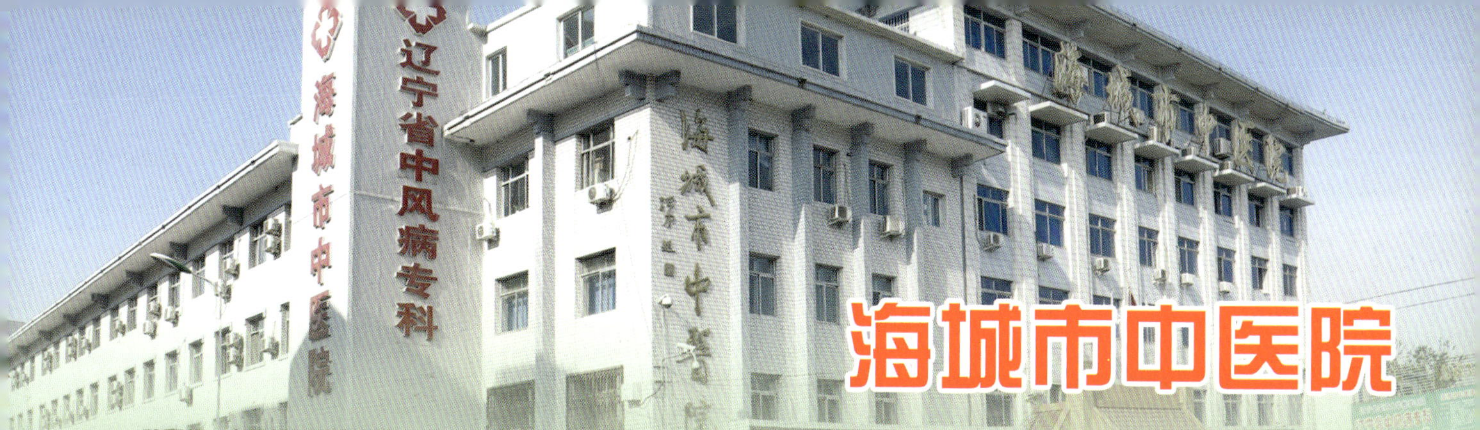

海城市中医院

一、一院两部，中医红花开遍海城

海城市中医院始建于1969年，经过40多年的努力，现已发展壮大为全国三级甲等中医医院，辽宁省血栓病重点专科医院，辽宁省示范中医院，辽宁中医药大学教学医院，中国医科大学盛京医院联盟医院，海城市职工医疗保险、新型农村合作医疗定点医院，并被辽宁省总工会授予辽宁五一奖状。

医院现有占地面积5500平方米，建筑面积18000平方米，拥有固定资产8000余万元，职工700余人，床位500张。设有内科、外科、妇科、儿科、骨伤科、ICU、康复科、血液透析中心、干细胞实验室等20余个临床科室，还设有药剂科、检验科、影像中心、手术室、病理科、输血科、营养科等10余个医技科室。医院不仅科室齐全，而且医疗设备精良，技术力量雄厚。最新引进GE16排CT对心脏冠脉检测，为临床治疗提供最先进精确的诊疗依据；德国西门子1.5T超导磁共振对全身（胃肠道除外）进行精确检测，尤其对脊柱、骨病、脏器肿瘤、脑血管疾病的脑干梗塞超早期诊断更为精确。上述设备目前均处全省领先水平，同时拥有GE双螺旋CT、飞利浦IU22彩超、万东数字胃肠镜、东芝全自动生化分析仪、日立CR、DR、钼靶X光机等高端检测设备为患者提供医疗服务，并有30余名学科带头人承担着医疗教学任务。2010年开展新技术、新项目14项，其中脑血管病系列治疗方法获得省科技成果奖、鞍山科技进步奖，骨盆骨折复位固定器的研制获国家专利。

2013年6月26日，海城市中医院铁西新院正式启用，铁西院址占地面积51019平方米，总建筑面积23990平方米。新院大楼宽敞明亮，设施一流，将从根本上改善海城人的就医环境，缓解患者住院难的问题。

二、坚持走以省血栓病重点专科为中心，多科并举，中西结合的发展之路

海城市中医院血栓病科是辽宁省重点专科，现有科室人员77人，其中主任医师（中医师）6人，副主任（中医师）3人，硕士学位1人，拥有床位230张。主要治疗脑血栓、脑出血、高血压，针对这3个病种确立了诊疗规范，进行了疗效评价、难点分析，并运用系列中药治疗血栓病，同时配合针灸、康复及高压氧舱疗法解除血栓病人的痛苦。近年来，该科不断发展和创新，创立卒中单元的治疗模式，开展中医组织化卒中治疗，开展中风、失语的研究，采用尿激酶r-tPA进行溶栓治疗。

经过20余年潜心研究，在治疗心脑血管疾病方面总结了6种中西医结合治疗血栓病的独特疗法，自制4种治疗血栓病的中药制剂获得国家专利。脑血管系列治疗方法获得辽宁省科技成果奖、鞍山市科技进步奖，2010年获鞍山地区名院名科称号。

三、广纳人才，并开展技能培训，提升员工素质

“以人为本，人才兴院”是海城市中医院的发展理念。对于职工进修培训，领导向来非常重视。为了切实搞好职工外出进修工作，充分发挥进修的作用与效益，医院逐步制定和完善了外出进修的管理制度。近几年来，海城市中医院先后派出去进修的医务人员累计达百余人。通过进修与培训，学习大医院的先进管理理念和专业技术，医护人员增长了视野，扩大了知识面。全院医务人员技术水平提高很快，各学科、各专业的优秀医师层出不穷，为医院的发展储备了丰富的人才。

科技兴医，名医兴院。海城市中医院不断聘请院外专家来院讲学、手术、会诊，引导全院医务人员做受人民欢迎的好医生、好护士。近年来，医院对医务人员一直进行以基本理论、基础知识、基本技能为主要内容的“三基”训练。医院对业务学习作了规定，每周组织院内医护人员进行医护技能培训，并定期考核，由副院长、主任医师赵勇主讲，为全院医护人员提供了学习条件。在全院职工的共同努力下，2012年度医院总入院患者达14592人次，门诊就诊人数159915人次，手术2277台，并顺利升级为三级甲等中医医院。

四、优质服务，患者至上

弘扬中医药文化，打造中医医疗服务品牌是医院全体员工持之以恒的奋斗目标。医院始终奉行“以病人需求为中心，以病人满意为标准”的宗旨，坚持合理检查、合理用药、合理治疗的人性化服务，走“以辽宁省血栓病重点专科为中心，多科并举，中西医结合的发展”之路。医院先后获得国家、省、市等相关部门的表彰嘉奖。

2012年，海城市中医院成功晋级为三级甲等医院，但陈院长表示，我们医院级别虽然提升了，但对患者的收费不能变，我们要本着“三甲医院，二流收费，一流服务”的理念，坚持开展服务好、质量好、医德好、群众满意的“三好一满意”活动。

五、扶困济贫，造福苍生

海城市中医院坚持公益性不动摇，医院每年坚持开展下乡义诊活动，走遍海城所有乡镇，为偏远山区百姓免费送医送药，宣传中医药知识与日常保健常识，解决老百姓“看病难，看病贵”的问题。平均每年下乡10余次，每年免费送药3000余元。医院还经常为企业员工送温暖、送健康。针对无主患者坚持发扬人道主义精神，开展爱心医疗救助，对残疾人、特殊困难群体及“三无病人”来院救治时，减免部分医药费用，体现医院对他们的关心、关爱，同时也体现了政府对弱势群体的关怀，在社会引起了强烈反响。每年收治三无患者20余例、特困患者20余例、承担医疗费用近40多万元。

六、友好协作，奉献回报

海城市中医院与牛庄、腾鳌医院形成集团内互动，形成病人受益的集团发展新模式。同时与大石桥等周边城市签订农合、医保合作协议，使外市患者在医院治疗同样能够享受报销待遇，创惠于民。

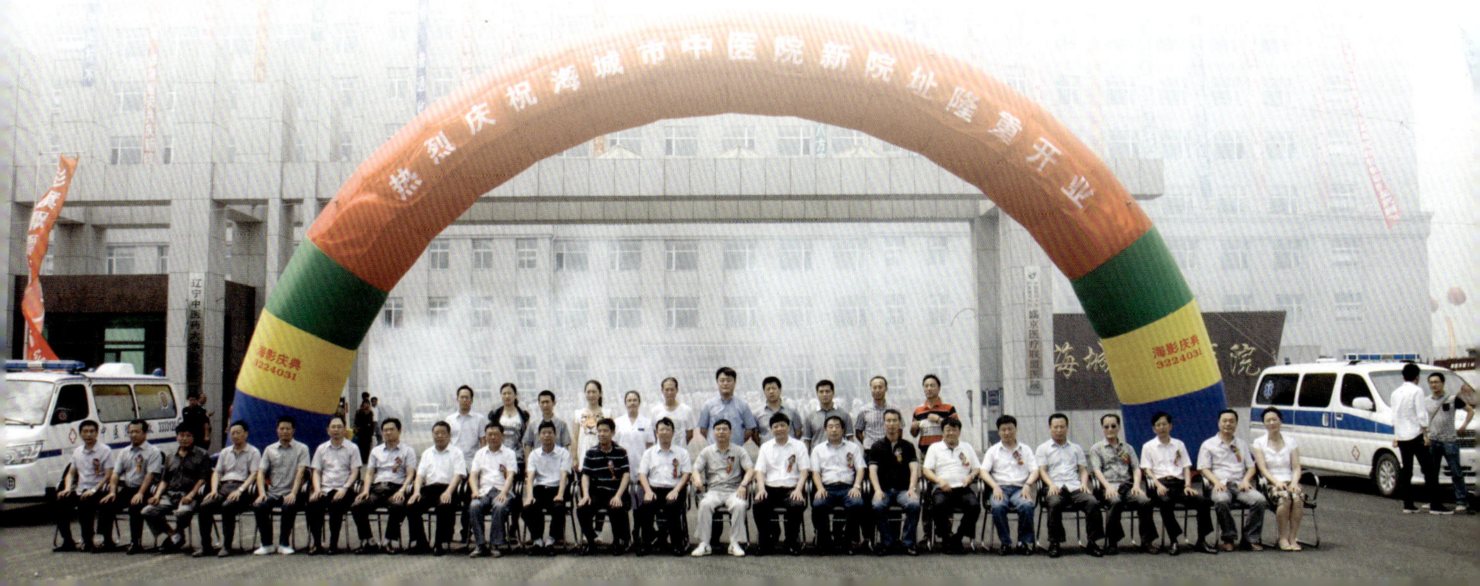

新乡市中医院

新乡市中医院毗邻市高新技术开发区，创建于1978年4月，占地44亩，现已发展为集医疗、教学、科研、预防、康复为一体的综合性中医院，是新乡市医保、城镇职工、新型农村合作医疗、老干部医疗等定点医院。医院先后获得全国中医医院发挥中医药特色优势特约研究单位、市中医工作先进单位、市委先进基层党组织、群众满意医院、市执行物价计量政策法规诚信单位等荣誉称号。

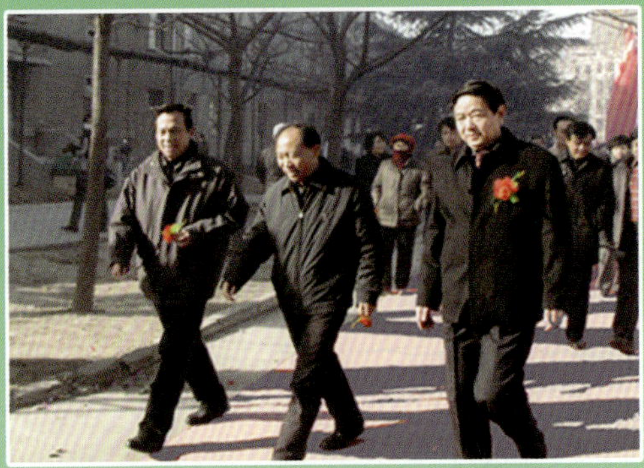

河南省中医管理局局长张重刚（左一）、新乡市副市长杨书廷在院长丁红战陪同下调研

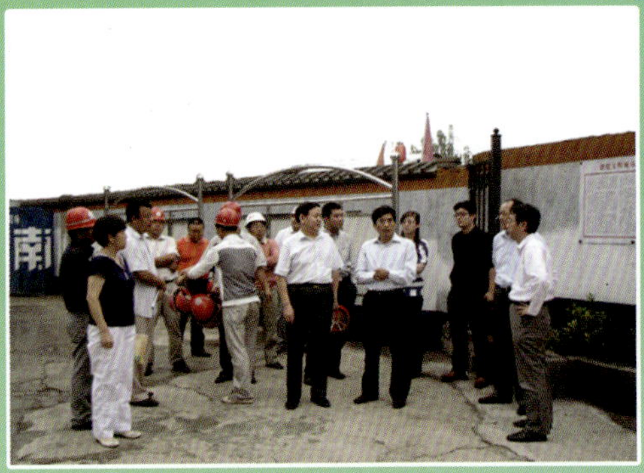

新乡市市长王战营来院视察

医院中医药特色突出，拥有一支技术过硬的中医医疗队伍。中医执业医师占全院执业医师的80%，高级职称24人。医院设置有急诊科、内科、脑病科、心病科、骨伤科、外科、妇科、儿科、眼科、皮肤病科、肛肠科、男科、治未病等临床科室。其中，脑病科、心病科是重点专科。骨伤科为省重点培育的中医专科，该科开展30多种中医类诊疗项目，擅长治疗颈肩腰腿痛等疾病。针灸科运用温针、埋针、梅花针、刮痧、小针刀、艾灸等中医技术，治疗面瘫、偏瘫、头痛、失眠等症，深受患者好评，还采用长蛇灸、穴位敷贴、冬病夏治的方法治疗支气管炎、哮喘、风湿痹证等疾病疗效较好。医院开展中医类适宜技术85项，应用于常见病、多发病及疑难病治疗。同时，医院选派中医专家分别到香港坐诊，进行学术交流，到新疆哈密市伊吾县医院医疗援疆。

中药房拥有散装、小包装、配方颗粒、最细粉四种中药饮片，品种齐全。中药专家团队对每一个品种的采购有严密的工作流程和筛选程序，保证了饮片的质量，优质的药源为临床疗效提供了有力保障。医院制剂室配制的冬季膏方因人而异，可强身健体、延年益寿。制剂室生产的制剂品种源于名老中医的经典处方，擅长治疗感冒、中风、胃脘痛、消渴、淋证、圆翳内障、视瞻昏渺、消渴目病、乳癖、石瘕等疾病，深受患者青睐。

医院充分利用现代科学技术延伸中医服务，拥有全身高速螺旋CT、美国GE及德国西门子全身彩超、C型臂高频X光机、全自动生化分析仪等大中型医疗设备近40台件，这些先进设备和技术的引进，为患者早期诊疗提供了依据，为验证中医药临床疗效起到了不可代替的作用。医院获得了省中医管理局、市政府颁发的多项中医临床科研成果认证，如《辨证论治八法治疗2型糖尿病的临床研究》、《<周易>哲理对<内经>及中医学术思想形成的理论与应用研究》等。

新乡市委、市政府重视中医院的发展，大力支持医院新建的综合病房大楼已投入使用。该楼是国家重点中医院建设项目，内设内科病区、外科病区、层流手术室、消毒供应室，配置中央空调、中心供氧等设施，是一座设计先进、功能齐全、高标准的现代化中医院综合病房楼。

医院的文化建设从价值观念、行为规范、环境形象多方面入手，将蕴藏在员工中的宝贵精神提炼升华，确定了“博学求精、厚德至善”的院训、《中医的传人》院歌和院徽，编印了《员工行为手册》。通过营造积极向上的组织氛围，极大地激发了全体员工的责任心和使命感，更加自觉地运用中医适宜技术，更好地为人民群众的健康服务。

建院至今，医院历经了35年的奋斗历程，传承发展中医药，促进中西医结合，加强专病建设，技术优势突出，临床疗效显著。1982年9月，卫生部部长崔月犁亲自到医院视察指导工作；1988年5月，全国著名中医专家施奠邦、裴沛然等来院坐诊并挥毫题词。2004年以来，随着医改的深入，新一届领导班子分析院情，提出了“弥补式、追赶式、跨越式”三个发展阶段，理清了“稳定、发展、实干”的工作思想，确立了“小综合、强专科、多特色”的发展战略，和职工一道艰苦创业，使医院得到了稳步发展，医院总资产由942万元增长到6250万元。现在，全院职工在党的十八届三中全会精神的指引下，认真学习深刻领会国发〔2013〕40号文件精神，在深化医改的进程中抢抓机遇，发展好中医药医疗保健服务，落实《中医药预防保健康复与临床服务能力建设》项目，为人民群众的身心健康作出新贡献。

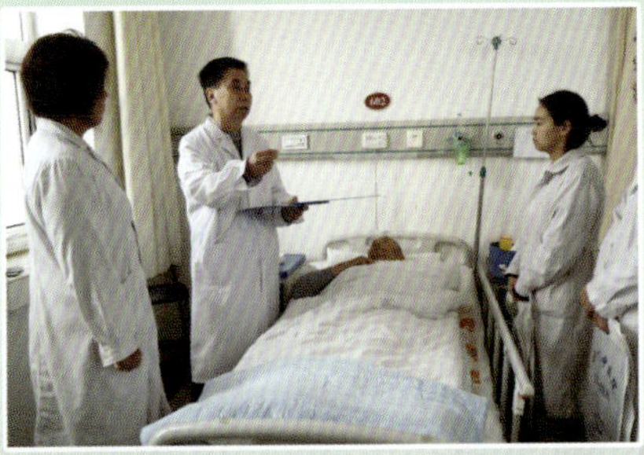

业务副院长杨新生主任医师查房

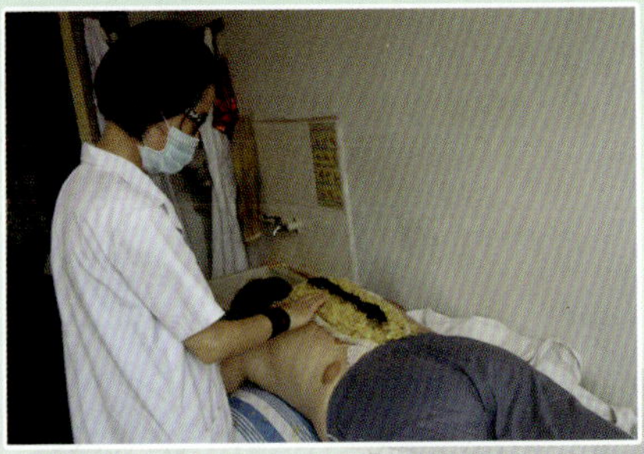

中医特色治疗——长蛇灸

院长：丁红战　书记：王勋伟

联系人：原琳　联系电话：0373-5031011

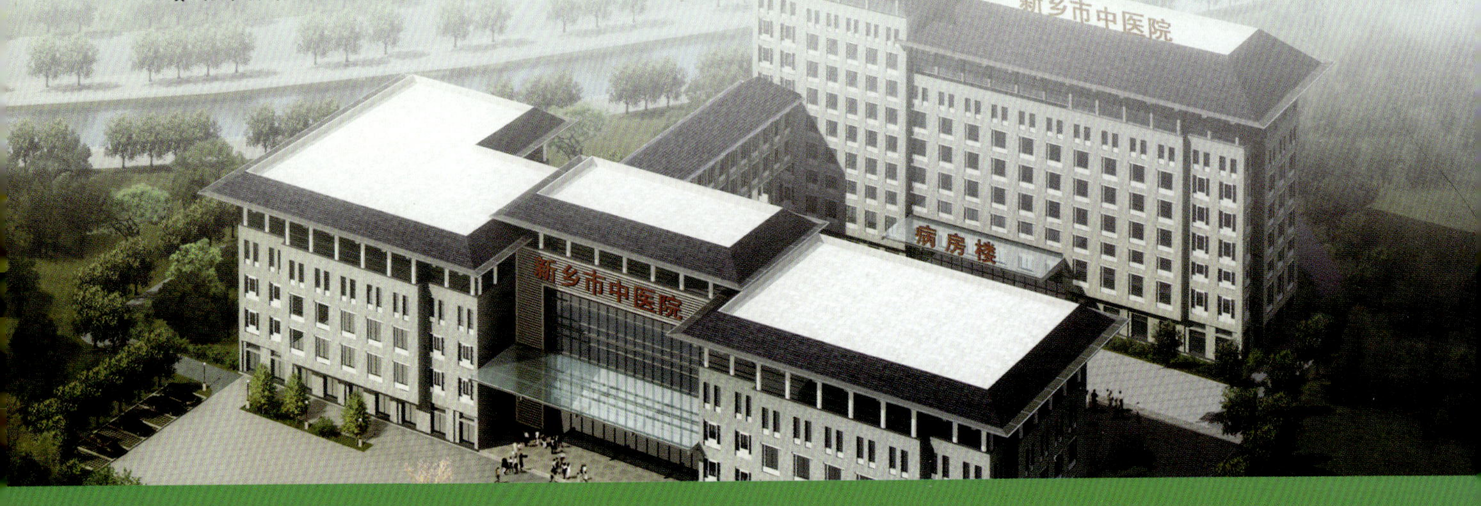

传承 创新 厚德 仁信

利川市民族中医院

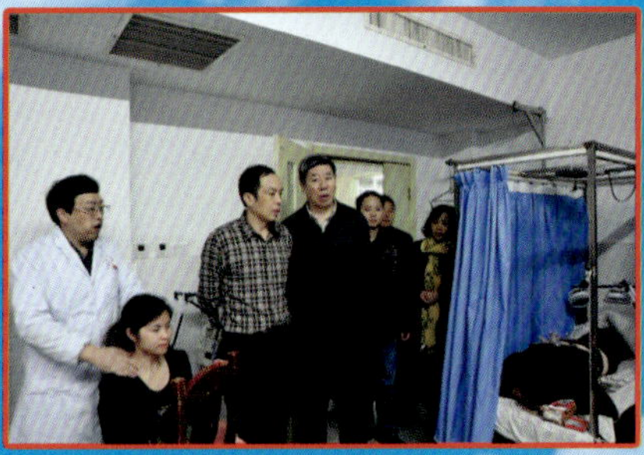

国家中医药管理局副局长李大宁来院考察调研

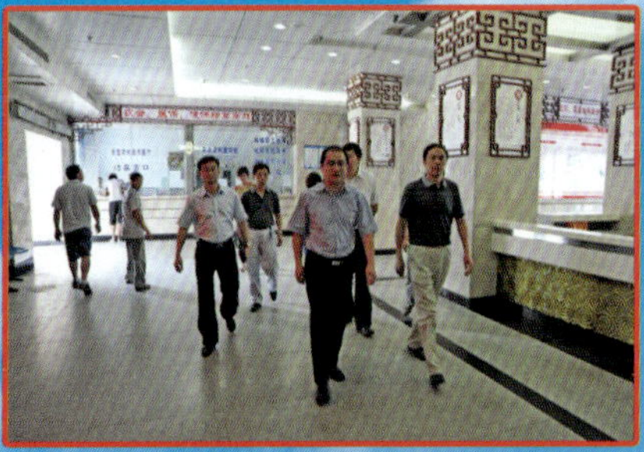

国家中医药管理局杨荣臣处长调研

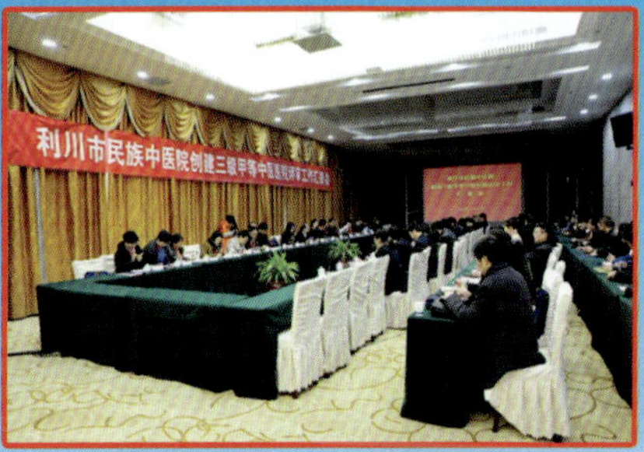

国家中医药管理局专家组对医院进行三级中医医院等级评审

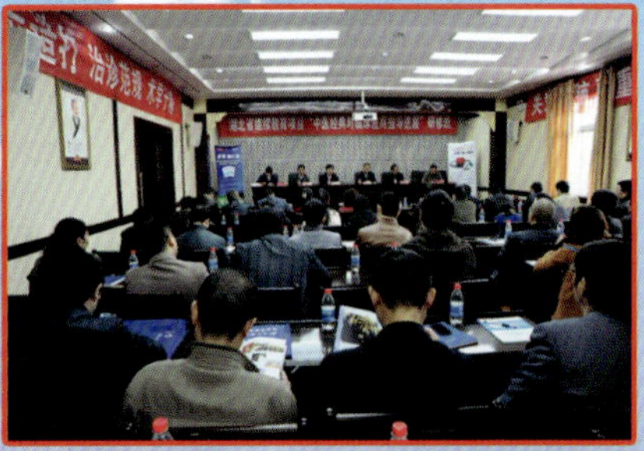

湖北省中医经典对临床应用指导进展研修班在医院举行

利川市民族中医院现占地面积166亩（其中新院规划建设用地140亩），编制床位600张，在岗职工754人。医院秉承“传承、创新、厚德、仁信”的院训，凭借科学规范的管理、富有特色的中医专科、先进的诊疗设备、高效优质的服务，实现了全面、可持续发展。2012年，门诊人次23.09万，出院人次2.72万。2013年1～10月，门诊人次同比增长20.9%，出院人次同比增长12.3%。医院规模、发展速度、经济总量、住院人数、门诊人次等多项指标居湖北省各级中医医院前列。

管理 通过不断的总结和探索，医院推出了“一切以病人为中心，强化纪律、服务、主人翁三种意识，实施形象、素质、专科、名医四大工程”的“1.3.4”发展战略。结合实际，提炼总结出“仁和精诚”为核心的医院文化价值体系并积极践行，以文化强管理、促发展。

专科 医院在专科建设上力求技术有特色、发展有规划、人才有梯队、专科有专药，满足了患者医疗卫生多学科、多层次的诊疗需求。拥有国家重点（特色）专科2个，省级中医重点专科4个，州级中医重点专科4个。每个专科都有通过长期临床摸索总结出来的、有较好临床疗效的自制专药，形成了“院有专科，科有专病，病有专药”的发展格局。

技术 医院是湖北省人民医院、武汉大学人民医院技术协作医院。开设有临床科室19个，二级分科5个，门诊诊室20个，名医堂1个，功能科室8个。

医院秉承“人才兴院”理念，注重人才的培养和引进。医院现有专业技术人员647人，高级专业技术人员67人（其中正高职称人员12人），博士1人，硕士15人；州中医大师3人，名中医4人，执业医师169人，中医类别执业医师126人。医院多人先后担任中华中医药学会、中华中医管理学会、湖北省中医药学会、湖北省中西医结合学会及恩施州中医学会、中西医结合学会、神经内科学会、心血管学会、风湿病学会等各级学会副理事长、副主任委员、常委、理事等职务。多人担任湖北中医药大学、湖北民族学院、重庆三峡高等医药专科学校等高校教授、副教授、讲师。

科研 医院在挖掘、传承祖国传统医学精髓的同时，院内科研工作也取得了可喜成绩。医院业务骨干主持的“门脉高压性胃黏膜病变及血管病变的研究”、“袋形术治疗牙源性颌骨囊肿的研究”等课题分获湖北省重大科技成果奖、恩施州科技进步三等奖；论文《土家医药治疗慢性支气管炎》被评为湖北省第十三届自然科学优秀学术论文奖；数位业务骨干编写的《中药资源学》一书被教育部、卫生部定为高等教育“十一五”、“十二五”规划教材；多名专家还参与了国家级课题《土家族医药学概论》的编撰；多位业务骨干担任《英汉双语简明临床微生物学》、《临床护理应用解剖学》、《医学机能实验学》等副主编、编委。近年来，全院职工在国家级、省级医学杂志发表论文百余篇。医院是湖北中医药大学、湖北民族学院、重庆三峡医药高等学校的教学医院。

设备 医院先后投入5000余万元购买了西门子1.5T磁共振、CT、CR、DR、彩超、超声聚焦刀、腹腔镜、全自动生化分析仪、体外高频热疗机等先进设备。医院设备总值5400万元，10万元以上医疗设备89台件，中医诊疗设备205台件。在满足不同患者需求的同时，医院诊疗水平上了一个新台阶。

服务 医院在抓医疗质量、抓特色的同时，转变服务理念，灵活服务模式，优化服务流程，大力推行人性化便民服务。通过在门诊和住院大厅设立导医台，指导病人就诊，接待病人咨询，免费为患者测血压、量身高、称体重；免费提供茶水和一次性纸杯，为住院病人提供借针线、借雨伞等服务；在门诊窗口科室修建古色古香的便民长廊；对需跨科检查、治疗、会诊的住院患者实行陪送服务；推行住院费用一日清单制，免费为病人提供费用查询服务。同时，优化就诊流程，患者可直接找医生看病；对挂号、收费窗口功能合并，对70岁以上老人免收挂号费；在病房和患者等候区安装电视；通过电子显示屏、院务公开栏进行价格公示、专家介绍等措施，努力为患者提供贴心、放心、舒心的诊疗服务。

惠民 医院在自身发展的同时，充分发挥其作为利川市惠民医院、城乡贫困群众重大疾病医疗救助定点医院、市工会会员就诊优惠服务基地的公益作用，心系百姓福祉，通过发放“惠民卡”、设立医疗扶贫点、为五保户等弱势群体免费义诊、免费送医送药下乡、24小时市境内免费接急危重病人、开通健康咨询电话和网站服务等系列惠民、便民措施，尽己所能帮扶贫困群众。同时，在市卫生局等部门的大力支持下，充分发挥医院利川市创建湖北省农村中医工作先进县“龙头”作用，关心基层卫生事业，每年选出具有丰富临床经验的专家、教授就中医基础理论与诊断方法、中医适宜技术的推广运用、合理用药等方面知识对全市乡村医生进行培训。

荣誉 医院在实现跨越式发展的同时，树立了“政府放心、群众满意”的良好品牌形象，连续8年保持“湖北省文明单位”荣誉称号。并先后荣获全国首批医德、医术、信誉百姓三满意示范单位、爱婴医院、恩施州群众满意窗口单位、州首届“万名消费者评诚信”诚信单位、利川市科技发展先进单位、市直帮扶工作先进单位等荣誉。

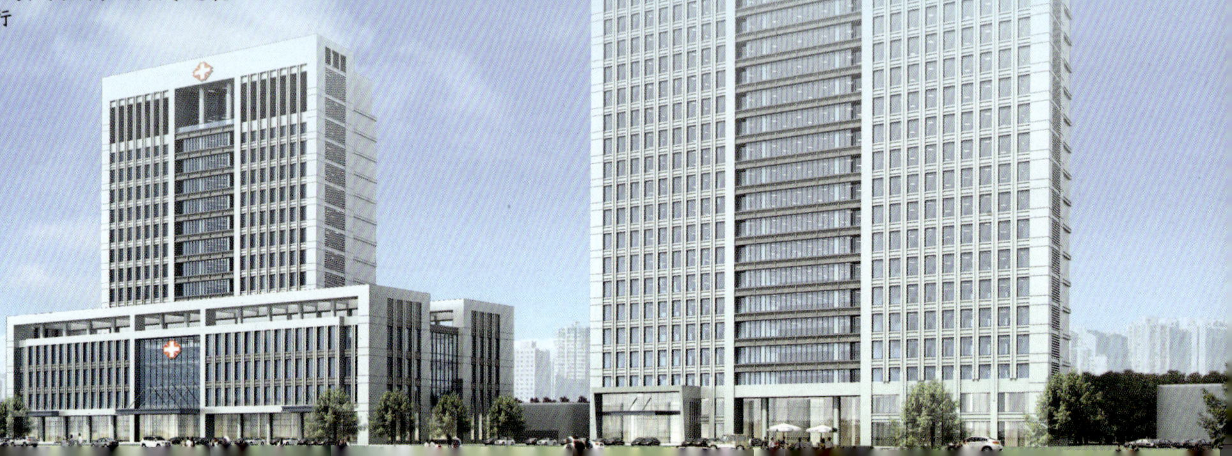

西安中医脑病医院

★非营利性三级甲等中医专科医院
★陕西中医学院附属西安脑病医院
★国家临床重点专科（中医儿科）项目建设单位
★国家中医重点专科（脑病科）
★国家中医药管理局“十二五”康复重点专科建设单位
★国家中医药管理局中医药重点学科（中医儿科学）项目建设单位
★全国中医学术流派传承工作室（西岐王氏济世堂儿科学术流派传承工作室）建设单位
★国家“十一五”科技支撑计划项目承担单位
★国家“十一五”中医药行业科研专项项目承担单位
★国家中医药管理局“十一五”脑病重点专科协作组疑难病协作分组组长单位
★国家中医药管理局科技成果项目推广单位
★陕西省中医药重点学科（儿科）项目建设单位
★陕西省脑瘫重点专病医院
★陕西开泰残疾儿童康复研究中心
★陕西省残疾人康复中心脑瘫治疗中心
★陕西省新型农村合作医疗省级定点医院
★西安市城镇职工基本医疗保险、工伤保险、居民医保定点医院
★全国首届优秀民营中医医院
★陕西省“残疾儿童慈爱工程”项目承担单位
★陕西省优生优育协会儿童脑损伤康复示范基地

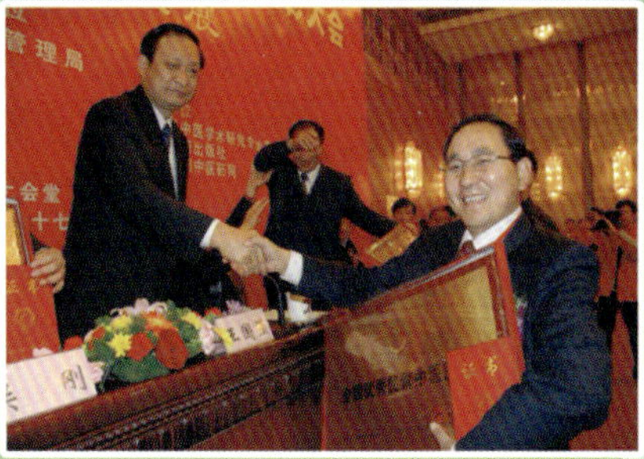

卫生部副部长、国家中医药管理局局长王国强为医院颁发“全国优秀民营中医医院”荣誉奖牌

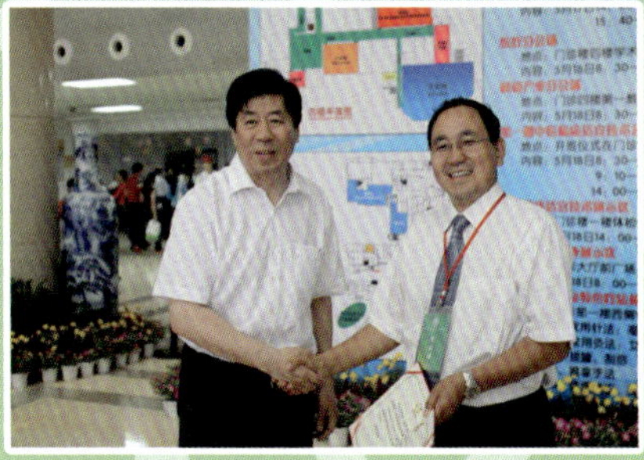

国家中医药管理局副局长李大宁为宋虎杰院长颁发中医特色技术证书

西安中医脑病医院是经陕西省中医药管理局批准成立的非营利性医院，2012年被国家中医药管理局评定为三级甲等中医专科医院。医院成立于2000年5月，位于西安市矿山路368号，主要诊治脑积水、脑瘫、持续植物状态、智力低下、中风、孤独症、癫痫等脑病。

医院现有各类专业技术人员430余名，设置病床500张。下设陕西开泰脑积水研究所、陕西省开泰残疾儿童康复研究中心、陕西省残疾人康复中心脑瘫治疗中心、脑积水科、脑瘫科、智力低下科、孤独症科、植物人科、癫痫科、中风科和康复科。同时开设灞桥区华清园社区卫生服务站，站内开设内科、外科、妇科、儿科、中医科及针灸推拿科，全面为社区群众开展医疗康复服务。

全院实行信息化管理，建立了“中国脑病网”、“爱脑网”、“西安中医脑病医院网”等专业网站。

医院始终坚持以科研为先导，以临床为基础，以疗效为核心，真情为民，奉献社会。先后获国家专利4项，承担重点专科建设项目3个，牵头（组长单位）重点专科优势病种4个，承担重点学科2个，主持、参与国家、省、市科研课题共20项，研发中医诊疗设备3种，获奖6项，出版专著4部。

目前，医院基本形成集医疗、科研、教学、药械开发为一体，以西安为中心、面向全国、辐射国外的医疗格局。

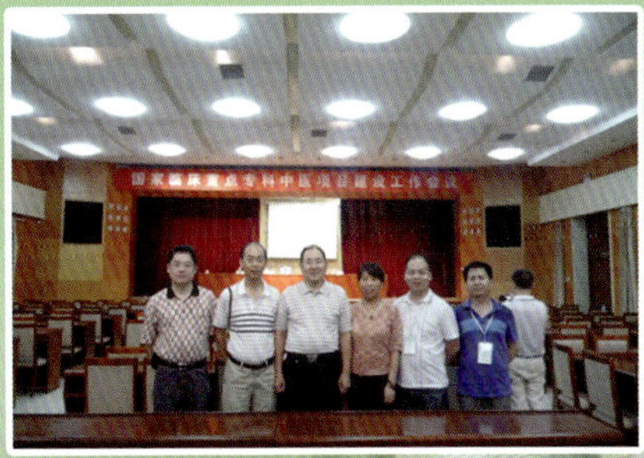

医院代表参加国家临床重点专科中医项目建设工作会议

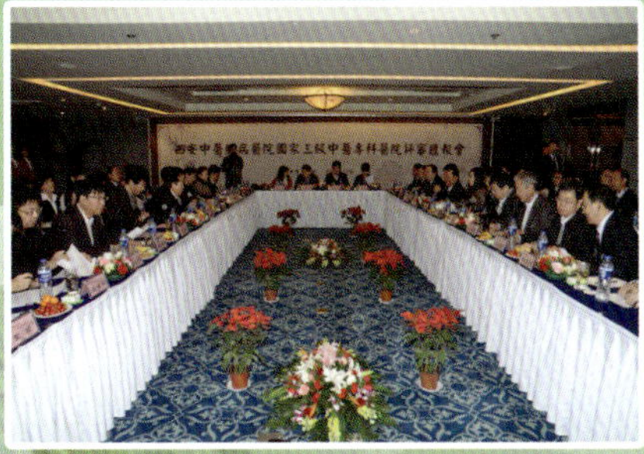

西安中医脑病医院三级专科医院评审汇报会

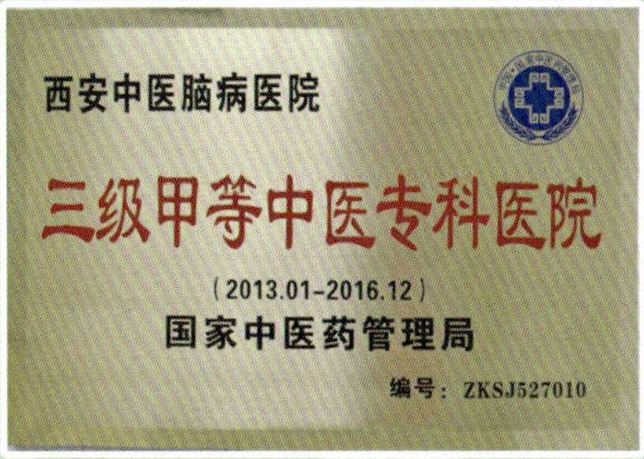

国家中医药管理局授予的三级甲等中医专科医院牌匾

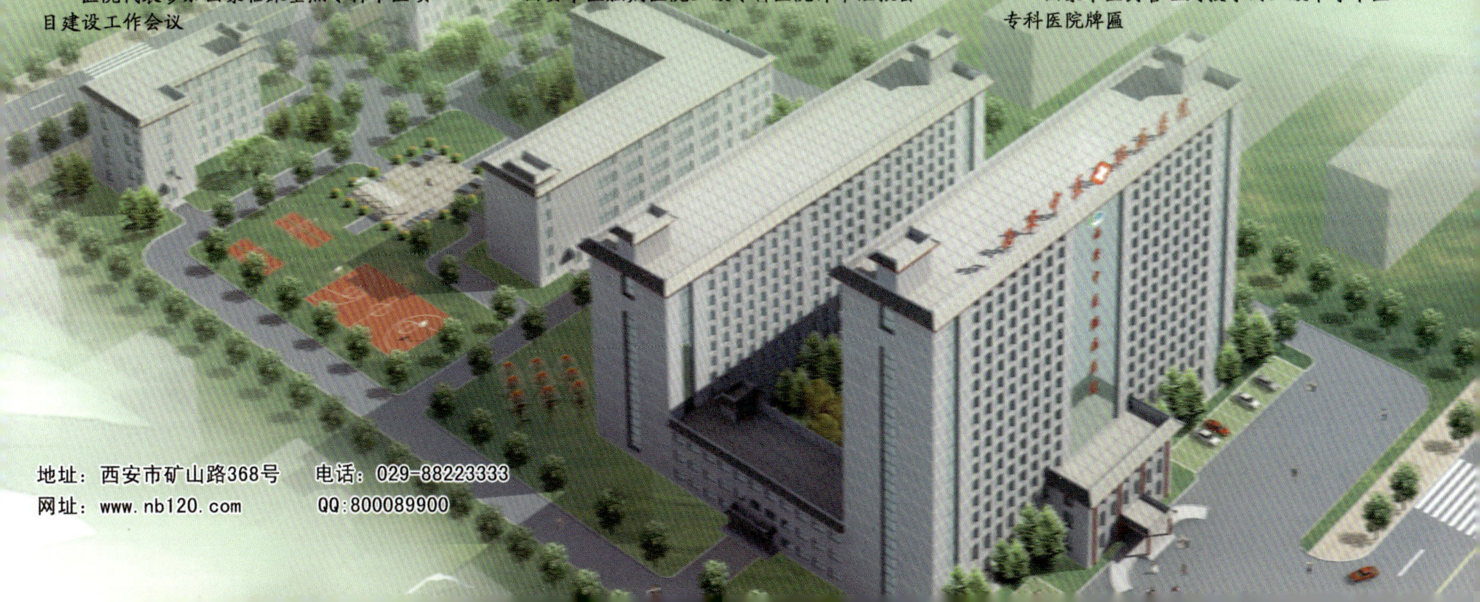

地址：西安市矿山路368号　电话：029-88223333
网址：www.nb120.com　QQ:800089900

济宁市第一人民医院

济宁市第一人民医院暨济宁医学院第一临床学院、山东省医学科学院附属医院、安徽医科大学济宁临床学院，位于孔孟之乡、运河之都的济宁市市中心，始建于1896年，前身为美国教会巴可门医院和山东省立医院第三分院，是山东省建院较早的医院之一，目前已发展成为鲁西南地区规模最大的学科门类齐全、医疗设备先进、专业特色突出的三级甲等大型综合医院，是卫生部脑卒中筛查与防治基地、国家心血管病中心暨阜外心血管病医院济宁心血管技术培训中心、全国食管癌临床研究分中心、全国乳腺癌筛检联盟会员单位、全国生殖健康援助项目示范基地、全国乳管镜培训基地。

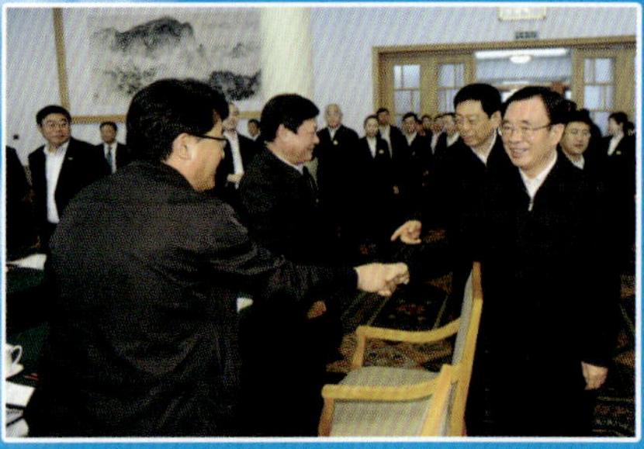

中共中央政治局常委、中央纪委书记贺国强在中央纪委加强基层党风廉政建设座谈会上亲切接见新清汉院长

医院有总院本部、血液病医院、儿童医院、肿瘤医院、消化病医院、高新区分院和康复医学中心7个院区，开放床位3100张；有高级专业技术人员540余人，享受国务院特殊津贴专家3人，济宁名医30人，硕士研究生导师40人，博士后、博士、硕士530余人。总院本部开放床位2100张，设有临床科室38个，病区78个，医技科室15个。正在建设中的高新区分院占地543亩，规划建设床位2200张。拥有3.0T核磁共振、4DCT、DSA、ECT、光子刀系统、直线加速器、大平板数字胃肠机、直接数字化乳腺机、主动脉球囊反搏泵、四维彩超等万元以上高精尖医疗设备2180余台（套）。

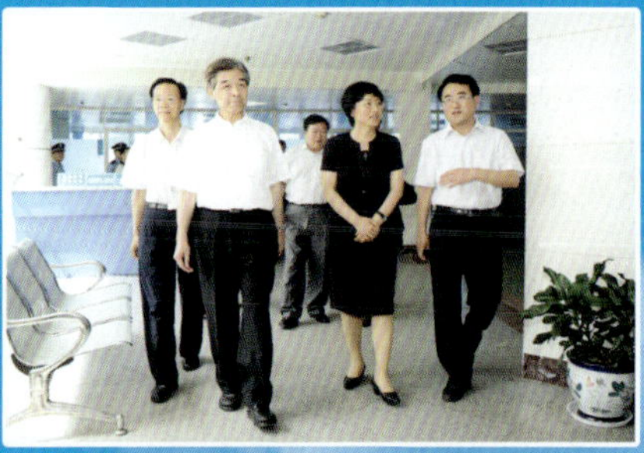

全国人大常委、中国工程院院士、卫生部原副部长王陇德、山东省副省长王随莲前来医院调研、指导

近年来，医院秉承 “病人利益至上，良心诚信为本”的服务理念，坚持以人为本，扎实开展好“三好一满意”品牌工程，强化服务抓学科、推广临床路径信息化管理，借鸡下蛋活资源，着力打造“集团式、卫星网、三级医疗一体化”发展模式，实施“健康济宁”行动等举措，实现群众共享优质医疗资源便捷就医，受到上级领导和群众的好评。2013年10月11日，以全省第二名、地市级医院第一名的成绩通过三级甲等医院复审并授牌，实现了领导满意、评审专家满意、职工满意、社会满意的评审工作目标。

医院学科建设成果丰硕，中西医结合儿科被评为国家级重点专业，神经外科、儿科、急诊科、心内科、神经内科、皮肤科、眼科、呼吸科、临床护理9个专业被评为省级重点专业。医院是全国综合医院中医药工作示范单位、中国医学科学院血液病医院济宁分院、中国医师人文医学执业技能培训基地。无痛内镜部“无痛舒适医疗”被授予山东省卫生系统 “十大质量品牌”，被命名为全国首批卫生部舒适化医疗研究基地和山东省中国医师协会麻醉学医师分会无痛内镜培训基地。胸外科、呼吸科、普外科、麻醉科、消化科、耳鼻喉科、经自然腔道等为国家卫计委内镜培训基地。

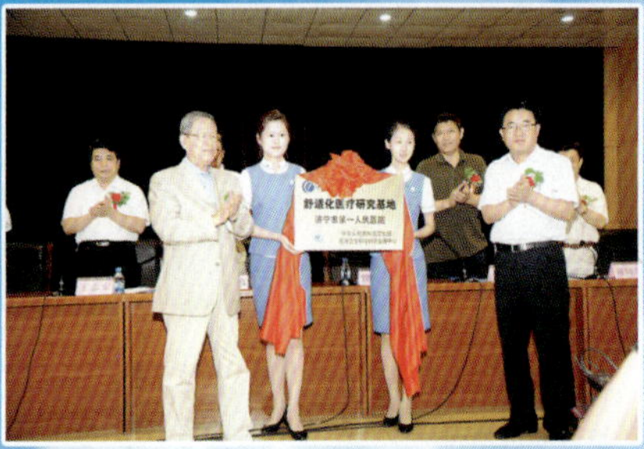

被授予全国首批卫生部舒适化医疗研究基地

医院多次被评为全国卫生系统先进集体，先后荣获全国百姓放心示范医院、卫生部全国百家医院改革创新奖三连冠、全国综合医院中医药工作示范单位、全国医院感染现患率调查先进单位、全省先进基层党组织、富民兴鲁劳动奖状等荣誉，2010～2012年度荣获全国医院改革创新奖三连冠， 2010～2012年连年荣获济宁市双评活动与人民群众生产、生活密切相关的行业单位第1名。2012年4月17日，在成都全国医疗卫生系统“三好一满意”活动第三次工作会议上，作为山东省代表作典型经验介绍。2012年4月23日，在时任中共中央政治局常委、中央纪委书记贺国强出席并作重要讲话的中纪委济南加强基层党风廉政建设座谈会上，作为卫生系统代表工作汇报。

医院将牢记“关爱病人铭记在心，执行标准养成习惯”的座右铭！力求“技术和服务两手抓，两手都要硬！要牌子，要安全，更要品质！优服务，重满意，更要感动！”继续坚持一手抓树形象、创品牌、扩市场、做营销、增效益、促和谐，推进“四进、三保、三好、两满意”，一手抓育人才、活机制、建学科、上项目、保质量、抓服务，落实“四定、五评、三奖、两鼓励”，加快“三创四型”发展之路步伐，实现医院的科学、快速、健康发展，创造医院更加美好的明天！

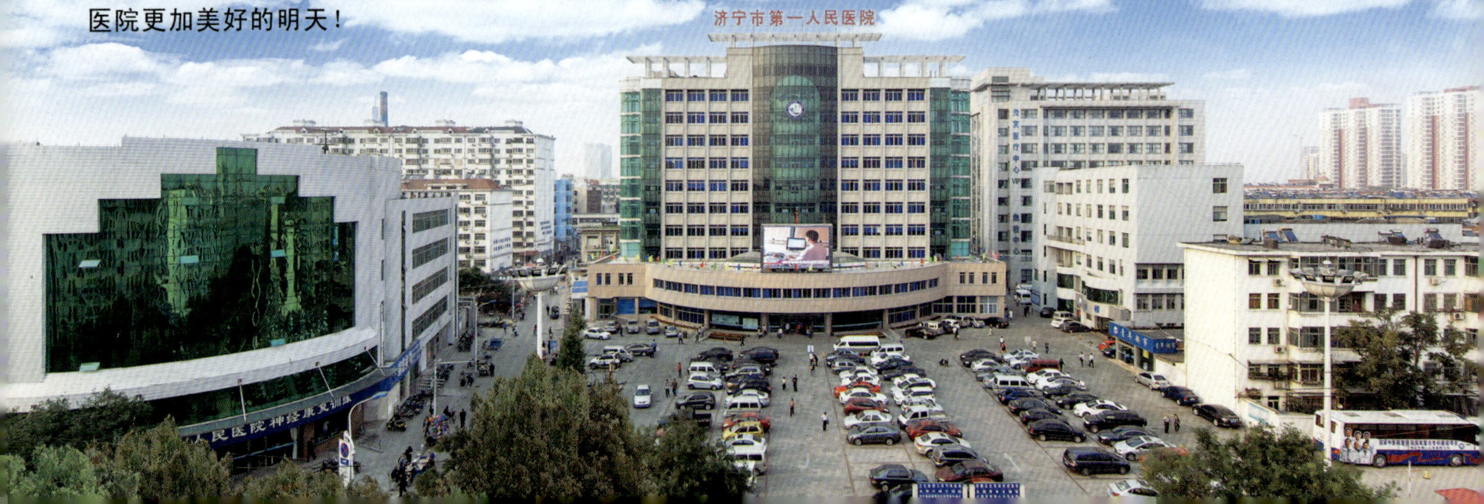

山西省脑康医院

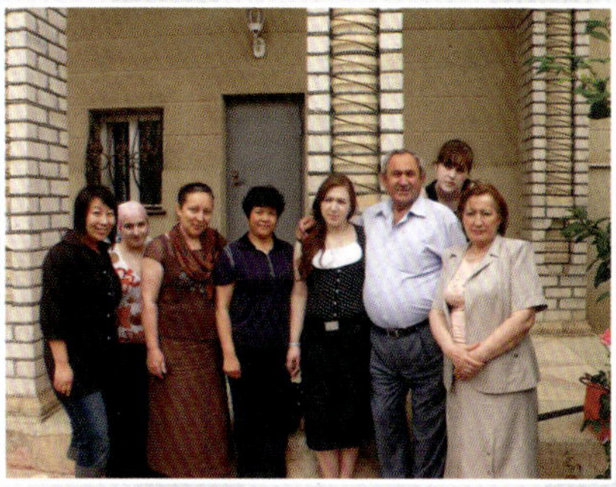

郭新志院长赴俄罗斯医学交流讲学，与国际友人合影

山西省脑康医院创建于1992年，直属于山西省残疾人联合会，是专门研究防治小儿脑性瘫痪和老年痴呆症的公立性公益性非营利性医疗服务机构，是一所集科研、临床、教学、康复、防治为一体的全民所有制事业单位，是一所“院有重点、科有特色、人有专长”的专家、专长型的二级康复医疗服务机构。现有临床治疗与康复性科室共22个，开放床位130张，规模建设床位为550张，已形成一批专业过硬、技术精良、医德高尚、团结进取、开拓创新、有独特爱心、特别能吃苦、特别能学习、特别能攻关、特别能奉献的康复专业技术人才队伍。

全国人大代表郭新志院长是国内外著名的脑康复医学专家、首席青年科学家、脑康复学科带头人、国务院特殊津贴专家、中央联系的高级专家，她所带领的专家课题组先后承担了科技部、卫生部、山西省科技厅、卫生厅的“七五”至“十二五”等攻关项目16项，先后荣获国家科技金花奖、全国三优博览优秀奖、省科技进步一等奖与二等奖、联合国自然医学优秀成果奖、诺贝尔和平提名奖等殊荣。

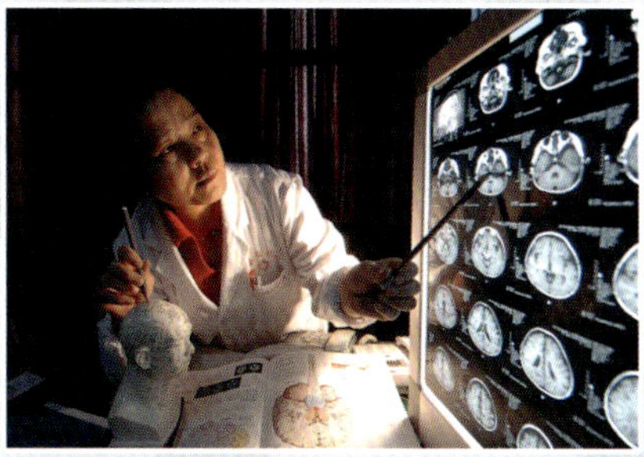

永无止境

医院将中国传统疗法与现代康复技术、医教、综合康复、特殊教育、社区康复等相结合，应用于治疗小儿脑瘫和老年痴呆症，创建了中西医综合治疗技术新体系和科学、规范、系统、标准的国际化治疗小儿脑瘫新模式。1999年8月，经山西省科技厅、卫生厅鉴定，与会专家、评委一致认为“该成果达国内外领先水平，治疗方案属国际首创，具有较高的推广应用价值。”该治疗模式在国际、国内得到广泛推广，先后举办17期国际脑康研修班，培训脑康复专业技术人员1600余名；举办社区全科医生学习班15期，培训全科医生800余名；举办脑瘫儿童早期康复家庭疗育培训班25期，培训患者家长1000余名。

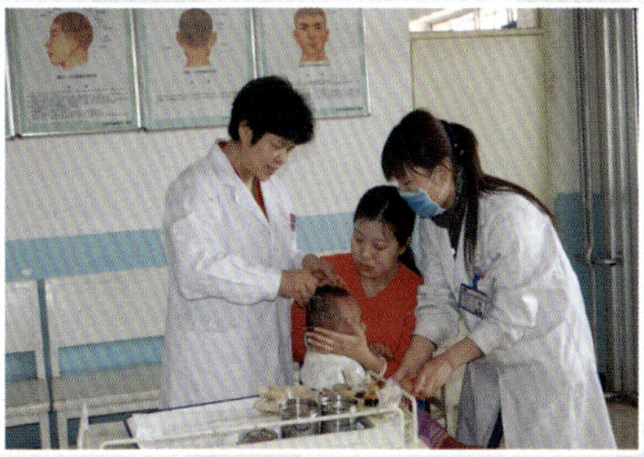

医师为病人细心诊治

2008年，“中西医综合规范化治疗儿童脑瘫康复技术”成为科技部“十一五”科技支撑计划农村卫生适宜技术示范推广项目，被评为“省级优秀推广项目”；2011年成为省级第二批重点中医药专病建设项目；2012年2月成为国家中医药管理局“十二五”重点专科建设项目。

20多年来，山西省脑康医院先后诊治小儿脑瘫和老年痴呆症患者13万余例，已有近10万例达正常化，入托上学，参加工作，有部分结婚生子，有2万多例达到生活基本自理，使10万多个家庭重新获得幸福，近12万例患病亲人重获新生，近百万名家属亲人得到解放，社会效益明显。目前，该科研成果和研发技术已在国内30多个省、市、区推广应用于临床，美国、日本、加拿大、澳大利亚等近80个国家的约1000名患儿多次集体组团前来治疗。赴外医疗专家小组在国外治疗俄罗斯患者4168例，经专家组用国际评估标准评估全部有效，给予了“医疗技术水平具国际领先水平，诊治方案属国际首创”的高度评价。

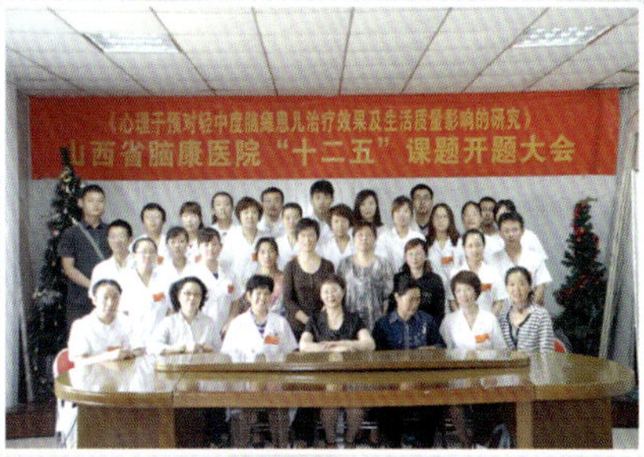

科研课题开题会议

医院先后撰写《儿童脑瘫综合诊治与康复》（中英文版）、《慢飞天使妈妈必读》（中俄英文版）、《中国中医药学在国际康复医学领域的应用》（中俄英文版）、《脑康复技术成果的推广实例》（中俄文版）和《大儒天使》等数部专著。

地　址：山西省太原市高新技术开发区长治路301号　　邮　编：030006

电　话：0351-7021172（传真）　　网　址：www.sxcp.com

E-mail:sxnkyy@163.com

辽宁省阜新蒙医药研究所

辽宁省阜新蒙医药研究所是集蒙医医院、蒙医药科研所、蒙医专科学校、蒙药制剂中心、蒙医特色五疗康复中心为一体的综合性蒙医药单位。研究所始建于1978年，1981年正式运营。研究所拥有副高级以上专业技术人员62名，享受国务院特殊津贴专家2名，全国第三批、第五批“名师带高徒”指导教师2名，学术继承人4名，省优秀专家2名，省名医4名，蒙医药专业研究生26名，蒙医药专业硕士研究生导师5名。2011年以来，有8个科研成果荣获辽宁省自然科学二、三等奖，2009年以研究所为代表的“蒙古勒津”蒙医药被列为辽宁省非物质文化遗产。2010年研究所“蒙医药治疗血衰症”被列入国家非物质文化遗产保护名录。

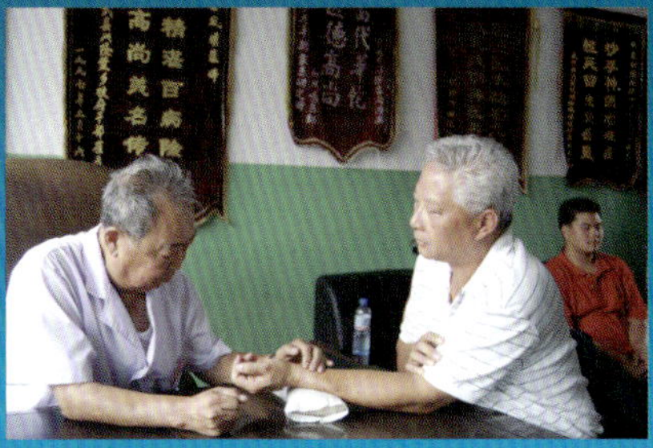

辽宁省名中医白凤鸣主任蒙医师为美籍华人陈鸿矩诊病

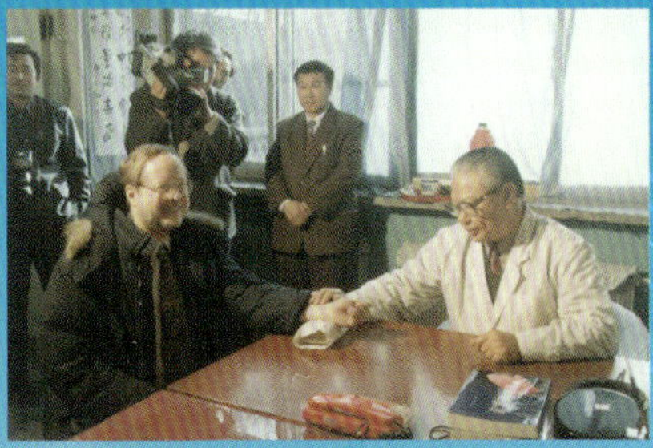

美国驻沈阳领事馆高级参赞来辽宁省阜新蒙医药研究所考察并请邢鹤林主任蒙医师为其诊疗疾病

所属蒙医医院是国家三级甲等民族医医院，是国家中医药管理局第二批重点民族医院建设单位，拥有国家临床重点专科1个、国家中医药管理局重点专科1个、国家中医药管理局“十二五”重点专科建设项目1个、辽宁省重点专病2个。住院部编制床位300张，开放床位300张，门诊设有24个蒙医特色专病专科，其中有蒙医血液病科、蒙医康复科、蒙医心病科、蒙医脑病科、蒙医妇科、蒙医眼科、蒙医皮肤科、蒙医肿瘤科、蒙医肾病科、蒙医内科等10个临床科室。蒙医血液病科是国家临床重点专科，该科“血衰症”是省级重点病种。康复科是国家中医药管理局“十二五”重点专科建设项目。研究所拥有检验科、输血科、放射线科、B超室、心电图室、供应室、手术室、制剂室、药剂科、血液透析室等10个医技科室。

研究所蒙医药治疗“再生障碍性贫血” 2011年8月6日通过了专家评审，蒙医药治疗银屑病已通过市级鉴定，2010年“蒙医特色温针疗法的规范治疗及针具改进的观察”获阜新市科技进步二等奖。2011年7月“蒙医放血疗法治疗失眠症”获辽宁省自然科学成果三等奖。目前，正在开展的科研项目有“十二五”国家科技部支撑项目“蒙医药治疗原发性血小板减少性紫癜特色疗法评价研究”子课题“蒙医特色疗法治疗原发性血小板减少性紫癜疗效评价研究”及市级科研课题5项。

蒙药制剂中心生产5个剂型106个品种的蒙成药，药品采用纯天然名贵药材，经蒙药传统炮制，质量优、价格廉、疗效好。特别是一直保留着蒙医特色单人、单方、单配制的传统制作方法，在病人及家属的全程监督下配制，被誉为“放心药、良心药”。

研究所多次荣获辽宁省民族团结模范集体、爱国卫生先进单位、百家医院服务承诺先进单位等荣誉。中央政治局常委、国务院总理李克强（任辽宁省省委书记时），全国人大常委会副会长布赫、费孝通，国务委员司马义•艾买提，卫生部原部长崔月犁等各级领导来研究所视察指导工作。新华社、中央电台、中央电视台、人民日报、健康报、香港大公报等近百家新闻媒体刊登播发了研究所治疗疑难病、慢性病的消息。研究所治疗慢性病、疑难病名扬海内外，就诊患者遍及国内32个省、市、自治区及美国、日本、韩国、英国、印尼、我国香港等15个国家和地区。蒙医药被誉为“民族瑰宝、医药奇葩”，研究所名老蒙医被誉为“蒙古神医”。

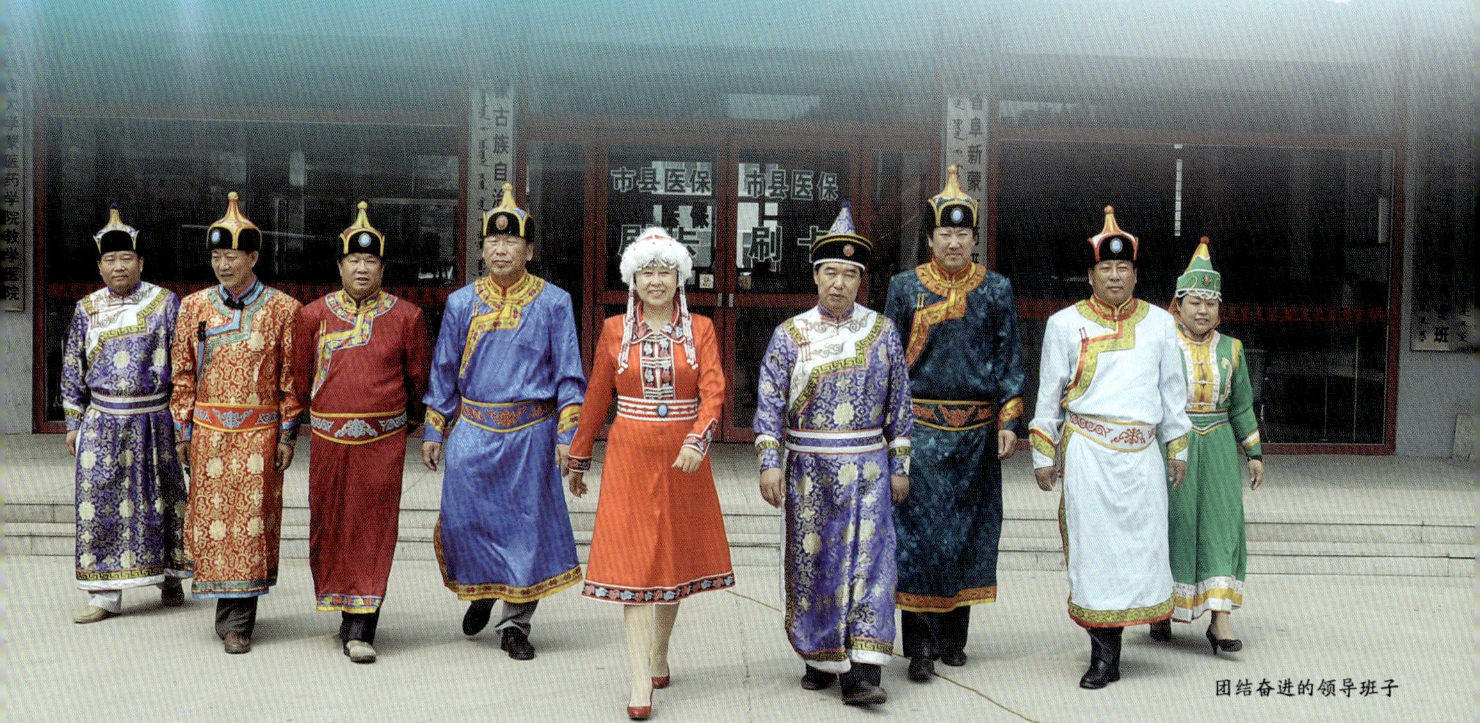

团结奋进的领导班子

江苏省国医馆

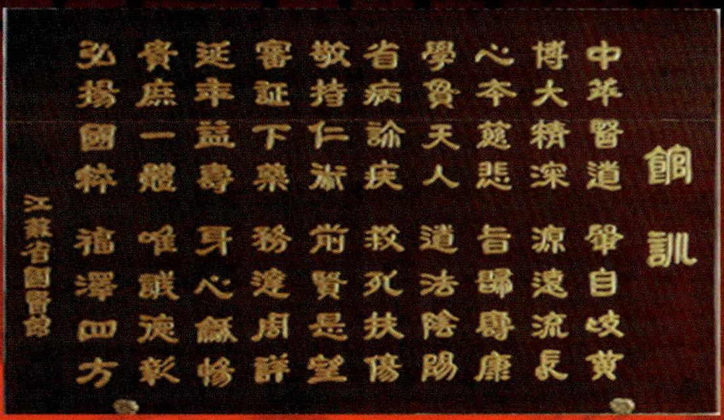

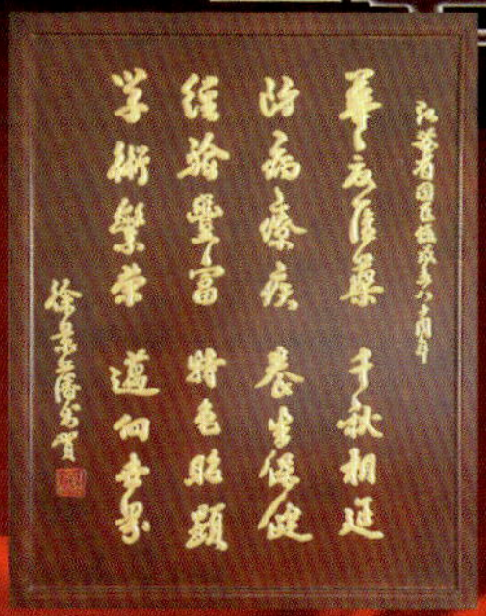

江苏省国医馆成立于1932年12月18日。陆锡庚为馆长，王硕如、尤九皋为副馆长。1933年11月14日陆锡庚因事务纷繁，正式辞去国医馆馆长职务，推荐王硕如为馆长，于1933年11月29日中央国医馆2070号委令王硕如为江苏省国医馆馆长。办公地址设在镇江城外宝盖桥路第一区公所。江苏省国医馆的成立，对加强全省中医队伍的凝聚力，促进全省中医学术的繁荣起了积极的作用。

新中国成立后，为了进一步发扬中医药的特色和优势，发挥离退休专家的余热，解决群众看病难、看专家更难的问题，留住中医的根，由国医大师、全国非物质文化遗产传统医药项目代表性传承人、全国名老中医周仲瑛教授，江苏省名中医、著名的肝病学家严明教授，江苏省名中医、享受国务院特殊津贴专家季光教授，南京中医药大学原副校长、副书记龚惠明教授，江苏省中医药学会成建山主任中医师等人发起，于2003年7月29日恢复江苏省国医馆。

江苏省国医馆云集了全国、省、市名老中医、名中西医结合专家、教授、博导、主任医师、全国政协委员、享受国务院特殊津贴的专家，开展中医医疗、教学、科研、养生康复、学术继承、文献整理、科普咨询、义诊、国际交流等活动，宗旨为“大医精诚”，“济世救人”。

江苏省国医馆处处体现着浓厚的中医文化氛围，门头为古色古香的传统建筑，金黄色琉璃瓦、红色木柱、木制“江苏省国医馆”牌匾、门头每根椽檐上刻有八卦（乾卦、坤卦）、阴阳太极图，红色木柱有全国名老中医、白求恩奖章获得者、国医大师徐景藩教授题写的“共展祖国医药宏图大业，同创华夏文明恒久辉煌”的鎏金大字对联。国医馆内有国医大师周仲瑛、徐景藩、朱良春，全国名老中医江育仁，省名老中医严明、季光、孙浩、何止湘等的题词以及病人赠送的“大医精诚”、“仁爱”牌匾和条幅。

江苏省国医馆门诊部现有门诊用房1000多平方米，开设中医科、针灸科、内科、儿科、妇科、口腔等专科，开展了中医“治未病”、体质检测、内病外治、冬病夏治等特色疗法；对心脑血管疾病、红斑狼疮、肝病、糖尿病、内分泌疾病、带状泡疹、不孕不育、失眠等各种疑难杂症的治疗积累了丰富的经验；中药有专家、专人把关，供应经传统炮制加工的、货真价实的道地药材，加工为一人一方定制的体现个性化服务的丸、散、膏、丹等剂型，疗效显著，树立了良好的社会形象，深受广大病员的信赖，社会知名度不断扩大。

江苏省国医馆交通方便，16条公交线路经过国医馆，其中7条以江苏省国医馆为公交站台副站名。

江苏省国医馆现为南京中医药大学教学基地；为南京市医疗保险（门诊统筹、门诊慢性病、门诊特种病）定点医疗机构；为中华特色医药学会挂靠单位。

江苏省国医馆现任馆长：成建山主任中医师。

江苏省国医馆名誉馆长：王旭东教授。

特聘：国医大师周仲瑛、徐景藩、朱良春，江苏省名中医严明、季光、孙浩为江苏省国医馆高级顾问。

展望未来，江苏省国医馆将是一个集中医医疗、学术传承、科研开发、产学研结合的，具有自己知识产权和传统特色的，集团式运作的中医药品牌实体。

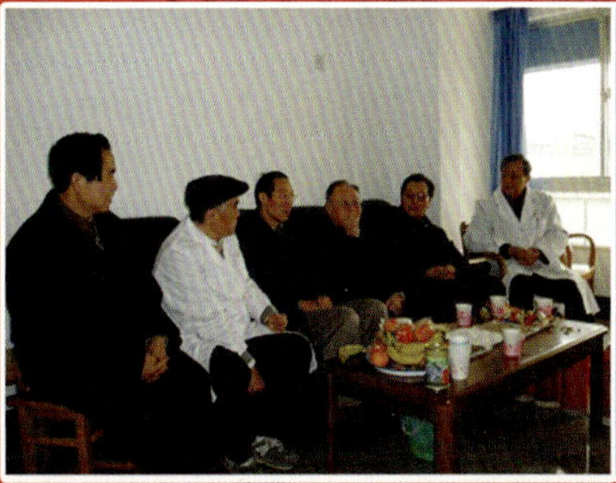

江苏省国医馆恢复时的照片

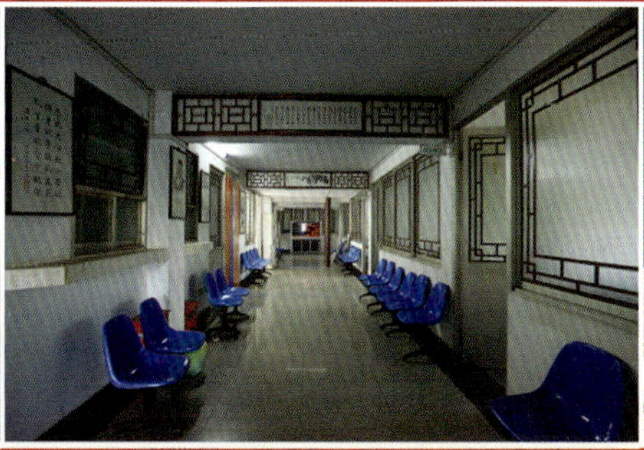

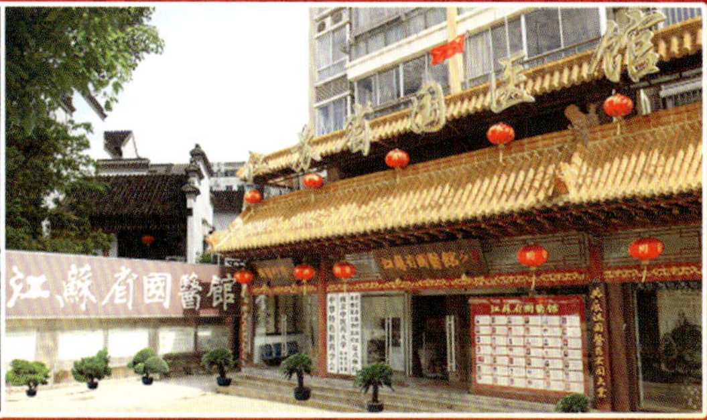

江苏省国医馆内景

触诊与套管针灸刀无痛疗法

套管针灸刀疗法是由世界针灸学会副理事长、河南医学科学普及会特聘教授、北京御舜堂医学研究院院长石洪印教授历时十余年的时间发明的。套管针灸刀取得国家知识产权局发明专利证书（ZL 2011 2 0229208.2），取得北京市中医药科技成果登记证书（9112013Y012），荣获2012年世界中医针灸养生特技传承奖，荣获北京企业评价协会科技创新优秀奖及医疗器械注册证书（豫食药监械（准）字2013第2270191号），已应用于国内外100余家医疗机构，组织培训60余期2000余人。

套管针灸刀疗法主要治疗软组织损伤引起的100余种颈、肩、腰、腿等疼痛性疾病，根据《黄帝内经》、《针灸资生经》、肌肉功能解剖学等基础理论提出：

1. 针具结构：套管针灸刀直径0.16～0.35mm；长度仅1.5cm；外带进针套管；针尖前带刃。

2. 病因发现：软组织损伤引起疼痛的主因是筋膜屏障，筋膜屏障导致其内液体不能外渗，内压增高，从而压迫周围组织产生相关症状及功能障碍。

3. 触诊规律：根据《黄帝内经》中“以痛为输”、“肌痹者刺大分小分”和《针灸资生经》中“针灸受病处”等记载，发现软组织损伤触诊点就是损伤点、疼痛点、压痛点、神经卡压部位、肌肉汇合处，把人体软组织损伤引起的疾病仅分为10个部位（十组肌肉），通过症状直接找出相对应的肌肉组，通过触诊手法找出肌肉组中的病变组织。

4. 治疗机理：用微创针具套管针灸刀刺入病变部位，通过微创引流（微创割治）切开病变部位的筋膜屏障，将其内的液体引流于其他组织内吸收，从而使病变组织自愈，称“微创引流术”。微创引流可疏通肌外膜、肌束膜、肌内膜等管道，所以“通则不痛”，通则使局部血液循环及缺氧状态快速改善，快速改善局部功能障碍，快速止痛，又称“微创割治疗法”。

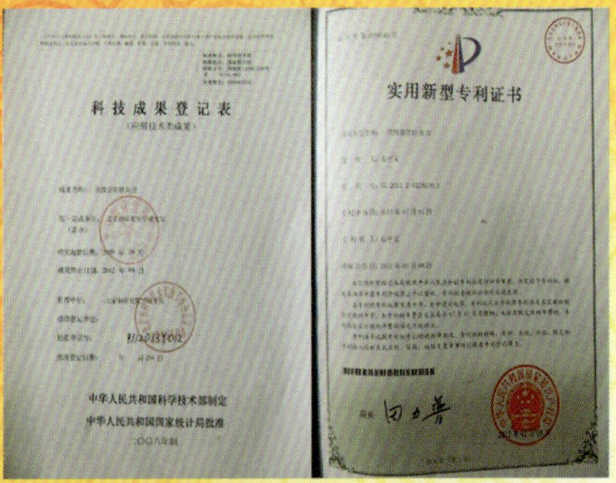

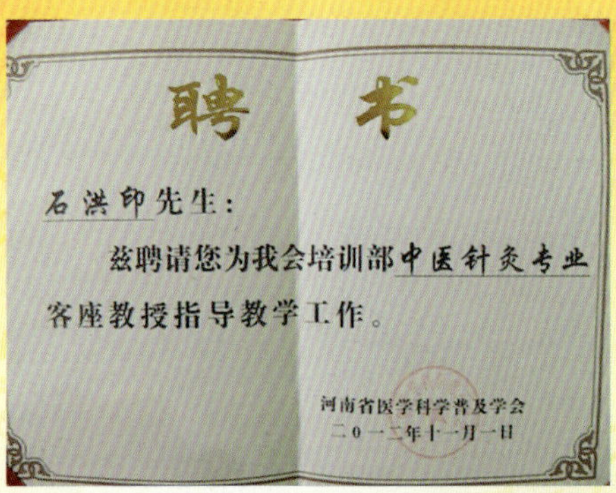

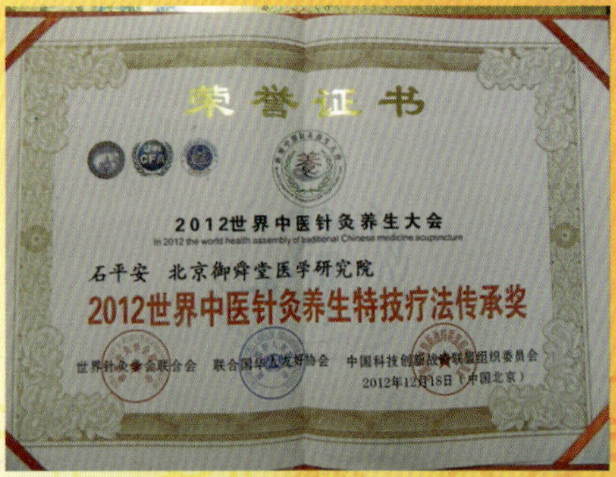

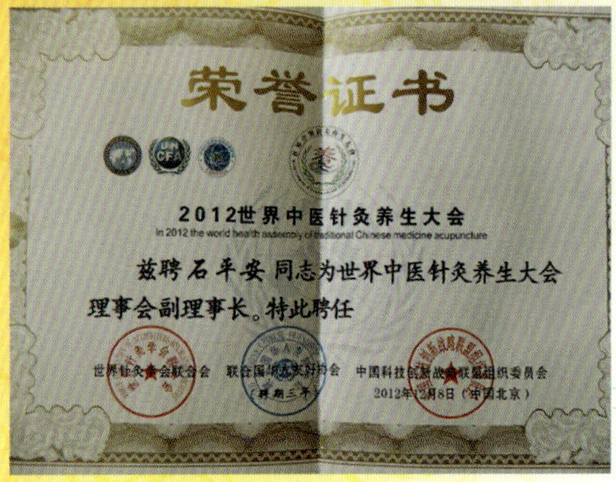

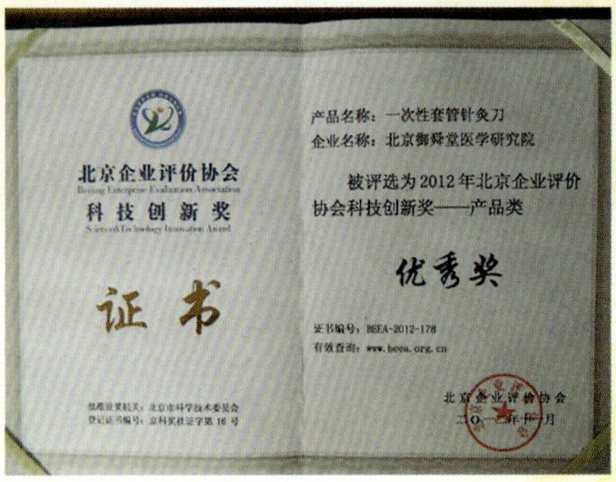

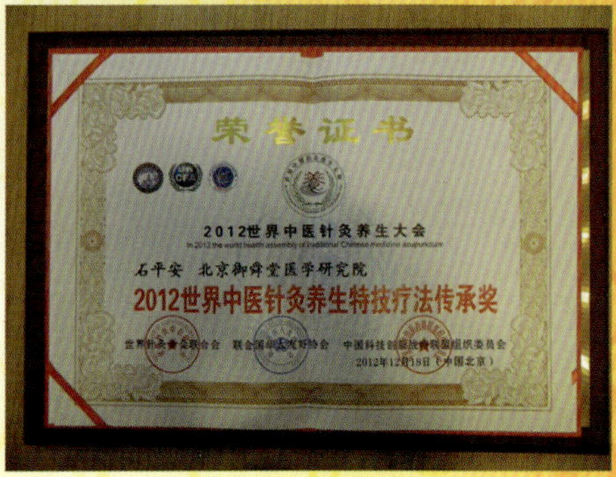

北京同春堂中医医院

“同春堂”系明代宫廷御医刘景章于1609年创建。清代宫廷御医刘裕铎为同春堂第三代传人，其主持编纂了医学巨著《医宗金鉴》，并凭借其高超医术倍受皇室推崇，“同春堂”三字牌匾系乾隆皇帝亲笔御赐。现如今的北京同春堂中医院座落于北京市朝阳区朝阳路杨闸环岛旁。2013年，传承四百余年的“同春堂皮肤病诊疗方法”被列入“《北京市朝阳区非物质文化遗产名录》”。

北京同春堂中医院坚持“继承不泥古、发扬不离宗”的办院宗旨，引入现代化企业管理模式，现已拥有北京同春堂皮肤病研究院、长春同春堂皮肤病医院、吉林省同春堂医药科技有限公司等分支机构。医院运用经典验方，将传统方剂与现代科技相结合，专业治疗各种皮肤顽疾，申请各项专利及注册商标20余件。在学科带头人刘辉院长的带领下，医院成立了几大治疗团队：银屑病治疗团队，湿疹、皮炎等过敏性疾病治疗团队，白癜风治疗团队，毛囊炎、痤疮治疗团队，为更多的皮肤病患者解除了痛苦。

刘辉院长系同春堂第七代传人，现任中国医师协会会员、《中华中西医临床杂志》编委、中国名医理事会常务理事、吉林省长春市南关区人大代表、吉林省民盟盟员、吉林省慈善总会理事。编著了《同春堂皮肤病性病学大观》、《老年皮肤病诊断与治疗》、《色素性皮肤病诊断与治疗》、《同春堂皮肤病临床经验集》等多部著作，接受中国医药科技出版社中医药文化编辑中心主任田原女士的专访，出版并在全国新华书店发行了《揭开皮肤病的真相》一书，为当代“同春堂”积累了丰厚的文化内涵及科研力量，提升了企业的软实力。

“同春堂”计划在未来几年内，以北京“同春堂”作为总部基地，在全国各大省会城市开设连锁机构，将“同春堂”优秀的医务人员分配到全国各地，总部对疑难病例实行远程会诊及巡诊制度，以便节省患者往返路费及吃住等费用，减轻患者的负担，尽早地为患者解除痛苦。

全体“同春堂”人将秉承“大医精诚 仁德博爱”的人文精神及“传承百年 服务百姓 关爱皮肤健康”的服务理念，以人为本、以质为根、诚信做人、严细创新，为世人健康共谋福祉。

地址：北京市朝阳区朝阳路杨闸环岛
电话：010—52016666　　传真：010—51397979
网址：www.bjtct.com.cn/www.tctpf.com

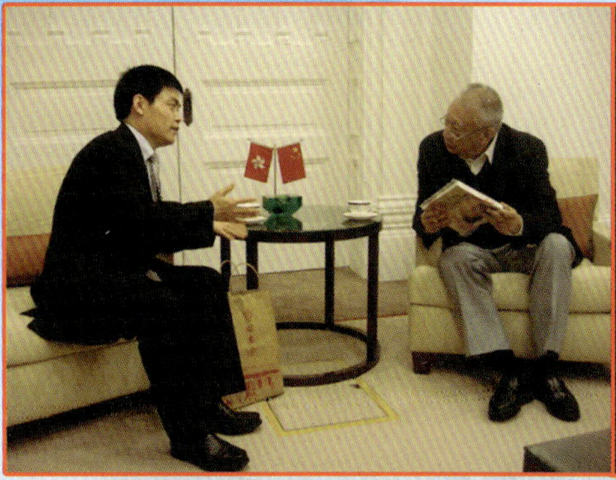

香港特首董建华先生在港接见刘辉院长

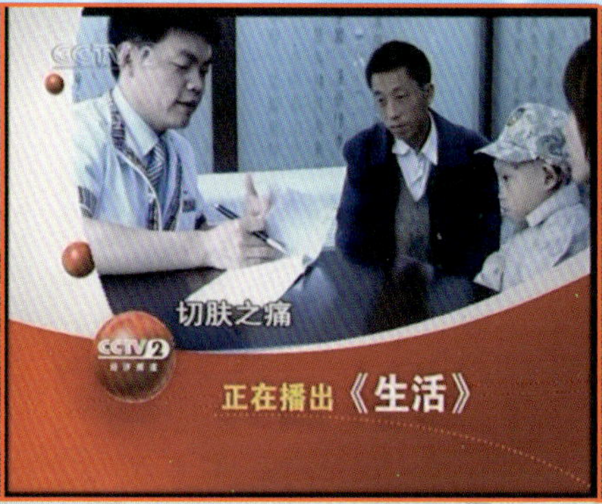

央视二套采访刘辉院长为患者诊病的画面镜头

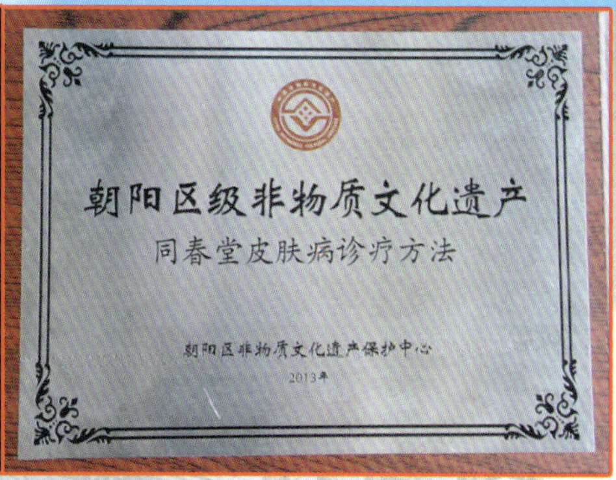

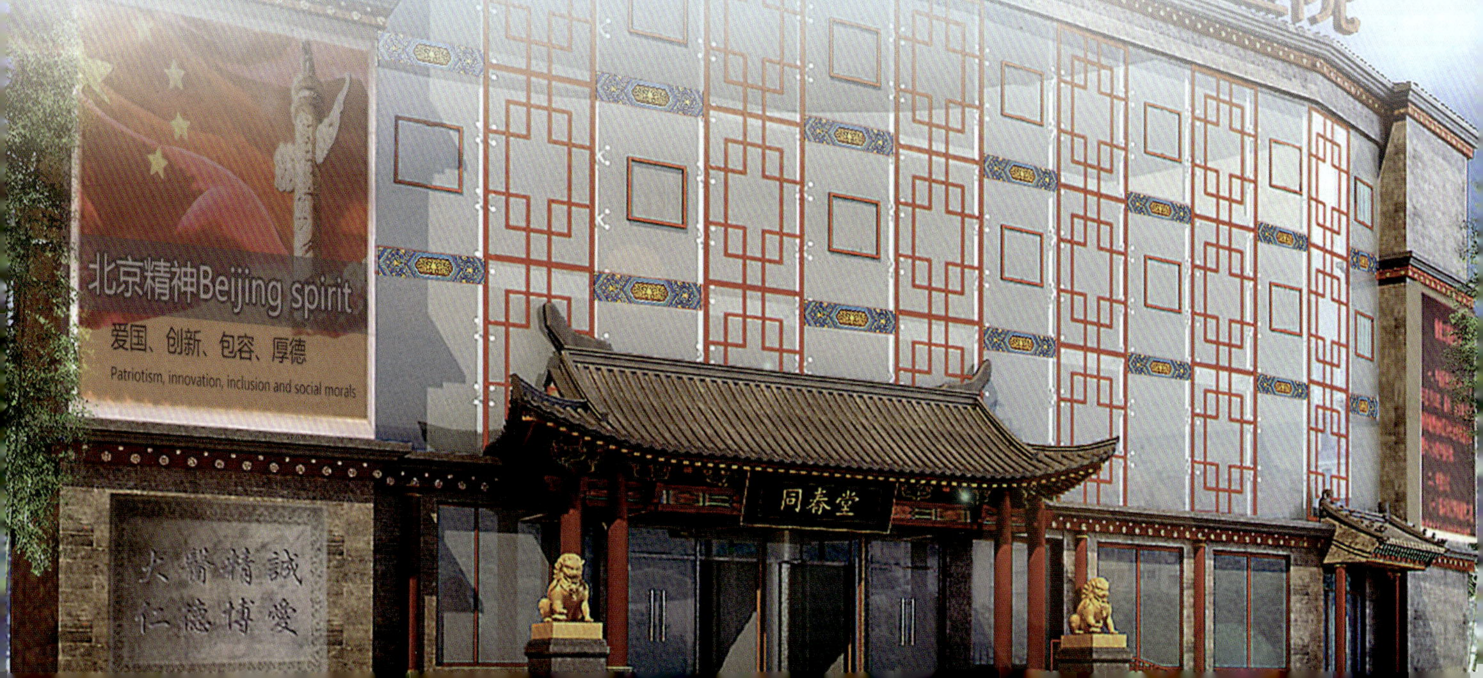

前郭县中医院

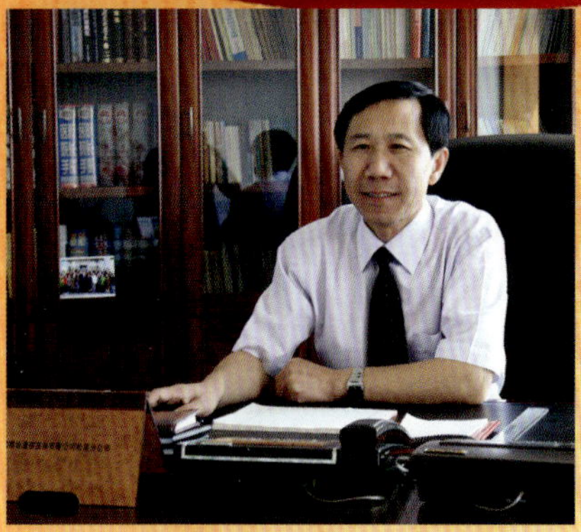

任林军院长

前郭县中医院是一所集医疗、教学、科研、康复、特色蒙医于一体的中医医院。近3年来，医院新的领导班子坚持科学发展观，抓住“以人为本”，实行“管理立院、人才兴院、以德治院、文化强院”的发展战略，使医院步入了健康发展的快车道。

医院现有在岗职工565人，其中卫生专业技术人员390人，其中高级职称82人、中级职称138人，有研究生学历7人、本科生学历137人。享受国务院政府特殊津贴专家1人，吉林省有突出贡献中青年专家2人，吉林省名中医1人，松原市学科带头人1人，松原市名中医1人，松原市青年中医4人。医院设有骨科、内、外、妇、儿、蒙医、脑外和中医康复理疗8个疗区，开放病床200张。

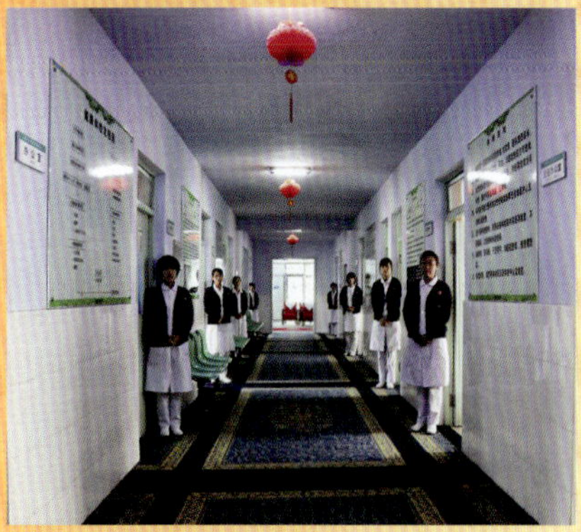

“治未病”科

医院现有国家级重点专科蒙医学科，省级重点专科脑病科、肿瘤科、项痹病、蒙医疗术科。2012年蒙医学科顺利通过国家“十一五”重点专科的复审验收，成为国家“十二五”重点专科。同时医院还积极申报了肝病、肺病、外科、肠结病、儿科5项松原市级中医药“十二五”重点专科、专病项目。

2012年，医院被国家中医药管理局确定为“治未病”工程试点单位，根据《国家中医药管理局关于积极发展中医预防保健服务的实施意见》和《“治未病”健康工程》及《“治未病”科建设》要求。医院特制定了《“治未病”中心发展规划》。扩大了中风康复室，满足了患者的需求。

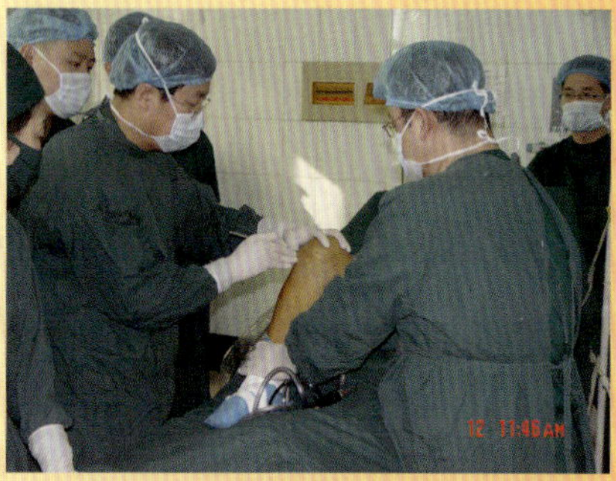

关节镜手术

近3年来，医院先后被评为松原市卫生系统先进基层党组织、前郭县卫生系统先进党总支、吉林省精神文明建设先进单位、松原市精神文明建设先进单位、前郭县精神文明建设先进单位。松原市模范职工之家、 前郭县模范集体、前郭县女职工建功立业活动先进单位。被中国医药企业管理联合会、中国医疗质量监督委员会评为全国医疗质量信得过优秀医院，被中国保护消费者基金会打假委投诉举报办公室、中国商品与质量打假保优维权办公室、中国消费维权网评为全国质量安全诚信联盟单位，被中华中医药学会评为护理先进集体，被国家中医药管理局评为创先争优先进集体。

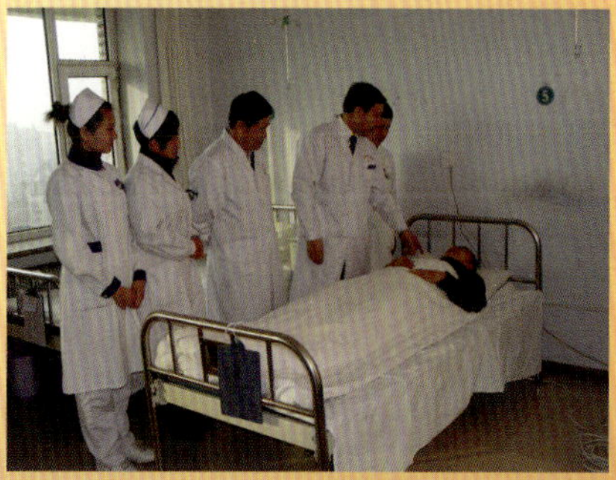

专家查房

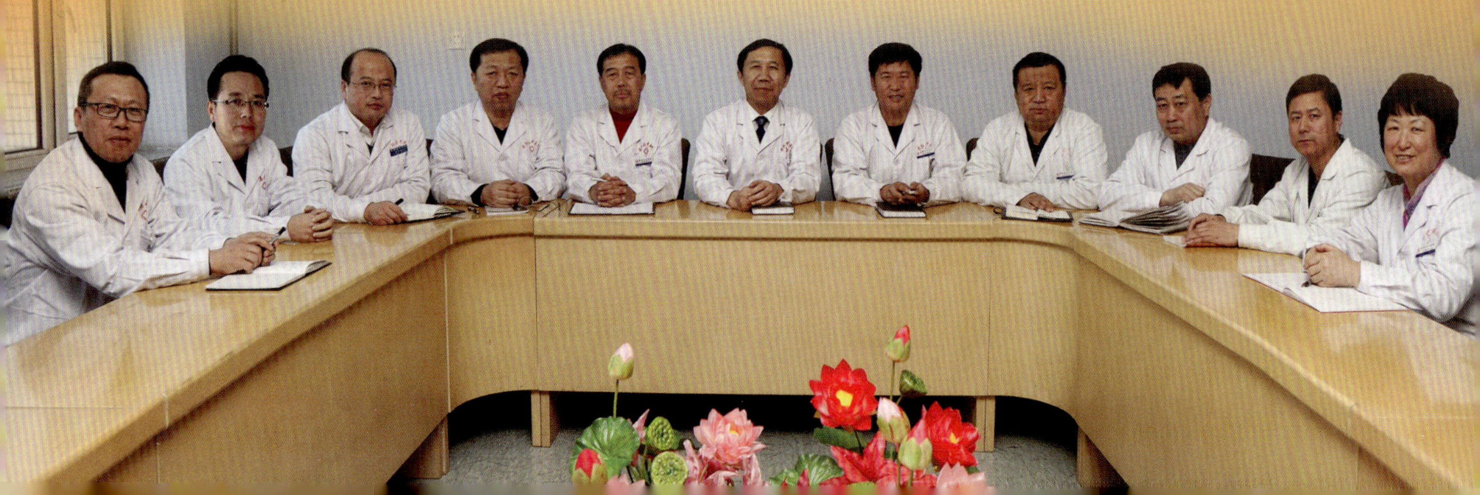

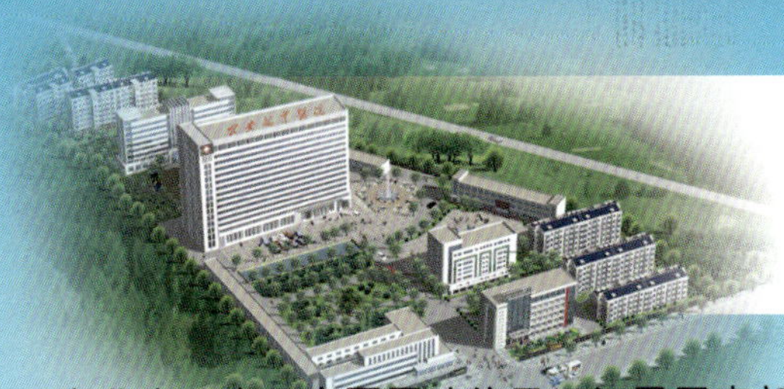

公安县中医医院

Gongan Hospital of Traditional Chinese Medicine

湖北省公安县中医医院位于江汉平原南部，初建于1958年，1980年恢复重建。经过30多年的恢复重建，现在已发展成为一所以中医为主、中西医结合的现代化综合性公立中医院。医院早在1994年被确定为全国首批示范中医医院、二级甲等中医医院，先后被评为湖北省知名中医医院、二级优秀中医医院。2013年4月顺利通过国家中医药管理局首批二级升三级的三级甲等中医医院评审验收，成功跃入三级甲等中医医院的行列。

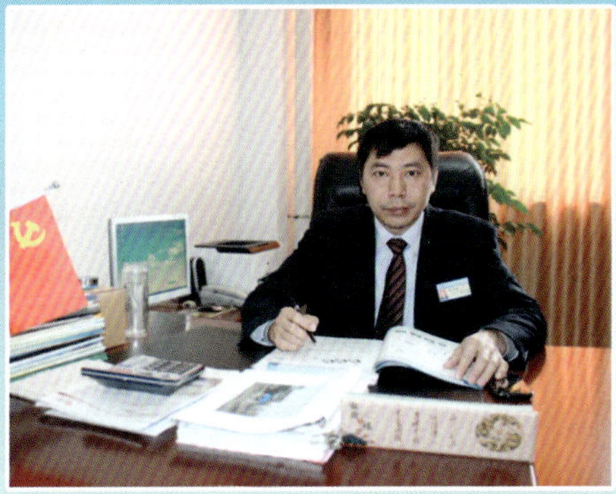

公安县中医医院党委书记、院长：雷长林 主任医师

目前，医院占地面积4万平方米，建筑面积5.13万平方米，编制床位800张，设置床位800张，设有内、外、妇、儿、骨伤、针灸、推拿、皮肤、五官、肛肠、检验、影像等35个临床医技科室，3个研究所，1个名医工作室，25个特色专病门诊，常年返聘10位名老中医专家坐诊国医堂。

医院配有德国西门子1.5T超导磁共振（MRI）、64排384层螺旋CT、四维彩超、1000mA数字X光机、全自动生化分析仪、CRRT透析机、自体血液回收机、腹腔镜、关节镜、显微镜、电子胃肠镜、十二指肠镜、纤支镜、胆道镜、钬激光、呼吸机、体外震波碎石机等高、精、尖现代医疗设备和四维牵引术、多功能康复训练系统、中医药膏剂提取包装机组、结肠透析治疗机、针灸、火罐、熏蒸等14类55种中医诊疗设备，实行了医院全面信息化管理，移动医生、护士工作站今年开通，且信息共享，无缝连接。

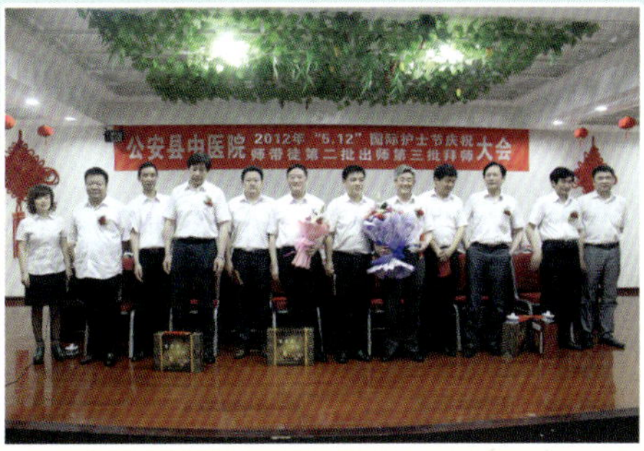

公安县中医院2012年"5·12"国际护士节庆祝及"师带徒"第二批出师第三批拜师大会

医院现有干部职工742人，在岗职工633人，高级职称专家77人（含三级教授3人），享受国务院政府特殊津贴专家1名，省知名中医专家2名，省优秀中医药人才1名，市知名中医专家2名，荆州市专业技术拔尖人才2名，县知名中医专家10多名，硕士生11人。医院是湖北中医药大学、长江大学医学院、湖北省中医药高等专科学校、公安卫校的教学基地，是解放军武汉总医院全军眼科中心技术帮带医院、湖北省人民医院、武汉大学人民医院、湖北省肿瘤医院、五三五医院技术协作医院；是湖北中医药高等专科学校的附属中医院，是全县中医药技术指导中心和培训基地。医院在县内率先开展120急救服务；有两项科研成果获国家专利，先后有10多项科项目研获省重大科技成果奖，达到国内领先水平。医院自制制剂55种（中药制剂48种），在临床广泛运用，疗效显著，深受患者喜爱。

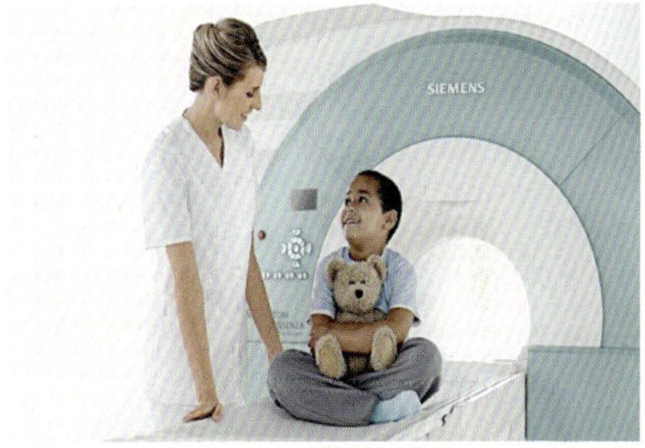

配置的德国西门子1.5T超导磁共振设备

医院骨伤科是省知名中医专科，正在创建国家级中医重点专科；脑病科是湖北省中医重点专科；针灸推拿科是省级中医重点建设专科；肝病、肾病科是市中医重点专科。医院外科、痔瘘科、男性科、妇产科、儿科、五官科、皮肤科、肿瘤科、心病、肺病、糖尿病等专科技术水平在全县享有广泛盛誉。2010年，医院在全省中医院中率先开设重症医学科（ICU），大大提高了危重患者的抢救成功率，提高了医院综合服务能力。

2012年，医院接诊门诊病人23万人次，出院病人30036人次，开展手术7016台次，业务收入1.71亿元，床位使用率122.4%，位居全省县级中医院前列。

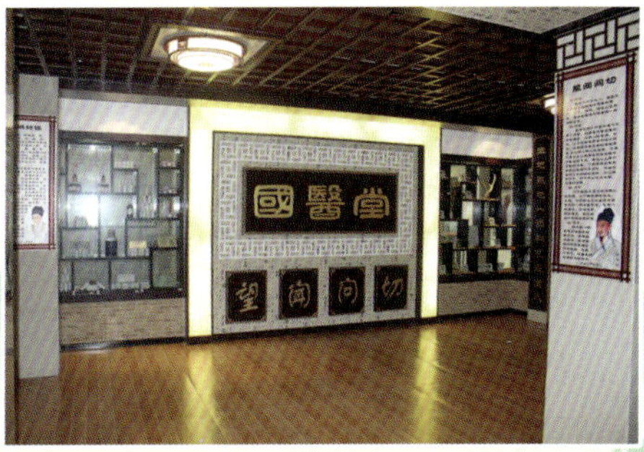

门诊国医堂一角

展望未来，公安中医人满怀信心。为了广大人民的身体健康，他们始终本着"病人至上，诚信待人，秉承中医，发奋图强"的办院方针，团结一心。开拓创新，努力挖掘中医药宝库，以精湛的技术、优良的服务、合理的价格，全心全意为广大人民服好务，为区域经济发展作出最大的努力和贡献。

医院地址：湖北省公安县斗湖堤镇油江路234号

电话：0716-5225381　　急救电话：0716-5234567　　120-2

网址：www.gazyy.com

都昌县中医院

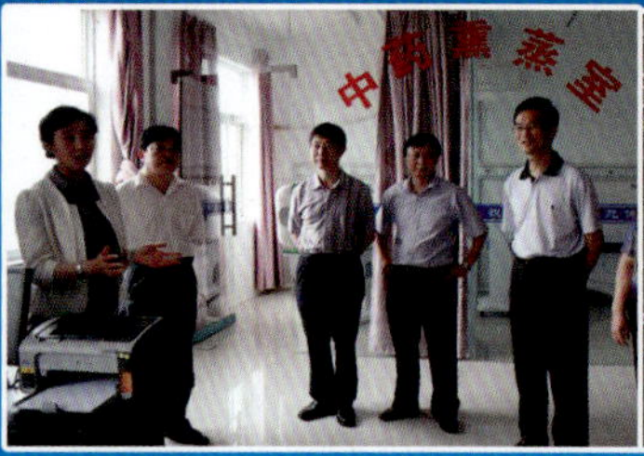

国家中医药管理局医政司副司长蒋健来院视察指导工作

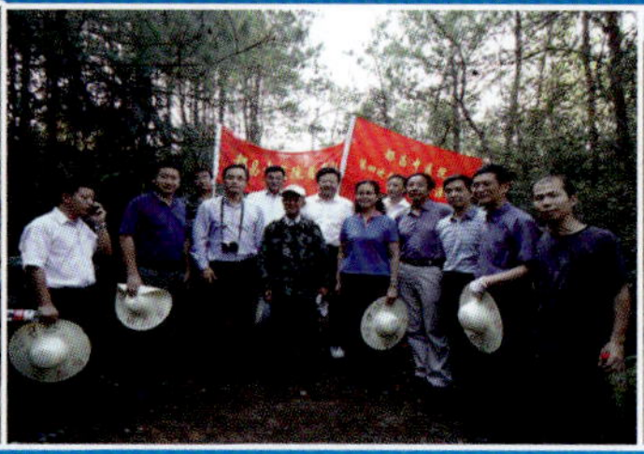

国家中医药管理局领导来院对全国第四次中医药资源普查试点工作进行调研督导

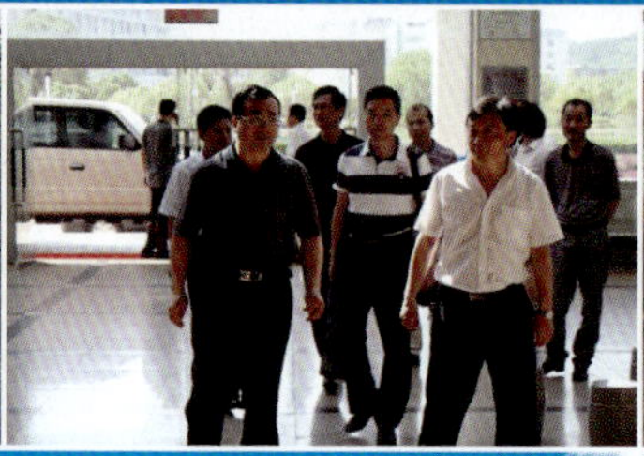

2013年6月14日，国家中医药管理局领导视察医院

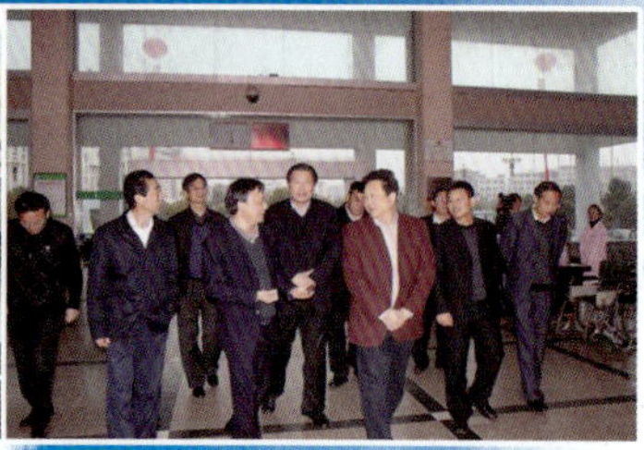

江西省卫生厅副厅长程关华来医院视察指导工作

【医院概况】

都昌县中医院建院31年，是江西省集医疗、急救、教学、科研、预防、康复保健为一体的综合性三级中医院。集中西医两法之长是医院的优势和强项。医院编制床位400张，实际开放床位400张。在岗职工383人，占地面积50亩，业务收入8000万元，在全市县级中医院排名第二，在全省中医院名列15位。

医院的诊疗设施不断发展完善，学科建设水平不断提高。而今，医院凭借中医优势，已经拥有特色专科13个，如儿童脑瘫康复科、腹腔镜外科、泌尿外科、心血管内科、胃病专科等；有省级重点专科5 个，国家级重点专科1个；同时开放儿科、妇产科、大内科、大外科。各个科室均创出自身特色，以其独特的中医药治疗技术和效果，向来自省内外的疑难患者展示中医药妙手回春之仁术。

医院发展战略："继承中医，发展中医，打造环鄱阳湖生态经济圈的中医区域中心"。

【医院工作亮点】

国家级及省级重点中医专科：

骨伤专科——该科拥有两个病区，配备术中摄片的C臂X光机。床边X光机，上、下肢功能锻炼仪。红外线骨折治疗仪。全套骨科牵引床，在院长助理占志勇，周明星、袁初平等骨干医师的带领下，成功开展了一系列达到市级先进水平的手术。

五大省级重点中医专科：

①江西省结石病治疗中心结石科是医院重点专科，获江西省科技进步奖、创新奖。1997年由江西省卫生厅正式授牌成为江西省中医结石病治疗中心，余亚平主任医师坐诊。

②肝病专科——江西省重点肝病专科，创建于1991 年，是都昌县创建最早的肝病专科，2005年11月经过江西省卫生厅对本专科建设进行了终期评估验收。经过22年的努力，目前拥有一支经过专业培训的高素质、高技能的医护队伍，总结了一套完整的以中医药为主导的肝病诊疗模式，享誉县内外，是都昌县规模最大、技术较雄厚、获省级重点专科称号的肝病专科，完成省级科研课题1项，。

③糖尿病专科——都昌县中医院糖尿病专科自1998年成立以来，在邵海晏副主任中医师的带领下，以传统中医药学为基础，积极引进国内外先进技术，精心研制出"舒胰降糖饮"等系列协定处方，辨证治疗各型糖尿病及其并发症，取得了显著疗效。2011年被江西省卫生厅确定为省级中医重点专科。

④针灸推拿理疗康复科——医院针灸理疗康复科是集针灸、理疗、康复于一体的中西医结合科室。该科既具有中医传统特色的多种治疗手段，又有系列高科技的康复理疗设备，对运动系统疾病、神经系统疾病治疗效果较好。

【中医药事业概况】

医院坚持以中医药为主的办院方向，通过积极开展三级中医医院、江西省示范中医院建设、中医管理年活动、中医药文化建设等创建活动，并以此为发展契机，奋发图强，共同努力，实现了医院新一轮发展高潮，取得令人瞩目的成绩。2012年11月22日，医院创建三级乙等中医医院通过国家中医药管理局验收。2013年10月14日，由于医院在第四次中药普查中成绩突出，全国中药普查江西省现场会在医院召开。

都昌县中医院新住院大楼

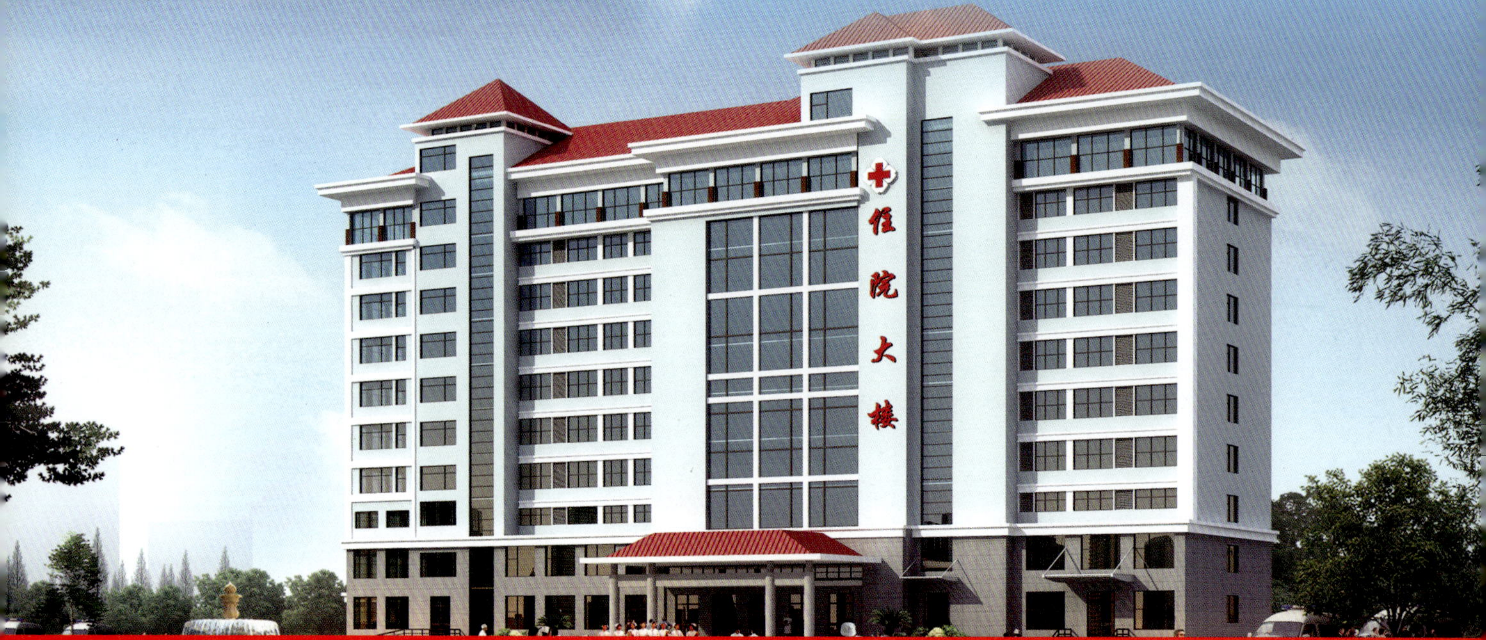

福建省尤溪县中医医院

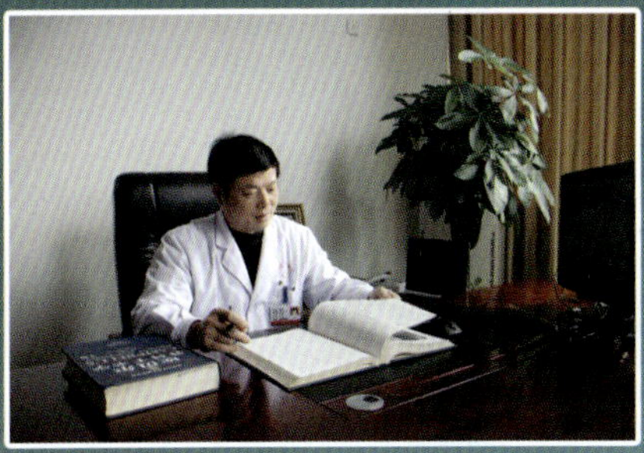

院长：黄道星

尤溪县中医医院是一所中医特色鲜明，综合功能完善，融医疗、科教、预防、保健、康复为一体的二级甲等中医医院，是中国健康扶贫工程定点医院、福建省交通肇事施救定点医院、三明市白内障复明工程定点医院、城镇职工医疗新型农村合作医疗保险定点医院，是福建中医药学的教学医院及福建省卫生厅确定的5所重点县级中医院之一，已被国家中医药管理局列入全国示范中医院，并与省内多家三级甲等医院建立了长期协作关系。

医院现有职工422人，其中高级职称28人，中级职称52人；床位编制420张，临床科室齐全，技术力量雄厚，医疗设备先进，服务功能完善；设有10个病区、13个临床科室、6个医技科室、1个体检中心和27个专病门诊。

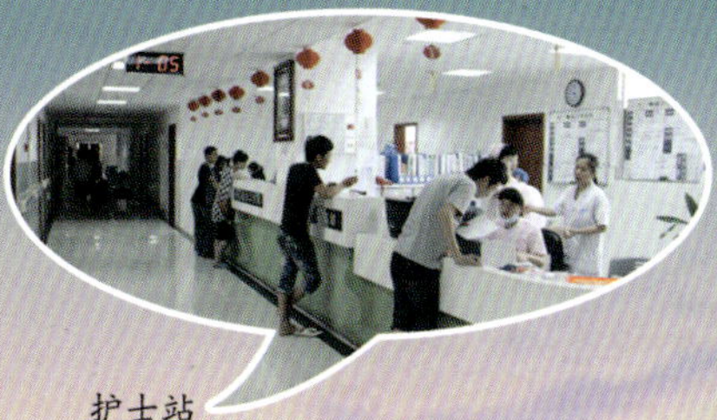

护士站

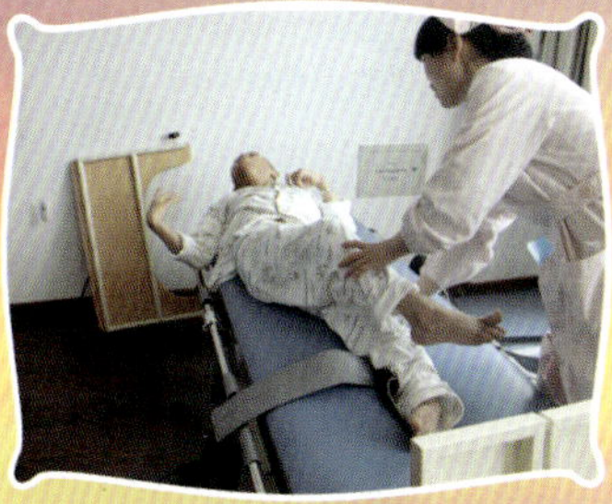

康复训练

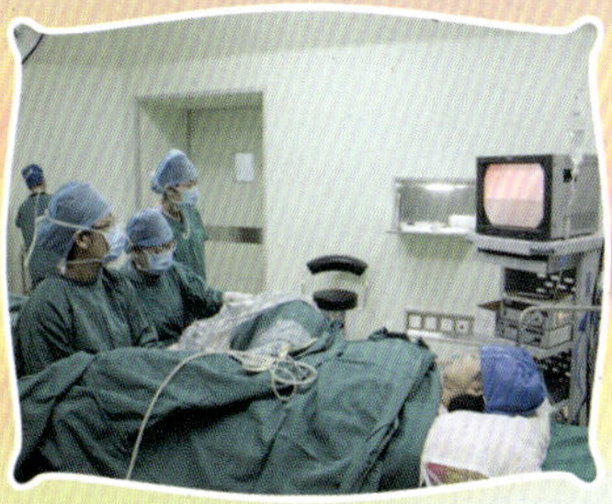

妇产科腹腔镜手术

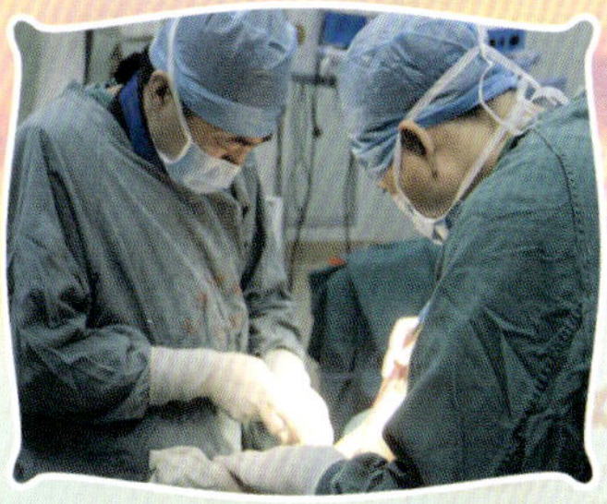

骨搬运术

医院现有针灸理疗科为在建全国农村特色中医专科，骨伤专科和哮喘病专科分别为省市农村特色中医专科。医院能开展全髋关节置换、椎弓根钉内固定、腰椎间盘突出髓核摘除、胃癌根治、肺叶切除、食管癌根治、大面积烧伤微粒皮移植、白内障超声乳化+人工晶体植入术等高难度手术。微创手术在全市处于领先地位，能开展腹腔镜下胆囊切除、肠癌根治等普外手术；能开展经皮肾镜、输尿管镜取石、前列腺电切及腹腔镜等泌尿手术和腹腔镜下子宫全切等妇科手术。

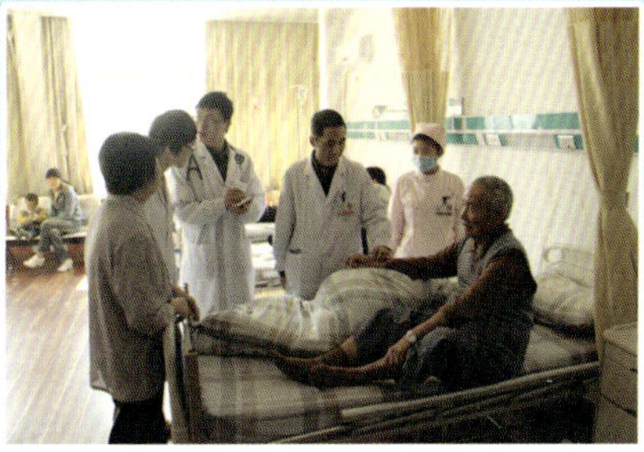

医生查房

医院始终坚持发挥中医药特色优势的办院方向，牢固树立“以人为本、服务中医、服务社会”的服务理念。把减轻患者负担、提高满意度作为医院的管理目标，改善服务态度，优化服务流程，不断提升服务水平，用仁爱之心为患者提供一流中医、一流中药、一流服务。多年来，医院始终保持跨越发展态势，并连续获得省市各类表彰和荣誉称号：2002年通过省级中医先进县验收，2003年被评定为全省首批农村中医工作先进县，现已被国家中医药管理局授予全国农村中医工作先进单位称号；2006年12月被中国初级卫生保健基金会授予健康扶贫先进集体称号；2013年，医院获得了省五一劳动模范、全省卫生系统创先争优活动先进集体、全国中医药系统争先创优活动先进集体等荣誉称号。医院管理更加科学规范，服务水平不断持续改进，医疗质量全面快速提升，就医环境得到显著改善，医院进入一个崭新、全面、持续的发展时期。

宿松县中医院

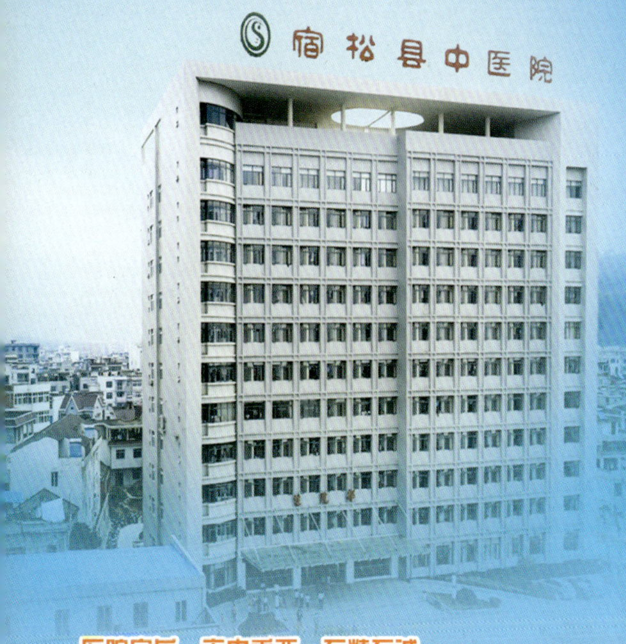

宿松县中医院创建于1985年，占地面积14700平方米，总建筑面积26500平方米。现有在职职工416人，其中高级技术职称人员12人，中级技术职称人员80人。医院编制床位数500张，开设12个病区，实际开放病床500张。医院设有10个职能科室， 一级临床、医技科室20个，2个省级重点中医专科（针灸推拿科、骨伤科），1个省重点中医专病（糖尿病）。医院被省卫生厅指定为白内障复明定点医疗机构。2013年年门诊量19万余人次，年出院人次2.3万人次。医院现有16排螺旋CT、岛津数字平板胃肠机、飞利浦DR、彩超、电子胃肠镜、喉镜、支气管镜、日立7600自动生化分析仪、腹腔镜、宫腔镜、超声乳化仪、EMS碎石治疗系统、血液透析机等一大批先进设备，拥有固定资产近1.2亿元。

几年来，医院在各级领导的关心和全院干部职工的齐心协力下，开拓进取，努力拼搏，得到了各级组织的充分肯定，取得了显著的社会效益和经济效益。2005～2011年，医院连续7年在全市医疗质量督查中获得“优秀等次”，医院先后被评为安庆市卫生系统十佳单位、安庆市文明单位（标兵）等荣誉称号；2010年，医院被授予安徽省示范中医院称号；2011年，在安徽省中医医院医院管理年督查中获全省二级中医院第一名；2013年1月，被卫生部、人社部、国家中医药管理局授予全国卫生系统先进集体；2013年4月，被评为全国群众满意的医疗卫生机构。

医院遵循“增强综合实力，突出中医特色”的发展思路，大力实施“树名医、建名科、创名院”的发展战略，充分发挥中医药特色优势，力求做到“院有专科、科有专病、病有专药、人有专长”。专科、专病建设带动了医院的快速发展，医院中医特色优势明显，中医诊疗技术开展达43种，采用非药物中医治疗技术占门诊总人次的10%。在继承传统中医特色的同时，积极引进现代医学成果，先后开展了髋、肩关节置换术，椎体成形术，食道癌根治术，经皮气管切开术，白内障超声乳化手术，心脏起博器安装，脑血肿微创清除，腹腔镜微创手术，胰体尾加脾脏切除术，胰、十二指肠切除术，前列腺等离子电切术，臭氧和射频治疗颈腰椎间盘突出症等技术，多项技术处于本地区领先水平，填补了本地区的空白。

盛世逢机遇，使命勇承担。宿松中医院人将以立足皖西南，面向皖鄂赣，争创一流的现代化综合性中医医院为目标，积极创建全国示范中医院，进一步锐意改革，开拓创新，围绕一切以病人为中心，构建和谐医院，以精湛的技术和优质的服务回报社会和群众的信任，以更佳的业绩服务于全县人民的健康事业。

医院宗旨： 衷中重西，至精至诚，竭尽所能为大众健康服务。

医院院训： 心存仁爱、博施济众

医院理念： 社会效益第一，患者第一，员工第一，构建和谐医患关系，构建和谐医院。

医院目标： 立足皖西南，面向皖鄂赣，争创一流的现代化综合性中医医院。

地　　址：安徽省宿松县孚玉镇宿松路167号

咨询电话：0556-7822024

网　　址：www.ssxzyy.cn

邮　　箱：ssxzyyy@126.com

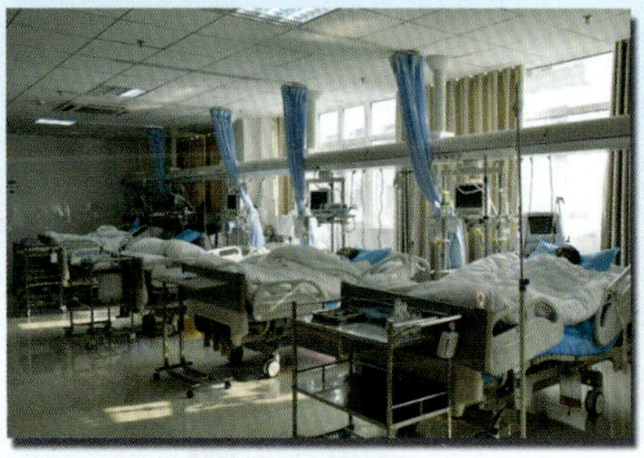

设备齐全的重症医学科

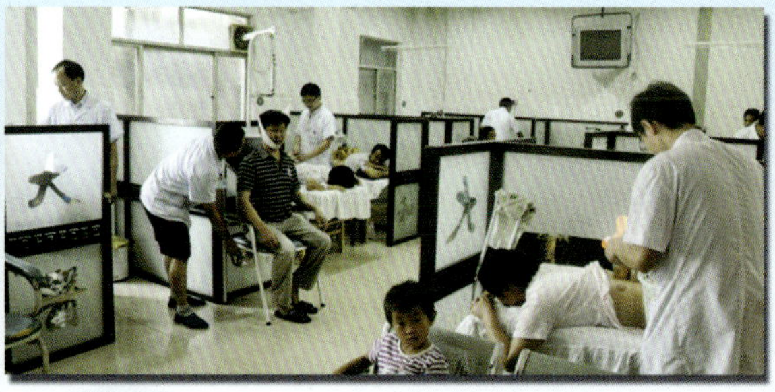

针灸推拿科治疗室

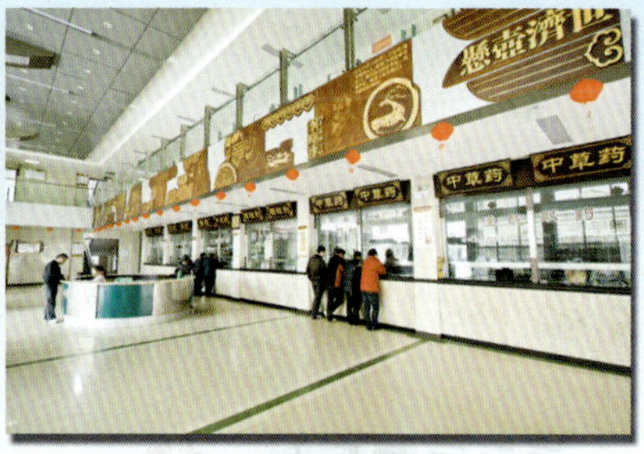

中医药文化氛围浓郁的门诊大厅

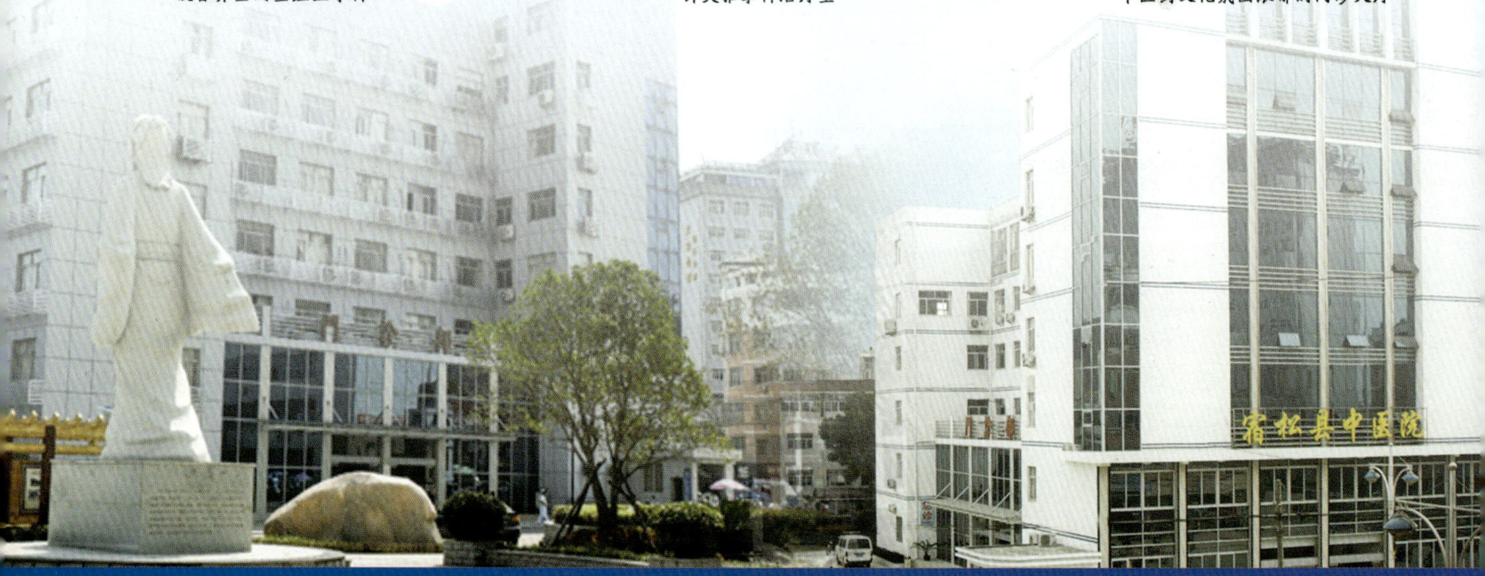

镇安县中医医院

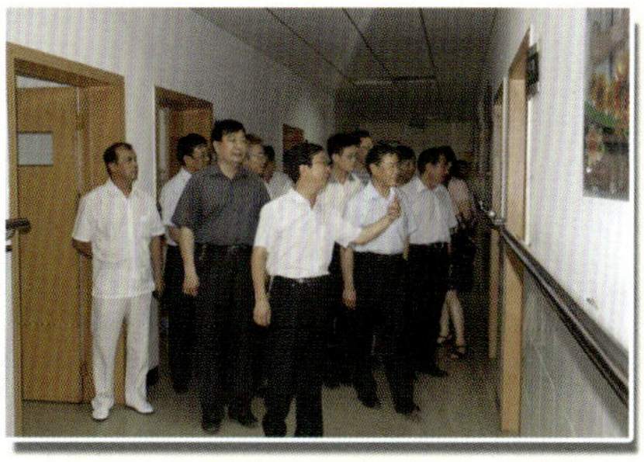

国家中医药管理局副局长马建中来院检查工作

镇安县中医医院成立于1986年5月，为公立二级甲等中医医院，占地面积5320 平方米，建筑面积7600 平方米，是县境内集中医药医、教、研、预防保健于一体的具有中医特色的现代化中医医院，承担着全县人民中医及中西医结合诊疗、基层中医药业务指导和传染病集中救治职能。近年来，医院突出中医特色，创建示范中医医院，开展公立医院改革，各项工作取得明显成效，门（急）诊约8万人次，出院约3500人次，手术约1000人次，业务收入约2500万元，并以年均15%的速度递增，整体工作呈现了发展上升态势。医院被商洛市委、市政府授予市级文明单位标兵荣誉称号，被陕西省卫生厅、中医药管理局授予2005～2008年医院管理年先进集体、创先争优先进基层党组织，2011年镇安县被国家中医药管理局评为全国农村中医药工作先进单位。

人才队伍结构合理。医院现有职工185人，其中专业技术人员155人，占职工总数的84%，中医药类别人员占医（药）师总数的62.90%（63.6%），卫技人员高级职称13人，中级职称36人。医院有担任省中医学会、中西医结合学会理事有5人，有市级名中医2人，县级名中医5人。

医院科室设置齐全。开设各档次病床140张，服务功能完善。设有急诊科、内科、热病科、脑病科、外科、骨伤科、五官科、妇科、体检中心、“治未病”科、远程培训会诊中心11个一级临床科室和心脑病专科、针灸康复专科、肝病专科3个临床专科，其中心脑病专科和针灸康复专科为国家中医药管理局扶持建设的重点专科，肝病专科为省级重点专科。医院设有检验、放射、超声、心电图、内镜等6个辅助科室和手术室、消毒供应室、急诊、热病、内科、骨外科共6个护理单元。

医院设施设备先进，配备奥泰1.5T核磁共振、飞利浦8排螺旋CT、数字化X线拍片系统、C型臂X光机、心脏除颤起搏仪、GE彩超、全自动生化分析仪、电脑煎药机、电脑三维多功能腰椎牵引床等大中型医疗设备80余台件，固定资产2438万元。

医院改革不断创新。一是创新人才队伍建设，新招收17名中医院校本科毕业生；开展中医“师带徒”、“中带西”结对教学活动，使中医药人才梯队逐步形成。二是创新医院绩效管理。实施了包括技术质量考核、科室经营水平考核的双百分绩效考核管理机制。三是实施县镇医疗服务一体化管理。创建镇安县中医医院米粮分院，实现技术、设备、患者双向流动。四是推动中医药文化创新，制订下发实施方案，践行特定礼仪、核心价值观、使命、宗旨、愿景、发展战略和院训，开辟中药材展示专柜，向大众传播中医药知识。五是不断培育优势特色专科。实施“名医、名科、名院”战略，提升心脑病专科、针灸康复专科、肝病专科质量内涵，新创“名中医工作室”、残疾人康复科、脑病科、“治未病”科等特色科室，专科病人门诊量占总门诊量50%以上，逐步凸显出自主品牌效应。

医院规模效应不断凸显。新医技楼投入使用，总面积12252平方米的住院综合楼动工兴建，医院综合实力稳健成长，中医特色日益突出，将在1～2年后实现医院发展的新跨越，为镇安人民的中医药服务创造一个新的平台。

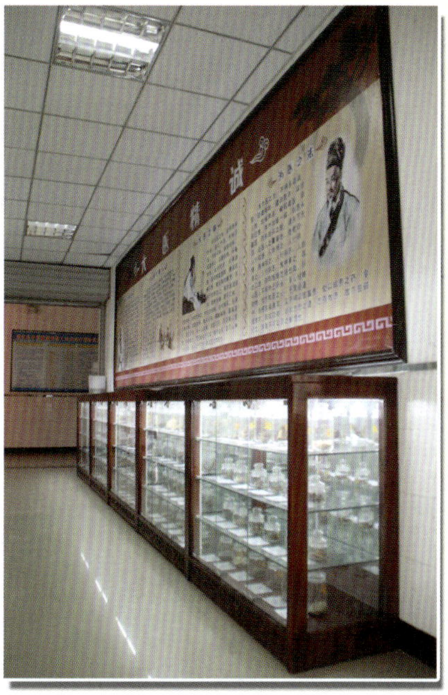

医院门诊大厅中医药展柜

医院地址：县城迎宾路东段　　咨询电话：09145360081

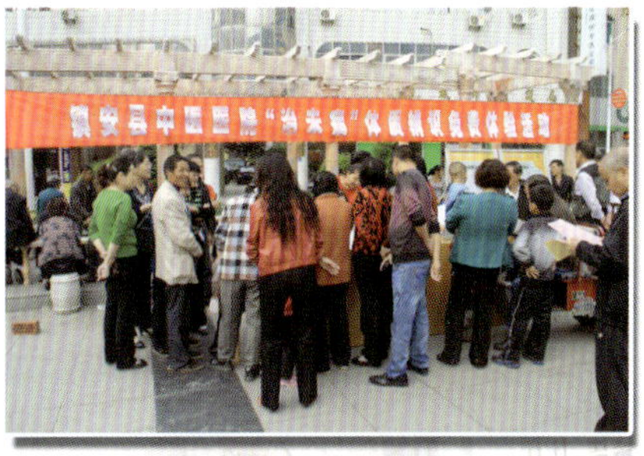

开展“治未病”体质辨识

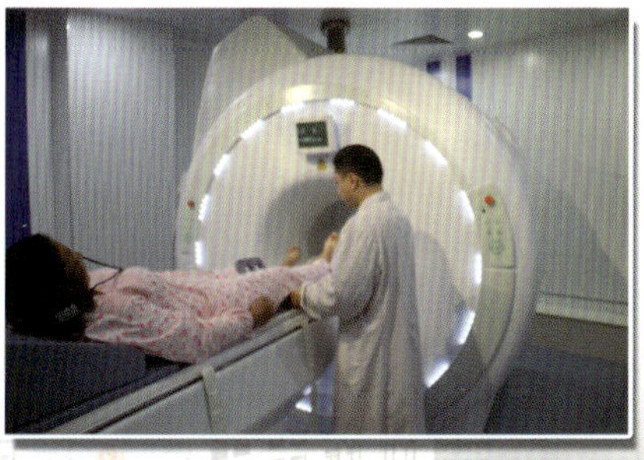

1.5T核磁共振

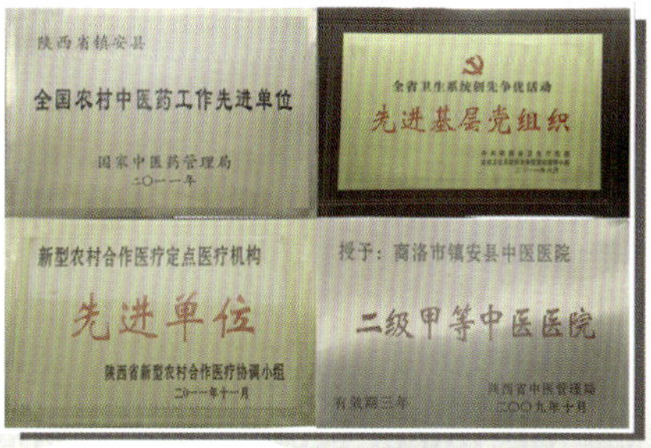

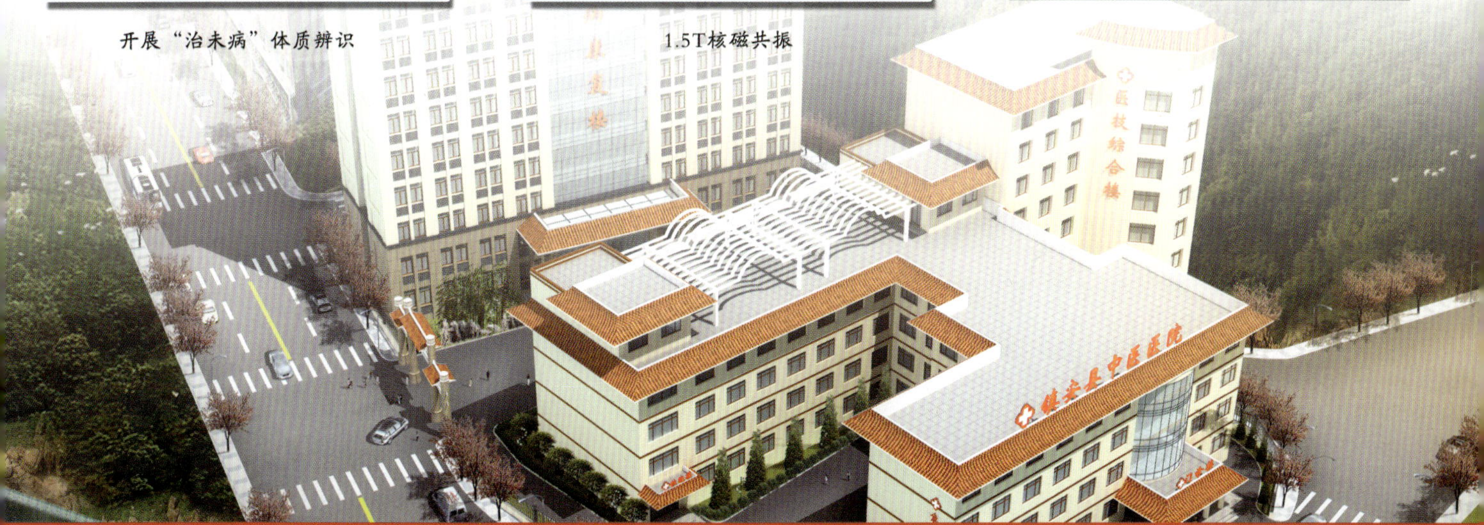

上高县中医院

上高县中医院始建于1979年，座落于县城交通路49号，是一所集医疗、教学科研、预防保健和康复为一体的二级甲等中医医院，是江西省肿瘤医院、解放军九四医院技术协作医院、江西省示范中医院、宜春市群众满意医院。

医院占地面积30亩，建筑面积33500平方米。宾馆式住院大楼舒适幽雅、设施齐全，病房内设有电视、电话、空调、中心供氧、中心吸引、传呼系统等，不同档次的住院病房可以满足不同人群的需求，深得患者及家属的好评。2009年投入使用的新手术室含有千级、万级、十万级手术间，处于全省二级甲等中医医院领先地位。

医院设临床一级科室13个，内一科（心血管、中风科）、内二科（呼吸、消化内分泌）、外科（肛肠科）、妇产科、儿科、骨伤科、肿瘤科、针灸康复科、五官科、口腔科、急诊科、门诊部（皮肤科）、国医堂。

医技科室设有检验科、放射科（含CT、磁共振）、彩超室、心电图室、胃镜室（含电子肠镜）。并设有和平路专家门诊、建设路门诊、城南门诊、沿江路门诊4个门诊部。

医院编制病床300床，实际开放350张。现有在职职工316余人，具有中、高级以上职称90人。2012年全年出院病人10000余人次，手术人次2600余例，全年业务收入5800万，比去年同期增长28%。

医院医疗设备先进，总资产4千万元，拥有1.5T超导光纤磁共振,飞利浦双排螺旋CT机，全进口德国彩色B超机，飞利浦X线成像系统（DR）、CR，日本东芝全自动生化分析仪、发光仪、泌尿分析仪、全自动血球计数仪，德国产全自动血凝仪以及血透机、脑电地形图仪、彩色多普勒、彩色电子胃镜、多功能心电分析仪、心脏除颤起搏监护仪、呼吸机、麻醉机、腹腔镜、鼻窦镜、宫腔镜、气化电切镜等万元以上医疗设备三百余台。

高新医疗设备的引进提高了医院诊疗水平，扩大了医疗服务范围，使许多检查治疗能在本县解决，更好地方便了群众就医。近年来，医院注重人才培养和技术创新，造就了一批知名老中医和专科优秀人才，并与省内外大型医院开展合作，长期聘请医疗专家来院开展诊疗活动。医院在全县率先引进电视腹腔镜微创技术，除开展腹腔镜胆囊摘除、妇科子宫肌瘤、卵巢囊肿等微创手术外，还开展宫腹腔镜联合治疗不孕不育、前列腺气化电切术；医院钬激光治疗泌尿系结石成为专科亮点；肿瘤综合治疗使用微创“粒子植入术”、“冷极射频术”联合中医“扶正固本”，极大改善了患者生存质量，延长了患者生命。医院最新引进国家中医药管理局重点推广项目——射频热凝靶点治疗椎间盘突出等颈肩腰腿痛疾病，具有创伤小、痛苦少、见效快、风险低等特点；骨伤科传统技术结合现代科技，能开展脊柱AF、RF内固定术及人工全髋关节置换术等疑难手术，已达到全省同级医院的领先水平，为宜春市重点学科。2012年中风专科、肿瘤专科由省卫生厅授予江西省特色专科，上高县中医院被省卫生厅授予“特色中医医院” 称号。

院址：江西省上高县交通路49号
电话：0795-2503996

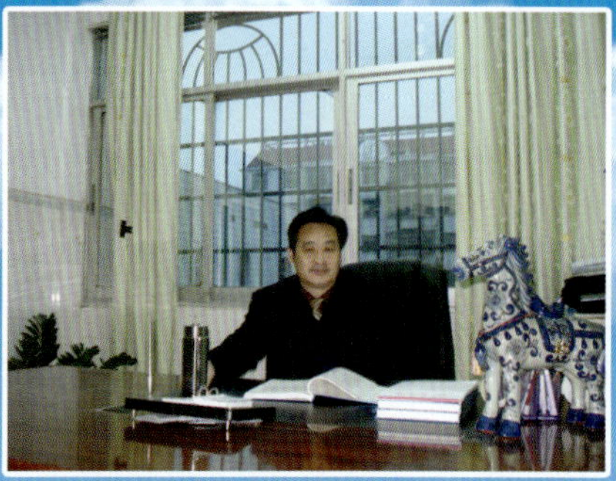

江西省上高县中医医院院长：陈西员

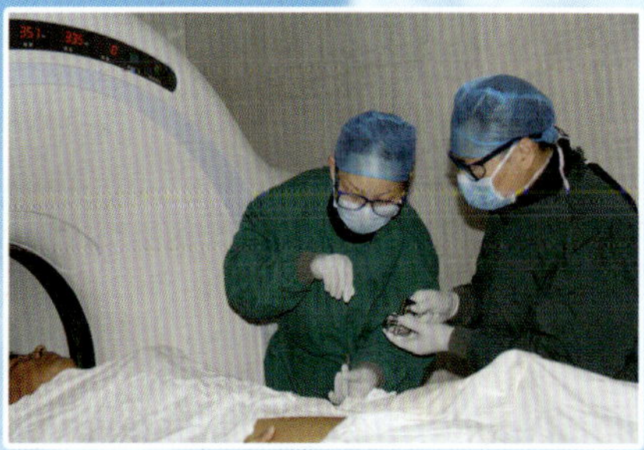

在CT引导下给肺癌广泛转移患者行粒子植入术

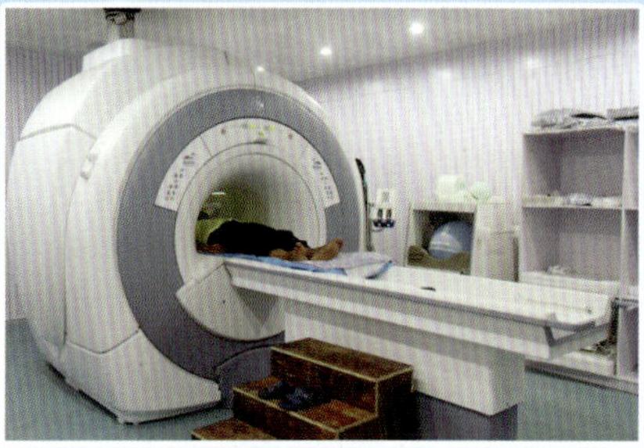

美国GE1.5T超导光纤磁共振

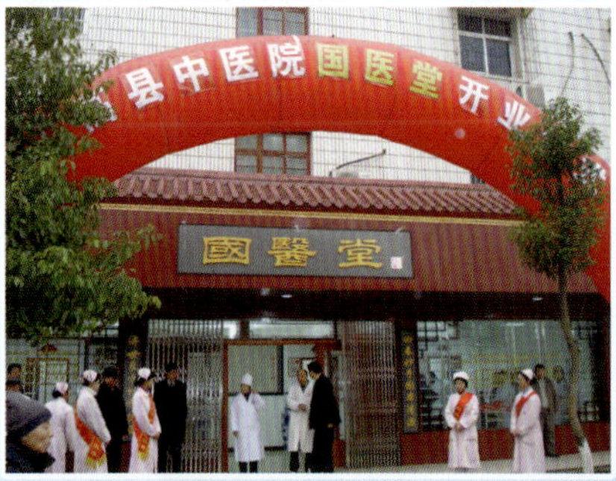

国医堂

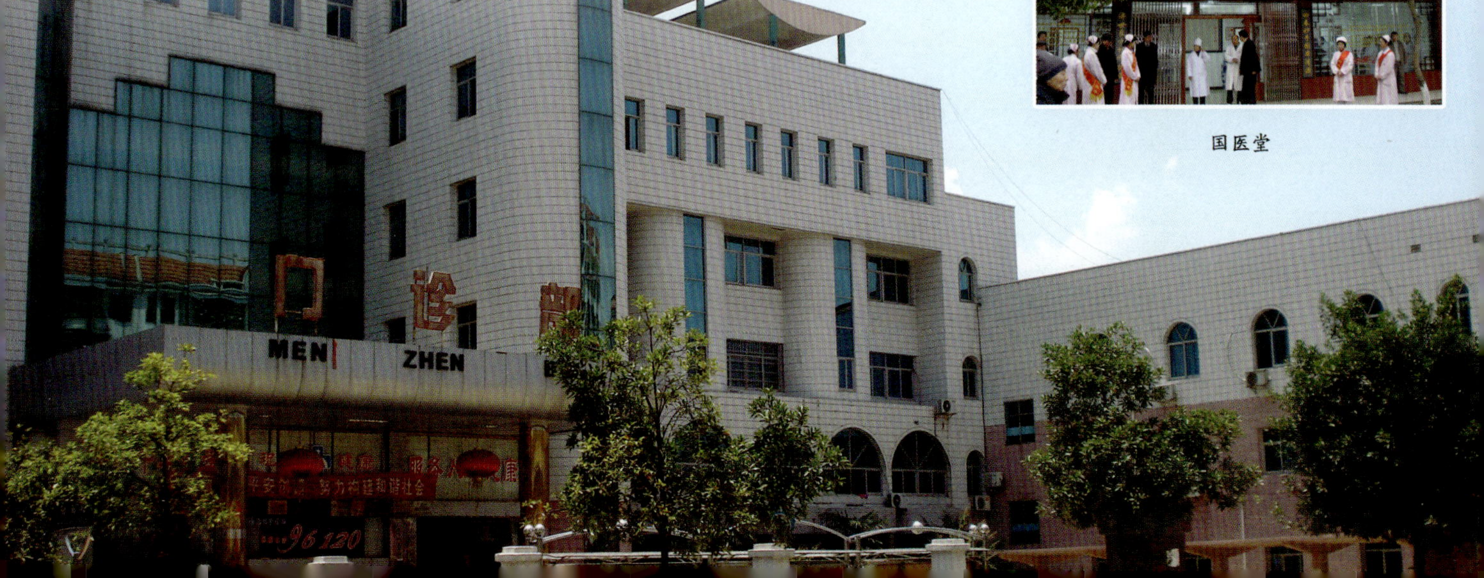

砀山县中医医院

砀山县中医医院是一所集医疗、保健、康复为一体、具有鲜明中医特色优势的综合性二级中医医院。医院始建于1991年，于1997年7月在北关双里庙开业，历任院长张建国、蒋民芳，2002年郭庆龙任中医院院长至今，2005年与南关二院合并。前些年，由于多种因素的影响，县中医院发展受限，人才流失，业务工作无法正常开展，砀山县的中医卫生事业面临着严重危机。为解决中医院的生存问题，近几年通过与原砀山县第二人民医院重组合并等多种举措，在省中医管理局、县委、县政府、卫生局领导的关怀下，2010年9月医院取得二级中医院《执业许可证》，2011年国家中医药管理年评比中在全市名列前茅。中医院全体干部职工紧紧团结在院领导班子周围，始终以创建二级甲等中医医院作为努力目标，心往一处想，劲往一处使，一切以病人为中心，通过不断加强内部管理，完善服务功能，拓展中医药特色服务领域，逐步走出了生存困境，步入了高速发展轨道。2013年二甲创建工作取得了可喜成绩，医院综合实力有了较大规模的提升。

医院现占地面积2.5亩，建筑面积9700平方米，固定资产2600万元，此外，3万平方米的新院正在筹建中；现有在职职工198人，其中专业技术人员144人，高级职称4人，中级职称17人；编制床位200张，实际开放床位160张；设有门诊23个，医技科室4个，临床科室6个，其中省级重点专科项目建设科室1个，市级重点专科2个。医院坚持发扬中医药文化，坚持以专长求生存，以特色求发展，实现“院有专科、科有专长、病有专药”的发展战略，树立医院的特色品牌。医院设有急诊科，大内科、心病科（省重点）、康复科（省重点）、肾内科、大外科、骨伤科、肛肠科（市重点）、显微外科、妇产科、儿科、眼科、口腔科、耳鼻喉科、碎石科等临床科室。中高档医疗设备有西门子16排螺旋CT、柯达CR、500mAX光机、美国GE彩超、百胜50全身彩超、全自动生化仪、呼吸麻醉机、婴儿辐射抢救台、利普刀、心电监护仪、母婴监护仪、体外碎石机、进口血液透析机等设备服务于临床。一批县名老中医和中青年学术继承人在中医临床和研究中发挥着重要作用。中医体质辨识“治未病”、中医药适宜技术视频平台成为发展中医的特色支柱。医院是新农合、城镇职工医保定点医院、民政局“一站式”救助协作单位，为砀山人民提供优质的中医药健康服务。

医院宗旨：以“诚心、诚意、诚信”立院做人，厚德为民，承古纳今，跨越发展。

院训：精诚、特色、传承。

核心价值：仁、和、精、诚。充分体现以人为本、医乃仁术、天人合一、调和致中、大医精诚的中医理念，蕴含了中医仁者爱人、生命至上的“仁”的伦理思想，“天人合一”的整体观，阴阳平和的健康观，调和致中的治疗观，以及技术精益、诚心待患、同道谦和的道德观。

服务理念：天然中药，绿色医疗。

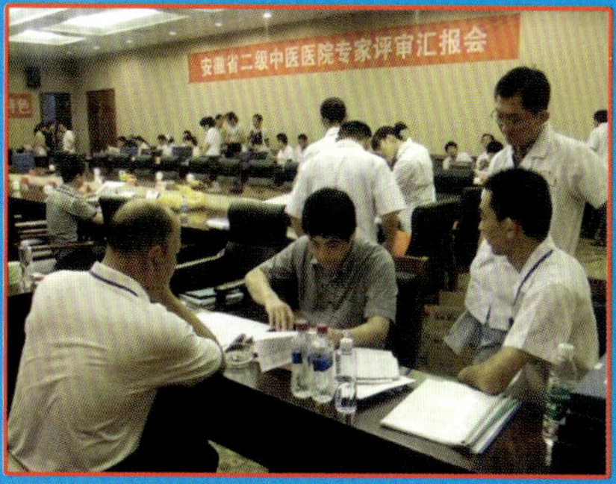

省专家组来院评审

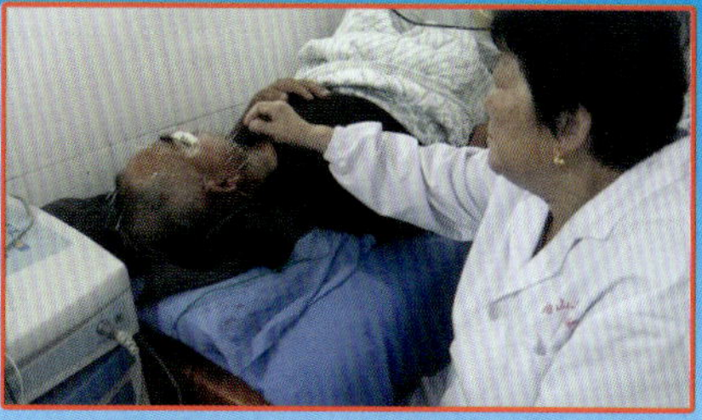

名老中医为患者施术针灸

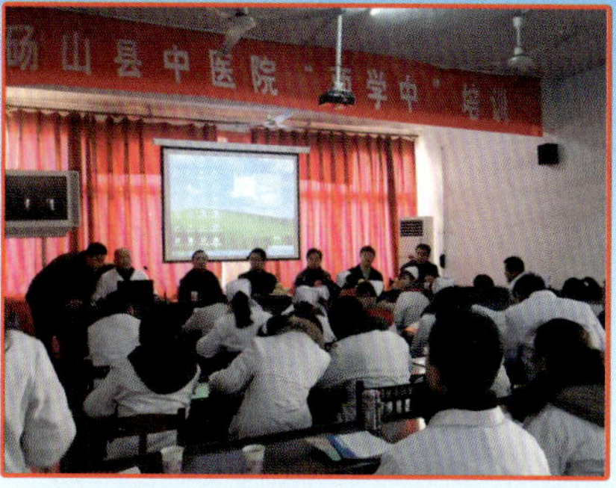

西学中培训

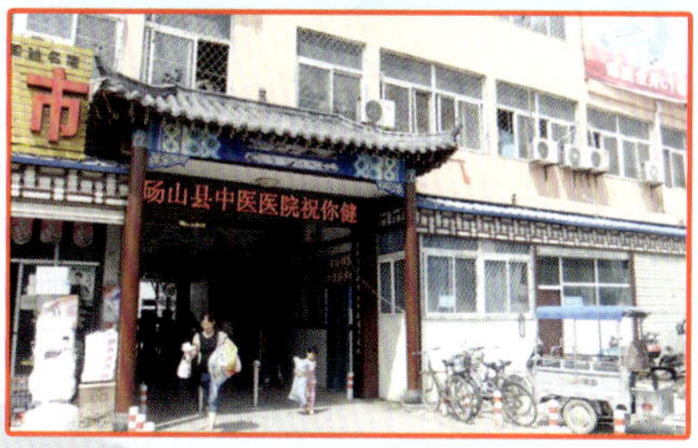

彰显特色的中医药文化

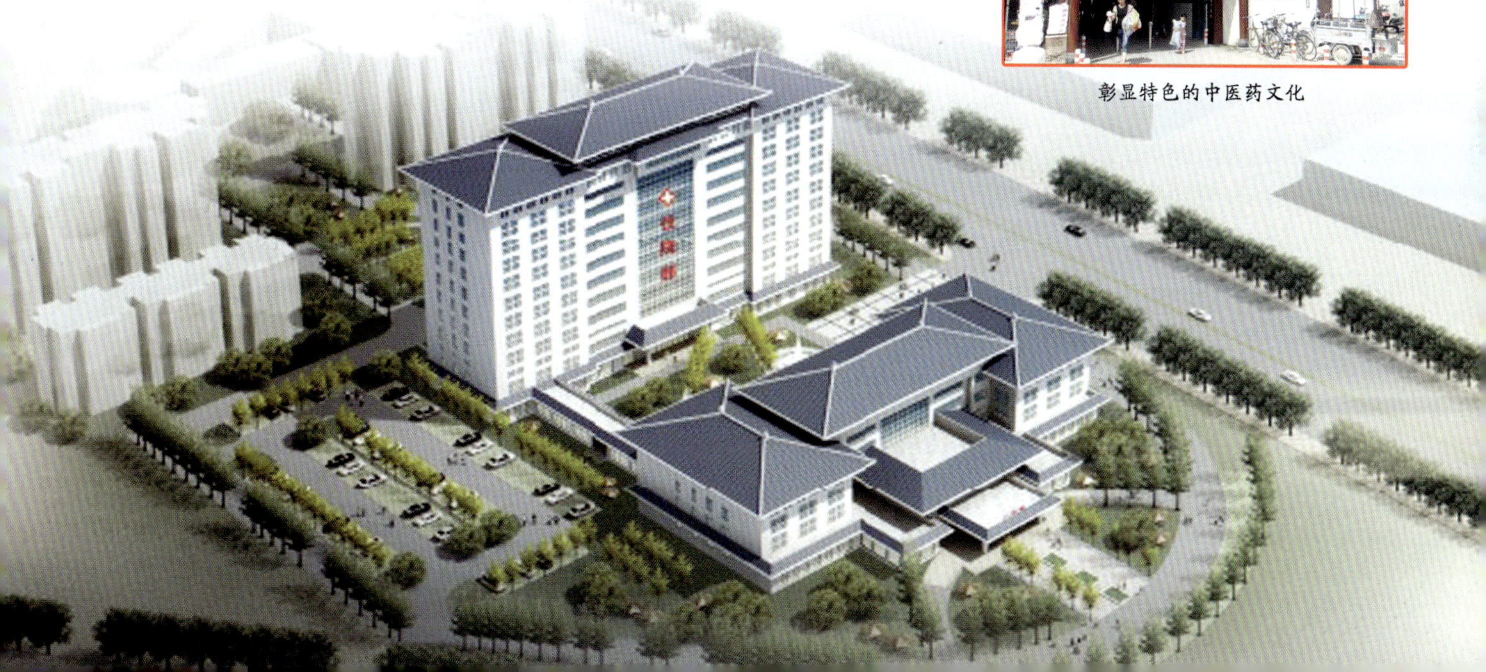

发展中的紫阳县中医医院

紫阳县中医医院始建于1979年，至今已走过了30多个春秋。30多年的风风雨雨，医院始终坚持廉洁服务、病人至上的服务理念，积极弘扬中医药文化，落实突出中医药特色的工作方针，现已建成集医疗、教学、康复、预防保健为一体的县级中医医院，是全县职工医保、新农合、城镇居民医保医疗定点医院。

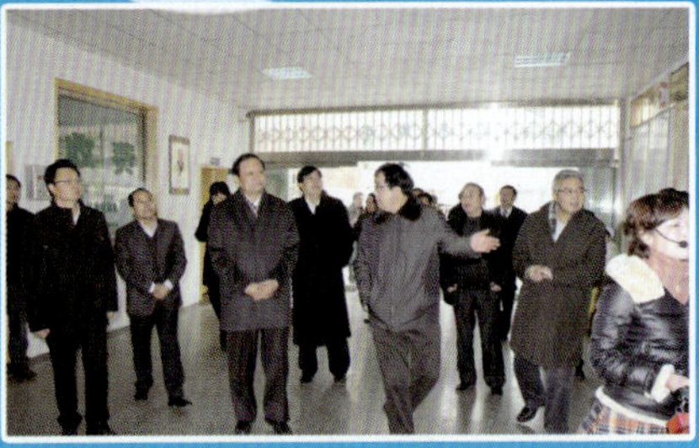

卫生部副部长、国家中医药管理局局长王国强视察医院

医院现有职工110人，其中卫生专业技术人员93人，高级职称5人，中级职称15人；实际开设病床100张；年接诊门诊患者10万人次，住院患者4千人次；业务收入3千万元；2010年新建的门诊综合楼，建筑面积4300平方米；飞利浦螺旋CT机、彩超、心电分析系统、脑电图、电子胃镜、腹腔镜、宫腔镜、计算机X线摄影机（CR）、C型臂、拍片机、胃肠机、全自动生化分析仪、血凝仪、电解质分析仪、多参数心电监护仪、呼吸机、麻醉机、酶标仪、牵引床、煎药机、各类针灸推拿设备等，信息化管理系统（HIS系统、PACS系统、RIS系统）全面覆盖。

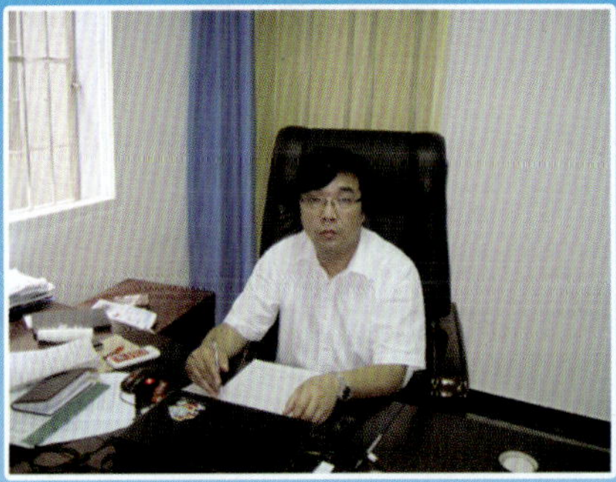

院长陈龙顺

医院立足发挥中医药特色优势，努力打造品牌科室，开设中医专病10个（脾胃病、肾病、肝胆病、带下、痔瘘、心病、脑病、老年病等），特色专科2个（针灸推拿科、烧伤科）。膏方、针刺、灸法、拔罐、推拿、穴位贴敷、熏洗（蒸）、药膳、刮痧、中医体质辨识、中医经络评估、健康功能检测、健康调养咨询等非药物中医治疗技术特色鲜明，针灸推拿、烧伤、骨伤手法复位等中医特色科室已形成了特色优势。

中医药人才队伍不断加强，多学科专业技术人才培养逐步形成。中医药人员符合要求，临床科室建设、三级医师管理逐步合理。

中医药是中华民族的传统优秀文化，为进一步推动紫阳中医药事业的发展，2011年9月医院组建成立了紫阳县中医药学会，挖掘中医药文化，收集民间验方，开展中医药服务、中医药学术交流，编发中医药期刊。组织实施基层常见病、多发病中医药适宜技术推广项目，并以此为抓手，集广大中医药工作者之智慧，使紫阳中医药事业发展再上新台阶。

近年来，医院乘医改东风，各项工作有了更大起色。药品零加成、临床合理用药、优质护理服务工程、临床路径管理等工作成效显著。医院被省卫生厅授予白求恩精神奖先进集体、巾帼文明岗称号；被市卫生局授予三好一满意、优质护理服务先进单位；被县委、县政府授予党风廉政先进单位、先进基层党组织；陈龙顺被国家中医药管理局授予创先争优活动指导工作先进个人，其他众多医务人员也连年受到各级领导的赞誉和行政、卫生部门的表彰奖励。

展望未来，前程似锦。全体职工将以求真务实的态度、扎实有效的工作和饱满工作的热情，奋发图强，锐意进取，在县委、县政府及各级主管部门的正确领导下，坚持中医药办院方向，进一步加强中医药文化建设，坚持走中医药特色之路，做到中医有特色、中医有优势，努力打造出一所名副其实的具有中医药特色的二级甲等中医院，并向三级医院目标迈进。

院　址：紫阳县城桥沟路37号　　邮　编：725300

邮　箱：zyzyy1429@163.com　　医院网址：http://user.myhostadmin.net/diydemo4/

急救电话：　4421120　4420120　4421429

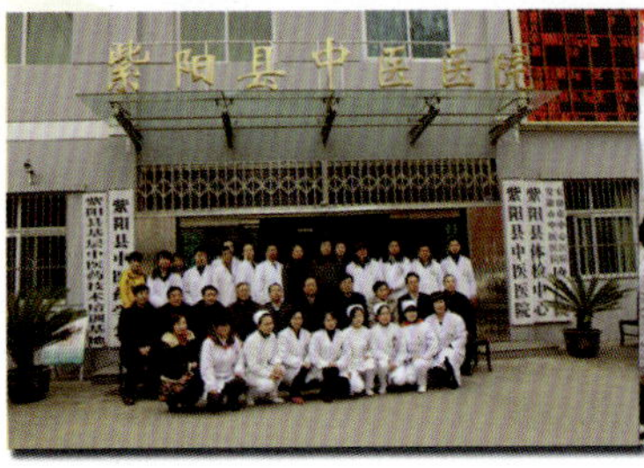

卫生部副部长、国家中医药管理局局长王国强来院指导工作

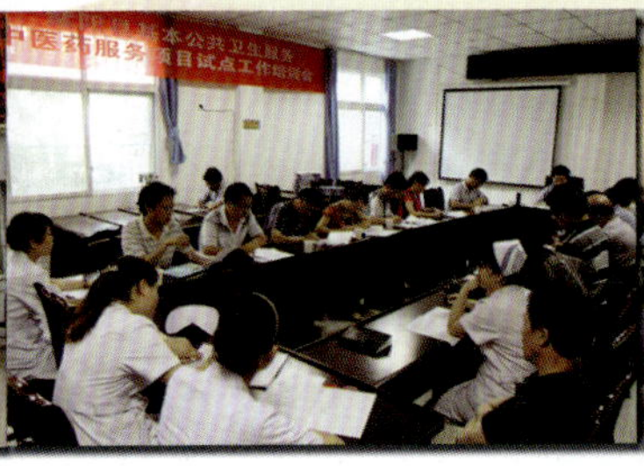

中医药服务项目试点培训

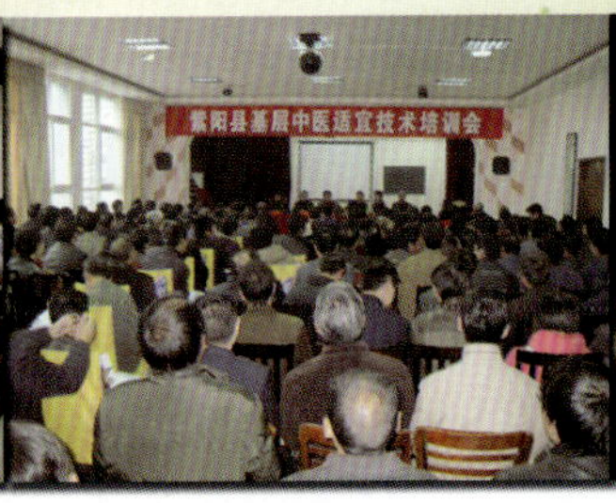

适宜技术培训

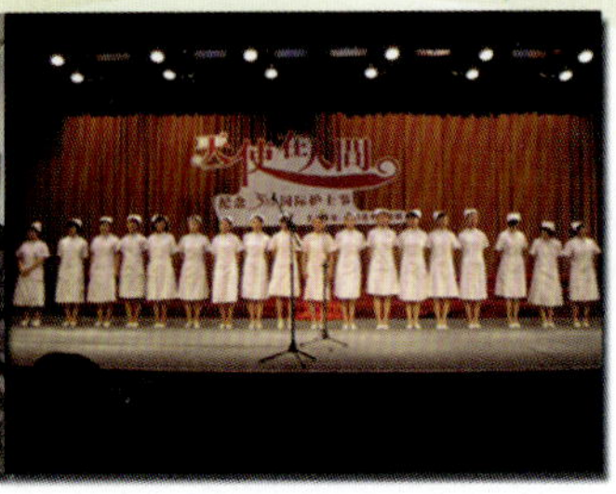

天使在人间文艺汇演

专心研藏药　一生倾吉莲

记珠海市吉莲神农医学药物研究所首席研究员——李亚周

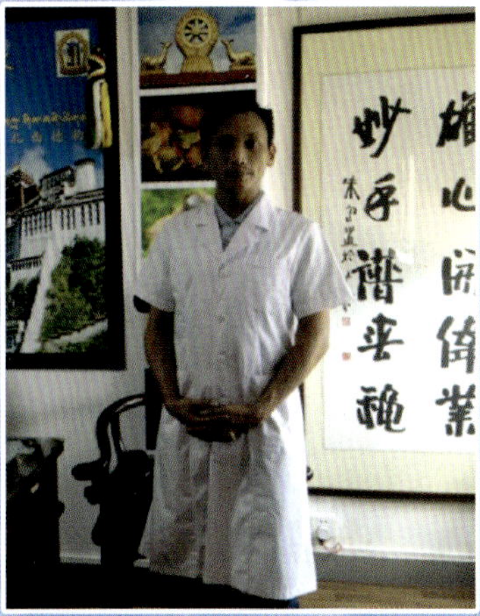

李亚周
骨伤圣药—吉莲活血止痛壮骨膏发明人

李亚周，男，汉族， 1974年1月27日出生，广东湛江人。1993～1996年，就读于湖南师范学院市场营销专业。1996年参加工作，曾先后任珠海市力洋翅胶有限公司市场专员、区域经理、大区经理，中国中医研究院珠海小针刀专科医院人事部经理、院长助理，珠海市企业联合会、珠海市企业家协会秘书长。现任珠海市神农医学药物研究所首席研究员。

在上世纪80年代初，李亚周年近五十的父亲李嘉济，年于1985年建起珠海第一家民营药店“ 回春堂 ”。经数年合家胼手胝足的奋斗，以店为家，勤省节俭，终于1997年在珠海盖起一幢八层近六千平方米的大楼，并成立首家民营医院珠海嘉济医院。为继承父亲的意志，成为传统中医药领域的传承者，李亚周于2011年成立珠海市吉莲神农医学药物研究所，专门从事医学、药物研究领域的科研。研究所在继承古代先贤传统保守外治法的基础上，融合藏医药学的精华，创建独特的新疗法---神农自然医学疗法，该疗法在疼痛症领域的研究已取得良好成果。使用只生长于自世界屋脊——西藏高原特有的高活性含量与无污染的纯原生天然药材，研制“吉莲”系列药品，其中活血止痛壮骨膏（专利号：ZL 2012 1 0103987.0）和医用膏贴（专利号：ZL 2012 2 0149646.2）已获取得国家专利。

单位全称：珠海市吉莲神农医学药物研究所
所在地址：广东珠海市香洲区紫荆路203号嘉济医院门诊部3楼
单位电话：0756-3368341　传真：0756-3338609　E-Mail：zhlyh913@163.com

上海市浦东新区公利医院

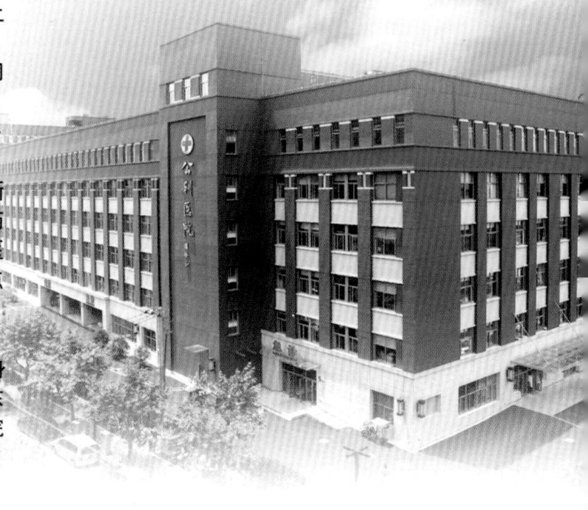

上海市浦东新区公利医院创建于1943年，是浦东新区卫生局所属的二级甲等综合性医院。目前为第二军医大学上海浦东公利临床医学院、宁夏医科大学教学医院及研究生培养基地、上海市住院医师规范化全科医学科培训基地。

医院开设床位600张，有临床业务科室32个，担负着周边80万居民的医疗服务任务。2012年门急诊量150余万人次，出院病人达2.2万人次。医院有职工1346余人，其中高级职称人员188人、中级职称医技人员422人，博士及硕士学位获得者130余人，有博士后工作经历者6人。医院泌尿外科是上海市重点学科；耳鼻咽喉科、心血管内科、妇产科、麻醉科、骨科为浦东新区重点学科。

公利医院领导班子一贯重视中医药工作，出台一系列保障中医药发展的改革举措，在新区综合性医院中首先建立中医药管理办公室，从政策、机构、经费、人员等方面给予中医药工作支持及保障。同时，医院结合上海市、浦东新区中医药工作发展实际，重点推进中西医融合式发展，在医疗、科研、教学、国际交流等领域发挥中西医自身的优势特长，开展重点疾病的协作攻关、预防保健服务、中西医综合诊疗方案拟订等工作。

在王国强副部长及市区各级领导的关心和帮助下，医院的中医药工作取得了一定成绩，2012年被国家中医药管理局评为全国综合医院中医药工作示范单位。中医科逐步形成了自身发展特色和临床优势，成为上海市综合性医院示范中医科、上海市中医临床优势专科、浦东新区中医特色专科、浦东新区传统型中医临床示范学科。科室拥有独立而完善的门诊和住院病区，二级分科完善，包括中医内科、妇科、肛肠科、骨伤科、推拿科、针灸科，形成了较为全面的中医诊疗服务能力。

京城名医馆

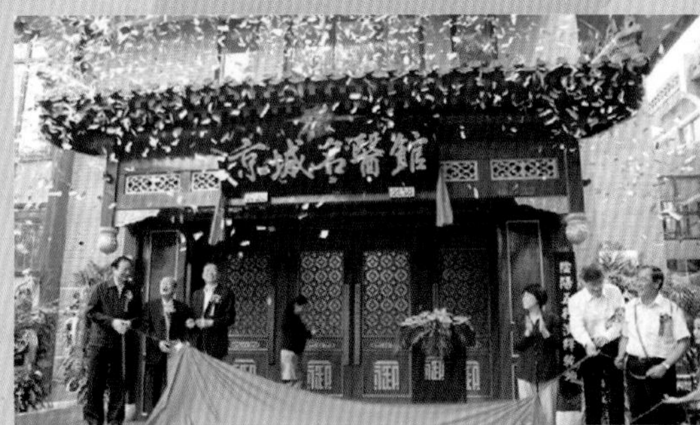

“京城名医馆”位于北京鼓楼中医医院内，建于1993年，是经北京市中医管理局发文成立的公立性医疗机构。她的创立得到了党和国家领导人的高度重视，时任全国人大副委员长何鲁丽亲临名医馆视察工作，原卫生部部长崔月犁、陈敏章及副部长胡熙明为京城名医馆题词，已故原卫生部部长崔月犁及中医泰斗关幼波教授为第一任名誉馆长，陈文伯教授任馆长。2011年名医馆被评为首批北京中医药文化旅游示范基地。

“京城名医馆”始终以“为国内外患者服务，为中医专家服务”的基本宗旨，先后聚集京城御医传人肖龙友、孔伯华、施今墨、汪逢春四大名医在20世纪30年代创办“北平国医学院”、“华北国医学院”所传弟子，以及南方调入北京的中医名家，在北京形成了“南北呼应，名医荟萃，流派分呈”的学术特点。名医馆自1993 年建馆以来，深受国内外患者及老中医的厚爱。13年来，已接诊了国内外疑难病患者百万人次。

2009年，卫生部副部长、国家中医药管理局局长王国强到医院视察，对“京城名医馆”改扩建工程提出了建设性意见。2010年该工程被定为东城区 “国家中医药发展综合改革试验区”重点项目之一，得到了北京市中医管理局、东城区政府、东城区卫生局等各级领导的高度关注与大力支持。2012年5月12日，“京城名医馆”新馆落成，建筑面积达到6000余平方米，外观时尚大方，内部装修结合中国传统文化元素.古朴雅致，古韵馨香。

新“京城名医馆”以“燕京医学学术流派”理论为基础，以谱系传承人为主体，集百位名医名家之大成，通过预约、会诊、出诊、健康咨询、指导等方式，为百姓提供全方位、高品质、个性化、有特色的医疗服务。

新“京城名医馆”将全面体现燕京学派的优良品质，从功能性和文化性不同角度表现其特征，充分展现了传承古典、紧跟时代、高尚怀仁的医德医风，悬壶济世的人文关怀，科学严谨的治学态度，经世致用的实用精神，厚重宏博、博采众长的文化底蕴。

新“京城名医馆”作为首批北京中医药文化旅游示范基地，设有中国首座燕京医学主题展厅，中国首架药罐编钟“罐通古今”，中国首组中药景观墙“燕京八景”，中国首面中药文化墙；燕京名医最多的中医雕塑群“大医论道”，中国第一组中医学主题洋画片，世界上使用针灸银针最多的造型“针灸长河”。生动的18个中医文化微缩景观，全面展现了我国中医文化的博大精深，让患者在就诊的同时更可深入地了解中医文化。

“京城名医馆”以名老中医专家为主体，引入名医工作室、站，成为名医汇集、名方、名术、名科荟萃之地。

服务模式上，“京城名医馆”充分发挥和运用中国传统医疗特色，结合现代医学先进手段，在浓厚的中医文化氛围中，集治疗预防、养生保健为一体，使其成为具有特色的“京城名医馆”。

“京城名医馆”还将用“医馆+药局”的方式为百姓服务，根据中医医药不分家的特点，充分利用道地的中药饮片、优质的中成药与高超的医术优势，为百姓提供一条龙的中医药服务。

保山中医药高等专科学校党委副书记、校长：李铭

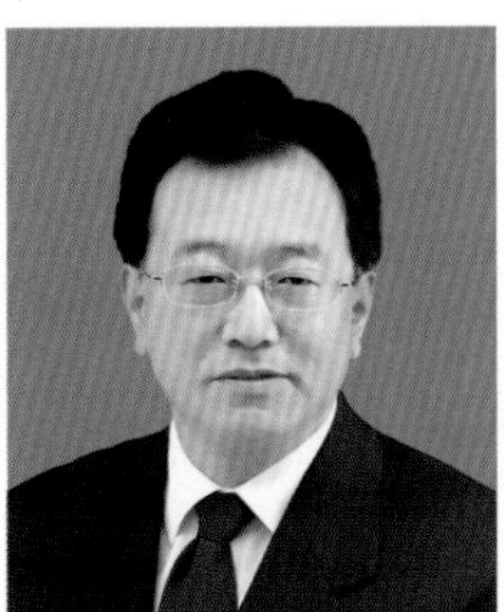

李铭,云南省丽江人，纳西族，中国共产党党员，教授，硕士研究生导师，云南省高校教学名师。现为全国中医药职业技术教育学会常务理事，中华中医药学会会员，中华中医药学会方剂分会会员，中国民族医药学会教育研究分会常务理事，全国中医药职业教育教学指导委员会委员，云南省高等教育学会医学教育分会常务理事，云南省中医药学会常务理事，云南省高等教育学会高职高专教育分会理事，云南省健康教育协会中医专业委员会副主任委员，云南省教育厅“质量工程”评审专家，云南省高等教育评估中心评估专家，西班牙欧洲中医基金会常务理事。现任保山中医药高等专科学校党委副书记、校长。

主要研究领域：中医基础理论、方剂学研究；高等教育和高等职业教育研究；各层次、各类型中医药对外学历教育和非学历教育研究；纳西族、傈僳族医药挖掘、整理研究。

主持在研云南省自然科学基金项目1项，国家中医药管理局“十二五”中医药教育教学改革研究重点课题1项，厅级科研项目1项，市级重点科研项目1项；主持在研省级教改项目1项；主持省级教改项目1项并结题验收为优秀；参与国家中医药管理局、省级、厅级科研课题8项，均已结题验收。省级精品课程《方剂学》主持人；省级特色专业“中药学” 主持人。省级精品教材《中药炮制技术》主编。公开发表论文40余篇；在国际中医药学术大会交流论文1篇，并在主办者刊物上发表论文2篇。公开出版著作10部（主编1部、副主编1部、参编8部）。主编国家级（省级）教材2部、副主编4部、参编3部。获云南省人民政府“云南省高等教育教学成果一等奖1项（排名第一）、二等奖2项（分别排名第3、第4）；获云南省高等教育学会云南省优秀高教科研成果二等奖1项（排名第一）；获云南中医学院教学成果一等奖2项。2009年获云南省高等职业教育先进个人称号，2010年获云南省高职研究优秀工作者称号。

海安县中医院——夏治平

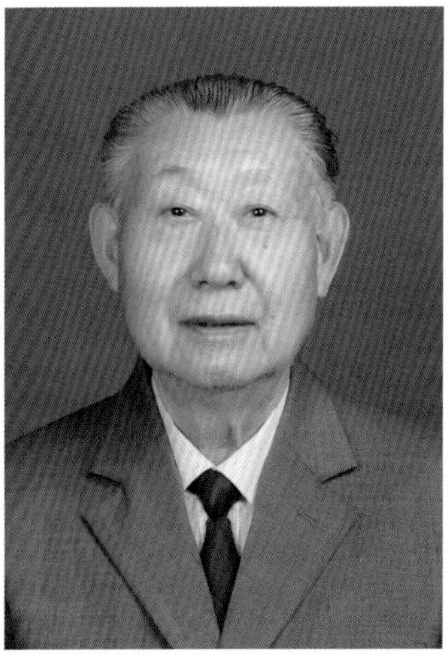

夏治平，曾用名夏国庆，男，1932年10月出生于海安县，大专学历。海安县中医院主任中医师，曾任海安县中医院学术委员会第一副主任，针灸科主任。现仍任江苏省海安针灸推拿学校名誉校长、南京中医药大学博士生导师，享受国务院特殊津贴。15岁师从海安名中医黄子丹先生学习中医内科5年；1953年任海安县曲南区联合诊所副所长兼业务主任、所长，共青团曲塘区卫生支部书记；1956年考入江苏省中医学校（南京中医药大学前身）针灸师资班，毕业后留在南京中医药大学任教18年；1975年调回海安，在人民医院工作；1983年海安县中医院成立后即在该院工作至今。

早年从事内科，在南京中医药大学工作期间以针灸教学为主，兼针灸与内科临床，至海安县中医院工作后，从事针灸与男科临床。常常运用针药结合治疗男子不育、早泄、阳萎、遗精、前列腺疾病、尿路感染、附睾睾丸炎、遗尿、尿潴留、软组织损伤、关节炎、特发性面神经炎、神经痛、胃下垂、胃与十二指肠溃疡、肠麻痹、慢性腹泻等。

主编或参编医学书籍19部。如高校统一教材《中医学》、《针灸学》，工具书《中国医学百科全书•针灸学》、《中国经络文献通鉴》（获国家图书奖）、专著《实用针灸推拿治疗学》（获华东区二等奖）、《中国推拿全书》（国家“九五”重点图书）、《实用临床针灸推拿学》等。

曾任中国针灸学会文献研究会理事，江苏省针灸学会常务理事，南通市针灸学会理事长，海安县第五、六、七届政协委员，当选为江苏省第八届人民代表。

先后被评为南通市劳动模范，江苏省卫生先进工作者，江苏省名中医，全国卫生系统模范，全国第三、四、五批老中医药专家学术继承工作导师。

鄂尔多斯市蒙医研究所（蒙医医院） 所长布仁

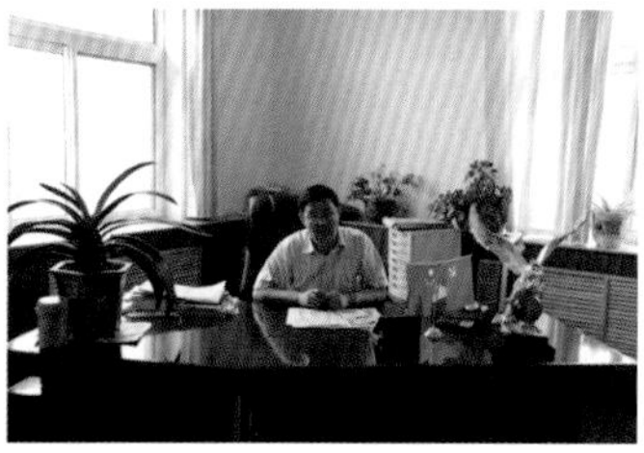

布仁，1983年7月毕业于内蒙古医学院中蒙医系，获得学士学位；同年分配到伊盟蒙医研究所工作。他先后担任蒙研所外科主任、内科主任；1987年在鄂前旗人民医院任业务副院长挂职锻炼；1991年8月至2000年3月任蒙医研究所副所长；2000年3月至今任所长。

近年来，该同志先后被评为全国卫生系统先进个人、全国中医院优秀院长、全国医药卫生系统先进个人、鄂尔多斯人民政府授予的先进个人等荣誉称号。

该同志政治敏锐性强，思想素质高。能一以贯之地认真学习马列主义、毛泽东思想、邓小平理论和“三个代表”重要思想，自觉在思想上、政治上、行动上与党中央保持高度一致。学习知识面宽，学习方式多，能运用所学理论和业务知识指导工作，起到了武装思想、指导实践的效果。

该同志有较强的事业心和工作责任感，工作泼辣干脆，处事果断，勤于调查研究，敢于面对问题，勇于解决难题。自觉讲政治，精业务，促工作，保大局；能有效组织开展管理服务工作，多年来坚持以理服人、以情感人、以绩促人、以身带人，开拓蒙医药新局面；有较强的亲和及沟通能力，与群众密切联系，寓管理于服务之中。

该同志敬业精神强，工作有闯劲，有创新意识精神和能力。开展各项工作都有声有色，成绩显著。

多年来布仁同志怀着对蒙医事业的无比热爱和执著，把所有的精力都投入到了改变蒙研所停滞不前的现状中。然而摆在他面前的是一个不但经济效益不景气、职工的精神面貌萎靡不振、上班时间自由散慢的焕散状态，即便有病人也不去主动就诊。面对摆在面前的种种困难，他并没有退却，而是抱着一种重振蒙医研究所的强烈愿望和信心，投入到蒙研所的改革和建设中去。

为了尽快改变蒙研所的现状，他把狠抓医院管理和改变职工精神面貌作为工作的重中之重，认真贯彻卫生工作方针和民族医药政策，因地制宜、发挥优势、深化改革、开拓创新，通过几年的不懈努力和大胆改革，使蒙研所从根本上改变了以往经济效益下滑、工作效率不高、职工精神面貌不振的现状，方方面面都取得了明显的成效，使蒙研所向着健康、快速发展的轨道迈进。

在医院管理工作中，他把逐步适应新形式下的医疗卫生管理模式及运行机制作为管理工作的突破口，进一步完善医疗服务及运行机制，使蒙研所管理工作走上了制度化、科学化、规范化的轨道。

在蒙医药的临床研究上，他提出以提高蒙医诊疗水平、发展蒙医学术为目标,通过临床研究产生新的治疗方案、新的治疗方法、新的诊疗手段。

医疗工作中，他把突出蒙医药特色放在首位，发挥蒙医“简、便、价、廉”的特点和在预防、医疗、康复、保健等方面的优势结合现代医学诊治各种急慢性疾病。

近年来，蒙研所在以布仁同志为首的所班子带领下，因地制宜、发挥优势、深化改革、开拓创新，通过几年来的不懈努力和大胆改革，从根本上改变了以往经济效益下滑、人浮于事、工作效率不高、职工精神面貌不振的现状，方方面面都取得了明显的成效。从以下两组数据（2000年和2012年）对比不难看出，门诊人次从1万人次增加到12万人次；住院人次从400人次增加到2800多人次；固定资产从240万元增长到2.1亿元；业务收入从97万增长至3400万；库存药品由45万增长到2200万，并且偿还了以往360万的外债。

该同志处处以身作则，率先垂范，严格要求自己，要求大家做到的自己首先做到，把职业道德建设与为群众办实事、办好事密切结合起来，切实转变工作作风，强化公仆意识，密切党群关系，提高工作效率，从每一件小事上就可以看出，他总是以实际行动来影响和带动每一位职工。通过他的不懈努力，在全所职工中形成了一种“爱所如家，争先创优，团结友爱，家庭和睦”的新风尚。近年来，蒙研所进一步加强医院建设，改善机关面貌，从整顿医院形象抓起，创造优美、舒适环境入手，狠抓医院基础建设。改善了就医环境，使医院面貌、工作秩序、就医条件、服务质量、机关形象得到了提高。从蒙研所焕然一新的医院环境、职工积极向上的精神风貌和广大患者欣慰的笑脸中不难看出蒙研所确实变了，变的生机勃勃，充满活力。

近年来，蒙研所先后被评为全国二级甲等蒙医医院、全国爱国卫生先进集体、社会治安综合治理先进单位、区级文明单位；档案管理在没有达标的情况下3年内达到了自治区一级档案室的标准；2003年3月，又被东胜区委、区政府授予文明单位标兵光荣称号；2005年，被授予鄂尔多斯市文明单位、中国诚信企业（单位）；2006年10月，被国家中医药管理局授予中医药科技管理工作先进集体等荣誉称号；2007年5月，被鄂尔多斯市总工会授予鄂尔多斯市“五一”劳动奖章；2008年，被市直机关工委授予先进基层党组织，2008年10月，被市人民政府授予鄂尔多斯市蒙中医工作先进集体；2009年4月，被中国民族卫生协会授予中国民族卫生医学贡献奖；2010年，被国家中医药管理局授予全国中医院文化建设先进单位、蒙中医院管理年活动先进医院；2013年初，该院被授予全国三级乙等民族医院称号。

黄石市中医医院院长朱致纯

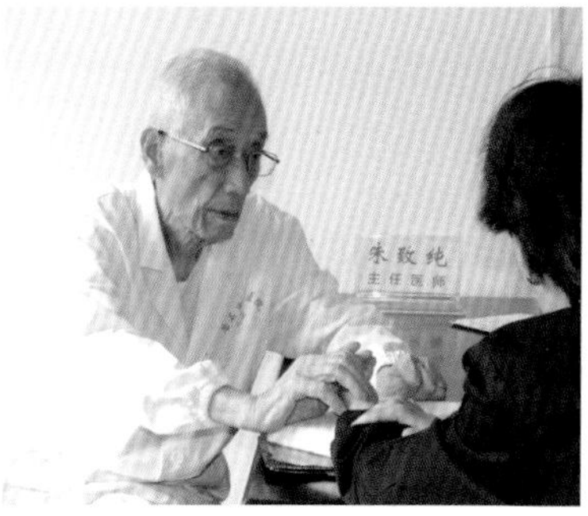

朱致纯，主任医师，1921年出生，全国首批和第五批老中医药专家学术继承经验指导老师。曾任湖北省中医学会第三届理事会顾问、黄石市中医医院院长、黄石市中医研究所副所长、黄石市中医学会副理事长、黄石市中西医结合研究所顾问、黄石市中医药学会第五届理事会顾问。1985年黄石市人民政府授予其“黄石市名老中医”称号，1990年入选湖北省名老中医并入录《湖北省当代名医传》。2011年1月，朱致纯获得由湖北省人社厅和湖北省卫生厅共同授予的首届“湖北中医大师”称号，获得这一荣誉的全省仅有10人。

嫩江县中医医院党总支书记、院长吴芳

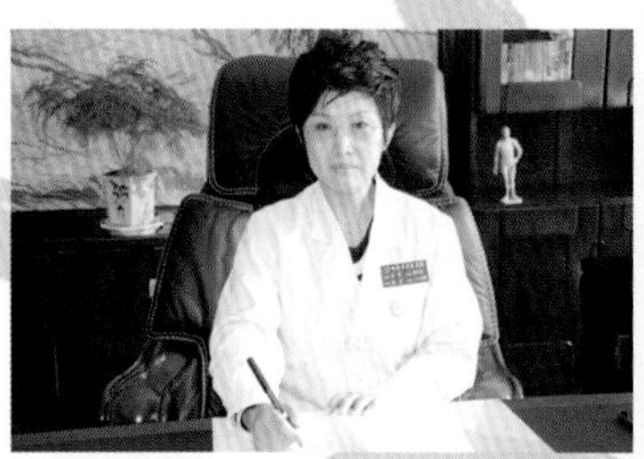

吴芳，1985年毕业于齐齐哈尔医学院医疗专业，主任医师，硕士学位。现任嫩江县中医医院党总支书记、院长，中华中医药学会医院管理分会委员、黑龙江省中医药学会委员、黑龙江省女医师协会副主任委员、黑河市心血管委员会副主任委员、黑河市医学会医疗事故鉴定专家组成员、嫩江县人大常委、嫩江县中医药学会会长。

吴芳先后获得黑河市第三届人民代表大会"市人大代表"，卫生系统模范党务工作者，全县"十杰青年"，嫩江县"十大女杰"，嫩江县"十大杰出创业女性"、优秀共产党员、优秀医学工作者，市级新长征突击手，省、市"三八"红旗手，全市卫生系统创建"医德医风示范医院"活动先进工作者，市城镇妇女"巾帼建功"活动标兵，全市卫生系统政风行风建设先进个人，省级农村县域卫生优秀人才，全省先进女职工，全省中医工作先进个人，省"十大女杰"提名奖等荣誉。2010年被授予"全国孝亲敬老之星"称号，2012年被国家中医药管理局评为全国创先争优先进个人。

重庆市中医院院长　左国庆

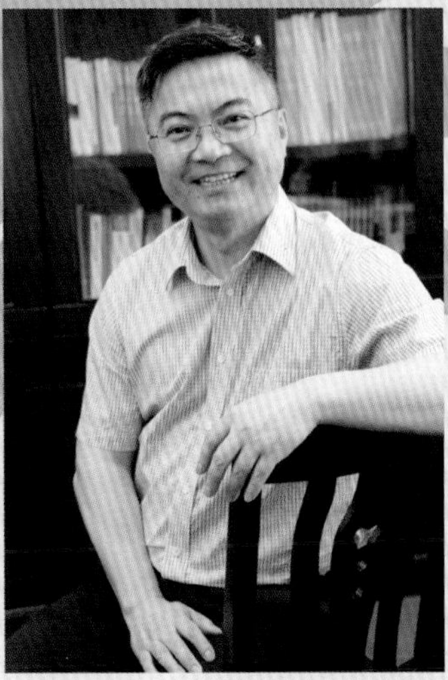

左国庆，男，汉族，1963年10月生，四川绵阳人，研究生，医学硕士，教授，主任医师，硕士研究生导师。1990年7月参加工作。1985年11月加入中国共产党员。重庆市政协委员，曾任重庆医科大学附属第二医院副院长，现任重庆市中医院院长。

左国庆从事消化内科专业工作近30年，擅长肝、胆、胰、胃肠疾病的诊治，熟练掌握胃镜技术。研究方向为肝脏疾病的基础与临床。主研国家自然科学基金、省部级课题和厅局级重点课题多项。以第一作者或通讯作者发表科研、教学和管理论文50多篇，出版管理专著1部，参编多部国家级规划教材。获重庆市自然科学三等奖1项；被评选为重庆市卫生系统医学学术与技术带头人培养对象（消化内科专业）；获重庆市高等学校优秀中青年骨干教师资助计划。曾被评为重庆市非典防治工作先进个人；获首届中国重庆•青年人才论坛市教委三片区论坛一等奖，多次获得重庆医科大学优秀教师称号和重庆医科大学优秀党员及党务工作者称号。

现任中华医学会内科学委员会委员，重庆市医学会常务理事，重庆市医学会内科专业委员会副主任委员，重庆市卫生经济学会副会长，重庆市中西医结合学会副会长，重庆卫生技术内科高级职务评审委员会委员，重庆市医院管理学会理事，《中国中医急症》杂志常务副主编，《中医杂志》常务理事，《中华肝脏病杂志》、《重庆医学》编委会委员，国家中医药管理局中医药标准化专家技术委员会委员。

实施人才战略　铸造医院核心竞争力

——记黑龙江省望奎县中医医院院长　马庆华

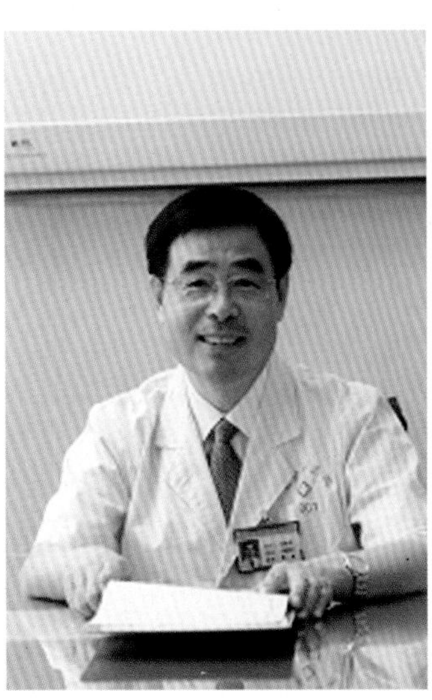

医院党总支书记、院长 马庆华

"胜者的力量来自勤学求知，强者的大业成于尊重人才"。近年来，马庆华积极推行"人才战略"，不断提升医院的核心竞争力，坚持把实施"人才战略"作为继承发扬祖国医学遗产、提高整体技术水平的重中之重来抓，紧紧围绕人才强院目标，集中力量，强力推进。医院作为全县中医药工作的龙头单位，马庆华按照"科学规划，增加投入，扩大参与，突出特色"的基本原则，明确提出打造学习型医院管理方略。他以传统的师带徒方式搞好师承教育。积极开展"学经典，做临床"学习实践活动，加大培训力度，选修8个专业知识，对全院人员进行培训。采取送出去、请进来的办法，先后选派50多名医务人员到北京等院校和知名医院进修学习，从省中医药大学等单位聘请专家教授86人次进行中医理论讲座和临床指导。不断加大人才引进力度，马庆华先后7次到黑龙江中医药大学等院校招聘大学生30余名，硕士研究生5名，为加快提升医院中医药业务能力充实了新生力量。深入打造"三名"战略，充分发挥传统中医药在医疗市场竞争中的优势。马庆华注重发挥中医优势，突出专科特色。医院脑病科被确定为国家级农村医疗机构中医特色优势重点专科。胸痹专病被确定为省级中医重点专病。针灸理疗康复科、肛肠科、骨伤科、肾病科被确定为市级重点专科。医院成立了国家级中医药适宜技术视频网络平台培训基地，引进微创技术，开展了普外、妇科、五官等疾病微创技术服务。

近年来，医院积极跟踪新技术，开展新项目12个，填补了望奎县医疗技术空白。通过实施"人才战略"基本达到了"四新"，即知识结构更新、学科建设更新、技术素质更新、专业能力更新，培养造就了一支高素质的专业队伍，有利地推动了中医药事业持续、健康、快速发展。

重庆医科大学中医药学院——曹文富

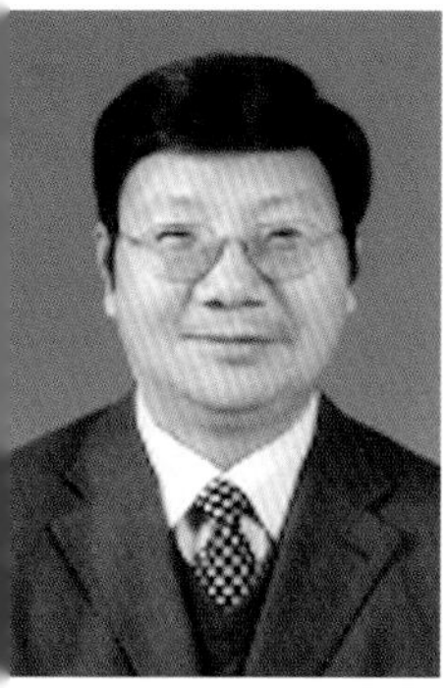

曹文富，男，教授，主任医师，重庆市名中医，硕士生导师，医学博士。1981年7月参加工作。大学毕业于成都中医药大学中医学专业，硕士研究生毕业于重庆医科大学内科学（肾脏病）专业，博士研究生毕业于重庆医科大学内科学（内分泌与代谢病）专业。

现任：重庆医科大学中医药学院院长，重庆医科大学中医药实验教学中心主任，重庆医科大学中医药研究室主任，《实用中医药杂志》执行主编。

兼任：教育部高等学校教学指导委员会“中西医结合类专业教学指导委员会委员”（2013～2017年），全国高等医药教材建设研究会理事，国家卫计委“中西医结合类”“十二五”规划教材评审委员会委员，世界中医药学会联合会糖尿病专业委员会常务理事，第三届、第四届重庆市政协委员会委员（2008～2012年，2013～2017年），中国农工民主党重庆市委员会医药卫生工作委员会副主任，重庆市中医药学会副会长，重庆市中西医结合学会副会长，重庆市中医药行业协会副会长，重庆市养生保健学会名誉会长，重庆市养生保健学会专家委员会主任委员，重庆市重点学科“中医学一级学科”学科带头人，国家中医药管理局重点学科“中西医结合临床”学科带头人。

发表学术论文92篇；主持和主研各级科研课题17项；获得重庆市人民政府科学技术进步一等奖2项、重庆市人民政府科学技术进步三等奖1项、重庆市中医药科技成果二等奖1项以及中国中西医结合学会“第二届中西医结合贡献奖”；编写出版专著10部，其中主编2部，副主编5部；主审专著5部；编写出版全国高等中医药院校教材5部，其中主编1部（科学出版社），副主编2部（科学出版社、中国中医药出版社），参编1部（人民卫生出版社）。指导研究生30人，有20人已毕业并获得医学硕士学位。

主要研究领域：中西医结合肾脏病及代谢病基础与临床研究，器官纤维化与衰老的基础及中医药干预研究。

雍阳杏林开拓者——记武清中医院党总支书记、院长刁殿军

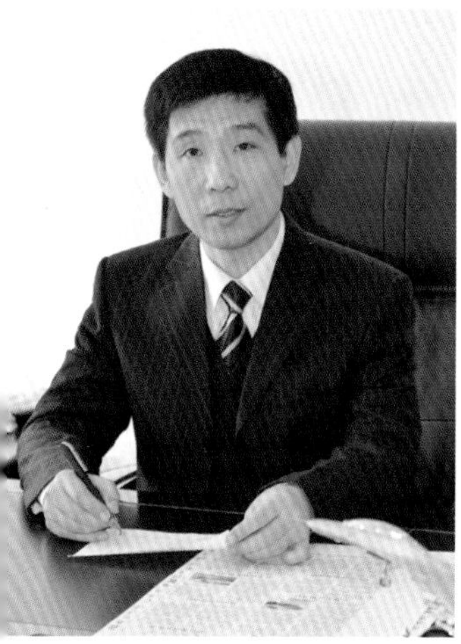

院长刁殿军

俗话说：火车跑得快，全靠车头带。2006年，36岁的刁殿军毅然挑起了医院大发展的重任，在各级领导的支持下，刁殿军带领全院党员群众，创先争优，真抓实干，使武清中医院日新月异，年年大发展。

改善医疗环境，更好地服务武清人民。刁殿军上任伊始，就把医院硬件建设放在医院创新发展的第一位。2007年，学术行政楼建成；2008年，门诊三楼改造完成；2009年，全院的路面硬化美化；2010年，6000平方米的国家重点中医院建设项目——武清中医院急诊楼建成并投入使用；2012年，33000平方米的13层康复楼建成并投入使用，门诊楼内外重新装修；2013年，5200平方米的供应楼和2400平方米的餐饮楼投入使用。几年间，他带领全院干部群众不断提升百姓就医环境，使武清中医院面貌焕然一新。

改善和提高诊疗条件。武清中医院投入3000多万元引进核磁、DR、大型C臂数字剪影X光机、数字胃肠机、钼靶乳腺机、四维彩超、生化分析仪等高端设备，为临床诊断提供了可靠数据。在着力提升基础设施建设和设备硬件的同时，刁殿军带领全院职工全力打造“数字化医院”，促进医院的规范化、精细化管理，提高医务人员工作效率。

搭建人才梯队。首先，组建人才梯队，培养业务骨干。2010年5月，武清中医院组建了第三批青年业务骨干队。同年9月，启动第一批名中医“师承工作”，立志打造名中医，使中医医术永续常青。其次，实施“送出去，请进来”战略。自2006年起，医院累计派出200余名医务人员到全国各大医院进修学习。如今，武清中医院拥有全国老中医药专家经验继承老师、享受国务院特殊津贴专家、博士生导师及硕士生导师8人、中高级技术人员300人、博硕士118人，武清中医院人才队伍空前壮大。

自主创新搞科研。武清中医院依靠自身努力，制订特色病种中医诊疗方案，在优势专科领域不断创新。中风科采用醒脑开窍法、手法按摩、拔罐、理疗、药浴等方法治疗中风，并研制出了中风Ⅰ号、Ⅱ号、Ⅲ号中药制剂；糖尿病科自行研制中药特色方剂降糖0号、Ⅰ号、Ⅱ号、Ⅲ号，配合各种仪器，控制糖尿病并发症；肿瘤科自行研制了生血Ⅰ号、肺癌Ⅰ号、固本抗癌胶囊、乳癖汤、癌痛承气汤；妇科研制出妇炎汤、温经Ⅰ号、温经Ⅱ号、温经Ⅲ号，并开创了灌洗、离子导入、臭氧治疗方法。目前，武清中医院已拥有1个国家级重点专科和6个市级重点专科，为医院中医特色发展和解决群众疑难病症奠定了坚实基础。目前，刁殿军带领科研团队获得市级科研课题5项、区级科研课题12项，与天津中医药大学第一附属医院合作完成了4项国家级科研课题。

刁殿军在全院推行全员目标精细化管理。定岗定责，层级负责，逐层分解各项目标。充分发挥职能科室高效、协同和持续的督促机制，严格实施绩效考核。在全院形成了一种追求精细、持续改进、力求完美的工作习惯和工作作风。目前，医院的各岗位都开展了质量管理、制度建设、标准化建设、信息化建设、岗位责任制、流程改造、成本核算等。

多年的心血和努力换来了武清中医院的腾飞式发展，也为刁殿军院长赢得了众多殊荣：全国百名杰出青年中医、全国人文管理荣誉奖、天津市劳动模范、天津市十大杰出青年志愿者、天津市新长征突击手……今天，面对成绩，刁殿军没有丝毫的骄傲和懈怠。而是更加信心百倍、精神十足地投入到新的工作中。

“德”术兼备惠苍生 “满”腔热血谱华章
——记鞍山市劳动模范、海城市政协常委、海城市中医院院长陈德满

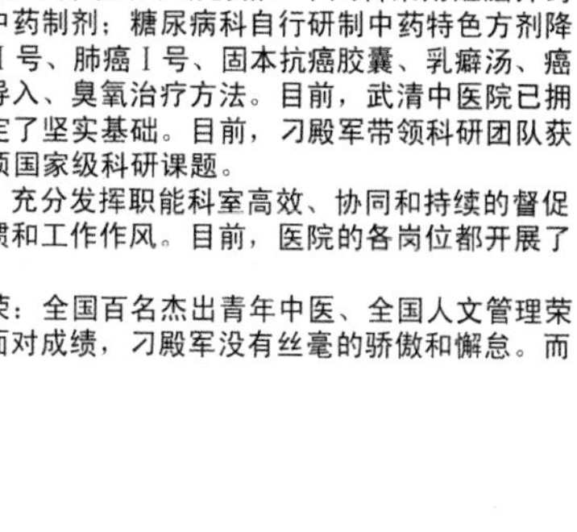

陈德满，现任海城市中医院院长。1957年8月出生，毕业于辽宁中医药大学中医骨伤专业，在职研究生学历。从事临床骨科工作三十余年，工作兢兢业业，一丝不苟，医德高尚，医术精湛，深受同行与患者的首肯。

智慧来自坚定的志气

志不强者智不达。2008年底，在海城市中医院刚刚走马上任的陈德满，面临着医院举步维艰的境地，内外欠债额度大，职工工资难以保证，但他没有被眼前的困难所吓倒。

“穷则思变，差则思勤”。刚刚履任的他，就与领党政领导班子携手并进，找准医院改革的切入点和着力点，大胆探索创新，打造以“辽宁省血栓病重点专科为中心，多科并举、全面发展，中西医结合”的战略目标，在医疗改革的浪潮中执着前行。

仅仅4年时间，海城市中医院在原有科室的基础上，先后增设了血栓病三疗区、ICU病房、骨科病房、儿科病房、内科五疗区、内科六疗区、血液透析室、中医院干细胞实验室。这些病房的扩建和成立，提升了医院综合发展的实力，为实现医院经济的腾飞打下了坚实的基础。

在医疗管理上，他倡导合理检查、合理用药、合理治疗，严格要求全院医生降低药品使用率，认真执行抗菌药物临床应用程序。他率先开展了责任制整体护理，使医院的护理工作水平得到了跨越式发展。他把院务公开工作列入医院工作重点，从源头上预防和治理腐败，既赢得了全院职工的信任，有力地促进了党风廉政建设，密切了党群干群关系。

他重视中医药文化建设，大力弘扬祖国的传统医学，打造中医服务品牌。创建了院训、院徽、院歌、院报，并向全院职工发放中医院文化手册，把中医的文化精髓渗透到每位职工的心中。短短几年，医院有了跨越式的发展，有了翻天覆地的变化。医院成功晋级三级甲等中医院，新的医院大楼巍然耸立。

发展借助精湛的医技

陈院长不仅志向远大，更掌握着精湛的医术。他先后被评为鞍山市劳动模范、鞍山市名医、省科技进步二等奖和国家专利获得者、全国百姓放心优质示范医院“优秀院长”等，众多的名誉不仅是对他医德高尚的认可，更是他精湛医术的真实写照。从事临床骨科工作三十余年的陈德满，带头开展人工髋膝关节置换、脊椎骨折手术，填补了中医院骨外科的医疗空白。此外，在骨科常见疾病和疑难病的诊断与治疗，尤其在脊柱创伤、腰间盘脱出、椎管狭窄、骨盆骨折、髋关节置换术、膝关节手术方面，陈德满院长都具有较高的造诣。作为一名医生，他严格要求自己，追求精益求精的业务知识，努力提高自身素质；作为一名院长，他坚持科技兴院，重视人才培养。

为了加强环境内涵建设，他先后两次搬迁院长办公室和机关科室办公室。为了扩建新病房，为了患者的空间越来越大、越来越好，院长的办公室却越来越小、越来越简陋。但他从不计较个人得失，一切以医院发展为重，以患者利益为重。医院不仅增设了新病房，对老病房也进行了全面的装修改造，并增设了东部电梯，方便了患者就诊。

关爱浸透职工的点滴

无限芬芳落尽，唯有绿树依然。因为它扎根在人格的土壤里，默默地关爱着别人，也在默默地奉献着自己。陈院长将真心的关爱渗透进了职工点点滴滴的生活里。

“历任领导欠下的职工借款用4年时间全部还完，职工养老保险逐年递交，职工福利、工资、奖金都要翻倍……”这是2008年院长陈德满刚刚上任时的豪言壮语。对于这样的承诺，当初没有多少人能够相信。如今，4年过去了，医院返还职工借款230多万，补交养老保险400多万，职工的福利、工资、奖金翻了几倍，就连夜餐券也由2.5元涨到了8元……当初的承诺一一变成了现实，职工由衷地感到了工作快乐，生活幸福。

此外，医院坚持下乡义诊献爱心活动。几年来，义诊人次达万人以上，免费送药达3万余元。医院积极参与本地区抗震、抗洪、传染病防控等公益活动。救治无主患者40余人，承担医疗费用30余万元。

成功彰显努力的神奇

2011年11月，以海城市中医院为“龙头”的海城市中医院医疗集团正式成立，海城市中医院医疗集团这艘“巨轮”的舵手正是院长陈德满。“坚持以资源整合、加快发展为主线，做强做大医疗服务品牌，努力满足多层次、多样化的医疗卫生需求，全面提高医疗卫生综合服务能力，带动区域内基层医疗卫生事业的快速发展”是“巨轮”前进的方向。

海城市中医院医疗集团这艘“巨轮”在医疗改革的大潮中“试航”成功，并走在了时代的前沿。海城市中医院这只“龙头”也不负众望，实现了经济效益和社会效益的双赢。在短短的几年时间里，医院实现了跨越式的发展。门诊量从2009年的19123人次增长到2012年的159915人次；总收入从4000万元上升到1.2亿元，增加三倍多。经济效益提高的同时，社会效益也迈上了新的台阶，海城市“红旗单位”、鞍山市“先进集体”、全省卫生系统“诚信服务杯”竞赛活动“先进单位”、“健康辽宁·政府放心患者满意医院”、辽宁省“五一奖状”获得者、“全国百姓放心优质示范医院”……一个个荣誉给海城市中医院镶上了耀眼的光环。

水激石则鸣，人激志则宏。如今，光环的推动者陈德满正用“德”术泽惠广大患者，用“满”腔热血谱写着海城市中医院的新篇章。

南京中医药大学教授、江苏省国医馆名誉馆长王旭东教授

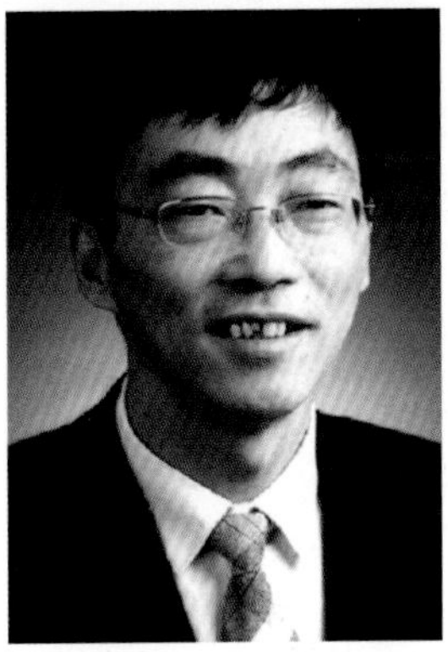

王旭东，1954年10月出生于安徽省马鞍山市，1985年毕业于湖南中医药大学医疗系，获医学硕士学位。1985年12月分配至南京中医药大学中医药文献研究所工作，历任助理研究院、副研究员、研究员职务；1996年任第二临床医学院任教授、教研室主任；2006～2013年，历任中医药文献研究所任教授、研究员、所长；2010～2013年，兼任南京中医药大学信息技术学院院长。

2000年享受国务院政府特殊津贴。

2002年任博士生导师。

1997年起担任九三学社江苏省委委员、九三学社南京中医药大学基层委员会主任委员职务。先后兼任九三学社江苏省委省直委员会副主任委员、医卫委员会副主任委员、文教委员会副主任委员等职务。

1997年任第八届江苏省政协委员；2003年起任第十、十一届全国政协委员。

曾任中国康复医学会理事、江苏省康复医学会常务理事暨中医专业委员会主任委员。

现任中华中医药学会养生康复分会副主任委员、中华中医药学会医史文献分会副主任委员、中华中医药学会中医文化分会副主任委员、中国哲学史学会中医哲学专业委员会副主任委员、海内外中医药研究中心副理事长、南京市中医药学会副理事长、中国养生保健学会常务理事、世界中医药联合会食疗药膳专业委员会副会长、世界音乐疗法学会会员、江苏省营养与康复专业委员会主任委员、中国音乐治疗学会常务理事、联合国大学软件研究所特约研究员等学术职务。江苏省电视总台健康顾问城市频道“万家灯火”金牌主讲人。

担任国家重大文化建设项目《中华医藏》委员会委员、国家社科基金重大项目“中医文化核心价值体系及其现代转型研究”首席专家、国家中医药管理局“中医申报人类非物质文化遗产”文本起草专家组成员、国家重大财政专项“民族医药文献整理及适宜技术筛选推广项目”、“中医药古籍保护与利用能力建设项目”专家组成员、全国中医药学名词审定委员会委员、国家自然科学基金项目评审专家、教育部科技评审专家、北京/福建/湖南等省市自然科学基金评审专家。

在康复医学、中医医史文献学、文献信息学方面有多项成就，出版学术著作60余部，主编、副主编国家级规划教材《中医养生康复学》（七年制）、《中医学方法论》，卫生部规划教材《中医养生保健研究》（研究生教材），中医局规划教材《中医养生康复学概论》，对外中医教育规划教材《中医文化导读》等十余部。发表学术论文110余篇。

已培养中医康复学专业博士24名，康复医学与理疗学硕士20余名，带教在读各类研究生17名。

被评为国家“百千万人才工程”国家级人才、省“333人才工程” 一二层次人才；1996年获全国杰出青年中医金奖，1999年获国家科技进步二等奖（排名第三），2011年获宝钢全国优秀教师奖。此外，获江苏省高校优秀青年骨干教师、江苏省中青年科技奖、江苏省首届优秀青年中医奖、南京中医药大学“有突出贡献的科技工作者”、中国音乐治疗学会“学术贡献奖”等数十项；获各类著作奖、技术奖十余项；取得国家发明专利两项。

长期以来从事中医临床工作，擅长治疗中医各科疑难病症，尤其对老年病、脑血管病、妇科内分泌疾病、子宫内膜异位症、更年期综合征等疾病疗效显著。

担任江苏省国医馆名誉馆长，为国医馆的中医文化建设、内部管理、提高中医诊疗水平、扩大知名度等方面，做了大量的工作。

多次应邀赴德国、美国、瑞士、日本、新加坡及我国香港、澳门、台湾等国家和地区讲学、医疗和带教，是国际知名的中医学专家。

南京中医药大学教授、江苏省名中医、江苏省国医馆高级顾问季光教授

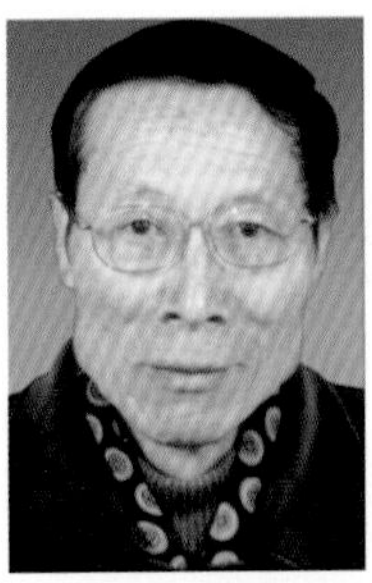

季光，男，1938年1月生。江苏省南通市余西镇（古称余西场）人。中医主任医师、南京中医药大学兼职教授、研究生导师、江苏省名中医、江苏省优秀知识分子，享受国务院特殊津贴。曾任江苏省通州市中医院院长、通州市中医药研究所所长、江苏省中医学会理事、南通市中医学会副理事长、通州市中医学会理事长、江苏省中医工作专家咨询委员会委员。

1955年初拜江苏省首批名中医曹筱晋为师学习中医，历时4年。1958年底毕业，留通州市（原南通县）人民医院从事中医内科临床。后带薪赴南京中医药大学学习、北京中医药大学进修，中医理论功底扎实。擅长中医内科、妇科，亦谙中医外科、儿科与针灸。对脾胃病、肺系疾病、经带疾病、多系统恶性肿瘤的治疗积累了丰富的经验。近十多年来随着疾病谱的变化，重视对代谢性疾病、糖尿病、高血压、高脂血症、痛风、高黏血症及一些内分泌疾病的中医辨证治疗，也取得了满意的疗效。

上个世纪60年代末70年代初，曾从事中西医结合对恶性肿瘤、疑难病临床研究，设专门病区，关于治疗肺癌取得的疗效在有关刊物上发表。70年代前中期应邀赴中国人民解放军总医院参加肺癌、膀胱癌临床研究，提出广豆根加喜树碱治疗膀胱癌方案，研究成果见于国内当时多种杂志。亦曾专职教学、兼职教学近5年，是一位集临床医疗、教学、科研于一身的中医专家。

上世纪80年代初，在任通州市中医院院长的20年间，将一所仅有五亩二分土地和50年代造建的几十间平房的所谓县级中医院，建成占地五十亩、床位300张、医疗用房16000多平方米，医疗设备齐全、人员结构合理的现代化综合性中医医院，被国家中医药管理局评为全国一百所示范中医院之一。医院建筑风格与规模曾在全国社会事业成就展上展出。

在半个多世纪的医疗实践中，他非常重视学术总结，先后发表过《纵论四逆汤及其类方》、《广豆根加喜树碱治疗膀胱癌》、《肺癌中医治疗近况》、《胃癌中医治疗概况》、《加味薏苡附子败酱散临床应用》等近40篇论文；主编主审《现代治癌验方精选》、《中医治癌经验精华》等一百多万字医学著作。

退休后应南京中医药大学邀请，于南京中医药大学校医院从事门诊及带教工作，不定期向学生做专题学术讲座。他医德高尚，医术高超，治愈了许多疑难病症，得到病员的一致好评。他是江苏省国医馆发起人之一，担任江苏省国医馆高级顾问及高级专家，为江苏省国医馆的发展作出很大贡献。

江苏省国医馆馆长、法定代表人成建山主任中医师

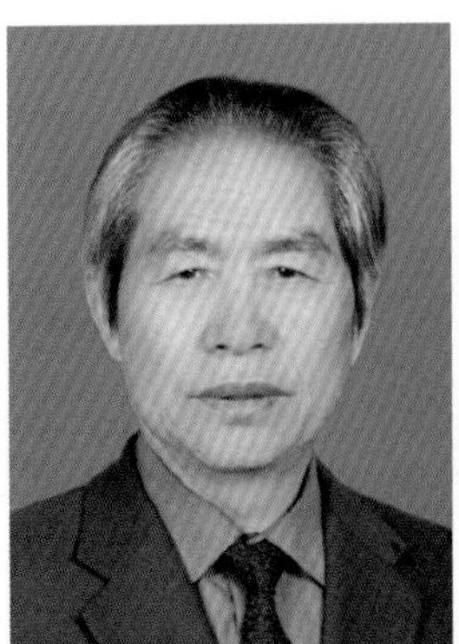

成建山，1946年出生于江苏省南通县石港镇，主任中医师。江苏省国医馆发起人之一，现任江苏省国医馆馆长、法定代表人。

历任江苏省中医学会第五届理事会常务理事，第六届理事会副秘书长，第七届理事会秘书长，第八届理事会副秘书长，江苏省针灸学会第四届理事会副秘书长，中国医师协会第一届理事会理事，中华中医药学会第三、四届理事会理事，《中医杂志》特约编辑。

在学会工作期间，他先后组织召开学术会议、学习班300多次，组织国际、海峡两岸、全国大型学术会议十余次，两次组织江苏省中医学会学术交流团赴台学术交流；组建江苏省中医学会二级分会、专业委员会48个，兴办学会下属的江苏省中医药科技发展总公司、研究中心、门诊部、药店等多个实体，发挥了学会多功能作用，为学会的发展积累了资金。多次受到省科协、省卫生厅、省民政厅的表彰，1986年获省人事厅晋升一级（千分之一）工资的奖励；分别于1991、1996、2001年连续三次荣获“中国科学技术协会先进工作者奖”称号，在中国科学技术协会一、二、三届科技大会期间受表彰。

在肝病治疗方面，深得江苏省名老中医严明教授的真传，目前每周四、六下午在江苏省中医院感染科专家门诊出诊，对慢性病毒性肝炎、肝硬化、肝癌前期病变、肝炎后高胆红素血症、脂肪肝等方面的治疗积累了丰富的临床经验。方法上采用中药汤剂、丸方（水泛丸、浓缩丸、水蜜浓缩丸）、膏滋药、散剂、外治法等，疗效确切。

对脾胃、呼吸系统疾病、内科杂病的治疗，注重中医辨证施治，认真学习总结国医馆各位专家的经验，百采众长，形成自己的独特的治疗体系。

连续数年对哮喘性支气管炎、过敏性鼻炎、类风湿性关节炎等开展冬病夏治，运用外贴与内服中药相结合，减少了疾病的发作次数，减轻症状。

针灸治疗面瘫采用透穴为主，局部取穴和远端取穴结合，针灸、电针、神灯、按摩等方法配合，治疗60余例，治愈率达100%。

为病人服务细心认真负责，服务态度好，对经济困难的病人不收挂号费、治疗费，有的减免药费，医德医风高尚，医术精湛，深得患者信任，得到病家感谢信多封、锦旗多幅。

先后发表学术论文30多篇，编写著作10部。

2003年7月，积极协助国医大师周仲瑛教授、省名中医严明教授、季光教授、南京中医药大学龚惠明教授等，为恢复江苏省国医馆做了大量的工作。

2006年3月，退休后担任江苏省国医馆馆长、法人代表期间，首先明确“大医精诚”、“济世救人”是国医馆的服务宗旨。在国医馆的室内外环境布置、门头装饰等方面，重点突出了中医文化氛围。内部管理方面，在加强制度建设的同时加强了人性化的管理，密切与专家关系的同时也密切了与病人的关系。在科室建设方面重点突出中医的整体辨证和传统的针灸推拿手法。这些工作得到中医药大学、卫生、药监、物价、医保等各相关领导、部门的认可，被南京中医药大学定为教学基地，被南京市医保中心定为南京市医疗保险门诊统筹、门诊慢性病、门诊特种病定点医疗单位，为国医馆未来的发展奠定了基础。

水针刀技术与筋骨三针法

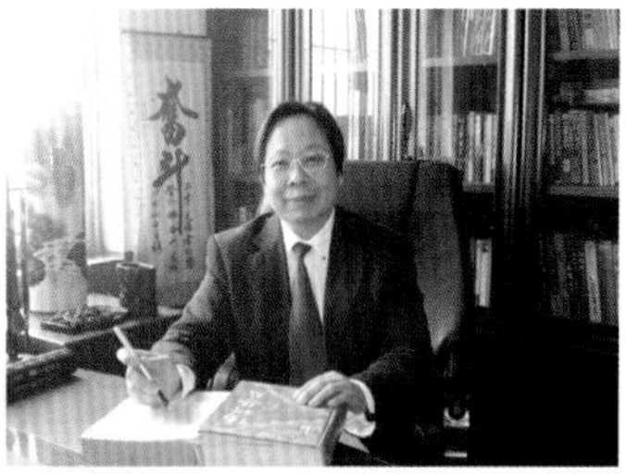

吴汉卿，男，主任医师，教授，水针刀筋骨针法发明人，脊柱相关病九大诊疗区创立者。张仲景国医学院教授，广州中医药大学附属医院、广东省中医院导师，中国针灸学会微创针刀分会副主任委员，吴汉卿教授被聘为：世界针灸学会联合会副秘书长、专家委员会委员、世界针灸联合会中医微创针法研究院院长，中国骨伤微创水针刀学术委员会会长，全国高等中医药院校骨伤教育研究会副会长，中华中医药学会针刀分会常委，中国颈肩腰腿痛学会执行主席，中国经络诊疗研究会理事长，中华传统医学会专家委员，台湾医学会名誉会长，全国高等中医药院校《水针刀微创技术》创新教材主编，全国高等中医药“十一五” 规划教材《脊柱病技术学》副主编，国家中医药管理局主编的《中医医疗技术手册》编委，中国诗词协会副会长（出版有《吴汉卿诗词选》）。现任河南南阳水针刀新针法研究院院长、南阳水针刀新针法医院院长、南阳市政协委员、九三学社社委。

水针刀法是吴汉卿教授经过近30年临床潜心研究，将南阳张仲景医圣祠内清朝年间刀针与水针疗法相结合，发明了水针刀法。该针法具有注射、松解、磁线留植及三氧消融作用，主要用于软组织损伤病、疼痛病及脊柱相关病治疗。

筋骨三针法是吴汉卿教授在水针刀法的基础上，进一步将传统九针与太极针法、针挑疗法、运动针法相结合，根据中医筋经学说及现代软组织损伤学、人体生物学、病理学，提出了“人体软组织立体三角平衡原理”学说，总结了平衡三针法，主要用于治疗骨伤病、外伤及中风后遗症等。该针法可松解筋结，疏通经络，定点准确，针法灵活，疗效确切，易于掌握。

在脊柱相关病诊疗方面：吴汉卿教授经过30年临床研究，根据脊背神经分布、内脏疾病在脊柱区带反射规律等，将脊柱区带划分为九大系统相关诊疗区、胸腹部划分为九大对应诊疗区，应用埋线水针刀在九大区及对应区内进行松解、注射、留线，三位一体治疗脊柱相关病，具有短、平、快的确切疗效，开创了脊柱相关疾病诊疗区先河，为脊柱相关病的诊断与治疗提供了新思路。

在临床经验总结方面：吴汉卿教授不懈进取、潜心研究，编写出版了《大成水针刀疗法》、《中华针刀水针刀微创治疗学挂图》、《中医微创入路解剖彩色图谱》、《筋骨三针法》等十余部专著。

该微创技术获国家专利17项，科技成果二等奖3项。自2000年至今，被国家中医药管理局列为国家中医药一类继续教育项目；2012年起水针刀微创针法作为国家中医药管理局中医医疗技术在全国普及推广。2007年广州中医药大学附属医院、广东省中医院聘任吴汉卿教授为导师，拜师带徒，推广水针刀法。2009年水针刀法被国家中医药管理局、中华医学会推荐到中央电台杏林寻宝节目。同年水针刀在河南省中医药管理局举办的杏林比武大赛中获得大奖。

1998年10月，全国水针刀法培训中心、在医圣故里张仲景国医学院成立，至今已成功举办全国性学习班近二百余期，培训海内外学员两万余名，学员来自我国香港、台湾及马来西亚、新加坡、澳大利亚、韩国、俄罗斯等国家、地区。

郑州市李氏膏药代表性传承人——李现杰

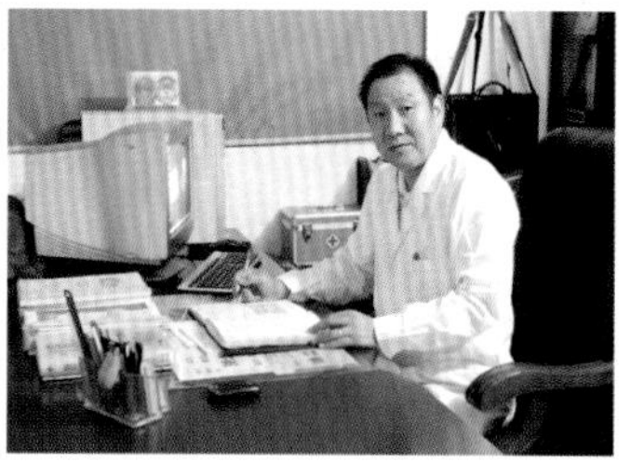

李现杰，1972年5月生，河南省汝州市人，四代中医世家，副研究员，李氏膏药代表性传承人。李现杰长期致力于中医药事业的振兴与发展，在中医药研究与开发和骨与关节疾病诊疗领域具有广泛影响力。在全国黑膏药继承与创新领域取得了较大的突破，发明创造的现杰牌李氏膏药效果确切，不污染衣物和皮肤，用前不用加热软化直接贴敷，能够工业机械化生产，降低能源和商品成本。他承担并完成省、市级攻关计划5项，获得国家专利8个。以第一完成人完成“消痛膏药贴及其机械化生产技术”项目；以第三完成人完成的“百莲安神胶囊”获得河南省科技成果证书和郑州市政府科技进步二等奖。以国际领先技术水平的“无纺布黑膏药”为例，除自行转化外，授权陕西百年健康药业、河南妙正医药、河南芦氏生物科技、温州少林骨伤等19家企业引进生产，开发中医药新产品100多个，帮扶企业及个人82家。业务网络遍布全国各地3000多家单位，销售收入近30亿元，产品并出口俄罗斯、哈萨克斯坦、越南、韩国等国家。

近年来，李现杰先后送医送药或为灾区捐款捐药共计20余万元，免减各类医药费用高达50余万元，出资与郑州大学医学院专家一行12人到汝州南山区调研，免费为村民提供医疗服务。

李现杰应邀到广州、北京、武汉、西安等地区讲学11次。在《中医杂志》、《中华风湿病学杂志》等国家和省级杂志上发表论文40余篇。主编《论类风湿病》、《中药民间故事》、《现杰膏药用药经验集》等9部著作。

李现杰现为郑州市现杰医药研究所所长，农工党郑州市中原二支部副主任委员。兼任中华中医药学会外治分会委员、中国国际医药保健研究院客座教授、香港国际中医药研究会名誉教授、河南省保健品协会技术委员、河南省全民健康促进会健康用品专业委员会常委。先后被中国医学基金会授予“华夏医魂•全国百佳优秀人物”，被中华中医药学会外治分会授予“全国中医外治先进工作者”，被世界中医药学会联合会授予“中国中医特色诊疗优秀个人”等荣誉称号；荣获“河南省十大青年科技新闻人物”、“河南省实施百千万农村健康行动计划先进个人”、“郑州市树立和践行社会主义核心价值体系先进个人”、“郑州市新长征突击手”、“郑州市五一劳动奖章”等殊荣。其事迹受到中央、省、市多家新闻单位报道。

郑州市现杰医药研究所地址位于郑州中原区后仓北街172号。电话：（0371）67711211，13613802901

中华罐王——王静

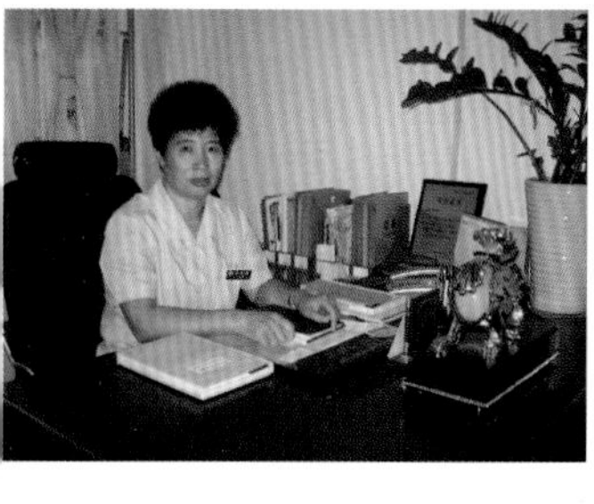

王静，现任中国民间中医医药研究开发协会副会长、中国中医罐疗与自然疗法专业委员会主任委员、中国周恩来研究会副秘书长、中华全净通传统疗法振兴基金主任、北京全净通拔罐医疗技术研究院院长、九三学社社员。

王静是我国著名罐疗学大师，临床罐疗近30年，是位实战型的临床诊治专家，被誉为“中华罐王”。她是位道家居士，传承了道医学身心修炼技术，并与中医罐疗融会贯通，创造了丰富系统的罐疗手法技法和独特的图符罐法（120种）。她不仅是位罐疗大家，还是位病因病机诊断专家、正骨专家、导引专家和“虚病”专家。在调治各类久治不愈的疑难杂症方面受到广大患者的赞誉和认同。

王静取得很多学术成就：获得一项产品专利，4项知识产权认证；创立“全净通疏经罐疗”的理论体系和技术体系，并出版44万字的学术专著《全净通疏经罐疗学》（中医古籍出版社）；独绘国内首幅《皮部•经络•罐疗挂图》和《疏经年周法挂图》；创编《道家图符罐法120种》、《轻松学中医》等七部著作；整理了《净通圆阳功》等5套道家秘传养生祛病导引功法。全净通疏经罐疗技术获得国家中医药管理局科技成果全国推广项目认证，并成为国家中医药管理局继续教育学分项目。

10年来，王静和她领导的全净通罐疗研究院（包括全资的科技有限公司、职业技能培训学校、传统疗法振兴基金以及若干分支机构）获得了多种荣誉。

北京全净通罐疗研究院是国内罐疗技术研究、服务、培训机构。研究院倡导经络健康，推行经络康复，把经络医学看作是区别于常规医学的新医学模式。为此王静除临床外还特别注重技术推广工作，已培训约3万余人。

用医术点亮生命　用医德温暖人心

——著名中医抗癌专家刘国印

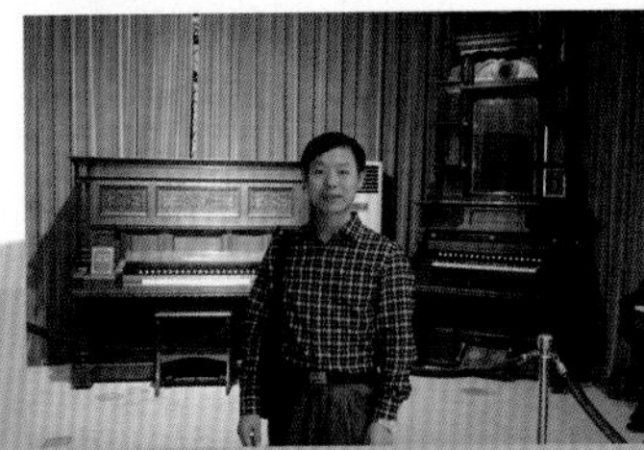

刘国印，男，1969年5月生，原籍河南省南阳市社旗县。1989～1998年间，先后毕业于河南省云阳中医药学校天津针灸进修学院、河南中医学院。现任南阳市匡济中医药研究所所长、主任中医师、执业中医师。

主要社会兼职：南阳市民主促进会会员、南阳市宛城区人大代表、南阳理工学院张仲景国医学院中医临床实践老师、国际医药研究院客座教授、世中博北京医学科学研究院首席研究员、中国健康促进会健康教育专家、中华医学会肿瘤分会委员、《中国中医名科名院品牌网》顾问、《中国名中医诊疗绝技》副主编。

获得荣誉：被南阳市中医药管理局评为南阳市名中医，被河南省中医药学会授予河南省仲景学术传承奖先进个人，荣获中华中医药学会肿瘤分会全国中医药肿瘤防治先进工作者称号。

刘国印，系300年老字号刘积庆堂第七代传人，自幼聪颖好学，深得祖辈言传身教和南阳医圣遗风之大成，对多种疑难杂症有独到的见解与研究。他在国内外发表论文20余篇，2011年5月点校清代《伤寒类证解惑》一书。

南阳市匡济中医药研究所以“济民兴国、造福人类、济世活人”为宗旨，自1989年开始开诊以来，诊治各种疑难病患者数万例，每收奇效，深受患者的好评。行医近30年来，免费医治贫困患者千余人次，为贫困患者节省10万余元医药费用，多次向敬老院赠送药品、米面油、现金，为孤儿院捐物捐款数万元。积极参与南阳市绿化建设，与民进南阳市委工作人员深入山区为患者免费诊病，免费发放急需药品；深入南召县山区板山坪小学，为学校捐款捐物，扶持贫困学校教学事业发展。所长刘国印被广大患者称之“南阳小仲景”。

开启中国新医学　掀开人类医药学新篇章

——记北京凤江中医医院刘凤江教授

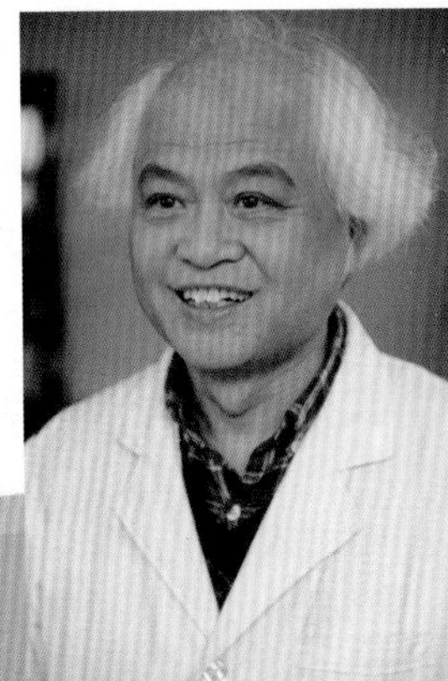

刘凤江院长

刘凤江，1954年出生于沈阳。现为北京凤江中医（综合）医院院长。兼任北京神力草医药新技术研究所所长、安国市神力草中药材有限公司董事长、沈阳天开生物化学制药有限公司董事长、沈阳恩世制药有限公司董事长、沈阳东方制药厂厂长。

1977年，刘凤江进入解放军军事医学科学院学医，并在解放军301、307医院临床实习。学医期间，刘凤江教授看到癌症（白血病）对人类健康的危害，现代医学却没有医治的办法。他立志攻克这一堡垒，从此开始了肿瘤学的研究。毕业后，他边行医边研究，在实践中探索总结。为了找到治疗癌症的有效方法，他在学习西医的同时又奋发研读现代有机化学及中医药理论，汲取中西医的精华，针对癌症等疑难病症进行临床应用研究。后确立了治疗癌症的五条法则，即“开窍透毒法”、“清热搜邪法”、“通经祛邪法”、“生血法”、“祛瘀生新法”。辽宁省医学研究会专家评价：“刘氏五法”为人类攻克癌症展现出激动人心的前景和途径。

在治疗癌症的同时，刘凤江教授发现许多癌症患者还伴有其他一些疑难病症，为了巩固疗效，他又开始研究与癌症相伴的疑难病症的治疗。30多年来，他通过不断的探索创新，历经数万次反复试验，采用多病诊断、一体综合治疗的方法，创立了治疗疑难病的“网格医学”。刘凤江教授针对不同病症研发系列药品，给人类的健康事业带来了光明。在沈阳，他免费为13岁以下的儿童和60岁以上的老人治病；在北京，他免费救治了200余位癌症及其他疑难病患者，其中有老一辈无产阶级革命家、新华社领导和慕名而来的患者。

中国共产党十八的胜利召开，特别是习近平主席“实业兴邦、空谈误国”的讲话，让刘凤江教授看到了光明和希望，他要带领北京凤江中医（综合）医院的同仁，充分利用医院现有的一流医疗设施，利用他的科研发明成果，为中华民族的振兴、为人类的健康事业作出更大的贡献！

北京凤江中医医院位于北京丰台方庄永外南窑村2号
电话：010—67640519　　18210743056

西安中医脑病医院（陕西中医学院附属西安脑病医院）院长

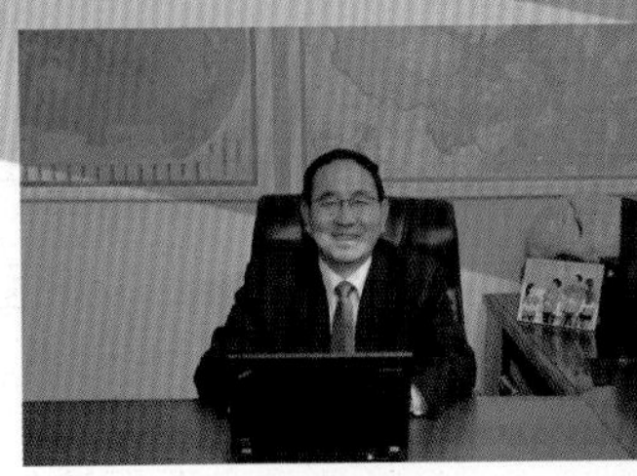

院长：宋虎杰

宋虎杰，男，1962年生，医学硕士，主任医师，教授，硕士生导师。现任西安中医脑病医院（陕西中医学院附属西安脑病医院）院长，国家临床重点专科（中医儿科）学科带头人、国家中医药管理局脑病重点专科学科带头人、国家中医药管理局中医药重点学科（中医儿科学）学科带头人、陕西省第四批中医药重点学科（中医儿科学）学科带头人、国家中医药管理局第一批全国中医学术流派西岐王氏济世堂儿科学术流派工作室建设项目负责人、国家中医药管理局第三批全国优秀中医临床研修人才、陕西省第二批名中医、陕西中医学院西安教学部主任。

他兼任世界针灸学会联合会副秘书长，中华中医药学会脑病分会、内科分会、儿科分会、管理分会常委，中华中医药学会民营管理分会副主任委员，中国残疾人康复协会小儿脑瘫专业委员会常务理事，中国康复医学会儿童康复专业委员会委员，中国民间中医药研究开发协会常务理事，陕西省中医药学会常务理事、脑病专业委员会副会长，陕西省残疾人康复协会脑瘫康复委员会副主任委员。

从医30余年来，宋虎杰致力于探索中医药特色治疗脑病的研究，诊治诸多危急重症患者，先后创立了脑积水病“三位一体疗法”、“小儿脑瘫”四联疗法、“癫痫”两步三梯四结合疗法、持续植物状态“三维五感综合疗法”等中医药特色疗法，在脑病专业造诣深厚，临床经验丰富，做到了专病专治、专病专药。开发脑病中药制剂20种，科研成果登记5项。在长期的临床工作中，他刻苦钻研脑病中医药理论研究和临床治疗，酷爱《伤寒论》、《金匮要略》等经典著作，能够熟练运用中医诊疗技术和方法诊治疑难危重病症，特别在儿科脑病方面，专业特色突出。其主持研发的佩带式电子经穴治疗仪治疗癫痫临床研究荣获陕西省科学技术三等奖，脑病“三位一体疗法”荣获中华中医药学会科技三等奖、西安市科学技术二等奖。2012年，作为国家“十一五”科技支撑计划中医药重大疑难病的科研课题负责人，再次荣获陕西省科学技术二等奖。他先后荣获全国优秀民营中医医院院长、陕西省优秀中医医院院长等殊荣。

他主持完成国家科技支撑计划课题“三位一体综合方案改善小儿常压型脑积水精神运动功能和智力水平的临床研究”1项；参与国家科技支撑计划课题“小儿脑性瘫痪的中药熏洗技术临床操作规范研究”1项；主持完成国家中医药行业专项课题“小儿脑积水中医诊疗规范研究”1项；参与国家卫生行业科研专项课题“小儿脑性瘫痪流行特征及规范化防治”1项；主持其他省部级科研课题9项，其中2项分别列入国家中医药管理局2000年度、2005年度全国重大科技成果推广项目。

他获得国家专利4项。发表论文40余篇，主编《中国特色诊疗专家经验荟萃》、《金匮要略经方药理与应用》，编著了50万余字《脑积水》专著（世界图书出版公司出版）。

感谢以下单位对《中国中医药年鉴》的支持

安徽中医学院
安阳市翔宇医疗设备有限责任公司
保定市第一中医院
保山中医药高等专科学校
北京东华原医疗设备有限责任公司
北京佳时正通科技有限责任公司
北京军区总医院全军平衡针灸治疗培训中心
北京世纪博爱国际医药科技发展有限公司
北京市昌平区中西医结合医院
北京市鼓楼中医医院
北京同春堂中医医院
北京钰龙惟康科贸有限公司
北京御舜堂医学研究院
北京中医药大学东方医院
常宁市中医院
成都地奥制药集团有限公司
成都市新都区中医医院
成都中医药大学附属医院（四川省中医院）
砀山县中医医院
东华三院
都昌县中医院
鄂尔多斯市蒙医研究所
防城港市中医医院
佛山高明区中医院
福建省中医药研究院
复旦大学附属妇产科医院
甘肃省第二人民医院
甘肃省天水市飞鸿医疗电器有限公司
公安县中医医院
广东清远市中医院
广西梧州制药（集团）股份有限公司
广西中医药大学附属瑞康医院
广西壮族自治区药用植物园
广州龙之杰科技有限公司
广州市侨鑫医疗器械科技发展有限公司
广州一康医疗设备实业有限公司
贵阳中医学院第二附属医院
贵阳中医学院第一附属医院
贵州益佰制药股份有限公司
哈尔滨市中医医院
海安县中医院
海城市中医院
河南三浪医疗新技术有限公司
黑龙江省嫩江县中医医院
黑龙江省望奎县中医医院
黑龙江中医药大学
湖北省中医院
湖南省健缘医疗科技有限公司
湖南中医药大学
湖南中医药高等专科学校
黄石市中医医院
吉林省亮达医疗器械有限公司
吉林省松原市前郭县中医院
济宁市第一人民医院
江苏省德丰医疗设备有限公司
江苏省国医馆医药科技有限公司
莒县中医医院
昆明圣爱中医馆
利川市民族中医院
两岸四地中医药科技合作中心
辽宁省阜新蒙医药研究所
辽宁中医药大学

泸州医学院附属中医医院
绵阳市骨科医院
内蒙古国际蒙医院
内蒙古通辽市库伦旗蒙医医院
南方医科大学中西医结合医院
南京市中医院
宁城县蒙医中医医院
日照市中医医院
山东省文登整骨医院
山西省脑瘫康复医院
陕西安康市中医医院
陕西省中西医结合医院
陕西中医学院附属医院
上高县中医院
上海光华中西医结合医院
上海如德医学科技有限公司
上海市嘉定区中医医院
上海市普陀区中医医院
深圳平乐骨伤科医院
首都医科大学附属北京友谊医院
首都医科大学中医药学院
四川好医生药业集团有限公司
四川金土地中药材种植集团有限公司
四川省达州中医学校
四川省中药饮片有限责任公司
苏州市中医医院
宿松县中医院
天津市武清区中医医院
天津天士力集团有限公司
天津中医药大学第一附属医院
瓦房店中医医院
芜湖市中医医院
武汉市黄陂区中医医院
武汉市中西医结合医院
武汉市中医院
西安中医脑病医院
西藏昌都地区藏医院
西藏拉萨康松藏医骨病专科医院
西藏奇正藏药营销有限公司
西藏日喀则地区藏医医院
香港大学中医药学院
香港浸会大学中医药学院
香港培力药业集团
香港中文大学中医学院
项城市中医院
新乡市中医院
烟台白石肛肠医院
扬子江药业集团有限公司
伊厦成都国际商贸城股份有限公司
尤溪县中医院
云南省中医医院
张家港市中医医院
镇安县中医院
中国藏学研究中心北京藏医院
中国中医科学院广安门医院
中药质量研究国家重点实验室（澳门科技大学）
重庆三峡医药高等专科学校
重庆市北碚区中医院
重庆市药物种植研究所
重庆市永川区中医院
重庆市中医院
重庆医科大学附属第二医院
重庆医科大学中医药学院
珠海市吉莲神农医学药物研究所
淄博市中西医结合医院
紫阳县中医医院

（以上排名不分先后）